U0266575

青草药
识别与应用图谱

陈遇春　主编

中国健康传媒集团
中国医药科技出版社

内容提要

本书收载青草药一千余种，随药附彩色照片，并分为31类，每类下收录若干种药，均按正名、别名、药物来源、植物特征、生长分布、采收加工、功能主治等内容编写而成。书中所载青草药均详细交代其植物特征，方便读者直观、形象的识别。本书作者长期从事一线临床工作，在书中内容的设计方面尤其注重实用性，特设“单方验方”项，便于从事医疗行业的相关人员参考使用，一些药食同源小药方更便于读者日常养生保健使用。

图书在版编目（CIP）数据

青草药识别与应用图谱 / 陈遇春主编 . — 北京：中国医药科技出版社，2020.5

ISBN 978-7-5214-1722-7

Ⅰ. ①青… Ⅱ. ①陈… Ⅲ. ①中草药—图谱 Ⅳ. ① R282-64

中国版本图书馆 CIP 数据核字（2020）第 060778 号

美术编辑 陈君杞

版式设计 锋尚设计

出版 **中国健康传媒集团 | 中国医药科技出版社**

地址 北京市海淀区文慧园北路甲 22 号

邮编 100082

电话 发行：010-62227427 邮购：010-62236938

网址 www.cmstp.com

规格 889 × 1194mm 1/16

印张 46

字数 1507 千字

版次 2020 年 5 月第 1 版

印次 2020 年 5 月第 1 次印刷

印刷 三河市万龙印装有限公司

经销 全国各地新华书店

书号 ISBN 978-7-5214-1722-7

定价 238.00 元

获取新书信息、投稿、为图书纠错，请扫码联系我们。

序

青草药学是祖国医药学的重要组成部分，是我国劳动人民长期与疾病做斗争的经验总结。改革开放以前，在广大农村，由于缺医少药，人们常常利用青草药防治常见病、多发病，取得显著成效，近年来，人类回归大自然的呼声日益高涨，“绿色中医药”研发的热潮再度兴起，传统医药学这一宝库备受社会关注。青草药以其来源于大自然，无污染、副作用小和显效价廉的特点，为我国医药卫生事业做出了不可磨灭的贡献。当前，国内先后出版了不少青草药图书。由于药物名称不统一，分类不一致，实物图片不翔实，对青草药的整理、研究不深入，临床应用不全面。有鉴于此，加强青草药的文献整理、科学研究、临床应用的工作为当务之急，不可等闲视之。

福建福安陈遇春医师出生于中医世家，从小热爱中医药。参军后，经部队培养成一名合格的中医师；转业后，长期扎根农村，整理研究青草药，真是“节假周末山中行，夜深人静写作快”。十六年如一日，先后拍摄 3 万多张青草药照片，写成百万字的《青草药识别与应用图谱》一书。这对于一位基层中医药人员来说，真是不易啊！值得学习和赞扬。

《青草药识别与应用图谱》一书，从药用植物学、临床治疗学入手，记载一千余个青草药品种。探索青草药的正名，科学精准的分类。从青草药的正名、别名、来源、形态特征、产地、采集加工及临床应用等方面作了系统全面的介绍。为相关青草药科研人员深入研究青草药提供了丰富的资料与便捷的途径，更为广大青草药爱好者提供了丰富的青草药知识和照片，以利于学习和应用。

我在翻阅本书之后，其感悟是全书内容真实丰富，彩照图片逼真，文句流畅易读。已达到“图文并茂，通俗易懂，易读能用”的水平。因此，我愿为广大中医药工作者、西学中医师、中医院校师生推荐，这是一本实用的好书，并以此为序。

赞《青草药识别与应用图谱》

博大精深青草药，继承发扬志气昂。

整理研究十六年，著书立说敢担当。

周超凡

2017年9月8日

前　言

中国医药学是中华民族宝贵文化遗产，青草药学是中国医药学的重要组成部分，是我们祖先长期与疾病做斗争的经验结晶！药物作为防治疾病的武器，青草药是不可或缺的重要角色，由于采集容易、用法简单、疗效确切，深受大众喜爱，早已普及到民间的每一个角落！几千年来，她为中华民族的繁衍昌盛，健康长寿做出了巨大贡献。

中医的特色是整体观念与辨证论治，治病讲究理、法、方、药一线贯通，终端是药。在理、法、方的前提下，选最适用的药物，以期达到最佳的临床效果，可见用药至关重要，为此，学习、研究青草药知识是重中之重，具有十分重要的意义。当今社会，科技高度发达，但在医学上，仍有许多难题尚未解决，如有些疑难病，尤其是一些常见的、多发的慢性病，缺乏可行的方法、有效的方药，患者长期无法摆脱病痛，临床医生也常为此头疼，但在医疗实践中，传统药与青草药却凸显它的优势，解决了不少的难题。青草药是药物领域中的大门类，可谓药物之宝库，其中不乏功效神奇的配方，如鸭舌草配玉簪花根、信石、鲫鱼，用于拔牙无痛苦，是很好的佐证！笔者相信，在不远的将来，青草药会成为世界各种医药学重要的研究对象！我国青草药资源丰富，又是中医药学的发源地，条件得天独厚！所以，继承、挖掘、研究、发展、提高青草药学，是历史的重任，神圣的使命！所有中医药工作者、中西医结合人员都应该为此去努力付出！为全人类的健康、长寿，繁荣昌盛，做出应有的贡献！

我国人口约80%是农民，大多数居住在偏远山区，医疗条件有诸多不便，又是很多慢性病的高发地区。当前，国家实行医保改革制度等，极大改善了医疗条件，但是，离实际要求还有距离，更有许多慢性病、疑难病还缺医缺药。因此，立足实际、因地制宜、就地取材，推广“百草治病”，对解决医疗上的实际问题，具有重要的现实意义和深远的历史意义！

笔者自幼受家父言传身教，掌握了一些识别青草药知识，也慢慢对其产生了兴趣和爱好，而后，在临床实践中，不断获得可喜的疗效，体会深刻，例如“单味青蒿煎汤内服治肠炎、腹泻”“南瓜叶配生姜治腹泻、肠炎”“马齿苋（大量）治疗肾结核”“瓜子金配全蝎治肛瘘”“鲜积雪草配红糖，外用，治腹股沟淋巴结炎肿痛”等，不仅来源便捷且疗效显著。诸多心得，加深了笔者对青山“绿草”的感情！一直以来，每当看到房前屋后、园地旷野、山坡路旁，随眼可见的“绿色”，充满生机，但只静静地等待着！为此，笔者常思绪万千……总担心被人们遗忘！倘若如此，那将是何种结果啊！

笔者为尽一份绵薄之力！利用工作之余，拍摄青草药图片、笔耕不辍，前后花去16年时间！编写了《青草药识别与应用图谱》一书。

书写需要的参考资料很多，但重要的文献有《中医大辞典》（1982年版）、《中药大辞典》（1985年版）、《全国中草药汇编》（1976 ~ 1978年版）等。对于专业内容大多进行参照，如性味归经、功能主治以及用量等，未随意更改。对于极少部分内容不全或诸多文献记述不统一的，尽量寻找更多文献资料，猎取更多的信息争取将其完整统一，同时，还结合“尝百草”方法，如品味以定性、味；用统计学的方法，如单方验方在某一功效上的应用率，以及文献记载出现率的多寡来判定其功能主治等。

青草药与青草药学：青草药即青质或干质不经特殊加工、炮制，直接入药的植物药。青草药学是研究药物来源，药植物的形态特征识别，生长环境与分布状况，采集加工要求，性味归经及功能主治等知识的一门科学。

《青草药识别与应用图谱》一书具有以下特点。

1. 所载药物均冠以国内通用名 本书药物正名是以国家药品名为标准，来源于《中华人民共和国药典》《中医大辞典》《中药大辞典》《全国中草药汇编》以及古代本草典籍所用的名称为正名。我国是多民族的国家，有各自本土文化、语言，所以，对很多植物药的认识及称呼也不同，出现了同名异物、同物异名现象，影响了青草药的准确应用，也制约了青草药学的发展，如“黄鳝藤根”“勾儿茶根”“老鼠耳根”别名皆称“铁包金”；“朱砂根”“百两金”“矮脚朱砂根”均称“平地木”等，运用上张冠李戴，错误百出。因此，统一正名如同统一讲普通话一样，具有十分重要的意义。

2. 每章每种药均附彩色图照并在下方注上植物学名称 能更直观、形象、易于识别。认识鉴别每一种药植物，至关重要，是学习青草药学的重要一环。

3. 详细交代药用植物特征 在同科或非同科药植物中，基本形态相近似者很多，如“黄花母”与“黄花稔”“黄花仔”；“鬼针草”与“金盏银盘”“三叶鬼针草”以及“狼把草”等，直观上很相似，容易混淆。因此，对个体特征，如叶、花等器官的详细描述，方便人们认识鉴别。

以下几点值得注意：很多植物在生长的不同阶段，其基本形态往往不一样，甚或截然不同，如“冬葵”，花期前，茎矮粗肥、叶大、叶色深绿，进入花期尤其果期，变高、瘦，叶变细小、叶色变浅绿。由于生长环境不同，同一种植物基本形态也有区别，如生长于岩石下阴处，因日照不足或升展受限，则株小、茎细瘦或高瘦，或本为直立茎而变的弯曲、叶瘦薄，甚至特征全变等。因此，要加以注意，需要全程观察，反复观察，加深印象，方能一眼识真。

4. 注重学习为临床服务 出于学习为实践服务，促进中西医结合这一出发点。本书搜集了近年来，一些医药科研单位，对相关青草药药理研究的科研成果，做了简单介绍，以供学习应用时参考。

5. 对青草药进行科学分类 为了准确运用每一种药物，对本书所载药物，依据其主要功效，归纳31类进行论述。其实每一种青草药，都具有主要和次要功效，即第一种、第二种或多种功效，分类依据第一功效进行，这样，临床应用有明确依据，使之概念清楚、主次分明。当然，主次仅相对而言，但可分而不可离，分只是理论上的划分，一种药物是一个有机体，数种功效，并非彼此孤立，而是相互间密切关联，存在本质的联系。故此，需要整体观，切忌绝对分割、孤立对待，须综合思考，方能准确应用。

6. 贴近临床，拓宽应用范围 除个别药物以及“其他”“外用”两章外，均设有配伍应用这一内容。配伍是根据具体病情需要，按照一定法则，审慎选择两种或两种以上药物合用，以充分发挥药物功效，取得预期疗效的一种方法。也就是根据药物性、味、归经、功能主治等综合性能，在“七情”与配伍原则理论指导下，一种药与相应药合用后，发生相互促进、相互抑制相互对抗，增进或减低原有的药效，减弱或消除一方的毒性或烈性，进行分析阐述。其目的是扬长避短，为我所需，更好地去应对病症的多样性和复杂性。

笔者编写本书，意在抛砖引玉，与同道共同学习、探讨、提高。书中难免存在不足和疏漏之处，望广大同行、专家、读者朋友们提供宝贵意见！

陈遇春

2019年2月20日

编写说明

《青草药识别与应用图谱》一书，以植物药为研究对象，不包含动物药和矿物药，每一种药冠以通用正名，列别名，指出药物的来源，描述形态特征并附彩照图片，论述性味归经、功能主治，阐述配伍与应用，附单方验方等，是一部集药用植物学、药物学及临床治疗学等内容于一体的综合性书籍。

1. 本书收载青草药一千余种，并附插图。

2. 所载药物，依据主要功效分31类，包括辛温解表、辛凉解表、清热泻火、清热燥湿、清热凉血、清热解毒、清暑热、清虚热、泻下、润下、祛风湿、芳香化湿、利尿渗湿、温里、理气、消食、驱虫、止血、活血化瘀、化痰、止咳平喘、安神、平肝息风、开窍、益气、补血、滋阴、壮阳、收敛固涩及“其他”与“外用”。

3. 青草药药名索引　为方便广大读者查阅方便，本书特设“索引”一项，按汉语拼音顺序排列。

4. 正文内容　每篇的内容包括正名、别名、药物来源、植物特征、生长分布、采收加工、药理作用、性味归经、功能主治、配伍应用、单方验方及用法用量等。

5. 正名　以国家药品标准为准命名，即《中华人民共和国药典》等收载的，参考《中药大辞典》《全国中草药汇编》等所用的名称为正名。

6. 别名　本书所用只选大家熟悉、常用的别名，由于地域的原因，每种药物别名甚多，为避免占更多篇幅，故仅收常用别名，不注明来源出处。

7. 药物来源　记载药用植物来源的科名、植物名、拉丁名以及该植物的入药部分。

8. 植物特征　主要描述药用植物的基本形态和根、茎、叶、花、果、种子之器官的细部特征。若并列品种，形态较近似者，那么重点叙述前种，后种仅提示特征予于鉴别。

9. 生长分布　重点写药用植物在自然野生状态下，所生活的环境及分布区域。如功能主治相同的并列品种，生长分布不一致时，给予增写本内容。

10. 采收加工　重点写采集的季节和时间的要求，入药部分的选择以及加工的方法。

11. 药理作用　收集参考有关科研单位或个人研究的新成果资料，与本药性能有关的，对临床治疗有较大指导意义的内容。

12. 性味归经　即药物的性味及归属的经络与脏腑。味，通常指“五味”，即辛、甘、酸、苦、咸；性，通常指药物之“四性”，即寒、热、温、凉。并提示无毒或有毒（有毒、小毒、大毒）。归经写药物归属何经、何几经，指该药物对人体某部位有选择性作用。

13. 功能主治　阐述药物的功效与作用。

14. 配伍应用　重点阐述一种药与另一种药物合用后，功能发生增强或减弱等变化，消除或减轻毒性及副作用的机制，并适合治疗哪些疾病。

15. 单方验方　记载古代、近代、现代疗效较可靠的方剂。单方：指用药仅一两种，药力专一，功效强，但适用范围狭的方剂；验方：指对某种病或证（症），经临床反复验证，行之有效的方剂。

16. 用法用量　重点阐述药物的使用方法与内服药量的安全范围。用法：指药物内服、外用的具体使用方法。用量：是制定以成年人一日量为依据的治疗量。

民国以上历朝、历代，因单位表示的量不一，恐出差错，一律保持原貌。

17. 注意事项

（1）同科或非同科药用植物，因基本形态存在某些相似，给予提示鉴别确认。为省篇幅，未予详述。

（2）药用植物的不同部分因功效不同，分归在不同的门类，为方便起见，给予提示在何章。

（3）有极个别药物需要特殊加工、炮制，其具体方法给予说明。

（4）由于有些药物存在毒、副作用，予以郑重提示慎、忌、禁及用量限制。

（5）药物服用后，一旦产生副作用或中毒时，提示基本治疗方法及所需药物，并加以建议。

目　录

第一章　辛温解表

第二章　辛凉解表

第三章　清热泻火

第四章　清热燥湿

第五章　清热凉血

第六章 清热解毒

第七章　清暑热

第八章　清虚热

第九章　泻下

第十章　润下

第十一章　祛风湿

第十二章　芳香化湿

第十三章　利尿渗湿

第十四章　温里

第十五章　理气

第十六章　消食

第十七章　驱虫

第十八章　止血

第十九章　活血化瘀

第二十章　化痰

第二十一章　止咳平喘

第二十二章　安神

第二十三章　平肝息风

第二十四章　开窍

第二十五章　益气

第二十六章　补血

第二十七章　壮阳

第二十八章　滋阴

第二十九章　收敛固涩

第三十章　其他

第三十一章　外用

第一章　辛温解表

土羌活

（山羌活、路边姜）

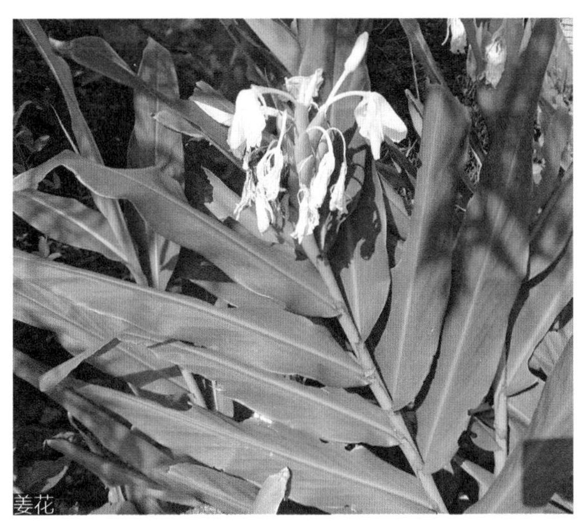
姜花

【药物来源】姜科植物姜花〔*Hedychium coronarium* Koen.〕的根茎。

【植物特征】多年生草本，高1～2m。根茎横走，有辛辣味。茎丛生，直立，圆柱形。叶互生，无梗，叶片披针形，长15～50cm，宽5～12cm，先端渐尖，基部阔楔形，全缘，两面绿色，下面被疏毛；叶鞘抱茎。花顶生，穗状，长达20cm；苞片倒卵形，长约6cm，内小花2～3朵，芳香；花萼管状，3裂；花冠管状，白色，3裂，较萼长，中央花淡黄色；雄蕊长于花冠，退化雄蕊瓣状，子房下位，3室，花柱细长。蒴果圆球形，成熟时3瓣裂。种子多数。花期秋季，果期冬季。

【生长分布】生于山沟、林缘、路边阴湿处；或栽培。分布于我国华南、华东、西南等地区。

【采收加工】冬季采挖，去茎，除须根，洗净，切片，晒干。

【性味归经】辛，温，无毒。入肺、肝二经。

【功能主治】解表发汗，祛风散寒。用于风寒头痛，身痛，风湿筋骨痛，跌打损伤。

【配伍应用】

土羌活-紫苏　土羌活辛、温，解表发汗，祛风散寒；紫苏辛、温，发表散寒，理气宽中。两药配伍，功效增强。用于风寒感冒，胃气不和，如恶寒发热、头身痛、鼻塞、咳嗽、脘痞胸闷等症。

土羌活-入地金牛　土羌活偏行肌表，祛风散寒；入地金牛善走肢节，祛风通络。两药配伍，能祛风散寒，舒筋活络，除痹止痛。用于风寒湿痹等证。

【用法用量】内服：煎汤，9～12克。

土香薷

（水荆芥、野香薷、香薷草）

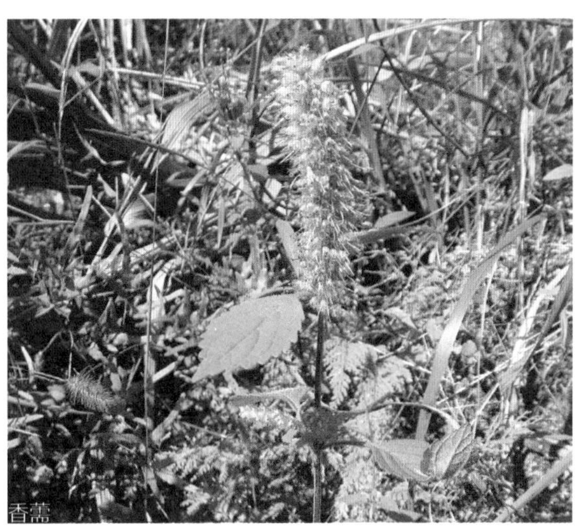
香薷

【药物来源】唇形科植物香薷〔*Elsholtzia ciliata*（Thunb.）Hyland.〕的全草。

【植物特征】一年生草本，高60～110cm，全株具芳香气味。茎直立，四棱形，紫褐色，多分枝，但主茎清楚，被短柔毛。叶对生，叶柄长1～2.5cm；叶片长卵形或卵状长圆形，长5～9cm，宽2～4cm，先端渐尖，基部楔形，边缘有粗浅锯齿，上面绿色，或间有浅紫色，被短毛，密生腺点，下面浅绿色，被柔毛。花顶生，假穗状花序，直立或稍弯，小花多数，密集，偏向一侧；花萼先端5裂，被柔毛；花冠二唇形，浅紫色；雄蕊4，2强；花柱细长，柱头分叉。小坚果近卵形，棕褐色，外存宿萼。花期夏、秋季，果期秋、冬季。

【生长分布】生于山坡、路旁、屋边；或栽培。分布于我国大部分地区。

【采收加工】夏、秋季开花时，割取地上部分，切段，晒干或阴干。

【药理作用】所含香薷酮、倍半萜烯能使肾小球血管充血，滤过压增高起到利尿作用。此外，所含芳香物质能兴奋汗腺，起到发汗解热作用。

【性味归经】辛，微温。入肺、胃二经。

【功能主治】发汗解表，化湿和中，利水消肿。用于外感风寒，暑湿，急性胃肠炎，小便不利，水肿。

【配伍应用】

土香薷-白苏叶 土香薷辛、微温，发汗解表；白苏叶辛、温，解表散寒。两药配伍，辛散温通，发汗解表，且散寒作用较强。用于风寒感冒，如恶寒微发热、无汗、头身痛、鼻塞、流清涕等症。

土香薷-丛枝蓼 土香薷辛微温，能化湿和中，解表；丛枝蓼苦寒，能清热燥湿。两药配伍，相互为用，共收解表和中，开郁泄热，燥化湿邪之功。用于脾胃湿热，气机阻滞，升降之机失调，所致脘痞腹胀、厌食、恶心呕吐，或腹痛、泄泻、尿黄、舌苔黄腻等症。

土香薷-水丁香 土香薷可宣通水道行水；水丁香能清热利尿消肿。两药配伍，共奏宣通水道，行水利尿之功。用于“风水”证，以及湿热水肿。

【用法用量】内服：煎汤，3～9克。外用：煎洗。

【注意事项】用作发汗解表剂，武火短煎；用作利尿消肿剂，文火久煎。

小茅香

（山白芷、白牛胆根、寻骨风、土白芷、羊耳菊根）

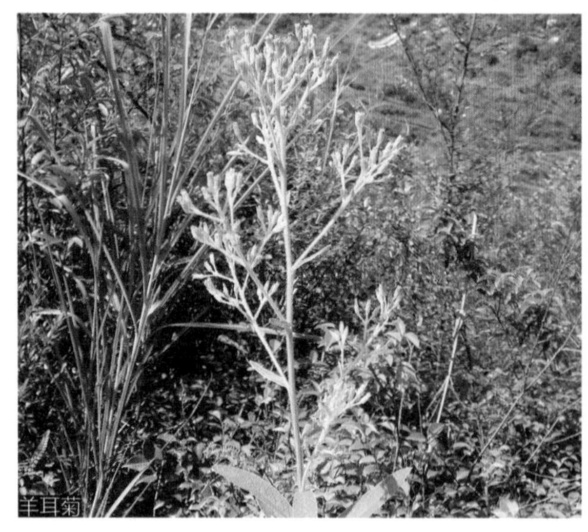

【药物来源】菊科植物羊耳菊〔*Inula cappa*（Buch.–Ham.）DC.〕的根茎。

【植物特征】落叶亚灌木，高约40～90cm。根茎粗壮，木质。茎直立，圆柱形，有纵纹，被绵毛，上部有分枝。叶互生，具短柄；叶片近倒卵形，长4～11cm，宽2.5～6cm，先端渐尖或急尖或钝，基部楔形，边缘有小齿，上面绿色，散生腺点，下面白色，密被白色绵毛。伞房状花序，顶生，花密集；总苞片数列，密被短白毛；外周舌状花，雌性，先端3裂，中央管状花，两性，先端6裂，黄色，雄蕊5。瘦果长圆形，被绢毛，有黄白色冠毛。花期夏、秋季，果期秋、冬季。

【生长分布】生于山坡、草丛、路旁向阳处。分布于我国华南、华东、西南等地区。

【采收加工】夏季采挖，洗净，切片，晒干。

【性味归经】辛，温。入肺经。

【功能主治】祛风散寒，舒筋活络，理气化积。用于风寒感冒，头痛，咳嗽，哮喘，风湿关节痛，月经不调，积滞。

【配伍应用】

小茅香-牡荆根 小茅香辛、温，发散风寒，舒筋活络；牡荆根苦、辛、温，解肌发汗，祛风止痛。两药配伍，相辅相成，既能解表发汗，发散风寒，又可舒筋止痛。用于外感风寒，如恶风寒、微发热、头痛、全身疼痛，以及风寒湿痹之关节痛、肌肉挛急等症。

小茅香-地锦 小茅香辛、温，能舒筋活络，并散风寒，用于风寒湿痹；地锦甘、温，能活络止痛，且祛风湿，用于风湿痹。两药配伍，共收祛风除湿，温经散寒，活络止痛之功。用于风寒湿痹，如关节疼痛、屈伸不利、遇寒加重，或伴畏寒发热等症。

小茅香-莱菔子 两药均有化积作用。小茅香乃下气行滞祛积；而莱菔子消食化积导滞。两药配伍，相互为用，共呈消食化积，下气导滞之功。用于饮食不化，胃肠气滞，如脘腹胀满、嗳腐吞酸、大便滞少、酸臭，或腹痛腹泻等。配与神曲、枸橘，以增疗效。

【单方验方】

①治伤风头痛，风湿骨痛：小茅香15～30克。合鸡蛋煮食（《泉州本草》）。

②风湿关节痛，腰痛：小茅香30克，黑豆60克，白酒、水各半煎服。

③头痛，牙痛：小茅香21～30克，水煎去渣，加鸡蛋（去壳）两个，同煮，服汤食蛋。

④胃痛：小茅香15克，铁扫帚根10克，黄毛耳草12克，水煎服。

⑤上吐下泻：小茅香适量，研末，每次2～3克，开水送服（②～⑤方出自《中草药彩色图谱与验方》）。

⑥治小儿疳积：小茅香30克，清水煎服（《泉州本草》）。

⑦治黄疸肿胀：小茅香30～120克，合猪肉煮食（《湖南药物志》）。

【用法用量】内服：煎汤，9～15克（鲜品30～60克）；或研末或浸酒。

【注意事项】全草“白牛胆”，详见“祛风湿”章。

小过路黄

（风寒草、红头绳、小风寒）

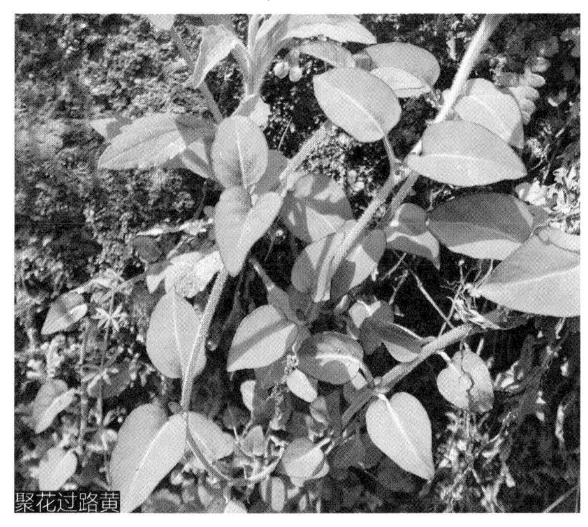

聚花过路黄

【药物来源】报春花科植物聚花过路黄〔*Lysimachia congestifloa* Hemsl.〕的全草。

【植物特征】多年生草本，高15～30cm。茎丛生，下部匍匐，上部斜展，圆形，紫红色，被白色柔毛。叶对生，叶柄长约5mm；叶片广卵形，长1.5～2.5cm，宽1～1.8cm，先端钝尖，基部宽楔形或截形，全缘，上面绿色或有紫色斑纹，下面绿色或紫红色，疏被白色短柔毛。花腋生，数朵聚生上部叶腋，花梗极短；萼5深裂，裂片长约6mm，披针形；花冠5深裂，黄色，下部合生，裂片卵形，先端尖；雄蕊5，长短不一；子房上位，1室，被长柔毛。蒴果，存宿萼。种子多数。花期春、夏季，果期秋季。

【生长分布】生于山坡、路旁、林缘、疏林下。分布于我国华南、华中、西南等地区。

【采收加工】夏、秋季采集，洗净，晒干。

【性味归经】微辛、苦，温。入肺、大肠二经。

【功能主治】祛风散寒，止咳化痰。用于风寒感冒，风寒头痛，风寒咳嗽，腹痛，腹泻。

【配伍应用】

小过路黄-白苏叶　两药都有发散风寒作用。小过路黄兼能止咳化痰；白苏叶兼理气消食。两药配伍，相辅相成，解表散寒作用更强，并具止咳化痰，下气祛积之功。治外感风寒夹食积气滞，如畏寒、头身痛、咳嗽、脘腹痞胀、厌食、大便滞少等症。

小过路黄-百部　两药都有止咳化痰作用。小过路黄为散寒宣肺，止咳化痰；百部乃温润肺气，止咳化痰。两药配伍，共收温肺散寒，止咳化痰之功。用于风寒咳嗽，如咳嗽、痰白稀薄、畏寒肢冷等症。

【用法用量】内服：煎汤，9～15克。

小花荠苧

（痱子草、小花薄荷）

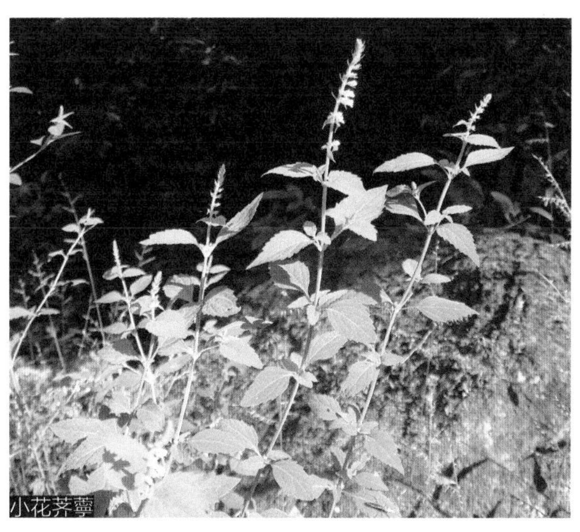

小花荠苧

【药物来源】唇形科植物小花荠苧〔*Mosla cavalerei* Lévl.〕的全草。

【植物特征】一年生草本，高25～90cm。全株具有芳香气味。茎直立，四棱形，主茎明显，分枝对生，疏被白柔毛。叶对生，叶柄长1～2cm，疏被柔毛；叶片纸质，长卵形，长1.5～3.5cm，宽1～2.2cm，先端渐尖或急尖，基部阔楔形或近圆形，边缘有细锯齿，上面绿色，下面浅绿色，疏被白柔毛，有腺点。总状花序顶生，序长可达4cm，小花多数；花萼二唇形，上唇3齿裂，下唇2齿裂；花冠粉红色或浅紫色，二唇形，上唇2裂，裂片先端圆形，下唇3裂，中裂较大，略长；雄蕊4；雌蕊花柱稍长于花冠。小坚果圆形，褐色。花期秋季，果期秋、冬季。

【生长分布】生于山坡、路旁、草地。分布于我国华南、西南、华东、华中等地区。

【采收加工】夏、秋季采集，切段，晒干。

【性味归经】辛，微温。入肺、脾、膀胱三经。

【功能主治】发汗解表，解暑化湿，和中健胃，止痒，解毒。用于风寒感冒，伤暑，急性胃肠炎，消化不良，水肿，湿疹，毒蛇咬伤。

【配伍应用】

小花荠苧-紫苏　两药辛、温，均能发汗解表。小花荠苧尚能化湿；紫苏并能理气。两药配伍，共收解表散寒，化湿和中之功。常用于外感风寒兼脾胃伏湿，如恶寒发热、头身痛、鼻塞、流清涕、胸闷、脘痞、呕恶、全身酸困等症。

小花荠苧-积雪草　小花荠苧辛、微温，能解暑，化湿，和中；积雪草苦、辛、凉，能清热，利湿，清暑。两药同用，温凉调和，共奏解表祛暑，消痞和胃，清热利湿之功。用于暑湿证，如发热、少汗、头昏、胸闷、肢体酸困、脘痞、呕吐、尿短黄等症。

小花荠薴-神曲 小花荠薴能和中健胃，且化湿；神曲消食健胃，并止泻。两药配伍，则能消食化积，化湿和中，祛滞止泻。用于饮食积滞之脘腹胀满、不思饮食、大便滞少、酸臭，或泄泻等症。

小花荠薴-土茯苓 小花荠薴能行表，止痒，解毒；土茯苓走里，解毒，利湿。两药配伍，相互为用，共奏疏表宣透，除湿解毒，疗疮止痒之功。用于湿疹、黄水疮、脓疱疮等病。本类皮肤病，常因风邪外遏，湿毒内蕴，内外交蒸，不得发越，困滞肌腠所致，两者合用，药证合拍，可获良效。

【用法用量】 内服：煎汤，3~6克。外用：煎洗或捣敷。

【注意事项】 注意与"止咳平喘"章"荠薴"鉴别。

小鱼仙草

（假鱼香、月味草、姜芥、四方草）

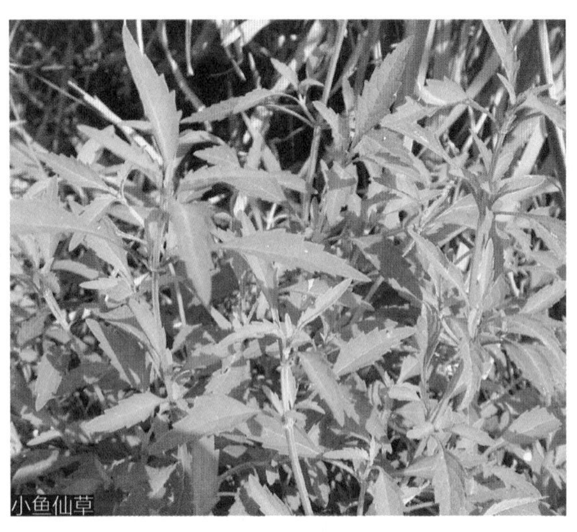

小鱼仙草

【药物来源】 唇形科植物小鱼仙草〔*Mosla dianthera*（Buch.-Ham.）Maxim.〕的全草。

【植物特征】 一年生草本，高25~55cm。全株有香气。茎直立，四棱形，多分枝，被灰白色柔毛。叶对生，有柄；叶片卵形或卵状披针形，长1.2~4cm，宽0.6~1.6cm，先端长尖或急尖，基部渐窄下延成柄，边缘有尖锯齿，两面绿色，有黄色腺点。假总状花序，顶生，小花于花轴两行相对排列；总苞片叶状，披针形；萼钟形，先端5齿裂，外面脉上被毛；花冠二唇形，淡紫色，长约5mm，上唇微凹，下唇3裂，中间裂片大，雄蕊2。小坚果近圆形。花期夏、秋季，果期秋、冬季。

【生长分布】 生于山坡、路旁、村边、草丛。分布于我国华南、华中、西南等地区。

【采收加工】 夏季采收，切段，晒干。

【性味归经】 辛，温。入肺、脾二经。

【功能主治】 祛风发表，利湿止痒。用于感冒头痛，中暑，胃胀痛，肠炎，痢疾，湿疹，皮肤瘙痒，痱子，蜈蚣咬伤。

【配伍应用】

小鱼仙草-葱白 两药味辛、性温。小鱼仙草能祛风解表；葱白散寒解表。两药配伍，相互促进，功效更强。用于风寒感冒，如恶寒发热、头痛、骨节痛、无汗、鼻塞、声重、咳嗽等症。

小鱼仙草-土茯苓 小鱼仙草能利湿止痒，并散风邪；土茯苓可清热毒，泄湿浊。两药配伍，共收祛风疏表，利湿泄浊，解毒止痒之功。用于风湿、热毒所致皮肤溃疡、瘙痒一类病证，如湿疹、脓水疮等。均可配与薄荷、金银花、连翘、桑叶、钩藤、车前草，以加强疗效。

【用法用量】 内服：煎汤，9~15克。外用：煎洗或捣敷。

小箭草

（零余子佛甲草、马屎花、珠芽石板菜、珠芽半枝）

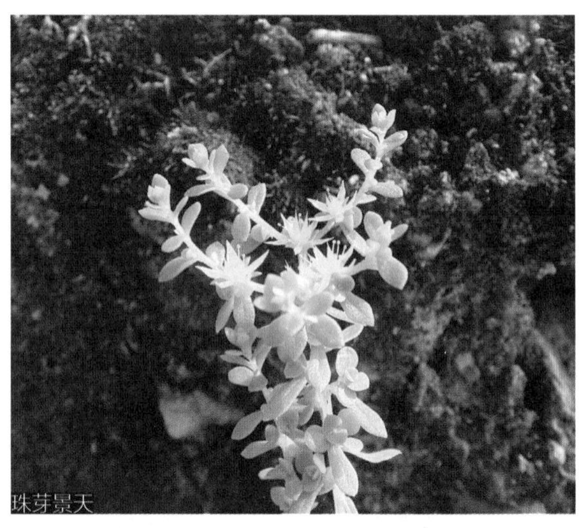

珠芽景天

【药物来源】 景天科植物珠芽景天〔*Sedum bulbiferum* Mak.〕的全草。

【植物特征】 多年生草本，高7~12cm，全体肉质。茎直立，基部分枝，有时下部卧地，上部斜展，有节，节着地生根。单叶互生，叶片匙形或匙状长卵形，长0.8~1.5cm，先端尖或钝，基部渐窄成柄，全缘，两面绿色，光泽。疏散聚伞形花序顶生，无花梗；花萼5片，长短不一；花冠黄色，5瓣，长卵形，先端长尖；雄蕊10；心皮5，成熟时基部相连。蓇葖果。花期夏季，果期秋季。

【生长分布】 生于山坡、路旁、岩石间、园圃内。分布于我国华南、华中、西南等地区。

【采收加工】 夏季采集，洗净，晒干或鲜用。

【性味归经】 辛、涩，温。入脾、胃二经。

【功能主治】 散寒，理气，止痛，截疟。用于食积腹痛，风湿瘫痪，疟疾。

【配伍应用】

小箭草-紫苏 两药都有发散风寒作用。小箭草并能顺气止痛；紫苏兼行气宽中。合用，大增解表散寒作用，并具理气和胃之功。用于风寒感冒挟脾胃气滞，如鼻塞声重，喷嚏，流清涕，喉痒，咳嗽，痰稀薄，或伴恶寒发热、头身痛，胸闷，脘腹痞胀，或呕吐等。

小箭草-天竹桂 小箭草入脾胃经，理气止痛；天竹桂入肝脾经，散寒止痛。前者在于行气祛滞，后者在于温经散寒。两药配伍，则能温中散寒，理气止痛。用于冷积腹痛、呕吐等症。配半夏、生姜，以增疗效。

【用法用量】内服：煎汤，15~18克。

天蓬草

（雀舌草、雪里花、寒草、金线吊葫芦、指甲草、滨繁缕）

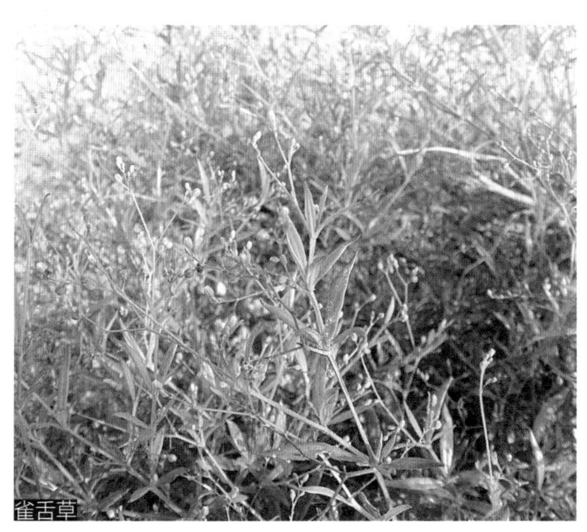
雀舌草

【药物来源】石竹科植物雀舌草〔*Stellaria uliginosa* Murr.〕的全草。

【植物特征】一年或二年生草本，高15～28cm。茎丛生，纤细，下部卧地，上部斜展，有分枝，绿色或略带紫色。叶对生，无柄；叶片卵状披针形，长0.6～1.8cm，宽0.2～0.8cm，先端渐尖，下部渐窄，全缘，上面绿色，下面浅绿色，无毛，中脉显见。疏散聚伞花序，顶生或腋生；花梗细长；萼片5，披针形，先端尖；花瓣5，白色，有2深裂；雄蕊5；子房卵形，花柱2～3。蒴果存宿萼，成熟时6瓣开裂。花期春季，果期夏季。

【生长分布】生于沟旁、田边、溪滩湿润处。分布于我国南方各地区。

【采收加工】春、夏季采收，洗净，晒干。

【性味归经】甘、微苦，温。入肺、大肠二经。

【功能主治】祛风发表，解毒消肿。用于伤风感冒，痢疾，痔漏，跌打损伤。

【配伍应用】

天蓬草-小鱼仙草 两药性温，都有祛风发表作用。天蓬草并能解毒；小鱼仙草兼能利湿。两药配伍，共奏祛风解表，利湿解毒之功，用于伤风感冒、痢疾、湿疮等证。

天蓬草-蒲公英 两药都有解毒消肿作用。天蓬草性温，温能通散，偏于散结消肿；蒲公英性寒，寒能清泄，重在泄热解毒。两药配伍，相辅相成，共奏清热解毒，散结消肿之功。用于痈疖肿毒等证。

【单方验方】

①治伤风感冒：天蓬草60克，红糖15克。水煎，日服2次，服药后盖被令出微汗。

②治冷痢：天蓬草60克，水煎，日服2次。

③治毒蛇咬伤：天蓬草30～60克，水煎服。另取1握，洗净捣烂后，敷贴伤口（①～③方出自《福建民间草药》）。

④治痔漏：天蓬草为末，湿者干掺，干者麻油调搽一二度，其痔即消缩（《本草纲目拾遗》）。

⑤治跌打损伤：天蓬草30克，黄酒60～120克，加水适量煎服（《福建民间草药》）。

⑥治毒蛇咬伤：天蓬草30～60克，水煎服。另取1握，洗净捣烂后，敷贴伤口（《福建民间草药》）。

【用法用量】内服：煎汤，30～60克。外用：捣敷或研末调敷。

云实根、茎

（老虎尖刺、杉刺、阎王刺、鸟不栖、黄牛刺、南蛇骨）

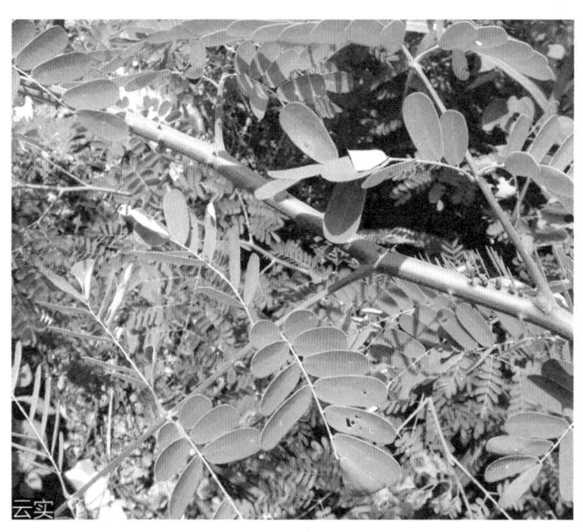
云实

【药物来源】豆科植物云实〔*Caesalpinia decapetala* (Roth) Alston〕的根及茎。

【植物特征】攀援灌木，长3～5m。茎圆柱形，外面散生倒钩锐刺，老茎棕褐色，粗糙，小枝棕色或紫红色。叶互生，二回羽状复叶，长20～30cm，具总柄；小羽叶膜质，6～15

对，无柄，矩圆形，长1～1.8cm，宽0.6～0.8cm，先端近圆形，基部钝，全缘，上面灰绿色，下面粉绿色。总状花序，腋生，总花梗长8～15cm；小花多数，花梗长1.5～3cm；萼片5，被短柔毛；花瓣5，黄色，倒卵形；雄蕊10，长短不一，少有突出冠外。荚果长椭圆形，偏斜一侧，长可达12cm，有喙。种子矩圆形，黑褐色。花期和果期皆春、夏季。

【生长分布】生于山坡、林缘、山沟旁、灌木丛。分布于我国华南、华东、华中、西南等地区。

【采收加工】根四季可挖，洗净，切片，晒干；茎除去皮刺及小枝，切片，晒干。

【性味归经】辛，温。入肺、肾二经。

【功能主治】发表散寒，祛风除湿，活络止痛。用于风寒感冒，风湿关节痛，牙痛，跌打损伤，鱼口便毒。

【配伍应用】

云实-小茅香　两药辛、温，都有发散风寒作用。云实兼活络止痛；小茅香并能舒筋活络。两药配伍，相辅相成，共收解表散寒，舒筋止痛之功。用于风寒感冒，以及风寒湿痹等证。

云实-阿利藤　云实辛、温，祛风除湿，活络止痛；阿利藤苦、辛、温，祛风利湿，活血通络。两药配伍，相得益彰，共奏祛风散寒，除湿消肿，活络止痛之功。用于风寒湿痹，如关节、筋骨痛等症。

【单方验方】

①用于一般感冒，头晕，全身疼痛：云实根9克，五匹风9克（体虚时，加兰布正3克）。加水两碗，煎汁1碗，1次服用（《贵州民间方药集》）。

②治凉寒头痛，肢体筋骨作痛：云实根30克，或加火葱头数枚，酒煨服（《重庆草药》）。

③腰痛：云实根60克，杜仲60克，猪瘦肉120克，黄酒120毫升，水炖，服汤食肉（《中草药彩色图谱与验方》）。

④治毒蛇咬伤：云实根30克，竹叶椒叶30克，娃儿藤根30克，白酒500毫升，浸3～5天，每次服15～30毫升；另用云实根皮、犁头草、半边莲各适量（均鲜），捣烂外敷（《江西草药》）。

⑤治阴疮，鱼口便毒：云实根皮（鲜）适量，白酒少许，捣烂外敷。每日换药2次（《江西草药》）。

【用法用量】内服：煎汤，9～15克（鲜品15～30克）；或浸酒。外用：捣敷。

【注意事项】云实叶"四时清"，详见"活血化瘀"章。

毛水苏

（水苏草、野紫苏、山升麻）

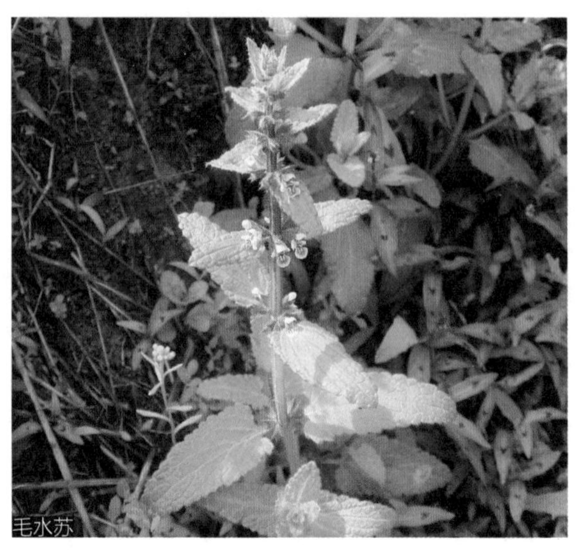

毛水苏

【药物来源】唇形科植物毛水苏〔*Stachys baicalensis* Fisch. ex Benth〕的全草。

【植物特征】多年生草本，高30～100cm。根状茎横走，淡黄色。茎直立，四棱形，外皮粗糙，生长毛。单叶对生，具短柄，被毛；叶片长椭圆形，长3～5cm，宽1～1.8cm，先端钝尖，基部近心形，边缘有浅锯齿，两面绿色，被白毛。轮伞花序，通常每轮6花，远离，排列成长假穗状花序；小苞片细长尖如刺；萼钟形，先端5浅齿裂，裂片尖；花冠唇形，紫色，周边白色或粉红色，上唇1，圆形，下唇3裂，中间裂片大，近圆形。小坚果近圆形，无毛。花期夏季，果期夏季。

【生长分布】生于田边、溪旁湿地。分布于我国华南、华东、华北、东北、华中、西南等地区。

【采收加工】夏季采集，洗净，切段，晒干。

【性味归经】甘、辛，微温。入肺、胃、肝三经。

【功能主治】祛风解表，消肿解毒，止血。用于感冒，咽喉肿痛，吐血，衄血，血崩。

【配伍应用】

毛水苏-白苏叶　毛水苏甘、辛、微温，祛风解表；白苏叶辛、温，解表散寒。前者重在祛风，后者偏于散寒。两药配伍，相辅相成，共奏发汗解表，祛风散寒之功。用于风寒感冒，如鼻塞声重、流清涕、咳嗽，或伴畏寒发热、头身痛等症。

毛水苏-板蓝根　两药都有解毒作用。毛水苏开表鼓邪外出，而消肿祛毒；板蓝根清热解毒，并利咽消肿。两药配伍，寒温调和，共呈解毒消肿，疏表泄热之功。可治外感风热，如发热、恶风、头昏痛、咽喉肿痛等症。

毛水苏-紫珠　两药都有止血之功。毛水苏味甘、辛，性偏温，乃宣泄开郁，和络止血；紫珠味苦、性平，为清热和血，收敛止血。合用，则有开郁通络，止血祛瘀之功。用于除血热出血外的各种出血证。

【用法用量】内服：9～15克（鲜品加倍）。外用：捣敷。

水苏

（鸡苏、水鸡苏、望江清）

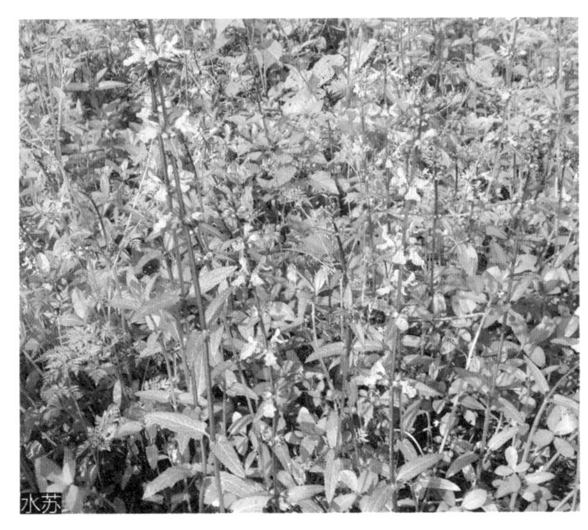
水苏

【药物来源】唇形科植物水苏〔*Stachys japonica* Miq.〕的全草。

【植物特征】多年生草本，高20～50cm。根状茎横走，白色。茎直立，方形，无分枝，暗绿色，节处有小刚毛。叶对生，下部叶有柄，中、上部叶近无柄；叶片矩圆状披针形，自下向上渐细小，先端钝尖，基部心形，上面绿色，下面浅绿色，上面皱缩，脉上被毛。轮伞花序，每轮3～8花，下部花轮远离，上部花轮较密，排列成假穗状花序；萼钟状，先端5齿裂，裂片三角状披针形，具刺尖头；花冠浅紫红色，下部筒状，上部二唇形，上唇直立，下唇3裂，中裂片近圆形。雄蕊4，2强，柱头2裂。花期夏季，果期秋季。

【生长分布】生于沟旁、田边湿润处。分布于我国南方各地区。

【采收加工】夏季采收，洗净，切段，晒干。

【性味归经】辛，微温。入肺、肝、胃三经。

【功能主治】疏风理气，止血消炎。用于感冒，痧症，肺痿，肺痈，头风目眩，口臭，咽痛，痢疾，产后中风，吐血，衄血，血崩，血淋，跌打损伤。

【配伍应用】

水苏-紫苏　水苏辛、微温，疏散表邪，下气和胃，治外感风寒，气滞胃气不和；紫苏辛、温，发表散寒，行气宽中，治风寒感冒，脾胃气滞。两药配伍，辛行温散，共奏发表散寒，理气和中之功。用于风寒感冒挟中焦气滞，如鼻塞、流清涕、喉痒、咳嗽、甚则恶寒微发热、头身痛、伴胸闷脘痞、恶心呕吐等症。

水苏-侧柏叶　两药均有止血作用，但机制不同。气有余便是火，气逆火迫致血溢，水苏辛、微温，能下气降火，气降火降，火降则血和；侧柏叶性凉、味苦涩，既能凉血和血，又可收敛止血，专用于血热妄行之出血。两药配伍，共奏下气降火，凉血和血，收敛止血之功。用于吐血、咯血、衄血等血证。

【单方验方】

①治感冒：水苏12克，野薄荷、生姜各6克，水煎服。

②治痧症：水苏15克，水煎服（①～②方出自《草药手册》）。

③治吐血及下血，并妇人漏下：水苏煎取汁饮之（《梅师集验方》）。

④治血淋不绝：水苏一握，竹叶一握，石膏八分（碎），生地黄一升（切），蜀葵子四分（末、汤成下）。水六升，煮取二升，去滓，和葵子末，分温二服，如人行四五里久，进一服（《广济方》）。

⑤治鼻衄血不止：水苏五合，香豉二合，合杵研，搓如枣核，纳鼻中（《梅师集验方》）。

【用法用量】内服：煎汤，9～15克（鲜品15～30克）；或捣绞汁或研末入丸、散。外用：捣敷或煎洗。

石荠薴

（香茹草、野荆芥、天香油、香花草）

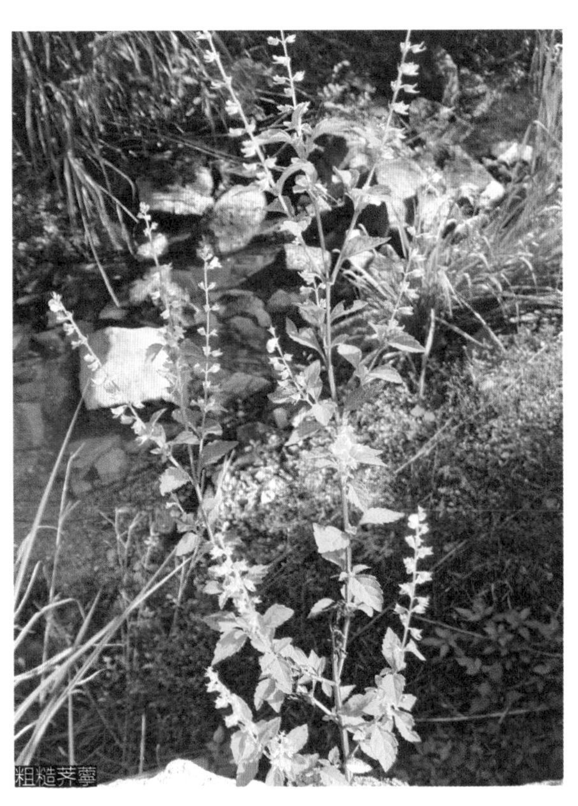
粗糙荠薴

【药物来源】唇形科植物粗糙荠薴〔*Mosla scabra*（Thunb.）C.Y.Wu et H.W.Li〕的全草。

【植物特征】一年生草本，高20～55cm。茎直立，四方形，被柔毛，多分枝，但主茎清楚。叶对生，叶柄长5～18mm；叶片卵形或长卵形，长1.5～3.5cm，宽0.8～2cm，先端渐尖，基部楔形，边缘有尖锯齿，两面绿色，被疏白柔毛，有黄色腺点。穗形总状花序，顶生；苞片卵状披针形，被长柔毛；萼钟形，二唇，上唇3齿裂，下唇2齿裂，外面纵脉数条，有亮黄色腺点，被长柔毛；花冠二唇形，淡紫色，上唇短，先端一浅凹，下唇先端3裂，侧裂半圆形，中裂片半圆齿状；雄蕊4，退化2，花柱较萼长。小坚果近圆形，黄褐色。花期夏、秋季，果期秋季。

【生长分布】生于山坡、路旁、田边、溪边、草丛。分布于我国华南、华东、西南等地区。

【采收加工】夏、秋季采收，割取地上部分，洗净，切段，阴干、晒干或炒炭用。

【性味归经】辛，微温。入肺、脾、大肠三经。

【功能主治】疏风解表，祛暑除湿，解毒止痒。用于感冒，头痛，咳嗽，中暑，发痧，风疹，急性胃肠炎，痢疾，肾炎水肿，毒蛇咬伤，子宫出血，便血。

【配伍应用】

石荠薴-白苏叶 两药均味辛、性温，气味芳香，发散为功。石荠薴疏风解表，并化湿；白苏叶祛风散寒，兼和中。两药配伍，则能祛风散寒，解表化湿，和胃消痞。用于表寒挟里湿之证，如恶寒发热、头身痛、脘痞腹胀、呕吐、厌油腥，或伴泄泻等症。

石荠薴-积雪草 两药都有祛暑作用。石荠薴辛、微温，为解表宣透，泄热祛暑邪，并化湿；积雪草苦、辛、寒，乃清热利湿，以泄伏湿中之暑热。前者解表祛暑，后者利湿清暑。两药合用，外能发汗解表散寒，内能清暑利湿除热。用于夏令之时，暑湿内伏，外感风寒之暑湿证，如恶寒发热、无汗或少汗、心烦胸闷、口渴、头昏痛、全身酸困、脘痞呕恶、小便短赤等症。

石荠薴-金银花 石荠薴能解毒止痒，并祛风邪；金银花清热解毒，兼凉散风热。两药配伍，则能疏风泄热，解毒止痒。可用于瘾疹、皮肤瘙痒等。配与薄荷、桑叶、菊花、钩藤、蝉蜕、连翘、生地黄、当归，以增疗效。

【单方验方】

①治受暑高热：石荠薴、苦蒿、水灯芯。煎水加白糖（《四川中药志》）。

②治感冒，中暑：石荠薴15克。水煎服（《浙江民间常用草药》）。

③用于风疹，感冒：石荠薴全草9～15克，白菊花3～5朵。酌冲开水炖服（《福建民间草药》）。

④肾炎水肿：石荠薴、赤小豆、车前草、金丝草、猫须草、地菍各15克。水煎服（《青草药彩色图谱》）。

⑤内痔便血：石荠薴15克，猪瘦肉或大肠120克，水煎，服汤食肉（《中草药彩色图谱与验方》）。

⑥大便燥结：石荠薴6克，水煎服（《中草药彩色图谱与验方》）。

⑦治痈疽（在未化脓阶段）：石荠薴叶，加红糖15克。共捣烂，遍贴患处，日换1～2次（《福建民间草药》）。

⑧治湿疹瘙痒、脚癣：石荠薴全草1握。煎汤浴洗（《福建民间草药》）。

⑨治痱子：鲜石荠薴1千克，煎汤外洗（《浙江民间常用草药》）。

⑩软组织挫伤：石荠薴适量，洗净，和红糖共捣烂，取汁内服，药渣敷患处（《中草药彩色图谱与验方》）。

⑪五步蛇咬伤：石荠薴1握，洗净后（或加葱白）捣烂，用酸醋浸泡。用药前把头顶囟门处头发剃去，以消毒针轻轻划破头皮让血水流出，把药敷上，干则更换。伤口用针刺几个小孔，便于毒液流出。伤部用鲜桃叶、鲜辣蓼各等量捣烂，冲米汤调匀，待冷后自上而下擦洗。如有起泡不可弄破，如有吐血，用石荠薴1握捣烂取汁，加等量酸醋，口服1～2汤匙；或用徐长卿根30克，酸醋炖服（《福建中草药处方》）。

【用法用量】内服：煎汤，6～15克；或捣烂取汁，或研末入丸、散。外用：捣敷或煎洗。

【注意事项】注意与“荠薴”鉴别，详见“止咳平喘”章。

东风菜根

（钻心狗、疙瘩药、草三七）

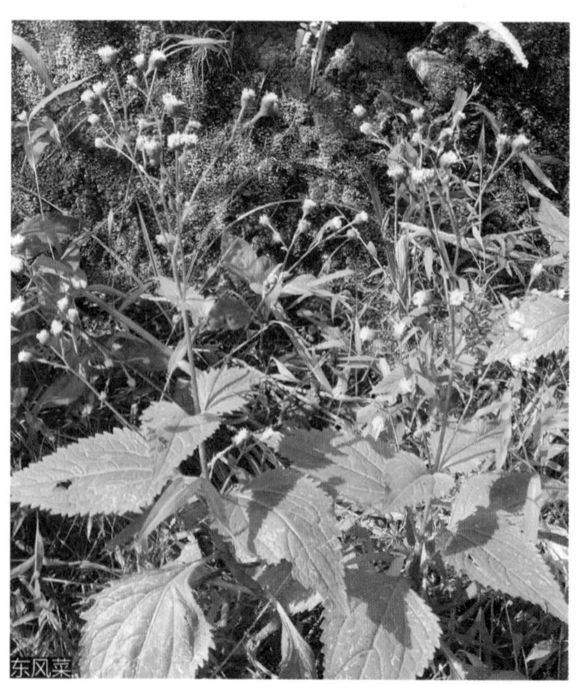

东风菜

【药物来源】菊科植物东风菜〔*Doellingeria scaber* (Thunb.) Nees〕的根。

【植物特征】详见“清热解毒”章“东风菜”。

【生长分布】详见“东风菜”。

【采收加工】夏、秋季采挖，洗净，切段，晒干。

【性味归经】辛，温。入肺、脾、肝三经。

【功能主治】祛风散寒，行气活血，解毒止痛。用于外感风寒，风湿关节痛，肠炎腹痛，跌打损伤，毒蛇咬伤。

【配伍应用】

东风菜根-杜衡　两药辛、温，都有祛风散寒作用。东风菜根偏于散表寒；杜衡长于温肺散寒，且能化痰消饮。两药合用，辛散温通，共奏发散风寒，温肺消饮，祛痰平喘之功。用于外感风寒，触发肺之痰饮，致气道受阻，痰气搏击，发为冷哮证，如呼吸急促、喉中有哮鸣音、痰白黏、胸胁满闷，或伴恶寒发热、头身痛等症。

东风菜根-青皮　东风菜根辛、温，能行气活血；青皮苦、辛、温，可破气消瘀。两药配伍，共收破气消滞，活血散瘀之功。用于胸胁“屏伤”，吸气或转侧掣痛等症。

东风菜根-半边莲　东风菜根辛、温，能解毒止痛；半边莲辛、寒，清热解毒，消肿止痛。两药配伍，寒温调和，其解毒、消肿、止痛作用显著，对毒蛇所伤有独到之功。常用于毒蛇咬伤以及无名肿毒等症。

【单方、验方】

①治腰痛：东风菜根15克，水煎服（《湖南药物志》）。

②治蛇伤、疖疮：东风菜干根研粉外敷（《常用中草药手册》）。

【用法用量】内服：煎汤，15～30克；或研末。外用：捣敷或研末调敷。

白苏叶

（荏、臭苏、犬屎苏、犬屎薄）

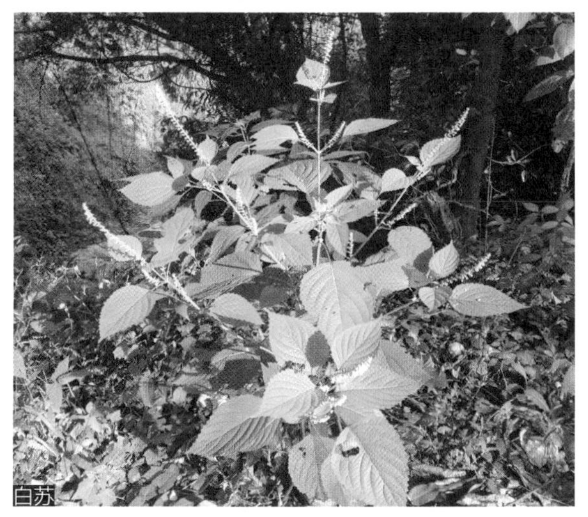

白苏

【药物来源】唇形科植物白苏〔*Perilla frutescens*（L.）Britt.〕的叶及幼茎。

【植物特征】一年生草本，高可达1.5m。茎直立，四棱形，绿色，上部多分枝，被细长白毛。叶对生，叶柄长1.5～5cm；叶片圆形或长圆形，长3～9cm，宽2.5～8cm，先端渐尖，基部近圆形，边缘有粗钝锯齿，上面绿色，下面浅绿色，两面被细白毛。穗状花序，顶生及腋生，小花多数；苞片卵圆形；花萼先端5齿裂，外面密被粗白毛；花冠白色，二唇形，上唇大，2浅裂，下唇3裂，两侧裂片半圆形，中间裂片椭圆形，外面被毛；雄蕊4，2强，柱头2裂。坚果圆形，种子圆形，灰白色。花期秋季，果期冬季。

【生长分布】生于山坡、路旁、村边；亦有栽培。分布于我国南方各地区。

【采收加工】夏、秋季采集，晒干。

【药理作用】本品所含紫苏酮对大肠埃希菌、志贺菌属有抑制作用；松茸醇和芳樟醇能减少支气管分泌物，缓解支气管痉挛，达到止咳平喘的作用。

【性味归经】辛，温。入肺、脾二经。

【功能主治】解表散寒，理气导滞。用于风寒感冒，伤寒，风寒咳嗽，气喘，食积，吐泻，冷痢。

【配伍应用】

白苏叶-兰花参　白苏叶辛、温，解表散寒；兰花参甘、微苦、平，解表宣肺。两药配伍，则能解表发汗，发散风寒，宣肺止咳。用于风寒感冒，如鼻塞声重、流清涕、喉痒、咳嗽、痰白清稀，或伴恶寒微发热、头身痛等症。

白苏叶-神曲　白苏叶辛、温，能理气，消积，导滞；神曲甘、辛、温，消食，健胃，和中。白苏叶偏于祛滞，神曲长于化食。两药配伍，相辅相成，共收消食化积，理气祛滞，健胃和中之功。用于饮食不化，胃肠积滞，致脘腹胀满，或腹痛、厌食、吞酸、大便酸臭，或腹泻等症。配与麦芽、枸橘，以增疗效。

【单方验方】

①风寒感冒：白苏鲜草30克，水煎服（《福建中草药》）。

②风湿疼痛：用白苏茎、叶500克捣烂加水3.5升，煮沸10分钟温洗全身或先熏后洗（《福州市民间药草》）。

③治蛔虫：白苏叶研末，每次用3克（小儿酌减），调白糖6克，温开水送服。早晚空腹各1次（《福建民间草药》）。

④冷痢：白苏干品茎叶15克，红糖少许，加开水炖服。每日1剂（《畲族医药学》）。

⑤背痈：白苏鲜根30克，水煎服；另取鲜叶适量，食盐少许，捣烂敷患处（《畲族医药学》）。

【用法用量】内服：煎汤，4.5～9克；或研末。外用：捣敷或煎洗。

【注意事项】“白苏梗”“白苏子”分别详见“理气”章与“止咳平喘”章。

白鱼尾

（狭叶醉鱼草、白鱼鲫、驳骨丹、溪桃）

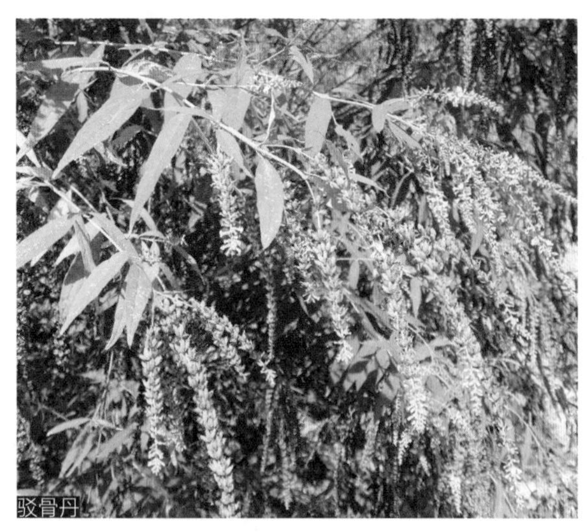
驳骨丹

【药物来源】马钱科植物驳骨丹〔*Buddleja asiatica* Lour.〕的根、茎、叶。

【植物特征】落叶灌木，高1.5～2.5m。茎圆柱形，灰白色，多分枝，幼枝四棱形，被短白柔毛。叶对生，叶柄长1～4cm；叶片卵状披针形，长4～10cm，宽1～3cm，先端渐尖，基部楔形，边缘波状，上面浅绿色，下面灰白色，密被短白柔毛。圆锥花序，顶生，小花多数；萼钟形，4裂；花冠管形，淡紫色或白色，4裂；雄蕊4，柱头2裂。蒴果卵圆形，有长喙。花期春、夏季，果期夏季至冬季。

【生长分布】生于低山、路旁、荒野、河边。分布于我国台湾、华南、华中、西南、海南等地区。

【采收加工】根、茎四季可采，洗净，切片，晒干；叶夏季采集，阴干。

【性味归经】苦、微辛，温。入心、肾、大肠三经。

【功能主治】祛风解表，理气化湿，驱虫。用于风寒发热，头身疼痛，痢疾，关节风湿痛，跌打损伤，虫积腹痛。

【配伍应用】

白鱼尾-牡荆根　两药均有祛风解表，祛风止痛之功。但白鱼尾偏于发表散邪；牡荆根长于祛风止痛。两药配伍，相须相使，发汗解表，祛风止痛作用显著。用于外感风寒，如恶寒发热、无汗、头痛、全身疼痛等症。

白鱼尾-山鸡椒　两药均有理气之功。白鱼尾并能化湿；山鸡椒兼能止痛。两药配伍，则能理气消痞，化湿和中，消胀止痛。用于湿阻脾胃，中焦气滞，如饮食减少、胃脘满闷，或腹泻，或恶心呕吐等症。

【单方验方】

①外感风邪全身疼痛：白鱼尾全草12～18克，配方内服（《闽东本草》）。

②痢疾：白鱼尾鲜叶或嫩芽，30～60克，捣烂，水煎服（《福建中草药》）；或白鱼尾30克，凤尾草30克，马齿苋30克，水煎服（《畲族医药学》）。

③风湿性心脏病：白鱼尾根60克，炖母水鸭服（《畲族医药学》）。

④小儿蛔疳：白鱼尾30克，水煎去渣，加米煮稀饭食。连食3～4次（《畲族医药学》）。

⑤治脾湿腹胀：白鱼尾根60～90克。水煎早晚分服（《畲族医药学》）。

⑥跌打损伤：白鱼尾根15～30克，水酒各半炖服；另取鲜叶适量，捣烂外敷（《福建中草药》）。

⑦丹毒：白鱼尾全草15～20克，水煎服（《闽东本草》）。

【用法用量】内服：煎汤，9～15克。外用：捣敷。

【注意事项】体质虚弱及孕妇忌服。“白鱼尾果”详见“驱虫”章。

生姜

（姜）

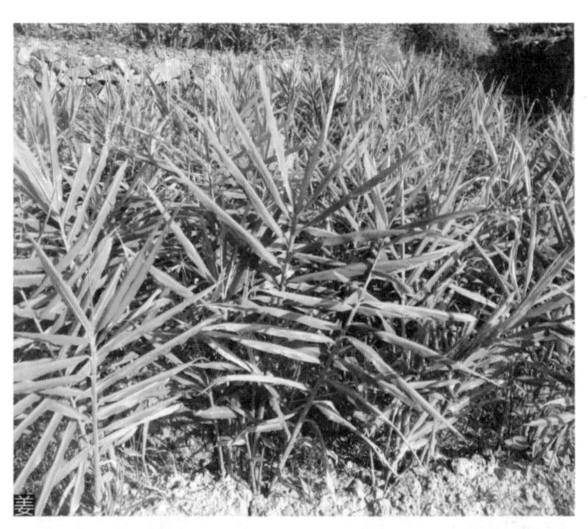
姜

【药物来源】姜科植物姜〔*Zingiber officinale* Rosc.〕的鲜根茎。

【植物特征】多年生草本，高40～90cm。根茎横走，肉质，多分歧，分歧处发新株，幼茎白色，老茎土黄色，有较浓的辛辣味。茎簇生，直立，圆柱形。叶互生，无柄，叶片长条形，长18～23cm，宽2.5～3.0cm，先端渐尖，基部渐窄，全缘，两面绿色，无毛；叶鞘长，抱茎。穗状圆锥花序，顶生，长椭圆形；苞片卵圆形，覆瓦状，长约2.5cm，先端尖，绿白色；花萼管状，3齿裂；花冠管状，先端3裂，黄绿色，唇瓣淡紫色，间有黄白色斑点。蒴果成熟时3瓣开裂。种子黑色。花期秋季，果期冬季至翌年春季。

【生长分布】栽培。分布于我国大部分地区。

【采收加工】秋、冬二季采挖，除去茎、须根，洗净，鲜用。

【药理作用】

①发汗作用：姜油能促进周围血液循环，达到发汗解表散寒作用。

②止吐作用：生姜煎剂可兴奋唾液腺、胃腺、肠管腺的分泌，来调整胃肠功能，达到止吐作用。

③抗菌消炎作用：对阴道毛滴虫有灭杀作用；对堇色毛藓菌、许兰毛藓菌有抑制作用。

④保护胃黏膜作用：前列腺素（PG）可阻止胃黏膜接触有害物质，而生姜所含的姜油酮可刺激PG的合成。这样，生姜可间接地起到保护胃黏膜作用。

⑤对循环和呼吸功能的影响：可升高血压，对心率则无显著影响。

⑥其他：生姜能解鱼、虾、蟹毒，解半夏、南星毒；生姜、辣椒制成软膏，外敷可治未溃疡之冻疮；生姜内服，可升高血糖。

【性味归经】辛，微温。入肺、脾、胃三经。

【功能主治】解表散寒，降逆止呕，化痰消饮。用于风寒感冒，胃寒呕吐，痰饮喘嗽，腹胀，解鱼虾毒。

【配伍应用】

生姜-紫苏　两药辛、温，均有解表散寒作用。生姜又能降逆止呕；紫苏兼行气宽中。两药配伍，解表散寒作用增强，且能利气降逆，和胃止呕。用于外感风寒，如畏寒、微发热、头身痛、流清涕、喉痒、咳嗽等；亦用于寒邪伤脾胃，如脘腹疼痛、呕吐、背凉肢冷等症。

生姜-半夏　两药辛、温，都有降逆止呕作用。生姜乃温胃和中，降逆止呕；半夏为燥湿化痰，降逆和胃。两药配伍，共呈温中下气，除湿化痰，降逆止呕之功。治胃寒呕吐，如恶心呕吐、胃脘痛、肢冷；或寒湿伏脾，如饮食减少、胃脘满闷、恶心呕吐等；亦可用于痰饮伏肺之咳喘等证。

生姜-石菖蒲　生姜辛、温，能化痰饮，利胸膈，“去臭气，通神明”；石菖蒲辛、温，燥湿和胃，逐痰浊，“开心孔，利九窍”。两药相配，有祛痰浊，利胸膈，开心窍，醒神明之功。适用于气逆痰阻之厥症（包括气厥、痰厥、食厥）。痰湿偏盛之体，又因恼怒，致中焦升降失调，气机逆乱，痰随气升，清窍被蒙，突发昏仆，人事不省，但静如常人，若配与香附、枸橘、槟榔，疗效更好。

【单方验方】

①治呕吐，百药不差：生姜一两，切如绿豆大，以醋浆七合，于银器煎取四合，空腹和滓旋呷之（《食医心境》）。

②治冷痰嗽：生姜二两，饧糖一两。水三碗，煎至半碗，温和徐徐饮（《本草汇言》）。

③治劳嗽：蜂蜜、生姜汁各四两，白萝卜汁、梨汁、人乳各一碗。共煎成膏，早晚滚汤服数匙（《经验广集》）。

④治血虚痛经，风寒感冒：生姜15克，红糖30克，水煎服（《食物与治疗》）。

⑤蛔虫性肠梗阻：鲜生姜、蜂蜜各60克，姜去皮洗净，捣烂，挤汁，混入蜂蜜中调匀。处方量分4等份，分4次服，每半小时1份。幼小者酌减。合剂制成后，及时给服（《实用药物学》）。

⑥嗜盐菌中毒：生姜9克，食醋适量，白糖少许，共捣烂绞汁服（《百毒解方》）。

⑦半夏中毒：生姜50克，捣烂绞汁，蜂蜜少许，共调匀含服（《百毒解方》）。

⑧治秃头：生姜捣烂，加温，敷头上，2～3次（《贵州中医验方》）。

【用法用量】内服：煎汤3～9克；或捣汁。外用：捣敷、炒熨，或捣绞汁抹。

【注意事项】生姜不能大量食用，过多内服可损伤肝肾，使肝肾发生炎性改变；烂姜不能食，更损肝肾。阴虚内热者忌服。

兰花参

（蓝花参、娃儿草、毛鸡腿、葫芦草、寒草）

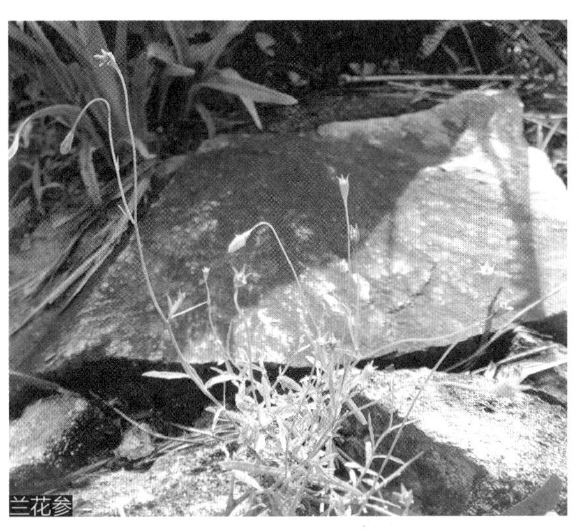

兰花参

【药物来源】桔梗科植物兰花参〔*Wahlenbergia marginata*（Thunb.）A.DC.〕的带根全草。

【植物特征】多年生草本，高15～30cm。根粗壮，肉质，肥厚，黄白色。茎多簇生，直立，细弱。叶互生，无柄，叶片条状披针形，长0.7～2.5cm，宽2～4mm，先端急尖或渐尖，基部渐狭，边缘有疏浅锯齿，两面绿色。花单生顶，花梗细长，下垂；花萼5裂，裂片细长；花冠钟形，浅蓝色，先端5裂；雄蕊5；雌蕊1，子房下位，3室，花柱长，柱头3裂。蒴果圆锥状。种子多数，细小，光泽。花期和果期春、夏季。

【生长分布】生于向阳山坡、路旁、岩石上。分布于我国华南、华东、西南、华中等地区。

【采收加工】春、夏季采集，采取带根全草，洗净，晒干。

【性味归经】微苦，微温。入肺、脾、心三经。

【功能主治】疏风解表，化痰止咳，益气。用于伤风感冒，风寒咳嗽，肺虚咳嗽，妇人白带。

【配伍应用】

兰花参-鼠曲草 两药都有化痰止咳作用。兰花参为疏表宣肺，化痰止咳；鼠曲草乃下气降逆，祛痰止咳。两药配伍，共收宣肺降逆，化痰止咳之功。用于肺气失宣咳嗽，如伤风咳嗽、湿痰咳嗽等证。

兰花参-土人参 两药都有益气作用。兰花参偏于补肺气；土人参长于补脾气。两药配伍，共收益气，补肺，健脾之功。用于肺脾气虚证，如倦怠乏力、气短、自汗畏风、食少、便溏、面色萎黄，或咳嗽、痰白黏等。

【单方验方】

①感冒：兰花参30克，红糖适量，水煎服。

②支气管炎：兰花参、鼠麹草各30克，连钱草15克，薄荷10克，水煎服。

③百日咳：兰花参15克，百合10克，石胡妥6克，水煎服。

④颈淋巴结结核；兰花参、忍冬藤、山芝麻各15克，与猪瘦肉同煮服（①～④方出自《青草药彩色图谱》）。

⑤病后气阴不足，低热，多汗：兰花参、枸杞根各30克，梵天花根20克，鸡蛋2枚。先将药加水煎汁，去渣，入鸡蛋煮熟，分2次服。每日或隔日1剂，连服3～5次（《中国民间百草良方》）。

⑥白带：兰花参30克，吊竹梅、三白草、土丁桂各15克，水煎服（《青草药彩色图谱》）。

【注意事项】治外感用全株，补虚用根茎。

【用法用量】内服：煎汤，9～15克。

早谷藨

（天青地白扭、酸母子）

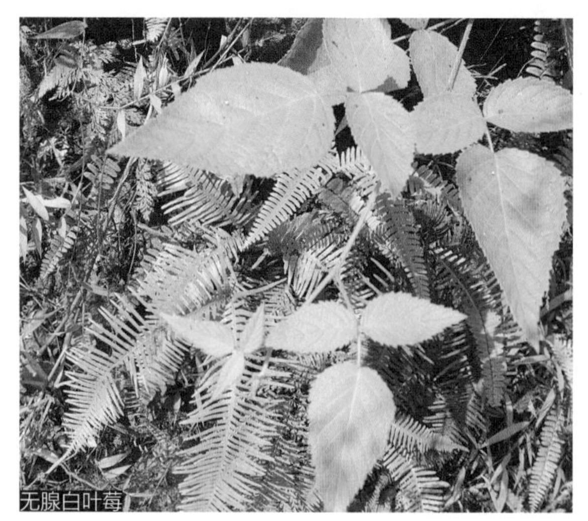

无腺白叶莓

【药物来源】蔷薇科植物无腺白叶莓〔*Rubus innominatus* S.Moore var. *kuntzeanus*（Hemsl.）Bailey〕的根。

【植物特征】半落叶灌木，高0.8～3.5m。茎斜展或匍匐，绿色，被灰白色柔毛，散生皮刺。叶互生，具长柄，有毛及皮刺；小叶3枚，有短柄，先端叶较侧叶长、大；叶片卵形或广卵形，长5～11cm，宽3～6cm，先端渐尖或长尖，基部近圆形或微心形，边缘有粗锯齿，上面绿色，有疏毛，下面白色，密生白柔毛。短总状花序，腋生，序轴及花梗均被白柔毛；花萼5；花瓣5，红色，倒卵形，边缘不整齐，长短与萼相近。聚合果近圆形，直径1～1.5cm，熟时橘红色。花期夏季，果期夏、秋季。

【生长分布】生于高山、路旁、疏林。分布于我国华南、华中、西南等地区。

【采收加工】冬季采挖，洗净，切段，晒干。

【性味归经】辛，温。入肺经。

【功能主治】解表散寒，止咳平喘。用于风寒咳嗽，气喘。

【配伍应用】

早谷藨-生姜 早谷藨辛、温，能发散风寒，宣降肺气；生姜辛、微温，发汗解表，温肺止咳。两药相须为用，解表散寒，宣肺止咳功效尤强。用于风寒感冒，鼻塞、声重、流清涕、咳嗽、咯痰清稀，或恶寒微发热、头身痛等症。

早谷藨-鼠曲草 早谷藨辛、温，宣肺降气，止咳平喘；鼠曲草甘、平，和中下气，祛痰止咳。两药配伍，共奏疏表宣肺，化痰止咳，降气平喘之功。用于风寒袭肺，喘急胸闷、咳嗽、痰稀薄，初起常伴恶寒、头痛、无汗等症。配紫苏叶、紫苏子、陈皮，以增疗效。

【单方验方】治小儿风寒咳逆，气喘：早谷藨鲜根30克，加胡荽、紫苏、前胡各9克，水煎，早晚饭前各服一次（《中药大辞典》）。

【用法用量】内服：煎汤，9～15克。

防风草

（臭苏、假紫苏、排风草、土防风）

【药物来源】唇形科植物防风草〔*Anisomeles indica*（L.）O.Ktze.〕的全草。

【植物特征】一年或二年生草本，高0.8～1.5m。茎直立，四棱形，被茸毛，上部有分枝。叶对生，叶柄长1.5～2.5cm；叶片卵圆形至阔卵形，长4～12cm，宽3～5cm，先端渐尖或急尖，基部近圆形，边缘有粗锯齿，两面绿色，被短茸毛，有小腺点。花腋生，轮状排列，多数花轮集成总状花序；萼管状，外面绿色，5裂，裂片三角状，细长；花冠二唇形，下部管状，紫红色，上唇浅2裂，下唇阔，3齿裂；雄蕊4，雌蕊1，柱头2裂。坚果4，圆形，

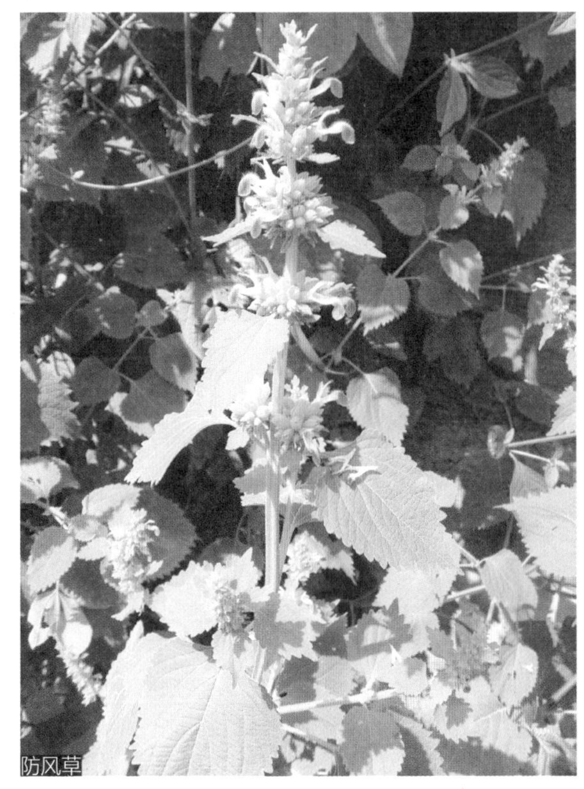
防风草

黑褐色，光泽。花期秋、冬季，果期冬季至翌年春季。

【生长分布】生于荒地、路旁、林缘草丛。分布于我国华南、华中、西南等地区。

【采收加工】秋季采收，割取地上部分，切段，晒干。

【性味归经】辛、苦，温。入膀胱、肝、肾三经。

【功能主治】祛风解表，行气化湿，解毒止痒。用于风寒感冒，腹胀腹痛，呕吐腹泻，风湿筋骨痛，痈肿，湿疹，疮疡，毒蛇咬伤。

【配伍应用】

防风草-早谷蔗 防风草辛、苦、温，能祛风解表，理气和胃；早谷蔗辛散温通，祛风散寒，宣利肺气。两药配伍，则能祛风散寒，解表宣肺，理气和胃。用于外感风寒挟湿阻气滞证，如恶寒发热、头身疼痛、肢末不温、脘腹痞胀；或风寒感冒，所致流清涕、鼻塞声重、咳痰清稀、恶寒微发热等症。

防风草-藿香 防风草辛、苦、温，能理气行滞，化湿和中；藿香辛、微温，芳香行散，化湿祛浊。两药配伍，辛开苦降，辛温行散，共收疏表散邪，理脾化湿，行气消痞之功。用于湿邪阻于中焦，如脘腹痞胀、胸闷不舒、恶心呕吐、头昏痛、全身酸困等。

防风草-土茯苓 防风草辛、苦、温，解毒止痒，且能祛风化湿；土茯苓甘、淡、平，解毒，利湿。两药相配，共奏疏表散邪，祛毒除湿之功。常用于风湿或湿热所致皮肤痒疮，如湿疹、黄水疮等证。风邪甚，瘙痒难忍，配防风、薄荷、蝉蜕、金银花、桑叶、钩藤；湿热重，配笔仔草、金钱草、白毛藤；热毒重，配金银花、白花蛇舌草、半边莲，以增疗效。

【单方验方】

①风湿痹痛：防风草、忍冬藤各30克，鸡血藤18克，络石藤15克，陆英24克，水煎服（《青草药彩色图谱》）。

②高血压：防风草、海州常山根各15～30克。水煎服（《福建中草药处方》）。

③治中风口眼歪斜：鲜防风草30～60克，红糖15克，水煎服；另用叶和蓖麻子仁捣烂，贴麻痹处（《福建中草药》）。

④感冒：防风草18克，牡荆叶15克，桑叶、紫苏叶各10克，水煎服（《青草药彩色图谱》）。

⑤急性肾炎：防风草、白茅根各30克，猫须草、赤小豆、蒲公英各15克，水煎服（《青草药彩色图谱》）。

⑥治痈肿：鲜防风草60克，捣烂绞汁调黄酒炖服，渣外敷；或用鲜防风草30克，鲜马齿苋9克，水煎调酒服（《福建中草药》）。

⑦多发性脓肿：防风草15克，白苏12克，南蛇藤30克。酒水炖服（《福建中草药处方》）。

⑧治毒蛇咬伤：鲜防风草30克，鲜豨莶草30克，水炖服；渣调食盐、米饭各少许，捣烂外敷（《福建中草药》）。

【用法用量】内服：煎汤，9～15克（鲜品30～60克）；或捣绞汁。外用：捣敷或煎洗。

杜衡

（叶下红、土细辛、南细辛、马辛、马蹄香）

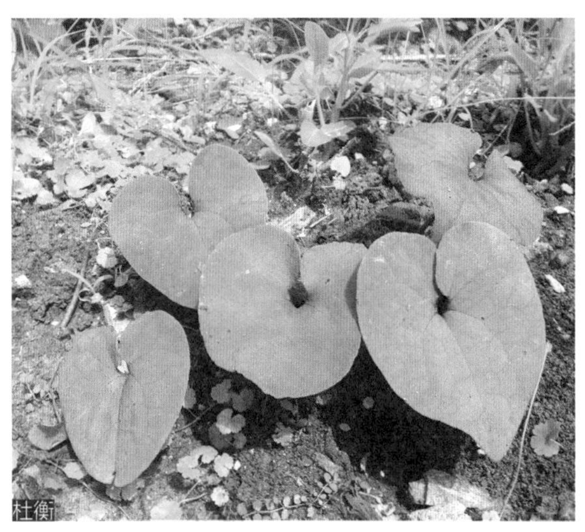
杜衡

【药物来源】马兜铃科植物杜衡〔*Asarum forbesii* Maxim.〕的全草。

【植物特征】多年生草本，高7～16cm。根状茎短，肥厚，有节，肉质。叶基生，1～2枚，具长柄，直立；叶片宽心形或心状肾形，长、宽约3～9cm，先端圆或钝，基部深心形，全缘，上面暗绿色，下面绿色，边缘和脉上被疏细毛，下面紫红色。花单生枝顶，直径约1cm；花被钟状，先端3浅裂，暗紫色，内面方格形的脉络纹明显；雄蕊12，花丝极短，子房半下位，花柱6，柱头2裂。蒴果肉质，近圆形。种子多数，黑褐色。花期春季，果期夏、秋季。

【生长分布】生于阴湿林缘、沟边草丛。分布于我国华南、华中、华东等地区。

【采收加工】全年可采，洗净，晒干。

【药理作用】

①抗菌作用：本品对福氏志贺菌、宋内志贺菌、大肠埃希菌均有抑制作用。

②麻醉、镇痛作用：煎剂29克灌胃，对小鼠有镇痛作用，用本品分离所得的丁香酚类化合物制备的三种衍生物乙基、乙酰、烯基丁香酚具有麻醉作用。

【性味归经】辛，温，有小毒。入肺、肝、肾、膀胱四经。

【功能主治】祛风散寒，消痰化饮，温经止痛。用于风寒感冒，风寒头痛，痰饮咳喘，中暑腹痛，风湿关节痛，水肿，牙痛。

【配伍应用】

杜衡-牡荆叶　杜衡辛、温，祛风散寒，消痰饮；牡荆叶辛、苦、温，祛风解表，化痰止咳。两药配伍，相须为用，辛温发散，苦降辛开，共收发散风寒，解表宣肺，化痰消饮之功。用于痰饮留伏于肺，外感风寒，诱发冷哮，如呼吸急促、喉中有哮鸣音、胸膈满闷、痰白而黏或稀薄多沫等症。配与生姜、紫苏子、佛手以增疗效。

杜衡-半夏　两药辛、温，均有化痰功效。杜衡乃温化痰饮，治寒痰冷饮伏肺，咳嗽气喘、痰多清稀；半夏燥湿化痰，治脾湿生痰，痰多、咳嗽、气逆。合用，共呈温肺消饮，燥湿化痰，止嗽平喘之功。用于痰饮症，如咳嗽、哮喘、痰多清稀、脘痞、呕恶等症。

杜衡-九里香根　杜衡辛、温，可温经散寒止痛，用于风寒头痛、全身痛；九里香根辛、苦、温，能祛风除湿止痛，用于风湿关节痛、筋骨痛以及头痛。两药相配，可收祛风除湿，温经散寒，除痹止痛之功。用于风寒湿痹，如关节疼痛、屈伸不利、遇冷加重、肢末发凉，或伴头痛、恶寒等症。

【单方验方】

①用于风寒头痛，伤风伤寒，头痛、发热初觉者：杜衡为末，每服一钱，热酒调下，少顷饮热茶一碗，催之汗出（《杏林摘要》）。

②风寒感冒，恶寒发热，无汗，头疼，四肢酸痛，鼻塞，流清涕：杜衡3克，龙芽草30克，葱白3条，苍耳全草9～15克。水煎服（《福建中草药处方》）。

③慢性支气管炎，咳嗽，痰多稀白，气促：杜衡3克，枇杷叶、白花千日红各9克。水煎服（《福建中草药处方》）。

④支气管哮喘深夜或清晨突然发作，先觉胸闷气急，呼吸困难，逐致加剧不能平卧：杜衡9克，盐肤木根30克，紫苏子9克，鼠曲草15克。水煎服（《福建中草药处方》）。

⑤支气管哮喘：杜衡1克，甘草1.5克，为散服，每日2次（《中草药彩色图谱与验方》）。

⑥治暑天发痧：杜衡根（研粉）0.9～1.2克。开水吞服（《浙江天目山药植志》）。

⑦跌打损伤：杜衡根6克，娃儿藤9克，接骨金粟兰10克，蓼刁竹10克，水煎服（《中草药彩色图谱与验方》）。

⑧挫伤，肋间神经痛：杜衡根3克，研末水酒冲服（《中草药彩色图谱与验方》）。

⑨无名肿毒：用鲜杜衡叶7片，酌冲开水，炖1小时，服后出微汗，每日服1次。渣杵烂加热外敷（《中草药彩色图谱与验方》）。

⑩治蛀齿疼痛：杜衡鲜叶捻烂，塞入蛀孔中（《福建民间草药》）。

【用法用量】内服；煎汤，1.5～3克，浸酒或研末入丸、散。外用：捣敷。

【注意事项】阴虚之人、体虚多汗、肺燥咳嗽、咯血、孕妇忌服。过服对肝肾有损。

赤车使者根

（半边山根）

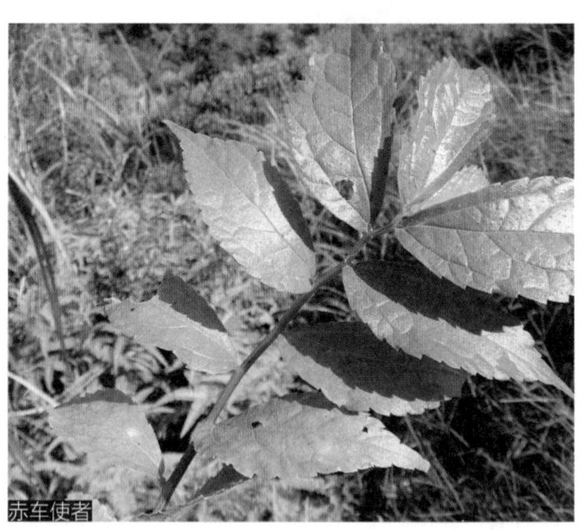

赤车使者

【药物来源】荨麻科植物赤车使者〔*Elatostema umbellatum* Bl.var.*majus* Maxim.〕的根茎。

【植物特征】多年生草本，高25～35cm。茎丛生，斜展，近肉质，圆柱状，无分枝。叶互生，无柄，叶片斜倒卵状长椭圆形，长3～8cm，宽1.6～3cm，先端尾尖，基部偏斜，边缘有粗锯齿，上面深绿色，下面绿色，叶脉明显。聚伞花序聚集成头状，腋生；雌雄异株；雄花较小，有柄；雌花较大，无柄；萼片4；雄蕊4；子房上位，1室。瘦果卵形。花期夏季，果期秋季。

【生长分布】生于山谷、沟边、路旁阴湿处。分布我国于华南、华东、华中、西南等地区。

【采收加工】秋季采集，洗净，晒干。

【性味归经】辛、苦，温，有小毒。入肝、脾二经。

【功能主治】祛风散寒。用于恶风冷气，风痹，风冷邪症，癥瘕，五脏积气。

【配伍应用】

赤车使者根-牡荆根 两药均有发散解表之功。赤车使者根乃祛风散寒；牡荆根为解肌发汗，并祛风止痛。两药配伍，则能解表发汗，祛风散寒，舒筋止痛。用于外感风寒，如恶寒、微发热、无汗、头身痛、四肢不温等症。若配豆豉姜、云实根，效更佳。

【用法用量】内服：煎汤，6～9克。

【注意事项】注意与“赤车”鉴别，详见“活血化瘀”章。全草即“赤车使者”，详见“利尿渗湿”章。

苍耳子

（牛虱子、苍子、胡苍子、老苍子、苍棵子）

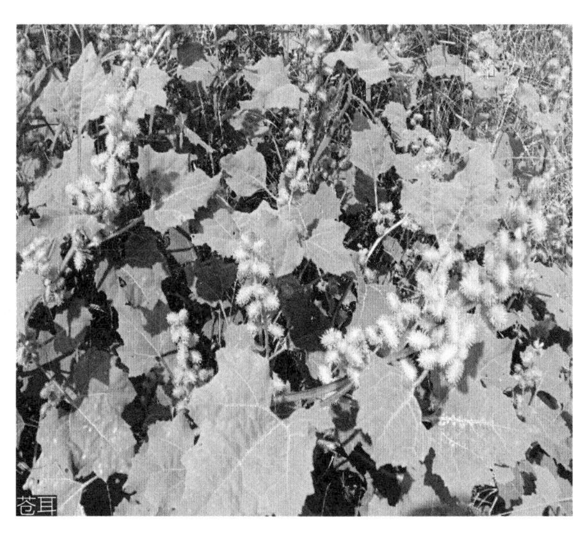

苍耳

【药物来源】菊科植物苍耳〔*Xanthium sibiricum* Patr.ex Widd.〕干燥成熟带总苞的果实。

【植物特征】一年生亚灌木状草本，高40～100cm。茎直立，多分枝，茎、枝外面粗糙，细枝被毛。叶互生，叶柄长2～3.5cm；叶片不规则三角形，长5～10cm，宽4～9cm，先端尖，基部近心形，边缘有粗锯齿或带浅裂，两面绿色，粗糙。花腋生或顶生，几无梗，花序头状，单性同株；雄花序圆球形，多生上部，总苞片小，1列，小花管状，先端5齿裂，雄蕊5；雌花序卵圆形，生下部，总苞片2～3列，外面被倒刺毛，顶端有1～2嘴刺，无花冠。瘦果倒卵形，外有带刺总苞包藏。花期夏季，果期秋、冬季。

【生长分布】生于路旁、村边。分布于我国绝大部分地区。

【采收加工】秋季种子成熟，外面变黄绿时采摘，晒干。

【药理作用】

①煎剂在体外对金黄色葡萄球菌、链球菌、肺炎球菌等有抑制作用。醇提取物对红色毛癣菌有抑制作用。

②毒性：主要病理表现在肾、肝损害。

【性味归经】辛、苦，温，有小毒。入肺、肝二经。

【功能主治】解表通窍，祛风祛湿，止痛。用于风寒头痛，慢性鼻窦炎，风湿关节痛，四肢拘挛，风疹瘙痒。

【配伍应用】

苍耳子-葱白 两药都有解表通窍作用。苍耳子辛、苦、温，且祛风邪；治鼻渊、头痛等；葱白辛、温，并能散表寒，用于风寒感冒、鼻渊。两药配伍，共奏表散风寒，宣肺利窍之功。用于风寒感冒，如畏寒发热、头身疼痛、鼻塞、流清涕；或鼻渊，头痛、不闻香臭、鼻流清涕等症。

苍耳子-牡荆根 苍耳子祛风除湿止痛，可用于风湿痹证、四肢挛急；牡荆根能祛风活络止痛，治头风头痛、风湿关节痛。两药配伍，共奏祛风除湿，舒筋止痛之功。用于风湿痹证，以及头风头痛等。

【单方验方】

①治诸风眩晕，或头脑疼痛：苍耳子三两，天麻、菊花各三钱（《本草汇言》）。

②治流行性腮腺炎：苍耳子、马蓝、金银花、板蓝根各15克，防风、薄荷各6克。每日1剂，分2次煎服（《全国中草药汇编》）。

③中耳炎：苍耳子15～30克，水煎服。或加茼麻干全草15～30克。水煎服。

④慢性鼻炎：苍耳子、路路通各15克，薄荷6克。水煎服。

⑤鼻窦炎：苍耳子12克，辛夷、金银花、菊花、茜草各9克，或加丝瓜藤30克。水煎服（②～⑤方出自《福建中草药处方》）。

⑥荨麻疹：苍耳子适量，水煎洗患处（《中草药彩色图谱与验方》）。

【用法用量】内服：煎汤，4.5～9克；或研末入丸、散。外用：煎洗。

【注意事项】苍耳子有毒，不宜超量或长期使用，中毒表现：全身乏力，头晕，恶心，呕吐、腹痛，便闭，或呼吸困难，烦躁不安，手脚发冷，严重者出现黄疸，衄血，体温下降，血压降低，甚至昏迷。中毒轻者，甘草，绿豆煎汤或金银花、连翘、竹茹煎汤服；重者急送医院。肝肾功能不全者忌用。血虚头痛、肾虚痹痛忌用。

牡荆叶

（白铺香叶、铺香叶）

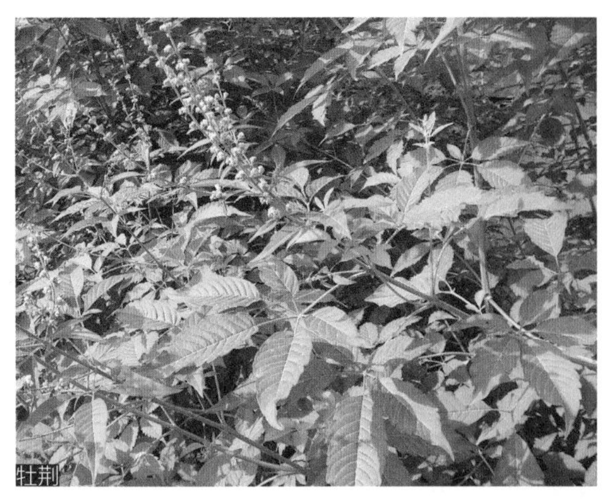

【药物来源】马鞭草科植物牡荆〔*Vitex negundo* L.var. *cannabifolia*（Sieb.et Zucc.）Hand.–Mazz.〕的叶。

【植物特征】落叶灌木，高1.5～4.5m。茎直立或斜展，多分枝，幼枝四棱形，被短白绒毛。叶对生，掌状复叶，通常小叶5片，亦有3片；总柄长可达7cm，小叶柄长0.3～1.8cm；小叶片长卵形或卵状披针形，长6～9cm，宽1.5～3cm，先端长尖，基部楔形，边缘有粗锯齿，两面浅绿色或绿色，叶缘及下面叶脉被短白绒毛。花顶生，圆锥花序，长15～30cm，被细毛；苞片细小；萼钟状，5裂；花冠二唇形，上唇2裂，下唇3裂；雄蕊4，2强，长于花冠，柱头2裂。核果细小。花期夏季，果期秋、冬季。

【生长分布】生于低山、路旁、河边；或栽培。分布于我国华南、华中、华东、西南等地区。

【采收加工】夏季采集，晒干或微火烘干。

【药理作用】

①牡荆挥发油有祛痰，镇咳，平喘，镇静等作用。

②牡荆叶挥发油对麻醉动物有降压作用，其降压作用不被阿托品阻断，切断两侧迷走神经后，仍有明显的降压作用。

③本品尚能显著提高小鼠巨噬细胞活力。

【性味归经】辛、苦，微温。入肺、肝、胃三经。

【功能主治】祛风解表，化痰止咳，理气和胃，除湿，止痛。用于风寒感冒，咳嗽，痧气腹痛、吐泻，痢疾，风湿关节痛，脚气肿痛。

【配伍应用】

牡荆叶-紫苏叶 牡荆叶祛风解表，化痰止咳；紫苏叶发散风寒，宣利肺气。两药相辅相成，共收祛风散寒，解表宣肺，化痰止咳之功。用于风寒感冒，风寒咳嗽等证。

牡荆叶-鼠曲草 两药都有化痰止咳之功。牡荆叶解表宣肺以化痰止咳；鼠曲草下气和中以化痰止咳。两药配伍，则能宣肺降逆，化痰止咳。用于肺气失宣之咳嗽，如伤风咳嗽、湿痰咳嗽等证。

牡荆叶-水蓼 牡荆叶辛、苦、微温，能理气和胃止痛；水蓼辛、平，可化湿行滞消胀。两药配伍，则能化湿和中，理气行滞，消胀止痛。用于湿阻中焦，所致脘腹痞胀、恶心呕吐、厌恶油腥、全身酸困，或腹痛泄泻等症。

牡荆叶-东风菜根 两药辛、温，能升能降，均以行散为功。牡荆叶能祛风，除湿，止痛；东风菜根可祛风，散寒，止痛。两药相配，相辅相成，共奏祛风除湿，散寒止痛之功。用于风寒湿痹之关节痛以及头痛、眉棱骨痛、牙齿痛等症。

【单方验方】

①感冒，流行性感冒：牡荆叶30克，仙鹤草15克，紫苏叶10克，水煎服。

②支气管炎：牡荆叶18克，连钱草15克，鱼腥草15克，桑叶、前胡各10克，水煎服。

③中暑：鲜牡荆叶30克，积雪草15克，水煎服（①～③方出自《青草药彩色图谱》）。

④急性胃肠炎：牡荆叶15克，三叶鬼针草、刺苋各30克，金银花15克，或去金银花、刺苋，加长蒴母草、地耳草、铁苋各24克。水煎服（《福建中草药处方》）。

⑤久痢不愈：牡荆鲜茎叶15～24克，和冰糖，冲开水炖1小时，饭前服，每日2次（《福建民间草药》）。

⑥治痧气腹痛及胃痛：鲜牡荆叶20片，放口中，嚼烂咽汁（《江西民间草药》）。

⑦治血丝虫病急性期，怕冷发热，肢体起红线或片状红肿（流火）：牡荆叶15克，青蒿30克，威灵仙15克。水煎服，每日1次（《单方验方新医疗法选编》）。

⑧治脚气肿胀：牡荆叶60克，丝瓜络21克，紫苏21克，水菖蒲根21克，艾叶21克，水煎熏洗（《江西民间草药》）。

【用法用量】内服：煎汤，9～15克（鲜品30～60克）；或捣汁。外用：煎熏洗或捣敷。

【注意事项】“牡荆”注意与本章“黄荆”鉴别。“牡荆根”详见本章；“牡荆子”详见“止咳平喘”章。

牡荆根

（白步樟、白埔姜、土木香）

【药物来源】马鞭草科植物牡荆〔*Vitex negundo* L.var. *cannabifolia*（Sieb.et Zucc.）Hand–Mazz.〕的根茎。

【植物特征】详见本章“牡荆叶”。

【生长分布】详见“牡荆叶”。

【采收加工】秋、冬季采挖，除须根，洗净，切片，晒干。

【性味归经】苦、辛，温。入肺、肝、脾三经。

【功能主治】解肌发汗，祛风止痛，理气化痰。用于风寒感冒，头痛，关节风湿痛，胃痛，眩晕，慢性支气管炎，癫痫。

【配伍应用】

牡荆根-防风草 牡荆根苦、辛、温，解肌发汗，且止痛；防风草辛、苦、温，祛风解表，并化湿。两药配伍，辛开苦降，辛散温通，共奏发汗解表，祛风止痛，化湿和中之功。常用于风寒挟脾湿证，如头痛、全身痛、恶寒，伴脘腹痞胀、呕吐、食少便溏等症。配半夏、生姜、红枣，以燥湿，降逆，和胃。

牡荆根-野鸦椿根 牡荆根苦、辛、温，能祛风止痛，治头风痛、风湿痛；野鸦椿根苦、微温，祛风湿止痛，治关节风湿痛、偏头痛。前者偏于祛风邪，后者长于祛风湿。两药配伍，共呈祛风除湿，活络止痛之功。用于风湿关节痹痛、头痛等症。

牡荆根-紫金牛 两药都有止咳化痰作用。牡荆根苦、辛、温，乃开郁宣肺，止咳化痰；紫金牛苦、平，为宣降肺气，祛痰止咳。两药配伍，相辅相成，共呈宣肺降逆，化痰止咳之功。用于痰湿壅肺，肺气失宣，如胸膈满闷、咳嗽、痰多、气逆等症。

【单方验方】

①治感冒头痛：牡荆根9～15克，冲开水炖服。每日2次（《福建民间草药》）。

②风寒感冒：牡荆鲜根15克，樟木、盐肤木、檵木根各9克，水煎服（《福建中草药》）。

③关节痛：牡荆根50克，脚蹄（7寸）1个，炖服（《畲族医药学》）。

④胃气冷痛：牡荆根500克，猪肚1个，炖服（《畲族医药学》）。

⑤头晕眩久不愈：牡荆根100～150克，鸡1只（1千克左右），剖腹去肠杂，将药装入后用线捆住，加水适量，文火炖2小时食肉喝汁（《畲族医药学》）。随访2例，1例食1只鸡后好转；另1例连服3只鸡，治愈12年头晕目眩症。

⑥慢性支气管炎：鲜牡荆根120克（干品60克），水煎2～3小时，过滤去渣，加上20%红糖，浓缩成100毫升，每日2次，每次50毫升，10日为1个疗程，连服2个疗程（《中草药彩色图谱与验方》）。

⑦治牙痛：牡荆根9～15克，水煎服（《江西民间草药》）。

【用法用量】内服：煎汤，9～15克（鲜品30～60克）；或炖肉。

辛夷

（木笔花、望春花、姜朴花、应春花、玉堂春）

【药物来源】木兰科植物辛夷〔*Magnolia liliflora* Desr.〕或玉兰〔*Magnolia denudata* Desr.〕的花蕾。

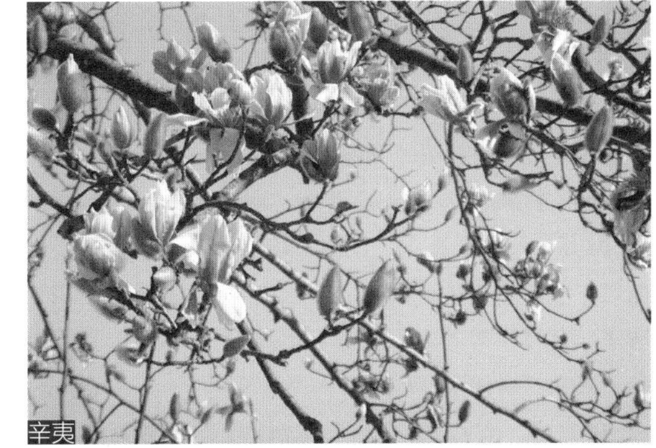

辛夷

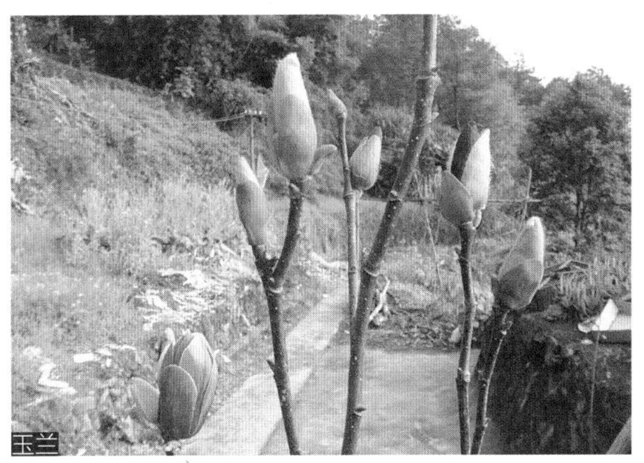

玉兰

【植物特征】

①辛夷：落叶灌木，高3～5m。树干直立，上部多分枝，树枝灰白色，小枝紫褐色。叶互生，叶柄长1.2～2.2cm；叶片倒卵状椭圆形，长8～17cm，宽3.5～9.5cm，先端渐尖或急尖，基部近圆形，全缘，上面深绿色，下面绿色，主脉显见。花顶生，先叶开花或同时开放；萼3，绿色，明显短于花瓣；花冠6片，外面紫色或紫红色，内面白色，长倒卵形，长7～10cm，雄蕊多数。聚和果长椭圆形，长可达10cm。

②玉兰：落叶乔木，高4～13m。树干直立，圆柱形，褐色。叶互生，叶柄长达2.6cm，叶片倒卵形，长7～15cm，宽5～9cm，先端圆，有突尖，基部渐窄，全缘，上面绿色，下面浅绿色，疏被白色柔毛。花单生，先叶开方，花径可达14cm，花梗粗短，密被黄锈色柔毛；花萼短，9枚，倒卵形；花瓣粉红色，或外面紫色，内面白色，9枚，近矩圆形；雄蕊多数；心皮多数，聚生花托上。聚和果近筒形，长6～10cm。

上述两品种花期、果期基本相同。花期春季，果期夏、秋季。

【生长分布】多栽培。分布于我国华南、华中、西南、华东以及西北部分地区。

【采收加工】春季，花蕾未开放时，采摘，剪去枝梗，阴干。

【药理作用】

①辛夷花蕾挥发油有收缩鼻黏膜血管的作用。

②抑菌试验：辛夷对白色念珠菌有抑制作用。

【性味归经】辛，温。入肺、胃二经。

【功能主治】祛风散寒，通肺窍。用于风寒感冒，头痛，流涕，鼻渊，过敏性鼻炎，副鼻窦炎。

【配伍应用】

辛夷-紫苏叶 两药味辛、性温，均能发散风寒。辛夷兼通利鼻窍；紫苏叶并通利肺气。两药配伍，辛散温通，共呈祛风散寒，宣肺利窍之功。常用于风寒感冒，鼻塞、流清涕、喉痒、咳嗽、痰稀薄、畏寒、头身痛等症。

辛夷-白菊花 辛夷辛、温，发散风寒，通利鼻窍；白菊花辛、甘、苦，微寒，疏风清热，清利头目。两药升多降少，一温一凉，温凉调和，共呈疏散风邪，通利肺窍之功。可用于外感风热之头痛，鼻渊，鼻衄等证。若头痛，配与薄荷、葛根、桑叶、金银花；鼻渊，配与苍耳子、葱白、白芷、薄荷、栀子、鱼腥草；鼻衄，配与苍耳子、葱白、白芷、黄芪、白术、当归，以增疗效。

【单方验方】

①治鼻渊：辛夷半两，苍耳子二钱半，香白芷一两，薄荷叶半钱。上并晒干，分细末。每服二钱，用葱、茶清食后调服（《济生方》）。

②治鼻漏，鼻孔长出一块：辛夷（去毛），桑白皮（蜜炙）各四两，栀子一两，枳实、桔梗、白芷各二两。共为细末。每服二钱，淡萝卜汤调服（《疡医大全》）。

③治感冒头痛，鼻寒：辛夷9克，栀子9克，打碎，菊花9克，加水400毫升，煎至200毫升，每日分两次服，日服1剂（《药用花卉》）。

④治头眩昏冒欲呕（此属寒痰）：辛夷一两，制半夏、胆星、天麻、干姜、川芎各八钱。为末，水泛为丸。每晚服三钱，白汤下（《本草汇言》）。

⑤治鼻塞不知香味：皂角、辛夷、石菖蒲等分。为末。绵裹塞鼻中（《梅氏验方新编》）。

【用法用量】内服：煎汤，3～12克；或研末入丸、散。外用：煎馏水滴鼻，塞鼻。

【注意事项】阴虚火旺者忌用。辛夷与玉兰鉴别：辛夷灌木，玉兰乔木；辛夷叶倒卵状椭圆形，玉兰叶倒卵形；辛夷花瓣6枚，玉兰9枚；辛夷花蕾近椭圆形，玉兰近筒形。有些地区白玉兰、应春花、线萼辛夷也作辛夷入药，认为不妥，应予区分。辛夷皮即“木兰皮”详见“利尿渗湿”章。

荫风轮

（山藿香、瘦风轮、九层塔、野薄荷、断血流）

【药物来源】唇形科植物灯笼草〔*Clinopodium polycephalum*（Vant.）C.Y.Wu et Hsuan〕的全草。

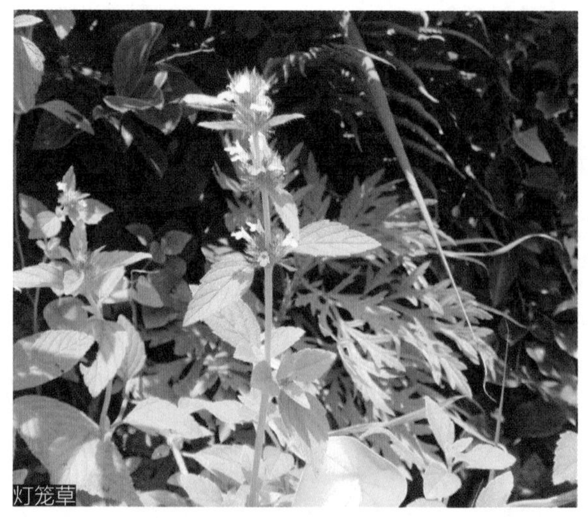

灯笼草

【植物特征】多年生草本，有香气，高20～55cm。茎直立，方形，被白色短柔毛。叶对生，叶柄长3～10mm；叶片卵形或长卵形，长1.8～4cm，宽1～2.6cm，先端渐尖或钝，基部宽楔形，边缘有粗锯齿，上面绿色，下面浅绿色，被白色短柔毛。轮伞花序，生枝顶及叶腋；苞片细条形，有长缘毛；花萼二唇形，上唇2齿裂，下唇3齿裂，下部筒状；花冠二唇形，浅紫红色，雄蕊4；子房上位，1室。小坚果宽卵形，光泽。花期夏季，果期秋季。

【生长分布】生于山坡、路旁、草丛。分布于我国华南、华东、华中、华北等地区。

【采收加工】夏、秋季采集，洗净，切段，晒干。

【药理作用】

①抗菌作用：温浸液在试管内对金黄色葡萄球菌、铜绿假单胞菌及志贺菌属有抑制作用。

②止血作用：可显著缩短血凝时间。

【性味归经】辛、甘、苦，温。入肺、肝、大肠三经。

【功能主治】解表散寒，止血散瘀。用于风寒感冒，腹痛，各种出血，无名肿毒。

【配伍应用】

荫风轮-紫苏 两药均有解表散风寒作用。荫风轮尚能和胃；紫苏兼能利气。两药配伍，相须为用，共奏解表散寒，下气和中之功。用于风寒外感夹中焦气滞证，如恶寒、微发热、头身痛、四肢不温、胃脘痞胀、呕恶等症。

荫风轮-紫珠 两药均有止血之功。荫风轮并能散瘀；紫珠兼能泄热。两药配伍，则能泄热和血，止血散瘀。用于各种原因所致出血证。

【单方验方】

①治感冒：荫风轮15克，柴胡9克。煨水服。

②治腹痛：荫风轮30克。煨水服。

③治无名肿毒：荫风轮捣绒敷患处（①～③方出自《贵州草药》）。

【用法用量】内服：煎汤，15～30克。外用：捣敷。

【注意事项】注意与“风轮菜”鉴别，详见“辛凉解表”章。

胡荽

（香菜、胡菜、芫荽、莞荽、荽菜）

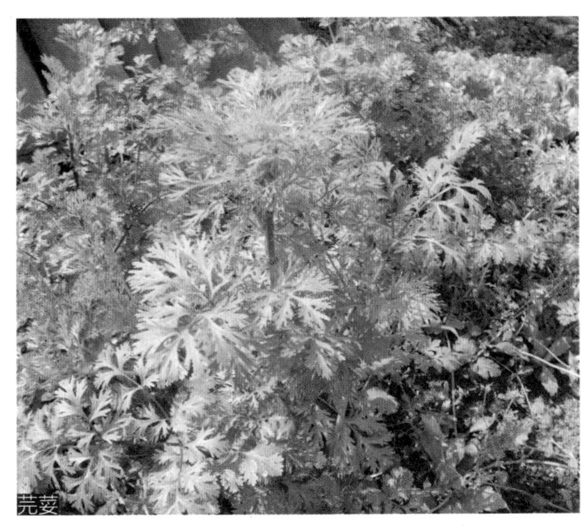
芫荽

【药物来源】伞形科植物芫荽〔*Coriandrum sativum* L.〕的全株。

【植物特征】一年或二年生草本，高35～90cm。全株无毛。茎直立，中空，有节，节处分枝，有纵棱。叶互生；初生根生叶具长柄，一回或二回羽状复叶，裂片近扇形，小羽片5，卵圆形或阔卵形，先端1枚偏大，左右小羽片近对生，边缘有多个深裂，上面深绿色，下面绿色；茎生叶三回至多回羽状全裂，基本形态与根生叶相似，但小羽片披针形，有些小羽片再分裂为细小羽片。复伞形花序，顶生，或与叶对生，总梗、序梗细长；花细小，有小苞片；萼5齿裂；花瓣5，白色；雄蕊5，与瓣互生；雌蕊1，子房下位。双悬果近球形。花期春、夏季，果期夏、秋季。

【生长分布】栽培。分布于我国绝大部分地区。

【采收加工】春季采收，洗净，切段，晒干。

【药理作用】胡荽有促进外周循环的作用。兴奋胃肠平滑肌，增强胃肠蠕动作用。有人研究发现，胡荽还含雌二醇，雌三醇成分，它能调整妇女体内性激素水平，促使排卵，此效能超过化学药物氯底酚胺，所以称胡荽是治疗女性不孕症良药。

【性味归经】辛，温。入肺、脾二经。

【功能主治】解表散寒，发汗透疹，消食下气。用于风寒感冒，寒邪遏表疹发不畅，饮食积滞。

【配伍应用】

胡荽-白苏叶 两药质体轻扬，均味辛、性温，以芳香行散为功，都有解表散寒作用。两药配伍，相须为用，功效显著。用于风寒感冒、头痛等。

胡荽-金银花 胡荽辛、温，有发表与透疹作用；金银花甘、寒，清热解毒，并能轻疏凉散。两药配伍，一温一寒，温寒调和，共收疏表透疹，泄热解毒之功。用于麻疹、小儿急疹、风疹之前驱期，或出疹期因风热之邪郁闭肺卫，致疹发不畅等。均可配用薄荷、桑叶、菊花、连翘、板蓝根、钩藤、竹叶、芦根，以增强疗效。

胡荽-神曲 胡荽辛、温，能消食下气；神曲甘、辛、温，健胃消食。两药配伍，辛能行气，甘可益脾，温能暖胃，共奏消食化积，下气降逆，健脾和胃之功。用于平素脾胃虚弱，又因饮食不节，难于腐化，停滞不消，脘腹胀痛、嗳腐吞酸、纳呆厌食、大便臭秽，或腹泻但泻而不爽等症。

【单方验方】

①麻疹不透：胡荽（全草）、蝉蜕各6克，薄荷2克，水煎服；外用鲜胡荽30～60克，捣烂搓前胸及后背。或用鲜胡荽（全草）9～15克，水煎服；亦可加浮萍9克，水煎服（《全国中草药汇编》）。

②治肛门脱出：胡荽（切）一升，烧以烟熏肛（《子母秘录》）。

【用法用量】内服：煎汤，9～15克（鲜品30～60克）。外用：煎洗，或烧熏，或捣敷。

【注意事项】麻疹因热毒内炽，疹点紫红成片者禁用。切忌大量服用，恐过汗耗津助热伤正。

胡荽子

（香菜子、芫荽子）

【药物来源】伞形科植物芫荽〔*Coriandrum sativum* L.〕的果实。

【植物特征】详见本章“胡荽”。

【生长分布】详见本章“胡荽”。

【采收加工】秋季果实成熟时，采取果枝，晒干，打下果实，簸去杂质。

【药理作用】本品能增进胃肠腺体分泌和促进胆汁分泌。挥发油具有抗皮肤真菌作用。此外，因为本品气味芳香，故可与其他药合用作矫味剂。

【性味归经】辛，微温。入肺、脾、胃、大肠四经。

【功能主治】透疹，健胃。用于痘疹透发不畅，食欲不振，消化不良，痢疾，牙痛，脱肛。

【配伍应用】

胡荽子-桑叶 胡荽子味辛、性微温，气味芳香，能开郁透疹；桑叶味苦、甘，性寒，轻清凉散，疏散风热之邪。两药配伍，性归平和，共呈宣通疏散，泄热透疹之功。对麻疹不论因风寒遏表，或风热之邪郁闭肺卫，所致麻疹应出不出，或疹出不透者均适用。若配与金银花、菊花、薄荷、蝉蜕，更增强凉散与祛毒作用。

胡荽子-谷芽 胡荽子醒脾健胃，并利升降之机；谷芽快脾开胃，下气和中。两药配伍，则能启脾开胃，消谷化食。用于饮食不化，所致消化不良，纳呆食少等症。

【单方验方】

①治麻疹初起未透：胡荽子120克。杵后入火瓦罐或铝锅中，盛满清水，置病房（病房宜小，不要通风）内用炭火煮沸，使蒸气充满病室，并随时增加炭、水，待麻疹透齐后，停止使用（《浙江中医》）。

②消化不良、食欲不振：胡荽子（果实）6克，陈皮、六神曲各9克，生姜3片，水煎服（《全国中草药汇编》）。

③胸膈满闷：胡荽子研末，每次服3克，开水吞服（《全国中草药汇编》）。

④治痔疮：胡荽子炒过，细研，酒调三、五服(《海上方》)。

【用法用量】 内服：煎汤，6～12克，或研末入丸、散。外用：煎汤以蒸气熏病室。

鸭儿芹根

（三叶芹根、野芹菜根）

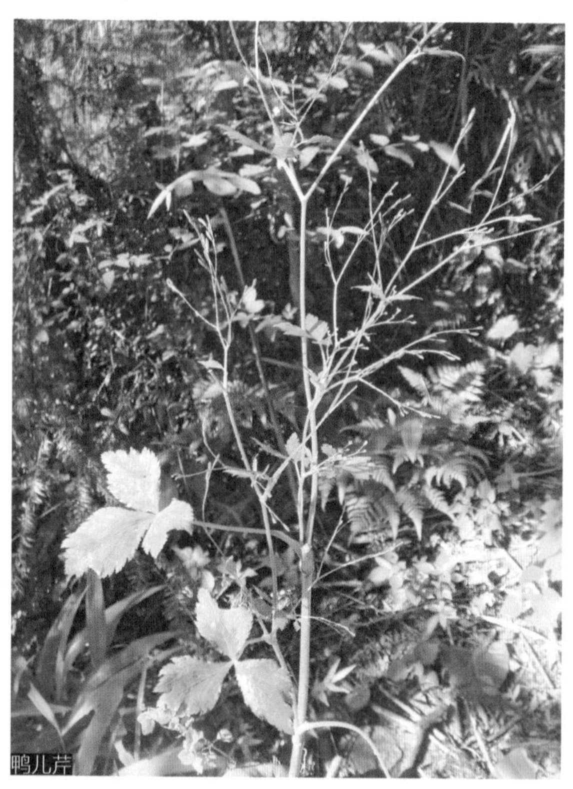
鸭儿芹

【药物来源】 伞形科植物鸭儿芹〔*Cryptotaenia japonica* Hassk.〕的根茎。

【植物特征】 详见“清热解毒”章“鸭儿芹”。

【生长分布】 详见“鸭儿芹”。

【采收加工】 秋、冬季采挖，洗净，晒干。

【性味归经】 辛，温。入肺经。

【功能主治】 发表散寒，止咳化痰。用于风寒感冒，咳嗽，跌打损伤。

【配伍应用】

鸭儿芹根-牡荆叶 两药善行上焦，功于辛散；鸭儿芹根辛温，发散风寒，止咳化痰；牡荆叶辛苦温，祛风解表，化痰止咳。两药配伍，相辅相成，共收解表发汗，祛风散寒，止咳化痰之功。用于风寒感冒，如恶寒发热、无汗、头身痛、鼻塞、声重、流清涕，或风寒犯肺，咳嗽、痰白黏恶寒等症。

鸭儿芹根-鼠曲草 鸭儿芹根能宣通肺气，止咳化痰；鼠曲草可降逆下气，化痰止咳。两药相须为用，共奏宣肺降逆，化痰止咳之功。用于风寒侵肺，咳嗽、鼻塞、痰多清稀，或恶寒发热；亦可用于湿痰壅肺之痰嗽、气逆等症。

【单方验方】

①用于风寒感冒：鸭儿芹根9克，紫苏、铁筷子、陈皮各6克。煨水服。

②治寒咳：鸭儿芹根30克。煨水服。

③治水呛咳嗽：鸭儿芹根15克，水白菜9克。煨水服（①～③出自《贵州草药》）。

④治跌打损伤，周身疼痛：鸭儿芹根3克。研末，冷开水冲服（《陕西中草药》）。

【用法用量】 内服：煎汤，9～30克；或研末。

秤杆草

（野升麻、麻秤杆、白升麻、红升麻、土升麻）

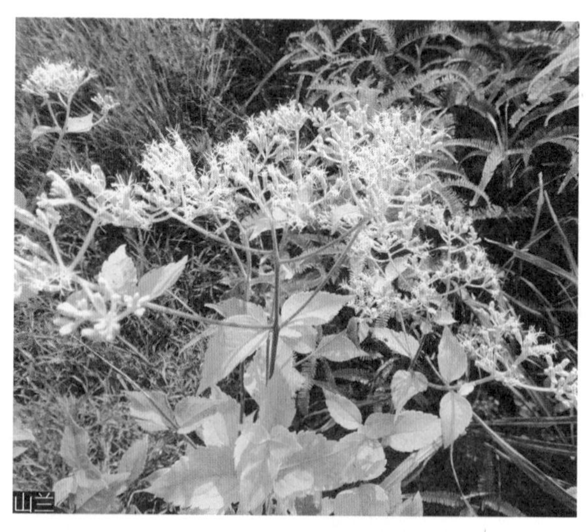
山兰

【药物来源】 菊科植物山兰〔*Eupatorium japonicum* Thunb.〕的带根全草。

【植物特征】 多年生草本，高80～180cm。茎直立，圆柱形，色灰白或紫红色，多腺点，多分枝，被短白毛，基部成熟时木质化。叶对生，具短柄；叶片卵形，长5～10cm，宽2.5～5cm，先端渐尖，基部近圆形，边缘有粗锯齿，上面绿色，下面浅绿色，粗糙，被疏毛。多数头状花序，排列成伞房花序，顶生；总苞片9枚，覆瓦状排列；花冠管状，白色，顶端5裂。瘦果长椭圆形，有5纵棱，先端有多数白色长冠毛。花期秋季，果期秋、冬季。

【生长分布】生于山坡、路旁、荒地、林缘。分布于我国长江以南各地区。

【采收加工】夏、秋季采集，连根刨起，洗净，切段，晒干。

【性味归经】苦、辛，平。入肺经。

【功能主治】发表散寒，透发麻疹。用于风寒感冒，风寒咳嗽，麻疹不透，脱肛，风湿腰痛。

【配伍应用】

秤杆草-葱白　两药都有发表散寒作用。秤杆草兼能宣通肺气；葱白兼能通肺窍。两药配伍，共收解表散寒，宣肺利气之功。用于风寒感冒，如鼻塞、声重、流清涕、咳嗽、头身痛，或伴恶寒、微发热等症。

秤杆草-桑叶　秤杆草苦、辛、平，能疏表透疹，可用于风寒遏表，麻疹不发或出而不透；桑叶甘、寒，轻宣凉散，疏风清热，用于风热伤卫，肺气失宣。两药配伍，共奏疏表开郁，泄热透疹之功。对不论风寒遏表或风热郁闭肺卫，所致麻疹不发或发而不透均可施用。麻疹之邪本为疫毒，乃热所生，就因表受风寒，不得透发，也只宜疏表开郁，忌辛温发散；若风热郁肺，疹出不透，只能轻清凉透，予以诱发。故此，麻疹施治，疏表与清肺并举，宣通肺气为要，清热解毒为重，保存津液为本。

【用法用量】内服：煎汤，9~15克。外用：煎洗。

臭樟

（樟脑树）

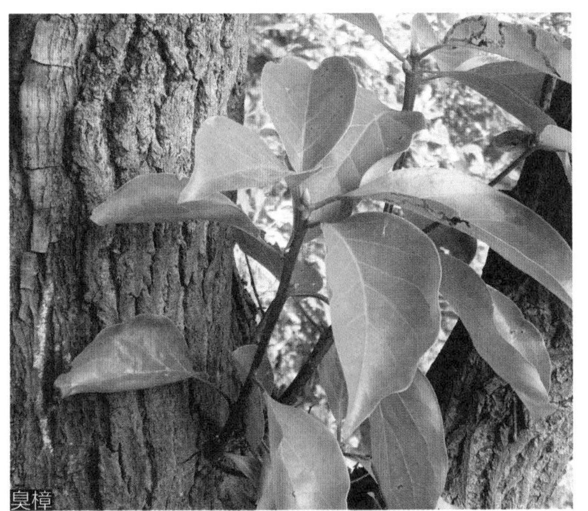

【药物来源】樟科植物臭樟〔*Cinnamomum glanduliferum*（Wall.）Nees〕的木材、根茎、树皮。

【植物特征】乔木，高5~11m，木、根、皮有浓厚的樟脑气味。全体无毛。树干直立，圆柱状，树皮有不规则纵裂纹。叶互生，叶柄长1~3.5cm；叶片革质，椭圆形或长椭圆形，长6~15cm，宽4~6.5cm，先端急尖或渐尖，基部楔形或近圆形，全缘，上面绿色，光泽，下面近粉绿色，具羽状脉。总状花序，腋生，花小，黄色；花被片6，卵形；能育雄蕊9，花药4室。果实圆球形，径达1cm，成熟黑色，果托先端膨大。花期春、夏季，果期秋、冬季。

【生长分布】生于山坡、常绿阔叶林间、路旁；或栽培。分布于华南、华东、华中、西南等地区。

【采收加工】全年可采，切片，晒干。

【性味归经】辛，温。入肺、胃、大肠三经。

【功能主治】祛风散寒，理气止痛。用于风寒感冒，咳嗽，食滞气胀，胃痛，腹泻胀痛，风湿关节痛。

【配伍应用】

臭樟-紫苏　两药味辛、性温，均能祛风散寒。臭樟并能调中下气；紫苏兼利气宽胸。两药配伍，相得益彰，共收祛风散寒，解表宣肺，下气和中之功。用于外感风寒兼脾胃气滞证，如发热恶寒、头痛、鼻塞、喉痒、胸膈满闷、脘腹痞胀等症。

臭樟-金橘根　臭樟辛、温，能理肺胃大肠之气而止痛；金橘根酸苦、温，能疏肝郁利胃气而消胀。两药相互为用，共奏疏肝开郁，和胃下气，消胀止痛之功。用于肝郁气滞，肝气犯胃，脘腹痞胀、脘痛连胁、嗳气频作等证。

【用法用量】内服：煎汤，9~18克。外用：煎洗。

菅茅根

（蚂蚱草根）

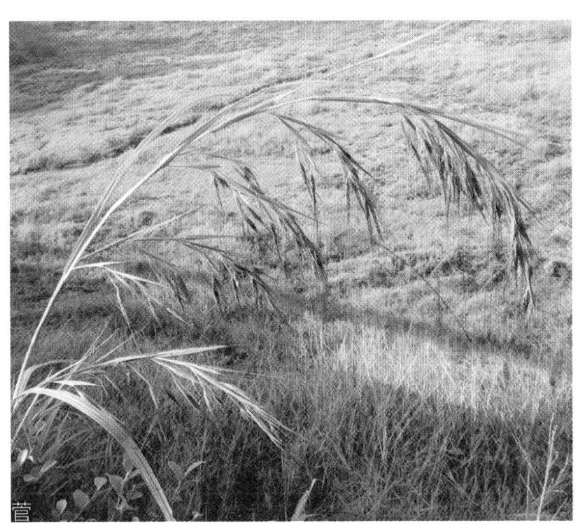

【药物来源】禾本科植物菅〔*Themeda villosa*（Poir.）A.Camus〕的根茎。

【植物特征】多年生草本，高1.5～3m。根茎粗壮，较坚硬。秆直立，圆柱状稍扁，粗壮，有节，节间无毛。叶互生，叶鞘包秆，无毛；叶舌先端微凹，稍被纤毛；叶片长条形，长30～90cm，边缘有微齿。圆锥花序，长80～100cm，顶生；总状花序，长达3cm，佛焰苞长3～4cm；下方2对总苞状雄性小穗，长1～1.5cm；两性小穗2～3个，有5～7mm的芒；第一颖革质，密生浅棕色柔毛，第二颖形态、长短与第一颖相近。花期秋、冬季，果期秋、冬季。

【生长分布】生于山坡、草地、路旁。分布我国于华南、华中、西南等地区。

【采收加工】全年可采，切片或切段，晒干。

【性味归经】甘、辛，温。入肺、肝、肾、膀胱四经。

【功能主治】解表散寒，祛风除湿，利尿。用于风寒感冒，风湿麻木，淋病，水肿。

【配伍应用】

菅茅根-黄荆根　菅茅根解表散寒；黄荆根解肌发汗。两药配伍，相须为用，则能发汗，解表，散寒。用于外感风寒，恶寒发热、头身痛、鼻塞、无汗、脉浮紧等表寒实证。

菅茅根-九龙根　两药都有祛风除湿作用。菅茅根偏于发散开表；九龙根长于通经络、利关节。两药配伍，相辅相成，则能祛风除湿，活络止痛。用于风湿痹之关节痛等症。

菅茅根-笔仔草　两药都有利尿作用。菅茅根偏于宣通水道行水；笔仔草长于渗利水湿利尿。两药配伍，则能宣通水道，渗湿行水，利尿消肿。用于风水水肿，以及小便不利等证。风水者，配与石荠葶、冬瓜皮、薏苡仁，以增疗效。

【单方验方】

①用于风寒感冒：菅茅根30克，铁筷子15克。煎水服（《贵州民间药物》）。

②用于风湿麻木：菅茅根30克，石楠藤15克，白龙根9克，泡酒服；又可擦患处（《贵州民间药物》）。

【用法用量】内服：煎汤，15～30克；或泡酒。外用：捣敷。

黄荆根

（五指风根、五指柑根、山荆根、牡荆根）

【药物来源】马鞭草科植物黄荆〔*Vitex negundo* L.〕的根。

【植物特征】详见“辛凉解表”章“黄荆叶”。

【生长分布】详见“黄荆叶”。

【采收加工】春季或冬季采挖，洗净，切片，晒干。

【药理作用】煎剂对小鼠有镇咳和祛痰作用，尚有扩张支气管及体外对金黄色葡萄球菌、卡他球菌的抑制作用。

【性味归经】辛，温。入心、肺二经。

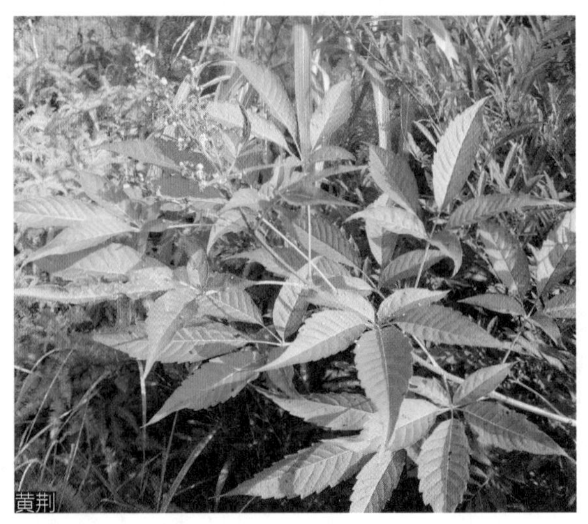
黄荆

【功能主治】解肌发汗，祛风除湿，理气止痛。用于风寒感冒，咳喘，风湿关节痛，气滞胃痛，痧气腹痛，疟疾，蛲虫。

【配伍应用】

黄荆根-细香葱　两药辛、温，发散为功。黄荆根解肌发汗，发散风寒；细香葱解表散寒，宣通肺气。两药配伍，相辅相成，共收发汗解表，祛风散寒，宣肺止咳之功。用于风寒感冒，风寒咳嗽等证。

黄荆根-梧桐根　两药均有祛风除湿作用。黄荆根辛、温，偏于祛风邪；梧桐根淡、平，长于利湿，且活络。两药相配，共奏祛风除湿，活络止痛之功。用于风湿关节痛、筋骨痛、头痛等证。

黄荆根-香附　两药均有理气止痛之功。但黄荆根利胃肠之气而止痛；香附调肝胃之气以止痛。两药配伍，则能疏肝开郁，理气行滞，消胀止痛。用于肝胃气滞所致胃脘痛、胸胁痛、痛经、疝气痛等证。

【单方验方】

①治疟疾：黄荆根30克。于发作前3小时煎服（《常用中草药》）。

②用于风湿性关节炎，腰痛：黄荆根30克，八角枫根30克，枸骨根30克。水煎服（《农村常用草药手册》）。

③治蛲虫病：黄荆根30克，切片，用甜酒炒至黄色，用水两碗，煎至1碗，晚饭前服（《农村常用草药手册》）。

【用法用量】内服：煎汤，9～18克。

【注意事项】叶“黄荆叶”详见“辛凉解表”章；种子“黄荆子”详见“止咳平喘”章。

黄荆枝

（黄金条）

【药物来源】马鞭草科植物黄荆〔*Vitex negundo* L.〕的枝条。

【植物特征】详见“辛凉解表”章“黄荆叶”。

【生长分布】详见“黄荆叶”。

【采收加工】春末夏初，割取细枝条，切段（大枝切片），晒干。

【性味归经】辛，温。入心、肺、肝三经。

【功能主治】祛风解表，消肿，止痛。用于感冒，咳嗽，风湿痹痛，浮肿，喉痹肿痛，牙痛。

【配伍应用】

黄荆枝-鸭儿芹根　两药均味辛、性温，都有发散宣通之功。黄荆枝发散表邪，祛风止痛，用于风寒感冒、风湿痹痛；鸭儿芹根发散风寒，宣肺止咳，用于风寒感冒、咳嗽。两药相须为用，则能发汗解表，祛风散寒，宣肺止咳。用于风寒感冒、风寒咳嗽以及风湿痹痛等证。

黄荆枝-笔仔草　两药都有消水肿作用。黄荆枝辛、温，乃宣通肺气，启闭水之上源，通调水道行水；笔仔草为渗利水湿，行水利尿。两药相配，共奏宣通水道，行水祛湿，利尿消肿之功。用于“风水”以及湿热水肿等。风水，配与小巢菜、浮萍；湿热水肿，配与水丁香、爵床、苦地胆，以增功效。

【单方验方】

①治关节炎：黄荆枝15克，水煎服，每日1剂分2次服（《单方验方新医疗法选编》）。

②治牙痛：黄荆枝、荆芥、胡椒，水煎服（《民间常用草药汇编》）。

③治火烫伤成疮：黄荆枝，煅灰调香油涂（《民间常用草药汇编》）。

【用法用量】内服：煎汤，6~15克。

【注意事项】注意与“牡荆”鉴别，详见“牡荆根”。

葱白

（葱茎白、葱白头、大葱头、香白）

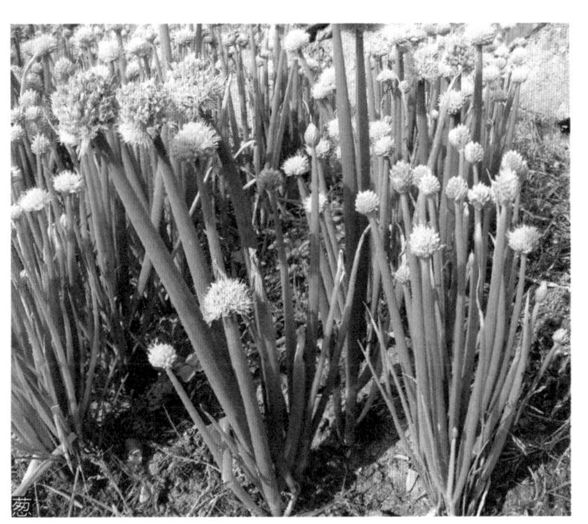

【药物来源】百合科植物葱〔*Allium fistulosum* L.〕的鳞茎。

【植物特征】多年生草本，高35~60cm，具芳香气味。茎直立，白色，中空。鳞茎肥大，白色，须根多。全体含黏液。叶基生，无叶柄，叶片圆柱形，中空，直径约1.5~2cm，有纵纹，先端尖，深绿色；叶鞘包茎，浅绿色。伞形花序，顶生，球状，花梗长，花葶叶丛抽出，中空，中部略大于上、下部，基部淡绿色，其余绿色。苞片膜质；花被白色，两轮，各3枚，披针形，内轮较外轮长；雄蕊6，子房3室。蒴果棱形。种子黑色。花期秋、冬季。果期秋、冬季。

【生长分布】栽培。分布于全国各地。

【采收加工】夏、秋季采收，除须根，洗净，鲜用。

【药理作用】

①抗菌消炎作用：体外试验表明，葱白对志贺菌属有抑制作用；水浸剂用试管稀释法，1:10对许兰毛藓菌、奥杜盎小孢子菌等有抑制作用；研磨的滤液，1:4在试管内经30分钟对阴道毛滴虫有杀灭作用；1:1的浸液对皮肤真菌有抑制作用；对金黄色葡萄球菌有抑制作用。

②驱虫作用：葱白、大蒜（去叶、皮、根须）煎液治疗儿童蛲虫，大蒜对年龄较大的较佳，葱液对年龄小的效果佳。（大蒜每50克加水200毫升，葱白每50克加水100毫升，每晚灌肠）。

③其他：本品能兴奋汗腺发汗而解热。黏液质能保护胃黏膜并促进消化液的分泌。吸入葱白蒸气可治疗麻疹引起的哮喘。

【性味归经】辛，温。入肺、胃二经。

【功能主治】发表散寒，温中行滞，驱虫，通阳。用于风寒感冒，伤寒头痛，伤寒腹痛，寒湿痢，二便不通，蛲虫，蛔虫。

【配伍应用】

葱白-生姜　两药辛、温，入肺经，均有发散风寒作用。葱白并能宣通肺气；生姜又能除痰止咳。两药配伍，辛散温通，共收祛风散寒，解表宣肺，化痰止咳之功。用于风寒感冒，头身痛、恶寒、鼻塞、流清涕、咳嗽等症。

葱白-吴茱萸根　葱白辛、温，温中行滞，通利大便；吴茱萸根辛、苦、热，行气温中，散寒止痛。两药配伍，则有温中散寒，行气止痛，祛滞通便之功。用于阴寒腹痛，如突发脘或腹绞痛、脸色苍白、肢末发凉、六脉沉细等；亦可用于“蛔厥”证，如上脘阵发绞痛、呕吐、面色苍白、手足厥冷等。若用于阴寒腹痛，配与红木香、山姜；“蛔厥”加川椒、干姜、天竹桂、茵陈，以增功效。

【单方验方】

①风寒感冒：葱白30克，淡豆豉9克，水煎服；或葱白30克，生姜9克，酌加红糖，水煎服。

②婴儿伤风鼻塞，甚至不能吮乳：葱白头捣烂挤汁，涂抹

鼻唇间，可使鼻通；或将葱白捣烂，用开水冲后，乘温熏口鼻。

③小儿消化不良：葱白1根，姜白15克，捣碎，加入茴香粉9克，混匀后炒至温热，以纱布包好，敷脐部，每日1～2次。

④膀胱胀满而尿不下，或妊娠小便不通，心烦不得卧，小腹胀痛：葱白（连须）或葱头（连根）120克，加食盐少许，炒热捣烂，分2包，熨脐下，冷则再换，再熨。

⑤小便不通，小腹胀急：葱白、田螺肉等量，同捣烂烘热，贴于脐下“关元”穴（尿闭胀痛者：将葱白带叶切细，炒热裹于纱布包中，乘热熨小腹，气透即通）（①～⑤方出自《全国中草药汇编》）。

⑥初生儿腹胀大便不通（名曰锁肚）：葱白、生姜、豆豉等量，食盐少许，捣烂微炒，待微温敷脐（笔者方）。

⑦治妇女妊娠胎动漏红：葱白一把，煮浓汁服。未死即安，已死即下（《食物与治病》）。

⑧治恶疮疔毒：葱白、鲜蒲公英、蜂蜜各等分，共捣烂如泥，敷患处（《食物与治病》）。

⑨蛔虫性肠梗阻：葱白5根，花生油30毫升，将油煮沸，葱白捣碎，调匀服（《全国中草药汇编》）。

【用法用量】内服：煎汤，9～15克；或捣汁。外用：捣敷，或捣汁抹，或煎汤熏。

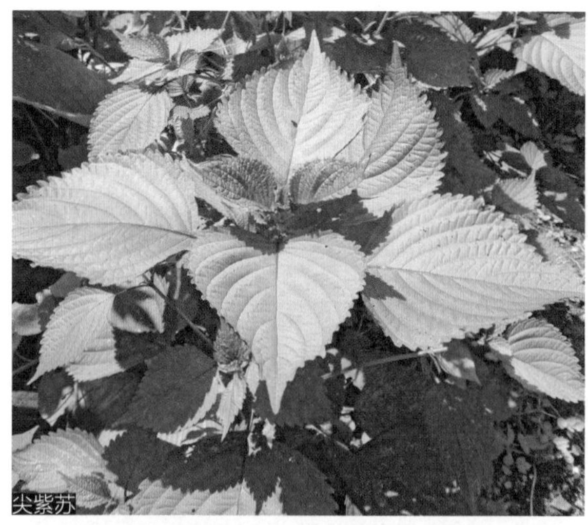
尖紫苏

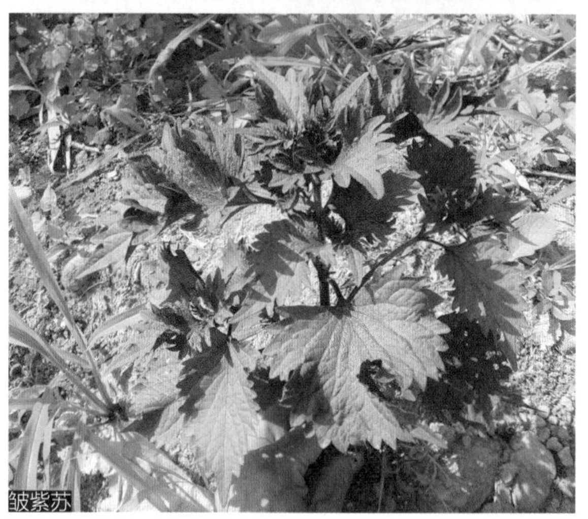
皱紫苏

紫苏叶

（苏叶、赤苏叶、鸡冠苏叶）

【药物来源】唇形科植物尖紫苏〔*Perilla frutescens*（L.）Britt. var. *acuta*（Thunb.）Kudo.〕、皱紫苏〔*Perilla frutescens*（L.）Britt. var. *crispa*（Thunb.）Hand.–Mazz.〕、鸡冠紫苏〔*Perilla frutscens*（L.）Britt.var.*crispa*（Thunb.）Decne.〕的叶。

【植物特征】

①尖紫苏：一年生草本，高30～120cm。全株具芳香气味。茎直立，四棱形，上部多分枝。叶对生，叶柄长1.5～3cm；叶片卵形或圆卵形，长3～10cm，宽2.5～8cm，先端急尖或长尖，基部近圆形，边缘有粗锯齿，上面绿色或略带紫色，下面紫色，两面被稀毛。花顶生和腋生，多数小花集成总状花序；苞片卵状三角形；萼钟状，先端5裂，外面密被柔毛；花冠二唇形，上唇中部微凹，下唇3裂；雄蕊4，2强，子房4裂，柱头2裂。小坚果褐色，倒卵形。种子1粒。

②皱紫苏：全株与尖紫苏具同样气味，叶之色一样。不同点：较尖紫苏矮，茎多毛，叶皱曲，偏小，有不规则浅羽裂，边缘锯齿粗大但大小长短不一，总状花序短。

③鸡冠紫苏：基本形态与上述二种相近似。其特征：全草被柔毛，叶皱曲，边缘缝状或条裂状，形似公鸡鸡冠。

紫苏的三个品种花期和果期相同。花期夏季，果期秋季。

【生长分布】生于村边、屋旁、路边；或栽培。分布于我国大部分地区。

【采收加工】夏、秋季，枝叶繁茂，花序刚长出时采集，阴干。

【药理作用】

①抗微生物作用：本品对葡萄球菌、大肠埃希菌、志贺菌属有抑制作用；香薷酮为广谱抗菌药物，对葡萄球菌、链球菌、伤寒杆菌、志贺菌属、白喉杆菌、脑膜炎双球菌、卡他球菌、流感病毒及白色念珠菌均有不同程度的抑制作用。

②解热作用：本品有扩张皮肤血管，刺激汗腺分泌而解热的作用。

③对呼吸系统的作用：能减少支气管分泌物，缓解支气管痉挛。

④对生殖系统的作用：本品能抑制子宫收缩，有安胎作用。

⑤其他：能促进消化液的分泌，增加胃肠蠕动。

【性味归经】辛，温。入肺、脾、肝三经。

【功能主治】解表散寒，行气宽中，和胃安胎。用于感冒风寒，恶寒发热，咳嗽气喘，胸膈满闷，胎动不安，解鱼虾蟹毒。

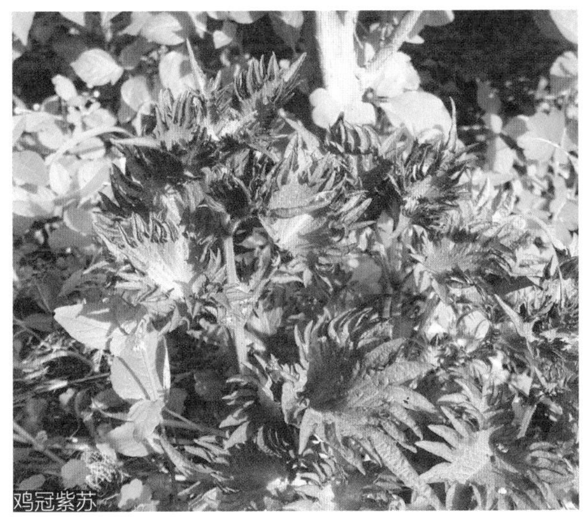
鸡冠紫苏

【配伍应用】

紫苏叶-生姜 两药辛、温，都有解表发汗，发散风寒作用。紫苏叶能宣通肺气，用于风寒感冒、咳嗽、胸腹痞胀；生姜能温肺祛痰止咳，用于风寒感冒、风寒咳嗽、胃寒呕吐。两药配伍，共收祛风散寒，解表宣肺，止咳化痰之功。用于风寒感冒，如鼻塞、流清涕、喉痒、咳嗽、恶寒、微发热、头身痛；亦用于风寒咳嗽，如咳痰白黏或清稀、鼻塞、声重，或伴头痛、恶寒微发热等。

紫苏叶-陈皮 紫苏叶辛、温，能行气宽中，和胃止呕；陈皮辛、苦、温，理气运脾，调中快膈。两药配伍，辛散，苦降，温通，共呈行气祛滞，利膈和胃，降逆止呕之功。用于脾胃气滞，如脘腹痞胀、胸膈满闷、恶心呕吐、饮食减少等症。

紫苏叶-苎麻根 两药均有安胎作用。紫苏叶味辛、性温，顺气和胃安胎；苎麻根味甘、性寒，乃清热凉血安胎。两药合用，其性相反，取其相成，而理气和胃，清热安胎作用更好。用于孕妇因情志抑郁，郁而生火，气火内扰，致胎动不安等症。

【单方验方】

①风寒感冒：紫苏叶15克，陈皮6克，荆芥9克，生姜9克。水煎服（《中国民间百草良方》）。

②治疗慢性支气管炎：干紫苏叶与少量干姜（10:1），制成25%苏叶药液。每日早晚各服1次，每次100毫升，10天为1个疗程（《中药大辞典》）。

③食鱼蟹中毒：鲜紫苏叶捣烂绞汁，1小杯，生姜捣烂绞汁10滴，开水冲服；或干茎6克，生姜3片水煎服（《福建中草药》）。

④治乳痈肿痛：紫苏叶煎汤频服，并捣封之（《海上仙方》）。

【用法用量】内服：煎汤，6～9克；或捣汁。外用：捣敷。

【注意事项】温热病、气虚、阴亏、表不固多汗者忌服。“紫苏梗”详见“理气”章；“紫苏子”详见“止咳平喘”章。

鹅脚板

（苦爹菜、八月白、铁铲头、犁头草、金锁匙、六月寒）

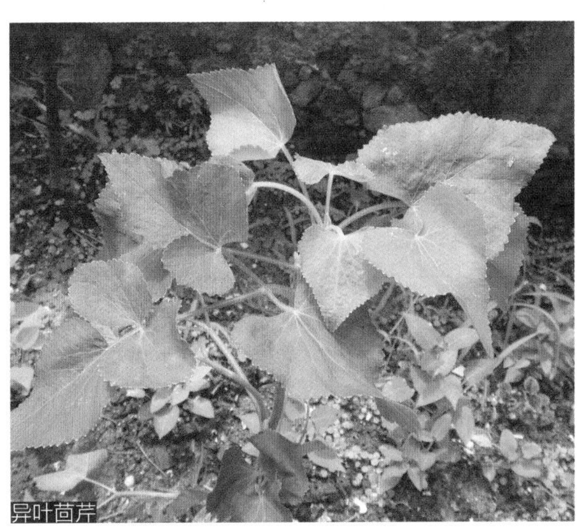
异叶茴芹

【药物来源】伞形科植物异叶茴芹〔*Pimpinella diversifolia* DC.〕的全草。

【植物特征】多年生草本，高30～100cm。茎直立，上部有分枝，被绒毛。叶基生与茎生，具长柄；叶片阔卵形或心形，长3～7cm，宽2～3.5cm，先端钝或微尖，基部近心形，不裂，或3浅裂，或一回羽状，小叶3枚，边缘有粗锯齿，两面绿色，被绒毛。复伞形花序，顶生，小花多数；总苞片2～4枚；花萼5，先端齿裂不明显；花瓣白色或浅绿色，5枚，卵圆形，内折，外面被毛，雄蕊5。双悬果球状卵形，侧扁。花期秋季，果期冬季。

【生长分布】生于山坡、路旁、林缘、草丛等阴湿处。分布于我国华南、西南、华东等地区。

【采收加工】夏、秋季采集，洗净，切段，晒干。

【性味归经】辛、微苦，温。入肺、胃、大肠三经。

【功能主治】解表散寒，健胃化积。用于感冒风寒，发痧腹泻，伤食腹泻，消化不良。

【配伍应用】

鹅脚板-白苏叶 鹅脚板辛、微苦、温，解表散寒，健胃化积；白苏叶辛、温，发散风寒，理气祛滞。两药配伍，则能发汗解表，祛风散寒，化积导滞。用于感冒风寒夹食积。

鹅脚板-神曲 鹅脚板能健胃化积；神曲能健胃消食，且能止泻。两药配伍，相辅相成，作用较强。用于饮食不化，脘腹胀满、嗳腐吞酸，或腹痛泄泻、泻而不畅等症。

【单方验方】

①风寒感冒：鹅脚板30克，紫苏叶10克，牡荆15克，水煎服（《青草药彩色图谱》）。

②伤食泻泄，腹痛胀满，痛则欲泻，嗳气，不思饮食：鹅脚板15克，截叶铁扫帚30克，水煎服（《福建中草药处方》）。

③脾虚泻泄，大便稀薄，食物不化，舌淡苔白：鹅脚板、

防己各9克，干姜6克，水煎服（《福建中草药处方》）。

④治皮肤瘙痒：鹅脚板、夏枯草各250克，水煎外洗（《陕甘宁青中草药选》）。

【用法用量】内服：煎汤，9～30克。外用：煎洗。

【注意事项】根“鹅脚板根”详见“消食”章。

鹅不食草

（石胡荽、小救驾、珠子草、三牙剑、通天窍）

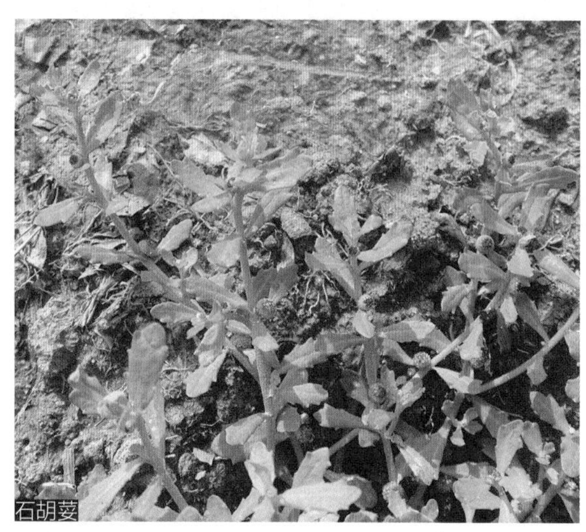
石胡荽

【药物来源】菊科植物石胡荽〔*Centipeda minima*（L.）A.Br. et Aschers.〕的带花全草。

【植物特征】一年生小草本，高5～18cm。茎短，丛生，多分枝，下部伏地，上部斜展，稀被绵毛。叶互生，无柄，叶片匙形，长5～17mm，宽3～5mm，先端钝，中部下延渐狭，边缘有疏浅齿，两面绿色。头状花序，腋生，扁圆，无梗，直径约3mm，花黄色或黄绿色；总苞2列，边膜质；雌花在外围，多列，花冠短；中央两性花，管状，先端4裂；雄蕊4，子房下位，柱头2裂。瘦果4棱形，脊上有毛。花期夏季，果期秋、冬季。

【生长分布】生于田埂、路旁、种植地。分布于我国大部分地区。

【采收加工】夏季采集，洗净，晒干。

【药理作用】

①抑菌试验：鹅不食草对流感病毒有较强的抑制作用；对结核分枝杆菌亦有抑制作用。

②止咳、祛痰、平喘作用：本品的挥发油和乙醇提取液有止咳、祛痰、平喘作用。

【性味归经】辛，温。入肺、大肠二经。

【功能主治】散寒通窍，活血散瘀，解毒消肿。用于风寒头痛，鼻塞，鼻炎，鼻窦炎，百日咳，目翳，跌打损伤，毒蛇咬伤。

【配伍应用】

鹅不食草-葱白　两药辛、温，都有解表散寒通窍作用。鹅不食草长于散寒通窍；葱白偏于解表散寒。两药配伍，相得益彰，共收解表散寒，宣肺利窍之功。用于风寒感冒，如畏寒、头身痛、鼻塞、流清涕，以及鼻渊实寒证。

鹅不食草-香附　鹅不食草辛、温，活血散瘀，治跌打瘀滞肿痛；香附（辛、微苦、微甘，平），理气止痛，治“屏伤”气滞疼痛。合用，则具行气祛滞，活血散瘀，消肿止痛作用。用于跌打闪挫，如胸胁屏伤、跌打伤筋等。只要有瘀滞、肿痛，均可施用，亦可外用捣敷。

鹅不食草-徐长卿　两药都有解毒，消肿，止痛作用，均以治蛇毒见长。两药配伍，相辅相成，作用更著。用于毒蛇咬伤，尤其适用于寒毒蛇伤，如金环蛇、银环蛇等。既可内服，亦可外敷伤处周围。

【单方验方】

①治伤风头痛，鼻塞，目翳：鹅不食草（鲜或干均可）搓揉，嗅其气，即打喷嚏，每日2次（《贵阳民间药草》）。

②鼻炎：20%鹅不食草液，0.25%氯霉素，混合滴鼻，每日2～3次（《全国草药汇编》）。

③萎缩性鼻炎：鹅不食草粉5克，石蜡油100毫升，搅匀滴鼻，每次每侧鼻腔2～3滴，每日3次，以愈为度（《全国草药汇编》）。

④百日咳：鹅不食草、地胆草、枇杷叶各3克，兰花参12克。水煎服（《福建中草药处方》）。

⑤鼻窦炎：鹅不食草、苍耳子、薄荷、辛夷各6克，冰片0.6克共研细末吹鼻，每日1～2次（《福建中草药处方》）。

⑥挫、扭伤：鲜鹅不食草、鲜韭菜根、鲜莎草根茎、姜黄、鲜乌桕叶各适量。捣烂酒炒，敷患部（《福建中草药处方》）。

⑦治胬肉攀睛：鲜鹅不食草60克，捣烂，取汁煮沸澄清，加梅片0.3克，调匀，点入眼内（《广西民间常用草药》）。

⑧治膀胱结石：鹅不食草60克，洗净捣汁，加白糖少许，1次服完（《一味中药巧治病》）。

⑨治阿米巴痢疾：鹅不食草、乌韭根各15克。水煎服，每日1剂，血多加仙鹤草15克（《江西草药》）。

⑩尿闭：鲜全草捣烂，敷脐部（《福建中草药》）。

⑪治疗银环蛇伤：单味鹅不食草捣烂取汁服或煎水服，也可配入其他中药，如徐长卿、石菖蒲各9克，半边莲、八角莲、青木香、土牛膝各15克，大青根、射干各30克，共研末，每次9克，每天3次，开水送服（《实用药物学》）。

⑫毒蛇咬伤，昏迷，呼吸困难或休克状态：鲜鹅不食草120克，捣汁灌服（《新编中医学概要》）。

【用法用量】内服：煎汤，4.5～9克（鲜品9～15克）；或捣汁或研末入丸、散。外用：捣敷或捣烂塞鼻，研末搐鼻。

【注意事项】气血虚者忌服。

醉鱼草

（鱼尾草、红鱼皂、鱼泡草、红鱼波、鱼背子花）

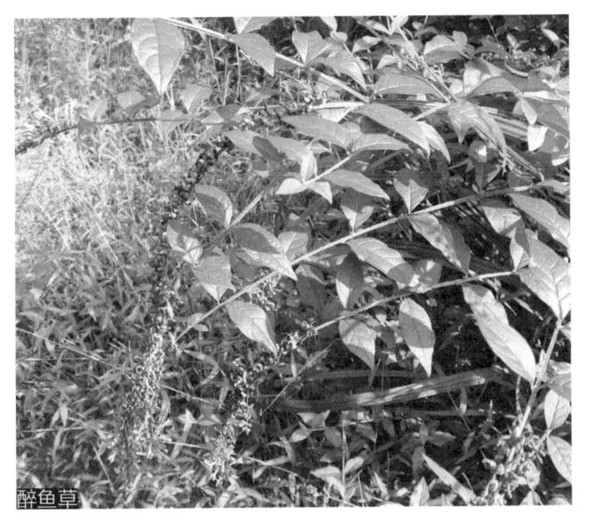
醉鱼草

【药物来源】马钱科植物醉鱼草〔*Buddleja lindleyana* Fort.〕的全草。

【植物特征】落叶灌木，高1.2～2m。茎直立，多分枝，枝条披散，幼枝四棱形，有窄翅，被柔毛。叶对生，具短柄；叶片长卵形或矩圆状披针形，长4～10cm，宽1.5～3.5cm，先端渐尖，基部楔形，全缘或有疏浅锯齿，上面深绿色，下面绿色，被绵毛。总状穗形花序顶生，长20～40cm；总苞1；花萼管状，先端5浅裂；花冠紫色，长管状，间有白色小鳞片，长1～1.3cm，先端4裂；雄蕊4；雌蕊1，子房上位，柱头2裂。蒴果长圆形，成熟时2瓣开裂。种子细小。花期夏季，果期秋、冬季。

【生长分布】生于山坡、路旁、河岸。分布于我国华南、华中、西南、华东等地区。

【采收加工】春、夏季采收，切段，晒干。

【药理作用】煎剂在体外对金黄色葡萄球菌有抑制作用。

【性味归经】辛、苦，温，有小毒。入肺经。

【功能主治】祛风散寒，化痰止咳，活血通络。用于风寒感冒，咳嗽，气管炎，支气管炎，哮喘性支气管炎，风湿性关节炎，跌打损伤，蛔虫病，钩虫病。

【配伍应用】

醉鱼草-兰花参　醉鱼草辛、苦、温，祛风散寒，化痰止咳；兰花参微苦、微温，祛风解表，止咳化痰。两药配伍，相须相使，共呈祛风散寒，解表宣肺，化痰止咳之功。用于风寒感冒，如恶寒微发热、头身痛、鼻塞、流清涕、咳痒、咳嗽等症。

醉鱼草-土党参　醉鱼草辛、苦、温，宣通肺气，化痰止咳，用于风寒感冒，风寒咳嗽；土党参甘、微苦、温，健脾补肺，祛痰止咳，治虚寒咳嗽。两药相配，一散一补，共奏补虚扶正，散寒宣肺，化痰止咳之功。用于肺脾虚寒之咳嗽，如咳嗽、痰多稀白、气短、乏力、畏寒喜温等症。

醉鱼草-虎杖　醉鱼草性温，活血通络；虎杖性寒，活血定痛。醉鱼草偏于行滞，虎杖长于消散，且止痛。两药配伍，寒温调和，而活血散瘀，通络止痛作用增强。用于跌打闪挫，伤筋瘀滞肿痛等症。

【单方验方】

①治流行性感冒：醉鱼草15～30克。水煎服（《单方验方调查资料选编》）。

②风湿凝结：鲜醉鱼草60克，地瓜酒250毫升，冲炖服（《畲族医药学》）。

③跌打损伤：鲜醉鱼草60克，红糖30克，黄酒100毫升，开水1杯冲炖服（《畲族医药学》）。

④治动脉出血：醉鱼草100克，晒干研末，撒敷创面，加压包扎。用药5分钟，血止而愈（《中国民间医术绝招》）。

⑤治疟疾：醉鱼草、白英各30克。水煎于疟疾发作前3～4小时内服，连服2天（《单方验方调查资料选编》）。

⑥治钩虫病：鲜醉鱼草15克（儿童酌减），水煎2小时，取汁100毫升，调白糖，于晚间及次晨分服（《福建中草药处方》）。

【用法用量】内服：煎汤，9～15克（鲜品30～60克）。外用：捣敷或研撒。

【注意事项】孕妇及体质虚弱者忌服。花“醉鱼草花”、根“七里香”，分别详见“化痰”与“活血化瘀”章。

樟树子

（樟木子、香樟子、樟扣）

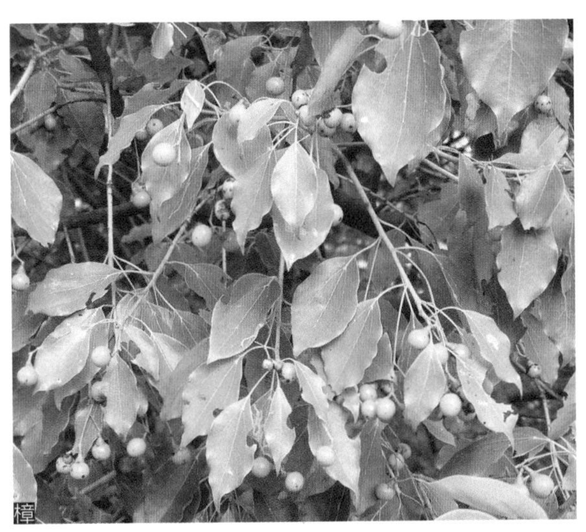
樟

【药物来源】樟科植物樟〔*Cinnamomum camphora*（L.）presl〕的果实。

【植物特征】常绿高大乔木，高15～30m，全体具芳香气味。树干直立，圆柱形，皮黄褐色，有不规则纵裂，幼枝暗绿色，光泽。叶互生，叶柄长1.5～2.5cm；叶片革质，卵形或卵状椭圆形，长6～10cm，宽2.5～5.5cm，先端渐尖，基部宽楔形，全缘或呈波状，上面绿色，光泽，下面粉绿色，离基3出脉。圆锥花序，腋生，无花萼；花被6，绿白色，内面生细柔毛，能育雄蕊9，花药4室。核果近圆形，直径约6～9mm，绿色，熟时黑色。花期夏季，果期秋、冬季。

【生长分布】生于路旁、河岸、林中、林缘，大多栽培。分布于我国华南、华中、西南等地区。

【采收加工】秋、冬季采集成熟果实，晒干。

【性味归经】辛，温。入脾、胃二经。

【功能主治】散寒除湿，行气止痛。用于吐泻，胃腹冷痛，食滞腹胀。

【配伍应用】

樟树子-紫苏　两药味辛、性温，气味芳香，均有发散风寒作用。樟树子并除湿，行气；紫苏又宽胸，利气。两药配伍，则能祛风散寒，化湿和胃，理气消痞。用于外感风寒夹脾胃湿阻气滞，如恶寒微发热、头痛、全身骨节酸痛、脘痞腹胀、呕恶厌食，或呕吐泄泻等症。

樟树子-土砂仁　两药都有理气作用。樟树子辛、温，偏于行散，止痛；土砂仁辛、苦、温，长于降逆，调中健胃。两药配伍，则能理气止痛，降逆消痞，健胃和中。用于脾胃气滞，如脘腹痞胀、作痛、嗳气作呃、食入难化、大便不畅等症。

【单方验方】

①治头晕头痛，呕吐泄泻，腹痛：樟树子、千斤拔、牛大力、走马箭，水煎服。煎水外洗治寒湿脚气(《广东中药》)。

②治胃肠炎、胃寒腹痛、食滞腹胀：樟树子9～15克。水煎服（《常用中草药手册》）。

【用法用量】内服：煎汤，9～15克。外用：煎熏洗。

第二章 辛凉解表

一枝黄花

（千根癀、土柴胡、洒金花、黄花细辛、黄花一枝香）

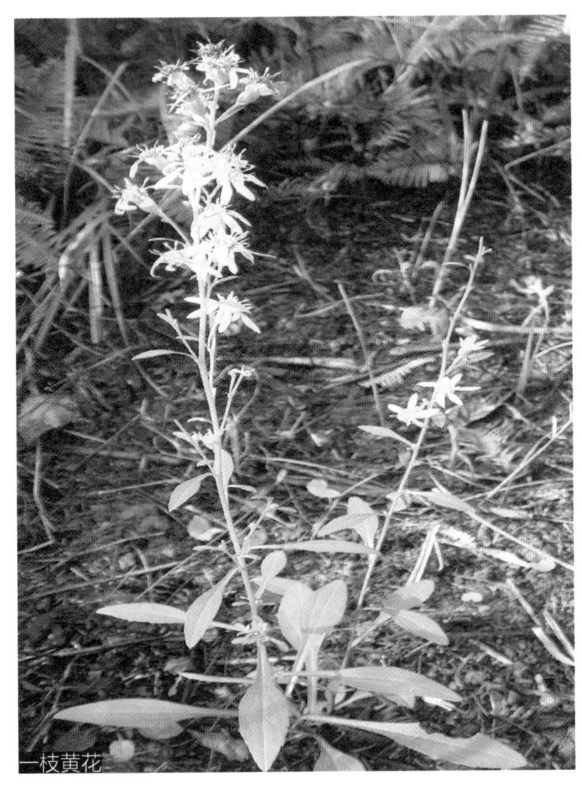

一枝黄花

【药物来源】菊科植物一枝黄花〔*Solidago decurrens* Lour.〕的带根全草。

【植物特征】多年生草本，高20～55cm。根状茎短，须根多，白色。茎直立，圆柱形，稍被微毛。叶互生，具长柄；下部叶叶片窄卵形，长1.5～6cm，宽0.3～2.5cm，有粗疏锯齿；上部叶片长卵状披针形，先端渐尖，基部楔形，上面绿色，下面浅绿色。由腋生头状花序聚集成圆锥花序；总苞细尖，数列，覆瓦状排列；外围舌状花，黄色，雌性；中央管状花，黄色，两性，花冠5裂。瘦果长圆形。花期秋季，果期冬季。

【生长分布】生于山坡、路旁、草丛。分布于我国大部分地区。

【采收加工】夏、秋季采集，洗净，切段，晒干。

【药理作用】

①抑菌试验：本品煎剂在试管内对金黄色葡萄球菌及肺炎双球菌有抑制作用。

②祛痰平喘作用：对于由氨雾引起的家兔实验性气管炎，用本品内服，可解除喘息症状，亦有祛痰作用。

③利尿作用：提取物给小白鼠皮下注射，有利尿作用，剂量太大，反可使尿量减少。

④止血作用：对急性肾炎（出血性）有止血作用，可能与其所含的黄酮类有关。

⑤免疫作用：动物实验表明，一枝黄花有促进白细胞吞噬细菌的作用。

【性味归经】辛、苦，凉。入肝、肺二经。

【功能主治】疏风清热，消肿解毒。用于风热感冒，咽喉肿痛，咳嗽，百日咳，哮喘，黄疸，毒蛇咬伤。

【配伍应用】

一枝黄花-薄荷 一枝黄花辛、苦、凉，疏风清热，消肿解毒；薄荷辛、凉，疏风解表，清利咽喉。两药配伍，相辅相成，共呈祛风解表，清热解毒，利咽消肿之功。用于风热感冒，如发热畏风、有汗、头昏痛、鼻塞涕浊、咽痛、咳嗽等症。配与板蓝根、天青地白、倒扣草，疗效更好。

一枝黄花-板蓝根 一枝黄花辛、苦、凉，能消肿解毒；板蓝根苦、寒，清热解毒，并利咽。两药配伍，相须为用，功效增倍。用于热毒之咽喉肿痛、痄腮等。咽喉肿痛，加金果榄、射干；痄腮，配薄荷、蒲公英、紫花地丁，效果更佳。

【单方验方】

①上呼吸道感染，肺炎：一枝黄花9克，一点红6克，水煎服。

②扁桃体炎：一枝黄花、白毛鹿茸草各30克，水煎服。

③小儿喘息性支气管炎：一枝黄花、酢浆草各15～30克，干地龙、枇杷叶各6克，水煎服（①～③方出自《全国中草药汇编》）。

④治头风方：一枝黄花根9克，水煎服（《湖南药物志》）。

⑤治甲状腺肿瘤：一枝黄花15克，韩信草、马兰（蟛蜞菊）各12克，星宿菜24克，水煎分3次服，每日1剂，20天为1个疗程。肿瘤消退后继续服1～2个疗程（《福建药物志》）。

⑥治发背，乳痈，腹股沟淋巴结肿：一枝黄花21～30克。捣烂，酒煎服，渣捣烂敷患处（《江西民间草药》）。

⑦治毒蛇咬伤：取一枝黄花叶捣烂敷伤口周围，加入石胡荽，疗效更佳（《畲族医药学》）。

⑧治外伤出血：一枝黄花晒干研细末，撒于伤口，同时内服3～6克。治疗100例均有效（《实用临床草药》）。

⑨跌打损伤：一枝黄花根15～30克，地耳草12克，浸白酒500毫升，每次服药酒10毫升，每日1次（《中草药彩色图谱

与验方》)。

【用法用量】内服：煎汤，9～15克(鲜品21～30克)；或研末入丸、散。外用：捣敷或煎洗。

一箭球

(三角草、金纽草、三叶珠、燕含珠、单打槌)

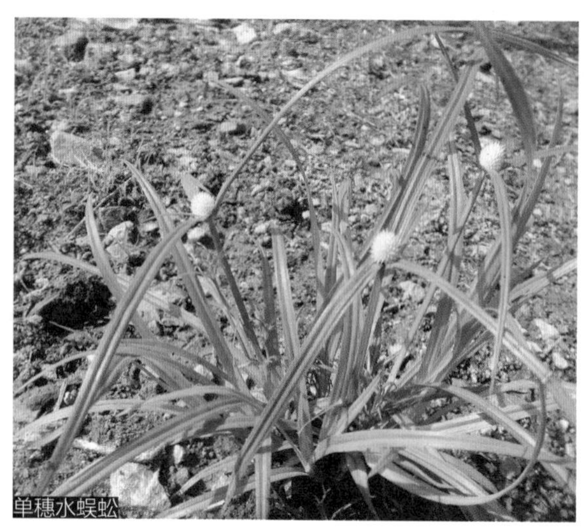

单穗水蜈蚣

【药物来源】莎草科植物单穗水蜈蚣〔*Kyllinga monocephala* Rottb.〕的全草。

【植物特征】多年生小草本，高10～35cm。根茎极短，须根多，白色。茎丛生，直立，三棱形，光泽。叶互生，叶片长条形，长8～15cm，宽1.5～2.5mm，先端渐尖，叶鞘短，抱茎，褐色，下部叶有鞘无叶片。头状花序单生，圆球形，白色；具叶状苞片3～4枚；小穗多数，呈倒卵形，先端渐尖，压扁，具1花；雄蕊3。小坚果倒卵形，较扁。花期夏季，果期秋季。

【生长分布】生于草地、田埂、旷野等湿润处。分布于我国华南、华中、西南等地区。

【采收加工】全年可采，洗净，晒干。

【性味归经】甘、辛，平，无毒。入肺、肝二经。

【功能主治】疏风清热，散瘀消肿。用于感冒，咳嗽，百日咳，咽喉肿痛，痢疾，皮肤瘙痒，湿疹，跌打损伤。

【配伍应用】

一箭球-天青地白　一箭球甘、辛、平，疏风清热；天青地白甘、凉，清热解表。两药配伍，辛凉疏散，甘凉滋燥，共奏疏风解表，泄热润肺之功。用于风热犯肺证，如咳嗽少痰、痰稠而黄、口渴、咽痛，或伴发热、头痛、恶风有汗等症。配与金盏银盘、桑叶、金银花、菊花，以增疗效。

一箭球-虎杖　一箭球能散瘀消肿；虎杖活血止痛。两药配伍，相辅相成，共呈活血散瘀，消肿止痛之功。用于跌打闪挫，瘀滞肿痛等症。

【单方验方】

①百日咳、虚咳：一箭球60克，冰糖60克，水煎服(《广西民间常用草药》)。

②治咽喉肿痛：一箭球30～60克，水煎服(《常用中草药彩色图谱》)。

③治细菌性痢疾：一箭球60～90克，水煎，日分3次服(《广西中草药》)。

④治蛇伤：鲜一箭球，捣烂，敷伤口周围(《广西民间常用草药》)。

⑤治皮肤瘙痒：一箭球鲜草煎水洗(《常用中草药彩色图谱》)。

⑥治跌损伤：一箭球30～60克，水煎，冲酒少许服(《广西中草药》)。

【用法用量】内服：煎汤，30～60克。外用：捣敷或煎洗。

大过路黄

(姜花草、痰药)

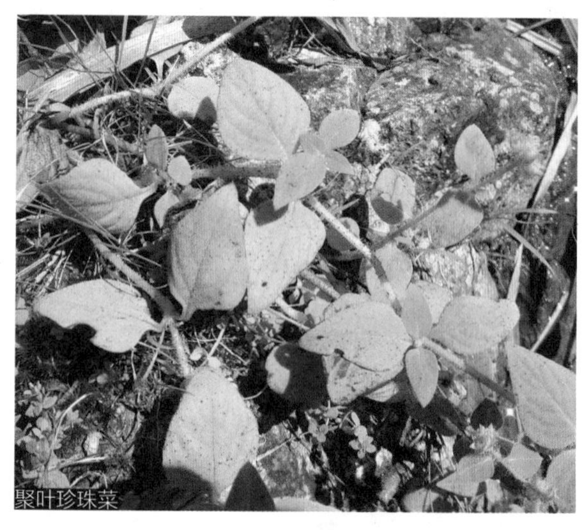

聚叶珍珠菜

【药物来源】报春花科植物聚叶珍珠菜〔*Lysimachia phyllocephala* Hand.-Mazz.〕的全草。

【植物特征】一年或多年生草本，高15～35cm。全草密被白色腺毛。茎上部斜展，下部卧地，多分枝，有节，节上生不定根。叶对生，顶端常数枚簇生，有柄；叶片纸质，心形，或阔心形，或卵形，长1.8～4.5cm，宽1.2～2.5cm，先端急尖或钝，基部近截形，全缘，有缘毛，上面深绿色，下面绿色或肉红色。花顶生，生于顶部叶腋；苞片叶状，椭圆形；花萼5裂，裂片披针形；花冠黄色，下部浅筒状，先端5裂；雄蕊5，子房上位，柱头头状。蒴果细小，近圆形，褐色，基部有宿萼。花期夏季，果期夏、秋季。

【生长分布】生于山坡、路旁、沟边、草丛。分布于我国南方大部分地区。

【采收加工】夏季采集，洗净，切段，晒干。

【性味归经】淡，平。入肺、胃二经。

【功能主治】祛风清热，化痰止咳。用于感冒风热，喉痛，咳嗽，便血，热毒疮。

【配伍应用】

大过路黄-金盏银盘　大过路黄祛风清热，化痰止咳；金盏银盘疏表清热，解毒消肿。两药配伍，相须为用，共收祛风疏表，清热解毒，化痰止咳之功。用于风热感冒，或风热犯肺之咳嗽等。

大过路黄-白毛夏枯草　两药都有化痰止咳作用。大过路黄乃宣透肺热以化痰止咳；白毛夏枯草清肺泻火化痰止咳。两药配伍，则能清热泻肺，轻宣肺卫，化痰止咳。用于火热迫肺，肺气上逆，如咳嗽气逆、咳黄痰、口干渴、舌红苔黄、身热不恶寒等症。配与金银花、鲜芦根、鱼腥草，以增强疗效。

【用法用量】内服：煎汤，15～30克。

大叶桉叶

（大叶桉树叶、桉树叶）

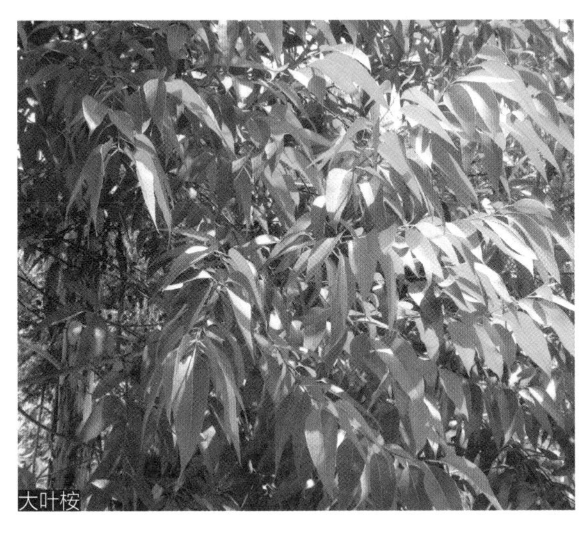

大叶桉

【药物来源】桃金娘科植物大叶桉〔*Eucalyptus robusta* Sm.〕的叶。

【植物特征】常绿乔木，高6～16m或更高。树干直立，树皮粗厚，有不规则裂纹，但不脱落，外面灰褐色，中、上部多分枝，小枝浅棕色。叶互生，叶柄长0.8～1.5cm；叶片革质，长卵形，长8～18cm，宽3.5～6.5cm，先端渐尖，基部浑圆，两侧常不对称，全缘，两面灰绿色，下面主脉紫红色，明显。伞形花序，腋生，小花4～10，总花梗粗扁，有棱；萼管呈壶状，下延渐窄成花柄；花瓣与萼片连合成的帽状体；雄蕊多数，子房下位。蒴果为宿存萼管包被，倒卵状长椭圆形，长约1.2cm，果瓣3～4，黏合。花期春、夏季，果期秋、冬季。

【生长分布】多栽培。分布于我国华南、华中、西南等地区。

【采收加工】春、夏季采集，阴干或晒干。

【药理作用】

①大叶桉抗菌作用较强，抗菌谱亦广。大叶桉水煎剂对金黄色葡萄球菌、肺炎球菌、八叠球菌、草绿色链球菌、奈瑟球菌属、志贺菌属、铜绿假单胞菌、大肠埃希菌、伤寒杆菌、副伤寒杆菌均有抑制作用；并对流感病毒也有抑制作用。

②挥发油能直接刺激呼吸道黏膜，促进分泌物增加，稀释痰液，有祛痰作用。

③其挥发油在体外，有强大杀灭阴道滴虫的作用。

【性味归经】苦、辛，平。入心、肺、大肠三经。

【功能主治】疏风解表，清热解毒，杀虫止痒。用于伤风感冒，流行性感冒，咽喉炎，气管炎，肺炎，肠炎，痢疾，阴道滴虫，丝虫病，湿疹。

【配伍应用】

大叶桉叶-倒扣草　两药都有疏散风邪，解表退热作用；大叶桉叶偏于发散解表，而倒扣草长于疏风泄热。两药配伍，相须为用，功效大增。用于外感风热之发热恶风、头昏痛、身痛、口干渴、咽痛等症。

大叶桉叶-金银花　两药都有清热解毒作用。大叶桉叶兼能疏散风热之邪；金银花并能轻疏凉散透热。两药配伍，清热解毒功效增强，并具宣透卫表之功。用于风热郁闭肺卫或热毒郁滞肌腠，所致风疹、瘾疹以及皮肤瘙痒等。均可配与薄荷、桑叶、菊花、板蓝根、钩藤、芦根、蝉蜕，以增疗效。

大叶桉叶-土茯苓　大叶桉叶苦、辛、平，杀虫止痒，并泄热毒；土茯苓甘、淡、平，解毒，利湿，泄浊。两药合用，共收疏表宣透，解毒利湿，杀虫止痒之功。用于湿毒壅滞肌肤所致湿疹、黄水疮、脓水疮，以及湿毒下注，妇女阴痒、带黄秽臭等。

【单方验方】

①感冒：鲜大叶桉叶2千克，桑叶1.5千克，煎2次，过滤，浓缩成流浸膏状，加入野菊花粉末0.5千克，搅匀，干燥，磨粉，加白糖适量装袋，每袋10克。每次1～2袋，每日1～2次，开水冲服（《全国中草药汇编》）。

②风热感冒，流行性感冒：大叶桉叶10克，岗梅根80克，甘草5克。水煎分2次服，每日1剂，连服2～3天（《中国民间百草良方》）。

③治哮喘：大叶桉叶12克，白英3克，黄荆子9克，水煎服（《草药手册》）。

④萎缩性鼻炎：大叶桉叶、木芙蓉叶各10克，凡士林100克。将前2味烘干，研细末，与凡士林混合加热调匀成软膏。每午睡及晚睡前，涂入鼻腔内。

⑤肠道霉菌病：大叶桉叶10克，金银花6克，乌桕叶10克，铁苋15克。水煎服。
⑥荨麻疹：鲜大叶桉叶15克，红糖15克。水煎去渣，加红糖服。
⑦肾盂肾炎：鲜大叶桉叶100克，车前草30克。水煎分3次服，每日1剂，15天为1个疗程。可连用2～3个疗程。
⑧夏季皮炎：大叶桉叶、千里光各100克，黄柏50克。水煎去渣，浓缩成100%浓液，外涂患处，每日3～5次（④～⑧方出自《中国民间百草良方》）。
⑨丝虫病：新鲜连枝大叶桉叶90克，切细加水3倍，小火煎3小时，去渣，再浓缩60～100毫升，于晚上8时30分～10时1次服完，儿童酌减（《全国中草药汇编》）。

【用法用量】内服：煎汤，6～9克（鲜品15～30克）。外用：煎洗或熬浓液涂。

大香附子

（三棱草）

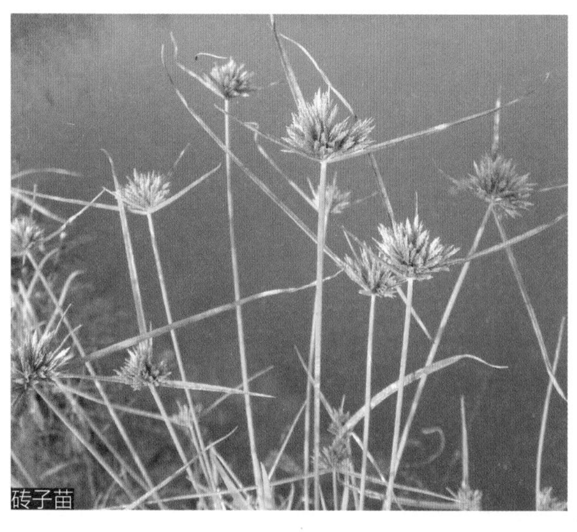
砖子苗

【药物来源】莎草科植物砖子苗〔*Mariscus umbellatus* Vahl.〕的全株。

【植物特征】一年生草本，高15～50cm。根状茎短，须根多。秆直立，三角形。叶互生，短于秆，集于秆的下部，叶片长线形，长8～35cm，宽3～6mm；叶鞘褐色或棕色，包茎。总苞片叶状，5～8枚，伞形花序，顶生，具6～12个长短不一辐射枝；穗状花序长圆形，有多数密集小穗，每小穗有1～2小坚果，小穗轴白色透明；雄蕊3枚，花药线形，花柱3个。小坚果近三棱形，褐色。花果期夏、秋季。

【生长分布】生于草地、路旁、向阳山坡。分布于我国台湾、华南、华中、西南等地区。

【采收加工】夏、秋季采收，洗净，切段，晒干。

【性味归经】辛、微苦、甘，平。入心、肺二经。

【功能主治】祛风止痒，解郁调经。用于皮肤瘙痒，月经不调，血崩。

【配伍应用】

大香附子-桑叶 两药都有疏风散邪作用，大香附子并能止痒，桑叶兼能清泄血热。两药配伍，则具疏散肌表风邪，清泄血分伏热之效能。用于风邪郁表，并血分伏热，不得发泄，内外合邪，交蒸肌肤，发瘾疹、肌肤瘙痒，或内热上熏，眼赤肿痛等。

大香附子-合欢花 大香附子能疏肝解郁，治妇人因抑郁致月经不调；合欢花安神解郁，治因情志所伤，烦闷不安。两药配伍，相辅相成，共收疏肝理气，解郁悦神，和血调经之功。用于妇人抑郁伤肝，疏泄不及，血因气滞，致月经后期、先后无定期，以及肝郁致气机逆乱，致心烦胸闷、情绪不宁、郁郁欲哭、不得入眠等。

【用法用量】内服：煎汤，15～30克。

山芝麻

（岗油麻、野芝麻、假芝麻、山麻、野麻甲）

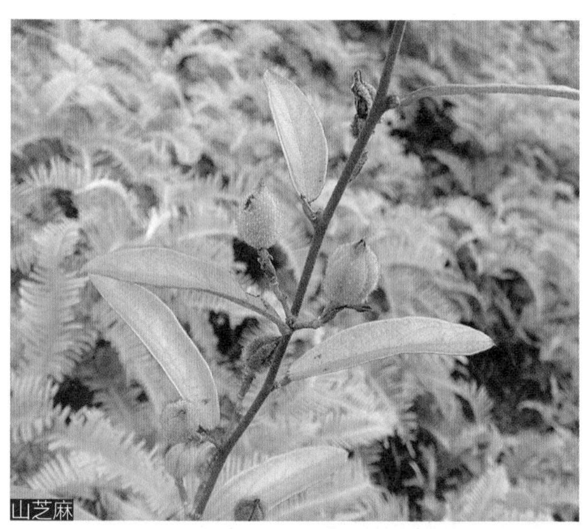
山芝麻

【药物来源】梧桐科植物山芝麻〔*Helicteres angustifolia* L.〕的全株。

【植物特征】小灌木，高30～90cm。茎直立，圆柱状，茎皮具韧性，有分枝，灰黄色，被短绒毛。叶互生，叶柄长3～7mm；叶片矩圆状披针形，长2.5～7.5cm，宽0.7～1.8cm，先端钝或微尖，基部圆形，全缘，上面深绿色，下面密被灰黄色短毛。花腋生，花梗短，小花多数；苞片1；花萼管状，5裂，被毛；花瓣5，长圆形，不等长，淡紫色；雄蕊10，退化5；雄蕊柱与雌蕊柄合生，呈柱状。蒴果矩圆形或长圆形，直径5～8mm，长12～18mm。花期夏季，果期秋、冬季。

【生长分布】生于向阳山坡、草丛、路旁。分布于我国华南、华中、西南等地区。

【采收加工】夏、秋季采收，洗净，切段，晒干。

【药理作用】体外试验，对金黄色葡萄球菌有抑制作用。

【性味归经】辛、微苦，凉。入心、肺、大肠三经。

【功能主治】解表清热，消肿解毒。用于感冒高热，扁桃体炎，咽喉炎，腮腺炎，气管炎，肠炎，痢疾，风湿关节痛，骨结核，瘰疬，痈肿。

【配伍应用】

山芝麻-一枝黄花　两药均具解表清热，消肿解毒作用。山芝麻偏于辛散，故解表作用较好，而一枝黄花偏于苦、凉，泄热功效较强。两药相配，相辅相成，功效增强。常用于外感风热，发热畏风、头昏痛、咽喉肿痛等症。若感冒发热重，配与倒扣草、大青根、金盏银盘；热毒甚，咽喉肿痛，配与射干、板蓝根、金银花；咳嗽，配天青地白、桑叶、地白草。

山芝麻-蛇莓　山芝麻能清泄热毒，散结消肿；蛇莓清热解毒，凉血泄热。但前者偏于清热，后者重在解毒。两药配伍，共奏凉血解毒，散结消肿之功。用于热毒所致痈疖肿毒、咽喉肿痛等。

【单方验方】

①风热感冒，身热微怕风，汗出，头胀痛，咽部红肿，口干：山芝麻30克，青蒿15克，水煎服(《福建中草药处方》)。

②感冒发热：山芝麻9克，青蒿、红花、地桃花各6克，两面针根1.5克，水煎，分2次服（《全国中草药汇编》)。

③急性支气管炎、咳嗽、痰黄、发热、口渴：山芝麻根15克，侧柏果9克，水煎服（《福建中草药处方》)。

④口腔炎：山芝麻10克，马鞭草15克，鲜芦根50克，水煎服（《实用皮肤病性病中草药彩色图集》)。

⑤乳腺炎：山芝麻10克，蛇莓60克，水煎服；另将山芝麻叶捣烂敷（《青草药彩色图谱》)。

⑥牙龈脓肿：山芝麻、石仙桃30克，甘草15克，水煎服，连服2～3天（《青草药彩色图谱》)。

⑦痢疾：山芝麻9～15克，根须洗净，水煎服，日服2剂（《畲族医药学》)。

⑧治睾丸炎：鲜山芝麻21～24克。酌加酒、水各半炖服（《福建民间草药》)。

⑨肺结核：山芝麻、石仙桃各30克，福氏星蕨15克。水煎服（《福建中草药处方》)。

⑩骨结核病：山芝麻30克和小雄鸡1只（去肠内杂物)，酌加清水炖熟，分2～3次服（《福建民间草药》)。

⑪治漏管：山芝麻60克，羊肉250克。酌加开水炖服（《福建民间草药》)。

【用法用量】内服：煎汤，9～18克（鲜品30～60克)。外用：捣敷。

山白菊

（野白菊、白马兰、白花千里光、八月白、红管药）

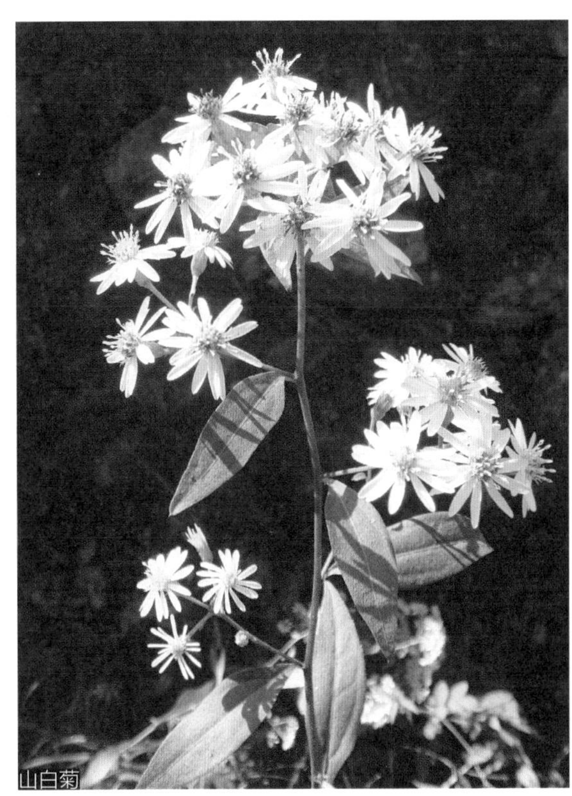

山白菊

【药物来源】菊科植物山白菊〔*Aster ageratoides* Turcz.〕的带根全草。

【植物特征】多年生草本，高30～80cm。茎直立，圆柱形，下部光滑，上部稍被毛或光秃。根状茎粗短，须根多，白黄色。叶互生，叶柄短，叶片长卵形或卵状披针形，长3～9.5cm，宽0.7～2cm，先端渐尖，基部楔形，边缘有粗锯齿或微波状，上面绿色，下面浅绿色，两面较粗糙，纵脉3，疏被粗毛。伞房状花序，顶生，花头状；总苞2～3列；边缘舌状花白色，中央管状花黄色。瘦果扁平，有锈色或灰白色冠毛。花期秋、冬季，果期冬季。

【生长分布】生于山坡、路旁、荒地、草丛。分布于我国大部分地区。

【采收加工】夏、秋季采集，切段，晒干。

【药理作用】

①镇咳作用：用小白鼠作二氧化硫引咳法和电刺激豚鼠喉上神经，均证明有镇咳作用。

②祛痰作用：本品煎剂和提取物黄酮苷及皂苷，经动物实验，均有祛痰作用。

③对内分泌系统的作用：本品有增强肾上腺皮质功能的作用，并能促进甲状腺对碘的积聚和增加甲状腺的活力，提高机体组织细胞的能量代谢。

④抑菌作用：本品煎剂，对金黄色葡萄球菌有显著的抑制

作用，对变形杆菌，福氏志贺菌有一定的抑制作用。

【性味归经】苦、辛，凉。入肺经。

【功能主治】疏风解表，清热解毒，止咳化痰。用于风热感冒，咽喉疼痛，气管炎，支气管炎，腮腺炎，泌尿系感染。

【配伍应用】

山白菊-一枝黄花　山白菊苦、辛、凉，疏风解表，清热解毒；一枝黄花辛、苦、凉，疏风清热，消肿解毒。两药配伍，相须相使，共呈疏散风邪，解表退热，解毒消肿之功。用于风热感冒，风热头痛，咽喉肿痛等证。若风热感冒，配与金盏银盘、倒扣草、板蓝根；风热头痛，配与菊花、桑叶、薄荷、钩藤；若咽喉肿痛，加倒扣草、板蓝根、马兰，效果更好。

山白菊-板蓝根　山白菊能清热解毒，并能疏散风热；板蓝根清热解毒，且利咽消肿。两药配伍，共收清热解毒，利咽消肿，疏散邪热之功。用于热毒所致咽喉肿痛、痄腮等。

山白菊-球兰　两药都有化痰止咳作用。山白菊乃宣透肺热，止咳化痰；球兰清泄肺热，化痰止咳。两药配伍，共奏轻宣凉透，清肺泄热，化痰止咳之功。用于肺热咳嗽，如咳嗽、咳痰黄稠，甚则喘促、口干渴、胸痛、面颊红赤，舌红苔薄少津。配与芦根、桑叶、白毛夏枯草，疗效更佳。

【单方验方】

①感冒发热：山白菊根、一枝黄花各9克，水煎服。

②治支气管炎，扁桃体炎：山白菊30克，水煎服。

③治鼻衄：鲜山白菊根、白茅根、万年青根、球子草各9克，水煎服（①～③方出自《江西民间常用草药》）。

④慢性支气管炎：山白菊根9～15克（鲜品30克），水煎服（《全国中草药汇编》）。

⑤腮腺炎：山白菊根60克（鲜根90克），水煎服，每日1剂，分3次服（《全国中草药汇编》）。

【用法用量】内服：煎汤，15～30克（鲜品30～60克）。外用：捣敷。

小巢菜

（翘摇、野蚕豆、小野麻豌、小鬼豆、白翘摇）

【药物来源】豆科植物小巢菜〔*Vicia hirsuta*（L.）S.F.Gray〕的全草。

【植物特征】一年生攀援草本，高20～40cm。茎细，柔弱，有棱，被稀柔毛。叶互生，双数羽状复叶，羽片5～8对，具总柄；小羽叶，无柄，长0.5～1.2cm，矩圆形或椭圆形，先端钝或微凹，或具细尖，基部楔形，两面绿色，叶轴先端有卷须。总状花序，腋生，小花2～5朵；萼钟状，先端5齿裂，外面被短柔毛；花冠白紫色，蝶形，旗瓣、翼瓣等长，龙骨瓣短；子房、柱头被柔毛。荚果矩圆形，荚节1～2，成熟时棕色，被棕色长硬毛。种子1～2粒，熟时灰色

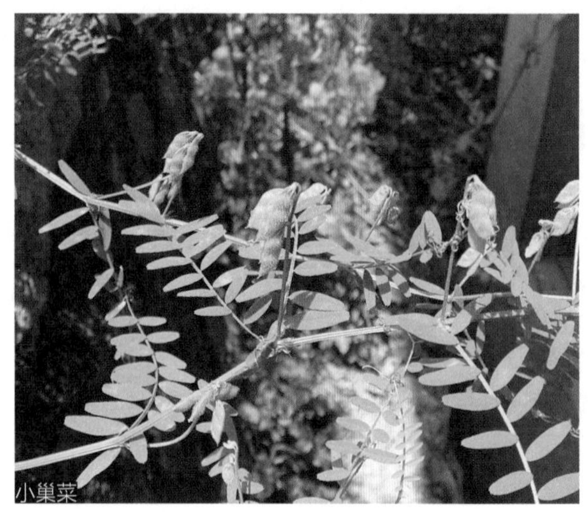
小巢菜

或褐色。花期春季，果期春、夏季。

【生长分布】生于山坡、路旁、荒地、草丛、种植地。分布于我国华南、华北、华中等地区。

【采收加工】春、夏季采集，切段，晒干。

【性味归经】辛，平，无毒。入肺、胃二经。

【功能主治】解表利湿，活血止血。用于黄疸，疟疾，鼻血，白带。

【配伍应用】

小巢菜-浮萍　小巢菜辛、平，疏风解表，清利湿热；浮萍辛、寒，发汗解表，行水消肿。两药配伍，相辅相成，共收发汗解表，宣通水道，利湿泄热，行水消肿之功。用于“风水”之水肿，如恶风发热、无汗、眼睑肿，甚则四肢浮肿、肢节酸楚、小便不利等症。加石荠苧、天青地白、爵床、笔仔草，以增强疗效。

小巢菜-马齿苋　两药都能止血。小巢菜辛、平，乃活血止血；马齿苋酸、寒，为凉血止血。两药配伍，则能清热凉血，和血止血，血止而无留瘀之弊。用于血热妄行之各种出血。

【单方验方】

①治五种黄疸：生捣汁服一升，日二（《食疗本草》）。

②治热疟不止：杵汁服（《广利方》）。

③治鼻衄不止：研末煮醪糟服（《四川中药志》）。

【用法用量】内服：煎汤，24～60克；或捣烂绞汁。

【注意事项】注意与“大巢菜”鉴别，详见“利尿渗湿”章。

小二仙草

（豆瓣草、女儿红、沙生草、水豆瓣、豆瓣菜）

【药物来源】小二仙草科植物小二仙草〔*Haloragis micrantha*（Thunb.）R.Br.〕的全草。

【植物特征】多年生草本，高10～35cm。茎直立，纤细，四棱形，老时赤褐色。叶对生，有短柄，叶片卵圆形，长

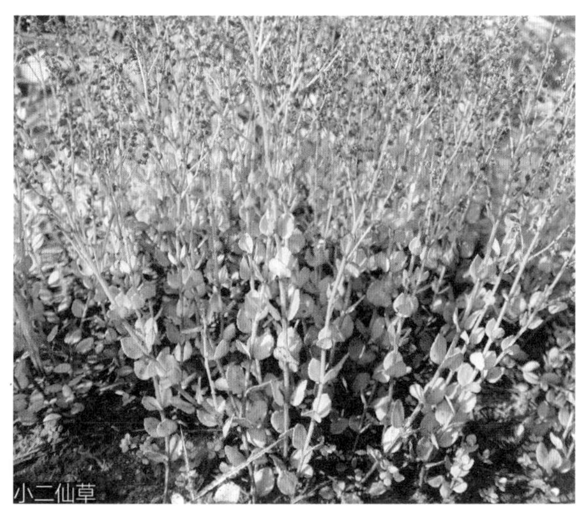
小二仙草

6～9mm，宽3～7mm，先端钝或短尖，基部圆形，全缘，两面绿色，无毛。多数总状花序组成圆锥花序，生枝顶，两性同株，花极小，径约1mm；苞片3；花萼管状，先端4深裂，裂片呈三角形；花瓣4，紫红色；雄蕊8；雌蕊1，子房下位，花柱4，密生淡紫红色细毛。核果细小，近圆形，光滑。花期夏季，果期秋、冬季。

【生长分布】生于山坡、路旁、疏草丛。分布于我国华南、华中、西南等地区。

【采收加工】夏季采集，洗净，切段，晒干。

【性味归经】苦、辛，凉。入肝、肺、大肠三经。

【功能主治】疏风解热，清肺止咳，清热解毒。用于感冒，病毒性肝炎，胃痛，乳腺炎，痈肿疔疖，扭伤，毒蛇咬伤。

【配伍应用】

小二仙草-金盏银盘 两药都有疏风清热作用。小二仙草并能清肺止咳；金盏银盘兼解毒消肿。两药配伍，共收疏散风热，肃肺止咳，解毒消肿之功。用于外感风热，如风热感冒，风热咳嗽，咽喉肿痛等。

小二仙草-丝瓜花 两药都有清肺止咳作用。小二仙草偏于清宣肺气，丝瓜花长于清肺泄热。两药配伍，相须相使，功效益彰。用于肺热咳嗽，如咳嗽、痰稠而黄、咳嗽胸痛、口渴、咽痛，或伴发热、头昏痛等症。配与芦根、桑叶、鱼腥草，以增强疗效。

小二仙草-金银花 两药都有清热解毒作用。小二仙草尚能清疏肺卫；金银花并可凉散风热。两药相配，共奏清热解毒，宣透卫表之功。用于热毒咽喉肿痛，以及痈疖疮疡初起。咽痛，配板蓝根、金果榄；痈疖，配与无莿根、紫花地丁，以增疗效。

【单方验方】

①感冒：小二仙草30克，桑叶10克，菊花9克，水煎服（《青草药彩色图谱》）。

②治赤白痢：鲜小二仙草60克，红白糖为引，炖服（《草药手册》）。

③乳腺炎：小二仙草30～60克，鸭蛋1个，水煎服（《青草药彩色图谱》）。

④痈肿疔疖：小二仙草30克，金银花、紫花地丁各15克，水煎服；外用鲜小二仙草捣烂敷（《青草药彩色图谱》）。

⑤病毒性肝炎：小二仙草30克，地耳草15克，甘草6克，水煎服（《青草药彩色图谱》）。

⑥治水肿：小二仙草30克，切细，红糖15克，蒸服（《贵州草药》）。

⑦治血崩：小二仙草60克，金樱子根30克，精肉120克，炖服（《草药手册》）。

⑧毒蛇咬伤：鲜小二仙草250克，捣烂，绞汁服（《青草药彩色图谱》）。

【用法用量】内服：煎汤，15～20克；或捣烂绞汁或炖肉；外用：捣敷。

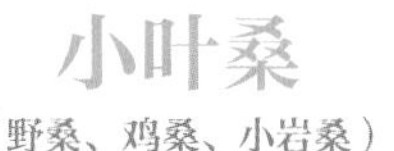

小叶桑

（野桑、鸡桑、小岩桑）

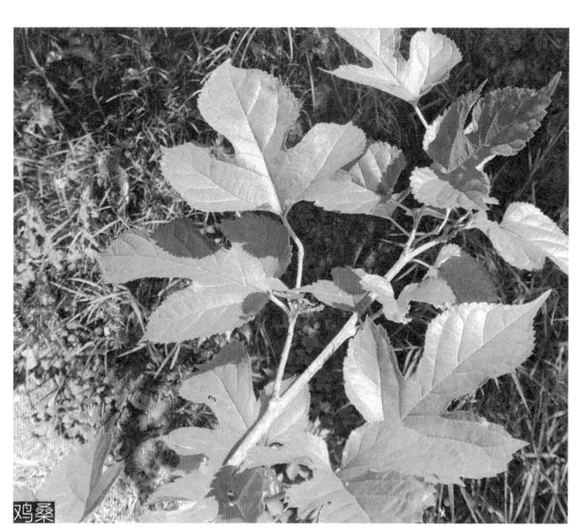
鸡桑

【药物来源】桑科植物鸡桑〔*Morus australis* Poir.〕的叶。

【植物特征】落叶灌木或乔木，高3～10m。茎直立，圆柱形，多分枝，枝条披散。叶互生，具柄，叶片卵圆形或宽卵形，长6～16cm，宽3～10cm，先端渐尖，或急尖，或骤尖，基部心形或截形，有3裂或不裂，边缘有粗锯齿，两面绿色。穗状花序，腋生，雌雄异株；花被5；雄蕊5，雌花柱头2裂。聚合果，成熟紫色。花期春、夏季，果期夏、秋季。

【生长分布】生于山坡、路旁、悬岩、山沟边；或栽培。分布于我国台湾、华南、华北、华中、西南等地区。

【采收加工】夏季采集，晒干或阴干。

【性味归经】辛、甘，寒。入肺经。

【功能主治】疏风解表，清肺止咳。用于风热感冒，咳嗽，头痛，赤眼。

【配伍应用】

小叶桑-一枝黄花　小叶桑辛、甘、寒，能疏风解表；一枝黄花辛、苦、凉，可疏散风热。两药配伍，相辅相成，共收疏风解表，清热退烧之功。用于风热感冒，如发热畏风、头昏痛、流浊涕、咽痛、口干、咳嗽等症。配与金盏银盘、倒扣草、板蓝根、金银花，以加强疗效。

小叶桑-丝瓜花　两药都有清肺止咳作用。但小叶桑偏于清宣肺气；丝瓜花长于清肺泄热。两药配伍，共奏宣透肺卫，清肺泄热，止咳化痰之功。用于肺热咳嗽，如咳嗽、痰黄黏稠、面赤唇燥、口干，或伴咽痛等症，若配与白毛夏枯草、鱼腥草、芦根，作用更强。

【用法用量】内服：煎汤，9~15克。

【注意事项】根“小叶桑根”详见“清热泻火”章。

女贞叶

（冬青叶、土金刚叶、爆竹叶）

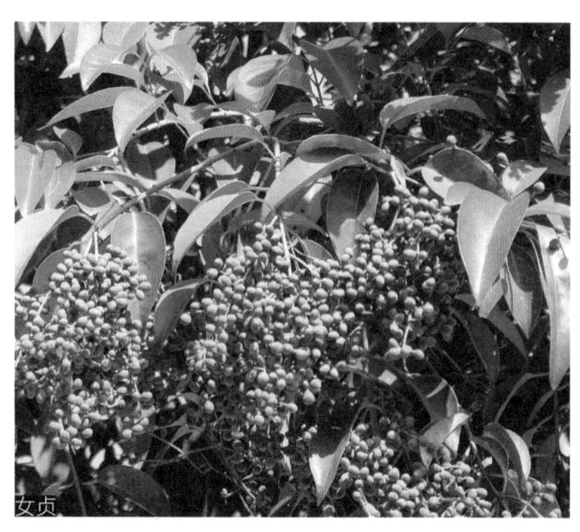
女贞

【药物来源】木犀科植物女贞〔*Ligustrum lucidum* Ait.〕的叶。

【植物特征】常绿灌木或乔木，高4~10m。茎直立，圆柱形，皮光滑，浅褐色至褐色，有皮孔，树冠伞形开展。叶对生，叶柄长0.8~1.8cm；叶片卵形至长卵形，长5~12cm，宽3~5cm，先端渐尖或急尖，基部楔形，上面暗绿色，下面绿色，密布腺点。圆锥花序，顶生，长可达15cm，小花多数，近无梗；花萼钟状，先端4浅裂；花冠白色，下部管状，上部4裂，裂片近长卵形，长约2mm；雄蕊2；雌蕊1，2室，柱头两分叉。核果，椭圆形，多汁，未成熟时绿色，成熟时蓝黑色。花期夏季，果期秋、冬季。

【生长分布】生于山野、路旁；或栽培。分布于我国大部分地区。

【采收加工】全年可采，洗净，晒干。

【药理作用】

①对心血管系统的作用：女贞叶乙酸乙酯总提物，在犬心肺制备实验中能增加每分钟输出量；增加离体兔心冠脉流量；改善金黄地鼠夹囊循环；显著延长小鼠急性缺氧条件下的存活时间；对垂体后叶素引起的家兔急性心肌缺血心电图有改善作用。

②其他：枝叶水浸浓缩液，对氨水喷雾法所致小鼠咳嗽，有明显镇咳作用；枝叶煎剂对于腺病毒3型有中等度抑制作用，对腺病毒6型有高度抑制作用。

③毒性：亚急性毒性试验、急性毒性试验，均未发现女贞叶具有毒性。

【性味归经】微苦，平，无毒。入肝经。

【功能主治】疏风宣肺，清肝明目。用于气管炎，支气管炎，小儿肺炎，头目昏痛，风热赤眼，细菌性痢疾。

【配伍应用】

女贞叶-天青地白　女贞叶疏散风邪，宣利肺气；天青地白解表清热，宣肺止咳。两药配伍，相得益彰，共收疏风解表，清肺止咳之功。用于风热感冒，风热犯肺咳嗽等。若风热感冒，配与桑叶、板蓝根、一枝黄花、金盏银盘；风热犯肺，配桑叶、板蓝根、丝瓜花、鱼腥草，疗效更佳。

女贞叶-菊花　两药都有疏风清热，清肝明目作用。女贞叶偏于疏表，菊花长于清肝。两药配伍，外能疏散风邪，内可清肝泄热，而获明目之功。用于风热外受或肝经风热上乘，所致目疾，如赤眼、聚星障等。均可配与桑叶、金银花、蒲公英、车前草，以强效果。

【单方验方】

①用于感冒：女贞叶1把，捣烂，开水冲服（《一味中药巧治病》）。

②治久咳：女贞叶10克，加红糖少许，水煎服（《常见病验方研究参考资料》）。

③治口腔炎、牙周炎：女贞鲜叶捣汁含漱（《浙江民间常用草药》）。

④痈疖肿毒：鲜女贞叶适量捣烂敷于患处；或鲜女贞叶，用水（或米醋亦可）煮数沸，乘热贴疮上，频频换药，已溃烂者亦可用此法（《药用花卉》）。

⑤跌打损伤：鲜女贞叶适量捣烂外敷伤处（《药用花卉》）。

【用法用量】内服：煎汤，9~15克（鲜品30~60克）。外用：捣敷。

【注意事项】“女贞子”“女贞根”分别详见“滋阴”与“活血化瘀”章。

马蹄蕨

（牛蹄劳、马蹄树、地莲花、马蹄香、观音莲座）

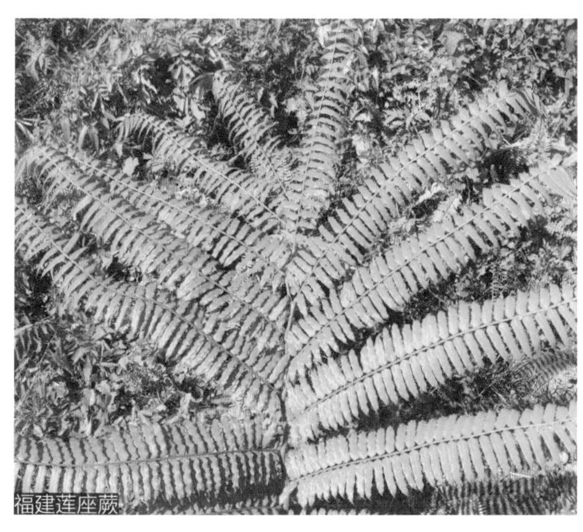

【药物来源】莲座蕨科植物福建莲座蕨〔*Angiopteris fokiensis* Hieron.〕的根状茎。

【植物特征】多年生蕨类草本，高70～110cm。根状茎块状，垂直，根圆柱状，肉质，簇生，多数。叶片阔卵形，长达60cm，二回羽状复叶，叶柄粗壮；羽片10～15，互生，条形；小羽片互生，平展，向上渐短小，长5～10cm，宽1～1.8cm，边缘有浅锯齿，幼时两面绿色，老时黄绿色，上面叶脉凸起。孢子囊棕色，长圆形，于叶下面近叶缘连续着生。

【生长分布】生于高山、林下、溪边、荒地。分布于我国华南、西南、华中等地区。

【采收加工】夏、秋季采挖，洗净，切片，晒干。

【性味归经】苦，寒。入心、肺二经。

【功能主治】祛风清热，解毒消肿，止血。用于风热咳嗽，腮腺炎，痈疖肿毒，蛇咬伤，子宫出血。

【配伍应用】

马蹄蕨-桑叶　马蹄蕨苦、寒，祛风清热，解毒消肿；桑叶苦、甘、凉，疏风清热，轻宣肺气。两药配伍，共收疏风宣肺，清肺泄热，解毒消肿之功。用于风热犯肺，如咳嗽、痰稠黄、口干、咽痛，或伴发热、畏风、头痛等症。

马蹄蕨-马齿苋　两药性寒，都有清热解毒作用。马蹄蕨且能消肿；马齿苋并能凉血。两药配伍，则能凉血解毒，散结消肿。用于热毒痈疖疔疮等。

马蹄蕨-侧柏叶　两药均有止血作用。马蹄蕨苦、寒，乃清热止血；侧柏叶苦、涩、微寒，凉血止血。两药相配，共呈清热凉血，和血止血之功。用于血热妄行所致咳血、鼻衄、便血、子宫出血等证。

【单方验方】

①治心烦不安：马蹄蕨水煎，冲朱砂服（《湖南药物志》）。

②治蛇咬伤：马蹄蕨捣烂敷（《湖南药物志》）。

③治疔：马蹄蕨捣烂敷（《草药手册》）。

④治功能性子宫出血：马蹄蕨研末，用温开水冲服3克，每日3次（《草药手册》）。

【用法用量】内服：煎汤，9～15克；或研末入丸、散。外用：捣敷。

马边绣球

（西南绣球）

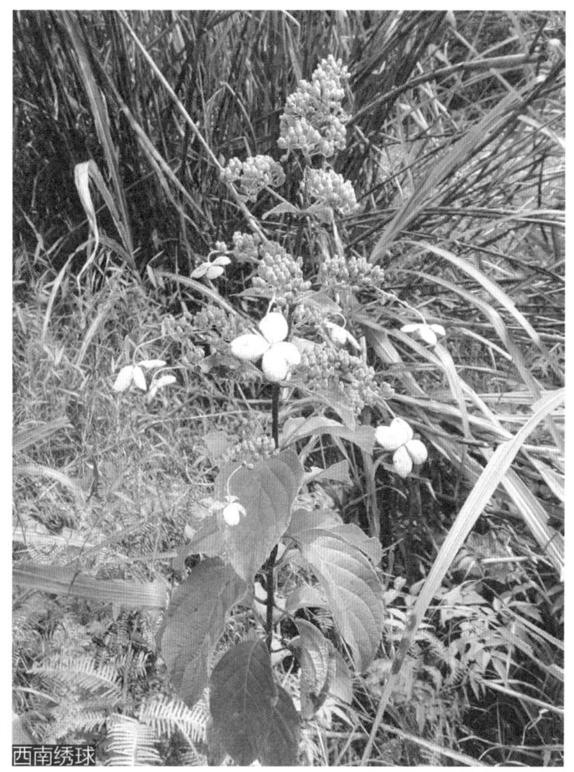

【药物来源】虎耳草科植物西南绣球〔*Hydrangea davidii* Franch.〕的根、叶及茎髓心。

【植物特征】亚灌木，高1.3～2m。茎直立，上部有分枝，幼枝疏生细毛。单叶对生，叶柄长1～2cm；叶片椭圆状披针形或长椭圆形，长7～16cm，宽3～6cm，先端长渐尖，基部楔形，边缘有锯齿，上面绿色，下面浅绿色，脉上有细毛。伞房花序，顶生，基部叶1对；花二型，孕性花略带蓝色，花瓣5，雄蕊10，子房下位，花柱3～4枚。蒴果椭圆形，中部有花萼。花期夏季，果期秋季。

【生长分布】生于山坡、路旁、林缘、草丛。分布于我国华南、西南等地区。

【采收加工】夏季采收，洗净，切段，晒干。

【性味归经】辛，凉。入肺、肾二经。

【功能主治】疏风解表，清热利尿。用于疟疾，麻疹，小便不利。

【配伍应用】

马边绣球-薄荷 两药味辛、性凉。马边绣球疏风解表；薄荷疏散风热。两药配伍，相辅相成，疏散风热作用增强。用于外感风热，如头痛、发热、微恶寒等症。配与倒扣草、野菊花、天青地白、金银花，疗效更强。

马边绣球-笔仔草 两药都有清热利尿作用。马边绣球辛、凉，宣通水道行水；笔仔草淡、凉，利水渗湿。两药合用，共奏宣通水道，利湿泄热，利尿消肿之功。用于“风水”之水肿等证。

【用法用量】内服：煎汤，4.5～9克。

【注意事项】《广西药植名录》：“根、叶治疟疾；茎髓心治麻疹，小便不通。”仅参考。

天水蚁草

（下白鼠曲草、大叶毛鼠曲、大白艾、火草）。

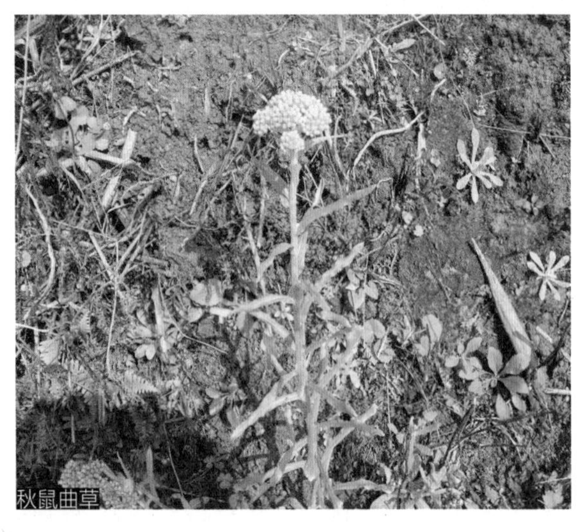

秋鼠曲草

【药物来源】菊科植物秋鼠曲草〔*Gnaphalium hypoleucum* DC.〕的全草。

【植物特征】一年生草本，高30～75cm。茎直立，上部有分枝，全体密被白色绵毛，向下渐稀。叶互生，无柄；叶片条形，长3.5～6cm，宽2.5～7mm，先端渐尖，基部半抱茎，全缘，上面浅绿色，下面密被白色绵毛。复伞花序顶生；总苞钟形，膜质，白色或淡黄色，先端5裂，2层排列，外层短，外面被白绵毛，内面长，光泽；花全管状，黄色，周边为雌花，中央花两性，细长；雄蕊5；雌蕊1，子房下位，柱头2裂。瘦果长圆形。花期秋季，果期冬季。

【生长分布】生于山坡、草地、路旁。分布于我国绝大部分地区。

【采收加工】夏、秋季采集，切段，晒干。

【性味归经】甘、苦，平。入肺、肝二经。

【功能主治】祛风清热，止咳化痰，利湿，解毒。用于伤风感冒，咳嗽，淋巴结结核，痢疾，下肢溃疡。

【配伍应用】

天水蚁草-薄荷 天水蚁草祛风清热，止咳化痰；薄荷疏散风热，清利咽喉。两药配伍，则能疏风解表，清热利咽，止咳化痰。用于外感风热，发热、微恶风、头昏痛、口干、咽痛、咳嗽等症。

天水蚁草-桑叶 天水蚁草能清宣肺气，止咳化痰；桑叶能疏风清热，宣透肺卫。两药配伍，共奏宣肺泄热，止咳化痰之功。用于风热犯肺，咳嗽、痰黏稠、口渴、咽痛，或伴头痛身热、恶风汗出等。

天水蚁草-地锦草 天水蚁草能利湿，解毒；地锦草解毒，并清利湿热。两药配伍，相须相使，功效益彰。用于下焦湿热夹热毒病证，如泻痢、热淋、妇女带下病等。

【单方验方】

①用于感冒：天水蚁草21克，生姜3片，水煎服（《江西草药》）。

②健胃化痰：天水蚁草叶花，洗净，捣烂，米粉作团糕食（《闽东本草》）。

③治体虚痰多，吐血：天水蚁草9克，茜草9克，野鸡泡9克，线鸡尾6克，水煎服（《江西草药》）。

④治下肢慢性溃疡：天水蚁草（鲜）适量，红糖少许，捣烂外敷（《江西草药》）。

【用法用量】内服：煎汤，9～15克。外用：捣敷。

天青地白

（细叶鼠曲草、小叶金鸡舌、磨地莲、叶下白）

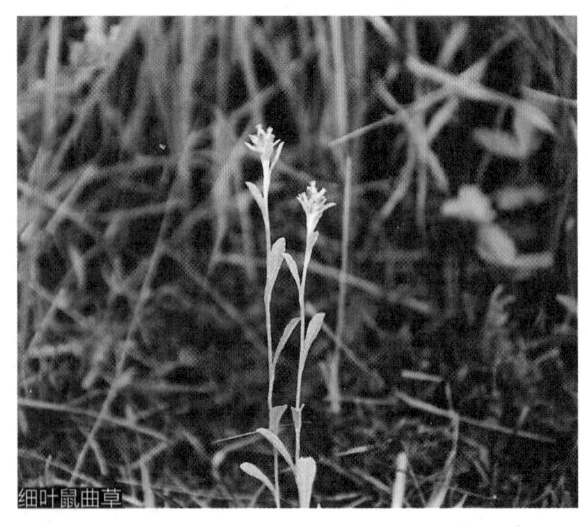

细叶鼠曲草

【药物来源】菊科植物细叶鼠曲草〔*Gnaphalium japonicum* Thunb.〕的全草。

【植物特征】多年生小草本，高8～26cm。茎直立，纤细，单生或丛生，密被白色绵毛。基生叶，莲座状，无柄，早萎；叶片条状披针形，长1.5～2.5cm或更长，宽2.5～6mm，先端钝，或具尖头，基部渐窄，全缘，上面绿色，疏被绵毛，下面密被白色绵毛；茎生叶，互生，叶片形态与基生叶相似，但细小。花顶生，头状花序多数；总苞钟状，3列，膜质，暗棕色；花全为管状、棕红色，先端5裂，外围数列雌性，中央两性；雄蕊5，雌蕊1。瘦果椭圆形，细小，有冠毛。花期夏季，果期秋、冬季。

【生长分布】生于山坡、荒地、路旁、草丛，喜生于茅草丛。分布于我国华南、华东、华中、西南等地区。

【采收加工】夏、秋季采收，洗净，晒干。

【性味归经】甘，凉。入肺、肝、脾三经。

【功能主治】疏风解表，清肝明目，利尿消肿。用于风热感冒，咽喉肿痛，咳嗽，目赤肿痛，角膜白斑，小便热闭，热淋，白浊，白带，乳痈。

【配伍应用】

天青地白-小叶桑 两药均有疏风解表作用。天青地白甘、凉，且宣肺泄热；小叶桑甘、辛、寒，并清肺止咳。两药配伍，相辅相成，疏风解表功效增强，并具清宣肺气，止咳化痰之功。用于风热感冒，以及风热侵肺之咳嗽等症。

天青地白-珍珠草 天青地白甘、凉，清肝明目；珍珠草甘、苦、凉，清热平肝。两药配伍，甘凉滋润，苦凉泄热，共奏泄热平肝，滋津养目之功。用于肝热所致目赤肿痛，或眼涩多泪，以及肝阳上亢致头痛头晕等症。

天青地白-苦地胆 两药都有清热利尿作用。天青地白宣通水道，行水利尿；苦地胆泄肝和脾，运湿利水。两药配伍，共呈宣通肺气，和脾渗湿，行水利尿之功。用于湿热壅滞，脘腹痞胀、小便短黄、下肢水肿等症。配与水丁香、笔仔草、车前草，疗效更好。

【单方验方】

①风热感冒：天青地白15～30克，水煎服（《福州市民间药草》）。

②感冒咳嗽、多痰：天青地白30克，冰糖30克，蒸服（《中草药彩色图谱与验方》）。

③风疹：天青地白250克，水煎服；药渣煎汁擦身（《中草药彩色图谱与验方》）。

④风火赤眼：天青地白30克，夏枯草15克，水煎服；或天青地白35克，白马骨25克，水煎服（《畲族医药学》）。

⑤咽喉肿痛：天青地白60～120克捣烂绞汁服。

⑥治小便热闭不通：天青地白60～120克，和第2次淘米水捣烂绞汁服。

⑦乳痈：天青地白30克，酒水各半煎服，渣捣烂外敷。

⑧急性膀胱炎：天青地白90克，捣烂绞汁和冰糖9克炖服（⑤～⑧方出自《福州市民间药草》）。

⑨治乳房红肿：天青地白，捣烂外敷（《重庆草药》）。

⑩神经衰弱，烦热不眠，心烦：天青地白30～60克，猪心1个，开水炖服（《福州市民间药草》）。

【用法用量】内服：煎汤，12～30克（鲜品30～90克）；或捣绞汁。外用：捣敷。

木贼

（接骨筒、笔头草、擦草、无心草、锉草、节骨草）

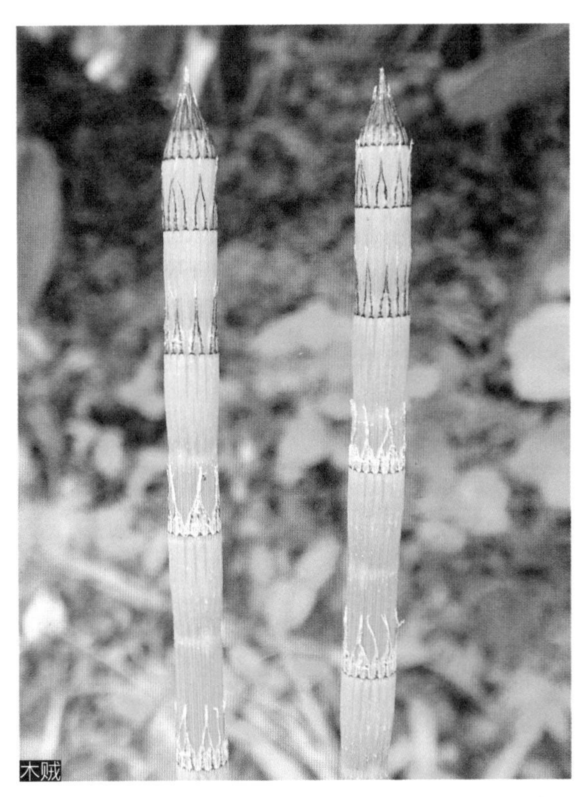
木贼

【药物来源】木贼科植物木贼〔*Equisetum hyemale* L.〕的全草。

【植物特征】多年生常绿草本，高30～80cm。根状茎横走，粗短，黑褐色，节间轮生黑褐色须根。茎直立，中空，绿色，粗糙，有多数纵沟，不分枝，先端有多数棕褐色细齿状锥形裂片。叶退化成鳞片状，基部连合成筒状叶鞘，并有一褐色细圈。孢子穗生于茎顶，圆柱状，先端毛笔尖状，长1～1.5cm，外面有多数六角形盾状孢子叶，呈轮状排列；孢子囊着生于孢子叶边缘；孢子多数。孢子囊穗期夏、秋季。

【生长分布】生于河岸、溪边、林缘、田埂湿地。分布于我国大部分地区。

【采收加工】夏、秋季采收，洗净，切段，晒干。

【药理作用】所含硅质，其水溶性硅化物，对缺硅所引起的动脉硬化，结核病，糖尿病，甲状腺肿，某些皮炎，尿路结石有较好的疗效。

【性味归经】甘、苦，平。入肺、肝、胆三经。

【功能主治】疏风清热，明目退翳。用于风热头痛，风热目赤，肝热目翳多泪，痔疮出血。

【配伍应用】

木贼-白菊花 两药都有疏风清热作用。但木贼偏于疏散，白菊花长于清热，而善清头目。配伍应用，能疏风清热，清利头目。用于外感风热，如发热、微恶风、头昏痛、口干，或伴咽痛、咳嗽，以及风热之邪导致头痛、头晕、目赤痛等症。

木贼-决明子 木贼能疏散肝经风热，明目退翳；决明子清肝明目，通便泄热。前者偏于疏散，后者长于通泄。两药配伍，共奏疏风散热，通泻大便，明目退翳之功。用于肝热肠实，火热上攻，所致目赤、翳障、头昏痛、便秘等。

【单方验方】

①眼结膜炎，目翳：木贼、青葙子、菊花、蝉蜕各9克，水煎服（《全国中草药汇编》）。

②治寻常疣：木贼30克，香附30克，水煎1剂，日洗2～3次（《中医杂志》）。

③治浮肿型脚气，皮肤病性肾炎，水肿：木贼13.5克，浮萍9克，赤豆90克，红枣6枚，水煎，每日3次分服（《现代实用中药》）。

④血痢不止：木贼五钱，水煎温服，一日一服（《太平圣惠方》）。

⑤治脱肛历年不愈：木贼不以多少，烧存性，为末，掺肛门上，按之（《三因极一病证方论》）。

【用法用量】内服：煎汤，3～9克；或研末入丸、散。外用：煎洗或研末撒。

毛茎马兰

（大柴胡、银柴胡、马兰头、青箭杆草）

【药物来源】菊科植物毛茎马兰〔*Aster ageratoides* Turcz. var. *lasiocladus* (Hayata) Hand.-Mazz.〕的带根全草。

【植物特征】多年生草本，高40～90cm。全体被短毛。茎直立，有分枝，枝条细长。基生叶早落，茎生叶互生，具短柄或无柄，叶片圆披针形，长3～6cm，宽1.2～2cm，先端尖，基部下延渐窄，边缘有锯齿，两面浅绿色，下面有毛。头状花序，直径约1.2～1.5cm，排列成疏散伞房状花序，顶生，具长总梗、花梗；总苞钟状，苞片3列，外面被毛；外围舌状花，白色，雌性；中央管状花，黄色，两性；雄蕊5，子房下位，柱头2裂。花期秋季，果期冬季。

【生长分布】生于山坡、草丛。分布于我国华南、西南、华中等地区。

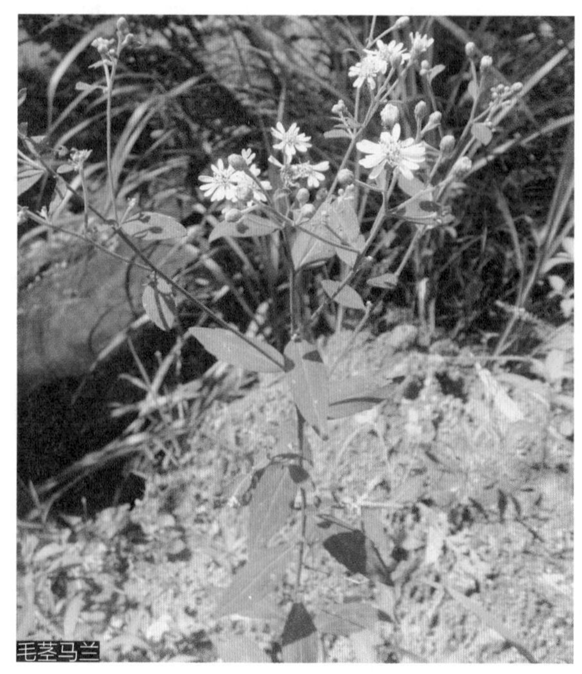
毛茎马兰

【采收加工】夏、秋季采收，切段，晒干。

【性味归经】微苦、辛，凉。入心、肺、肝三经。

【功能主治】发汗解表，理气止痛。用于风热感冒，伤风头痛、身痛，胸胁痛，蛇咬伤。

【配伍应用】

毛茎马兰-金盏银盘 两药质体轻扬，偏走表发散。毛茎马兰发汗解表；金盏银盘疏散风热。两药配伍，相须为用，则能疏风清热，解表退烧。用于外感风热及温病初起，如发热、微恶寒、无汗、头痛等。配与金银花、桑叶、天青地白、板蓝根，疗效更佳。

毛茎马兰-枸橘 两药都有理气止痛作用。毛茎马兰偏于宣利肺气，善治胸痛；而枸橘偏于疏肝行气，长于治胁痛。两药配伍，共呈利肺疏肝，宽胸畅膈，行气止痛之功。用于肝气郁结，气滞不畅之胸胁痛等。

【单方验方】

①治风热感冒：毛茎马兰、牛蒡子根各9克，铁箭风根6克。共捣烂，对淘米水吃，每次半茶杯。

②治骤然胸口痛如刀刺：毛茎马兰10.5克，田蒿子7.5克，小种巴茅心三根。对开水捣烂，取汁服（用药渣搓痛处），每次一酒杯，连服三次。

③治周身疼痛，有时胸痛彻背：毛茎马兰9克，铁箭风根6克。共捣烂，对淘米水吃，每次半茶杯。

④治蛇咬伤：先将头顶（百会）用针刺出微血，再用毛茎马兰适量捣烂敷上，用扇频扇致发凉及疮口出黄水，病即减轻（①～④方出自《贵州民间药物》）。

【用法用量】内服：煎汤，6～9克。外用：捣敷。

风轮菜

（蜂窝草、节节草、熊胆草、九层塔、落地梅花）

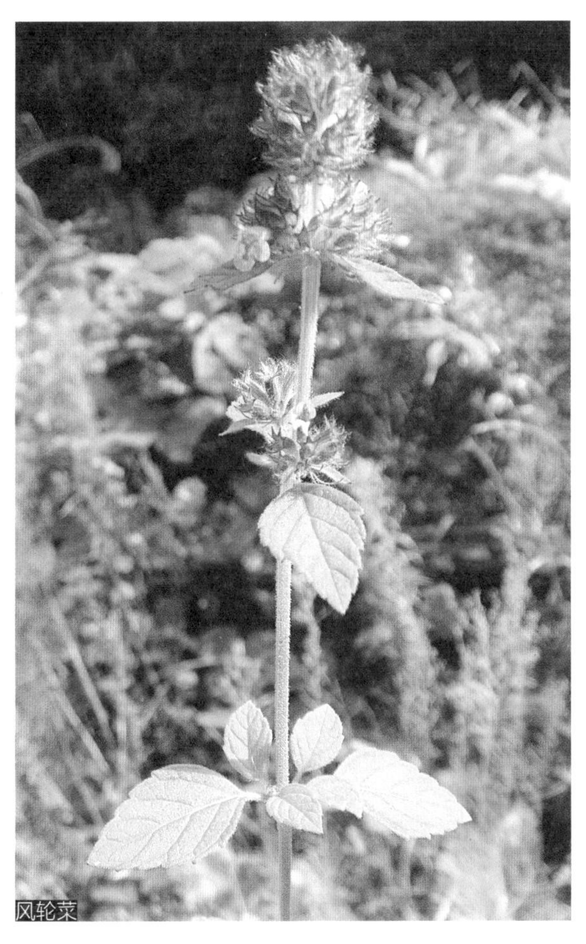
风轮菜

【药物来源】 唇形科植物风轮菜〔*Clinopodium chinense*（Benth.）O.Ktze.〕的全草。

【植物特征】 多年生草本，高25～65cm，全体被短毛。茎直立，方形，有分枝。叶对生，具柄，叶片卵形，长1.3～5cm，宽0.6～2.5cm，先端尖或钝，基部楔形，边缘有粗钝齿，上面绿色，下面浅绿色。轮状花序，腋生或顶生；苞片线形，边缘有长毛；花萼筒状，绿色，萼片5齿裂，外面被粗毛；花冠二唇形，浅紫色，上唇半圆形，下唇3裂，中间裂片大，先端微凹；雄蕊4；花柱伸出冠管，柱头2裂。小坚果细小，黄色。花期夏、秋季，果期冬季。

【生长分布】 生于山坡、路旁、草丛。分布于我国华南、西南、华东、东北等地区。

【采收加工】 夏、秋季采收，切段，晒干。

【性味归经】 苦、辛，凉。入肺、肝、大肠、小肠四经。

【功能主治】 疏风清热，解毒消肿。用于风热感冒，伤风头痛，中暑，肝炎，肠炎，痢疾，腮腺炎，乳腺炎，赤眼，过敏性皮炎。

【配伍应用】

风轮菜-金盏银盘 风轮菜疏风清热；金盏银盘疏散风热。两药配伍，相辅相成，功效更强。用于外感风热，如感冒发热、微恶寒、无汗、头痛等。若配与倒扣草、一枝黄花、天青地白、板蓝根，疗效更佳。

风轮菜-板蓝根 风轮菜苦、辛、凉，能解毒消肿，疏散表邪；板蓝根苦、寒，清热解毒，利咽消肿。两药配伍，共收清热解毒，消肿止痛，凉散风热之功。用于风热挟毒所致咽喉肿痛、痄腮等。

【单方验方】

①用于感冒寒热：风轮菜15克，阎王刺6克，铁箭风根6克，煎水服。

②治疔疮：风轮菜捣敷，或研末调菜油敷。

③治小儿疳病：风轮菜15克，晒干研末，蒸猪肝吃（①～③方出自《贵州民间药物》）。

【用法用量】 内服：煎汤，9～15克。外用：捣敷或研末调敷。

水蜈蚣

（三荚草、金钮草、寒气草、十字草、水香附、发汗草）

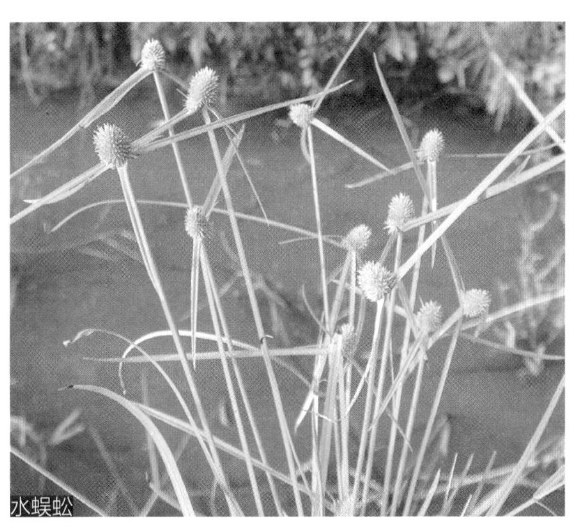
水蜈蚣

【药物来源】 莎草科植物水蜈蚣〔*Kyllinga brevifolia* Rottb.〕的全草。

【植物特征】 多年生草本，高10～23cm。根茎横走，紫褐色，须根多。茎丛生，直立，三棱形，光泽，绿色。叶簇生下部，叶片线形，长4～15cm，宽2～4mm，先端渐尖，基部鞘状抱茎，全缘，两面绿色，下面中脉明显。花顶生，单一，花葶细长，长于叶；头状花序，卵形，直径3～5mm，绿色，小花稠密；总苞叶状，3枚，长2～10cm，平展；无花被；雄蕊3；雌蕊1，花柱细长，柱头2歧。坚果卵形，极小。花期夏、秋季，果期秋、冬季。

【生长分布】生于田边、沟旁、旷野湿地。分布于我国华南、华东、西南、华中等地区。

【采收加工】夏、秋季采集，洗净，切段，晒干。

【药理作用】煎剂用试管稀释法对铜绿假单胞菌、变形杆菌、伤寒杆菌、福氏志贺菌及金黄色葡萄球菌有抑制作用。

【性味归经】辛，平。入肺、肝二经。

【功能主治】疏风解表，清热利湿，祛瘀消肿。用于感冒，百日咳，风湿骨痛，肠炎腹泻，痢疾，肝炎，跌打损伤。

【配伍应用】

水蜈蚣-倒扣草　两药均走表发散。水蜈蚣辛、平，祛风解表；倒扣草苦、辛、寒，解表泄热。配伍应用，相互促进，则具疏风解表，宣透泄热之功。用于外感风热，如发热、微恶风寒、头昏痛、咽痛、咳嗽等。

水蜈蚣-白毛藤　两药都有清热利湿作用。水蜈蚣辛、平，并能疏肝开郁；白毛藤甘、苦、寒，兼能和脾泄热。配伍应用，共呈疏肝和脾，利湿泄热之功。可用于湿热黄疸，如胁下痛、脘腹痞胀、恶心呕吐、畏油腥、尿黄赤、面目发黄等症。配小金钱草、茵陈、郁金、半夏、笔仔草，效果更好。

水蜈蚣-土牛膝　两药善行于下；水蜈蚣能祛瘀消肿；土牛膝可活血散瘀。配伍应用，相辅相成，共收化瘀通络，消肿止痛效能。适用于腰、膝、踝损伤肿痛。内服与捣敷，同时施用，疗效更著。

【单方验方】

①重感冒、支气管炎、咳嗽：水蜈蚣鲜全草60克（干减半），加红糖适当，水煎服（《福州市民间药草》）。

②百日咳：水蜈蚣、马蹄金各3～9克。水煎调蜂蜜服（1～3岁用量）（《福建中草药处方》）；或三荚草鲜品60克，水煎，分2次用白糖或红糖冲服（《新编中医学概要》）。

③传染性肝炎：水蜈蚣鲜全草60克，加冰糖适量煎服（《福州市民间药草》）。

④乳糜尿：水蜈蚣、桂圆（或黑枣）各60克，加水煎服。每日1剂，连服15日（《全国中草药汇编》）。

⑤治赤白痢疾：鲜水蜈蚣全草30～45克，酌加开水和冰糖15克，炖1小时服（《福建民间草药》）。

⑥治小儿口腔炎：水蜈蚣根茎30克，水煎，冲蜂蜜服（《浙江民间常用草药》）。

⑦治风湿骨痛：水蜈蚣30～60克，煎服（《上海常用中草药》）。

⑧治跌打伤痛：水蜈蚣500克，捣烂，酒120毫升冲，滤取酒60毫升内服，渣炒热外敷痛处（《广西药植图志》）。

⑨治气滞腹痛：水蜈蚣鲜全草30克，水煎服（《福建中草药》）。

⑩咳血、大肠下血：水蜈蚣鲜全草60克，冰糖30克，开水炖服（《福州市民间药草》）。

⑪遗精：水蜈蚣鲜全草60克，鸡蛋2枚，开水炖服蛋及汤药（《福州市民间药草》）。

【用法用量】内服：煎汤，15～30（鲜品30～60克）；或捣绞汁。外用：捣敷或煎熏洗。

六月雪

（喷雪花、白雪丹、日日有、白華蒲花）

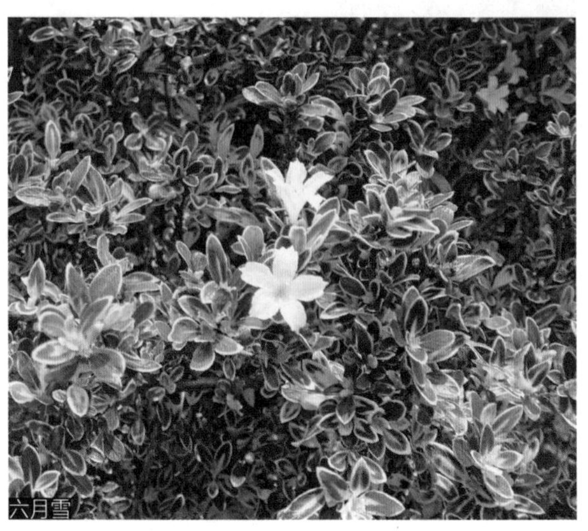
六月雪

【药物来源】茜草科植物六月雪〔*Serissa japonica* (Thunb.) Thunb.〕的地上部分。

【植物特征】常绿小灌木，高40～100cm，有臭气。根长，质坚，黄白色。茎丛生，直立，主茎短，上部多歧，细枝有微毛。叶对生或数叶簇生；叶片革质，长1～3cm，宽0.7～1.2cm，先端短尖或急尖，基部渐窄成柄，全缘，上面暗绿色，下面绿色，稍被灰白色。花通常数朵簇生叶腋或枝顶；苞片膜质；萼5裂，裂片披针形，先端尖；花白色，漏斗状，约与萼等长，先端5裂；雄蕊5，花丝极短，着生管之上部；雌蕊1，花柱白色，子房下位，2室。核果细小，圆形。花期春、夏季，果期秋季。

【生长分布】生于林缘、山坡、路旁、溪边；或栽培。分布于我国华南、华东、华中等地区。

【采收加工】四季可采，切段，晒干。

【性味归经】微辛，凉。入肺、肝、脾三经。

【功能主治】疏风解表，清热利湿，舒筋活络。用于感冒发热，急性扁桃体炎，咽喉炎，急、慢性肝炎，肠炎，痢疾，偏头痛，高血压头痛，风湿关节痛。

【配伍应用】

六月雪-水蜈蚣　六月雪微辛、凉，疏散风热；水蜈蚣辛、平，祛风解表。配伍应用，则能辛凉宣透，疏散风热，解表退烧。用于外感风热，如风热感冒，发热、头昏痛、周身不适、咽喉痛、咳嗽等症。配与倒扣草、一枝黄花、大青根，疗效更强。

六月雪-地耳草　两药可行肝、脾经，清利湿热。六月雪并能行散开郁；地耳草能消肿解毒。配伍应用，能疏肝和脾，清热利湿，解毒消肿。用于湿热伏脾，郁蒸肝胆之症候，如脘痞胁痛、恶心呕吐、四肢酸困、体倦神疲，或发热、尿短赤、甚或面目发黄等症。配伍白毛藤、茵陈蒿、积雪草、车前草，作用更强。

六月雪-铁线草　六月雪能清热利湿，舒筋活络；铁线草可祛风活络，并能除热。两药配伍，相互为用，共奏祛风活络，利湿泄热，舒筋止痛之功。用于风湿热痹证，如关节肿痛、全身酸困、发热畏风、尿黄等症。若配伍大青根、粉防己、土牛膝、穿山龙，疗效更佳。

【单方验方】

①感冒：六月雪、凤尾草、筋骨草各30克，水煎服（《全国中草药汇编》）。

②流行性感冒：六月雪、千里光、土牛膝、白茅根各15克，留兰香3克，水煎，分2次服，每日1剂（《全国中草药汇编》）。

③治咽喉炎：六月雪9～15克，水煎，每日1剂，分2次服（《中草药新医疗法处方集》）。

④牙科炎症（牙周炎、牙龈炎、冠周炎）：六月雪全草15克，蒲公英15克，紫花地丁15克，威灵仙9克，水煎2次，早、晚各服1次（《福州市民间药草》）。

⑤急性黄疸型传染性肝炎：六月雪60克，山栀根30克，紫金牛15克，水煎服，每日1剂（《全国中草药汇编》）。

⑥风湿性关节痛、腰痛：六月雪鲜根60克，猪蹄1只，黄酒120毫升，开水炖服，另用全草60克煎汤熏洗几次更见效（《福州市民间药草》）。

⑦脾虚泄泻、久痢：六月雪根30克，冰糖15克水煎服（《福州市民间药草》）。

⑧膀胱结石：六月雪全草9克，积雪草9克，水煎服，连续服20天为1个疗程（《福州市民间药草》）。

【用法用量】内服：煎汤，9～30克，大量可用至60克；或炖肉。外用：煎洗。

【注意事项】注意与“白马骨”鉴别，详见本章。

石防风

（珊瑚菜、山葵）

【药物来源】伞形科植物石防风［*peucedanum terebinthaceum*（Fisch.）Fisch. ex Turcz.］的根。

【植物特征】多年生草本。高30～80cm。根近纺锤形，灰黄色。茎直立，圆柱形，有纵棱，有分枝，小枝白绿色，无毛。叶互生，二型；基生叶及下部叶具长柄，基部半抱

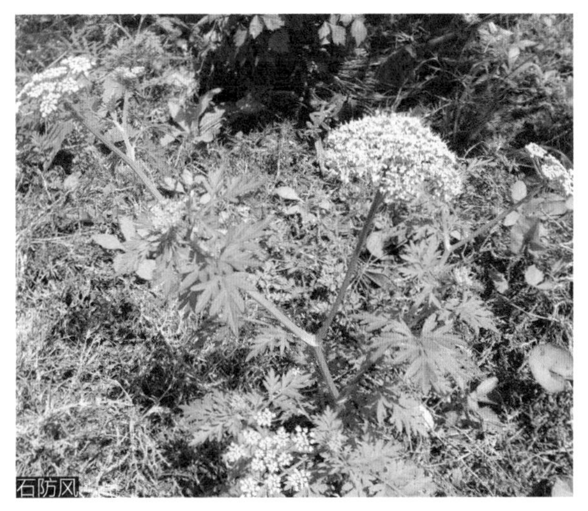
石防风

茎；叶片二回三出复叶，一回全裂，羽片对生，卵形，下部羽叶的小羽叶全裂亦对生，中上部羽叶条状披针形，边缘有缺刻；茎上部叶一回羽状全裂，裂片条状披针形，边缘有缺刻状粗齿。复伞形花序顶生或腋生，伞形花序多数，小序梗长1～3 cm；总苞片1～2；小苞片多数；花瓣5，白色。双悬果卵状椭圆形，长约3 mm，无毛。花期夏、秋季，果期秋季。

【生长分布】生于山坡、路旁、林缘。分布于我国华南、华东、华中、西南等地区。

【采收加工】秋、冬季采挖，洗净，切段，晒干。

【性味归经】苦、辛，凉。入肺经。

【功能主治】疏风清热，降气祛痰。用于风热感冒，气管炎，支气管炎，妊娠咳嗽。

【配伍应用】

石防风-天青地白　两药均有疏风散热之功。石防风苦、辛、凉，并能清肃肺气；天青地白甘、苦、平，兼止咳化痰。配伍应用，则能疏散风热，宣肃肺气，止咳化痰。用于风热感冒或风热犯肺。风热感冒，配野菊花、倒扣草、板蓝根；风热犯肺，配芦根、山白菊、桑叶、鱼腥草，以增疗效。

石防风-贝母兰　石防风能清肃肺气，祛痰止咳；贝母兰清泄肺热，止咳化痰。两药相配，相辅相成，共收宣透肺气，清泄肺热，化痰止咳之功。用于肺热咳嗽，如咳嗽、咳痰黄稠、口干咽痛、面部烘热，或伴头昏痛、发热等症。

【单方验方】

①感冒，咳嗽，气喘：石防风、苦杏仁各9克，紫苏子、桔梗各6克，水煎服（《河北中药手册》）。

②孕妇咳嗽：石防风、当归各9克，水煎服（《河北中药手册》）。

【用法用量】内服：煎汤，7～9克。

白马骨

（曲节草、路边荆、光骨刺、硬骨柴、天星木）

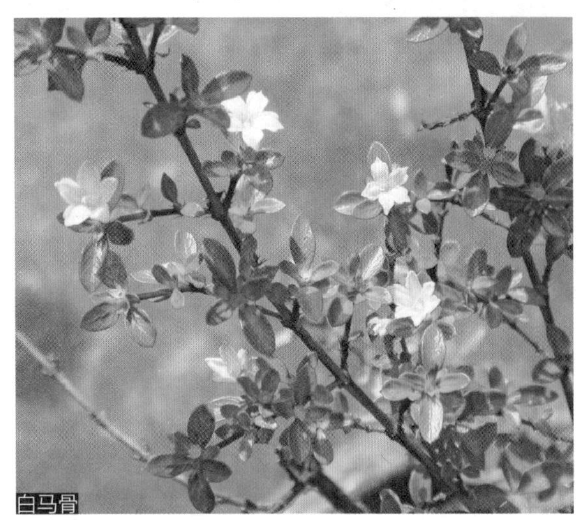
白马骨

【药物来源】茜草科植物白马骨〔*Serissa serissoides*（DC.）Druce〕的全草。

【植物特征】落叶小灌木，高20～50cm。茎丛生，坚韧，灰白色，多分枝。叶互生或数叶簇生，具短柄或无柄；叶片倒卵形，长1～2cm，宽0.5～0.8cm，先端渐尖或急尖，基部渐狭或楔形，全缘，两面绿色。花顶生或腋生，无梗；苞片1枚，白色；萼5裂；花冠筒状，白色，先端5裂，裂片长矩圆形，长约2.5mm；雄蕊5；雌蕊1。核果球形。花期春、夏季，果期秋、冬季。

【生长分布】生于山坡、路旁、岩缝；或栽培。分布于我国华南、华东、华中、西南等地区。

【采收加工】夏、秋季采收，切段，晒干。

【性味归经】苦、辛，凉。入肝、脾二经。

【功能主治】疏风解表，清热利湿，解毒消肿。用于风热感冒，咳嗽，急性扁桃体炎，咽喉炎，目赤肿痛，急慢性肝炎，肝热头痛，风湿腰腿痛，慢性肾炎水肿，白带过多。

【配伍应用】

白马骨-高粱泡根　白马骨味苦、辛，性凉，疏散风邪，解表清热；高粱泡根味甘、苦，性寒，疏风清热，清肺降火。前者偏于疏散，后者则长于清泄。配伍应用，共收祛风解表，清肺泻火之功。可用于温热病卫气同病之候，如恶风寒、身痛、壮热、心烦、口渴、汗出等症。

白马骨-小金钱草　两药味苦、辛，性凉，均有清利肝胆湿热之功。白马骨并解毒消肿；小金钱草兼活血，解毒。配伍应用，则能清泄肝胆，利湿解毒，活血消肿。常用于湿热黄疸证，如脘腹痞胀、胁下痛、恶心呕吐、畏油腥、小便黄，或面目发黄等。配与郁金、茵陈蒿、白毛藤、夏枯草、半夏、赤芍（量须大），以增疗效。黄疸通常乃湿热内伏，时邪外袭，内阻中焦，脾胃失运，蕴蒸肝胆，肝胆失疏，瘀热互结而发，所以，治黄疸常法，除清肝泄胆，利湿解毒，利胆退黄外，配与活血祛瘀法，疗效增强。

白马骨-金银花　白马骨能解毒消肿，且宣通疏散；金银花清热解毒，并凉散风热。配伍应用，相辅相成，既有清热解毒之功，又具疏表散邪作用。用于外感风热或温病初起，发热而微恶风寒、头昏痛、口干、咽痛等；亦可用眼赤肿痛、痄腮等证。若外感风热或温病初起，配薄荷、芦根、倒扣草、大青根；咽喉肿痛，配板蓝根、射干、金果榄；眼赤肿痛，配野菊花、蒲公英、车前草；痄腮，配与一枝黄花、金果榄、板蓝根，以增疗效。

【单方验方】

①治偏头痛：鲜白马骨30～60克，水煎泡少许食盐服（《泉州本草》）。

②治流行性乙型脑炎：白马骨75克，华重楼根茎15克，鲜红草400克，加水2千克煎，每3小时服1次，每次125毫升（《草药治儿科病》）。

③治目赤肿痛：白马骨30～60克，煎服，渣再煎熏洗（《中医药实验研究》）。

④治病毒性肝炎：白马骨30克，白茅根30克，水煎服；或白马骨30克，过路黄15克，水煎服；或白马骨、土茵陈各30克，水煎服，每日3次；或白马骨30克，积雪草、马兰各10～15克，水煎服（《草药治儿科病》）。

⑤妊娠合并急性病毒性肝炎：白马骨30克，羊耳茶30克，溪黄草30克，水煎服；或白马骨45克，过路黄30克，垂盆草30克，水煎服；或白马骨30克，天胡荽30克，阴行草30克，水煎服（《草药治妇科病》）。

⑥腹泻、久痢：白马骨60克，凤尾草30克，马齿苋30克，冰糖30克，开水炖药，药汁冲冰糖早晚服（《畲族医药学》）。

⑦小儿疳积：白马骨20克，老鼠耳20克，冰糖、红枣各30克，水煎服（《畲族医药学》）。

⑧跌打损伤：白马骨500克，60°白酒浸渍过药面为度，48小时后过滤取汁液，每次睡前服60毫升，可随酒量酌情增减（《畲族医药学》）。

【用法用量】内服：煎汤，9～15克（鲜品30～60克）。外用：煎洗。

【注意事项】注意与“六月雪”鉴别。“白马骨根”详见“利尿渗湿”章。

地白草

（匍伏堇、七星莲、黄瓜菜、冷毒草、白地瓜）

【药物来源】堇菜科植物匍伏堇〔*Viola diffusa* Ging.〕的带根全草。

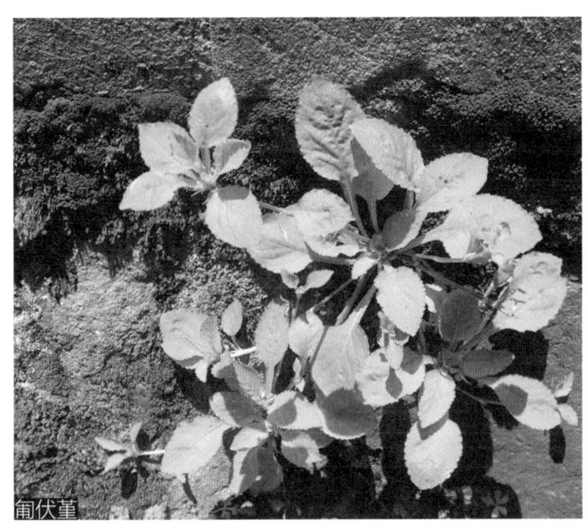

【植物特征】一年生矮小草本，高3～10cm。茎匍匐，上部斜展。叶丛生，叶柄长1.5～5cm，被白柔毛；叶片卵圆形，或卵状椭卵圆形，或匙形，长2～6cm，宽1～2.5cm，先端钝或急尖，基部楔形，边缘有钝齿，两面绿色，被白柔毛。花顶生，花梗长3～9cm；中部有线条状苞片2枚，下部被长白毛；萼片5，披针形；花瓣5，淡紫色或白色，倒卵形。蒴果长椭圆形，成熟时3瓣开裂。花期夏季至冬季，果期秋、冬季。

【生长分布】生于山坡、路旁、林缘。分布于我国华南、华东、西南、华中等地区。

【采收加工】夏、秋季采集，洗净，晒干，置干燥通风处。

【性味归经】苦、微辛，寒。入肝、肾二经。

【功能主治】祛风清热，利尿，解毒。用于风热咳嗽，百日咳，目赤肿痛，急性肝炎，痢疾，湿热淋浊，痈肿疔疮，毒蛇咬伤。

【配伍应用】

地白草-桑叶　地白草能降能升，祛风清热，且泄热毒；桑叶轻清上行，疏风清热，宣透肺卫，清利头面。配伍应用，则能疏散风热，清肃肺气，清热解毒。用于风热感冒，风热犯肺，以及风火头痛、目赤等证。

地白草-车前草　两药均有清热，利尿，解毒之功。配伍应用，相辅相成，疗效大增。用于湿热热淋、小便不利，以及水肿等证。均可加用白花蛇舌草、水丁香、苦地胆、笔仔草，以增强疗效。

【单方验方】

①急性结膜炎：地白草30克。水煎服，每日1剂。另取鲜药适量，捣烂，敷患侧太阳穴（眉梢眼角外侧2cm处），每日换药1次（《中国民间百草良方》）。

②小儿久咳声嘶：地白草15克，米糖适量，炖服（《青草药彩色图谱与验方》）。

③治淋浊：地白草24～30克，和水煎成半碗，饭前服，日服2次（《福建民间草药》）。

④治眼睑炎：地白草30克，煎服或同鸡蛋1～2个煮食，每天1次（《云南中草药选》）。

⑤治疔疮痈肿、颈淋巴结炎：地白草30克，水煎服，每日1剂（《中国民间百草良方》）。

⑥急性乳腺炎：地白草适量，捣烂敷患处，每日换药1次（《青草药彩色图谱与验方》）。

⑦带状疱疹：地白草适量，雄黄少许，捣烂，加雄黄末拌匀，外敷患处，每日换药1次（《中国民间百草良方》）。

⑧再生障碍性贫血：地白草120克，母鸡1只。洗净母鸡去毛和内脏，与地白草加水同煮烂，去药渣，吃鸡喝汤，分3～4次服完。隔2～4日可再服（《中国民间百草良方》）。

⑨半夏中毒（口舌麻木，声音嘶哑）：地白草、鲜萝卜各适量，水煎服（《青草药彩色图谱与验方》）。

⑩甲沟炎和化脓性指头炎：地白草、半边莲各用鲜等量。共捣烂，加鸡蛋清调匀外敷（《福建中草药处方》）。

【用法用量】内服：煎汤，9～15克（鲜品30～60克）。外用：捣敷或调敷。

决明

（野花生、夜关门、夜合草、假花生、假羊角菜）

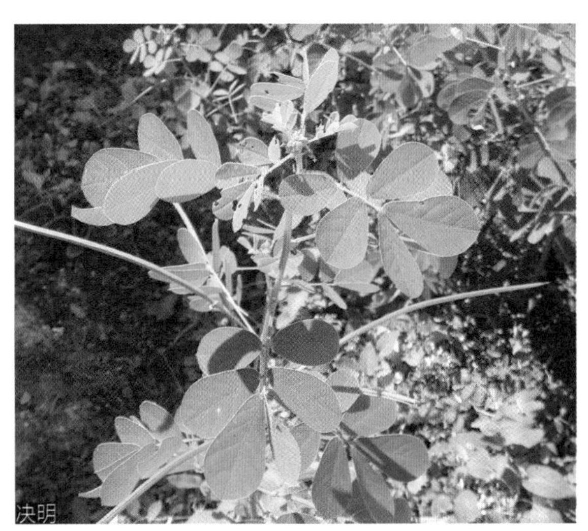

【药物来源】豆科植物决明〔*Cassia tora* L.〕的全草。

【植物特征】一年生草本，高30～90cm。茎直立，多分枝，披散，被短柔毛。叶互生，一回双数羽状复叶，叶柄长2.5cm；羽叶2～4对，小叶片近无柄，长2～3cm，宽1.2～2.8cm，先端圆钝，有小突尖，基部楔形，全缘，上面绿色，下面浅绿色，疏生柔毛。花腋生，多成对，总梗长1～2cm，被毛；花萼5裂，裂片卵圆形；花瓣5，黄色，唇形，上唇3片较长，下唇2片，较短；雄蕊10，不等长。荚果长圆形或有纵棱略弯，长10～18cm，宽4～5mm。种子光泽。花期夏季，果期秋、冬季。

【生长分布】生于山坡、路旁、河边；或栽培。分布于我国绝大部分地区。

【采收加工】夏、秋季割取地上部分，切段，晒干。

【药理作用】决明的醇浸出液对葡萄球菌、白喉杆菌、巨大芽孢杆菌等均有抑制作用。

【性味归经】苦、甘，凉。入肝、肺二经。

【功能主治】祛风疏表，清热解毒。用于风热感冒，流行性感冒，流行性结膜炎。

【配伍应用】

决明-山白菊 两药均有疏风清热作用。决明偏于疏解肌表风热之邪；山白菊长于疏散上焦风热，清利头目。两药配伍，辛开，苦降，凉泄，共收解表清热，宣透肺卫，清肃肺气之功。用于外感风热，如发热畏风、头昏痛、咽痛、咳嗽等症。

决明-金银花 两药秉性寒凉，都有清热解毒作用。决明并能疏散表邪；金银花兼能凉散风热。配伍应用，共奏清热解毒，轻宣凉透之功。用于痈疖肿毒、目赤肿痛、牙龈肿痛等。

【单方验方】治流感、普通感冒：决明15～30克，配甘草，水煎服（《云南思茅中草药选》）。

【用法用量】内服：煎汤，15～30克。

合萌

（田皂角、野含羞草、禾镰草、野寒豆、拉田草、海柳）

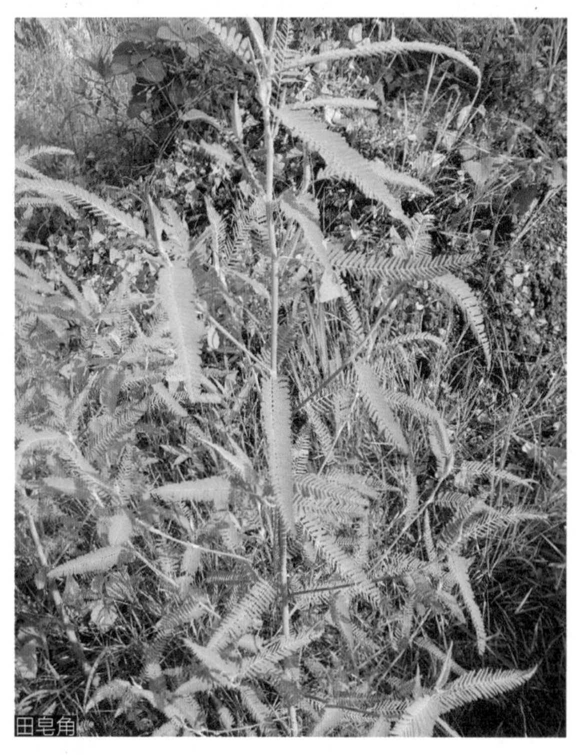

【药物来源】豆科植物田皂角〔*Aeschynomene indica* L.〕的全草。

【植物特征】一年生亚灌木草本，高30～150cm。茎直立，圆柱形，灰绿色，粗糙，茎骨白色松轻，多分枝。叶互生，双数羽状复叶，具总柄，小羽叶20～30对，无柄，椭圆形，长4～8mm，宽1.5～2.5mm，先端钝圆或有突尖，基部钝圆，全缘，两面灰绿色；触之羽片则对合。总状花序，腋生，小花1～4朵；有总苞及小苞片；萼唇形，上唇短，2齿裂，下唇长，3齿裂；花冠蝶形，黄色，间有紫纹，旗瓣近圆形，龙骨瓣弯曲；雄蕊10。荚果条形，长3～4cm，6～8荚节，每节种子1粒，肾形，黑褐色，光泽。花期夏、秋季，果期秋、冬季。

【生长分布】生于田边、沟旁等潮湿地。分布于我国华南、华东、华中、西南等地区。

【采收加工】夏、秋季割取地上部分，切段，晒干。

【药理作用】煎剂在体外对金黄色葡萄球菌有抑制作用。

【性味归经】甘、淡，寒。入肺、胃二经。

【功能主治】祛风利湿，消肿解毒。用于风热感冒，黄疸，痢疾，淋病，荨麻疹，痈肿，皮炎，湿疹。

【配伍应用】

合萌-浮萍 合萌甘、淡、寒，疏散风邪，清利湿热；浮萍辛、寒，发汗解表，行水泄热。两药合用，共奏发表宣肺，清热利湿，行水利尿之功。用于风水之水肿，如眼睑浮肿、继而四肢及全身皆肿、肢节酸痛、小便不利、伴发热畏风等。表证重，配石荠薴、鹿耳翎；肿甚，配笔仔草、海金沙草、苦地胆；兼脾湿；配白豆蔻、半夏、大腹皮，以增强疗效。

合萌-蒲公英 两药都有消肿解毒作用。但各有偏重，合萌偏于消肿，蒲公英则重在清热解毒。配伍应用，相辅相成，功效较强。用于痈疖肿毒。若配无莿根、紫花地丁，功效更强。

【单方验方】

①治荨麻疹：合萌适量，煎汤外洗（《上海常用中草药》）。

②慢性荨麻疹：合萌30～60克，水煎服。另用全草适量水煎洗患处（《全国中草药汇编》）。

③眼结膜炎：合萌9克，水煎服（《河北中草药》）。

④治黄疸：合萌（鲜）150克，水煎服（《江西草药》）。

⑤治小便不利：合萌6～15克，煎服（《上海常用草药》）。

⑥治痈疽：合萌6～15克，煎服（《上海常用中草药》）。

⑦治毒蛇咬伤：合萌、瓜子金各15克，水煎服（《实用药物学》）。

【用法用量】内服：煎汤，9～15克（鲜品30～60克）；或研末入丸、散。外用：煎洗或捣敷。

【注意事项】根“合萌根”及去皮的茎“梗通草”，详见“利尿渗湿”章。

岗梅叶

（山梅叶）

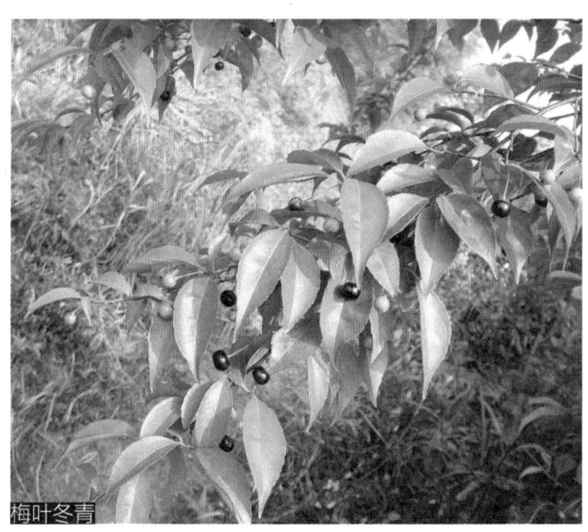

梅叶冬青

【药物来源】冬青科植物梅叶冬青〔*Ilex.asprella*（HooK.et Arn.）Champ ex Benth.〕的叶。

【植物特征】详见“清热泻火”章“岗梅根”。

【生长分布】详见“岗梅根”。

【采收加工】夏、秋季采收，晒干。

【性味归经】辛、苦，寒。心、肺、肝三经。

【功能主治】解肌发表，消肿解毒。用于外感风热，疮疖肿毒，跌打肿痛。

【配伍应用】

岗梅叶–一枝黄花 岗梅叶辛、苦、寒，解肌发表，消肿解毒；一枝黄花辛、苦、凉，疏散风热，解毒消肿。配伍应用，则能疏风解表，解毒消肿。用于外感风热，如发热不恶寒、有汗、头昏痛、口干、咽痛等证。若配金盏银盘、金银花、山白菊、板蓝根，效果更好。

岗梅叶–无莿根 两药都有消肿解毒作用。但岗梅叶偏于消散；无莿根重在解毒。两药配伍，相互促进，功效增倍。用于痈疖肿毒初起。若配金银花、紫花地丁，更增功效。

【单方验方】

①用于感冒发热：鲜岗梅叶30～60克，水煎服（《常用中草药手册》）。

②夏季受热，头昏，尿黄：岗梅根、叶30克，金银花6克，香薷5克，白茅根30克。将药放入茶壶内，沸开水冲泡，当茶饮（《中国民间百草良方》）。

③治疖肿：岗梅鲜叶，捣烂外敷（《常用中草药手册》）。

④治疗疮：鲜岗梅叶适量，加糯米、红糖共捣敷患处（福建）。

⑤治跌打损伤，疮疖肿毒：鲜岗梅叶，捣烂外敷（《常用中草药手册》）。

【用法用量】内服：煎汤，6～9克（鲜品30～60克）。外用：煎洗或捣敷。

牡蒿

（齐头蒿、水辣菜、土柴胡，油艾、牛尾蒿）

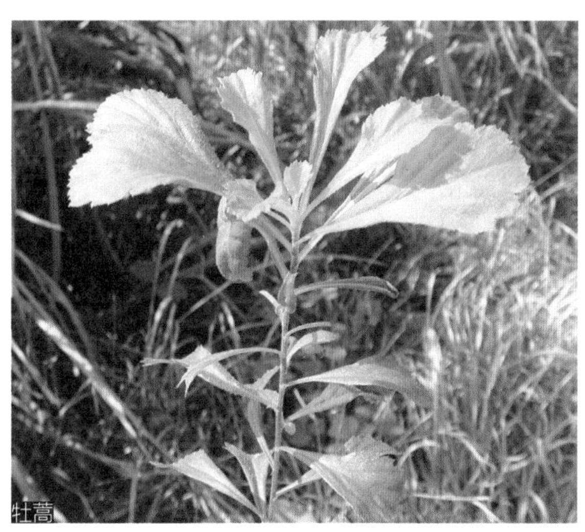

牡蒿

【药物来源】菊科植物牡蒿〔*Artemisia japonica* Thunb.〕的全草。

【植物特征】多年生草本，高40～80cm。茎直立，下部开始分枝，上部被细毛。根茎短，粗壮。叶互生，二型；基生叶轮状排列，叶片近匙形，长3～8cm，先端近平截，通常3齿裂，基部下延成柄，全缘；茎生叶条状匙形，边缘有羽状裂，先端有齿裂，两面绿色，被柔毛或无毛。复总状花序，顶生，小花头状，细小，径约2mm；总苞3列，绿色；全为管状花，淡红色，外围雌性，中央两性；雌蕊1；雄蕊5。瘦果椭圆形。花期秋季，果期冬季。

【生长分布】生于山坡、路旁、荒地、林缘。分布于我国大部分地区。

【采收加工】夏、秋季采收，切段，晒干。

【药理作用】煎剂用试管稀释法，1:800对钩端螺旋体有抑制作用；全草的乙醇或丙酮的提取物有抗红色毛癣菌的作用（体外）。

【性味归经】微辛、微苦，平。入心、肺、大肠三经。

【功能主治】解表退热，清暑除蒸。用于风热感冒，伤暑发热，骨蒸劳热，小儿疳热，疟疾，风疹瘙痒，湿疹。

【配伍应用】

牡蒿–倒扣草 牡蒿微辛、微苦，性平，解表退热；倒扣草苦、辛、寒，清热解表。牡蒿重在开泄，倒扣草长于泄热。两药配伍，相互为用，共呈解肌发表，疏风泄热之功。用于外感风热，如发热、微恶风、头昏痛、咽痛等症。发热重，配伍大青根、金盏银盘；咽痛，配板蓝根、金银花、射干；

咳嗽，加桑叶、天青地白、鱼腥草，以增疗效。

牡蒿-积雪草　两药都有清热解暑作用。牡蒿解表达邪，使暑邪自汗而去；积雪草利湿泄热，暑热随尿而泄。两药配伍，共收疏表利湿，清热解暑之功。用于暑热挟湿证，如发热畏风、有汗、头昏痛、胸脘痞闷、心烦、口渴但不多饮、小便赤短、舌苔黄腻等。配伍青蒿、金银花、枫香树叶、荷叶、笔仔草，疗效更好。

【单方验方】

①风疹瘙痒：牡蒿鲜全草30克，水煎服（《福建中草药》）。

②治喉蛾：牡蒿鲜全草30～60克，切碎，水煎服（《浙江民间草药》）。

③骨蒸潮热：牡蒿30克，地骨皮（大青根皮）15克，水煎服（《畲族医药学》）。

④急性丹毒：先用韭菜60克，水蒸洗患处，再取鲜牡蒿60克，鲜地龙60克，捣烂敷患处（《畲族医药学》）。

【用法用量】内服：煎汤，9～15克（鲜品30～60克）。外用：煎洗或捣敷。

【注意事项】根“牡蒿根”详见“祛风湿”章。

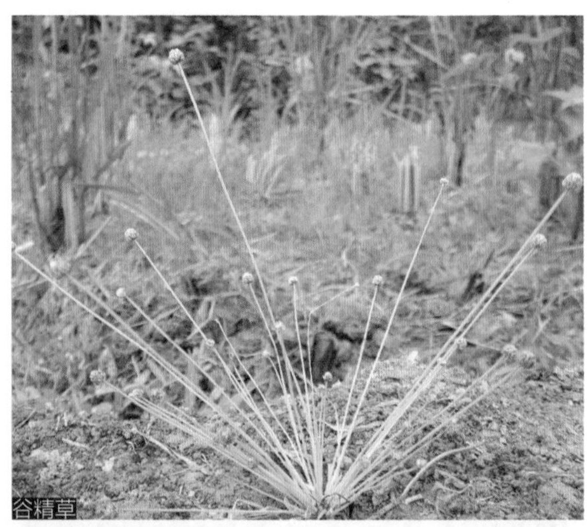
谷精草

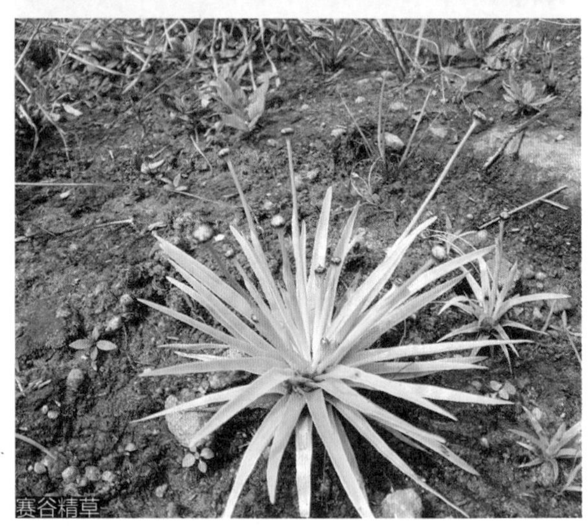
赛谷精草

谷精草

（戴星草、珍珠草、谷精珠、佛珠草、衣钮草、鼓槌草）

【药物来源】谷精草科植物谷精草〔*Eriocaulon buergerianum* Koern.〕或赛谷精草〔*Eriocaulon sieboldtianum* Sieb.et Zucc.ex Steud.〕的全草。

【植物特征】

①一年生草本，高10～25cm。须根多，细软。叶基生成丛，叶片线形，长7～17cm，宽3～6mm，全缘，先端渐尖，绿色。花顶生，花茎抽自叶丛，长于叶，可达25cm，头状花序，直径4～6mm；总苞片倒卵形，膜质；小苞片膜质，背面上部及边缘密生白毛；花生苞片腋内，雌、雄花共生于花序上；雄蕊6；雌蕊多数。蒴果3裂。

②赛谷精草：基本形态与谷精草相似，但株矮、叶多数、叶片阔、花葶短。

花期和果期均在夏、秋季。

【生长分布】生于水稻田、沟边。分布于我国大部分地区。

【采收加工】8～9月采收，洗净，晒干。

【药理作用】体外试验水浸剂对某些皮肤真菌有抑制作用；煎剂对铜绿假单胞菌，大肠埃希菌，肺炎球菌有抑制作用。

【性味归经】辛、甘，凉。入肝、胃二经。

【功能主治】疏风清热，明目退翳。用于风热头痛，赤眼，目翳，夜盲，中心性视网膜脉络炎，鼻衄，咯血。

【配伍应用】

谷精草-薄荷　谷精草辛、甘、凉，疏风清热；薄荷辛、凉，疏散风热，利咽喉。两药合用，则有解表宣散，疏风清热，清利咽喉作用。用于外感风热，如身热、微恶风寒、头痛、咽痛，或咳嗽等症。配金盏银盘、白菊花、桑叶、金银花，以增疗效。

谷精草-青葙子　两药均能明目退翳。谷精草乃疏散风热以明目退翳；青葙子为清泻肝火而明目退翳。两药配伍，共收疏散风热，清肝泻火，明目退翳之功。用于肝经风热或肝火上炎所致目赤肿痛、目翳遮睛等。肝经风热者，配与野菊花、菊花、桑叶；肝火上炎，配与茨黄连、栀子，以增疗效。

【单方验方】

①治风热目翳，或夜晚视物不清：谷精草30～60克，鸭肝1～2具（如无鸭肝用白豆腐）。酌加开水炖1小时，饭后服，每日1次（《福建民间草药》）。

②风热头痛：谷精草15克，野菊花10克，桑叶10克，芦根20克，水煎服（《中国民间百草良方》）。

③头痛（肝阳上亢）：谷精草30克，苍耳草、夏枯草各15克，水煎服（《中国民间百草良方》）。

④急性结膜炎：谷精草、蒲公英各15克，星宿菜9克，水煎服（《福建中草药处方》）。

⑤角膜炎：谷精草、防风各等量，研末。每次3克，米汤送下，日2～3次（《福建中草药处方》）。

⑥中心视网膜脉络炎：谷精草、车前草、决明子、党参、甘草各6克，白茅根9克，加水500毫升，煎成100～150毫升，每日1剂，分2次服。10～15天为1个疗程。停药5～7天，可继服第2个疗程（《全国中草药汇编》）。

⑦治鼻衄、终日不止，心神烦闷：谷精草，捣罗为末，以热面汤，调下二钱（《太平圣惠方》）。

⑧小儿乳糜尿：谷精草6～9克，和冰糖12～15克，炖服（《闽东本草》）。

【用法用量】内服：煎汤，9～12克；或研末入丸、散。

【注意事项】同科植物勃氏谷精草、七棱谷精草、华南谷精草等，性味归经，功能主治类同，同等入药。

苍耳

（卷耳、羊负来、粘粘葵、野紫菜、疔疮草）

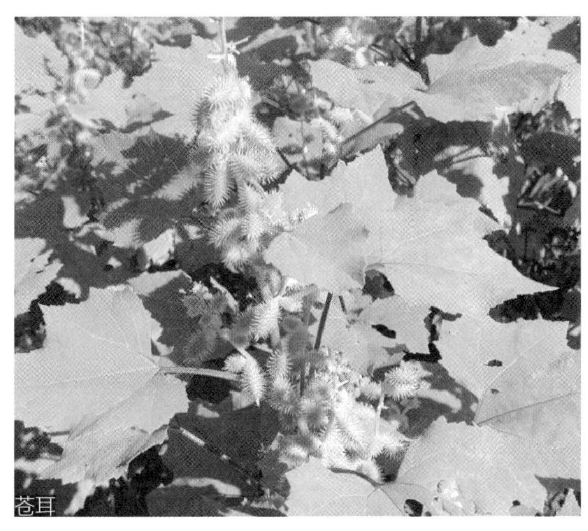

苍耳

【药物来源】菊科植物苍耳〔*Xanthium sibiricum* Patr.ex Widd.〕的全草。

【植物特征】详见“辛温解表”章“苍耳子”。

【生长分布】详见“苍耳子”。

【采收加工】夏季，割取地上部分，洗净，切段，晒干。

【药理作用】叶的浸出剂可增强兔离体肠管运动，离体兔耳血管扩张，并抑制蛙心的冲动传导。叶的酊剂给猫静脉注射，可引起血压下降和抑制脊髓反射的兴奋性。

【性味归经】苦、辛，寒，有小毒。入肝、脾、肾三经。

【功能主治】祛风散热，解毒消肿。用于感冒头痛，鼻窦炎，痢疾，风湿拘挛，麻风，深部脓肿，湿疹，皮肤瘙痒。

【配伍应用】

苍耳-桑叶　苍耳祛风散热；桑叶疏风清热。前者重在疏散，后者长于宣透。两药配伍应用，相辅相成，共收疏散风热，宣透肺卫之功。用于外感风热，发热、微恶寒、头痛、鼻塞、咽干、咳嗽，以及风热所致赤眼、头昏痛等症。

苍耳-金银花　苍耳能解毒消肿，并疏散表邪；金银花清热解毒，且凉散风热。两药相配，则能清热解毒，散结消肿，宣透邪热。用于疔疮疖肿初起。

【单方验方】

①治中风伤寒头痛，疔肿困重：生捣苍耳根、叶和小儿尿绞取汁，冷服一升，日三度（《食疗本草》）。

②小儿麻痹症初期：苍耳20克，艾叶12克，紫苏叶12克，金银花10克，将药物煎服，日数次（《中国民间草药方》）。

③荨麻疹：苍耳、高粱根各21克，水冲黄酒酌量服；或用苍耳叶、乌豆、忍冬藤各12克，水煎，调红糖服（《福建中草药处方》）。

④顽固性湿疹：苍耳90克，白矾1.8克，煎浓汁至500毫升，每日3次，每次服10毫升，同时用药液擦患部，每日3次（《全国中草药汇编》）。

⑤麻风：先将苍耳煎制成浸膏，然后将浸膏制成丸。浸膏丸的分量按煎制生药的重量来计算，每丸含生药30～60克，开始治疗时，每服1～2丸，每日1次，逐渐加量，最多每日可服8丸，分2次服（《全国中草药汇编》）。

⑥深部脓肿：苍耳60克，水煎服。如发热加鸭跖草30克（《全国中草药汇编》）。

⑦血吸虫病（早期症状较轻，大便检出虫卵）：苍耳全草15克，槟榔9克，南瓜子90克。水煎服。20天为1个疗程（《福建中草药处方》）。

⑧风湿性关节：苍耳20～30克，威灵仙10克，水煎服，每日1剂（《中国民间百草良方》）。

⑨肺脓肿（肺痈）的成脓期或溃脓期：苍耳30克，山楂10克，猪肺尖50克，水煎服，每日1剂（《中国民间百草良方》）。

【用法用量】内服：煎汤，15～30克。外用：煎洗或捣敷。

【注意事项】苍耳幼苗剧毒！切勿采食。茎叶中皆含有对神经及肌肉有毒物质。中毒后全身无力、头晕、恶心、呕吐、腹痛、便闭、呼吸困难、烦躁不安、手脚发冷、脉搏慢。严重者出现黄疸，鼻衄，甚至昏迷，体温下降，血压忽高忽低，或者有广泛性出血，最后呼吸困难，肝、肾衰竭而死亡。解救方法：轻度中毒者应暂停饮食数小时至一天，在此期间大量喝糖水。严重者早期可洗胃，导泻，及用0.9%氯化钠注射液高位灌肠，同时注射25%葡萄糖注射液，加维生素C静脉滴注；预防出血可注射维生素K及芦丁；必要时考虑输血浆；保护肝脏：可服枸橼酸胆碱，肌内注射甲硫氨基酸；低脂饮食。民间也有用甘草绿豆汤解毒的，可配合应用。

青葙子

（草决明、牛尾花子、狗尾巴子）

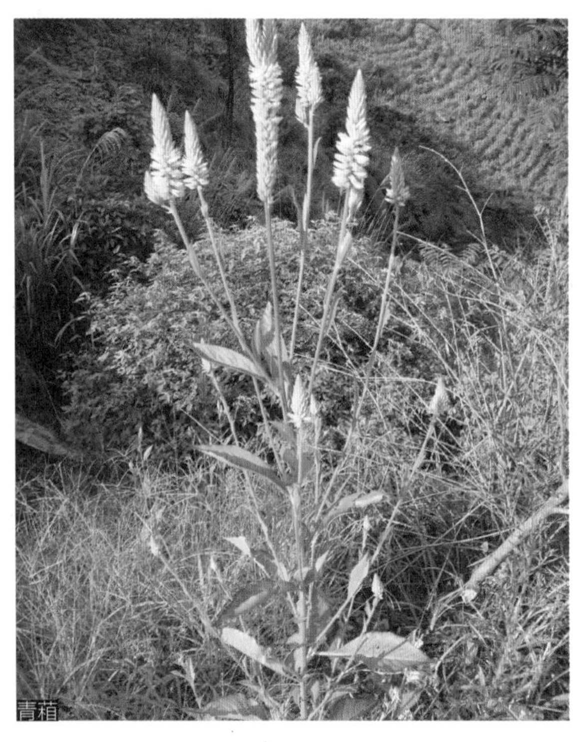
青葙

【药物来源】苋科植物青葙〔*Celosia argentea* L.〕的种子。

【植物特征】详见“清热燥湿”章“青葙”。

【生长分布】详见“青葙”。

【采收加工】秋季割取花穗，晒干，搓出种子，除去杂质，晒干。

【药理作用】动物实验，本品有降低血压作用；青葙子油脂有扩瞳作用。

【性味归经】苦，凉。入肝经。

【功能主治】疏风清热，清肝明目。用于急性结膜炎、角膜炎，夜盲，高血压头晕痛，慢性葡萄膜炎，荨麻疹，湿疹。

【配伍应用】

青葙子-野菊花　两药均有疏风清热作用。青葙子苦、凉，且凉肝明目；野菊花苦、辛、凉，并消肿解毒。两药配伍，相须为用，作用较好。用于风热头痛、时行赤眼、翳障等。均可配与薄荷、菊花、金银花、蒲公英、车前草，以增功效。

青葙子-菊花　两药均有疏风清热，清肝明目作用。青葙子苦、凉，偏于清泄，菊花辛甘、苦、微寒，长于凉散。配伍应用，相辅相成，功效增倍。常用于肝经风热或肝火上攻所致眼赤肿痛等。配天青地白、蒲公英、蝉蜕、白花蛇舌草，以增疗效。对虹膜睫状体炎、视网膜脉络炎，亦可调配施用。

【单方验方】

①急性结合膜炎、角膜炎：青葙子15克，蒲公英20克，水煎服。

②夜盲：青葙子15克，酌加鸡肝或乌枣，水煎服。

③慢性葡萄膜炎：青葙子15克，玄明粉10克（冲服），酸枣仁、决明子、密蒙花各10克，茯苓、白扁豆各15克，水煎服。

④高血压头痛眩晕：青葙子、决明子、菊花各10克，石决明15克，水煎服（①～④方出自《袖珍中草药彩色图谱》）。

⑤惊悸不宁：青葙子30克，加冬蜜30克，开水冲炖服，体弱者加赤猪肉100克，饭前服（《畲族医药学》）。

⑥头痛眼花，眉棱骨痛：青葙子10克，莲蓬3个，夏枯草15克，野菊花6克，水煎分2次服（《中国民间百草良方》）。

【用法用量】内服：煎汤，9～15克；或研末入丸、散。

【注意事项】“青葙”详见“清热燥湿”章。

苦葛根

（苦葛头、葛藤根）

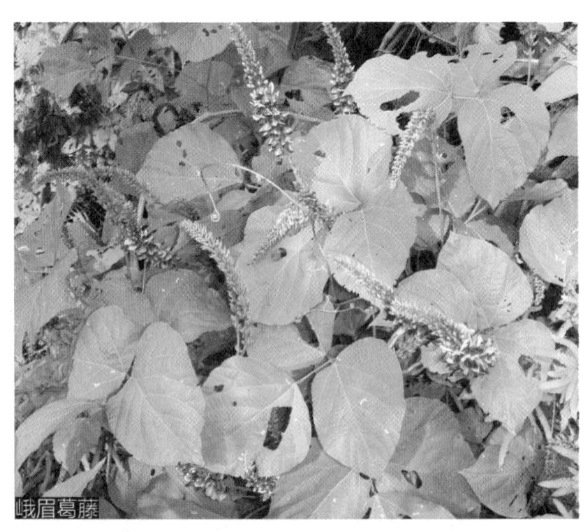
峨眉葛藤

【药物来源】豆科植物峨眉葛藤〔*Pueraria omeiensis* Wang et Tang〕的根。

【植物特征】藤质草本，长可达10余米。根茎粗大，少须根，皮黄白色。茎强韧，幼枝被黄褐色长硬毛。叶互生，总叶柄长7～18cm，被长毛；小叶3枚，先端小叶较侧叶大，圆形，具柄；侧叶叶片广卵形偏斜，全缘，上面绿色或有褐色斑纹，下面浅绿色，被稀毛。总状花序，腋生，长达15～25cm，小花多数；花萼4齿裂，裂片披针形，有黄色短硬毛；花瓣4，紫色，上面2瓣短，下面2瓣较长。荚果长条状而扁，多荚节，密被黄褐色长硬毛。花期夏、秋季，果期秋、冬季。

【生长分布】生于山坡、路旁、林缘、墓穴。分布于我国华南、华东、西南等地区。

【采收加工】冬、春季采挖，除须根，洗净，切片，晒干。

【性味归经】辛、苦，平。入肺、胃二经。

【功能主治】清热透疹，生津止渴。用于麻疹不透，消渴症。

【配伍应用】

苦葛根-金银花　苦葛根辛、苦、平，解肌透疹，清热生津；金银花甘、寒，清热解毒，凉散风热。两药配伍，相互为用，共收疏散风热，解肌透疹，清热解毒之功。用于麻疹前驱期及疹发不透，以及风疹、小儿急疹等。

苦葛根-山药　苦葛根辛、苦、平，清热，生津，止渴；山药甘、平，补脾益肾，养阴生津。前者在于升腾胃液，生津，后者在于补脾气，益脾肾之阴。两药配伍，相互为用，共收补气养阴，生津止渴之功。若配苍术、玄参、天冬，对脾胃气阴两虚之消渴症，疗效更好。

【单方验方】

①治麻疹不透：苦葛根、一枝黄花各15克，煎水服。

②治消渴症：苦葛根60克，胭脂花根30克，煨水服。

③治吐血：苦葛根、见血飞、乌泡根、苦参根各15～30克，煨水服。

④治白口疮：鲜苦葛根（烧炭研末）、枯矾粉各1.5克，混匀搽口腔患处（①～④方出自《中药大辞典》）。

【用法用量】内服：煎汤，15～30克。外用：烧炭研末搽。

【注意事项】注意与“葛根”鉴别。使用本药，鲜品比干品疗效好。

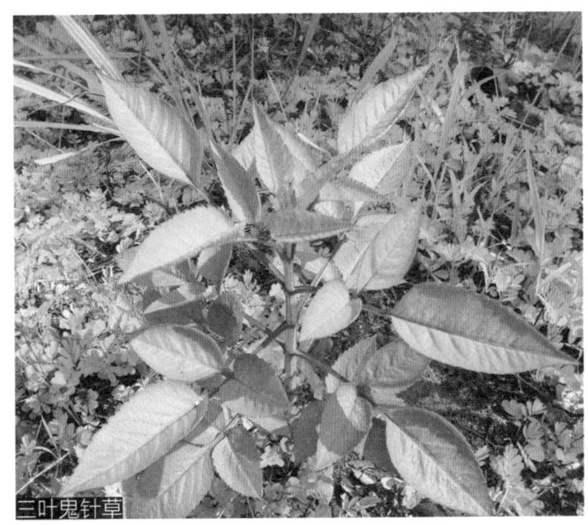
三叶鬼针草

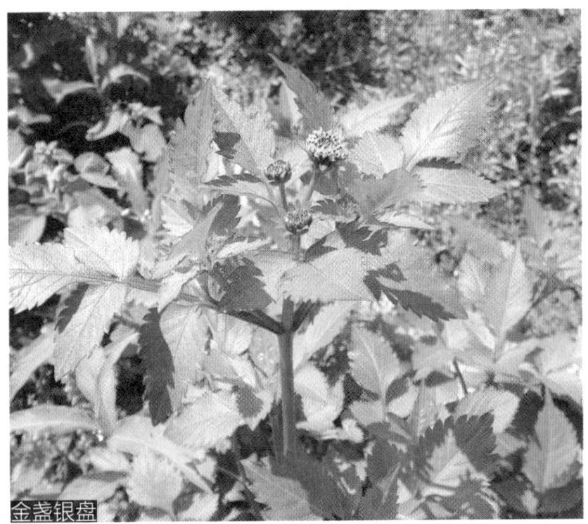
金盏银盘

金盏银盘

（盲肠草、一包针、一把针、草鞋坪、三叶刺针草）

【药物来源】菊科植物三叶鬼针草〔*Bidens pilosa* L.〕和金盏银盘〔*Bidens biternata*（Lour.）Merr.et Sherff〕的全草。

【植物特征】

①三叶鬼针草：一年生草本，高30～90cm。茎直立，四棱形，暗绿色，上部疏生柔毛。叶对生，具长柄，一回羽状三出复叶；小叶3枚，或5枚，有短柄；小叶片卵形或长卵形，先端叶片最大，长2～7cm，宽1.2～3cm，边缘有粗锯齿，上面深绿色，下面绿色。花顶生或腋生，花梗长达6cm；头状花，稀疏；苞片7～8枚；外围舌状花，白色或黄色，雌性；中央管状花，两性，黄褐色，先端5裂；雄蕊5；雌蕊1，柱头2裂。瘦果针形，四棱，黑色，长达1.2cm，顶端有倒生的硬刺毛3～4条。

②金盏银盘：形态与三叶鬼针草相似。不同之处：茎细，叶间距长，二回三出复叶，有浅裂，边缘有粗钝齿，头状花序小，花梗细长。

二者花期春、夏季，果期秋、冬季。

【生长分布】生于山坡荒地、路边、河岸。分布于我国华南、华东、华中、华北、西南等地区。

【采收加工】夏、秋季采集，切段，晒干。

【药理作用】乙醇浸液在体外对革兰阳性菌有抑制作用。三叶鬼针草提取物对肠内致病菌有抗菌作用。

【性味归经】甘、淡，平。入肺、大肠、脾、胃四经。

【功能主治】疏散表邪，清热解毒，活血散瘀。用于风热感冒，乙型脑炎，咽喉肿痛，急性肠炎，痢疾，肠痈，肾炎，淋浊，痔疮，跌打闪挫，毒蛇咬伤。

【配伍应用】

金盏银盘-薄荷　金盏银盘疏散风邪，解表退烧，清热解毒；薄荷疏散风热，清利头目。配伍应用，则能疏风解表，清热解毒。用于外感风热，如发热、微恶寒、头痛、咽喉痛等症。加倒扣草、大青根，疗效更佳。

金盏银盘-金果榄　两药均有清热解毒作用。金盏银盘并疏表以鼓邪外出；金果榄兼散结消肿止痛。配伍应用，共奏清热解毒，消肿止痛，疏表祛邪之功。用于热毒所致咽喉肿痛、痄腮等。

金盏银盘-土牛膝　两药都有活血散瘀作用。配伍应用，相辅相成，共收活血散瘀，消肿止痛之功。用于跌打损伤，瘀滞肿痛。内服外敷均可。

【单方验方】

①用于感冒：金盏银盘、绵毛鹿茸草各15克，大青叶10克，水煎服（《草药治内科病》）。

②治流行性乙型脑炎：金盏银盘、车前草各30克，水煎服；或金盏银盘、九里香鲜叶各15～30克，浓煎取汁，每日分2次服，病情重者日服2剂，服至痊愈为止（《草药治内科病》）。

③治急性咽喉炎：金盏银盘捣烂绞汁30～60克，加蜜或食盐少许调服（《福建中草药》）。

④急性胃肠炎；金盏银盘、乌蕨各30克，水煎服；或金盏银盘30克，野牡丹、番石榴叶各15克，水煎服（《草药治内科病》）。

⑤胆囊炎：金盏银盘30克，一见喜9克，水煎服（《福建中草药处方》）。

⑥急性阑尾炎：金盏银盘、败酱草各30～60克，水煎，加食盐少许调服（《福建中草药处方》）。

⑦痔疮肿痛；金盏银盘30克，马齿苋60克，一见喜6克，水煎服，也可熏洗（《福建中草药处方》）。

⑧痢疾：鲜全草60克（干减半），赤痢加白糖少许，白痢加红糖少许炖服，每日1～2次，连服3～5天(《福州市民间药草》)。

⑨慢性盆腔炎：金盏银盘9克，败酱草30克，延胡索6克，川楝子12克，乳香、没药各4.5克，水煎服（《福建中草药处方》）。

⑩治淋浊：金盏银盘60克，水煎或捣烂绞汁调白砂糖服(《福建中草药》)。

⑪化脓性中耳炎：金盏银盘12克，葫芦茶、地耳草各9克，鸡儿肠、山藿香、酢浆草各4克，水煎服（《福建中草药处方》）。

⑫治毒蛇咬伤；金盏银盘、叶下珠、白花蛇舌草、石胡荽、半边莲、地耳草各鲜品30克，捣烂取汁，加水糖炖服，渣敷伤口周围（《福建中草药处方》）。

⑬跌打肿痛，关节扭伤：金盏银盘、鲜积雪草各50克，乳香、没药各20克，冰片1克。金盏银盘，积雪草捣烂置锅微炒，取出拌入乳香、没药、冰片捣烂敷患处（笔者方）。

【用法用量】内服：煎汤，9～30克（鲜品60～90克）；或捣绞汁。外用：捣敷。

【注意事项】金盘银盏注意与“鬼针草”鉴别，详见“清热解毒”章。

细叶桉叶

（褐桉树叶、细叶桉树叶）

【药物来源】桃金娘科植物细叶桉〔*Eucalyptus tereticornis* Smith〕的叶及幼枝。

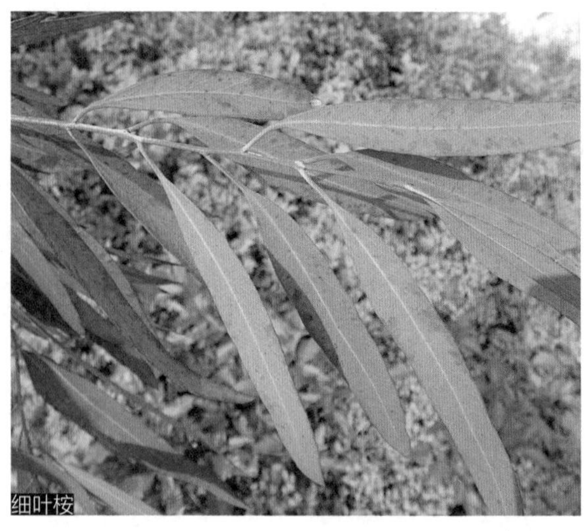

细叶桉

【植物特征】乔木，高可达30m或更高。树干直立，上部多分枝，树皮光滑，通常灰白色，外皮呈块状脱落。叶互生，二型，正常叶具柄，叶片镰状披针形，长12～15cm，宽1～1.5cm，先端渐尖，基部楔形，全缘，两面灰绿色；异常叶，具柄，叶片长圆形至阔披针形，长8～11cm，宽7～9cm，先端钝或渐尖，全缘。伞房花序，腋生；萼筒陀螺形，萼筒和萼片与花瓣合生成帽状体，外形圆锥状，长约1cm；雄蕊多数。蒴果近圆形，直径5～8mm，果瓣外露。花期冬季至翌年春季，果期夏、秋季。

【生长分布】多栽培。分布于我国华南、华中等地区。

【采收加工】全年可采，叶阴干；小枝切段，阴干。

【药理作用】用试管内双倍稀释法证明，50%细叶桉煎液对金黄色葡萄球菌（浓度为1:1280）、肺炎双球菌（1:10 240）、乙型溶血性链球菌（1:2560）有较强的抑制作用，对变形杆菌、铜绿假单胞菌作用较弱，对大肠埃希菌无抑制作用。

【性味归经】辛、苦，平。入肺、肝、大肠三经。

【功能主治】疏风解表，宣肺止咳，理气和中。用于感冒，咳嗽，脘腹胀痛，泄泻，下痢，肿毒。

【配伍应用】

细叶桉叶-山白菊　两药都有疏风解表作用。细叶桉叶并宣肺止咳；山白菊兼止咳化痰。配伍应用，相须相使，共收祛风解表，宣利肺气，止咳化痰之功。用于风热感冒或风热咳嗽。用于风热感冒，配倒扣草、大青根、爵床；风热咳嗽，配天青地白、桑叶、鱼腥草，以增疗效。

细叶桉叶-丝瓜花　细叶桉叶能疏风宣肺，降逆止咳；丝瓜花可清肃肺气，止咳祛痰。两药配伍，共奏宣肺泄热，祛痰止咳之功。用于风热犯肺，所致咽痛、咳嗽、发热、头痛等症。配天青地白、鱼腥草、桑叶，以增疗效。

细叶桉叶-青蒿　细叶桉叶辛、苦、平，能理气，和胃，消痞；青蒿苦、辛、寒，可清暑，燥湿，止泻。配伍应用，辛苦开降，苦寒燥湿，辛寒清气，共收宣透祛暑，清热燥湿，消痞和胃之功。用于湿热或暑湿所致身热头痛、心烦胸闷、脘痞腹胀、全身酸困，或呕吐泄泻等症。配积雪草、牡蒿、枫香树叶、南瓜叶，以增疗效。

【用法用量】内服：煎汤，9～15克。外用：煎洗或捣敷。

草石蚕

（地蚕、甘露子、蜗儿菜、土虫草、肺痨草）

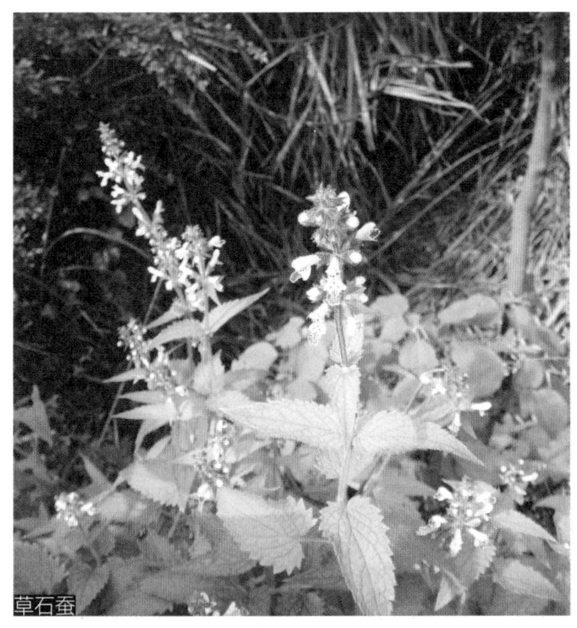

草石蚕

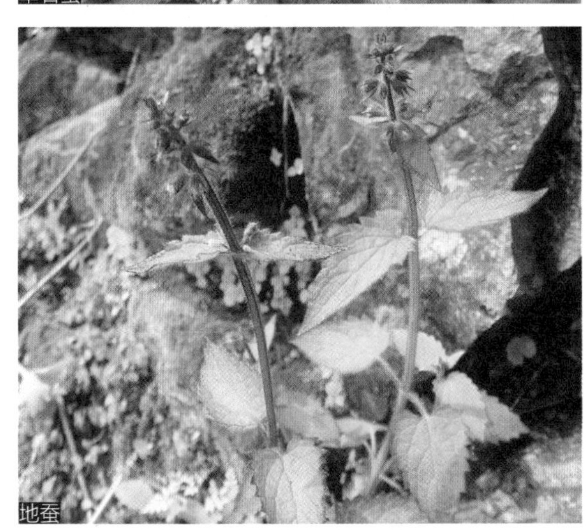

地蚕

【药物来源】唇形科植物草石蚕〔*Stachys sieboldii* Miq.〕和地蚕〔*Stachys geobombycis* C.Y.Wu〕的全草。

【植物特征】

①草石蚕：多年生草本，高25～55cm。主根长而纤细，白色，分枝多，根之先端生有白色螺丝状块根。茎直立，方形，被白色倒生长毛。叶对生，叶柄长1～4cm；叶片卵形，或长卵形，或椭圆形，长3～8cm，宽1.5～5cm，先端长尖，基部心形或近圆形，边缘有粗锯齿，两面绿色，被柔毛。花轮生，3～6轮，组成穗形总状花序；苞片叶状，披针形，两面被柔毛；花萼钟状，5齿裂，外被腺状柔毛；花冠唇形，淡紫色或白色并有紫色细条纹，冠筒内被毛，上唇反折，下唇平展，3裂；雄蕊4，2强，外露，柱头2裂。小坚果黑色，包于宿萼内。

②地蚕：基本形状、高度、茎、叶、花、块茎与草石蚕相近似，不同点，外表被紫色刺毛，花轮4～8，每轮3～6朵，浅紫色。

二者花期夏季，果期秋季。

【生长分布】生于山坡、路旁、麦地、林缘、草丛。分布于我国华南、华东、西南、华北、西北等地区。

【采收加工】夏、秋季割取地上部分，切段，晒干。

【性味归经】甘、微辛，平。入肺、脾、胃三经。

【功能主治】疏风清热，宣肺止咳。用于风热感冒，头昏痛，咳嗽。

【配伍应用】

草石蚕-金盏银盘　两药均有疏风清热作用。草石蚕并宣肺止咳，金盏银盘兼解毒消肿。配伍应用，则能疏风清热，宣肺止咳，解毒消肿。用于外感风热，如发热、微畏风寒、头昏痛、咽喉肿痛、咳嗽等症。

草石蚕-球兰　草石蚕能疏风宣肺，清热止咳；球兰可清泄肺热，化痰止咳。两药配伍，相互为用，共收宣肺泄热，化痰止咳之功。用于热邪犯肺，如发热、有汗、口渴、咳嗽、咳痰黄稠等症。配芦根、天青地白、鱼腥草、白毛夏枯草，疗效更强。

【单方验方】

①治风热感冒：草石蚕全草60克，水煎服（《贵州草药》）。

②蛇咬伤：鲜草石蚕、积雪草、生半夏，捣烂敷患处（《河北中草药》）。

【用法用量】内服：煎汤，15～30克。外用：捣敷。

【注意事项】“草石蚕”与“地蚕”的块根，详见“滋阴”章“地蚕”。

倒扣草

（虎鞭草、粘身草、鸡胶骨、土牛膝、白牛七、鹅膝）

【药物来源】苋科植物粗毛牛膝〔*Achyranthes aspera* L.〕的全草。

【植物特征】一年或二年生草本，高40～100cm。茎直立，四棱形，节明显，近节处紫红色，幼茎被白短毛。叶对生，有短柄，叶片纸质，倒卵形或长椭圆形，长3～11cm，宽1.5～4cm，先端急尖或钝，基部渐窄，均被短伏毛。穗状花序，顶生，序长5～15cm，小花多数，开放后反折，花冠向下，紧贴花轴；苞片2，淡红色，锥尖；花被5，绿色；雄

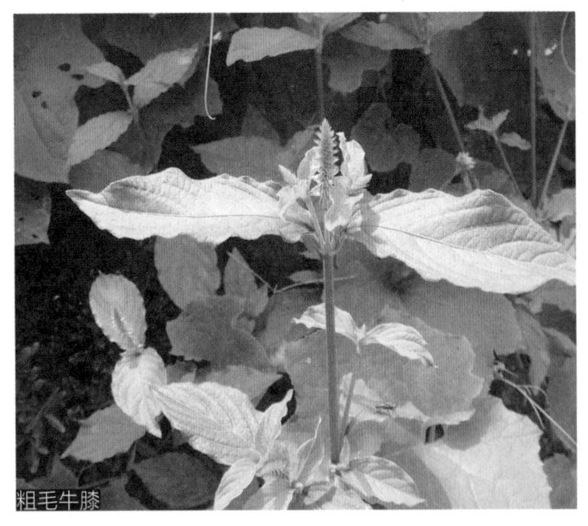
粗毛牛膝

蕊5，花柱1。蒴果长圆形，宿萼包围，倒生轴上。花期夏、秋季，果期秋、冬季至翌年春季。

【生长分布】 生于山坡、路旁、河岸、房前屋后；或栽培。分布于我国华南、西南、华中等地区。

【采收加工】 夏、秋季采收，切段，晒干。

【药理作用】 本品酊剂在体外对白喉杆菌、溶血性链球菌、金黄色葡萄球菌均有抑制作用。10%酊剂有抗白喉毒素的作用。倒扣草素在体外能使蛙腹直肌收缩，且不为箭毒碱所阻断；对狗有降低血压和减慢心率，扩张血管作用。甜菜碱盐酸盐用于胃酸缺乏症，动脉硬化，肝脏疾患。胃酸缺乏时0.5～3.0克，每天1～2克，总剂量3～6克。

【性味归经】 苦、辛，寒。入肺、肝、肾、膀胱四经。

【功能主治】 疏风解表，清热利湿，解毒消肿。用于感冒发热，咽喉肿痛，流行性腮腺炎，风湿关节痛，尿路感染，痢疾，肾炎水肿，跌打肿痛。

【配伍应用】

倒扣草-金盏银盘　倒扣草疏风解表，解毒消肿；金盏银盘疏散风邪，清热解毒。两药配伍，相辅相成，功效尤强。常用于外感风热，如发热、微恶风寒、头昏痛、全身不适、咽喉肿痛、咳嗽等。配大青根、天青地白，效更著。

倒扣草-车前草　倒扣草能清热利湿，并泄热毒；车前草利尿通淋，兼清热解毒。两药配伍，相须为用，既能利湿，解毒，泄热，又具利尿通淋之功。用于湿热所致热淋、小便不利、水肿等证。

倒扣草-金果榄　倒扣草苦、辛、寒，能解毒消肿，并疏散风热之邪；金果榄苦、寒，清热解毒，又善于散结消肿止痛。配伍应用，则能疏表泄热，解毒散结，消肿止痛，除热退烧。用于热毒所致咽喉肿痛、痄腮、乳痈等。若咽喉肿痛，配与射干、大青叶；痄腮，配一枝黄花、野菊花、板蓝根；乳痈，配与橘叶、蒲公英、紫花地丁，以增疗效。

【单方验方】

①感冒发热，扁桃体炎，小儿高热：倒扣草、狗肝菜、刺针草各30克，水煎服。每日1剂，小儿酌减（《实用药物学》）。

②治白喉：倒扣草、鸡儿肠根各鲜品等量，捣烂绞汁服（《福建中草药处方》）。

③尿路感染：倒扣草30～60克，捣烂绞汁服（《青草药彩色图谱》）。

④高血压：倒扣草15克，夏枯草9克，水煎服（《青草药彩色图谱》）。

⑤白浊：倒扣草50克，红酒少许，加水炖汤，饭前服（《畲族医药学》）。

⑥跌打损伤：倒扣草90克，一枝黄花根30克，鲜南五味子根、冰糖各15克，水炖服。另用倒扣草90克，骨碎补、陆英各60克，栀子15克，红糟适量，捣敷（《青草药彩色图谱》）。

【用法用量】 内服：煎汤，9～15克（鲜品30～60克）；或捣烂绞汁。外用：捣敷。

【注意事项】 根“土牛膝”，详见“活血化瘀”章。

桉叶

（蓝桉叶、桉树叶、灰叶桉叶）

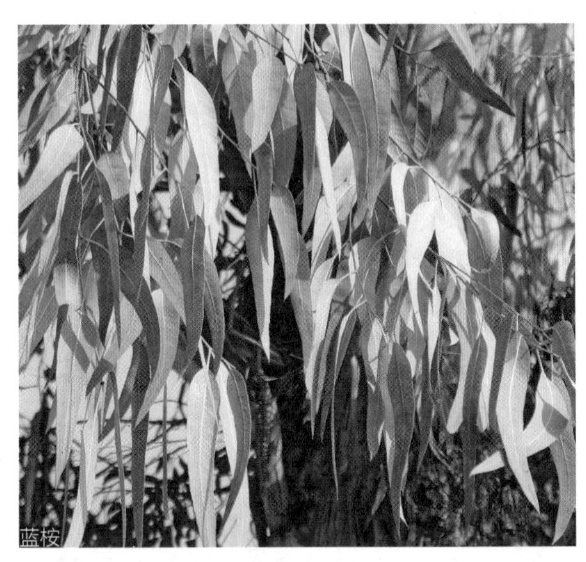
蓝桉

【药物来源】 桃金娘科植物蓝桉〔*Eucalyptus globulus* Labill.〕的叶。

【植物特征】 常绿乔木，高6～15m。茎直立，树皮片状剥落。叶二型；正常叶互生，具柄，叶片披针形，有些略显镰状，长12～25cm，宽3.5～8cm，先端长渐尖，或呈长尾状，基部楔形常偏斜，全缘，两面粉绿色；异常叶对生，无柄抱茎，椭圆形，长达10cm，宽约1.5～3cm，两面绿色。花腋生，小花单生或2～3朵簇生，近无梗；花瓣与萼片合生呈帽状，白色，坚硬，边有瘤状突起，外被蓝白蜡粉；雄蕊多数，数列。蒴果杯状，四棱，直径约2cm，果缘厚，4瓣。花期春季，果期夏季至冬季。

【生长分布】多栽培。分布于我国华南、西南、华中等地区。

【采收加工】四季可采，晒干或鲜用。

【药理作用】蓝桉煎剂对金黄色葡萄球菌、白色葡萄球菌、卡他球菌均有较强的抑制作用；对铜绿假单胞菌、肠炎沙门菌、猪霍乱沙门菌、福氏志贺菌、宋内志贺菌均有中等程度抑菌作用。浸剂和桉叶油内服有祛痰作用。

【性味归经】苦、辛，凉。入肺、大肠、膀胱三经。

【功能主治】疏风解表，清热解毒，驱虫。用于感冒，流感，支气管炎，肠炎，痢疾，泌尿系感染，关节痛，钩虫。

【配伍应用】

桉叶-野菊花　桉叶苦、辛、凉，轻扬之体，能疏散宣透，表散风热，且清热毒；野菊花苦、辛、微寒，质轻气凉，轻宣凉散，疏风清热，消肿解毒。两药配伍应用，疏风解表作用增强，并具清热解毒之功。用于风热感冒，以及痈疖初起、湿疹等。若感冒，配与金盏银盘、倒扣草、大青根；痈疖，配与无莿根、紫花地丁；湿疹，配与土茯苓、车前草、薄荷、金银花，以增功效。

桉叶-地锦草　桉叶苦、辛、凉，能升能降，清热解毒；地锦草苦、辛、平，性喜下行，清泄热毒，且除湿热。两药配伍，共呈清热，解毒，利湿之功。可用于湿热挟毒之泻痢，便下脓血等症。配与铁苋、马齿苋、苦瓜根，作用更好。

【单方验方】

①治流脑、流感、钩虫病：桉叶9克，水煎服，日服2次（《文山中草药》）。

②治腮腺炎、结膜炎：桉叶9～15克，煎水服（《云南中草药选》）。

③治肠炎下痢：桉叶，马齿苋，地锦草，茶叶，煎汤服（《四川中草志》）。

④治膀胱炎，小便下血疼痛：桉叶，石韦，海金沙，煎服（《四川中草志》）。

⑤治皮肤湿疹：桉叶熬膏外敷（《云南中草药选》）。

【用法用量】内服：煎汤，9～24克。外用：煎汤或熬膏外敷。

【注意事项】桉叶注意与"大叶桉叶"相鉴别，详见本章。

鸭脚艾

（野勒菜、四季菜、土鳅菜、白苞蒿、真珠菜）

【药物来源】菊科植物白苞蒿〔*Artemisia lactiflora* Wall.ex DC.〕的全草。

【植物特征】多年生草本，高50～150cm。根茎粗短，须根

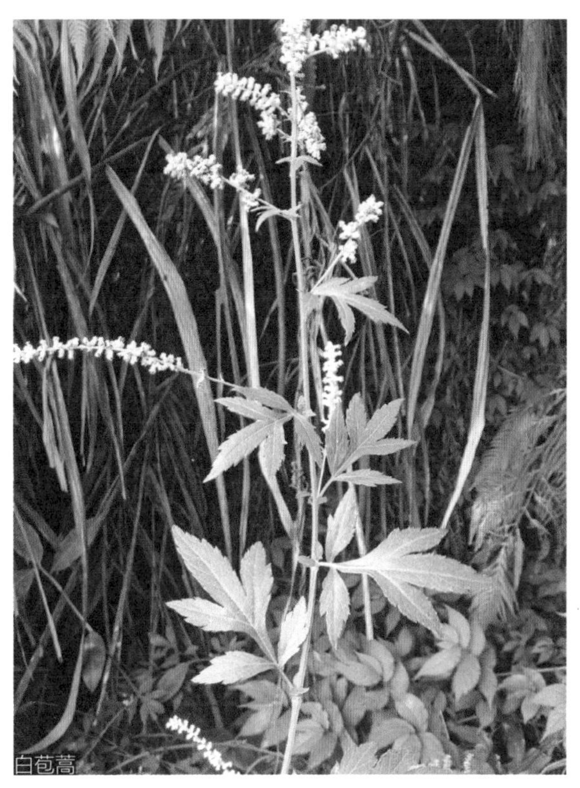

白苞蒿

多。茎直立，圆柱状，多纵槽，无毛，多分枝。叶互生，具柄；下部叶于花期凋落；中部叶，叶片卵形，羽状分裂，裂片3～5，先端有3裂，边缘有尖锯齿，基部楔形；上部叶无柄，3裂；两面光滑，暗绿色。花顶生或腋生，杂性，小花头状，多数，密集成穗状圆锥花丛；总苞钟状，总苞片约4层，黄色或黄白色；均为管状花，外层雌花，中央两性花，柱头2裂。瘦果椭圆形。花期秋季，果期冬季。

【生长分布】生于山坡、路旁、沟边、园地、屋旁；或栽培。分布于我国华南、华东、西南、华中等地区。

【采收加工】夏、秋季割取地上部分，切段，晒干。

【性味归经】辛、甘，平。入心、脾、肺三经。

【功能主治】祛风解表，宣肺止咳，理气活血，利湿消肿。用于伤风头痛，咳嗽，痛经，闭经，产后瘀血腹痛，泄泻，白带，慢性肝炎，肝硬化，肾炎水肿，跌打损伤。

【配伍应用】

鸭脚艾-天青地白　鸭脚艾辛、甘、平，芳香行散，能表散风邪，宣透肺卫；天青地白甘、凉，轻宣凉散，能解表清热，清肃肺气。两药合用，共呈疏风解表，宣透肺卫，清肺止咳之功。用于风热感冒，如发热、微恶风寒、头痛、咽痛等症。配与倒扣草、一枝黄花、大青根，效果更好；若咽干、口渴、咳甚、痰黄稠，乃风热犯肺，配与桑叶、芦根、金银花、鱼腥草，以增疗效。

鸭脚艾-白毛夏枯草　鸭脚艾辛、甘、平，疏散宣透，能宣肺止咳；白毛夏枯草大苦、大寒，清热泻火，化痰止嗽。两药配伍，则能轻宣肺气，清热泻火，化痰止咳。用于热邪炽

肺，如咳嗽黄痰、呼吸气粗、发热面赤、汗出、口渴、心烦胸闷等症。配与鲜芦根、芭蕉根、茨黄连，以增功效。

鸭脚艾-红糖 鸭脚艾能理气活血，调经止痛；红糖能温脾补血，活血化瘀。两药配伍，共奏温脾散寒，理气活血，祛瘀止痛之功。用于妇女寒凝血瘀，致经行腹痛、手足发凉、经血涩而不畅、挟血块、排出觉舒等症。

鸭脚艾-苦地胆 鸭脚艾能宣通水道，利湿消肿；苦地胆利肝和脾，清热利尿。两药配伍，相得益彰，共奏宣通水道，渗利水湿，利尿消肿之功。用于湿热水肿等证。

【单方验方】

①风寒感冒：鸭脚艾鲜全草30～45克，冰糖15～24克，水煎服，1日2次（《福州市民间药草》）。

②肺热咳嗽：鸭脚艾鲜全草60克，薄荷6克，冰糖60克，豆腐125克，水煎服（《福州市民间药草》）。

③闭经或经前腹痛：鸭脚艾鲜全草30～60克，酒、水煎调红糖服。

④产后积瘀腹痛或伴寒热，肢节酸痛：鸭脚艾干全草30克，水煎调红糖服。

⑤扭伤肿痛：鸭脚艾鲜全草60～90克，酒、水煎服；渣捣烂外敷。

⑥疝气：鸭脚艾鲜根30～60克，水煎取浓液，和鸡蛋2个炖服（③～⑥方出自《福建中草药》）。

⑦跌打积瘀：鲜鸭脚艾250克，鲜水泽兰120克，用酒炒热，取汁60毫升服；渣敷患处（《广西民间常用草药》）。

⑧赤、白带下：鸭脚艾鲜全草30～60克，猪膀胱1个，水煎服（《福州市民间药草》）。

⑨脚气冲心：鸭脚艾鲜全草45～60克，红糖15～30克，开水冲炖饭前服（《福州市民间药草》）。

⑩治阴疽肿痛：鲜鸭脚艾60～90克，酒、水煎服；渣捣烂外敷（《福建中草药》）。

【用法用量】内服：煎汤，9～15克（鲜品30～60克）；或捣取汁。外用：捣敷。

鸭脚木皮

（西加皮、鸭脚皮、萝卜柴皮）

【药物来源】五加科植物鹅掌柴〔*Schefflera octophylla* (Lour.) Harms〕的根皮及树皮。

【植物特征】常绿灌木或乔木，高2～12m。茎直立，圆柱形，皮厚，灰白色，粗糙。叶互生，叶柄长12～26cm；掌状复叶，小叶5～9枚，小叶柄长2～6cm；叶片革质，长椭圆形，长15～25cm，宽3～8cm，先端急尖，基部楔形或近圆形，全缘，或有羽裂，上面深绿色，光泽，下面绿色，叶脉明显，因变异，叶形态多变。花顶生，多数伞形花序排列

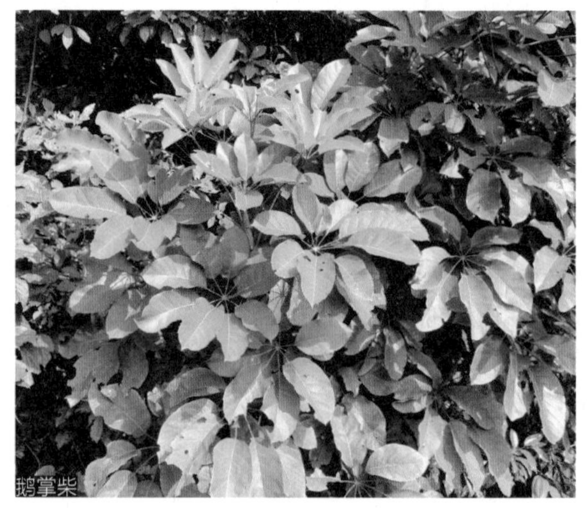
鹅掌柴

成伞房状圆锥花序，有花梗，小花多数，芳香，密被星状短柔毛；萼有5～6个小齿裂；花瓣5，白色；雄蕊5；雌蕊1，子房下位，5室。核果球形，熟时紫色。花期冬季，果期冬至翌年春季。

【生长分布】生于山坡、疏林、山沟旁、林缘、墓穴。分布于我国华南、西南以及台湾等地区。

【采收加工】全年可采，洗净，切片，晒干。

【药理作用】煎剂在体外对金黄色葡萄球菌和大肠埃希菌有抑制作用。

【性味归经】苦、涩，凉。入肺经。

【功能主治】发汗解表，祛风除湿，舒筋活络。用于感冒发热，咽喉肿痛，风湿关节痛，跌打损伤。

【配伍应用】

鸭脚木皮-金盏银盘 鸭脚木皮苦、涩、凉，发汗解表，解肌退热；金盏银盘苦、甘、淡、平，疏风清热，并消肿毒。两药配伍，则能祛风解表，清热解毒，发汗退热。常用于风热感冒的发热、微恶风寒、头身痛、咽痛等症。

鸭脚木皮-大青根 鸭脚木皮苦、涩、凉，能行能散，祛风除湿；大青根苦、寒，能升能降，清热解毒，并祛风利湿而止痛。前者偏于发散风湿，后者重在清热解毒。配伍应用，共呈祛风利湿，清热解毒，消肿止痛之功。用于风湿热痹之关节热、肿、痛等症。若配与三丫苦、土牛膝、穿破石、穿山龙，疗效更强。

鸭脚木皮-积雪草 鸭脚木皮能舒筋活络；积雪草能活血消肿。配伍应用，共收活血散瘀，舒筋活络，消肿止痛之功。用于伤筋瘀滞肿痛。

【单方验方】

①治风湿骨痛：鸭脚木皮180克，浸酒500毫升。每日服2次，每次15～30毫升（《广西中草药》）。

②咽喉肿痛：鸭脚木根皮15～30克，水煎服（《全国中草药汇编》）。

③治红白痢：鸭脚木皮去外皮，洗净，一蒸一晒，用120

克，水煎服（《岭南草药志》）。

【用法用量】内服：煎汤，9～15克；或浸酒。外用：煎水洗或捣敷。

【注意事项】"鸭脚木根"详见本章；"鸭脚木叶"详见"清热解毒"章。

鸭脚木根

（鹅掌柴根、萝卜柴根）

【药物来源】五茄科植物鹅掌柴〔*Schefflera octophylla* (Lour.) Harms〕的根。

【植物特征】详见本章"鸭脚木皮"。

【生长分布】详见"鸭脚木皮"。

【采收加工】四季可采，洗净，切片，晒干。

【性味归经】微苦、辛，凉。入心经。

【功能主治】发汗解表，消肿止痛。用于流感，感冒发热，关节痛，跌打肿痛。

【配伍应用】

鸭脚木根-倒扣草　两药秉性寒凉，均具发散表邪之功。鸭脚木根发汗解表；倒扣草疏风泄热。但前者偏于辛散，后者长于疏泄。配伍应用，则能表散风热，发汗退热。用于风热感冒、流行疫感（风热型）发热或高热等症。若配金盏银盘、爵床、板蓝根、大青根，效果更佳。

鸭脚木根-大青根　鸭脚木根微苦、辛、凉，能消肿止痛，并可发散风邪；大青根苦、寒，清热解毒，祛风利湿。两药配伍，共奏疏风泄热，解毒利湿，消肿止痛之功。用于湿热痹之关节热、肿、痛等症。配三丫苦根、络石藤、忍冬藤、粉防己，以增疗效。

【单方验方】

①流行性感冒：鸭脚木根或皮30克，三丫苦根30克，水煎服；鸭脚木根或皮15克，野菊花30克，水煎服（《福州市民间药草》）。

②风湿骨痛：鸭脚木根180克，浸酒500毫升，每日服2次，每次15毫升（《全国中草药汇编》）。

③风湿性关节炎：鸭脚木根、忍冬藤各30克，鸡血藤15克，楤木15克，水煎服（《青草药彩色图谱》）。

【用法用量】内服：煎汤，15～30克；或浸酒。

【注意事项】孕妇忌服。

浮萍

（苹、青萍、小萍、萍子草、九子萍、紫萍）

【药物来源】浮萍科植物紫萍〔*Spirodela polyrrhiza* (L.) Schleid.〕和浮萍〔*Lemna minor* L.〕的全草。

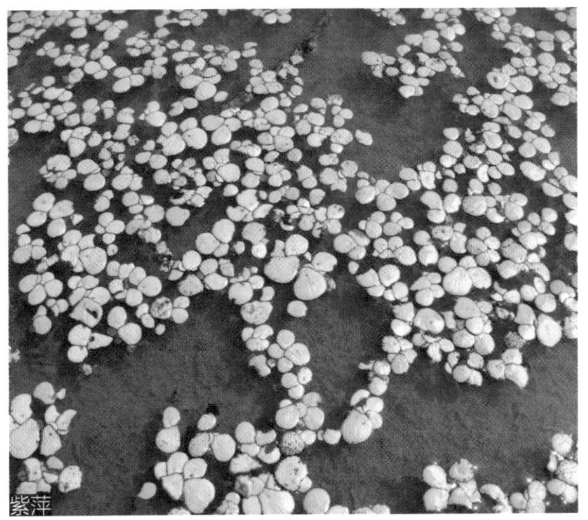

紫萍

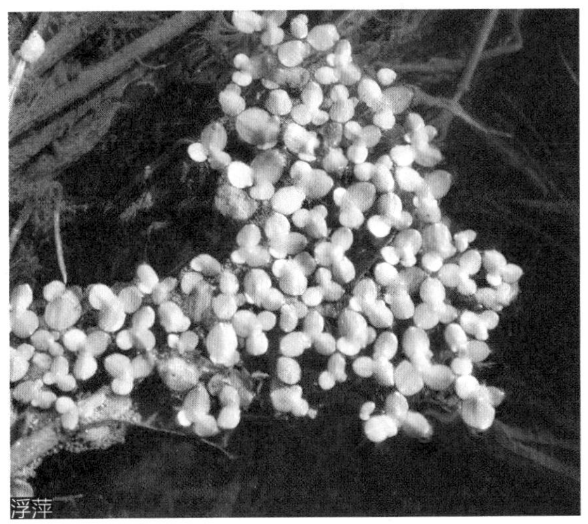

浮萍

【植物特征】

①紫萍：多年生漂浮小草本。叶状体卵圆形或椭圆形，扁平，长0.4～0.8cm，宽0.3～0.7cm，先端圆，全缘，上面绿色，下面紫红色，上面有明显掌状叶脉数条，常数片聚生。下面有多数须根，下垂，白色。两性花，2个雄花和1个雌花组成花序，白色或浅绿色。

②浮萍：多年生漂浮小草本。叶片卵形或椭圆形，先端圆，长0.3～0.6cm，宽0.2～0.3cm，全缘，两面绿色，每一叶状体须根1条，垂直。花单性，雌雄同株，花细小，白色，生叶状体缺陷处。

二者花期均在夏季。

【生长分布】生于水田、池塘、沼泽地。分布于我国绝大部分地区。

【采收加工】夏季采捞，去杂质，洗净，晒干。

【药理作用】

①紫萍有利尿作用，可能是由于所含醋酸钾和氯化钾引起的。

②煎剂及浸剂有微弱的解热作用。

③此外，本品具有抗过敏作用。对埃可病毒有抑制作用。

【性味归经】辛，寒。入肺经。

【功能主治】解表发汗，清热透疹，祛风止痒，利尿消肿。用于风热感冒，风热瘾疹，疹发不透，皮肤瘙痒，湿疹，水肿。

【配伍应用】

浮萍-山白菊 浮萍质轻性寒，升浮发散，解表发汗，疏散风热；山白菊质体轻扬，轻清发散，疏风解表，宣泄肺热。两药配伍，相辅相成，共收解表发汗，祛风清热，清肃肺气之功。用于外感风热，如风热感冒，以及风热犯肺等证。

浮萍-金银花 浮萍善于疏表泄热，开郁透疹；金银花擅长清热解毒，且能轻疏卫表。两药配伍，相互为用，则能疏表宣肺，开郁透疹，清热解毒。用于麻疹、小儿急疹、风疹，以及水痘、手足口病初期。配桑叶、菊花、芦根、钩藤、板蓝根，以助功效；若配与芦根、竹叶、桑叶、菊花、连翘、大青叶、蝉蜕、钩藤，对风热之邪郁闭肺卫，致疹发不透，有较好疗效。

浮萍-土茯苓 浮萍能祛风止痒，可疏散遏表之风邪；土茯苓解毒，利湿，疗疮，乃除湿毒，泄湿浊。两药合用，共呈祛风疏表，利湿泄浊，解毒止痒之功。对于湿热内伏，风热外郁，内外合邪，交蒸肌腠，致发痒疮，如湿疹、黄水疮、脓疱疮，只要疮面潮红、渗液浓浊、瘙痒，均可用。若加薄荷、钩藤、白花蛇舌草、金银花、金钱草，效果更佳。

浮萍-笔仔草 两药均有利尿消肿作用。浮萍在于解表宣肺，宣通水道，并行水利尿；笔仔草重在渗利水湿，利尿消肿。配伍应用，相辅相成，共呈宣通水道，渗湿行水，利尿消肿之功。用于"风水"之水肿。"风水"乃因风邪伤肺，风遏水阻，风水相搏所致，本对药具解表宣肺，行水利尿之双向功用，药证合拍，必获良效。

【单方验方】

①风热感冒：浮萍、防风各9克，牛蒡子、薄荷、紫苏各6克，水煎服（《全国中草药汇编》）。

②麻疹透发不畅：浮萍9克，牛蒡子6克，蝉蜕2克，水煎服（《中国民间百草良方》）。

③皮肤风热，遍身瘾疹：浮萍、牛蒡子各30克。共烘干研细末，每服6克，薄荷3克煎汤送服，每日2次（《中国民间百草药良方》）。

④治肺炎：浮萍12克，鲜芦根3枝。水煎服，每日2次（《常见病验方研究参考资料》）。

⑤治消渴：干浮萍、瓜蒌根等分，上二味为末，以人乳汁和丸，如梧桐子大。空腹饮服二十丸，日三（《备急千金要方》）。

⑥浮肿小便不利：浮萍9克，泽泻、车前子各12克，水煎服（《全国中草药汇编》）。

⑦治急性肾炎：浮萍60克，黑豆30克，水煎代茶饮（《中草药新医疗法资料选编》）。

⑧治蛇咬毒入腹：浮萍捣绞汁饮之（《品汇精要》）。

【用法用量】内服：煎汤，6～9克（鲜品15～30克）；或捣绞汁或研末入丸、散。外用：煎熏洗或研末撒或捣烂外敷。

高粱泡根

（十月梅根、秧泡子根）

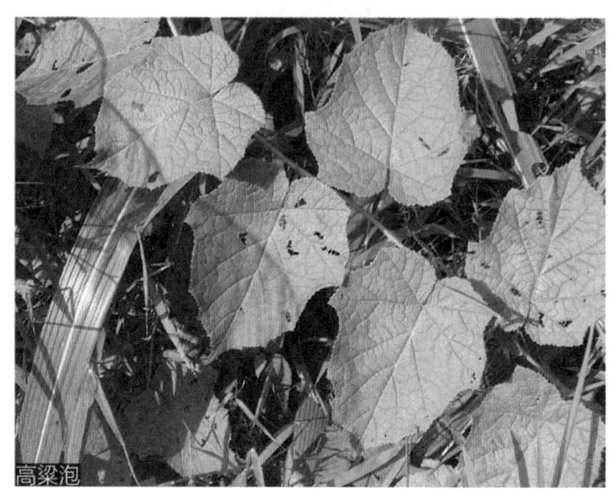

【药物来源】蔷薇科植物高粱泡〔*Rubus lambertianus* Ser.〕的根。

【植物特征】常绿小灌木，长0.8～1.6m。根状茎圆柱状，弯曲，须根多。茎蔓生，圆柱形，中、上部有棱，新枝绿色，散生倒钩刺。叶互生，叶柄长2～4cm；叶片阔卵形，长7～13cm，宽5～12cm，先端渐尖或尾尖，基部近心形，边缘有细锯齿及波状浅裂，两面绿色，疏生细柔毛。圆锥花序，顶生或腋生，长达15cm，花轴、花梗被灰白色柔毛，小花多数；萼片5，外面被细柔毛，有橙色腺点；花瓣5，白色，与萼片近等长。聚合果近圆形，肉质，径7～9mm，成热时红色。花期夏、秋季，果期冬季。

【生长分布】生于林缘、沟旁、山间、路旁。分布于我国台湾、华南、华中、西南以及等地区。

【采收加工】全年可采，除须根，洗净，切段，晒干。

【药理作用】抑菌试验：本品对金黄色葡萄球菌、宋内志贺菌、伤寒杆菌、铜绿假单胞菌及大肠埃希菌均有抑制作用。

【性味归经】甘、苦，寒。入膀胱、肺、肝三经。

【功能主治】疏风清热，清肺止咳，凉血止血。用于风热感冒，肺热咳嗽，咳血，鼻衄，便血，崩漏，头痛，头晕。

【配伍应用】

高粱泡根-鸭脚艾 两药均有疏散风邪之功。高粱泡根并能清肺止咳；鸭脚艾兼宣肺止咳。配伍应用，则能疏散风热，泄肺止咳。用于外感风热，如发热、头痛、身体不适、咽痛、咳嗽，或风热犯肺，咽痛、咳嗽等。配与金盏银盘、天青地白、大青根，疗效更好。

高粱泡根-球兰　两药均有清肺之功。高粱泡根清肺兼止咳；球兰清肺并化痰。配伍应用，相辅相成，共收清肺泄热，化痰止咳之功。用于肺热炽盛，如咳嗽、痰黄稠、呼吸气急、面赤、口渴等症。配与芦根、栀子、鱼腥草、石仙桃，增强疗效；若痰多，咽喉有痰鸣音，配瓜蒌、桑白皮、栀子、枳壳，效果更佳。

高粱泡根-侧柏叶　两药性寒，入血分，均有清热，凉血，止血作用。高粱泡根则长于清泄血分伏热；侧柏叶偏于凉血和血止血。两药配伍，相辅相成，功效更强。用于血热妄行所致咳血、鼻血、便血、崩漏等。

【单方验方】

①感冒高热，并吐血：高粱泡根30克，水煎，饭后服（《浙江天目山药植志》）。

②治咳嗽：高粱泡根60克。水煎服（《江西草药》）。

③产后出血，产褥热，血崩，痛经：高粱泡根、琴叶榕根、白木槿根、野荞麦根各15克，水煎服，红糖，米酒为引（《全国中草药汇编》）。

④子宫出血：高粱泡根60克，黑豆60克，水煎服（《全国中草药汇编》）。

⑤治呕血、便血：高粱泡根60克，苦职根30克，积雪草15克，红糖少许。水煎服（《江西草药》）。

⑥肾炎：高粱泡根100克，黄酒50毫升，水酒同煎服（《中草药彩色图谱与验方》）。

⑦高血压偏瘫：高粱泡根60克，接骨全粟兰根9克，淫羊藿根15克，青木香根6克，丹参根60克，甜酒少许，水煎服（《江西草药》）。

【用法用量】内服：煎汤，30～60克。

【注意事项】叶“高粱泡叶”详见“止血”章。注意与“黄水薫叶”鉴别，详见“清热燥湿”章。

桑叶

（铁扇子、蚕叶）

【药物来源】桑科植物桑〔*Morus alba* L.〕的叶。

【植物特征】落叶灌木或乔木，高可达10m。茎直立，多分枝，外皮黄褐色，枝条灰绿色。叶互生，叶柄长1.5～4cm；叶片卵圆形或椭圆形，长5～15cm，宽4～12cm，先端急尖或尖，基部近心形，边缘有粗锯齿，上面绿色，下面浅绿色，叶脉明显。托叶披针形，早落。花腋生，单性，雌雄异株，均为穗状花序，黄绿色，雄花序较雌花序长；雄花被4枚，雄蕊4，中有不育雌花；雌花，萼片4，花被4枚，无花柱，柱头2裂。聚合果肉质，有长柄，椭圆形，成熟时紫色或白色。花期春季，果期夏、秋季。

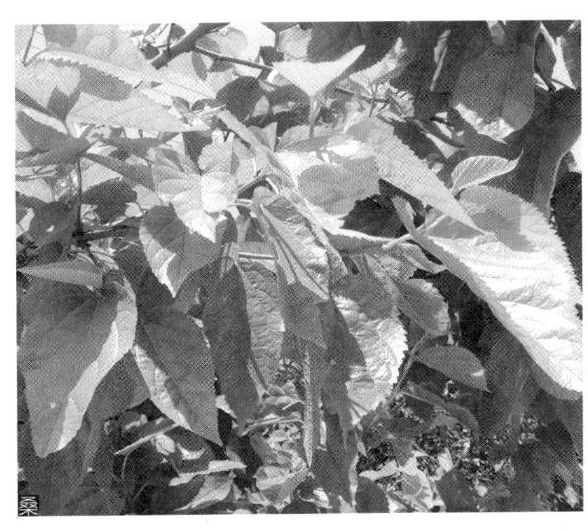

【生长分布】多栽培。全国均有分布。

【采收加工】冬季霜后采集，晒干。

【药理作用】

①抗微生物作用：鲜桑叶煎剂做体外试验，对金黄色葡萄球菌、乙型溶血性链球菌、白喉杆菌、炭疽杆菌有较强的抗菌作用；对大肠埃希菌、伤寒杆菌、志贺菌属、铜绿假单胞菌亦有一定的抑制作用。煎剂有灭杀钩端螺旋体的作用。

②降血糖作用：桑叶的脱皮酮对四氧嘧啶引起的大鼠糖尿病或肾上腺素、胰高血糖素，抗胰岛素血清引起的高血糖症均有降血糖作用。脱皮固酮促进葡萄糖转化为糖原，但不改变正常动物的血糖水平。

③抗肿瘤作用：葫芦巴碱对小鼠肝癌（HAC）有明显的抑制作用。毒性较低，临床以含100毫克的栓剂外用，可见到本品抗子宫颈癌的疗效，用药一月后宫颈光滑，细胞学检查未见到癌细胞。

④对消化系统的影响：绿原酸具有广泛的生理活性，近年研究证明，本品有显著增加胃肠道的蠕动和促进胃液的分泌及利胆作用。

⑤其他作用：所含芳樟醇有平喘镇咳作用；延胡索酸有镇痛作用；东莨菪碱有散瞳，抑制腺体分泌，兴奋呼吸中枢，抑制大脑皮层，扩张毛细血管，改善微循环等作用。

【性味归经】苦、甘，寒。入肺、肝二经。

【功能主治】疏风清热，清肝明目。用于风热感冒，风温犯肺，咳嗽，头痛，眩晕，目赤肿痛，咽喉肿痛，糖尿病，小儿风疹，小儿急疹，风热痹。

【配伍应用】

桑叶-野菊花　两药质体轻扬，轻清走上，均能疏风清热。桑叶苦、甘、寒，长于清热，且清宣肺气；野菊花苦、辛、凉，偏于疏散，并消肿解毒。配伍应用，疏风清热作用增强，并具清疏肺热，消肿解毒之功。用于风热感冒，发热、微恶风寒、头昏痛、咽痛、咳嗽等症。配倒扣草、金盏银盘、天青地白，以增疗效；若咳嗽重、痰稠而黄、口渴、咽痛，或头痛、发热，乃风热犯肺，配与天青地白、鱼腥草、射干、连翘；若咽痛重，配与射干、大青叶、马兰。

桑叶-黑芝麻 桑叶苦、甘、寒，走表疏风清热，走上清利头目，行肝清肝明目；黑芝麻甘、平，质润多脂，补益肝肾，泽颜黑发，润燥养肤。配伍应用，则具疏风泄热，滋补肝肾，养精明目，润肤黑发功效。对精血亏损，虚火内生，致眼睛干涩、视物昏暗、头晕目眩、五心烦热、肌肤干燥、发毛脱落等，研末蜜丸，久服有效。

【单方验方】

①风热感冒，咳嗽，痰黄稠：桑叶、枇杷叶、野菊花、连钱草各9克，球兰24克，水煎服（《福建中草药处方》）。

②新感燥热咳嗽：桑叶、枇杷叶、麦冬，水煎服（《实用中医内科学》）。

③中暑：桑叶20克，鱼腥草20克，金果榄14克，野菊花14克，将药物煎服，每日3次（《中国民间草药方》）。

④急性结膜炎：鲜桑叶、狗肝菜各30克，水煎服（《福建中草药处方》）。

⑤治产后盗汗：炙桑叶（取大米汤汁与桑叶同炒，汤汁吸干即为炙桑叶）30克，水煎服，早晚各1次，2日服完（《中医单药奇效真传》）。

⑥治神经衰弱：桑叶，黑芝麻各等份，研末炼蜜为丸。每次9克，日3次，10天为1个疗程（《福建中草药处方》）。

⑦牙龈红肿疼痛，发热，口渴：桑叶15克，蕺菜20克，蟛蜞菊、臭牡丹各30克，任选一种配栀子根6克，水煎服（《福建中草药处方》）。

⑧多发性疖肿：桑叶20克，穿心莲6克，南瓜藤20克，萝卜叶60克，将药物煎服，每日3次（《中国民间草药方》）。

⑨治乳肿（乳肿并啮乳溃烂）：桑叶50枚，秋后茄子10个，上黑烧为末，和醋涂（《日本历代名医秘方》）。

【用法用量】内服：煎汤，6～12克；或研末入丸、散。外用：煎汤洗或捣敷。

【注意事项】“桑枝”“桑根”详见“祛风湿”章；“桑白皮”“桑椹”分别详见“止咳平喘”与“滋阴”章。

笔筒草

（通气草、土木贼、锁眉草、节骨草、锉刀草、笔头草）

【药物来源】木贼科植物节节草〔*Equisetum ramosissimum* Desf.〕的全草。

【植物特征】多年生草本，高30～60cm。根茎黑褐色，节明显，节处生黄色须根。茎丛生，直立，有节，节间中空，圆柱状，有纵棱，径约2mm，灰绿色，槽中有气孔，中部或中部以下有分枝。叶多轮生，退化连接成筒状鞘，鞘口有三角状裂齿，外面黑褐色。孢子穗矩圆形，长0.5～1.8cm，先端尖，孢子圆形，环形排列，孢子上有弹丝2条，十字形着生，遇水弹开，以便繁殖。

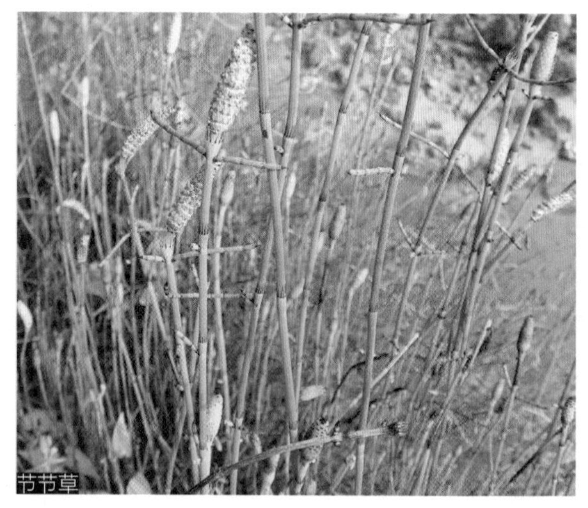
节节草

【生长分布】生于溪边、路旁等湿地。分布于我国绝大部分地区。

【采收加工】春、夏季采集，割取地上部分，切段，晒干。

【药理作用】25%水煎剂和粗提物分别给小白鼠灌胃均有止咳和祛痰作用。

【性味归经】甘、苦，平。入心、肝、胃、膀胱四经。

【功能主治】祛风清热，止咳祛痰，除湿利尿。用于风热咳嗽，目赤肿痛，角膜薄翳，肝炎，尿路感染，尿血，带下。

【配伍应用】

笔筒草-天青地白 笔筒草祛风清热，止咳祛痰；天青地白，解表清热，清肃肺气。两药相须为用，共奏祛风解表，清热泄肺，止咳祛痰之功。用于风热感冒，如发热、头身痛、咽痛、咳嗽等症。

笔筒草-鼠曲草 两药都有止咳化痰作用。笔筒草为疏表宣肺，止咳化痰；鼠曲草下气降逆，止咳化痰。配伍应用，共奏宣肺利气，调中降逆，止咳化痰之功。用于肺气失宣，如咳嗽、气逆、痰多。若痰热咳嗽，加桑白皮、瓜蒌、鱼腥草、白毛夏枯草；寒痰咳嗽，配杜衡、醉鱼草花；痰湿咳嗽，配与佛手、半夏等。

笔筒草-笔仔草 两药均有行水利尿之功。笔筒草宣肺利气，以利尿除湿；笔仔草为渗湿行水，利尿消肿。配伍应用，则能宣通肺气，渗利水湿，利尿消肿。用于“风水”水肿或湿热水肿等证。

【单方验方】

①治火眼：笔筒草、金钱草、四叶草、珍珠草、谷精草各15克，煎水内服（《重庆草药》）。

②治急淋：笔筒草30克，冰糖15克，加水煎服（《福建民间草药》）。

③治血尿：笔筒草、羊蹄、鳢肠各15克，檵木花30克，白茅根120克，水煎服（《浙江民间常用草药》）。

④治肾盂肾炎：笔筒草、一包针、车前草、马蹄金各15

克，黄毛耳草、活血丹各30克，水煎服（《浙江民间常用草药》）。

【用法用量】内服：煎汤，9～15克（鲜品30～60克）。外用：煎洗或捣敷。

【注意事项】注意与“木贼”“土木贼”鉴别。分别详见本章与“利尿渗湿”章。

黄荆叶

（蚊枝叶、白背叶、姜荆叶、埔姜叶、布荆叶）

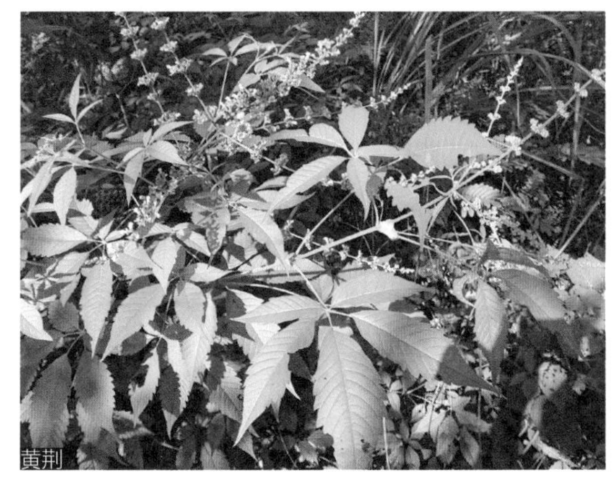
黄荆

【药物来源】马鞭草科植物黄荆〔*Vitex negundo* L.〕的叶。

【植物特征】落叶灌木至乔木，高2～6m。根茎坚硬，外面黄白色。茎直立，多分枝，枝条披散，树皮灰褐色，幼枝四棱形，被灰白色细绒毛。叶互生，叶柄长3～9cm；掌状复叶5枚，小叶柄长1～6mm，小叶片椭圆状长卵形，长3～10cm，宽1.5～3.5cm，先端长尖，基部楔形，有疏浅钝齿或全缘，上面绿色，下面密被白色绒毛。圆锥状花序，生枝顶或叶腋，长18～30cm；萼钟形，5齿裂；花冠唇形，淡紫色，上唇2齿裂，下唇3齿裂，中央裂片大，长约5mm；雄蕊4，子房4室，柱头2裂。核果球形，褐色，存宿萼。花期夏季，果期秋季。

【生长分布】生于山坡、路旁、溪边。分布于我国大部分地区。

【采收加工】夏、秋季采收，阴干。

【药理作用】对大鼠甲醛性关节炎有抗炎作用。

【性味归经】甘、苦，凉。入肺、肝、小肠三经。

【功能主治】解表清热，化湿和中，解毒。用于感冒，伤暑，吐泻，发痧腹痛，痢疾，风湿痛，疮痈，跌打损伤。

【配伍应用】

黄荆叶-倒扣草 黄荆叶解表清热；倒扣草清热解表。两药配伍，相须相使，共呈祛风解表，清热退烧之功。用于外感风热，如发热、微恶风寒、头昏痛、口干、咽痛等症。

黄荆叶-青蒿 黄荆叶能化湿和中，且疏风散表；青蒿清热燥湿，并解暑除蒸。配伍应用，共收解表祛暑，清热燥湿，消痞和胃之功。用于暑热挟湿，如发热、头昏痛、心烦胸闷、全身酸困、脘腹痞闷、呕吐泄泻等症。配与积雪草、枫树叶、笔仔草，以增疗效。若暑热偏重者，配积雪草、枫树叶、金银花、西瓜皮、笔仔草。

【单方验方】

①用于感冒：黄荆叶30克，路边荆30克，葱、姜各6克，水煎服（《农村常用草药手册》）。

②治中暑呕吐、腹痛、腹泻：黄荆叶60克，红辣蓼60克，生半夏60克。焙干研细末，炼蜜为丸，黄豆大。日服2次，每次6克（《农村常用草药手册》）。

③风寒泄泻：鲜黄荆叶3克，鲜樟树嫩叶2克，鲜算盘子叶4克，水煎服（《中国民间百草良方》）。

④治痧气腹痛：新鲜黄荆枝头嫩叶、新鲜辣蓼枝头嫩叶各30克（切碎），吴茱萸9克（研细）。同捣极烂，做成条状锭子，晒干。用时取药3克，凉开水磨服（《江西民间草药验方》）。

⑤治毒蛇咬伤，满身红肿发泡：黄荆嫩头，捣汁涂泡上，渣盦咬处（《谈野翁试验方》）。

【用法用量】内服：煎汤，3～9克（鲜品15～60克）；或制成药锭。外用：捣敷或捣绞汁抹。

【注意事项】“黄荆根”“黄荆枝”详见“辛温解表”章；“黄荆子”详见“化痰”章。

菊花

（白菊花、甘菊、药菊、白茶菊、怀菊花、滁花、杭菊、黄菊）

【药物来源】菊科植物菊〔*Chrysanthemum morifolium* Ramat.〕的干燥头状花序。

【植物特征】多年生草本，高50～140cm。茎下部伏地，上部直立或斜展，被毛，基部成熟后木质化。叶互生，具柄，叶片卵形或长卵形，长3～5cm，宽2～3.5cm，先端钝，基部近心形或宽楔形，有不规则羽裂，边缘有粗锯齿，两面绿色。花顶生或腋生，头状花排列成伞房状花序，具花梗；总苞数层，绿色，外面被白色绒毛，边缘膜质；外围舌状花，雌性，白色、黄色或淡红色；中央管状花黄色，两性；雌蕊1，柱头2裂；雄蕊5，花柱线形。瘦果矩圆形。花期秋季，果期冬季。

【生长分布】多栽培。分布于我国绝大部分地区。

【采收加工】霜降前采摘花序，晒干或烘干，或置通风处阴干。贡菊为摘下花序烘干；滁菊为摘下花序用硫黄熏过晒至约六成干时，用筛子筛成球状晒干；杭菊指杭州产的白菊和黄菊。

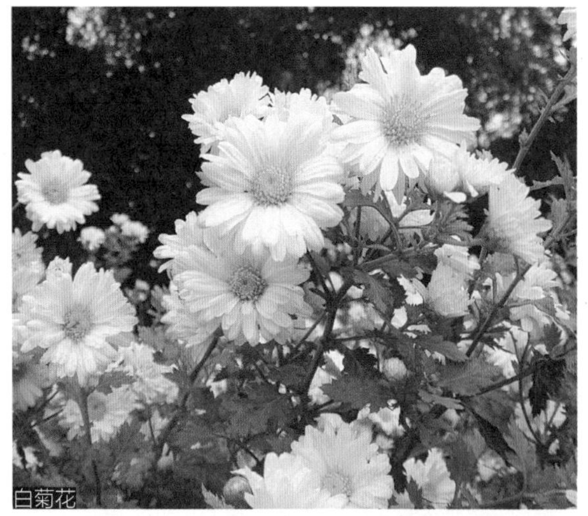
白菊花

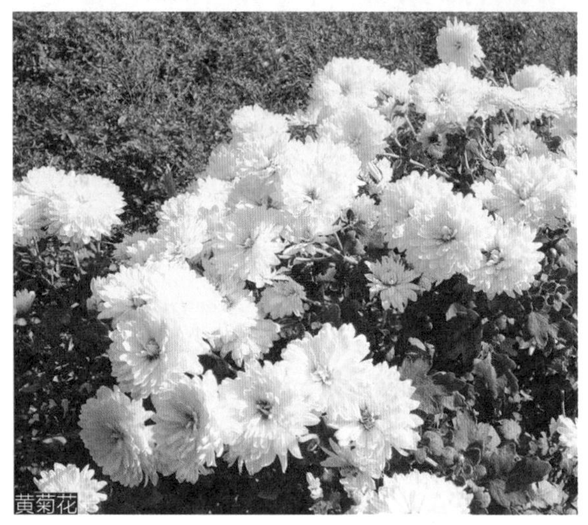
黄菊花

【药理作用】

①抗微生物消炎作用：100%的煎剂用平板挖沟法，对宋内志贺菌、变形杆菌、伤寒和副伤寒杆菌、铜绿假单胞菌、大肠埃希菌、霍乱弧菌、皮肤真菌有抑制作用；100%的煎剂用平板纸片法，对金黄色葡萄球菌，草绿色链球菌，乙型溶血性链球菌有抑制作用；煎剂用试管稀释法，1:50对结核分枝杆菌呈抑制作用；浸膏外涂治宫颈糜烂。

②对血液系统的作用：有降压、降血脂、抗动脉粥样硬化作用。

③其他：本品有降低转氨酶、解铅毒作用；能用于中枢神经系统，治疗神经性头痛且具有解痉作用；通过调节体温中枢而解热。

【性味归经】甘、苦，凉。入肺、肝二经。

【功能主治】疏风清热，清肝明目。用于风热感冒，咽喉肿痛，头痛，头晕，目赤肿痛，耳鸣，高血压，疔疮肿毒。

【配伍应用】

菊花-天青地白 菊花甘、苦、凉，疏风清热，清利头目；天青地白甘、凉，解表清热，清宣肺卫。两药配伍，共呈疏风解表，宣透肺热之功。用于外感风热，如发热、头昏痛、咽痛、咳嗽；以及肝经风热所致目赤痛、多泪、头痛等症。

菊花-夜关门 两药都有明目作用。菊花能疏散肝经风热明目；夜关门能补益肝肾而明目。配伍应用，共奏疏风清热，滋养肝肾，凉肝明目之功。用于肝肾阴虚不能养睛，虚热上炎熏睛，导致眼花目暗、目涩、迎风流泪、头晕头痛等。配与枸杞子、桑椹子、桑叶、蝉蜕，疗效更佳。

【单方验方】

①风热感冒：菊花12克，桑叶12克，一枝黄花12克，甘草2克，用白开水煎服，每日3次（《中国民间草药方》）。

②荨麻疹：菊花15克，茶叶6克，冰糖少许，水煎或开水泡服（《福建中草药处方》）。

③初期睑腺炎：白菊花12克，枸杞叶12克，桑叶10克，芙蓉花14克。将药物煎后，调拌蜂蜜冲服，每日数次（《中国民间草药方》）。

④治病后生翳：白菊花、蝉蜕等分，为散。每用二三钱，入蜜少许，水煎服（《救急方》）。

⑤眩晕气血亏虚：白菊花30克，龙芽草30克，龙眼肉20克，夏枯草20克。将药物研细末，调拌蜂蜜为丸，1日3次，连服7日（《中国民间草药方》）。

⑥疔毒：菊花100克，甘草10克，加水500毫升，煎至150毫升，分2次服（《药用花卉》）。

【用法用量】内服：煎汤，6~9克；或研末入丸、散。外用：捣敷。

【注意事项】胃寒、食少、脾虚泄泻者慎用。

野菊花

（黄菊、野黄菊）

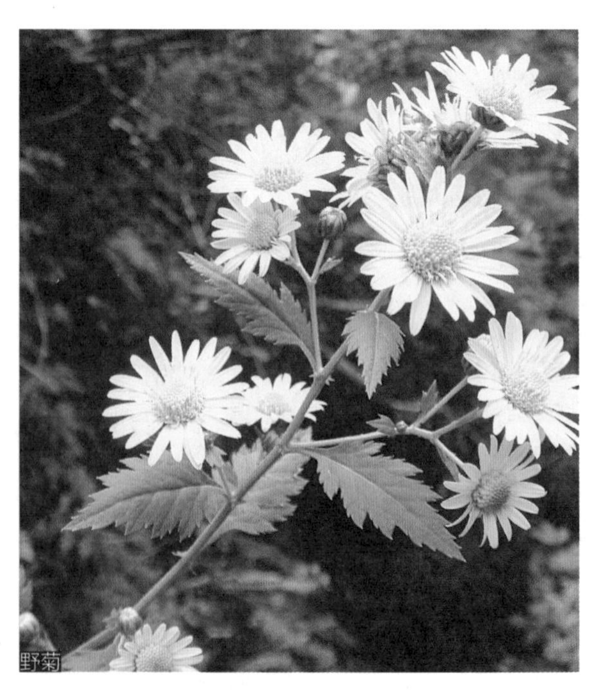
野菊

【药物来源】菊科植物野菊〔*Chrysanthemum indicum* L.〕的干燥头状花序。

【植物特征】多年生草本，高30～80cm，全株具特殊香气。茎丛生，基部分枝，下部匍匐，上部斜展。叶互生，具短柄，叶片卵形或长卵形，长2.5～5cm，宽1.5～3cm，先端尖或急尖，基部截形，有不规则羽状裂，边缘有粗锯齿，上面深绿色，被疏毛，下面绿色，被白色柔毛。花顶生，小花头状，多数，直径约1.5～2.5cm，排列成伞房状花序；总苞半圆形，2轮，边缘膜质，被柔毛；外围舌状花，黄色，无雄蕊；中央管状花，深黄色，两性；雄蕊5；雌蕊1，柱头2裂。瘦果近矩圆形，基部狭窄，有纵棱。花期秋、冬季，果期冬季。

【生长分布】生于路边、荒地、林缘及石岩缝隙。分布于我国大部分地区。

【采收加工】秋季采摘花序，晒干。

【药理作用】

①抗微生物作用：50%菊煎剂用平板挖沟法，对金黄色葡萄球菌、福氏志贺菌、伤寒杆菌有抑制作用；去乙醇浸膏用稀释法，1:5对金黄色葡萄球菌、溶血性链球菌、大肠埃希菌及革兰阳性菌（菌型水定）等有抑制作用；花去乙醇浸膏对流行性感冒病毒在体外有抑制作用；煎剂还有延缓埃可病毒、疱疹病毒及京科68–1株流感病毒所致人胚肾或人胚肺原代单层上皮细胞病变的作用；尚对白喉杆菌、炭疽杆菌有抑制作用；本品代茶饮可预防流行性感冒、流行性脑脊髓膜炎、百日咳。

②降压作用：其降压机制主要是通过抗肾上腺素和扩张周围血管及抑制血管运动中枢所产生的作用。

③对免疫系统的影响：体外试验，1:1280浓度的煎剂，有促进人体白细胞吞噬金黄色葡萄球菌的作用。

④其他：动物实验发现，本品对心肌缺血有明显保护作用。有降低转氨酶作用。体外实验对人子宫颈癌细胞培养株系JTC–26有抑制作用，抑制率在90%以上。

⑤毒性：慢性和小量给药对大鼠心脏无毒性即心电图无异常显示，但通过对不麻醉大鼠腹腔注射的剂量增至52g/kg，心搏显著变慢，P–R及Q–T间期延长及T波变宽而圆钝，4小时后死亡。

【性味归经】苦、辛，凉。入肺、肝二经。

【功能主治】疏风清热，消肿解毒。用于风热感冒，伤暑发热，口腔炎，白喉，肺炎，高血压，疔疖痈肿，丹毒。

【配伍应用】

野菊花–一枝黄花　两药质轻性凉，轻清走上，均能疏风清热并消肿解毒。但野菊花清热解毒作用较好；一枝黄花疏散表邪功效偏强。配伍应用，相须相使，功效尤强。用于外感风热及风温初起等证。配与天青地白、桑叶、金银花、板蓝根，作用更强。

野菊花–七叶一枝花　野菊花有消肿解毒，宣透卫表作用；七叶一枝花具清热解毒，消肿止痛之功。两药配伍，则能清热解毒，消肿止痛，宣透邪热之功。用于火疖、阳痈等证。若配千里光、无莿根，功效更强。

【单方验方】

①风热感冒：野菊花、桑叶、枇杷叶、连钱草各9克，毬兰24克，水煎服。

②中暑发热：野菊花9～15克，鹅掌金星、绿豆壳各15克，凤尾草、金丝草各30克，水煎服。

③急性乳腺炎：野菊花、爵床、白花蛇舌草、蒲公英、紫花地丁、一点红、忍冬藤各15克，水煎服（①～③方出自《福建中草药处方》）。

④治一切痈疽脓疡，耳鼻咽喉口腔诸阳证脓肿：野菊花48克，蒲公英48克，紫花地丁30克，连翘30克，石斛30克，水煎，一日三回分服（《本草推陈》）。

⑤高血压：野菊花、马兰、星宿菜各30克，水煎代茶（《畲族医药学》）。

⑥偏头痛：野菊花15克（根30～40克），马鞭草15～18克，水煎服（《草药偏方治百病》）。

【用法用量】内服：煎汤，6～12克（鲜品30～60克）。外用：捣敷或泡开水漱口。

猪鬃草

（猪毛漆、铁丝草、小猪毛七、岩浮萍、鱼鳞草）

【药物来源】铁线蕨科植物铁线蕨〔*Adiantum capillus-veneris* L.〕和白背铁线蕨〔*Adiantum davidii* Franch.〕的全草。

【植物特征】

①铁线蕨：多年生草本，高15～40cm。根状茎横走，黄褐色，密被浅褐色鳞片，多须根。叶近生或远生，叶柄长而细弱，深褐色，光泽；叶片卵状三角形，长13～25cm，宽8～16cm；羽状复叶，中部以下多为二回，上部一回，小羽片薄革质，斜扇形或斜方形，先端有不规则的裂，基部楔形，两面绿色，无毛，叶脉明显。孢子囊近圆形，囊盖由小叶顶端叶缘向下反折而成。

②白背铁线蕨：多年生草本，高16～30cm。根状茎横走，被卵状披针形棕褐色鳞片，有浅棕色须根。叶远生，具紫褐色细弱长柄，光泽；叶片近三角状卵形，长10～16cm，宽6～11cm，三回羽状复叶，羽叶除先端外，互生，基部羽片最大，三角状披针形，小羽片革质，矩圆形，有短柄，先端钝，或有凹入，基部楔形，上面绿色，无毛，下面稍被粉。孢子囊生于每羽叶的先端末次小羽叶背面，囊盖浅棕色，近圆形。

【生长分布】铁线蕨生于高山阴湿岩石上，分布于我国华

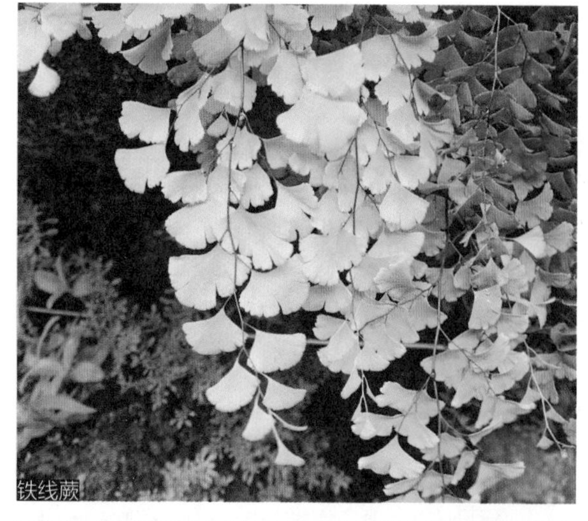
铁线蕨

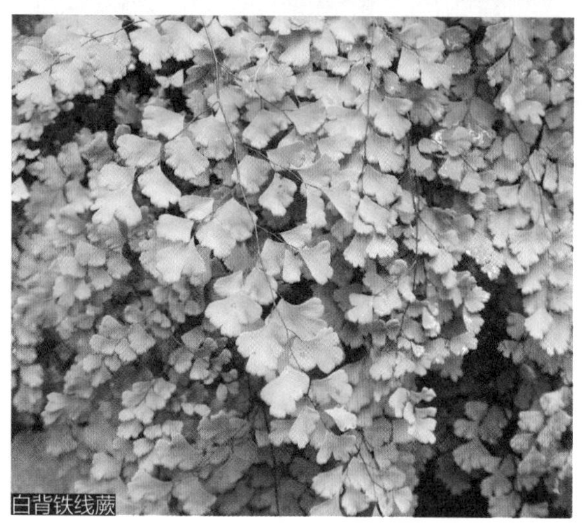
白背铁线蕨

南、华中、西南及台湾等地区。白背铁线蕨生于山坡阴湿岩石上，分布于我国华南、西南、华北及西北一些地区。

【采收加工】全年可采，洗净，切段，晒干。

【药理作用】铁线蕨有祛痰作用，故用以治疗慢性支气管炎；无抗菌作用。

【性味归经】苦，凉。入肺、肝、肾三经。

【功能主治】祛风清热，利尿消肿。用于感冒发热，咳嗽咯血，风湿痹症，肝炎，肠炎，痢疾，尿路感染，肾炎浮肿，淋浊，带下。

【配伍应用】

猪鬃草–一箭球　猪鬃草祛风清热，清肃肺气；一箭球疏风清热，宣透肺卫。两药配伍，相须为用，共收疏散风热，宣肃肺气之功。用于外感风热，如风热感冒，发热恶风、头痛、咽痛、咳嗽等症。若配金盏银盘、天青地白、一枝黄花、金银花、桑叶，效果更好。

猪鬃草–水丁香　两药都有利尿消肿作用。猪鬃草并疏风宣肺；水丁香兼清泄热毒。配伍应用，利尿消肿功效增强，并具疏风，泄热，解毒之功。对风邪郁闭肺卫，或湿热壅滞中焦，或疮毒伤肾所致水肿，均可施用。若“风水”证，配与石荠苧、浮萍、笔仔草；湿热者，配与笔仔草、天青地白、爵床；疮毒为患，配与白花蛇舌草、半边莲、苦地胆，以增疗效。

【单方验方】

①咳嗽：猪鬃草、车前草各30克，水煎服（《青草药彩色图谱》）。

②治肺热吐血：猪鬃草、红茅草、三匹风，水煎服（《四川中药志》）。

③治风湿性关节酸痛：猪鬃草30克，浸酒500毫升，每次1小杯（约60毫升）温服（《泉州本草》）。

④治小儿尿结：猪鬃草6克，谷精草9克，水煎服（《贵阳民间药草》）。

⑤治尿淋血淋：猪鬃草、海金沙、铁线纽各15克，水煎服（《贵阳民间药草》）。

⑥尿闭：猪鬃草15克，凤尾草30克，水煎服（《青草药彩色图谱》）。

⑦乳腺炎、乳汁不通：猪鬃草9～15克，水煎服，甜酒为引（《云南中草药选》）。

⑧治皮肤瘙痒及疮疖湿疹：猪鬃草60克，煎汤洗（《泉州本草》）。

【用法用量】内服：煎汤，15～30克。外用：煎洗。

剪刀草

（塔花、玉如意、野薄荷、光风轮、瘦风轮、瘦风轮菜）

【药物来源】唇形科植物光风轮〔*Clinopodium confine*（Hance）O.Ktze.〕和瘦风轮〔*Clinopodium gracile*（Benth.）Matsum.〕的全草。

【植物特征】

①光风轮：草本，高8～26cm。茎丛生，直立或斜展，四棱形，少分枝，疏被柔毛。叶对生，具短柄，叶片卵形或菱形，长0.9～2cm，宽0.7～1.3cm，先端急尖或钝，基部楔形，边缘有钝齿，两面绿色，无毛。花顶生和腋生，轮伞状花序；萼管状，紫色，5齿裂；花冠二唇形，紫红色，上唇短，2浅裂，下唇长，3裂；雄蕊4，退化2。小坚果倒卵形，光滑。

②瘦风轮：草本，高10～30cm。基本形态与光风轮近似。不同处，茎细柔软，四棱不明显，光泽，少分枝，叶间距短，花轮较小。

光风轮花期夏季，果期夏、秋季。瘦风轮花期春季，果期夏季。

【生长分布】生于山坡、路旁、田边、河岸草丛。分布于我国华南、华东、华中等地区。

【采收加工】夏、秋季采收，洗净，切段，晒干。

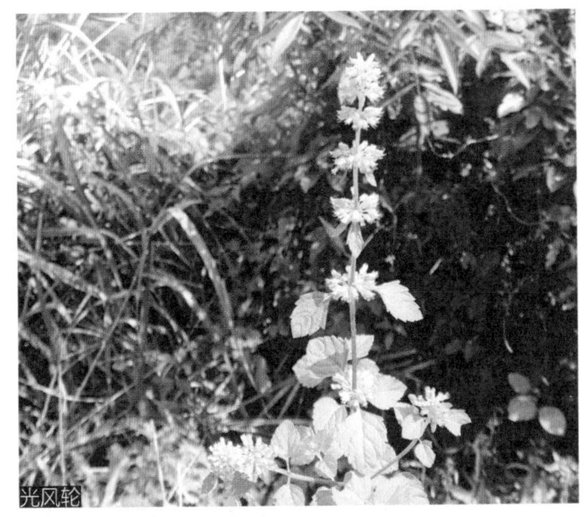
光风轮

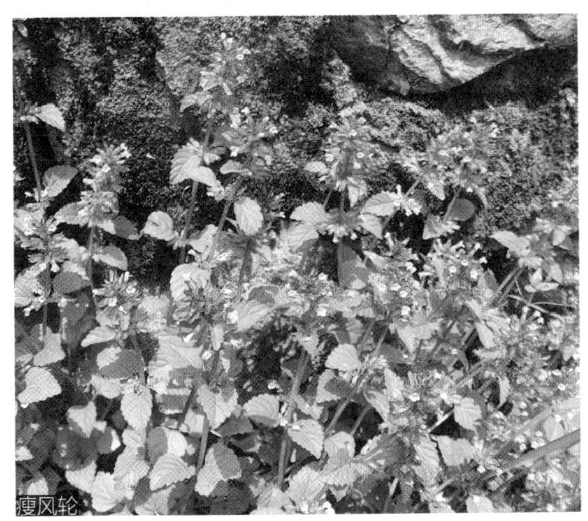
瘦风轮

【药理作用】抑菌试验，瘦风轮水煎剂，对金黄色葡萄球菌有较强的抑菌作用。

【性味归经】苦、辛，凉。入肺、大肠二经。

【功能主治】疏风清热，解毒消肿，散瘀活血。用于感冒头痛，荨麻疹，细菌性痢疾，肠炎，过敏性皮炎，乳腺炎，痈疖，毛囊炎，跌打损痛。

【配伍应用】

剪刀草-野菊花　两药均味苦、辛，性凉，均有疏风清热之功。但剪刀草偏于疏散，野菊花长于清热。配伍应用，相辅相成，功效加强。用于外感风热或风温初起，如发热畏风、头昏痛、咽痛、咳嗽，以及目赤肿痛、眼翳等。

剪刀草-蒲公英　两药都有解毒消肿作用。但剪刀草清热消肿作用较好；蒲公英清热解毒功效较强，且能散结消肿。配伍应用，相互促进，功效显著。用于痈疖疔疮等。配与紫花地丁、野菊花、七叶一枝花、黄荆叶，以增疗效。

剪刀草-积雪草　两药性质寒凉；剪刀草可散瘀活血，积雪草能活血消肿。两药配伍，相得益彰，可收活血散瘀，泄热凉血，消肿止痛之功。用于跌打损伤，瘀热瘀滞，患处红、肿、热、痛等症。煎服与捣敷均可。

【单方验方】

①用于感冒头痛：剪刀草9克，生姜2片，葱白2个，水煎服，每日1剂（《江西草药》）。

②产后咳嗽：剪刀草60克，水煎服；有感冒者取汁炒豆腐吃，无其他症状者取汁炒鸡蛋吃。

③白喉：剪刀草适量，用冷开水洗净，捣烂，纱布包裹绞汁用。剂量依年龄、病情而定，每次服5～30毫升，隔1～4小时服1次，直至痊愈。服药期间，忌食辛辣。

④乳腺炎：剪刀草、榔榆皮各30克，水煎服，同时用鲜光风轮全草，洗净捣烂外敷。

⑤痈疖、毛囊炎、蜂窝组织炎：剪刀草、鲜鱼腥草、鲜千里光叶各等量，洗净，加冷开水和适量醋捣烂，贴敷患处，每日2次，亦可将上药晒干研粉，临时配用（②～⑤方出自《全国中草药汇编》）。

⑥治痢疾：剪刀草30克，水煎内服。赤痢加白糖；白痢加红糖（《江西民间草药验方》）。

⑦治跌打损伤，积瘀疼痛：剪刀草绞汁泡酒服（《泉州青草药》）；或剪刀草，用甜酒酿糟捣烂，敷伤处（《江西民间草药验方》）。

⑧治妇人血崩（属血热者）：剪刀草30克，生地黄、侧柏叶各15克，入冰糖少许，水煎服，每日2次（《泉州本草》）。

【用法用量】内服：煎汤，15～30克（鲜品30～60克）。外用：捣敷或煎洗。

鹿茸草

（白山艾、绵毛鹿茸草、白毛鹿茸草、沙氏鹿茸草）

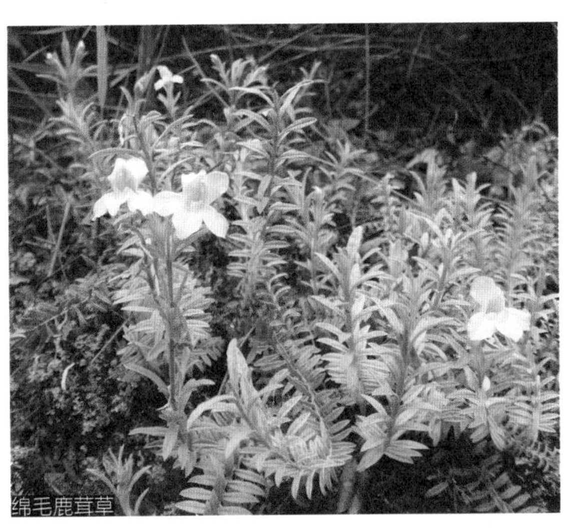
绵毛鹿茸草

【药物来源】玄参科植物绵毛鹿茸草〔*Monochasma savatieri* Franch.〕的全草。

【植物特征】多年生草本，高12～25cm。全体密被白色绵毛。主根粗短。茎丛生，短而硬。叶对生或轮生，无柄，叶片椭圆状披针形，长1～2.5cm，宽1.5～3mm，先端渐尖，全缘，上面白绿色，下面白色。花单生于苞腋；花萼5裂，裂片与萼管近等长；花冠二唇形，上唇2裂，弯曲，下唇3裂，浅紫色或白色，雄蕊4，2强，长于花冠。蒴果长圆形，具4纵沟，顶部有喙，包存宿萼中。花期春、夏季，果期秋季。

【生长分布】生于山坡岩石土质上、干燥地疏草丛。分布于我国华南、华中等地区。

【采收加工】夏季采收，割取地上部分，洗净，晒干。

【性味归经】苦，平。入肺、肝、心、大肠四经。

【功能主治】疏风清热，止咳平喘，清热利湿。用于风热感冒，咳嗽，哮喘，肾炎水肿，产后伤风，咯血，便血，腹泻，痢疾，风湿关节痛。

【配伍应用】

鹿茸草-金盏银盘 两药均有疏散风热之功。鹿茸草兼肃肺止咳；金盏银盘并解毒消肿。配伍应用，相辅相成，则能疏风清热，宣肃肺气，解毒消肿。用于风热感冒或风热犯肺。风热感冒，配与一枝黄花、天青地白、板蓝根；风热犯肺，配天青地白、桑叶、鱼腥草，以增功效。

鹿茸草-球兰 鹿茸草清肃肺气，止咳平喘；球兰清泄肺热，化痰止咳。两药相配，相互为用，共收清热泄肺，化痰止咳，降逆平喘之功。用于肺热咳喘，如痰多、咳嗽、气急、胸膈满闷、口干、面赤等。配芦根、桑叶、白毛夏枯草，功效更强。

鹿茸草-冬瓜皮 鹿茸草苦、平，清利湿热；冬瓜皮甘、微寒，清热利尿。鹿茸草兼能宣通水道，冬瓜皮并可清肺泄热。两药配伍，共奏清热肃肺，通利水道，利尿除湿之功。用于湿热水肿等证。

【单方验方】

①感冒：鹿茸草、一点红各30克，大青叶15克，水煎服（《草药治内科病》）。

②产后感冒：鹿茸草30克，兖州卷柏9克，酒炖服（《青草药彩色图谱》）。

③产后伤风：鹿茸草30克，白牛胆干全草30克，水煎调红糖服（《福建中草药》）。

④咳嗽：鹿茸草12克，水煎兑冰糖服（《湖南药物志》）。

⑤哮喘：鹿茸草干全草30克，凤尾草30克，水煎服；或鹿茸草干全草30克，小号野花生30克，红糖少许煎服（《福州市民间药草》）。

⑥肺炎：鹿茸草、白英各15克，阴地蕨12克，钩藤根30克，野紫苏9克，水煎服（《全国中草药汇编》）。

⑦肾炎水肿：鹿茸草、冬瓜皮各30克，水煎服（《福建中草药处方》）。

⑧腹泻，久泻不愈：鹿茸草干全草60克，红糖30克，水煎服（《福州市民间药草》）。

⑨治风湿关节痛：鹿茸草30～90克，水煎服(《湖南药物志》)。

⑩肺结核咯血：鹿茸草干全草30克，水煎饭后服，配猪肺同煎效果更好（《福州市民间药草》）。

⑪久咳咯血：鹿茸草鲜全草30～60克，水煎配白糖饭后服；鹿茸草鲜全草60克，麦冬15克，川贝母6克，水煎服，白糖为引（《福州民间药草》）。

【用法用量】内服：煎汤，9～24克（鲜品30～90克）。

鹅掌金星草

（鸭脚金星草、独脚金鸡、三角风、七星草、鸭脚掌、三叉剑）

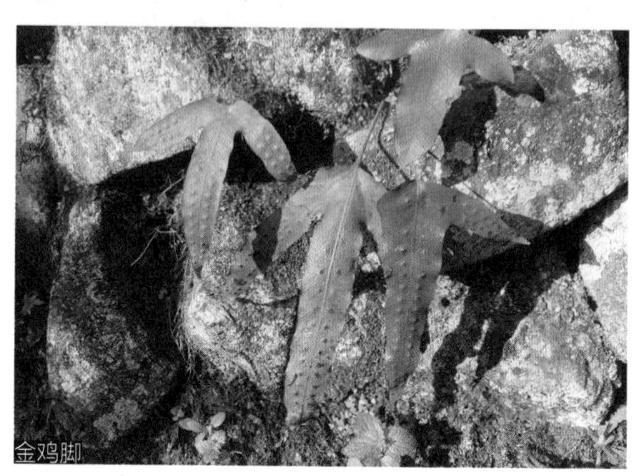
金鸡脚

【药物来源】水龙骨科植物金鸡脚〔*Phymatopsis hastata*（Thunb.）Kitag.〕的带根全草。

【植物特征】多年生附生草本，高10～30cm。根状茎横走，密生褐棕色鳞片，须根多。叶基生，叶柄长6～26cm，棕色，光泽；叶片掌状3裂，亦有2裂或不裂，裂片条状披针形，长5～9cm，宽1～1.8cm，先端渐尖，基部近圆形，全缘，上面深绿色，下面灰绿色，裂片主脉1条，侧脉对生，2列。孢子囊群圆形，单生侧脉间。

【生长分布】生于山谷阴处岩壁或树干。分布于我国大部分地区。

【采收加工】夏、秋季采收，阴干或晒干。

【性味归经】苦、微辛，凉。入肺、肝、肾三经。

【功能主治】疏风清热，清暑利湿，解毒。用于风热感冒，扁桃体炎，伤暑发热，痢疾，腹泻，泌尿路感染，便血，尿血，痈疖。

【配伍应用】

鹅掌金星草-风轮菜 两药都有疏散风热作用。鹅掌金星草苦、微辛、凉，功偏宣透；风轮菜苦、辛、凉，重在凉散。配伍应用，相辅相成，作用尤强。用于外感风热证。配金盏银盘、大青根、倒扣草，更增疗效。

鹅掌金星草-笔仔草 两药都有清暑利湿作用。鹅掌金星草为宣透，泄热，解暑；笔仔草乃利水，涤热，祛暑。两药相配，共奏辛凉宣透，清热利湿，解暑除蒸之功。用于暑热挟湿症候。如发热、有汗、头昏痛、心烦胸闷、口渴、肢体酸困、尿短赤、舌苔黄腻等症。

鹅掌金星草-板蓝根 两药都有清热解毒作用。鹅掌金星草并凉散风热；板蓝根兼凉血泄热。配伍应用，共奏解毒凉血，疏表泄热之功。用于热毒咽喉肿痛以及目赤肿痛等。咽喉肿痛，配与射干、金果榄；目赤肿痛，加蒲公英、野菊花、车前草，以增功效。

【单方验方】

①治风热感冒：鹅掌金星草90克，水煎服(《福建中草药》)。

②治小儿惊风：鹅掌金星草、虎耳草各15克，煨水服，每日3次(《贵州草药》)。

③中暑：鹅掌金星草30克，捣烂取汁，泉水或泉开水冲服(《中草药彩色图谱与验方》)。

④治咽喉肿痛，急性扁桃体炎：鹅掌金星草15~30克，水煎服(《福州市民间药草》)。

⑤治热痢：鲜鹅掌金星草60~90克，车前草30克，酌加水煎成半碗，饭前服，日2次(《福建民间草药》)。

⑥急性肾炎：用鹅掌金星干全草30克，金雪球叶60克，冰糖30克，水煎服(《福州市民间药草》)。

⑦治慢性肝炎：鹅掌金星草30克，金荞麦30克，阴行草30克，车前草15克(均鲜品)，水煎服(《草药手册》)。

⑧治小便淋痛：鲜鹅掌金星草60克(干的减半)，冰糖30克，酌加水煎，饭前服，日2次(《福建民间草药》)。

⑨治热毒便血：鹅掌金星草、陈干姜各60克，为末，每服3克，新汲水下(《闽东本草》)。

⑩治肺结核、骨结核：用鹅掌金星草60克，或加冰糖30克，水煎服(《福州市民间药草》)。

⑪产褥感染：鹅掌金星草、一点红各15克，鸡蛋2个。水煎服(《福建中草药处方》)。

【用法用量】 内服：煎汤，9~30克(鲜品30~90克)；或煮肉或捣绞汁。外用：捣敷。

葛根

(干葛、甘葛、粉葛、葛藤根、葛子根)

【药物来源】 豆科植物野葛〔*Pueraria lobata*(Willd.)Ohwi〕的块根。

【植物特征】 多年生草质藤本，长4~10m。块根肥厚，圆柱状，多粉。茎柔韧，多分枝，茎上部及幼茎被黄褐色粗毛，叶腋生不定根，发新株。叶互生，叶柄长10~22cm；三出复叶，小叶3枚，具叶柄，小叶片变异多样，通常菱状卵形，长6~18cm，先端渐尖或急尖，基部圆形，边缘有2~3浅裂或不裂，上面绿色，被白色伏生短柔毛，下面浅绿色，密生白短柔毛。总状花序，腋生，总花梗密被黄白

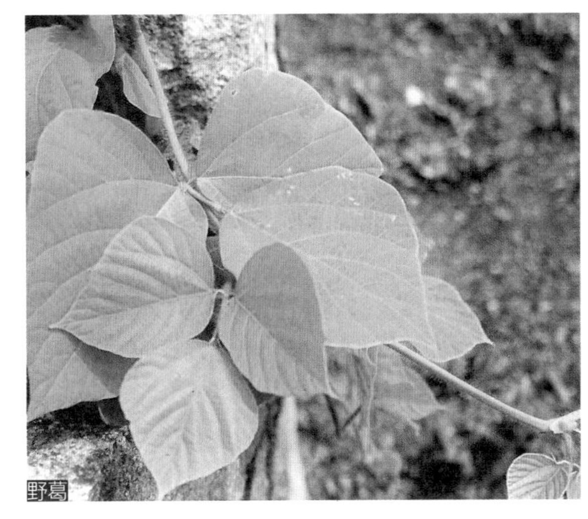

野葛

色绒毛，小花多数；总苞片早落；小苞片披针形；花萼钟形，先端5齿裂，外面生黄色柔毛；花冠紫蓝色，蝶形，旗瓣近圆形，先端微凹，翼瓣长圆形，龙骨瓣较翼瓣长；雄蕊10，子房线形，花柱弯曲。荚果扁条形，长5~12cm，宽0.6~1cm，外面密被黄褐色长粗毛。种子扁圆形。花期夏、秋季，果期秋、冬季。

【生长分布】 生于山坡、草丛、林缘、墓穴。分布于我国大部分地区。

【采收加工】 春季或冬季采挖，洗净，刮去外皮后，切片，晒干。

【药理作用】

①解热作用：葛根的扩张血管作用，为降温因素之一。

②降压作用：葛根降压作用经推测是由于血管扩张所致。此种血管扩张作用，与葛根溶脂性部分的解痉作用、水溶性部分胆碱能作用有关。

③对冠状动脉和脑血管的作用：葛根黄酮能改善冠脉、脑和外围(股动脉)血循环，以冠脉最明显。临床用于心绞痛治疗，缺血性心电图明显改善，除冠脉扩张外，显示血压下降，心率减慢，总外周阻力降低，心肌耗氧量减少，降压和减少侧支血流的作用与硝酸甘油相似；增加正常区冠脉血流的作用比硝酸甘油明显，能改善心肌和乳酸代谢。

④抑制血小板聚集：不同浓度的葛根可不同程度地抑制血小板聚集。一定浓度时，葛根还能抑制5-羟色胺从血小板释放，这对防治心绞痛和心肌梗死是有利的。

⑥对平滑肌的作用：黄豆苷元对鼠肠管有弛缓作用。葛粉遇水膨胀黏着，故有缓和局部刺激作用，可用于治疗肠炎和小儿腹泻，效果好。

⑥其他：动物实验表明，本品有一定的降血糖作用；对血管痉挛引起的突发性耳聋有疗效。

【性味归经】 甘、辛，平。入肺、胃二经。

【功能主治】 发表解肌，解热生津，升阳透疹，解痉通脉。用于风热表证，风寒表证，麻疹不透，湿热泄泻，脾虚腹

泻，颈椎病，腰椎病。

【配伍应用】

葛根–一枝黄花 葛根能升能散，解肌发表，发汗退烧；一枝黄花质轻性凉，疏散风热，消肿解毒。配伍应用，则能疏风解表，消肿解毒，发汗退烧。用于外感发热证，如发热恶风、无汗、头昏痛、颈项酸困等症。若外感风热，如有汗、口干、咽痛，配与板蓝根、金银花、菊花、麦冬；外感风寒，如恶寒、头身痛、无汗，配与紫苏叶、牡荆根、云实藤，以增疗效。

葛根–天花粉 两药都有生津止渴作用。葛根为解热，生津，止渴，治热病烦渴；天花粉乃清热，生津，止渴，治热病津伤，烦渴，口舌干燥。配伍应用，解热退烧，清热生津，除烦止渴作用显著。用于热性病发热、烦渴等。加麦冬、芦根、竹叶、金银花，疗效更强。

葛根–金银花 葛根轻扬升散，能发表透疹；金银花清热解毒，并疏散风热。两药合用，共收疏表透疹，清热解毒之功。用于麻疹前驱期，如发热渐高、流涕咳嗽、目赤畏光、眼泪汪汪、咽及口腔黏膜可见疹点隐现，亦可用于疹出不畅但津液未伤者。均可配用板蓝根、桑叶、菊花、薄荷、蝉蜕、钩藤、芦根，以轻清凉散，清热解毒，助透发之功；若麻毒甚，疹点联片如斑、色紫红，为热毒过甚入血，配与板蓝根、大青叶、筋骨草、芦根，以祛毒凉血。

葛根–威灵仙 葛根能解痉通脉，缓急止痛，善治肌肉挛急、项强、肢麻或痛；威灵仙祛风除湿，通痹止痛，可治肢体麻木、筋脉拘挛、关节屈伸不利。两药配合，解痉，舒筋，缓急及行滞并举，可获解痉舒筋，通痹止痛之功。可用于骨痹证，如颈椎增生及颈椎关节炎，见颈项强痛、肢麻、头筋掣痛、眩晕等，亦可用于颈椎生理曲度改变证。配与天麻、钩藤根、全蝎（研末吞）、当归、白芍、鸡血藤，疗效更好。"骨痹"相当现代医学增生性关节炎，即关节骨质退行性改变证。就颈椎骨质增生一证，往往本虚表实，表现多种多样，故此，临证应用，要根据病变部位、性质、正邪盛衰以及兼症（证）等特殊性予以辨证调配，方获疗效。

【单方验方】

①流感：葛根18克，大青叶15克，绿豆30克，水煎服（《常见病验方研究参考资料》）。

②麻疹初期：葛根6～9克，麦冬3～6克，水煎服（《福建中草药》）。

③治痢疾：葛根15克，凤尾草鲜全草30克，水煎服（《福建中草药》）。

④治热痹，湿热痹：葛根60克，忍冬藤45克，丝瓜络、路路通各12克，水煎分3次服，每日1剂（《实用中医内科学》）。

⑤治心热吐血，鼻衄：葛根，捣汁服（《淄博本草》）。

⑥治诸菜中毒、发狂、烦闷、吐下欲死：葛根适量煎浓汁服（《淄博本草》）。

【用法用量】内服：煎汤，6～12克；大量可至45克。外用：捣敷。

【注意事项】"葛叶"苦涩平，能收敛止血，消肿止痛；"葛花"甘凉，解酒醒脾；"葛谷"即种子，清热化湿，醒酒健脾；"葛蔓"辛寒，清肺利咽，清热解毒；"葛粉"甘大寒，无毒，生津止渴，清热除烦。上述数味，不再另述。

矮茎朱砂根

（九管血、开喉箭、矮陀陀、大郎伞、血党、矮八爪金龙）

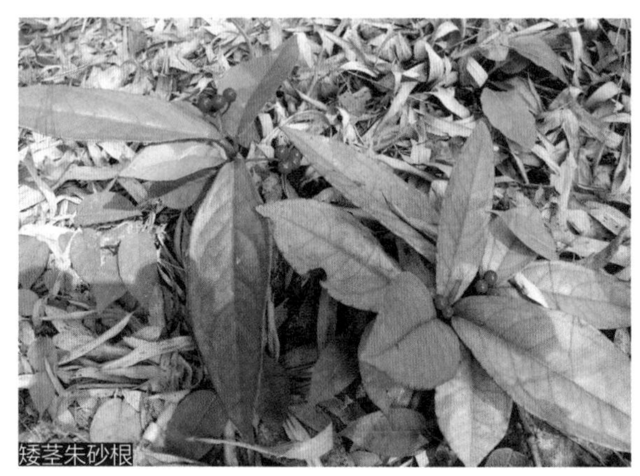

【药物来源】紫金牛科植物矮茎朱砂根〔*Ardisia brevicaulis* Diels.〕的根或带根全草。

【植物特征】常绿矮小灌木，高15～35cm。根茎横走，圆柱形，外皮暗棕色，厚肉质。叶互生，叶柄长0.5～1cm；叶片厚纸质，长椭圆形，长7～13cm，宽2.5～4cm，先端急尖或渐尖，基部楔形，近全缘，上面深绿色，下面绿色或微带紫色。花顶生或腋生，伞房状花序，总花梗长2.5～3.5cm；花萼5裂，裂片长卵形，先端急尖；花冠钟状，红色，先端5裂，有黑腺点。核果圆形，熟时红色。花期夏季，果期秋、冬季。

【生长分布】生于山坡、林下、毛竹林及山坡路旁阴处。分布于我国华南、西南、华中等地区。

【采收加工】根冬季采挖，洗净，切片，晒干；全株夏秋采收，切段，晒干。

【性味归经】辛、微苦、涩，微寒。入肺、肝、肾三经。

【功能主治】祛风清热，解毒消肿，散瘀止痛。用于咽喉肿痛，风火牙痛，疮疡肿痛，风湿痹痛，腰痛，跌打损伤。

【配伍应用】

矮茎朱砂根–一枝黄花 矮茎朱砂根祛风清热，解毒消肿；一枝黄花疏风清热，消肿解毒。配伍应用，相辅相成，功效增强。用于外感风热，如风热感冒、风热头痛、风热咽喉肿痛等证。

矮茎朱砂根-板蓝根 两药都有解毒消肿作用。但矮茎朱砂根偏于清热消肿，并散风邪；板蓝根重在清热解毒，兼凉血，利咽。配伍应用，则能清热解毒，疏风散邪，消肿止痛。用于热毒上攻或外感风热所致咽喉肿痛等症。热毒，加入金银花、金果榄、射干；外感风热，配伍薄荷、野菊花、金银花，以增疗效。

矮茎朱砂根-土牛膝 两药都有活血散瘀，消肿止痛作用，但各具特点。矮茎朱砂根偏于消肿止痛；土牛膝长于活血散瘀。配伍应用，功效显著。用于跌打闪挫，瘀滞肿痛等。配伍星宿菜、虎杖，疗效更佳。

【单方验方】

①防治白喉：鲜矮茎朱砂根60克，加水1千克，小火煎2小时，滤去渣，分8份，每隔2小时服1次，(《中草药土方土法》)；矮茎朱砂根3分，切碎后含口中慢慢咽汁，1小时换1次（《贵州草药》）。

②治喉火：矮茎朱砂根适量，切碎，泡淘米水服或含（《贵州草药》）。

③治风火牙痛：矮茎朱砂根少许，切碎，放于牙痛处，口涎让其流出，随时随换（《贵州草药》）。

④治腰痛：矮茎朱砂根，泡酒服，1天服2次（《中草药土方土法》）。

⑤治跌打损伤：矮茎朱砂根60克，泡酒服（《贵州草药》）。

【用法用量】内服：煎汤，9~15克；或浸酒；或研末入丸、散。外用：捣敷。

薄荷

（南薄荷、猫儿薄荷、升阳菜、蔢苛、夜息花）

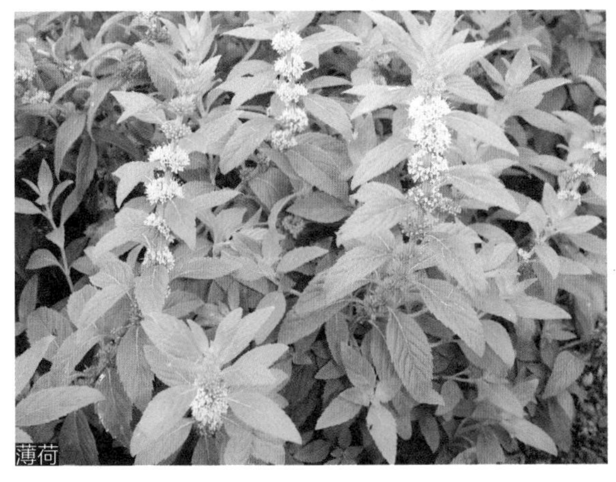
薄荷

【药物来源】唇形科植物薄荷〔*Mentha haplocalyx* Briq.〕的全草。

【植物特征】多年生草本，高15~70cm。茎丛生，直立，方形，被长柔毛及腺点。单叶对生，具柄，叶柄密被白柔毛；叶片长卵形，长3~6.5cm，宽1.2~2.5cm，先端渐尖，基部楔形，边缘有尖锯齿，两面绿色，被疏短白毛，下面有腺点。轮伞花序，腋生；花萼钟状，先端5裂，裂片锐尖；花冠二唇形，浅红紫色或白色，上唇二浅裂，下唇3裂；雄蕊4，花药黄色；花柱伸出花冠外。小坚果细小，外包宿萼。花期夏、秋季，果期秋、冬季。

【生长分布】生于沟边、路旁；大多栽培。分布于我国大部分地区。

【采收加工】通常一年收割2次，第一次7月上旬，第二次9月下旬，割取地上部分，切段，阴干。

【药理作用】

①抗微生物消炎作用：体外试验煎剂对金黄色葡萄球菌，白色葡萄球菌，草绿色链球菌，乙型溶血性链球菌，卡他球菌，福氏志贺菌，炭疽杆菌，白喉杆菌，伤寒杆菌，铜绿假单胞菌，大肠埃希菌，变形杆菌，白色念珠菌，阴道毛滴虫均有抑制作用。薄荷脑有很强的杀菌作用，α-薄荷脑比1-薄荷脑的抑菌作用强。对单纯疱疹病毒、牛痘病毒、Semliki森林病毒和流行性腮腺炎病毒均有抑制作用。薄荷水煎剂1:20浓度，对埃可病毒有抑制作用。

②对呼吸系统的作用：薄荷脑的抗刺激作用导致气管产生新分泌物而使稠厚的黏液易于排出，故有祛痰作用。有报道其对人亦有良好的止咳作用。薄荷醇能减少血液中皂苷的泡沫，用于支气管炎时，能减少呼吸道的泡沫痰，而使有效通气道增大。当鼻炎、喉炎时使用薄荷醇可使痰液稀释，而表现明显的缓解作用。

③对消化道的作用：薄荷油对小鼠离体肠有解痉作用。但在整体条件下不能促进肠蠕动，有时甚至表现抑制。薄荷醇、薄荷酮对离体肠肌有抑制作用，后者作用比前者强一倍。薄荷酮和薄荷醇有利胆作用。

④对神经系统的作用：内服少量可兴奋中枢神经，间接传导于神经末梢，使皮肤毛细血管扩张，改善局部循环，促进汗腺分泌，故有发汗解表透疹作用；大剂量刺激脊髓使反射机能麻痹，并能制止肠内异常发酵，能起到消食下气、消胀、除霍乱呕吐作用。薄荷脑外用，具有微弱的局麻作用，能麻醉末梢神经，起清凉、止痒、止痛作用。

⑤毒性：经动物实验，未发现有致癌作用。

【性味归经】辛，凉。入肝、肺二经。

【功能主治】疏散风热，清利头目，利咽，透疹。用于外感风热，头痛，目赤，咽喉肿痛，食滞气胀，口疮，疮疥，瘾疹。

【配伍应用】

薄荷-鸭脚木皮 两药味辛、性凉，均具发散之功。薄荷疏散风热，清利头目，利咽；鸭脚木皮发汗解表。配伍应用，则能解表，泄热，退烧。用于外感风热，发热微恶风寒、头昏痛、口干、咽痛等症。风热感冒，配金盏银盘、倒扣草、板蓝根；风热咽痛，配板蓝根、大青叶、射干；风热咳嗽，配芦根、桑叶、鱼腥草，以增疗效。

薄荷-板蓝根　薄荷能清热利咽；板蓝根能清热解毒，利咽消肿。两药配伍，功效尤强。用于热毒所致咽喉肿痛以及目赤肿痛等。

薄荷-金银花　薄荷辛、凉，疏表透疹；金银花甘、寒，清热解毒，凉散风热。两药配伍，既有疏表，泄热，透疹作用，又具清热解毒之功。用于麻疹、风疹、小儿急疹前驱期及出疹期，亦可用于瘾疹。

【单方验方】

①用于感冒发热（微恶风寒、头痛鼻塞）：薄荷、菊花、蔓荆子9克，荆芥、金银花各12克，水煎服。

②治风热上攻而目赤、咽痛：薄荷、桔梗、牛蒡子各6克，板蓝根、菊花各10克，水煎服。

③治风热外束、麻疹不透或风疹身痒：薄荷、蝉蜕各6克，防风、紫草各8克，水煎服。

④肝郁胸胁不舒：薄荷、柴胡各6克，白芍、香附各10克，水煎服（①～④方出自《袖珍中草药彩色图谱》）。

⑤治耳痛：鲜薄荷绞汁滴入（《闽东本草》）。

【用法用量】内服：煎汤，3～6克；或研末入丸、散。外用：捣敷或捣绞汁。

第三章　清热泻火

小无心菜

（雀儿蛋、鸡肠子草、铃铃草、大叶米粞草）

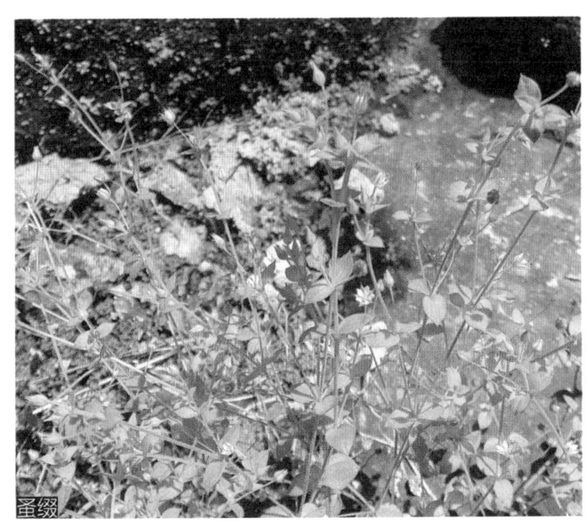
蚤缀

【药物来源】 石竹科植物蚤缀〔*Arenaria serpyllifolia* L.〕的全草。

【植物特征】 一年或二年生细小草本，高10～25cm，全体被稀疏短柔毛。根茎细长，有须根。茎簇生，纤细，直立，有纵棱，有分枝，被短柔毛。叶对生，无柄，叶片卵形，长3～7mm，宽2～4mm，先端急尖，全缘，两面绿色，上面有细乳头状腺点。聚伞花序，顶生，花梗细长；总苞片、苞片叶状，2片，卵形，密被柔毛；萼片5，细长，3纵脉；花瓣5，白色；雄蕊10，着生环状花盘上；子房上位，花柱3。小蒴果卵圆形，熟时6瓣开裂。花期夏季，果期秋季。

【生长分布】 生于山坡、路旁、土岩上。分布于我国长江流域、黄河下游以及华东、华南等地区。

【采收加工】 夏、秋季采收，切段，晒干。

【性味归经】 苦，凉。入肝、肺二经。

【功能主治】 清热明目，解毒消肿。用于急性结膜炎，睑腺炎，咽喉痛，牙龈炎，肺结核。

【配伍应用】

小无心菜-野菊花　小无心菜质轻性凉，善行头面，清热明目；野菊花质轻性寒，疏风清热，清利头目。两药配伍，则能疏散风热，清肝明目。用于肝火内炽，外感风热，内外交蒸，不得发越，上犯头目，所致头昏痛、目赤肿痛、针眼、眼弦赤烂等。

小无心菜-蒲公英　两药均有解毒消肿之功。但小无心菜偏于清热消肿，蒲公英则重在清热解毒，配伍应用于痈疖疔疮。方中加野菊花、金银花、天花粉，疗效更佳。

【单方验方】

①肺结核：小无心菜120克，加白酒1千克，浸泡7日。每次服8毫升，每日3次（《全国中草药汇编》）。

②治肺痨咳嗽：小无心菜15～30克，水煎服（《湖南药物志》）。

③治眼生星翳：小无心菜加韭菜捣烂，塞鼻孔（《湖南药物志》）。

【用法用量】 内服：煎汤，15～30克；或泡酒。外用：捣敷或捣塞鼻。

【注意事项】 注意与“地耳草”鉴别，详见“利尿渗湿”章。

小叶桑根

（小岩桑根、鸡桑根）

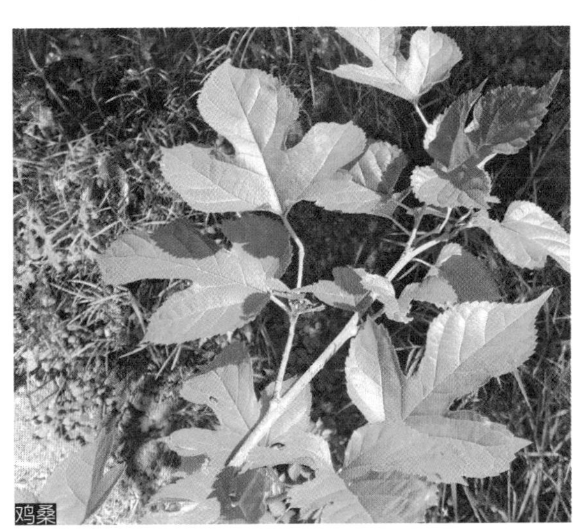
鸡桑

【药物来源】 桑科植物鸡桑〔*Morus australis* Poir.〕的根或根皮。

【植物特征】 详见“辛凉解表”章“小叶桑”。

【生长分布】 详见“小叶桑”。

【采收加工】 冬季采挖，洗净，切片，晒干。

【性味归经】 辛、甘，寒。入肺、肾二经。

【功能主治】 清肺泻火，利尿除湿。用于肺热咳喘，咯血，水肿，黄疸，腹泻。

【配伍应用】

小叶桑根-桑白皮　两药均为桑科植物，其功相近，然同中有别。小叶桑根辛、甘、寒，偏于清肺泻火，治肺火咳喘；桑白皮甘、寒，长于清肺消痰，并降气平喘，治痰热咳喘。配伍应用，共呈清肺泻火，消痰止咳，降逆平喘之功。用于肺热炽盛所致的发热、汗出、烦闷、口渴、咳嗽、气喘等症；或痰热壅肺，发热、咳嗽、气喘、胸闷、痰多、喉中有痰鸣音等。

小叶桑根-荠菜　两药都有清热利尿作用。小叶桑根清水之上源，泄肺行水；荠菜和脾，渗湿，利尿。两药配伍，则能清热泄肺，和脾利湿，利尿消肿。用于湿热之水肿、小便不利等。

【单方验方】

①治黄疸病：小叶桑根15克，茅草根30克，煨水服（《贵州草药》）。

②治鼻衄：小叶桑根9克，榕树须根15克，煨水服（《贵州草药》）。

【用法用量】内服：煎汤，9～15克。

马唐

（羊麻、马饭）

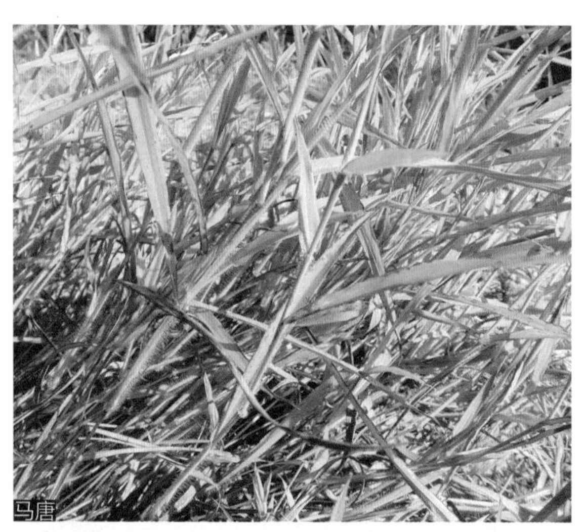

马唐

【药物来源】禾本科植物马唐〔*Digitaria sanguinalis*（L.）Scop.〕的全草。

【植物特征】一年生草本，高45～90cm。秆下部卧地，上部斜展，有明显的节，下部节着地生根，节间光滑，多分枝。叶片线形，长5～18cm，宽0.3～0.9cm，先端长渐尖，基部近圆形，两面疏被软毛；叶鞘包茎，被软毛。总状花序，数条，顶生，长可达20cm；小穗披针形，长约3mm，孪生，具柄；第一颖细小，第二颖较长；第一外稃与小穗等长，有明显纵脉。果实长椭圆形，近与小穗等长。花期夏、秋季，果期秋、冬季。

【生长分布】生于荒野、草地、路旁。分布于我国绝大部分地区。

【采收加工】夏季采收，洗净，切段，晒干。

【性味归经】甘，寒。入肝、脾二经。

【功能主治】清热生津，明目，润肺。用于热病后津伤，口燥纳少，目暗不明，肺热咳嗽。

【配伍应用】

马唐-甘蔗　二者均味甘、性寒，都有清热，泻火，生津作用。马唐偏于清热泻火，而甘蔗长于生津解渴。两药配伍，相辅相成，作用增强。用于热病津伤，心烦口渴、舌燥少津，或嘈杂纳呆等症。

马唐-夜关门　两药均能明目。马唐乃清热明目，夜关门为益肝肾明目。合用，共呈养肝益肾，清热明目之功。用于肝肾不足，虚火上炎，致目暗畏光、迎风流泪等症。若配与枸杞子、梦花、菊花，作用更佳。

马唐-沿阶草　马唐甘、寒，清热生津，润肺止咳；沿阶草甘、微苦、寒，清肺泻火，清肃肺气。马唐偏于滋燥，沿阶草长于清热；两药配伍，相互为用，共收清肺泄热，生津润燥，肃肺止咳之功。用于肺热津伤，咳嗽、痰稠、口燥咽干、口渴喜饮等症。

【用法用量】内服：煎汤，30～45克。

天花粉

（栝楼根、瓜蒌根、白药、花粉、蒌粉、栝蒌粉）

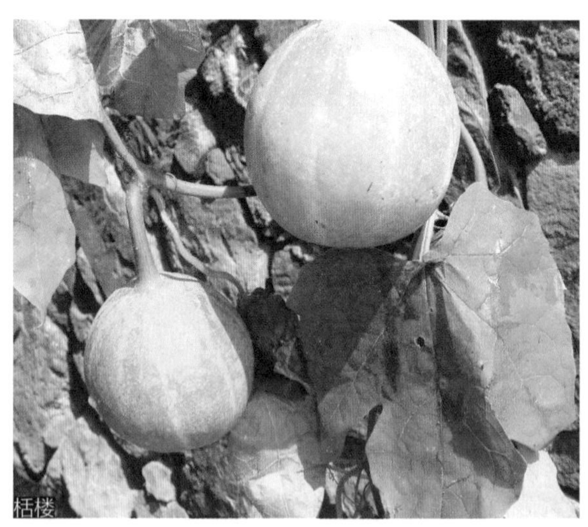

栝楼

【植物来源】葫芦科植物栝楼〔*Trichosanthes kirilowii* Maxim.〕的根。

【植物特征】多年生草质藤本，长3～9m。块根肥厚，肉质，外皮灰黄色，断面白色。茎细，有浅纵沟，多分枝。卷须腋生，先端2分叉。叶互生，叶柄粗长，叶片通常近心形，长宽7～18cm，边有3～7浅裂，裂片近倒卵形，先端急尖或短尖，基部心形，边缘有不规则粗齿，上面绿色，下面浅绿色，两面疏生柔毛。花单性，雌雄异株，雄花数朵排列成总状花序，亦有单生；花萼筒状，5裂；花冠白色，细长，上部5裂，裂片三角形；雄蕊3；雌蕊1，子房下位，花柱长，柱头3裂。瓠果近圆形，长7～10cm，成熟黄色。种子多数，扁平，浅棕色。花期夏季，果期秋、冬季。

【生长分布】 生于林缘、山坡、路旁、草丛；或栽培。分布于我国大部分地区。

【采收加工】 深秋叶萎采挖，洗净，刮去表皮，切片，晒干或微火烘干。

【药理作用】 天花粉蛋白为中期引产及治疗恶性葡萄胎和绒癌的有效成分，对妊娠小鼠及狗均能杀死胎仔。天花粉的引产作用系天花粉蛋白直接作用于胎盘滋养层细胞使之变性坏死，使绒毛膜性腺激素下降到先兆流产的临界水平以下，前列腺素合成增加，发动宫缩而导致流产。天花粉亦能直接兴奋子宫，并使其对垂体后叶素的敏感性增加。

【性味归经】 甘、微苦、酸，微寒。入肺、胃二经。

【功能主治】 清热生津，降火润燥，排脓消肿。用于热病伤津，口渴，消渴，黄疸，肺热燥咳，咳血，痈肿，乳痈，痔瘘。

【配伍应用】

天花粉-芦根　两药都有清热生津作用。但天花粉偏于生津润燥，芦根长于清热除烦。两药配伍，相辅相成，功效更佳。用于热病热邪伤津，心烦口渴、口舌干燥、低热等。

天花粉-天冬　两药都有清肺降火作用。天花粉并能生津增液；天冬尚能滋阴润燥。两药配伍，清肺降火功效增强，并具滋阴生津，润肺肃肺之功。用于阴虚火旺，津乏肺燥，致干咳、痰黏，或痰中夹血、鼻咽干燥、心烦不寐等症。

天花粉-蒲公英　天花粉排脓消肿；蒲公英解毒消痈。两药配伍，协同作用，清热解毒，排脓消痈作用尤强。用于痈疖已溃，脓水黄稠、疮周鲜红等症。配与无莿根、紫花地丁、穿山甲，以增疗效。

【单方验方】

①糖尿病：天花粉30克，生石膏、生地黄各15克，知母12克，水煎服。

②肺热干咳：天花粉、麦冬各12克，北沙参15克，桔梗9克，水煎服（①～②方出自《全国中草药汇编》）。

③肺热燥咳、干咳带血丝：天花粉、麦冬各15，仙鹤草12克，水煎服。

④急性乳腺炎初起：天花粉、蒲公英各30克，白芷、金银花各15克，水煎服（③～④方出自《袖珍中草药彩色图谱》）。

⑤治乳头溃疡：天花粉60克，研末，鸡蛋清调敷（《中草药新医疗法资料选编》）。

⑥治天疱疮：天花粉、滑石等分，为末，水调搽（《普济方》）。

【用法用量】 内服：煎汤，9～12克，或研末入丸、散。外用：研末调敷。

【注意事项】 本品要严格限制治疗量及服用时间，剂量过大或服用过久，可致肝、肾细胞坏死;本品反川乌、草乌。果实“瓜蒌”、种子“瓜蒌子”、果皮“瓜蒌皮”详见“化痰”章。

天茄子

（刺天茄、小颠茄、金钮头、五宅茄、细黄茄）

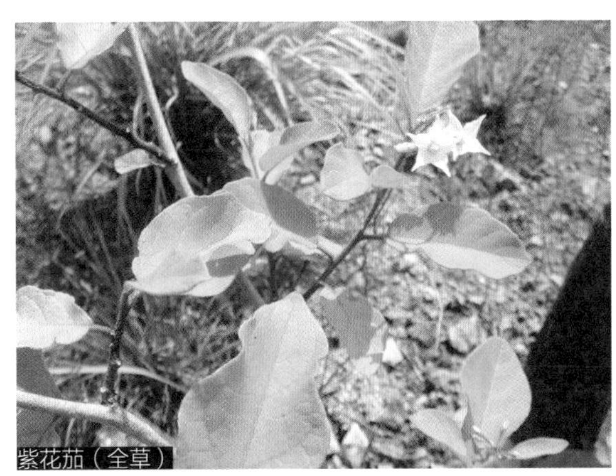
紫花茄（全草）

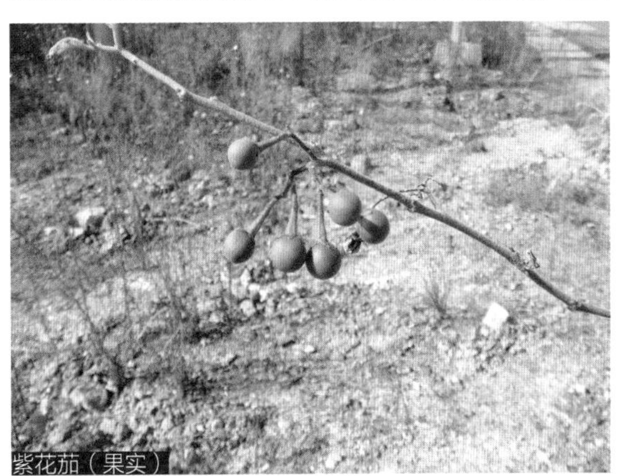
紫花茄（果实）

【药物来源】 茄科植物紫花茄〔*Solanum indicum* L〕的果实、种子、叶。

【植物特征】 小灌木，高0.8～1.3m。茎直立，圆柱形，灰色，上部分枝，小枝疏被灰色星状毛，有倒钩刺。叶互生，具短柄，有褐色短刺；叶片纸质，矩圆状卵形，长3～6cm，宽1.5～3.5cm，先端钝尖或尖，基部两侧不等，边缘波状，两面绿色，被星状柔毛。聚伞花序侧生，序梗、小花梗有短刺；花萼5裂，外面被毛；花冠浅钟状，浅蓝色，裂片5，平展，披针形；雄蕊5，生冠喉，花药黄色。浆果圆形，直径约6mm，绿色，成熟黄色，光泽。种子多数。花期春、夏季，果期秋、冬季。

【生长分布】 生于旷野、山坡、草地。分布于我国台湾、华南、西南等地区。

【采收加工】 夏、秋季采集，晒干。

【药理作用】 抗炎作用：澳洲茄胺有氢化可的松样作用，降低血管通透性及透明质酸酶的活性；对动物的过敏性、烧伤性、组胺性休克有某些保护作用，还能增加胰岛素休克的存活率，并能促进抗体的形成。

【性味归经】苦，寒。入肺、胃二经。

【功能主治】清热泻火，祛风止痛。用于牙痛，鼻渊，头痛。

【配伍应用】

天茄子-薄荷 天茄子苦、寒，清热泻火，且能止痛；薄荷辛、凉，疏散风热，清利头目。两药配伍，共奏疏风泻火，散热止痛之功。用于风火头痛、牙痛等。配与菊花、桑叶、白芷，以增疗效。

天茄子-大青根 天茄子苦、寒，能祛风止痛；大青根苦、寒，祛风利湿。前者并能清热泻火，后者兼清热解毒，止痛。两药配伍，共收祛风利湿，泻火解毒，消肿止痛之功。用于湿热痹之关节热、肿、痛等。

【单方验方】

①治水臌积滞：天茄子，洗净晒干，炒黄研末，同砂糖和匀，沸开水调下9～15克，空腹服（《岭南采药录》）。

②治脓肿溃破：天茄子干叶研末撒患处（《福建中草药》）。

【用法用量】内服：研末，6～9克。外用：研末撒。

【注意事项】根“巴山虎”详见“祛风湿”章。

水皂角

（关门草、水通、江芒决明、山扁豆、金豆子）

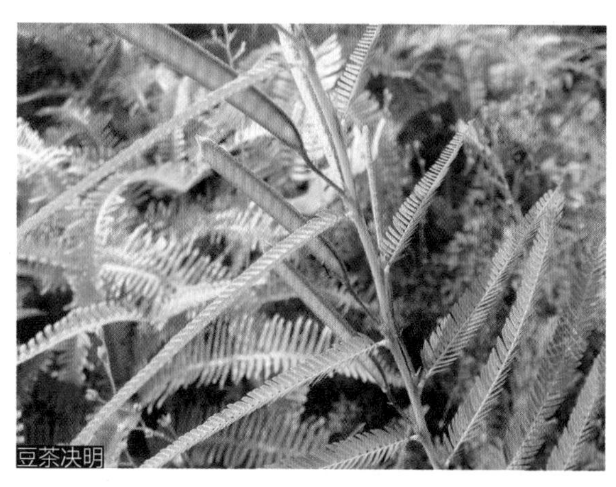

【药物来源】豆科植物豆茶决明〔*Cassia nomame*（Sieb.）Kitagawa〕的全草。

【植物特征】一年生草本，高15～50cm，全体被毛。双数羽状复叶，互生，叶片披针形，长5～9cm，宽0.8～1.5cm；小羽片10～35对，互生，条状披针形，长4～9mm，宽1.5～2mm，先端急尖，基部圆形，有缘毛，上面绿色，下面浅绿色。花腋生，小花1～2朵，具短梗；苞片1对；花萼5深裂，裂片细长，先端尾尖，外面被毛；雄蕊4；雌蕊1。荚果条形，长3～5cm，宽约5mm，被灰黄色毛，有6～11荚节。种子近菱形。花期夏、秋季，果期秋、冬季。

【生长分布】生于山坡、路旁、林缘、荒草地。分布于我国华南、华北、西南、东北等地区。

【采收加工】夏、秋季采集，割取地上部分，切段，晒干。

【性味归经】甘、苦，凉。入肝、肾、脾三经。

【功能主治】清肝明目，和脾利水。用于肝热目赤，眼花，肝火头痛，肾炎水肿，湿脚气，黄疸。

【配伍应用】

水皂角-谷精草 两药都有清热明目作用。水皂角下行清泄，为清肝，泄热，明目；谷精草轻浮凉散，乃疏风，清热，明目。两药配伍，共收疏风泄热，明目退翳之功。对平素肝经郁热，又外感风热之邪，内外交蒸，热不得发泄，化火上攻，致目赤肿痛、目翳、头痛等症有效。均可配与野菊花、桑叶、栀子，以增疗效。

水皂角-苦地胆 两药均具利水之功。水皂角甘、苦、凉，乃和脾利水；苦地胆苦、辛、寒，为清热利水。相互为用，则能渗湿行水，清热利尿。用于湿热为患所致水肿、小便不利等证。

【单方验方】

①治夜盲：水皂角粉末6克，煮猪肝或用蜂糖调服；或以山扁豆茎叶60克，煎水服（《贵阳民间药草》）。

②治半边头痛：水皂角、头晕药各30克，青鱼胆草15克，煎水服（《贵阳民间药草》）。

【用法用量】内服：煎汤，9～15克；或研末。

【注意事项】注意与“山扁豆”鉴别，详见“利尿渗湿”章。

功劳木

（土黄柏树木）

【药物来源】小檗科植物阔叶十大功劳〔*Mahonia bealei*（Fort.）Carr.〕和细叶十大功劳〔*Mahonia fortunei*（Lindl.）Fed-de〕的茎干。

【植物特征】

①**阔叶十大功劳**：详见“清虚热”章“十大功劳叶”。

②**细叶十大功劳**：详见“清虚热”章“十大功劳叶”。

【生长分布】详见“十大功劳叶”。

【采收加工】四季可采，切片，晒干。

【药理作用】抑菌：10%十大功劳茎、叶煎剂对金黄色葡萄球菌、伤寒杆菌中度敏感。

【性味归经】苦，凉。入肺、大肠、肾三经。

【功能主治】清肺泻火，燥湿止泻。用于肺热咳嗽，小儿消化不良，急性肠炎，细菌性痢疾。

【配伍应用】

功劳木-球兰 两药能升能降，走肺经，功劳木能清肺泻

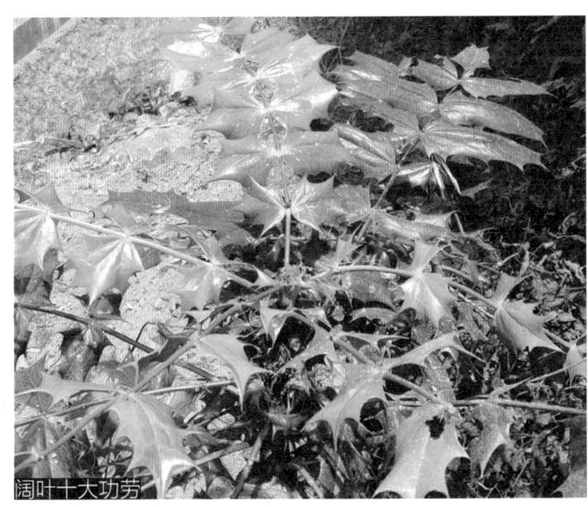
阔叶十大功劳

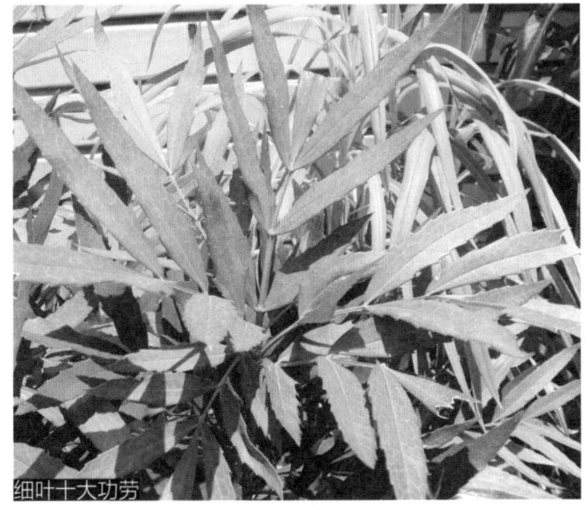
细叶十大功劳

火，球兰可清肺化痰。两药配伍，相辅相成，共收清热泄肺，化痰止咳之功。用于肺热咳嗽，如咳嗽、痰黄稠、面赤口渴、呼吸气粗等；亦可用于痰热咳嗽，如咳嗽、痰多黄稠、胸膈满闷、喉有痰鸣音等症。

功劳木-牡荆叶　功劳木苦、凉，能清热燥湿，可治湿热泄泻；牡荆叶辛、苦、平，芳香行散，化湿和中，能治湿阻中焦，脘腹痞胀、恶心呕吐等。两药配伍，相互为用，共奏芳香疏散，理气和中，清热燥湿之功。用于中焦湿热，如脘痞腹胀、恶心呕吐、腹痛、泄泻、头昏身困，或伴发热微恶寒、尿黄、舌苔微黄腻等症。若挟表证，加石荠葶、藿香；腹胀腹痛重，加半夏、佛手、豆豉姜；吐泻重，加半夏、枫香树叶、青蒿，以增疗效。

【单方验方】腹泻：用功劳木去粗皮，研细末，装入胶囊，每粒0.3克，每次3粒，日服4次；6～14岁每服2粒，6岁以下每服1粒。失水患者须补液，适当禁食（《中药大辞典》）。

【用法用量】内服：煎汤，6～9克；或研末。

【注意事项】华南十大功劳茎木同等入药。根“茨黄连”，详见本章。

地毡草

（金雀梅、金雀花、天地花、地红花、小毛毡苔）

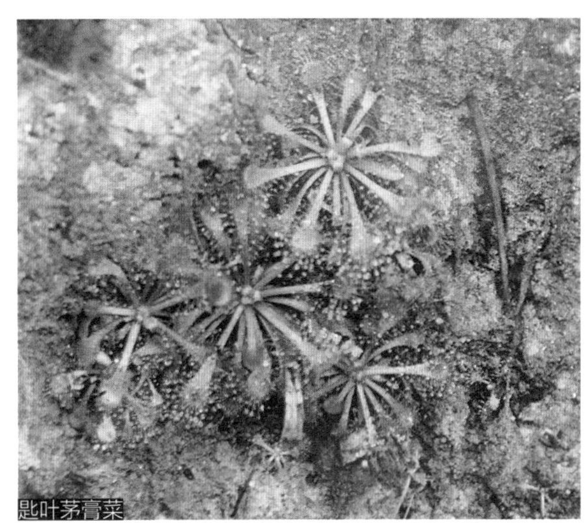
匙叶茅膏菜

【药物来源】茅膏草科植物匙叶茅膏菜〔*Drosera spathulata* Labill.〕的全草。

【植物特征】多年生小草本。茎极短。叶基生，莲座状，近无柄；叶片匙形，长1~2cm，先端钝，上部圆而大，往中、下部渐窄，整叶密被长紫红色腺毛。花葶抽自叶丛，高可达15cm，小花稀疏，侧生于花葶上部；萼片5；花瓣5，浅红色；雄蕊5；花柱3，柱头2深裂。蒴果存宿萼。花期夏季，果期秋季。

【生长分布】生于山坡、路旁、沟边等阴湿处。分布于我国台湾、华南、华中、西南等地区。

【采收加工】夏、秋季采集，洗净，晒干。

【性味归经】甘，寒，无毒。入心、肺、胃三经。

【功能主治】清热泻火，凉血解毒。用于流感，感冒，咽喉肿痛，肺炎，咳嗽，咳血，吐血，疔疮疖肿。

【配伍应用】

地毡草-芦根　地毡草甘、寒，清热泻火，治温热病热入气分证；芦根甘、寒，清热生津，治气分证热盛津伤。两药配伍，相互为用，共收清热泻火，解热除烦，生津解渴之功。用于温热病气分证，如壮热、大汗而热不解、呼吸气粗、烦渴、舌燥少津等。配与芭蕉根、梨、鲜竹叶，以增疗效。

地毡草-金银花　地毡草甘、寒，凉血解毒，并清气分热邪；金银花甘、苦、寒，清热解毒，兼凉散风热。两药配伍，既能两清气血，清热解毒，又具透营转气，引邪出卫之功。用于温热病热毒入气，传营之气营两燔证，如壮热、烦渴、心烦躁扰、甚或谵妄、肌肤斑疹隐约可见、舌红绛苔黄燥等症。配与鲜芦根、鲜茅根、筋骨草、狗肝菜，以增功效。若痈、疖、疔疮、丹痧有上述表现者，均可施用。

【单方验方】

①流行性感冒：地毡草15~24克，水煎服。

②肺炎，淋病：地毡草30克，水煎调蜜服。

③咽喉肿痛，风火牙痛，中耳炎：地毡草30克，水煎服。

④红丝疔：地毡草30克，白菊花15克，水煎服；另用鲜叶调蜜捣烂敷患处。

⑤对口疮：地毡草、连钱草鲜全草各适量加食盐，冷饭或红糖少许，捣烂敷患处（①~⑤方出自《福建中草药》）。

【用法用量】内服：煎汤，6~9克（鲜品15~30克）。外用：捣敷。

竹叶

（淡竹叶）

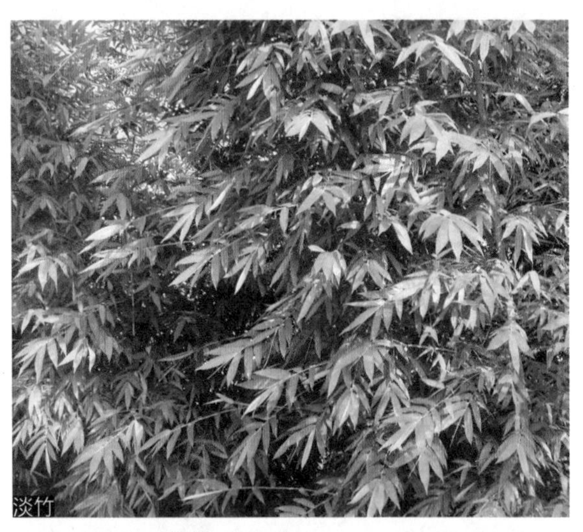

淡竹

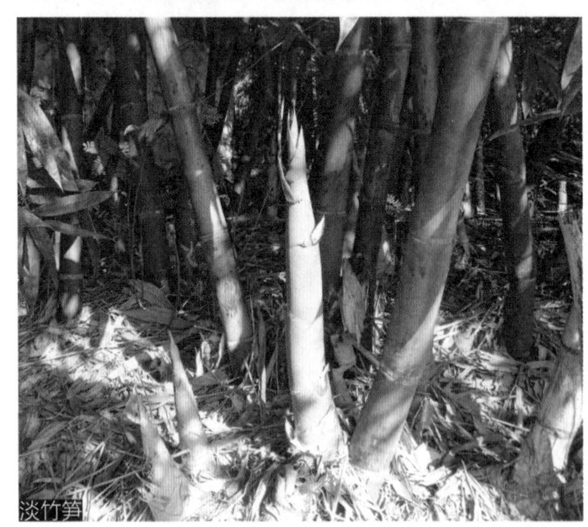

淡竹笋

【药物来源】禾本科植物淡竹〔*Phyllostachys nigra*（Lodd.）Munro var.*henonis*（Mitf.）Stapf ex Rendle〕的叶。

【植物特征】竹状乔木，高可达18m。根状茎短，根横走，有节，如鞭，粗壮坚韧，须根多。秆直立，圆柱形，径4～13cm，有节，中空，表面绿色，无毛。秆环及箨环隆起，秆箨长卵形，革质，上部先端渐尖，基部截形，白黄色，表面具有灰黑色的斑点，每节上有2分枝。小枝上端有小叶1～3枚，叶柄长约3～5mm，叶鞘浅绿色，长约2～3.5cm；叶片纸质，条状披针形，长7～15cm，宽1～2cm，先端渐尖，基部圆形，全缘，两面绿色。穗状花序组成带叶圆锥花序，腋生，小穗2～3花，顶花常退化；颖1～2片，披针形；外稃锐尖，内稃先端2齿裂；雄蕊3，垂于花外；子房具柄。笋期4～5月，花期冬季至翌年春季。

【生长分布】栽培。分布于我国大部分地区。

【采收加工】夏季采集，晒干或鲜用。

【性味归经】甘、淡，寒。入心、胃二经。

【功能主治】清热除烦，生津止渴，利尿。用于热病烦渴，口舌生疮，小儿惊痫，热淋涩痛。

【配伍应用】

竹叶-芦根　竹叶甘、淡、寒，清热除烦；芦根甘、寒，清热生津，且除烦。两药配伍，相须为用，共奏清热除烦，生津解渴之功。用于热病烦渴、发热、舌燥少津等症。

竹叶-麦冬　竹叶甘、淡、寒，入心胃经，生津止渴；麦冬甘、微苦、凉，入心肺胃经，养阴润燥。两药相配，相互为用，共奏养阴润肺，生津益胃，除烦解渴之功。用于肺胃阴虚津乏内有燥热之证，如燥咳、心胸烦闷、舌干口渴、舌红少津等。阴虚甚，配天冬、地蚕；燥热明显，配芦根、雪梨，以增疗效。

竹叶-灯芯草　两药均有利尿之功。竹叶兼能清心泄热，灯芯草并能清心降火。两药配伍，相辅相成，作用尤强。用于膀胱热甚或心火下移，所致小便短赤、淋痛，或口糜舌疮等。

【单方验方】

①治热病烦渴：竹叶、麦冬各12克，石膏30克，水煎服。

②治感冒发热口干：竹叶、金银花、薄荷各8克，水煎服。

③治口舌生疮、尿赤：竹叶、生地黄各15克，木通、甘草各3克，水煎服。

④淋证、小便淋沥涩痛：竹叶、车前子各15克，乌豆20克，灯芯草、甘草各3克，水煎服（①～④方出自《袖珍中草药彩色图谱》）。

⑤治口腔炎：白茅根、叶下珠各30克，竹叶、栀子各3克，水煎服（《福建中草药处方》）。

【用法用量】内服：煎汤，6～12。

红毛草

（竹叶草、地韭菜、肉草、天芒针、百日晒、地潭花）

【药物来源】鸭跖草科植物裸花水竹叶〔*Murdannia nudiflora*（L.）Brenan〕的全草。

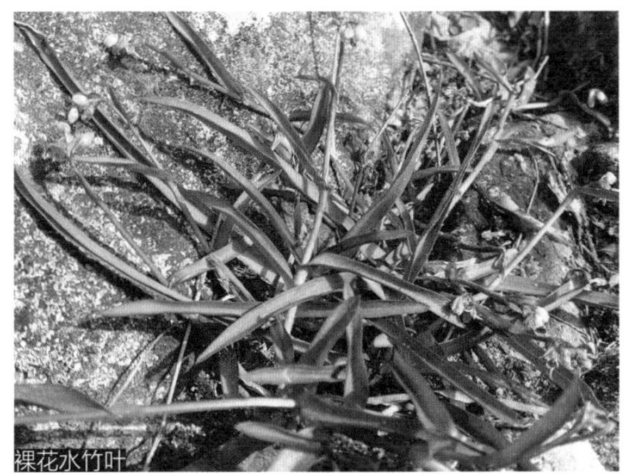
裸花水竹叶

【植物特征】多年生草本，高15～25cm，全体肉质。茎丛生，匍匐，上部斜展或直立，节明显，着地生根，节间微紫色，多分枝。叶互生，无柄，有叶鞘，围茎，紫色，边缘有刚毛；叶片条状披针形，长3～8cm，宽0.7～1cm，先端渐尖，全缘，边缘紫色，上面绿色，下面紫色，两侧通常带有深紫色斑点。花顶生，有长花梗，花径约1cm，小花稀疏，聚伞花序；萼片3，长卵形，绿色；花瓣3，蓝紫色，倒卵形，长于花萼；雄蕊6，不育4。蒴果长卵形，长约3mm。种子褐色。花期秋季，果期秋、冬季。

【生长分布】生于沟边、山坡、路旁、岩石等处。分布于华南、华中、西南等地区。

【采收加工】夏季采集，洗净，切段，晒干。

【性味归经】淡，凉。入肺、三焦、肝三经。

【功能主治】清泄肺热，消肿解毒。用于肺热咳嗽，咳血，扁桃体炎，咽喉炎，乳痈，疖肿。

【配伍应用】

红毛草-桑白皮　两药入肺，均有清肺之功。红毛草为清泄肺热，肃肺止咳；桑白皮乃清肺消痰，降气平喘。两药配伍，则能清热泄肺，化痰止咳，降气平喘。用于肺热证，如咳嗽、痰黄稠、面颊红赤、胸痛、甚则呼吸气粗等症。

红毛草-橘叶　两药均能解毒消肿，但各有所长。红毛草偏于清热解毒，橘叶长于散结消肿。两药配伍，相辅相成，功效增强。用于乳痈初起，以及乳癖属郁热者。若用于乳痈，重用红毛草，并配与羊蹄草、蒲公英、青皮、枳壳、瓜蒌；若用于乳癖，重用橘叶，再加金橘根、蒲公英，以增疗效。

【单方验方】治乳痈红肿：红毛草、野菊花叶、水苋菜、芙蓉叶、马蹄草，共捣绒包敷患处（《四川中药志》）。

【用法用量】内服：煎汤，6～15克。外用：捣敷。

芦根

（苇根、芦头、苇子根、芦芽根、芦菇根）

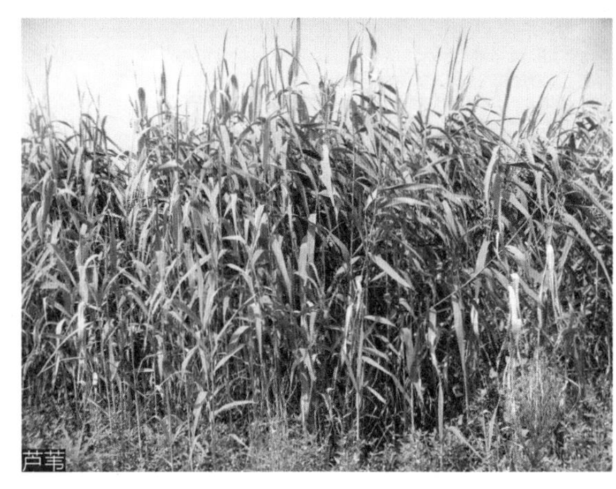
芦苇

【药物来源】禾本科植物芦苇〔*Phragmites communis* Trin.〕的根茎。

【植物特征】多年生草本，高2～4m。根茎粗壮，横走，有节，节间中空，节处有芽。茎直立，丛生，圆柱状，节明显，节间中空。叶互生，2列，无柄；叶片长条形，长25～55cm，宽2.5～5cm，全缘，先端渐尖，两面灰绿色；叶鞘筒状包茎，叶舌有毛。大形圆锥花序，顶生，长达40cm，直立，或微弯，小穗稠密，有小花3～7，暗紫色；颖披针形，内颖较外颖长；外稃较内稃长。颖果长圆形。果期和花期均在夏、秋季。

【生长分布】生于河边、沼泽、田边、湿地。分布于我国大部分地区。

【采收加工】春、夏季采挖，除去茎头，须根，洗净，切片，晒干。

【药理作用】

①对呼吸系统的影响：所含天门冬酰胺，有较强的镇咳作用。

②对神经系统的影响：镇静、镇吐作用；能降低大鼠正常体温，对致热物质引发的热有解热作用。

③对免疫系统的影响：具有抗癌活性。

【性味归经】甘，寒。入肺、胃二经。

【功能主治】清热生津，解渴除烦，清胃止呕。用于肺热咳嗽，热病发狂，烦热口渴，胃热呕吐，反胃，妊娠恶阻，解河豚毒。

【配伍应用】

芦根-麦冬　芦根甘、寒，清热生津，除烦止渴；麦冬甘、微苦、微寒，滋阴润燥，清心除烦。芦根重在清泄火热，麦冬主功滋阴润燥。两药配伍，则能清热生津，滋阴润燥，解渴除烦，清心安神。用于热病津伤，身热、口渴、心烦胸闷、舌燥少津等症。

芦根-灶心土 两药均有降逆止呕作用。芦根甘、寒，乃清胃降逆止呕；灶心土辛、微温，为温胃降逆止呕。两药配伍，寒热调和，共呈和胃安中，降逆止呕之功。对孕妇胃气不和之恶阻，不论寒或热均可施用。脾胃虚者，加大米（炒）、太子参；肝热胃虚气逆，加紫苏梗、竹茹、太子参；痰湿，加生姜、竹茹、半夏，效果更好。若冲任气虚，胎气不固，恶阻而伴腰酸，小腹坠胀，尿频者忌服。

【单方验方】

①急性支气管炎：芦根60克，白茅根60克，丝瓜根60克，水煎分3次服（《福州市民间药草》）。

②肺痈咳脓臭痰：鱼腥草120克，鲜芦根60克，捣汁温服；或败酱草、鲜芦根各30克，水煎服（《常见病验方研究参考资料》）。

③吐血：鲜芦根90克，生侧柏、仙鹤草各30克，煎服（《实用中医内科学》）。

④胃热呕吐：芦根、白茅根各15在，竹茹9克，水煎服（《河北中草药》）。

⑤麻疹初起：鲜芦根30克，蝉蜕6克，水煎服（《河北中草药》）。

⑥河豚中毒：鲜芦根500～1000克，捣汁饮，或水煎乘热频饮（《常见病验方研究参考资料》）。

⑦治诸鱼中毒：用芦根、紫苏叶适量，水煎服（《常见病验方研究参考资料》）。

⑧风湿热下迫（坐骨神经痛）：芦根30克，白茅根30克，薏苡根30克，煎服（《福州市民间药草》）。

⑨口腔经常糜烂（狐惑病）：芦根60克，白莲子30克，栀子根30克，炖服；或芦根60克，白莲子30克，天冬12克，栀子根30克，麦冬12克，生地黄、熟地黄各15克，枇杷叶6克，石斛15克，茵陈9克，水煎服（《福州市民间药草》）。

【用法用量】 内服：煎汤，15～30克（鲜品60～120克）；或捣绞汁。

芦荟叶

（象鼻草、油葱、象鼻莲、罗帏花、龙角）

【药物来源】 百合科植物斑纹芦荟〔*Aloe vera* L.var.*chinensis*（Haw.）Berger.〕和库拉索芦荟〔*Aloe vera* L.〕的叶。

【植物特征】

①斑纹芦荟：多年生草本，全体肉质，多汁。根须状，无根茎。茎短，直立。叶簇生，莲座状，多直立，肥厚，条状披针形，长10～18cm，宽1.5～3cm，厚达0.8cm，先端渐尖，基部渐阔、变薄，半包茎，边缘有刺状尖齿，两面绿

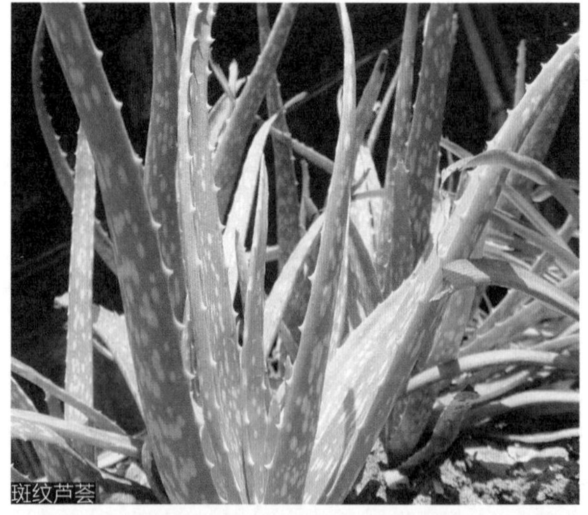

斑纹芦荟

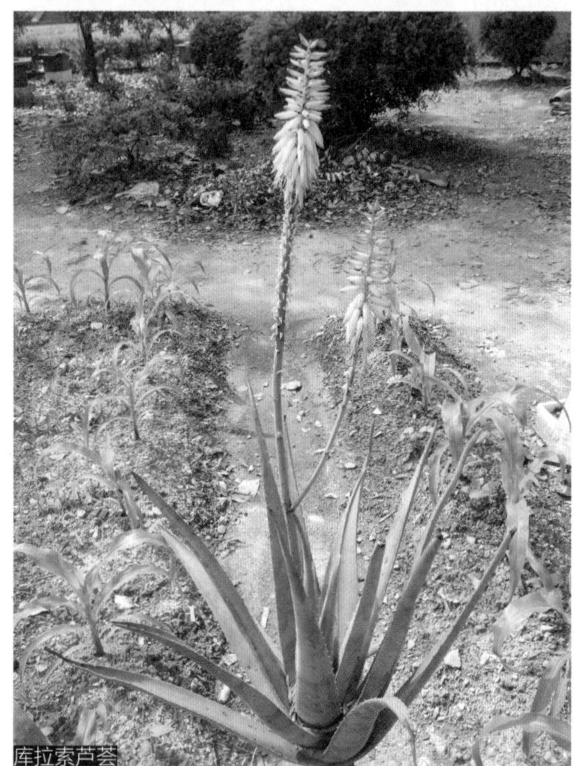

库拉索芦荟

色，间有花斑。总状花序，花葶抽自叶丛，高可达90cm，花多数，生轴上部，有梗；苞片膜质；花被黄色或有紫色斑点，筒状，6裂；雄蕊6；子房上位，3室。蒴果三角形。花期夏、秋季，果期秋、冬季。

②库拉索芦荟：详见“泻下”章“芦荟”。

【生长分布】 生于荒地，大多栽培。分布于我国台湾、华南、华中、西南等地区。

【采收加工】 全年可采，鲜用或切段晒干。

【性味归经】 苦、涩，寒。入心、肝、肾、大肠四经。

【功能主治】 清热泻火，凉血止血，利湿泄浊。用于肝火目赤，咳血，血尿，淋浊，百日咳，便秘。

【配伍应用】

芦荟-夏枯草 两药均有清热泻火作用。芦荟并能泄血热，

治目赤肿痛、咳逆、烦闷；夏枯草兼能散郁结，治瘰疬、瘿瘤。两药配伍，清热泻火作用增强，并具清血热，开郁散结之功。用于肝火上炎所致目赤肿痛、咳血、鼻衄，以及痰火郁结之瘰疬、瘿瘤等。

芦荟-苎麻 两药都有清热，凉血，止血作用。芦荟则偏于清热凉血，而苎麻重在凉血止血。两药配伍，相辅相成，功效显著。用于血热妄行之咳血、鼻血、尿血、便血、妇人崩漏等。

芦荟-水丁香 芦荟能清利湿浊，治湿热淋浊、带下；水丁香能清热利尿，治湿热水肿、小便不利、热淋。两药配伍，相须为用，共收清热利湿，利尿通淋之功。用于湿热所致热淋、水肿以及尿浊、妇人黄白带等。

【单方验方】

①肝火目赤，大便秘结：鲜芦荟叶15克，水煎服（《福建中草药》）。

②治血尿：芦荟叶15克，生捣汁，加白糖30克，米泔水冲服（广西）。

③治咳嗽痰血：芦荟鲜叶15～30克，去外皮，水泡去黏汁，水煎服（《广东中草药》）。

④百日咳：鲜芦荟叶捣烂绞汁1茶匙，加糖炖服（《福建中草药》）。

⑤淋浊：鲜芦荟叶15克，水煎服（《福建中草药》）。

【用法用量】内服：煎汤，3～9克，或捣绞汁。外用：捣敷或捣绞汁抹。

芭蕉根

（芭蕉头、大叶芭蕉根）

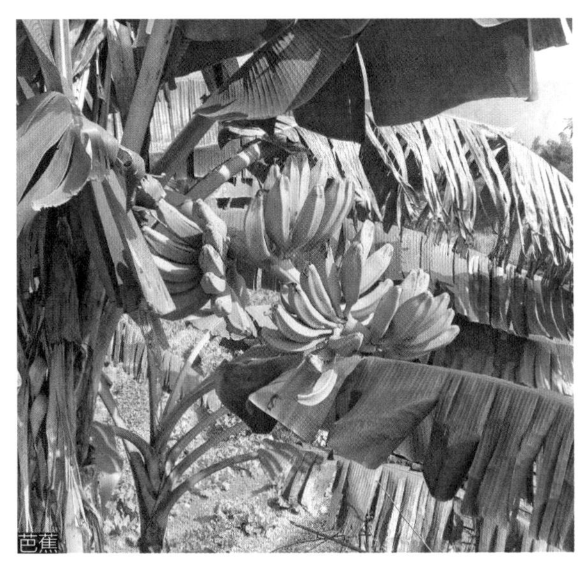

芭蕉

【药物来源】芭蕉科植物芭蕉〔*Musa basjoo* Sieb.et Zucc.〕的根茎。

【植物特征】多年生高大草本，高3～6m。根状茎肥大，有粗大须根。茎直立，圆柱状，由叶柄基部扩大部分层层复叠裹包而成，外面有叶柄枯萎的残留部分。叶互生，叶柄粗大，长20～35cm；叶片巨大，长1.5～3m，宽30～50cm，先端钝，基部圆形，常不对称，边微波状，两面绿色，下面中脉明显凸起，侧脉平行。花顶生，未开放时心形，开放呈穗状花序，下垂，花梗粗长，佛焰苞宽大，红褐色或紫红色，上部佛焰苞内小花多数，下部苞片早落，无花；通常雄花在上部，雌花在下部；花冠近唇形，先端5齿裂；雄蕊5，伸出冠外；雌花子房下位，3室，柱头头状。浆果三棱状长圆形，微弯。花期夏季，果期秋、冬季。

【生长分布】生于山沟旁、林缘；或栽培。分布于我国华南、华东、华中、华北等地区。

【采收加工】全年可挖，洗净切片，鲜用或晒干。

【性味归经】甘，寒。入肝、脾二经。

【功能主治】清热泻火，除烦止渴，利尿，解毒。用于热病狂躁，乙脑，消渴，高血压，头痛，黄疸，水肿，血淋，血崩，丹毒，疔疮。

【配伍应用】

芭蕉根-芦根 两药均为甘、寒之品，都有清热泻火，生津止渴作用。但芭蕉根清热泻火功效偏强，芦根生津止渴作用较好。两药相配，相须为用，功效显著。用于温热病邪入气分之阳明经证，如高热、烦渴、头痛、汗出热不解、面赤、脉洪数等症。

芭蕉根-山药 芭蕉根甘、寒，清热生津，除烦止渴；山药甘、平，补脾养肺，养阴生精。两药配伍，既泄有余之邪热，而生津解渴，又平补不足之气阴。用于消渴症之中消，因肺胃热炽，气阴亏损，呈虚实夹杂症候，如烦渴引饮、体倦乏力、舌红苔燥，脉数无力等症。

芭蕉根-笔仔草 两药均有清热利尿作用。但各有侧重，芭蕉根偏于泄热，笔仔草长于利尿。两药配伍，相辅相成，共收清热，利尿，消肿之功。用于湿热水肿、热淋等证。

芭蕉根-狗肝菜 芭蕉根能清热，泻火，解毒；狗肝菜可清热，凉血，解毒。两药配伍，相须相使，共收清气凉营，泄热解毒之功。用于温热病气营两燔证，如壮热、烦渴、斑疹隐约、舌绛苔黄燥等症。配与鲜芦根、竹叶、金银花、大青叶、筋骨草，以增疗效。斑疹、丹毒、咽喉溃烂、赤痢等，有上述表现者，均可施用。

【单方验方】

①流行性乙型脑炎：芭蕉根（剥去外皮），捣烂绞汁，调蜂蜜适量。每次250毫升，4～6次分服（《福建中草药处方》）。

②治消渴，口舌干燥，骨节烦热：芭蕉根，捣烂取汁，时饮一二合（《太平圣惠方》）。

③治胎动不安：芭蕉根60～90克，煮猪肉食（《湖南药

物志》)。

④治高血压：芭蕉根240克，红枣15克，水500毫升，煎取200毫升，日3～4次(《福建中草药处方》)；或芭蕉根煎汁，用猪肉煮食(《浙江民间草药》)。

⑤治血崩，白带：芭蕉根250克，猪瘦肉120克，水炖服(《江西草药》)。

⑥多发性疖肿：芭蕉根汁10克，马齿苋20克，芙蓉叶20克，浮萍20克。将药物煎服，每日3次(《中国民间草药方》)。

⑦治小儿赤游，行于上下，至心即死：捣芭蕉汁涂之(《子母秘录》)。

【用法用量】内服：煎汤，15～30克(鲜品30～90克)；或捣绞汁。外用：捣绞汁抹。

芭蕉油

（芭蕉汁、芭蕉树水）

【药物来源】芭蕉科植物芭蕉〔*Musa basjoo* Sieb.et Zucc.〕的茎汁。

【植物特征】详见“芭蕉根”。

【生长分布】详见“芭蕉根”。

【采收加工】近基处插入一导管，引流入容器内，或捣烂绞汁。

【性味归经】甘，寒。入心、肝、胃三经。

【功能主治】清热，止渴，解毒。用于热病烦渴，惊风，癫痫，高血压头痛，疔疮痈疽，汤火伤。

【配伍应用】

芭蕉油-鲜芦根　两药味甘、性寒，均以清热泻火，生津解渴为功，乃温热病气分证之要药。但各有所长，芭蕉油长于生津止渴，鲜芦根则偏于清热泻火。两药配伍，相辅相成，功效更著。用于温热病邪入气分，如壮热、汗出、烦渴、舌燥少津等症。

芭蕉油-蛇莓　两药都有清热解毒作用。但芭蕉油偏于清热；蛇莓重在解毒，并散结消肿。两药相配，相须为用，功效增强。用于疔疮痈疽等肿毒。配与野菊花、紫花地丁、蒲公英，以增功效。

【单方验方】

①小儿截惊：芭蕉油、薄荷汁，煎匀，涂头顶(留囟门)、涂四肢(留手足心)(《卫生杂兴》)。

②治中耳炎：用竹筒斜插在芭蕉茎上，取茎内流出的汁滴入耳心，每日3～4次(《贵州草药》)。

【用法用量】内服：生汁50～100毫升。外用：涂抹。

岗梅根

（秤杆根、点秤根、天星根、山梅根、戥称柴根）

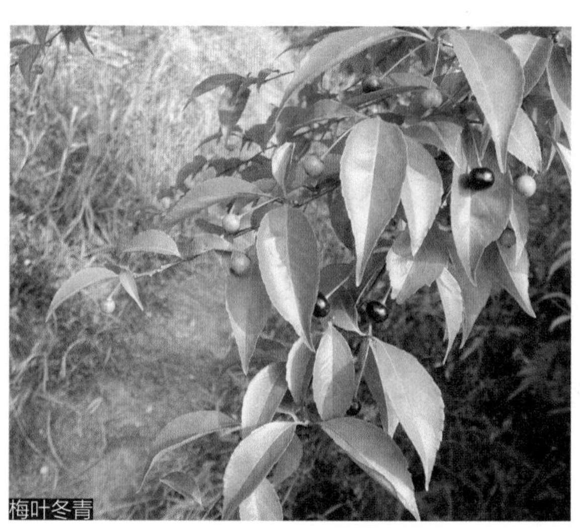

梅叶冬青

【药物来源】冬青科植物梅叶冬青〔*Ilex asprella*(Hook. et Arn.)Champ.ex.Benth.〕的根。

【植物特征】落叶灌木，高0.8～2.6m或更高。根细长，黄白色。茎直立，多分枝，圆柱形，皮暗绿色，光泽，散生多数白色皮孔。叶互生，叶柄长0.6～1cm；叶片纸质，卵形或卵状椭圆形，长2.5～6.5cm，宽1～2.5cm，先端渐尖，或急尖，或尾尖，基部楔形，边缘有细锯齿，上面深绿色，下面绿色，中脉透尖。花单生或簇生叶腋；雌雄异株，雄花多簇生，雌花多单生；花梗长2～6cm；萼片4枚，卵形；花瓣4，白色或绿白色；雄蕊4，亦有5～6。浆果球形，直径4～6mm，成熟时黑色。花期夏季，果期秋冬。

【生长分布】生于山坡、疏林、灌丛。分布于我国华南、华中、西南等地区。

【采收加工】全年可挖，洗净，切片，晒干。

【药理作用】

①岗梅对豚鼠离体心脏有增加冠脉流量及心肌收缩作用，而对心率作用不明显，其冠脉流量及心肌收缩力的增加，可能系通过扩张冠状动脉及改善心肌供氧的缘故。

②岗梅对冠心病，心绞痛有一定疗效。

【性味归经】苦、甘，寒。入肺、肝、大肠、胃四经。

【功能主治】清热生津，解毒消肿，活血。用于流感，感冒高热，热病烦渴，扁桃体炎，咽喉炎，气管炎，咳血，头痛，眩晕，淋病，痔疮出血，子宫内膜炎，附件炎。

【配伍应用】

岗梅根-芭蕉根　岗梅根苦、甘、寒，清热生津；芭蕉根甘、寒，清热泻火，生津止渴。两药配伍，相辅相成，功效提高。用于温热病邪入气分，热盛津伤，如壮热、不恶寒、汗出、面赤、烦渴、呼吸气粗等症。

岗梅根-紫花地丁 两药都有清热，解毒，消肿作用。但岗梅根清热功效强；紫花地丁重在解毒消肿。两药配伍，相辅相成，则能清热解毒，散结消肿。用于痈疖肿毒等证。

【单方验方】

①治流感，感冒高热，急性扁桃体炎，咽喉炎：岗梅根15～30克，或鲜根30～60克，水煎服(《常用中草药手册》)。

②治流感：岗梅根、三丫苦、灯笼草各30克，水煎服（《草药治内科病》）。

③夏季受热，头昏，尿黄：岗梅根、叶30克、金银花6克，香薷5克，白茅根30克。将药放入茶壶内，沸开水冲泡，当茶饮（《中国民间百草良方》）。

④扁桃体炎：岗梅根30克，土牛膝30克，羊蹄草30克，水煎，1日2次分服（《新编中医学概要》）。

⑤肺炎：岗梅根、豆爿草、清水藤、白搽、白桃根、蜈蚣草、构树根、白花风不动各15克，开水炖服（《畲族医药学》）。

⑥治肺痈：岗梅根250～500克，水煎，连服数次（《岭南草药志》）。

⑦治妇人乳痈：岗梅根30克，青壳鸭蛋1个，炖服（《岭南草药志》）。

⑧偏正头痛：岗梅鲜根90克，鸡矢藤60克，鸭蛋2个，水煎，服蛋和汤（《草药手册》）。

⑨治头目眩晕：岗梅根60克，臭牡丹根30克，水煎服（《草药手册》）。

⑩治跌打损伤：岗梅根（鲜）60克（切片酒炒），鸡1只，水酒各半炖服（《福建中草药》）。

【用法用量】内服：煎汤，30～60克。外用：捣敷。

【注意事项】叶“岗梅叶”详见“辛凉解表”章。

苦竹根

（伞柄竹根、苦笋根）

【药物来源】禾本科植物苦竹〔*Pleioblastus amarus*（Keng）Keng f.〕的根茎。

【植物特征】常绿竹状灌木，高2.5～4m。根状茎鞭状，坚硬，黄色。杆直立，圆柱形，径12～15mm，下部数节节间尤长，每节有分枝3～6，幼时箨环下有白粉；箨鞘长三角形，枯黄色，箨舌平截，外被棕色或白色小刺毛，边缘有纤毛，箨叶长披针形，长可达11cm。叶互生，具短柄；叶片披针形，长8～18cm，宽1～2.8cm，先端渐尖，基部宽楔形，边缘有尖小锯齿，上面深绿色，下面绿色，两面粗糙；叶鞘光滑，长3～7.5cm，鞘口无毛，鞘舌平截。花腋生，穗状，多数，排列成总状花序，每穗小花多数；颖3～5片；内、外稃各1片；雄蕊3；花柱极短。花期及笋期春、夏季。

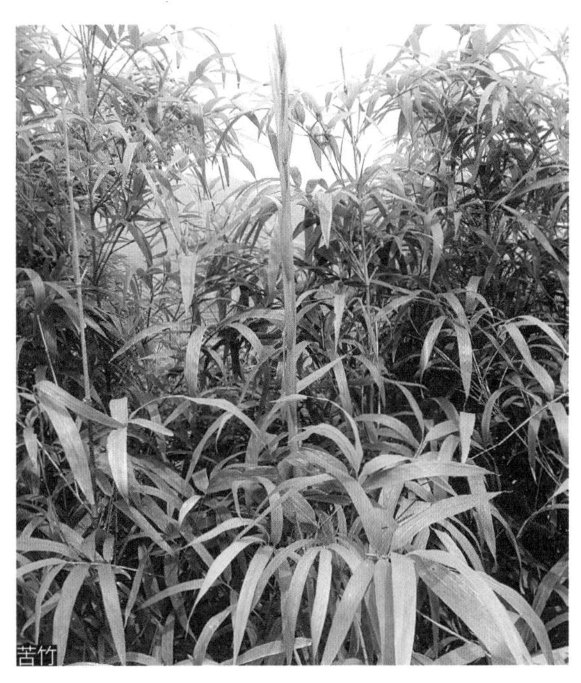
苦竹

【生长分布】生于山坡、平原；或栽培。分布于我国华南、华北、华中、西南等地区。

【采收加工】冬季采挖，除须根，洗净，切片，晒干。

【性味归经】微苦，寒。入心、肺二经。

【功能主治】清热泻火，解毒。用于高热，口舌生疮，牙龈肿痛，小便短赤。

【配伍应用】

苦竹根-芦根 苦竹根微苦、寒，清热泻火，治热病高热、胸闷心烦；芦根甘、寒，清热生津，除烦止渴，治热病津伤，烦热口渴。两药配伍，苦寒泻火，甘寒生津，可获清热泻火，解热除烦，生津止渴之功。用于温热病邪入气分，如壮热不恶寒、有汗、烦渴、舌燥少津；或火热上攻的口舌生疮、牙龈肿痛等症。

苦竹根-狗肝菜 两药都有清热解毒作用。苦竹根乃清火解毒；狗肝菜为凉血解毒。两药配伍，则能清气，凉血，解毒。用于热毒喉痈、痈疖疔疮、牙痛等。若用于喉痈，配大青叶、筋骨草、金银花、射干；用于痈疖疔疮，配与千里光、金银花、紫花地丁；用于牙痈，配与桑白皮、夏枯草、牛舌草，以增强疗效。

【单方验方】大下心肺五脏热毒气：细锉一斤，水五升，煮取汁一升，分三服（《食疗本草》）。

【用法用量】内服：煎汤，30～60克。

【注意事项】“苦竹叶”苦、凉，有清热，明目，利窍，解毒作用，可治消渴，烦热不眠，口疮，小便短赤等症。“苦竹笋”苦、甘、寒，有清热，除湿，利水，明目效能，疗消渴，黄疸，脚气等疾。在此点之，不再另述。

苎麻皮

（野苎麻皮）

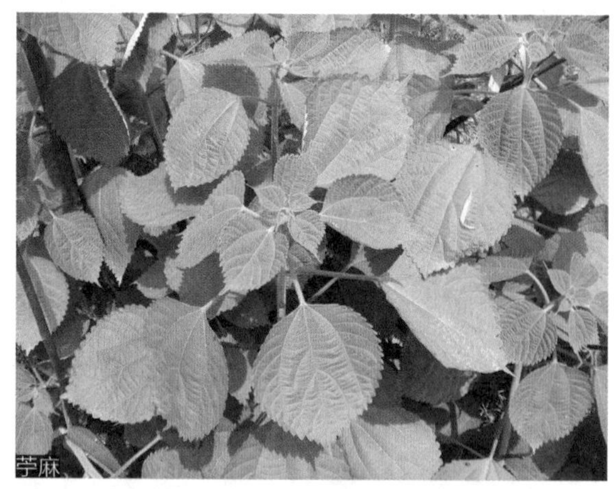
苎麻

【药物来源】荨麻科植物苎麻〔*Boehmeria nivea*（L.）Gaud.〕的茎皮。

【植物特征】多年生草本，高1.2～2m。根茎粗壮肥厚。茎直立，圆柱形，通常自基部分枝成丛，上部少分枝，皮质柔韧，上部密生白色柔毛。单叶互生，叶柄长4～10cm，被白色柔毛；叶片阔卵形或圆形，长8～16cm，宽6～15cm，洗端渐尖或尖或钝，基部近圆形，边缘有粗锯齿，上面绿色，有皱，下面密被白色绵毛。圆锥状花序，腋生，花单性，雌雄同株；雄花黄白色，花被4，雄蕊4；雌花浅绿色，花被4，花柱1。瘦果椭圆形，细小，多数瘦果集合成圆球状，花柱突出。花期夏季，果期秋季。

【生长分布】生于溪边、山坡、路旁；或栽培。分布于我国华南、华东、华中、西南及华北等地区。

【采收加工】夏、秋季采收，剥下皮质，切段，晒干或鲜用。

【性味归经】甘，寒。入心、肾二经。

【功能主治】清热除烦，利尿通淋，凉血止血。用于瘀热内郁，心烦，天行热病，小便不利，热淋，血淋，肛门肿痛，溺血。

【配伍应用】

苎麻皮-灯芯草 苎麻皮甘、寒，清热除烦；灯芯草甘、淡、寒，清心泻火。两药配伍，甘寒生津，淡寒泄热，共奏清心降火，生津解渴，除烦安神之功。用于心火亢盛，心烦、郁闷、躁扰不宁，或口舌生疮、小便赤涩等。

苎麻皮-车前草 两药均有清热，利尿，通淋之功。苎麻皮则长于清热利尿，并凉血；车前草重在利尿通淋，兼清热毒。两药配伍，则能凉血解毒，利尿通淋。用于火热下迫或热毒内侵或湿热下注，所致热淋、血淋、小便不利等。

苎麻皮-大蓟 两药都有清热，凉血，止血作用。但苎麻皮偏于清热凉血；大蓟则重在凉血止血，并能消瘀。两药相配，共奏凉血止血，祛瘀活血之功。用于热盛之咯血、衄血、尿血、血崩等血证。

【单方验方】治金刃伤：苎麻皮，阴干晒燥，搓熟取白绒敷之，即止血，且不作脓（《救生苦海》）。

【用法用量】内服：煎汤，6～9克。外用：捣敷或研末调敷。

【注意事项】“苎麻叶”“苎麻根”，详见“止血”章。

青鱼胆草

（胆草、对叶林、抽筋草、蔓龙胆）

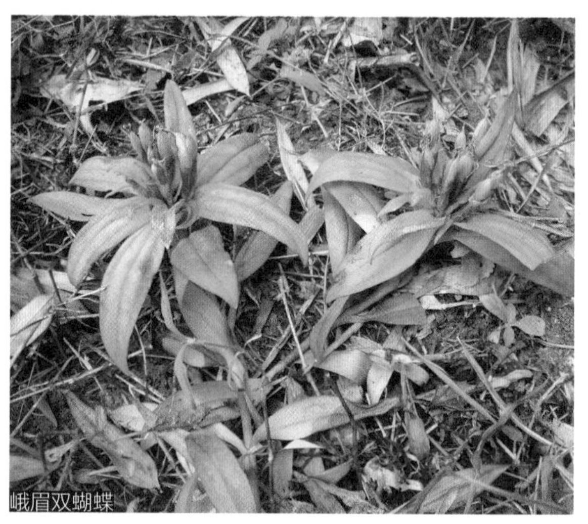
峨眉双蝴蝶

【药物来源】龙胆科植物峨眉双蝴蝶〔*Tripterospermum Cordatum*（Marg.）H. Smith〕的全草或根。

【植物特征】多年生草本，全体肉质。茎匍匐，无毛。叶对生，顶部数叶簇生，具短柄，叶片厚纸质，卵状披针形，长3～7cm，宽1～2cm，先端渐尖，基部近圆形，全缘，上面深绿色，下面绿色，纵脉3，明显。花腋生或顶生；花萼上部5深裂，裂片长三角状披针形，中、下部筒状；花冠钟状，浅紫色，5裂，裂片间有小裂片。浆果长圆形，长约1.5cm，成熟时红紫色，有果柄。花期秋季，果期冬季。

【生长分布】生于山坡、路旁、林缘、草丛。分布于我国台湾、华南、西南等地区。

【采收加工】夏、秋季采收，洗净，切段，晒干或鲜用。

【性味归经】苦，凉。入肺、肝、脾三经。

【功能主治】清肺止咳，清肝利胆，驱蛔。用于肺热咳嗽，咽痛，黄疸，胁痛，蛔虫。

【配伍应用】

青鱼胆草-天青地白 青鱼胆草苦、凉，清热泄肺，肃肺止咳；天青地白甘、凉，解表清热，宣肺止咳。相互为用，共奏疏风泄热，宣肃肺气，止咳化痰之功。用于风热犯肺，如咽痛、咳嗽、痰稠，或伴发热、畏风等症。若配倒扣草、山白菊、桑叶、板蓝根，功效更强。

青鱼胆草-茵陈蒿 两药都有清热，利湿，退黄作用。青鱼胆草苦、凉，偏于清泄邪热；茵陈蒿苦、辛、微寒，重在清利湿热，并利胆退黄。两药配伍，共奏清肝泄胆，除湿退黄之功。用于湿热黄疸等证。若配白毛藤、金钱草、夏枯草、柿根、郁金、半夏，作用更佳。

【单方验方】

①用于风热咳嗽：鲜青鱼胆草30～60克，炖猪肉吃。

②治黄疸：青鲜鱼胆草根90克，煎水服。

③用于风湿：青鱼胆草根150克，泡酒服；亦可用藤煎水熏洗。

④驱蛔虫：青鱼胆草15克，玉竹9克，大米1把。煮成稀饭，分2次吃完（①～④方出自《中药大辞典》）。

【用法用量】内服：煎汤，9～15克；或泡酒。

沿阶草

（羊韭、马韭、韭叶麦冬、韭菜麦冬、山韭菜）

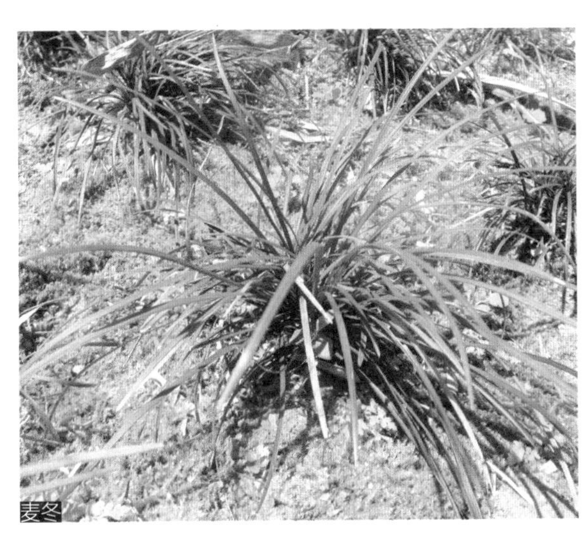

【药物来源】百合科植物麦冬〔*Ophiopogon japonicus* (L. f.) ker-Gawl.〕的全草或全株。

【植物特征】多年生草本，高15～35cm。根茎粗短，有多数细长匍匐茎，须根远端有膨大块根。叶丛生，条状披针形，长15～35cm，宽2～4mm，先端锐尖，全缘，两面暗绿色。总状花序顶生，花葶抽于叶丛，高6～14cm；苞片膜质，每苞腋生小花1～3朵，花梗短；花被6片，淡紫色偶有白色；雄蕊6；子房半上位。浆果球形，成熟时蓝黑色。花期秋季，果期冬季。

【生长分布】生于山坡、路旁、林边、林下。分布于我国大部分地区。

【采收加工】全年可采，洗净，切段，晒干。

【性味归经】甘、微苦，寒。入肺、心、胃、小肠、肝五经。

【功能主治】清热泻火，生津止渴，利尿通淋。用于肺热咳嗽，热病口渴，惊风，胃火牙痛，热淋，暑热泄泻。

【配伍应用】

沿阶草-芦根 两药均有清热泻火，生津解渴之功。但沿阶草清热泻火作用偏强，善治温热病邪入气分，发热、口渴；芦根清热生津功效较佳，善疗热病伤津，烦热口渴。两药配伍，则能清热泻火，生津解渴，除烦安神。用于温热病邪入气分，热盛津伤，如壮热、有汗、心烦、口渴等症。

沿阶草-鲜地瓜 两药都有清热，生津，止渴作用。沿阶草偏于清泄火热；鲜地瓜长于滋液生津。两药配伍，相辅相成，功效提高。用于热性病恢复期，津液耗伤，余邪未净，低热、心烦、舌燥咽干、口渴等症。

沿阶草-车前草 两药都有利尿通淋作用。沿阶草尚能泻火热；车前草并能清热毒。两药相配，利尿通淋作用增强，并具泻火解毒之功。用于热淋、血淋、口舌生疮等。若配笔仔草、金钱草、白茅根，疗效更好。

【单方验方】

①肺热咳嗽，痰黄稠：沿阶草鲜全草30～60克，水煎服。

②风热感冒，口燥渴：沿阶草鲜根30克，薄荷鲜品6克，水煎服。

③胃火牙痛：沿阶草鲜全草30～60克，水煎服。

④小便短赤，淋沥疼痛：沿阶草鲜全草60～90克，鲜灯芯草30克，水煎服。

⑤暑热泄泻，身热口渴：沿阶草鲜全草30～60克，积雪草鲜全草30克，水煎服。

⑥小儿肝热，急惊风：沿阶草鲜全草15～30克，水煎调糖服（①～⑥方出自《福建中草药》）。

【用法用量】内服：煎汤，9～15克（鲜品30～60克）。

【注意事项】其块茎即“麦冬”，详见“滋阴”章。

茨黄连

（十大功劳根、土黄柏、石黄柏、土黄连、刺黄连、刺黄芩）

【药物来源】小檗科植物阔叶十大功劳〔*Mahonia bealei* (Fort.) Carr.〕的根茎。

【植物特征】详见“清虚热”章“十大功劳叶”。

【生长分布】详见“十大功劳叶”。

【采收加工】全年可挖，除须根，洗净，切片，晒干。

【药理作用】小檗碱对多种革兰阳性及阴性菌有良好的抗菌作用；对结核分枝杆菌疗效差。体外能抑制某些病毒、真菌、钩端螺旋体、滴虫、草履虫等。

【性味归经】苦，寒，无毒。入心、大肠二经。

【功能主治】清热泻火，凉血解毒。用于流感，喉痛，吐血，热痢，腹泻，黄疸，目赤翳膜，牙痛，疔疮。

【配伍应用】

茨黄连-苦竹根 两药苦、寒，均能清热泻火。茨黄连并能清血热；苦竹根兼能泄热毒。两药配伍，共收清热泻火，凉血解毒之功。用于温热病之气营两燔证，如壮热、烦渴、神昏、斑疹隐约可见、舌绛苔黄燥等。配甘蔗根、狗肝菜、鲜芦根，以增功效。

茨黄连-马齿苋 茨黄连苦寒，能凉血解毒；马齿苋酸、寒，清热解毒，并清血热，利尿。两药配伍，相互为用，清热，凉血，解毒作用尤强。用于热毒痢、便血、痔疮出血，以及血淋、尿血等证。

【单方验方】

①治流感：茨黄连6克，地胡椒、乌泡叶各9克，黄荆6克，水菖蒲4.5克。水煎服（《湖南植物志》）。

②治咽喉痛，口腔炎：茨黄连、射干等量，磨洗米泔含服，以鲜品为佳（《畲族医药学》）。

③支气管炎，肺炎：茨黄连、虎杖、枇杷叶各15克。每日1剂，水煎分2次服（《全国中草药汇编》）。

④湿热黄疸：茨黄连30克，茵陈30克，水煎服（《畲族医药学》）。

⑤痢疾，肠炎：茨黄连15克，地锦草15克，水煎服（《畲族医药学》）。

⑥胆道蛔虫症：茨黄连、生姜各15克，水煎去渣，加醋1匙服（《福建中草药处方》）。

⑦盆腔炎：茨黄连15克，地锦草15克，水煎服（《畲族医药学》）。

⑧治关节风痛：茨黄连60～70克，猪蹄250克，黄酒60～120毫升，水煎服（《福建中草药处方》）。

【用法用量】内服：煎汤，9～15克（鲜品30～60克）。外用：研末撒或调抹。

【注意事项】茎“功劳木”详见本章。“华南十大功劳根”性味、功能主治与本品相同，同等入药。

荷苞花

（赪桐花、合包花、状元红、龙穿花、真珠花、红龙船花）

【药物来源】马鞭草科植物赪桐〔*Clerodendrum japonicum* (Thunb.) Sweet〕的花。

【植物特征】落叶灌木，高1～2m。茎直立，圆柱形，幼枝四棱形，少分枝。叶交互对生，具长柄，叶片阔心形，长14～30cm，宽10～20cm，先端短尖，基部心形，边缘具疏齿，上面深绿色，被疏毛，下面绿色，密布细小黄色鳞片状腺体。大圆锥花序，顶生，花多数，花梗长达2cm；叶状苞片，淡红色，被毛；花萼钟状锥形，5深裂，红色；花冠高脚碟状，鲜红色，先端5裂；雄蕊4，2强，长于花冠2～3倍，先端2裂；子房4室，胚珠4枚。核果近圆形，成熟蓝黑色，外包红色宿萼。花期夏、秋季，果期秋、冬季。

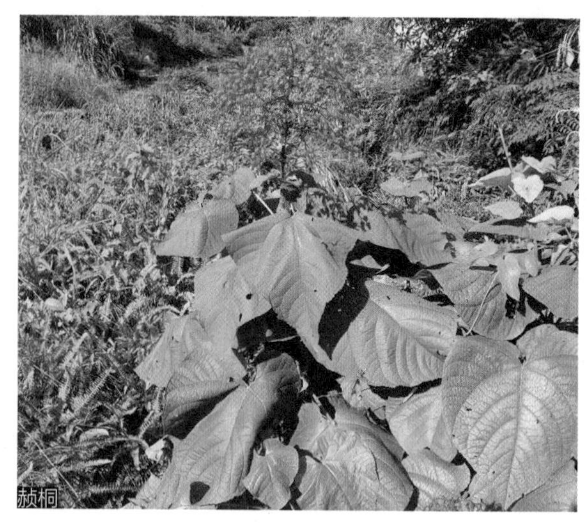
赪桐

【生长分布】生于山沟旁、林缘、村边；或栽培。分布于我国华南、华中、西南等地区。

【采收加工】夏季采收，割取花序，切段，晒干。

【性味归经】甘，平。入脾经。

【功能主治】清肺热。用于疝气，咳嗽，带下，痔疮。

【配伍应用】

荷苞花-球兰 两药均有清肺作用。荷苞花为清肺泄热；球兰乃清肺化痰。两药配伍，则能清热泄肺，化痰止咳。用于肺热咳嗽，如咳嗽、痰稠而黄、口干口渴、面颊红赤、胸痛，甚则喘促，或伴发热等症。配鲜芦根、鱼腥草、桑白皮，疗效更强。

【单方验方】

①治痔疮：荷苞花或根炖猪大肠服。

②治血痔：荷苞花配天鹅蛋炖猪大肠服。

③治疝气及失眠：荷苞花或根研粉兑甜酒服（①～③方出自《四川中药志》）。

【用法用量】内服：煎汤，60～90克；或炖猪大肠。外用：捣汁涂。

【注意事项】根“荷苞花根”，详见“祛风湿”章。

夏枯草

（六月干、棒头柱、猪屎草、铁色草、千叶叶、大头花）

【药物来源】唇形科植物夏枯草〔*Prunella vulgaris* L.〕的果穗。

【植物特征】多年生草本，高15～30cm。全株被白色柔毛。茎丛生，直立，四棱形。叶对生，下部叶具长柄，上

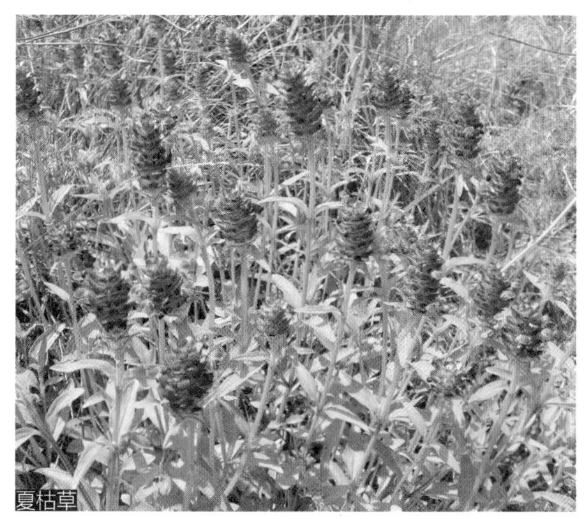

部叶近无柄；叶片长椭圆形或菱状卵形，长1.5～5cm，宽0.6～1.5cm，先端渐尖或钝尖，基部楔形，全缘或有微波状，两面绿色，被疏毛，下面有腺点。穗状轮伞花序，顶生；苞片2，肾形，外有粗毛；萼唇形，上唇长椭圆形，3裂，下唇2裂；花冠紫色或白色，唇形，上唇2裂，下唇3裂；雄蕊4，2强，伸出花冠外。小坚果长椭圆形，褐色。花期夏季，果期夏季。

【生长分布】生于路旁、荒地、草丛。分布于我国绝大部分地区。

【采收加工】夏至前后，果穗欲枯时采摘，晒干。

【药理作用】

①抗菌消炎作用：对志贺菌属、结核分枝杆菌、变形杆菌、鼠疫杆菌、草绿色链球菌、大肠埃希菌、肺炎杆菌、伤寒杆菌、霍乱弧菌、乙型溶血性链球菌、白喉杆菌、金黄色葡萄球菌、铜绿假单胞菌均有抑制作用。

②抗肿瘤作用。

③对循环系统的影响：有降压作用，但穗作用较弱。对肾性高血压的降压作用更为明显。

【性味归经】苦、辛，寒。入肝、胆二经。

【功能主治】清肝泻火，疏郁散结。用于目赤肿痛，头痛，眩晕，高血压，急性黄疸型肝炎，肺结核，淋巴结结核，瘿瘤，乳痈，乳癌。

【配伍应用】

夏枯草-野菊花　夏枯草苦、辛、寒，清泄肝火；野菊花苦、辛、凉，疏风清热，消肿解毒。两药配伍，辛散苦降，苦寒泻火，共收疏表泄热，泻火解毒，消肿止痛之功。用于肝火上炎，所致目赤肿痛、头痛等症。

夏枯草-橘叶　夏枯草清热，开郁，散结，可治痰火郁结之瘰疬、瘿瘤；橘叶疏肝行气，消散肿毒，能治气郁或痰气郁结之乳痈、乳癖。两药相伍，共奏行气开郁，清热解毒，散结消肿之功。用于情志化火，蒸津成痰，痰瘀胶结之瘰疬、乳癖等证。

【单方验方】

①急性眼结膜炎（风火眼）：用夏枯全草30克，香附9克，水煎服（《福州市民间药草》）。

②风火牙痛：用夏枯草30克，冰糖30克，开水炖半小时，去渣冲鸡蛋白3枚服之（《福州市民间药草》）。

③甲状腺肿：夏枯草、海藻各15克，昆布30克，共研细粉，炼蜜为丸，每服9克，每日2次（《全国中草药汇编》）。

④风热感冒：夏枯草20克，金银花16克，野菊花20克，五匹风12克。用白水煎服，日数次（《中国民间草药方》）。

⑤瘰疬初期：夏枯草60克，鱼腥草20克，葎草60克，公英30克。将药物煎服，日3次（《中国民间草药方》）。

⑥肝气郁结乳痈：夏枯草20克，香附子8克，山慈菇12克，刘寄奴8克，将药煎服，日3次（《中国民间草药方》）。

⑦高血压：夏枯草15～20克，葫芦茶15～20克，野菊花15克。水煎服（《草药偏方治百病》）。

⑧齿龈脓肿，流脓：夏枯草（连根茎叶）90克，水煎服。分数次服（《中国民间草药方》）。

⑨胃脘痛：夏枯草25克，马蹄金20克，墨鱼干1条，白毛藤15克，棕根3～5条。上药加水适量，炖服(《畲族医药学》)。

⑩烈火烧伤：夏枯草30克，葎草30克，蒲公英20克，大青叶20克。将药物煎服，或外用贴患处（《中国民间草药方》）。

⑪治跟骨刺痛：夏枯草50克，米醋1000毫升。药放醋内浸泡3小时，煮沸15分钟，先熏后洗20分钟，3日1次，1剂用2天。用药4～8剂，疼痛消失（《中国民间医术绝招》）。

【用法用量】内服：煎汤，6～15克；或研末入丸、散。外用：煎洗，捣敷。

莲须

（莲花须、莲花蕊、莲蕊须、金樱草）

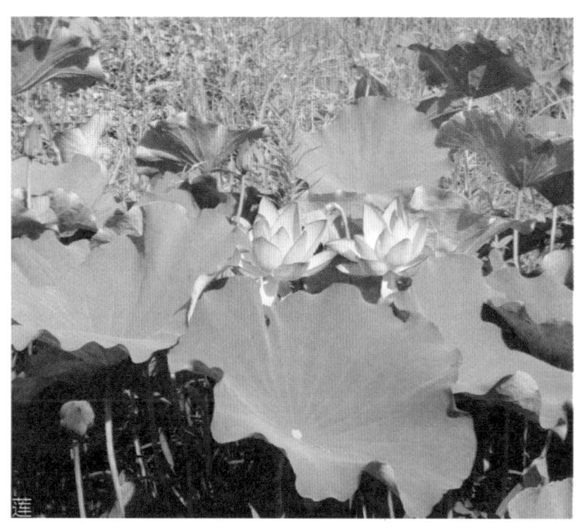

【药物来源】睡莲科植物莲〔*Nelumbo nucifera* Gaertn.〕的雄蕊。

【植物特征】多年生水生草本，高可达2m。根状茎横走，肉质，肥大，有缢缩的节，须根多，节间粗壮，圆柱形，纺锤状，中有多孔，外皮黄白色，折断丝连。基生叶，发于节，高于水面；叶柄直立，长可达1.6m，圆柱形，有刺毛；叶片近圆形，长、宽约30～80cm，边呈波状，全缘，上面粉绿色，下面浅绿色。花单生，花梗高可达1.9m，直立，花直径13～23cm，复瓣，粉红色或白色；花萼4～5，绿色，早落；雄蕊多数，早萎，心皮多数，埋藏花托内，花后花托逐渐增大，呈倒圆锥形，肉质海绵状，平顶，小孔数十个，即子房，呈椭圆形，每一子房胚珠1枚。坚果椭圆形，长1.5～2.3cm，果皮革质，成熟时棕褐色，内种子1枚。花期夏季，果期秋季。

【生长分布】生于池塘、水田；大多栽培。分布于我国大部分地区。

【采收加工】夏季花朵盛开时，采取雄蕊，阴干。

【药理作用】煎剂在体外对金黄色葡萄球菌、变形杆菌有抑制作用。

【性味归经】甘、涩，平。入心、肾二经。

【功能主治】清心泄热，益肾涩精，止血。用于梦遗，滑精，白带，白崩，吐血，衄血，泻痢。

【配伍应用】

莲须-百合　莲须甘、涩、平，清心经虚热，可治虚烦不寐、梦遗失精等；百合甘、微寒，能清心安神，治虚烦惊悸、失眠多梦。两药配伍，相辅相成，则能清心泄热，养心安神。用于虚火扰心所致虚烦惊悸、胸闷、失眠多梦、梦遗失精等症。若伴血虚，加枸杞子、葡萄干；心阴虚，配麦冬、生地黄；心火旺，配灯芯草、竹叶；肾阴虚，配女贞子、桑椹；阴虚火旺，女贞子、刺黄柏；虚烦失眠，配小麦、首乌藤；多梦遗精，配莲子、麦冬、牡蛎。

莲须-女贞子　莲须能益肾涩精，兼能清心；女贞子补益肝肾，并清虚热。两药配伍，共奏清心宁神，养肝益肾，固肾涩精之功。用于肾阴亏耗，水不制火，心火偏亢，心肾不交，所致心神不宁、心悸、多梦、失眠、遗精等症。

莲须-旱莲草　两药都有止血作用。莲须为固涩止血，并能滋肾阴；旱莲草乃凉血止血，兼滋阴清热。两药配伍，共奏滋阴益肾，凉血泄热，收敛止血之功。用于阴虚血热之尿血、便血、崩漏等。

【单方验方】

①治精滑不禁：沙苑蒺藜（炒）、芡实（蒸）、莲须各二两，龙骨（酥炙）、牡蛎（氧化钠注射液煮一日一夜，煅粉）各一两。莲子粉糊为丸，盐汤下（《医方集解》）。

②治久近痔漏，三十年者：莲须、黑牵牛（头末）各一两半，当归五钱，为末。每空心酒服二钱。忌热物（《孙天仁集效方》）。

③治上消口渴，饮水不休：莲须一钱，粉干葛一钱，白茯苓一钱，生地黄一钱，真雅连五分，天花粉五分，官拣参五分，北五味五分，净知母五分，炙甘草五分，淡竹叶五分，灯芯十茎。水煎热服（《幼幼集成》）。

【用法用量】内服：煎汤，3～6克；或研末入丸散。

【注意事项】叶“荷叶”详见“清暑热”章；“莲花”“莲房”“藕节”详见“止血”章；“莲子”详见“安神”章。

铁马豆

（草红藤、黄花马豆、红藤、蝴蝶草、鸀蛇通）

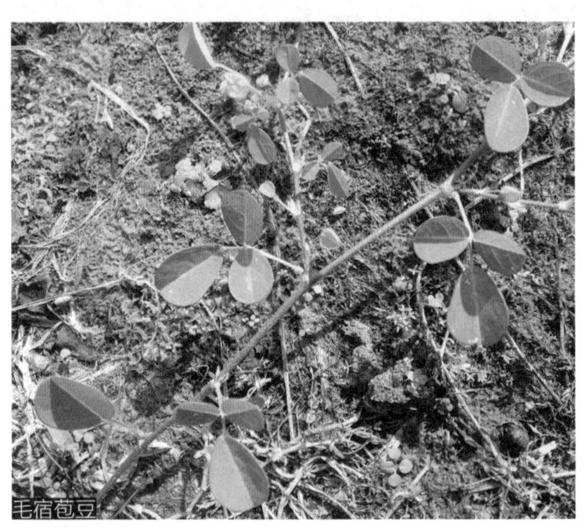

毛宿苞豆

【药物来源】豆科植物毛宿苞豆〔*Shuteria involucrata* (Wall.) Wight et Arn. var. *villosa* (Pampan) Ohashi〕的全草。

【植物特征】多年生草本，长30～100cm。茎匍匐，多分枝，绿色或紫红色，密被长白柔毛。叶互生，三出复叶，叶柄紫红色，长1～2.5cm，被白柔毛；小叶3枚，先端叶较侧叶大，椭圆形，长1～2cm，宽0.6～1.5cm，先端圆或有小突尖，基部圆形或阔楔形，全缘，两面被紧贴白柔毛。短总状花序，腋生；苞片、小苞片披针形，被短白柔毛；花冠蝶形，黄色。荚果条形，长约1～1.8cm，熟后背开裂。种子3～5粒，暗绿色，间有黑斑，光泽。花期春季至秋季，果期秋、冬季。

【生长分布】生于山坡、路旁的草丛中及种植地。分布于我国华南、华中、西南等地区。

【采收加工】夏、秋季采集，洗净，切段，晒干。

【性味归经】苦，凉。入肝、胆二经。

【功能主治】清肝泄热，除蒸宁咳，解毒消肿。用于肺痨咳嗽，阴虚潮热，阑尾炎，腮腺炎，乳腺炎。

【配伍应用】

铁马豆-夏枯草　铁马豆苦、凉，能清肝泄热，治肝经有热，头胀头痛、目睛红赤；夏枯草苦、辛、寒，能清肝泻火，治肝火上炎，目赤肿痛、头痛、眩晕。两药配伍，相辅相成，功效显著。用于肝火上炎所致头痛、眩晕、耳聋耳鸣、烦躁易怒、吐血、衄血等症。

铁马豆-天冬　铁马豆苦、凉，清热除蒸，肃肺止咳；天冬甘、苦、大寒，清肺降火，滋阴润燥。两药配伍，甘寒生津，苦寒泻火，共奏清肺泻火，润肺止咳，清退虚热之功。用于肺阴虚，津乏肺燥，所致干咳、咯血、潮热骨蒸、口咽干燥等症。配与麦冬、葎草、马齿苋，疗效更好。可治肺结核咳嗽、骨蒸潮热等。

铁马豆-蒲公英　两药均有清热解毒之功。铁马豆并能消肿；蒲公英又善于散结消痈。两药配伍，相辅相成，清热解毒，散结消肿作用较强。用于痈疖等肿毒。

【单方验方】

①治室女干痨发热，午后怕冷，夜间发热，咳嗽吐痰：铁马豆9克，熟地黄9克，咳嗽加响铃草6克（蜜炒），多痰加云陈皮6克。水煎点童便服（《滇南本草》）。

②急性阑尾炎：铁马豆、败酱草、忍冬藤各60克，紫花地丁30克，青木香9克，石菖蒲6克。水煎服，每日3次。3日为1个疗程（《全国中草药汇编》）。

【用法用量】内服：煎汤，9～18克。

美丽胡枝子根

（假蓝根）

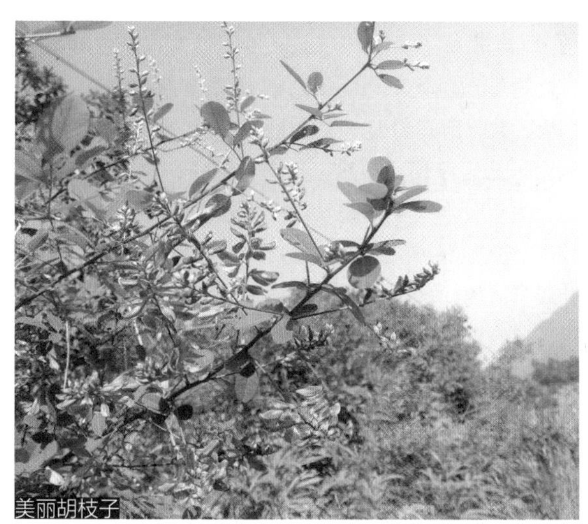

美丽胡枝子

【药物来源】豆科植物美丽胡枝子〔*Lespedeza Formosa*（Vog.）Koehne〕的根茎。

【植物特征】小灌木，高1～3m。茎直立，圆柱形，棕褐色，有多数腺点，多分枝，枝条细长，幼枝有纵棱，上部被细毛。叶互生，具柄；三出复叶，小叶片长卵形或椭圆形，长1.5～5.5cm，宽1～3cm，先端圆钝或微凹，基部楔形，两面灰绿色，下面叶脉明显，被短白柔毛。总状花序腋生，小花多数，排列成圆锥花序，总梗、花梗被短白柔毛；小苞片灰绿色，细长，被长柔毛；花萼有齿裂，密被绿黄毛；花冠蝶形，紫红色或白色，长约1.2cm。荚果1节，卵形或倒卵形，被锈柔毛。种子1粒。花期夏、秋季，果期冬季。

【生长分布】生于山坡、路旁、草丛、小灌丛。分布于我国华南、华东、华中、西南等地区。

【采收加工】冬、春季采挖，洗净，切片，晒干。

【性味归经】苦，平。入心、肺二经。

【功能主治】清肺泄热，活血散瘀。用于肺痈，风湿关节痛，跌打损伤，骨折。

【配伍应用】

美丽胡枝子根-鱼腥草　美丽胡枝子根清肺泄热，并祛瘀滞，治肺热或瘀热郁肺之证；鱼腥草辛、寒，清热解毒，排脓消痈，可治肺热咳嗽、肺痈。两药配伍，共呈清热泄肺，解毒消痈，化瘀排脓之功。可治肺痈初起，配与瓜蒌、苇茎、蛇莓、薏苡仁，以增疗效。肺痈乃热邪郁肺，热毒浸淫，热壅血瘀，蕴毒成痈，上药与证对应，用之必效。

美丽胡枝子根-土牛膝　两药都有活血散瘀作用。美丽胡枝子根长于祛瘀通络；土牛膝偏于散瘀消肿。两药相配，共收活血散瘀，消肿止痛之功。用于跌打损伤，瘀滞肿痛等症。

【单方验方】扭伤、脱臼、骨折：鲜根和酒糟捣烂，敷伤处；或鲜根二重皮和朱砂根鲜根等量，捣烂，黄酒炒热外敷。若骨折、脱臼者应先复位，后敷药（《福建中草药》）。

【用法用量】内服：煎汤，6～15克。外用：鲜根皮捣敷。

【注意事项】美丽胡枝子根若用于跌打损伤，或风湿关节痛，需用酒炒之。

狼尾草

（狼尾、狼茅、戾草、狗仔尾、黑狗尾草、光明草）

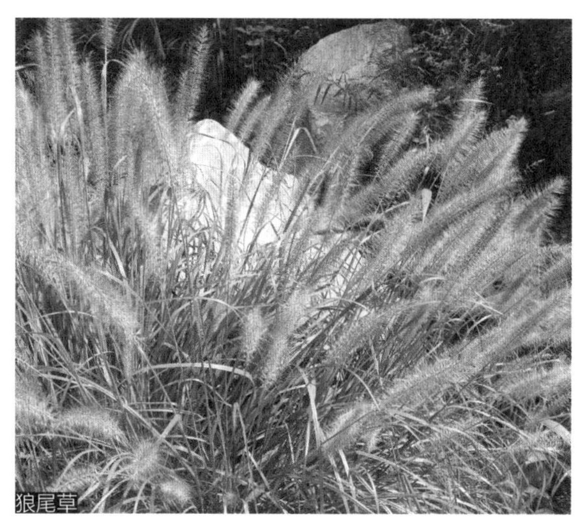

狼尾草

【药物来源】禾本科植物狼尾草〔*Pennisetum alopecuroides*（L.）Spr.〕的全草。

【植物特征】多年生草本，高30～90cm。根茎粗短，须根多，粗硬。茎丛生，直立，被柔毛。叶互生，无柄，叶鞘光滑，扁压具脊；叶片线形，长15～45cm，宽3～7mm，先端长渐尖。穗状圆锥花序，顶生，直立或稍弯曲，长8～22cm，总梗密生柔毛；小穗多数，密集，单生，长约6～8mm，具刚毛12枚，6长6短，长的约1.8～2.5cm，短的约0.6cm，成熟后变紫蓝色；第一颖微小，第二颖较一颖长，第一外稃草质，雄蕊3。颖果扁平，长圆形。花期、果期皆在秋、冬季。

【生长分布】生于田边、荒野、山坡、路旁。分布于我国绝大部分地区。

【采收加工】秋、冬季采收，割取地上部分，洗净，切段，晒干。

【性味归经】苦，凉。入肝经。

【功能主治】清肝泻火，凉血散血。用于肝火头昏头胀，目赤肿痛，血热衄血、吐血、巩膜下出血。

【配伍应用】

狼尾草-白菊花　狼尾草苦、凉，沉降下行，清泄肝火；白菊花甘、苦、凉，轻清走上，疏散风热，清肝明目。两药配伍，一降一升，共收疏风泄热，清肝明目之功。可治肝火上炎，致目赤肿痛、畏光流泪、头晕头痛等症。

狼尾草-苎麻根　两药都有清热凉血作用。狼尾草且能散血；苎麻根并止血。两药配伍，则能泄热凉血，止血活血。用于血热妄行所致鼻血、咳血、巩膜下出血、暴盲（属眼底出血者）等。

【用法用量】内服：煎汤，9～15克（鲜品30～60克）。

【注意事项】根“狼尾草根”，详见“止咳平喘”章。

淡竹叶

（林下竹、竹叶门冬青、迷身草、竹叶麦冬、淡竹米、地竹）

【药物来源】禾本科植物淡竹叶〔*Lophatherum gracile* Brongn.〕的全草。

【植物特征】多年生直立草本，高40～90cm。根状茎粗短，坚硬，有须根，须根中部膨大。茎丛生，近基部木质化。叶互生，无柄或有短柄；叶片长披针形，长5～20cm，宽1～2.5cm，先端渐尖，基部近圆形，全缘，上面绿色，下面浅绿色；叶鞘光滑，包茎，有缘毛；叶舌截形。圆锥形穗状花序，顶生，长达30cm，小穗绿色，长8～12mm；颖片巨圆形，第一颖较第二颖短；外稃较内稃长。颖果纺锤形。花期秋季，果期秋、冬季。

【生长分布】生于山坡、林缘、林下、路边草丛。分布于我国华南、华东、西南及长江流域等地区。

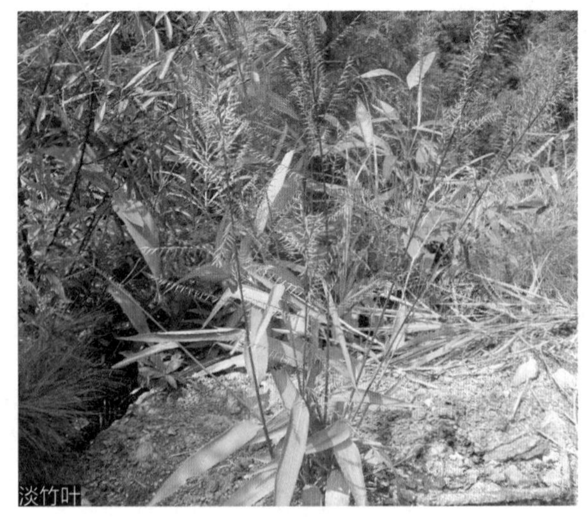
淡竹叶

【采收加工】夏季未开花前割取地上部分，切段，晒干。

【药理作用】

①解热作用。

②抗菌作用：对金黄色葡萄球菌、溶血性链球菌有抑制作用。

③其他：煎剂有利尿作用，有升高血糖的作用。

【性味归经】甘、淡，寒。入心、胃、小肠三经。

【功能主治】清热除烦，生津止渴，利小便。用于热病发热，心烦口渴，咽喉炎，口腔炎，牙龈肿痛，小便赤涩，淋浊。

【配伍应用】

淡竹叶-灯芯草　两药均味甘、淡，性寒；淡竹叶清热除烦；灯芯草清心降火。两药配伍，甘淡渗湿利尿，甘寒生津而泻火，共收清心泻火，生津止渴，利尿泄热，除烦安神之功。用于热病津伤、烦热、口渴、舌燥；亦可用于心火亢盛，心烦不寐、口舌生疮、小便短赤，以及小儿夜啼等。

淡竹叶-笔仔草　两药秉性寒凉，均有清热利尿作用。但淡竹叶长于泄热，笔仔草重在利尿，且通淋。两药相配，相须为用，功效更强。用于湿热下注，所致热淋、小便不利，水肿等，以及心火下移小肠之口舌生疮、尿血、小便短赤等。

【单方验方】

①肺炎高热咳嗽：取淡竹叶30克，麦冬15克，水煎调蜜服，每日2～3次。

②口腔炎，咽喉炎：淡竹叶30克，千人拔15克，炖服。

③血淋，小便疼痛：淡竹叶30克，车前草30克，水煎服，每日1剂（①～③方出自《畲族医药学》）。

④吐衄：淡竹叶、山枝子、黄花仔各9克，泡鸡蛋吃（《闽东本草》）。

⑤逆经：取淡竹叶七张，茜草30克，灯芯七条，同白酒炖服（《闽东本草》）。

【用法用量】内服：煎汤，9～15克（鲜品30～60克）。

【注意事项】块根“碎骨子”，详见“清虚热”章。

栀子

（山栀子、枝子、黄鸡子、黄栀子、红枝子）

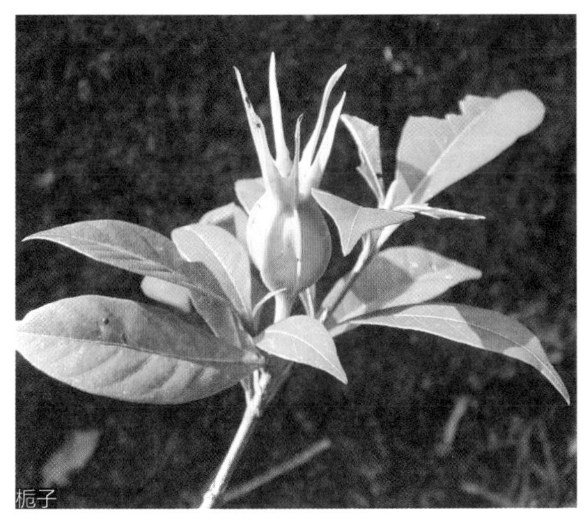
栀子

【药物来源】茜草科植物栀子〔*Gardenia jasminoides* Ellis〕的果实。

【植物特征】常绿灌木，高0.4～2m。根黄白色。茎圆柱形，多分枝，皮灰色，小枝上部有棱。叶对生或轮生，具柄，叶片近革质，长卵形或卵状披针形，长5～12cm，宽1.5～4.5cm，先端渐尖，基部楔形，全缘，上面绿色，下面浅绿色，光泽。花顶生或腋生，有短梗；萼筒状，中间膨大，先端裂片5～7，细条形，基部渐窄；花冠高脚杯状，冠管圆柱形，裂片5，亦有6或7枚，平展，白色，卵圆形或倒长卵形，肉质，芳香；雄蕊6，无花丝，子房1室，下位，胚珠多数。蒴果倒卵形或椭圆形，长2.5～4.5cm，幼时绿色，熟时橘红色或黄色，有纵棱数条，花萼宿存。种子多数，扁圆形，白色。花期春、夏季，果期秋、冬季。

【生长分布】生于低山坡、草丛、小灌丛。分布于我国华南、华东、西南、华中等地区。

【采收加工】果实成熟呈橘红色或黄色时采摘，去宿萼、果柄，晒干或烘干。

【药理作用】

①抗微生物作用：体外试验对白喉杆菌、金黄色葡萄球菌、伤寒杆菌、副伤寒杆菌、草绿色链球菌、乙型溶血性链球菌、肺炎双球菌、脑膜炎双球菌、肠炎沙门菌、卡他球菌等有抑制作用；对星形奴卡菌、堇色毛藓菌、羊毛样小孢子菌、腹股沟表皮真菌均有抑制作用；此外尚有抗钩端螺旋体作用及抗血吸虫作用。

②利胆作用：能抑制血中胆红素的形成。水浸膏利胆作用较强。

③降压作用：栀子煎剂，醇提取物对麻醉或不麻醉动物（猫、兔、大白鼠）不论口服或腹腔注射，均有较持久的降压作用。

④镇静作用：在降压剂量时，不论口服或注射，均有明显的镇静作用。

⑤抗惊厥作用：小白鼠口服或皮下注射栀子流浸膏与戊巴比妥钠可产生协同作用。给小白鼠皮下注射栀子流浸膏能对抗戊四氮的惊厥。

⑥其他：栀子煎剂还有通便，止血作用。其提取物制成的油膏能加速软组织挫伤的愈合。

【性味归经】苦，寒。入心、肝、肺、胃四经。

【功能主治】清热泻火，凉血解毒，利湿退黄。用于热病心烦，躁扰不宁，不寐，目赤肿痛，咽痛，口疮，黄疸，吐血，衄血，血痢，尿血，热淋，热毒疮疖，钩端螺旋体病，扭伤肿痛。

【配伍应用】

栀子-薄荷　栀子苦、寒，清热泻火，泄三焦郁热，除烦躁；薄荷辛、凉，疏散风热，疏肝开郁。两药配伍，则能疏表开郁，清热泻火，除烦安神。用于情志化火，致心烦不寐、躁扰不宁等；或内有伏火，又外感风邪，内外交蒸，不得发越，火热上攻，致咽喉肿痛、目赤肿痛等。

栀子-马齿苋　栀子苦、寒，能凉血解毒；马齿苋酸、寒，清热解毒，并凉血。两药配伍，相辅相成，功效显著。对于热毒证候，如痈疖疔疮、丹毒、血痢以及咽喉溃烂等有良效。若配金银花、蛇莓、狗肝菜，功效更强。

栀子-茵陈蒿　两药均有清热利湿退黄之功。栀子，兼凉血解毒；茵陈蒿善于利胆退黄。两药配伍，相须相使，功效显著。用于热重于湿之“阳黄”证，如目黄、甚或面目及全身发黄、色泽鲜明、胁痛、恶心呕吐、小便短赤，或伴发热等症。若配白毛藤、夏枯草、郁金、金钱草、大黄、赤芍，疗效更著。

【单方验方】

①治湿热黄疸：栀子12克，鸡骨草、田基黄各30克。水煎，日分3次服（《广西中草药》）。

②口疮、咽喉中塞痛，食不得：大青四两，栀子、黄柏各一两，白蜜半斤。上切，以水三升，去滓，下蜜更煎一两沸，含之（《普济方》）。

③治胃脘火痛：栀子七枚或九枚，炒焦，水一盏，煎七分，入生姜汁饮之（《丹溪纂要》）。

④血小板减少性紫癜：栀子10克，加水350毫升，煎至200毫升，去渣取液，冲鸡蛋白或蛋黄2只，汤蛋并服（《药用花卉》）。

⑤治尿淋、血淋：栀子60克，冰糖30克。煎服（《闽东本草》）。

⑥治疮疡肿痛：栀子、蒲公英、金银花各12克。水煎，日

分3次服。另取生忍冬藤适量，捣烂，敷患处（《广西中草药》）。

⑦眼结膜炎：栀子、菊花各10克，甘草5克，加水350毫升，煎至150毫升，1次服（《药用花卉》）。

⑧外伤（跌伤、扭伤、挫伤等未破皮的外伤）：用栀子末、松针末、淡豆豉各60克，凤仙花子末、面粉各30克，醋适量，共捣如泥，敷患处（《江西医药》）。

【用法用量】内服：煎汤，6～12克；或研末入丸、散。外用：捣敷。

【注意事项】栀子用于泻火、解毒、利湿宜生用，止血炒用。脾虚便溏者忌用。

假酸浆子

（假酸浆果）

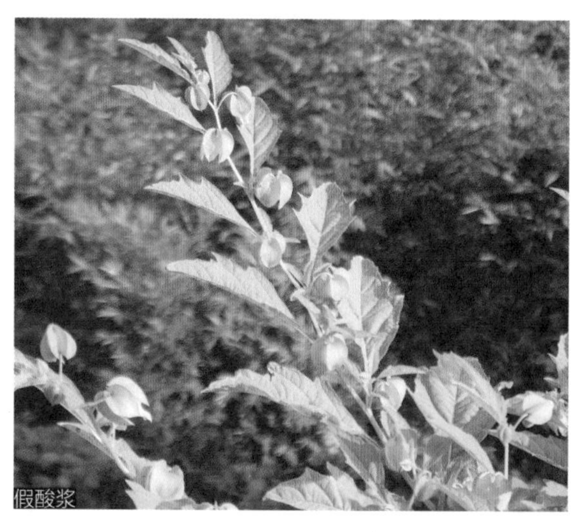

假酸浆

【药物来源】茄科植物假酸浆〔*Nicandra physalodes*（L.）Gaertn.〕的种子或果实。

【植物特征】一年生草本，高35～85cm。茎直立，圆柱形，绿色，有纵棱，有分枝。单叶互生，具叶柄，叶片草质，长3～11cm，宽2～7cm，卵形至阔卵形，先端渐尖，基部阔楔形，边缘有大小不一的粗锯齿，上面绿色，下面浅绿色，叶脉向下凸起。花单生叶腋；花萼5深裂；花冠淡紫色，漏斗状，径约3cm，上部5深裂，下部筒状，内面近基处有5个紫斑。浆果球形，直径1.5～2cm，外包5枚萼片。种子多数，细小，浅褐色。花期夏季，果期秋季。

【生长分布】生于荒地、路边。分布于我国华南、华东、华中、西南等地区。

【采收加工】秋季采收，晒干。

【性味归经】微甘，平。入心、肺、肝、肾、膀胱五经。

【功能主治】清热退火，解毒，利尿。用于外感发热，胃脘痛，痈疖肿痛，热淋，风湿性关节炎。

【配伍应用】

假酸浆子-金盏银盘　假酸浆子能清热退火，兼泄热毒；金盏银盘疏风清热，并解毒消肿。假酸浆子偏于清热；金盏银盘重在疏表。两药配伍，共奏轻宣凉散，解毒消肿，清热退烧之功。用于外感风热，如发热、畏风、有汗或无汗、头昏痛、咽痛等。

假酸浆子-板蓝根　两药都有清热解毒作用。假酸浆子偏于泄热；板蓝根长于清热毒。两药配伍，相辅相成，作用增强。用于热毒痈疖、咽喉肿痛等。

假酸浆子-金钱草　假酸浆子能清热利尿，治热淋、小便不利；金钱草利尿通淋，可治热淋、砂淋。两药相配，相互为用，清热，利尿，通淋功效提高。若用于热淋，配与笔仔草、凤尾草、石韦；用于石淋，配薅田藨、梗通草、冬葵根，以增功效。

【单方验方】

①治发烧：假酸浆子9克，煨水冷服（《贵州草药》）。

②治胃痛：假酸浆子、马鞭草各9克，煨水冷服（《贵州草药》）。

③治疮痈肿痛，风湿性关节炎：假酸浆子1.5～3克，水煎服（《云南中草药》）。

④治热淋：假酸浆子、车前子各9克，煨水服(《贵州草药》)。

【用法用量】内服：煎汤，3～9克。外用：研末调敷。

【注意事项】“假酸浆花”味辛、微甘、性平，有祛风通窍作用，可治外感鼻塞、头痛、鼻渊。在此点之，不再另述。

葛仙米

（地软、地木耳、土木耳、地耳、鼻涕肉、天仙米）

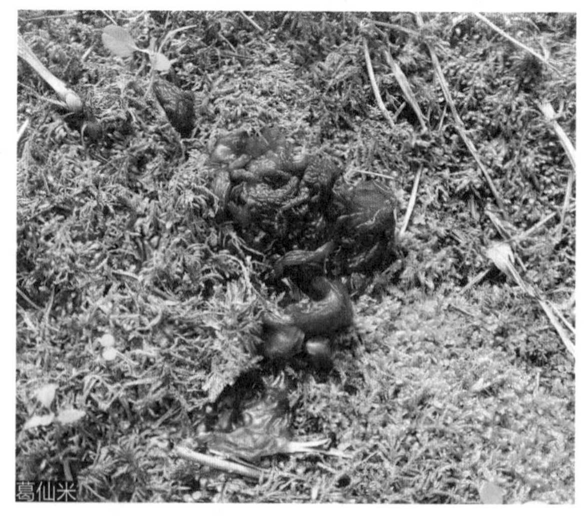

葛仙米

【药物来源】念珠藻科植物葛仙米〔*Nostoc sphaeroids* kutz〕的全藻体。

【植物特征】为多年生藻类植物，由多数球形单细胞串联而成片状结构，并由多数片状结构集成整体，外罩透明胶质物。湿润时并展，呈黑绿色，干燥时卷缩变细小，呈黑褐色，状似木耳。

【生长分布】 生于潮湿林地、草地、山坡、路旁、岩石阴处。分布于我国大部分地区。

【采收加工】 夏季闷热天雨后，尤其是雷雨过后采收，拣去杂质，洗净沙土，晒干。

【性味归经】 甘、淡，寒。入肝经。

【功能主治】 清热明目。用于夜盲症，丹毒，久痢脱肛，烫伤。

【配伍应用】

葛仙米-枸杞子 葛仙米甘寒生津，淡寒泄热，入肝经，能清肝泄热明目，善治肝热目赤、畏光流泪；枸杞子味甘质润，甘能补益，润能益精，入肝肾经，能滋肾养肝明目，治肝肾精血不足，头昏、视物昏暗。两药配伍，共奏滋肝养肾，清肝泄热，养睛明目之功。用于肝肾精血亏损，虚火上炎，致头昏目眩、眼睛干涩、迎风流泪、喜暗畏光、视物模糊以及夜盲等症。

【单方验方】

①治夜盲症：葛仙米60克，当菜常食（《陕西中草药》）。

②久痢脱肛：鲜葛仙米250克，洗净后用白糖浸泡取汁内服（《全国中草药汇编》）。

③治丹毒：取鲜葛仙米捣汁，外涂患处，干则再涂（《野菜治百病》）。

④治烫火伤：葛仙米15克。焙干研粉，菜油调敷患处，或加白糖9克，香油调敷患处（《陕西中草药》）。

【用法用量】 内服：煎汤，9～15克；煮食，30～60克。外用：捣敷；或焙干研末调抹；或捣汁涂抹。

楮头红

（风樻斗草）

【药物来源】 野牡丹科植物楮头红〔*Sarcopyramis nepalensis* Wall.〕的全草。

【植物特征】 多年生草本，高15～40cm。茎直立，幼嫩脆弱，四棱形，无毛。叶对生，叶柄长约1.5～6cm，紫红色；叶片卵形或长卵形，长3～8cm，宽1.5～3.5cm，先端渐尖，基部近圆形，边缘有锯齿，两面绿色，主脉3～5条。花顶生或腋生，通常数朵簇生，两性；萼筒状，先端4裂，裂片下有一束毛；花瓣4，卵圆形，紫红色；雄蕊8；子房半下位，4室，胚珠多数。蒴果倒圆锥形，顶端4个大鳞片。种子多数，上面有凸点。花期夏季，果期秋、冬季。

【生长分布】 生于林缘、林下、山坡、路旁、草丛。分布于我国台湾、华南、华中、西南等地区。

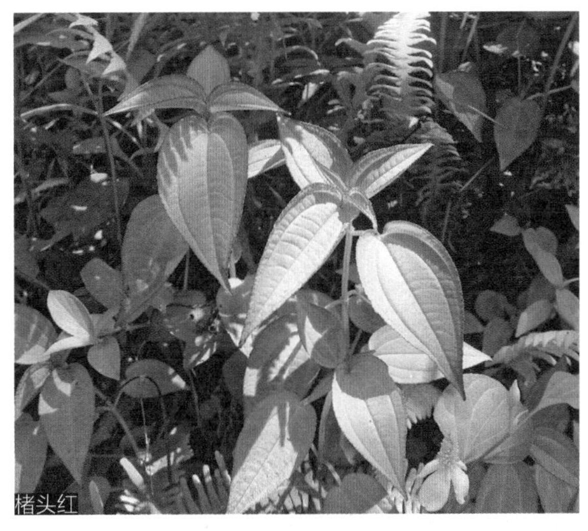

楮头红

【采收加工】 夏、秋季采收，洗净，切段，晒干。

【性味归经】 酸，凉，无毒。入肺、肝二经。

【功能主治】 清热泻火，清肝明目。用于肺热咳嗽，耳鸣，耳聋，畏光，视物模糊，急性肝炎，风湿性关节痛，无名肿毒。

【配伍应用】

楮头红-球兰 两药可走肺经，均有清肺作用。楮头红为清肺泻火，治肺热咳嗽；球兰乃清肺化痰，治痰热咳喘。两药配伍，共呈清肺泻火，化痰止咳之功。用于肺热咳嗽，如咳嗽、痰黏稠、面颊红赤、口干；或痰热咳嗽，如咳嗽、痰多而黄稠、口渴、胸闷、咽喉有痰鸣音、甚或喘促等症。肺热咳嗽，配与芦根、桑白皮、鱼腥草；痰热咳嗽，配与瓜蒌、白毛夏枯草、鱼腥草，以增疗效。

楮头红-白菊花 两药都有清肝明目作用。楮头红乃清泄肝火明目；白菊花为疏散肝经风热明目。两药配伍，共呈疏风泻火，清肝明目之功。用于肝火上炎所致目赤肿痛、聚星障等目疾。

【单方验方】

①肺热咳嗽：楮头红、苇茎、藕片、爵床各15克，水煎服。

②急性黄疸型肝炎：楮头红、地耳草、绵茵陈各15克，甘草6克，水煎服；或楮头红、积雪草各30克，水煎服。

③无名肿毒：鲜楮头红适量，捣烂敷患处。

④蛇头疔：鲜楮头红适量，蜂蜜少许同捣烂敷患处。

⑤痈肿：鲜楮头红、鲜芙蓉叶、蓖麻叶各适量同捣烂，加蜂蜜少许敷患处（①～⑤方出自《青草药彩色图谱》）。

【用法用量】 内服：煎汤，15～30克。外用：捣敷。

慈姑花

（茨菇花）

【药物来源】 泽泻科植物慈姑〔*Sagittaria trifolia* L. var. *Sinensis*（Sims.）Makino〕的花。

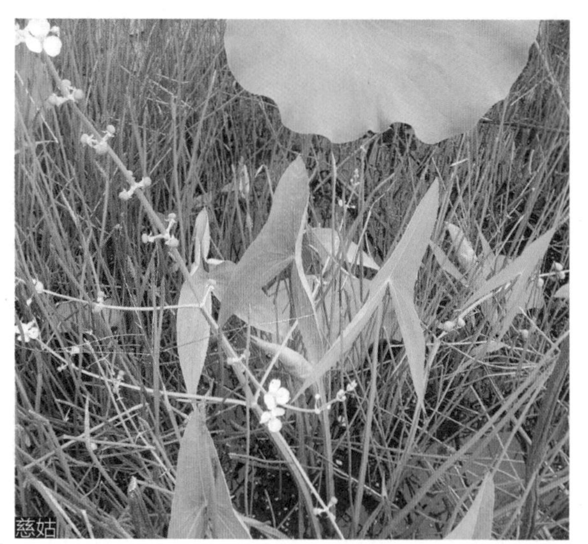
慈姑

【植物特征】水生草本，高可达60cm，有分枝，枝端膨大成球茎，全草无毛。叶基生，三型，沉水叶条形，浮水叶近戟形，离水直立叶戟形，长可达20cm，先端渐尖或钝，基部戟形，向两侧开展，上面绿色，下面浅绿色，叶脉凸起；叶柄三棱形，长20～40cm。花葶抽于叶丛，有分枝，长20～50cm，绿色，有棱。总状花序，有花4～8轮，每轮有花3朵，亦有5朵，花有柄，雄花在序上部，雌花在下部；有短花苞；花瓣3，白色；雄蕊多数，花丝短，花药黄色。瘦果倒卵形，先端短尖。花期夏、秋季，果期秋、冬季。

【生长分布】生于浅沼、水沟、稻田。分布于我国绝大部分地区。

【采收加工】夏、秋季采集，洗净，晒干。

【性味归经】甘、苦，寒。入肝、脾二经。

【功能主治】清肝明目，利湿泄热，消肿解毒。用于目赤肿痛，眼睛流泪，黄疸，疖肿，痔疮。

【配伍应用】

慈姑花-茨黄连　慈姑花味甘苦性寒，清肝泄热，明目；茨黄连味苦性寒，清心泻火。两药相配，相互为用，共奏清热泻火，凉肝明目之功。用于火热上攻，所致目赤肿痛、头痛头晕等证。

慈姑花-茵陈　慈姑花能清利肝脾湿热，且解毒；茵陈能清利肝胆湿热，退黄。两药配伍，共奏清肝泄热，解毒除湿，利胆退黄之功。用于湿热黄疸等证。

慈姑花-紫花地丁　两药均有清热，消肿，解毒作用。但慈姑花偏于清热消肿；紫花地丁则长于清热解毒，且能散结。两药配伍，相辅相成，共奏清热解毒，散结消肿之功。用于热毒痈疖疔疮等证。

【单方验方】治一切疔疮：慈姑花适量。用冷开水洗净，捣敷患处。孕妇忌用（《福建民间药草》）。

【用法用量】内服：煎汤，6～9克。外用：捣敷。

【注意事项】球茎“慈姑”详见“利尿渗湿”章。

蜜柑草

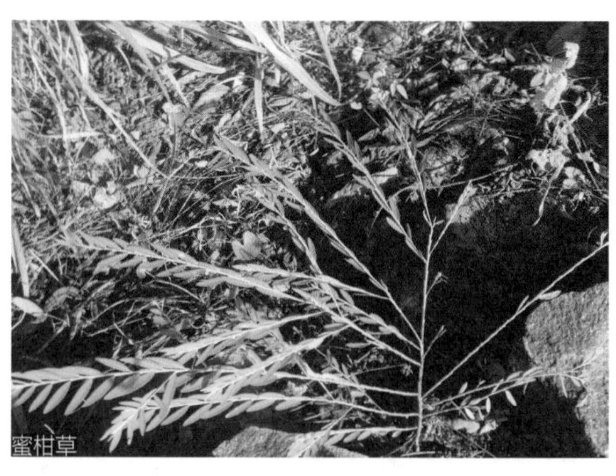
蜜柑草

【药物来源】大戟科植物蜜柑草〔*Phyllanthus matsumurae* Hayata〕的全株。

【植物特征】一年生草本，高15～50cm。全株无毛。茎直立，多分枝。叶互生，具短柄；叶片披针形，长0.7～2cm，宽0.2～0.6cm，先端尖或渐尖，基部阔楔形，全缘，两面绿色；有2枚托叶。花腋生，细小，单生或簇生，单性，雌雄同株，无花瓣；雄花萼4片，分离，无子房；雌花萼6片，子房6室，6柱头。蒴果圆形稍扁，径约2mm，有长果柄。种子三角形，有瘤点状突出。花期春、夏季，果期夏、秋季。

【生长分布】生于山坡、路旁或荒地。分布于我国华南、华中、西南等地区。

【采收加工】5～10月采集，洗净，切段，晒干。

【性味归经】微苦，寒。入肝、胃二经。

【功能主治】清肝明目，清热利湿。用于眼结膜炎，湿热黄疸，痢疾，暑热腹泻，尿路感染，肾炎水肿。

【配伍应用】

蜜柑草-白菊花　两药均有清热明目作用。但蜜柑草为清肝泻火明目；白菊花乃疏散肝经风热明目。前者偏于清泄，后者长于疏散。相互为用，共奏疏风泄热，清肝明目之功。用于肝经风热上扰或肝火上攻，所致目赤肿痛、翳障等。

蜜柑草-小金钱草　两药都有清热与利湿作用。但蜜柑草重在清肝泄热；小金钱草长于清利肝胆湿热，并清热毒。两药配伍，清热利湿作用提高，并具解毒之功。用于湿热夹时邪疫毒所致肝胆病，如胁痛、脘腹痞胀、恶心呕吐、恶油腻、尿黄赤、甚发黄疸等症。若配与茵陈蒿、白毛藤、地耳草、郁金、半夏，功效更强。

【单方验方】治痢疾，肠炎：蜜柑草30～45克。水煎服（《浙江民间常用手册》）。

【用法用量】内服：煎汤，15～30克。

【注意事项】注意与“黄珠子草”鉴别，详见“消食”章。

橄榄

（青果、青橄榄、白榄、黄榄、甘榄）

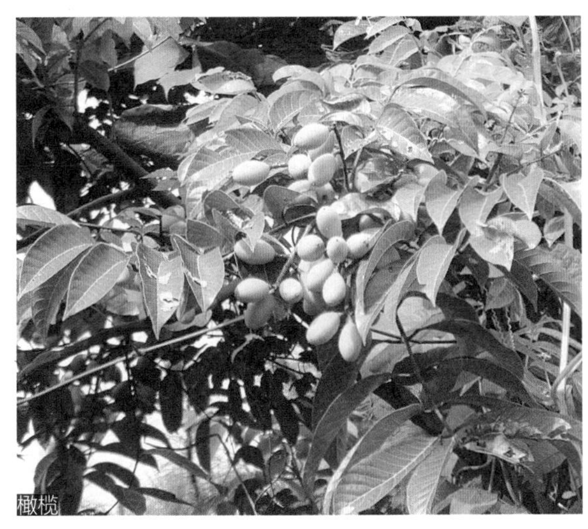
橄榄

【药物来源】橄榄科植物橄榄〔*Canarium album*（Lour.）Raeusch.〕的果实。

【植物特征】常绿灌木或乔木，高4～15m。树干直立，多分枝，树皮浅灰色，光滑。叶互生，单数羽状复叶，小叶9～15片，具短柄；叶片革质，卵状矩圆形，长5～14cm，宽2～5cm，先端渐尖，基部偏斜，全缘。圆锥花序生枝顶或叶腋；萼杯状，3裂，亦有5裂；花瓣3～5枚，白色；雄蕊6；雌蕊1，子房上位。核果卵状矩圆形，长1.2～3cm，初生绿色，熟时黄绿色。核1枚。花期夏季，果期秋、冬季。

【生长分布】多栽培。分布于我国台湾、华南、华中、西南等地区。

【采收加工】秋、冬季果实成熟时采摘，晒干或盐汁浸渍后晒干。

【药理作用】

①抗菌作用：煎剂有抗志贺菌属作用。

②抗炎作用：煎液有收敛、消炎及减少渗出的作用。生橄榄浓煎液，对有关的皮肤溃疡性疾病，如阴囊溃疡，女阴溃疡及湿疹皮炎，有促进生肌收敛，抑制渗出的功效。

【性味归经】甘、涩、酸，平。入肺、胃二经。

【功能主治】清肺利咽，收敛抗炎。用于咽喉肿痛，咳嗽，烦渴，肠炎腹泻，痢疾，癫痫，酒毒。

【配伍应用】

橄榄-射干 橄榄甘、涩、酸平，清肺利咽；射干苦、寒，清热解毒，并利咽。两药配伍，相互为用，共收泄热解毒，清肺利咽之功。用于肺热咽痛、音哑、咳嗽等。若热甚，配与芦荟叶、桑叶、金银花；热毒甚，加大青叶、金果榄；若音哑，配薄荷、蝉蜕、板蓝根，以增疗效。

橄榄-木槿花 橄榄甘、涩、酸平，能收敛消炎；木槿花甘、凉，清热利湿，滑肠利便。两药相配，一涩一滑，相反相成，既可清利湿热，消炎生肌，又能通利大便祛滞。用于湿热挟积滞之泻痢。配与地锦草、铁苋、枸橘，以增疗效。

【单方验方】

①治时行风火喉痛，喉间红肿：橄榄、鲜莱菔，水煎服（《王氏医案》）。

②治百日咳及咳嗽：橄榄20颗，打碎，用冰糖30克，同炖，分3次服。

③治干咳：橄榄20余颗，豆腐皮30克，水煎去渣服。

④痢疾：橄榄7粒，炖服。

⑤治妊娠恶阻：橄榄捣烂，水煎服（②～⑤方出自《食物与治病》）。

⑥治酒伤昏闷：橄榄10个，煎汤饮（《本草汇言》）。

⑦治肠风下血：橄榄烧灰（存性）研末，每服2钱，米饮调下（《本草求真》）。

⑧癫痫：橄榄500克，郁金、白矾（研末）各24克。先将青果打碎，加适量水，放锅内熬开后，捞出去核，捣烂，加郁金熬至无橄榄味，过滤去渣，加入白矾末再熬，约成500毫升，每次服20毫升，每天早晚各1次，温开水送服（《全国中草药汇编》）。

⑨治下部疳疮：橄榄，烧存性研末，油调敷之，或加儿茶等分（《乾坤生意》）。

【用法用量】内服：煎汤，6～12克；或烧存性研末或熬膏。外用：烧存性研末抹；或煎浓汁湿敷。

【注意事项】橄榄含草酸较多，生吃过多，会刺激咽喉黏膜，引致急性炎症，入药须煎汤。

螺厣草

（镜面草、地连、抱树莲、抱石莲、金茶匙）

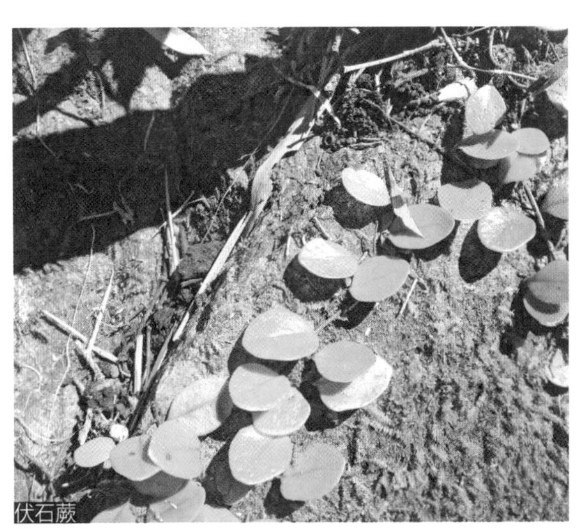
伏石蕨

【药物来源】水龙骨科植物伏石蕨〔*Lemmaphyllum microphyllum* C. Presl〕的全草。

【植物特征】多年生附生草本，长15～30cm。根状茎细弱，横走，附着于岩石或树干，被薄鳞片。叶二型，营养叶具短柄或无柄，叶片近肉质，圆形或卵圆形，长1.5～2cm，宽1～1.5cm，先端圆，基部钝或圆形，全缘，上面深绿色，光泽，下面绿色，叶脉网状不明显；孢子叶细长，有柄，叶片窄条形，长3～4cm，宽2～3mm。孢子囊群连成线状，着生中脉与边缘之间，孢子肾形。

【生长分布】附生于岩石或树干阴润处。分布于我国华南、华中、西南等地区。

【采收加工】全年可采，洗净，晒干。

【性味归经】辛，凉。入肺、脾、胃、肾四经。

【功能主治】清肺泻热，凉血解毒。用于肺痈咳吐脓血，肺结核咳血，衄血，尿血，腮腺炎，痢疾，风火牙痛，手指肿毒，痈肿，创伤出血。

【配伍应用】

螺厣草-鱼腥草 两药味辛、性凉，均有清肺作用。螺厣草清肺泻热，并清血分热毒；鱼腥草清热解毒，兼排脓消痈。相须为用，共收清肺泻火，凉血解毒，排脓消痈之功。可治肺痈咳吐脓血，及肺热咳嗽黄痰等。

螺厣草-苎麻根 两药均有清热凉血作用。螺厣草并能解毒，苎麻根兼能止血。两药配伍，相辅相成，则能凉血止血，清热解毒。用于血热出血，如咳血、衄血、尿血等；并可用于痄腮、痈肿等。

【单方验方】

①治肺热咳嗽：螺厣草30克，爵床30克，水煎服（《畲族医药学》）。

②治肺痈吐脓血：螺厣草60克，冰糖15克，加水煎服（《福建民间草药》）。

③治支气管炎：螺厣草30克，爵床30克，水煎服（《畲族医药学》）。

④治喉蛾：螺厣草30克，马鞭草30克，水煎服（《畲族医药学》）。

⑤治肺痨咳血：螺厣草60～90克，水煎服。

⑥治小儿肝火烦热：螺厣草30克，水煎服。

⑦用于风火牙痛：螺厣草30克，水煎服（⑤～⑦方出自《福建中草药》）。

⑧治吐血，衄血：螺厣草水洗，擂酒服(《朱氏集验医方》)。

⑨治肺热咳血：螺厣草120克，猪肺120克。加水适量，煎成1碗，分2次服（《福建民间草药》）。

⑩小儿头疮：螺厣草日干为末，和轻粉、麻油敷之（《杨氏家藏方》）。

【用法用量】内服：煎汤，9～18克（鲜品60～120克）；或捣绞汁。外用：捣敷或研末调敷。

覆盆子叶

（西国草）

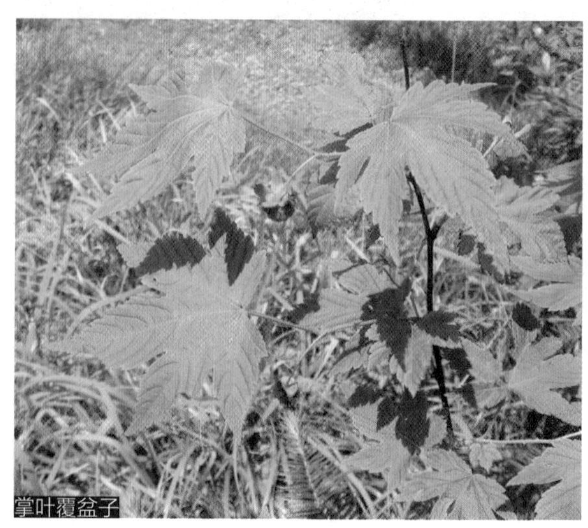
掌叶覆盆子

【药物来源】蔷薇科植物掌叶覆盆子〔*Rubus chingii* Hu〕的幼枝及叶。

【植物特征】落叶小灌木，高1.5～3m。茎直立，圆柱形，红棕色，多分枝，幼枝绿色，茎、枝疏生微弯皮刺。单叶互生，叶柄长3～5cm；叶片掌状5裂，亦有3裂，长3～6cm，宽2～4cm，裂片卵圆状披针形，先端长渐尖，边缘有粗锯齿，上面绿色，下面浅绿色，基出5脉，两面脉上有白色短柔毛。花单生上部叶腋，花梗长达3cm，花径约3cm；花萼5；花瓣5，白色，卵圆形；雄蕊多数；雌蕊有多数离生心皮。聚合果卵圆形，长1～2cm，下垂，成熟时红色。花期春季，果期夏季。

【生长分布】生于山坡、路旁、林下、溪边。分布于我国华南、华东、华中等地区。

【采收加工】夏季采集，洗净，晒干。

【性味归经】酸、咸，平，无毒。入肝经。

【功能主治】明目止泪，收湿气。用于眼睑赤烂，泪多，视物昏花，牙痛，臁疮。

【配伍应用】

覆盆子叶-菊花 覆盆子叶明目止泪；菊花疏风清热，清肝明目。两药配伍，则能疏散风邪，清肝明目。用于肝经风热为患，所致眼睑赤烂、泪多等症。

【单方验方】

①治牙痛：覆盆子嫩叶捣汁，点目眦三四次。无新叶，干者煎浓汁亦可（《摘元方》）。

②治眼暗不见物，冷泪浸淫不止，及青盲，天行目暗：覆盆子叶，日暴干，捣令及烂，薄绵裹之，以乳汁浸如人行八九里久用，点目中，即仰卧，禁酒、油、面（《海上集验方》）。

③治臁疮：生覆盆子叶，瓦上煅干，研极细，干掺，纱扎，次日以新水湿去痂，又用温浆水洗拭掺药（《仁斋直指方》）。

【用法用量】内服：煎汤，6~9克。外用：捣汁点目或捣末撒。

【注意事项】根“覆盆子根”详见“理气”章；果实“覆盆子”详见“收敛固涩”章。

箬叶竹根
（箬叶根）

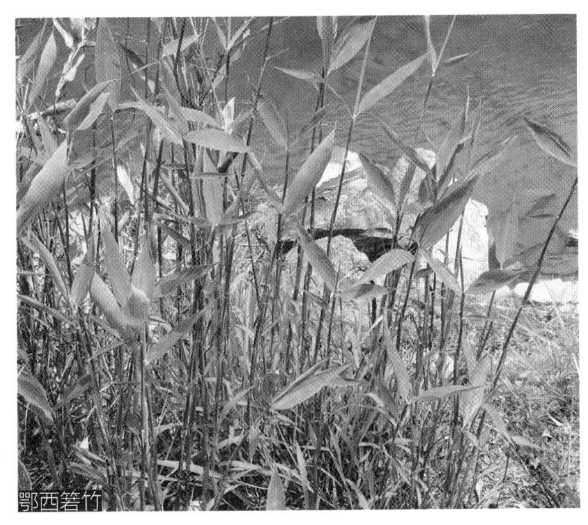
鄂西箬竹

【药物来源】禾本科植物鄂西箬竹〔*Indocalamus wilsoni*（Rendle）L. S. chao〕的根。

【植物特征】小灌木状竹类，丛生，高45~60cm。秆直立，圆柱状，直径约2~3mm，有节，节间平滑，中空；箨环明显，箨鞘宿存，抱秆，枯黄色。叶片3，亦有4~5枚，聚生枝端，具柄；叶片广披针形，长6~16cm，宽1.5~4cm，先端渐尖，有长尖头，基部近圆形，边缘有细锯齿，两面绿色，粗糙，中脉明显。花序少见。

【生长分布】生于山坡、路旁、沟边、山村房屋前后。分布于我国华南、华东、华中、西南等地区。

【采收加工】四季可挖，洗净，切片，晒干或鲜用。

【性味归经】甘，凉，无毒。入胃、肺二经。

【功能主治】清热泻火，养胃生津。用于发热有汗，吐血，火牙痛，咳嗽，口干食少。

【配伍应用】

箬竹叶根-芦根 箬叶竹根甘、凉，清热泻火，养胃生津，治火旺津伤；芦根甘、寒，清热生津，止渴除烦，治热病津伤。两药配伍，相须为用，共奏清热泻火，养胃生津，止渴除烦之功。用于温热病邪传气分，如高热、汗出、心烦、口渴、舌燥少津等症。

箬叶竹根-山药 箬叶竹根养胃生津，治津液耗损，口干食少；山药补脾气，益脾阴，治食少、乏力、便溏。两药配伍，共呈益气养阴，养胃生津之功。用于脾气虚，胃津耗损之脾胃气阴虚证，所致食少、口干渴、乏力等。配与土人参、鸡内金、地蚕，疗效更佳。

【用法用量】内服：煎汤，30~60克。

第四章　清热燥湿

丛枝蓼

（水红辣蓼、辣蓼、簇蓼）

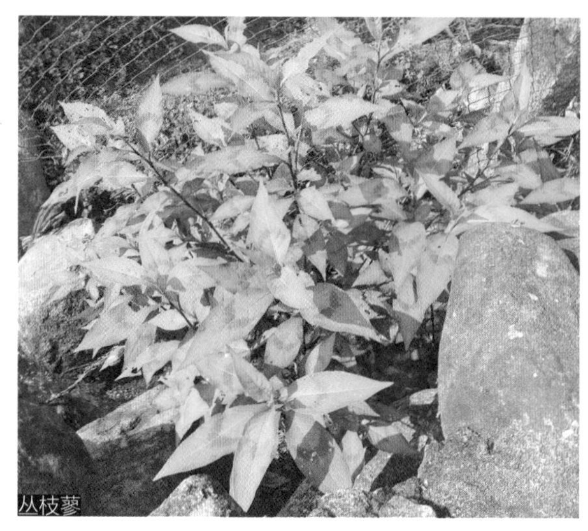
丛枝蓼

【药物来源】蓼科植物丛枝蓼〔*Polygonum posumbu* Buch.-Ham. ex D. Don〕的全草。

【植物特征】一年生丛生草本，高30～60cm。茎直立，自基部起分枝，圆柱形，节明显，节间红色。叶互生，有柄；叶片长卵形或卵状披针形，长2～7cm，宽0.7～3cm，先端渐尖，基部渐窄或楔形，全缘，两面绿色，无毛。花顶生或腋生，穗状，细弱，小花稀疏；苞片漏斗状，绿色；花被红色或白色。瘦果卵形，包于宿存花被内。种子黑色，光泽。花期夏、秋季，果期秋、冬季。

【生长分布】生于溪边、田边、路旁湿处。分布于我国绝大部分地区。

【采收加工】夏、秋季采收，洗净，切段，晒干。

【性味归经】苦，寒。入脾、小肠二经。

【功能主治】清热燥湿，解毒。用于腹痛腹泻，急性细菌性痢疾，阴痒，黄水疮。

【配伍应用】

丛枝蓼-九里香根　丛枝蓼苦、寒，清热燥湿，并解毒；九里香根辛、温，理气消痞，且止痛。两药配伍，苦寒燥湿，辛开苦降，共收清热燥湿，理气消痞，行滞止痛之功。用于湿热阻滞，升降失调，如呕吐、泄泻、腹胀、腹痛等症。若腹泻甚，加青蒿、车前草；呕吐甚，配半夏、白苏梗；腹痛甚，配樟树皮，以增疗效。

丛枝蓼-地锦草　丛枝蓼苦、寒，清热解毒，并清化湿邪；地锦草苦、辛，清热解毒，兼和脾利湿。两药相配，相辅相成，共收泄热解毒，和中祛湿之功。用于热毒夹湿，痢下脓血等。

【单方验方】

①治急性胃肠炎：鲜吹风散（木兰科植物异形南五味子藤）30千克，丛枝蓼5千克，加水至126千克，煎熬浓缩至42千克，加2%尼泊金作防腐剂。每服10～20毫升，每日3～4次，儿童减半（《全国中草药新医疗法展览会资料选编》）。

②用于痢疾，急性肠炎等症：单用鲜品30～60克，加红糖适量煎服。并用治便秘：丛枝蓼15克，瓜蒌9克，水煎服（《河北草药》）。

③治脓水疮、下肢湿疹：丛枝蓼、防风草、石榴皮、椿白皮各适量，水煎熏洗（笔者）。

【用法用量】内服：煎汤，6～12克（鲜品15～30克）。外用：煎熏洗。

青葙

（昆仑草、野鸡冠、鸡冠草、鸡冠菜、犬尾鸡冠花）

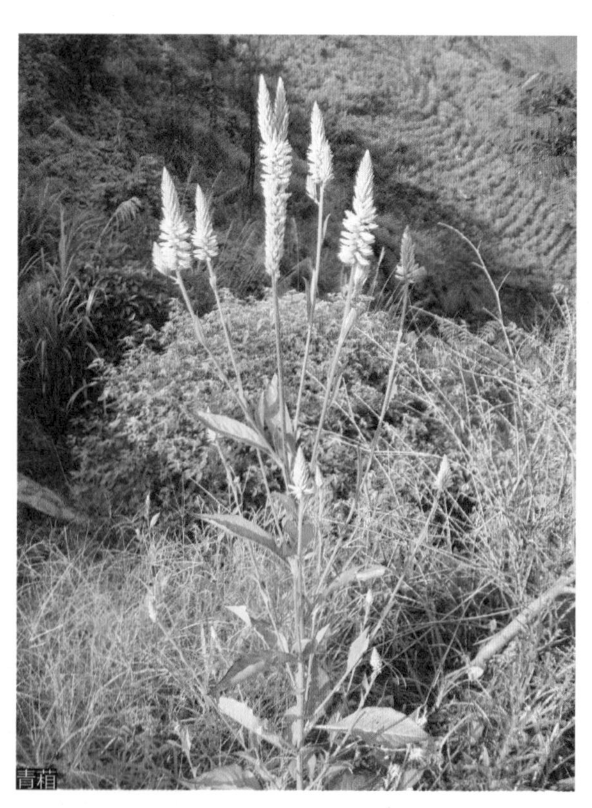
青葙

【药物来源】苋科植物青葙〔*Celosia argentea* L.〕的带根全草。

【植物特征】一年生草本，高30～120cm。茎直立，圆柱形，有槽，无毛。叶互生，具柄，叶片椭圆状披针形，长5～9cm，宽0.8～3cm，先端渐尖，基部渐窄，全缘，两面绿色。穗形圆锥花序，顶生，长2.5～10cm，小花多数，稠密；苞片3，膜质；花被5，膜质，初淡红色，后变白色；雄蕊5；花柱线形，柱头2裂。胞果长卵形，顶端花柱宿存。种子扁圆形，黑色，光泽。花期夏、秋期，果期秋、冬秋季。

【生长分布】生于山坡、荒地、路旁、麦地。分布于我国绝大部分地区。

【采收加工】夏、秋季采收，连根拔起，洗净，切段，晒干。

【性味归经】苦，微寒。入肺、脾二经。

【功能主治】清热燥湿，解毒杀虫，凉血止血。用于风瘙身痒，外阴瘙痒，滴虫性阴道炎，赤白带下，崩漏，金疮出血。

【配伍应用】

青葙-椿白皮　两药均有清热燥湿作用。青葙并解毒杀虫；椿白皮兼抗炎收敛。两药配伍，共收清热燥湿，解毒抗炎，杀虫止痒之功。用于湿热挟毒病证，如妇人黄白带下、阴痒等。

青葙-薄荷　青葙能清热解毒，且凉血；薄荷能疏散风热，并透疹。两药配伍，共呈疏卫凉营，清热解毒，透疹止痒之功。用于血分素热又外感风热之邪，内外合邪，交蒸肌肤，不能发越，所致隐疹、皮肤瘙痒、湿疹等。应依症状不同，予于调配。

青葙-苎麻根　两药均有清热，凉血，止血作用。青葙偏于清热凉血，苎麻根重在凉血止血。两药配伍，相辅相成，功效增强。用于血热妄行所致便血、尿血、鼻血、咳血以及妇女崩漏等血证。

【单方验方】

①治皮肤风热疮疹瘙痒：青葙茎叶，水煎洗患处，洗时须避风（《草药手册》）。

②治妇人阴痒：青葙茎叶90～120克，加水煎汁，熏洗患处（《草药手册》）。

③小儿小便浑浊：青葙鲜全草15～30克，青蛙（田鸡）1只，水炖服（《福建中草药》）。

④治风湿身疼痛：青葙根30克，猪脚节或鸡、鸭炖服（《泉州本草》）。

⑤治下消：青葙子全草30克，青蛙炖服（《泉州本草》）。

⑥治创伤出血：鲜青葙叶，捣烂，敷于伤处，纱布包扎（《草药手册》）。

【用法用量】内服：煎汤，15～30克（鲜品30～60克）。外用：煎洗或捣敷。

【注意事项】“青葙子”“青葙花”分别详见“辛凉解表”与“清热凉血”章。

柞木皮

（柞树皮、孤奴、刺柞皮、鼠木皮、铁梨木皮、朗钉树皮）

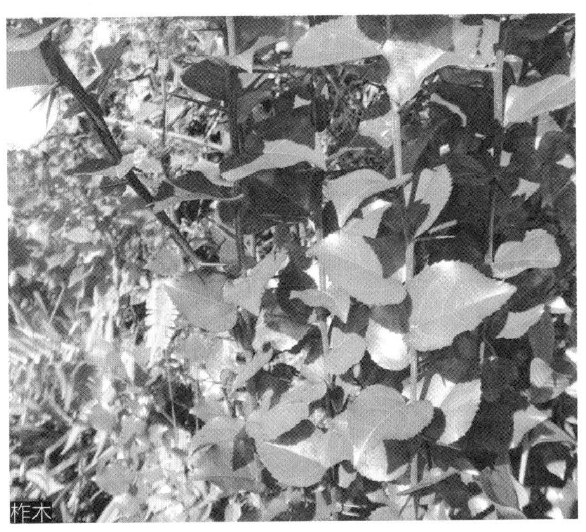
柞木

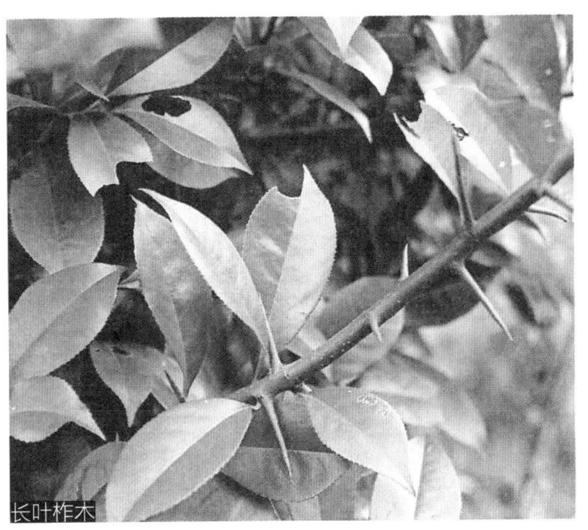
长叶柞木

【药物来源】大风子科植物柞木〔*Xylosma racemosum* (Sieb. et Zucc.) Mig.〕和长叶柞木〔*Xylosma longifolium* Clos〕的茎、根皮。

【植物特征】

①柞木：常绿灌木或小乔木，高2～15m。茎直立，圆柱形，茎、枝疏生长刺，但小枝为多。叶互生，叶柄长0.4～0.8cm；叶片薄革质，广卵形，长3～6.5cm，宽1.5～4cm，先端急尖，基部圆形或宽楔形，边缘有均匀锯齿，两面绿色，无毛。总状花序，腋生，长1.2～2cm，单性异株；花萼4～6，淡黄色，卵圆形；无花瓣，雄蕊多数。浆果圆形，径达4mm，成熟黑色。种子2粒。

②长叶柞木：常绿灌木或乔木，高2～10m。茎直立，疏生尖锐粗长刺（雄树刺多，雌树疏少）。叶互生，厚革质，具柄；叶片长椭圆形，长5～12cm，宽2～5cm，先端渐尖，基部宽楔形或圆形，边缘有钝锯齿，上面暗绿色，下面绿色。

总状花序，腋生，长1.5～2.5cm；花单性，雌雄异株；花萼4片，白绿色，无花瓣，雄花、雄蕊多数，花盘8裂。浆果球形，径达5mm，熟时黑色。种子2～5粒。

两个品种花期皆在春季，果期皆在秋、冬季。

【生长分布】生于山坡、路旁、疏灌丛、林缘、墓穴旁。分布于我国华南、华东、华中、西南等地区。

【采收加工】全年可采，将皮剥下，洗净，切段，晒干。

【性味归经】苦、酸，凉。入肝、脾二经。

【功能主治】清热燥湿，解毒敛疮，催生。用于黄疸，疮毒溃烂，腹泻，水肿，痢疾，难产。

【配伍应用】

柞木皮-青蒿 柞木皮清热燥湿，治湿热泄泻等；青蒿清热解暑，燥湿止泻，可治伤暑发热，暑湿、湿热泄泻。两药配伍，则能清热解暑，燥湿止泻。用于暑湿或湿热所致呕吐、腹痛、泄泻、发热等症。

柞木皮-土茯苓 两药均有解毒作用。柞木皮并能除湿敛疮；土茯苓兼利湿泄浊。两药配伍，则有清热解毒，除湿泄浊，生肌敛疮作用。用于湿毒疮疡、杨梅疮毒，疮面久溃不敛，邪盛但正未衰者。

【单方验方】

①治梅疮皮肤溃烂：柞木皮、土茯苓各三钱，金银花、荆芥、地黄、芍药、防风各二钱，牛膝、木瓜、黄柏各一钱。上十味，父咀，以水五合，煮取二合半，去滓，温服（《霉疠新书》）。

②治鼠瘘（窦道、瘘管）：柞木皮五升，水一斗，煮汁二升服（《外台秘要》）。

③治鼠咬伤：柞木皮二钱，当归三分，川芎三分，金银花一钱，大黄五分，甘草一分（《救急选方》）。

④治肺结核咯血：鲜柞木皮60～120克，水煎服（《单方验方调查资料选编》）。

【用法用量】内服：煎汤，6～9克。

【注意事项】“柞木根”详见本章，“柞木叶”详见“清热解毒”章。

柞木根

（刺柞根、柞树根、铁梨木根）

【药物来源】大风子科植物柞木〔*Xylosma racemosum* (Sieb. et Zucc.) Mig.〕和长叶柞木〔*Xylosma longifolium* Clos〕的茎、根皮。

【植物特征】详见本章“柞木皮”。

【生长分布】详见“柞木皮”。

【采收加工】冬季采挖，除须根，洗净，切片，晒干。

【性味归经】苦，平，无毒。入肝、脾二经。

【功能主治】清热燥湿，活血通络，利水消肿，催生。用于黄疸型肝炎，臌胀，水肿，痢疾，瘰疬，胎死腹中。

【配伍应用】

柞木根-茵陈 两药均有清湿热作用。但柞木根偏于清热燥湿；茵陈长于清利湿热，并利胆退黄。相互为用，则能清热除湿，利胆退黄。用于湿热黄疸，如双目发黄、胁下痛、脘痞呕恶、尿黄赤等症。配小金钱草、金钱草、白毛藤、半夏，以增疗效。

柞木根-金橘根 柞木根苦、平，入肝脾经，能活血通络，并燥化脾湿；金橘根酸、苦、温，入肝胃脾经，可疏肝和胃，利气散结。两药合用，共奏疏肝和胃，醒脾燥湿，利气活血，散结消肿之功。用于肝郁脾湿证，如胁胀痛、善太息、精神抑郁或躁烦、脘腹痞满、食欲不振、大便溏薄、舌苔厚腻等。若偏于气滞，重用金橘根，偏于脾湿，重用柞木根。肝脾不和一证，多肝病犯脾，因肝气郁滞，疏泄失常，使脾失健运；脾虚湿困，土壅木郁，致肝失疏泄，亦致肝脾不和。上证日久失治，因实致虚；肝虚疏泄无能，气血郁滞，肝络瘀阻，通道痹塞；脾虚脾失运化，水湿内聚；气血乏生，肝无所养，久而累肾；气化无能，以致气滞血瘀水聚，逐成臌胀。若臌胀，配与黄鳝藤根、黄花母根、佛手根、当归、白芍、香花岩豆藤、柿根、苦地胆，能生效。若偏气胀，重用金橘根、佛手根；偏水胀，重用柞木根、苦地胆；瘀滞明显，重用香花岩豆藤、柿根；脾气虚甚，重用黄鳝藤根、黄花母根；肝血虚甚，重用当归、白芍，再加枸杞子。

【单方验方】

①黄疸，水肿，关窍不通：柞木根12～18克，煎服或烧炭对酒服（《四川常用中草药》）。

②治痢疾：柞木根90克，煎汤服（《湖南药物志》）。

③治瘰疬，鼠瘘：柞木根、何首乌、九子连环草、夏枯草、母猪藤、昆布、海藻，水煎服（《四川中药志》）。

【用法用量】内服：煎汤，12～18克（鲜品60～120克）。

黄水蔗叶

（黄莓刺叶、光叶高粱泡叶）

【药物来源】蔷薇科植物山泡刺藤〔*Rubus lambertianus* Ser. var.*glaber* Hemsl.〕的叶。

【植物特征】小灌木，高0.8～2m。茎丛生，披散，有棱，具倒钩刺，幼枝有毛。叶互生，叶柄长1.5～5.5cm；叶片卵圆形或阔卵形，长7～13cm，宽4～7cm，先端渐尖，基部近心形，边缘微波状或有细锯齿，两面绿色，无毛。圆锥花序，顶生，长达15cm；萼片有腺体；花瓣5，白色。聚合果近球形，熟时红色，花萼宿存。花期秋季，果期秋、冬季。

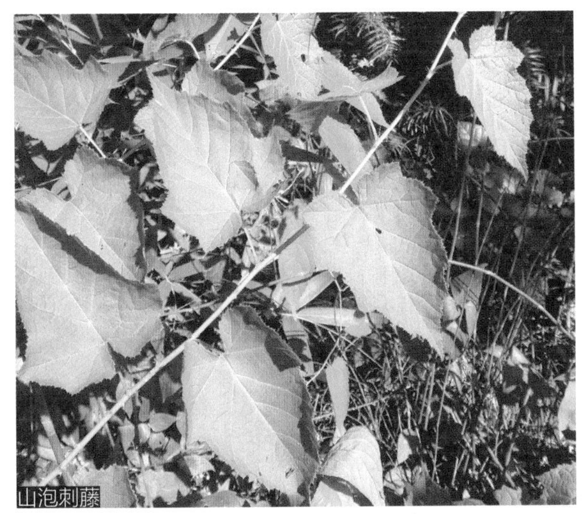
山泡刺藤

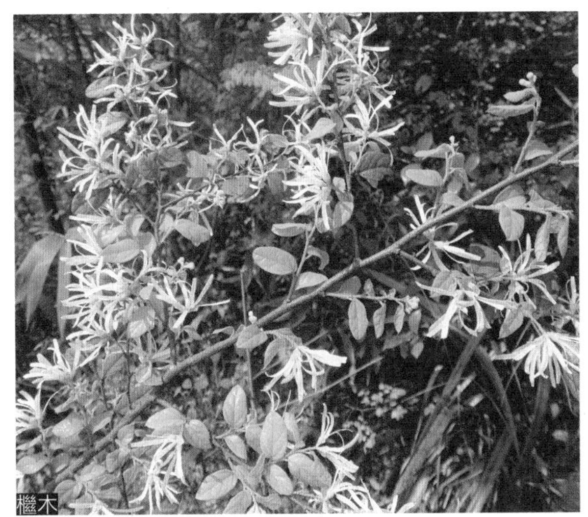
檵木

【生长分布】生于山坡、路旁、林缘、灌丛。分布于我国华南、西南、西北一些地区。

【采收加工】夏季采摘，晒干。

【性味归经】苦、涩，寒。入肺经。

【功能主治】清热燥湿，解毒。用于黄水疮，湿疹，脓疱疮，口丫疮。

【配伍应用】

黄水蘼叶-土茯苓 黄水蘼叶清热燥湿，并泄热毒；土茯苓解毒，利湿，泄浊。两药配伍，共奏清热，除湿，解毒，泄浊之功。用于湿热或湿毒之邪浸淫皮肤，所致皮肤溃疡，如湿疹、湿毒疮、黄水疮等。

【单方验方】

①治黄水疮：黄水蘼叶，晒干研末，撒于疮上，未破者调麻油或菜油外涂；或用叶捣烂，兑米醋搽。

②治小儿口角周围糜烂流黄水：黄水蘼叶捣敷之，干则另换新药（①～②方出自《贵州民间药物》）。

【用法用量】内服：煎汤，6～9克。外用：研末撒或捣敷。

【注意事项】注意与“高粱泡”鉴别，详见“止血”章。

檵花叶

（檵木叶、清明花叶、雪丁花叶、铁沙梨叶、刺木叶）

【药物来源】金缕梅科植物檵木〔*Loropetalum chinense*（R.Br.）Oliv.〕的叶或带叶幼茎。

【植物特征】详见“清暑热”章“檵花”。

【生长分布】详见“檵花”。

【采收加工】夏季采收，摘叶或折下带叶幼茎，晒干。

【药理作用】抗菌作用：叶的提取物在试管内对链球菌、葡萄球菌、伤寒杆菌及大肠埃希菌等均有抑制作用。

【性味归经】甘、苦，凉。入肝、大肠二经。

【功能主治】清热燥湿，活血止血。用于暑湿，湿热腹泻，痢疾，紫癜，扭闪伤筋，子宫出血，创伤出血。

【配伍应用】

檵花叶-青蒿 檵花叶能清热燥湿，可治湿热泄泻、暑湿；青蒿能清热解暑，燥湿止泻，治伤暑、暑湿、湿热。两药配伍，相互为用，共收清热解暑，除蒸退烧，燥湿止泻之功。用于暑湿或湿热之邪所致发热、恶心呕吐、腹痛、泄泻等症。发热重，加金银花、积雪草、笔仔草；腹痛重，加杉木、红木香；呕吐，加法半夏、藿香；腹泻重，加南瓜叶、生姜，以增疗效。

檵花叶-地菍 两药都能活血止血。檵花叶并除湿热，地菍兼泄热毒。两药配伍，活血止血作用增强，并具除湿，泄热，解毒之功。用于下焦湿热或热毒所致痔疮出血、赤白带、崩漏等。

【单方验方】

①中暑腹泻：鲜檵花叶或花30克，水煎服；或鲜花30克，生姜3片，水煎服（《福建中草药》）。

②治暑泻：檵花叶21克，水煎服（《江西民间草药》）。

③治痢疾：檵木叶21克，水煎，红痢加白糖，白痢加红糖15克，调服（《江西民间草药》）。

④紫癜：檵花叶30克，捣汁加白糖酌量，开水冲服（《福建中草药处方》）。

⑤治子宫出血：檵花叶、大血藤、龙芽草各50克，水煎分3次服，日服1剂（《畲族医药学》）。

⑥产后大出血：檵花叶、大血藤各30克，水煎服（《中草药彩色图谱与验方》）。

⑦治闪筋：鲜檵花叶1握，加烧酒捣烂，绞汁1杯，日服1～2次（《福建民间草药》）。

⑧创伤出血：檵花叶或花20克，杨梅树第2层皮、紫薇叶各10克，自然铜3克，冰片3克，共研极细末，外敷伤口可止血（《中草药彩色图谱与验方》）。

⑨治胼胝：鲜檵花叶1握，加红糖捣匀外敷（《福建中草药》）。

【用法用量】内服：煎汤，15～30克；或捣绞汁。外用：研末撒或捣敷。

【注意事项】根“檵花根”详见“活血化瘀”章。

椿白皮

（香椿皮、椿树皮、椿根皮）

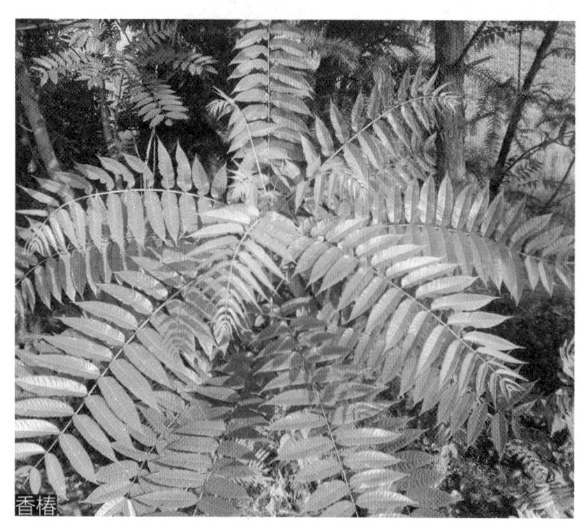

香椿

【药物来源】楝科植物香椿〔*Toona Sinensis*（A.Juss.）Roem.〕的树干皮或根皮。

【植物特征】乔木，高10～16m，全株具特殊气味。树干挺直，圆柱形，皮褐色，老树干皮可呈片状脱落。叶聚生于树干或分枝上部，双数羽状复叶互生，长可达60cm，具长柄；羽叶10～26枚，近对生，有短柄，叶片长圆形，长8～14cm，宽2.5～4cm，先端长尖，基部偏斜，近全缘，上面暗绿色，下面绿色，脉腋有长束毛。圆锥花序，顶生，芳香；萼小，5裂；花瓣5，白色；雄蕊10，退化5，子房上位，5室。蒴果椭圆形，长1.5～2.5cm，成熟5瓣开裂。种子椭圆形，先端有膜质长翅。花期夏季，果期冬季。

【生长分布】生于路旁、荒地；多栽培。分布于我国大部分地区。

【采收加工】春季采集。杆皮从一侧剥下；根皮，先将根洗净，刮去黑色表皮，用木棍轻轻捶打，使之松动后剥下，切段，晒干。

【药理作用】煎剂在体外对金黄色葡萄球菌、大肠埃希菌等有抑制作用。

【性味归经】苦、涩，凉。入大肠、胃二经。

【功能主治】清热燥湿，涩肠止泻，止血，杀虫。用于湿热腹泻，久泻，久痢，带下，白浊，遗精，便血，崩漏，蛔虫。

【配伍应用】

椿白皮-枫香树叶　椿白皮苦、涩、凉，清热燥湿，并能止泻，治湿热泄泻；枫香树叶辛、苦、平，芳香行散，化湿和中，可治湿阻中焦呕吐、腹胀、腹泻等。两药配伍，共奏散表和里，宣畅气机，清化湿热之功。用于胃肠湿热所致呕吐、脘痞、腹痛、泄泻等症。

椿白皮-白扁豆　椿白皮能涩肠止泻；白扁豆可健脾化湿。两药配伍，相互为用，共收健脾助运，化湿和中，厚肠止泻之功。用于脾虚挟湿所致久泻、带多、白浊等。均可配与福参、藿香、荷叶，以增疗效。

椿白皮-仙鹤草　两药都有收敛止血作用。两药配伍，作用增强，用于咯血、吐血、衄血、便血、血崩等。属血热妄行者，配与侧柏叶、炒栀子、苎麻根；气虚，加土人参；若崩漏不止，属虚寒证，加人参、艾叶炭、姜炭、阿胶珠。

【单方验方】

①痢疾腹泻：椿白皮、木香各9克，土黄连6克，水煎服（《新疆中草药》）。

②慢性痢疾，便血：椿白皮30克，金银花（焙）、滑石各15克，研末，面糊为丸，每服3克，每日3次；或单用椿白皮焙干研末，每服9克，开水送服，每日2次（《河北中草药》）。

③妇女湿热带下：椿白皮、白芍、黄柏、贯众各9克，水煎服（《河北中草药》）。

④带下色白或淡黄，连绵不断，大便稀薄，两足浮肿：椿白皮15～30克，扁豆根、地菍各30克，水煎服（《福建中草药处方》）。

⑤盆腔炎：椿白皮15克，赤地利15克，杠板归15克，金樱子30克，白鸡冠花15克。每日1剂，2次煎服，连服数剂。经后开始服为佳（《草药偏方治百病》）。

⑥月经过多：椿白皮9克，仙鹤草15克，白芍12克，水煎服（《新疆中草药》）。

⑦治胃及十二指肠溃疡：椿白皮18克，水煎服（徐州《单方验方新医疗法选编》）。

【用法用量】内服：煎汤，9～18克；或研末入丸、散。外用：煎洗。

【注意事项】脾胃虚寒及阴虚者忌用。

漆大姑根

（毛果算盘子根、毛七哥根、毛七公根）

【药物来源】大戟科植物毛果算盘子〔*Glochidion eriocarpum* Champ. ex Benth〕的根。

【植物特征】常绿灌木，高40～50cm。茎直立或斜展，多分枝，枝条上部密被淡黄色长柔毛。叶互生，单数羽状复叶，羽叶宽卵形，具长柄；小羽叶互生，有短柄，小羽片长卵形，长3～7cm，宽1.5～3.5cm，先端渐尖，基部钝，全缘，上面绿色，下面淡绿色，两面均被黄白色长柔毛。花腋生，单性同株；雄花数朵密集成束，有短梗；花萼6片，矩圆形，长约2mm，雄蕊3；雌花单生，无花梗，萼片6，其中3片偏窄。蒴果扁圆形，直径6～10mm，有纵槽，被长柔毛。

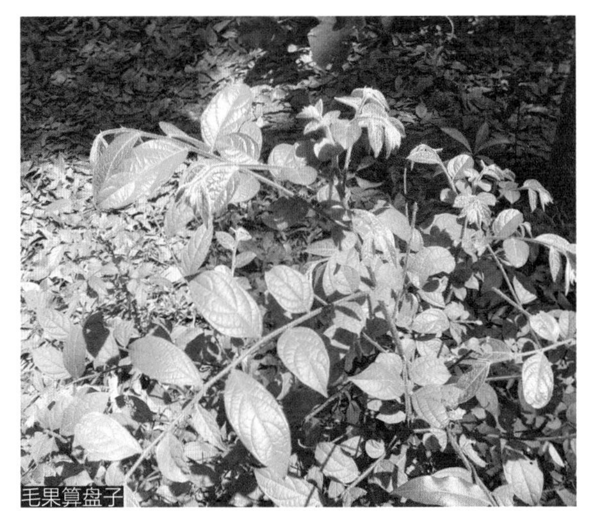

花期夏季，果期秋、冬季。

【生长分布】生于山坡、路旁、灌木丛。分布于我国台湾、华南、西南、华中等地区。

【采收加工】冬季采挖，除须根洗净，切片，晒干。

【性味归经】苦、涩，寒。入大肠经。

【功能主治】清热燥湿，辟秽泄浊。用于肠炎，痢疾，热霍乱，腹痛，腹泻。

【配伍应用】

漆大姑根-香樟根　漆大姑根苦、涩、寒，清热燥湿，辟秽泄浊；香樟根辛温，芳香化湿，理气畅中。两药相配，共呈燥湿泄热，芳香化浊，理气调中之功。用于湿热所致呕吐、腹痛、腹泻，或发热、头痛等；亦可用于“痧气”，如突发腹中绞痛、吐泻交作、胸闷心烦等症。均可配与青蒿、豆豉姜，以增疗效。

【单方验方】

①水泻不止：漆大姑根、红梧桐根、金石榴根各3克，开水炖服（《畲族医药学》）。

②治肠炎、痢疾：漆大姑根30～60克，水煎服（《常用中草药手册》）。

③剥脱性皮炎：漆大姑根30克，羌活、金银花、菊花、白蒺藜各9克，水煎服。每日1剂，分3次服（《实用皮肤病性病中草药彩色图谱》）。

④接触性皮炎：漆大姑根、杠板归各30克，金银花15克，水煎服，并外洗患处（《福建中草药处方》）。

⑤睾丸肿大：漆大姑根60克，同猪瘦肉炖服。每日1剂（《实用皮肤病性病中草药彩色图集》）。

⑥腰痛、腰闪：漆大姑根二重皮晒干研末15克，加入鸡蛋二枚炖熟，冲酒125毫升服（《畲族医药学》）。

【用法用量】内服：煎汤，30～60克。外用：煎洗。

【注意事项】注意与“算盘子”鉴别，详见“利尿渗湿”章。“漆大姑”即地上部分，详见“祛风湿”章。

第五章　清热凉血

大浮萍

（大薸、母猪莲、水浮萍、大浦藻、水莲）

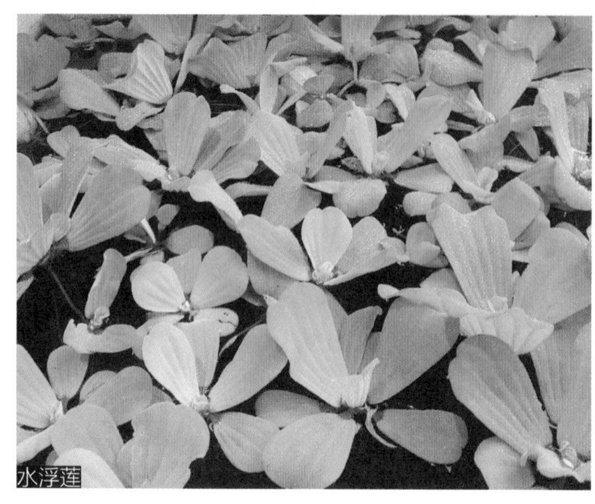
水浮莲

【药物来源】天南星科植物水浮莲〔*Pistia stratiotes* L.〕的全草。

【植物特征】水生草本，无茎，须根成束，悬垂水中，白色。叶簇生，莲座状，无叶柄，叶匙状，长3～9cm，先端宽圆，基部渐缩或骤缩似柄，两面被细毛，灰绿色，下面纵脉数条呈扇骨放射状而显凸。肉穗花抽生叶丛，花单性，同株；佛焰苞片白色，花序背面中部与佛焰苞相连；雄花序生于花轴上部，由多数雄蕊合生组成；雌花序生于轴之下部，为一单生卵形的子房，子房1室，胚珠多数。浆果。花期夏、秋季，果期秋季。

【生长分布】生于池塘、水田、城河。分布于我国华南、华东、西南、华中等地区。

【性味归经】辛，寒。入心、肺二经。

【功能主治】清热凉血，利尿除湿，解毒消肿。用于荨麻疹，血热身痒，水臌，湿疮，丹毒，无名肿毒。

【配伍应用】

大浮萍-金银花　大浮萍清热凉血；金银花清热解毒，并能轻清疏散。两药配伍，既能清热，凉血，解毒，又具宣透邪热之功。用于瘾疹、皮肤瘙痒等，病因除湿热夹风邪外，大多属血热内伏又外感风热之邪，内外交蒸，不得发越，邪客肌腠，营卫之气不宣者，需双向调治，方可奏效。

大浮萍-车前草　大浮萍辛、寒，能利尿除湿；车前草甘、寒，可利尿通淋。两药配伍，相辅相成，共收清热利湿，利尿通淋之功。用于热淋、小便不利等证。

大浮萍-蒲公英　两药均有清热，解毒，消肿作用。大浮萍偏于清热消肿；蒲公英重在清热解毒。两药配伍，相须为用，功效增强。用于痈疖、无名肿毒等。

【单方验方】

①治血热身痒：大浮萍250克，忍冬藤250克，地稔120克，过塘蛇250克，土荆芥120克，樟木叶90克（均鲜用），煎水洗（《陆川本草》）。

②治荨麻疹：大浮萍、胡麻、皂刺、白蒺藜、海桐皮各9～15克，水煎服（《草药手册》）。

③治湿疮：大浮萍90克，焙干为末，炼蜜为丸服（《草药手册》）。

④治水臌：大浮萍、糖各120克，清水3碗，煎成1碗，分2次服，服后大量排尿，肿胀便消，忌食盐（《草药手册》）。

⑤治跌打伤肿：鲜大浮萍，酌加冰糖捣烂，加热外敷（《福建民间草药》）。

【用法用量】内服：煎汤，9～15克；或研末入丸。外用：煎洗或捣敷。

【注意事项】本品根须有小毒，用时除去。

山藿香

（血见愁、苦药菜、皱面草、皱面风、肺形草、方枝苦菜）

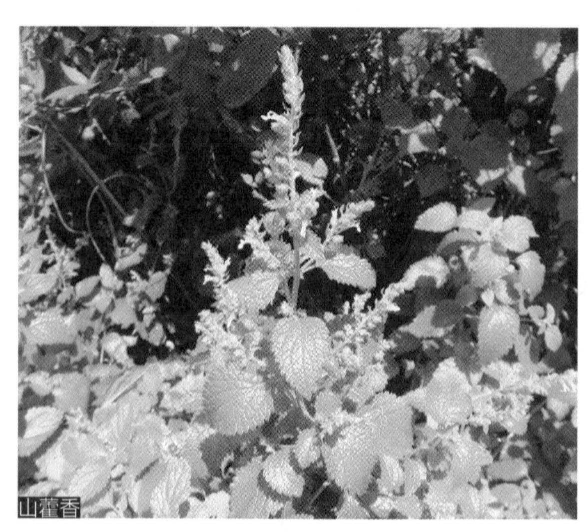
山藿香

【药物来源】唇形科植物山藿香〔*Teucrium viscidum* Bl.〕的全草。

【植物特征】一年生草本，高25～65cm。茎直立，四方形，上部有分枝，老枝秃净，幼枝被疏毛。叶对生，叶柄长1.5～3.5cm；叶片卵形，长2.5～5.5cm，宽1.3～3cm，先端急尖或短尖，基部楔形，边缘有粗锯齿，上面暗绿色，脉纹显见，下面绿色，脉上有毛。假穗状花序，顶生或腋生；花萼钟状，5裂，二唇形，上唇短2裂，下唇长3裂；花冠淡红色，二唇形，上唇短，下唇长；雄蕊4，2强；雌蕊1，柱头2裂。小坚果近球形，细小，宿萼包裹。花期夏季，果期秋、冬季。

【生长分布】生于田边、路旁、草丛。分布于我国大部分地区。

【采收加工】夏季采收，洗净，切段，晒干。

【性味归经】苦、微辛，凉。入肝经。

【功能主治】清热凉血，解毒消肿，散瘀止痛。用于感冒发热，肺痈，吐血，咳血，衄血，睾丸肿痛，风湿关节痛，蜈蚣咬伤，瘀血肿痛，疔疖痈肿。

【配伍应用】

山藿香-狗肝菜　两药都有清热，凉血，解毒作用。但山藿香偏泄血分热邪；狗肝菜重在清血分热毒。两药相配，相辅相成，功效显著。用于温热病热毒入营血证候，如壮热、心烦不安、甚则神昏谵语、皮肤斑疹等，若疔疮、血痢、丹毒等病，因热毒炽盛内传营血，出现上述症状者，均可施用。配与鲜芦根、鲜竹叶、金银花、筋骨草，以增疗效。

山藿香-蒲公英　两药都有清热，解毒，消肿作用。山藿香乃清血分热毒，且善于消肿止痛；蒲公英泄气分火毒，并擅长散结消痈。两药配伍，则能两清气血，解毒散结，消肿止痛。用于痈疖肿毒等证。

山藿香-土牛膝　山藿香能散瘀活血止痛；土牛膝可活血祛瘀消肿。两药配伍，相得益彰，散瘀活血，消肿止痛功效较强。用于跌打闪挫，瘀滞肿痛。

【单方验方】

①肺出血：山藿香、紫茉莉根各30克，水煎调蜂蜜少许服（《青草药彩色图谱》）。

②治肺痈，咳血，吐血，衄血：山藿香30～60克，水煎服（《中草药手册》）。

③用于感冒发热咳嗽：山藿香（鲜品）30～45克，水煎服（《中草药手册》）。

④淋巴管炎：山藿香、土牛膝、忍冬藤、紫花地丁各30克，鸡血藤18克，水煎服（《青草药彩色图谱》）。

⑤风湿性关节痛：山藿香30克，豨莶草、陆英、楤木根各15克，水煎服（《青草药彩色图谱》）。

⑥治睾丸肿痛：山藿香叶3～6克，研末，冲酒服（《福建中草药》）。

⑦蜈蚣咬伤引起皮肤红肿疼痛：山藿香鲜叶，白花蛇舌草鲜叶各适量捣烂，水煎熏洗，每日熏洗5～6次（《实用皮肤病性病中草药彩色图集》）。

⑧治狂犬咬伤：山藿香（鲜品）500克，加少许开水捣烂绞汁，1次炖服（《中草药手册》）。

⑨治跌打损伤：山藿香、南五味子根、积雪草、三丫苦、虎杖根各15克，水煎服（《青草药彩色图谱》）。

【用法用量】内服：煎汤，15～30克（鲜品30～60克）；或捣绞汁。外用：煎洗或捣敷。

山稗子

（红果莎、旱稗、红稗、土稗子、水高粱、山高粱）

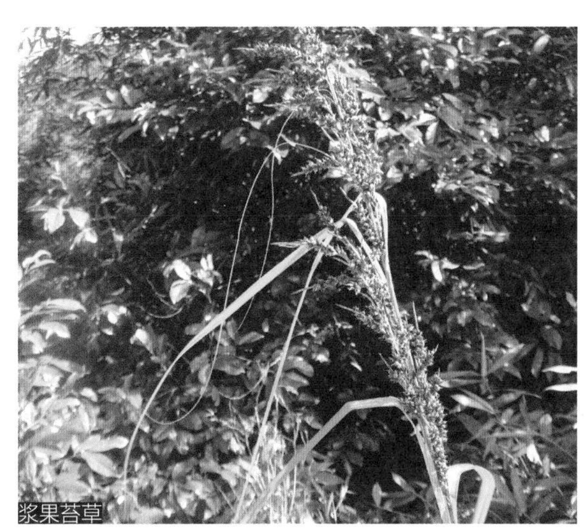

浆果苔草

【药物来源】莎草科植物浆果苔草〔*Carex baccans* Nees〕的根。

【植物特征】多年生草本，高80～100cm。根状茎横走，密生鳞片，须根多。茎丛生，直立，三棱形，下部紫红色。叶互生，叶片线形，长35～50cm，先端长尖，边缘有细锯齿，两面绿色，纵脉于下面明显凸出；叶鞘抱茎，长约15cm。多数穗状花序密集形成顶生圆锥花序；花单性，同生于小穗上；鳞片浅褐色，卵形，覆瓦状排列；雄花鳞片内有雄蕊3；雌花子房为卵圆形的囊包包裹，花柱3。小坚果成熟时棕红色，卵形，有棱。花期春、夏季，果期秋、冬季。

【生长分布】生于山坡、疏林、林缘、路旁、草丛。分布于我国华南、华东、西南等地区。

【采收加工】秋季采集，洗净，晒干。

【性味归经】苦、涩，凉。入肝经。

【功能主治】清热凉血，止血活血。用于鼻出血，便血，月经过多，产后出血。

【配伍应用】

山稗子-苧麻根　两药善走下焦，均有清热，凉血，止血作用。山稗子重在清热凉血；苧麻根长于凉血止血。两药配伍，相辅相成，功效倍增。对因血分热盛所致的各种出血均有较好的效果。若用于鼻血、咯血，配与侧柏叶、炒栀子；

吐血，配与紫珠、代赭石；尿血，配白茅根、马齿苋；便血，配与地苓、大蓟；妇人血崩，配地榆炭、血余炭，增其疗效。

山稗子-山稔子 两药均有止血作用。但山稗子止血并能活血，山稔子养血兼止血。两药配伍，相互为用，共收止血，养血，活血之功。可用于妇人血虚之体，经量过多、经期过长等。

【单方验方】

①治崩漏，月经过多，产后出血：山稗子根60克，红糖、胡椒为引，水煎服（《云南中草药》）。

②治妇人气血亏损，肾肝血虚，行经头晕、耳鸣，五心烦热，腰痛，肚腹冷痛，气胀，心慌怔忡，血行淡黄色，或三天已止，或五天再行，七八天又行方止，故有散经败血之名；或月水过多，将成崩症，或已成血崩：山稗子五钱，煎汤点水酒服（《滇南本草》）。

【用法用量】内服：煎汤，15～30克。

【注意事项】果：透表止咳，补中利水（《云南中草药》）。

牛耳大黄

（土大黄、四季菜根、火风棠、羊蹄根）

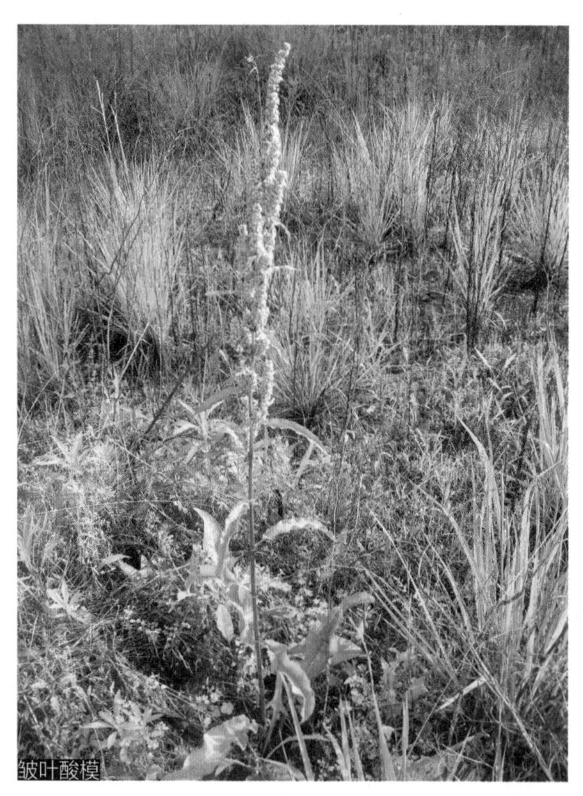

皱叶酸模

【药物来源】蓼科植物皱叶酸模〔*Rumex crispus* L.〕的根。

【植物特征】多年生草本，高40～120cm。根茎垂直，肥厚，黄色，或有酸味。茎直立，有纵槽，中空，不分枝。叶互生，有柄，叶片披针形，长15～25cm，宽3～5cm，先端渐尖，基部渐窄，边缘波状，两面绿色，无毛。花簇生叶腋和茎顶，呈总状花序，集聚成圆锥花序；花瓣6，2轮；雄蕊6，花柱3。瘦果三棱形，褐色，光泽。花、果期均在夏、秋季。

【生长分布】生于田边、荒地、路旁、湿地。分布于我国大部分地区。

【采收加工】夏季采集，洗净，切片，晒干，置干燥通风处。

【药理作用】

①止咳、祛痰及平喘作用：大黄素、大黄酚均有较明显的止咳作用，大黄素作用强于大黄酚，总蒽醌也有轻度止咳作用，大黄酸则无止咳作用。总蒽醌有较明显的平喘作用，但大黄素、大黄酸及大黄酚均无效。

②抑菌作用：从根中分离出的大黄酸、大黄素及大黄酚在试管内对草绿色链球菌、肺炎球菌、流感杆菌及卡他球菌有不同程度的抑制作用。全草提取液对金黄色葡萄球菌、大肠埃希菌有抑制作用。根酊剂在沙伯培养基上对犬小孢子菌有显著抑菌作用，最低有效浓度为1.56%～3.12%。

③抗肿瘤作用：皱叶酸模根的醇提取物对肿瘤有伤害作用；其酸性提取物功效可更强。

④其他：所含大黄素等蒽醌衍生物有缓泻作用。

【性味归经】苦，寒。入心、肝、大肠三经。

【功能主治】清热凉血，化痰止咳，通便。用于急性肝炎，慢性气管炎，吐血，血崩，血小板减少性紫癜，大便燥结，痢疾，疥癣，秃疮，疔，疖。

【配伍应用】

牛耳大黄-茵陈 牛耳大黄苦、寒，清泄血分伏热，并泻下通便祛瘀；茵陈苦、微寒，清利肝胆脾胃湿热，且利胆退黄。两药相配，相互为用，共收清热凉血，泻下祛瘀，利湿退黄之功。用于湿邪与瘀热蕴结于肝胆所致黄疸之阳黄证，如面目皆黄、黄色鲜明、腹胀、口渴、小便不利、大便秘结等症。配与白毛藤、栀子、天胡荽、小金钱草、薏苡根、大黄，以增疗效。

牛耳大黄-莱菔子 两药均有化痰作用。牛耳大黄乃泄肺祛痰，并能通肠祛滞；莱菔子为下气降逆消痰。两药相配，共奏通便泄肺，下气降逆，化痰止咳之功。用于痰热壅肺夹肠道积滞之咳喘，咳痰黄稠、胸膈满闷、痰多气逆、心烦口渴、大便干结或溏滞不畅等症。配与瓜蒌、桑白皮、枳壳、射干、鱼腥草，以增功效。

【单方验方】

①治吐血：鲜牛耳大黄，炖杀口肉服（《重庆草药》）。

②治血小板减少性紫癜：牛耳大黄15克，水煎分2次服，每日1剂（《中草药新医疗法资料选编》）。

③治崩漏，胃溃疡出血，血小板减少症：牛耳大黄9克，水煎服；或土大黄、海螵蛸各半，为末，每次冲服3克（《陕

甘宁青中草药选》)。

④治痢疾：牛耳大黄15克，水煎服(《陕甘宁青中草药选》)。

【用法用量】内服：煎汤，15～30克。外用：捣敷或磨汁抹。

白龙头

（苦菜头、苦脑头、山莴苣头）

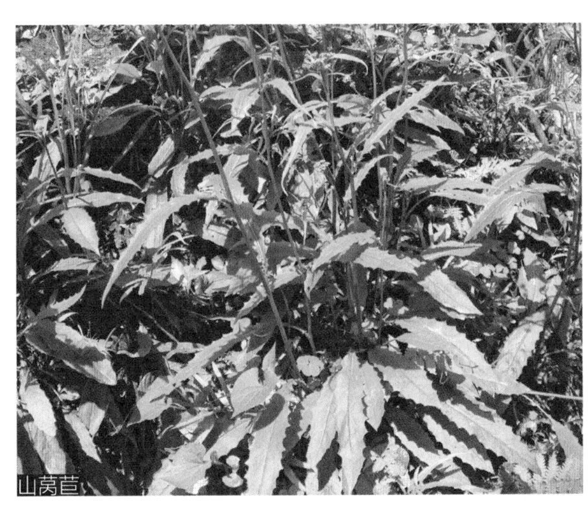

山莴苣

【药物来源】菊科植物山莴苣〔*Lagedium sibiricum* (L.) Sojak〕的根。

【植物特征】多年生草本，高50～150cm，全株含白色乳汁。主根块状，白色，多须根。茎直立，圆柱形，被柔毛，上部有分枝。叶互生，无柄，叶片条状披针形，长10～27cm，宽1.8～5cm，先端尖，基部抱茎，边缘有粗锯齿，上面绿色，下面浅绿色。花顶生，小花头状，稀疏，排列成圆锥花序；总苞下部大，苞片数层，呈覆瓦状；全为舌状花，淡黄色，日开夜合；雄蕊5；子房下位；柱头2裂。瘦果黑色，细长，具短喙。花期夏、秋季，果期冬季。

【生长分布】生于路旁、荒野。分布于我国大部分地区。

【采收加工】夏季采挖，除须根，洗净，切片，晒干，置通风干燥处。

【性味归经】苦，寒，有小毒。入肝经。

【功能主治】清热凉血，解毒消肿。用于扁桃体炎，鼻血，子宫颈炎，子宫内膜炎，乳痈，崩漏，疖肿。

【配伍应用】

白龙头-苎麻根　两药都有清热凉血作用。白龙头苦、寒，并能清热毒；苎麻根甘、寒，又善于和血止血。两药相配，清热凉血功效提高，并具和血止血，清热解毒之功。用于血热妄行之各种出血，以及痈疖疔疮等肿毒。

白龙头-金银花　两药都有清热解毒作用。白龙头并能散结消肿；金银花又能凉散风热。两药配伍，共呈清热解毒，散结消肿，宣透邪热之功。用于热毒证，如痈疖、咽喉肿痛、妇女赤白带、黄带等。

【单方验方】

①治扁桃体炎：白龙头30克，水煎分2次服。

②治子宫颈炎：白龙头30克，猪膀胱1个，水煎分3次服。

③治疮疖肿毒及无名肿毒，乳痈：白龙头适量，捣烂如泥，敷患处（①～③方出自《河南中草药手册》）。

【用法用量】内服：煎汤，15～30克。外用：捣敷。

苦地胆

（地胆头、地胆草、牛插鼻、铁灯盏、毛刷子）

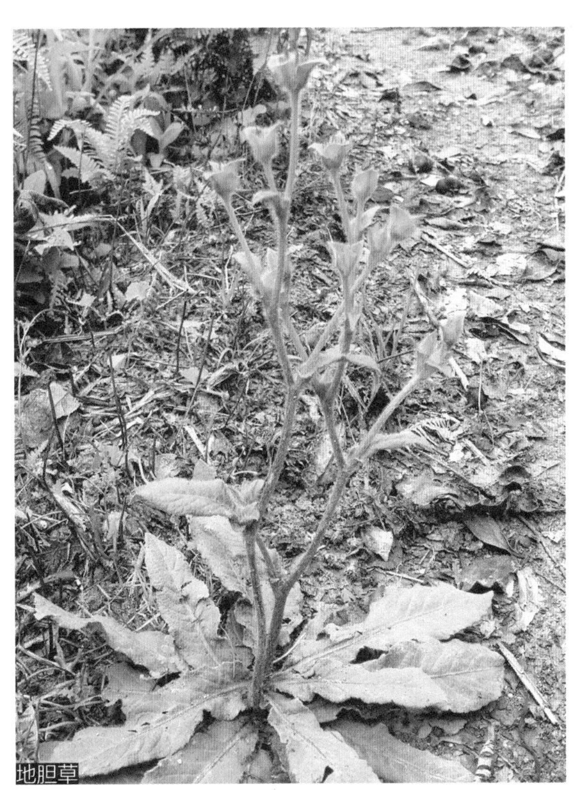

地胆草

【药物来源】菊科植物地胆草〔*Elephantopus scaber* L.〕的全草。

【植物特征】多年生草本，高15～45cm。全体被粗白毛。茎直立，圆柱形，粗糙，二岐分枝。基生叶簇生，伏地，无柄，早枯；叶片长椭圆状披针形，长5～16cm，宽1.5～3.5cm，先端钝或短尖，基部渐窄，边缘有钝锯齿，上面暗绿色，下面绿色，被紧贴粗毛；茎生叶细短，具柄或无柄，叶片细小，披针形。头状花序，顶生，花葶粗长，被粗毛；在分枝处有叶状苞片；总苞片2列；花全为管状，两性，淡紫色；雄蕊4～5；子房下位，1室。瘦果有棱，顶端有6枚长而硬的刺毛。花期夏、秋季，果期冬至翌年春季。

【生长分布】生于山坡、路旁、疏草丛。分布于我国华南、华中、西南等地区。

【采收加工】夏、秋季采收，洗净，切段，晒干。

【药理作用】

①抗菌消炎作用：煎剂用试管稀释法，(1:32)~(1:16)对金黄色葡萄球菌、铜绿假单胞菌、志贺菌属、伤寒杆菌、变形杆菌等有抑制作用。

②抗炎作用：煎剂10g/kg灌胃对大白鼠蛋白性关节炎有较强的抑制作用。

【性味归经】苦、辛，寒。入肺、脾、肝三经。

【功能主治】清热凉血，利水消肿，解毒。用于流行性乙型脑炎，扁桃体炎，痈疖，鼻衄，黄疸，肝硬化腹水，肾炎水肿，尿闭，热淋，关节痛，脚气。

【配伍应用】

苦地胆-黑大豆 苦地胆能利尿消肿，治湿热水肿、臌胀；黑大豆能利水，活血，治脚气、黄疸、浮肿。两药相配，共呈利水消肿，除湿消胀之功。用于湿热所致水肿、臌胀等。

苦地胆-紫花地丁 两药均有清热解毒之功。苦地胆并泄血分伏热；紫花地丁尚能散结消肿。两药配伍，共收凉血解毒，消肿止痛之功。用于痈疖肿毒、咽喉肿痛、天行赤眼等。

【单方验方】

①治鼻出血：苦地胆、猪肝各酌量，同煎服，连服3~4次(《岭南草药志》)。

②流行性乙型脑炎：苦地胆、三丫苦、积雪草各500克，钩藤、车前子各150克，地龙90克，加水煎1.5小时，过滤，浓缩成3000毫升。每次服30毫升，每日3次，小儿酌减(《全国中草药汇编》)。

③眼结膜炎：苦地胆、小叶榕树叶各30克，水煎服，每日1剂(《全国中草药汇编》)。

④治急性扁桃体炎，咽喉炎：苦地胆6克，泡入300毫升热开水中半小时内服，每天1剂。亦可制成片剂含服(《中草药新医疗法处方集》)。

⑤疖：苦地胆、长蒴母草、水团花根、一点红各30克，水煎服(《福建中草药处方》)。

⑥治痈肿：苦地胆煎水，熏洗患处；或苦地胆21克，酒、水各半煎服(《江西民间草药验方》)。

⑦肝炎、黄疸：苦地胆100克，水煎调少量红糖，代茶服(《畲族医药学》)。

⑧小儿疳积继发营养不良性水肿：苦地胆30克，碾末，鸡蛋3个，打散调药末，油锅煎食，每日1剂，连服1周(《畲族医药学》)。

⑨治单腹臌胀：苦地胆60克，煎水分早、晚2次服，或和赤猪肉炖服(《岭南草药志》)。

⑩肝硬化腹水：苦地胆50克，香附根15克，洗净捣烂，炒鸡蛋，敷肚脐(《畲族医药学》)。

⑪小儿浮肿(急性肾炎)：苦地胆90克，爵床30克，车前草30克，生姜3片，水煎服。另取鲜叶30克，捣烂调鸡蛋1枚打散，煎成饼敷脐部(《畲族医药学》)。

⑫肾炎水肿：苦地胆、薏苡根各30克，蒲公英15克，益母草10克，水煎服；或苦地胆30克，鸡眼草、爵床各15克，水煎服(《青草药彩色图谱》)。

⑬慢性肾炎：苦地胆60克，杠板归、车前草、金樱子各30克，水煎服(《福建中草药处方》)。

⑭治尿闭：苦地胆15~30克，水煎服(《福建中草药》)。

⑮关节痛：苦地胆、榕树气根各60克，水煎熏洗(《福建中草药处方》)。

【用法用量】内服：煎汤，9~15克(鲜品30~60克)。外用：捣敷或煎洗。

狗肝菜

(猪肝菜、路边青、麦穗红、羊肝菜、六角英、小青)

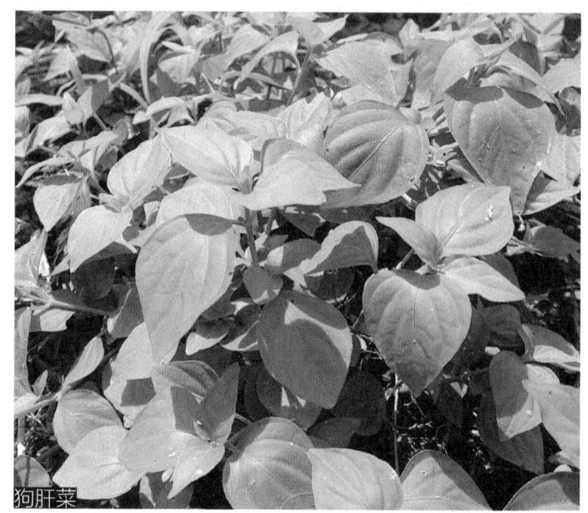

狗肝菜

【药物来源】爵床科植物狗肝菜〔*Dicliptera chinensis*(L.) Juss.〕的全草。

【植物特征】一年至二年生草本，高25~60cm。茎丛生，四棱形，被疏毛，暗绿色，近基部多匍匐，上部直立，多分枝，节明显。叶对生，具叶柄，柄槽被短柔毛；叶片卵形，长2~6.5cm，宽1.5~3cm，先端急尖或渐尖，基部阔楔形，全缘，上面绿色，中脉上被柔毛，下面浅绿色。圆头或穗状聚伞花序，腋生，有花梗，两性；总苞片数枚，大小不一；小苞片2，倒卵形，绿色；萼片5裂；花冠浅粉红色，冠管细长，裂片二唇形，上唇2深裂，下唇3浅裂；雄蕊2，花药2室；雌蕊1，子房上位，2室，柱头2裂，胚珠多数。蒴果圆柱形，熟时果室开裂，将种子弹出。种子扁圆，褐色。花期冬季，果期翌年春季。

【生长分布】生于路旁、沟边、房前屋后。分布于我国华南、华中、西南等地区。

【采收加工】夏、秋季采集，洗净，切段，晒干或鲜用。

【性味归经】苦，寒。入心、肝、大肠、小肠四经。

【功能主治】清热凉血，解毒消肿，利尿通淋。用于热病斑疹，流行性乙型脑炎，感冒高热，血淋，痈疖疔肿，带状疱疹。

【配伍应用】

狗肝菜-大青叶 两药均有清热，凉血，解毒作用。狗肝菜重在清泄血热；大青叶偏清血分热毒且消斑。两药配伍，相辅相成，共收清热凉血，解毒消斑之功。用于温热病热毒内传营血，如壮热、发斑、出血、甚或烦躁谵语等症。配与竹叶、金银花、鲜芦根以轻清凉散，引邪出卫。

狗肝菜-七叶一枝花 两药都有清热，解毒，消肿作用。但狗肝菜清热解毒作用较好；七叶一枝花解毒消肿功效偏强，并能止痛。两药配伍，相须相使，共呈清热解毒，消肿止痛之功。用于痈疖肿毒等。

狗肝菜-萹蓄 两药均有利尿通淋之功。狗肝菜兼清热解毒；萹蓄尚能清热利湿。两药配伍，利尿通淋作用增强，并具清热，利湿，解毒之功。用于湿热下注或热毒内侵，所致热淋、血淋、小便不利等证。

【单方验方】

①治斑痧：狗肝菜60～90克，豆豉6克，青壳鸭蛋1个（后下），水2碗。煎至1碗，连蛋1次服完（《岭南草药志》）。

②流行性乙型脑炎：狗肝菜30克，地胆草、积雪草、刺针草、车前草各15克（鲜品加倍），水煎服。根据病情，每日服1～3剂（《全国中草药汇编》）。

③用于感冒高热：狗肝菜、白花蟛蜞菜、毛甘蔗头各等份，共250克；石膏30克，赤糙米1撮。水数碗煎至2～3碗，分3次服，服时加适量黄糖。如体弱除去药渣，再加乌豆同煮服（《岭南草药志》）。

④肺炎：狗肝菜、蛇莓各30克，三丫苦24克，水煎服（《青草药彩色图谱》）。

⑤治目赤肿痛：狗肝菜30克，野菊花30克，水煎服（《广西中草药》）。

⑥多发性脓肿：狗肝菜、爵床、紫花地丁各30克，天花粉9克，水煎服（《福建中草药处方》）。

⑦疖：狗肝菜、蒲公英各30克，虎杖15克，水煎服（《福建中草药处方》）。

⑧中暑发热，心烦胸闷，精神疲倦，出汗，口渴，小便短赤：狗肝菜60克，荷叶15克，玉叶金花30克，水煎服（《福建中草药处方》）。

⑨治疔疮：鲜狗肝菜30～60克，水煎服；另用鲜叶捣烂敷患处（《福建中草药》）。

⑩胆囊炎：狗肝菜、海金沙藤各30克，蒲公英15克，水煎服（《青草药彩色图谱》）。

⑪痢疾：狗肝菜30克，地锦草、爵床各15克，水煎服（《青草药彩色图谱》）。

⑫治溺血：狗肝菜90～120克，马齿苋90～120克，水煎500～1000毫升，煎2小时，加食盐适量服之（《岭南草药志》）。

⑬小便淋沥：新鲜狗肝菜500克，蜜糖30克，捣烂取汁，冲蜜糖和开水服（《广西民间常用草药》）。

【用法用量】内服：煎汤，30～60克（鲜品60～120克）；或捣绞汁。外用：捣敷。

空心苋

（水蕹菜、革命草、水花生、喜旱莲子草、假蕹菜）

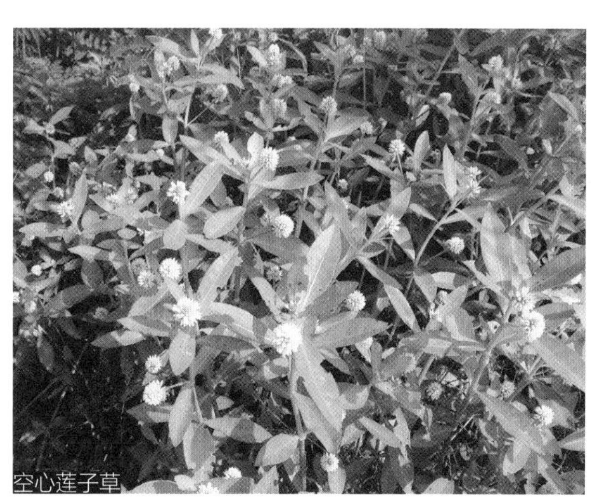
空心莲子草

【药物来源】苋科植物空心莲子草〔*Alternanthera philoxeroides* (Mart.) Griseb.〕的带根全草。

【植物特征】多年生草本，高30~90cm。根茎细长，白色，有节，节处多须根，有不规则形块根。茎丛生，基部卧地，上部直立或斜展，圆柱形，中空，节明显，着地节处生根，并发新枝。叶对生，具叶柄，叶片倒卵形，长3~5cm，宽0.8~1.8cm，先端急尖，基部渐窄，全缘，有缘毛，两面绿色，上面有贴生毛。花腋生或顶生，花序头状，梗长达4cm；苞片膜质；花被5片，白色；雄蕊5，花丝基部合生呈杯状；子房1室，胚珠1粒。胞果扁长圆形。花期夏、秋季，果期秋、冬季。

【生长分布】生于田边、路旁、河岸、池塘等湿润处。分布于我国华南、华东、华中、西南等地区。

【采收加工】夏、秋季采集，洗净鲜用或晒干。

【药理作用】

①抑制病毒作用：动物实验表明，本品对流感病毒、狂犬病毒、流行性乙型脑炎病毒有一定抑制作用。

②抑菌试验：本品对金黄色葡萄球菌、肺炎双球菌、脑膜炎双球菌、流感杆菌、白喉杆菌、福氏志贺菌、伤寒杆菌及铜绿假单胞菌均有抑制作用。

【性味归经】微甘，寒。入肺、心、肝、膀胱四经。

【功能主治】清热凉血，利尿，解毒。用于肺结核咳血，流感及感冒发热，乙型脑炎，流行性出血热，带状疱疹，淋浊，疔疖，毒蛇咬伤。

【配伍应用】

空心苋-金银花 空心苋清热凉血；金银花清热解毒，并凉透肺卫。前者主于泄血热，后者重在清热毒。两药配伍，既能清泄营血之热毒，又可疏卫引邪出表。用于温热病热毒入营血症候。

空心苋-笔仔草 两药均有清热利尿作用。空心苋并能凉血解毒；笔仔草又擅长通淋。两药配伍，则能清热行水，凉血解毒，利尿通淋。用于火热下迫或湿热下注或热毒内侵，所致热淋、血淋、血尿等。

空心苋-大青叶 两药均有清热，凉血，解毒之功。但空心苋偏于清热凉血，且利尿泄热，大青叶长于清热解毒，并能凉血消斑。两药配伍，相辅相成，作用增强。可用于烂喉痧、暑温等证。

【单方验方】

①流感及感冒发热：空心苋30～60克，水煎服（《全国中草药汇编》）。

②治带状疱疹：空心苋2份，鲜犁头草、鲜鹅不食草各1份，共捣烂，绞汁，调青黛少许，涂患处（《实用皮肤病性病中草药彩色图集》）。

③肺结核咯血：空心苋60～120克，水煎冲冰糖服（《全国中草药汇编》）。

④治淋浊：鲜空心苋60克，水炖服（《福建中草药》）。

⑤治黄疸：空心苋30克，金钱草15克，水煎加红糖服（《草药偏方治百病》）。

⑥疔疮：用鲜全草捣烂，调蜜糖敷患处（《福建中草药》）。

⑦治毒蛇咬伤：鲜空心苋120～240克，捣烂绞汁服（《福建中草药》）。

【用法用量】内服：煎汤，60～120克；或捣绞汁。外用：捣敷或捣绞汁抹。

【注意事项】 注意与“节节花”鉴别，详见“利尿渗湿”章。

金盏菊

（大金盏花、山金菊）

【药物来源】 菊科植物金盏花〔*Calendula officinalis* L.〕的花朵。

【植物特征】一年生草本，高30～50cm。茎直立，有纵棱，被白短毛。叶互生，无叶柄，叶片长倒卵形，长2.5～8cm，宽0.8～3.5cm，先端渐尖，基部渐窄，全缘，两面浅绿色，被短白毛。头状花序，顶生，具花梗，花径3.5～8cm；总苞片1～2列，浅绿色，外面被短毛；边为舌状花，2列，橙红色或黄色，中央管状花，黄色。瘦果秃净，种子黑色。花期夏、秋季，果期秋、冬季。

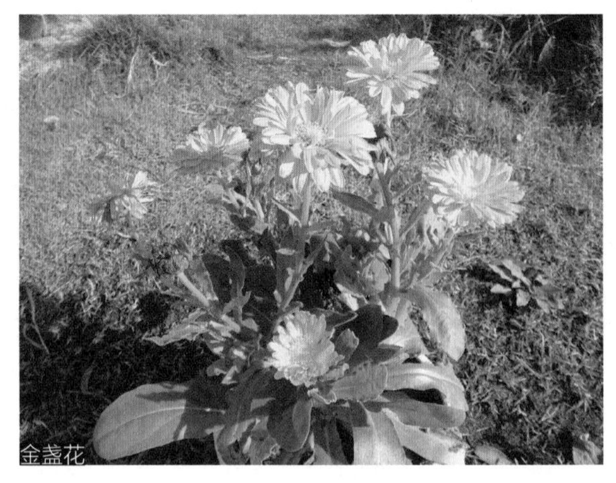
金盏花

【生长分布】多栽培。分布于我国华南、华东、西南、华中等地区。

【采收加工】夏、秋季采摘，阴干。

【药理作用】

①抗菌消炎作用：花、叶有消炎、抗菌作用，特别是对葡萄球菌、链球菌效果较好。其抗菌成分溶于醇不溶于水。在碱性环境中，效果更好。欧洲民间外用于皮肤、黏膜的各种炎症，亦可内服治疗各种炎症及溃疡（如胃、十二指肠溃疡，胃炎及肝胆疾患等）。

②镇静作用：动物实验证明，花提取物对中枢神经系统有镇静作用，降低反射兴奋性。

③对心血管的影响：动物实验证明，花提取物静脉注射可引起血压降低，增强心脏活动，增大心跳振幅，减慢心率。

【性味归经】淡，凉。入心、肝、大肠三经。

【功能主治】清热凉血，平肝。用于衄血，眩晕，头痛，肠风下血，尿血。

【配伍应用】

金盏菊-苎麻根 金盏菊淡、凉，清热凉血，治血分伏热；苎麻根甘、寒，凉血止血，治血热妄行之出血。两药配伍，则能清热凉血，和血止血。用于血热妄行之鼻血、咳血、尿血、崩漏等血证。

金盏菊-全蝎（末） 金盏菊能清热平肝，治肝热或肝阳偏亢之眩晕、头痛；全蝎（末）能通络止痛，能治络痹之顽固性偏正头痛等。两药配伍，则能清热平肝，解痉通络，镇静止痛。用于肝经有热，头胀头痛，或肝阳上亢的头晕目眩等。

【单方验方】治肠风下血：金盏菊鲜花10朵，酌加冰糖，水煎服（《福建中草药》）。

【用法用量】内服：煎汤，6～9克。

【注意事项】根“金盏菊根”详见“理气”章。

枸杞根

（地骨、血杞根、杞根）

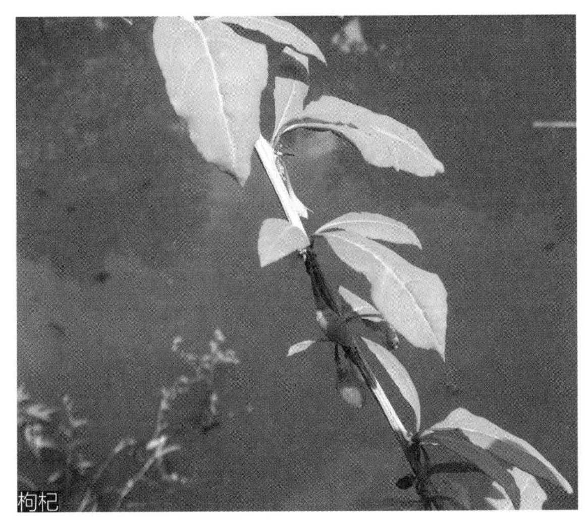
枸杞

【药物来源】茄科植物枸杞〔*Lycium chinense* Mill.〕的根。

【植物特征】蔓生小灌木，高0.6～1.5m。全体光滑无毛。根茎长，土黄色。茎圆柱形，光滑，灰色，多分枝，枝条细长，常下垂，有短棘。叶互生或2枚或多枚簇生，具短柄；叶片长卵形或长倒卵形，长1.5～5.5cm，宽0.5～2.2cm，先端钝或急尖，基部楔形，全缘，两面绿色。花单生或数花簇生叶腋；花萼钟状，先端3～5裂；花冠漏斗状，先端5裂，浅紫色；雄蕊5，2室；雌蕊1，柱头头状。浆果卵圆形或长卵形，熟时红色或橘红色。种子细小，多数。花期夏、秋季，果期秋、冬季。

【生长分布】生于山坡、路旁、屋边；或栽培。分布于我国绝大部分地区。

【采收加工】冬至翌年春采挖，除须根，洗净，切片晒干。

【药理作用】宁夏枸杞（*Lycium barbarum* L.）根的提取物可引起大鼠血糖显著而持久地降低，碳水化合物耐量升高，其降低血糖作用是由于其中含有胍的衍生物。

【性味归经】甘、淡，寒。入肝、肾二经。

【功能主治】清热凉血，益肾滋阴。用于咳血，便血，骨蒸劳热，鼻渊，糖尿病，牙痛，胎动不安，腰痛，痔疮，脓疱疮。

【配伍应用】

枸杞根-苎麻根　枸杞根清热凉血，并益肾滋阴；苎麻根凉血止血，尚能安胎。两药配伍，则能凉血泄热，和血止血，益肾安胎。用于血热妄行所致咳血、鼻衄、牙龈出血、吐血、便血，以及阴虚血热，热盛胎动不安等。

枸杞根-女贞子　枸杞根能益肾滋阴，清虚热，可治阴虚发热、骨蒸劳热；女贞子能补益肝肾，明目，治阴虚头昏目眩、视物昏暗。两药配伍，则能滋补肝肾，养阴清热。用于肝肾阴虚，虚热内生，如头昏目眩、腰膝酸软、多梦遗精、视物不明、盗汗、五心烦热等。

【单方验方】

①便血：枸杞根100克，猪大肠100克，水煮，服汤食肉（《中草药彩色图谱与验方》）。

②骨蒸劳热：用枸杞根（鲜品）125克，煎汤服时加冰糖30克冲服（《福州市民间药草》）。

③治消渴唇甘口燥：枸杞根五升（锉皮），石膏一升，小麦三升。上三味切，以水煮，麦熟汤成去滓，适寒温饮之（《医心方》）。

④鼻渊久不愈：鲜枸杞根60克，生甘草6克，水煎代茶饮，服1～2个月（《中草药彩色图谱与验方》）。

⑤安胎：用枸杞根15～30克，开水炖服（《福州市民间药草》）。

⑥牙痛：枸杞根60克，猪瘦肉100克，水炖，服汤食肉（《中草药彩色图谱与验方》）。

⑦肾亏腰痛：枸杞根120克，猪前脚1只，同炖，服汤食肉（《中草药彩色图谱与验方》）。

⑧治性欲减退，阳痿不育，早衰早老：枸杞根15千克，饴糖适量。将枸杞根洗净，皮剥出，切寸长，通过九蒸九晒后，研成粉末。将根骨切细煎水，取浓汁，加入饴糖使之成糨糊状；再将枸杞根皮粉和入，做成梧桐子一般的大丸。每服30丸，早晚空腹白开水送下（《八卦元素妙方》）。

⑨血虚头痛：枸杞根30克，金樱根20克，刀豆根20克，红枣8克。将药物煎后，调拌蜂蜜冲服，每日3次（《中国民间草药方》）。

⑩治瘭疽著手足，肩背，忽发累累如赤小豆，剥之汁出者：枸杞根、葵根叶，煮汁，煎如糖服之（《备急千金要方》）。

⑪治妇人阴肿或生疮：枸杞根煎水频洗（《永类钤方》）。

【用法用量】内服：煎汤，15～30克（鲜品30～90克）；或炖肉或炼膏。外用：煎洗。

【注意事项】“枸杞子”“枸杞叶”分别详见“补血”与“滋阴”章。

黄药子

（黄药、黄药根）

【药物来源】薯蓣科植物黄独〔*Dioscorea bulbifera* L.〕的块茎。

【植物特征】多年生蔓性缠绕草本。块茎单一，圆形，径3～10cm，棕黑色，多须根。茎细长，长2.5～4m或更长，外皮光泽，有纵槽，通常绿带紫色；叶腋生近圆形或卵形珠芽。叶互生，叶柄长3～13cm，常扭曲；叶片心状圆形或心形，长7～20cm，宽5～12cm，先端尖，基部阔心形，全

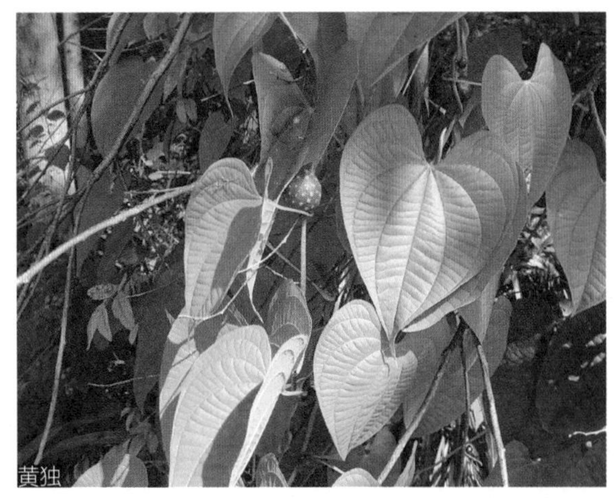
黄独

缘，两面绿色，叶脉明显。穗状花序，腋生，单性，雌雄异株，花序数条聚生，下垂，小花多数，雌花序较雄序多；雄花花被6，雄蕊6；雌花花被6，子房下位，3室。蒴果长圆形，3翅，翅膜质。花期秋季，果期冬季。

【生长分布】生于山谷、河岸、山坡、路旁、林缘；或栽培。分布于我国台湾、华南、华东、华中、西南等地区。

【采收加工】冬季采挖，除须根，洗净，切片，晒干。

【药理作用】

①抗肿瘤作用：动物实验，黄药子对S_{180}（小白鼠肉瘤）有抑制作用；黄药子油对U_{14}（子宫颈癌）有抑制作用；对小白鼠白血病L_{615}有抑制作用；体外筛选对肿瘤细胞有抑制作用。

②抗菌作用：50%煎剂用平板挖沟法，对金黄色葡萄球菌有抑制作用。水煎剂对常见致病性皮肤真菌均有不同程度的抑制作用。

③对甲状腺的作用：黄药子对缺碘所致甲状腺肿有一定治疗作用，使肿大的甲状腺重量减轻，腺组织和血清蛋白结合碘增加，对大鼠自发性甲状腺肿亦能改善；对一些原因不明的甲状腺肿也有一些治疗作用，但对硫脲嘧啶等抗甲状腺药物所造成的甲状腺肿无治疗作用。

④毒性：块状根茎含有毒性成分，主要有毒成分为薯蓣毒皂苷。

【性味归经】苦，凉，有小毒。入心、肝二经。

【功能主治】清热凉血，解毒消肿，化痰散结。用于吐血，咯血，咽喉肿痛，痈肿疔毒，甲状腺肿，甲状腺肿瘤，癌症，淋巴结结核。

【配伍应用】

黄药子-狗肝菜　两药均为寒凉之品，都有清热凉血，解毒消肿作用。两药相配，功效益彰。用于疔疮、痈疖、丹毒、热毒咽喉肿痛等。

黄药子-紫花地丁　两药都有清热，解毒，消肿作用。黄药子偏于清泄热邪，紫花地丁重在清泄热毒。两药配伍，相辅相成，作用较强。用于痈疖疔疮等肿毒。

黄药子-夏枯草　两药都有散结作用。黄药子乃化痰散结，治痰瘀胶结之疬核、瘿瘤；夏枯草为清热散结，治痰火郁结之瘰疬、瘿瘤。两药配伍，相得益彰，共收清热泻火，开郁消滞，化痰散结之功。用于痰热蕴结所致瘿瘤、疬核等。配与一枝黄花、浙贝母、玄参、全蝎，疗效更佳。

【单方验方】

①鼻衄：黄药子一两，捣罗为散。每服二钱匕，煎阿胶汤调下。良久，以新汲水调生面一匙投之（《圣济总录》）。

②治吐血不止：黄药子（万州者）一两，捣碎，用水二盏，煎至一盏，去滓温热服（《圣济总录》）。

③梅毒溃烂：黄药子15～18克，土茯苓10～12克，水煎代茶饮（《中草药彩色图谱与验方》）。

④治缠喉风，颐颔肿及胸膈有痰，汤水不下：黄药子一两，为细末。每服一钱，白汤下，吐出顽痰（《扁鹊心书》）。

⑤治睾丸炎：黄药子9～15克，猪瘦肉120克，水炖服汤食肉。每日一剂（《江西草药》）。

⑥治瘰疬：黄药子60～90克，鸭蛋1枚，水煎，调些酒服（《福建中草药》）。

⑦甲状腺肿大：黄药子200克，以白酒1000毫升浸泡1周后，去渣备用。每服100毫升，分3～4次服（《全国中草药汇编》）。

⑧硬皮病：黄药子250克，煎水熏洗（《中国民间百草良方》）。

【用法用量】内服：煎汤，4.5～9克；或泡酒；散1.5～3克。外用：捣敷；或研末调敷；或熬汤熏洗。

【注意事项】肝、肾功能不良、体虚者忌用。黄独叶腋中珠芽即“黄独零余子”，不可与黄药子混淆，详见“止咳平喘”章。中毒的临床表现为口腔、咽喉、舌烧灼痛，流涎，恶心，呕吐，腹痛，腹泻及瞳孔缩小等，并有心悸，惊厥等症状。严重者出现昏迷、呼吸困难及心脏停搏。中毒的处理：①洗胃、导泻。②内服蛋清或葛粉糊、活性炭。补液，对症处理。③服绿豆汤或生姜50克榨汁，用白醋100克，甘草9克，煎汤400毫升，先含漱后内服。

黄鳝藤

（熊柳藤、老鼠藤、花眉跳架、勾儿茶、铳子藤）

【药物来源】鼠李科植物多花勾儿茶〔*Berchemia floribunda*（Wall.）Brongn.〕的茎和叶。

【植物特征】落叶蔓性攀援状灌木，高1～4m。根茎圆柱形，主根特长，横走，外皮灰黑色，切面黄色。茎圆柱形，皮光滑，黄绿色，或夹有黑色斑块纹。叶互生，叶柄长0.5～1.5cm；叶片窄卵形，或卵状椭圆形，或矩圆形，

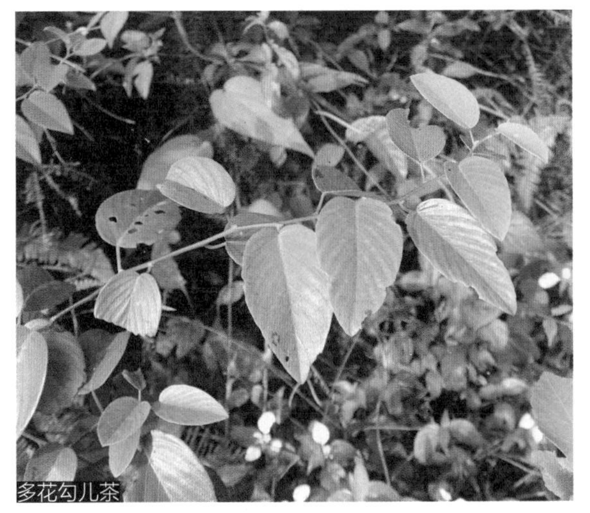

长3～6cm，宽2～3cm，先端钝，有尖头或急尖，基部近圆形，全缘，上面深绿色，光泽，下面绿色，主侧脉明显。圆锥花序，顶生或侧生，长5～17cm，小花多数，粉绿色；萼5裂；花瓣5；雄蕊5。核果椭圆形或卵圆形，基部存宿萼，初绿色后变深红色，成熟时变紫黑色。花期夏季，果期秋、冬季。

【生长分布】生于山坡、路旁、墓穴、疏灌丛、林缘。分布于我国华南、华中、西南等地区。

【采收加工】夏季，割取带叶藤茎，切片，晒干。

【性味归经】甘、淡，寒。入肝、胆二经。

【功能主治】清热凉血，利湿，解毒。用于鼻血，黄疸型肝炎，风毒流注，疮疡，风湿关节痛，腰痛。

【配伍应用】

黄鳝藤-苦地胆　黄鳝藤甘、淡、寒，入肝胆经，清热凉血，利湿，解毒；苦地胆苦、辛、寒，入肺肝脾经，清热凉血，利尿，解毒。两药配伍，共呈凉血解毒，清热利湿，和脾利水之功。用于湿热热重湿轻之阳黄证，如面目发黄、色泽鲜明、甚则全身皆黄、发热口渴、恶心呕吐、小便黄赤短少、大便秘结等症。配与白毛藤、栀子、大黄、笔仔草、半夏，以增疗效。

黄鳝藤-茵陈蒿　黄鳝藤走肝胆经，清热利湿，并泄热毒；茵陈蒿入肝胆脾胃经，清热利湿，利胆退黄。两药配伍，共奏清肝泄胆，祛湿解毒，利胆退黄之功。用于湿热并重之阳黄证。

黄鳝藤-无莿根　两药善走血分，行分肉之间，均有清热祛毒之功。黄鳝藤长于搜毒；无莿根偏于托毒。两药相配，相辅相成，功效益彰。用于痈疽、无名肿毒、热毒流注、乳痈等。

【单方验方】

①治湿热黄疸：黄鳝藤30～60克，金不换草12～15克，水煎服（《福建民间草药》）。

②治风毒流注，恶疮寒热：黄鳝藤每次30～45克（干者酌减），水煎服（《泉州本草》）。

③风湿关节痛：黄鳝藤15克，鲜大血藤150克，猪蹄1个，水酒各半炖服（《畲族医药学》）。

【用法用量】内服：煎汤，9～15克（鲜品30～60克）；或炖肉。

【注意事项】注意与“勾儿茶”鉴别，详见“祛风湿”章。“黄鳝藤根”详见“益气”章。

雪见草根

（荔枝草根、朴地红根子）

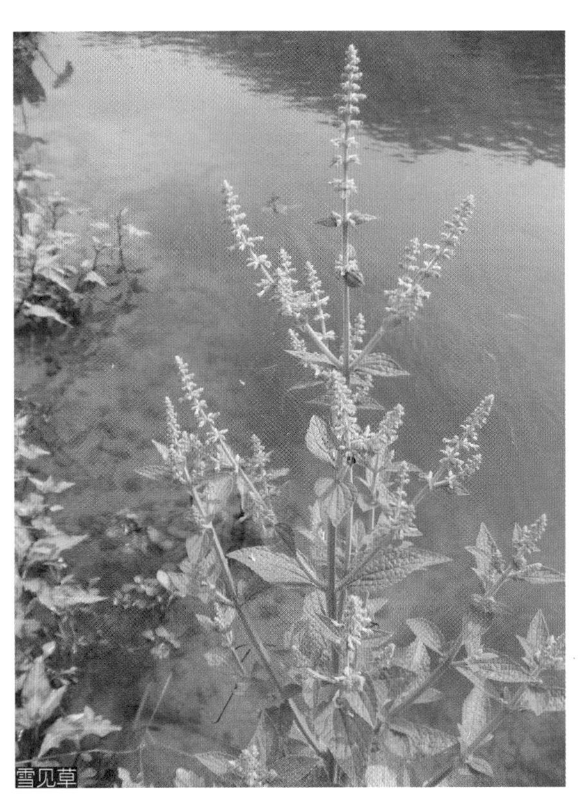

【药物来源】唇形科物雪见草〔*Salvia plebeia* R.Br.〕的根。

【植物特征】一年或二年生草本，高20～90cm。茎直立，方形，分枝多，枝条发自叶腋，对生，被短柔毛。叶基生与茎生二型，基生叶簇生，莲座状，具柄，叶片长椭圆形，长3～8cm，宽1.5～3cm，先端钝或急尖，基部近圆形，边缘有钝锯齿，上面绿色，下面浅绿色，有黄色腺点，早萎；茎生叶对生，有柄，叶片卵形或长卵形。穗形总状花序生枝顶或叶腋。萼钟状，长约3mm，二唇形，上唇不裂，下唇2齿裂，上唇外面可见脉纹5条，下唇6条，都有金黄色腺点；花冠筒状，浅紫色，上部二唇形，先端凹陷，下唇3裂，裂片较大，倒心形，侧裂半圆形；雄蕊2，着生花冠下唇基部，伸出筒外。小坚果倒卵形，褐色，有金黄色腺点。花期春季，果期夏季。

【生长分布】生于河岸、田边、路旁、溪滩。分布于我国华南、华东、华中、西南等地区。

【采收加工】夏、秋季采集，洗净，晒干。

【性味归经】苦、辛，凉，无毒。入肝、肾二经。

【功能主治】清热凉血，活血止痛，消肿解毒。用于吐血，衄血，血崩，跌打损伤，腰痛，痈肿，流火，感冒发热。

【配伍应用】

雪见草根-大青叶 雪见草根清热凉血，并能消肿解毒；大青叶清热解毒，兼凉血消斑。但雪见草根泄血分火热，大青叶则偏清血分热毒。两药相互为用，互相促进，功效尤强。用于温热病热毒入营血证，若痈疖疮毒有营血热毒症状者亦可用。

雪见草根-虎杖 两药都有活血止痛作用。雪见草根偏于行滞通络止痛；虎杖长于消瘀止痛。两药配伍，相辅相成，共收活血祛瘀，消肿止痛之功。用于跌打闪挫，伤筋瘀滞肿痛等症。

雪见草根-紫花地丁 两药都有清热，解毒，消肿作用。但雪见草根偏于清热消肿；紫花地丁长于清热解毒，且善散热结。两药配伍，相须相使，功效显著。用于阳痈火疖等肿毒。

【单方验方】

①治吐血：雪见草根12～30克，猪瘦肉60～120克。同煮汤，口服。

②治崩漏：雪见草根21克，墨鱼1只，同炖汤，口服。

③治无名肿毒，跌打损伤：雪见草根捣烂，酌加鸡蛋白捣和，敷患处。如跌打损伤痛，使用酒酿糟捣和外敷（①～③方出自《江西民间草药经验》）。

④陈旧性腰痛：雪见草根15～30克，酒水各半煎服，每日1剂（《江西草药》）。

⑤治流火（小腿部红肿灼热，腹股沟淋巴结肿，身发寒热）：雪见草根21克，马兰根9克，青木香4.5克，丝瓜络9克，薄荷0.8克，水煎服（《江西民间草药经验》）。

⑥用于感冒发热：雪见草根30克，柳叶白前15克，水煎服（《江西草药》）。

【用法用量】内服：煎汤，9～21克。外用：捣敷。

【注意事项】全草“荔枝草”，详见“利尿渗湿”章。

菟丝

（野孤丝、金灯藤、无根草、豆寄生、吐血丝、无娘藤）

【药物来源】旋花科植物大菟丝子〔*Cuscuta japonica* Choisy〕的全草。

【植物特征】一年生寄生草本，长1～2.5m。茎细弱，左旋缠绕，黄白色或浅紫色，有多数腺点，通过周身吸器，侵入寄主组织内，摄取营养。无绿叶，叶退化成鳞片状叶。花腋

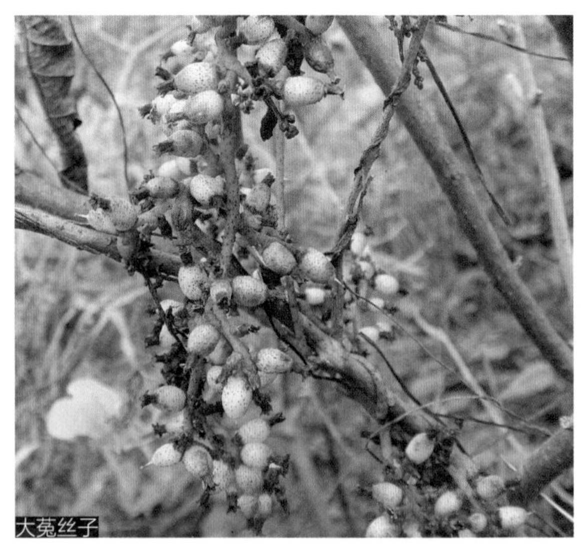
大菟丝子

生，小花多数，簇生成球形，具短梗；苞片、小苞片鳞状卵形；花萼极短，5裂；花冠白色，钟形，先端5裂；雄蕊5；雌蕊1，较雄蕊短，花柱2。蒴果球形，径约3mm，熟时褐色。种子2～4粒，淡褐色。花期夏季，果期秋、冬季。

【生长分布】生于山坡、路旁、林缘、草丛、沟边，寄生于其他植物上。分布于我国绝大部分地区。

【采收加工】夏秋采集，除杂质，切段，晒干。

【性味归经】甘、苦，平。入肝、肾、膀胱三经。

【功能主治】清热凉血，解毒消肿，利水除湿。用于吐血，衄血，便血，血崩，痈疽疔疮，淋浊，带下，痢疾，痱子。

【配伍应用】

菟丝-苎麻根 两药都有清热，凉血，止血功效。但菟丝长于清泄血热；苎麻根重在和血止血，并能安胎。两药配伍，共奏清热，凉血，止血，安胎之功。用于血热所致吐血、衄血、咳血、便血、血崩，以及热盛胎漏等。

菟丝-蒲公英 两药都有清热，解毒，消肿作用。菟丝长于清热消肿；蒲公英重在清热解毒。两药配伍，相辅相成，疗效增强。用于疔疮痈疖等肿毒。

菟丝-土茯苓 菟丝甘、苦、平，清利水湿，并泄热毒；土茯苓甘、淡、平，泄热毒，且除湿浊。两药配伍，共呈渗湿利水，解毒泄浊之功。用于湿热或湿毒所致妇人黄白带下、白浊，以及湿疹等。

【单方验方】

①治痢疾：菟丝同生姜煎服（《植物名实图考》）。

②细菌性痢疾，肠炎：鲜菟丝30克，每日1剂，煎服2次（《中草药新医疗法资料选编》）。

③治小儿头疮及妇人面疮：菟丝汤洗（《子母秘录》）。

【用法用量】内服：煎汤，9～15克；或炖肉。外用：煎洗。

【注意事项】大菟丝与“菟丝”形态近似，性味、功能主治相同，同等入药。种子“菟丝子”，详见“壮阳”章。

旋鸡尾

（七星草、剑刀蕨、金鸡尾、大叶金星、大石韦、龙舌草）

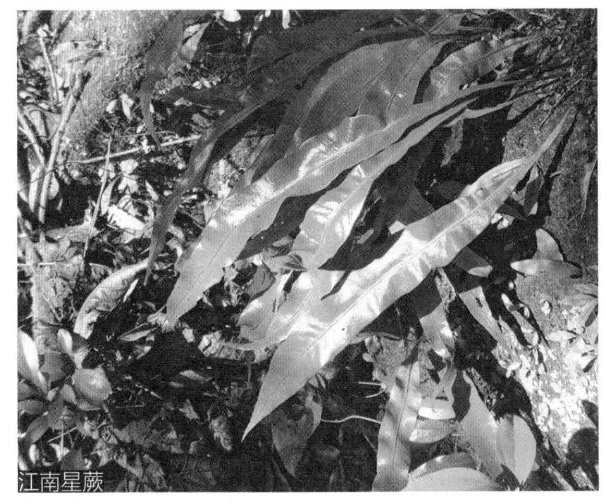
江南星蕨

【药物来源】水龙骨科植物江南星蕨〔*Microsorum fortunei*（T. Moore）Ching〕的带根全草。

【植物特征】多年生丛生草本，高40～65cm。根状茎横走，被浅棕色鳞片，多须根。叶基生，叶柄长3～15cm；叶片草质，条状披针形，长30～50cm，宽2～6cm，先端渐尖，基部渐窄，全缘，两面绿色，主脉明显。孢子囊较大，两行排列于主脉两侧近中肋，圆形，黄色，老时棕色，无盖。

【生长分布】生于林缘、山沟、树干上等阴湿处。分布于我国台湾、华南、华东、华中、西南等地区。

【采收加工】全年可采，连根拔起，洗净，切段，晒干。

【性味归经】苦，寒。入肝、脾、心、肺四经。

【功能主治】清热凉血，利尿通淋，解毒消肿。用于咳血，衄血，吐血，便血，热淋，血淋，肺痈，瘰疬，疔疮肿毒。

【配伍应用】

旋鸡尾-大蓟　两药都有清热，凉血，止血作用。旋鸡尾苦、寒，清热凉血作用偏强；大蓟甘、苦、凉，凉血止血功能偏优，止血并能祛瘀。两药配伍，则能清热凉血，和血止血，活血祛瘀。常用于血热妄行所致咳血、衄血、吐血等血证。

旋鸡尾-车前草　两药都有利尿通淋作用。旋鸡尾并能清热凉血；车前草兼清热解毒。两药相伍，利尿通淋功效增强，并具清热，凉血，解毒之功。可治湿热下注，或热毒内侵，所致热淋、血淋，以及血尿等证。

旋鸡尾-千里光　两药苦、寒，均能清热，解毒，消肿。旋鸡尾则偏于清热消肿；千里光重在败毒消痈。两药配伍，相辅相成，功效增强。用于痈疖肿毒。

【单方验方】

①治肺热咳嗽、鼻衄：旋鸡尾15克，水煎服；或旋鸡尾、鱼腥草（或紫金牛）各10～15克，水煎服（《中草药彩色图谱与验方》）。

②治肺痨咳血：旋鸡尾60～90克，水煎调冰糖服（《福建中草药》）。

③咳血、吐血、便血、衄血：鲜全草30～60克，水煎服（《福州市民间药草》）。

④治肠风下血（内痔出血）：旋鸡尾根茎60克，猪鬃草30克，煮猪肠食（《贵州民间药草》）。

⑤治肺痈咳嗽、胸痛：旋鸡尾、鲜苇茎各60克，煎汤服（《泉州本草》）。

⑥治热淋：旋鸡尾30克，米泔水煎服（《中草药彩色图谱与验方》）。

⑦治小便赤涩痛或带血：旋鸡尾30～60克，水煎服（《福建中草药》）。

⑧白带、黄疸：旋鸡尾15～30克，水煎服（《福州市民间药草》）。

⑨阴腿（深部脓肿）、痈：旋鸡尾45克，公鸡1只，酒水各半炖服，连服2～3剂能散结消炎而告愈（《福州市民间药草》）。

⑩治痈疽发背：旋鸡尾捣烂敷患处（《泉州本草》）。

⑪流行性感冒：旋鸡尾（鲜、去须根）30克，捣烂取汁，红糖少许，温开水冲服（《中草药彩色图谱与验方》）。

【用法用量】内服：煎汤，15～30克（鲜品30～60克）；或捣烂取汁。外用：捣敷。

楮叶

（构叶、构树叶、榖树叶、酱黄叶）

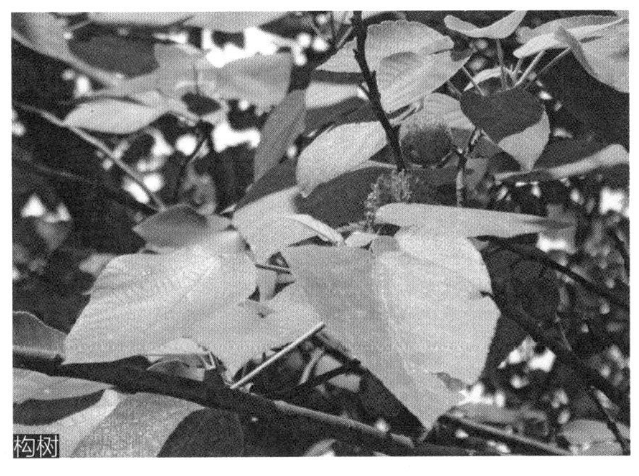
构树

【药物来源】桑科植物构树〔*Broussonetia papyrifera*（L.）L'Hér. ex Vent.〕的叶。

【植物特征】乔木，高5～20m，全株具白色乳汁。树干圆柱形，暗灰色，平滑，多分枝。叶互生；叶柄长3～8.5cm；叶片阔卵形，长8～20cm，宽6～14cm，先端渐尖或急尖，基部近圆形或斜心形，边不分裂或有多少不等浅裂，边缘有粗锯齿，上面暗绿色，密被伏毛，下面密生白柔毛。花腋生，单性，雌雄异株；雄花葇荑花序，下垂，长5~7cm，花萼4裂，雄蕊4；雌花头状花序，球形，直径约1.3~1.8cm，苞片多数，雌蕊多数，生苞片内，花柱细长，紫色。聚花果近圆形，肉质，直径约2~3cm，成熟时红色。花期春季，果期夏季。

【生长分布】生于山坡、路旁、林缘；或栽培。分布于我国大部分地区。

【采收加工】夏季采集，洗净，晒干。

【性味归经】甘，凉。入心、肝二经。

【功能主治】清热凉血，解毒消肿，除湿止痒。用于吐血，衄血，痈疖肿痛，痔疮，痢疾，白浊，湿疮，水肿。

【配伍应用】

楮叶-苧麻根 两药都有清热凉血作用。楮叶偏于清泄血热，苧麻根长于凉血止血。两药配伍，共收清热凉血，和血止血之功。用于血分实热所致各种出血证。

楮叶-芙蓉花 两药都有解毒消肿作用。但楮叶长于解毒，芙蓉重在消肿。两药相配，相须相使，功效倍增。用于阳痈火疖等肿毒。若配紫花地丁、蒲公英、无莿根，作用更好。

楮叶-土茯苓 楮叶能清热利湿，治湿疮瘙痒；土茯苓解毒利湿，疗湿毒疮之溃疡。两药配伍，共收除湿解毒，疗疮止痒之功。用于湿毒疮疡，如湿疹、黄水疮、杨梅疮等。

【单方验方】

①治吐血，衄血，积日不止：楮叶捣绞取汁，不计时候，服一小盏（《太平圣惠方》）。

②治衄数升不断者：楮叶捣取汁饮三升，不止再三次。久衄亦瘥（《小品方》）。

③治痈疖初起：鲜楮叶和红糟捣烂外敷；成脓者和冷饭捣烂外敷（《福建中草药》）。

④治痔瘘肿痛：楮叶半斤，捣烂封之（《濒湖集简方》）。

⑤治小便白浊：楮叶为末，蒸饼，丸梧子大，每服三十丸，白汤下（《经验方》）。

⑥治小儿赤白痢，渴，及得水吃又呕逆：炙楮叶令香黄，以饮浆半升浸构叶，使水绿色，然后去叶，以木瓜一个，切，纳叶汁中，煮三四沸，去木瓜，使暖，细细服，渴停（《子母秘录》）。

⑦治癣湿痒不可忍：楮叶半斤，细切捣令极烂，敷于癣上（《太平圣惠方》）。

【用法用量】内服：煎汤，9~12克；或研末入丸、散。外用：捣敷。

【注意事项】果实“楮实”详见“滋阴”章。

落霜红根

（毛仔树根、细叶冬青根、小叶冬青根）

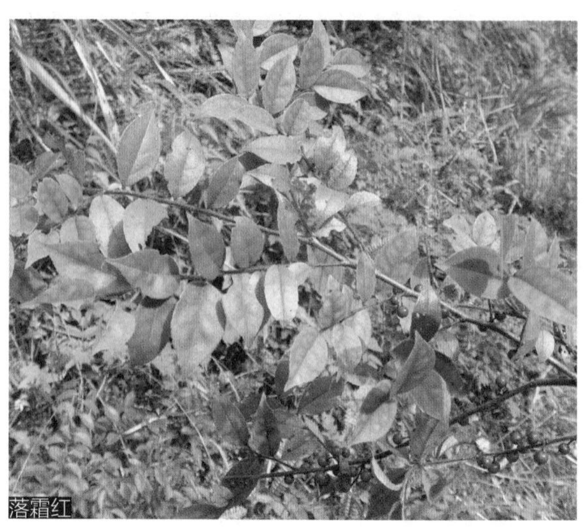

落霜红

【药物来源】冬青科植物落霜红〔*Ilex serrata* Thunb.〕的根。

【植物特征】落叶灌木，高0.8~3m。茎直立，圆柱形，小枝有棱，被毛。叶互生，具短柄，叶片椭圆形或卵形，长2~4.5cm，宽1~1.7cm，先端尖，基部近圆形，边缘有细锯齿，上面暗绿色，下面绿色，两面被短毛。花腋生，数朵簇生或单生，单性，雌雄异株；花冠淡紫色。核果球形，入冬霜降后，成熟呈鲜红色，光泽。花期夏季，果期冬季。

【生长分布】生于山坡小灌木丛。分布于我国华南、华中等地区。

【采收加工】春、夏季采挖，洗净，切片，晒干。

【性味归经】甘、苦，凉。入肺、肝二经。

【功能主治】清热凉血，解毒。用于肺痈，咳血，疮疡溃烂。

【配伍应用】

落霜红根-菟丝 两药都有清热凉血作用。落霜红根并泄热毒；菟丝兼消肿毒。两药配伍，相辅相成，共收清热凉血，解毒消肿之功。用于温热病邪入营血或疮疡热毒内侵营血，见壮热、斑疹、舌绛等症者。

落霜红根-白毛夏枯草 两药均有清热解毒作用。落霜红根则偏清血分热毒；白毛夏枯草清气分热毒，并止咳化痰。两药配伍，相互为用，互相促进，共奏凉血解毒，清肺泄热，止咳化痰之功。可用于肺痈咳吐脓血，以及肺热咳嗽。用于肺痈，配与鱼腥草、鲜苇茎、生薏苡仁；肺热咳嗽，配与鲜芦根、桑叶、桑白皮、鱼腥草，以加强作用。

【单方验方】

①治肺痈：落霜红根（鲜品）30~60克，水煎服（《中药大辞典》）。

②治疮疡溃烂：落霜红根（鲜品）30~60克，水煎服；另取

鲜叶捣烂外敷（《中药大辞典》）。

【用法用量】内服：煎汤，30～60克；或炖肉。

蒲蒻

（蒲黄根、蒲笋、蒲儿根、蒲包草根）

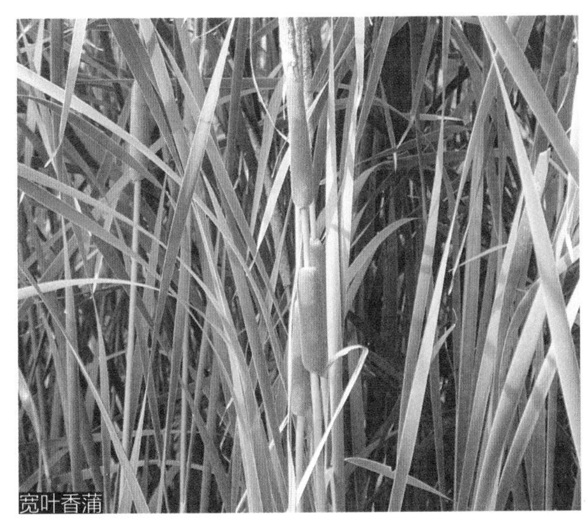

宽叶香蒲

【药物来源】香蒲科植物宽叶香蒲〔*Typha latifolia* L.〕的根茎。

【植物特征】多年生草本，高1～2cm，通常丛生。根茎粗壮，横走，白色。茎直立，圆柱形，无分枝。叶互生；叶片长条形，长 50～90cm，宽1～1.5cm，先端长尖，两面绿色；叶鞘抱茎。穗状花序生茎上部，圆柱形，直立；单性，雌雄同株，雄花序在上，雌花序在下，雌、雄花序紧相连接，成熟时直径约1.5cm，雄序长于雌序，雄序长达15cm；苞片2～3，叶状；雄花雄蕊3～4，花粉黄色；雌花基部无苞片，子房有柄。果穗粗大，径达2cm。坚果细小，通常在水中开裂。花期夏季，果期秋季。

【生长分布】生于田边、浅沼、湿地。分布于我国大部分地区。

【采收加工】春季采挖，洗净，切段，晒干。

【性味归经】甘，凉。入肺、脾、肾三经。

【功能主治】清热凉血，利水消肿。用于胎动下血，消渴，口疮，咳喘，热痢，小便淋涩，带下，水肿，瘰疬。

【配伍应用】

蒲蒻-苎麻根　两药均有清热凉血之功，但同中有别。蒲蒻重在泄热，苎麻根偏于凉血，兼能安胎。两药配伍，相辅相成，功效提高。用于血淋、血尿、妇女胎动下血等。

蒲蒻-笔仔草　两药均有利尿作用。蒲蒻则为泄热利尿；笔仔草乃渗湿利尿。两药配伍，则具清热，利尿，消肿作用。用于湿热小便淋涩、水肿等证。

【单方验方】

①治母劳热，胎动下血，手足烦躁：蒲蒻，绞汁服1～2升（《产乳集验方》）。

②治遗精、白带：蒲蒻、蒴藋各30克，苎麻根、薏苡根各15克，白英、三白草各12克，水煎服，经期忌服（《浙江民间常用草药》）。

③治瘰疬：蒲蒻，连根采来，洗去泥，切寸段，砂锅煎汤代茶饮。不论男女皆愈。但妇人服此愈后，终不受孕，须服北京真益母丸四五两，可解之（《本草纲目拾遗》）。

【用法用量】内服：煎汤，3～9克；或捣绞汁。

【注意事项】同科同属植物“长苞香蒲”“狭叶香蒲”“线叶香蒲”之花粉同等入药。全草“香蒲”详见“利尿渗湿”章；花粉“蒲黄”详见“止血”章。

紫葳根

（凌霄花根、白穿山龙、凌霄根）

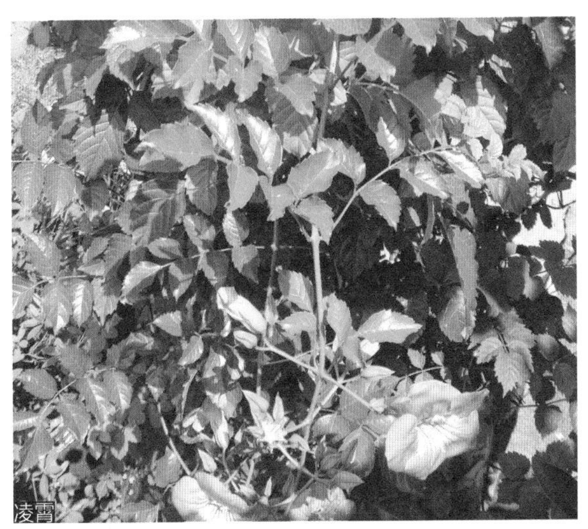

凌霄

【药物来源】紫葳科植物凌霄〔*Campsis grandiflora*（Thunb.）Schum.〕的根。

【植物特征】落叶蔓性亚灌木藤本，长1～6m，具气根。根圆柱形，肥厚，外皮灰白色。叶对生，有总柄，单数羽状复叶，小叶7～9枚，具短柄，叶片卵形至长卵形，长3～8cm，宽2～4cm，先端骤尖，基部不对称，边缘有粗锯齿，上面深绿色，下面绿色，无毛。伞形圆锥花序，顶生，小花稀疏，大形，直径4～5cm，长4～7cm；花萼5深裂，裂片先端圆形；花冠鲜红色或赤黄色，漏斗状，先端5浅裂；雄蕊4，2长2短，弯曲；雌蕊1，子房上位，2室。蒴果细长，先端钝。种子扁平，两端具大翅。花期秋季，果期秋、冬季。

【生长分布】生于山坡、路旁、溪边；或栽培。分布于我国长江流域及华南等地区。

【采收加工】四季可采，洗净，切片，晒干。

【性味归经】甘、酸，寒。入肝、脾、肾三经。

【功能主治】清热凉血，活血祛瘀，祛风止痛。用于血热身痒，风疹，头痛，眩晕，肺痈，经闭，痛风，风湿性关节炎，类分湿关节炎，半身不遂。

【配伍应用】

紫葳根-桑叶 紫葳根能清热凉血，并能祛风邪；桑叶疏风清热，又清血热。两药配伍，一表一里，相互为用，既能清泄血热，又可疏散风邪。用于血分伏热，又外感风热之邪，交蒸肌腠，气血郁滞，热不得透泄，发为瘾疹、肌肤瘙痒等，亦可治郁火上犯，致头痛、眩晕等症。

紫葳根-土牛膝 两药都有活血祛瘀作用。紫葳根并能通经止痛；土牛膝兼消肿。两药配伍，则能活血祛瘀，消肿止痛。用于跌打闪挫，瘀滞肿痛等。

紫葳根-大青根 紫葳根甘、酸、寒，祛风活络止痛；大青根苦寒，祛风利湿，止痛。前者善逐经络之风邪，后者偏除关节之风湿。两药配伍，共奏祛风除湿，活络止痛之功。用于风湿热痹之关节热、肿、痛等症。若配三丫苦、无莿根、薏苡根，更增功效。

【单方验方】

①肺痈：紫葳根9～15克，炒黑，加酒1杯，水煎服（《青草药彩色图谱》）。

②经闭：紫葳根30克，烘干，研细末，每次6克，每日2次，末酒送服（《中国民间百草良方》）。

③风湿性关节炎：鲜紫葳根、鲜五加皮各30克，川牛膝、桂枝各9克，水煎服（《青草药彩色图谱》）。

④治风湿关节痛，半身不遂：紫葳根9～15克，煎汤加红糖、黄酒适量，分2次早晚饭前内服；或紫葳根、抱石莲、络石藤、白毛藤各6克，煎服（《中草药手册》）。

⑤治痛风：紫葳根6～9克，浸酒或以酒煎服（《岭南采药录》）。

【用法用量】内服：煎汤，6～9克；或研末入丸、散。外用：捣敷或研末调抹。

【注意事项】“凌霄花”详见“活血化瘀”章。

紫葳茎叶

（凌霄藤、争墙风、白狗肠、白穿山龙藤）

【药物来源】紫葳科植物凌霄〔*Campsis grandiflora*（Thunb.）Schum.〕的茎叶。

【植物特征】详见“紫葳根”。

【生长分布】详见“紫葳根”。

【采收加工】夏季采集，洗净，切段，晒干。

【性味归经】苦，平。入肝、肾二经。

【功能主治】凉血，疏风，散瘀。用于血热生风，身痒，风疹，手脚酸软麻木，咽喉肿痛，跌打损伤。

【配伍应用】

紫葳茎叶-金银花 紫葳茎叶清热凉血，并疏散风邪；金银花清热解毒，凉散风热。两药配伍，共奏疏风泄热，凉血解毒之功。用于风疹、急疹、麻疹等证。三证病因病机有其共同点，即平素血分热盛，又感受时疫之邪所致，本证与药对应，故有良效。均可配与菊花、薄荷、大青叶、钩藤、蝉蜕，以增疗效。亦可用治瘾疹、皮肤瘙痒等。

紫葳茎叶-钩藤根 紫葳茎叶活血散瘀，且泄血热，治血热搏结，瘀滞络痹，致肢麻、头痛等；钩藤根清热镇痉，舒筋止痛，治热甚灼筋，筋肉挛急、头痛，或面肌抽掣等。两药配伍，共收散瘀通经，清热舒筋，镇痉止痛之功。用于瘀滞热郁，筋肉挛急疼痛、肌肉蠕动、头痛、眩晕等症。

【单方验方】

①治手脚酸软发麻：紫葳茎叶90克，大血藤60克，徐长卿45克，石楠藤30克，千年健12克，好米烧酒1.5千克，浸10天去渣过滤，每日服3次，每次服15～30毫升（《常用中草药配方》）。

②治风湿骨痛：紫葳茎叶15克，石楠藤15克，豨莶草15克，威灵仙9克，独活9克，水煎，每日2次分服（《常用中草药配方》）。

③治暴耳聋：紫葳茎叶杵烂，取自然汁灌耳内(《斗门方》)。

【用法用量】内服：煎汤，9～15克。

【注意事项】虚人慎用；孕妇禁用。

筋骨草

（毛缘筋骨草）

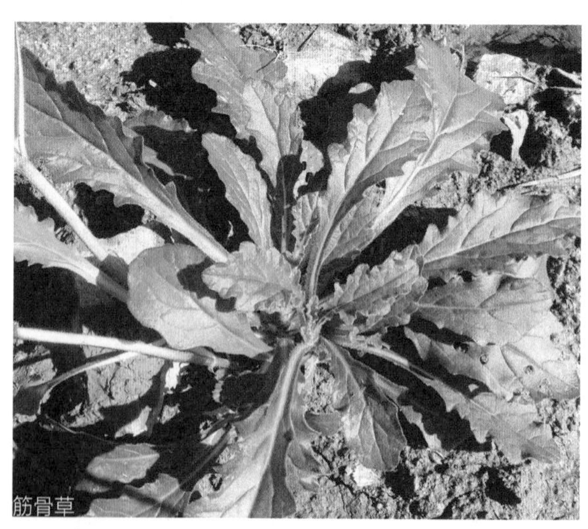
筋骨草

【药物来源】唇形科植物筋骨草〔*Ajuga ciliata* Bge.〕的全草。

【植物特征】多年生草本，高20～35cm。茎上部直立，下部卧地，方形，带紫色，被白柔毛。叶对生，具柄，有翅，被白毛；叶片长倒卵形，先端钝，基部宽楔形，长5～11cm，宽2.2～3.8cm，边缘有不规则波状粗钝齿，上面深绿色，下面绿色，被疏白毛。穗状花序，顶生，有叶状苞片；花萼先端5裂；花冠唇形，紫色，下唇长、大，上唇细、短；雄蕊4，2强。小坚果矩圆形，有3棱。花期夏季，果期秋季。

【生长分布】生于田边、山坡、路旁、菜园地。分布于我国华南、华东、华北、西北等地区。

【采收加工】夏、秋季采收，洗净，晒干。

【性味归经】苦，寒，无毒。入肺、肝二经。

【功能主治】清热凉血，解毒消肿。用于肺热咯血，扁桃体炎，咽喉炎，扭伤。

【配伍应用】

筋骨草-大青叶　两药均味苦、性寒；筋骨草清热凉血，兼解毒；大青叶清热解毒，并凉血消斑。两者相互为用，凉血止血，清热解毒，作用尤强。用于肺热咯血、鼻衄以及肺热咳嗽等。

筋骨草-蒲公英　两药均有清热，解毒，消肿功效。但筋骨草偏于清热消肿，蒲公英重在清热解毒。两药配伍，相辅相成，功效益彰。常用于痈肿疔毒等证。

【单方验方】

①肺热咯血：筋骨草15克，白茅根30克，冰糖30克，水煎服（《中药大辞典》）。

②治扁桃体炎，咽炎，喉炎：筋骨草15～30克，水煎服；或用筋骨草鲜草四至五株，加豆腐共煮，吃豆腐并饮汤（《中药大辞典》）。

③急性淋巴管炎，淋巴结炎：筋骨草、土牛膝各30克，水煎服（《福建中草药处方》）。

④胆囊炎，胆石症：筋骨草、兖州卷柏各15克，炒栀子6克，白花蛇舌草、鼠曲草各30克，水煎服（《福建中草药处方》）。

⑤治跌打伤，扭伤：鲜筋骨草加少量生姜、大葱，捣烂外敷（《中药大辞典》）。

【用法用量】内服：煎汤，15～30克。外用：捣敷。

鼠尾粟

（老鼠尾、鼠尾牛顿草、牛顿草、线香草）

【药物来源】禾本科植物鼠尾粟〔*Sporobolus fertilis* (Steud.) W. D. Clayt.〕的根或全株。

【植物特征】多年生草本，高40～90cm。杆丛生，中心直立，周边斜展，圆柱状，质坚韧，光滑。叶互生，无叶柄，叶片线形，长15～40cm，宽1.5～5mm，先端渐尖，基部截形，内卷；叶鞘包茎，下部叶鞘较节间长，上部较短。穗状

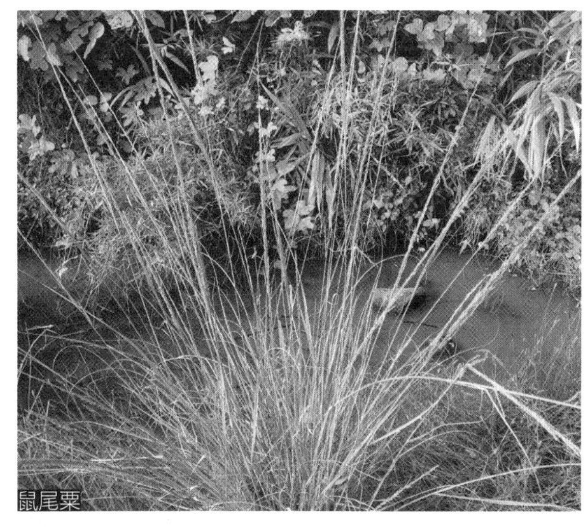
鼠尾粟

圆锥花序，极长，长15～35cm，分枝直上，小穗稠密，紧缩，灰绿色或棕褐色，长2～3mm；第一颖长于第二颖；二稃，外稃宽于内稃。颖果细小，约1mm。花期和果期皆在夏、秋季。

【生长分布】生于路旁、田边。分布于我国华南、华中、西南等地区。

【采收加工】夏、秋季采挖，洗净，切段，晒干或鲜用。

【性味归经】甘、淡，凉。入心、肺、肝、大肠、膀胱五经。

【功能主治】清热凉血，解毒，利尿。用于流脑，乙脑，高热神昏，传染性肝炎，热淋，血淋，痢疾。

【配伍应用】

鼠尾粟-狗肝菜　两药均有清热，凉血，解毒之功。鼠尾粟甘、淡、凉，偏于泄热凉血；狗肝菜苦、寒，长于凉血解毒。两药配伍，相辅相成，功效显著。用于温热病热毒入营血，如高热稽留、入夜尤甚、斑疹显现，或伴头痛、呕吐、舌红绛等。

鼠尾粟-车前草　鼠尾粟清热利尿，并泄热毒；车前草利尿通淋，兼清热解毒。两药配伍，相须为用，共收利尿通淋，清热解毒之功。用于湿热下注或热毒入侵之热淋、血淋、小便短赤等证。

【单方验方】

①治高热抽筋神昏：鲜鼠尾粟120克，水3碗煎至2碗，加食盐少许冲服。12小时内服3次（《泉州本草》）。

②防治流行性乙型脑炎：鲜鼠尾粟120克，红糖60克，水煎分3次服，连服3～7天（《闽南民间草药》）。

③治小儿热结，小腹胀满，小便不利：鲜鼠尾粟60克，水煎，分3次饭前服（《泉州本草》）。

④治传染性肝炎：鼠尾粟60克，茵陈30克，煎汤，每日分2～3次服。连续服之，至愈为度（《泉州本草》）。

⑤治久痢赤白：鲜鼠尾粟30克，水煎调冰糖服，日1次（《闽南民间草药》）。

【用法用量】内服：煎汤，30～60克（鲜品60～120克）。

蜀葵根

（棋盘花根、蜀其花根、蜀季花根、吴葵根、葵花根）

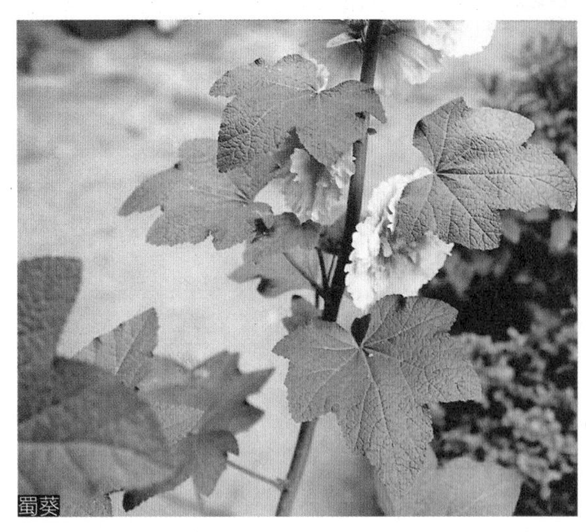
蜀葵

【药物来源】锦葵科植物蜀葵〔*Althaea rosea*（L.）Cav.〕的根。

【植物特征】详见“润下”章“蜀葵花”。

【生长分布】详见“蜀葵花”。

【采收加工】4～8月采挖，除须根，洗净，切片，晒干。

【药理作用】根可作润滑剂，用于黏膜炎症，起保护、缓和刺激的作用。

【性味归经】甘，寒，无毒。入心、肺、大肠、膀胱四经。

【功能主治】清热凉血，解毒排脓。用于盆腔炎，子宫炎，阴道炎，肠痈，痈肿，淋病，咳血，衄血，血崩。

【配伍应用】

蜀葵根-狗肝菜 两药能升能降，都有清热，凉血，解毒作用。蜀葵根则偏于泄血分火热；狗肝菜长于清血分热毒。两药配伍，相辅相成，功效尤强。用于热毒泻痢、赤白带、痈疖肿毒等。

蜀葵根-鱼腥草 两药均有清热，解毒，排脓之功。但蜀葵根清热解毒作用好；鱼腥草排脓消痈功效偏强。两药配伍，相辅相成，作用提高。用于肺痈、肠痈，以及外科阳痈等证。若肺痈，配与苇茎、薏苡仁、桔梗、白毛夏枯草；肠痈，配与白花蛇舌草、枳实、虎杖、大黄；痈疖，加穿山甲、蒲公英、紫花地丁，以增疗效。

【单方验方】

①治血崩，吐血：蜀葵根60克，煨甜酒吃（《贵州草药》）。

②治肠痈：蜀葵根3克，大黄3克，水煎服（《经验良方》）。

③治内痈有败血，腥臭殊甚，脐腹冷痛，用此排脓下血：蜀葵根、白芷各一两，白枯矾、白芍各五钱，为末，黄蜡熔化，和丸梧子大。每空心米饮下二十丸，待脓血出尽，服十宣散补之（《坦仙皆效方》）。

④治诸疮肿痛不可忍者：蜀葵根，去黑皮捣，若稠，点井花水少许，若不稠，不须用水，以纸花如膏贴之(《济生拔萃》)。

⑤治白带增多：蜀葵根30克，炖猪肉吃或煨水服（《贵州草药》）。

⑥治大便不通：蜀葵根、冬苋菜各30克，煨水服（《贵州草药》）。

⑦治小便淋沥：蜀葵根一撮，洗净，锉碎，用水煎五七沸服（《卫生宝鉴》）。

【用法用量】内服：煎汤，30～60克；或研末入丸、散。外用：捣敷。

蔛草

（蔛菜、接水葱、鸭仔菜、合菜）

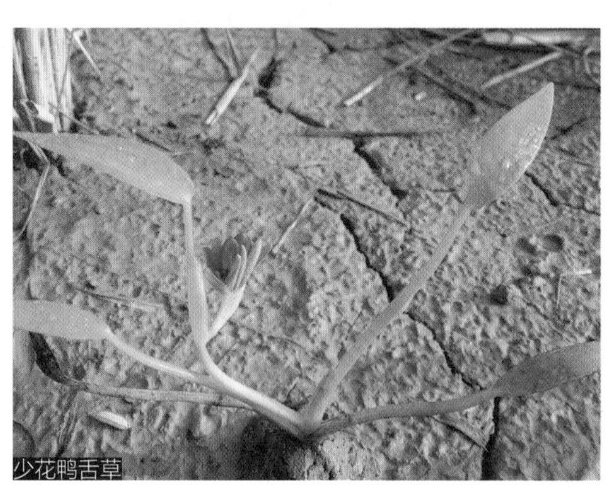
少花鸭舌草

【药物来源】雨久花科植物少花鸭舌草〔*Monochoria vaginalis* Presl var.*pauciflora*（Bl.）Merr.〕的全草。

【植物特征】一年生草本，高8～20cm。根茎短，直立，多须根，白色。叶基生，具长柄；叶片长卵形至披针形，长2～3.5cm，宽0.5～1.2cm，先端渐尖或急尖，基部近圆形，全缘，上面绿色，下面浅绿色，光泽。总状花序于叶鞘抽出，小花1～3朵，具总梗，小花有短柄；花被钟状，6深裂，深蓝色；雄蕊6，1枚偏大，子房3室。蒴果长卵形。花期夏、秋季，果期秋、冬季。

【生长分布】生于水稻田、湿地。分布于我国绝大部分地区。

【采收加工】夏、秋季采收，洗净，晒干或鲜用。

【性味归经】甘，寒，无毒。入肝经。

【功能主治】清热凉血，解毒消肿。用于咳血，尿血，高热，喘咳，眼赤肿痛，丹毒，痈肿疔疮。

【配伍应用】

蔛草-苎麻根 两药都有清热，凉血，止血作用。蔛草偏于清泄血热；苎麻根长于凉血和血止血。两药相配，相辅相成，功效显著。用于血热妄所致咳血、鼻血、吐血、尿血、崩漏等血证。

蔛草-蒲公英　两药都有清热，解毒，消肿作用。但蔛草清热消肿作用较好；蒲公英的清热解毒功效偏强。两药配伍，则能清热解毒，散结消肿。用于痈疖、疔疮、丹毒，以及肝热目赤肿痛。

【单方验方】

①治咳血：蔛草（鲜品）30～60克，捣烂绞汁，调蜜服（《福建中草药》）。

②治尿血：蔛草（鲜品）30～60克，鲜灯芯草30～60克，水煎服（《福建中草药》）。

③治慢性支气管炎：蔛草干品30克（新鲜者500克），加水煎煮，放蜂蜜9～15克，再煮5分钟，取药液内服。每天两次，连服30天为1个总疗程（《全国中草药汇编》）。

④治风火赤眼：蔛草（鲜品），捣烂外敷眼睑（《福建中草药》）。

⑤治丹毒，痈肿，疔疮：蔛草（鲜品）适量，捣烂敷患处（《福建中草药》）。

【用法用量】内服：煎汤，9～15克（鲜品30～60克）；或捣烂绞汁。外用：捣敷。

【注意事项】注意与“鸭舌草”鉴别，详见“清热解毒”章。

篦梳剑

（矛叶蹄盖蕨、金剑卷莲、石箸、小连铁草、山鸭蕨）

【药物来源】蹄盖蕨科植物单叶双盖蕨〔*Diplazium subsinuatum*（Wall. ex Hook. et Grev.）Tagawa.〕的全草。

【植物特征】多年生丛生草本，高10～40cm。根状茎横走，被棕色细小鳞片。叶基生，叶柄长3～15cm，基部被棕色鳞片；叶片亚革质，披针形，长7～25cm，宽2～3.5cm，先端渐尖，基部渐窄，边缘微波状，叶脉明显，侧脉有分叉。孢子囊群线形，生于叶之中上部，着生于分叉细脉的两侧，囊群盖膜质。

【生长分布】生于山沟、林缘、岩石下阴处。分布于我国华南、西南等地区。

【采收加工】全年可采，晒干。

【性味归经】苦、涩，寒。入肺、肾二经。

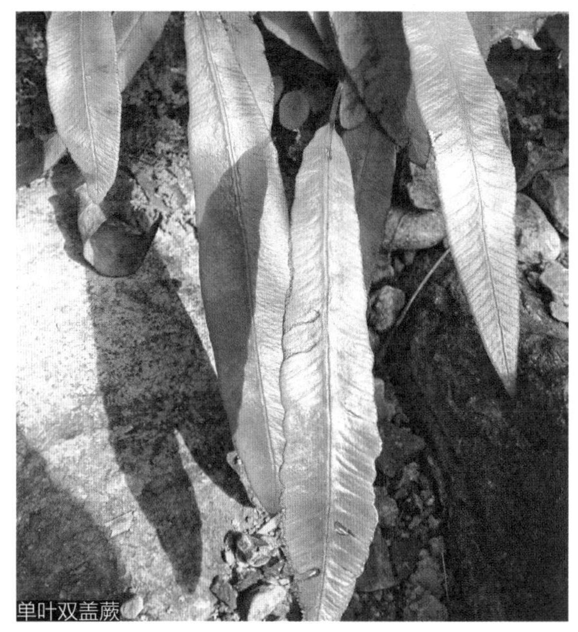
单叶双盖蕨

【功能主治】清热凉血，利尿通淋。用于咯血，吐血，血淋，目赤肿痛，咽喉肿痛。

【配伍应用】

篦梳剑-侧柏叶　两药均有清热，凉血，止血作用。篦梳剑偏于清泄血热；侧柏叶长于凉血止血。两药配伍，相须为用，功效尤强。用于血热妄行之咳血、鼻血、吐血、尿血以及血淋等。

篦梳剑-冬葵根　两药均有利尿通淋作用。篦梳剑并能清泄血热；冬葵根尚可通利水道。两药相配，共收利尿通淋，凉血泄热之功。用于热淋、血淋、石淋、尿血等。

【单方验方】

①治肺结核咳血，肺热痰中带血：鲜篦梳剑30～90克，水煎服（《福建中草药》）。

②治白喉：篦梳剑15克，水煎服（《湖南药物志》）。

③治鸡爪风：篦梳剑9～15克，水煎服（《湖南药物志》）。

④治吐血：篦梳剑9克，杉木尖15克，乌泡尖6克，水煎服（《湖南药物志》）。

⑤治热淋，尿血：鲜篦梳剑60～120克，水煎服（《福建中草药》）。

【用法用量】内服：煎汤，9～15克（鲜品30～60克）。外用：捣烂擦。

第六章　清热解毒

一年蓬

（野蒿、白马兰、牙肿消、治疟草）

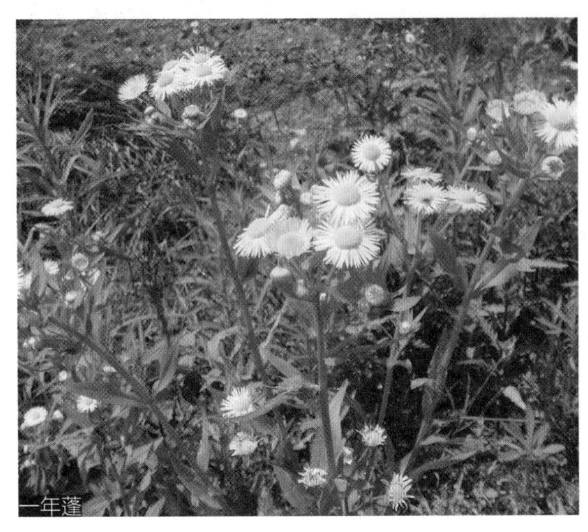

【药物来源】菊科植物一年蓬〔*Erigeron annuus*（L.）Pers.〕的带根全草。

【植物特征】一年或二年生草本，高30～90cm，全株被白色粗短毛。茎直立，暗绿色，上部有分枝。基生叶呈莲座状，早萎，叶柄长2～3cm；叶片倒卵形或长卵形，长3.5～12cm，宽1.5～3cm，先端尖或渐尖，基部渐窄有翼，边缘有不规则钝锯齿，两面绿色；茎中部叶互生，有短柄或无柄，叶片长椭圆形或条状披针形；上部叶细短，呈线形。花顶生，头状花序排列成疏散伞房状圆锥花序；花径1.5～2.5cm；总苞半圆形，苞片细条形；边缘舌状花，数层，有缘毛，白色或淡紫色，中央为管状花，黄色，先端5裂；雄蕊5；雌蕊1，柱头2裂。瘦果扁平，被毛。花期夏、秋季，果期秋、冬季或至翌年春季。

【生长分布】生于山坡、路旁、荒地、田边。分布于我国华南、华中、华北、西南等地区。

【采收加工】夏、秋季拔起带根全草，洗净，切段，晒干。

【药理作用】茎、叶以石油醚、乙醚、三氯甲烷洗涤后的水提取物，有降血糖作用。

【性味归经】苦，凉。入脾、胃二经。

【功能主治】清热解毒，利湿，截疟。用于淋巴结炎，急性传染性肝炎，急性胃肠炎，消化不良，疟疾，血尿。

【配伍应用】

一年蓬-夏枯草　一年蓬苦、凉，清泄热毒，治痈疖肿毒；夏枯草苦、辛、寒，清肝泻火，开郁散结，治目赤肿痛、头痛、瘰核等。两药配伍，则能泻火解毒，散结消肿。用于瘰疬、痈疖肿毒等证。若用于痰火郁结所致瘰疬，加黄独零余子、一枝黄花；用于热毒蕴结之痈疖肿毒，配与千里光、紫花地丁，以增疗效。

一年蓬-藿香　一年蓬苦、凉，能清热利湿；藿香辛、微温，芳化湿浊，疏散表邪。两药配伍，辛散苦降，则能疏表散邪，理气和中，清利湿热。用于脾胃湿热，脘腹痞胀、恶心呕吐、腹痛泄泻等症。湿热为患，湿遏热伏，如油入面，治疗重在化湿理气，湿去热则清，通常苦寒（凉）配辛温，但不能忽略渗利，即湿邪之出路也。

一年蓬-青蒿　两药均有截疟作用。一年蓬苦、凉，乃清利湿热截疟；青蒿苦、辛、寒，为清暑除热截疟。两药相伍，共奏祛暑利湿，截疟解热之功。用于疟邪挟暑湿或湿热之疟证，如恶寒高热、发作有时、有汗、汗出烧退、小便短赤、舌苔黄腻等。

【单方验方】

①治淋巴结炎：一年蓬90～120克，加黄酒30～60毫升，水煎服（《浙江民间常用草药》）。

②牙龈炎：一年蓬50克，岗梅根30克，水煎分2～3次服（《中国民间百草良方》）。

③治肠胃炎：一年蓬60克，鱼腥草、龙芽草各30克，水煎，冲蜜糖服，早晚各1次（《浙江民间常用草药》）。

④治消化不良：一年蓬15～18克，水煎服（《浙江民间常用草药》）。

⑤急性传染性肝炎：一年蓬60克，茵陈40克，藿香15克，车前草30克，水煎分2～3次服。每日1剂，连服10～15天（《中国民间百草良方》）。

⑥治血尿：一年蓬鲜全草或根30克，加蜜糖和水适量煎服，连服3天（《浙江民间常用草药》）。

【用法用量】内服：煎汤，9～15克，大剂量可用30～60克。

一枝箭

（青藤、蛇咬子）

【药物来源】瓶尔小草科植物尖头瓶尔小草〔*Ophioglossum pedunculosum* Desv.〕的带根全草。

【植物特征】多年生丛生小草本，高10～20cm。根状茎

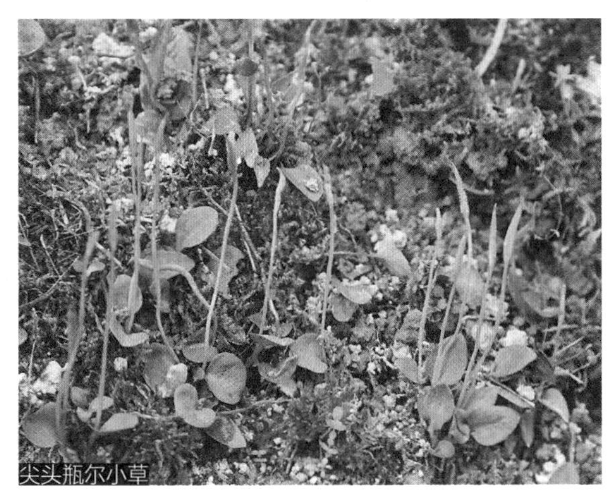
尖头瓶尔小草

短，肉质，白色。叶二型；营养叶单生，叶片卵形或宽卵形，长1.5~3cm，宽1~2cm，先端钝，基部宽楔形，全缘，上面绿色，下面浅绿色，侧脉网状；孢子叶抽自营养叶基部，细圆柱形，上部穗状，孢子囊两例，孢子平滑。

【生长分布】生于沟边、山坡、路旁、草丛等阴湿地。分布于我国华南、华中、西南以及台湾等地区。

【采收加工】春、夏季采集，洗净，晒干。

【性味归经】苦、甘，凉。入心、脾二经。

【功能主治】清热解毒，活血散瘀。用于乳痈，疔疮，疥疮身痒，跌打损伤，瘀血肿痛。

【配伍应用】

一枝箭-紫花地丁 两药都有清热解毒作用。一枝箭并能消肿；紫花地丁又长于散结消痈。两药配伍，相辅相成，功效益彰。用于痈疖、疔疮等肿毒。

一枝箭-积雪草 一枝箭能活血散瘀；积雪草可活血消肿。两药配伍，相须为用，共收活血散瘀，消肿止痛之功。用于跌打损伤，瘀滞肿痛。

【单方验方】

①治疖疮痈肿：一枝箭、熟大黄各4.5克，对经草12克，柴胡6克，水煎服（《陕西中草药》）。

②治痈肿初起：一枝箭、鱼胆草、铧头草、野烟叶，捣烂敷（《四川中药志》）。

③用于乳痈：一枝箭、蒲公英各适量，捣烂外敷（《四川中药志》）。

④治毒蛇咬伤，无名肿毒：一枝箭鲜品适量，捣烂外敷（《陕西中草药》）。

⑤治小儿疳积：一枝箭、使君子、鸡内金，煎服（《中草药学》）。

【用法用量】内服：煎汤，15~30克。外用：捣敷。

一味药

（野槐树、野蓝枝子、狼牙草、野绿豆、铁皂角、山绿豆、马料梢）

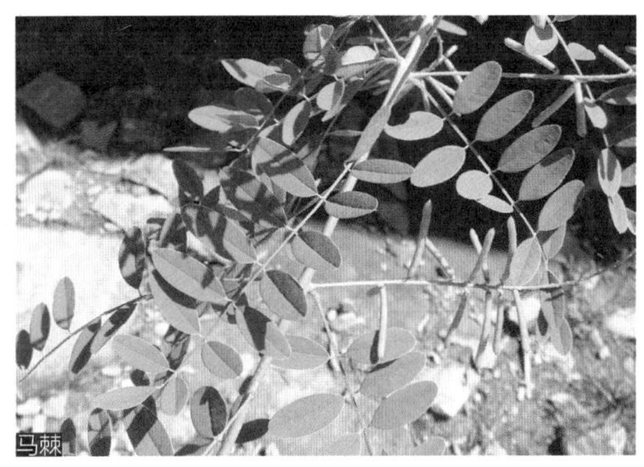
马棘

【药物来源】豆科植物马棘〔*Indigofera pseudotinctoria* Matsum.〕的全草。

【植物特征】小灌木，高60~100cm。茎直立，圆柱状，多分枝，主茎清楚，幼枝浅绿色，有丁字毛。单数羽状复叶，互生，具长柄；小叶9~13枚，小叶片矩状倒卵形，长1~2.5cm，宽0.5~1cm，先端微凹，基部宽楔形，全缘，上面暗绿色，下面绿色，幼时平贴丁字毛，老时秃净。穗式总状花序，腋生，长可达10cm，小花多数，无梗；花萼钟状，5裂；花冠蝶形，红紫色或白色，旗瓣倒卵形，翼瓣卵圆形，龙骨瓣直立；雄蕊10；雌蕊1，子房上位，1室，柱头尖。荚果圆柱形，幼时平贴丁字毛，成熟时深褐色。种子近肾形，数粒。花期夏季，果期秋季。

【生长分布】生于山坡、路旁、林下、林缘、灌丛。分布于我国华南、华东、华中、西南等地区。

【采收加工】秋季采集，洗净，切片或切段，晒干。

【性味归经】苦、涩，平。入脾、肺二经。

【功能主治】清热解毒，散结消肿。用于感冒咳嗽，扁桃体炎，颈淋巴结结核，痔疮，食积饱胀。

【配伍应用】

一味药-一枝黄花 一味药清热解毒，且能消肿；一枝黄花疏风清热，消肿解毒。两药配伍，则能疏散风热，解毒消肿。用于外感风热，咽喉肿痛、头痛以及疮疡初起。若用于咽喉肿痛，配与射干、板蓝根；用于疮疡肿毒，配无莿根、蒲公英，以增疗效。

一味药-夏枯草 一味药能散结消肿，且清热毒；夏枯草清热泻火，并消滞散结。两药配伍，则能开郁消滞，泻火解毒，散结消肿。用痰火郁结之瘰疬、瘿瘤等。

【单方验方】

①治痱子初起，结核硬块：一味药、马桑根、何首乌，炖猪肉服（《四川中药志》）。

②治小儿食积饱胀：一味药、刮经板、石竹根、鱼鳅串、

第六章 清热解毒

萝卜子，熬水服（《四川中药志》）。

③治烂脚：一味药晒干，烧灰，用青油调敷（《浙江民间常用草药》）。

【用法用量】内服：煎汤，9～30克，或炖猪肉。

【注意事项】根“一味药根”详见“活血化瘀”章。

七叶一枝花

（七层塔、白河车、八角盘、蚤休）

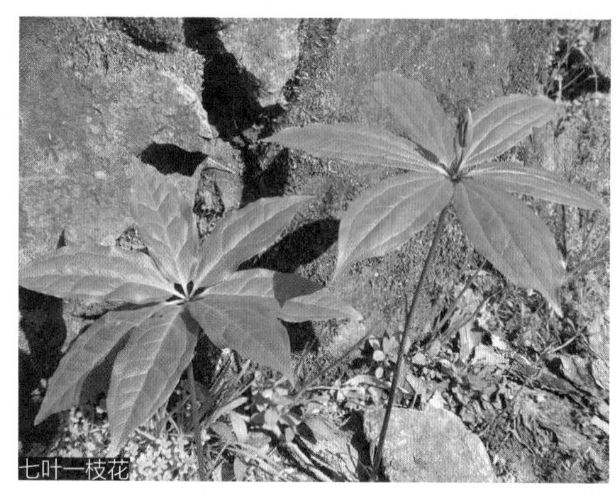

【药物来源】百合科植物七叶一枝花〔*Paris polyphylla* Smith〕的块根。

【植物特征】多年生草本，高30～80cm。根茎横走，黄褐色，肥厚，有环纹，有须根。茎直立，单生，圆柱形，光泽，略带紫红色，基部有膜质叶鞘包围。叶轮生，小叶5～9枚，通常7枚呈伞状聚生茎顶，具短柄，叶片长矩圆形或矩圆状披针形，长10～20cm，宽2.5～6.5cm，先端渐尖，基部楔形，全缘，两面绿色，基出3脉。花单生茎顶，花梗紫红色；花被2列，外列绿色，4～7片，叶状，长卵形，长2.5～4.5cm，宽0.8～1.2cm，先端渐尖；内列黄绿色，与外列同数，线形，较外列短；雄蕊4～7，花药线形，金黄色，子房上位。蒴果近圆形，绿色，成熟黄褐色、开裂。种子多种，卵形，鲜红色。花期夏季，果期秋、冬季。

【生长分布】生于高山、林缘、林下、路旁等阴湿处。分布于我国华南、西南、华中等地区。

【采收加工】夏、秋季采挖，除茎、叶、须根，洗净，切片，晒干。

【药理作用】

①抗微生物作用：对亚洲甲型流感病毒有较强的抑制作用，对志贺菌属、副伤寒杆菌、沙门菌、铜绿假单胞菌、金黄色葡萄球菌、溶血性链球菌、脑膜炎双球菌等均有抑制作用。本品煎剂对于右旋糖酐所致“无菌性炎症”具有对抗作用。

②平喘、止咳作用：豚鼠口服七叶一枝花煎剂有明显的平喘作用（组胺喷雾法）。小鼠灌服煎剂有明显止咳作用（二氧化硫引咳法），但无祛痰作用（酚红法）。

③镇静镇痛作用：所含蚤休苷有镇静和镇痛作用，可使小鼠自由活动减少，与戊巴比妥钠有协同作用，并有镇痛作用。

④毒性：毒性很低。

【性味归经】苦、辛，寒，有小毒。入心、肝二经。

【功能主治】清热解毒，消肿止痛，息风定惊。用于痈肿疔疮，扁桃体炎，腮腺炎，乳腺炎，瘰疬，乙型脑炎，阑尾炎，毒蛇咬伤，热病惊搐。

【配伍应用】

七叶一枝花-毛冬瓜　两药都有清热解毒作用。七叶一枝花兼消肿止痛，毛冬瓜又能活血消肿。两药配伍，相辅相成，功效更强。用于热毒痈疖、无名肿毒、瘰疬等。

七叶一枝花-阴地蕨　七叶一枝花能息风定惊，并清热毒；阴地蕨能平肝清热，兼消肿毒。两药配伍，共收清热解毒，泄热平肝，息风镇惊之功。用于热病、疮疡肿毒，热盛生风，如高热、惊厥、甚或抽搐等症。配与金银花、蛇莓、鲜芦根、地龙，以增功效。

【单方验方】

①痈：初期，患处皮肉红肿硬结，疼痛：七叶一枝花9克，狭叶韩信草30克，水煎服（《福建中草药处方》）。

②治喉痹：七叶一枝花0.6克，研粉吞服（《浙江民间草药》）。

③疖肿：鲜七一枝花、鱼腥草各30克，捣烂敷患处，每日1次（《全国中草药汇编》）。

④流行性乙型脑炎：七叶一枝花15克，用冷开水磨汁为一日量，分3～4次服，3日为1个疗程；或七叶一枝花15克，白马骨全株75克，鲜鸭跖草400克，加水2升，煎至1升为一日量，每隔3小时服一次，每次125毫升，3～4天为1个疗程（《全国中草药汇编》）。

⑤治小儿胎风，手足搐搦：七叶一枝花为末，每服半钱，冷水下（《卫生易简方》）。

⑥猩红热：七叶一枝花20克，虎杖30克，三棵针15克，水煎服。此为8～10岁儿童用量（《草药治儿科病》）。

⑦毒蛇咬伤致使血液中毒：七叶一枝花、王瓜根、徐长卿、蒲公英各15克，枳壳、栀子（炒）、半边莲、八角莲各9克，大黄、连翘各12克，野菊花、紫花地丁各18克，水煎服（《全国中草药汇编》）。

⑧各种毒蛇咬伤：七叶一枝花、八角莲、金果榄、半边莲各6克，徐长卿、紫花地丁各9克，王瓜根12克。鲜品捣烂外敷局部，或干品研细末调酒外敷局部(《全国中草药汇编》)。

⑨治百日咳：七叶一枝花9克，水煎服，另用七叶一枝花研粉调食醋10毫升涂喉，每日3次（《草药治儿科病》）。

⑩治腹部痉挛性疼痛，腹部手术后局部疼痛：七叶一枝花15克，水煎服；或研末，每次3克冲服（《实用临床草药》）。

【用法用量】内服：煎汤，6～12克；散剂，1～3克。外用：捣敷或研末调敷。

【注意事项】脾胃偏寒患者、肝功能不全患者以及孕妇忌用。蚤休苷有毒，不能大量、长期服用，服用过程中若出现恶心、呕吐、头痛或痉挛即为中毒，应停用，并对症治疗。同科植物，金钱重楼、阔瓣蚤休、毛腺蚤休、狭叶蚤休、滇王孙、轮叶王孙，其性味、功能主治相近，可同等入药。

八角莲

（旱八角、一把伞、独叶一枝花、独脚莲、六角莲）

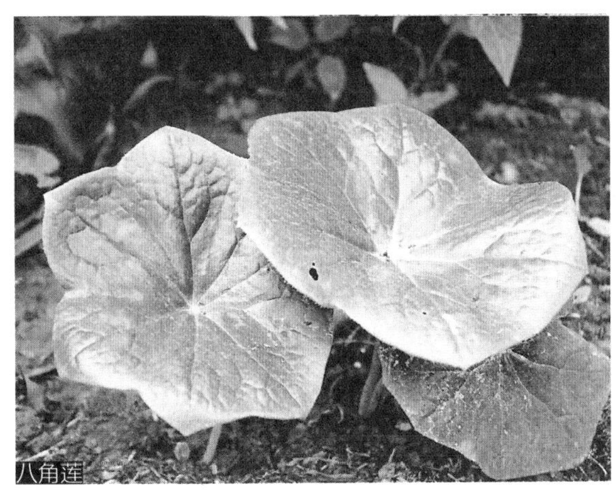

八角莲

【药物来源】小檗科植物八角莲〔*Dysosma versipellis*（Hance）M. cheng ex Ying〕的块根。

【植物特征】多年生草本，高15～35cm。块根横走，粗壮，结节状，多须根。茎直立，无毛。茎生叶，1枚或2枚，叶柄长10～25cm；叶片盾状，近圆形，长、宽约15～30cm，有5～9个浅裂，裂片广三角形，边缘有细齿。花腋生，小花数朵，聚集成伞房状花序，下垂；萼片6，椭圆状矩圆形；花瓣6，紫红色，2轮排列；雄蕊6；雌蕊瓶状。浆果近圆形，成熟黑色。花期夏季，果期秋季。

【生长分布】生于深山、密林等阴湿处；或栽培。分布于我国华南、西南、华中等地区。

【采收加工】秋季采挖，洗净，切片，晒干。

【药理作用】鬼臼毒素能抑制细胞中期的有丝分裂，对动物肿瘤有明显的抑制作用。但由于毒性太大临床上未能进一步使用。

【性味归经】苦、辛，平，有毒。入肺经。

【功能主治】清热解毒，祛瘀消肿。用于乳腺癌，肺癌，痈肿，疔疮，瘰疬，毒蛇咬伤，跌打损伤。

【配伍应用】

八角莲-蜂蜜　八角莲有毒，清热解毒，并善散结消肿；蜂蜜滋养润燥，益气养脾，且解毒，为佐使。两者配用，八角莲得蜂蜜，毒性减小，但清热解毒，散结消肿功效不减。可用于恶核癌肿、热毒痈疖疔疮。煎汤内服与外用捣敷均可。同时施用疗效更佳。

八角莲-莎草　两药都有消肿止痛作用。但八角莲行血分，祛瘀消肿止痛，而莎草走气分，行气祛滞消胀止痛。两药配伍，气血并治，功效尤强，使瘀滞消散，气血流畅，肿痛自除。用于跌打闪挫，瘀滞肿痛。内服与外用均可。

【单方验方】

①治疔疮：八角莲6克，蒸酒服；并用须根捣烂敷患处（《贵州民间药草》）。

②无名肿毒、痈疮疖肿、腮腺炎：鲜八角莲20～30克，水酒各半炖服；另适量根茎与叶捣烂外敷。溃烂将鲜叶用针密刺后泡米泔水贴敷（《畲族医药学》）。

③乳腺癌：八角莲、黄杜鹃各15克，紫背天葵30克，加白酒500毫升，浸泡7天后内服外搽。每服9毫升，每日2～3次。

④疖肿：八角莲研粉，加凡士林90%，调成软膏敷患处。

⑤毒蛇咬伤：八角莲、七叶一枝花、白马骨、飞来鹤、粉防己各9克，水煎服；外用阴行草、白马骨、柳叶白前、蛇葡萄各适量，煎水冲洗；再用鱼腥草、杠板归、星宿菜、葎草等鲜草捣烂敷患处周围（③～⑤方出自《全国中草药汇编》）。

【用法用量】内服：煎汤，6～12克。外用：捣敷，或研末调敷，或煎洗。

【注意事项】

①八角莲注意与本章“莲蓬草”鉴别。本品生用研末内服，除毒蛇咬伤外，他病一律不宜；因本品所含鬼臼毒素及树脂毒性较大，故此，只宜煎汤，且需久煎，减其毒性方可内服，且不可超于治疗量。笔者临床遇见八角莲中毒患者3例，皆因生粉末酒下所致，用量6克左右；表现为呕吐、泄泻；其中2例下肢瘫软，经治疗1年后才恢复，1例伴有发绀、嗜睡。住院检查发现，胃、肠、肝、肾及中枢神经系统功能均有不同程度损害。可见本品有胃、肠、肝、肾、神经毒。用宜慎重。

②《全国中草药汇编》中八角莲又名六角莲，因其与六角莲的植物特征、性味归经、功能主治相似，同等入药。

九节茶

（草珊瑚、隔年红、九节风、肿节风、接骨兰、观音茶）

【药物来源】金粟兰科植物接骨金粟兰〔*Sarcandra glabra*（Thunb.）Nakai〕的带根全草。

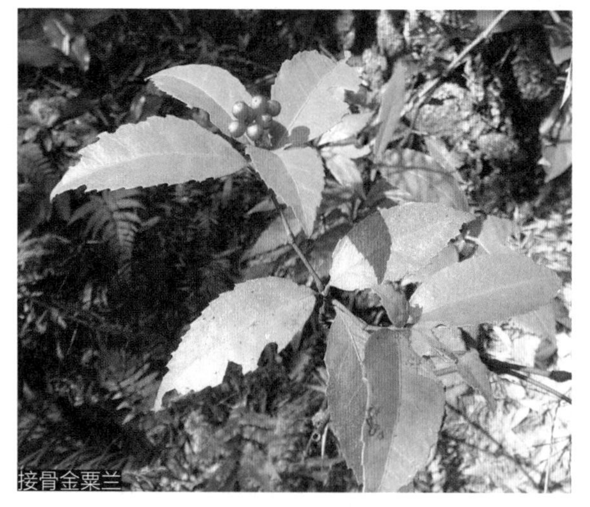
接骨金粟兰

【植物特征】常绿半灌木草本，高40～100cm。茎直立，上部有分枝，绿色，节明显，节间有纵棱。叶对生，草质，叶柄长0.5～1.5cm；叶片长卵形，长5～14cm，宽3～6cm，先端渐尖，基部渐窄或楔形，边缘近基处全缘，中、上部有粗锯齿，先端尖硬，绿色，两面光泽。花顶生，穗状花序，通常3枚，花小，黄绿色，单性，雌雄同株；雄蕊1，花药2室；雌蕊圆形，子房下位。核果圆形，径约3～5mm，初绿色，熟时鲜红色，光泽。花期夏季，果期秋、冬季。

【生长分布】生于山坡、林缘、路旁、疏林下阴处。分布于我国华南、西南、华中等地区。

【采收加工】夏季采集，洗净，切段，晒干。

【药理作用】

①抗微生物作用：对金黄色葡萄球菌、痢疾志贺菌、伤寒杆菌、铜绿假单胞菌均有抑制作用；叶的抑制作用小于茎、根，鲜品较干品为强。此外对草绿色链球菌、卡他球菌、流感杆菌、肺炎双球菌、甲型副伤寒杆菌、大肠埃希菌均有较强的抑制作用；对猪丹毒杆菌也有抑制作用；对鲍氏、福氏志贺菌尚有抑制作用。有抗流感病毒作用。

②抗溃疡作用：对利血平所致的大鼠实验性溃疡，有明显的抗溃疡作用。九节风对胃黏膜有较强的保护和修复作用，对已糜烂出血之溃疡有明显收敛作用，使胃溃疡在短期内愈合。对正常动物，本品有促进胃液分泌、增进食欲的作用。

③抗肿瘤作用。

④对免疫功能的影响：九节风对巨噬细胞系统、T淋巴细胞和B淋巴细胞均有一定的免疫抑制作用。

⑤其他：九节茶有促进骨折愈合作用；九节茶有一定的祛痰、止咳、平喘作用。

【性味归经】辛、苦，平。入肺、心、肝三经。

【功能主治】清热解毒，祛风利湿，理气活血。用于肺炎，牙周炎，牙周脓肿，牙髓炎，扁桃体炎，肠炎，痢疾，化脓性中耳炎，风湿性关节炎，胃炎，胃、十二指肠溃疡，骨折，恶性肿瘤。

【配伍应用】

九节茶-野菊花 两药都有清热解毒作用。九节茶并能散风邪；野菊花兼能消肿。两药配伍，相须为用，共收清热解毒，疏风散邪，散结消肿之功。若用于咽喉肿痛，加板蓝根、金果榄；用于牙龈肿痛，加桑白皮、夏枯草；用于痈疖肿毒，加无莿根、紫花地丁；脓耳，加金银花、栀子。

九节茶-大青根 两药都有清泄热毒，祛风利湿作用。但九节茶祛风湿功效较好；大青根清热毒作用偏强，且能止痛。两药配伍，相辅相成，作用尤强。用于风湿热痹或湿热痹。用于风湿热痹，加粉防己、三丫苦根、铁线草、桑枝；用于湿热痹，加粉防己、萆薢、薏苡仁、黄柏，以增强疗效。

九节茶-香附 九节茶能理气活血，治气血郁滞脘腹痛、胸胁痛；香附疏肝理气，调经止痛，治肝气郁结之胸胁痛、痛经、胃脘痛。两药配伍，则能疏肝理气，活血祛瘀，行滞止痛。用于气血郁滞所致胸胁痛、胃脘痛、痛经等。

【单方验方】

①治肺炎：九节茶30克，加水500毫升，煎至200毫升，分2次服（《药用花卉》）。

②治小儿腹泻：九节茶、鬼针草、车前草各30克，水煎服（《福建中草药》）。

③风湿关节痛：九节茶30克，野鸦椿根30克，猪脚1个，酌加酒、水炖服（《畲族医药学》）。

④治胃痛：九节茶15克，煨水服（《贵州草药》）。

⑤急性阑尾炎：九节茶90克，加水600毫升，煎至250毫升，分3次服（《药用花卉》）。

⑥产后腹痛：九节茶9克，铁扫帚30克，白糖、酒少许水煎服（《青草药彩色图谱》）。

⑦产后瘀血不清：九节茶9克，泽兰4克，马蹄金（杜衡）3克，炖红酒服（《畲族医药学》）。

⑧跌打损伤：九节茶（鲜品）30～60克，酒、水炖服；另用鲜叶调黄酒捣烂外敷（《福建中草药》）。

⑨骨折：骨折整复固定后，九节茶干叶研末调酒外敷（《福建中草药》）。

【用法用量】内服：煎汤，9～18克（鲜品30～60克）；或浸酒。外用：捣敷或研末调敷。

【注意事项】阴虚火旺及孕妇忌服。九节茶不能久存，时间过长会产生毒性。

了哥王

（南岭荛花、鸡子麻、铺银花、金腰带、山麻皮、红灯笼）

【药物来源】瑞香科植物了哥王〔*Wikstroemia indica*（L.）C.A.Mey.〕的茎叶。

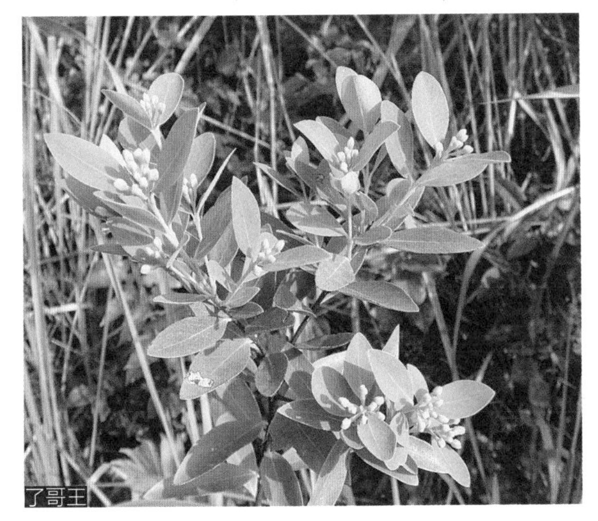

【植物特征】半落叶小灌木，高30～90cm或更高。茎直立，圆柱形，多分枝，外面红褐色，茎皮强韧如筋。叶对生，近无柄；叶片草质，长椭圆形，长2～5cm，宽0.8～1.5cm，先端钝尖或急尖，基部楔形，全缘，两面绿色。短总状花序，顶生，两性，无苞片；萼管状，长达1.2cm，先端4裂，裂片卵形，黄绿色；无花瓣；雄蕊8，2轮，花丝短，子房上位，柱头圆头状。核果卵圆形。成熟时红色。花、果期皆在夏、秋季。

【生长分布】生于山坡、疏小灌丛。分布于我国台湾、华南、华中、西南等地区。

【采收加工】夏季割取地上部分，切段，晒干。

【药理作用】叶水煎剂对肺炎双球菌，金黄色葡萄球菌高度敏感，对铜绿假单胞菌，伤寒杆菌中度敏感。

【性味归经】苦、辛，寒，有毒。入心、肺、小肠三经。

【功能主治】清热解毒，散结消肿，祛瘀止痛。用于疔疮肿毒，瘰疬，乳痈，麻风，鹤膝风，风湿关节痛，跌打损伤。

【配伍应用】

了哥王-蒲公英　两药均有清热解毒作用。了哥王并消肿散结；蒲公英兼散结消痈。两药配伍，相须相使，作用显著。用于疔疮肿毒。

了哥王-夏枯草　了哥王苦、辛、寒，消肿散结而止痛，并能祛热毒；夏枯草苦、辛、寒，清泻肝火，疏郁散结。两药配伍，辛散苦泻，共收泻火解毒，开郁散结，消肿止痛之功。用于热毒痰瘀凝结所致瘰疬、毒核等证。

了哥王-青皮　两药均为治伤良品。了哥王祛瘀活血止痛，治伤在血分；青皮破气散结消滞，治气分伤。两药配伍，则能破气祛瘀，行滞止痛。用于胸胁、腰膝闪挫疼痛等。

【单方验方】

①痈疽（透骨疽、透掌疽、窜骨疽）：了哥王（去皮）50克，水煎加少许食盐内服，每日1剂，以愈为度（《畲族医药学》）。

②食道癌：了哥王、陌上番椒各9克，四叶葎、三叶鬼针草各15克，毬兰、狗肝菜各30克，兰花参24克，水煎服（《福建中草药处方》）。

③疖：了哥王、白勒花嫩叶各等量，捣烂敷患处（《福建中草药处方》）。

④急性乳腺炎：了哥王（鲜品）、野菊鲜叶各等量，捣烂，敷患处（《福建中草药处方》）。

⑤无名肿毒：了哥王，捣烂，加米酒少量，敷患处（《草药手册》）。

⑥治鹤膝风：了哥王、接骨草，水煎，对酒服（《湖南药物志》）。

【用法用量】内服：煎汤，6～9克（宜久煎4小时以上）。外用：捣敷。

【注意事项】“了哥王根”详见“利尿渗湿”章。本品有毒，须久煎方可减轻毒性，若出现呕吐，腹泻，胸闷等中毒症状时，轻症用甘草煎汤服，较重时须送医院治疗。

三丫苦

（三叉虎、三叉苦、三丫虎、三枝枪、消黄散、三椏苦）

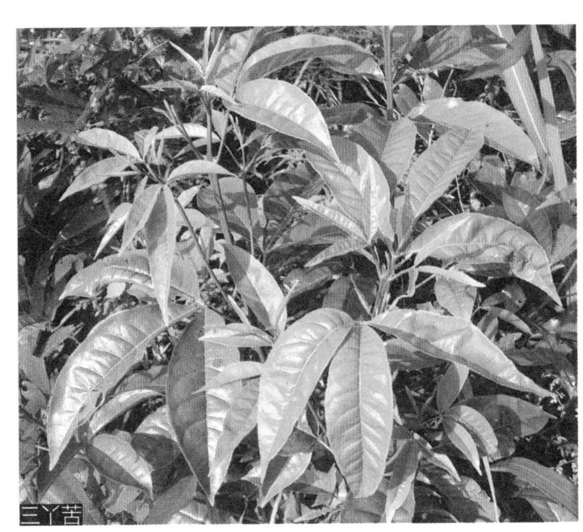

【药物来源】芸香科植物三丫苦〔*Evodia lepta*（Spr.）Merr.〕的全株。

【植物特征】灌木至乔木，高1.5～4m。茎直立，圆柱形，多分枝，幼茎有棱，外皮灰白色。叶对生，叶柄长4～13cm；小叶3枚，具短柄；小叶片，纸质，长矩圆形或长椭圆形，长7～15cm，宽2.5～5.5cm，先端长尖，基部渐窄成柄，全缘。圆锥花序，腋生，单性，小花多数；花萼4，极细短，不及1mm；花瓣4，黄色，长约1.5mm；雄花雄蕊4，较瓣长；雌花子房上位，4室。蓇葖果近圆形，由4个心皮组成。种子圆形，成熟黑色。花期夏季，果期秋、冬季。

【生长分布】生于山坡、路旁、林缘、疏灌丛。分布于我国南方大部分地区。

【采收加工】叶夏、秋季采集，晒干；根冬季采挖，洗净，切片，晒干。

【药理作用】煎剂在体外对志贺菌属有抑制作用。另有报道：煎剂用平板稀释法1:25对痢疾志贺菌、八叠球菌有抑制作用，对白喉杆菌有微弱的抑制作用。

【性味归经】苦，寒。入肝、肺二经。

【功能主治】清热解毒，祛风除湿，止痛。用于感冒高热，咽喉肿痛，肺热咳嗽，流行性脑脊髓膜炎，乙型脑炎，风湿关节痛，腰腿痛，痈疖肿毒，湿疹。

【配伍应用】

三丫苦-金银花 两药性寒，都有清热解毒作用。三丫苦并能解热止痛，金银花兼疏散风热。两药相配，共收轻宣卫表，清热解毒，解热之功。用于外感风热，如发热微恶风寒、头身痛、咽喉痛等症。配金盏银盘、倒扣草、黄毛耳草，疗效更强。

三丫苦-桑枝 三丫苦能祛风除湿止痛，并清泄热毒；桑枝祛风通络，且利关节。两药相配，共收祛风除湿，清热解毒，疗痹止痛之功。用于风湿热痹证，如发热、咽痛、关节热肿痛、并游走不定等。加大青根、倒扣草、金银花、紫葳根，以增功效。

【单方验方】

①感冒高热，流行性感冒：三丫苦根或茎、鸭脚木根或茎各500克，加水煎取3000毫升，过滤，浓缩至1000毫升。每服60毫升，每日1～2次（《全国中草药汇编》）。

②支气管炎：三丫苦9克，麻黄3克，球兰24克，水煎服（《青草药彩色图谱》）。

③肺炎：三丫苦根、狗肝菜各30克，水煎服；或三丫苦根、梅叶冬青根各12克，小叶买麻藤根15克，水煎服（《草药治内科病》）。

④肺脓肿：三丫苦根、一扫光各30克，鱼腥草、蛇根草各15克，水煎服（《草药治内科病》）。

⑤流行性脑脊髓膜炎：三丫苦2000克，野菊花、金银花各1500克，加水50千克，煎至30千克，供100人口服，每日1次，连用3～5天。本方适用于流脑（《草药治内科病》）。

⑥治脑炎初期：三丫苦叶60克，水煎服（《广西中草药》）。

⑦流行性乙型脑炎：三丫苦、球兰各30克，水煎服；或三丫苦2000克，野菊花、金银花各1500克，加水50千克，煎至30千克，供1000人口服，每日1次，连服3～5天。本方适用于预防乙脑（《草药治内科病》）。

⑧治鼠咬伤发热，引起淋巴结肿：三丫苦叶6克，黄糖酌量，共捣烂冲滚水服，连服数次。外用黑叶荔枝肉敷患处，连敷数次（《岭南草药志》）。

⑨治创伤感染发热：三丫苦鲜根30克，水煎服（《福建中草药》）。

⑩盆腔炎：三丫苦15克，穿心莲15克，蒲公英30克，忍冬藤30克，水煎服，每日1剂（《新编中医学概要》）。

⑪小儿夏季热：三丫苦、梅叶冬青、葫芦茶各15克，水煎服（《青草药彩色图谱》）。

⑫风湿性关节痛、腰痛：三丫苦，盐麸木、鹅掌柴各30克，水煎服（《青草药彩色图谱》）。

⑬血管瘤：三丫虎根30克，猫尾射30克，煎服（《福州市民间药草》）。

⑭解钩吻中毒：三丫苦叶，干者用60克，生者酌加，煎水服（《岭南草药志》）。

【用法用量】内服：煎汤，15～30克（鲜品30～60克）。外用：叶捣敷或煎洗。

【注意事项】清热解毒多用三丫苦叶，祛风湿多用根茎。

土茯苓

（禹余粮、仙遗粮、土苓、白葜、红土苓、山奇粮、冷饭团）

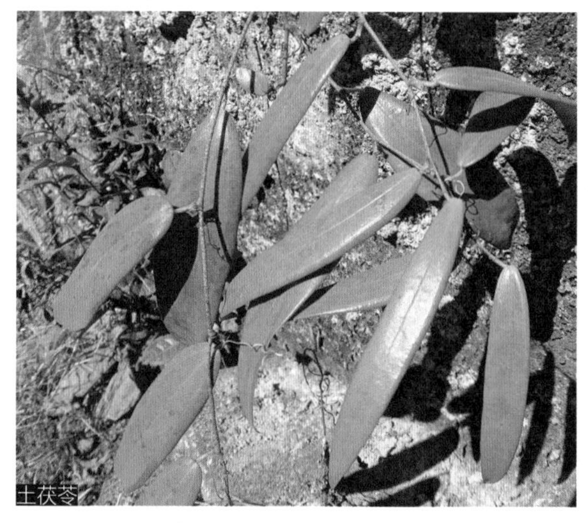

【药物来源】百合科植物土茯苓〔*Smilax glabra* Roxb.〕的块根。

【植物特征】攀援状木质藤本，长1～2.5m。根茎横走，块状，不规则，有须根。茎圆细，棕褐色，光泽，有腺点。叶互生，具叶柄，叶腋有卷须2条；叶片椭圆状披针形，长6～15cm，宽1.5～3.5cm，全缘，先端渐尖，基部近圆形。花腋生，单性，雌雄异株；伞形花序，花细，梗短；花被6裂，2轮排列，白色；雄蕊6，雌蕊退化。浆果球形，熟时紫红色，外被白粉。花期夏、秋季，果期秋、冬季。

【生长分布】生于山坡、疏小灌丛、林缘、路旁。分布于我国华南、华东、西南、华中等地区。

【采收加工】四季可挖，除须根，洗净，切片，晒干。

【药理作用】

①对泌尿系统的影响：能增加尿酸盐排泄，具抗痛风作

用，尚有消除蛋白尿，恢复肾功能作用。

②抗癌作用：体外试验对子宫颈癌培养株系JTC-26有抑制作用，抑率在90%以上。

③抗螺旋体作用：临床报道本品对小儿先天性梅毒口腔炎（病儿母亲每日服9克，病儿日服6克，均用水煎，分三次服）及现症梅毒均有疗效。本品亦能杀死钩端螺旋体，可用于钩端螺旋体病。

【性味归经】 甘、淡，平。入肝、胃二经。

【功能主治】 解毒消肿，和脾利湿，通利关节。用于梅毒，疮疖，瘰疬溃烂，湿疮，瘿瘤，风湿关节痛，筋骨挛痛，脚气，痛风。

【配伍应用】

土茯苓-马齿苋 土茯苓甘、淡、平，解毒消肿，并能利湿浊，善治湿毒证；马齿苋酸、寒，清热解毒，兼凉血，治热毒证候。两药配伍，可获凉血解毒，利湿泄浊，散结消肿功效。用于热毒痈疖、杨梅疮毒。以上两药是治疗梅毒的特效药，但用量宜大；湿热著，重用土茯苓，热毒甚，重用马齿苋。笔者临床实践中，虽大量施用（60～125g/d），未见毒副作用反应。

土茯苓-薏苡仁 土茯苓甘益脾，淡能渗湿，调中止泄，治湿邪困脾之腹泻；薏苡仁味淡能渗湿利水，甘则健脾，凉可清热，治脾虚湿热中阻之泄泻。两药配伍，则能健脾调中，渗湿止泻。用于脾虚湿胜所致食少泄泻、腹胀肢肿，以及脚气浮肿等。

土茯苓-粉防己 两药都有除湿痹作用。土茯苓渗湿，通利关节，消肿疗痹；粉防己清利湿热，消肿除痹，并镇痛。两药配伍，共呈清热利湿，通利关节，消肿止痛之功。用于湿热痹证，如关节肿痛、酸楚、肤热等症。配大青根、薏苡根、金钱草，作用更好。

【单方验方】

①梅毒：土茯苓180克，金银花60克，甘草30克，每日1剂水煎服（《实用皮肤病性病验方精选》）。

②治丹毒：土茯苓、野菊花各30克。服法：水煎两次，取药液1茶碗，分两次服，1周为1个疗程（《中国民间医术绝招》）。

③疮疖：鲜土茯苓30～60克，金银花9～15克，水煎服（《福建中草药》）。

④治瘰疬溃烂：土茯苓，切片或为末，水煎服，或入粥内食之，须多食为妙。忌铁器、发物（《积德堂经验方》）。

⑤钩端螺旋体病：土茯苓60～150克，甘草9克，水煎服（《草药偏方治百病》）。

⑥治皮炎：土茯苓60～90克，水煎，当茶饮（《江西草药》）。

⑦甲状腺腺瘤（痰气郁结）：土茯苓30克，苦参10克，天花粉10克，皂角刺10克，半夏10克，陈皮6克，桔梗10克，夏枯草10克，郁金10克，柴胡10克，甘草6克，水煎服，每天1剂。痰多者可加川贝母10克或白芥子10克（《千家妙方》）。

⑧疖：土茯苓60克，千里光24克，水煎服（《福建中草药处方》）。

⑨治风湿骨痛，疮疡肿毒：土茯苓500克，去皮，和猪肉煮烂，分数次连滓服（《浙江民间常用草药》）。

⑩治大毒疮红肿，未成即滥：土茯苓为末，好醋调敷（《滇南本草》）。

【用法用量】 内服：煎汤，15～30克，大剂量可用至120克；或同肉煮。外用：研末调敷。

土圞儿

（九牛子、九子羊、土蛋、土鸡蛋、野凉薯）

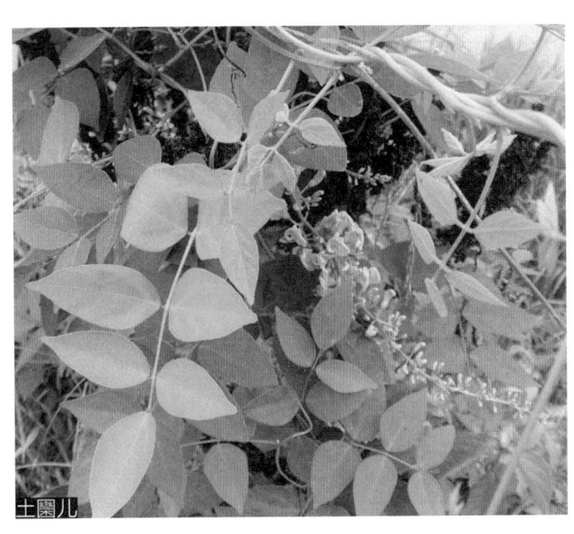

土圞儿

【药物来源】 豆科植物土圞儿〔*Apios fortunei* Maxim.〕的块根。

【植物特征】 多年生蔓性缠绕草本。块根近球形，肉质，外皮黄褐色。叶互生，单数羽状复叶，卵形，小叶3～7枚，先端1枚最长、大；小叶片卵形或长卵形，长5～7.5cm，宽2～4cm，先端急尖或渐尖，基部圆形，全缘，上面中脉疏生短硬毛，两面绿色。总状花序，腋生，序长7～26cm；大、小苞片细条形，被短硬毛；花萼稍呈二唇形；花冠绿白色，蝶形，旗瓣倒卵形，翼瓣矩形，龙骨瓣窄矩形；雄蕊2束。荚果扁平，长6～9cm，宽0.6cm。花期夏、秋季，果期秋、冬季。

【生长分布】 生于山坡、路旁、海岸、田埂。分布于我国大部分地区。

【采收加工】 秋季采挖，除须根，洗净，切片，晒干。

【性味归经】 甘、微苦，平。入肺、脾二经。

【功能主治】 解毒消肿，祛痰止咳。用于咽喉肿痛，瘰疬，痈肿，毒蛇咬伤，感冒咳嗽，百日咳。

【配伍应用】

土圞儿-一枝黄花 土圞儿善行上焦，解毒消肿，治热毒咽喉肿痛、瘰疬等；一枝黄花质轻气凉，轻清发散，疏风清热，消肿解毒，治风热感冒、咽喉肿痛等。两药配伍，则能疏散风热，解毒消肿。用于外感风热之感冒、咽喉肿痛等。

土圞儿-桑白皮 土圞儿能祛痰止咳，可治咳嗽、百日咳等；桑白皮清肺消痰，降气平喘，治痰火咳喘、痰多。两药相配，共收清泄肺热，化痰止咳，降气平喘之功。用于痰热壅肺，所致咳嗽、气逆、痰多黄稠、气急胸闷，或伴身热、头痛等。

【单方验方】

①治急性咽喉肿痛：土圞儿1个，磨水服（《草药手册》）。

②治瘰疬：土圞儿30～60克，海带、海藻、玄参各9克，鸡蛋3枚，水煎连蛋服（《湖南药物志》）。

③毒蛇咬伤：土圞儿根、野薄荷、红孩儿根（均鲜）各适量，捣烂外敷（《中草药彩色图谱与验方》）；或土圞儿15～30克，捣烂敷伤口。如蕲蛇、银环蛇咬伤，加生半夏、生南星、蒲公英各15克捣烂外敷。（《全国中草药汇编》）。

④无名肿毒：土圞儿磨汁搽患处（《贵州民间药物》）。

⑤用于乳痈、疔疮：土圞儿，磨白酒涂患处，随干随涂（《草药手册》）。

⑥治小儿感冒咳嗽及百日咳：鲜土圞儿9～12克，洗净切碎，加糖或蜂蜜15克，再加水蒸半小时，取汁，分3次服（《浙江天目山药植志》）。

⑦治疝气：土圞儿30克，小茴香6克，煎水服（《贵州民间药物》）。

⑧治妇女痛经：土圞儿15克，去皮切片，加黄酒蒸汁，饭后服（《浙江天目山药植志》）。

【用法用量】内服：煎汤，9～15克（鲜品30～60克）。外用：捣敷或磨汁涂。

土大黄

（吐血草、救命王、金不换、红筋大黄、野蒿荬、广角）

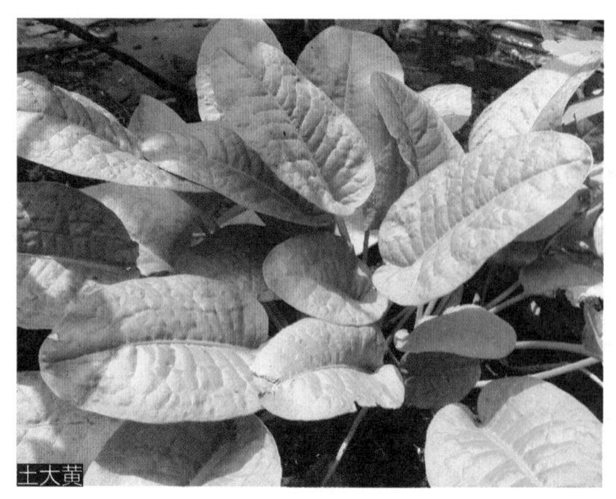

土大黄

【药物来源】蓼科植物土大黄〔*Rumex madaio* Mak.〕的根。

【植物特征】多年生草本，根茎肥厚，黄色。茎直立，圆柱形，中空，外有纵棱。基生叶大，莲座状，具长柄；叶片长卵形或卵状椭圆形，长15～30cm，宽6～16cm，先端钝，基部心形，全缘，两面绿色，上面褶皱，下面有疣状凸起；茎生叶互生，卵状披针形，向上渐小，变成苞片；托叶膜质。圆锥花序顶生，由多数轮生花序组成，花两性；花被6，淡绿色，2轮排列；雄蕊6；雌蕊子房1室，花柱3。瘦果卵形，3棱。种子1粒。花期夏季，果期秋季。

【生长分布】生于原野、路旁；或栽培。分布于我国华南、华东、华中、华北等地区。

【采收加工】秋、冬季采挖，洗净，切片，晒干。

【药理作用】可使血管收缩。

【性味归经】苦、辛，凉。入肺、脾、大肠三经。

【功能主治】清热解毒，止血，散瘀，通便，杀虫。用于咽喉肿痛，肺痈，流行性腮腺炎，大头瘟，痈疖肿毒，吐血，咳血，衄血，跌打损伤。

【配伍应用】

土大黄-射干 两药都有清热解毒作用。土大黄尚能通便泄热；射干并能利咽。两药相配，大增清热解毒作用，又具通便泄热，利咽消肿之功。用于热毒咽喉肿痛、肺热咳嗽等。

土大黄-三七草 两药都有止血作用。土大黄并能祛瘀；三七草兼能活血。两药相配，相互为用，止血，活血，散瘀作用较强。用于跌打闪挫，络损之咯血、吐血等。

土大黄-朱砂根 土大黄能散瘀消肿；朱砂根散瘀止痛。两药配伍，相辅相成，共收活血散瘀，消肿止痛之功。用于跌打闪挫筋伤，致青紫、肿胀、疼痛等症。又可捣敷。

土大黄-马齿苋 两药寒凉，喜行下焦；土大黄能清热通便，解毒，止血；马齿苋能清热解毒，凉血止血。两药配伍，则能清热解毒，通腑泻下，凉血止血。用于肠道实热痔疮肿痛、出血、便血等。

【单方验方】

①治肺痈：土大黄30克，捣汁酒煎服3次（《百草镜》）。

②治痨伤吐血：土大黄21～30克，百合9克，冰糖30克，水煎服（《中医药实验研究》）。

③治咳嗽吐血，跌打受伤吐血：土大黄15～21克，和精猪肉切细，做成肉饼，隔水煎熟食之（《中医药实验研究》）。

④治大便秘结：土大黄3～15克，水煎服（《湖南药物志》）。

【用法用量】内服：煎汤，9～15克（鲜品15～30克）；或捣汁。外用：捣敷。

大青叶

（鸭公青叶、臭大青叶、路边青叶、山臭后叶、大青木叶）

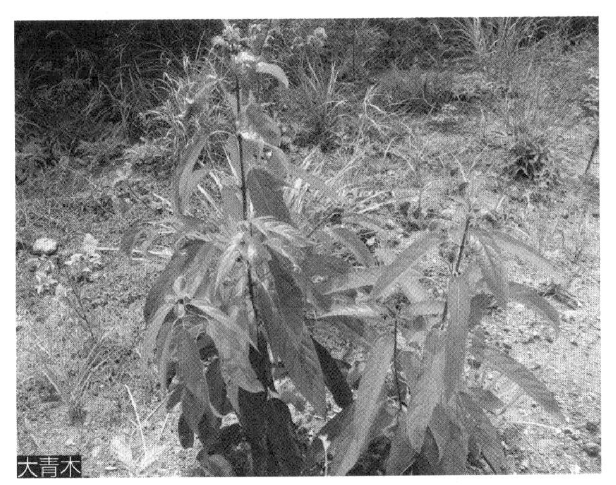
大青木

【药物来源】马鞭草科植物大青木〔*Clerodendron cyrtophyllum* Turcz.〕的嫩叶。

【植物特征】落叶灌木，高0.8~2.5m。茎直立，圆柱形，褐色，有皮孔，幼枝暗绿色，上部有棱。叶对生，具叶柄，柄上被白短柔毛，上面有沟；叶片长卵形或长椭圆形，长8~15cm，宽3.5~6cm，先端急尖或渐尖，基部近圆形，全缘，上面深绿色，下面绿色，叶脉显见。花顶生，小花多数，聚集成伞房状圆锥花序，总花梗长达8cm，小花花梗纤细；苞片2，线形；萼钟状，裂片5，外被黄褐色细毛；花冠细管状，白色，先端5深裂，裂片卵圆形，平展；雄蕊4，雌蕊1，均伸出冠外，为冠管1~2倍，花柱细长，柱头2裂。浆果近圆形。花期夏季，果期秋季。

【生长分布】生于山坡、荒地、疏小灌木丛。分布于我国华南、华东、西南、华中等地区。

【采收加工】夏季采集，晒干。

【药理作用】

①抗菌作用：对志贺菌属有抑制作用；对合霉素、呋喃西林、磺胺噻唑、小檗碱敏感或耐药之志贺菌属，对路边青均很敏感。对脑膜炎球菌亦有灭杀作用。对钩端螺旋体波蒙那群、黄疸出血群、七日热群也有灭杀作用。

②体内过程：临床应用以每4小时服药1次为最佳。

【性味归经】苦，寒。入肝、心、胃三经。

【功能主治】清热解毒，凉血消斑。用于流行性脑脊髓膜炎，乙型脑炎，感冒发热，肺炎，流行性腮腺炎，扁桃体炎，丹毒，急性传染性肝炎，吐血，衄血，细菌性痢疾，肠炎，血淋，痈疽肿毒。

【配伍应用】

大青叶-金盏银盘　大青叶苦、寒，清热解毒，治温热病热毒证；金盏银盘甘、淡、平，疏风清热，消肿解毒，治外感风热发热、咽痛等。两药相配，清热解毒作用显著，并能消肿止痛，解热退烧。用于外感风热型流行疫感，如发热或高热、头身痛、咽痛、咳嗽、口渴等。配倒扣草、金银花、一枝黄花、芦根，疗效更强。

大青叶-狗肝菜　两药苦、寒，均走血分，有清热解毒，凉血消斑之作用。大青叶重在清热解毒；而狗肝菜偏于清泄血热。两药相配，相须相使，作用显著。用于温热病热毒侵入营血证候，如壮热、神昏、烦躁、头痛、斑疹显见、舌红绛等症。若配与水牛角能大增功效，再配鲜芦根、竹叶、金银花，以轻清凉散，引邪外出。

【单方验方】

①治流行性乙型脑炎：大青木叶或根3~30克（根据年龄而定），水煎服。每隔4小时服1次（《全国中草药汇编》）。

②麻疹并发肺炎：大青叶、地锦草（或金银花）、野菊花、海金沙各15克，水煎服，每日1次（《全国中草药汇编》）。

③治肺炎高热喘咳：鲜大青叶30~60克，捣烂绞汁，调蜜少许，炖热，温服，日2次（《泉州本草》）。

④治大头瘟：鲜大青叶洗净，捣烂外敷患处，同时取鲜大青叶30克，煎汤内服（《泉州本草》）。

⑤痢疾：大青叶30克，辣蓼、石榴叶各15克，水煎服，每天1剂；或制成100%溶液，每次口服20毫升，每日3次（《全国中草药汇编》）。

⑥治血淋，小便尿血：鲜大青叶30~60克，生地黄15克，水煎调冰糖服。日2次（《泉州本草》）。

【用法用量】内服：煎汤，9~15克（鲜品30~60克）；或捣绞汁。外用：捣敷。

【注意事项】通常药典所载“大青叶”还包括蓼科植物蓼蓝、十字花科植物松蓝、爵床科植物马蓝的叶，性味归经，功能主治相同，同等入药。

大叶金花草

（乌韭、土黄连、野黄连、牙齿芒、擎天蕨、雪仙草、青蕨）

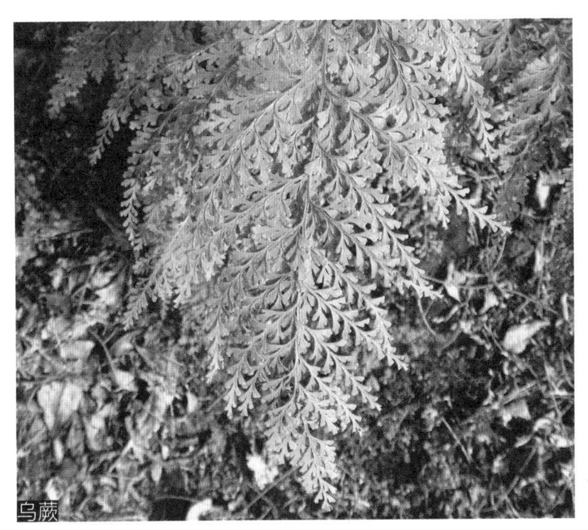
乌蕨

【药物来源】鳞始蕨科植物乌蕨〔*Stenoloma chusanum* Ching〕的带根全草。

【植物特征】多年生蕨类草本，高15～60cm。根茎短，坚硬，须根多，横走，密被赤褐色细鳞片。叶基部簇生，叶柄长6～25cm，棕色，光泽；叶片长三角状披针形，长8～35cm，宽5～16cm，四回羽状分裂；下部羽片卵状披针形，长3～8cm，宽1.5～4cm，小羽片卵状披针形，末回裂片楔形；上部羽片形态与下部羽片近似，但细小；小羽片下面呈2叉状分歧，两面绿色。孢子囊着生分歧叶脉顶部，每裂片上有1～2枚，囊群盖半杯形，灰棕色。

【生长分布】生于山坡、路旁、林缘、疏灌丛阴处。分布于我国华南、华东、华中、西南及西北一些地区。

【采收加工】夏、秋季采集，连根挖起，洗净，切段，晒干。

【药理作用】本品煎剂在体外对金黄色葡萄球菌、铜绿假单胞菌、福氏志贺菌、伤寒杆菌、结核分枝杆菌有抑制作用，对钩端螺旋体也有抑制作用。

【性味归经】微苦，寒，无毒。入心、肺、大肠三经。

【功能主治】清热解毒，清暑利湿，凉血止血。用于肺热咳嗽，扁桃体炎，腮腺炎，肝炎，肠炎，痢疾，尿浊，白带，吐血，尿血，便血，牙疳。

【配伍应用】

大叶金花草-桑叶　大叶金花草清热解毒，并轻清宣透；桑叶疏风清热，清利头目。两药配伍，共收清热解毒，轻宣凉散之功。用于外感风热，如发热恶风、咽痛、咳嗽、头昏痛等症。配与金银花、倒扣草、金盏银盘，以增功效。

大叶金花草-积雪草　两药都有清暑利湿作用。大叶金花草则偏于清暑热，治伤暑发热；而积雪草长于清利湿热，治暑湿或湿热。两药配伍，共收清暑涤热，利湿和中之功。用于暑热挟湿证候，如胸脘痞闷、心烦、身热、周身酸困、小便短赤，或呕吐、舌苔微黄微腻等症。加青蒿、藿香、枫香树叶、笔仔草，以增疗效。

大叶金花草-白茅根　两药均有凉血止血之功。大叶金花草并清利湿热；白茅根兼清热利尿。两药配伍，则能凉血止血，除湿泄热，利尿通淋。用于血热妄行之血尿、月经过多、崩漏、热淋、血淋等。

【单方验方】

①治急性支气管炎：大叶金花草鲜叶60克，水煎服（《福建中草药》）。

②乳痈：大叶金花草30克，水煎，冲米酒服；外用鲜叶捣烂敷（《青草药彩色图谱》）。

③治结合膜炎：大叶金花草30克，水煎服(《福建中草药》)。

④治痢疾：大叶金花草（鲜品）、鲜水蜈蚣全草各30克，水煎服（《福建中草药》）。

⑤肝炎：大叶金花草60克，虎刺根、凤尾草、过江龙各30克，水煎去渣；猪肝120克，用药汁炖猪肝，服汤食肝（《中草药彩色图谱与验方》）。

⑥治中暑发痧：鲜大叶金花草120克，捣烂绞汁服（《福建中草药》）。

⑦治白浊、湿热带下：鲜大叶金花草30～60克，捣烂绞汁，调米泔水服（《福建中草药》）。

⑧治吐血、大便下血、尿血：大叶金花草9～15克（鲜品加倍），水煎服（《江西民间草药》）。

⑨治狂犬咬伤：鲜大叶金花草150～180克，用铜器水煎，空腹服，连服数日。服药期间环境必须安静（《浙江民间常用草药》）。

【用法用量】内服：煎汤，30～60克；或绞汁。外用：捣敷或煎洗。

【注意事项】注意与“小叶金花草”鉴别，详见“利尿渗湿”章。

大飞扬草

（飞扬草、神仙对坐草、大号乳草、奶草、天泡草、节节花）

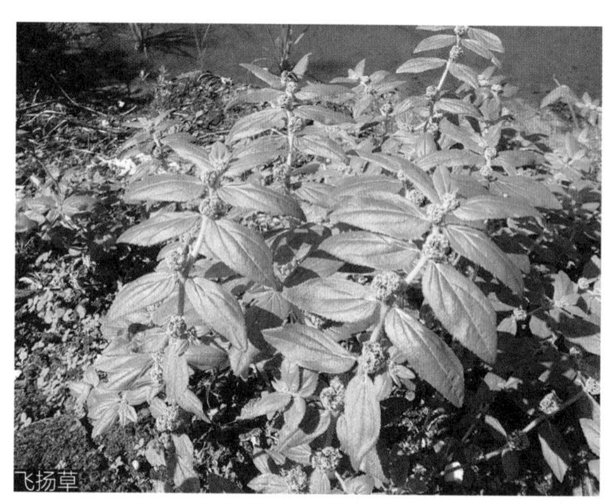

飞扬草

【药物来源】大戟科植物飞扬草〔*Euphorbia hirta* L.〕的带根全草。

【植物特征】一年生草本，高20～40cm，全体被粗毛，全株含白色乳汁。茎圆柱状，下部匍匐，上部斜展，浅绿色或浅紫色，节明显。叶对生，具短柄；叶片长卵形，长1.2～3cm，宽0.7～1.3cm，先端急尖，基部偏斜，边有细锯齿，上面绿色，中间有紫斑或无斑，下面浅绿色；托叶线形。花腋生，多数杯状花序集成头状花序，小花多数，绿色；总苞先端4裂，腺体4，无花被；雄蕊1；雌蕊1，生于花中央，子房3室，花柱3。蒴果宽卵形，被有紧贴短柔毛。花期春季至冬季，果期夏季至冬季。

【生长分布】生于路旁、种植地。分布于我国华南、华中、西南等地区。

【采收加工】夏、秋季采集，洗净，切段，晒干。

【药理作用】

①抑菌试验：大飞扬草水煎剂对金黄色葡萄球菌、铜绿假单胞菌均有抑制作用。

②对乳腺的影响：雌性豚鼠在性成熟期前给予大飞扬草，可使乳腺加快发育及泌乳。

③其他：大飞扬草水煎剂还有利尿和中度的致泻作用。

【性味归经】微苦、微酸，凉。入肺、肝二经。

【功能主治】清热解毒，利湿止痒，通乳。用于肺痈，乳痈，细菌性痢疾，阿米巴痢疾，肠道滴虫，肠炎，肾盂肾炎，疔疮，湿疹。

【配伍应用】

大飞扬草-蒲公英 大飞扬草能清泄热毒，治痈疖肿毒；蒲公英能清热解毒，散结消痈，治热毒痈疖、乳痈等。两药配伍，大增清热解毒，散结消肿功效。若用于痈疖肿毒，加无莿根、紫花地丁；用于乳痈，加橘叶、瓜蒌、蛇莓，以增疗效。

大飞扬草-薄荷 大飞扬草清利湿热，止痒，而清热毒；薄荷疏散风热，兼透疹止痒。两药配伍，共收疏散风邪，利湿泄毒，疗疮止痒之功。用于湿热或湿毒内蕴，风邪遏表，交蒸肌腠，致发皮肤疾患，如湿疹、黄水疮、脓疱疮等。均可配与土茯苓、金银花、桑叶、钩藤、蝉蜕，以增疗效。

【单方验方】

①乳痈：鲜大飞扬草60克，豆腐120克，水煎服；另取鲜叶加食盐少许，捣烂加热外敷患处（《福建中草药》）。

②乳痈、疔疮：大飞扬草60克，一点红30克，红糖15克，炖服；或鲜大飞扬草适量，加少许红糖（盐）捣烂敷患处（《畲族医药学》）。

③治肺痈：鲜大飞扬草1握，捣烂，绞汁半盏，开水冲服（《福建民间草药》）。

④赤白痢：取大飞扬草30～60克炖服，白痢加红糖，红痢加白糖；或大飞扬草、铁苋菜各30～60克，水煎服(《畲族医药学》)。

⑤急性胃肠炎：大飞扬草、火炭母、铺地草各30克，捣烂取汁服（《福建中草药处方》）。

⑥血尿：大飞扬草30～60克，冰糖15～30克，水煎服；或鲜大飞扬草、鲜金丝草各60克，红糖15克，水煎服（《畲族医药学》）。

⑦睑腺炎：鲜大飞扬草折断，用草汁涂患处(《畲族医药学》)。

⑧化脓性疮疹、瘙痒性皮炎：大飞扬草、马兰各30克，小蘖6克，甘草3克，共研末，调茶油涂患处(《青草药彩色图谱》)。

⑨治带状疱疹：鲜大飞扬全草捣烂取汁，加雄黄末0.5克，调匀，涂抹患处（《福建中草药》）。

⑩乳汁短绌：大飞扬草30～60克，河蚌（或海蚌）250克，炖服，每日1剂（《畲族医药学》）。

【用法用量】内服：煎汤，9～12克（鲜品30～60克）；或捣烂取汁。外用：捣敷，或研末调敷，或折断取乳汁涂抹。

大青草

（青泽兰、化痰清、窜心蛇、鱼骨草、九节花、罂菜）

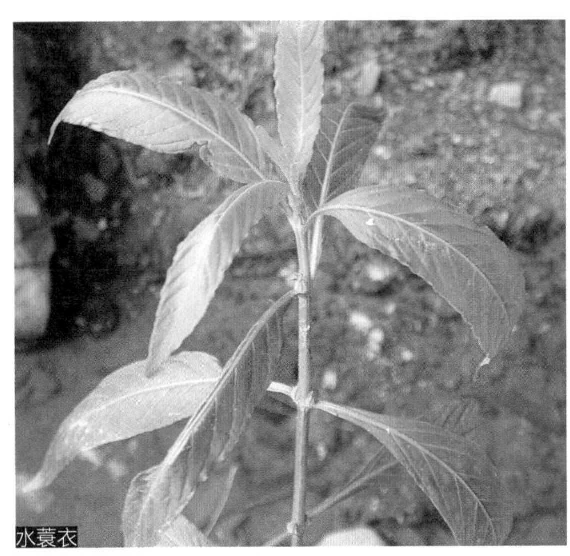

【药物来源】爵床科植物水蓑衣〔*Hygrophila salicifolia*（Vahl）Nees.〕的全草。

【植物特征】一年或二年生草本，高25～85cm。茎直立，幼弱，四棱形，绿色，秃净。叶对生，叶柄长0.5～1cm；叶片披针形，长2.5～8.5cm，宽0.7～1.8cm，全缘，先端渐尖，基部楔形，两面绿色，叶脉明显。花腋生，细小，多数，簇生，无梗；苞片披针形；萼5裂，裂片线状披针形，被粗毛；花冠二唇形，浅蓝色或白色，上唇2浅裂，下唇3浅裂，外卷；雄蕊4；雌蕊1。蒴果细长，有宿萼。种子多数。花期秋季，果期冬季。

【生长分布】生于荒地、田边、沟旁等阴湿处。分布于我国华南、华东、华中、西南等地区。

【采收加工】夏、秋季采集，洗净，切段，晒干。

【性味归经】苦，寒。入心、胆二经。

【功能主治】清热解毒，利尿。用于咽喉肿痛，乳腺炎，百日咳，脓疱疮，无名肿毒，尿道炎，尿血，毒蛇咬伤。

【配伍应用】

大青草-板蓝根 两药味苦、性寒，都能清热解毒。大青草乃泻火解毒；而板蓝根为凉血解毒。两药配伍，则能两清气血，解毒泄热。用于热毒之咽喉肿痛，或化脓溃烂以及眼赤肿痛、痈疖等。

大青草-车前草 两药都有清热，利尿，解毒作用。大青草清热解毒而兼利尿；车前草利尿通淋并清热解毒。两药配伍，相辅相成，功效尤强。用于热淋、血淋等证。

【单方验方】

①传染性脓疱疮：大青草50克，不出林、板蓝根各90克，水煎服；另取大青草鲜草适量，拌青黛少许捣烂，调蛇油（麻油可代）敷患处。

②网状青斑：大青草30克（鲜者60克），丹参、白芍、桑白皮各9克，水煎服，每日1剂。20天为1个疗程。

③毛囊炎：大青草2份，紫花地丁1份，水煎熏洗。

④无名肿毒：鲜大青草适量捣烂，拌烧酒少许，煨热敷患处。

⑤鱼鳞脚：大青草（鲜者较佳），地骨皮各适量，水煎浓缩，洗患处，每日洗4～6次（①～⑤方出自《实用皮肤病性病中草药彩色图集》）。

【用法用量】内服：煎汤，9～15克。外用：捣敷或煎熏洗。

万年青根

（开口剑、牛尾七、白河车、竹根七、青龙胆、千年润）

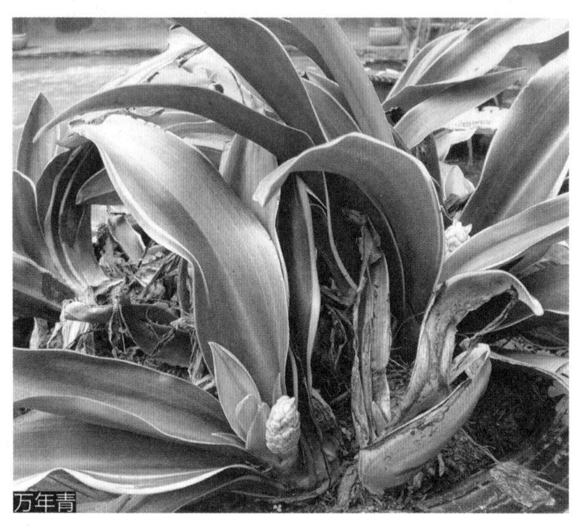

万年青

【药物来源】百合科植物万年青〔*Rohdea japonica* (Thunb.) Roth〕的根茎。

【植物特征】多年生常绿草本，高15～30cm。根状茎肥厚粗壮，须根多。茎粗短，肥厚，簇生，须根长，白色，密被白茸。叶基生，成丛，草质，条状披针形，长10～28cm，宽3～7cm，先端尖，基部渐狭半围茎，全缘，上面暗绿色，光泽，下面绿色，中脉明显。花葶抽自叶丛，穗状花序，粗短，小花多数；花被6，淡绿色，3角状卵形，下部连合；雄蕊6，着生花筒，花柱短，柱头3裂。浆果圆形，熟时橘红色。种子1粒。花期夏、秋季，果期秋季。

【生长分布】生于山谷、阴湿林下；多栽培。分布于我国台湾、华南、华中、西南等地区。

【采收加工】全年可采，除须根，洗净，切片，晒干或微火烘干，贮存，置通风干燥处。

【药理作用】

①抑菌试验：酊剂用试管稀释法，对白喉杆菌、金黄色葡萄球菌、乙型溶血性链球菌及枯草杆菌等均有抑制作用。

②万年青总苷能增强心肌的收缩力，并能兴奋迷走神经和抑制心肌的传导，使心率减慢，并有利尿作用。其强心功效以万年青苷甲最大，乙次之，丙最小。对震颤心脏的不规则搏动亦有调整作用，其副作用是兴奋呕吐中枢，引起呕吐。

③万年青稀溶液仅使肠血管收缩，对冠状血管、肾血管、脑血管及四肢血管则使之扩张；较浓的溶液因直接作用于血管壁，可使各种组织、器官的血管均收缩。

④对胃肠及子宫平滑肌有兴奋作用，可增强其收缩。

⑤毒性试验：静脉注射最小致死量，猫每千克体重为0.091毫克，家兔每千克体重为0.29毫克，以1/3的最小致死量注射于猫的皮下，于6小时内发生剧烈呕吐，并有较大的蓄积作用。

【性味归经】苦、甘，寒，有小毒。入肺经。

【功能主治】清热解毒，强心利水。用于咽喉肿痛，白喉，白喉引起的心肌炎，细菌性痢疾，狂犬咬伤，毒蛇咬伤，痈疽肿痛，风湿性心脏病，乳腺炎，跌打损伤。

【配伍应用】

万年青根-射干　万年青根苦、甘、寒，清热，解毒，消肿，善治热毒攻喉；射干苦、寒，清热，解毒，利咽，治实热喉疾。两药配伍，相须相使，功效更著。用于热毒上攻，咽喉肿痛、溃烂以及痄腮等。

万年青根-半边莲　两药秉性寒凉，均能清热解毒消肿，而疗蛇毒见长。两药配伍，功效增倍。对火毒（血液毒）蛇（如眼镜蛇、蝮蛇、五步蛇等）咬伤：局部红、肿、热、痛、血斑，甚至鼻血、尿血等症有效。配与东风菜、千金藤根、星宿菜，以增功效。

万年青根-佛手柑根　万年青根苦、甘、寒，能强心，利尿，消肿；佛手柑根苦、辛、平，理气，和胃，消胀。两药配伍，则能强心行血，利气行水，消胀宽中。可治久患风湿热之痹证，正虚邪恋，久而久之，邪入血脉累心，若心气耗伤，气不行血，血脉瘀滞，终累肝脾肾，致水湿集聚，反凌心肺，致胸闷、心悸、动之喘甚、腹胀、尿少、浮肿等症。若伴气虚，加太子参、北五加皮、瓜蒌；气阴虚，加太子参、麦冬、瓜蒌；腹胀，加大腹皮、佛手；肋下痞块，加丹参、当归、郁金；小便不利，加瓜蒌、茯苓、赤小豆；水肿，加茯苓、腹皮、笔仔草、车前子。

【单方验方】

①用于咽喉肿痛：万年青根（鲜）3～9克，加冷水半碗，擂汁，频频含咽（《江西草药》）。

②用于咽喉壅闭，发声不出：万年青根晒干为末，每服3克，浓煎薄荷汤调服，不以时，临睡服尤佳（《履巉岩本草》）。

③治疗疮走黄：万年青根，捣汁一茶杯服之，服后必发寒战寒噤，毒从大便或小便出，其色黄，便后即服姜汁一茶杯，周身肿胀即消，其病若失。亦治疯狗咬伤（《光华医药杂志》）。

④狂犬病：万年青根（百合科）6克，败酱草15克，鸭跖草60克，水煎服（《福建中草药处方》）。

⑤白喉：鲜万年青根500克捣烂，加醋1240毫升，浸泡10～15天，去渣即成，使每毫升含原生药400毫克。用量：1岁以内，每次0.5毫升；1～2岁，每次1毫升；3～4岁，每次1.5毫升；5～6岁，每次2毫升；7～8岁，每次2.5毫升；9～10岁，每次3毫升；11～12岁，每次3.5毫升；13岁以上，每次4毫升。日3～4次，首次倍量，服时用冷开水稀释一倍（《福建中草药处方》）。

⑥毒蛇咬伤：鲜万年青根15～30克，擂汁服；另用鲜万年青、鲜土南星根各适量，捣烂外敷（《中草药彩色图谱与验方》）。

⑦乳腺炎：万年青根、佛甲草、半边莲（均鲜）各适量，捣烂外敷（《中草药彩色图谱与验方》）。

⑧治跌打损伤：万年青根6克，水煎，酒对服（《江西草药》）。

【用法用量】内服：煎汤，3～9克（鲜者15～45克）；或捣绞汁或研末。外用：捣敷。

【注意事项】服药后若出现恶心、呕吐、腹泻较重者，以及心脏出现期外收缩及传导阻滞者，应送医院，做相应治疗。

上山龙

（蓝果野葡萄、大接骨丹、过山龙、扁担藤）

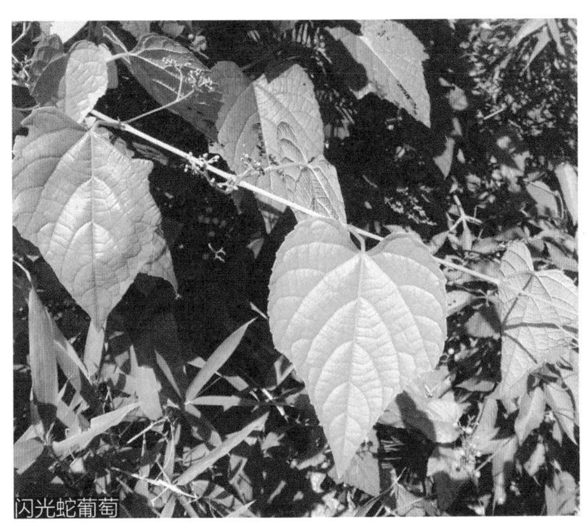
闪光蛇葡萄

【药物来源】葡萄科植物闪光蛇葡萄〔*Ampelopsis bodinieri*（Levl. et Vant.）Rehd.〕的根茎或根皮。

【植物特征】落叶木质藤本，长达数米。茎圆略扁，有分枝，幼枝绿色或稍带紫色，无毛。单叶互生，具柄，叶片三角状宽卵形，长6～11cm，宽3.5～6cm，先端渐尖，基部心形，边缘有粗锯齿，上面绿色，下面浅绿色。聚伞花序与叶对生或顶生；萼片连合；花瓣5；雄蕊5，子房2室。浆果成熟时变深蓝色或紫色。花期夏季，果期秋、冬季。

【生长分布】生于山坡、路旁、林缘、灌丛。分布于我国华南、华中、西南以及西北一些地区。

【采收加工】全年可采，刮去表皮，切片或剥下肉质皮，晒干。

【性味归经】酸、涩、微辛，平。入肝、肾二经。

【功能主治】消肿解毒，活血止痛。用于疮疡肿毒，跌打损伤，骨折，风湿性关节炎，腰腿痛，白带。

【配伍应用】

上山龙-无莿根　两药都有消肿解毒作用。但上山龙重在散结消肿，并能止痛，治疮疡肿毒初起；无莿根偏于清热解毒，兼能祛瘀，疮疡肿毒未溃或已溃均可施用。两药配伍，则能解毒散结，消肿止痛。若疮疡肿毒初起，配与倒扣草、金盏银盘、朱砂根；已成脓，配金银花、王瓜根、穿山甲；溃脓期，配与泡桐叶、白花蛇舌草、黄花稔、猪瘦肉，以增疗效。

上山龙-土牛膝　上山龙有活血止痛作用；土牛膝具活血祛瘀之功。两药相配，相须为用，作用尤强。对跌打损伤，尤其腰、膝损伤疗效好。

【用法用量】内服：煎汤，15～18克。外用：捣敷或研末调敷。

山大刀

（山大颜、大罗伞、刀伤木、金鸡爪、散血丹、大号真珠凉伞）

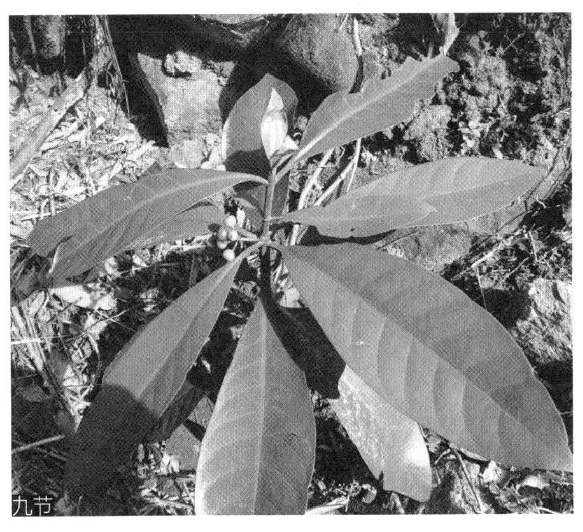
九节

【药物来源】茜草科植物九节〔*Psychotria rubra*（Lour.）Poir.〕的带嫩叶的幼枝。

【植物特征】常绿灌木，高0.8～2.5m。茎直立，圆柱形，浅褐色，幼枝有棱。叶对生，叶柄长1.5～4.5cm；叶片纸质，椭圆状长矩圆形，长7～17cm，宽2.5～5cm，先端尖或急尖，基部渐窄，全缘，上面暗绿色，光泽，下面绿色，脉腋有簇毛；托叶膜质，早落。花顶生及腋生，聚伞花序，小花多数；萼截形；花冠白色或绿白色，漏斗状，先端5裂，裂片外翻；雄蕊5，子房下位，2室。核果近圆形，径约5mm，成熟时红色，光泽。花期夏、秋季，果期秋、冬季。

【生长分布】生于山沟旁、林缘、林下阴湿处。分布于我国华南、华东、华中等地区。

【采收加工】夏、秋季割取嫩枝及叶，切段，晒干。

【药理作用】

①抗菌消炎：叶的1:1水溶液对溶血性链球菌有强烈的抑制作用。1:1的酒提取液能抑制金黄色葡萄球菌。鲜叶30～150克水煎服可治疗白喉。不饱和内酯有抗菌作用，若分子中的共轭双链氢化为饱和内酯或者内酯不开环后，就减弱或失去抗菌作用。所含鞣质有收敛性，并有抗菌性。

②其他：本品有类似激素样作用，有抗风湿功效。

【性味归经】苦，凉。入肺、膀胱二经。

【功能主治】清热解毒，祛风除湿。用于扁桃体炎，白喉，疮疡肿毒，风湿性关节炎，跌打损伤。

【配伍应用】

山大刀-大青叶　两药秉性寒凉，均能清热解毒。山大刀并能消肿止痛，治热毒喉疾；大青叶并能凉血消斑，治温热病热毒入营血。两药配伍，清热凉血解毒作用显著，并具消肿止痛之功。用于咽喉肿痛、腐脓，疮疡等。

山大刀-三丫苦根　两药寒凉，均有清热解毒，祛风除湿之功。两药相配，相辅相成，功效显著。常用于风热痹，如关节热、肿、痛或累及多关节，或伴咽痛、发热、汗出、恶风等症，亦可用于风湿热痹。若风热痹证，配与板蓝根、金银花、桑叶、倒扣草；风湿热痹证，配大青根、粉防己、忍冬藤、倒扣草，效果更好。

【单方验方】

①脓疮溃烂：山大刀叶120克，芙蓉树嫩叶90克，地桃花嫩叶60克，合捣烂，加水3000毫升，煎至500毫升，冷却后，用软布慢抹外洗，可边挤脓边蘸药水抹患处。每日1～2次（《实用皮肤病性病中草药彩色图集》）。

②马蜂螫伤引起皮肤红肿：山大刀鲜叶适量，捣烂，水煎药浓缩，外洗，每日4～6次（《实用皮肤病性病中草药彩色图集》）。

③治刀伤出血：山大刀叶捣烂或研末敷（《陆川本草》）。

④治骨折：山大刀叶研粉，酒、醋调敷患处（《常用中草药手册》）。

【用法用量】内服：煎汤，30～60克。外用：捣敷；或研粉调敷；或煎洗。

【注意事项】“山大刀根”详见“祛风湿”章。

千层塔

（蛇足草、万年杉、矮罗汉、金不换、充天松、山芝、虱子草）

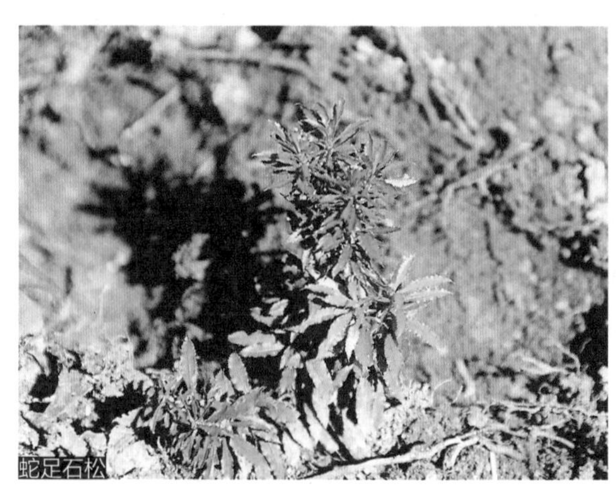
蛇足石松

【药物来源】石松科植物蛇足石松〔*Lycopodium Serratum* Thunb.〕的全草。

【植物特征】多年生小草本，高15～30cm。根须状。茎上部直立，下部或伏地，有2～3歧分枝，顶端具生殖芽，落地成新株。叶互生，数列，但排行不规则，具短柄；叶片纸质，孢子叶和营养叶同形，椭圆状披针形，长1～2.5cm，宽2.5～5mm，先端渐尖，基部渐窄，边缘有不规则锐齿，中脉明显，两面绿色。孢子囊肾形，着生叶腋，淡黄色。

【生长分布】生于山坡、路旁、土壁、林下阴湿地。分布于我国大部分地区。

【采收加工】全年可采，洗净，切段，晒干。

【性味归经】苦、微甘，平，有小毒。入肺、大肠、肝、肾四经。

【功能主治】清热解毒，消瘀止血。用于肺炎，肺痈，劳伤出血，带下，痔疮出血，跌打损伤，肿毒。

【配伍应用】

千层塔-鱼腥草　千层塔清热解毒，治肺热咳嗽、肺痈；鱼腥草清热解毒，排脓消痈，治肺痈咳吐脓血。两药配伍，大增清热解毒，排脓消痈作用。用于肺痈初起、痈疖肿毒等证。若用于肺痈，配与大量桔梗、苇茎、薏苡仁、连翘；若用于痈疖肿毒，配与无莿根、紫花地丁，以增疗效。

千层塔-三七草　千层塔能消瘀止血；三七草可活血止血。两药配伍，相须为用，共收祛瘀活血，和络止血之功。用于跌打闪挫，损伤血络，致咯血、吐血等。若配与荷叶、大黄，疗效更好。

【单方验方】

①治肺炎，肺脓肿等吐血：千层塔30克，山莓果实15克，水杨柳6克，水煎，日2次分服（《常用中草药配方》）。

②治肺痈吐脓血：千层塔鲜叶30克，捣烂绞汁，蜂蜜调服，日1～2次（《福建中草药》）。

③治劳伤咳血、胸闷：千层塔鲜全草30克，水煎服（《福建中草药》）。

④治白带：千层塔15～30克，蛇莓15克，茅莓根15克，水煎服（《福建中草药》）。

⑤跌打损伤：千层塔6克，薯莨9克，百两金12克，浸白酒750毫升，每次服药酒1汤匙，1日3次；外用鲜蛇足石松水煎洗（《青草药彩色图谱》）。

⑥治无名肿毒：千层塔一把，水煎成膏，适量外敷（《贵州草药》）。

⑦治创口久不愈合：千层塔2.5千克，煎汁浓缩成膏约250克，加硼砂9克，熬熔外用（《常用中草药配方》）。

【用法用量】 内服：煎汤，15～30克；或炖肉。外用：煎洗或捣敷，或熬膏敷贴。

千里光

（九里光、一扫光、七里光、黄花枝草、箭草、软藤黄花草）

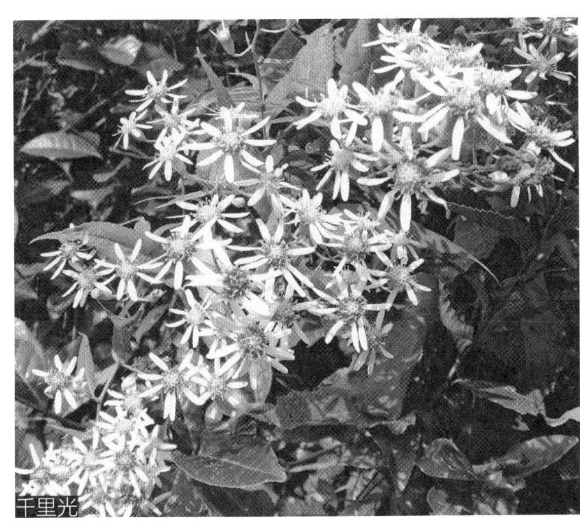

【药物来源】 菊科植物千里光〔*Senecio scandens* Buch.-Ham. ex D. Don〕的全草。

【植物特征】 多年生草本，长1.5～4.5m。茎圆柱形，老茎成熟木质化，多分枝，披散，被稀疏毛。叶互生，叶柄长0.5～1.7cm；叶片长5～9cm，宽2～4cm，边缘波状，有不规则锯齿，先端渐尖，基部楔形或截形，上面暗绿色，下面绿色。花顶生或腋生，疏散头状花序聚集成伞房状花序，小花直径约1cm；总苞片10～12，围成筒状；边舌状花，黄色，雌性，舌片先端3齿裂；中央管状花，黄色或橙红色，两性，先端5裂。瘦果圆筒形，有白色长冠毛。花、果期皆为秋、冬季至翌年春季。

【生长分布】 生于山坡、路旁、荒地、林缘。分布于我国华南、华东、西南、华中等地区。

【采收加工】 夏、秋季采集，切段，晒干。

【药理作用】

①抗菌作用：千里光具有较强的广谱抗菌活性。

②其他作用：对阴道毛滴虫有抑制作用；对运动神经有麻痹作用；能使豚鼠子宫收缩；还具有洋地黄样强心作用。

③毒理：国产千里光毒性小。国外报道，千里光属因含多种肝毒性生物碱，可致牛、马、羊及人的肝脏损伤，甚至死亡，为引起牧草中毒的主要植物之一。千里光宁碱对肝脏也有明显毒性。

【性味归经】 苦，寒。入肝、肾二经。

【功能主治】 清热解毒，清肝明目。用于上呼吸道感染，流感，细菌性痢疾，毒血症，败血症，阑尾炎，尿路感染，疮疖肿痛，急性结膜炎，皮炎，肠炎腹痛。

【配伍应用】

千里光-野菊花 两药都有清热解毒作用。千里光苦、寒，败毒消痈，为疮家要药；野菊花苦、辛、寒，解毒消肿，为治痈疖疔疮之上品。两药配伍，相得益彰，作用尤强。用于痈疖疔疮等肿毒。

千里光-珍珠草 千里光苦、寒，能清泻肝火明目，善治肝火之目疾等；珍珠草甘、苦、凉，平肝清热明目，治肝热之眼病、头晕痛。两药配伍，则能清肝泻火，明目退翳。用于肝火上犯所致目赤肿痛、目珠痛、翳膜以及头痛、眩晕等症。

【单方验方】

①上呼吸道感染：鲜千里光、鲜爵床各30克，野菊花15克，水煎服（《青草药彩色图谱》）。

②流行性腮腺炎：千里光、羊蹄草各30克，水煎，每日1剂，分2次服（对合并睾丸炎效果也好）（《新编中医学概要》）。

③细菌性痢疾，丹毒，痈疖：千里光40克，金银花叶20克，积雪草30克，蒲公英30克，水煎服，每日1剂，连服3～5天（《中国民间百草良方》）。

④阑尾炎：鲜千里光60克，鬼针草60克，水煎服（《畲族医药学》）。

⑤尿路感染：鲜千里光90克，桉树叶90片。先将千里光水煎30分钟，然后加桉叶，再煎3～5分钟，即可内服。每日1剂，分3次服。每次服前均需复煎并加入桉树叶30片（《草药偏方治百病》）。

⑥皮肤瘙痒：千里光、龙芽草各30克，水煎服；并煎汤外洗，日数次（《福建中草药处方》）。

⑦湿疹：千里光、苍耳全草各30～60克，水煎洗患处（《福建中草药处方》）。

⑧蜂窝组织炎：千里光、木芙蓉叶、三丫苦、六耳铃、土荆芥各等份。共研细末，加蜂蜜适量搅拌敷患处（《实用皮肤病性病中草药彩色图集》）。

【用法用量】 内服：煎汤，9～15克（鲜品30～60克）。外用：捣敷或研末调敷，或煎洗。

【注意事项】 本品对肝有一定毒性，肝功能不全者忌用；不宜超剂量或长期服用。

千金藤

（金线钓乌龟、金线钓青蛙、金线吊青蛙、千金坠、小青藤）

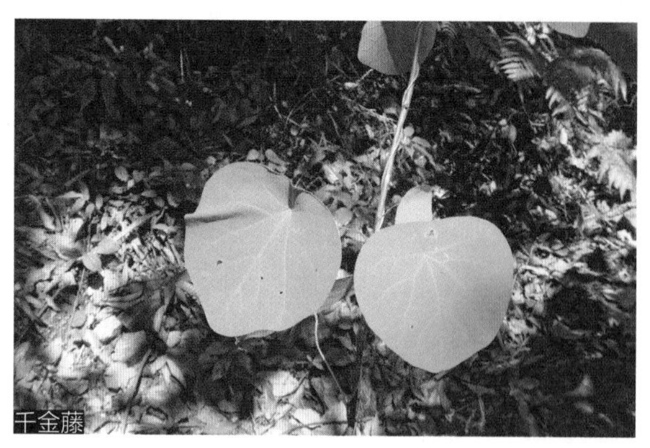

千金藤

【药物来源】防己科植物千金藤〔*Stephania japonica*（Thunb.）Miers〕的根茎或茎叶。

【植物特征】缠绕木质藤本，长1.5~4.5m。块根圆柱状，粗壮，外皮暗褐色，切面黄白色。茎圆柱形，小枝有纵纹，无毛。叶互生，叶柄长4~7cm，盾状着生；叶片草质或近纸质，阔卵形或近圆形，长3~6cm，宽2.5~5.5cm，全缘，先端钝或短尖，基部近圆形或截形，上面绿色，下面粉白色。伞形花序，腋生，单性，雌雄异株，总梗长约2.5~3.5cm，花小，多数，具短梗；雄花萼6~8片，卵形或倒卵形，花瓣3~5枚，黄绿色；雌花萼3~5片，花瓣3~5枚，黄绿色。核果近圆形，直径4~6mm，熟时红色。花期夏季，果期秋、冬季。

【生长分布】生于山坡、路旁、林缘、溪畔。分布于我国华南、华东、华中、西南等地区。

【采收加工】根茎秋、冬季采挖，洗净，切片，晒干；茎叶夏、秋季采集，切段，晒干。

【药理作用】

①松弛横纹肌的作用：轮环藤酚碱、清风藤碱有一定松弛横纹肌的作用，轮环藤酚碱的强度为蝙蝠薯碱的1/20，能被新斯的明所拮抗。

②镇痛镇静作用：千金藤中所含光千金藤定碱药理实验表明有镇痛镇静作用，未发现成瘾性。

③强心、降压：千金藤碱对离体蛙心能增强其收缩力，对麻醉猫的降压作用胜过利血平。

④抗肿瘤：千金藤药理证明对大鼠W_{256}肉瘤有抑制作用。

【性味归经】苦，寒。入肺、脾、大肠三经。

【功能主治】清热解毒，消肿止痛，祛风利湿。用于咽喉肿痛，痈疖肿毒，毒蛇咬伤，湿热淋浊，脚气肿痛，风湿关节痛，痢疾。

【配伍应用】

千金藤-蒲公英　两药都有清热解毒作用。千金藤兼消肿止痛，治肿毒、疼痛；蒲公英苦、甘、寒，并能散结消肿，治痈疖疮疡。两药配伍，则能清热泻火解毒，散结消肿止痛。用于痈疖肿毒、咽喉肿痛，以及疬核等。

千金藤-七叶一枝花　两药均有解毒，消肿，止痛作用，而善治蛇毒。但各有特长，千金藤偏于解毒消肿，七叶一枝花则长于解毒止痛。两药配伍，相得益彰，功效提高。适用于火毒（血液毒）蛇伤，如眼镜蛇、烙铁头、蝮蛇、五步蛇以及混合毒蛇，如竹叶青；配星宿菜、龙葵、徐长卿，以增强疗效。亦可用于疮疡肿毒。

千金藤-大青根　两药均味苦性寒；千金藤能祛风利湿，兼能清热解毒，消肿止痛；大青根清热解毒，并能祛风利湿。两药配伍，相须相使，作用显著。用于风湿热痹，关节灼热、肿痛。配与三丫苦、紫葳根、粉防己、忍冬藤，功效更强。

【单方验方】

①用于咽痛：千金藤鲜根15~30克，水煎服(《福建中草药》)。

②治痈肿疖毒：千金藤根研细末，每次3~6克，开水送服(《草药手册》)。

③治多发性疖肿：千金藤全草30克，或加当归、野艾各15克，水煎服(《浙江民间常用草药》)。

④治毒蛇咬伤：千金藤干根1~1.5克，研末，开水送服，另取鲜根捣烂外敷(《浙江民间常用草药》)。

⑤竹叶青咬伤：千金藤根、大青叶、杠板归各15克，水煎服；药渣捣烂外敷(《中草药彩色图谱与验方》)。

⑥治脚气肿痛：千金藤根15克，三白草根15克，五加皮15克，水煎服(《草药手册》)。

⑦湿热淋浊：千金藤鲜根15~30克，水煎服(《福建中草药》)。

⑧治痧气腹痛：千金藤根，刮去青皮，晒干，一半炒至黄色，另一半生用，研末，每服3克，开水送服(《草药手册》)。

⑨目翳：千金藤30克，截叶铁扫帚30克，夜风砂12克，石决明12克，蛤蜊9克，青葙子9克，水煎服(《畲族医药学》)。

⑩治痢疾：千金藤根15克，水煎服(《浙江民间常用草药》)。

【用法用量】内服：煎汤，9~15克；或研末入丸、散。外用：捣敷；或研末调敷。

小蜡树

（蚊仔树、冬青、山指甲、水黄杨、千树、土茶叶、小刀伤）

【药物来源】木犀科植物小蜡树〔*Ligustrum sinense* Lour.〕的叶。

【植物特征】常绿灌木或小乔木，高可达5m。茎圆柱形，多分枝，枝条披散，上部下垂，小枝密被黄褐色短柔毛。单叶对生，叶柄长3～6mm；叶片椭圆形，长3.5～6cm，宽1～2cm，先端渐尖或钝，基部宽楔形，全缘，上面暗绿

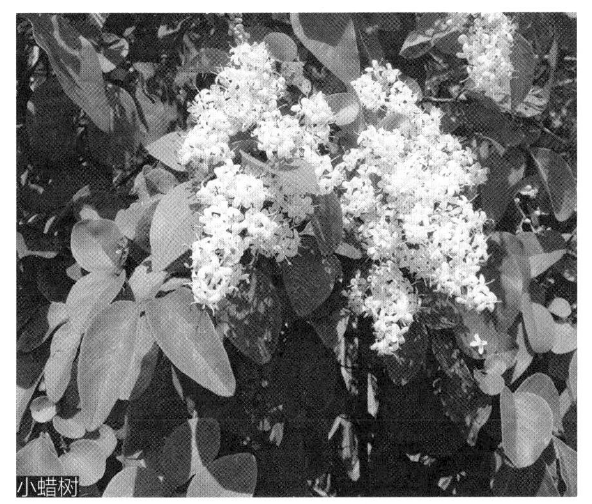
小蜡树

色，下面绿色，纵脉被短柔毛。圆锥花序，顶生或腋生，长可达12cm，小花多数，具短梗；萼钟形，4齿裂；花冠漏斗状，白色，先端4裂；冠管短于裂片；雄蕊2，花药外露，子房2室。核果近圆形。花期夏季，果期秋季。

【生长分布】生于山坡、路旁；或栽培。分布于我国华南、华东、西南、华中等地区。

【采收加工】全年可采，采成熟老叶，晒干或鲜用。

【药理作用】

①本品具有较广谱的抑菌和杀菌作用，特别对铜绿假单胞菌、葡萄球菌、志贺菌属、大肠埃希菌、变形杆菌均有不同程度的抑菌和杀菌作用。叶的作用最佳，皮次之，老叶与嫩叶相比，以老叶为佳。一年四季采集，效果不变。鲜品与干叶效果无异。

②本品与青霉素及四环素族等广谱抗菌药物联合试验，协同作用不明显，但无拮抗作用。因此，本品可与其他抗菌药物同时使用。

③本品煎液的浓度，一般以50%为适宜，50%～100%抑菌作用明显差异，但低于50%则抑菌效价降低很多。

④本品有保护烧烫伤创面作用。用药后很快在创面上形成一层痂膜，这可能是创面渗出的纤维蛋白与本品的鞣质结合而成，因而对毛细血管的通透性有屏障作用，有效控制了体液的丢失，同时防止了细菌的侵入，有利于休克的防治。

【性味归经】苦，寒。入心、肝、肺三经。

【功能主治】清热解毒，消肿止痛，祛腐生肌。用于急性黄疸型传染性肝炎，肺热咳嗽，痢疾，烧烫伤，创伤感染，疮疡肿毒，蛇咬伤。

【配伍应用】

小蜡树-紫花地丁　两药都有清热解毒作用。小蜡树并能消肿止痛；紫花地丁又善于散结消肿。两药相配，相辅相成，功效尤著。用于疮疡肿毒等证。

小蜡树-七叶一枝花　两药苦寒，均有清热解毒，消肿止痛作用。小蜡树清热解毒作用较好，七叶一枝花消肿止痛功效较强。两药配伍，相辅相成，功效增强。用于痈疖肿毒、毒蛇咬伤等。

小蜡树-黄花母根　小蜡树能祛腐生肌，并清热解毒，消肿止痛；黄花母根清热利湿，兼益气托脓。两药配伍，相互为用，相互促进，共收清除湿毒，消肿止痛，托脓祛腐，收敛生肌之功。用于痈疖肿毒（溃或未溃均可施用）。若脓成未溃，重用小蜡树，加穿山甲、蒲公英、无莿根；已溃，重用黄花母根，加猪瘦肉。

【单方验方】

①急性黄疸型传染性肝炎：小蜡树30克，甘草6克，加水2000毫升，煎两小时，得500毫升，每天服1剂，小儿酌减。

②痢疾、肝炎：小蜡树（鲜叶）30～60克（干品9～15克），水煎服，每日1～2次。对急性细菌性痢疾，有用干叶90克（或鲜叶150克），水煎，分两次内服，每天1剂，7天为1个疗程。

③烧烫伤：小蜡树500克，加水浸过药面，煎2次，每次煎沸1小时过滤，两次滤液合并，浓缩至100%（即1毫升中含生药1克）溶液即成。用时配成50%溶液，湿敷创面，每小时喷1次。

④表浅炎症早期：如果局部无渗液或渗液较少时，则采用50%小蜡树水溶液局部涂擦，每日4～6次。如皮炎、毛囊炎未化脓阶段。

⑤表浅炎症且渗出液较多者：则采用小蜡树水溶液湿敷，每天换敷料3～4次。如湿疹感染、切口感染、广泛性软组织损伤等。

⑥皮肤感染：鲜小蜡树500克，青黛4.5克，冰片3克，凡士林30克。将小蜡树加水煎，浓缩成浸膏（不要过分黏稠），加1%防腐剂和凡士林、青黛后，继续加热成膏，然后再加冰片搅拌即得。外敷患部，每日1次。

⑦产后会阴水肿：50%小蜡树液，湿敷（①～⑦方出自《全国中草药汇编》）。

【用法用量】内服：煎汤，15～30克；或研末入丸、散。外用：煎溶液湿敷或熬膏。

小地柏

（日本卷柏、铺地蜈蚣、石见穿）

【药物来源】卷柏科植物伏地卷柏〔*Selaginella nipponica* Franch.et Sav.〕的全草。

【植物特征】多年生匍匐纤细小草本，长4～14cm。茎细弱，多分枝，中、下部伏地，上部新枝直立；通常营养枝卧地，孢子枝直立。叶有营养叶与孢子叶二型；营养叶，排列于茎背、腹两面，叶子无柄，叶片阔卵形，长约2～3.5mm，先端渐尖，边缘有微齿；孢子叶细小，相互稀

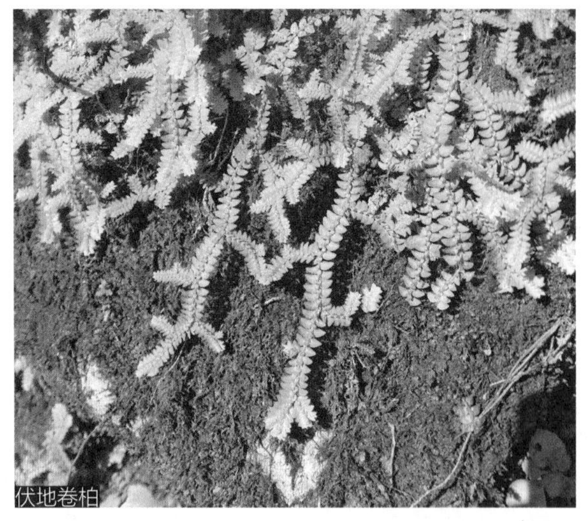

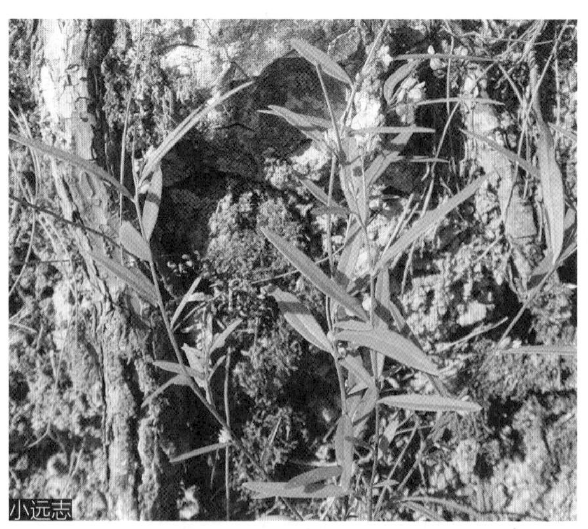

疏排列于茎的两则，形态近似营养叶。孢子囊穗着生顶部孢子叶下面，孢子囊卵形，孢子大、小二形，大孢子橘黄色，小孢子橙红色。

【生长分布】生于山坡、阴湿岩石、土壁上。分布于我国华南、华东、西南、华中等地区。

【采收加工】夏、秋季采集，洗净，晒干或鲜用。

【性味归经】淡，平。入心、肺、肝、小肠、大肠五经。

【功能主治】清热解毒，润肺止咳，利湿舒筋。用于咽喉炎，气喘，咳嗽，目赤肿痛，肝炎，肠炎，痢疾，痔疮。

【配伍应用】

小地柏-板蓝根 两药均有清热解毒作用。小地柏尚能止咳，板蓝根并利咽消肿。两药配伍，清热解毒作用增强，并具利咽，消肿，止咳之功。用于热毒咽喉肿痛、风热咳嗽等。咽喉肿痛，配与金银花、射干、金果榄；风热咳嗽，配与天青地白、倒扣草、桑叶、鱼腥草，以增疗效。

小地柏-天冬 小地柏有清热，润肺，止咳作用，治燥热咳嗽；天冬有清肺，降火，滋阴之功，治阴虚火旺咳嗽。两药配伍，共收清肺降火，润肺止咳之功。用于肺火或燥热所致干咳、咳血、潮热、口干咽燥等症。加麦冬、石仙桃、螺厣草、百部，疗效更好。

小地柏-薏苡仁 小地柏能清利湿热，舒筋活络；薏苡仁能健脾渗湿，舒筋缓急。两药配伍，相互为用，则具清热利湿，舒筋活络，消肿止痛功效。用于湿热痹证，如关节肿痛、屈伸不利、痛处灼热等。配大青根、三丫苦根、粉防己，疗效更强。

【用法用量】内服：煎汤，15～30克。外用：捣敷。

小丁香

（小万年青、蓝花地丁、小远志、紫花地丁）

【药物来源】远志科植物小远志〔*Polygala sibirica* L.var. *megalopha* Fr.〕的全株。

【植物特征】多年生小草本，高12～18cm。主根圆锥形，垂直，肥厚，土黄色。茎直立，纤细，通常有分枝，紫红色。叶互生，具短柄；叶片长椭圆形或椭圆状披针形，长1～2.6cm，宽0.3～0.7cm，先端渐尖，基部楔形，全缘，上面深绿色，下面紫色或紫绿色。花腋生，有长梗；花瓣3，蓝紫色，上面一花瓣流苏状。蒴果扁平，倒卵形，基部存宿萼。种子2枚。花期夏季，果期秋季。

【生长分布】生于向阳山坡、路旁、疏草丛。分布于我国华南、西南等地区。

【采收加工】夏、秋季采集，挖带根全草，洗净，晒干。

【药理作用】原种（*Polygala sibirica* L.）根的煎剂在急、慢性呼吸道疾病中有保护作用；能加速呼吸道分泌物的稀释及排出，并能提高小肠张力，上述作用可能与根中所含的鞣质（达1%）有关。

【性味归经】苦、微辛，寒。入肺、大肠二经。

【功能主治】清热解毒，化痰止咳。用于咽喉炎，扁桃体炎，支气管炎，肺炎，胃痛，痢疾，肋间神经痛。

【配伍应用】

小丁香-马勃 小丁香轻清走上，清热解毒，兼能化痰止咳；马勃性喜上行，清热解毒，尚可宣透邪热。两药配伍，则能清热解毒，轻疏肺卫，化痰止咳。用于热毒咽喉肿痛，风热感冒之发热、咳嗽、头昏痛、咽痛等症。

小丁香-桑白皮 两药均有除痰止咳之功，但同中有异。小丁香乃清肺，化痰，止咳；桑白皮为泻肺，消痰，止嗽。两药配伍，则具清肺泻火，祛痰止嗽功效。用于肺热咳嗽，如咳嗽、痰稠、口渴、咽干，甚则面红赤、呼吸气急等症。配鲜芦根、茨黄连、白毛夏枯草，以增疗效。

【单方验方】

①咽喉炎、扁桃体炎、血栓性脉管炎、淋巴结炎：小丁香6～9克，煎服（《云南思茅中草药选》）。

②治疗疮：小丁香适量，配红糖捣敷患部（《云南思茅中草

药选》)。

【用法用量】内服：煎汤，9～15克。外用：捣敷。

【注意事项】注意与"瓜子金"鉴别，详见"止咳平喘"章。

小画眉草

（蚊蚊草、星星草）

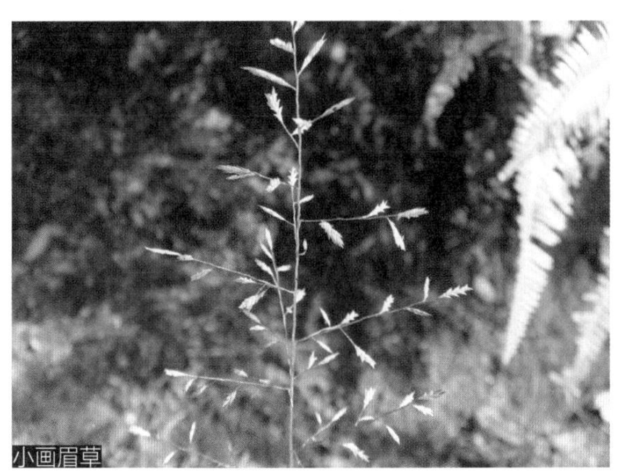

小画眉草

【药物来源】禾本科植物小画眉草〔*Eragrostis minor* Host〕的全草。

【植物特征】一年生草本，高20～45cm。茎丛生，直立或斜展，纤细。叶片线形，长5～15cm，宽3～5mm，上面较粗糙，下面光滑，主脉及边缘有腺体；叶舌长约1mm，外有一圈纤毛；叶鞘包茎，外面及鞘口有柔毛。圆锥花序顶生，开展，分枝单生，小穗长圆形，浅绿色，成熟时禾秆色，有多数小花，小穗柄有腺体；颖片几相等；外稃卵圆形，内稃稍短。颖果近圆形。花期夏季，果期秋、冬季。

【生长分布】生于荒野、草地、山坡、路旁。分布于我国绝大部分地区。

【采收加工】夏季采集，切段，晒干或鲜用。

【性味归经】淡，凉。入肝、肾二经。

【功能主治】清热解毒，疏风利尿。用于结膜炎，角膜炎，尿路感染，脓疱疮。

【配伍应用】

小画眉草-野菊花 两药均有清热解毒，疏散风邪作用。但小画眉草重在清热解毒，野菊花偏于疏散风热。两药配伍，相辅相成，功效提高。用于眼赤肿痛、云翳等。

小画眉草-天青地白 小画眉草有疏散风邪，清热利尿作用；天青地白有解表散邪，清热利尿效能。两药配伍，相须相使，共收解表泄热，宣利肺气，利尿行水之功。可治"风水"之水肿。配浮萍、笔仔草，作用更强。

【单方验方】

①治眼生云翳，角膜或结膜炎：小画眉草30克，水煎服，并外洗。

②治尿路感染：小画眉草、向日葵秆心各30克，水煎服。

③治大便干结，小便不利：小画眉草120克，水煎服。

④治子宫出血：小画眉草60克，研细末。每服15克，每天3次（①～④方出自《宁夏中草药手册》）。

【用法用量】内服：煎汤，30～60克；或研末。外用：煎洗。

【注意事项】注意与"画眉草"鉴别，详见本章。

小叶蛇总管

（蛇总管、蛇管通、母猪花头、母猪花头、盘龙七）

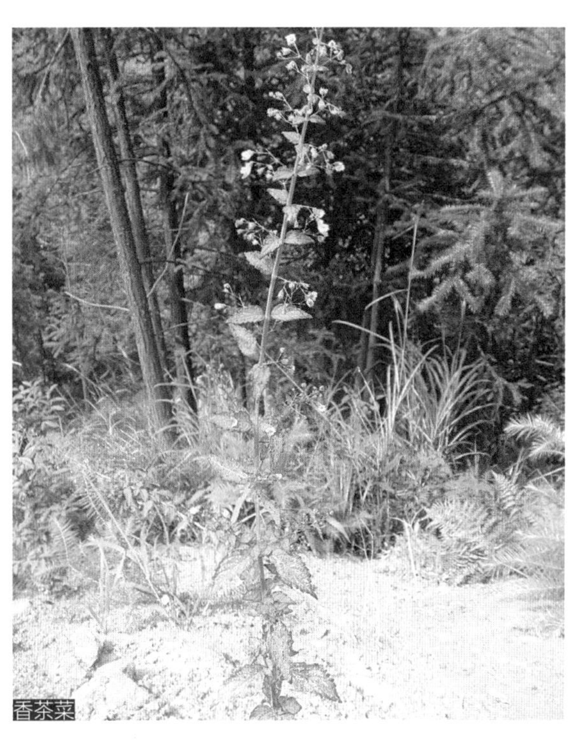

香茶菜

【药物来源】唇形科植物香茶菜〔*Isodon amethystoides* (Benth.) C.Y.Wu et Hsuen〕的带根全草。

【植物特征】多年生草本，高50～150cm，全株被白色柔毛。茎直立，方形，多分枝，节明显，下部浅紫色，上部通常绿色。叶对生，具短柄或无柄；叶片卵形或卵状棱形，长3～7cm，宽2.5～5cm，先端渐尖，基部渐窄，两面浅绿色，被白柔毛。聚伞花序，顶生或腋生，集成疏散圆锥状花序；花萼二唇形，紫绿色，5浅裂，被短毛；花冠二唇形，长花萼数倍，下唇较上唇长，4浅裂，冠筒白色，唇部紫色；雄蕊4，2强；雌蕊1。小坚果圆形，灰褐色。花期夏、秋季，果期冬季。

【生长分布】生于山坡疏灌丛、路旁草丛。分布于我国华南、西南、华中等地区。

【采收加工】夏季采集，切段，晒干。

【性味归经】苦、辛，凉。入心、肝、脾三经。

【功能主治】清热解毒，散瘀消肿。用于扁桃体炎，肾炎，尿道炎，急性病毒性肝炎，肝硬化，毒蛇咬伤，跌打损伤。

【配伍应用】

小叶蛇总管-七叶一枝花　两药均有清热解毒之功。小叶蛇总管并能散结消肿；七叶一枝花又善于消肿止痛。两药配伍，相辅相成，清热解毒，消肿止痛作用尤强。用于毒蛇咬伤、痈疖肿毒等。若用于毒蛇咬伤，配与徐长卿、星宿菜、千金藤根茎；疮疡肿毒，配与蒲公英、无莿根，功效更好。

小叶蛇总管-虎杖　小叶蛇总管能散瘀消肿，治瘀滞肿胀；虎杖能活血定痛，疗瘀滞疼痛。两药配伍，相互为用，互相促进，活血散瘀，消肿止痛功效显著。用于跌打闪挫，瘀滞肿痛等。

【单方验方】

①肾炎：小叶蛇总管、地胆草各30克，大蓟根15克，水煎服。

②尿道炎：小叶蛇总管、蒲公英各30克，车前草、紫花地丁各15克，水煎服。

③扁桃体炎：小叶蛇总管、马兰、一点红、卤地菊各15克，水煎服。

④病毒性肝炎：小叶蛇总管、地耳草各30克，白马骨15克，水煎服（①～④方出自《青草药彩色图谱》）。

【用法用量】内服：煎汤，15～30克；或研末入丸、散或酒浸。外用：捣敷；或研末调敷。

马勃

（牛屎菇、灰菇、马屁勃、人头菌、大气菌、鸡肾菌、马粪包）

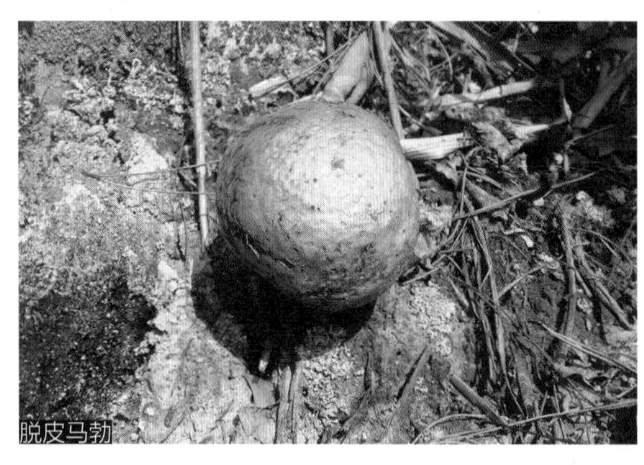

脱皮马勃

【药物来源】灰包科真菌脱皮马勃〔*Lasiosphaera fenzlii* Reich.〕的成熟子实体。

【植物特征】子实体圆形或圆形略扁，下面有粗柄；质松，体轻，直径10～20cm，幼时白色，熟时黄白色或土黄色；子实体靠外有2层包被，外包被薄，在成熟时呈块状开裂，最后剥落，内包被纸状，最后也完全消失。内部为孢体，由孢丝及孢子组成；孢丝长，褐色，有分枝，呈交错状；孢子褐色，球形，有小刺，径约4.5～5.5μm；由孢丝和孢子组成致密而软的孢体。

【生长分布】生于山坡、疏林下、草地等土壤腐质较丰富处。分布于我国绝大部分地区。

【采收加工】秋季子实体成熟时采集，除杂质，晒干。

【药理作用】

①止血作用：经大量临床研究证实，本品对由机械造成的创伤（小的）出血，治愈率达97%以上；对较小的新鲜出血几乎100%治愈，对污染创面治愈率亦在60%以上。通过马勃止血机制研究的结果表明，其对肝、膀胱、皮肤及肌肉等处创伤出血有立即止血之功；马勃粉可在组织内吸收，对创面无不良影响。用于7例前列腺手术，效果较满意。

②抗菌消炎：对金黄色葡萄球菌、铜绿假单胞菌、变形杆菌、肺炎双球菌及少数致病真菌有抑制作用。

③其他：马勃所含的马勃素是一种抗癌成分，有抗白血病、舌癌、咽喉癌、肺癌的作用。此外，还有镇咳作用。

【性味归经】辛，平。入肺经。

【功能主治】清热解毒，利咽消肿，止血活血。用于风热咳嗽，风热失音，咽喉肿痛，腮腺炎，咳血，衄血，外伤出血，湿疹，疮疡。

【配伍应用】

马勃-射干　马勃辛、平，清热解毒，利咽消肿，且宣透肺卫，治外感风热咽痛、咳嗽；射干苦、寒，清热解毒，祛痰利咽，治热毒咽喉肿痛、咳嗽痰多。两药相配，相须为用，功效增倍。可治热毒咽喉肿痛或外感风热所致咽喉肿痛、失音、咳嗽等。热毒上攻咽喉肿痛，配板蓝根、金果榄；外感风热所致，配与一枝黄花、板蓝根、金银花，以增疗效。

马勃-侧柏叶　两药均能止血。但马勃止血且活血；而侧柏叶凉血和血而止血。合用，则具清热凉血，和血止血之作用，并有止血不留瘀之优点。用于血热妄行致咳血、鼻衄、便血等。

【单方验方】

①治湿温，喉阻咽痛：金银花五钱，连翘五钱，马勃二钱，射干三钱，牛蒡子三钱，水煎服（《温病条辩》）。

②慢性扁桃体炎：马勃、山豆根、黄芩各9克，甘草6克，水煎服（《河北中草药》）。

③治久咳：马勃不以多少，细末，炼蜜为丸，如梧桐子大，每服二十丸，汤送下（《普济方》）。

④治吐血：马勃为末，砂糖丸如弹子大，每服半丸，冷水下（《袖珍方》）。

⑤治痈疽：马勃擦粉，米醋调敷即消；并入连翘少许，煎服亦可（《外科良方》）。

【用法用量】内服：煎汤，3～6克；或研末入丸、散。外用：调敷或研末撒。

马蓝

（葴、大叶冬蓝、大蓝、青蓝、板蓝、山蓝、大青叶）

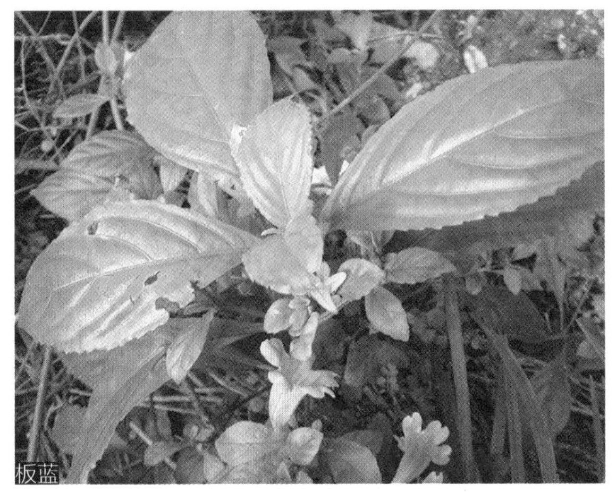
板蓝

【药物来源】爵床科植物板蓝〔*Baphicacanthus cusia*（Nees）Brem.〕的幼枝及叶。

【植物特征】多年生草本，高50～100cm。茎直立，有棱，有节，多分枝。叶对生，具柄；叶片草质，倒卵形至卵状长圆形，长5～15cm，宽2.5～5.5cm，先端渐尖，基部渐窄，边缘有粗浅锯齿，上面深绿色，光泽，下面绿色。穗状花序，顶生，花2至数朵；叶状苞片，长达2cm，早落；花萼近5全裂，细条形，1片较大；花冠浅紫色，漏斗状，先端5裂；雄蕊4，2强；子房上位，花柱细长。蒴果棒状。种子4枚。花期夏季，果期秋季。

【生长分布】生于山坡、林下、林缘、屋边等阴湿处；或栽培。分布于我国台湾、华南、华中、西南等地区。

【采收加工】夏、秋季采集，洗净，晒干。

【药理作用】靛蓝混悬液0.3～3g/kg灌胃，每日一次，连续8次，对四氯化碳所引起的小鼠肝损害有一定的保护作用。

【性味归经】苦，寒。入心、肝、胃三经。

【功能主治】清热解毒，凉血，止血。用于温病高热，口舌生疮，喉痧，咽喉肿痛，丹毒，腮腺炎，猩红热，乙型脑炎，血热吐血、衄血。

【配伍应用】

马蓝-金银花　两药都有清热解毒作用。马蓝力强且清泄血热，金银花质体轻扬，能轻宣凉散而疏表邪。两药配伍，相辅相成，共收凉血解毒，宣透泄热之功。用于温病高热，热毒口舌生疮、咽喉肿痛、丹毒等。

马蓝-苎麻根　两药均有凉血之功。马蓝并能清热解毒，苎麻根兼泄热通淋。相配，凉血止血作用显著，并能泄热，解毒，通淋。用于血热妄行之衄血、咳血、便血以及热毒泻痢、血淋等。

【单方验方】参考“大青叶”。

【用法用量】内服：煎汤，9～12克（鲜品30～60克）。外用：捣敷。

【注意事项】根“板蓝根”详见本章。马蓝叶性味、功能主治与“大青叶”（包括：路边青叶、蓼蓝叶、菘蓝叶）基本相同，通常文献将马蓝叶归“大青叶”处，根归“板蓝根”处论述，虽简事，但容易混淆，不利于初学者掌握，故此，本书将其列出，单独论述。

马齿苋

（五行草、长命菜、酸苋、瓜子菜、猪母菜、血瓦菜、五方草）

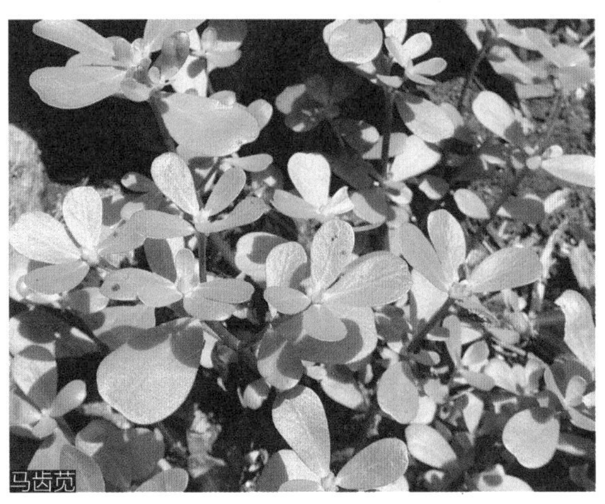
马齿苋

【药物来源】马齿苋科植物马齿苋〔*Portulaca oleracea* L.〕的全草。

【植物特征】一年生草本，全株肉质，光秃无毛。根茎短小。茎圆柱形，紫红色，下部平卧，上部斜展，长15～30cm。叶互生或对生，具短柄；叶片肥厚，倒卵形，长1～2.6cm，宽0.5～1cm，先端钝或微凹，基部阔楔形，全缘，上面深绿色，下面绿色，中脉显见。多花成簇生枝顶叶腋，两性同株，细小；总苞片4～5枚；萼2枚，对生；花瓣5，黄色，先端微凹；雄蕊10～12，花药黄色；雌蕊1，子房下位，花柱顶端多裂。蒴果锥形。种子多数，黑色。花期夏、秋季，果期秋季。

【生长分布】生于菜地、田野。分布于我国绝大部分地区。

【采收加工】夏、秋季采集，洗净，晒干；或沸水烫后晒干；或鲜用。

【药理作用】

①抗微生物作用：乙醇浸液在体内，对大肠埃希菌、志贺菌属、伤寒杆菌有抑制作用。对金黄色葡萄球菌、肠炎沙门菌、百日咳杆菌、皮肤真菌均有抗菌作用。还有抗疱疹病毒、天花病毒、阿米巴原虫、钩虫病等作用。志贺菌属在马齿苋肉汤培养基上多次传代后，可产生明显耐药性。

②止血作用：马齿苋对血管有显著的收缩作用。此种收缩

作用兼有中枢及末梢性。

③对子宫的影响：马齿苋对豚鼠、大鼠及兔离体子宫均有兴奋作用，对兔在体子宫亦可引起收缩。

【性味归经】酸，寒。入大肠、肝、脾三经。

【功能主治】清热解毒，凉血止血，利尿通淋。用于热毒痢，腮腺炎，痈肿，丹毒，子宫功能性出血，血淋，痔疮出血，热淋，黄水疮，阴囊湿疹。

【配伍应用】

马齿苋-地锦草　两药善走下焦，清泄下焦热毒的作用。马齿苋并泄血热；地锦草兼能祛湿热。两药配伍，共奏凉血解毒，清利湿热之功。用于赤白痢、赤痢、热淋等证。

马齿苋-苎麻根　两药均有清热，凉血，止血作用。相较之下，马齿苋偏于清热凉血；而苎麻根重在凉血止血。两药配伍，相辅相成，功效显著。用于血热妄行所致鼻血、咳血、尿血、便血等。

马齿苋-海金沙藤　两药均有利尿通淋，泄热解毒之作用。但马齿苋清热解毒功效较好，海金沙藤利尿通淋作用偏强。两药配伍，相须相使，功效显著。用于湿热或热毒所致热淋、血淋以及膏淋等证。均可配入笔仔草、金钱草、白花蛇舌草，以增疗效。

【单方验方】

①细菌性痢疾，肠炎：马齿苋（鲜草）750克，先经干蒸3~4分钟，捣烂取汁150毫升左右。每服50毫升，每日3次（《全国中草药汇编》）。

②急性阑尾炎：马齿苋、蒲公英各60克，水煎2次，浓缩为200毫升，2次分服（《全国中草药汇编》）。

③热毒疔疮、湿疹、虫蛇咬伤：鲜马齿苋15~30克，水煎服，并用鲜马齿苋捣烂敷或水煎外洗(《青草药彩色图谱》)。

④产褥热：马齿苋、蒲公英各60克，水煎服（《全国中草药汇编》）。

⑤急性膀胱炎：马齿苋30克（鲜品150克），红糖30克。马齿苋水煎取汁1小碗，红糖调服（笔者方）。

⑥急性腮腺炎：鲜马齿苋200克，加少许食盐，味精，在油锅中炒熟食用；余下根、茎加水煎服；另取鲜全草适量加食盐少许，捣烂敷患处。每日1次至愈（《畲族医药学》）。

⑦肾结核：马齿苋1500克，黄酒1250毫升。将马齿苋捣烂，酒浸3日夜，用白布滤出即成，每日饭前，饮酒9毫升（《常见病验方研究参考资料》）。

⑧肺结核骨蒸潮热：生马齿苋30克，水煎服或炖瘦猪肉日食（《常见病验方研究参考资料》）。

⑨小儿自汗：马齿苋20克，梧桐子6克，山药12克，谷芽10克，将药物煎服，每日3次（《中国民间草药方》）。

⑩精液不化症（属肝经郁热型）：黄花菜30克，马齿苋30克，水煮代茶饮（《现代中医男科学》）。

⑪治丹毒：马齿苋30克，油菜籽20克，萹蓄草20克，寒水石6克，将药煎后取汁，调拌蜂蜜外敷贴患处（《中国民间草药方》）。

⑫手指感染：鲜马齿苋、鲜浮萍各等份，捣烂敷患处（《福建中草药处方》）。

【用法用量】内服：煎汤，10~30克（鲜品60~250克）；或捣烂取汁。外用：捣敷或煎洗。

马鞭草

（顺捋草、铁马莲、马鞭、田鸟草、铁扫手、疟马鞭）

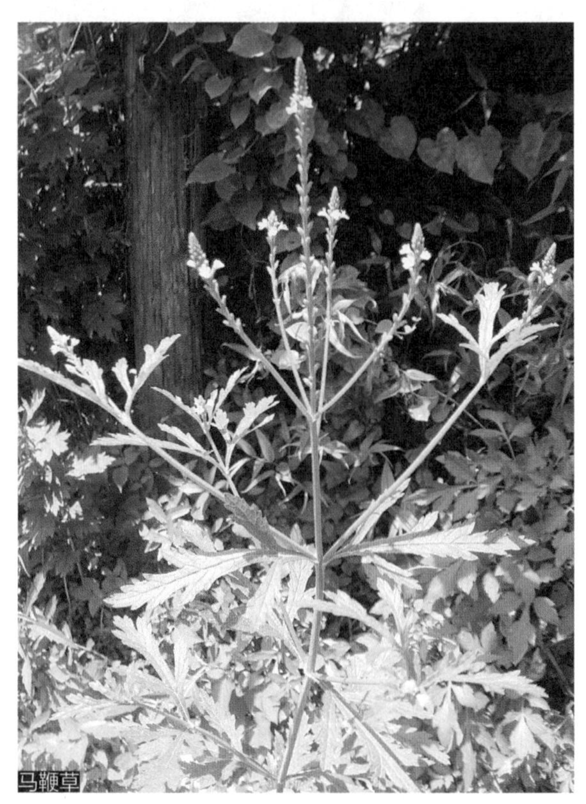
马鞭草

【药物来源】马鞭草科植物马鞭草〔*Verbena officinalis* L.〕的全草。

【植物特征】多年生草本，高30~90cm。茎直立，四棱形，暗绿色，基部老时木质化，上部多分枝，有稀疏粗毛。叶对生，具柄；叶片长卵形，长3~8cm，宽1.5~2.5cm，先端尖或急尖，基部楔形，边有不规则深羽裂，通常3羽裂，羽片有不规则浅裂或缺刻，边缘有粗锯齿，上面深绿色，下面绿色，两面均被粗毛。穗状花序生枝顶或腋生，细长，长可达28cm，花小，稀疏；萼管状，先端5齿裂；花冠唇形，浅蓝色，上唇2裂，下唇3裂，冠喉有长白毛；雄蕊4；雌蕊1，子房上位，柱头2裂。蒴果外包宿萼，熟时4开裂，4个小坚果。花期夏季，果期秋季。

【生长分布】生于路边、荒地。分布于我国绝大部分地区。

【采收加工】夏、秋季采集，洗净，切段，晒干。

【药理作用】

①抑菌：马鞭草全草煎剂，对金黄色葡萄球菌、福氏志贺菌均有抑制作用。其水煎剂一定浓度能杀死钩端螺旋体。

②抑疟：本品针剂在控制疟疾症状和抑杀疟原虫方面效果较好，控制症状，宜在发作前2～3小时注射，它能使疟原虫变形。

③消炎：马鞭草的水及醇提取物对家兔结膜囊滴入芥子油而引起的炎症有消炎作用。

④镇痛：本品水提取物给家兔作齿髓电刺激法试验证明有镇痛作用。醇性水溶液的镇痛作用更持久。

⑤止血：马鞭草所含皂苷有促进家兔血液凝固作用。

【性味归经】苦，凉。入肝、脾二经。

【功能主治】清热解毒，活血散瘀，利尿消肿。用于感冒，流感，白喉，牙周炎，口腔炎，湿热黄疸，肝硬化腹水，水肿，痢疾，肠炎，疟疾，疟疾脾肿大，妇人闭经。

【配伍应用】

马鞭草-倒扣草 马鞭草清热解毒；倒扣草清热解表，且清热毒。两药配伍，共收清热解毒，解表退烧之功。用于感冒发热、咽喉肿痛、牙痛等。

马鞭草-金橘根 马鞭草苦、凉，入肝脾经，活血祛瘀，且能泄热；金橘根酸、甘、温，入肝胃经，疏肝和胃，利气散结。两药配伍，凉温调和，相互为用，共收疏肝利气，化瘀散结，和胃消胀之功。用于肝脾气血瘀滞所致胁痛、积聚、单腹胀等。

马鞭草-水丁香 两药都有利尿消肿，清热解毒作用。但马鞭草偏于清热毒；水丁香重在利尿。两药相须相使，对湿热或热毒侵肾所致水肿、小便不利有良效。若配与笔仔草、金钱草、白茅根、浮萍，作用更好。

【单方验方】

①白喉：马鞭草（全草）30克，加水2000毫升，煎熬，浓缩至300毫升。成人每服150毫升，每日2次；8～10岁每服100毫升，每日2次；8岁以下每服30毫升，每日3～4次。均为连服3～5日（《全国中草药汇编》）。

②口腔溃烂口臭：马鞭草30克，两面针12克，地龙20克，茅根12克，将药物煎服，每日数次（《中国民间草药方》）。

③牙周炎、牙槽脓肿，牙髓炎：马鞭草30克，水煎服，每日1剂（《全国中草药汇编》）。

④急性淋巴管炎及淋巴结炎：马鞭草30克，红花、当归各6克，水煎服（《福建中草药处方》）。

⑤乳汁淤积乳痈：马鞭草30克，白凤仙草20克，丝瓜子8克，小青皮10克。将药物研细末，调拌白酒吞服，每日1次（《中国民间草药方》）。

⑥治卒大腹水病：鼠尾草、马鞭草各十斤，水一石，煮取5斗，去滓更煎，以粉和为丸服，如大豆大两丸加至四五丸。禁肥肉，生冷勿食（《补缺肘后方》）。

⑦治臌胀烦渴，身干黑色：马鞭草细锉，暴晒干，勿见火。以酒或水同煮，至味出，去滓，温服（《卫生易简方》）。

⑧治黄疸：马鞭草60克，水煎调糖服。肝肿大者加山楂根或山楂9克（《草药手册》）。

⑨小儿哮喘：马鞭草20克，鱼腥草20克，寻骨风根12克，白茅根6克，将药物煎服，每日2次（《中国民间草药方》）。

⑩疟疾、脾肿大：马鞭草15克，鳖甲9克，奇蒿12克，水煎服（《福建中草药处方》）。

⑪疝气：马鞭草30克或薜荔根60克，荔枝干14枚，水煎服（《福建中草药处方》）。

⑫产后外感：马鞭草12克，炖服（《畲族医药学》）。

【用法用量】内服：煎汤，15～30克（鲜品60～90克）；或研末入丸、散。外用：捣敷或煎洗。

马牙半支

（山半支、佛甲草、狗牙瓣、石上马齿苋、打不死、六月雪、酱瓣草）

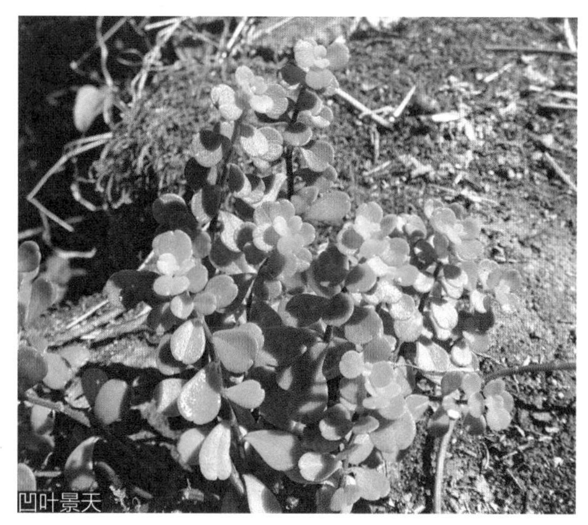

凹叶景天

【药物来源】景天科植物凹叶景天〔*Sedum emarginatum* Migo.〕的全草。

【植物特征】多年生矮小草本，全体肉质，无毛，高10～17cm。茎丛生，下部匍匐，上部斜展，紫红色，有棱槽，节处生须根。叶对生，近无柄；叶片倒卵状匙形，长1～2.6cm，宽0.5～1cm，先端钝微凹，基部渐狭，全缘，上面绿深色，下面绿色。聚伞花序，顶生；萼片5，绿色，短于花瓣；花瓣5，黄色，长约4mm；雄蕊10，花药紫色；雌蕊5，基部连合。蓇葖果，腹面有囊状隆起。花期夏季，果期秋季。

【生长分布】生于山沟旁、田野阴湿处。分布于我国华南、华中、华东、西南等地区。

【采收加工】夏、秋季采集，洗净，切段，晒干或鲜用。

【性味归经】酸，凉。入心、肺二经。

【功能主治】清热解毒，止血，利湿。用于痈肿疔疮，细菌性痢疾，瘰疬，黄疸，吐血，衄血，血崩，跌打损伤，赤白带下。

【配伍应用】

马牙半支-蜈蚣　马牙半支酸、凉，清热解毒；蜈蚣辛、温，攻毒消肿。两药配伍，凉温调和，相辅相成，共收攻毒散结，消肿止痛之功。可治瘰疬、无名肿毒等证。内服与外用均可。

马牙半支-侧柏叶　两药都有止血作用。马牙半支清热止血；侧柏叶凉血止血。两药配伍，相辅相成，共收清热凉血，和血止血之功。用于血热所致诸般出血证。

马牙半支-椿白皮　两药寒凉，都有祛湿热作用。但马牙半支乃清热利湿；椿白皮为清热燥湿。两药配伍，相互为用，共呈泄热，运脾，利湿之功。用于湿热下注，所致女子黄白带下、阴痒，男子白浊等证。

【单方验方】

①治瘰疬：马牙半支做菜常服（《本草纲目拾遗》）。

②细菌性痢疾：鲜马牙半支30克，车前草20克，地锦草20克，水煎服，每日1剂，连服3～5天(《中国民间百草良方》)。

③痢疾：鲜马牙半支30克，捣汁服（《中草药彩色图谱与验方》）。

④深部脓肿，局部无红肿者：鲜马牙半支50克，木芙蓉嫩叶30克，面粉适量。先将两味药捣烂，加面粉拌匀，外敷患处，每天换药1次（《中国民间百草良方》）。

⑤治疮毒红肿：马牙半支、芙蓉叶、鱼腥草。共捣绒敷(《四川中药志》)。

⑥治吐血、衄血：马牙半支同猪肉炖服（《四川中药志》）。

⑦鼻衄：马牙半支、鼠曲草、仙鹤草、旱莲草各7克，荠菜、葎草各10克，水煎服，每日1剂(《中国民间百草良方》)。

⑧跌打损伤：鲜马牙半支30克，接骨木叶20克，景天三七30克。共洗净，捣烂，绞汁，热甜酒适量冲服（《中国民间百草良方》）。

⑨治淋疾：芝麻1把，核桃1个，马牙半支，共捣烂，滚生酒冲服（《奇方类编》）。

⑩治水臌：马牙半支捣，合麝香贴脐眼(《汪连仕采药书》)。

【用法用量】内服：煎汤，30～60克；或捣烂绞汁。外用：捣敷或研末调敷。

木蓝

（槐蓝、大青蓝、水蓝、小青、野青靛、野槐树）

【药物来源】豆科植物木蓝〔*Indigofera tinctoria* L.〕的叶及幼茎。

【植物特征】落叶小灌木，高50～80cm。茎直立，幼枝有棱，被白色短毛。叶互生，单数羽状复叶，羽叶9～13枚，对生，先端叶单生，几无柄；羽片卵状椭圆形，长1.2～1.8cm，宽0.7～1.5cm，全缘，先端圆，有小突尖，基部近圆形，上面深绿色，下面绿色，并被丁字形毛，叶干后蓝黑色。总状花序，腋生，小花多数，着生稠密；萼小，银白色，先端5齿裂；花冠蝶形，红带黄色，旗瓣近圆形，翼瓣卵圆形，龙骨瓣匙形；雄蕊10，2束。荚果圆柱形，微弯，长约2cm，熟时黑色。种子矩圆形，熟时灰黑色。花期春、夏季，果期秋季。

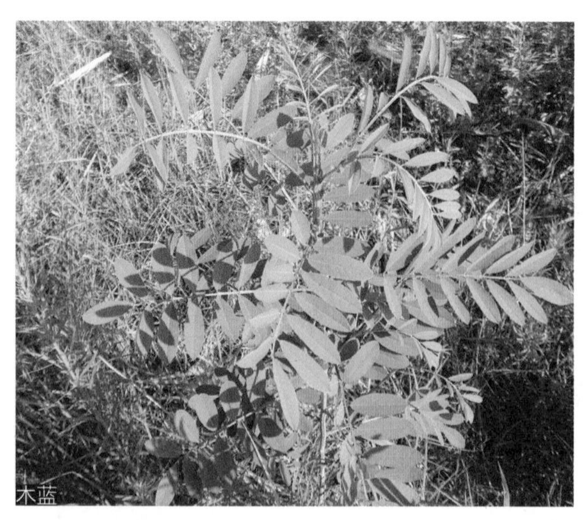
木蓝

【生长分布】生于山坡、路旁、草丛。分布于我国华南、华东、西南、华中、西北、华北等地区。

【采收加工】夏、秋季采集，去掉茎、粗枝，切段，晒干。

【药理作用】靛蓝混悬液0.3～3g/kg灌胃，每日一次，连服8次，对四氯化碳所引起的小鼠肝损害有一定的保护作用。

【性味归经】苦，寒。入心、肝二经。

【功能主治】清热解毒，祛瘀止血。用于乙型脑炎，腮腺炎，目赤，吐血，崩漏，疮疖痈肿。

【配伍应用】

木蓝-牛筋草　木蓝苦、寒，可入血分，清热解毒，治温热病热毒入营血；牛筋草甘、淡、凉，清暑涤热，并利湿，治暑温病之暑热夹湿证。两药配伍，共奏清暑除热，凉血解毒，清热利湿之功。可治暑温夹疠之一类病症，如高热、头痛、胸脘痞闷、呕吐、烦躁、汗出、口渴、尿短、尿赤等症。配与芭蕉根、鲜芦根、金银花，以增疗效。

木蓝-大蓟　木蓝能祛瘀止血，即瘀祛络通，血归常通，不溢而血止；大蓟凉血止血，祛瘀活血，即凉血泄热，和血止血，且血止不留瘀。两药配伍，相须相使，功效益彰。用于血热妄行之出血，如咳血、吐血、崩漏等。

【单方验方】

①治乙型脑炎：预防量为鲜木蓝枝叶15~30克，水煎服，每3天服1次，连服数次。治疗量为鲜木蓝全草60~90克，水煎服（《福建中草药》）。

②腮腺炎：鲜木蓝全草30克，水煎服；另用鲜叶和醋捣烂绞汁涂抹患处（《福建中草药》）。

【用法用量】内服：煎汤，15~30克。外用：捣敷或捣绞汁涂抹。

木槿根

（藩篱草根、和尚花根、槿树根）

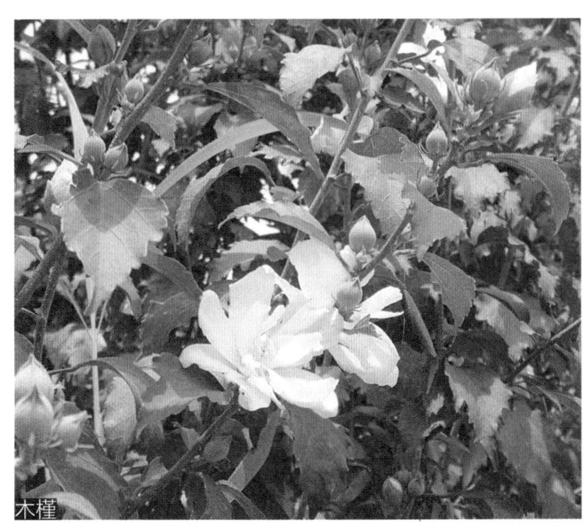

木槿

【药物来源】锦葵科植物木槿〔*Hibiscus syriacus* L.〕的根。

【植物特征】落叶灌木，高2.5~5m。茎直立，多分枝，皮暗灰色，幼枝有白柔毛。叶互生，具短柄，叶片菱状卵形，长3~6cm，宽2.5~4.5cm，先端渐尖或急尖，基部宽楔形，边有羽裂，裂片不等，边缘有不规则齿缺，上面绿色，下面浅绿色。花腋生，有梗；小苞片6~7，绿色，有绒毛；萼钟状，5裂，浅绿色，有绒毛；花瓣5，有粉红色、白色、淡红色、紫色；雄蕊多数，基部联合。蒴果长椭圆形，先端有尖喙，密被绒毛及星状毛。种子黑色。花期夏季，果期秋季。

【生长分布】多栽培。分布于我国绝大部分地区。

【采收加工】冬、春季采挖，除头茎，须根，洗净，切片，晒干或鲜用。

【药理作用】测定木槿茎与根在试管中对金黄色葡萄球菌、志贺菌属、伤寒杆菌以及常见致病性皮肤真菌均有抑制作用。

【性味归经】甘，凉，无毒。入肺、肾、大肠三经。

【功能主治】清热解毒，利湿消肿，滑利大肠。用于咳嗽，肺痈，肠痈，肾炎水肿，淋证，脚气，白带，糖尿病，肠风下血，痔疮肿痛。

【配伍应用】

木槿根-射干 两药寒凉，均可入肺；木槿根清热解毒，治肺热咳嗽、肺痈；射干清热解毒，祛痰利咽，治热毒咽痛、咳嗽痰多。两药配伍，大增清热解毒之功，并有利咽消肿，止咳化痰作用。用于热毒咽痛、肺热咳嗽等。

木槿根-苦地胆 两药能升能降；木槿根走下焦，能清热利湿消肿，治湿热水肿、湿热痹；苦地胆行中、下焦，和脾渗湿，利尿消胀，治湿热水肿、臌胀。两药相配，清热除湿，利尿消肿功效显著。用于湿热水肿、小便不利、脚气肿痛等。

木槿根-马齿苋 木槿根能通利大肠，泄热毒，除湿热，治湿热痢、痔疮；马齿苋入肠道，能清血热，泄热毒，治热毒痢、痔疮肿痛。两药配伍，则能凉血解毒，清热利湿，通便止痢。用于热毒或湿热所致赤痢、赤白痢，以及便血、痔疮肿痛等。

【单方验方】

①黄疸：木槿根90克，水煎服（《福州市民间药草》）。

②肾炎水肿：鲜木槿根、灯芯草各60克，水煎服（《福建中草药处方》）。

③治消渴：木槿根30~60克，水煎代茶常服（《福建民间草药》）。

④湿热带下：木槿鲜根60~90克，水煎服(《福建中草药》)。

⑤湿疹：木槿根、算盘子根各30克，千里光15克，水煎服（《福建中草药处方》）。

⑥暗脚气（干性脚气）：取木槿根60克，鲍壳60克，红糖30克，水煎服（《福州市民间药草》）。

⑦治痔疮肿痛：木槿根煎汤，先熏后洗（《仁斋直指方》）。

【用法用量】内服：煎汤，15~30克（鲜品30~90克）。外用：煎汤熏洗。

【注意事项】“木槿皮”“木槿花”详见“利尿渗湿”章；“木槿子”详见“化痰”章。

五色梅

（山大丹、七变花、如意草、毛神花、红花刺、臭金凤）

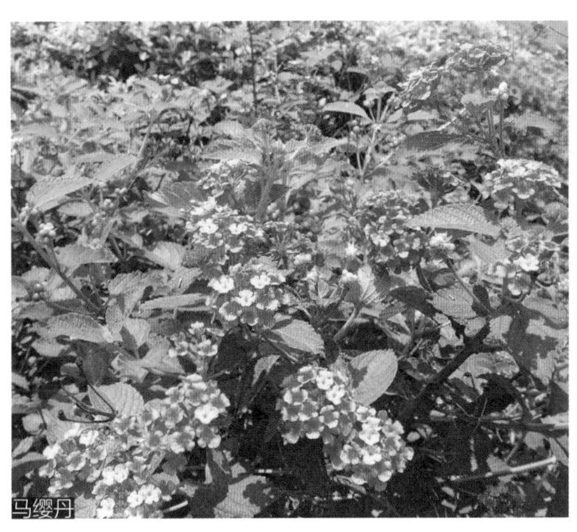

马缨丹

【药物来源】马鞭草科植物马缨丹〔*Lantana camara* L.〕带叶的嫩枝。

【植物特征】落叶灌木，高80～180cm。茎丛生，直立或斜展，多分枝，茎、枝有倒刺，幼枝稍被毛。叶对生，叶柄长0.6～1.5cm；叶片卵形，长3～8cm，宽2～3.5cm，先端急尖，基部阔楔形，边缘有钝齿，上面暗绿色，粗糙，有短刺毛，下面绿色，被小刚毛。头状小伞形花序生叶腋或枝顶，总梗长可达10cm，小花多数，稠密；总苞片数枚，狭长；花冠高脚碟状，先端4～5裂，平展，色有红、粉红、黄、橙红、白色；雄蕊4，着生冠管中部，内藏，子房上位，2室。核果圆形，肉质，成熟时紫黑色。花期春季至秋季或四季，果期冬季。

【生长分布】多栽培。分布于我国华南、西南、华中等地区。

【采收加工】夏、秋季采集，切段，晒干。

【药理作用】所含生物碱能使犬血压降低，对大鼠能兴奋肠管而抑制子宫。给羊、牛喂叶后可致慢性中毒，引起黄疸并对光敏感，有毒成分为马缨丹烯A。

【性味归经】苦，寒。入大肠经。

【功能主治】消肿解毒，祛风止痒。用于痈肿，湿疹，疥毒，感冒发热，跌打损伤。

【配伍应用】

五色梅-蒲公英　两药都有清热，解毒，消肿之功。五色梅则偏于清热消肿；蒲公英重在清热解毒。两药配伍，相辅相成，功效提高。用于痈、疖、疔疮等肿毒。

五色梅-土茯苓　五色梅祛风止痒并清热毒；土茯苓解毒兼泄湿浊。两药相互为用，外可祛风疏表，内而解毒，利湿，泄浊，共获疗疮止痒之功。用于湿热或湿毒郁滞肌肤所致痒疮，如湿疹、黄水疮、皮肤瘙痒等。

【单方验方】

①治毒核症：五色梅新鲜枝叶捣烂，取自然汁，用双蒸酒冲服。又将叶捣烂，加红糖，冰片少许，敷于核上，不时转换，即可清凉止痛（《岭南采药录》）。

②口角炎：五色梅10克，桑白皮10克，生地黄20克，甘草梢5克，水煎服（《实用皮肤病性病中草药彩色图集》）。

③流行性感冒：五色梅30克，贯众30克，水煎服（《实用花卉疗法》）。

④治感冒风热：五色梅叶30克，山芝麻15克，水煎，日分2次服（《广西中草药》）。

⑤治皮炎、湿疹瘙痒：五色梅新鲜枝叶煎水外洗（《常用中草药手册》）。

⑥治筋伤：五色梅鲜叶捣碎，擦患处，然后以渣敷之（《闽南民间草药》）。

⑦四肢关节痛：五色梅15克，青壳鸭蛋1枚。加水、酒各半，炖1小时，喝汤食蛋（《中国民间百草良方》）。

【用法用量】内服：煎汤，15～30克；或捣绞汁冲酒。外用：捣敷或煎洗。

【注意事项】“五色梅根”详见“祛风湿”章。

毛贯众

（小贯众、小龙骨）

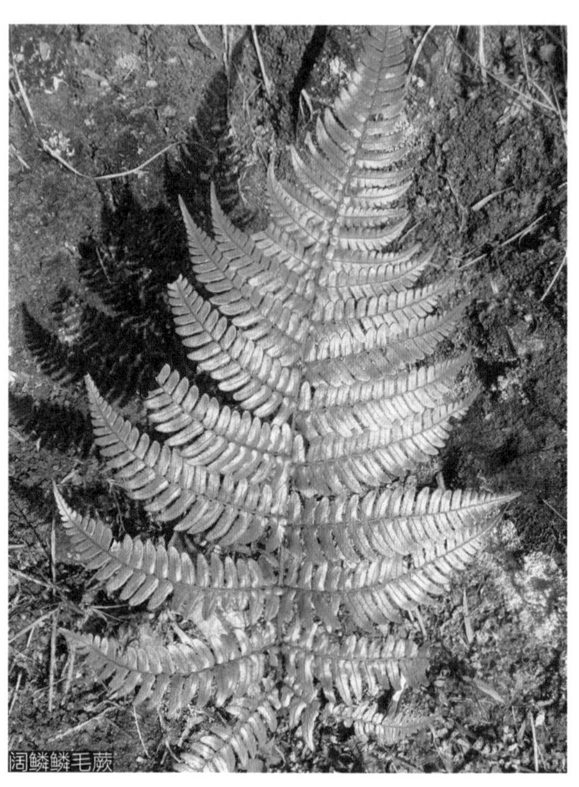

阔鳞鳞毛蕨

【药物来源】鳞毛蕨科植物阔鳞鳞毛蕨〔*Dryopteris championii*（Benth.）C.Chr.〕的根茎。

【植物特征】多年生蕨类草本，高50～80cm。根状茎粗短，密生棕褐色披针形鳞片。叶簇生；叶柄长25～45cm，浅棕色，密被棕色披针形鳞片；叶片长卵形，长25～40cm，宽20～30cm，基部圆形，上部渐尖，叶轴和羽叶轴密被棕色披针形鳞片；羽叶对生；小羽片厚纸质，近对生，披针形，基部耳形，先端钝，边缘钝齿状，纵脉明显，侧脉有分枝。孢子囊群生侧脉中部，有肾形囊群盖。

【生长分布】生于山坡、林缘、沟边、阴湿处。分布于我国华南、华东、华中、华北以及台湾等地区。

【采收加工】全年可采，除须根，洗净，晒干。

【性味归经】苦，平，无毒。入肺经。

【功能主治】清热解毒，止咳平喘，驱虫。用于感冒，流感，咳嗽，气喘，便血，钩虫病。

【配伍应用】

毛贯众-倒扣草　毛贯众清热解毒，治感冒、流行疫感；倒扣草清热解表，治外感风热发热等。两药配伍，则能清热解毒，解表退烧。用于风热感冒、流行疫感，如发热或高热、微恶风寒、头痛、咽痛、咳嗽等症。均可配与白马骨、金盏银盘、大青根、天青地白，以增疗效。

毛贯众-桑白皮　毛贯众苦、平，能清肃肺气，止咳平喘，治肺热咳嗽、哮喘；桑白皮甘、寒，可清泄肺热，消痰平喘，治肺热咳喘、痰多。两药相配，共收清热泄肺，肃肺止嗽，化痰平喘之功。用于肺热咳喘，如咳嗽、痰稠、面红气急、口渴等。配与芦根、栀子、鱼腥草、白毛夏枯草，以增疗效；亦可用于痰热咳喘，如咳痰黄稠、呼吸气急、喉有痰鸣音、胸膈痞闷等症，配与瓜蒌、冬瓜仁、茨黄连、鱼腥草，疗效更佳。

【单方验方】

①预防感冒：毛贯众90克，夏枯草60克，椿皮30克，水煎作茶饮。

②治气喘：毛贯众15克，荆芥9克，广陈皮3克，白芥子9克，乌药9克，茯苓9克，水煎服。

③治大便下血：毛贯众15克，地榆9克，水煎对红糖服。

④治钩虫病：毛贯众30～60克，水煎服（①～④方出自《中药大辞典》）。

【用法用量】内服：煎汤，9～15克（大量用30～60克）。

毛大丁草根

（白头翁、白花白头翁、兔耳风根、小一枝箭根）

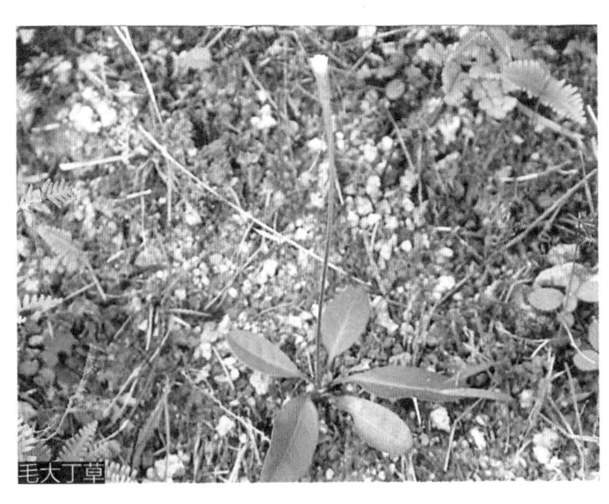

毛大丁草

【药物来源】菊科植物毛大丁草〔*Gerbera piloselloides* (Linn.) Cass.〕的根及根茎。

【植物特征】多年生草本，高15～30cm。根茎较粗壮，有绵毛。叶基生，具柄，叶片长矩圆形或长卵形，长5～8cm，宽2～4cm，先端圆，基部楔形，全缘，上面绿色，幼时有毛，老时脱落，下面被绵毛。花茎高达30cm，被绵毛；头状花序，顶生；苞片线形，被绵毛；边舌状花，雌性，白色，二唇形，上唇3齿裂，下唇2深裂，中央管状花，两性，白色或浅粉红色，二唇形，上唇3裂，下唇2深裂；雄蕊5。瘦果线状披针形，冠毛浅红色。花期夏季，果期秋季。

【生长分布】生于向阳山坡、路旁。分布于我国华南、华中、西南等地区。

【采收加工】秋季采集，洗净，晒干。

【性味归经】苦，平。入肺、胃、膀胱、大肠四经。

【功能主治】清热解毒，理气和血。用于痈肿，乳蛾，痄腮，瘰疬，疝气，痢疾，便血。

【配伍应用】

毛大丁草根-板蓝根　两药均有清热毒之作用。毛大丁草根尚能消散，板蓝根兼能凉血，利咽。两药配伍，相辅相成，共收凉血解毒，清热利咽，消肿止痛之功。用于乳蛾、痄腮、痈肿等。

毛大丁草根-金橘根　两药均有理气作用。毛大丁草根则善理胃肠之气，且能和血；金橘根偏调肝胃之气，而消胀散结。两药配伍，相须为用，共奏疏肝和胃，理气和血，消痞散结之功。用于肝胃气滞，脘痛连胁、痞胀、嗳气频作等。

【单方验方】

①治小儿肺胃大热，乳蛾、痄腮红肿疼痛，发热头痛：毛大丁草根6克，连翘6克，赤芍3克，点水酒服（《滇南本草》）。

②治久咳，百日咳：毛大丁草根6克，煨肉吃；叶子泡开水吃（《贵阳民间药草》）。

③治胸胁痞气：毛大丁草根，研末，面糊为丸。每服1.5～2克，开水送服（《福建中草药》）。

④治产后瘀血腹痛：毛大丁草根15克，红酒120毫升，炖服（《闽东本草》）。

【用法用量】内服：煎汤，6～9克；或研末入丸、散。外用：捣敷。

【注意事项】孕妇忌用。全草“毛大丁草”详见“止咳平喘”章。

瓦松

（瓦塔、向天草、塔松、石塔花、瓦莲、屋松、昨叶荷草）

【药物来源】景天科植物瓦松〔*Orostachys fimbriatus* (Turcz.) Berger〕的全草。

【植物特征】多年生草本，高15～30cm。根茎肥厚，圆锥形。茎直立，无分枝。基生叶莲座状，叶片排列紧密，条状披针形，长2～3cm，宽3.5～5.5mm，先端渐尖或钝有尾尖，粉白色或略带紫色；茎生叶披针形，茎上部叶倒卵形，先端急尖或尾尖。穗状圆锥花序，顶生，两性，花小，多数；花萼5，萼片长圆形；花瓣5，淡红色，卵状披针形，先

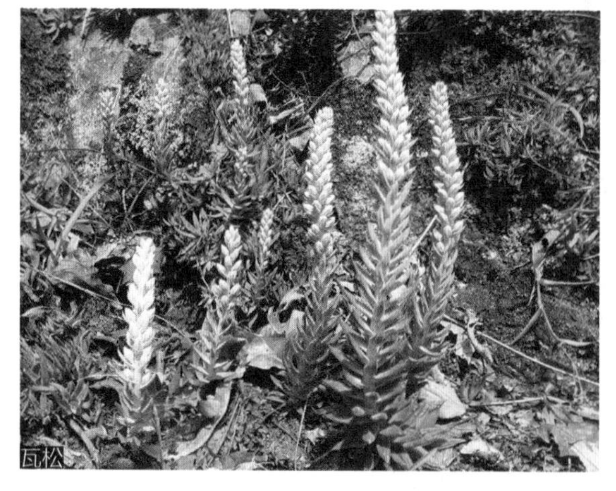
瓦松

端有尖头；雄蕊10。蓇葖果，基部四棱形。种子细小。花期夏、秋季，果期秋、冬季。

【生长分布】生于山坡岩石上、旧屋顶。分布于我国绝大部分地区。

【采收加工】夏、秋季采集，洗净，沸开水烫过，晒干。

【药理作用】本品全草流浸膏对于狗、家兔、小白鼠、豚鼠或蟾蜍等动物有如下作用：能使血管收缩，但药量太大则无作用。能兴奋呼吸，使血压一度微升，继则下降。能使蟾蜍心脏搏动徐缓，幅度初则减小，继则增大。能使肠的紧张度增强。

【性味归经】酸、苦，凉。入肝、肺二经。

【功能主治】清热解毒，凉血止血，利湿消肿。用于肺炎，小儿急惊风，吐血，衄血，急性无黄疸型肝炎，急性尿路感染，白浊，疮疡疔疖，蜈蚣咬伤。

【配伍应用】

瓦松-大青叶　两药均有清热解毒之功。瓦松兼能凉血；大青叶并凉血消斑。两药配伍，相辅相成，功效提高。用于热毒入营血证，如喉痧、丹毒、痈疖肿毒、咽喉腐脓，见壮热、斑疹隐约可见、甚则鼻血、舌红绛等症。

瓦松-大蓟　两药都有清热，凉血，止血功效。瓦松则长于泄热凉血；大蓟偏于凉血止血，且可消瘀。两药配伍，共奏清热凉血，止血活血之功。用于血热妄行之咳血、鼻血、吐血等症。

瓦松-笔仔草　瓦松能利湿消肿；笔仔草清热利尿，通淋。两药配伍，相辅相成，功效增强。用于湿热所致热淋、小便不利、水肿等证。

【单方验方】

①肺炎、高热、咳嗽：鲜瓦松150克，捣烂绞汁，隔水炖20分钟，调蜂蜜温服（《畲族医药学》）。

②治肺炎：鲜瓦松，每次120～240克，用冷开水洗净，擂烂绞汁，稍加热内服，日服两次（《福建民间草药》）。

③治流行性脑脊髓膜炎所致头痛：瓦松30克，皂矾18克，冰片1.5克，硼砂9克。将瓦松焙干，皂矾煅枯，同硼砂共研末，后加冰片，再研细，瓶装密封。每用少许，用吹管吹入鼻内，待鼻流出黄涕，颅内压即可降低，头痛立减（《中国民间百草良方》）。

④治小儿惊风：瓦松15～18克，水煎服（《浙江民间常用草药》）。

⑤治吐血：瓦松，炖猪杀口肉服（《四川中药志》）。

⑥治鼻衄：鲜瓦松1千克。洗净，阴干，捣烂，用纱布绞取汁，加砂糖15克拌匀，倾入瓷盘内，晒干成块。每次服1.5～3克，每日2次，温开水送服。忌辛辣刺激食物和热开水（《全展选编・五官科》）。

⑦治火淋、白浊：瓦松熬水兑白糖服（《四川中药志》）。

⑧治灸疮，恶疮久不敛：瓦松（阴干），为末，先以槐枝、葱白汤洗，后掺之（《济生秘览》）。

⑨痔疮：瓦松炖猪大肠头服（《四川中药志》）；或鲜瓦松煎汤熏洗患处（《浙江民间常用草药》）。

⑩治疯狗咬伤：瓦松、雄黄。研贴（《生生编》）。

⑪治蜈蚣咬伤：鲜瓦松60克，酸饭粒少许，合捣烂烘热，敷患处（《泉州本草》）。

【用法用量】内服：煎汤，15～30克；或捣烂绞汁；或研末入丸、散。外用：捣敷或煎洗。

【注意事项】晚红瓦松、黄花瓦松，性味归经、功能主治与瓦松同，同等入药。脾胃虚寒者忌用。因瓦松含大量草酸，不可久服，以免伤肝及泌尿路结石。

水慈姑

（剪刀草）

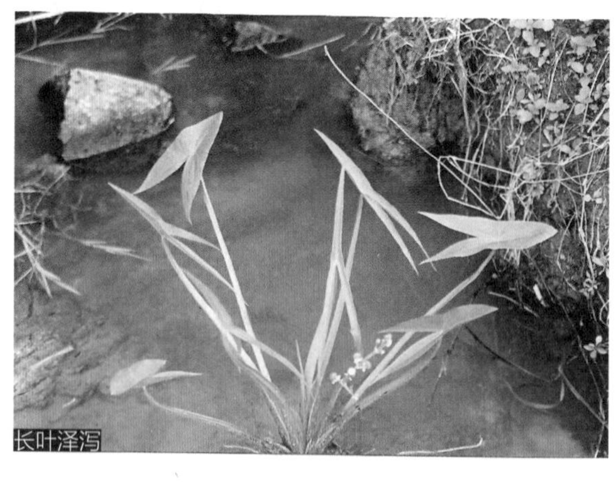
长叶泽泻

【药物来源】泽泻科植物长叶泽泻〔*Sagittaria trifolia* L. var. f. *longiloba*（Turcz.）Mak.〕的全草。

【植物特征】多年生草本，高20～50cm。根茎极短，多须根，纤细而长，中空，色白幼嫩，有透明横纹。叶基生，叶柄长18～46cm，基部阔大，上部窄细，内面有数个肉芽，叶片箭形，长13～26cm，先端锐尖，基部箭状，双耳长尖，开展，全缘，两面绿色，侧脉网状，下面主脉明显凸起。花顶生，花葶抽自叶丛，花梗直立，高20～50cm，两性同株，小花轮状排列，下部雌性，上部雄性；苞片1，绿色；花瓣3，白色；雄花雄蕊多数。聚合果圆形。花期夏季，果期秋、冬季。

【生长分布】生于田间、浅沼泽、沟边。分布于我国华南、华中、西南等地区。

【采收加工】夏季采集，洗净，切段，晒干。

【性味归经】辛，凉，无毒。入心经。

【功能主治】解毒消肿。用于毒蛇咬伤，痈疖，蜂蜇伤。

【配伍应用】

水慈姑-七叶一枝花 两药都有清热，解毒，消肿作用，均为毒蛇伤之良药。两药配伍，相得益彰，功效显著。用于毒蛇咬伤，内服、外敷均可，或同时施用，疗效更佳。配星宿菜、半边莲、千金藤根，功效更强。

【单方验方】

①治毒蛇咬伤：水慈姑捣烂敷患处。

②治各种疮毒：水慈姑加乱发捣烂敷。

③治蜂刺伤：水慈姑捣汁揉搽（①～③方出自《中药大辞典》）。

【用法用量】内服：煎汤，15～30克。外用：捣敷或捣取汁揉搽。

水龙骨

（石蚕、青竹标、倒水莲、石豇豆、青石莲）

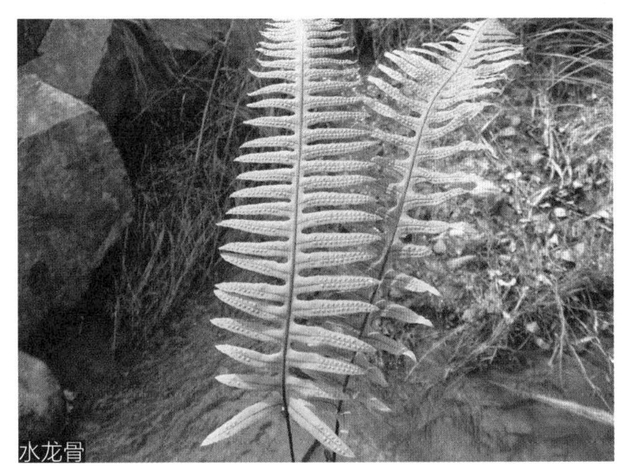

水龙骨

【药物来源】水龙骨科植物水龙骨〔*Polypodiode snipponica* (*Mett.*) Ching〕的根茎。

【植物特征】多年生草本，高20～40cm。根状茎，横走，肉质，圆柱形，深褐色，外被白粉，有分歧。叶疏生，直立（生岩壁，多下垂），叶柄长5～15cm；叶片纸质，长圆状披针形，长15～25cm，宽4～7.5cm，先端渐尖，边羽状深裂，裂片14～20对，长2～3.5cm，先端钝，全缘，主脉明显，上面绿色，下面浅绿色，皆被白短绒毛。孢子囊群近圆形，分布裂片主脉与叶缘间，金黄色，无囊盖。

【生长分布】生于山沟岩石上、树干阴处。分布于我国华南、华中、西南及西北一些地区。

【采收加工】全年可采，拔取根茎，除须根，洗净，切段，晒干。

【性味归经】苦，凉。入心、肝、肺三经。

【功能主治】清热解毒，祛风利湿。用于小儿高热，急性结膜炎，尿路感染，风湿关节痛，咳嗽气喘，黄疸型肝炎。

【配伍应用】

水龙骨-一枝黄花 水龙骨苦、凉，清热解毒，并能祛风疏表，治感冒发热、目赤肿痛等；一枝黄花辛、凉，疏散风热，消肿解毒，治外感风热、咽喉肿痛等。两药配伍，相互为用，共收清热解毒，疏散表邪，解热之功。用于外感风热，发热、头痛、咽喉肿痛等症。发热重，配金盏银盘、大青根、爵床；咽喉肿痛，配与板蓝根、射干，以增疗效。

水龙骨-铁线草 水龙骨苦、凉，能祛风邪而清热利湿；铁线草苦、微甘、平，祛风活络，并除湿热。两药配伍，则能祛风活络，清利湿热，消肿止痛。用于风湿热痹，如关节灼热肿痛、游走不定、肢体酸困、尿黄、舌红、苔黄腻等，配桑枝、大青根、三丫苦根、粉防己，以增强疗效。

【单方验方】

①治小儿高热惊风：鲜水龙骨30克，一枝黄花15克，水煎服（《浙江民间常用草药》）。

②治风火眼，红肿疼痛：水龙骨60克，加冰糖，水煎，每日早、晚饭前各服1次（忌食芥菜、萝卜菜）（《中草药彩色图谱与验方》）。

③治牙痛：鲜水龙骨9克，金银花15克，中华常春藤9克，水煎服（《浙江民间常用草药》）。

④治手指疮毒：水龙骨30克，冲黄酒服，渣滓捣烂敷患处（《浙江天目山药植志》）。

⑤治荨麻疹：鲜水龙骨根茎60～120克，红枣10枚，水煎服。另取全草500克煎水，趁热洗浴（《浙江民间常用草药》）。

⑥黄疸：水龙骨根茎30克，阴石蕨60克，马兰根90克，水煎服（《中草药彩色图谱与验方》）。

⑦治尿路感染：水龙骨60克，苎麻根30克，水煎服（《浙江民间常用草药》）。

⑧急性关节炎：水龙骨根120克，冰糖少许，水煎服（《新疆中草药手册》）。

⑨肠炎，腹泻：水龙骨15～30克，水煎服（《新疆中草药手册》）。

【用法用量】内服：煎汤，15～30克（鲜品60～120克）。外用：捣敷或煎洗。

水蓑衣

（窜山蛇、鱼骨草、九节花、墨菜）

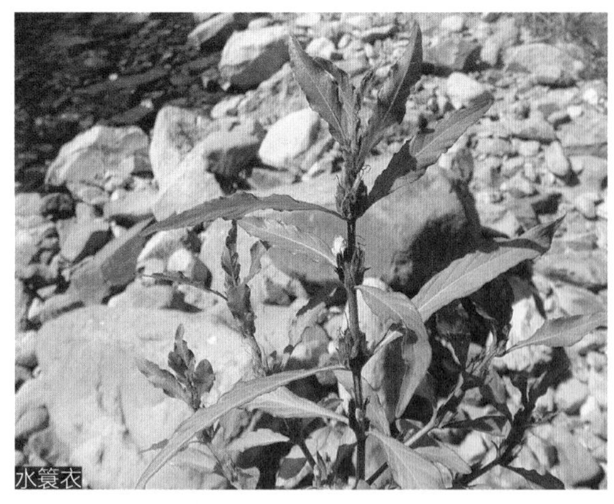

【药物来源】爵床科植物水蓑衣〔*Hygrophila salicifolia* (Vahl) Nees〕的全草。

【植物特征】一年或二年生草本，高30～80cm。根状茎圆柱形，有节。茎近方形，暗棕色，有节。叶对生，叶片披针形，长2.5～7cm，宽0.7～1.8cm，先端渐尖，基部渐窄，全缘，两面绿色。花簇生叶腋；苞片、小苞片卵状披针形；萼5裂，后期分裂至基部，裂片披针形，有长缘毛；花冠浅紫色或粉红色，二唇形，上唇2浅裂，直立，下唇3深裂，外卷；雄蕊4，2强。蒴果条形，长约1cm。种子多数，扁圆，浅褐色。花期秋季，果期冬季。

【生长分布】生于溪滩、沟旁、山谷。分布于我国华南、华中、西南、华东等地区。

【采收加工】夏、秋季采收，洗净，切段，晒干。

【性　　味】甘、微苦，凉。

【功能主治】清热解毒，散瘀止痛。用于咽喉炎，乳腺炎，吐血，衄血，骨折，跌打损伤，毒蛇咬伤。

【配伍应用】

水蓑衣-紫花地丁　两药均有清热解毒作用。水蓑衣并能消肿止痛；紫花地丁兼散结消肿。两药配伍，相须为用，清热解毒功效增强，并有散结消肿止痛之功。用于痈疖、乳痈、咽喉肿痛以及毒蛇咬伤。

水蓑衣-积雪草　两药性寒，均有清热，散瘀作用。水蓑衣并能止痛；积雪草又善于消肿。两药配伍，相辅相成，共收散瘀活血，清热消肿，行滞止痛之功。用于跌打损伤，瘀热郁滞，如患处热、肿、痛等症。内服、外敷均可。

【用法用量】内服：煎汤，15～30克。外用：捣敷或研末调敷。

水杨梅根

（小叶水杨梅根、小叶水团花根、水冬瓜根）

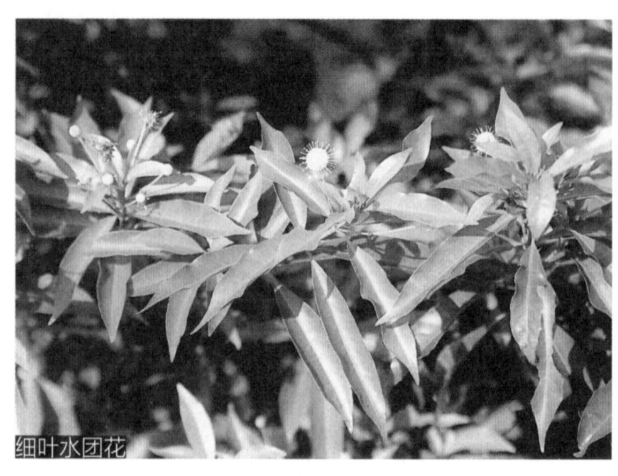

【药物来源】茜草科植物细叶水团花〔*Adina rubella* Hance〕的根茎。

【植物特征】落叶灌木，高1～2m。茎直立，圆柱形，外皮褐色，有点状白色皮孔，多分枝。叶对生，具短柄或无柄；叶片纸质，卵状椭圆形或椭圆状披针形，长2.3～4.5cm，宽1～1.3cm，先端渐尖，基部楔形，全缘，上面绿色，下面浅绿色；托叶细小。头状花序单生叶腋或枝顶，球形，直径0.8～1.5cm，花梗长达5cm；花萼5裂；花冠管状，5裂，白色；雄蕊5；花柱细长，着生花冠喉部，长约冠的1倍。蒴果小，成熟时紫红色。花期夏季，果期秋季。

【生长分布】生于溪边、沟旁、山坡、疏灌丛。分布于我国华南、华中、西南等地区。

【采收加工】全年可采，洗净，切片，晒干。

【性味归经】苦、涩，凉。入肺、肝、肾三经。

【功能主治】清热解毒，散结消痈，祛瘀活血。用于肺热咳嗽，咽喉肿痛，腮腺炎，疖肿，流行性感冒，病毒性肝炎，跌打损伤。

【配伍应用】

水杨梅根-桑叶　水杨梅根清热解毒，用于咽喉肿痛、肺热咳嗽等；桑叶疏风清热，轻宣肺气，治风温初起、外感风热、咳嗽。两药配伍，则能清热解毒，宣透肺卫邪热。用于风热犯肺，如发热恶风、有汗、头昏痛、咽喉肿痛、咳嗽等症。发热重，加大青根、金银花、芦根；咽喉肿痛，加大青叶、射干；咳嗽重，加天青地白、茨黄连，以增功效。

水杨梅根-蒲公英　两药均有清热解毒，散结消痈之功。两药配伍，相辅相成，功效更显著。常用于痈疖肿毒。配与毛冬瓜、金银花、无莿根，疗效更佳。

水杨梅根-积雪草　水杨梅根能祛瘀活血；积雪草活血消肿。两药配伍，相互促进，共收散瘀活血，消肿止痛之功。用于跌打闪挫，瘀滞肿痛等症。

【单方验方】

①治肺热咳嗽：鲜水杨梅根60克，鱼腥草30克，水煎服（《广西中草药》）。

②流行性感冒：水杨梅根、贯众各30克，水煎服。

③多发性疖肿：水杨梅根皮12克，水煎冲黄酒少许服。

④病毒性肝炎：水杨梅根、薏苡根、虎杖各30克，水煎调糖服。

⑤痢疾：水杨梅根、枫树叶、水辣蓼各30克，水煎分2～3次服（②～⑤方出自《青草药彩色图谱》）。

⑥治疖肿，下肢溃疡：鲜水杨梅根皮或加鲜筋骨草，加白糖捣烂敷患处；同时用水杨梅根15～30克，水煎服（《浙江民间常用草药》）。

⑦治跌打损伤：鲜水杨梅根60克，水煎冲红糖、黄酒服（《浙江民间常用草药》）。

⑧骨折：水杨梅根、野葡萄根、盘柱南五味子根各适量。共磨粉，加老酒少许，鸡蛋清2～3个（糯米饭也可），姜、葱头适量捣烂拌匀，外敷患处，日1次，连续15～20天即可（《福建中草药处方》）。

【用法用量】内服：煎汤，30～60克（鲜品加倍）。外用：捣敷或研粉调敷。

【注意事项】注意与“水团花”鉴别，详见“利尿渗湿”章。

玉芙蓉

（仙人掌凝汁）

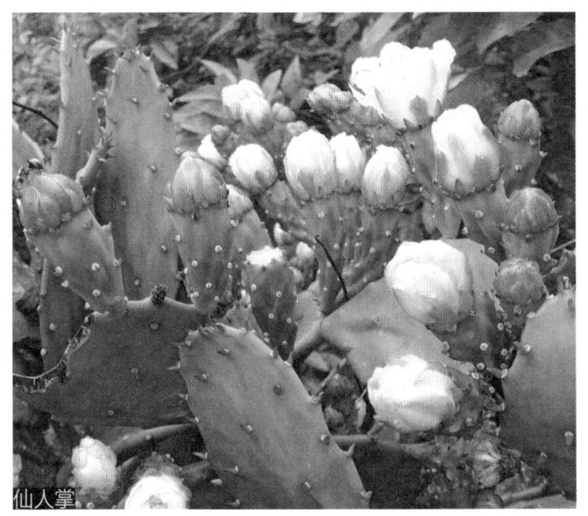

仙人掌

【药物来源】仙人掌科植物仙人掌〔*Opuntia stricta* (Haw.) Haw. var. *dillenii* (Ker-Gawl.) Benson〕的肉质茎中流出的浆汁凝结物。

【植物特征】多年生常绿亚灌木，高1～4m。茎直立，圆柱形，下部老时木质化，灰白色，上部肉质，绿色，具节；外面散生瘤状体，其上密生黄褐色卷柔毛，并生锐刺。叶状枝扁平，肉质，椭圆形或长椭圆形或倒卵形，长15～35cm，先端钝，绿色，两面及边缘散生瘤状小体，每一小瘤体生短刺毛及成簇的利刺，叶退化后，青紫色，早落。花生上部叶的近顶端及边缘的小瘤体上，直径达7cm，花被多数，数列，外面黄绿色，内黄色，花瓣先端凹入；雄蕊多数，短于花被；雌蕊1，花柱直立，粗壮，白色，柱头6裂。浆果肉质，近卵形，紫红色，多浆汁。种子多数。花期夏季，果期秋季。

【生长分布】生于山野；或栽培。分布于我国华南、华东、华中、西南等地区。

【采收加工】夏、秋季，当枝、叶充盈时，割破茎外皮，使浆汁外溢，待凝结后收集，捏成团块风干或晒干。

【药理作用】对金黄色葡萄球菌、枯草杆菌有高度抑菌作用。槲皮素有促进痰液分泌和气管纤毛运动，因此，有良好的祛痰止咳功效。

【性味归经】甘、淡，寒。入心、肝、胆三经。

【功能主治】清热解毒，凉血止血。用于喉痛，疔疖，便血，痔疮出血。

【配伍应用】

玉芙蓉-板蓝根　两药都有清热解毒功效。玉芙蓉兼能凉血；板蓝根并凉血，利咽。两药配伍，相须相使，共收凉血解毒，清热利咽之功。可治热毒咽喉肿痛、痈疖疔疮等。

玉芙蓉-芦荟　两药苦寒降泄，喜行下焦。玉芙蓉凉血止血；芦荟清泄肝火，泻下通便。两药配伍，则能凉血止血，通便泻热。用于大肠实热便血、痔疮出血等。

【单方验方】

①治疔肿：玉芙蓉、蒲公英，煎服。

②治妇人干血痨：玉芙蓉、一点血（网脉秋海棠）、鹿衔草、蓝布政各30克。蒸鸡子服（不放盐）。

③治小儿急惊风：玉芙蓉捣绒，敷脐部（①～③方出自《四川中药志》）。

④流行性腮腺炎：玉芙蓉适量，绞汁涂患处。每日2～3次（《全国中草药汇编》）。

【用法用量】内服：煎汤，3～9克；或入丸、散。外用：捣敷。

龙葵

（苦葵、天茄子、七粒扣、乌疔草、耳坠菜、老鸦眼睛草）

【药物来源】茄科植物龙葵〔*Solanum nigrum* L.〕的全草。

【植物特征】一年生草本，高25～70cm。茎直立，圆形，有软刺，分枝多，披散。叶互生，叶柄长1.5～4cm；叶片卵形或阔卵形，长4～12cm，宽3～5cm，先端渐尖或长尖，基部宽楔形，边缘有不规则的波状齿，两面绿色。聚伞形花

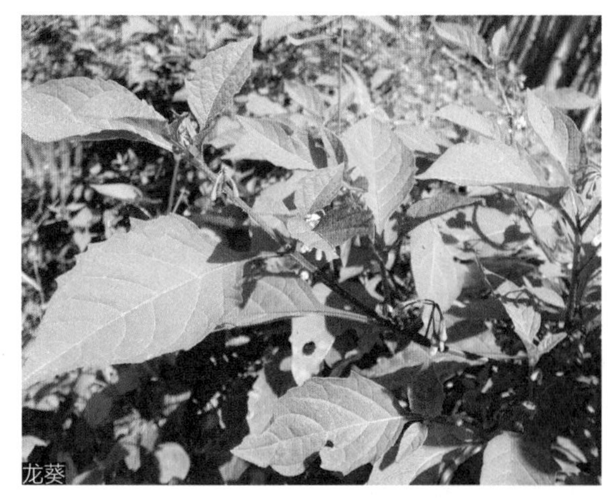
龙葵

序，腋生，小花多数，下垂；花萼筒状，裂片5；花冠5裂，白色，裂片长卵形；雄蕊5；雌蕊1，子房2室，花柱长，柱头头状。浆果圆形，光泽，下垂，初生绿色，成熟黑色。种子扁圆形，黄白色。花期夏季，果期夏至冬季。

【生长分布】 生于田边、路旁、荒地。分布于我国绝大部分地区。

【采收加工】 夏、秋季采收，洗净，切段，晒干或鲜用。

【药理作用】

①抑菌试验：龙葵煎剂对金黄色葡萄球菌、志贺菌属、伤寒杆菌、变形杆菌、大肠埃希菌、铜绿假单胞菌、猪霍乱沙门菌有一定的抑菌作用。

②抗炎作用：龙葵还有一些特殊物质，类似可的松样作用，能降低血管的通透性及透明质酸酶的活性，对动物的过敏性、烧伤性、组胺性休克有保护作用。

③剂量过大时可引起白细胞下降。

【性味归经】 苦，寒。入肺、肝、胃三经。

【功能主治】 清热解毒，散结消肿。用于急性乳腺炎，疔疮，痈肿，胃癌，绒毛膜细胞癌，恶性葡萄胎，纤维肉瘤，毒蛇咬伤。

【配伍应用】

龙葵-蒲公英 两药性寒，都有清热解毒，散结消肿功效，为疮疡肿毒良药。两药配伍，相须相使，功效显著。常用于热毒痈疖等证。

龙葵-半枝莲 龙葵散结消肿，且祛热毒，善治肿毒、恶核；半枝莲清热解毒，消肿止痛，可治蛇伤、癌肿。两药相配，相辅相成，功效更好。用于毒蛇咬伤、热毒恶核、肿瘤等。

【单方验方】

①急性乳腺炎：龙葵60克，水煎分2次服，每日1剂。一般在3～7天内症状消失（《全国中草药汇编》）。

②治疔肿：龙葵，擂碎，酒服（《普济方》）。

③治痢疾：龙葵叶24～30克（鲜者用加倍量），白糖24克，水煎服（《河北中药手册》）。

④白喉：鲜龙葵适量，洗净捣汁，每次1～2匙，频频含咽（《中草药彩色图谱与验方》）。

⑤毒蛇咬伤：龙葵、六月雪叶各30克，捣烂取汁内服，将药渣外敷。连用2日（《全国中草药汇编》）。

⑥治胃癌：龙葵48克，白英48克，蛇莓24克，石见穿24克，半枝莲24克，水煎服，每日1剂（《新编中医学概要》）。

⑦治绒毛膜细胞癌、恶性葡萄胎：龙葵90克，十大功劳根30克，白英30克，白花蛇舌草30克，菝葜根30克。每日1剂，水煎服（服药前应先手术清除病灶为宜）（《千家妙方》）。

⑧纵隔肿瘤：鲜龙葵50～500克，水煎，每日1剂，日服2次。适用于纵隔肿瘤有胸水者（《草药治肿瘤》）。

⑨癌症胸腹水：鲜龙葵500克（或干品120克），水煎服，每日1剂（《全国中草药汇编》）。

【用法用量】 内服：煎汤，15～30克（鲜品60～150克）；或绞汁。外用：捣敷。

【注意事项】 注意与“古钮菜”鉴别。“龙葵根”详见“利尿渗湿”章；“龙葵子”详见“化痰”章。

龙珠

（红珠草、赤珠）

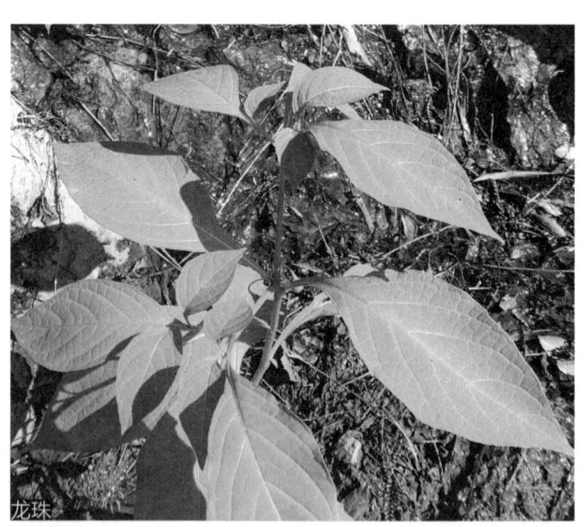
龙珠

【药物来源】 茄科植物龙珠〔*Tubocapsicum anomalum*（Franch.et Sav.）Mak.〕的全草或带根全草。

【植物特征】 多年生草本，高30～90cm，无毛。茎直立，绿色，多分枝，上部开展。叶互生或三出复叶，具柄，叶片长椭圆形或长卵形，长6～15cm，宽3～8cm，先端渐尖，基部渐窄，全缘或微波状，两面绿色。花腋生，通常数朵簇生，花梗细长，下垂；花萼5裂，无毛；花冠5裂，淡黄色，裂片三角状披针形；雄蕊5；雌蕊1。浆果球形，成熟鲜红色。花期夏季，果期秋季至初冬。

【生长分布】生于山坡、路旁、屋边、林缘、草丛。分布于我国绝大部分地区。

【采收加工】夏、秋季采集，连根洗净，切段，晒干。

【性味归经】苦，寒，无毒。入脾、膀胱二经。

【功能主治】清热解毒，利尿通淋。用于疔疖疮毒，热淋。

【配伍应用】

龙珠-龙葵　两药苦、寒，均有清热解毒，散结消肿作用。两药相辅相成，功效更著。用于阳痈火疖等肿毒。

龙珠-海金沙藤　两药秉性寒、凉，均有利尿通淋，清热解毒之功。但龙珠清热解毒作用偏强；海金沙藤利尿通淋功效较好。两药配伍，相须相使，功效倍增。可治热淋、石淋等证。

【单方验方】

①治小便淋痛：龙珠全草30～60克，洗净，酌加水煎，日服3次（《福建民间草药》）。

②治疔疮炎肿：龙珠叶1握（果实亦可用），和蜜捣烂涂患处，日换2次（《福建民间草药》）。

【用法用量】内服：煎汤，30～60克。外用：捣敷。

古钮菜

（扣子草、七粒扣、五地茄、乌疔草、耳坠仔）

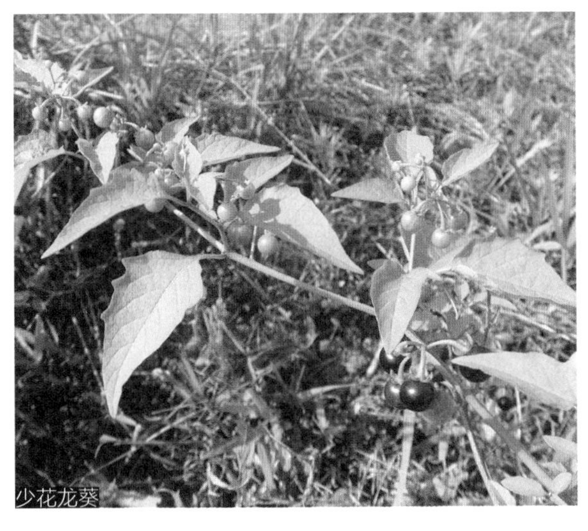

少花龙葵

【药物来源】茄科植物少花龙葵〔*Solanum nigrum* L.var. *Pauciflorum* Liou〕的全草。

【植物特征】一年生草本，高30～100cm。茎直立，圆柱形，纤弱，多分枝，外皮绿色，无毛。叶互生，具柄，叶片卵形或阔卵形，长4～9cm，宽2.5～6cm，先端渐尖，基部短尖，边缘波状，上面绿色，下面浅绿色。疏伞房花序，腋生，总梗长1.5～2.5cm，花2～5朵，花径约8mm；花萼5裂，裂片卵形，外面绿色；花冠5瓣，白色；雄蕊5，花药黏合，子房2室，胚珠多数。浆果圆形，初生绿色，熟时黑色。花期夏季，果期夏季至冬季。

【生长分布】生于路旁、荒地。分布于我国南方各地区。

【采收加工】夏、秋季采集，洗净，切段，晒干。

【性味归经】微苦，寒。入肝、肾、膀胱三经。

【功能主治】清热解毒，散血消肿。用于咽喉肿痛，白喉，目赤肿痛，疔疖肿毒，湿热黄疸，热淋，高血压。

【配伍应用】

古钮菜-板蓝根　两药味苦、性寒，均能清热解毒。古钮菜兼散结消肿；板蓝根并能凉血，利咽。两药配伍，共收凉血解毒，清热散结，利咽消肿之功。用于咽喉肿痛、目赤肿痛、疔疖肿毒等。

古钮菜-积雪草　古钮菜可散血消肿；积雪草活血消肿。两药配伍，相须为用，则能活血散瘀，消肿止痛，且功效增强。用于跌打闪挫，瘀滞肿痛。

【单方验方】

①用于咽喉肿痛：鲜古钮菜120～180克。捣烂绞汁，调第2次米泔水，加盐或醋少许，每次1汤匙，日服3～4次（《福建中草药》）。

②白喉：古钮菜、天胡荽、爵床、蟛蜞菊各鲜全草等量。捣烂绞汁。每次10毫升，日4次，调蜜服（《福建中草药处方》）。

③治痢疾：鲜古钮菜60～120克，水煎服（《福建中草药》）。

④治黄疸：鲜古钮菜90克，鲜萝卜90克，水煎服（《青草药彩色图谱》）。

⑤慢性气管炎：古钮菜30克，桔梗9克，甘草3克。上药为1日量，10日为1个疗程（《全国中草药汇编》）。

⑥妇人白带，男子淋浊：鲜古钮菜30克，水煎饭前服（《青草药彩色图谱》）。

⑦疖：鲜古钮菜4份，鲜紫花地丁1份。共捣烂敷患处（《福建中草药处方》）。

⑧高血压：古钮菜30～60克，青葙45克，一见喜4.5克；或去青葙，一见喜，加兖州卷柏30克，土牛膝15克，水煎服（《福建中草药处方》）。

【用法用量】内服：煎汤，9～15克（鲜品30～60克）；或捣烂绞汁。外用：捣敷。

【注意事项】注意与“龙葵”鉴别，详见本章。

东风菜

（盘龙草、山白菜、仙白草、小叶青、山蛤芦、白云草）

【药物来源】菊科植物东风菜〔*Doellingeria scaber* Thunb. Nees〕的全草。

【植物特征】多年生草本，高50～150cm。根状茎粗壮，棕褐色，多须根。茎直立，浅紫红色，幼茎被毛。叶互生，

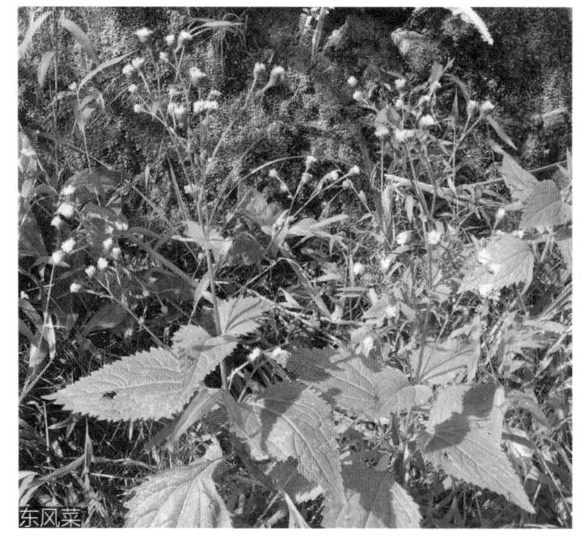

叶柄长5～15cm；叶片心形，长8～20cm，宽5～15cm，先端尖，基部心形，边缘有粗锯齿，上面绿色，下面浅绿色，2面疏被短毛。头状花序顶生，多数集成疏散伞房花序，总梗、花梗细长；边缘舌状花，白色，雌性；中央全为管状花，黄色，两性。瘦果细长，黄棕色，具冠毛。花期夏、秋季，果期秋、冬季。

【生长分布】 生于山坡、路旁、溪边、林缘、疏林下。分布于我国大部分地区。

【采收加工】 夏、秋季采集，切段，晒干。

【药理作用】 所含香豆精类具有广泛的生物活性，能抗菌、抗冠状动脉硬化。

【性味归经】 辛、甘，寒。入肝经。

【功能主治】 清热解毒，祛风止痛。用于目赤肿痛，咽喉肿痛，毒蛇咬伤，感冒头痛，风湿关节痛，跌打损伤。

【配伍应用】

东风菜-金盏银盘 东风菜辛、甘、寒，清热解毒，且祛风疏表，治外感风热之感冒、咽喉肿痛；金盏银盘甘、淡、平，疏风清热，消肿解毒，治风热感冒之发热、头昏痛、咽痛等。两药配伍，相辅相成，共收解毒消肿，疏风泄热之功。用于外感风热或风温初起，所致发热微恶风寒、头昏痛、咽痛等症。

东风菜-三丫苦 东风菜能清热解毒，祛风止痛；三丫苦清热解毒，祛风除湿。两药配伍，相辅相成，功效显著。用于风热痹，关节灼热肿痛、屈伸不利、游走不定，或伴咽痛、发热、头痛等症。若配桑枝、穿山龙、金银花、板蓝根、紫葳根，疗效更强。

【单方验方】

①蕲蛇咬伤：鲜东风菜全草捣烂，取汁，1小杯，内服；渣外敷伤口周围（《全国中草药汇编》）。

②治五步蛇、蝮蛇、竹叶青咬伤：东风菜、龙胆草等量研粉，每服3克，每日3次（《毒蛇咬伤防治170问》）。

③风热头痛：东风菜15克，水煎服（《河北中草药》）。

④治跌打损伤：东风菜捣敷（《湖南药物志》）。

【用法用量】 内服：煎汤，15～30克；或捣取汁。外用：捣敷。

【注意事项】 根“东风菜根”详见“辛温解表”章。

白苋

（细苋、野苋、猪苋、假苋菜、绿苋、野苋菜）

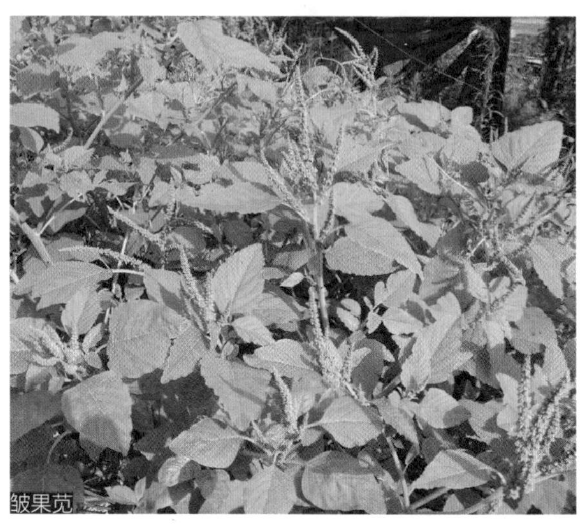

【药物来源】 苋科植物皱果苋〔*Amaranthus viridis* L.〕的带根全草。

【植物特征】 一年生草本，高30～80cm。茎直立，圆柱状，绿色，有纵槽。叶互生，叶柄长3～8cm；叶片长卵形，长3～10cm，宽2.5～6.5cm，先端圆钝，或有微缺，基部近截形或宽楔形，上面绿色，下面浅绿色，纵脉凸出，两面无毛。穗状花序生枝顶或叶腋，或多数集成圆锥花序；花单性或杂性，密集；萼片3；花被3片，膜质；雄蕊3。胞果圆形，扁平。种子黑色。花期夏季，果期夏、秋季。

【生长分布】 生于路旁、荒地、菜园边。分布于我国绝大部分地区。

【采收加工】 春、夏季采集，洗净，切段，晒干或鲜用。

【性味归经】 甘、淡，凉。入肝、脾二经。

【功能主治】 清热解毒，利大小肠。用于细菌性痢疾，便秘，肠炎，乳腺炎，痔疮肿痛。

【配伍应用】

白苋-落葵 两药均有清热解毒，滑肠利便作用。白苋又能利湿，落葵兼清血热。两药配伍，则能解毒凉血，清热利湿，滑肠通便。用于热毒痢或湿热痢、痔疮肿痛、便血等。热毒痢，配马齿苋、金银花、凤尾草；湿热痢，配地锦草、铁苋；痔疮肿痛，加地菍、无花果根；便血，配马齿苋、大蓟，以增强疗效。

白苋-五花肉 白苋能清热，滑肠，通便；五花肉能滋阴，润燥，滑肠。两药配伍，则能滋阴清热，润燥滑肠，通利大便。用于阴虚内热，肠燥便难之便秘证。

【单方验方】

①治疮肿：白苋、龙葵。煎水洗（《草药手册》）。

②治蜂虿螫伤：白苋，挼擦之（《集验方》）。

③治走马牙疳：白苋根煅存性，加冰片少许，研匀擦牙龈（《草药手册》）。

【用法用量】内服：煎汤，30～60克；或煅存性研末。外用：捣敷或揉擦。

【注意事项】注意与本章"野苋"鉴别。要点：野苋的茎、叶柄紫红或淡红色，光泽，而白苋茎及叶柄白色或白绿色，有纵槽，茎上部及幼枝被毛。

白花地丁

（宝剑草、铧头草）

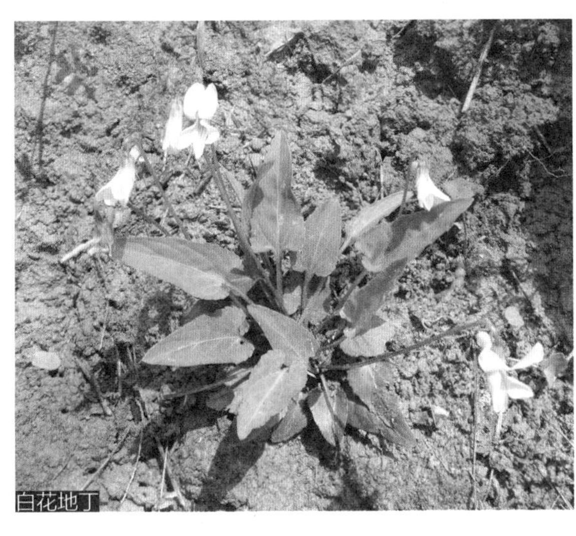

白花地丁

【药物来源】堇菜科植物白花地丁〔*Viola patrinii* DC. ex Ging.〕带根全草。

【植物特征】多年生草本，高6～9cm。主根粗壮，黄白色。叶基部丛生，叶柄细长，有短毛；叶片长椭圆形或长三角形，长2.5～7cm，宽1～2cm，先端钝，基部截形，边有浅钝齿，两面绿色。花茎抽于叶丛，长于叶，中部有披针形苞片2枚；花萼5，披针形；花瓣5，白色或略带紫色，倒卵形；雄蕊5；雌蕊1，为3心皮合成，柱头先端渐粗。蒴果矩圆形，熟时3瓣开裂。种子细小，表面有稀疏短毛。花期春季，果期春、夏季。

【生长分布】生于山坡、路旁、田边。分布于我国大部分地区。

【采收加工】春、夏季采集，洗净，晒干。

【性味归经】苦，寒。入心、肝二经。

【功能主治】清热解毒，消肿。用于肠痈，疔疮，目赤肿痛，眼翳。

【配伍应用】

白花地丁-东风菜 白花地丁能清热解毒消肿；东风菜可清热解毒止痛。两药配伍，相辅相成，共收清热解毒，消肿止痛之功。用于阳痈火疖等肿毒。

【用法用量】内服：煎汤，9～15克（鲜品30～60克）。外用：捣敷。

白金古榄

（百解薯、千金薯、金银带、山总管、三筒管根）

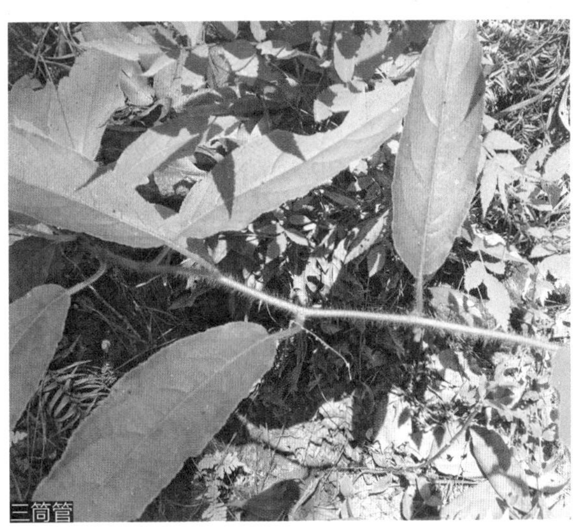

三筒管

【药物来源】马兜铃科植物三筒管〔*Aristolochia championii* Merr.et Chun〕的块根。

【植物特征】多年生攀援藤本，长1.5～2.5m。块根近球形，常数个相连，外表灰白色。茎有锈色或棕红色长粗毛，老时脱落。叶互生，具叶柄，有锈色毛，叶片条状披针形，长9～18cm，宽2～4cm，先端渐尖，基部心形，全缘。上面暗绿色，下面粉绿色，被毛。花单生叶腋，花被管状，紫色；雄蕊6，子房下位。蒴果。花期春季，果期夏、秋季。

【生境分布】生于高山林中、路旁。分布于我国华南、西南等地区。

【采集加工】夏季采挖，洗净，切片，晒干。

【性味归经】苦，寒。入心、脾二经。

【功能主治】清热解毒。用于细菌性痢疾，急性胃肠炎，疮疖肿痛，蛇咬伤，疥疮。

【配伍应用】

白金古榄-地锦草 白金古榄苦、寒，清热解毒而燥湿，治热毒痢、泄泻；地锦草苦、辛、平，清热解毒，并疏调胃肠气机，治热毒泻痢、痈肿等。两药配伍，大增清热解毒作用，并具燥湿，下气，消痞之功。用于热毒泻、痢以及痈疖肿毒等证。

【用法用量】内服：煎汤，9～15克。外用：捣敷。

白毛夏枯草

（金疮小草、雪里青、白喉草、苦地胆、地龙胆、苦草）

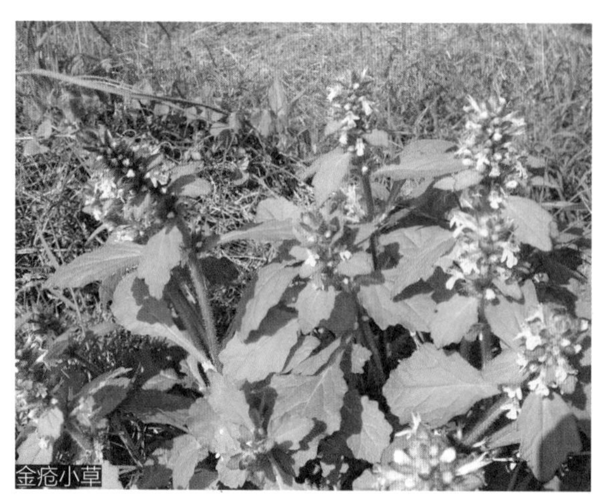
金疮小草

【药物来源】唇形科植物金疮小草〔*Ajuga decumbens* Thunb.）的全株。

【植物特征】多年生草本，高15～30cm，全株被白色长柔毛。茎丛生，自基部分枝，上部直立，下部斜展或匍匐，近圆形，略带紫色。单叶对生，具柄；叶片卵形，或长卵形，或倒卵形，长4～10cm，宽2～3.5cm，先端短尖，基部渐窄下延成柄，边缘有不规则粗齿，两面绿色，被短白柔毛。花轮生，多数集成穗状花序；花萼钟形，先端5裂；花冠唇形，浅紫色或白色，上唇半圆形，极短，下唇较长，近上唇的2倍，外折，3裂；雄蕊4，2强；子房上位，花柱纤细，柱头2裂。小坚果，表面有皱网纹。花期春、夏季，果期夏季。

【生长分布】生于荒野、路边、河岸。分布我国大部地区。

【采收加工】春、夏季采集，洗净，切段，晒干或鲜用。

【药理作用】

①抑菌试验：本品乙醚提取物对草绿色链球菌、卡他球菌、金黄色葡萄球菌、肺炎球菌、大肠埃希菌、铜绿假单胞菌均有较强的抑制作用。

②对血常规的影响：用筋骨草治疗后，白细胞总数增高，提示机体抵抗力增强，酸性细胞下降明显，考虑机体过敏程度有所好转。

③止咳、祛痰作用：用氨雾刺激引咳法和酚红分泌法，证明筋骨草之酸酒提取物（黄酮苷、总酸酚、总生物碱及皂碱）对小白鼠均有一定的止咳、祛痰作用。

④有扩张支气管平滑肌的作用：动物实验证明本品的黄酮苷有扩张支气管平滑肌的作用，因而有平喘作用。

⑤对心脏的影响：本品对离体兔心有使之收缩加强的作用。

⑥对血压的影响：本品对麻醉的狗或猫有降压作用。

⑦有利尿作用：本品对大白鼠有利尿作用。

⑧护肝作用：筋骨草浸膏对大白鼠有预防四氯化碳所致的肝损伤作用。

【性味归经】苦，寒。入肺经。

【功能主治】清热解毒，止咳化痰，凉血止血。用于上呼吸道感染，急性扁桃体炎，咽喉肿痛，急、慢性支气管炎，肺炎，肺脓肿，肝炎，赤痢，胃肠炎，阑尾炎，咳血，衄血，吐血，便血，高血压。

【配伍应用】

白毛夏枯草-鱼腥草　两药性质寒、凉，行于肺，均能清肺之热毒。但白毛夏枯草清热解毒功效较强，并止咳化痰；鱼腥草清肺泄热功效较好，兼排脓消痈。两药配伍，相辅相成，共收泄肺解毒，排脓消痈，除痰祛浊之功。用于肺痈咳吐脓血以及肺热咳嗽等。

白毛夏枯草-桑白皮　两药都有清热泻肺作用。白毛夏枯草苦、寒，偏于清泻肺火，并止咳化痰；桑白皮甘、寒，长于清肃肺气，兼消痰平喘。两药配伍，相须为用，作用较好。用于肺热咳喘、痰多气逆、面赤烘热等症。

白毛夏枯草-侧柏叶　两药都有凉血止血功用。白毛夏枯草长于清泄血热，侧柏叶则重在凉血、和血、止血。两药配伍，相辅相成，功效倍增。用于血热所致咯血、衄血、便血、崩漏等症。

【单方验方】

①治痢疾：鲜白毛夏枯草90克，捣烂绞汁，调蜜炖温服（《福建中草药》）。

②急性扁桃体炎：白毛夏枯草、卤地菊各30克，马兰15克，水煎服。

③急性阑尾炎：白毛夏枯草60克，蒲公英、神曲各15克，赤芍9克，川楝子10克，水煎服。

④急性乳腺炎：鲜白毛夏枯草60克，水煎服。

⑤尿道炎：白毛夏枯草、马齿苋各30克，车前草15克，水煎服（②～⑤方出自《青草药彩色图谱》）。

⑥脑膜炎：白毛夏枯草30克，牛筋草60克，卤地菊45克，开水炖服。

⑦项虎：鲜白毛夏枯草60克，加地瓜酒90克，红糖同开水冲服。

⑧便血：鲜白毛夏枯草60克，冰糖15克，开水冲炖服（⑥～⑧方出自《福州市民间药草》）。

⑨用于咽喉急闭：雪里青捣汁灌之（《中药大辞典》）。

⑩治痔：雪里青汤洗之（《本草纲目拾遗》）。

【用法用量】内服：煎汤，9～15克，或捣烂绞汁。外用：煎洗或捣敷。

白花蛇舌草

（蛇舌癀、节节结蕊草、鹩哥利、蛇总管、细叶柳子）

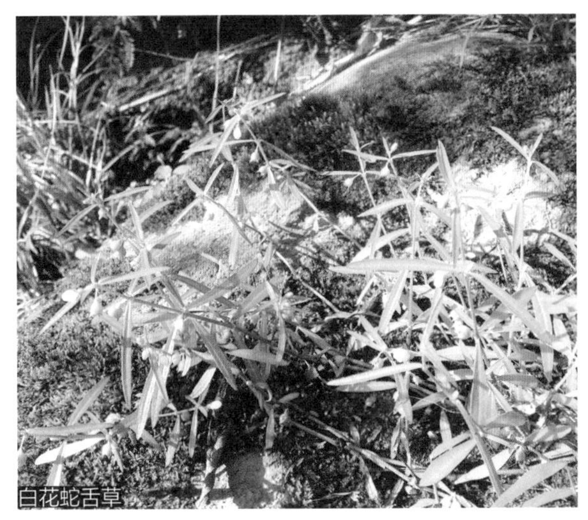
白花蛇舌草

【药物来源】茜草科植物白花蛇舌草〔*Hedyotis diffusa* Willd.〕的全草。

【植物特征】一年生草本，高15～45cm。茎丛生，纤细，圆柱形，下部匍匐，上部斜展，绿色，多分枝。叶对生，具短柄，叶片条状披针形，长1～4cm，宽1.5～4.5mm，先端渐尖，基部渐窄，全缘，上面绿色，下面浅绿色，中脉凸出；托叶2片，细小。花腋生，细小；花萼筒状，4齿裂，边缘有短刺毛；花冠白色，漏斗状，先端4深裂；雄蕊4，子房2室；雌蕊1，柱头2裂，子房下位，2室。蒴果近圆形，略扁，径约2～3mm。种子细小，浅棕黄色。花期夏、秋季，果期秋、冬季。

【生长分布】生于田边、溪畔、路旁等阴湿处。分布于我国华南、西南、华中等地区。

【采收加工】夏、秋季采集，洗净，切段，晒干。

【药理作用】

①抗菌作用：煎剂用试管稀释法，1:4对金黄色葡萄球菌、福氏志贺菌，1:2对伤寒杆菌、铜绿假单胞菌有抑制作用。乌索酸体外试验有一定的抑菌作用。齐墩果酸为一广谱抗菌药物，对金黄色葡萄球菌、溶血性链球菌、大肠埃希菌、福氏志贺菌、伤寒杆菌、猪霍乱沙门菌等有不同程度的抑制作用，特别是对伤寒杆菌、志贺菌属及金黄色葡萄球菌作用比氯霉素强。

②抗肿瘤作用：在体外（相当生药6g/ml）对急性淋巴细胞型、粒细胞型、单核细胞型以及慢性粒细胞型的肿瘤细胞有较强抑制作用（亚甲蓝试管法）；用瓦氏呼吸器测定，对前二者的抑制作用亦较强。

③对免疫功能的影响：本品的抗感染作用是通过调动机体内部的积极因素，如刺激网状内皮细胞增生、增强吞噬细胞活力等机体非特异性免疫功能提高所致。

④其他作用：白花蛇舌草对动物用四氯化碳做试验性肝损害，所致转氨酶升高及肝细胞浆空泡变性、疏松变性和肝细胞坏死，能起到降转氨酶及减轻上述病理改变作用。此外，还有镇静、镇咳、祛痰作用，此作用可能与本品所含齐墩果酸、熊果酸及β–谷甾醇有关。

【性味归经】微苦、甘，寒。入心、肝、脾三经。

【功能主治】解毒消痈，清热利湿。用于肺热咳嗽，扁桃体炎，咽喉炎，阑尾炎，盆腔炎，附件炎，痈肿疔疮，毒蛇咬伤，黄疸，胃癌，食道癌，直肠癌。

【配伍应用】

白花蛇舌草–鬼针草　两药善行肠胃，清热毒；白花蛇舌草尚能消痈；鬼针草并散瘀消肿。两药配伍，共收清热解毒，散结消痈之功。用于肠痈、妇人黄白带下，以及痈疖、咽喉肿痛等。

白花蛇舌草–车前草　白花蛇舌草能清利湿热，并泄热毒；车前草能利尿通淋，兼清热毒。两药配伍，相须为用，共呈解毒利湿，利尿通淋之功效。用于湿热或湿毒，所致热淋、小便不利、水肿等证。

【单方验方】

①治急性阑尾炎：白花蛇舌草60～120克，羊蹄草30～60克，两面针根9克，水煎服（《中草药处方选编》）。

②肺炎：白花蛇舌草、地耳草、积雪草各30克，七叶一枝花根6克，水煎服（《福建中草药处方》）。

③扁桃体炎、喉炎：白花蛇舌草鲜全草60克，捣烂绞汁，炖温服；或绞汁同米醋炖服（《福州市民间药草》）。

④治黄疸：白花蛇舌草30～60克，取汁和蜂蜜服（厦门民间药方）。

⑤慢性盆腔炎：白花蛇舌草30克，两面针、当归各9克，穿破石、五指毛桃各15克，水煎服，每日1剂，连服3～4周（《全国中草药汇编》）。

⑥胃癌：白花蛇舌草75克，白茅根75克，薏苡仁30克，红糖90克，水煎，每日1剂，分3次服（《千家妙方》）。

⑦输精管结扎后附睾郁积证：白花蛇舌草50克，小茴香10克，水煎服，每日1剂，连服1个月（《中国民间百草良方》）。

⑧治毒蛇咬伤：鲜白花蛇舌草30～60克，捣烂绞汁或水煎服，渣敷伤口（《福建中草药》）。

【用法用量】内服：煎汤，30～60克；或捣烂绞汁。外用：捣敷。

半枝莲

（狭叶向天盏、狭叶韩信草、小耳挖草、金挖耳、偏头草）

【药物来源】唇形科植物半枝莲〔*Scutellaria barbata* D.Don〕的全草。

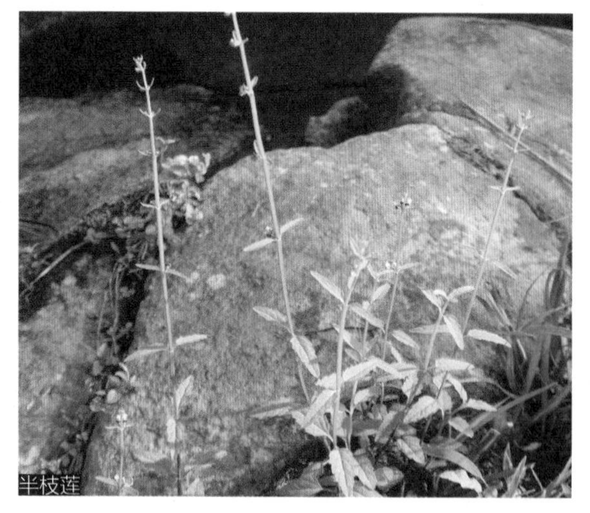

【植物特征】一年生草本，高15~45cm。茎直立，四方形，绿色或浅绿色，少分枝。叶对生，具短柄，上部叶近无柄或无柄；叶片长卵形或卵状披针形，长1~3cm，宽0.4~1.3cm，先端钝，基部截形或微心形，全缘或有不明显微齿，上面绿色，下面浅绿色。总状花序，顶生，长可达13cm，小花多数，偏向一侧；花萼二唇形，上唇背面有一盾状附属结构，在花冠脱落后增大；花冠唇形，上唇3裂，下唇2浅裂，浅蓝色；雄蕊4，2短，子房4裂。小坚果近圆形，外包宿萼。花、果期皆在夏、秋季。

【生长分布】生于浅沼、田边、山坡、路旁。分布于我国华南、华东、西南、华中等地区。

【采收加工】夏、秋季采收，洗净，切段，晒干。

【药理作用】

①抗微生物作用：50%煎剂用平板挖沟法，对金黄色葡萄球菌、福氏志贺菌、伤寒杆菌、铜绿假单胞菌、大肠埃希菌均有抑制作用。

②抗炎、抗变态反应作用：本品所含黄芩苷对动物有抗炎，抗变态反应，阻止肥大细胞释放组胺，降低毛细血管通透性的作用。黄芩苷对湿热所致急性黄疸型肝炎，慢性活动型肝炎有明显的治疗效果。

③抗肿瘤作用：对人体子宫颈癌细胞培养株系JTC-26体外筛选有抑制作用，抑制率在90%以上。

④其他：本品有明显的利尿作用。

【性味归经】微苦，凉。入肝、胃二经。

【功能主治】清热解毒，活血祛瘀，利尿消肿，抗癌止痛。用于咽喉痛，瘰疬，肺痈，疔疮肿毒，乳腺炎，癌肿，乳腺纤维瘤，甲状腺纤维瘤，脑瘤，病毒性肝炎。

【配伍应用】

半枝莲-紫花地丁　两药都能清热解毒。半枝莲并能消肿止痛，紫花地丁兼散结消肿。两药配伍，大增清热解毒功效，并具散结，消肿，止痛之功。用于疔疖肿毒、咽喉肿痛等。

半枝莲-茵陈蒿　半枝莲能清肝经热毒，并活络祛瘀；茵陈蒿能清利肝胆湿热，又善于利胆退黄。两药相配，相互为用，既能解毒利湿，利胆退黄，又可祛瘀行滞，活络利肝。用于湿热挟时邪或疫毒之肝病，如黄疸、胁痛等。配与大叶菜、金钱草、郁金、半夏、赤芍，功效显著。

半枝莲-凤尾蕉叶　半枝莲能活血，祛瘀，止痛；凤尾蕉叶理气，活血，止痛。两药相互为用，共收理气活血，祛瘀行滞，消肿止痛之功。用于肝胃气血郁滞，所致胁痛、胃脘痛、疝气等。

半枝莲-大叶菜　两药均有清热解毒，抗癌消肿作用。两药配伍，相辅相成，功效更佳，对肝胃等属热毒型肿瘤之早期证候，若能细审其证，明辨因果，立法入扣，巧妙调配，选药精到，也许可获奇效。

半枝莲-海金沙藤　半枝莲能利尿消肿，并清热毒；海金沙藤能利尿通淋，兼泄热毒。两药配伍，相须相使，作用较强。用于湿热或湿毒所致水肿、热淋、膏淋等证。

【单方验方】

①用于咽喉炎，扁桃体炎：半枝莲、鹿茸草、一枝黄花各9克，水煎服（《浙江民间常用草药》）。

②治肺脓肿：半枝莲、鱼腥草各30克，水煎服（《浙江民间常用草药》）。

③肺痈、咳吐腥臭脓血：半枝莲120克，猪瘦肉100克。将半枝莲、猪瘦肉切碎，放入砂锅内，加入清水盖过药面（不要加盐），煮至水剩一半，去渣，吃肉喝汤，每日1剂，连服6~7剂（《中国民间百草良方》）。

④小儿肺炎（风温闭肺）：鸭跖草、半枝莲、鱼腥草各30克，水煎服（《新编中医学概要》）。

⑤痈：半枝莲30克，七叶一枝花9克，水煎服（《福建中草药处方》）。

⑥跌打损伤，瘀血肿痛：半枝莲30克，大血藤30克，接骨木20克。水煎2次去渣，加入红糖30克，黄酒适量，分2次服（《中国民间百草良方》）。

⑦治淋巴结结核：半枝莲60克，水煎服；或半枝莲、水龙骨各30克，加猪赤肉适量，煮熟，吃肉喝汤（《浙江民间常用草药》）。

⑧肝炎：半枝莲、地耳草各30克，车前草15克，水煎服（《青草药彩色图谱》）。

⑨治痢疾：鲜半枝莲90~150克，捣烂绞汁服；或干全草30克，水煎服（《福建中草药》）。

⑩治胃癌：半枝莲90克，鲜竹茹、法夏、茯苓各9克，枳实12克，陈皮4.5克，败酱草、蚕沙各15克，三七1.5克，干姜、甘草各3克。水煎服，连服7~15天（《福建中草药处方》）。

⑪鼻腔恶性肿瘤：鲜半枝莲、鲜老鹳草各60克，水煎，每日1剂，分2次服。适用于鼻腔癌各期（《草药治肿瘤》）。

⑫乳腺癌：半枝莲、白花蛇舌草各30克，虎杖15克，水煎，每日1剂，分2次服。先急火煎开，再文火煎1~2小时；

或半枝莲、野菊花、六耳棱各60克，水煎，每日1剂，日服2次（《草药治肿瘤》）。

⑬胰腺瘤：半枝莲50～100克，铁树叶、大血藤各50克，白花蛇舌草150克，水煎，每日1剂，分2次服（《草药治肿瘤》）。

【用法用量】内服：煎汤，15～30克（鲜60～120克）；或捣取汁。外用：捣敷。

母猪藤根

（丝线吊金钟、三叶青、石老鼠、土经丸、一粒珠）

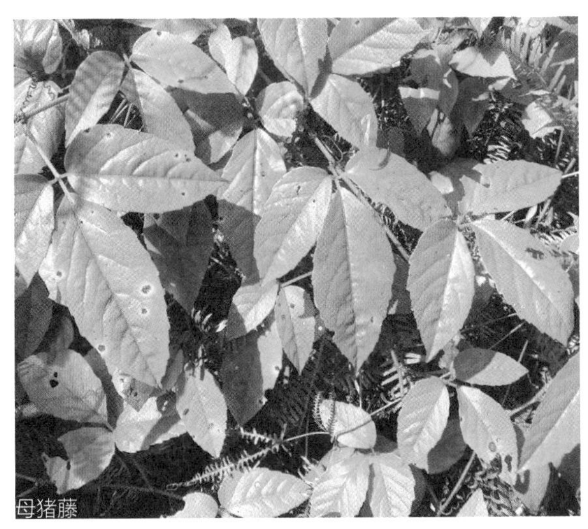
母猪藤

【药物来源】葡萄科植物母猪藤〔*Cayratia carnosa* Gagn.〕的块根。

【植物特征】多年生蔓性草质藤本，长可达2m。根细长，先端有近卵形块根。茎伏地，有分枝，有节，节处着地生根，无毛或稍被短柔毛，有卷须。叶互生，草质，具长柄；掌状复叶，小叶3枚，有短柄，小叶片椭圆形或卵圆形，长3～8cm，宽1.3～2.8cm，先端渐尖，基部楔形，边缘有疏锯齿，两面绿色。聚伞花序腋生，具长梗；花小，两性，有短梗；萼4片，绿色；花瓣4，粉红色；花盘与子房合生；子房2室。浆果圆形，成熟紫红色，后变黑色。花期夏季，果期秋、冬季。

【生长分布】生于山坡、路旁、疏林下。分布于我国华南、华中、西南以及西北一些地区。

【采收加工】全年可采，除须根，洗净，晒干。

【性味归经】微苦、辛，凉。入肺、脾二经。

【功能主治】清热解毒，泻肺化痰，平肝镇痉。用于肺炎，病毒性脑炎，肝炎，疮疖，哮喘，跌打损伤。

【配伍应用】

母猪藤根-鱼腥草　两药都有清热解毒作用。母猪藤根兼清痰火，治肺热或痰火咳嗽、哮喘；鱼腥草兼排脓消痈，治肺痈咳吐脓血、肺热咳嗽。两药相配，相须为用，清热解毒作用更强，又具泻肺消痰，排脓消痈之功。用于肺热、痰热咳喘，肺痈等。

母猪藤根-球兰　两药都有清肺化痰作用。母猪藤根偏于清热泻肺；球兰长于清化痰热。两药配伍，相辅相成，共奏清热泻肺，化痰止咳之功。用于痰热咳嗽，如咳嗽痰多、咽下有痰鸣音、气逆、口干、面赤等症。

母猪藤根-钩藤　两药均有平肝镇痉之功。母猪藤根则偏于清热平肝；钩藤重在息风止痉。两药配伍，相辅相成，功效更好。用于肝经有热之头胀头痛；热甚动风，惊痫抽搐，以及肝阳上亢所致的眩晕、头痛、血压升高等。

【单方验方】

①肺炎：母猪藤根、瓜子金、枸骨根各10克，水煎服。

②病毒性脑炎：母猪藤根15克（儿童10克），水煎服。

③肝炎：母猪藤根15克，虎刺根、茜草各30克，水煎服。

④哮喘：母猪藤根、贝母、桔梗各3克，水煎服。

⑤跌打损伤：母猪藤根30克，研末，黄酒送服。

⑥蜂窝组织炎、扁桃体炎、淋巴结结核：母猪藤根适量，用白酒磨成糊状，涂搽患处，每日2～3次（①～⑥方出自《中草药彩色图谱与验方》）。

【用法用量】内服：煎汤，3～5克。外用：研末调抹或捣敷。

【注意事项】全草“母猪藤”详见“其他”章。

对马耳蕨

（线尾鸡、蕨萁、马祖耳蕨、毛脚鸡、小叶金鸡尾巴草）

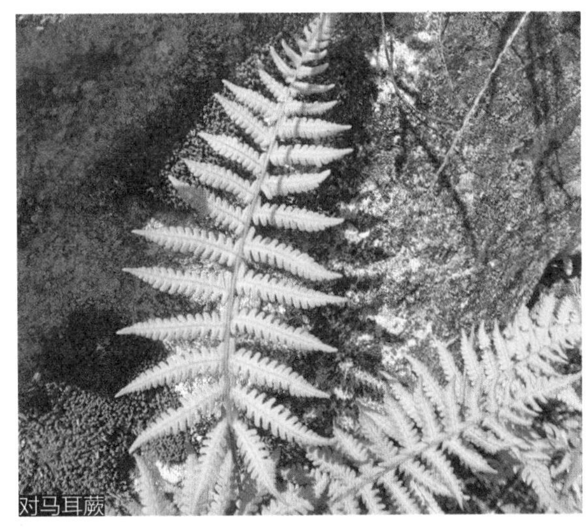
对马耳蕨

【药物来源】鳞毛蕨科植物对马耳蕨〔*polystichum tsus-simense*（Hook.）J. Sm.〕的带根全草。

【植物特征】多年生蕨类草本，高30～60cm。根状茎粗短，须根多，须根及叶柄基部密被黑褐色卵状披针形和棕色钻状披针形鳞片。叶柄丛生，长15～25cm；叶片披针形，厚纸质，长15～30cm，宽8～15cm，二回羽状复叶，羽片15～20对，互生，镰状披针形，长4～8cm，宽0.8～1.5cm，边有浅齿裂，上面绿色，下面白绿色，被白绒毛，纵脉明显。孢子囊群生叶脉上部，囊群盖近盾形，早落。

【生长分布】生于山坡、林下、路旁、沟边、灌丛阴处。分布于我国华南、华东、华中、西南等地区。

【采收加工】全年可采，切段，晒干。

【性味归经】苦，凉。入肝、心、肠三经。

【功能主治】清热解毒。用于目赤肿痛，乳痈，疔疖肿毒，痢疾。

【配伍应用】

对耳马蕨-蒲公英　两药均有清热，解毒，消肿功效。但对耳马蕨长于清热消肿，蒲公英则重在清热解毒。两药配伍，相辅相成，功效提高。用于痈疖肿毒、目赤肿痛等。

对马耳蕨-马齿苋　两药走肠道，均能清热毒。但对马耳蕨善泄气分热毒，治赤白痢；马齿苋偏清血分热毒，而治赤痢。两药配伍，共收两清气血，解毒止痢之功。用于热毒泻痢，便下脓血等症。

【单方验方】

①治各种肿毒初起：对马耳蕨，水煎冲甜酒服（《中药大辞典》）。

②用于乳痈：对马耳蕨加通草，水煎，冲酒服（《中药大辞典》）。

【用法用量】内服：煎汤，6～15克。

冬青叶

（四季青叶、红冬青叶）

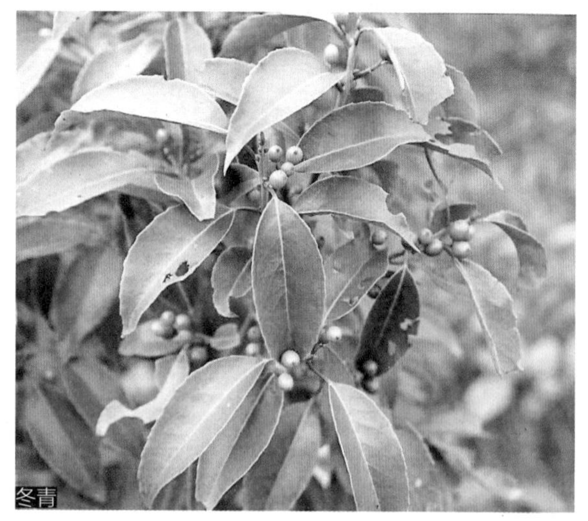

【药物来源】冬青科植物冬青〔*Ilex chinensis* Sims〕的叶。

【植物特征】常绿乔木，高4～12m。树干直立，树皮灰色或暗灰色，幼枝浅绿色，有棱线，无毛。叶互生，叶柄长0.5～1.5cm；叶片薄革质，长椭圆形，长4.5～10cm，宽2～3cm，先端渐尖，基部楔形，边缘有浅锯齿，上面暗绿色，光泽，下面绿色，中脉凸起。花腋生或腋外生，单性，雌雄异株，聚伞状花序；花萼4～5裂；花冠4～5裂，淡紫色；雄蕊4，子房上位。核果椭圆形，长5～8mm，初黄绿色，熟时鲜红色，光泽。种子4枚。花期夏季，果期秋、冬季。

【生长分布】生于山坡、疏林。分布于我国长江以南及华南等地区。

【采收加工】全年可采，晒干。

【药理作用】

①抑菌试验：四季青水煎剂有很强的抑菌、杀菌作用，四季青水煎剂和四季青提取物对金黄色葡萄球菌、福氏志贺菌、宋内志贺菌、大肠埃希菌、变形杆菌、铜绿假单胞菌等均有明显的抑制作用。

②抗炎作用：对实验性小鼠甲醛性足肿，有明显的抑制作用，对大鼠甲醛性足肿也有一定的作用。

③四季青的急性毒性较小，灌服冬青药水对小鼠的半数致死量相当于成人的日服量的194倍，可见其临床用量的安全范围是较大的。家兔腹腔注射“冬青”水剂，最明显的反应是厌食，引起体重减轻；对血、尿常规及肝、肾功能也有轻微的影响，停药后肾功能可完全恢复正常。

【性味归经】苦，寒。入肺、肝二经。

【功能主治】清热解毒，活血止血。用于溃疡久不愈合，闭塞性脉管炎，急、慢性支气管炎，肺炎，尿路感染，细菌性痢疾，外伤出血，盆腔炎，宫颈炎。

【配伍应用】

冬青叶-桑叶　冬青叶苦、寒，入肺肝经，清热解毒，清肝泻火；桑叶苦甘、寒，走肺肝经，疏风清热，轻宣肺气，清肝明目。两药配伍，具有疏风泻火，清热解毒作用。用于风热犯肺，所致咳嗽、痰稠、口干，或伴发热、头昏痛，以及目赤肿痛等症。风热犯肺，配芦根、金银花、天青地白；目赤肿痛，配野菊花、车前草、茨黄连，以加强疗效。

冬青叶-苎麻根　两药性质寒、凉，均有止血之功。冬青叶乃活血，通络，止血，苎麻根凉血，和血，止血。合用，则能清热凉血，止血活血。用于血热妄行之咳血、吐血、衄血、尿血、崩漏等。

【单方验方】

①肺炎：鲜冬青叶30克，大青叶15克，鱼腥草15克（后下）。水煎服，每日1剂。

②泌尿系感染（急性肾盂肾炎、慢性肾盂肾炎急性发作）：鲜冬青叶60克，车前草30克，山楂20克。水煎2次，去渣，分3次服，每日1剂，连服7天为1个疗程。

③治皮肤干燥、皲裂、瘢痕：冬青叶适量，麻油适量。将冬青叶煅炭（存性），研细末，麻油调涂患处（①～③方出

自《中国民间百草良方》)。

④咽喉炎、扁桃体炎:鲜冬青叶适量。洗净绞汁,每次1汤匙,徐徐咽,每小时1次(《中草药彩色图谱与验方》)。

⑤乳腺炎:冬青叶60克,夏枯草、木芙蓉各45克。捣烂如泥敷患处,干后加水调湿再敷(《全国中草药汇编》)。

【用法用量】内服:煎汤,9~15克(鲜品30~60克);或捣绞汁。外用:捣敷或煅存性调敷。

【注意事项】注意与"救必应"鉴别,详见本章。果实"冬青子"详见"平肝息风"章。

冬葵根

(奇菜根、葵菜根、葵根)

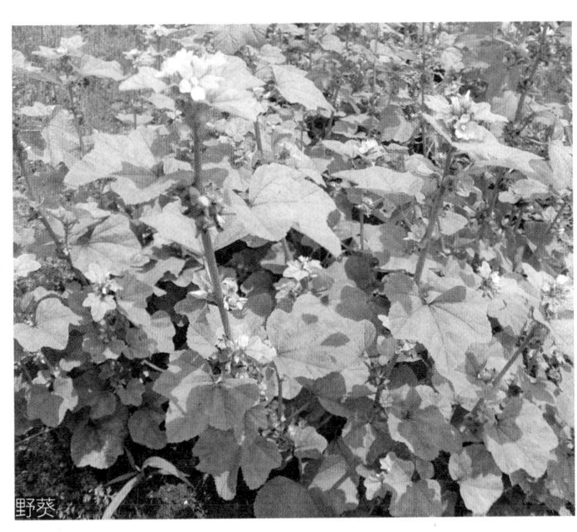

【药物来源】锦葵科植物野葵〔*Malva verticillata* L.〕的根。

【植物特征】二年生草本,高30~150cm。根茎粗壮肥厚,白色,须根多。茎直立,圆柱形,绿色,上部被白毛,中、下部无毛。叶互生,具长柄,腹面有槽,叶片掌状5~7浅裂,老时叶变小,呈3浅裂,边缘有粗锯齿,上面暗绿色,下面绿色,被稀疏粗毛,叶脉凸起。花小,多数,簇生叶腋;小苞片3;花萼5;花瓣5,中、下部联合;子房多室,每室胚珠1枚。蒴果扁圆形,外存宿萼。种子浅褐色。花期春季至秋季。

【生长分布】生于村边、路旁;大多栽培。分布于我国大部分地区。

【采收加工】秋、冬季采集,除须根,洗净,切片,晒干或鲜用。

【性味归经】甘、辛,寒。入脾、膀胱二经。

【功能主治】清热解毒,利窍通淋。用于急性气管炎,消渴,阴茎内痛,热淋,石淋,乳汁少。

【配伍应用】

冬葵根-麦冬　冬葵根甘、辛、寒,黏滑汁多,清热解毒;麦冬甘、微苦、微寒,其质滋润,润肺养阴。两药配伍,辛寒清气,苦寒泻火,甘寒生津,共收泻火解毒,生津润燥,清肺化痰之功。用于阴液亏耗,肺经燥热,咳嗽、痰黏难出、咽干鼻燥、大便秘结等症。

冬葵根-车前子　两药均有通淋作用。冬葵根乃利水道通淋;车前子为泄热利尿通淋。两药配伍,相互为用,共收泄热利尿,通利水道,利窍通淋之功。用于湿热所致石淋、热淋、茎中痛等。石淋,配与梗通草、薅田藨根、虎杖;热淋,配与笔仔草、萹蓄;茎中痛,配与梗通草、土牛膝、薅田藨根,以增功效。

【单方验方】

①治急性气管炎:冬葵根煎汤去渣入白糖,含漱且徐徐咽下(《百蔬治百病》)。

②治消中日夜尿七八升:冬葵根如五升盆大两束,以水五斗,煮取三斗,宿不食,平旦一服三升(《备急千金要方》)。

③治消渴饮水过多,小便不利:冬葵根茎叶五两,切。上药以水三大盏,入生姜一分,豉一合,煮取二盏,去滓,食后分温三服(《太平圣惠方》)。

④治热淋,小肠不利,茎中急痛:车前子一合,冬葵根一两半(锉用)。上药以水一大盏(半),煎至一盏,去滓,食前分为三(二)服(《太平圣惠方》)。

⑤治膀胱尿道炎,尿涩热淋:冬葵根或子15克,生甘草10克,共煎汤饮服(《百蔬治百病》)。

⑥治二便不通胀急者:生冬葵根二斤(捣汁三合),生姜四两(取汁一合),和匀,分二服,连用即通(《太平圣惠方》)。

⑦用于乳汁少:冬葵根60克,煨猪肉吃(《昆明民间常用草药》)。

【用法用量】内服:煎汤,30~60克;捣绞汁。外用:捣敷。

【注意事项】冬葵野生瘦小,栽培者肥大。"冬葵叶"与冬葵根,性味、功用、治疗大同小异:冬葵叶偏滑利大肠,冬葵根偏通利尿窍。"冬葵子"详见"利尿渗湿"章。市面所售"冬葵子"大多为"苘麻子",虽两者功用相近,但不可视为一物,须明是非。

百两金叶

(八爪金龙叶、八爪龙叶、铁雨伞叶、珍珠伞叶)

【药物来源】紫金牛科植物百两金〔*Ardisia crispa*(Thunb.)A.DC.〕的叶。

【植物特征】常绿小灌木,高40~100cm。茎直立,深棕色,圆柱形,上部有分枝。单叶互生,叶柄长0.8~1.5cm;

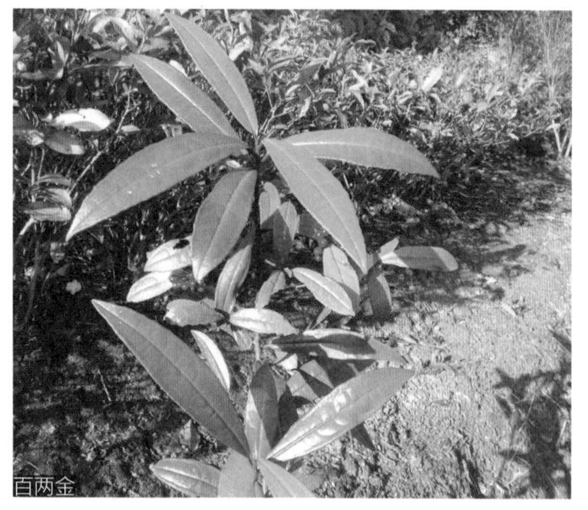
百两金

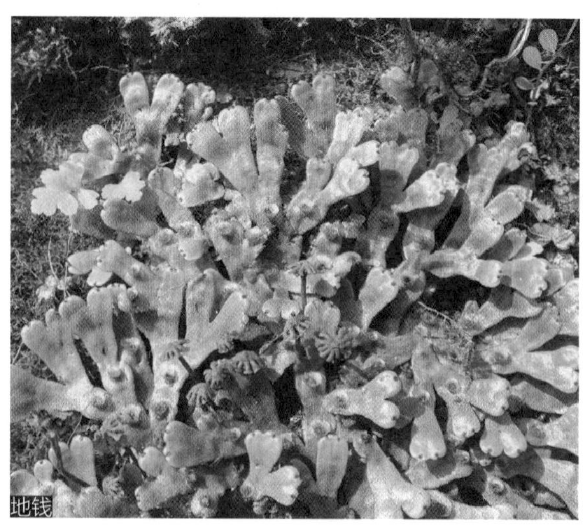
地钱

叶片披针形或广披针形，长8～20cm，宽2～5cm，先端渐尖，基部楔形，边缘微波状，上面深绿色，下面绿色，近边缘有黑褐色腺点。伞房花序，腋生，序梗长可达6cm，花梗长1～2cm，密被短腺毛；萼5裂，裂片卵状披针形；花冠紫红色，5深裂，裂片长卵形或卵状披针形；雄蕊5，着生花冠基部，花丝极短；雌蕊1，子房上位，花柱细长，柱头小。核果花期夏、秋季，果期冬季。

【生长分布】 生于山坡、灌丛、林下、岩石旁。分布于我国华南、华中、华东、西南等地区。

【采收加工】 夏季采集，晒干或鲜用。

【性味归经】 咸，凉。入肝、心二经。

【功能主治】 清热疗疮，利尿通淋。用于疮痈疽疖，小便赤涩。

【配伍应用】

百两金叶-无莿根 两药均有清热解毒作用。百两金叶能行阴分，清热毒，治疮疡；无莿根能走分肉之间，清热毒，祛脓肿。两药配伍，相辅相成，功效尤强。用于痈疖肿毒、流注等。若配与野菊花、紫花地丁、蒲公英，疗效更强。

百两金叶-笔仔草 两药都有利尿通淋作用。百两金叶并能清心火；笔仔草兼利湿热。两药配伍，共奏清热利湿，利尿通淋之功。用于湿热下注所致热淋、小便不利，以及心火下移之小便赤涩、尿血等。热淋，配与车前草、海金沙草、白花蛇舌草；血淋，配与马齿苋、白茅根、虎杖；心火下移，配与竹叶、灯芯草根，以增疗效。

【用法用量】 内服：煎汤，9～15克（鲜品30～60克）。外用：捣敷。

【注意事项】 根“百两金”详见“活血化瘀”章。

地梭罗

（地浮萍、一团云）

【药物来源】 地钱科植物地钱〔*Marchantia polymorpha* L.〕的全草。

【植物特征】 多年生草本，高0.5～2.5cm。原叶体伏地，扁平，先端通常2叉分裂，上面暗绿色，下面褐色，有多数细短须根。雌雄异体；雌体有长伞状雌托，高1～2.5cm，伞之边缘有深裂，裂片细条状，下面多雌器，每器内生一卵；雄体有长蕈状雄托，高0.5～1cm，边缘平展，有微齿裂，上面着生雄器，器内生有纤毛的精子；孢子体基部着生于雌托，一端长成蒴，内生孢子。

【生长分布】 生于山坡、路旁、土壁、岩石下部阴湿处。分布于我国长江流域及华南等地区。

【采收加工】 全年可采，洗净，晒干。

【性味归经】 淡，凉。入肝经。

【功能主治】 清热解毒，生肌敛疮。用于多年烂脚疮，烫伤，刀伤，骨折，癣疮。

【配伍应用】

地梭罗-土茯苓 两药都有清热解毒作用。地梭罗味淡、性凉，尚能清利水湿，土茯苓味甘、淡，性平，并利湿泄浊。两药配伍，相辅相成，共收解毒利湿，清热泄浊之功。用于热毒夹湿之疮疡，如湿疹、痈疖已溃、脓水疮等。

地梭罗-黄花母根 地梭罗淡、凉，能生肌敛疮，并清热毒，治溃疡；黄花母根甘、淡、凉，能益气托脓，兼利湿热，治溃疡疮口不敛。两药配伍，则能解毒除湿，益气托脓，生肌敛疮。可用于疮疡溃久，正虚邪恋，疮口不敛之证。

【单方验方】

①治多年烂脚疮：地梭罗焙干，头发烧枯存性。等分，共研末，调菜油敷患处。

②治烫伤及癣：地梭罗焙干研末，调菜油敷患处。

③治刀伤、骨折：地梭罗捣绒包伤处（①～③方出自《贵州民间药物》）。

【用法用量】 内服：煎汤，9～12克；或研末。外用：研末调抹或捣敷。

地锦草

（奶浆草、血见愁、铺地草、血风草、红丝草、莲子草、地瓣草）

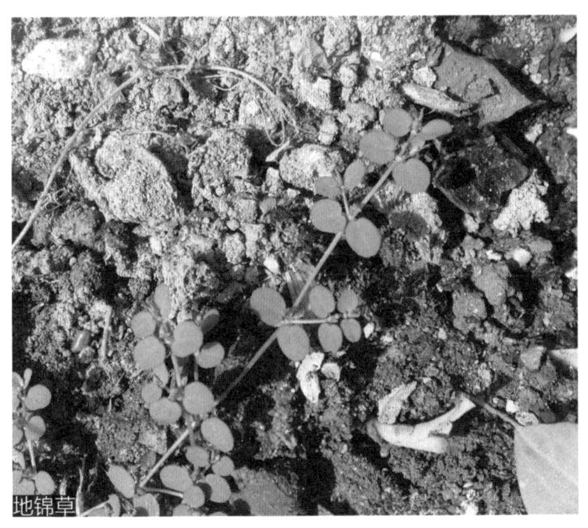

【药物来源】大戟科植物地锦草〔*Euphorbia humifusa* Willd. ex schlecht.〕的全株。

【植物特征】一年生小草本，长8～15cm，全体含白色乳汁。茎纤细，卧地，多基部分枝，呈披散状平卧地面，红色或淡红色，无毛或被稀疏短毛。叶对生，近无柄，叶片椭圆形，长0.4～1cm，宽0.3～0.5cm，先端圆，基部偏斜，边缘有微细锯齿，上面绿色，下面白绿色；托叶线形。聚伞花序，生叶腋或分枝处，总苞倒圆锥形，先端4裂，外面浅红色；雄、雌花同生总苞内，雄花多数，雌花仅1朵，生于雄花中央；雄蕊1，子房3室，柱头2裂。蒴果细小，卵形，扁平。种子卵形。花、果期皆在夏、秋季。

【生长分布】生于路旁、田边、庭院。分布于我国绝大部分地区。

【采收加工】夏、秋季采集，洗净。晒干。

【药理作用】

①抑菌试验：地锦草在体外有很强的抑菌作用，抗菌谱广。地锦草对金黄色葡萄球菌（青霉素敏感株及耐药株）及白喉杆菌均有极强的抑制作用。对志贺菌属、溶血性链球菌、肺炎双球菌、变形杆菌、肠炎沙门菌、百日咳杆菌、大肠埃希菌、伤寒杆菌、甲型副伤寒杆菌等亦较强的抗菌作用。

②止血试验：取地锦草全草干粉末撒于狗股动脉切处，止血效果明显。

③中和毒素试验：地锦草100%、50%、25%酊剂经动物实验，证明地锦草对白喉毒素有明显的“中和”作用。

本品的抑菌、杀菌和“中和”白喉毒素的作用以酊剂效果好，煎剂次之，浸剂较差。

【性味归经】苦、辛，平。入肺、肝、胃、大肠、膀胱五经。

【功能主治】清热解毒，凉血止血，利湿，通乳。用于急性细菌性痢疾，肠炎，白喉，痈疖肿毒，吐血，咯血，尿血，便血，子宫出血，尿路感染，下肢溃疡，皮肤湿疹，毒蛇咬伤。

【配伍应用】

地锦草-马齿苋 两药善行肠道，均有清热解毒之功。两药配伍，相辅相成，功效倍增。若配与白苋、落葵、白头翁，可治热毒痢；配紫花地丁、蒲公英、无莿根，能治疗痈疖肿毒。

地锦草-苎麻根 两药都有凉血止血作用。地锦草并能清利湿热，苎麻根兼能清热利尿。两药配伍，凉血止血作用增强，并具清热利湿，利尿通淋之功。用于血热妄行之咳血、衄血、吐血、便血、崩漏，以及血淋、热淋、尿血等。

地锦草-海金沙藤 地锦草能清热利湿；海金沙藤可利尿通淋。两药配伍，相互为用，共收清热，利湿，通淋之功。用于湿热所致热淋、小便不利、血淋等证。

【单方验方】

①细菌性痢疾：地锦草、叶下珠、人苋15～30克，水煎，每日1剂，2～3次分服（《新编中医学概要》）。

②血痢不止：地锦草晒研，每服二钱，空心米饮下（《乾坤生意》）。

③白喉：鲜地锦草以米泔水洗净，捣烂绞汁30毫升（5～7岁），分3次服，2小时服1次（《青草药彩色图谱》）。

④治咳血、吐血、便血、崩漏：鲜地锦草30克。水煎或调蜂蜜服（《福建中草药》）。

⑤治小便血淋：地锦草，井水擂服（《刘长春经验方》）。

⑥治功能性子宫出血：地锦草1千克，水煎去渣熬膏。每日2次，每次4.5克，白酒送服（《中草药新医疗法资料选编》）。

⑦急性尿道感染：地锦草、海金沙、爵床各60克，车前草45克，水煎服（《青草药彩色图谱》）。

⑧乳汁不通：地锦草60克，猪赤肉300克，酌加红酒或开水炖2小时服（《畲族医药学》）。

⑨治项虎（对口疮）：鲜地锦草加醋少许，捣烂外敷（《福建中草药》）。

⑩缠腰蛇（带状疱疹）：鲜地锦草捣烂，加醋搅匀，取汁涂患处（《福建中草药》）。

【用法用量】内服：煎汤，9～15克（鲜品30～60克）；或捣烂绞汁；或研末入丸、散。外用：捣敷或捣烂绞汁涂抹。

【注意事项】注意与“斑地锦”、“小飞扬草”鉴别，分别详见本章与“利尿渗湿”章。要点：“斑地锦”叶上面有紫红色斑纹；“小飞扬草”茎粗、叶大，茎、叶均被毛。

杠板归根

（穿叶蓼根、拦路虎根、扛板归根）

【药物来源】蓼科植物杠板归〔*Polygonum perfoliatum* L.〕的根。

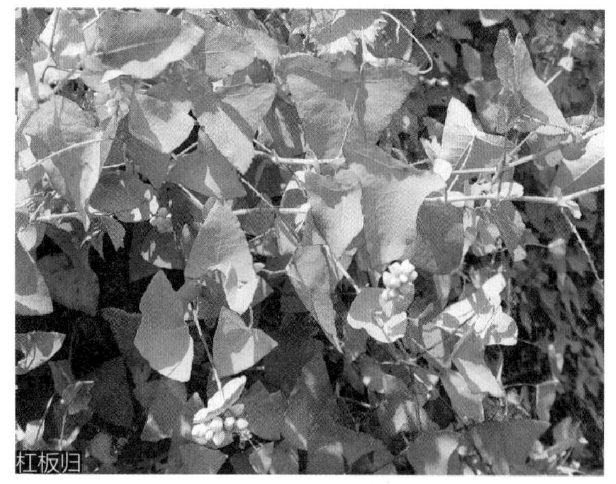

【植物特征】一年生蔓性草本，长1～1.5m。全体无毛。茎匍匐，弯曲，多分枝，白绿色或绿色，有时略带紫红色，有棱，棱上有倒钩刺。叶互生，叶柄盾状着生，长2.5～6cm，散生倒钩刺；叶片近三角形，长、宽约2～5.5cm，先端钝或微尖，基部微心形，全缘，两面绿色或粉绿色。托叶圆形或卵圆形，抱茎。穗状花序，生叶腋或枝顶，小花多数，数朵簇生，生于圆形总苞内；花瓣5深裂，白色或浅紫色；雄蕊8；雌蕊1。瘦果圆形，直径3～4mm，成熟时蓝紫色，包存于蓝色花被内。花期夏季，果期秋、冬季。

【生长分布】生于山坡、路旁、河岸。分布于我国绝大部分地区。

【采收加工】夏、秋季采挖，洗净，切段，晒干。

【药理作用】

①抗菌消炎作用：所含大黄素对金黄色葡萄球菌有抑制作用。

②保肝作用：所含靛蓝对四氯化碳所引起的小鼠肝损害有一定的保护作用。

【性味归经】苦，凉。入心、大肠二经。

【功能主治】清热解毒，消肿。用于肝炎，痔疮，痔瘘，对口疮。

【配伍应用】

杠板归根-蒲公英　杠板归根能清热解毒消肿；蒲公英可清热解毒消痈。两药配伍，相辅相成，共收清热解毒，散结消肿之功。用于肠痈、痔疮肿痛、痈疖肿毒等证。

【单方验方】

①治对口疮：鲜杠板归根60克。水煎服；另取鲜叶捣烂敷患处（《福建中草药》）。

②治痔疮瘘管：杠板归鲜根24～36克（干品18～24克），炒焦，放冷后，和红薯烧酒300～500毫升炖1小时，饭前服，日服1次；或取根和瘦猪肉120～180克，红薯烧酒300～360毫升，炖2小时，饭前服，日服1次（《福建民间草药》）。

③产后周身疼痛：用杠板归根60克煎汤服（《福州市民间药草》）。

【用法用量】内服：煎汤，15～30克（鲜品24～36克）。外用：捣敷。

【注意事项】全草“杠板归”详见“利尿渗湿”章。

老鼠耳

（提云草、乌金藤、细叶勾儿茶、老鼠乳）

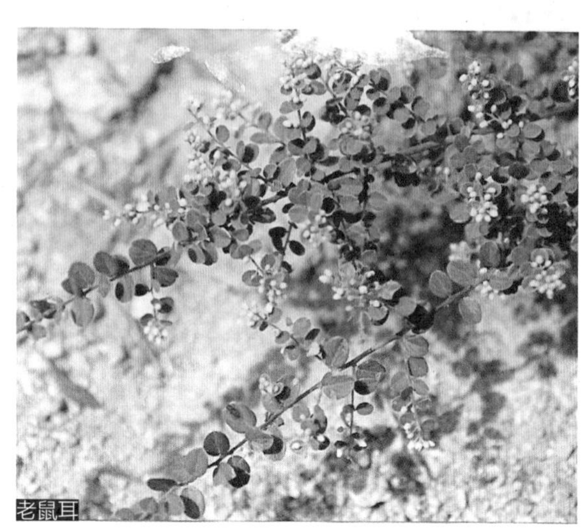

【药物来源】鼠李科植物老鼠耳〔*Berchemia lineata*（L.）DC.〕的幼茎及叶。

物特征　不落叶灌木，长0.6～3m。茎圆柱形，多分枝，枝条披散，被毛。根粗壮，表面深褐色，切面黄色。叶互生，具短柄，叶片纸质，卵圆形或近圆形，长0.5～1.2cm，宽0.4～1cm，先端钝有凸尖，基部近圆形，全缘，上面深绿色，下面绿色。花数朵簇生叶腋或枝顶；萼片5；花瓣5，白色，细条形；雄蕊5，子房上位，2室。核果长卵形，长5～6mm，熟时紫色。花期夏、秋季，果期冬季。

【生长分布】生于石灰岩山坡、路旁、草丛。分布于我国华南、西南等地区。

【采收加工】夏、秋季采集，切段，晒干。

【性味归经】微苦，平，无毒。入心经。

【功能主治】解毒消肿。用于疔疮痈肿，睾丸炎，癌肿，痔疮肿痛。

【配伍应用】

老鼠耳-千里光　老鼠耳微苦、平，解毒消肿；千里光苦寒，清热解毒消痈。老鼠耳偏于散结消肿，千里光重在清热解毒。两药配伍，则能清热解毒，散结消肿。用于热毒痈疖、痔疮肿痛等证。

【单方验方】

①治疔疮：老鼠耳30克，捣烂，加盐花少许敷患处。并用白菊60克，甘草15克，煎服（《岭南草药志》）。

②痈初期，患处皮肉红肿硬结，疼痛：鲜老鼠耳叶60克，

蜂房15克，酒水煎服；渣捣烂敷患处（《福建中草药处方》）。
③治睾丸脓肿：老鼠耳15～30克，鸭蛋1只，水、酒各半煎服（《闽南民间草药》）。
④治外痔：老鼠耳鲜草30克，洗净切片，猪尾口头1节，水适量炖服（《闽南民间草药》）。
⑤乳癌初起：老鼠耳鲜全草30克，白花风不动（茜草科）60克，鸡蛋1粒，炖服（《福州市民间药草》）。
⑥治眼起珠翳：老鼠耳鲜草30克，鸡蛋1只，水适量炖服（《闽南民间草药》）。
⑦糖尿病：老鼠耳24克，陆英、菝葜根各15克，金丝草、少花龙葵根各9克，水煎服（《福建中草药处方》）。
【用法用量】内服：煎汤，15～30克。外用：捣敷。
【注意事项】根“铁包金”，详见“活血化瘀”章。

老白花

（白花羊蹄甲、红紫荆、红化紫荆、猪迹羊蹄甲、洋紫荆）

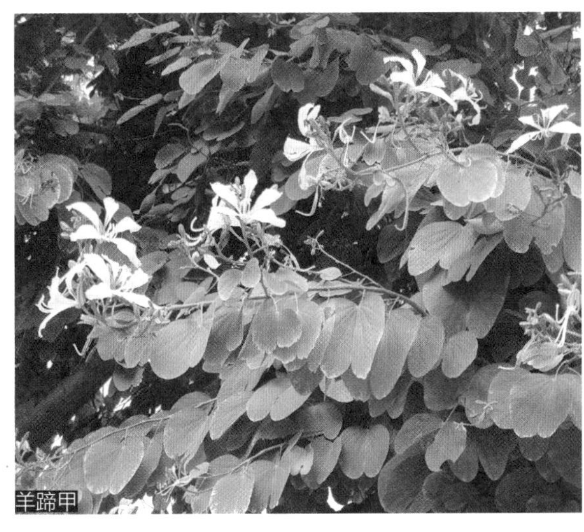
羊蹄甲

【药物来源】豆科植物羊蹄甲〔*Bauhinia variegata* L.〕的花。
【植物特征】落叶乔木，高4～8m。树干直立，圆柱形，树皮褐色，光滑，上部多分枝，枝条细长披散或下垂，灰色，幼枝被柔毛。叶互生，具长柄；叶片圆形或矩圆形，长8～20cm，宽8～16cm，先端2裂，裂片先端钝，基部微心形或心形，全缘，上面粉绿色，下面绿色，纵脉掌状9～11条。花顶生或侧生，几无梗，排列成短总状花序；花萼管状，被茸毛，裂片卵形，呈佛焰苞状，先端5小齿裂；花冠披针形，反卷，浅粉红色，或粉红色，或白色，间有紫色条纹；雄蕊3～5，花丝长，全裸露。荚果条状披针形，扁平，长15～25cm，宽1.5～3.5cm。种子8～13粒，扁圆形。花期春、夏季，果期夏至冬季。
【生长分布】生于丛林；多栽于路旁或庭园。分布于我国华南、西南等地区。
【采收加工】春、夏季摘采，晒干。
【性味归经】淡，凉。入肝、肺二经。
【功能主治】清热解毒，利湿。用于肝炎，气管炎，支气管炎，肺炎。
【配伍应用】
老白花-金银花　两药性寒，都有清热解毒作用。老白花并能轻宣肺热，金银花兼凉散风热。两药配伍，相辅相成，倍增清热解毒功效，并具轻疏凉散之功。用于风热犯肺，咳嗽、咽痛、口干、发热、有汗、头昏痛等症。
老白花-地耳草　两药善行肝经，均具清热，利湿，解毒之功。但老白花偏于清热解毒；地耳草重在清利湿热。两药配伍，相辅相成，功效提高。可用于湿热肝病，如黄疸、胁痛、呕恶等症。湿热甚，加茵陈蒿、白毛藤、半夏、藿香、薏苡根；热毒甚，加大叶菜、半枝莲、夏枯草、白毛藤、郁金、半夏，以增疗效。
【用法用量】内服：煎汤，9～15克。
【注意事项】“老白花树皮”详见“收敛固涩”章。

昏鸡头

（鸡公头、小贯众、鸡头凤尾、小叶贯众、小鸡娃菜）

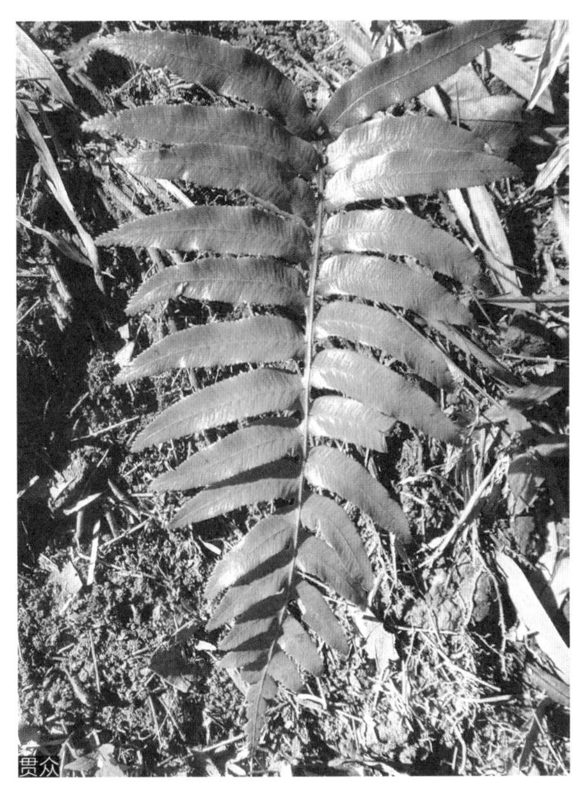
贯众

【药物来源】鳞毛蕨科植物贯众〔*Cyrtomium fortunei* J.Sm.〕的根茎。
【植物特征】多年生蕨类草本，高35～80cm。根状茎短，密被红棕色光亮大形卵形鳞片。基生叶，单生或丛生，叶柄长15～30cm，密被披针形棕褐色鳞片；叶片长卵形或长矩圆形，长20～50cm，宽12～17cm，单数羽状复叶，先端羽片长三角形，两侧羽片20～36枚，互生，略呈镰状，长6～9cm，宽约1～2cm，先端渐尖，基部近圆形，边缘有细锯齿，两面绿色，叶轴有鳞毛，叶下面侧脉交错成网状，网眼近六角形，内有细脉1～2条。孢子囊群圆形，散生于叶下面，囊群盖膜质，褐色。

【生长分布】生于沟边、山坡、路旁、石岩缝隙等阴湿处。分布于我国长江流域及华南等地区。

【采收加工】秋、冬季采挖，除叶、须根，洗净，切片，晒干。

【药理作用】本品煎剂能驱猪蛔虫，并有增强离体、在体家兔子宫收缩作用。

【性味归经】苦，微寒。入肺、肝、大肠三经。

【功能主治】清热解毒，凉血息风，散瘀止血，驱钩虫、蛔虫。用于感冒，流感，流行性脑脊髓膜炎，头晕目眩，高血压，尿血，血崩，蛔虫，钩虫，绦虫，蛲虫。

【配伍应用】

昏鸡头-大青叶　两药都有清热解毒作用。昏鸡头苦、微寒，并凉血息风，大青叶苦、寒，兼凉血消斑。两药配伍，相互促进，相互为用，既增清热解毒功效，又具解热息风，凉血消斑之功。用于温热病热毒入营血证，如壮热、烦躁、斑疹隐见、甚或鼻血等；若丹毒、喉痧、疮疡等有上述症状者亦可用。均可酌加鲜芦根、竹叶、金银花、大青草、水牛角，以增疗效。

昏鸡头-钩藤　昏鸡头能清热凉血息风，治肝经有热，头胀头痛等；钩藤息风止痉，清热平肝，治肝风内动之惊痫抽搐，或肝阳上亢，头晕目眩。两药配伍，相辅相成，作用尤强。用于热盛肝风内动，如高热、头痛、惊搐等症。配与金银花、地龙、肝风草、青羊角，以增强疗效。

昏鸡头-苎麻根　两药都有止血作用。但昏鸡头为散瘀止血；苎麻根为凉血止血。两药配伍，则能清热凉血，散瘀活络，和血止血。用于血热妄行之各种出血，且血止而无留瘀之弊。

【单方验方】

①治血虚头昏痛：昏鸡头配黑鸡炖服。

②治肠寄生虫病：昏鸡头、使君子、槟榔、榧子。水煎服（①～②方出自《四川中药志》）。

【用法用量】内服：煎汤，9～15克。

【注意事项】孕妇忌用。

朱砂根

（硃砂根、三两金、铁凉伞、平地木、土丹皮、开喉箭）

【药物来源】紫金牛科植物朱砂根〔*Ardisia crenata* Sims〕的根。

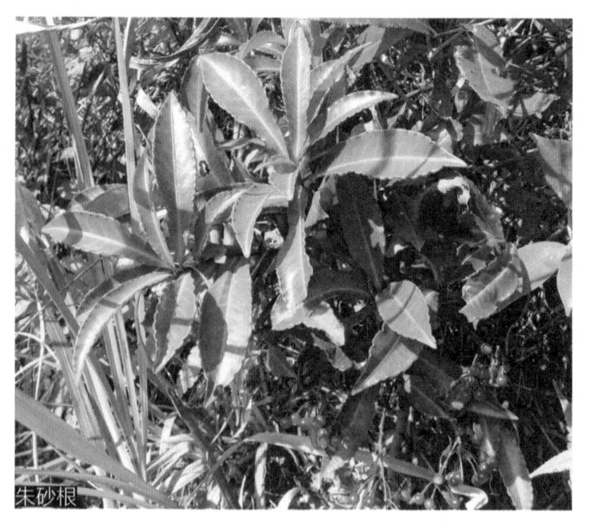
朱砂根

【植物特征】常绿小灌木，高40～120cm。根肥嫩，圆柱形，皮厚，外面红棕色，内白色。茎直立，圆柱形，无毛，上部多分枝。叶互生，具叶柄，叶片倒披针形，长5～12cm，宽1.5～3.5cm，先端渐尖或短尖，基部楔形，边缘微波状，有钝齿，齿间有黑腺点，上面深绿色，光泽，有腺点，下面绿色。伞房状花序生叶腋或枝顶；花萼5裂，裂片长卵形；花冠5裂，裂片长椭圆形，白色或淡紫色或鲜红色，有浅黑色斑点；雄蕊5。核果圆形，成熟鲜红色，光泽，有黑色斑点。花期夏季，果期秋、冬季。

【生长分布】生于山坡、路旁、小灌丛、疏林下。分布于我国华南、华中、西南等地区。

【采收加工】秋、冬季采挖，去头茎除须根，洗净，切片晒干。

【药理作用】25%煎剂试管内对金黄色葡萄球菌、大肠埃希菌、铜绿假单胞菌有轻度的抑制作用。

【性味归经】苦、辛，凉。入肺、脾、胃三经。

【功能主治】清热解毒，祛风除湿，散瘀止痛。用于扁桃体炎，白喉，支气管炎，淋巴结炎，丹毒，风湿性关节炎，腰腿痛，损伤肿痛。

【配伍应用】

朱砂根-千金藤　两药都有清热解毒作用。但朱砂根偏于清热消肿，千金藤则重在清热毒，并能消肿止痛。两药配伍，相须为用，功效更强。用于热毒咽喉肿痛、疬核等。若咽喉肿痛，配板蓝根、金银花、射干。疬核，配夏枯草、黄独零余子，以增功效。

朱砂根-大青根　两药寒凉，均有清热解毒，祛风除湿功效。两药配伍，相须相使，既能清热毒，又可除风湿疗痹。可用于风湿热痹、风热痹、痛风性关节痛等。若用于风湿热痹，配三丫苦根、粉防己、络石藤；风热痹，配金银花、桑枝、板蓝根、三丫苦根；痛风性关节炎，配土茯苓、白草薢、粉防己、黄柏、虎杖，以增疗效。

朱砂根-虎杖　朱砂根能散瘀止痛；虎杖可活血定痛。两药相配，相辅相成，共奏活血散瘀，消肿止痛效能。用于跌打闪挫，瘀滞肿痛等。并可捣烂外敷。

【单方验方】

①咽喉肿痛：朱砂根15克，磨冷开水或磨醋徐徐含咽；或朱砂根全株9克，射干6克，甘草3克，水煎服（《全国中草药汇编》）。

②治流火（丝虫病引起淋巴结炎）：朱砂根30～60克，水煎，调酒服（《福建中草药》）。

③带状疱疹：七叶一枝花块根、朱砂根各适量。研末，加雄黄少许浸白酒，取浸液涂擦患处（《福建中草药》）。

④挫、扭伤：朱砂根、盐肤木叶各3份，火炭母、酢浆草各2份，晒干研末备用，用时加醋或30%乙醇调匀，外敷患处；或朱砂根2份，盘柱南五味子根3份，七叶一枝花根3份，研细末，每次6克，酒冲服，另取15克调酒90毫升，用生姜蘸擦患处（《福建中草药》）。

⑤肾炎：朱砂根、爵床各30克，大蓟根、萹蓄各15克，水煎服（《青草药彩色图谱》）。

⑥风湿关节痛：朱砂根干根30～60克，水煎调酒服（《福州市民间药草》）。

⑦疝气、偏坠：朱砂根鲜根30～60克，荔枝核14枚，酒水煎服（《福州市民间药草》）。

⑧子宫下垂：朱砂根、黄花远志各用根15克，薜荔藤30克。水煎服或装入猪小肚炖服（《福建中草药处方》）。

【用法用量】内服：煎汤，9～15克；或研末入丸、散。外用：捣敷，或研末调敷，或浸酒擦。

【注意事项】注意与“百两金”鉴别，详见“活血化瘀”章。“朱砂根叶”详见“活血化瘀”章。

竹林标

（硬骨凌霄）

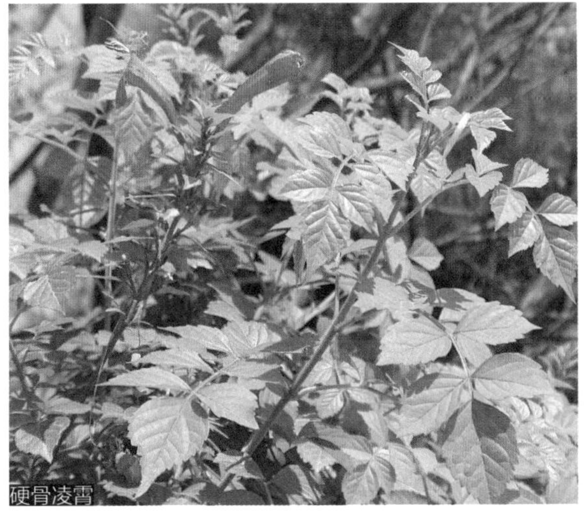

硬骨凌霄

【药物来源】紫葳科植物硬骨凌霄〔*Tecomaria capensis* (Thunb.) Spach.〕的根或叶。

【植物特征】常绿灌木，高40～150cm。根肥厚，根皮厚肉质。茎直立，圆柱形，分枝披散或斜展，幼枝深绿色。叶对生，单数羽状复叶，羽叶卵圆形，具长柄；小羽叶5～9枚，有短柄，小羽片卵形至宽卵形，长1～2.5cm，先端钝或短尖，基部宽楔形，边缘有钝锯齿，上面绿色，下面浅绿色。总状花序生枝顶，小花稀疏；萼钟状，5裂；花冠漏斗状，长约萼的3倍，橙红色或红色，有深红纵纹；雄蕊伸出冠外。蒴果线形，长可达5cm。花期春、夏季，果期夏、秋季。

【生长分布】大多栽培。分布于我国大部分地区。

【采收加工】全年可采，洗净，切片，晒干。

【性味归经】微苦、辛，凉。入肺经。

【功能主治】清热解毒，散瘀消肿。用于咽喉痛，支气管炎，肺炎，跌打损伤。

【配伍应用】

竹林标-射干　两药都能清热解毒。竹林标又能消肿；射干并能利咽，祛痰。两药相配，共呈清热解毒，利咽消肿，祛痰止咳之功。用于肺火或热毒所致咽喉肿痛、咳嗽等。

竹林标-土牛膝　竹林标能散瘀消肿；土牛膝可活血散瘀。两药配伍，相辅相成，共收活血散瘀，消肿止痛效能。用于跌打损伤，瘀滞肿痛等。若配与积雪草、朱砂根，作用更强。

【用法用量】内服：煎汤，15～30克。外用：捣敷。

羊蹄叶

（土大黄叶）

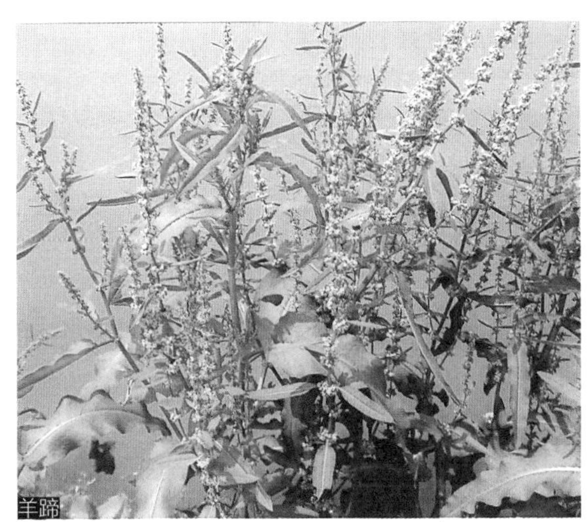

羊蹄

【药物来源】蓼科植物羊蹄〔*Rumex japonicus* Houtt.〕的叶。

【植物特征】多年生草本，高50～100cm。根茎粗大，肥厚，黄棕色。茎直立，圆柱形，绿色，有纵槽，有节，节间中空。根生叶丛生，具长柄；叶片长椭圆形，长15~30cm，宽5~12cm，先端钝，基部近楔形，边缘波状，两面绿色，中脉向下凸起；茎生叶较小，有短柄。总状花序，顶生，花序上杂生有叶；花被6，浅绿色，2轮，外轮3片开展，内轮3片成果被；果被有网纹，背面各有一疣状突起；雄蕊6；子房具棱，1室，花柱3。瘦果三角形，褐色，光亮。花期春季，果期夏季。

【生长分布】生于路旁、田边、山野湿地。分布于我国华南、华东、华北、东北等地区。

【采收加工】春、夏季采收，洗净，切段，晒干或鲜用。

【性味归经】甘，寒，无毒。入心、脾、大肠三经。

【功能主治】解毒消肿，滑肠通便。用于咽喉肿痛，舌肿，目赤肿痛，肠风下血，大便秘结不通。

【配伍应用】

羊蹄叶-金银花　羊蹄叶解毒消肿；金银花清热解毒，并凉散风热。两药配伍，共收清热解毒，轻疏卫表，散结消肿之功。用于热毒上攻，所致咽喉肿痛、舌肿痛、目赤肿痛等。

羊蹄叶-莱菔　羊蹄叶能泄热滑肠通便；莱菔能泄热祛积通腑。两药配伍，相辅相成，泄热通便功效较强。用于胃肠积热，热盛津伤，肠道干燥，致大便干结等症。

【单方验方】

①肠风下血：羊蹄叶烂蒸一碗来食之（《斗门方》）。

②治悬痈，咽中生息肉，舌肿：羊蹄叶煮取汁口含之（《备急千金要方》）。

③治对口疮：鲜羊蹄叶适量，同冷饭捣烂外敷（《福建中草药》）。

【用法用量】内服：煎汤，9~15克；或浸酒。外用：捣敷或煎水含口。

【注意事项】注意与“皱叶羊蹄”“牛舌草”鉴别；分别详见本章与“泻下”章。根“羊蹄”详见“止血”章。

红背叶

（红背娘、红帽顶、红罗裙）

【药物来源】大戟科植物红背山麻杆〔*Alchornea trewioides* (Benth.) Muell.Arg.〕的根及叶。

【植物特征】常绿灌木，高1~2m。树干直立，圆柱形，褐色，嫩枝棕色，有毛。叶互生，叶柄长5~8cm，棕色，被锈色毛；叶片阔心形，长7~15cm，宽5~11cm，先端急尖或渐尖，基部近心形或近截形，基部有红色腺体和2条线状附属体，上面绿色，不光泽，下面浅绿色略带红色，被柔毛，边缘有锯齿。雄花腋生，穗状花序，长达10cm，花苞内有小花4~8朵，苞片披针形，萼2~3片，雄蕊8；雌花顶

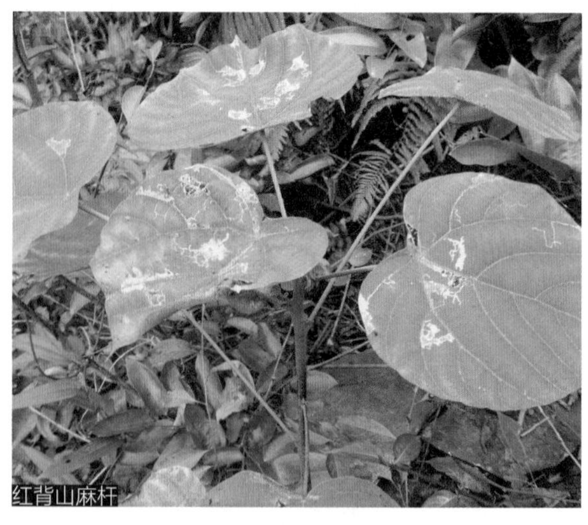
红背山麻杆

生，花序短，小花多数，萼片6~8片，子房卵形，花柱3。蒴果球形，被灰白色毛，直径7~10mm。花期春、夏季，果期秋季。

【生长分布】生于山坡、灌丛。分布于我国大部分地区。

【采收加工】根四季可采，洗净，切片，晒干；叶夏季采集，晒干。

【药理作用】

①止咳、祛痰作用：小鼠口服根煎剂175g/kg有明显的止咳作用（氨水喷雾致咳法），祛痰作用也很显著（小鼠酚红法）。

②对平滑肌的作用：根煎剂并无舒张支气管的作用（豚鼠离体肺灌流），但在离体家兔回肠试验表现有明显的抗乙酰胆碱作用。

③抗菌作用：试管试验对金黄色与白色葡萄球菌有轻度抑制作用。

【性味归经】甘，凉。入膀胱、大肠、肺三经。

【功能主治】清热解毒，止咳祛痰，凉血止血。用于痢疾，淋证，咳喘，血崩，风疹。

【配伍应用】

红背叶-马齿苋　两药均有清热解毒作用。红背叶并能凉血；马齿苋兼能利尿。两药配伍，共奏凉血解毒，清热利尿之功。用于热毒痢、血淋、痈疖、尿血、便血等。

红背叶-九牛薯　两药均有止咳祛痰作用。但红背叶清肺止咳祛痰；九牛薯润肺以止咳化痰。两药配伍，则能清热润肺，化痰止咳。用于肺热津伤，干咳、痰黏难咯、口咽干燥等症。

红背叶-大蓟　两药均有凉血止血作用。红背叶偏于泄热；大蓟长于凉血，并能散瘀。两药相配，共呈清热凉血，止血散瘀之功。用于血热所致各种出血证，且止血不留瘀。

【用法用量】内服：煎汤，15~30克。

红花菜

（紫云英、米伞花、螃蟹花、斑鸠花、滚龙珠、苕子菜）

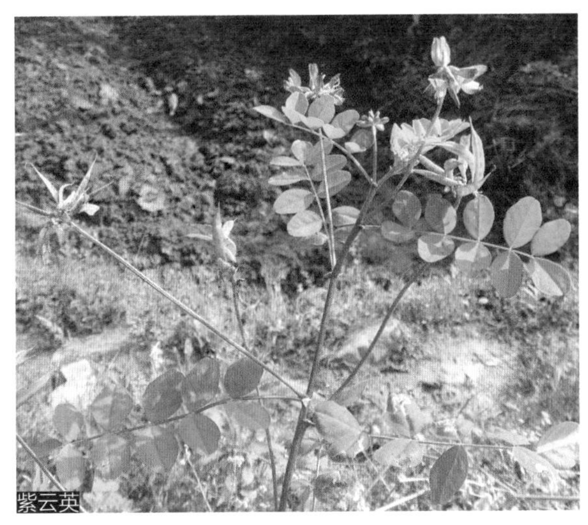
紫云英

【药物来源】豆科植物紫云英〔*Astragalus sinicus* L.〕的带根全草。

【植物特征】二年生草本，高12～38cm。茎直立，紫红色，有分枝。叶互生，具长柄；单数羽状复叶，小羽叶7～13枚，除先端单生外，余对生，近无柄，小羽片倒卵形或椭圆形，长6～18mm，宽5～12mm，先端圆或微凹，基部楔形，上面绿色，下面浅绿色；托叶小，卵形。伞形花序生叶腋，具长总梗，小花5～9朵；苞片三角形，被白色硬毛；花萼钟形，被硬毛；花冠蝶形，紫红色，旗瓣卵形，先端微缺，翼瓣较旗瓣短，龙骨瓣与旗瓣等长；雄蕊10，二体。荚果镰状，长约1～2cm，熟时黑色。花期春、夏季，果期夏、秋季。

【生长分布】生于田间、路旁、荒地；或栽培。分布于我国华东、华南、西南、华中、华北等地区。

【采收加工】春、夏季采集，洗净，切段，晒干。

【药理作用】

①对癌症的作用：葫芦巴碱对小鼠肝癌（HAC）有明显的抑制作用。毒性低，临床以100毫克的栓剂外用，可见本品对宫颈癌有效，用药一个月后，可见宫颈光滑，宫颈刮片，未见癌细胞。

②有镇痛、镇静作用：用热板法证明，黄芪皂苷甲有明显镇痛作用。

【性味归经】甘、辛，平。入心、肝、肺三经。

【功能主治】清热解毒，和脾利水。用于咽喉肿痛，疔疮，眼赤肿痛，带状疱疹，营养性浮肿，白带。

【配伍应用】

红花菜-金盏银盘 红花菜清热解毒，轻宣凉散，治热毒咽喉肿痛、疔疮疖肿等；金盏银盘疏风清热，消肿解毒，治外感风热发热、咽痛等。两药相配，共奏解毒消肿，轻清凉散之功。用于外感风热，如发热微恶风寒、头昏痛、咽喉肿痛、咳嗽，以及眼赤肿痛等症。

红花菜-白扁豆 红花菜甘、辛、平，有和脾利水作用；白扁豆甘、微温，具健脾化湿功能。两药相配，共奏健脾化湿，利水消肿效能。用于脾虚运化不健，致颜面虚浮、甚或水肿、乏力等证。配生姜、赤小豆、鲤鱼炖汤食用；或配黄鳝藤根、天仙果根、猪瘦肉炖食，疗效更佳。

【单方验方】

①治风热咳嗽：红花菜30克，水煎，加冰糖服（《野菜治百病》）。

②治风痰咳嗽：红花菜30克，白马骨15克，蓬蘽12克。水煎，加白糖，早、晚饭煎各服1次（《草药手册》）。

③治痔疮：红花菜适量，捣汁，外痔敷；内痔用30克煎水服（《贵州民间药草》）。

④治疟疾：红花菜、鹅不食草各30克，煎水服（《草药手册》）。

⑤治喉痛：红花菜、白果叶，晒干，研成细末，加冰片少许，用纸筒吹入喉内，吐出唾涎（《贵州民间药草》）。

【用法用量】内服：煎汤，15～30克；或捣绞汁。外用：捣敷。

【注意事项】治虚浮、营养性浮肿、脾虚白带以根为主。

红背酸藤

（头林沁、酸藤木、黑风藤、风藤、酸藤）

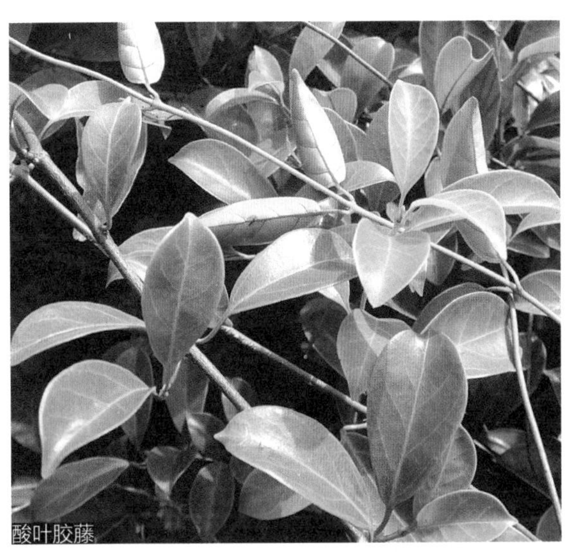
酸叶胶藤

【药物来源】夹竹桃科植物酸叶胶藤〔*Ecdysanthera rosea* Hook.et Arn.〕的根。

【植物特征】木质藤本，长1～3m或更长，全株具白色乳汁。茎圆柱形，多分枝，新枝绿色，茎及老枝暗红色或暗棕色，无毛。叶对生，叶柄长达2cm，叶片椭圆形，长

3.5～6cm，宽1.2～3.5cm，先端急尖或渐尖，基部楔形，全缘，上面深绿色，光泽，纵脉红色，下面绿色，纵脉凸出，鲜红色，侧脉交错成网状。花顶生，多岐聚伞花序，具长序梗，被柔毛；花苞细小；花萼5裂，裂片卵形，外面被柔毛；花冠钟状，粉红色，裂片5，椭圆形；雄蕊5；子房上位，柱头2裂。蓇葖果2枚。花期夏、秋季。果期秋、冬季。

【生长分布】生于山坡、路旁、林缘、灌丛。分布于我国华南、华东、华中、西南等地区。

【采收加工】四季可挖，洗净，切片，晒干。

【性味归经】酸，凉。入肝经。

【功能主治】清热解毒，去腐生肌。用于口腔炎，咽喉炎，牙龈炎，疮疖溃疡。

【配伍应用】

红背酸藤-金银花　两药都有清热解毒作用。红背酸藤并能消炎敛疮；金银花又能宣透邪热。两药配伍，大增清热解毒功效，又能散邪，敛疮。用于热毒上犯所致口疮、鹅口疮、咽痛等。

红背酸藤-黄花母根　红背酸藤能祛腐生肌，且清热毒；黄花母根可益气托脓，并清利湿热。两药配伍，相辅相成，共收解毒除湿，祛腐排脓，益气生肌之功。用于痈疖溃后，邪毒未净，疮周鲜红、脓液黄稠等症。

【单方验方】大头瘟：酸藤根适量，浸尿四周，漂净晒干，每次60克，水煎服（福建省龙岩专区《实用中草药》）。

【用法用量】内服：煎汤，15～24克；或炖肉。外用：捣敷（多用叶）。

多头风轮菜

（漫胆草、灯笼草、断血流、楼台草、绣球草、节节草）

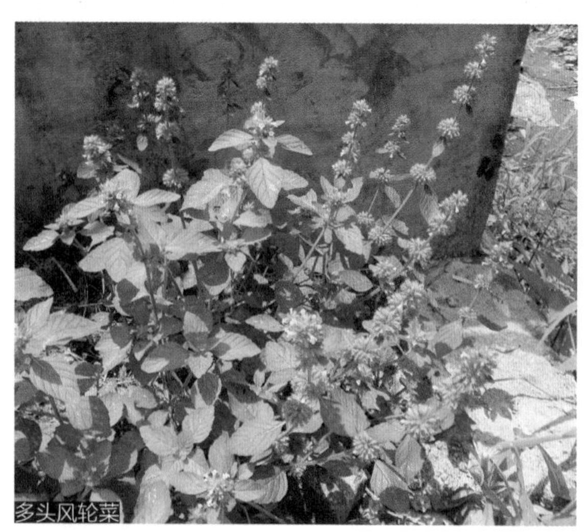

多头风轮菜

【药物来源】唇形科植物多头风轮菜〔*Clinopodium Polycephalum*（Van.）C.Y.Wu et Hsuan〕的全草。

【植物特征】草本，高25～50cm。茎丛生，四棱形，下部匍匐，上部斜展或直立，被白色柔毛。叶对生，叶柄长4～8mm，被白柔毛；叶片宽卵形，长2.3～4cm，宽1.5～2.8cm，边缘有粗锯齿，上面暗绿色，下面绿色，均疏被短白毛。花顶生及腋生，小花轮状排列，集成穗状轮伞花序；花冠二唇形，浅粉红色。果实由4个小坚果组成。花期夏季，果期夏、秋季。

【生长分布】生于路旁、草丛、菜园边、房前屋后。分布于我国大部分地区。

【采收加工】夏、秋季采集，洗净，切段，晒干。

【药理作用】

①止血、消炎：凝血试验、兔动脉止血试验、狗的止血试验，认为断血流有明显的止血作用；从药物敏感试验证明，断血流有一定的消炎作用。

②用2%断血流溶液注入狗静脉可引起血压暂时下降。

③用10%断血流溶液可引起青蛙肠系膜小动脉的收缩和小静脉的扩张。

④抑菌试验：断血流对金黄色葡萄球菌、志贺菌属和铜绿假单胞菌均有较强的抑菌、杀菌作用。

【性味归经】苦，寒。入肝经。

【功能主治】清热解毒，凉血止血，利湿。用于急性结膜炎，胆囊炎，咯血，吐血，血崩，尿血，细菌性痢疾，黄疸型肝炎，毒蛇咬伤，湿疹。

【配伍应用】

多头风轮菜-蒲公英　两药能降能升，都有清热解毒作用。多头风轮菜并能清血热；蒲公英尚能散结消痈。两药配伍，共收凉血解毒，散结消肿之功。用于热毒所致目赤肿痛、咽喉肿痛、痈疖等。

多头风轮菜-苎麻根　两药都有清热，凉血，止血作用。多头风轮菜长于清泄血热，苎麻根重在凉血和血止血。两药相配，共呈清热凉血，和血止血之功。用于血热妄行，所致咯血、吐血、鼻血、血崩、尿血等。

多头风轮菜-车前草　两药均有渗利之功；多头风轮菜长于清热利湿；车前草重在利尿通淋。两药配伍，相辅相成，功效增强。用于湿热下注，所致热淋、小便不利等证。

【单方验方】

①急性结膜炎：多头风轮菜15克，犁头草20克，野菊花10克，水煎服，每日1剂，连服3～5天（《中国民间百草良方》）。

②治胆囊炎，黄疸型肝炎：多头风轮菜9～15克，水煎服（《中药大辞典》）。

③治衄血、尿血、月经过多：多头风轮菜15克，仙鹤草15克，白茅根30克，水煎服（《中国民间百草良方》）。

④一般毒蛇咬伤：鲜多头风轮菜、鲜丛枝蓼各100克。洗净，捣烂，外敷伤口上部（保持伤口引流通畅）（《中国民间百草良方》）。

【用法用量】内服：煎汤，9～15克（鲜品20～50克）；或研末入丸、散。外用：捣敷或煎洗。

苏铁蕨

（贯众、苏铁蕨贯众、凤尾草根）

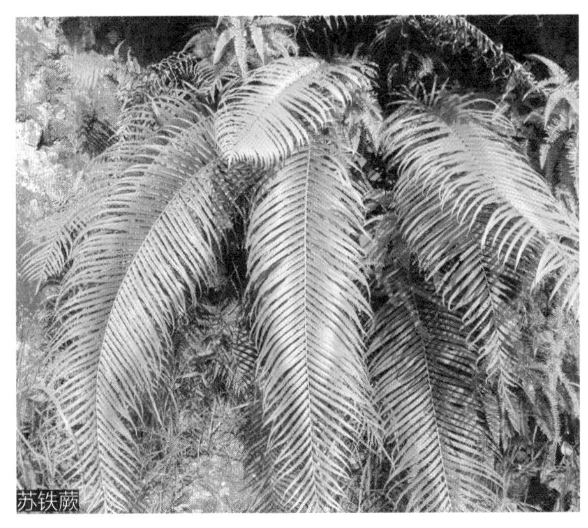
苏铁蕨

【药物来源】乌毛蕨科植物苏铁蕨〔*Brainia insignis*（Hook.）J.Sm.〕的根茎。

【植物特征】常绿多年生蕨类植物，高50～130cm。根状茎粗短，垂直，圆柱状，根茎及茎轴均密被深棕色细鳞片。叶簇生，成丛，单数羽状复叶，叶柄长达25cm，棕色；叶片革质，长圆状披针形，长60～105cm，宽18～20cm；除先端羽片单生外，其他羽片近对生，排列于叶轴两侧，无柄，羽片条状披针形，长10～15cm，宽1～1.5cm，先端渐尖，边缘有细锯齿，向下反卷，下面主脉明显，侧脉多交叉成网状。孢子囊沿网脉生长，后逐渐布满叶脉全部。

【生长分布】生于荒坡、岩缝、土壁。分布于我国华南、华东、西南以及台湾等地区。

【采收加工】春、秋季采挖，削去叶柄，除须根、鳞片，洗净，切片，晒干。

【性味归经】苦，凉。入肝、胃二经。

【功能主治】清热解毒，凉血止血，杀虫。用于风热感冒，流感，阳斑，热疹，吐血，便血，赤痢，血崩，赤带。

【配伍应用】

苏铁蕨-板蓝根　两药均有清热解毒作用。苏铁蕨并清血热，治风热感冒、疫感发热等；板蓝根兼凉血，利咽，治温热病发热、咽喉肿痛等。两药配伍，清热解毒作用增强，又具清泄血热，利咽消肿之功。用于温热病之发热、咽喉肿痛，以及流行疫感、痄腮、痈肿疮毒等。

苏铁蕨-苎麻根　两药都有凉血止血作用。苏铁蕨重在凉血；苎麻根偏于止血，且安胎。两药相配，相须为用，凉血止血功效较强，并能清热安胎。用于血热妄行之各种出血，以及胎漏下血等证。

苏铁蕨-椿白皮　苏铁蕨苦凉，能清热，解毒，杀虫；椿白皮苦涩寒，能清热，燥湿，杀虫，且止带。前者偏于清泄，后者在于收涩。两药配伍，相互为用，共收清泄热毒，燥湿止带，杀虫止痒之功。常用于妇人感受湿热或染虫毒，所致黄白带、赤白带、阴痒，以及肛周湿疹等。

【单方验方】

①预防流行性感冒：苏铁蕨9克，南瓜蔓一尺，水煎服，可连服三日（《中草药新医疗法资料选编》）。

②治年深咳嗽，出脓血：苏铁蕨、苏方木等分。每服三钱，水一盏，生姜三片，煎服，日二次（《太平圣惠方》）。

③治暴吐血嗽血：苏铁蕨一两，黄连（去须）年老者半两，年少者三分。上二味捣罗为细散，每服二钱匕，浓煎糯米饮调下（《圣济总录》）。

④治血痢不止：苏铁蕨五钱，煎酒服（《濒湖集简方》）。

⑤治崩漏血色紫而有块，少腹胀痛，脉沉有瘀血：苏铁蕨、五灵脂各9克，均炒黑研末，用水冲服（《中医杂志》）。

⑥治便毒肿痛：苏铁蕨，酒服二钱（《多能鄙事》）。

【用法用量】内服：煎汤，6～12克；或研末。外用：研末调抹。

【注意事项】"苏铁蕨"属贯众中的一种。贯众一药，种类繁多，来源科属复杂，功能主治不尽相同，如偏于解毒，偏于止血，偏于杀虫等；且有无毒，小毒，有毒之分，若概而论之必致谬误；至今依然同等入药。笔者认为，这是错误，应予于严格区分。本书依据不同药理作用与临床治疗实验报道，进行分类论述，以求对号入座，还其本来面目，以避混淆。

苍耳根

（羊带来根、粘粘葵根、虱蚂头、苍子根）

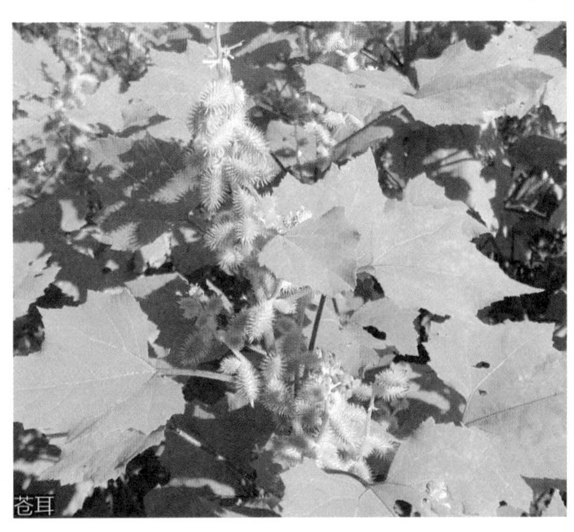
苍耳

【药物来源】菊科植物苍耳〔*Xanthium sibiricum* Patr.ex Widd.〕的根茎。

【植物特征】详见"辛温解表"章"苍耳子"。

【生长分布】详见"苍耳子"。

【采收加工】秋、冬季采挖，除须根，洗净，切片，晒干。

【性味归经】辛、苦，微温。入肺、心、肝、大肠四经。

【功能主治】解毒消肿，宣肺止咳，祛风除湿。用于疔疮，痈疽，丹毒，宫颈炎，咳嗽，哮喘，风湿关节痛，肾炎水肿。

【配伍应用】

苍耳根-蒲公英 两药都有解毒消肿作用。苍耳根则重散结消肿，可治疔疮痈疽初起；蒲公英偏于清热解毒，治痈疖肿毒等。两药配伍，相辅相成，共收清热解毒，散结消肿之功。用于痈疖疔疮等肿毒。

苍耳根-紫苏 苍耳根能祛风解表，宣肺止咳，治风寒犯肺咳嗽、哮喘；紫苏发表散寒，宣肺利气，治感冒风寒，发热恶寒、头痛、鼻塞等。两药配伍，相辅相成，共收解表散寒，宣肺止咳之功。用于感冒风寒，发热恶寒、无汗、头痛、鼻塞、咳嗽、胸闷等症。

苍耳根-徐长卿 苍耳根能祛风除湿，通利关节，可祛肢节之风湿；徐长卿祛风止痛，通经络，利肢节，能搜肌腠、关节之风邪。两药配伍，相须为用，则具祛风除湿，活络止痛之功效。用于风寒湿痹，关节、筋骨痛等。

【单方验方】

①治一切疔肿：苍耳根三两半，乌梅5个，连须葱三根。酒二盅，煎一盅，热服取汗（《秘传经验方》）。

②治痈疽发背，无头恶疮，肿毒疔疖，风痒臁疮，牙疼喉痹：采苍耳根、叶数担，洗净，晒萎，细锉，以大锅五口，入水煮烂，以筛滤去粗滓，布绢再滤，复入净锅，武火煎滚，文火熬稠，搅成膏，以新罐贮封。每以敷贴，牙疼即敷牙上，喉痹敷舌上或噙化，每日用酒服一匙（《濒湖集简方》）。

③治化脓性骨髓炎：蝼蛄5份，苍耳根（去青皮），蕨根（去皮）各2份，冰片、昇丹各半份（研末）。将苍耳根和蕨根烘干研粉，与蝼蛄混合，捣烂后加冰片，昇丹调匀，搓成药线，阴干，插入漏管，每日换药1次，用药3～4次后，死骨可能排出，然后再用此药外敷，直至愈合（《福建中草药处方》）。

④治缠喉痹风：苍耳根，老姜1块，同研烂滤汁，以温无灰白酒，和汁服（《经验良方》）。

⑤治痢疾：苍耳根30克，煨红糖水服（《贵州草药》）。

⑥前列腺炎：用苍耳鲜根60克水煎服（要采其未结子之根）（《福州市民间药草》）。

⑦哮喘：用苍耳根90克，雄鸡1只，酒、水各半炖服（《福州市民间药草》）。

⑧关节风湿痛：苍耳鲜根或鲜全草30～60克，水煎服（《福建中草药》）。

⑨脚跟风痛：用苍耳根125克，豆腐2块开水炖服（《福州市民间药草》）。

⑩治肾炎水肿：苍耳根30克，水煎服或配伍应用（《云南中草药》）。

⑪治高血压：苍耳根15～30克，水煎服（《陕西中草药》）。

【用法用量】内服：煎汤，9～15克（鲜品30～60克）；或研末入丸、散。外用：捣敷；或熬膏敷。

杏香兔耳风

（一支香、兔耳一枝香、朝天一枝香、朴地金钟）

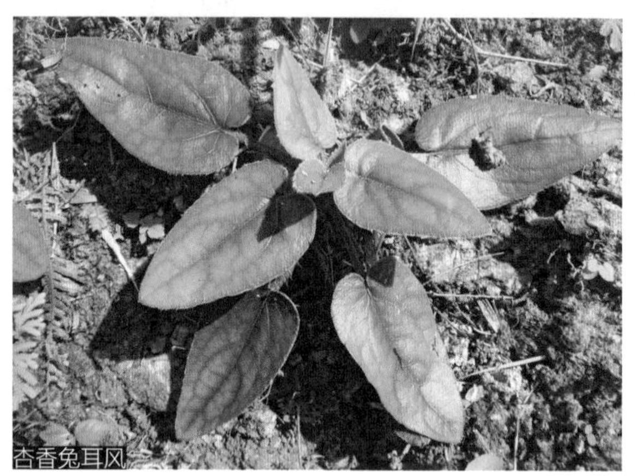

杏香兔耳风

【药物来源】菊科植物杏香兔耳风〔*Ainsliaea fragrans* Champ.〕的全草。

【植物特征】多年生草本，高30～50cm。根状茎匍匐状，须根长，多数。茎直立，无分枝，被棕色长毛。叶基生，莲座状，5～6枚，具长柄，被棕色长毛；叶片卵状长椭圆形，长3～10cm，宽2～5cm，先端钝尖，基部心形，全缘，疏生短刺齿，上面绿色，下面紫色，被棕色长绒毛。总状花序生茎顶；总苞管状，2列，外层苞片短，近椭圆形，内层披针形；全为管状花，白色，花冠5裂。蒴果细条状椭圆形，有棕黄色冠毛。花期秋季，果期冬季。

【生长分布】生于山坡、路旁、林边、沟旁。分布于我国华南、西南、华东、华中等地区。

【采收加工】夏、秋季采集，洗净，切段，晒干。

【药理作用】抑菌试验：本品水煎剂对金黄色葡萄球菌有抑制作用。

【性味归经】苦、辛，平。入肺、肝、脾三经。

【功能主治】清热解毒，消积，止咳，止血。用于上呼吸道感染，咳嗽，肺脓肿，支气管扩张咳血，黄疸，乳腺炎，消化不良，子宫出血。

【配伍应用】

杏香兔耳风-金盏银盘 杏香兔耳风清热解毒，且能宣肺止咳，治风热感冒发热、咽肿痛、咳嗽等；金盏银盘疏风清热，解毒消肿，治外感风热发热、咽痛等。两药配伍，相互为用，共收疏表泄热，宣肺止咳，解毒消肿之功。用于外感风热之发热恶风、头痛、咽喉肿痛、咳嗽等症。

杏香兔耳风-神曲　杏香兔耳风能消积和胃，治积滞致厌食、腹泻等；神曲消食健胃，治食积不化，脘腹痞胀、厌食。两药配伍，相辅相成，共奏消食化积，健胃和中之功。用于食积不化，脘腹胀满、不思饮食，或肠鸣泄泻等症。

杏香兔耳风-侧柏叶　两药都有止血作用。杏香兔耳风辛开苦降，调气降火，和血止血；侧柏叶苦寒清热，凉血和血止血。两药相配，共收降气泻火，清热凉血，和血止血之效能。用于情志化火，热盛动血，血热妄行，所致咳血、鼻血、崩漏等。

【单方验方】

①支气管扩张咳血：杏香兔耳风、旱莲草各15克，白茶花、美丽胡枝子各10克，水煎服（《青草药彩色图谱》）。

②咳嗽痰中带血：鲜杏香兔耳风15～24克，水煎调冰糖服（《福建中草药》）。

③血崩：鲜杏香兔耳风120克，水煎，冲百草霜8克服（《青草药彩色图谱》）。

④小儿单纯性消化不良：杏香兔耳风6～9克，白茅根3克为引，水煎服；或研粉，每次3克，温开水送服，每日3次（《全国中草药汇编》）。

⑤瘰疬，胸胁痞气：鲜杏香兔耳风30克，酒、水煎汤，冲人中白6克服（《福建中草药》）。

【用法用量】内服：煎汤，9～15克；或研末入丸、散。外用：捣敷。

麦麸草

（野苎麻）

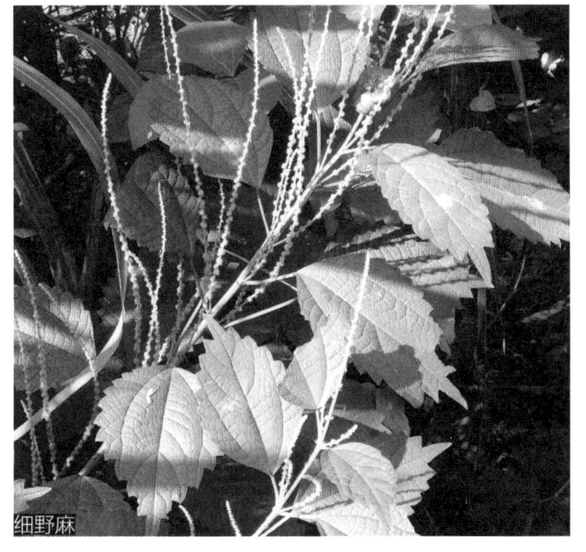

细野麻

【药物来源】荨麻科植物细野麻〔*Boehmeria gracilis* C.H.Wright〕的全草。

【植物特征】多年生草本，高60～120cm。茎直立，圆柱形，被稀疏伏毛。叶对生，有叶柄；叶片草质，宽卵形，长5～15cm，宽3～9cm，先端长渐尖，基部宽楔形或近圆形，边缘有粗大锯齿，上面绿色，叶脉显见，下面绿色，有伏毛。花两性同株或异株；长穗状花序，腋生，长达20余cm；花细小，绿略带紫色，数朵簇生，雌花簇生成球状。瘦果倒卵形，细小。花期夏、秋季，果期秋、冬季。

【生长分布】生于溪边、山坡、路旁等阴湿处。分布于我国大部分地区。

【采收加工】夏、秋季采集，切段，晒干。

【性味归经】涩、微苦，平。入心、肝、肾、膀胱四经。

【功能主治】清热解毒，祛风止痒，利湿。用于疮毒，皮肤瘙痒，热淋。

【配伍应用】

麦麸草-金银花　两药都有清热解毒作用。麦麸草又能祛风止痒，金银花并能疏散风热。两药配伍，清热解毒作用增强，又具疏风，散热，止痒之功。用于风邪热毒郁滞肌肤，所致疱疹、痱疮、瘾疹、皮肤瘙痒等证。

麦麸草-防风草　麦麸草能祛风止痒，善治风热郁滞肌肤腠理之皮肤瘙痒证等；防风草能祛风散热，治湿毒郁滞肌腠之疮疡等。两药配伍，相须为用，共收疏散风邪，清热止痒之功。用于风湿、热毒郁滞肌肤，营卫失和，所致皮肤瘙痒、瘾疹、湿疹等证。

麦麸草-笔仔草　两药均有渗利水湿功用。麦麸草偏于清热利湿；笔仔草长于利尿通淋。两药配伍，相辅相成，共收除湿泄热，利尿通淋之功效。用于湿热下注，如热淋、小便不利等证。

【用法用量】内服：煎汤，6～9克。外用：煎洗。

【注意事项】注意与“水禾麻”鉴别，详见“祛风湿”章。

扶桑叶

（朱槿叶）

【药物来源】锦葵科植物朱槿〔*Hibiscus rosa-sinensis* L.〕的叶。

【植物特征】常绿灌木，高1～3m。叶互生，具柄；叶片卵形，长6～11cm，宽3～5cm，先端渐尖或突尖，基部楔形，边缘有粗齿，两面无毛，绿色。花单生叶腋，花梗长，花大，直径6～10cm，下垂；小苞片6～7枚，条形，基部合生，被稀疏星状毛；花萼钟形，绿色，5裂，裂片披针形，先端尖；花冠漏斗状，花瓣5，有时重瓣，倒卵形，红色，亦有淡红、淡黄等；雄蕊多数，子房5室，柱头5裂，远远超

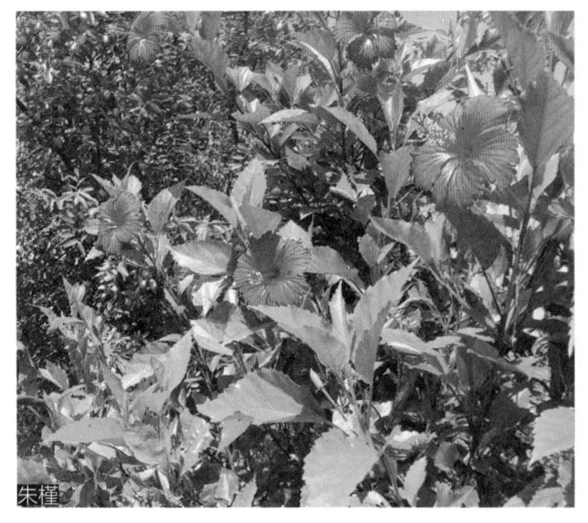

出花冠外。蒴果卵形，有喙。花期全年，果期秋、冬季。

【生长分布】常栽培。分布于我国绝大部分地区。

【采收加工】夏、秋季采集，晒干。

【性味归经】甘，平。入心、肝二经。

【功能主治】清热解毒。用于痈肿，疮毒，衄血。

【配伍应用】

扶桑叶-桑叶 两药质体轻扬，喜行头面。扶桑叶长于清上焦热毒；桑叶善疏散上焦风热，清利头目。两药配伍，则能疏散风热，清热解毒。用于头面疮疖初起、目赤肿痛、咽痛等。若疮疖，配蒲公英、无莿根；目赤肿痛，配野菊花、蒲公英、车前草；咽痛，配倒扣草、金果榄，以增强疗效。

【单方验方】

①用于乳腺炎：鲜扶桑叶、花适量，鲜犁头草适量。捣烂，外敷患处（暴露乳头，使乳汁通畅）（《中国民间百草良方》）。

②治鼻衄：扶桑叶10克，扶桑花10克，水煎，凉服（《实用花卉疗法》）。

【用法用量】内服：煎汤，3～9克。外用：捣敷。

【注意事项】“扶桑根”详见本章；“扶桑花”详见“化痰”章。

扶桑根

（朱槿根）

【药物来源】锦葵科植物朱槿〔*Hibiscus rosa-sinensis* L.〕的根。

【植物特征】详见“扶桑叶”。

【生长分布】详见“扶桑叶”。

【采收加工】秋、冬季采挖，洗净，切片，晒干。

【性味归经】甘，平。入肺、肝、脾三经。

【功能主治】解毒，利尿，调经。用于腮腺炎，支气管炎，尿路感染，宫颈炎，白带，月经不调，闭经。

【配伍应用】

扶桑根-八仙草 扶桑根解毒兼利尿除湿；八仙草清利湿热兼消肿解毒。两药配伍，相互为用，共呈解毒消肿，清热利湿之功。用于湿毒下注，男子白浊遗精，女子黄白带下等。

扶桑根-益母草 两药都有调经作用。扶桑根乃行血调经；益母草祛瘀通经。两药配伍，相辅相成，共奏活血，祛瘀，通经之功。用于妇女冲任瘀滞或胞络痹阻，所致痛经、经闭等。

【单方验方】

①治白带过多：扶桑根15克，金樱子根30克，马兰根15克，水煎服，每日1剂，连服3～5天。

②治尿路感染：扶桑根15克，车前草30克，海金沙藤15克，水煎服，每日1剂，连服3～5天。

③治月经不调：扶桑根20克，月季花10克，香附6克，水煎分2次服，每日1剂（①～③方出自《中国民间百草良方》）。

④治崩漏：扶桑根20克，红鸡冠花20克，水煎服，每日1剂（《实用花卉疗法》）。

【用法用量】内服：煎汤，15～30克。外用：捣敷。

杜鹃花叶

（红踯躅叶、山石榴叶、山踯躅叶、报春花叶）

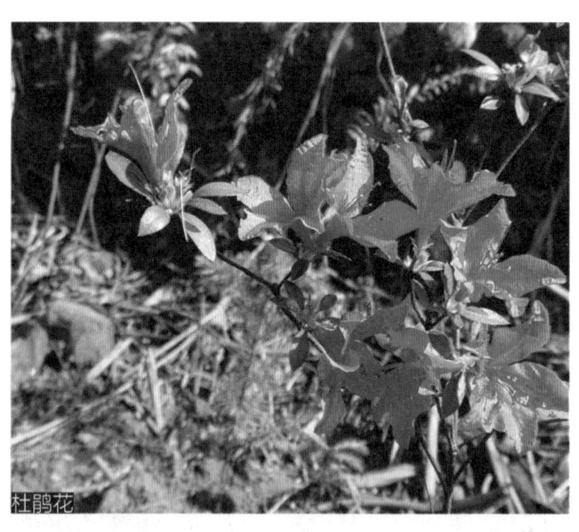

【药物来源】杜鹃花科植物杜鹃花〔*Rhododendron simsii* Planch.〕的叶及嫩枝。

【植物特征】小灌木，高0.5～2.5m。茎直立，圆柱形，表皮浅棕色或浅褐色，多分枝，幼枝密被黄褐色硬毛。叶互生，具短柄，柄上被黄褐色毛；叶片卵状椭圆形或倒卵形，长2～4.5cm，宽1～3cm，先端急尖，基部楔形，全缘，上面绿色，被黄白色硬毛，下面浅绿色，密被褐色细毛。花数朵簇生枝端，集成伞房花序，花具短梗；花萼5片，椭圆状卵形，长约4mm，绿色，外面密被黄褐色毛；花冠漏斗状，直径3～5cm，花瓣5，红色，上面3瓣间有深红色斑点；雄蕊多数，柱头头状。蒴果卵圆形，外面被硬毛。花期春至初夏，果期秋、冬季。

【生长分布】生于山坡、小灌丛、草丛、疏林下。分布于我国华南、西南、华北、华东等地区。

【采收加工】夏季采集，晒干或鲜用。

【药理作用】本品所含杜鹃花醇，杜鹃花醇苷是祛痰、镇咳的有效成分。

【性味归经】酸，平。入心经。

【功能主治】解毒消肿，祛痰止咳。用于痈疖肿毒，疔疮，急、慢性支气管炎，荨麻疹，外伤出血。

【配伍应用】

杜鹃花叶-蒲公英　两药都有解毒消肿作用。但杜鹃花叶偏于散结消肿；蒲公英重在清热解毒。两药配伍，功效更强。用于痈疖肿毒等证。配与紫花地丁、无莿根、七叶一枝花，以增强疗效。

杜鹃花叶-蔊菜　两药均有祛痰止咳作用。杜鹃花叶味酸收敛，为敛肺止咳；蔊菜味辛苦开泄，乃宣通肺气，化痰止咳。两药配伍，一收一放，相反取相成，功效更强。用于久患咳嗽者。

【单方验方】

①治指疔，各种阳性肿毒：新鲜杜鹃花叶适量，捣烂如泥，敷于患处，每日换药2次。止痛消肿，未化脓时，可使消散（《江西民间草药验方》）。

②治对口疮：杜鹃花叶（鲜品）和侧柏叶等量捣烂，调鸡蛋清或蜜，敷患处（《福建中草药》）。

③慢性气管炎：杜鹃花叶30克，五指毛桃60克，鱼腥草24克，胡颓子叶15克，羊耳菊9克。用温水3碗，先将药浸泡30分钟，然后小火煎煮40分钟左右，约煎至1碗，分2次服。10天为1个疗程（《全国中草药汇编》）。

④治外伤出血：杜鹃花叶（鲜）捣烂，外敷伤口（《浙江民间常用草药》）。

【用法用量】内服：煎汤，9～15克；或研末入丸、散。外用：捣敷。

护心胆

（紫花荷包牡丹）

【药物来源】罂粟科植物红花鸡距草〔*Corydalis sheareri* S. Moore〕的块根。

【植物特征】多年生草本，高15～35cm。块根近圆形，直径1～2cm，有须根。茎多直立，中空，纤弱，绿白色或浅绿色或浅紫色。叶有基生与茎生，均二回羽状复叶，具长柄，叶片近三角形；羽叶椭圆形或长椭圆形，小羽片卵形或椭圆形，边有3～5浅裂，浅绿色或粉绿色。总状花序生枝顶；花瓣4，浅紫红色；雄蕊6。蒴果细小。花期春季，果期夏季。

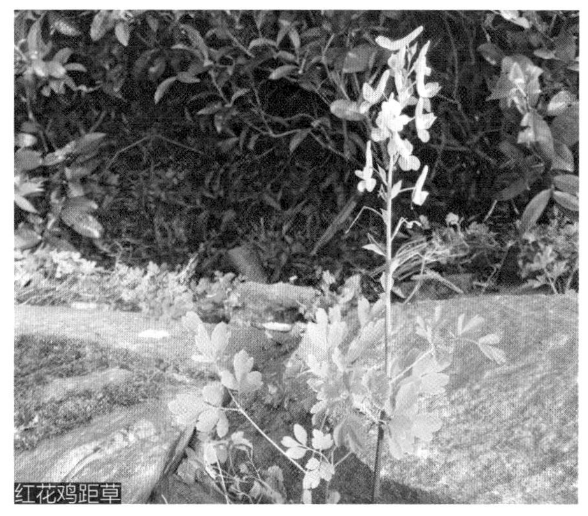
红花鸡距草

【生长分布】生于沟边、山地、石缝。分布于我国华南、西南、华中等地区。

【采收加工】春、夏季采挖，除茎、叶、须根，洗净，晒干。

【性味归经】苦，寒，有小毒。入心、肝、胃三经。

【功能主治】清热解毒，消肿止痛。用于痈疖，毒蛇咬伤，胃痛，跌打损伤。

【配伍应用】

护心胆-消毒药　两药都有清热解毒，消肿止痛作用。护心胆苦、寒，偏于清热毒；消毒药苦、辛、凉，长于消肿散结。两药配伍，相辅相成，功效显著。用于痈疖、毒蛇咬伤等。若热毒痈疖，配与无莿根、紫花地丁；用于毒蛇咬伤，加七叶一枝花、星宿菜、龙葵，以增强疗效。

护心胆-假葡萄根　护心胆能消肿止痛，可治损伤、胃痛等；假葡萄根能舒筋活血，治伤筋、骨折等。两药配伍，则能活血散瘀，舒筋活络，消肿止痛。用于跌打伤筋、骨折等。

【单方验方】

①治胃热痛：护心胆3～6克，嚼服（《广西中草药》）。

②治痈疮肿毒、目赤肿痛，毒虫，毒蛇咬伤：鲜护心胆，捣烂敷患处（《广西中草药》）。

【用法用量】内服：煎汤，6～9克。外用：捣敷。

佛甲草

（佛指甲、狗牙半支、鼠牙半枝、半支莲、铁指甲、狗牙瓣）

【药物来源】景天科植物佛甲草〔*Sedum lineare* Thunb.〕的全草。

【植物特征】多年生丛生小草本，高10～16cm，全体肉

第六章　清热解毒

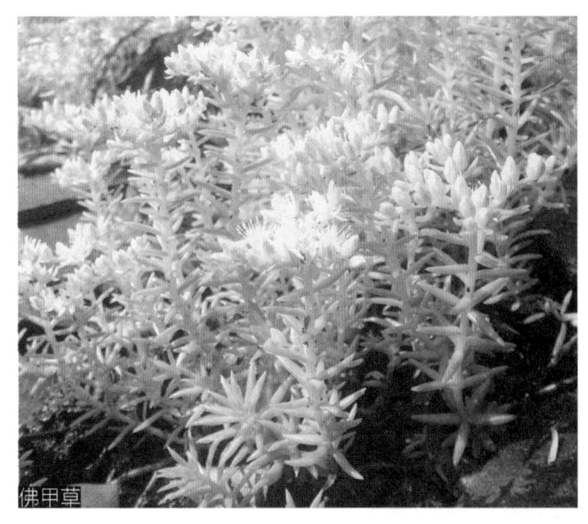

质。茎直立或斜展。叶轮生，一轮通常3～4小叶，无柄，叶片略圆，披针形，长1.5～2.5cm，宽0.15～0.25cm，先端渐尖，两面绿色。聚伞花序，顶生；花萼5片，披针形，长短不一；花瓣5，黄色，矩圆形，长约5mm，先端尖；雄蕊10，花柱短。蓇葖果。花期春、夏季，果期秋季。

【生长分布】生于山坡、路旁、岩石上、旧屋顶。分布于我国华南、华东、华中、华北以及台湾等地区。

【采收加工】夏、秋季采集，洗净，晒干或沸开水烫过晒干。

【性味归经】甘、淡，凉。入心、肺、肝、脾四经。

【功能主治】清热解毒，消肿止痛。用于咽喉肿痛，痈肿，疔疮，丹毒，目赤肿痛，黄疸，癌肿，毒蛇咬伤。

【配伍应用】

佛甲草-蛇莓　两药都能清热解毒。佛甲草兼消肿止痛；蛇莓并凉血，散结消肿。两药配伍，相互促进，共收凉血解毒，清热散结，消肿止痛之功。用于痈疖疔疮、目赤肿痛等证。

佛甲草-半边莲　两药均有清热解毒，消肿止痛之功，为蛇伤之良药。两药配伍，相须相使，作用尤强。用于毒蛇咬伤、痈疖肿毒等证。毒蛇咬伤，配与徐长卿、千金藤根；痈疖肿毒，配与金银花、紫花地丁，以增功效。

【单方验方】

①疔疮高热心烦口渴：鲜佛甲草60～90克，捣烂，加开水擂汁服（《中草药彩色图谱与验方》）。

②疖：鲜佛甲草150～300克，冷开水洗净，捣烂取汁，分2～3次服，每日1剂（《草药治外科病》）。

③治诸疖毒，火丹，头面肿胀将危者：佛甲草，少入皮消捣罨之（《李氏草秘》）。

④治天蛇头疼不可忍：佛甲草同香糟捣烂，少加食盐，包住患处（《医宗汇编》）。

⑤治黄疸：佛甲草30克，炖瘦肉120克，内服（《贵阳民间药草》）。

⑥治迁延性肝炎：佛甲草30克，当归9克，红枣10个，水煎服，每日1剂（《全展选编·传染病》）。

⑦胰腺癌：鲜佛甲草60～120克，鲜荠菜90～180克（干品减半），水煎早晚分服（《全国中草药汇编》）。

⑧治喉癣（相当咽喉癌——笔者按）：佛甲草捣汁，加陈京墨磨汁，和匀漱喉，日咽四、五次（《救生苦海》）。

⑨胃癌：佛甲草250克，先用水泡，再煮汁，每日1剂，分2次服。适用于胃癌梗阻者（《草药治肿瘤》）。

【用法用量】内服：煎汁，9～15克（鲜品30～150克）；或捣烂绞汁。外用：捣敷。

忍冬藤

（忍冬草、左缠藤、金银花藤、金银藤、右旋藤、二花秧、银花秧）

【药物来源】忍冬科植物忍冬〔*Lonicera japonica* Thunb.〕的幼茎及叶。

【植物特征】详见本章“金银花”。

【生长分布】详见“金银花”。

【采收加工】夏、秋季割取幼茎及叶，切段，晒干。

【药理作用】

①抗微生物作用：忍冬的地上部分50%煎剂用平板挖沟法，对伤寒杆菌、福氏志贺菌、金黄色葡萄球菌、铜绿假单胞菌有抑制作用。此外，试管试验证明，金银花及藤的煎剂对钩端螺旋体有抑制作用。

②其他：所含木犀草素有止咳，祛痰，平喘作用。

【性味归经】甘，寒。入心、肺二经。

【功能主治】清热解毒，舒筋活络。用于流行性腮腺炎，细菌性痢疾，乙脑恢复期，温热病发热，痈肿疮毒，传染性肝炎，风湿性关节炎。

【配伍应用】

忍冬藤-大青根　两药都有清热解毒作用。忍冬藤兼舒筋活络；大青根并祛风除湿。两药配伍，相辅相成，既可清热解毒，祛风除湿以祛邪，又能舒筋活络止痛。用于风热痹证，如关节对称性或游走性疼痛，或伴咽痛口干、发热畏风、头昏头痛等症。

忍冬藤-桑枝　忍冬藤能舒筋活络，除热；桑枝能祛风通络，利关节。两药配伍，则能祛风清热，舒筋活络，通利关节。用于风湿痹之关节痛等症。加用三丫苦根、大青根、八角枫，以增疗效。

【单方验方】

①流行性腮腺炎：忍冬藤、夏枯草各30克，蒲公英24克，玄参15克，水煎服（《福建中草药处方》）。

②痢疾：忍冬藤60克，炒炭，水煎服（《畲族医药学》）。

③治四时外感，发热口渴，或兼肢体酸痛者：忍冬藤（带叶或花，干者）30克（鲜者90克），煎汤代茶频饮（《泉州本草》）。

④乳痈：忍冬藤30克，蒲公英125克，地龙2条，捣汁加甘草6克，水煎服，渣敷患处（《福州市民间药草》）。

⑤治一切痈疽：忍冬藤（生取）五两，大甘草节一两。上用水两碗，煎一碗，入无灰好酒一碗，再煎数沸，去滓，分三服，一昼夜用尽，病重昼夜二剂，至大小便通利为度；另用忍冬藤一把烂研，酒少许敷四周（《外科精要》）。

⑥流行性乙型脑炎恢复期：忍冬藤、扁豆衣、丝瓜络、荷叶各9克，淡竹叶6克，西瓜翠衣30克，水煎服（《新编中医学概要》）。

⑦风湿性关节炎，患处有红肿热痛者：忍冬藤30克，威灵仙10克，生石膏30克，水煎服，每日1剂（《中国民间百草良方》）。

⑧小儿百日咳初期：忍冬藤12克，冬菊12克，钩藤6克，鱼腥草20克，将药物煎服，每日3次（《中国民间草药方》）。

⑨眼镜蛇咬伤：忍冬藤60克，野菊花15克，佛甲草30克，生大黄9克，水煎服（《福建中草药处方》）。

【用法用量】内服：煎汤，15～30克（鲜品30～90克）；或研末入丸、散。外用：研末调敷，或捣敷，或煎洗。

【注意事项】有些地区对风湿痹之“热痹”的治疗，多采用忍冬根，是否“根”较“藤”好，有待探讨。

鸡眼草

（地兰花、土文花、鸳鸯草、莲子草、小关门、红骨丹、公母草）

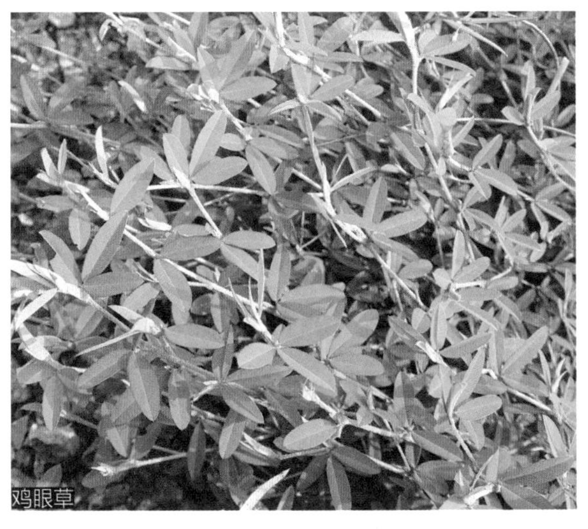

【药物来源】豆科植物鸡眼草〔*Kummerowia Striata*（Thunb.）Schindl.〕的全草。

【植物特征】一年生草本，高8～28cm。茎丛生，多分枝，下部卧地，上部斜展，小枝上部被白毛。叶互生，具短柄；三出羽状复叶，小羽叶无柄，小羽片椭圆形，长7～14mm，宽3～5mm，先端圆，纵脉延伸成刺尖，基部楔形，全缘，上面暗绿色，下面灰绿色，中脉腋被白毛。花腋生，蝶形，小花1～2朵；小苞片4；花萼5裂，深紫色；花冠紫红色，长于萼，旗瓣近圆形，基部有小耳，翼瓣长圆形，基部有耳，龙骨瓣斜卵形，上部有深红色斑点；雄蕊二体。荚果卵状矩圆形，长可达4mm，先端有小喙。种子1粒，黑色。花期秋季，果期秋、冬季。

【生长分布】生于山坡、路旁、荒地、草丛。分布于我国华南、华东、华中、华北以及东北等地区。

【采收加工】夏、秋季采集，洗净，切段，晒干。

【性味归经】苦，凉。入肝、脾、肺、肾四经。

【功能主治】清热解毒，利湿止泻。用于疔疮疖肿，急性黄疸型肝炎，痢疾，泌尿系感染，急性胃肠炎，伤暑，感冒发热。

【配伍应用】

鸡眼草-紫花地丁 两药都有清热解毒作用。鸡眼草苦、凉，并除湿，治暑疖等肿毒；紫花地丁苦、辛、寒，兼散结消肿，治痈疖肿毒。两药配伍，共收解毒利湿，清热消肿之功。用于痈疖疔疮等证。

鸡眼草-茵陈蒿 两药都有清利肝胆湿热作用。鸡眼草并能清热毒；茵陈蒿又善于利胆退黄。两药配伍，则能除湿解毒，清肝泄胆，利胆退黄。用于湿热黄疸。若配与地耳草、山栀子、山矾根，功效更强。

鸡眼草-青蒿 鸡眼草能清热利湿止泻，治湿热泄泻、热淋；青蒿可清暑解热，燥湿止泻，治伤暑发热、暑湿泄泻。两药配伍，相辅相成，共奏清暑利湿，和中止泻之功。用于暑湿或湿热，所致胸脘痞闷、发热、头昏痛、腹痛、泄泻等症。

【单方验方】

①多发性脓肿：鸡眼草30克，鸡矢藤、和他草各15克，猪瘦肉酌量，酒水各半炖服（《福建中草药处方》）。

②疮疖、乳腺炎：鸡眼草30克，蒲公英30克，水煎服，鲜全草调红糖捣烂外敷（《实用皮肤病性病中草药彩色图集》）。

③慢性唇炎：鸡眼草15克，生地黄20克，玄参9克，金银花、菊花各12克，水煎服（《实用皮肤病性病中草药彩色图集》）。

④治红白痢疾：鸡眼草15克，六月霜6克。水煎去渣，红痢加红糖，白痢加白糖服（《中医药实验研究》）。

⑤治热淋：鸡眼草21～30克，米酒水煎服（《中医药研究》）。

⑥治中暑发痧：鲜鸡眼草90～120克，捣烂冲开水服（《福建中草药》）。

⑦风热感冒，扁桃体炎：鸡眼草15克，大青叶12克，蒲公英20克，水煎服（《中国民间百草良方》）。

⑧治妇人白带：鸡眼草21～30克，用精猪肉60～90克炖汤，以汤煎药服（《中医药研究》）。

【用法用量】内服：煎汤，9～15克（鲜品30～60克）；或捣绞汁。外用：捣敷。

苦职

（灯笼草、天泡草、响泡子、野绿灯、小酸浆、打额泡）

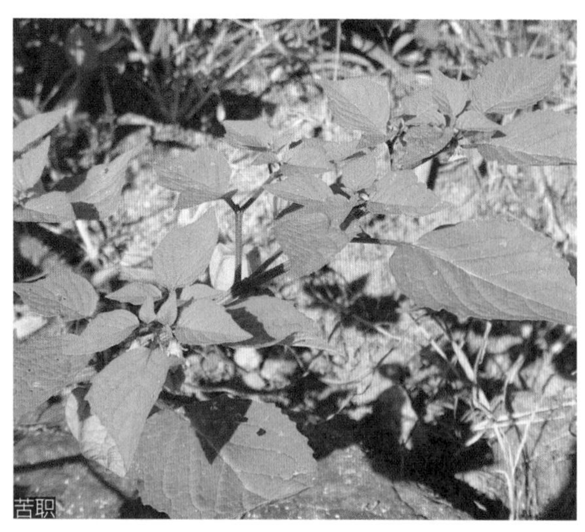

【药物来源】茄科植物苦职〔*Physalis Pubescens* L.〕的全草。

【植物特征】一年生草本，高30～60cm。茎直立或斜展，多分枝，被疏短毛或无毛。叶互生，叶柄长2～4cm；叶片草质，卵圆形，长4～8cm，宽2.5～5cm，先端短尖，基部圆形偏斜，边缘有不规则浅钝齿，两面绿色，被疏短毛。花单生叶腋，花梗长3～5mm；花萼钟状，先端5裂，裂片三角状披针形；花冠淡黄色，钟状，5裂；雄蕊5；子房2室，花柱线形。浆果球形，径约8mm，黄绿色，宿萼绿色，结果时逐增大如灯笼，具5纵棱。花期夏、秋季，果期秋、冬季。

【生长分布】生于路旁、田边。分布于我国绝大部分地区。

【采收加工】夏季采收，洗净，切段，晒干。

【性味归经】苦，寒，无毒。入肺、肾二经。

【功能主治】清热解毒，散结消肿，利尿。用于咽喉肿痛，肺热咳嗽，牙龈肿痛，腮腺炎，疔疮，天疱疮，湿热黄疸，痢疾，水肿。

【配伍应用】

苦职-紫花地丁　两药都有清热解毒，散结消肿作用。苦职苦、寒，清热解毒作用较强，治热毒咽喉肿痛、牙龈肿痛、痄腮；紫花地丁苦、辛、寒，散结消肿功效较好，治痈疖肿毒。两药配伍，相须相使，作用显著。用于热毒所致咽喉肿痛、牙龈肿痛、疔疮疖肿等。

苦职-水丁香　两药都有清热，利尿，解毒之功用。但苦职偏于清热解毒；水丁香长于利尿消肿。两药配伍，相辅相成，功效益彰。对水肿、热淋、小便不利、痢疾，属于湿热或湿毒之邪所致者均可施用。

【单方验方】

①用于咽喉红肿疼痛：新鲜苦职，洗净，切碎，捣烂，绞取自然汁1匙，用开水冲服（《江西民间草药验方》）。

②鼻渊脑漏：用鲜苦职全草125克，水豆腐250克，冰糖30克，开水半碗炖服。

③口腔炎、喉头炎：用鲜苦职全草60～120克，和鸭蛋水煎服，日1次，连服3剂（②～③方出自《福州民间药草》）。

④肺脓肿：苦职、鱼腥草各30克，蛇莓15克，水煎服。

⑤睾丸炎：苦职30克，截叶铁扫帚15克，水煎服。

⑥痢疾：苦职30克，赤地利、十大功劳根或茎各15克，水煎服。

⑦淋证：苦职30克，马齿苋、蒲公英、爵床各15克，水煎服。

⑧白带：苦职、吊竹梅、白鸡冠花各10克，水煎服（⑤～⑧方出自《青草药彩色图谱》）。

⑨治百日咳：苦职15克，水煎，加适量白糖调服（《江西民间草药验方》）。

⑩治水肿（阳水实证）：苦职24克，水煎，分作2次，饭前服（《江西民间草药验方》）。

⑪糖尿病：苦职鲜全草125克，水煎服（《福州民间药草》）。

【用法用量】内服：煎汤，15～30克；或鲜全草捣烂绞汁。外用：捣敷。

【注意事项】注意与“灯笼草”鉴别。一直以来，两药混淆使用。辨别要点：灯笼草除果外，全体均被短白茸毛，详见“利尿渗湿”章。“苦职根”详见“利尿渗湿”章。

苘麻

（白麻、青麻、野苎麻、孔麻、桐麻、八角乌）

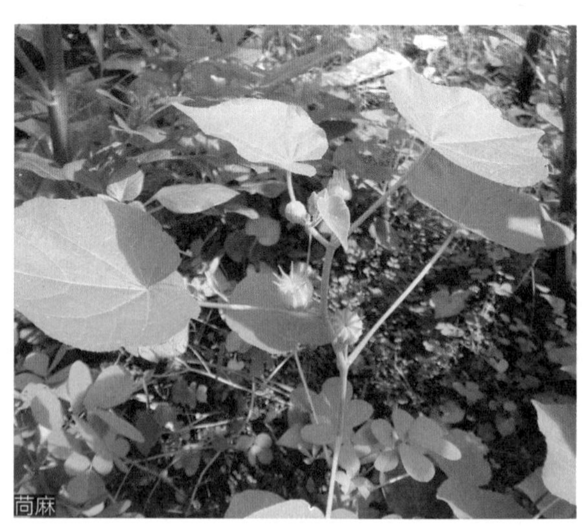

【药物来源】锦葵科植物苘麻〔*Abutilon theophrasti* Medic.〕的全草。

【植物特征】一年生亚灌木，高40～160cm。茎直立，上部有分枝，被星状毛。叶互生，叶柄长6～14cm，被毛；叶片心形，长6～16cm，宽4～12cm，先端尖，基部心形，边缘有粗锯齿，上面绿色，下面浅绿色，两面均被白柔毛。花腋生，具花梗，被毛；花萼管状，先端5裂，裂片锐尖，绿色；花瓣5，黄色，先端圆，外面有明显的纵脉纹；雄蕊多数，下部连合；雌蕊心皮15～20，先端平截。蒴果倒钟状，成熟时褐色，开裂。种子扁肾形，褐色。花期夏季，果期夏、秋季。

【生长分布】生于路旁、荒地、田边。分布于我国绝大部分地区。

【采收加工】夏季采集，洗净，切段，晒干。

【性味归经】苦，平。入脾、肾二经。

【功能主治】清热解毒，祛风利湿。用于慢性中耳炎，咽喉肿痛，痈疖肿毒，痢疾，关节痛。

【配伍应用】

苘麻-紫花地丁 苘麻清热解毒，可治脓耳、咽喉肿痛、痈疖；紫花地丁清热解毒，散结消肿，治痈疖肿毒等。两药配伍，功效尤著。用于热毒之咽喉肿痛、痈疖肿毒等证。咽喉肿痛，配板蓝根、金果榄；痈疖肿毒，配蒲公英、无莿根、七叶一枝花，以增疗效。

苘麻-穿破石 两药都有祛风利湿作用。苘麻祛风湿而利肢节；穿破石祛风湿并通经络。两药配伍，相辅相成，共收祛风活络，利湿消肿之功。用于风湿热痹之关节肿痛、肤热、屈伸不利，或游走不定等症。配桑枝、大青根、三丫苦根、粉防己、金钱草，以增强疗效。

【单方验方】

①慢性中耳炎：鲜苘麻60克，猪耳适量，水煎服；或苘麻15克，糯米30克，水煎服（《青草药彩色图谱》）。

②化脓性扁桃体炎：苘麻、一枝黄花各15克，天胡荽9克，水煎服或捣烂绞汁服（《青草药彩色图谱》）。

③治痈疽肿毒：苘麻鲜叶和蜜捣敷。如漫肿无头者，取鲜叶和红糖捣敷，内服子实1枚，日服2次（《福建民间草药》）。

【用法用量】内服：煎汤，15～30克；或鲜品捣烂绞汁。外用：捣敷。

【注意事项】根“苘麻根”、种子“苘实”，详见“利尿渗湿”章。

画眉草

（榧子草、星星草、蚊子草）

【药物来源】禾本科植物画眉草〔*Eragrostis pilosa*（L.）Beauv.〕的全草。

【植物特征】一年生草本，高20～60cm。秆簇生，直立或斜展。叶互生，叶舌一圈纤毛，叶鞘抱茎；叶片线形，长10～20cm，宽2～3mm，上面粗糙，下面光滑。圆锥花序，开展，长15～25cm，分枝枝腋有长毛；小穗长2～7mm，成熟时紫黑色；第一颖短于第二颖，第二颖有一脉，外稃自下而上逐渐脱落。颖果长圆形。花、果期皆在夏、秋季。

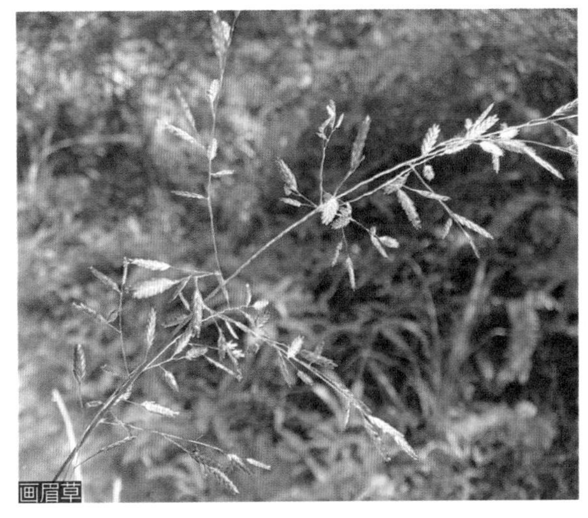
画眉草

【生长分布】生于山坡、路旁、旷野。分布我国大部分地区。

【采收加工】夏、秋季采集，洗净，切段，晒干。

【性味归经】甘、淡，凉。入肾、膀胱二经。

【功能主治】清热解毒，利尿。用于膀胱结石，肾结石，肾炎，肾盂肾炎，膀胱炎，结合膜，角膜炎，脓疱疮。

【配伍应用】

画眉草-金银花 两药均有清热解毒作用。画眉草能降能升，兼能清利头目；金银花质体轻扬，并可轻宣凉散。两药配伍，共呈清热解毒，凉散风热之功。用于眼赤痛、咽痛等。

画眉草-金钱草 画眉草能利尿行水；金钱草能利尿通淋。两药配伍，相须为用，共奏清热，利尿，通淋之功。用于热淋、小便涩少，以及石淋等证。

【单方验方】

①膀胱结石：画眉草120克，食盐3克，白糖60克；画眉草与食盐水冲白糖服（《全国中草药汇编》）。

②治脓疱疮：画眉草花序，炒黑存性，研细，香油调擦患处，每日1次，连擦3～5天（《全展选编·皮肤科》）。

【用法用量】内服：煎汤，9～15克。外用：煅存性研末擦或调抹。

【注意事项】注意与本章“小画眉草”鉴别。

板蓝根

（大蓝根、青蓝根、山蓝根、马蓝根）

【药物来源】爵床科植物马蓝〔*Baphicacanthus cusia*（Nees）Brem.〕的根茎。

【植物特征】详见本章“马蓝”。

【生长分布】详见“马蓝”。

【采收加工】冬、春季采挖，洗净，切段或切片，晒干。

【药理作用】

①抗菌消炎作用：对葡萄球菌，溶血性链球菌，肺炎双球菌，白喉杆菌，炭疽杆菌，志贺菌属，大肠埃希菌，变形杆菌，伤寒、副伤寒杆菌，鼠疫杆菌，枯草杆菌等均有抑制作用。

②抗癌作用：抗癌机制是抑制癌细胞呼吸，对癌细胞酵解有明显的抑制作用，抑制氨基酸糖代谢中间产物的氧化和脱氢，影响供能系统，并与DNA结合抑制DNA、RNA和蛋白质的生物合成。大黄素和大黄酸是其抗癌作用的有效成分。

③其他：所含β–谷甾醇有镇咳、祛痰作用，并有降低胆固醇作用。

【性味归经】苦，寒。入心、胃二经。

【功能主治】清热解毒，凉血。用于流感，流脑，流行性乙型脑炎，肺炎，咽喉肿痛，流行性腮腺炎，丹毒。

【配伍应用】

板蓝根-青牛胆　两药苦、寒，都能清热解毒。板蓝根并能利咽消肿，治时行感冒、暑温、咽喉肿痛；青牛胆兼消肿止痛，治热毒咽喉痛、痄腮、痈疽疔疮。两药配伍，功效显著。用于咽喉肿痛、痄腮、痈疽疔疮等。

板蓝根-筋骨草　两药都有清热凉血作用。板蓝根并清热毒；筋草骨兼散结消肿。两药配伍，相须为用，疗效倍增。用于痈疖疔疮、丹毒、咽喉腐脓等，并用于温热病热毒入营血之高热、斑疹、烦躁、甚或鼻血、咳血、舌红绛等症，配与水牛角、狗肝菜、金银花、鲜芦根，以增强疗效。

【单方验方】

①治流行性感冒：板蓝根30克，羌活15克，煎汤，一日2次分服，连服2～3日（《江苏验方草药选编》）。

②小儿麻痹症：板蓝根9克，金银花9克，连翘9克，海金沙全草15克，水煎服（用于发热期）（《福建中草药处方》）。

③治肝炎：板蓝根30克，水煎服(《辽宁常用中草药手册》)。

【用法用量】内服：煎汤，15～30克。

【注意事项】板蓝根还包括十字花科植物“松蓝”“草大青”的根，其性味、归经、功能主治与马蓝根相同，同等入药。

青牛胆

（地苦胆、土蛋、雪里开、箭叶青牛胆）

【药物来源】防己科植物青牛胆〔*Tinospora sagittata* (Oliv.) Gagn.〕的块根。

【植物特征】缠绕草质藤本。块根圆形，或卵圆形，或不规则形，通常呈串珠状，外面灰褐色或褐色，干时黑褐色。茎细长，有槽纹，少分枝，节上有短硬毛。叶互生，叶柄长2～4.5cm；叶片倒卵状披针形，长6～12cm，宽2～4cm，先

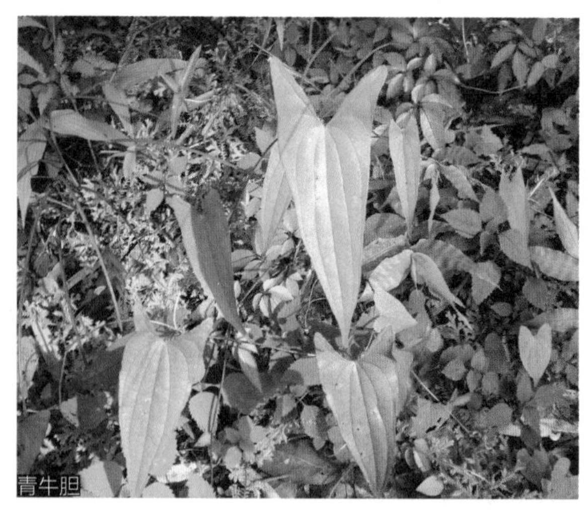
青牛胆

端渐尖，基部戟状箭形，全缘，两面绿色，均被短柔毛。花腋生，单性，雌雄异株，短总状花序；雄花多数，萼片6，花瓣6，白色，倒卵形，较花萼短，雄蕊6，分离；雌花4～10朵，萼片6，心皮3～4枚，柱头开裂。核果熟时红色。花期春、夏季，果期秋、冬季。

【生长分布】生于山坡、路旁、林缘、疏林下阴处。分布于我国华南、西南、华中等地区。

【采收加工】秋、冬季采挖，除须根，切片，晒干或烘干。

【药理作用】

①抗菌消炎：青牛胆根煎剂用试管稀释法，1:400对钩端螺旋体有抑制作用。75%乙醇用本品研为糊状，外涂治疗无菌性静脉炎有速效；对输液性静脉炎效果最好，用药后，有的患者疼痛迅速消失，用药越早及反复用药效果更好，药涂于近心端。对志贺菌属也有抑制作用。

②解毒止痛：可以治疗蛇、虫咬伤。

【性味归经】苦，寒。入肺、肝、脾三经。

【功能主治】清热解毒，散结消肿。用于扁桃体炎，急性咽喉炎，腮腺炎，乳腺炎，痈疽疔疮，痢疾，急性肠炎，毒蛇咬伤。

【配伍应用】

青牛胆-一枝黄花　青牛胆苦、寒，清热解毒，散结消肿，治热毒咽肿痛、疮疡肿毒；一枝黄花辛、苦、凉，疏风清热，消肿解毒，治外感风热发热、咽痛、痄腮等。两药相配，相互为用，共收清热解毒，散结消肿，解热退烧之功。用于热毒或外感风热所致咽喉肿痛，以及痄腮、乳痈初起等证。

青牛胆-橘叶　两药都有散结消肿作用。但青牛胆为清热毒散结消肿；橘叶乃利气散结消肿。前者治毒结，后者疗气结。两药相配，相互为用，共收行气消滞，散结消肿，清热解毒之功。用于肝胃郁热之乳痈初起，如乳房胀痛、硬肿、皮色不变、肤热；“乳癖”病因病机相类似者亦可用。

【单方验方】

①痈疽疔疖：鲜青牛胆、鲜苍耳草各适量，捣烂，加酒稀

释，滤汁温服（《青草药彩色图谱》）。

②急、慢性咽喉炎，扁桃体炎，口腔炎：青牛胆300克，干根磨成粉末，拌蜂蜜适量制成300粒药丸，每日3次，每次5粒，20天为1个疗程（《畲族医药学》）。

③急性扁桃体炎：青牛胆、百两金各10克，水煎服（《中草药彩色图谱与验方》）。

④口腔溃疡：青牛胆块根磨醋，点敷溃疡面（《青草药彩色图谱》）。

⑤毒蛇咬伤：青牛胆根3克，米酒少许，磨汁内服；另用青牛胆根适量，用白酒磨汁外搽伤口（《中草药彩色图谱与验方》）。

⑥治疗胃痛：青牛胆切片晒干研粉，每次服3克，每日3次，儿童剂量减。忌食生冷酸辣食物（《全展选编·内科》）。

【**用法用量**】内服：煎汤，3～9克；或研末入丸、散。外用：捣敷或研末调抹。

【**注意事项**】注意与“金果榄”相鉴别，详见本章。

刺菠

（托盘、饭包菠、空腹莲、割田藨、饭消扭、三月泡）

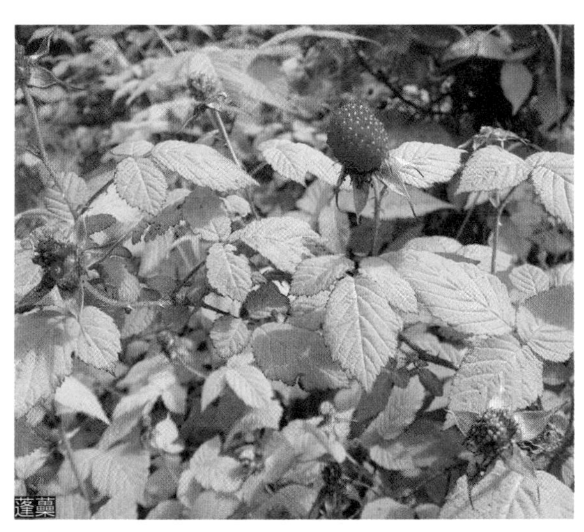

【**药物来源**】蔷薇科植物蓬蘽〔*Rubus hirsutus* Thunb.〕的根或叶。

【**植物特征**】亚灌木，高30～80cm，丛生。根状茎黄白色，横走，多须根。茎直立，圆柱形，绿色，具刺毛和腺毛，散生锐皮刺。叶互生，具长柄，被毛及皮刺；单数羽状复叶，小叶3～5枚。具短柄，小叶片长卵形或卵状椭圆形，长3～8cm，宽2～3.2cm，先端渐尖或急尖，基部圆形或宽楔形，边缘有锯齿，上面绿色，下面浅绿色，两面均散生白色柔毛。花顶生，花径约2.5～4cm，花梗有刺毛及柔毛和腺毛；花萼5，长三角形，有长尾尖，两面密生绒毛；花冠5，白色，近圆形；雄蕊多数。聚合果圆形或椭圆形，成熟时红色，味甜微酸，多汁。花期春季，果期春、夏季。

【**生长分布**】生于山坡、路旁、荒地、乡村房前屋后、菜园边。分布于我国华南、华中、西南以及台湾等地区。

【**采收加工**】夏季采集，洗净，切段，晒干。

【**性味归经**】甘、微苦，平。入心、肺、胆、胃四经。

【**功能主治**】清热解毒，祛风镇惊。用于扁桃体炎，咽喉炎，肺炎，肺痿，感冒发热，小儿急惊风，风湿关节痛。

【**配伍应用**】

刺菠-一枝黄花　刺菠清热解毒，并能镇惊；一枝黄花疏风解表，消肿解毒。两药相互为用，共奏疏风泄热，解毒消肿，镇静定惊之功。用于风热感冒，所致发热或高热、头痛、咽痛、咳嗽等。配与金银花、薄荷、菊花、芦根，以增疗效。

刺菠-钩藤　刺菠能祛风镇惊，治热甚生风惊厥等；钩藤息风止痉，治肝风内动惊痫抽搐等。两药配伍，相辅相成，则具清热退烧，息风镇惊之功效。用于热甚生风，如高热、头痛、惊搐等症。若热甚，配青羊角、金银花、菊花、蛇莓；惊厥，再加地龙、肝风草、全蝎，以增疗效。

【**单方验方**】

①治扁桃体炎：鲜刺菠根90克，粳米30克，水煎加蜜60克调服（《闽东本草》）。

②白喉：刺菠叶30克煎汤，加醋1盏，口服或含漱可防治白喉（《福州市民间药草》）。

③肺病咳血：刺菠鲜叶30克（干15克），冰糖30克煎服（《福州市民间药草》）。

④治小儿高热发惊：刺菠3克，水煎服（《浙江天目山药植志》）。

⑤风湿关节痛：刺菠30～60克，水煎加酒或猪脚炖服（《全国中草药汇编》）。

【**用法用量**】内服：煎汤，9～30克。外用：捣敷或捣绞汁涂抹。

【**注意事项**】注意与“倒触伞”鉴别，详见“止咳平喘”章。

刺三甲

（刺三加、白竻根、山茨根、山五甲、三加皮、白勒花根、白簕根）

【**药物来源**】五加科植物白竻〔*Acanthopanax trifoliatus*（L.）Merr.〕的根或根皮。

【**植物特征**】攀援灌木，高1～6m。根状茎横走，圆柱形，土黄色，皮肉质，肥厚。茎圆柱形，幼枝绿色，有皮孔，散生倒钩刺。三出复叶，互生，叶柄长2.5～6cm，有刺；小叶3枚，具短柄，小叶片纸质，长卵形，长3.5～7cm，宽2～4.5cm，先端急尖，基部楔形，边缘有粗锯齿，上面绿色，光泽，下面浅绿色。伞形花序生枝顶，具长梗；花萼细

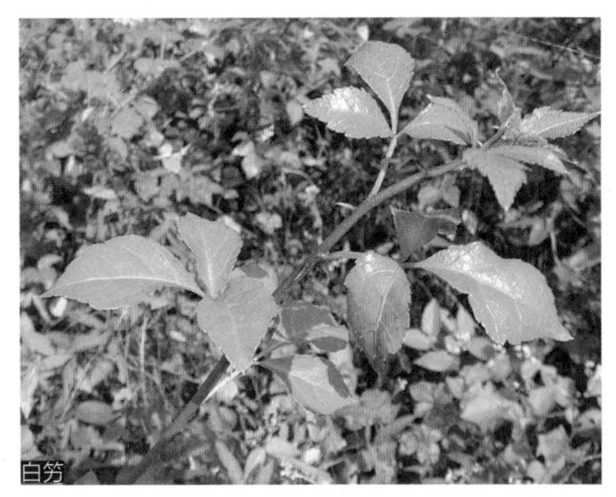

小，5齿裂；花瓣5，白略带黄色，近三角形；雄蕊5；雌蕊1，子房下位，2室。核果卵圆形，先端有短喙。花期秋季，果期冬季。

【生长分布】生于山坡、路旁、灌丛、草丛、林缘。分布于我国华南、华中、西南等地区。

【采收加工】秋季采挖，洗净，切片，或剥取根皮，晒干。

【性味归经】苦、辛，凉。入肺、肾二经。

【功能主治】清热解毒，祛风利湿，散瘀止痛。用于化脓性骨髓炎，乳痈，疔疮，感冒高热，风湿性关节炎，胆囊炎，腰痛，跌打损伤。

【配伍应用】

刺三甲-无莿根　两药均有清热解毒作用。刺三甲并能宣透邪热，治痈疖疔疮、热毒发烧；无莿根又能散结消肿，治热毒痈肿疮疡。两药配伍，共收清热解毒，散结消肿，解热退烧之功。用于痈、疖、疔、疮等证。

刺三甲-大青根　两药均有清热解毒，祛风利湿，并止痛之功。两药配伍，相辅相成，功效提高。用于风热痹证，关节疼痛、屈伸不利，或游走不定、咽痛，或伴发热畏风等症。加三丫苦根、大青叶、忍冬藤、桑枝，疗效更佳。

刺三甲-九里香　刺三甲能散瘀活血，并能止痛，可治跌打损伤，瘀滞疼痛；九里香能行气活血，兼止痛，治跌打闪挫，气血瘀滞疼痛。两药配伍，共收理气活血，散瘀止痛之功。若用于跌打伤筋，瘀滞肿痛，配与虎杖、积雪草、金盏银盘、路路通，以增疗效；若胸胁挫伤，窜痛、吸气或转侧引痛，配青皮、郁金、路路通、积雪草，以增强疗效。

【单方验方】

①急性化脓性骨髓炎：刺三甲30克，薏苡根24克，土茯苓、忍冬藤、生地黄各15克，爵床12克，水煎服（《福建中草药处方》）。

②慢性骨髓炎：刺三甲、多花勾儿茶鲜根各60克，羊肉125克，加酒、水各适量炖至肉烂，去渣喝汤吃肉，隔1～3日服1剂（《草药治外科病》）。

③痈肿：刺三甲50克，金银花30克，水煎服（《青草药彩色图谱》）。

④胆囊炎：刺三甲、积雪草各30克，枳壳10克，川楝子9克，木香5克，水煎服（《青草药彩色图谱》）。

⑤治关节湿热肿痛：刺三甲30～90克，或加墨鱼干2只，酒水炖服。手关节痛加长叶紫珠鲜根60克；足关节痛加土牛膝鲜根30克；腰痛加南蛇藤鲜根30克（《福建中草药》）。

⑥小儿麻痹症：刺三甲、薏苡仁、赤小豆各30克。水煎服（《福建中草药处方》）。

⑦治腰痛：刺三甲90克，乌贼干2只，酒水各半炖服（《福建民间草药》）。

⑧用于乳吹、乳痈：刺三甲30～60克，酌加红薯烧酒烤服（《福建民间草药》）。

⑨治白带、月经困难：刺三甲9克，红牛膝6克，水煎服（《草药手册》）。

【用法用量】内服：煎汤，15～30克（鲜品30～60克）。外用：根皮捣敷。

【注意事项】茎、叶“白竻蓮”详见“其他”章。

武靴藤

（金刚藤、蛇天角、饭杓藤）

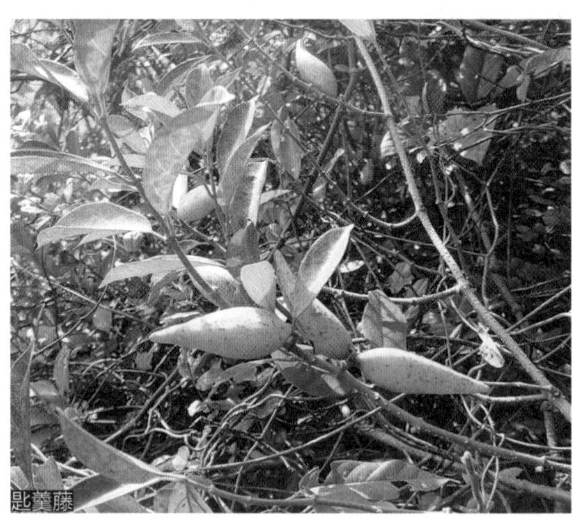

【药物来源】萝藦科植物匙羹藤〔*Cymnema sylvestre*（Retz.）Schult.〕的根或嫩茎及叶。

【植物特征】常绿藤本灌木，长1.5～4.5m，全株有白色乳汁。茎圆柱形，灰白色，嫩枝及花梗被白柔毛。叶对生，叶柄长5～8mm；叶片卵形或倒卵形，长3～7cm，宽1.5～3.5cm，先端短尖或急尖，基部渐窄或近圆形，全缘，两面绿色，秃净。伞形聚伞花序生叶腋；花萼5裂，内有5个腺体；花冠钟状，绿白色，裂片5，有5个与花冠裂片互生的肉质副花冠；雄蕊5，花丝连合成筒状。蓇葖果，长圆锥形，长约3～5cm，基部大，先端渐尖，绿色。花期夏、秋季，果期秋、冬季。

【**生长分布**】生于山坡、路旁、疏矮灌丛。分布于我国华南、西南等地区。

【**采收加工**】根全年可挖，洗净，切片，晒干；茎、叶夏秋季采集，切段，晒干。

【**性味归经**】苦，平。入心、肝、脾三经。

【**功能主治**】清热解毒，消肿止痛。用于扁桃体炎，瘰疬，乳腺炎，痈疖肿毒，风湿关节痛，深部脓肿。

【**配伍应用**】

武靴藤-蒲公英 两药均有清热解毒之功。武靴藤并能消肿止痛；蒲公英兼散结消痈。两药配伍，相辅相成，功效较强。用于乳痈、痈疖肿毒、瘰疬等证。

武靴藤-络石藤 武靴藤性平，消肿止痛，而能利关节；络石藤性寒凉，祛风活络，且能舒筋止痛。两药配伍，相互为用，共呈祛风清热，舒筋活络，消肿止痛之功。用于风湿热痹，如关节肿痛、屈伸不利、游走不定等症。配徐长卿、忍冬藤、穿破石，疗效更佳。

【**单方验方**】

①急性扁桃体炎：武靴藤、马兰各15克，水煎服。

②痈肿：武靴藤15克，紫花地丁、爵床各30克，水煎服。

③湿疹：武靴藤、土茯苓、豨莶草、杠板归各15克，路路通10克，水煎服。

④风湿关节痛：武靴藤、徐长卿各15克，忍冬藤30克，水煎服（①～④方出自《青草药彩色图谱》）。

【**用法用量**】内服：煎汤，15～30克。外用：捣敷。

虎尾兰

（老虎尾、弓弦麻）

【**药物来源**】龙舌兰科植物虎尾兰〔*Sansevieria trifasciata* Prain〕和金边虎尾兰〔*Sansevieria trifasciata* Prain var. *laurentii* (De Wildem.) N.E.Br.〕的叶。

【**植物特征**】

①虎尾兰：多年生草本，高30～100cm。根状茎粗壮，横走。叶根生，无茎，通常2枚，肥厚，半肉质，条状披针形，长30～100cm，宽2.5～7cm，先端渐尖，并有一绿色硬尖头，边浅绿色，两面有白色和深绿色相间的虎斑纹。总状花序，顶生，花葶抽自叶丛，高20～70cm，基部包裹有膜质鞘；小花成束，每束2～8朵，亦有单生；花被管状，浅绿色或绿白色，先端6裂，基部膨大；雄蕊6，着生花被管喉；子房上位，柱头头状。浆果圆形，径约3mm。

②金边虎尾兰：基本形态与虎尾兰相似，惟叶边黄色。

两品种花期皆在冬季，果期皆在冬季至翌年春季。

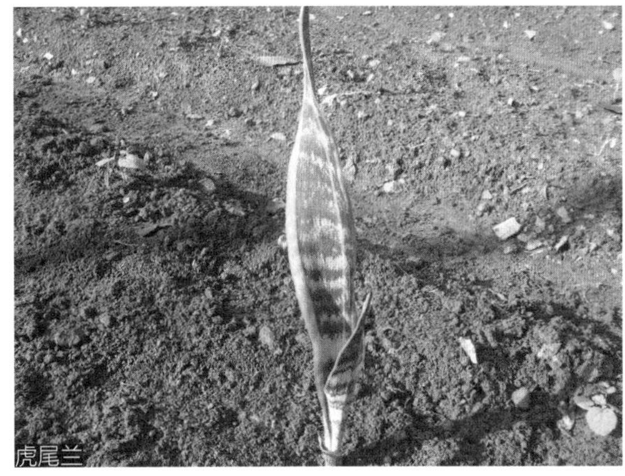

虎尾兰

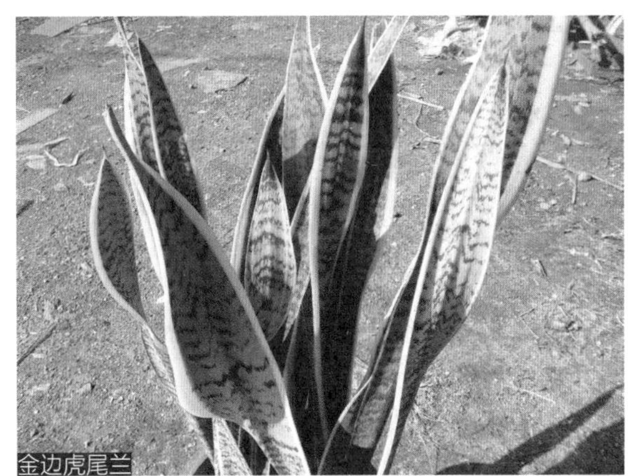

金边虎尾兰

【**生长分布**】多栽培。分布于我国华南、华中、西南等地区。

【**采收加工**】全年可采，鲜用或切段晒干。

【**性味归经**】酸，凉。入心、肺二经。

【**功能主治**】清热解毒，祛腐生肌。用于感冒，支气管炎，痈肿疮疡。

【**配伍应用**】

虎尾兰-金盏银盘 虎尾兰清热解毒，治痈肿疮疡、外感风热；金盏银盘疏风清热，解毒消肿，治风热感冒发热、咽喉肿痛。两药配伍，则能解表清热，解毒消肿。可用于外感风热，发热微恶风寒、头昏痛、咽痛、咳嗽等症。配与倒扣草、大青根、板蓝根，增强疗效。

虎尾兰-黄花母根 虎尾兰能祛腐生肌，清热毒；黄花母根能清利湿热，益气排脓。两药配伍，共奏清泄湿毒，益气排脓，生肌敛疮之功。用于疮疡已溃，见疮面淡红，脓液浓浊，疮面未敛等症。配与无莿根、红枣、当归，疗效更佳。

【**单方验方**】

①大疱表皮松解症：鲜虎尾兰1000克，捣烂；虎杖100克（干品）研末。两味加水5000毫升合煎。煎至约3000毫升，冷却后过滤去渣，再煎至滴水成珠，每次10毫升，取硫黄粉0.1克调涂患处。

②无名肿毒：鲜虎尾兰全草2份，姜黄1份，共捣烂，米酒少许调炒温为度，即敷患处。

③皮肤溃烂：虎尾兰全草100克，白术、苍术、地骨皮各20克，共研末撒患处。次日取鲜虎尾兰草（干品可代）适量，水煎冷却后洗患处，取前药粉撒患处。每日1次（①～③方出自《实用皮肤病性病中草药彩色图集》）。

【用法用量】内服：煎汤，15～30克。外用：捣敷；或熬浓汁涂，或煎洗。

虎耳草

（石荷叶、猪耳草、金线荷叶、佛耳草、金线吊芙蓉、红丝络）

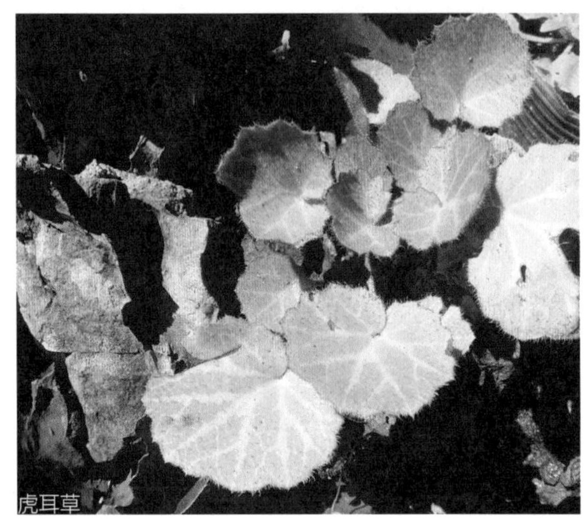
虎耳草

【药物来源】虎耳草科植物虎耳草〔*Saxifraga stolonifera* Curt.〕的全草。

【植物特征】多年生草本，高15～35cm。茎匍匐，线状，紫红色，着地生根，并发新株。基生叶，莲座状，具长柄，有毛，叶片圆形或阔肾形，长3～9cm，宽4～9cm，先端圆钝，基部心形，边缘有粗钝齿，上面绿色疏被白毛，下面紫红色，密生小腺点。花葶抽于叶腋，高约叶的3倍，赤色，多分枝，聚伞花序圆锥状，花茎抽于叶丛，小花多数，有长梗，被红紫色腺毛；萼片5，先端渐尖；花瓣5，上面3片较小，下面2片大；雄蕊10，长短不一；雌蕊1，子房上位，柱头2歧。蒴果近卵圆形，先端呈嘴状。花期夏、秋季，果期秋、冬季。

【生长分布】生于山间阴湿岩壁、小溪旁；或栽培。分布于我国华南、华东、华中、西南等地区。

【采收加工】夏、秋季采集，洗净，晒干或鲜用。

【药理作用】熊果酚苷对大鼠和人有利尿作用；其水解后苷元对苯二酚具有抑菌作用。所含柠檬烯对肺炎双球菌、草绿色链球菌、金黄色葡萄球菌有很强的抑制作用；此外，柠檬烯和芳樟醇有祛痰、镇咳、平咳作用。

【性味归经】苦、辛，寒。入肺、脾、大肠三经。

【功能主治】清热解毒，凉血。用于流行性乙型脑炎，化脓性中耳炎，感冒发热，肺痈，肺热咳喘，咳血，崩漏，疔疮疖肿，痔疮。

【配伍应用】

虎耳草-大青叶　两药都有清热，解毒，凉血作用。虎耳草则偏泄气分热毒；大青叶偏清血分毒邪。两药配伍，既可泄热解毒，又能清气凉血。用于热毒证，如乳蛾、喉痈、疔疮疖肿，以及肺热咳喘等证。

虎耳草-侧柏叶　两药均有清热凉血作用。虎耳草并能清热毒；侧柏叶又善于止血，兼止咳化痰。两药配伍，共奏清热凉血，和血止血，止咳化痰之功。用于血热所致各种出血，以及肺热咳嗽等证。

【单方验方】

①流行性乙型脑炎：虎耳草6克，蟛蜞菊、爵床、冰糖各15克，水煎服（《福建中草药处方》）。

②化脓性中耳炎：虎耳草、三叶鬼针草各15克，水煎服（《福建中草药处方》）。

③丹毒：虎耳草12克，苦葫芦12克，夏枯草30克，白藓皮12克，将药物煎服，每日3次（《中国民间草药方》）。

④治肺痈吐脓血：虎耳草12克，忍冬叶30克，水煎2次分服（《江西民间草药》）。

⑤治风疹瘙痒，湿疹：鲜虎耳草15～30克，煎服（《上海常用中草药》）。

⑥肺热咳嗽气逆：虎耳草9～18克，冰糖15克，水煎服（《江西民间草药》）。

⑦治百日咳：虎耳草3～9克，冰糖9克，煎服（《江西民间草药》）。

⑧治血崩：鲜虎耳草30～60克，加黄酒、水各半煎服（《浙江民间常用草药》）。

⑨妇女湿热带下：虎耳草全草30克，冰糖15克，煎服（《福州市民间药草》）。

【用法用量】内服：煎汤，9～15克（鲜品30～60克）；或捣绞汁。外用：捣敷或煎洗。

【注意事项】同科植物“小虎耳草”与虎耳草外形相似，但株小，叶细，被毛稠密。其性味、功能主治与虎耳草近似，可同等入药。

败酱草

（胭脂麻、鹿酱、苦菜、白苦参）

【药物来源】败酱科植物白花败酱〔*Patrinia villosa* (Thunb.) Juss.〕的带根全草。

【植物特征】多年生草本，高50～120cm。根茎横走，有特殊臭味。茎直立，圆柱形，有节，节间中空，外被倒生白毛。叶对生，具柄；叶片卵形，长3～9cm，宽1.5～4.5cm，

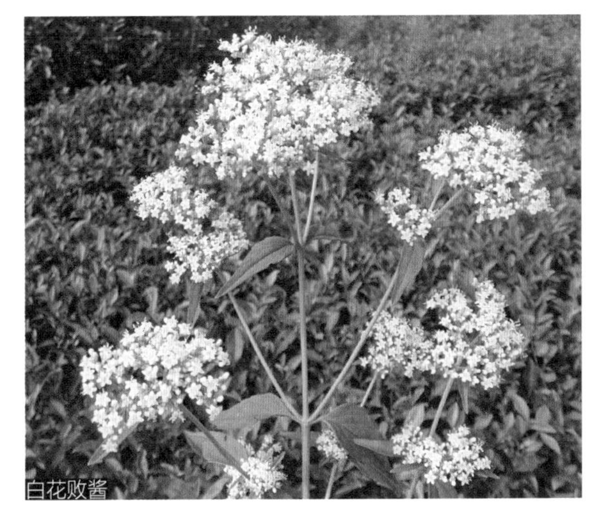
白花败酱

先端渐尖，基部楔形，边缘有粗锯齿，上面绿色，下面浅绿色；下部叶柄有翼。聚伞花序多分枝，多数聚集成圆锥花丛；花冠白色，上部5裂，下部短筒状；雄蕊4；子房下位，3室，柱头头状。果实倒卵形，背部有1小苞片。花期秋季，果期秋、冬季。

【生长分布】 生于山坡、路旁、草地。分布于我国绝大部分地区。

【采收加工】 夏季采收，连根洗净，切段，晒干。

【药理作用】 对金黄色葡萄球菌、铜绿假单胞菌有抑制作用。

【性味归经】 苦，平。入肝、胃、大肠三经。

【功能主治】 清热解毒，排脓消痈，祛瘀止痛。用于阑尾炎，肺脓肿，肝炎，痢疾，肠炎，宫颈炎，疮痈肿毒，产后瘀滞腹痛。

【配伍应用】

败酱草-鱼腥草 两药均有清热解毒，排脓消痈之功。两药配伍，相辅相成，功效提高。用于肠痈、肺痈。若用于肠痈，配与白花蛇舌草、虎杖、大黄；用于肺痈，配与白毛夏枯草、韦茎、桔梗，以增功效。

败酱草-炒黑大豆 败酱草能祛瘀止痛；炒黑大豆可活血祛瘀。两药配伍，相辅相成，活血，祛瘀，止痛作用更强。用于妇人产后恶露不下、儿枕痛、瘀滞痛经等证。若配当归、红糖，疗效更佳。

【单方验方】

①阑尾脓肿：败酱草、金银花、紫花地丁、马齿苋、蒲公英、制大黄各15克，水煎服（《全国中草药汇编》）。

②阑尾炎：败酱草15～120克，水煎服。重症患者可用240克水煎，每隔3小时服1次（《常见病验方研究参考资料》）。

③治痢疾：败酱草研末，米泔水送服（《常见病验方研究参考资料》）。

④治细菌性痢疾：败酱草30克，鲜大飞扬草30克，鲜车前草20克，水煎分2次服。每日1剂，连服3～5天（《中国民间百草良方》）。

⑤治肝炎转氨酶高及絮状试验阳性：败酱草（连根及果枝）50克，茵陈30克，女贞子30克，水煎分3次服。每日1剂，连服5～7天（《中国民间百草良方》）。

⑥肠伤寒：败酱草125克，叶下红60克，鬼针草90克，水煎服（《福州市民间药草》）。

⑦治产后腹痛如锥刺者：败酱草五两，水四升，煮二升，每服二合，日三服（《卫生易简方》）。

⑧治产后腰痛，乃气血流入腰腿，痛不可转者：败酱草、当归各八分，芎䓖、芍药、桂心各六分。水二升，煮八合，分二服。忌葱（《广济方》）。

【用法用量】 内服：煎汤，9～15克，（鲜60～120克）；或研末入丸、散。外用：捣敷。

【注意事项】 “黄花败酱”功能主治相同，同等入药。

金银花

（忍冬花、银花、金花、双花、双苞花、二花、二宝花）

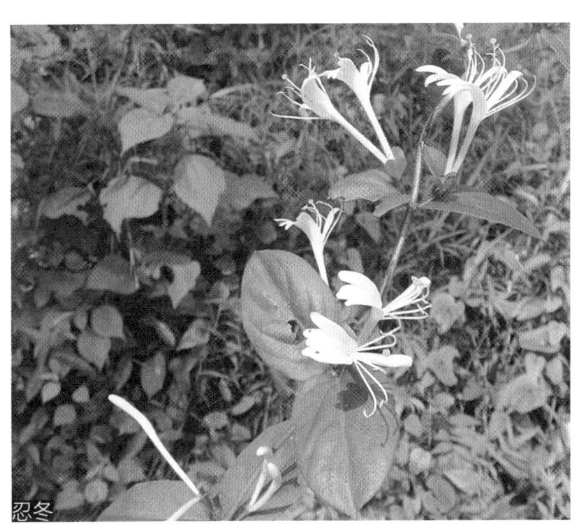
忍冬

【药物来源】 忍冬科植物忍冬〔*Lonicera japonica* Thunb.〕的花蕾。

【植物特征】 多年生藤本灌木，长2～8m。茎圆柱状，左缠，中空，多分枝，老茎表面呈条状裂，幼枝密被短柔毛。叶对生，具短柄，叶片卵形，长2.5～7.5cm，宽1～5cm，先端短尖，基部圆形，全缘，有缘毛，上面绿色，下面浅绿色，两面均被黄白色短柔毛。花腋生，成对，有花梗，密被短柔毛；苞片叶状，2枚；花萼5裂，裂片三角形；花冠略呈二唇形，上唇4齿裂，下唇1，冠筒管状，长3～4cm，外被疏柔毛并有腺毛；雄蕊5；雌蕊1；花柱、雄蕊伸出筒外。浆果圆形，直径4～6mm，成熟时黑色。花期春、夏季，果期秋、冬季。

【生长分布】 生于山坡、小灌丛、林缘；或栽培。分布于我国大部分地区。

【采收加工】春、夏季在日出前采收含苞未放时的花蕾。当日晒干，为免花变黑，不宜翻动、沾水，阴天用微火烘干。

【药理作用】

①抗病原微生物作用：体外试验表明，对志贺菌属、变形杆菌、鼠疫杆菌、结核分枝杆菌、副伤寒杆菌、溶血性链球菌、肺炎球菌、大肠埃希菌、霍乱弧菌、白喉杆菌、金黄色葡萄球菌等均有抑制作用。100%金银花水浸剂，用平板小杯法，对伤寒杆菌、志贺菌属最敏感，金黄色葡萄球菌次之。与连翘合用，抑菌范围可互补，并证明水浸液作用较强，煎剂次之。对流感病毒、疱疹病毒、埃可病毒、腮腺炎病毒等也有抑制作用。花及叶对呼吸道感染有关的病毒株有抑制作用及延缓细胞病变的作用。

②加强防御机能作用：金银花煎剂稀释至1:1280，仍能增强白细胞的吞噬功能。小鼠腹腔注射金银花注射液，也可明显促进炎性细胞的吞噬功能，其作用是兴奋网状内皮系统所致。

③对泌尿生殖系统的影响：金银花精制品注射液，经少量临床证明，对月经过多、子宫功能性出血，亦有良好的止血作用。

④毒性：所含绿原酸有致敏原的作用，可引起变态反应，但口服后在小肠分泌液的作用下，可转化成无致敏活性物质。

【性味归经】甘，寒。入肺、胃、大肠、心四经。

【功能主治】清热解毒，祛脓消痈，宣透斑疹，清肠止痢。用于扁桃体炎，急性乳腺炎，急性结合膜炎，流行性感冒，感冒发热，大叶性肺炎，肺脓肿，细菌性痢疾，丹毒，荨麻疹，急性阑尾炎，痈疖脓肿。

【配伍应用】

金银花-鱼腥草 两药都有清热解毒，祛脓消痈作用。但金银花清热解毒功效强于鱼腥草，而鱼腥草排脓消痈作用优于金银花。两药配伍，相辅相成，功效大增。若用于肺痈，配苇茎、桔梗、虎耳草；用于痈疖疔疮，配天花粉、野菊花、蒲公英、紫花地丁、穿山甲，以加强疗效。

金银花-桑叶 两药质轻、性寒，轻清上行。金银花清热解毒，且宣透凉散；桑叶疏风清热，轻疏卫表。两药配伍，共奏宣透肺卫，清热解毒之功。用于外感风热，发热、头昏头痛、咳嗽、咽喉肿痛等。可用于麻疹因风热之邪郁闭，肺气失宣，该发不发或发而不透，配芦根、菊花、薄荷、钩藤、板蓝根，以助宣发、解毒之效；若疹毒过甚，疹连成片、其色紫暗、发热不退，加大青叶、板蓝根、鲜芦根、鲜茅根、钩藤、蝉蜕，以增疗效；并可用于小儿风疹、急疹、手足口病。

金银花-马齿苋 两药性寒，走肠道，能解毒，治痢。但金银花偏清气分热毒；马齿苋偏泄血分毒邪。两药配伍，则能凉血解毒，清肠止痢。用于热毒痢之便下脓血等症。配与地锦草、茨黄连、白头翁，疗效更著。

【单方验方】

①暑疖：金银花30克，蒲公英30克，苍耳子14克，土茯苓14克，牛蒡子根14克。将药物煎服，每日3次（《中国民间草药方》）。

②内痈：金银花60克，皂角刺12克，桑树枝、夏枯草各20克。将药物煎服，每日3次（《中国民间草药方》）。

③治痈疽发背初起：金银花半斤，水十碗煎至二碗，入当归二两，同煎至一碗，一气服之（《洞天奥旨》）。

④治一切内外痈肿：金银花四两，甘草三两，水煎顿服。能饮酒者用酒煎服（《医学心悟》）。

⑤治深部脓肿：金银花、野菊花、海金沙、马兰、甘草各9克，大青叶30克，水煎服。亦可治疗痈肿疔疮（《江西草药》）。

⑥外伤感染性骨髓炎：金银花30克，连翘24克，地丁、野葡萄根各15克，黄芩9克，牡丹皮6克，水煎服（《全国中草药汇编》）。

⑦丹毒：金银花30克，牡丹皮、栀子各12克，水煎服（《福建中草药处方》）。

⑧麻疹，疹前期：金银花、连翘、葛根各6克，荆芥、桔梗、牛蒡子、蝉蜕各1.5克，水煎服（《福建中草药处方》）。

⑨麻疹，出疹期，高热，口渴，咳嗽，皮肤出疹：金银花12克，胡荽、桑叶、野菊花各6克，薄荷3克，积雪草30克，水煎分3次服（《福建中草药处方》）。

⑩治荨麻疹：新鲜金银花煎服，每次30克，每天3次（《中药大辞典》）。

⑪治痢疾：金银花（入铜锅内，焙枯存性）五钱。红痢以白蜜水调服，白痢以砂糖水调服（《惠直堂经验方》）。

【用法用量】内服：煎汤，9~15克，大量30~60克；或研末入丸、散。外用：研末调敷或煎洗。

【注意事项】藤茎“忍冬藤”，详见本章。

金凤毛

（翠翎草、茑萝、茑萝松、女罗、金丝线）

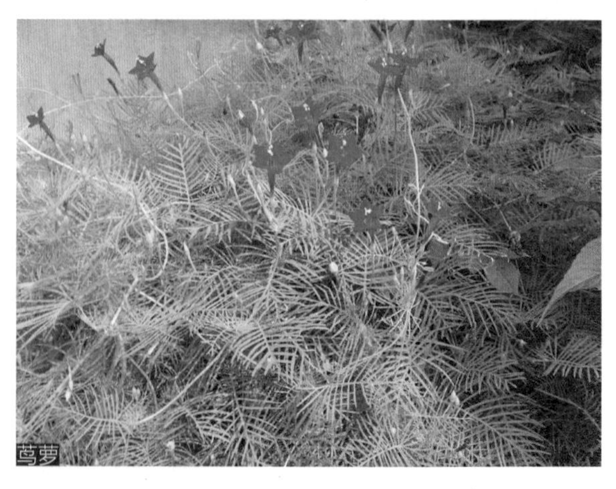
茑萝

【药物来源】旋花科植物茑萝〔*Quamoclit pennata*（Desr.）Boj.〕的全草。

【植物特征】一年生蔓性缠绕草本，长1～3.5m。全体无毛。茎有棱，绿色。叶互生，有长柄，叶片卵形，长4～9cm，羽状深裂，羽片线形，两面绿色。花腋生，叶柄长3.5～5cm，绿色；花冠喇叭状，冠管较长，先端5裂，裂片平展，红色；雄蕊5；子房4室，柱头头状。蒴果卵形。花期春、夏季，果期秋季。

【生长分布】生于屋边、路旁；多栽培。分布我国大部分地区。

【采收加工】夏、秋季采集，切段，晒干。

【性味归经】苦，凉。入心、大肠二经。

【功能主治】清热解毒，凉血止痢。用于痈疽疔疖，无名肿毒，湿疮瘙痒，痢疾，肠风下血，痔漏。

【配伍应用】

金凤毛-紫花地丁 两药都有清热解毒作用。金凤毛并清泄血热；紫花地丁兼散结消肿。两药配伍，相辅相成，共奏凉血解毒，清热散结，消肿止痛之功。用于痈疽疔疖、无名肿毒以及痔疮肿痛等证。

金凤毛-马齿苋 两药寒、凉，喜行肠道，都有清热解毒，凉血止痢作用。两药配伍，功效显著。可用于热毒痢，便下脓血等。若配地锦草、金银花、白头翁、青木香，作用更强。亦可用于痈疽疔疖，无名肿毒。

【用法用量】内服：煎汤，6～9克。外用：捣敷。

金果榄

（金楛榄、金苦榄、金榄）

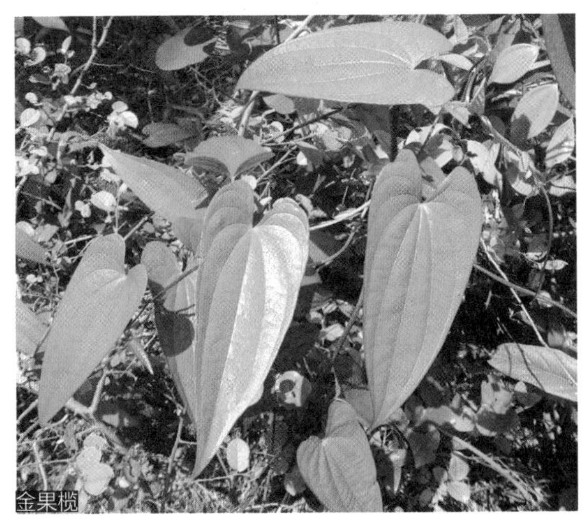

【药物来源】防己科植物金果榄〔*Tinospora capillipes* Gagn.〕的块根。

【植物特征】常绿缠绕草本，长达2.6m。块根卵圆形或近球形，通常串珠样，数个相连，表面土黄色，断面黄白色。茎细长，有纵纹。叶互生，叶柄长1.8～3.8cm；叶片卵形或长卵形，长6～8.5cm，宽3.5～5cm，先端锐尖，基部圆耳形，全缘，上面深绿色，无毛，下面绿色，被疏毛，基出脉5～7条。疏散圆锥花序生叶腋，总序梗长达10cm，花单性，雌雄异株；花萼6，2轮，外轮较内轮宽大；花瓣6，黄白色；雌蕊6，退化成棒状，具3个分离心皮。核果扁圆形，成熟时红色。花期春、夏季，果期秋、冬季。

【生长分布】生于山坡、路旁、林缘阴处。分布我国华南、华中、西南等地区。

【采收加工】秋、冬季采挖，除须根，洗净，切片，晒干或烘干。

【药理作用】动物实验，掌叶防己碱有明显的增强促肾上腺皮质激素分泌，及抗肾上腺素的作用。

【性味归经】苦，寒。入肺、胃二经。

【功能主治】清热解毒，利咽消肿。用于急性咽喉炎，扁桃体炎，口腔炎，热咳失音，急性胃肠炎，热性胃痛，细菌性痢疾，痈肿疔毒，瘰疬，蛇咬伤。

【配伍应用】

金果榄-射干 两药味苦、性寒，均有清热解毒之功。金果榄兼利咽消肿；射干并利咽，祛痰止咳。两药配伍，相辅相成，作用增强。用于热毒咽喉肿痛、肺热咳嗽等。

金果榄-七叶一枝花 两药性寒，都有解毒，消肿，止痛作用。但金果榄偏于解毒消肿，七叶一枝花则长于消肿止痛，两药相配，相互促进，共收清热解毒，消肿止痛之功。可用于毒蛇（火毒蛇）咬伤，以及热毒疮疡。

【单方验方】

①用于咽喉一切症：金果榄一二钱，煎服。

②治喉中疼烂：金果榄三钱，冰片一分，为末吹之。

③治肿毒初起：金果榄醋磨敷，露出患头。初起者消，已成者溃（①～③方出自《百草镜》）。

④治疗口腔溃疡：金果榄磨醋，点敷溃疡面（《新医药资料》）。

⑤治疗急、慢性肠炎、细菌性痢疾：金果榄切片晒干，研粉口服，每次2克，每日3次（《广西中草药新医疗法处方集》）。

【用法用量】内服：煎汤，3～9克；或研末为丸、散或磨汁。外用：研末调抹或调敷。

【注意事项】笔者将“金果榄”与“青牛胆”分开论述。因为，二者为两个物种，虽性味、功能主治大多数相同，但各具特性，倘若混为一谈，则不利于初学者辨识、应用。所以，予于分开论述，对读者辨识、应用、探讨及总结经验是有益的。

单头紫菀

（喉风草、百条根、牛舌草、打风草、野白菊）

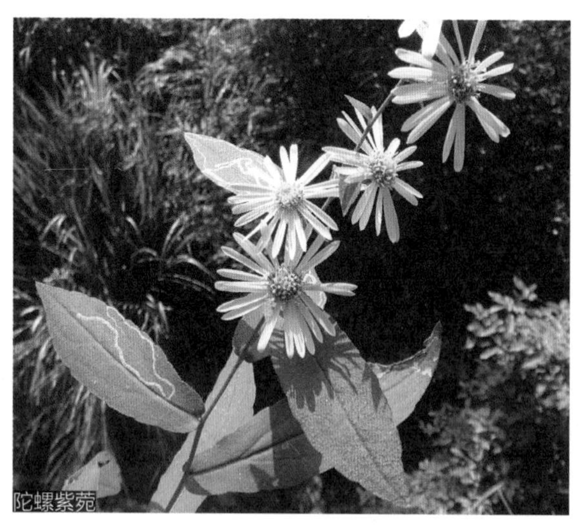

陀螺紫菀

【药物来源】菊科植物陀螺紫菀〔*Aster turbinatus* S.Moore〕的带根全草。

【植物特征】多年生草本，高30～90cm，通常单生。茎直立，圆柱状，下部紫红色，外皮粗糙，有纵棱，稀生柔毛，基部老时木质化。叶互生，无柄，基部叶于花期凋落，中、上部叶长椭圆形或圆形状披针形，长5～12cm，宽1～2.5cm，先端渐尖，基部耳状，半抱茎，边缘具细锯齿，上面暗绿色，下面绿色，粗糙，均被短硬毛。头状花序，单生茎之中、上部叶腋；总苞倒圆锥形；苞片多层，莲座状，边缘淡红色；花杂性；边为舌状花，雌性，白色或略带紫色；中央管状花，两性，黄色。瘦果有冠毛，白色。花期秋季，果期秋、冬季。

【生长分布】生于山坡、路旁、疏灌丛、林缘。分布于我国华南、华东、西南、华中等地区。

【采收加工】夏、秋季采集，切段，晒干。

【药理作用】本品水煎液体外试验，对金黄色葡萄球菌、八叠球菌、宋内志贺菌均有一定的抑制作用。

【性味归经】微苦，凉。入肺、脾、胃、大肠四经。

【功能主治】清热解毒，祛积止痢。用于感冒发热，扁桃体炎，乳腺炎，痢疾，消化不良。

【配伍应用】

单头紫菀-一枝黄花 单头紫菀微苦、凉，清热解毒，治外感风热咽痛，乳痈等；一枝黄花辛、苦、凉，疏散风热，并能消肿毒，治风热感冒发热、咽痛等。两药配伍，则能疏风清热，解毒消肿。用于外感风热所致发热、头痛、咽喉肿痛，以及乳痈等。若风热感冒，配天青地白、金盏银盘、板蓝根；用于乳痈，配蒲公英、天花粉、瓜蒌、橘叶，以增疗效。

单头紫菀-枸橘 单头紫菀能祛积止痢，并清热毒；枸橘能祛积下气。两药相互为用，共收化积下气，解毒止痢之功。用于湿热挟食积之泻痢。若积食重，配槟榔、狼把草根；若湿热偏重，配铁苋、地锦草、茨黄连，以增疗效。

【单方验方】

①治感冒发热：单头紫菀全草15克，水煎服（《中药大辞典》）。

②治急性扁桃体炎：单头紫菀根3株，洗净，剪碎，加烧酒炖服，小儿可用米泔水炖服（《浙江民间常用草药》）。

③治急性乳腺炎：单头紫菀根30～45克，或全草30～90克，水、酒各半煎服；亦可加威灵仙9克同煎服（《浙江民间常用草药》）。

④治痢疾：单头紫菀60克，水煎服（《中药大辞典》）。

⑤治小儿疳积，消化不良：单头紫菀根6～15克，红枣3～5个，水煎服（《浙江民间草药》）。

【用法用量】内服：煎汤，9～30克（小儿酌减）。

鱼眼草

（星莠草、三仙菜、鼓丁草、鸡眼草、白顶草）

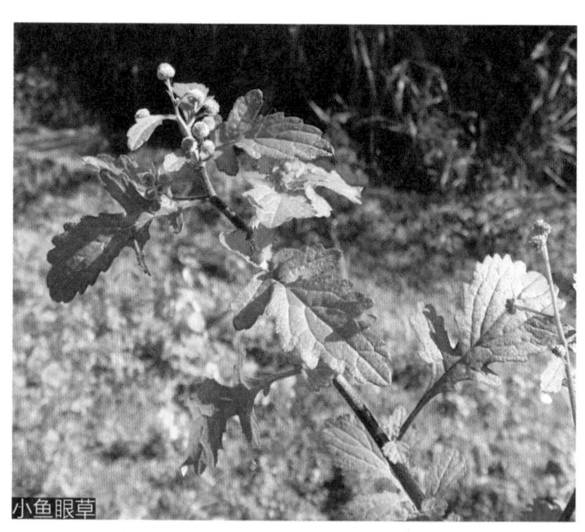

小鱼眼草

【药物来源】菊科植物小鱼眼草〔*Dichrocephala benthamii* C.B.Clarke〕及菊叶鱼眼草〔*Dichrocephala chrysanthemifolia* DC.〕的全草。

【植物特征】

①小鱼眼草：一年生草本，高15～25cm。茎直立或斜展，圆柱形，上部分枝，紫红色或略带淡紫色，被白色柔毛。叶互生，无柄，叶片倒卵形或匙形，长3～6.5cm，宽1.2～2.6cm，先端钝或急尖，基部下延扩大呈耳状半围茎，边有羽裂，边缘有粗锯齿，上面绿色，下面浅绿色，两面被白色柔毛。头状花序，顶生或侧生，排列成伞形总状花序；苞片2列，绿色，外面被绒毛；花全为管状，外围雌花，白色或淡紫红色，线形，先端3齿裂，中央为两性花，黄绿

色，先端4齿裂；雄蕊4；雌蕊1，花柱长于花冠。瘦果扁，缘厚，无冠毛。

②菊叶鱼眼草：形态与小鱼眼草近似，区别要点：株大、被毛较粗硬、叶全有羽状裂、果大，直径可达0.7cm。

两品种花期和果期相同。花期春季至秋季，果期夏季至冬季。

【生长分布】生于田边、山坡、路旁、乡村房前屋后。分布于我国华南、华中、西南等地区。

【采收加工】夏、秋季采集，洗净，切段，晒干。

【性味归经】苦，寒。入肝、胆二经。

【功能主治】清热解毒，利湿，明目。用于肝炎，痢疾，腹泻，小儿消化不良，感冒高热，肺炎，目翳，妇人带下。

【配伍应用】

鱼眼草-小金钱草　两药行肝、胆经，都有清热，解毒，利湿作用。但鱼眼草偏于清热解毒；小金钱草则长于清利湿热，且能活血。两药配伍，相须相使，作用显著，并具活血通络祛瘀之功。用于热毒夹湿热蕴肝，所致肝病黄疸等。配白毛藤、地耳草、天胡荽、郁金、半夏，功效更强。

鱼眼草-铁苋　两药均有清热利湿之功。鱼眼草并清热毒，可治热毒痢；铁苋兼消积，可疗湿热痢、积滞。两药配伍，则能利湿解毒，消积疗痢。可用于热毒痢、湿热痢以及妇人带下等证。

鱼眼草-白菊花　两药都有清热明目作用。鱼眼草乃清泄湿毒以明目；白菊花疏散肝经风热而明目。两药配伍，共奏疏散风邪，解毒利湿，清热明目之功。用于肝胆湿热上蒸或肝经风热上犯，所致目赤肿痛、翳膜等证。均可配与谷精草、蒲公英、车前草，以增疗效。

【单方验方】

①治痢疾：鲜鱼眼草3克，捣烂，用开水冲服（《云南中医验方》）。

②子宫下垂，脱肛：用鱼眼草捣烂加淘米水，猪油，用芭蕉叶包裹后，置炭火上烘熏患部，10分钟后，待药稍冷再包敷于患处（《全国中草药汇编》）。

【用法用量】内服：煎汤，6～12克，或捣烂泡水；外用：煎洗或捣敷。

【注意事项】注意与“蚯疽草”鉴别，详见本章。

鱼腥草

（蕺菜、重药、狗贴耳、肺形草、猪姆耳、秋打尾、臭草）

【药物来源】三白草科植物蕺菜〔*Houttuynia cordata* Thunb.〕的全株。

【植物特征】多年生草本，高10～50cm。茎上部直立，圆柱形，白绿色或略带紫红。叶互生，有长柄；叶片心形，长3～7cm，宽2.5～6cm，先端渐尖，基部心形，全缘，上面绿色，下面绿色或带紫红色，叶脉上被柔毛。托叶生叶柄基部，膜质，细条形。花顶生与叶相对，穗状花序，花多数，细小，稠密；总苞片4枚，白色；小苞片1，黄色；无花被；雄蕊3；雌蕊1，由3个下部合生心皮组成，花柱3。蒴果卵圆形。种子多数。花期夏季，果期秋、冬季。

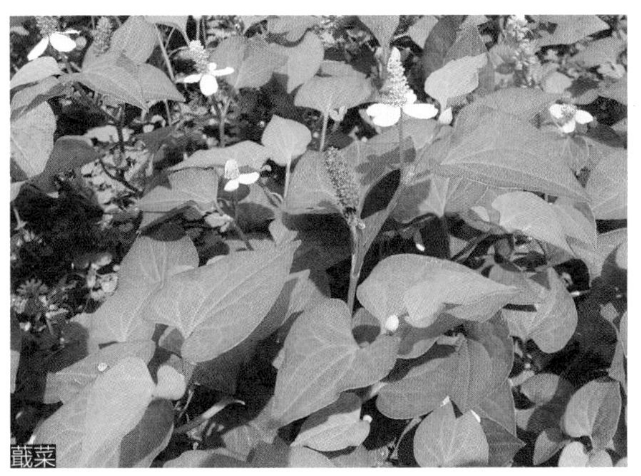
蕺菜

【生长分布】生于山坡、路旁、山田土埂、沟边阴湿处；或栽培。分布长江以南各地区。

【采收加工】夏、秋季采集带根全草，洗净，切段，晒干。

【药理作用】

①抗菌作用：100%的煎剂用平板挖沟法，对肺炎球菌、溶血性链球菌、金黄色葡萄球菌、变形杆菌、白喉杆菌、福氏志贺菌等有抑制作用。癸酰乙醛（鱼腥草素）其亚硫酸钠加成物称合成鱼腥草素，对金黄色葡萄球菌、溶血性链球菌、肺炎球菌、结核分枝杆菌、葡萄球菌、淋球菌、流感嗜血性杆菌、腹股沟皮肤癣菌有较强的抑制作用；此外，对志贺菌属、肠炎沙门菌、猪霍乱沙门菌、卡他球菌均有不同程度的抑制。尚有抗钩端螺旋体作用。鱼腥草能延缓小鼠实验性结核病变发展，延长小鼠寿命。

②抗病毒作用：用人胚肾原代单层上皮细胞组织培养观察到鱼腥草对流感病毒（亚洲甲型京科68-1株）有抑制作用，也能延缓埃可病毒的生长。挥发油提取物对感染流感病毒实验小鼠有明显预防保护作用，经口或鼻给药也有一定效果。

③增强机体免疫功能：体外试验表明，鱼腥草煎剂能明显增强人外周血白细胞吞噬金黄色葡萄球菌的能力。合成鱼腥草素在治疗慢性气管炎时，能使全血白细胞对白色葡萄球菌的吞噬能力明显提高，此作用能调整动物机体防御功能，从而提高机体免疫功能。

④利尿作用。

⑤对呼吸系统的作用：本品有镇咳，镇痛作用。抑制浆液分泌，促进组织再生，舒张气管平滑肌，缓解痉挛而止咳，5%鱼腥草煎剂蒸气吸入有化痰作用。

⑥毒性：本品毒性很小，民间用鲜草作蔬菜或猪饲料，虽食用大量均未见有中毒者。不建议注射用。

【性味归经】辛，微寒。入肺经。

【功能主治】清热解毒，排脓消痈，利尿消肿。用于热咳，肺痈，热淋，黄带，水肿，痈肿，痔疮。

【配伍应用】

鱼腥草-球兰 鱼腥草能清肺解毒，治肺热咳嗽、肺痈；球兰能清肺化痰，治痰热咳喘。两药配伍，相互为用，共收清热解毒，化痰止咳之功。用于肺热咳嗽、哮喘等证。

鱼腥草-芦根 鱼腥草能排脓消痈，而清肺解毒，可治肺痈、热咳等；芦根能清泄肺热，润燥止咳，治肺热咳嗽、痰稠、口干。两药配伍，具有泻肺解毒，排脓消痈作用。用于肺痈初期，如咳吐脓痰、胸痛、高热等，配金银花、白毛夏枯草、薏苡仁、甘蔗根，效更佳；若痈溃，热退，但咳吐腥臭脓痰，加用冬瓜仁、桔梗、生薏苡仁（均宜大量）等，以加强疗效。

鱼腥草-车前草 鱼腥草能利尿消肿，可治湿热水肿；车前草能利尿通淋，能治湿热热淋、小便不利。两药配伍，相辅相成，共奏利尿消肿，泄热通淋之功。若用于湿热水肿，配与水丁香、苦地胆、天青地白；用于热淋、小便不利，配与笔仔草、凤尾草、海金沙草，疗效更强。

【单方验方】

①治风温的卫分、气分阶段（证）：鱼腥草、鸭跖草、半枝莲、野荞麦根各30克，虎杖15克，煎服（《现代中医内科学》）。

②肺炎：鱼腥草、大青叶、马兰草各30克，水煎服；或鱼腥草、蒲公英、败酱草各30克，水煎服(《草药治内科病》)。

③肺痈：鱼腥草、飞扬各60克，水煎服；或鱼腥草、狭叶韩信草各9克，水团花、杏香兔耳风、大蓟根各15克，水煎服（《福建中草药处方》）。

④治肺痈吐脓吐血：鱼腥草、天花粉、侧柏叶等分，煎汤服之（《滇南本草》）。

⑤小儿感冒高烧：鱼腥草20克，桑叶10克，车前草10克，鹅儿肠草20克。将药物煎服，每日数次（《中国民间草药方》）。

⑥中暑：鱼腥草30克，夏枯草、车前草各15克，地耳草24克，枫香叶9克，水煎服（《福建中草药处方》）。

⑦四肢热痹：鱼腥草30克，桑枝20克，地胡椒20克，紫苏叶20克。将药物煎服，每日3次（《中国民间草药方》）。

⑧鼻渊虚证：鱼腥草30克，野菊花20克，金丝草20克，豆豉姜8克，桔梗10克。将药物煎服，每日数次（《中国民间草药方》）。

⑨慢性脓耳：鱼腥草60克，竹叶心60克，菊花30克，紫花地丁30克。将药物煎服（《中国民间草药方》）。

⑩治蝮蛇、竹叶青、烙铁头等毒蛇咬伤：鱼腥草、野菊花、马齿苋、大蓟根、蒲公英各60克，水煎服（《蛇咬伤防治170问》）。

⑪治痔疮：鱼腥草，煎汤点水酒服，连进三服。其渣熏洗，有脓者溃，无脓者自消（《滇南本草》）。

【用法用量】内服：煎汤，15～24克（鲜品60～120克）。外用：捣敷或煎洗。

南天竹叶

（南竹叶、天竹叶、蓝田竹叶）

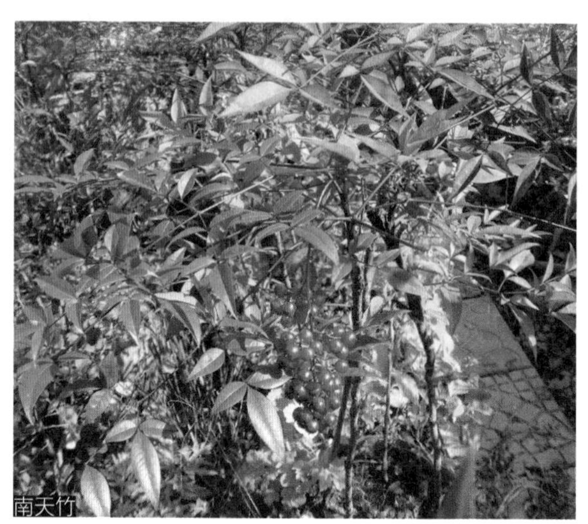

南天竹

【药物来源】小檗科植物南天竹〔*Nandina domestica* Thunb.〕的叶。

【植物特征】常绿灌木，高1.2～2m。茎直立，圆柱形，上部有分枝，幼枝紫红色。叶互生，聚生茎之上部，柄长，基部膨大，半抱茎；三回单数羽状复叶，先端单生1叶外，余均对生；小羽片长椭圆形，长3～9cm，宽1.5～3cm，先端渐尖，基部楔形，全缘，深绿色，入冬多变红色。圆锥状花序生茎顶，小花多数；花萼数列；花瓣6，白色，雄蕊6，花柱短。浆果近圆形，成熟时鲜红色。种子2枚。花期夏季，果期秋、冬季。

【生长分布】生于疏灌丛；或栽培。分布于我国华南、华东、华北、华中、西南等地区。

【采收加工】夏季采集，晒干或阴干。

【药理作用】

①抗菌作用：50%叶煎剂用平板挖沟法，对金黄色葡萄球菌、福氏志贺菌、伤寒杆菌、铜绿假单胞菌、大肠埃希菌均有抑制作用。

②镇咳、平喘作用：氢氰酸吸收后抑制细胞色素氧化酶，低浓度时能减少组织耗氧量并由于抑制颈动脉体和主动脉体的氧化代谢而反射性地使呼吸加深，对呼吸中枢呈镇静作用，使呼吸运动趋于安静而达到镇咳、平喘作用。

③不良反应：氢氰酸过量产生组织窒息，首先使中枢神经系统受到损伤，出现眩晕，头痛，呕吐，心悸，瞳孔散大，

以致呼吸衰竭而死亡。

【性味归经】苦，寒，无毒。入肺、膀胱二经。

【功能主治】清热解毒，镇咳平喘。用于感冒发热，咽喉肿痛，目赤肿痛，瘰疬，咳嗽，哮喘，百日咳。

【配伍应用】

南天竹叶-金盏银盘 南天竹叶苦、寒，清热解毒，解热退烧；金盏银盘淡、平，疏表清热，解毒消肿。两药配伍，共奏解毒消肿，解表泄热之功。用于风热感冒发热、咽喉肿痛等症。若用于感冒发热，配与倒扣草、大青根；咽喉肿痛，配板蓝根、金果榄，以增功效。

南天竹叶-紫金牛 南天竹叶能泄肺镇咳平喘；紫金牛可肃肺止咳化痰。两药配伍，相辅相成，共收清肺泄热，止咳化痰，降逆平喘之功。用于肺热咳喘，如咳嗽、痰黏稠、面赤、胸痛、甚则气喘等症。配天青地白、芦根、球兰，功效更强。

【单方验方】

①治人稍觉头痛，身体酸困，便即感冒寒邪，急宜服此药发散，毋使传经，变成时疫：南天竹叶三十片，乌梅、红枣各三枚，灯芯三十根，胡荽梗三段（无胡荽梗以葱白三节代之），甘草、麦冬各三钱，柴胡二钱。水二盅，煎一盅，不拘时温服，微汗即愈（《行箧检秘》）。

②治瘰疬初起：南天竹叶、威灵仙、夏枯草、金银花各四两，陈酒四壶（浸泡），隔水煮透，一日三服。每服药酒，须吞丸药。丸药方：僵蚕一斤（炒研），砂糖和丸桐子大，每次吞一钱（《百草镜》）。

③治疮毒：南天竹叶，捣烂敷（《湖南药物志》）。

【用法用量】内服：煎汤，9～15克。外用：捣敷。

【注意事项】氢氰酸中毒的解救：早期用高锰酸钾，或过氧化氢，或10%硫代硫酸钠洗胃。急需立即静脉注射亚硝酸钠10毫升，然后大量饮糖水或静脉注射葡萄糖注射液。严重者吸氧，接着静脉注射25%硫代硫酸钠50毫升。病情危急时，吸入亚硝酸异戊酯，每隔2分钟吸入30秒。“南天竹根”详见“祛风湿”章。

挖耳草

（芸香草、野烟叶、野烟、倒盖菊、倒提壶、金挖耳、野葵花、毛叶芸香草）

【药物来源】菊科植物烟管头草〔*Carpesium cernuum* L.〕的全草。

【植物特征】一年或二年生草本，高50～90cm。茎直立，多分枝，被白色短柔毛。叶互生，两型；基生叶，具叶柄，叶片椭圆状披针形，花期枯萎，长5～17cm，宽2～5cm，先端急尖，基部渐窄成柄，边缘有粗锯齿，两面绿色，有短白柔毛；茎生叶，细小，披针形，先端急尖或渐尖，基部楔

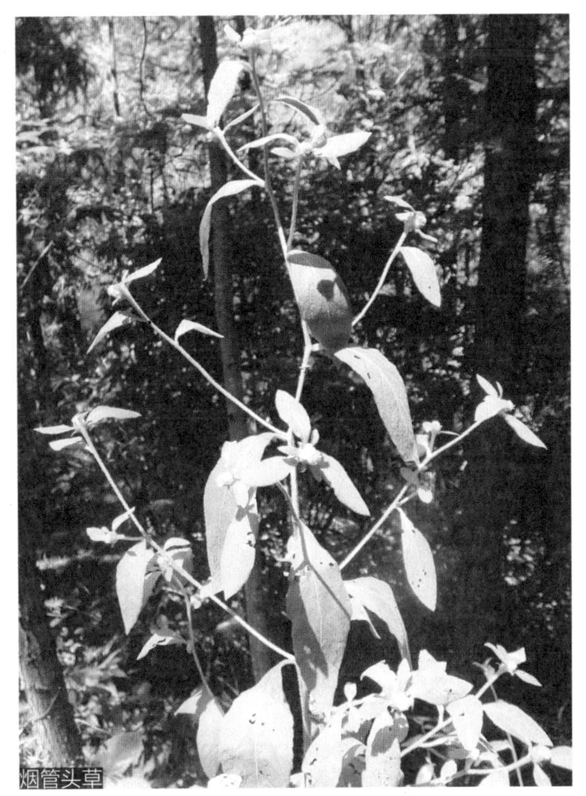

烟管头草

形，近全缘，两面浅绿色，有白短柔毛。头状花序生枝顶或叶腋，花蕾时直立，开放后下垂，直径1.2～1.5cm；总苞片多列，绿色，披针形，大小不一，长可达1cm；苞片多列，淡绿色；花全为管状，黄色，先端3～5裂；边缘雌性，中央两性。瘦果线形，细长，有纵纹，长达5cm。花期夏、秋季，果期秋、冬季。

【生长分布】生于山坡、路旁、林缘、草丛。分布于我国绝大部分地区。

【采收加工】夏、秋季采集，洗净，切段，晒干。

【性味归经】苦、辛，寒。入肺经。

【功能主治】清热解毒，消肿止痛。用于咽喉肿痛，风火牙痛，痄腮，感冒发热，痈疖肿痛，痢疾，尿路感染。

【配伍应用】

挖耳草-泥胡菜 两药秉性寒、凉，均有清热解毒之功。挖耳草兼能消肿止痛；泥胡菜并能散结消肿。两药配伍，相须相使，功效增强。用于热毒咽喉肿痛、痈疖肿毒，以及牙痛等证。若咽喉肿痛，配与板蓝根、金果榄、射干；痈疖肿毒，配与蒲公英、紫花地丁；牙痛，配夏枯草、桑白皮、玄参，以增疗效。

挖耳草-橘叶 两药都有散结消肿作用。挖耳草乃解毒散结消肿，且止痛；橘叶为利气散结消肿，尚能解毒。两药配伍，相互为用，共奏利气消滞，清热解毒，消肿止痛之功。用于肝胃郁热之乳痈初起，以及乳癖。若用于乳痈，配与一枝黄花、蒲公英、穿山甲、瓜蒌；乳癖，配与金橘根、羊蹄草（一点红）、首乌藤，以增功效。

【单方验方】

①治小儿外乳蛾，乍腮红肿疼痛，热核：挖耳草6克，白头翁6克，赤芍6克，水煎点酒服。

②治小儿急惊，角弓反张，发搐，手足蹬摇：挖耳草水煎，点水酒服；或加朱砂0.3克，蚯蚓2条，点水酒服。

③治伤风头痛发热：挖耳草3克，紫苏叶0.3克，白芷0.9克，川芎3克，姜皮为引，煎汤服。

④治痈疽红肿，有脓者溃，无脓者散：挖耳草不拘多少，煎水点水酒服。

⑤治阳明实火，牙根肿痛，风头虫牙：挖耳草9克，花椒15粒。煎水频频漱口，或点酒服，或噙牙上（①~⑤方出自《滇南本草》）。

【用法用量】内服：煎汤，3~9克。外用：捣敷或煎漱口。

柞木叶

（刺柞叶、凿树叶、柞树叶、铁梨木叶）

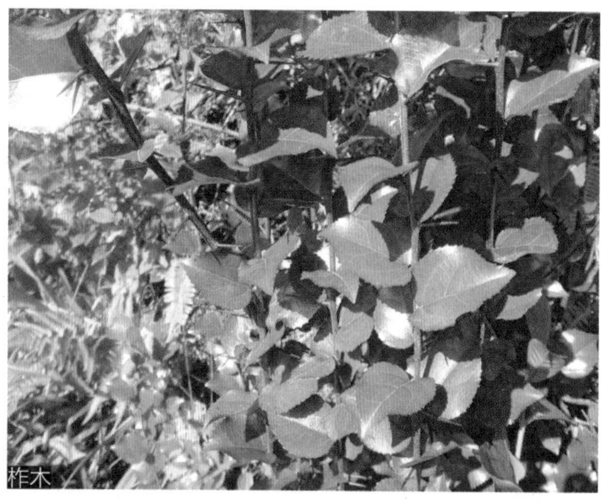

柞木

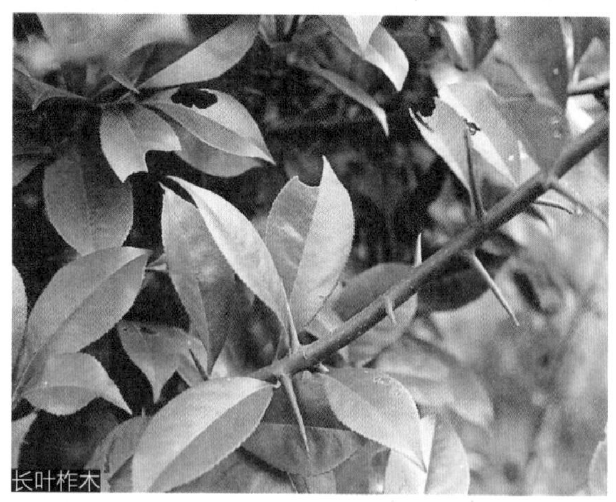

长叶柞木

【药物来源】大风子科植物柞木〔*Xylosma racemosum*（Sieb. et Zucc.）Miq.〕和长叶柞木〔*Xylosma longifolium* Clos〕的叶。

【植物特征】详见“清热燥湿”章“柞木皮”。

【生长分布】详见“清热燥湿”章“柞木皮”。

【采收加工】全年可采，晒干或鲜用。

【性味归经】微苦，平。入脾、大肠二经。

【功能主治】清热解毒，燥湿止泻。治急性细菌性痢疾，急性胃肠炎，中毒性肠炎，痈肿，痔疮。

柞木叶-地锦草 两药善行下焦，均有清肠解毒作用。柞木叶并能燥化湿邪，偏治湿热泻痢；地锦草兼清利湿热，善疗热毒痢。两药配伍，相辅相成，清热解毒功效增强，并具除湿热之功。用于热毒夹湿所致泻痢等证。若治湿热泻，配与青蒿、南瓜叶、枫香树叶；治热毒痢，配铁苋、马齿苋、金银花、青木香，以增疗效。

柞木叶-青蒿 两药都有燥湿止泻作用。柞木叶并清热毒；青蒿又善清暑解热。两药相配，相辅相成，共收解暑除蒸，清热解毒，燥湿止泻之功。用于暑湿或湿热所致发热、身困、脘痞腹胀、呕吐、腹痛、泄泻等症。

【单方验方】治诸般痈肿发背：柞木叶四两（干），干荷叶、金樱根（萱草）、甘草节、地榆各一两。上同锉，捣为煮散。每服半两，水二碗，煎至一碗，分两服，早晚各一，并渣再煎一服。忌饮食毒（《本事方》）。

【用法用量】内服：煎汤，6~12克；或研末。外用：捣敷。

【注意事项】“柞木皮”、“柞木根”详见“清热燥湿”章。

秋枫木叶

（秋风、乌杨、红桐、赤木、三叶红）

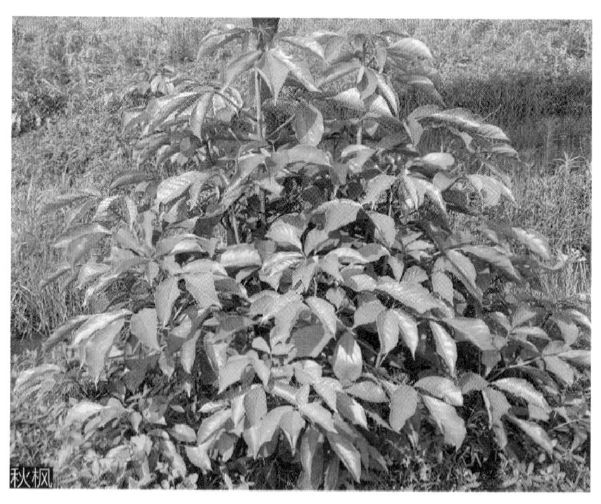

秋枫

【药物来源】大戟科植物秋枫〔*Bischofia javanica* Bl.〕的嫩枝、叶。

【植物特征】不落叶乔木，高6~16m或更高。树干直立，圆柱状，多分枝。叶互生，三出复叶，叶柄长7~12cm，有槽；先端叶较则叶大，倒卵形，具柄，长10~15cm，宽5~8cm，先端渐尖或尾尖，基部楔形，边缘有锯齿，上面深绿色，光泽，下面绿色，叶凸起，浅紫红色。圆锥花序生叶腋，花小，绿色，多数，单性，雌雄异株；萼片5，覆瓦状排列；无花瓣；雄花序较短，雄蕊5，子房退化，呈盾状；雌花序长，约15～26cm，子房3～4室，每室胚株2，花柱3。浆果状，球形，直径约13mm，浅红色或浅褐色。种子半圆形，褐色。花期夏季，果期秋、冬季。

【生长分布】生于山坡、沟谷向阳处；或栽培。分布于我国华南、华东、华中、华北、西南等地区。

【采收加工】全年可采，晒干或鲜用。

【性味归经】微辛、涩，凉。入肝、肺、胃、心四经。

【功能主治】解毒散结，行气活血。用于食道癌，胃癌，传染性肝炎，小儿疳积，肺炎，咽喉炎，痈疽，疮疡。

【配伍应用】

秋枫木叶-蒲公英 两药都有清热解毒，散结消肿作用。但秋枫木叶散结消肿功能较好；蒲公英清热解毒作用偏强。两药配伍，相辅相成，功效增强。用于痈疖疔疮、咽喉肿痛、热毒肝病。若咽喉肿痛，配与板蓝根、金银花、射干、薄荷；痈疖疔疮，配与七叶一枝花、紫花地丁、无莿根；用于热毒肝病，配白毛藤、地耳草、栀子根，以增疗效。

秋枫木叶-仙人掌 两药秉性寒凉，都有行气活血作用。秋枫木叶尚能清热，散结；仙人掌并能清热，止痛。两药配伍，则能开郁泄热，行气活血，消肿止痛。用于气血郁滞，郁而生热之郁热证，如胃痛、胁痛、妇人小（少）腹痛均可使用。但应依证灵活变通调配。

【单方验方】

①食道癌，胃癌：鲜秋枫木叶60～90克，肥肉60克炖服，连服30剂；或鲜叶60克，桃寄生、苦杏仁、白毛藤、水剑草、鹿衔草各15克，水煎两次共2碗，每日分4次服，白糖冲服。

②传染性肝炎：鲜秋枫木叶60克，配合欢皮15克，积雪草30克，冰糖15克，水炖服。

③肺炎：鲜秋枫木叶30～60克，捣烂取汁，调蜜内服。

④咽喉炎：鲜秋枫木叶、荸荠各30克，捣烂取汁内服。

⑤痈疖肿痛、无名肿毒：鲜叶捣烂外敷患处（①～⑤方出自《全国中草药汇编》）。

【用法用量】内服：煎汤，鲜叶60～90克；或捣烂取汁。外用：捣敷。

【注意事项】根及树皮常用于风湿骨痛，在此点之，不再另述。

秋海棠茎叶

（相思草）

【药物来源】秋海棠科植物秋海棠〔*Begonia grandis* Dry〕的茎叶。

【植物特征】多年生草本，高40～60cm。块根肥厚，近圆

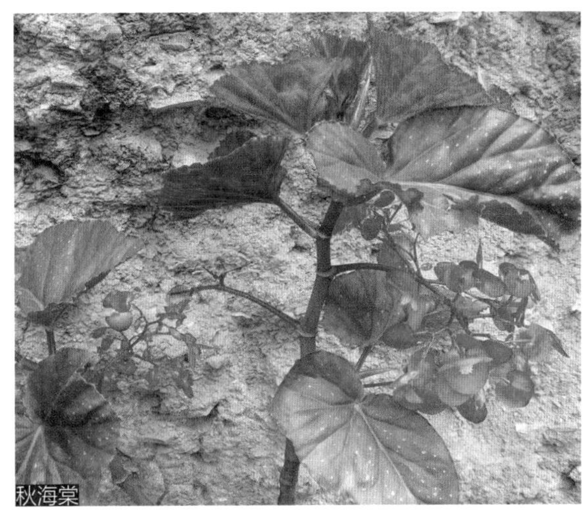

秋海棠

形，须根多。茎直立，圆柱状，粗壮，有分枝。叶互生，叶柄长5～12cm，紫红色；叶片斜卵形，长8～18cm，宽6～15cm，先端渐尖，基部斜心形，边缘有粗细不一锯齿，上面深绿色，疏生刺毛，有腺点，下面紫红色，叶脉凸起。叶腋生小珠芽。聚伞花序，生顶端叶腋和侧生，单性，雌雄同株；花大，红色或粉红色；雄花被4，雄蕊多数；雌花被5，子房下位，花柱3。蒴果长1.5～3cm，有3翅。花期秋季，果期冬季。

【生长分布】生于山沟旁阴湿地；多栽培。分布于我国绝大部分地区。

【采收加工】夏、秋采集，洗净，切段，晒干。

【性味归经】酸，寒，无毒。入心经。

【功能主治】清热，消肿，解毒。用于咽痛，痈疡，跌打损伤。

【配伍应用】

秋海棠茎叶-板蓝根 两药都有清热消肿解毒作用。但秋海棠茎叶偏于清热消肿；板蓝根重在清热解毒。两药相配，相辅相成，作用增强。用于热毒咽喉肿痛，痈疖肿毒等证。

【单方验方】治跌打损伤：秋海棠鲜全草，加甜酒捣烂，敷患处（《陕西中草药》）。

【用法用量】内服：煎汤，6～9克。外用：捣汁含漱；或捣敷。

鬼针草

（婆婆针、盲肠草、豆渣菜、清胃草、粘身草、脱力草、一包针）

【药物来源】菊科植物鬼针草〔*Bidens pilosa* L.〕的全草。

【植物特征】一年生草本，高40～100cm。茎直立，四棱形，上部多分枝，枝条细长，幼枝被短绵毛或无毛。中、下部叶对生，有长柄，二回羽状分裂，裂片卵状披针形，先端通常渐尖，边缘有大小不一尖齿或钝齿；上部叶互生，较细

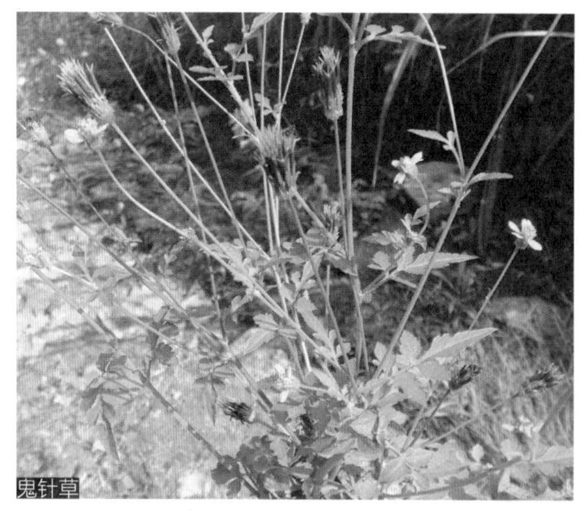
鬼针草

小，一回羽状分裂。头状花序生枝顶或叶腋，具长梗；总苞杯状，苞片线状椭圆形；边缘舌状花，白色，中央管状花，两性，黄色，先端5裂；雄蕊5，雌蕊1，柱头两裂。瘦果长条形，长1～1.5cm，黄褐色，具3～4纵棱，顶端冠毛芒状。花期夏、秋季，果期秋、冬季。

【生长分布】生于路旁、荒野。分布于我国大部分地区。

【采收加工】夏、秋季采集，割取地上部分，洗净，切段，晒干。

【药理作用】体外试验表明，对金黄色葡萄球菌有抑制作用。

【性味归经】苦，平。入肺、胃、胆、大肠四经。

【功能主治】清热解毒，散瘀消肿。用于上呼吸道感染，咽喉肿痛，腹泻，痢疾，阑尾炎，黄疸型肝炎，急性肾炎，疟疾，风湿关节痛，脱力劳困，跌打损伤，蛇、虫咬伤。

【配伍应用】

鬼针草-一枝黄花　鬼针草苦、平，清热解毒，治外感风热咽痛、发热、头痛等；一枝黄花辛、苦、凉，疏风清热，消肿解毒，治风热感冒头痛、咽喉肿痛等。两药相互为用，相互促进，共收解毒消肿，疏表泄热之功。用于风热感冒，致发热、头痛、咽喉肿痛、咳嗽等症。

鬼针草-芦荟　两药善行胃肠；鬼针草能散瘀消肿，而清热毒；芦荟可泄热通便，以祛积滞。两药配伍，则能通里攻下，祛瘀消肿，泄热解毒。用于肠痈、痔疮肿痛、大便秘结等证。

鬼针草-积雪草　两药都有散瘀消肿作用，均为损伤要药。两药配伍，相须为用，疗效更好。对跌打闪挫之伤筋肿痛有效。内服与外敷可同时使用。

【单方验方】

①急性黄疸型传染性肝炎：鬼针草50克，连钱草60克，水煎服。

②急性胃肠炎：鬼针草60～120克，水煎，每日2剂，4次分服（①～②方出自《全国中草药汇编》）。

③感受外邪腹泻：鬼针草20克，鱼腥草20克，老鹳草12克，浮小麦10克。将药物煎服，每日3次（《中国民间百草良方》）。

④阑尾炎：鬼针草60克，蜂蜜60克。将鬼针草水煎去渣，调入蜂蜜，分2次服，每日1剂（《中国民间百草良方》）。

⑤小儿单纯性消化不良：鬼针草3～15克，水煎2次，分2～4次服。吐加生姜2片；泻加车前草6克（《全国中草药汇编》）。

⑥治偏头痛：鬼针草30克，大枣3枚，水煎温服（《江西草药》）。

⑦治大小便出血：鲜鬼针草15～30克，煎汤服（《泉州本草》）。

⑧治跌打损伤：鲜鬼针草30～60克（干的酌减），水煎，另加黄酒30毫升，温服，日服1次，一般连服3次（《福建民间草药》）。

⑨瘀血凝滞胃痛：鬼针草20，苦荞头10克，青藤香6克，洋桃根10克，海螵蛸12克。将药物煎服，每日3次（《中国民间百草良方》）。

【用法用量】内服：煎汤，15～30克。外用：捣敷。

【注意事项】注意与“金盏银盘”鉴别，详见“辛凉解表”章。

胜红蓟

（白花草、咸虾花、猫屎草、脓泡草、臭草、消炎草）

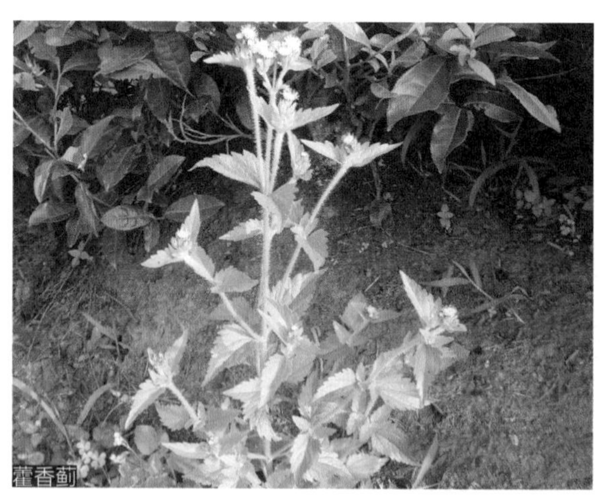
藿香蓟

【药物来源】菊科植物藿香蓟〔*Ageratum conyzoides* L.〕的全草。

【植物特征】一年生草本，高30～70cm，茎直立，绿色或略带紫色，被白色粗短毛。叶对生，叶柄长0.7～2cm，被白毛；叶片卵形或宽卵形，长4～10cm，宽2.5～6cm，先端急尖或钝，基部钝或圆，边缘有粗锯齿，两面绿色，疏被白毛，下面纵脉显见。头状花序生枝顶，排列成伞房状花序；

总苞钟状，苞片2～3列，披针形，外面被毛；全为管状花，淡蓝色或白色；先端5裂，雄蕊5。瘦果圆柱状，黑色，有冠毛。花期夏季，果期秋季。

【生长分布】 生于田边、屋旁、荒地、菜园。分布于我国华南、华东、华中、西南等地区。

【采收加工】 夏、秋季采集，洗净，切段，晒干。

【药理作用】

①抗菌作用：本品注射液对福氏志贺菌、铜绿假单胞菌有抑制作用；鲜草煎剂对链球菌、金黄色葡萄球菌有抑制作用。

②止血作用：取白花草止血针剂，以兔全血作凝血试验，其凝血时间缩短84.6%（缩短30%有效）。

【性味归经】 辛、苦，凉。入肺、心包二经。

【功能主治】 清热解毒，凉血止血。用于扁桃体炎，咽炎，感冒发热，痈疽疮疖，急性胃肠炎，胃痛，崩漏，外伤出血。

【配伍应用】

胜红蓟-金银花 两药均有清热解毒作用。胜红蓟并能疏表泄热，治热毒咽喉肿痛、痈疽疖肿；金银花尚能轻疏风热，治外感风热、咽痛、肿毒等。两药配伍，相辅相成，共奏清热解毒，疏表泄火之功。用于感冒发热、咽喉肿痛、痈疽疮疖等证。

胜红蓟-侧柏叶 两药都有清热，凉血，止血作用。胜红蓟偏于清泄血热，侧柏叶长于凉血止血。两药配伍，相互促进，作用尤强。用于血热妄行之各种出血证。

【单方验方】

①感冒：胜红蓟30克，龙芽草15克，薄荷10克，水煎服（《青草药彩色图谱》）。

②治喉症（包括白喉）：胜红蓟30～90克，洗净，绞汁，调冰糖服，日服3次；或取鲜叶晒干，研为末，作吹喉散（《泉州本草》）。

③口腔黏膜感染白色念珠菌（鹅口疮）：胜红蓟15克，板蓝根9克，金银花12克，生地黄15克，甘草5克，水煎服（《实用皮肤病性病中草药彩色图集》）。

④痢疾：胜红蓟30克，十大功劳、地锦草、马齿苋各15克，水煎服（《青草药彩色图谱》）。

⑤皮肤溃疡：胜红蓟500克，仙人掌花250克，加水4000毫升，煎至1000毫升，冷却后外洗或用棉签，软布蘸洗患处（《实用皮肤病性病中草药彩色图集》）。

⑥治崩漏、鹅口疮、疔疮红肿：胜红蓟9～15克。水煎服（《云南中草药》）。

⑦胃溃疡、急性腹痛：胜红蓟煅存性，研末装瓶备用，每服1.5克，每日1次，嚼服，在半小时内不喝水，镇痛作用良好（《全国中草药汇编》）。

【用法用量】 内服：煎汤，15～30克（鲜品30～60克）；或研末。外用：捣敷或煎洗。

绞股蓝

（七叶胆、小苦药、公罗锅底、遍地生根、小叶五爪龙、五叶参）

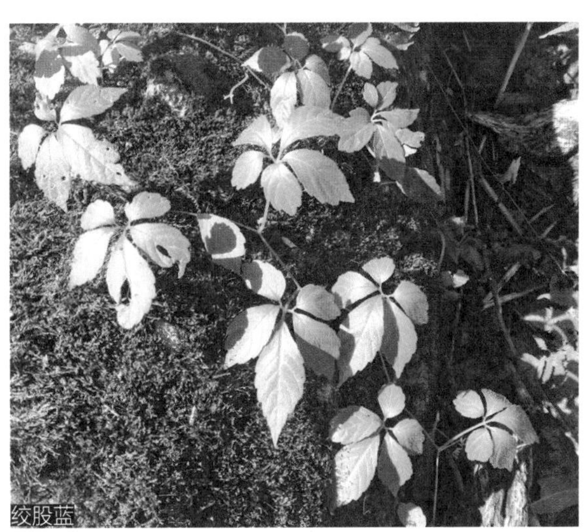

绞股蓝

【药物来源】 葫芦科植物绞股蓝〔*Gynostemma pentaphyllum*（Thunb.）Mak.〕的根状茎或全草。

【植物特征】 多年生蔓性攀援草本，长1～2.5m。根茎长可达1m，直径可达1cm。茎细长，有棱，被疏短毛。鸟趾状复叶，互生，叶柄长1.5～3.5cm；小叶通常5～7枚，亦有3枚或9枚，先端1叶较大，侧叶渐小，小叶片膜质，长卵形或卵状披针形，长3～9cm，宽1～3cm，边缘有粗锯齿，上面绿色，下面浅绿色。花腋生或顶生，雌雄异株，细小，多数，排列成圆锥花序，花梗有节，基部有小苞片；萼短小，5裂；花冠淡黄色，5深裂；雄蕊5；雌蕊5，退化；子房下位，2～3室，花柱3，柱头2裂。浆果近圆形，直径5～9mm，成熟时黑色。花期春、夏季，果期秋、冬季。

【生长分布】 生于山沟旁、山坡、林缘、路旁阴湿处；或栽培。分布于我国南部和中部地区。

【采收加工】 夏、秋季收割，除杂质，切段，晒干或烘干。

【药理作用】

①抗肿瘤作用：日本学者所做的动物实验表明，绞股蓝皂苷对摩利斯肝癌、子宫内膜癌、肺癌和黑色素瘤等癌细胞的增殖有明显的抑制作用，抑瘤率为20%～80%。

②抗衰老作用：绞股蓝抗衰老，延长寿命的机制是通过抗氧化和延长细胞繁殖传代作用来实现的。绞股蓝抗衰老、延长寿命主要通过增强SOP活性，加速LPO的降解，减少其含量来达到的。

③降低血脂和抑制肥胖作用：绞股蓝的降低血脂和抑制肥胖作用，与其抑制脂肪细胞产生游离脂肪酸及合成中性脂肪有关；也可能与阻止肠管对蔗糖、脂肪的吸收和防止肝组织内过氧化作用有一定关系。

④强壮作用和抗应激作用：绞股蓝有人参样的强壮补益功

效，可以旺盛代谢，促进生长，提高耐力和应激能力。

⑤增强免疫功能作用：绞股蓝有类似免疫增强剂样的作用。人的免疫器官如胸腺、脾脏、淋巴结等，尤其是胸腺随年龄增长萎缩，功能减退，而绞股蓝皂苷有保护或延迟这些器官的萎缩和早衰的作用。

⑥对心血管系统的影响：绞股蓝皂苷对心脏功能、血压有人参皂苷样作用，又是血小板的抑制剂，是治疗和预防脑血栓、冠心病、心绞痛的良药。

⑦保肝作用：绞股蓝有保护和改善肝功能的作用，有降低转氨酶的作用。

⑧其他：绞股蓝还有降血糖、镇静止痛等功效。

【性味归经】苦、甘，寒。入肺、心、肝三经。

【功能主治】清热解毒，化痰止咳，益气生津。用于慢性肝炎，胃溃疡，糖尿病，血管神经性头痛，肿瘤。

【配伍应用】

绞股蓝-白花蛇舌草　两药均有清热解毒功效。但绞股蓝偏于清火毒；白花蛇舌草则长于泄湿毒。两药配伍，则具清热，解毒，利湿功能。用于热毒夹湿热一类病证，如肝病、热淋、妇人赤白带下等证。

绞股蓝-九节茶　两药都有化痰止咳作用。绞股蓝苦、寒，乃清热泻肺，化痰止咳；九节茶辛、平，为宣通肺气，止咳化痰。两药配伍，苦寒泻火，辛苦开泄，共奏清热泻火，清肃肺气，化痰止咳之功。用于肺热咳嗽，如咳嗽、痰黏稠、口干咽燥、胸痛、甚则气急喘促等症。

绞股蓝-麦冬　绞股蓝能益气生津；麦冬养阴生津。两药配伍，相互为用，苦寒清热，甘寒生津，共收清热除烦，益气养阴，生津止渴之功。用于温热病后期，余热未净，气阴已伤，如身热、心烦、口渴、汗多、乏力等症。

【单方验方】

①治疗不能手术、放疗的晚期肿瘤：绞股蓝30～50克，白术10～15克，茯苓10～15克，炙甘草或生甘草10克，陈皮10克，焦三仙各10克，消化欠佳者再加鸡内金10～15克。同时对不同的肿瘤患者加用相应抗癌中药。如食管癌选加白花蛇舌草、半枝莲、石见穿；贲门癌、胃癌选加石见穿、龙葵、菝葜；乳腺癌选加夏枯草、猫爪草、山慈菇等。

②治疗慢性病毒性肝炎：绞股蓝30克，板蓝根20克，茵陈12克，栀子9克，姜黄9克，郁金9克，茯苓12克，当归9克，香附12克，儿茶3克，五味子15克，甘草3克，水煎服，每日1剂。乏力明显者加大绞股蓝用量；食欲不振加山楂、砂仁；腹胀加木香；便溏加山药；肝脾肿大明显加三棱、鳖甲。

③治慢性萎缩性胃炎：绞股蓝20～30克，蒲公英10～20克，白芷9克，当归9克，白芍20克，延胡索9克，蒲黄9克，五灵脂12克，川芎9克，鸡内金9克，用于以疼痛为主者（胃炎Ⅰ号方）。绞股蓝20～30克，厚朴12克，白术6克，枳实12克，姜黄5克，紫苏9克，荔枝核12克，香附12克，乌药9克，鸡内金9克，用于以胀满为主者（胃炎Ⅱ号方）。临床上可根据痛与胀的多寡，两方中药物合用或相互选用。嗳气不已加沉香、降香；纳少不知饥加焦山楂、焦神曲；嘈杂口苦加黄连；便溏加山药、生薏苡仁；舌红少苔加石斛、百合。每日给药1剂，水煎取300～400毫升，分两次服，服药3个月为1个疗程。服药期间忌烟酒，忌生冷辛辣食品。

④治疗糖尿病：绞股蓝20～30克，太子参10克，地骨皮15克，天花粉24克，山茱萸10克，生地黄20克，玄参10克，黄精15克，水煎服，每日1剂（①～④方出自《中药绞股蓝的研究和应用》）。

【用法用量】内服：煎汤，15～30克；或研末入丸、散。

【注意事项】该药苦寒，脾胃虚寒、寒湿内伏、肾阳虚衰者忌用。

莲蓬草

（橐吾、独脚莲、铁铜盘、马蹄当归、一叶莲、八角乌、大吴风草、铁盘）

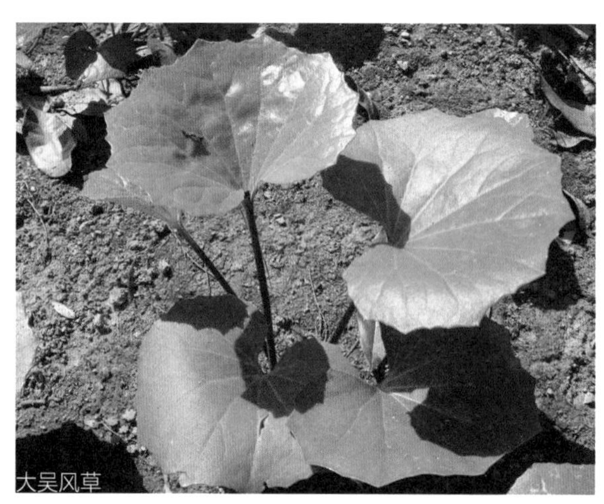
大吴风草

【药物来源】菊科植物大吴风草〔*Farfugium japonicum*（L.F.）Kitam.〕的全株。

【植植特征】多年生常绿草本，高20～60cm。根茎粗壮，肥厚，有多条枝根。基生叶，大型，叶柄长15～30cm；叶片近肾形，长10～20cm，宽12～22cm，先端钝圆，基部心形，边缘波状，有凸头状粗、细不等锯齿，上面绿色，光泽，下面浅绿色。花顶生，花葶抽于叶丛，高于叶，头状花序，集成伞房状花序；总苞筒状，苞片长椭圆形，先端尖；边缘舌状花，1列，雌性，舌长3～4cm，宽5～6mm，黄色；中央管状花，黄色，两性，先端5裂。瘦果长椭圆形，长约6mm，有棕褐色冠毛。花期冬季，果期翌年春季。

【生长分布】生于高山、林下、溪谷阴处；或栽培。分布于我国华南、华东、华中、西南等地区。

【采收加工】夏、秋季采集，叶切段，晒干；根茎除须根，洗净，切片，晒干。

【性味归经】辛、甘、微苦，凉。入肺经。

【功能主治】清热解毒，活血止血。用于咽喉肿痛，风热感冒，瘰疬，痈肿疔毒，乳腺炎，咯血，尿血，便血。

【配伍应用】

莲蓬草-金银花 莲蓬草专行上焦，清热解毒，且疏风宣肺；金银花质轻气浮，清热解毒，并凉散风热。两药配伍，相辅相成，共奏清热解毒，疏表散邪，解热退烧之功。用于外感风热，发热、头痛、咽痛等，亦可用于痈肿疔疮等证。

莲蓬草-大蓟 两药都有止血作用。莲蓬草乃活血止血，善治跌打损伤咯血、吐血；大蓟而凉血止血，且散瘀，治血热咳血、衄血、尿血等。两药配伍，则能凉血和血，止血活血。用于血热妄行之出血证，且止血不留瘀。

【单方验方】

①用于感冒，流感：莲蓬草15克，水煎服（《浙江民间常用草药》）。

②用于咽喉炎，扁桃体炎：莲蓬草6～9克，水煎服（《浙江民间常用草药》）。

③治妇人乳痈初起：莲蓬草洗净，加红糖共捣烂，加热敷贴（《福建民间草药》）。

【用法用量】内服：煎汤，9～15克（鲜品30～60克）。外用：捣敷。

【注意事项】清热解毒通常用叶，活血止血多用根茎。婴幼儿、孕妇、年老体衰、肝肾功能不良者忌用。

莠狗尾草

（狗尾草）

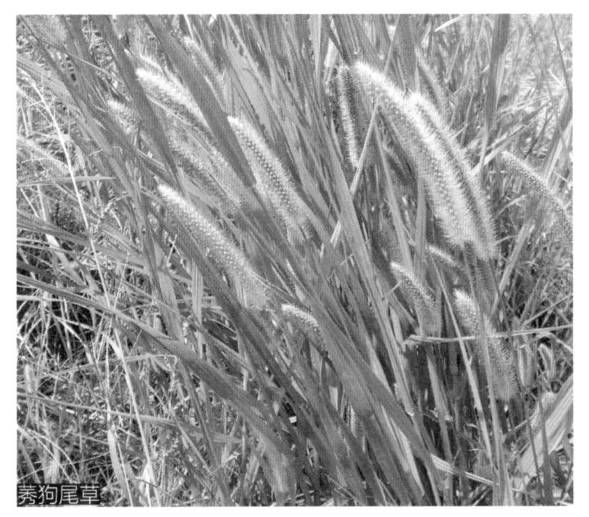
莠狗尾草

【药物来源】禾本科植物莠狗尾草〔*Setaria geniculata* (Lam.) Beauv.〕的根或带根全草。

【植物特征】多年生草本，高45～90cm。茎丛生，直立或斜展，圆柱形，有明显节，呈屈膝状，光秃。叶互生，无柄，叶片长条形，长10～30cm，宽3～8mm，先端渐尖，两面绿色，被疏毛，边缘有微细齿，叶鞘包茎，鞘口缘有长毛。圆锥状穗形花序，顶生，长3～7cm，绿色或绿白色，小穗先端尖，基部有刚毛约数条，是小穗数倍；颖均呈卵形，第一颖、第二颖长分别为小穗长的1/3、1/2；能育小花的外稃平凸状，不孕小花外稃先端尖，表面有皱纹，包持着内稃。花期夏季，果期秋、冬季。

【生长分布】生于荒地、草坡、路旁。分布于热带近海地区。

【采收加工】夏季采收带根全草，根秋、冬季采挖，洗净，切段，晒干或鲜用。

【性味归经】淡，凉。入脾、肝二经。

【功能主治】清热解毒，利湿。用于黄疸，眼赤肿痛，痈疖疔疮。

【配伍应用】

莠狗尾草-蒲公英 两药寒、凉，均有清热解毒之功。莠狗尾草并能利湿；蒲公英苦兼能消肿。两药配伍，既能清热毒，除湿热，又可散结消肿。可用于痈疖、眼赤肿痛、湿疹等证。

莠狗尾草-茵陈蒿 两药均能清利脾肝湿热。莠狗尾草并能泄热毒；茵陈蒿尚能退黄疸。两药配伍，共奏利湿解毒，泄肝运脾，利胆退黄之功。用于湿热或时行疫毒，所致肝病黄疸。

【单方验方】

①治阳黄：莠狗尾草15克，白英30克，红糖适量，水煎服。

②治结合膜炎：鲜莠狗尾草30克，水煎服。

③用于痈疖：鲜莠狗尾草捣烂，外敷患处（①～③方出自《中药大辞典》）。

【用法用量】内服：煎汤，15～30克（鲜品60～90克）。外用：捣敷。

鸭舌草

（鸭儿嘴、鸭仔菜、香头菜、肥猪草、水玉簪、肥菜、合菜）

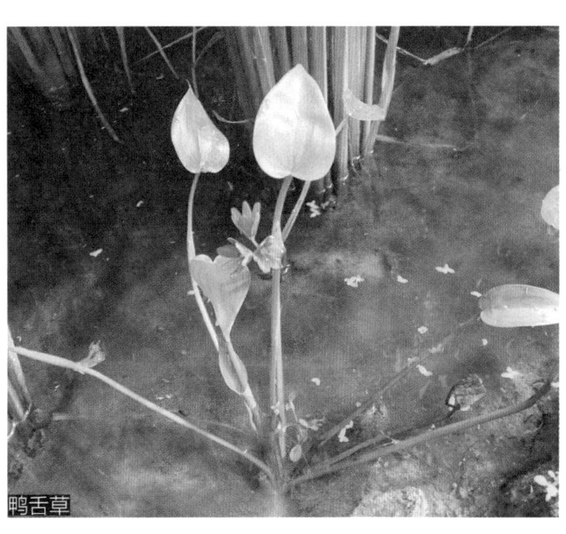
鸭舌草

【药物来源】雨久花科植物鸭舌草〔*Monochoria vaginalis* (Burm.f.) Presl.〕的全株。

【植物特征】水生草本，高30～80cm。根茎短，须根多，白色。叶簇生，具长柄，下部呈鞘状；叶片呈心脏形或阔卵形，长2～7cm，宽2～5cm，先端急尖或渐尖，基部心形。总状花序，由叶鞘膨大处抽出，小花3～10朵；花被6，2列，蓝色，外列稍小于内列；雄蕊6，1枚偏长，子房3室，每室胚珠多颗。蒴果长卵形，长约1cm，基部有花瓣宿存。花期夏、秋季，果期秋、冬季。

【生长分布】生于水田。分布于我国绝大部分地区。

【采收加工】夏、秋季采集，拔取带根全草，洗净，切段，晒干。

【药理作用】抑菌试验：本品对金黄色葡萄球菌、链球菌、大肠埃希菌及白色葡萄球菌均有抑制作用。

【性味归经】甘，凉。入大肠经。

【功能主治】清热解毒。用于痢疾，咽喉肿痛，牙龈脓肿，丹毒，疮疖。

【配伍应用】

鸭舌草-马齿苋　两药均行下焦，善清肠道热毒。但鸭舌草偏清气分热毒；马齿苋长于清泄血分毒邪。两药配伍，相辅相成，互相促进，共收清气泄热，凉血解毒之功。用于热毒痢、便下脓血，以及痔疮肿痛、咽喉肿痛等。

【单方验方】

①治赤白痢疾：鸭舌草适量，晒干。每日泡茶服，连服3～4天（《江苏药材志》）。

②治吐血：鸭舌草30～60克，炖猪瘦肉服（《草药手册》）。

③用于疔疮：鸭舌草加桐油捣敷患处（《草药手册》）。

④拔牙：鸭舌草6克，玉簪花根6克，信石3克，鲫鱼1条（约500克重）。前3味药共研细粉，去鱼肠杂，装药缝合，挂阴凉通风处约50天后，鱼鳞上即生出霜样物，即所用的药粉。用时先轻微剥离牙龈，点上此药（约1个鳞片上的药量），片刻以后，牙即可拔下。此药不可咽下，以免中毒(《陕西中草药》)。

【用法用量】内服：煎汤，15～24克（鲜品30～60克）；或捣绞汁。外用：捣敷。

【注意事项】注意与“蔛草”鉴别，详见“清热凉血”章。

鸭儿芹

（三叶、三叶芹、大鸭脚板、红鸭脚板、鹅脚板）

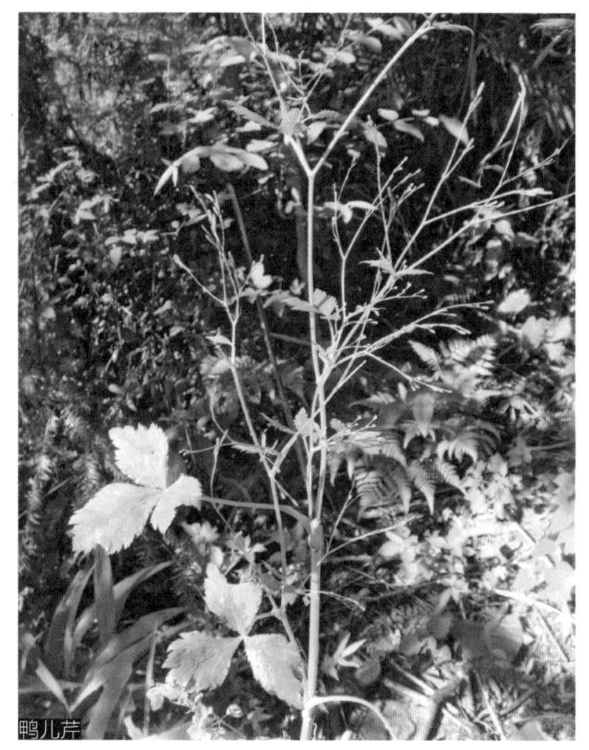

鸭儿芹

【药物来源】伞形科植物鸭儿芹〔*Cryptotaenia japonica* Hassk.〕的全草。

【植物特征】多年生草本，高30～70cm。茎直立，圆柱形，有叉状分枝。叶互生，三出复叶，叶柄长4～15cm，柄下部扩大成膜质，抱茎；小叶近无柄，中间叶片大，近棱状卵形，侧叶片斜卵形，长3～9cm，宽2.5～6.5cm，先端渐尖，基部楔形，边缘有粗锯齿，两面绿色。复伞形圆锥花序，小花稀疏，具长梗；花萼5齿裂，早退化；花瓣5，白色或略带紫色；雄蕊5；雌蕊1，子房下位，2室。果实细长，两头窄，微弯。花期夏季，果期秋、冬季。

【生长分布】生于林下、林缘、山坡、路旁、草丛。分布于我国长江以南各地区。

【采收加工】夏、秋季采集，洗净，切段，晒干。

【药理作用】抑菌试验：鸭儿芹水煎剂对金黄色葡萄球菌有一定的抑制作用。

【性味归经】辛、苦，平。入心、肺二经。

【功能主治】清热解毒，活血消肿。用于肺炎，肺脓肿，痈疽疔肿，无名肿毒，皮肤瘙痒。

【配伍应用】

鸭儿芹-鱼腥草　两药专行上焦，均能清热解毒。鸭儿芹并能宣利肺气，用于肺热咳嗽、肺痈；鱼腥草尚能排脓消痈，用于肺痈咳吐脓血、肺热咳嗽。两药配伍，相辅相成，共收清热解毒，宣透肺卫，排脓消痈之功。用于肺痈咳吐脓血、肺热咳嗽等。

鸭儿芹-七叶一枝花　鸭儿芹清热解毒，活血消肿；七叶一枝花清热解毒，消肿止痛。两药相须为用，功效尤著。用于痈疽疔肿、无名肿毒等。

【单方验方】

①治小儿肺炎：鸭儿芹15克，马兰12克，叶下红、野油菜各9克，水煎服。

②用于肺脓肿：鸭儿芹30克，鱼腥草60克，桔梗、山苦瓜

各6克，瓜蒌根15克，水煎，每日3次分服。
③治流行性脑脊髓膜炎：鸭儿芹15克，瓜子金9克，忍冬藤60克，水煎服。
④治一切痈疽疔毒，恶疮，已溃未溃均可用：鸭儿芹、马兰、金银花各15克，鸭跖草30克，台湾莴苣、丝瓜根各9克，水煎，2次分服。
⑤治肿毒皮色不变，漫肿无头：鸭儿芹、东风菜各15克，柴胡30克，水煎，每日3次分服。并用鸭儿芹、东风菜各等分，研末，好烧酒调敷（①～⑤方出自《常用中草药配方》）。
【用法用量】内服：煎汤，15～30克。外用：捣敷；或研末调敷。
【注意事项】“鸭儿芹根”详见“辛温解表”章。

鸭脚木叶

（鸭掌柴叶、萝卜柴叶）

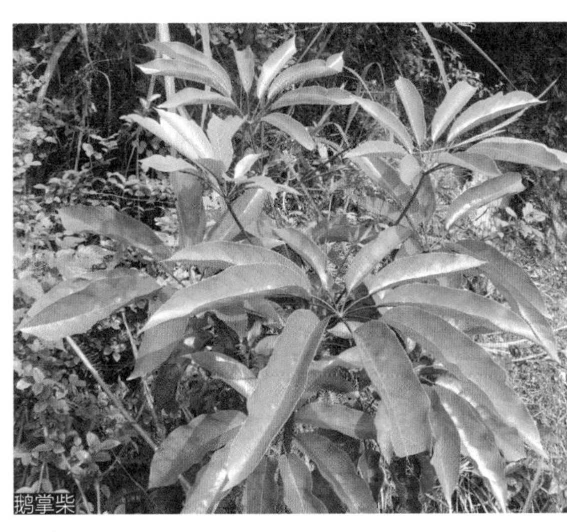

鹅掌柴

【药物来源】五加科植物鹅掌柴〔*Schefflera octophylla*（Lour.）Harms〕的叶。
【植物特征】详见“辛凉解表”章“鸭脚木皮”。
【生长分布】详见“鸭脚木皮”。
【采收加工】夏季采收，晒干。
【性味归经】苦、辛，凉。入肾经。
【功能主治】清热解毒，祛风除湿，散瘀止痛。用于感冒发热，咽喉肿痛，腮腺炎，风湿痹痛，腹泻，跌打损伤，风疹，湿疹。
【配伍应用】
鸭脚木叶-毛贯众 鸭脚木叶清热解毒，宣透邪热，治外感发热、咽喉肿痛、痄腮；毛贯众清热解毒，宣利肺气，用于感冒或疫感发热、肺热咳喘。两药配伍，相辅相成，共收清热解毒，宣肺利气，解热退烧之功。可用于风热感冒，发热、头痛、口干、咽痛，以及咽喉肿痛、咳嗽等症。
鸭脚木叶-三丫苦根 两药秉性寒凉，均有祛风除湿作用。鸭脚木叶善祛肌表、经络风湿；三丫苦根偏除肢节、筋骨之风湿。两药配伍，功效尤著。用于风湿热痹等。若配大青根、忍冬藤、黄毛耳草、倒扣草，功效更强。
鸭脚木叶-积雪草 鸭脚木叶能散瘀止痛；积雪草能活血消肿。两药配伍，相辅相成，功效显著。用于跌打损伤，瘀滞肿痛。
【单方验方】
①无名肿毒：鸭脚木叶捣烂敷。
②湿疹：鸭脚木叶、豨莶草各适量，水煎熏洗患处（①～②方出自《青草药彩色图谱》）。
③治跌打肿痛：鸭脚木叶1.5千克，扫把枝叶0.5千克。晒干研末，米汤调为丸。每丸3克，酒化内服或外涂，每日服3次，每次服3丸（《广西中草药》）。
【用法用量】内服：煎汤，9～15克；或研末入丸、散。外用：煎洗或捣敷。

蛇含

（五爪龙、五皮风、五叶莓、地五爪、蛇含萎陵菜、紫背草）

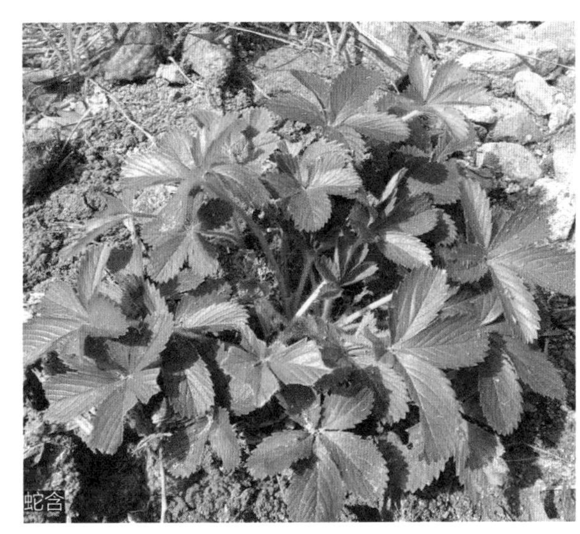

蛇含

【药物来源】蔷薇科植物蛇含〔*Potentilla kleiniana* Wight et Arn.〕的带根全草。
【植物特征】多年生草本，高15～25cm。主根粗短，肥厚，侧根多，白色。茎匍匐，细长，有分枝，被丝状柔毛。叶基生和茎生二型；基生叶具长柄，被白柔毛，掌状复叶，通常5枚，小叶近无柄，小叶片椭圆形或倒卵形，长1.5～4cm，宽0.7～1.6cm，先端圆钝，基部楔形，边缘有粗锯齿，上面绿色，下面浅绿色，被茸毛；托叶与叶柄结合，近膜质；茎生叶形态近似基生叶，不同点，叶互生，具短柄，叶片较基叶小。圆锥状聚伞花序，顶生；花萼5裂，长卵形，副萼5，线形；花瓣5，黄色，倒心形，先端略凹；雄蕊多数；雌蕊亦多。瘦果近椭圆形，表面有纵皱。花期春、夏季，果期夏季至初冬。

【生长分布】生于田边、荒地、山坡、路旁、沟边。分布于我国大部分地区。

【采收加工】夏季采集，连根拔取，洗净，切段，晒干。

【性味归经】苦、辛，凉。入心、脾二经。

【功能主治】清热解毒，息风定惊。用于咽喉肿痛，痈肿，丹毒，小儿高热惊风，外感发热咳嗽，百日咳。

【配伍应用】

蛇含-金银花 两药均有清热解毒作用。蛇含并能宣透卫表；金银花尚能轻疏风热。两药配伍，相须相使，共收清热解毒，轻疏凉透之功。用于风温初起、实热咽喉肿痛等。

蛇含-阴地蕨 蛇含能息风定惊；阴地蕨能平肝清热。前者长于息肝风，后者偏于清肝热。两药配伍，相得益彰，共收清热平肝，息风镇惊之功。用于温热病热甚生风，高热、头痛、惊厥，亦可用于肝热引起头胀头痛等症。

【单方验方】

①淋巴结结核：蛇含30克，星宿菜、葫芦茶各9克，茅瓜24克，豆腐125克，水煎服（《青草药彩色图谱》）。

②小儿口疮：鲜蛇含捣烂绞汁调蜜服（《青草药彩色图谱》）。

③细菌性痢疾，阿米巴痢疾：蛇含60克，水煎加蜂蜜调服（《全国中草药汇编》）。

④小儿风热咳嗽：蛇含6克，麦冬3克，水煎服（《河北中草药》）。

⑤治百日咳：蛇含15克，生姜3片，煎水服（《贵阳民间草药》）。

⑥惊厥：蛇含9克，全蝎1个，僵蚕1.5克，朱砂1克。各研细末调匀，开水送服（《福建中草药处方》）。

⑦五步蛇咬伤：鲜蛇含、鲜天胡荽各60克，水煎服。如神志不清加青木香60克，龙胆草9克，徐长卿6克，黄连6克。外用鲜天胡荽加食盐捣烂，开水冲泡，候温冲洗伤口；再用鲜蛇含加食盐捣烂外敷。如起泡者用鲜乌桕根二重皮加盐捣烂，取汁涂抹（《福建中草药处方》）。

⑧犬咬伤（有病无病的家犬、野犬咬伤或抓伤）：蛇含鲜全草30～60克，冷开水洗净，捣烂敷患处，外加固定，每日换药1～2次（《草药治外科病》）。

⑨治身面恶癣：蛇含入生矾研，敷二三次（《仁斋直指方》）。

⑩乳癌：第1日服蛇含全草30克，第2日服全草60克，第3日服全草90克，连服10天后，每隔3～5天再服1次，服至愈为止（《福州市民间药草》）。

【用法用量】内服：煎汤，6～12克（鲜品30～60克）；或捣绞汁。外用：捣敷或捣绞汁抹。

蛇莓

（地莓、蚕莓、蛇果草、三匹风、三叶莓、地杨梅、红顶果）

【药物来源】蔷薇科植物蛇莓〔*Duchesnea indica*（Andr.）Focke〕的带根全草。

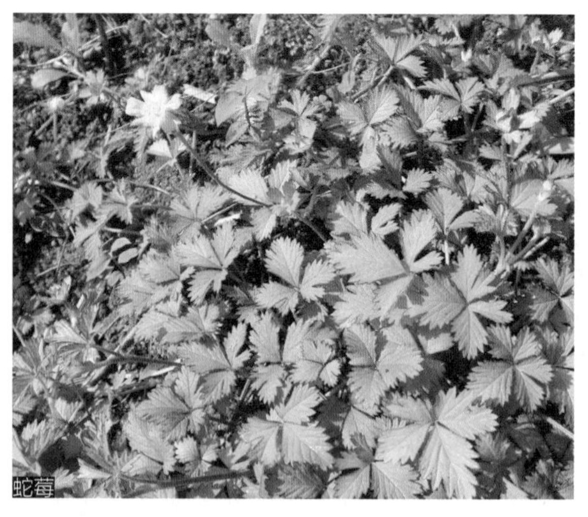
蛇莓

【植物特征】多年生匍匐草本，长15～30cm。根茎粗壮，白色。茎纤细，绿白色，或稍带紫色，有节，节间长，节处着地生根，分枝多，疏被白绒毛。基叶莲座状，叶柄长5～8cm；三出复叶，小叶近无柄，中间叶片倒卵形，两侧叶片斜卵形，长1.5～2.5cm，宽1～1.7cm，先端钝，基部宽楔形，边缘有粗锯齿，上面绿色，下面浅绿色，两面散生白柔毛；茎叶互生，形态与基叶同，较细小。花单生叶腋，直径达1.8cm，花梗长于叶柄，被白柔毛；花萼2列，萼片广披针形，先端3浅裂；花瓣5，黄色，阔倒卵形，先端有3～5浅齿裂；雄蕊多数，花托球形。瘦果近圆形，鲜红色。花期春、夏季，果期秋、冬季。

【生长分布】生于路旁、荒地。分布于我国大部分地区。

【采收加工】夏、秋季采集，洗净，晒干。

【药理作用】抑菌试验：本品对金黄色葡萄球菌、脑膜炎双球菌、志贺菌属、伤寒杆菌、白喉杆菌均有抑制作用。

【性味归经】甘、苦，寒。入肺、肝、大肠三经。

【功能主治】清热解毒，散结消肿，凉血止血。用于咽喉肿痛，白喉，咳嗽，感冒发热，小儿高热惊风，细菌性痢疾，黄疸型肝炎，阿米巴痢疾，瘰疬，眼结膜炎，腮腺炎，疔疮肿毒，带状疱疹，癌症，吐血，咳血。

【配伍应用】

蛇莓-板蓝根 两药都有清热解毒功效。蛇莓并能散结消肿；板蓝根兼能凉血，利咽。两药配伍，相须为用，共奏凉血解毒，清热利咽，散结消肿之功。用于热毒咽喉肿痛、白喉、痄腮、疔疮肿毒等证。

蛇莓-蒲公英 两药都有清热解毒，散结消肿功效。蛇莓尚能清血热，蒲公英善于消痈。两药配伍，相辅相成，共奏凉血解毒，散结消痈之功。用于疔疮痈肿、瘰疬、痄腮等证。

蛇莓-苎麻根 两药均有清热，凉血，止血作用，但各有侧重。蛇莓偏于清血热；苎麻根重在凉血止血。两药配伍，功效更佳。用于血热妄行致各种出血以及血淋、血尿等证。

【单方验方】

①治天行热盛，口中生疮：蛇莓自然汁，捣绞一斗，煎取五升，稍稍饮之（《伤寒类要》）。

②流行性腮腺炎：用蛇莓全草60克炖开水服，连服3～4剂（《福州市民间药草》）。

③乳腺炎：蛇莓30克，星宿菜60克，炖白酒服（《青草药彩色图谱》）。

④白喉：鲜蛇莓200克，捣烂绞汁，调白糖，每次5毫升，频服（《畲族医药学》）。

⑤风热咳嗽：蛇莓15克，蒲公英20克，枇杷叶（去毛）10克，水煎服（《中国民间百草良方》）。

⑥甲状腺癌：蛇莓20克，夏枯草30克，黄药子15克，水煎服（本方对肺癌、胃癌、肝癌有治疗作用）（《中国民间百草良方》）。

⑦蛇头疔、乳腺炎、背疮、疔疮：鲜蛇莓200克，鲜公英100克，捣烂绞汁，调白糖服，渣调蜜外敷（《畲族医药学》）。

⑧子宫内膜出血：鲜蛇莓、火炭母各60克，水煎服（《中草药彩色图谱》）。

⑨急性细菌性痢疾：鲜蛇莓（全草）60～120克，水煎服（《全国中草药汇编》）。

⑩钩吻（断肠草）、雷公藤中毒：鲜蛇莓（去果实）60克，生绿豆60克，共捣烂加冷水绞汁内服（《福建中草药处方》）。

⑪治吐血咯血：鲜蛇莓草60～90克，捣烂绞汁1杯，冰糖少许炖服（《闽东本草》）。

【用法用量】内服：煎汤，9～15克（鲜品30～60克）；或捣烂绞汁。外用：捣敷。

蛇退步

（三枝标、三羽新月蕨、蛇鳞草）

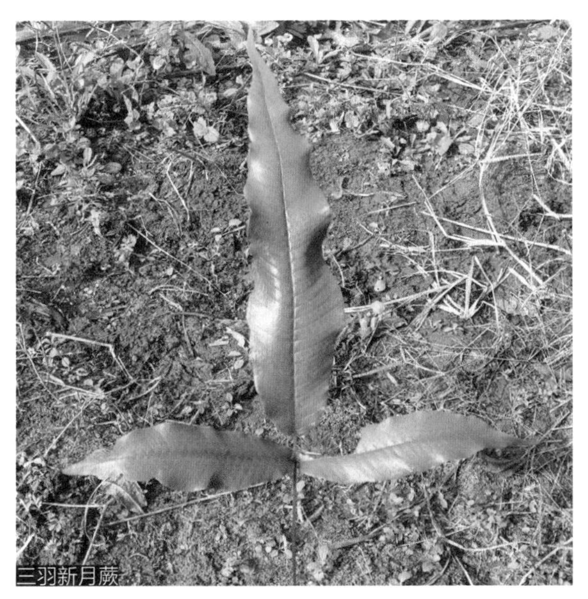
三羽新月蕨

【药物来源】金星蕨科植物三羽新月蕨〔*Pronephrium triphyllum*（Sw.）Holtt.〕的全草。

【植物特征】多年生蕨类草本，高15～50cm。根状茎横走，被细条形棕色鳞片，有节，节处发新叶。叶远生，具长柄，浅棕色，营养叶柄长10～25cm，孢子叶柄长13～30cm；羽状复叶，小叶3枚，厚纸质，顶端叶最长；叶片长椭圆状披针形，长10～18cm，宽2～3cm，先端渐尖，基部近圆形，全缘，上面暗绿色，下面绿色，主脉明显，侧脉交错有序，成网状，网眼斜方形，脉上有细短毛。孢子囊群生侧脉上，串连成线状。

【生长分布】生于林下或毛竹林下阴处。分布于我国华南、西南以及台湾等地区。

【采收加工】夏、秋季采集，洗净，晒干或鲜用。

【性味归经】苦、辛，平。入心、脾二经。

【功能主治】解毒消肿，除湿止痒。用于疮痈肿毒，蛇咬伤，湿疹，皮肤瘙痒，水肿，跌打损伤。

【配伍应用】

蛇退步-七叶一枝花 蛇退步解毒消肿，用于疮痈肿毒、蛇伤；七叶一枝花解毒消肿而止痛，用于痈疖疔疮、毒蛇咬伤。两药配伍，功效益彰。对痈疖肿毒、毒蛇咬伤有良效。

蛇退步-土茯苓 蛇退步能清利湿热，止痒，治湿疮、皮肤瘙痒等；土茯苓能解毒利湿泄浊，用于疮疡、梅毒等。两药配伍，相辅相成，共收除湿泄浊，解毒止痒之功。用于湿毒疮疡，如湿疹、脓疱疮、梅毒溃烂等证。

【用法用量】内服：煎汤，9～15克（鲜品15～30克）。外用：研末调抹。

蛇地钱

（地皮斑、石皮斑、云斑、一团云、小叶蛇地钱）

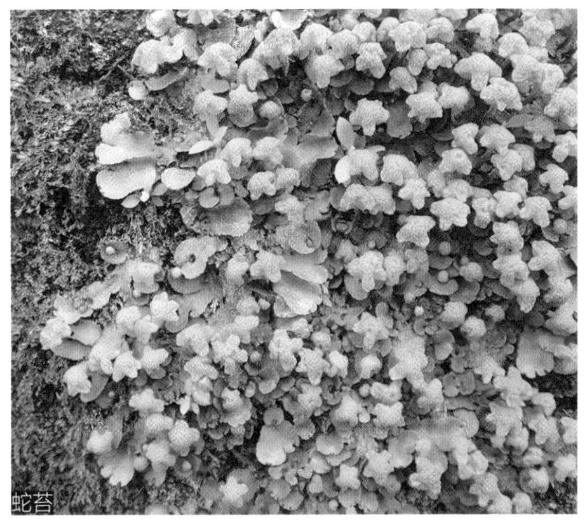
蛇苔

【药物来源】蛇苔科植物蛇苔〔*Conocephalum conicum*（L.）

Dum.〕的全草。

【**植物特征**】原叶状体，草质，扁平，带状，绿色，平伏地面。叶状体数回二歧分叉，长短不一，宽 0.8～1.8cm，上面略显光泽，下面可见近六角形气室，每室中部一气孔，孔边有细胞多列，细胞周围有多数直立营养丝，两侧各1列深紫色鳞片。雌雄异株，雄托圆盘状，无柄，贴生于叶状体背面。雌托亦圆盘状，有柄。无色透明，长3～5cm，托下面着生5～8个总苞，总苞内有1个具短柄犁形孢蒴。

【**生长分布**】生于山沟阴湿石上或土壁阴湿处。分布于我国绝大部分地区。

【**采收加工**】四季可采，洗净晒干。

【**性味归经**】微甘、辛，寒。入心、脾二经。

【**功能主治**】清热解毒，消肿止痛。用于痈肿，疔疮，无名肿毒，蛇咬伤，血淋。

【**配伍应用**】

蛇地钱-龙葵　两药均有清热毒之功。蛇地钱并有消肿止痛功效；龙葵兼有散结消肿作用。两药配伍，相辅相成，功效显著。用于痈疖疔疮、无名肿毒、毒蛇咬伤等证。内服外用可同时施用，疗效更好。

【**单方验方**】

①治血淋：蛇地钱、冰糖各适量。蛇地钱水煎，加冰糖冲服（《畲族医药学》）。

②治指疔，背痈初起：蛇地钱洗净晒干，研成细末，以适量砂糖和桐油调匀敷患处。

③治无名肿毒，蛇伤：鲜蛇地钱、鲜犁头草、鲜腐婢叶各等分，酌加甜酒，捣极烂，敷患处。

④治刀伤、骨折；鲜蛇地钱，捣烂外敷（②～④方出自《草药手册》）。

【**用法用量**】内服：煎汤，6～12克。外用：捣敷或研末调敷。

【**注意事项**】注意与本章“地梭罗”鉴别。

蛇葡萄根

（山葡萄根、野葡萄根、假葡萄根、东北蛇葡萄根、蛇白蔹）

【**药物来源**】葡萄科植物蛇葡萄〔*Ampelopsis heterophylla*（Thunb.）Sieb. et Zucc. var. *brevipedunculata*（Regel）C.L.Li〕的根。

【**植物特征**】木质藤本，长1～3m。根茎圆柱形，横走，粗长，皮质肥厚，栓皮紫红色，里面白色。茎粗壮，有皮孔，具白髓，细枝被柔毛。叶互生，叶柄长3～9cm；叶片广卵形，纸质，长7～15cm，宽6～13cm，先端渐尖或急尖，基部近心形，边有3浅裂，边缘有粗锯齿，上面绿色，下面浅绿色，叶脉显见。聚伞花序，与叶对生，小花多数，有长

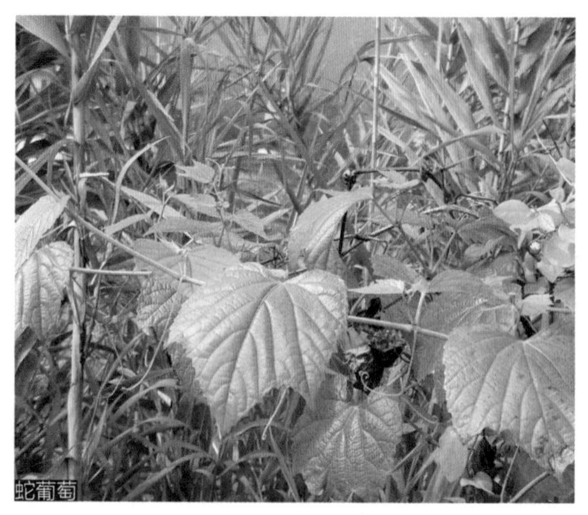
蛇葡萄

梗，被柔毛；萼片5，齿裂不明显；花瓣5，绿黄色；雄蕊5；雌蕊1。浆果近球形，直径5～7mm，初生绿色，熟时蓝黑色。花期夏季，果期秋、冬季。

【**生长分布**】生于山坡、路旁、灌丛、林缘。分布于我国华南、华东、西南、华北以及西北一些地区。

【**采收加工**】秋、冬季采挖，洗净，切片，晒干或剥取皮质，晒干。

【**药理作用**】体外试验表明，根对金黄色葡萄球菌有抑制作用。

【**性味归经**】甘，平。入肺、肝、大肠三经。

【**功能主治**】清热解毒，散瘀消肿，祛风除湿。用于肺痈，瘰疬，肺结核，肠痈，关节扭伤，外伤血肿，伤筋，风湿关节痛，痈疖肿毒。

【**配伍应用**】

蛇葡萄根-全蝎　蛇葡萄根甘、平，清热解毒消肿；全蝎辛、平，解毒散结止痛。蛇葡萄根重在解毒；全蝎偏于散结。两药相配，相互为用，相互促进，共收解毒散结，消肿止痛之功。用于瘰疬、痈疖肿毒等。瘰疬，配与黄独零余子、白头翁；痈疖肿毒，配与金银花、紫花地丁、蛇莓，以增疗效。

蛇葡萄根-积雪草　蛇葡萄根能散瘀消肿；积雪草能活血消肿。两药配伍，相辅相成，作用尤强。用于跌打闪挫，瘀滞肿痛。

蛇葡萄根-七叶莲　两药都有祛风除湿作用。蛇葡萄根甘、平，偏于祛风活络；七叶莲微苦、温，长于除湿止痛。两药相配，共奏祛风除湿，活络止痛之功。用于风湿痹之关节、筋骨痛等。配穿山龙、臭牡丹根、乌梢蛇，疗效更强；若有化热之势，配与大青根、三丫苦、络石藤。

【**单方验方**】

①用于肺痈、肠痈：蛇葡萄根捣汁冲酒服（《浙江天目山药植志》）。

②治瘰疬：蛇葡萄根30克，合猪赤肉120克炖服（《泉州

本草》)。

③肘、踝关节扭伤肿痛：蛇葡萄根、盐肤木根皮、积雪草(皆鲜品)各适量，制乳香、制没药各20克，冰片1.5克，捣烂敷患处(笔者方)。

④跌打损伤：蛇葡萄根10克，驳骨丹30克，黄酒炖服(《畲族医药学》)。

⑤治风湿痛：蛇葡萄根60～120克，合猪脚250克；或淡水鳗鱼120克，黄酒60毫升，酌加水炖服(《泉州本草》)。

⑥治关节肿痛：蛇葡萄鲜根60克，加细柱五加根15克，紫茉莉根30克，忍冬藤15克，水煎服(《浙江民间常用草药》)；或蛇葡萄鲜根皮、盐肤木鲜根皮、鲜橘叶各适量，捣烂敷患处(笔者方)。

⑦治湿痰流注(寒性脓疡)：蛇葡萄根、猪瘦肉各60克，酒水各半同炖，服汤食肉(《江西草药》)。

⑧子宫脱垂：蛇葡萄根20克，腹水草25克，猪小肚(猪膀胱)1个，黄酒炖服(《畲族医药学》)。

⑨治肿毒：蛇葡萄根皮，晒干研末，用蜂蜜或葱汤调敷(《江西草药》)。

【用法用量】内服：煎汤，15～30克(鲜品30～60克)；或捣绞汁。外用：捣敷或研末调敷。

【注意事项】注意与“山藤藤秧”鉴别，详见“祛风湿”章。蛇葡萄藤茎即“蛇葡萄”，详见“利尿渗湿”章。

射干

(鬼扇、野萱花、扁竹、开喉箭、较剪兰、金蝴蝶、六甲花)

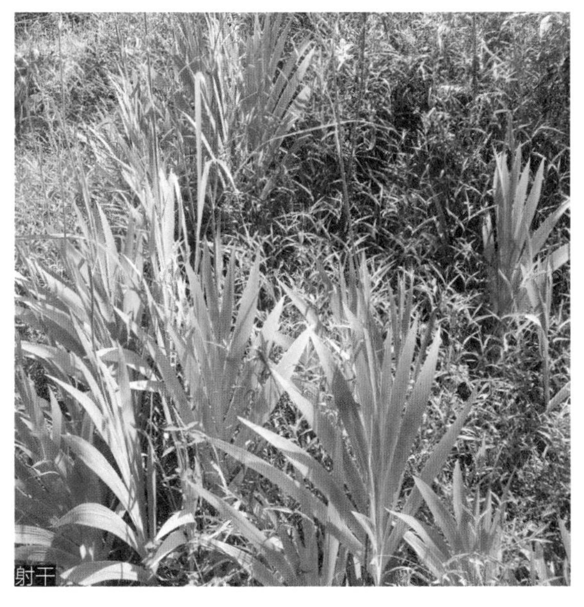
射干

【药物来源】鸢尾科植物射干〔*Belamcanda chinensis*(L.) DC.〕的根茎。

【植物特征】多年生草本，高40～120cm。根状茎，黄色，横走，呈不规则形，有节，多须根。茎直立，圆柱状，稍扁，节明显。叶互生，无柄，2列，压扁，相互嵌迭状，叶片长条状披针形，长25～65cm，宽1.8～3.5cm，先端渐尖，基部抱茎，全缘，绿色，外被白粉。花顶生，2叉分歧，有长花梗，基部有膜质苞片，卵状披针形；花径可达5cm；花被6枚，2轮排列，长椭圆形，长1.8～2.3cm，宽0.7～1cm，黄色，有暗红色斑点；雄蕊3，花丝红色；雌蕊子房下位。蒴果椭圆形，3棱，成熟3瓣开裂。种子圆形，黑色。花期夏、秋季，果期秋、冬季。

【生长分布】生于山坡、路旁、草丛、林缘；或栽培。分布于我国绝大部分地区。

【采收加工】夏、秋季采挖，除须根，洗净，切片，晒干。

【药理作用】

①抗病原微生物作用：煎剂用试管稀释法，1:10浓度对许兰毛藓菌及堇色毛藓菌等8种皮肤真菌有抑制作用。对金黄色葡萄球菌、溶血性链球菌、肺炎双球菌、脑膜炎双球菌、肠炎沙门菌、志贺菌属、伤寒杆菌和副伤寒杆菌、流感嗜血杆菌、红色毛癣菌均有不同程度的抑制作用。对流感病毒、腺病毒、疱疹病毒、埃可病毒均有抑制作用。

②抗癌作用：体外试验，对人子宫颈癌细胞株培养系JTC-26有抑制作用，抑制率在90%以上。

③对消化系统的作用：有兴奋唾液腺的作用，还能减少腺酵素分泌，溶解和中和组胺，故有抗过敏消炎作用。

④其他作用：本品有祛痰作用；有降压作用。

【性味归经】苦，寒，有小毒。入肺、肝二经。

【功能主治】清热解毒，利咽，祛痰。用于咽喉肿痛，扁桃体炎，腮腺炎，支气管炎，咳嗽痰多，瘰疬，疟母，痈肿疮毒，子宫颈癌。

【配伍应用】

射干-板蓝根　两药苦、寒，都有清热解毒功效。射干并能利咽，祛痰，治热毒咽喉肿痛、痄腮、肺热咳嗽等；板蓝根兼凉血，利咽消肿，治外感风热发热、咽喉肿痛、痄腮等。两药配伍，共奏凉血解毒，清热利咽，祛痰止咳之功。用于咽喉肿痛、痄腮、咳嗽以及疬核、肿毒。若挟表证，配金盏银盘、一枝黄花、金银花；热毒重，配马兰、大青叶、青牛胆；疬核，配与夏枯草、白头翁、浙贝母、全蝎末(冲服)，以增功效。

射干-全蝎　射干苦、寒，能祛痰利咽，并清热毒，用于咽喉痰热凝结、肺热咳嗽；全蝎辛、平，能解毒散结，通络止痛，用于疮疡肿毒、瘰疬结核。两药配伍，相互为用，共呈清热解毒，消痰散结，利咽消肿之功。用于瘰疬、肿毒、咽喉肿痛等。

【单方验方】

①咽喉肿痛：射干30克，或加卤地菊鲜全草30克，水煎服(《福建中草药》)。

②治瘰疬结核，因热气结聚者：射干、连翘、夏枯草各等分。为丸。每服二钱，饭后白汤下（《本草汇言》）。
③流行性腮腺炎：鲜射干12克，水煎服（《常见病验方研究参考资料》）。
④喘咳：鲜射干9克，葛花、土茯苓各6克，水煎服（《河北中草药》）。
⑤尿闭尿淋：鲜射干60克，白车前草50克，水煎分2次服（《畲族医药学》）。
⑥癃闭：射干60～90克，水煎分2次服（《常见病验方研究参考资料》）。
⑦带状疱疹：射干6克，板蓝根12克，马鞭草9克，水煎服。另取射干研末，合青黛少许，调麻油涂患处（《实用皮肤病性病中草药彩色图集》）。
⑧体癣、脚癣：射干适量，研末，浸入醋内数小时，取涂患处，每日涂6～10次，每涂致皮肤灼热为度（《实用皮肤病性病中草药彩色图集》）。

【用法用量】内服：煎汤，3～15克（鲜品9～24克）。外用：研末调敷或捣敷。

臭牡丹

（大红袍、野朱桐、矮桐、假真珠梧桐、红梧桐、臭树）

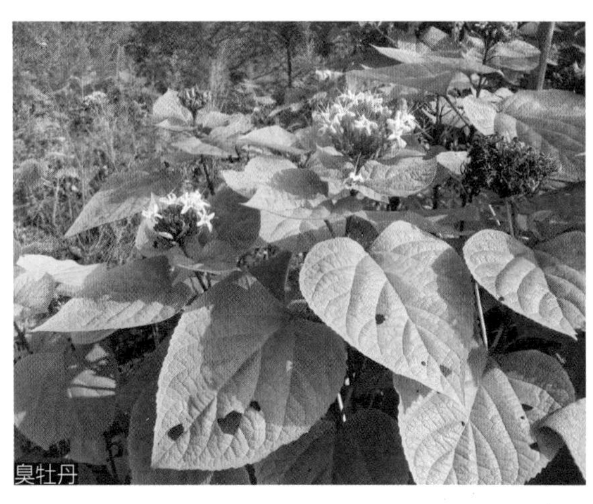
臭牡丹

【药物来源】马鞭草科植物臭牡丹〔*Clerodendron bungei* Steud.〕的嫩茎及幼叶。

【植物特征】落叶灌木，高1～1.6m。根状茎横走，圆柱状，外皮黄白色。茎多丛生，直立，圆柱形，暗绿色，有腺点。叶对生，叶柄长4～8cm；叶片广卵形或心形，长10～18cm，宽8～15cm，先端急尖，基部近心形，边缘有粗锯齿，上面深绿色，下面绿色。聚伞花序生茎顶；花萼小，管状，先端5裂，外面被毛及腺点；花冠钟状，紫红色，细长，先端5裂，裂片平展；雄蕊4，与冠管等长。核果近圆形，成熟黑紫色，花萼宿存。花期夏季，果期秋、冬季。

【生长分布】生于林边、屋旁；或栽培。分布于我国华南、华东、西南、华中、华北等地区。

【采收加工】夏季采集，切段，晒干。

【药理作用】臭牡丹水煎醇提物及其总生物碱、乳酸镁都有增强麻醉兔子宫圆韧带肌电发放作用。此作用可被酚妥拉明阻断，而不受普萘洛尔影响。初步认为臭牡丹增强肌电发放作用可能与兴奋α肾上腺素受体有关。恢复和增强子宫圆韧带的紧张性，可能是治疗子宫脱垂的机制之一。此外，本品水煎剂，对金黄色葡萄球菌有一定的抑制作用。

【性味归经】苦、辛，平。入心、肝、脾三经。

【功能主治】消肿解毒，祛风止痛，平肝降压。用于疔疮痈肿，乳腺炎，头痛，高血压，关节痛，风火牙痛，湿疹。

【配伍应用】

臭牡丹-蒲公英　两药都有消肿解毒作用。但臭牡丹偏于散结消肿，并能止痛；蒲公英则重在清热解毒。两药配伍，相辅相成，功效较强。用于痈疖疔疮等证。

臭牡丹-钩藤根　臭牡丹能祛风止痛，治风湿痹痛、头风痛；钩藤根能清热舒筋止痛，治头风痛、风湿筋骨痛。两药相互为用，共收祛风活络，舒筋止痛之功。用于风湿痹之关节痛、筋骨痛、头风痛以及筋肉挛急等证。

臭牡丹-珍珠草　臭牡丹能平肝降压，祛风止痛；珍珠草可清热平肝，利尿泄热。前者偏于平肝阳，后者长于清肝热。两药配伍，共呈清肝泄热，抑阳息风，舒筋止痛之功。用于肝阳偏亢的头痛目眩、血压升高，以及肝热头胀头痛等。若肝阳偏亢，配与钩藤、土牛膝、生龟甲、牡蛎；肝热，配与夏枯草、栀子、菊花、地龙，以增疗效。

【单方验方】

①用于疔疮：苍耳、臭牡丹各一大握。捣烂，新汲水调服。泻下黑水愈（《赤水玄珠》）。
②治乳腺炎：鲜臭牡丹250克，蒲公英9克，麦冬全草120克。水煎，冲黄酒红糖服（《浙江民间常用草药》）。
③用于痈肿发背：臭牡丹晒干，研极细末，蜂蜜调敷。未成脓者能内消，若溃后局部红热不退，疮口作痛者，用蜂蜜或麻油调敷，至红退痛止为度（阴疽忌用）（《江西民间草药》）。
④用于肺脓肿，多发性疖肿：臭牡丹9克，鱼腥草30克，水煎服（《浙江民间常用草药》）。
⑤风湿性关节炎：鲜叶绞汁冲黄酒服，每日2次，每次30毫升，连服二周，如有好转可继续服至痊愈（《福州市民间药草》）。
⑥治头痛：臭牡丹叶9克，芎䓖6克，头花千金藤根30克，水煎服（《浙江民间草药》）。
⑦治火牙痛：鲜臭牡丹30～60克，煮豆腐服（江西《草药手册》）。
⑧高血压：臭牡丹12克，夏枯草、荠菜各15克，防己9克。

水泛为丸，每日3次，每服6克（《全国中草药汇编》）。

⑨治脱肛：臭牡丹叶适量，煎汤熏洗。一日2次（《陕西中草药》）。

【用法用量】内服：煎汤，9～15克（鲜品30～90克）；或捣绞汁，或研末入丸、散。外用：捣敷或煎洗。

【注意事项】根“臭牡丹根”详见“活血化瘀”章。

狼把草

（豆渣菜、针包草、大狼把草、一包针、郎耶菜、小鬼叉）

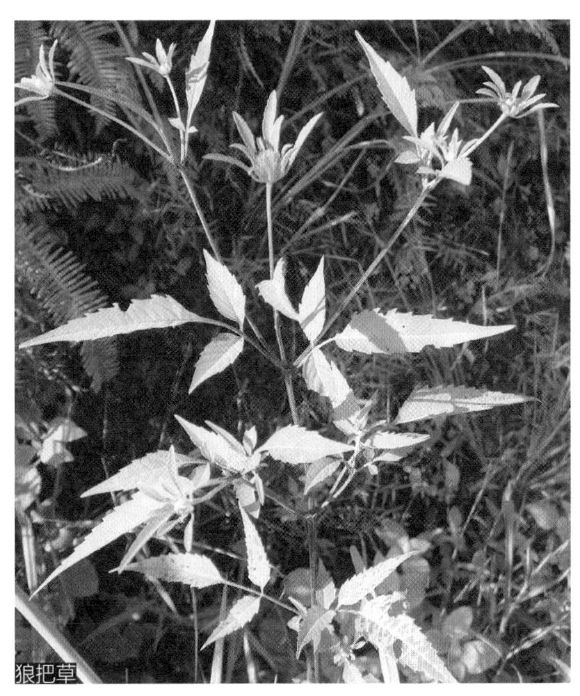
狼把草

【药物来源】菊科植物狼把草〔*Bidens tripartita* L.〕的全草。

【植物特征】一年生草本，高30～150cm，全体无毛。根茎粗短，须根多。茎直立，有棱槽，紫色或绿带紫色。叶对生，具长柄，三出复叶，中间小叶长、大，有短柄，小叶片披针形，边缘有粗锯齿，上面深绿色，下面绿色。头状花序生茎顶或枝顶，扁球形，有长梗；总苞杯状，苞片小叶状，较长，绿色；花两性，全为筒状，橙黄色，冠毛2条，柱头2裂。瘦果扁平，顶端截形，褐色，两侧缘各生一倒刺毛。花期和果期皆在秋、冬季。

【生长分布】生于山坡、路旁、溪边、田缘、草丛。分布于我国绝大部分地区。

【采收加工】夏、秋季采集，洗净，切段，晒干。

【药理作用】浸剂对动物有镇静、降压以及利尿、发汗作用。

【性味归经】苦、甘，平。入心、肺、大肠三经。

【功能主治】清热解毒，疏表宣肺，平肝。用于气管炎，咽喉炎，扁桃体炎，肺结核，肝炎，肠炎，痢疾，尿路感染。

【配伍应用】

狼把草-金盏银盘　狼把草清热解毒，疏表宣肺；金盏银盘疏风解表，解毒消肿。两药配伍，相须相使，共奏解毒消肿，疏风散表，宣肺止咳之功。用于风热感冒或风热犯肺。若风热感冒，加一枝黄花、倒扣草、金银花；风热犯肺，加桑叶、天青地白、芦根、鱼腥草，疗效更好。

狼把草-天青地白　狼把草性平，能疏表宣肺；天青地白性凉，能解表泄热。两药配伍，相辅相成，共奏解表清热，宣肺止咳之功。用于风热犯肺，如咽痛、咳嗽、发热、头昏痛等症。

狼把草-桑椹　狼把草能清热平肝，治肝经有热，头胀头痛、眩晕；桑椹能滋补肝肾之阴，治肝肾阴虚，头晕、失眠、视物昏暗等。两药配伍，共奏滋水涵木，清热平肝之功。用于阴虚阳亢，所致头晕目眩、心烦、失眠、腰酸、耳鸣、口燥咽干等症。配与女贞子、白芍、钩藤、菊花、生牡蛎，更增疗效。

【单方验方】

①用于咽喉肿痛：鲜狼把草15～30克，加冰糖炖服（《闽东本草》）。

②治气管炎，咽喉炎，扁桃体炎：鲜狼把草30克，水煎服（《福建中草药》）。

③白喉：狼把草30～60克，橄榄5～7粒，水煎调冰糖30克服。病情重的可日服2剂。白喉则加土牛膝24～30克，水煎服（《福建中草药处方》）。

④肠炎、痢疾：狼把草1大把洗净、切碎、捣烂绞汁，每次服半杯，每日2次（《福州市民间药草》）。

⑤盗汗：狼把草9～12克，水煎服（《河北中草药》）。

⑥治湿疹：鲜狼把草叶捣烂绞汁，涂抹（《福建中草药》）。

【用法用量】内服：煎汤，9～15克（鲜品30～60克）；或捣绞汁。外用：捣绞汁抹。

【注意事项】狼把草根能消食和胃，用于积食腹胀，久痢，盗汗。此处点之，不再另述。

皱叶羊蹄

（野菠菜、刺酸模、假菠菜、土大黄、牛舌菜）

【药物来源】蓼科植物假菠菜〔*Rumex maritimus* L.〕的带根全草。

【植物特征】一年生草本，高25～90cm。茎直立，圆柱形，中空，有纵棱，绿色或黄绿色，或略带浅紫红色，有分枝，但主茎清楚。叶互生，具叶柄；叶片披针形，长5～20cm，宽1～5cm，先端渐尖，基部渐窄，全缘，越往上叶越细小；托叶鞘状，膜质。花簇生叶腋，细小，密集成束，由多数花束组成总状花序，花两性同株；花萼6，2轮排

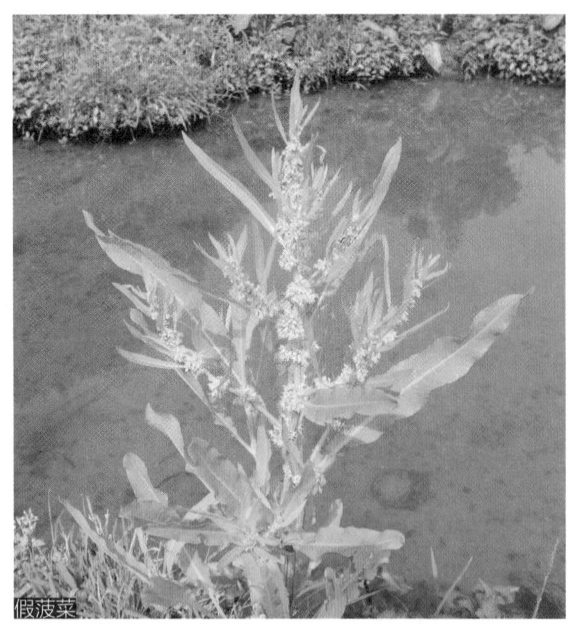

列，绿色，近果期成黄褐色；花瓣6，黄绿色。小坚果三角形，包存花萼内。花期春季，果期夏季。

【生长分布】生于田边、河岸、路旁。分布于我国华南、西南等地区。

【采收加工】于花期采集带根全株，洗净，切段，晒干。

【性味归经】酸、苦，寒，无毒。入心、肝、肾三经。

【功能主治】清热解毒，消肿止痛。用于痈疖肿痛，跌打肿痛。

【配伍应用】

皱叶羊蹄-紫花地丁 两药性寒，均有清热解毒作用。皱叶羊蹄并消肿止痛，紫花地丁兼散结消肿。两药配伍，相辅相成，功效更强。用于痈疖肿痛，以及乳痈等证。

皱叶羊蹄-莎草 两药都有消肿止痛作用。但皱叶羊蹄为散瘀以消肿止痛；莎草乃利气以消肿止痛。两药配伍，则能行气散瘀，消肿止痛。用于跌打闪挫，筋伤瘀滞肿痛。

【单方验方】

用于疮疡肿痛：皱叶羊蹄根适量，黄糖15克，八角2只。共捣烂，敷患处（《广西中草药》）。

【用法用量】内服：煎汤，6～12克。外用：捣敷。

海金沙根

（铁蜈蚣、铁丝草、铁脚蜈蚣）

【药物来源】海金沙科植物海金沙〔*Lygodium japonicum*（Thunb.）Sw.〕的根茎及根。

【植物特征】详见“利尿渗湿”章“海金沙草”。

【生长分布】详见“利尿渗湿”章“海金沙草”。

【采收加工】秋、冬季采挖，洗净，切段，晒干。

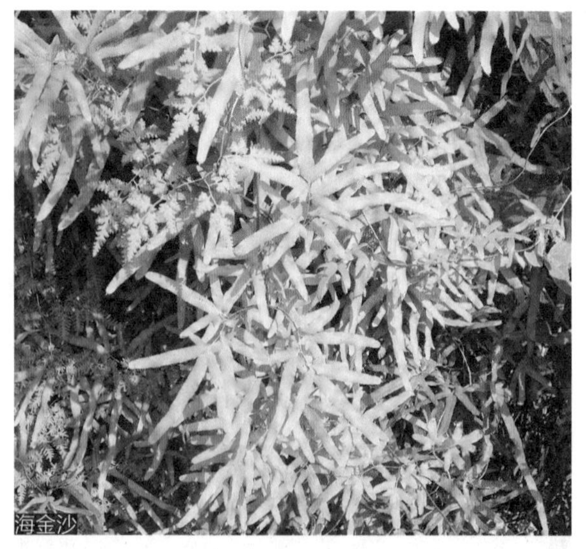

【性味归经】甘、淡，寒，无毒。入肺、胃、胆、膀胱四经。

【功能主治】清热解毒，利湿消肿。用于肺炎，乙型脑炎，痢疾，急性胃肠炎，黄疸型肝炎，肾炎水肿，尿路感染。

【配伍应用】

海金沙根-鱼腥草 两药均有清热解毒作用。但海金沙根而重在泄邪热，鱼腥草则长于清热毒。两药配伍，相须为用，功效益彰。用于咽痛、肺热咳嗽等。

海金沙根-茵陈蒿 两药秉性寒、凉，均能清利肝胆湿热。海金沙根并能清热毒；茵陈蒿又善于利胆退黄。两药相配，相互为用，互相促进，共收清肝泄胆，除湿解毒，利胆退黄之功。用于湿热黄疸。若配与地耳草、黄毛耳草、白毛藤、小金钱草、郁金，作用更强。

海金沙根-苦地胆 海金沙根能利湿消肿，治湿热水肿、热淋；苦地胆能利水消肿，治湿热臌胀、小便不利。两药配伍，则能清热利湿，行水利尿。用于湿热所致水肿、臌胀、小便不利等证。

【单方验方】

①治乙型脑炎：海金沙根30克，瓜子金15克，钩藤根15克，忍冬藤30克，菊花30克（均鲜品），水煎加水牛角适量磨汁同服（如无水牛角，用石膏代替）（《江西草药》）。

②治腮腺炎：鲜海金沙根30～60克（或干根15～30克），水煎服，日2剂（《中草药新医疗法资料选编》）。

③乳腺炎：海金沙根20～30克，黄酒、水各半煎服，暖睡取汗；另用海金沙茎叶，鲜犁头草各等份，捣烂外敷（《中草药彩色图谱与验方》）。

④治传染性肝炎（黄疸型）：海金沙根30～60克，水煎，每日分2次服。如用海金沙根粉末，每次1.5克，每日3次，用温开水送服。如用甘蔗1段，荸荠5个，淡竹叶6克，煎汤更好（《浙江中医杂志》）。

⑤治急性胃肠炎：海金沙根9克，水竹青0.3克，水煎服

（《单方验方调查资料选编》）。

【用法用量】 内服：煎汤，15～30克（鲜品30～60克）。

【注意事项】 全草“海金沙草”、种仁“海金沙”详见“利尿渗湿”章。

消毒药

（如意草、箭头草、小犁头草、白犁头尖）

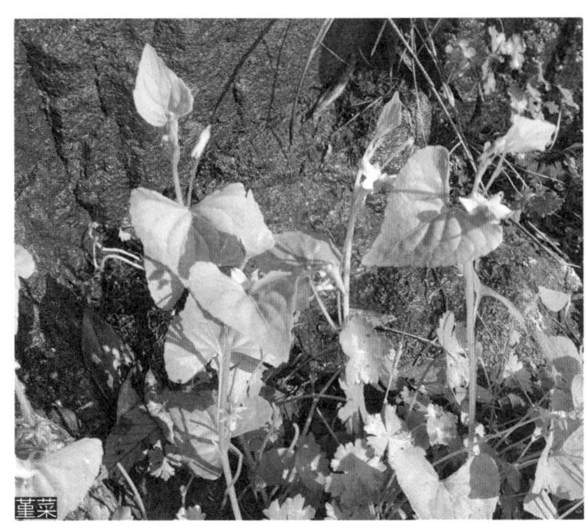

【药物来源】 堇菜科植物堇菜〔*Viola verecunda* A. Gray〕的全草。

【植物特征】 多年生草本，高15～30cm。茎下部卧地，上部斜展或直立，圆柱形，有节，节间细长。基生叶，早萎；茎生叶互生，具长柄，叶片近心形，长2～3cm，宽2～3.5cm，先端钝，基部心形，边缘有浅钝齿，托叶细条形。花顶生，花梗长3～7cm；花萼5片，细条形；花瓣5，白色或浅紫色。蒴果土黄色，熟时3瓣开裂。花期春、夏季，果期秋季。

【生长分布】 生于路旁、沟边阴湿处；或栽培。分布于我国大部分地区。

【采收加工】 夏、秋季采集，拔取带根全草，洗净，晒干。

【性味归经】 微苦，凉。入肝、脾二经。

【功能主治】 清热解毒，消肿止痛。用于扁桃体炎，颈淋巴结炎，无名肿毒。

【配伍应用】

消毒药-蒲公英 两药都有清热解毒作用。消毒药并能消肿止痛；蒲公英兼能散结消肿。两药配伍，相辅相成，功效尤强。用于热毒痈疖疔疮，以及咽喉肿痛等证。

【单方验方】

①治蛾子：鲜消毒药捣烂，泡淘米水，含口中，随时更换；另外敷于颈项下，以蛾消为度（《贵州民间药物》）。

②治无名肿毒：消毒药兑淘米水，捣绒，敷患处（《贵州草药》）。

【用法用量】 内服：煎汤，9～15克（鲜品15～30克）；或捣烂浸米泔含口。外用：捣敷。

粉苞苣

（细叶苦菜、细叶苦荬菜、杂赤咸包）

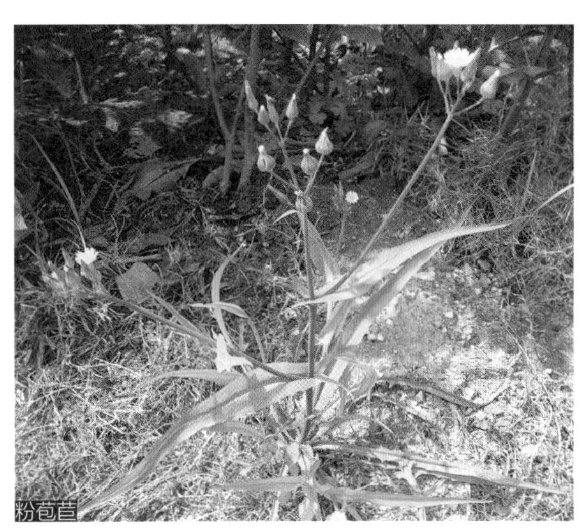

【药物来源】 菊科植物粉苞苣〔*Ixeris gracilis*（DC.）Stebb.〕的全草。

【植物特征】 多年生草本，高12~25cm，全株具白色乳汁。茎直立或斜展，圆柱形，自基部分枝，灰白色。基生叶，丛生，几无柄，叶片披针形，长5~12cm，宽0.5~1.5cm，先端渐尖，基部下延渐宽，半包茎，全缘，两面粉绿色；茎生叶，互生，叶片形态与基生叶相似，但偏细小。花顶生，排列成疏伞房花序，总花梗、花梗细长，纤弱，灰白色，花两性；总苞2列，外列短、小，内列长、大；花冠全为舌状，黄色，先端5齿裂；雄蕊5。瘦果扁纺锤形，顶端有喙，有白色冠毛。花期夏、秋季，果期冬季。

【生长分布】 生于田边、路旁、草丛。分布于我国华南、华东、华中、西南等地区。

【采收加工】 夏、秋季采集，洗净，切断，晒干。

【性味归经】 苦，微寒。入肺、肝二经。

【功能主治】 清热解毒，消肿止痛。用于痈疖肿毒，结膜炎，黄疸型肝炎。

【配伍应用】

粉苞苣-消毒药 两药均有清热解毒，消肿止痛作用。两药配伍，相辅相成，互相促进，功效更著。用于痈疖疔疮等肿毒。

粉苞苣-铃茵陈 两药寒、凉，入肝胆经；粉苞苣能祛毒消肿而止痛；铃茵陈能清热利湿，且活血祛瘀。两药配伍，共收清肝泄胆，解毒利湿，活血行滞，消肿止痛之功。用于热毒或湿热蕴蒸肝胆所致黄疸，如目黄甚或面目周身发黄、胁痛、恶心呕吐、脘胀、尿短赤等症。配夏枯草、大叶菜、白毛藤、半夏、郁金，以增疗效。

【用法用量】内服：煎汤，9～15克。外用：捣敷。

菥蓂

（大荠、老荠、遏蓝菜、水荠、老鼓草、瓜子草、洋辣罐）

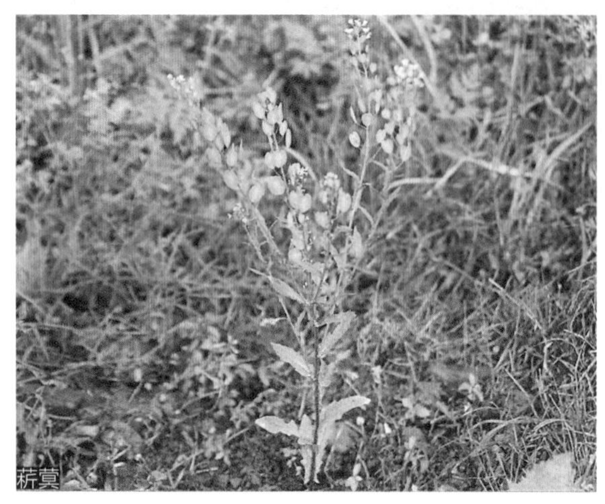

【药物来源】十字花科植物菥蓂〔*Thlaspi arvense* L.〕的全草或带根全草。

【植物特征】一年生草本，高20～50cm，全体无毛。茎直立，圆柱形，粉绿色。叶互生，基生叶，有柄，叶片长倒卵形；茎生叶，无柄，叶片卵形或椭圆形；长2～5cm，宽0.8～2cm，先端尖，基部抱茎，边缘有稀疏不规则浅齿，两面粉绿色。总状花序，顶生或腋生，长10～18cm；萼片4，有白色缘毛；花瓣4，白色，倒卵形，长3～3.5mm，宽约1.5mm；雄蕊6，4强；雌蕊1。短角果扁平，卵圆形，先端1裂。种子多数，成熟时黄褐色。花期春季，果期夏季。

【生长分布】生于路旁、荒地、田边、草丛。分布于我国绝大部分地区。

【采收加工】夏季采集，洗净，切段，晒干。

【药理作用】黑芥子苷本身无刺激性，一旦水解成芥子油后，刺激性很强，有杀菌作用。亦可用于痛风，以增强尿酸排泄。

【性味归经】苦、甘，平。入肝、肾二经。

【功能主治】清热解毒，利水消肿。用于阑尾炎，肾炎，子宫内膜炎，痈疖肿毒，丹毒，肺脓肿，白带，肝硬化腹水。

【配伍应用】

菥蓂-马齿苋 两药都有清热解毒作用。但菥蓂偏清气分热毒，用于痈疖肿毒等；马齿苋偏清血分毒邪，治热毒痢、丹毒、痈肿恶疮。两药配伍，相辅相成，共奏凉血解毒，清热消肿之功。用于痈疖肿毒、丹毒以及热毒泻痢等证。

菥蓂-水丁香 两药都有利水消肿，清热解毒作用。但菥蓂重在清热解毒；水丁香则偏于利尿消肿。两药配伍，相须相使，作用增倍。用于湿热或热毒侵肾所致小便不利、水肿以及热淋等证。

【单方验方】

①肾炎：菥蓂鲜全草30～60克，水煎服。

②肝硬化腹水：菥蓂干根15～30克，水煎服。

③产后子宫内膜炎：菥蓂干全草15克水煎，调红糖服（①～③方出自《福建中草药》）。

【用法用量】内服：煎汤，15～30克。

菝葜叶

（铁刺苓叶、刺苓叶）

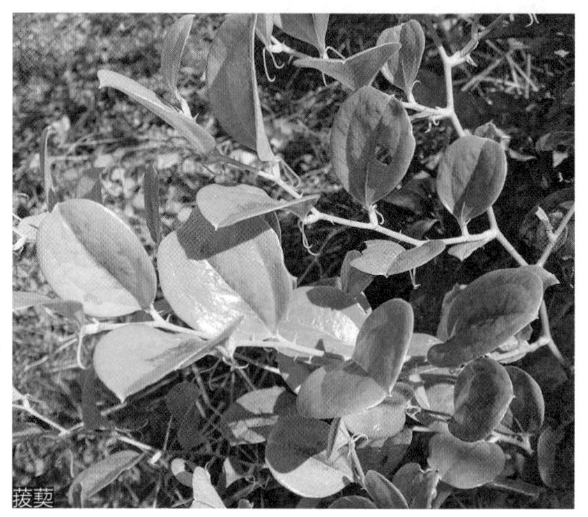

【药物来源】百合科植物菝葜〔*Smilax china* L.〕的幼叶及嫩枝。

【植物特征】藤本灌木，长0.5～1.5m。根状茎横走，不规则形，膨大部呈菱角状处长出强韧须根，木质，棕褐色。茎攀援，光泽，圆柱形，有分枝，枝条披散，坚硬，幼茎绿色或绿白色，老茎浅棕色，外面散生皮刺。叶互生，老叶革质，具叶柄，基处生卷须2条；叶片近圆形或长圆形，长5～10cm，宽4～8cm，先端钝或急尖，基部近圆形，全缘，上面绿色或中间有紫褐色斑纹，下面浅绿色，两面光泽。花腋生，雌雄同株；雄花，花萼3片，浅绿色，近卵形，花冠3片，黄绿色，矩圆形，雄蕊6；雌蕊偏小，花萼、花瓣数与雄花同，退化，子房上位，3室，柱头3裂。核果圆形，初绿至黄色，成熟鲜红色，外被白粉。种子较大。花期春、夏季，果期秋、冬季。

【生长分布】生于山坡、草丛、灌丛、林缘、墓穴。分布南方各地区。

【采收加工】夏、秋季采集，鲜用或晒干。

【性味归经】酸、涩，凉，无毒。入肺、肝二经。

【功能主治】解毒消肿，敛疮止痛。用于疮疖肿毒，蜈蚣螫伤，糖尿病，肠炎，痢疾，烫伤。

【配伍应用】

菝葜叶-紫花地丁　菝葜叶解毒消肿，止痛，用于疮疖肿毒、泻痢；紫花地丁清热解毒，散结消肿，用于疔疮痈肿、丹毒、目赤肿痛。两药配伍，相须为用，清热解毒，消肿止痛功效较强。用于痈疖、疔疮、目赤肿痛、泻痢等。

菝葜叶-黄花母根　菝葜叶能解毒，敛疮，止痛；黄花母根清热利湿，益气排脓。两药配伍，则能解毒利湿，益气排脓，敛疮止痛。用于痈疖肿毒已溃，疮口未收等。

【单方验方】

①痔疮：菝葜鲜叶适量，煎汤熏洗（《福建中草药》）。

②糖尿病：菝葜鲜叶60克，水煎当茶饮（《福建中草药》）。

③烧烫伤：新鲜菝葜叶烤干（不要烤焦），碾成80～100克粉末。用时加麻油调成糊状，每天涂患处1～2次（《全国中草药汇编》）。

【用法用量】内服：煎汤，9～15克（鲜品30～60克）；或嚼吞。外用：研末调敷或全叶贴上。

【注意事项】注意与同科植物“白革薢”“刺革薢”鉴别，详见“祛风湿”章。根“菝葜”详见“祛风湿”章。

黄堇

（断肠草、黄花鱼灯草、粪桶草、石莲）

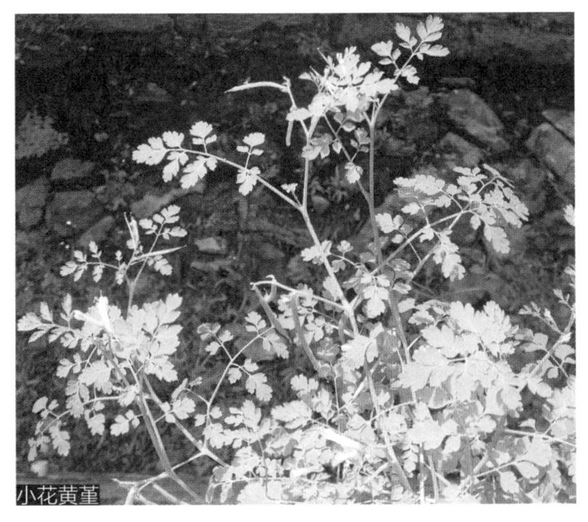

小花黄堇

【药物来源】罂粟科植物小花黄堇〔*Corydalis racemosa* (Thunb.) Pers.〕的带根全草。

【植物特征】一年生草本，高15～55cm，全体肉质或半肉质。根细长，色白，须根多。茎斜展，多分枝。叶片三角形，二回羽状分裂，第一回3～4对，具长柄，二回羽叶对生，有柄，羽片长卵形。总状花序生枝顶或与叶对生，花序长可达12cm；苞片长披针形；萼片2；花冠4瓣，黄色；雄蕊6；雌蕊1。蒴果棱形，两头长尖，长约2～3cm。种子多数，扁球形，黑色。花期春季，果期夏、秋季。

【生长分布】生于路旁、荒野、石缝。分布于我国大部地区。

【采收加工】夏季采集，洗净，晒干。

【性味归经】苦、涩，寒，有毒。入肺、肝、膀胱三经。

【功能主治】清热解毒，消肿止痛，利尿。用于疮疖肿毒，目赤，流火，暑热泻痢，肺热咳血，小儿惊风。

【配伍应用】

黄堇-粉苞苣　两药寒、凉，均有清热解毒，消肿止痛作用。但各有所偏，黄堇偏于消肿止痛，粉苞苣长于清热解毒。两药配伍，相辅相成，功效显著。用于痈疖肿毒、目赤肿痛、流火等。

【单方验方】

①用于疮毒肿痛：鲜黄堇15克，煎服；并用鲜叶捣汁涂患处（《浙江天目山药植志》）。

②治流火：黄堇30克。加黄酒、红糖煎服。连服3天。

③治暑热腹泻、痢疾：黄堇30克，水煎服，连服数日。

④用于肺病咳血：黄堇30～60克。捣烂取汁服（用水煎则无效）（②～④方出自《浙江民间常用草药》）。

⑤治小儿惊风，人事不省：鲜黄堇30克，水煎服（《浙江天目山药植志》）。

⑥治毒蛇咬伤：鲜黄堇，捣汁涂敷(《浙江天目山药植志》)。

⑦治牛皮癣、顽癣：黄堇根磨酒、醋外搽（《草药手册》）。

【用法用量】内服：煎汤，3～6克（鲜品15～30克），或捣绞汁。外用：捣敷或用根磨酒、醋涂抹。

黄葵

（野芙蓉、麝香秋葵、假棉花、假山稔、假棉桃、水芙蓉）

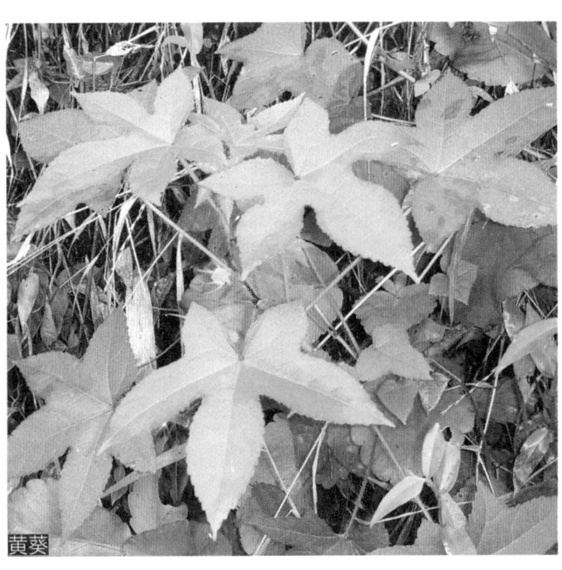

黄葵

【药物来源】锦葵科植物黄葵〔*Abelmoschus moschatus*（L.）Medic.〕的根或叶。

【植物特征】一年或二年生亚灌木，高40～100cm，全株除根茎外，均被黄白色硬粗毛。茎直立，圆柱形，外皮绿色或带浅紫色斑纹。叶互生，叶柄长5～15cm；叶片掌状3～6浅裂或深裂，或同一株深、浅裂叶皆有，长宽约5～10cm，先端渐尖，基部心形或戟形，两面绿色，被粗毛。花腋生，有长梗，花径达10cm；小苞片8～10，条状披针形；花萼5，佛焰苞状；花瓣5，黄色，或基部紫色。蒴果卵形或卵状长圆形，长5～6cm，具短喙，熟时棕褐色，开裂，被黄棕色长硬毛。种子肾形，有麝香气味。花期夏、秋季，果期秋、冬季。

【生长分布】生于沟旁、路边、荒地。分布于我国华南、西南、华中等地区。

【采收加工】秋季采挖，洗净，切片，晒干。

【性味归经】微甘，凉。入心、肺二经。

【功能主治】清热解毒，利湿通淋。用于高热不退，肺热咳嗽，痈疖肿毒，积食，大便秘结，疳积发热，尿路结石，乳汁不通。

【配伍应用】

黄葵-金银花　两药都有清热解毒作用。但黄葵偏于泄热，可用于温热病的发热，痈疖；金银花则长于清热毒，且凉散风热，治外感风热或温热病初起、痈疖肿毒。两药配伍，相辅相成，大增功效。用于外感风热或风温初起、痈疖肿毒等。

黄葵-海金沙草　两药行下焦，均有清利之功。黄葵能利湿通淋，并泄热解毒；海金沙草清热解毒，兼利尿通淋。两药配伍，相互为用，互相促进，功效提高。用于湿热热淋、小便不利、石淋等证。

【用法用量】内服：煎汤，9～15克。外用：捣敷。

【注意事项】注意与“黄蜀葵”“黄秋葵”鉴别，详见“利尿渗湿”章。“黄葵叶”味甘淡性凉，无毒，有解毒消肿功效，内服、外用均可。在此点之，不再另述。

黄花仔

（心叶黄花稔）

【药物来源】锦葵科植物心叶黄花稔〔*Sida cordifolia* L.〕的全草。

【植物特征】多年生落叶亚灌木，高30～90cm。茎直立或斜展，圆柱形，灰色，多分枝。叶互生，叶柄长1～3.5cm；叶片阔卵形，长1.5～3cm，宽1～2.5cm，先端急尖或钝，基部心形，边缘有细锯齿，上面绿色，下面浅绿色，两面被星状毛。花单生或数朵簇生叶腋，具短梗；花萼5裂，外面绿色，被白长毛；花冠5，黄色。蒴果扁圆形，存宿萼。花期秋季，果期秋、冬季。

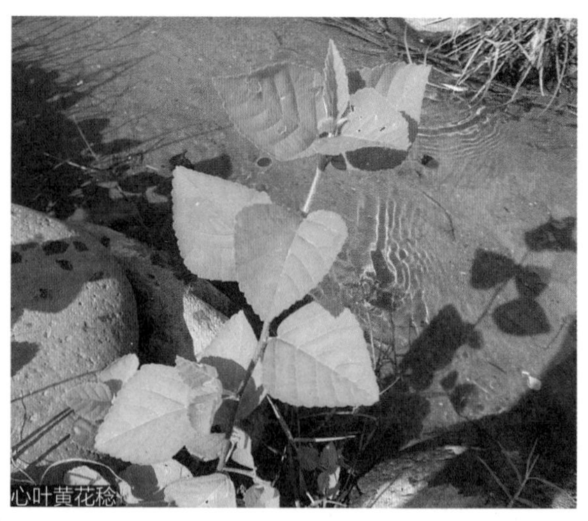
心叶黄花稔

【生长分布】生于路旁、荒地。分布于我国南部。

【采收加工】夏、秋季采集，洗净，切段，晒干。

【药理作用】麻黄碱有平喘、升高血压、收缩血管的作用，对横纹肌、大脑、脑干及脊髓均有兴奋作用，大量可致心率增快，甚则心律失常、不安和震颤。此外，还有发汗、解热作用。

【性味归经】甘、微辛，平。入肝、大肠二经。

【功能主治】清热解毒，活血行气。用于痈肿，痢疾，肝炎，腰肌劳损。

【配伍应用】

黄花仔-蒲公英　两药都有清热，解毒，消肿作用。但黄花仔偏于消散；蒲公英重在清热毒。两药配伍，则能清热解毒，散结消肿。用于痈疖肿毒。配紫花地丁、无莿根，以增疗效。

黄花仔-土牛膝　黄花仔能活血行气；土牛膝能活血散瘀。两药配伍，则能行气活血，散瘀消肿，疗伤止痛。用于跌打闪挫，瘀滞肿痛。若用于腰部闪伤，配与青皮、臭牡丹根；用于膝、踝关节扭伤肿痛，配积雪草、莎草、路路通，疗效更佳。

【用法用量】内服：煎汤，30～60克。外用：捣敷。

【注意事项】注意与“粘毛黄花仔”鉴别，但性味、功能主治相近，同等入药。

黄花稔

（拔毒散、山麻、扫把麻、黄花仔）

【药物来源】锦葵科植物黄花稔〔*Sida acuta* Burm. f.〕的带根全草。

【植物特征】亚灌木，高30～90cm。茎直立，圆柱状，多

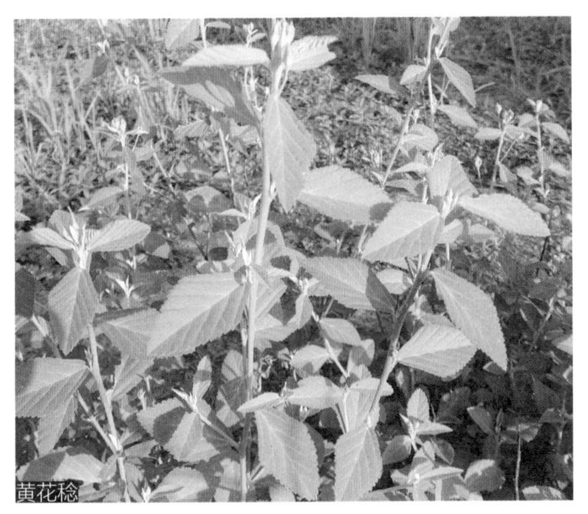
黄花稔

分枝，幼枝绿色，稍被毛，老茎浅褐色。叶互生，具柄；叶片长卵形或卵状披针形，长2～6cm，宽0.9～1.6cm，先端渐尖，基部钝，边缘有细锯齿，上面绿色，无毛，下面浅绿色或稍带白色；托叶披针形，细小。花单生或数朵簇生叶腋，具短柄；花萼绿色，先端5裂；花瓣5，黄色，基部连合；雄蕊多数；心皮4～9个，藏于萼内，顶端有2芒，短刺状。蒴果扁圆形。花期秋、冬季，果期冬至翌年春季。

【生长分布】生于路旁、荒地、乡村房前屋后。分布于我国华南、西南、华中以及台湾等地区。

【采收加工】夏、秋季采集，洗净，切段，晒干。

【性味归经】淡，平。入肝、脾、肺三经。

【功能主治】清热解毒，益气托脓，收敛生肌。用于痈肿破溃，骨、关节结核，肠炎，痢疾。

【配伍应用】

黄花稔-黄花母根 黄花稔能清热解毒，益气托脓；黄花母根能清利湿热，益气排脓。两药配伍，相互为用，共收解毒除湿，益气排脓之功。用于痈疖肿毒已溃，邪毒未净，正气已虚，正虚邪恋，溃久疮口不敛等。

黄花稔-黄鳝藤根 黄花稔能益气扶脾，收敛固涩，可治中气不足，久泻、久痢；黄鳝藤根能健脾益气，除湿活络，治脾虚湿困，食少、乏力、风湿痹痛。两药配伍，共奏益气健中，醒脾化湿，厚肠固涩之功。用于脾虚夹湿，所致久泻、久痢，以及肢节酸困、倦怠乏力等。

【单方验方】

①用于痈溃脓期（适用于溃后体虚）：黄花稔、龙芽草各30克，何首乌、蕺菜各15克，水煎服（《福建中草药处方》）。

②骨、关节结核：紫花地丁、土茯苓、黄花稔各30克，甘草15克，水煎服；另筋骨草、蛇莓、紫花地丁均用鲜品各适量，加红糖、食盐少许，同捣烂敷患处(《福建中草药处方》)。

③乳腺炎：黄花稔、蒲公英，水煎服。外用：用黄花稔加鲜白菜、红糖捣敷患处（《云南思茅中草药选》）。

【用法用量】内服：煎汤，15～30克。外用：捣敷。

【注意事项】注意与“黄花母”鉴别，详见“利尿渗湿”章。健脾利湿，多用根茎。

黄鼠狼

（青蕨、活血草、金毛狗、石猪鬃）

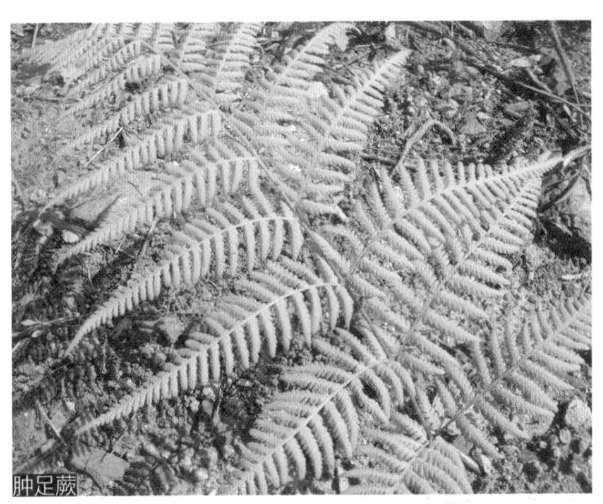
肿足蕨

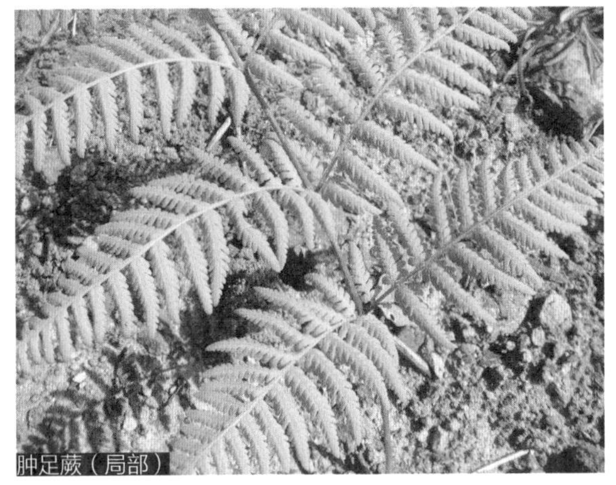
肿足蕨（局部）

【药物来源】金星蕨科植物肿足蕨〔*Hypodematium crenatum*（Forssk.）Kuhn〕的带根全草。

【植物特征】多年生蕨类草本，高30～60cm。根状茎横走，密被棕色线状披针形鳞片。茎直立或斜展，稻秆色，基部膨大。叶互生，草质，叶柄长10～25cm；三回羽状分裂；羽片具短柄，基部羽片最大，三角状长卵形，长12～27cm；小羽片互生，长卵形或长椭圆形，两侧羽状深裂，先端钝圆，两面绿色，密被柔毛。孢子囊大，生于细羽裂纵脉中部，囊群盖近肾形。

【生长分布】生于山坡、林缘、路旁、石隙、林下阴处。分布于我国华南、华东、西南、华中、华北以及台湾等地区。

【采收加工】夏、秋季采集，洗净，切段，晒干。

【性味归经】微苦、涩，凉。入心、肺、大肠三经。

【功能主治】清热解毒。用于疮毒，赤白痢，黄水疮，刀伤出血。

【配伍应用】

黄鼠狼-土茯苓 黄鼠狼微苦、涩、凉，清热解毒，治热毒疮疡；土茯苓甘、淡、平，解毒，除湿浊，治湿疮、梅毒。两药配伍，共奏清热解毒，利湿泄浊之功。用于湿毒疮疡，如脓水疮、湿疹以及女子带下、男子白浊等证。

【单方验方】

①用于疮毒：鲜黄鼠狼叶、茎，捣烂包患处(《贵州民间药物》)。

②治刀伤出血或黄水疮：鲜黄鼠狼根茎上的鳞片，敷患处(《贵州民间药物》)。

【用法用量】内服：煎汤，9～15克。外用：捣敷。

【注意事项】注意与“蕨”鉴别，详见“润下”章。

黄水芋草

（血水草叶）

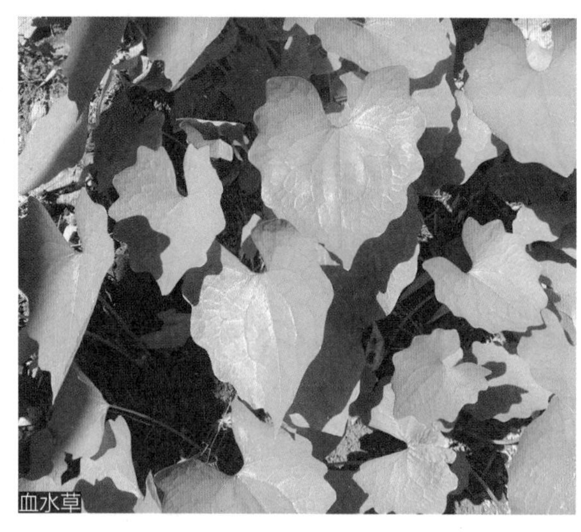
血水草

【药物来源】罂粟科植物血水草〔*Eomecon chionantha* Hance〕的全草。

【植物特征】多年生草本，高15～50cm，全株有黄色汁液。根状茎黄色，断面橙黄色。叶基生，叶柄长10～30cm；叶片卵状心形，长6～13cm，宽4～12cm，先端钝或短尖，基部心形，边缘波状，上面绿色，下面浅绿色。花葶抽自叶丛，具长梗，花径约2～3.5cm；花萼全包花蕾，开花时破裂脱落；花瓣4，白色，阔倒卵形，先端圆或钝；雄蕊多数；雌蕊1。蒴果。花期春、夏季，果期夏、秋季。

【生长分布】生于山沟旁、林缘阴湿处；或栽培。分布于我国华南、华中、西南等地区。

【采收加工】秋季采集，除去杂质，洗净，晒干。

【性味归经】苦，寒，有小毒。入肺经。

【功能主治】清热解毒，活血散瘀。用于流行性眼结膜炎，小儿疮癣，皮肤瘙痒，湿疹，疮疖，无名肿毒，跌打瘀肿。

【配伍应用】

黄水芋草-野菊花 黄水芋草苦、寒，偏行上焦，能清热，泻火，解毒；野菊花苦辛凉，善行头面，可疏风清热，解毒消肿。两药配伍，共收疏风泄热，解毒消肿之功。用于眼赤肿痛、头面疖肿等。

黄水芋草-积雪草 两药性寒、凉。黄水芋草能活血散瘀；积雪草可活血消肿。两药配伍，相辅相成，既收活血散瘀，消肿止痛作用，又获清热凉血之功。用于跌打损伤，瘀郁化热，瘀热郁滞，患处灼热肿痛等。

【单方验方】

①急性眼结膜炎：鲜黄水芋草30～60克，水煎服。

②无名肿毒：鲜黄水芋草适量，甜酒糟少许，捣烂外敷，每日换药一次。

③疮疖：鲜黄水芋草适量，捣烂外敷，每日换药1次（①～③方出自《中草药彩色图谱与验方》）。

【用法用量】内服：煎汤，6～12克（鲜品15～30克）。外用：捣敷。

【注意事项】根“黄水芋”详见“理气”章。

黄山鳞毛蕨根

（小叶凤凰尾巴草）

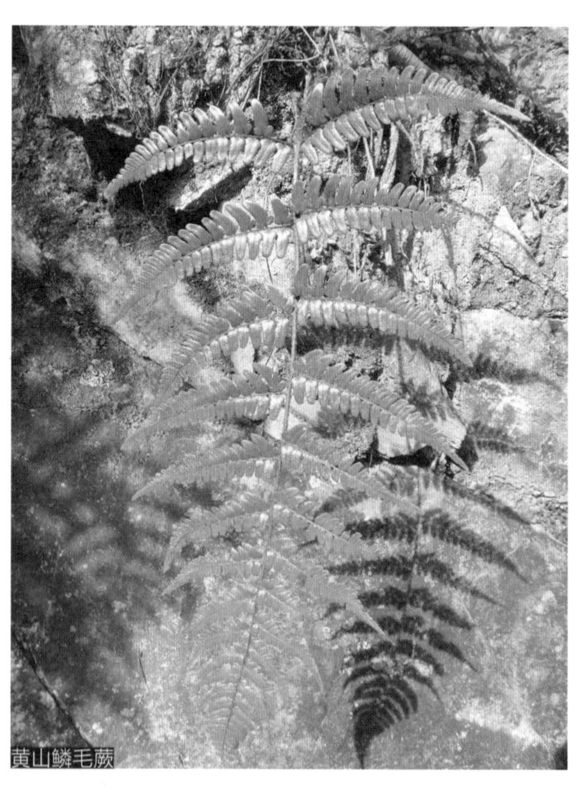
黄山鳞毛蕨

【药物来源】鳞毛蕨科植物黄山鳞毛蕨〔*Dryopteris huangshanensis* Ching〕的根。

【植物特征】多年生蕨类草本。根茎粗壮，通常直立。叶簇生，具柄，叶柄及叶轴密被浅棕色鳞片；叶片近革质，长卵形，先端渐尖，长40～80cm，二回羽状分裂；羽叶条状披针形，先端锐尖，羽状深裂，裂片镰状，先端钝圆，近全缘。孢子囊近圆形，着生于小羽片下面上半部，囊群盖灰色凸起。孢子期秋、冬季。

【生长分布】生于高山、林下、路旁较阴处。分布于我国华南、华中等地区。

【采收加工】冬季采挖，洗净，晒干。

【性味归经】辛，凉。入肝经。

【功能主治】清热解毒。用于目赤肿痛，头痛，发热。

【配伍应用】

黄山鳞毛蕨根-野菊花 黄山鳞毛蕨根清热解毒，且辛凉散热；野菊花疏风清热，并清热解毒。两药配伍，相辅相成，共收清热解毒，疏散风热之功。用于外感风热之头痛、发热、咽痛等，以及上焦热毒，如目赤肿痛。

【用法用量】内服：煎汤，15～30克。

蚯疽草

（白头菜、肉桂草、泥鳅菜、茯苓菜、鱼眼草、山胡椒菊）

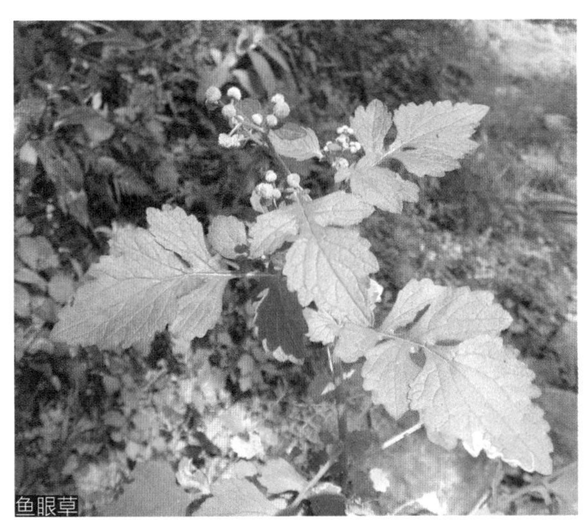
鱼眼草

【药物来源】菊科植物鱼眼草〔*Dichrocephala auriculata* (Thunb.) Druce〕的全草。

【植物特征】一年生草本，高20～40cm。茎直立或斜展，绿色，被白色短柔毛或无毛，茎、枝有纵棱。叶互生，柄长0.5～2cm；叶片草质，倒卵形，通常下部有分裂或不分裂，长3～9cm，先端急尖，基部楔形，边缘有粗锯齿，两面绿色。头状花序，圆形，排列成伞房状花序或圆锥花序，生枝顶，具长梗；苞片2列；全为管状花，白色，外围雌花数列，先端3～5齿裂，中央两性花，先端4～5裂。瘦果扁平，倒卵形。花期夏季至冬季，果期冬季。

【生长分布】生于山坡路旁、荒地。分布于我国华南、华东、华中、西南等地区。

【采收加工】夏、秋季采集，洗净，切段，晒干。

【性味归经】苦、辛，平。入心、肝二经。

【功能主治】消肿解毒，利尿。用于疔毒，喉炎，小儿外生殖器感染肿胀，毒蛇咬伤，妇女月经不调，跌打损伤。

【配伍应用】

蚯疽草-紫花地丁 两药都有消肿解毒作用。但蚯疽草偏于消散，用于疔疮、喉痛、阴肿；紫花地丁重在清热毒，用于疔疮痈疖、丹毒等肿毒。两药配伍，相辅相成，功效增强。用于疔疮痈疖、丹毒、痄腮、瘰疬等证。

蚯疽草-车前草 蚯疽草能利尿除湿；车前草可利尿通淋。两药相配，相须为用，共呈清热利尿，除湿通淋之功。用于湿热所致热淋、水肿等证。

【单方验方】

①治蚯疽（小儿外生殖器焮肿），小便不利：鲜蚯疽草和冬蜜捣烂敷贴（《福建民间草药》）。

②用于疔毒肿痛：鲜蚯疽草和米稀饭，加食盐少许，捣烂敷贴（《福建民间草药》）。

③治毒蛇咬伤：鲜蚯疽草捣烂敷伤处（《福建中草药》）。

④治扭伤肿痛：蚯疽草研末，每次6克，酒送服；另用鲜蚯疽草捣烂调些酒，敷伤处（《福建中草药》）。

【用法用量】内服：煎汤，15～30克；或研末入丸、散。外用：捣敷。

【注意事项】注意与“鱼眼草”鉴别，详见本章。

野菰

（僧帽花、金锁匙、烟管头草、蛇箭草、烧不死）

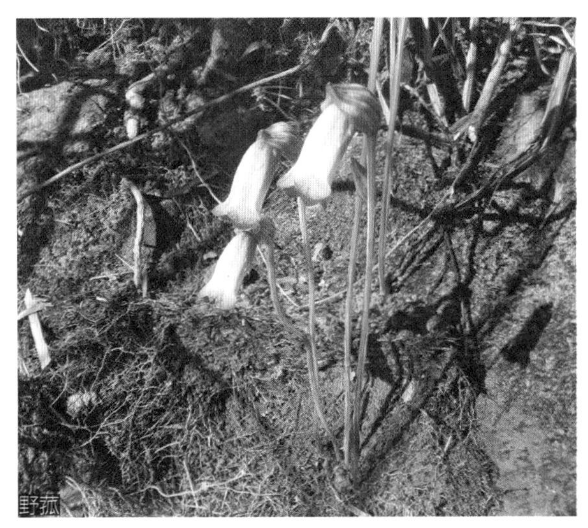
野菰

【药物来源】列当科植物野菰〔*Aeginetia indica* L.〕的全草。

【植物特征】一年生全寄生草本，大多寄生于禾本科植物根茎部，高12～15cm。花梗抽于基部苞腋，单生或数株丛生，初白色，后转浅棕色，花生顶部，偏向一侧，向下反卷；萼片佛焰苞状，白色，长1.5～2.5cm，包围冠筒下部；花冠筒状，浅紫色，长3～4.5cm，先端5齿裂；雄蕊4，着生冠筒下部；雌蕊1，子房上位，1室。蒴果卵圆形，熟时2瓣开裂。种子多数。花期秋、冬季，果期冬季。

【生长分布】寄生于山坡、路旁、沟边阴处的禾本科植物根部，如芒草等。分布于我国绝大部分地区。

【采收加工】秋季采集，晒干。

【性味归经】苦，凉，有小毒。入肺、膀胱、肾三经。

【功能主治】解毒消肿，清热凉血。用于扁桃体炎，咽喉炎，骨髓炎，疔疮，咳嗽，尿路感染，毒蛇咬伤。

【配伍应用】

野菰-板蓝根　两药味苦性寒，均能清热，解毒凉血。两药配伍，相须为用，功效益彰。用于热毒咽痛、痄腮、疔疮，以及温热病发热、头痛等。

野菰-狗肝菜　两药都有清热，凉血，解毒作用。但野菰偏于泄热毒，狗肝菜长于清血热。两药配伍，相互促进，作用尤强。对温热病或疮疡肿毒等，热毒入营血，如壮热、烦闷、斑疹隐现、舌红绛者，均可施用。可配大青叶、金银花、蛇莓、芦根、竹叶，以增疗效。

【单方验方】

①骨髓炎：野菰3～9克，甘草6～9克，水煎服（《全国中草药汇编》）。

②治毒蛇咬伤：野菰30克，晒干，麝香0.3克，蜈蚣七条。同浸麻油内，用时以麻油外搽（《江西草药》）。

③用于疔疮：野菰，麻油少许，捣烂外敷（《江西草药》）。

【用法用量】内服：煎汤，9～15克。外用：捣敷或浸油擦。

野马蹄草

（萤蔺）

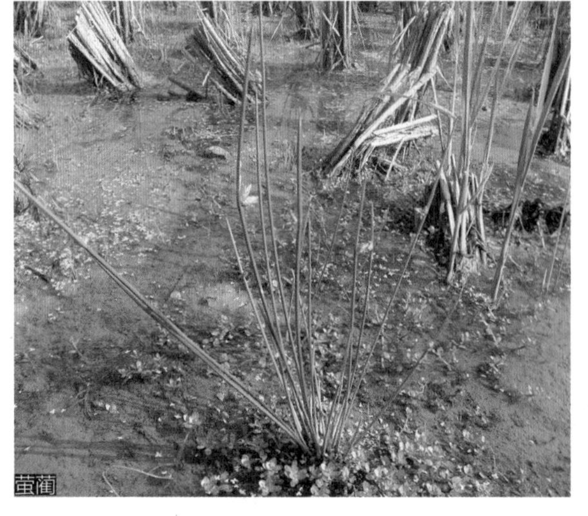
萤蔺

【药物来源】莎草科植物萤蔺〔*Scirpus juncoides* Roxb.〕的全草。

【植物特征】多年生丛生草本，高20～50cm。茎直立，圆柱状，上部深绿色，基部白绿色，中空，有髓，先端急尖，有叶鞘，边缘干膜质，无叶片。小穗2～5聚成头状，假侧生，椭圆形，长0.7～1.5cm，宽约0.3～0.4cm，初生绿色，成熟时棕色，小花多数；花间鳞片覆瓦状排列，宽卵形，先端短尖，下面绿色，两侧棕色，下部刚毛数条；总苞1枚，是茎的延续，直立，长2～12cm，先端长尖，绿色；雄蕊3，柱头2或3。小坚果倒卵形，熟时黑褐色，光泽。花期果期皆在夏、秋季。

【生长分布】生于田中、路旁、水沟、溪滩水湿处。分布于我国大部分地区。

【采收加工】夏、秋季采集，洗净，切段，晒干。

【性味归经】甘、淡，凉，无毒。入肺、膀胱、肝三经。

【功能主治】清热解毒，凉血止血，利尿。用于麻疹热毒，豆疮热毒，火热牙痛，目赤肿痛，肺痨咳血，热淋，尿浊。

【配伍应用】

野马蹄草-金银花　两药都有清热解毒作用。但野马蹄草泄热功效较好，并能凉血；金银花解毒作用偏强，且能轻疏风热。两药配伍，共奏解毒凉血，轻宣凉透之功。用于麻疹、风疹、小儿急疹之出疹期，可配鲜芦根、板蓝根、连翘、钩藤、桑叶、蝉蜕，以增强疗效。亦可用于火热牙痛、目赤肿痛。

野马蹄草-苎麻根　两药都有清热，凉血，止血作用。但野马蹄草偏于清血热，而苎麻根长于凉血止血。两药配伍，相辅相成，功效显著。用于血热妄行之咳血、鼻衄、尿血以及血淋等。

野马蹄草-笔仔草　两药都有清热利尿作用。野马蹄草并能解毒，凉血；笔仔草又善于通淋。两药配伍，共奏解毒凉血，利尿通淋之功。用于热淋、血淋、小便不利等。

【单方验方】

①治麻痘热毒：野马蹄草120克，冰糖60克，煎汤当茶饮。

②治赤眼：野马蹄草60克，煎汤服。

③治火盛牙痛：野马蹄草60克，拦路蛇30克，煎汤饮并含漱。

④用于肺痨咳血：野马蹄草60克，冰糖30克，煎汤服。

⑤治白浊：野马蹄草、车前草、地榆、桑树浆、枫树浆各适量，煎汤服（①～⑤方出自《中药大辞典》）。

【用法用量】内服：煎汤，30～60克。

雀翘

（更生、倒刺林、荞麦刺、长野芥麦草）

【药物来源】蓼科植物箭叶蓼〔*Polygonum sieboldii* Meisn.〕的全草。

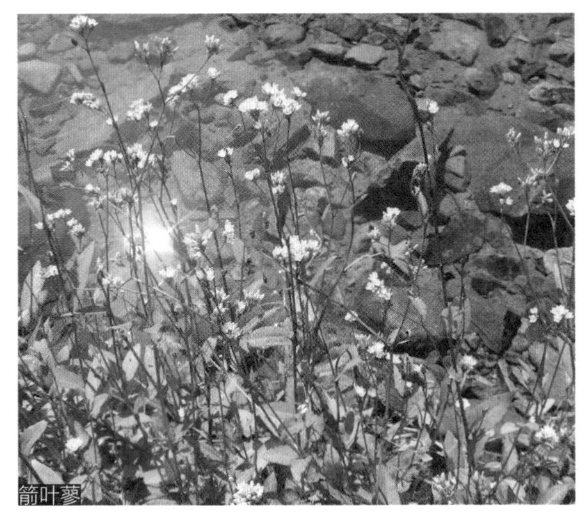
箭叶蓼

【植物特征】一年生草本，高30～100cm。茎细长，下部卧地，上部斜展，四棱形，红色，棱上生细小倒钩刺。叶互生，具短柄；叶片椭圆形或窄椭圆形至披针形，长6～9cm，宽1.5～2.6cm，先端急尖或长尖，基部箭形，两侧有三角状叶耳，全缘，两面绿色，下面中脉有倒钩刺。花顶生，头状花，通常2歧分叉，花梗细长，有刺；苞片无毛；无花萼；花被5，粉红色或白色；雄蕊8，子房上位，花柱2裂。瘦果三角形，黑色，光滑，外有宿存花被。花期夏季，果期秋季。

【生长分布】生于山田、浅沼、沟边。分布于我国大部分地区。

【采收加工】夏、秋季采集，洗净，切段，晒干。

【性味归经】酸、辛，凉，有小毒。入肺、肝二经。

【功能主治】清热解毒，祛风止痒。用于热毒痢，湿热痢，肠炎，湿疹，皮肤瘙痒，疮疖肿毒，痔疮，毒蛇咬伤。

【配伍应用】

雀翘-地锦草　雀翘能升能降，清热解毒，并疏散风邪；地锦草喜行肠道，清热解毒，兼清利湿热。两药配伍，则能疏风泄热，解毒利湿。用于热毒痢、湿热痢以及湿疹等。热毒痢，配与白头翁、金银花、马齿苋；湿热痢，配与铁苋、积雪草、青木香，以增功效。

雀翘-桑叶　雀翘能走表，祛风止痒，并清热毒，治皮肤疮疡、瘙痒；桑叶轻浮，疏风清热，兼凉血，治外感风热，发热、头昏痛、咽痛，以及肤痒。两药配伍，则能疏散风邪，凉血解毒，疗疮止痒。对血热之体，外感风邪，交蒸肌表，不得发越，致发湿疹、肌肤瘙痒、瘾疹，若善于调配，必有良效。

【单方验方】

①风湿性关节炎：雀翘120克，水煎洗患处。

②毒蛇咬伤：鲜雀翘捣烂，敷伤口周围（①～②方出自《河北中草药》）。

【用法用量】内服：煎汤，6～15克（鲜品加倍）。外用：煎洗或捣敷。

铜锤草

（红花酢浆草、大老鸦酸、水酸芝、一粒雪、隔夜合）

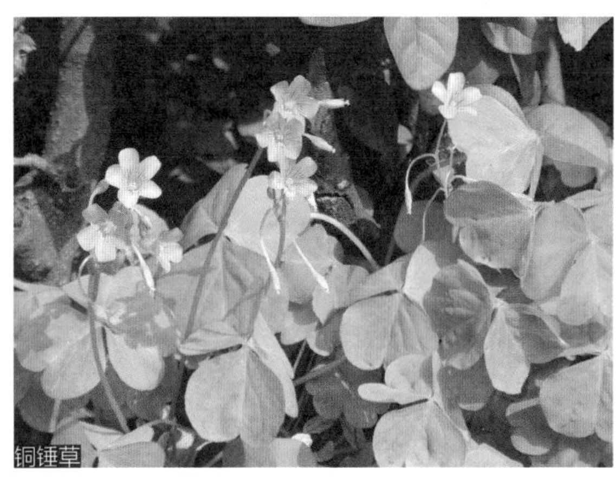
铜锤草

【药物来源】酸浆草科植物铜锤草〔*Oxalis corymbosa* DC.〕的全株或鳞茎。

【植物特征】多年生草本，高15～30cm。有白色近圆形鳞茎，鳞片褐色，有纵棱。叶基生，成簇，叶柄长13～26cm，纤细，被长柔毛；掌状复叶，小叶3枚，具短柄，小叶片近倒心形，长1～3cm，宽1.2～3.2cm，先端凹入，基部圆形，全缘，两面绿色，被短毛，有棕红色腺点。伞房花序，顶生，花葶抽自叶丛；萼片5，绿色；花瓣5，紫红色；雄蕊10，长短各5，子房长椭圆形，5室，花柱5。蒴果短条形，成熟开裂。种子椭圆形，棕褐色。花期春、夏季，果期夏、秋季。

【生长分布】生于村边、路旁、林缘、草丛。分布于我国大部分地区。

【采收加工】夏季采集，洗净，晒干。

【性味归经】酸，寒。入肝、大肠二经。

【功能主治】清热解毒，散瘀消肿。用于肾盂肾炎，痢疾，咽喉肿痛，白浊，白带，疮痈疖肿，毒蛇咬伤，跌打损伤。

【配伍应用】

铜锤草-黄鹌菜　两药均有清热解毒之功。铜锤草并能散结消肿；黄鹌菜兼消肿止痛。两药相配，相须为用，功效增强。用于咽喉肿痛、疮痈疖肿、毒蛇咬伤等证。

铜锤草-虎杖　两药性寒；铜锤草能散瘀消肿；虎杖能活血止痛。两药配伍，相辅相成，共收活血散瘀，消肿止痛，清热凉血之功。用于跌打损伤，瘀郁化热，瘀热阻滞，患处热、肿、痛等症。若配与星宿菜、积雪草、蛇葡萄根，功效更强。

【单方验方】

①用于咽喉肿痛，牙痛：鲜铜锤草60～90克，水煎，慢慢咽服（《福建中草药》）。

②肾盂肾炎：鲜铜锤草30克，捣烂调鸡蛋炒熟服（《福建中草药》）。

第六章　清热解毒

③治小儿惊风：铜锤草15克，鱼鳅串、铁灯草各9克，水煎服（《贵州民间药物》）。

④小儿肝热、骨蒸：铜锤草15克，水煎服（《福州市民间药草》）。

⑤失眠：铜锤草15克煎服，功比首乌藤佳（《福州市民间药草》）。

⑥治砂淋：铜锤草、金钱草、地龙。煎水，兑黄酒少许服（《四川中药志》）。

⑦治背痈：鲜铜锤草和糯米饭捣烂，调热酒敷患处（《四川中药志》）。

⑧用于痔疮脱肛：铜锤草，炖猪大肠服（《四川中药志》）。

【用法用量】内服：煎汤，15～30克；或炖肉。外用：捣敷。

【注意事项】孕妇忌用。

假地豆

（假番豆、密子豆）

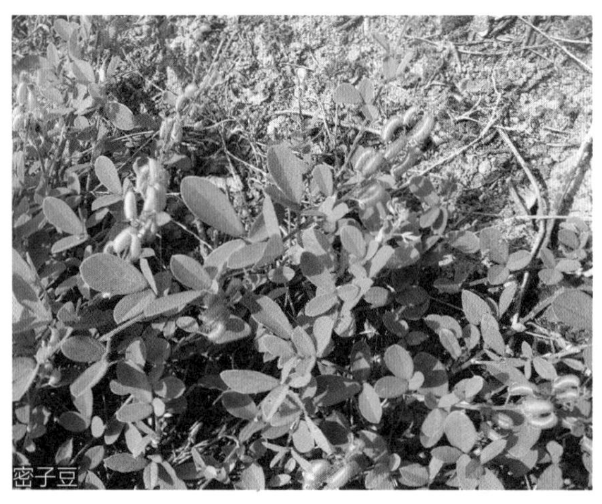

【药物来源】豆科植物密子豆〔*Pycnospora lutescens*（Poir.）Schindl.〕的全草。

【植物特征】多年生亚灌木状草本，长20～50cm。茎直立或平卧，全体被白毛。叶互生，具柄，三出复叶，先端小叶大，侧叶小，有短柄或无柄，叶片草质，倒卵形或卵状矩圆形，长1～2.5cm，宽0.7～1.5cm，全缘，两面绿色或灰绿色，紧贴柔毛；具小托叶。总状花序，顶生；小苞片卵形，膜质，被毛；萼钟形，5深裂，长约2mm；花冠淡紫色，长约萼的1倍，旗瓣圆，翼瓣长条形，龙骨瓣连着；雄蕊二体，花柱内曲，柱头头状。荚果矩圆形，长达1cm，膨胀，被毛，绿色，成熟时黑色。种子近肾形。花期夏、秋季，果期夏、秋季。

【生长分布】生于黄土山坡、路旁、荒地。分布于我国华南、西南以及台湾等地区。

【采收加工】夏、秋季采集，割取全草，洗净，切段，晒干。

【性味归经】淡，凉。入肺、脾、肾、大肠四经。

【功能主治】清热解毒，利尿消肿。用于尿路感染，前列腺炎，小便不通，水肿，尿浊，尿路结石，关节肿痛。

【配伍应用】

假地豆-海金沙根　两药都有清热解毒作用。假地豆并能利尿，治热毒淋证、尿浊；海金沙根兼利湿，疗热淋、痈疖肿毒。两药配伍，清热解毒作用增强，并具利尿除湿之功。用于痈疖肿毒、热淋、尿浊、女子赤白带等证。

假地豆-水丁香　两药都有利尿消肿，清热解毒作用。假地豆长于清热解毒，水丁香重在利尿消肿。两药配伍，相辅相成，疗效倍增。用于湿热或热毒伤肾所致小便不利、水肿等。配与笔仔草、白茅根、白花蛇舌草、浮萍，以增疗效。

【用法用量】内服：煎汤，9～24克。

【注意事项】注意与“狗尾花”鉴别，详见“止咳平喘”章。

假黄麻

（假麻区、甜）

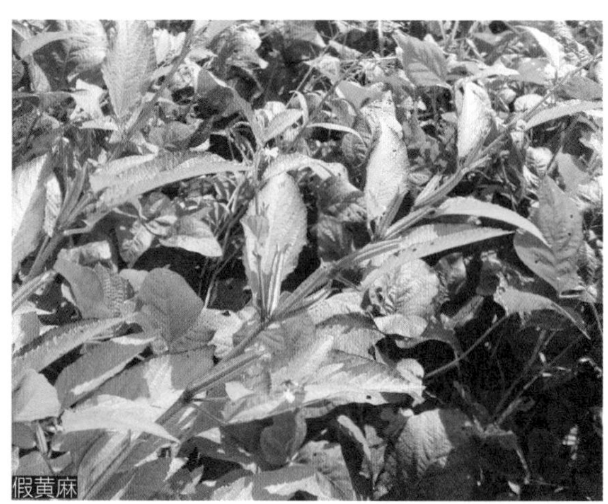

【药物来源】椴树科植物假黄麻〔*Corchorus aestuans* L.〕的全草。

【植物特征】一年生草本，高40～100cm。茎直立或斜展，红褐色，多分枝，稍被毛，老时下部木质化。叶互生，叶柄长1～2cm，有柔毛；叶片长卵形，长2～5.5cm，宽1.5～2.8cm，先端尖或急尖，基部近圆形，两侧常有一对短细尾，边缘有细锯齿，上面绿色，下面浅绿色。花细小，通常2～4朵簇生叶腋，亦有单生，具短花梗，有环纹；花萼4～5枚；花瓣4～5，黄色，雄蕊多数。蒴果筒形，长达2.8cm，有纵棱，或近似翅，先端有3～4个长喙。花期夏季，果期夏、秋季。

【生长分布】生于山坡、路旁、林缘、屋旁。分布于我国南方及台湾等地区。

【采收加工】夏季采收，切段，晒干。

【性味归经】淡，寒。入心、肺、脾三经。

【功能主治】清热解毒，消暑。用于麻疹，下痢，风疹，小儿急疹，伤暑发热。

【配伍应用】

假黄麻-桑叶 假黄麻质轻，能清热解毒；桑叶质轻性寒，疏风清热，并凉血。两药配伍，既能解毒凉血，又能疏散风热。可用于麻疹、风疹、急疹、手足口病等证，若配与芦根、薄荷、金银花、野菊花、板蓝根、钩藤，可增强解毒与透疹功效。

假黄麻-青蒿 假黄麻淡、寒，能清解暑；青蒿苦、辛、寒，可清暑除蒸。两药相须相使，作用增强。用于伤暑，如发热、多汗、胸闷、心烦口渴、头昏、小便短赤等症。配与积雪草、西瓜皮、荷叶、扁豆花，以增强疗效。

【用法用量】内服：煎汤，9～12克。外用：捣敷或煎洗。

救必应

（白木香、白兰香、白沉香、白银香、九层皮、白银树皮）

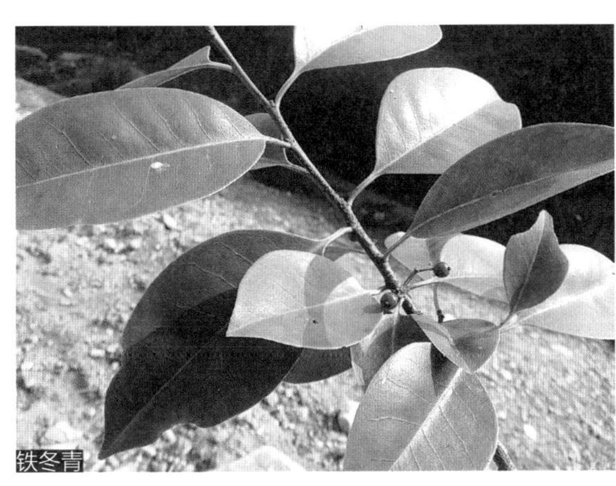

铁冬青

【药物来源】冬青科植物铁冬青〔*Ilex rotunda* Thunb.〕的树皮或根皮。

【植物特征】常绿灌木或乔木，高3～15m。树干直立，圆柱形，皮厚，灰色，小枝或有棱。叶互生，叶柄长5～10mm；叶片革质，卵圆形，长4～9cm，宽2～4cm，先端短尖，基部楔形，全缘，上面深绿色，光泽，下面绿色，中脉凸起，红色。伞形花序，腋生，具花梗，单性，雌雄异株；花萼4～5裂，裂片长约1mm；花瓣4～5，绿白色，长约2.5mm；雄蕊4。核果近圆形，直径4～6mm，熟时鲜红色，光泽，顶端存柱头。花期夏季，果期秋、冬季。

【生长分布】生于山坡、灌丛、路旁。分布于我国华南、西南、华东、华中以及台湾等地区。

【采收加工】树皮春、夏季采集，根皮秋、冬季采集；剥下，洗净，切段，晒干。

【药理作用】

①抗菌作用：煎剂试管内能抑制金黄色葡萄球菌，溶血性链球菌及福氏志贺菌、伤寒杆菌、铜绿假单胞菌。

②止血作用：救必应乙素（三萜苷）在试管内能使凝血时间缩短。

③对平滑肌影响：救必应乙素对离体兔耳血管灌流，对血管平滑肌有收缩作用。其黄酮苷部分，对豚鼠离体回肠有松弛作用，且能拮抗乙酰胆碱引起的肠痉挛。

【性味归经】苦，寒。入肺、肝、大肠三经。

【功能主治】清热解毒，消肿止痛。用于扁桃体炎，咽喉炎，感冒，急性胃肠炎，胃脘痛，跌打肿痛。

【配伍应用】

救必应-犁头草 两药均味苦、性寒，都具清热解毒，消肿止痛功用。两药配伍，相辅相成，功效尤强。用于痈疖肿毒、热毒咽喉肿痛等证。若用于痈疖肿毒，配与蒲公英、无莿根；咽喉肿痛，配与金果榄、朱砂根，疗效更佳。

救必应-赤车 两药都有消肿止痛作用。救必应味苦、性寒，为清热，消肿，止痛；赤车味辛、苦，性温，祛瘀，消肿，止痛。两药配伍，寒温调和，相互为用，共收祛瘀活血，消肿止痛之功。用于跌打损伤，瘀滞肿痛等证。

【单方验方】

①治喉痛：干救必应9克，水煎作茶饮（《广西中草药》）。

②治外感风热头痛：救必应30克，水煎，日服3次（《广西中草药》）。

③腹痛、胃痛（热证）：救必应18克，葱头5枚，水煎服（《青草药彩色图谱》）。

④治一般性胃痛：救必应9克，鸡蛋壳15克，绯红南五味子9克，白及9克，石菖蒲3克。共研细粉，每次服15克，每日2次，饭后服（《草药手册》）。

⑤治胃、十二指肠溃疡：救必应60克，海螵蛸120克，绯红南五味子60克，竹叶椒30克。共研为细粉，做成小颗粒，每服1.5克，每日3次（《草药手册》）。

⑥小儿消化不良：救必应（二层皮）、番石榴叶各6克，布渣叶、火炭母各9克。水煎分3～4次服，每日1剂。发热加金银花6克。脱水者适当补液（《全国中草药汇编》）。

⑦治跌打肿痛：救必应6克研粉，白糖30克，开水冲服（《广西中草药》）。

【用法用量】内服：煎汤，9～18克；或研末入丸、散剂。外用：捣敷或熬膏涂敷。

【注意事项】注意与本章“冬青”鉴别。

救军粮叶

（火棘叶、赤阳子叶）

【药物来源】蔷薇科植物火棘〔*Pyracantha fortuneana* (Maxim.) Li〕的叶。

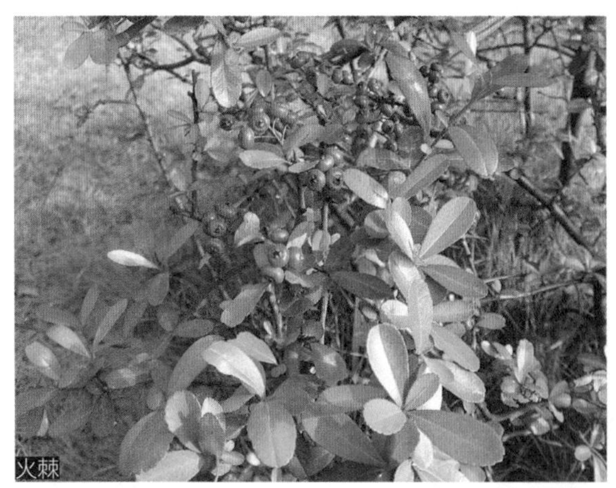

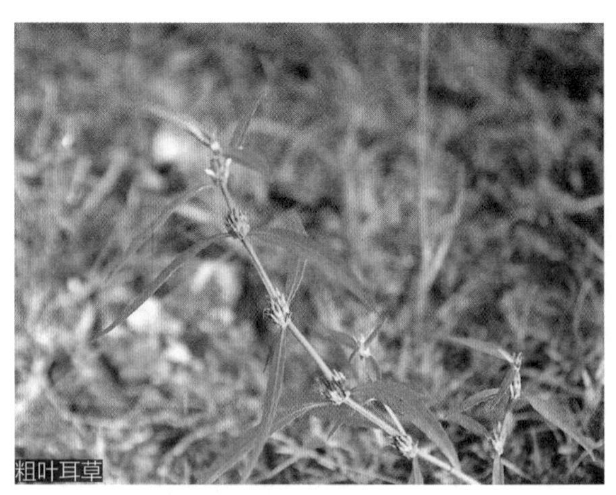

【植物特征】常绿灌木，高1～3m。根皮黑黄色，质坚硬，多分枝，先端刺状。叶互生，有的数枚簇生，具短柄；叶片薄革质，椭圆形，或倒卵形，或倒卵状矩圆形，长1.5～6cm，宽0.5～1.5cm，先端圆或微凹，有时有短尖头，基部楔形，边缘有钝锯齿，近基部全缘，上面深绿色，光泽，下面绿色。复伞形花序，具总梗、花梗；花径约1cm；花萼钟状，裂片5，三角状卵形；花瓣5，圆形，白色；雄蕊多数；子房下位。梨果近球形或稍扁，深红色，径约5mm，顶端存宿萼。种子5枚。花期春季，果期夏、秋季。

【生长分布】生于向阳山坡、村边、旷野；或栽培。分布于我国华东、华南、华中、西南、华北等地区。

【采收加工】春、夏采收，晒干。

【性味归经】微苦，凉。入肝经。

【功能主治】清热解毒。用于眼赤肿痛，疮疡肿毒。

【配伍应用】

救军粮叶-蒲公英　两药都有清热解毒作用。救军粮叶行肝经，清肝经热毒；蒲公英走肝胃经，清热解毒消痈。两药配伍，相互促进，共收清热解毒，散结消肿之功。用于痈疖肿毒、目赤肿痛、乳痈等证。

【用法用量】内服：煎汤，9～18克。外用：捣敷。

【注意事项】根“红子根”，详见“清虚热”章；种子“赤阳子”，详见“消食”章。

粗叶耳草

（节节花）

【药物来源】茜草科植物粗叶耳草〔*Hedyotis verticillata* (L.) Lam.〕的全草。

【植物特征】一年生草本，高25～45cm。茎下部卧地，上部斜展，下部圆柱形，上部四棱形，暗绿色，被粗毛。叶对生，近无柄，叶片披针形，长2.6～6cm，宽0.6～1.8cm，先端渐尖，基部楔形，全缘，上面暗绿色，下面绿色，两面被粗毛。花簇生叶腋，团伞花序，小花3～6朵，无花梗；萼筒倒圆锥形，先端有短齿裂，有簇毛，外面有粗毛；花冠白色，漏斗状，先端有缘毛。蒴果卵形，细小，外存宿萼。花期春季至秋季，果期秋、冬季。

【生长分布】生于山坡、路旁、岩石脚边、溪滩湿润地。分布于我国华南、华中、西南等地区。

【采收加工】秋季采集，洗净，切段，晒干。

【性味归经】苦，凉。入肺、脾二经。

【功能主治】清热解毒，消肿止痛。用于感冒发热，咽喉痛，小儿麻痹症，胃肠炎，蛇咬伤，蜈蚣咬伤。

【配伍应用】

粗叶耳草-一枝黄花　粗叶耳草苦、凉，清热解毒，消肿止痛；一枝黄花辛、苦、凉，疏风解表，消肿解毒。两药相互为用，可收解毒消肿，解表退烧之功。用于外感风热或风温初起，发热微恶风寒、有汗、头昏痛、咽痛等症。

粗叶耳草-千金藤　两药都有清热解毒，消肿止痛功效，为蛇伤良药。两药配伍，相辅相成，大增功效。用于毒蛇咬伤、蜈蚣咬伤以及痈疖肿毒等。

【单方验方】

①用于感冒发热：鲜粗叶耳草30克，水煎服。

②治小儿麻痹症：鲜粗叶耳草15克，葫芦茶15克，水煎服。

③治胃炎：鲜粗叶耳草15～30克，水煎服。

④治毒蛇咬伤：鲜粗叶耳草30克，水煎服；渣捣烂外敷伤口（①～④方出自《中药大辞典》）。

【用法用量】内服：煎汤，9～12克（鲜品15～30克）。外用：捣敷。

剪刀股

（假蒲公英、鸭舌草、鹅公英）

【药物来源】菊科植物剪刀股〔*Ixeris Japonica* (Burm. f.) Nakai〕的全草。

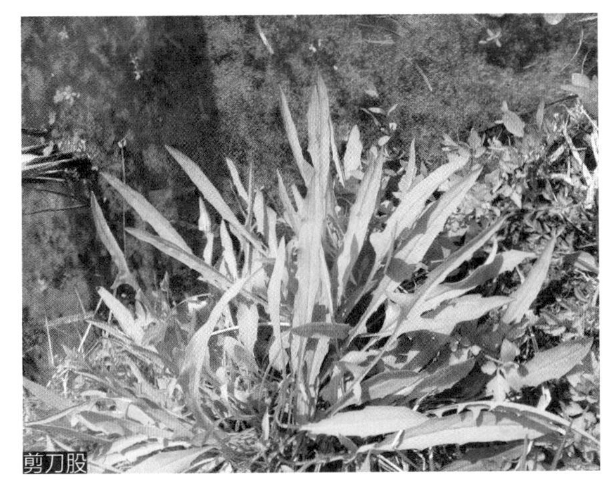

剪刀股

【植物特征】多年生草本，高10～32cm，全体无毛，富含白色乳汁。主根垂直直伸，黄白色，须根多。茎直立，圆柱形，纤细。基生叶簇生，莲座状，具柄，叶片椭圆状披针形，长6～17cm，宽1.5～2.5cm，先端急尖或渐尖，基部渐窄成柄，边缘有波状或有疏钝齿，两面粉绿色；茎叶稀少，细小，通常全缘。头状花序，顶生，排列成伞房花序，或单生；总苞钟状，2层，外层短小，内层线状披针形；花冠全为舌状，黄色，先端5齿裂；雄蕊5，子房下位，花柱细长，柱头2裂。瘦果扁长圆形，有短喙，成熟棕红色，有白色冠毛。花期、果期皆在春季。

【生长分布】生于山坡、路旁、荒地。分布于我国华南、华东、华中、西南等地区。

【采收加工】春季采集，洗净，切段，晒干。

【药理作用】抑菌试验：剪刀股对金黄色葡萄球菌、肺炎球菌均有抑制作用。

【性味归经】苦，寒。入肺、肾、膀胱三经。

【功能主治】清热解毒，利尿除湿。用于咽喉肿痛，口腔炎，急性眼结膜炎，乳腺炎，淋病，水肿，疔疮。

【配伍应用】

剪刀股-金银花　剪刀股苦、寒，清热解毒；金银花甘、寒，清热解毒，而凉散风热。两药配伍，清热解毒功效增强，并具轻清宣透之功。用于热毒之咽喉肿痛、眼赤肿痛以及痈疖疔疮。用于咽喉肿痛，配与青鱼胆、板蓝根、射干；赤眼，配与野菊花、蒲公英；用于痈疖疔疮，配与紫花地丁、无莿根，以增疗效。

剪刀股-笔仔草　两药均有清热利尿之功。剪刀股且能除湿热，笔仔草尚可通淋。两药配伍，相辅相成，则能清热利湿，利尿通淋。用于湿热为患，所致热淋、小便不利、水肿等。

【单方验方】

①咽喉肿痛：鲜剪刀股适量，捣烂，醋水各半，过滤，冷却后分次含漱。另取剪刀股、金银花各16克，水煎服。

②口腔溃疡：剪刀股20克（鲜者为佳，40克），水煎，加冰糖适量调服。每日1剂，每剂分3次服。

③乳腺炎：鲜剪刀股根、鲜地桃花须根各等量，水煎当茶服。另取鲜剪刀股叶适量，捣烂，甜米酒少许拌匀，敷患处。

④阑尾炎：剪刀股30克，牡丹皮、紫花地丁、金银花、桃仁、黄柏各9克，水煎，每日1剂，分3次服。另取鲜剪刀股全草适量，捣烂，米酒少许调匀，煨热敷患处（①～④方出自《实用皮肤病性病彩色图集》）。

⑤治淋病，水肿，急性结合膜炎：剪刀股9～15克，水煎服（《常用中草药手册》）。

⑥治乳痈，疔毒：鲜剪刀股，捣烂外敷（《常用中草药手册》）。

【用法用量】内服：煎汤，15～30克；或捣绞汁。外用：捣敷。

鹿藿

（鹿豆、野绿豆、野黄豆、老鼠眼、鸟眼睛豆）

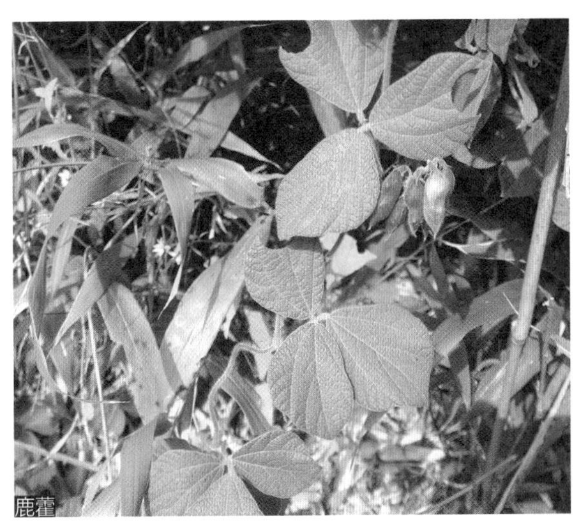

鹿藿

【药物来源】豆科植物鹿藿〔*Rhynchosia volubilis* Lour.〕的茎叶。

【植物特征】多年生缠绕草本，高1～2.5m。茎圆柱状，浅紫红色，密被浅黄色柔毛。三出复叶，互生，叶柄长2.5～5cm，被柔毛；小叶具短柄，侧生小叶卵形偏斜，先端小叶卵状菱形，长2.5～6cm，宽2～5.5cm，先端短尖或钝尖，基部近圆形，全缘，两面绿色，密被浅黄色柔毛。总状花序腋生，花多数；花萼钟状，萼齿5，外面有腺点，被柔毛；花冠蝶形，黄色；雄蕊二体，子房有多数腺点。荚果近椭圆形，长达1.5cm，密被浅黄色柔毛，成熟红紫色，背部开裂，种子暴露。种子1～2粒，黑色，光泽。花期夏、秋季，果期秋、冬季。

【生长分布】生于山坡、路旁、草丛、林缘，攀附树上。分布于我国华南、华中、华东、西南等地区。

【采收加工】夏、秋季割取地上部分，洗净，切段，晒干。

【性味归经】苦，凉。入肝、脾、胃三经。

【功能主治】清热解毒，凉血退热。用于瘰疬，肠痈，痈肿，产褥热，流注，腰痛。

【配伍应用】

鹿藿-黄独零余子 鹿藿味苦、性凉，清热解毒凉血；黄独零余子味辛、性寒，清热化痰散结。两药配伍，相互为用，共收解毒消肿，化痰散结，清热退烧之功。用于热毒痰瘀蕴结之证，如发痈肿、发热，以及瘰疬、瘿瘤等证。

鹿藿-青蒿根 鹿藿苦、凉，凉血退热，治血分伏热之低烧；青蒿根辛、苦、凉，清热除蒸，治阴虚之骨蒸潮热。两药配伍，相辅相成，共奏凉血泄热，除蒸退烧之功。用于温热病后期，邪恋阴分，夜热昼凉、热退无汗，或温热病后持续低烧不退等。

【单方验方】

①治妇女产褥热：鹿藿茎叶9～15克，水煎服。

②治瘰疬：鹿藿15克，豆腐适量，加水同煮服。

③治贯发性头痛：鹿藿21克，水煎服。

④治流注，痈肿：鲜鹿藿叶适量，捣烂，酌加烧酒捣匀。外敷（①～④方出自《草药手册》）。

【用法用量】内服：煎汤，9～15克。外用：捣敷。

【注意事项】根“鹿藿根”详见“消食”章。

廊茵

（蛇不钻、猫儿刺、南蛇草、猫舌草、急解索、红火老鸦酸草）

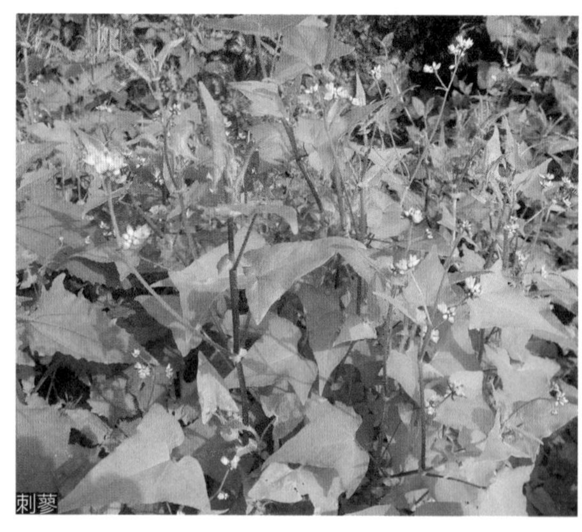
刺蓼

【药物来源】蓼科植物刺蓼〔*Polygonum senticosum*（Meisn.）Franch.et Sav.〕的全草。

【植物特征】多年生蔓性草本，高20～90cm。茎下部伏地，上部直立或斜展，四棱形，紫红色，散生倒钩刺。叶互生，具长柄，有刺；叶片三角状戟形，长3～7cm，宽2.5～6cm，先端渐尖，基部近心形，全缘，上面绿色，下面浅绿色，无毛，下面纵脉被倒钩刺；托叶近筒状，膜质，绿色。花顶生或腋生，头状花序，总梗细而长，被倒钩刺，有腺毛；花被5深裂，粉红色；雄蕊8，花柱3，柱头头状。瘦果近圆形，黑色，光泽，花被宿存。花期春、夏季，果期秋季。

【生长分布】生于山坡、路旁、荒地、草丛。分布于我国华东、华南、华中、华北、西南等地区。

【采收加工】夏、秋季采集，切段，晒干。

【性味归经】苦，平。入肺、脾、大肠三经。

【功能主治】解毒消肿，利湿止痒。用于疔疮痈疖，湿疹，黄水疮，中耳炎。

【配伍应用】

廊茵-蒲公英 两药都有清热，解毒，消肿作用。但廊茵长于清热消肿；蒲公英则重在清热解毒。两药配伍，相辅相成，互相促进，功效增倍。用于痈疖疔疮。若用于痈疖，配与千里光、无莿根、野菊；用于疔疮，配与蛇莓、紫花地丁、小金钱草，以增功效。

廊茵-黄水蕉叶 廊茵能利湿，止痒，解毒；黄水蕉叶能清热，燥湿，解毒。两药配伍，相须为用，共呈清热除湿，解毒止痒之功。用于湿疹、黄水疮、脓疱疮等证。若配与土茯苓、白花蛇舌草、薄荷、防风草、桑叶、车前草，作用更强。

【单方验方】

①治耳道炎症：鲜廊茵捣烂绞汁滴耳（《福建省中草药新医疗法资料选编》）。

②治湿疹，漆过敏，脚痒感染：廊茵内服，每次60克，煎汤外洗每次1千克，或捣汁外涂（《福建省中草药新医疗法资料选编》）。

③蛇咬伤：鲜廊茵、鲜蛇含、鲜连钱草各90～120克，共捣烂，外敷伤口周围（《全国中草药汇编》）。

④黄水疮：廊茵研末敷患处（《河北中草药》）。

【用法用量】内服：煎汤，30～60克；研末，1.5～3克。外用：捣敷或煎洗。

绿兰花

（通泉草、绿蓝花、猪野菜、五瓣梅、石淋通、虎仔草、脓泡药）

【药物来源】玄参科植物通泉草〔*Mazus japonicus*（Thunb.）O.Ktze.〕的全草。

【植物特征】一年生草本，高7～25cm，全体无毛或疏生软毛。茎直立或斜展。基生叶，莲座状，具长柄，叶片匙形或倒卵形，长1.5～5.5cm，宽0.8～1.8cm，先端钝，基部渐窄，边缘微波状或有疏浅钝齿，上面绿色，下面浅绿色；茎

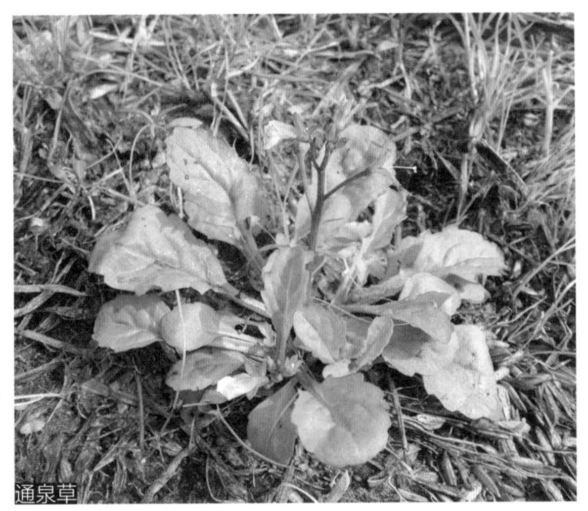
通泉草

生叶，互生，细小。花互生花轴，共呈疏散总状花序，小花具长梗；花萼绿色，5深裂，裂片矩圆形；花冠唇形，浅蓝色，上唇长，卵形渐尖，长达1cm，下唇阔、短，3齿裂，中央裂片较侧裂小；雄蕊4。蒴果近圆形，存宿萼。种子近肾形，多数，黄色。花期夏、秋季，果期秋、冬季。

【生长分布】生于菜地、田埂、田边。分布于我国华东、华南、华中、西南等地区。

【采收加工】夏、秋季采集，洗净，晒干。

【性味归经】苦，寒，无毒。入肝经。

【功能主治】清热解毒，消肿止痛。用于疔疮，痈肿，偏头痛，脓疱疮。

【配伍应用】

绿兰花-紫花地丁　两药均有清热解毒功用。绿兰花并能消肿止痛；紫花地丁兼能散结消肿。两药配伍，相须相使，作用尤著。用于痈疖疔疮等证。既可内服，又可捣敷。

【单方验方】

①用于疔疮：绿兰花、木槿花叶。共捣烂，冲淘米水服（《泉州本草》）。

②用于痈疽疮肿：绿兰花，研细末，冷水调敷患处，每日换1次（《泉州本草》）。

③脓疱疮溃脓期：绿兰花、金银花各适量，水煎熏洗。如破脓期，熏洗毕，另取其鲜全草适量，酒少许，合捣敷患处，留排脓口；溃脓迁延不愈者，熏洗毕，另取20克，烟丝2克（含烟丝），烘干研末撒患处，每日熏洗及撒药末各1次（《实用皮肤病性病中草药彩色图集》）。

④治痱疮：绿兰花，研细末扑身（《泉州本草》）。

⑤烫伤：绿兰花500克，黄连30克，研末煎制成流浸膏，每次以流浸膏药适量，加蛇胆汁或粉少许（猪、牛胆均可代用），拌匀涂患处（《实用皮肤病性病中草药彩色图集》）。

【用法用量】内服：煎汤，9～15克（鲜品30～60克）；或研末入丸、散。外用：捣敷，或煎洗，或熬膏抹。

落葵

（藤罗菜、潺菜、胭脂菜、木耳菜、紫葵、软藤菜、红鸡屎藤）

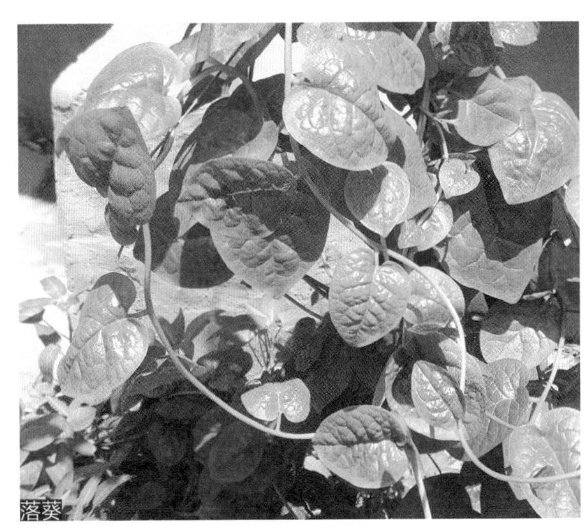
落葵

【药物来源】落葵科植物落葵〔*Basella rubra* L.〕的叶和幼枝。

【植物特征】一年生蔓状缠绕草本，长3～4m，全体肉质，光秃无毛。茎圆柱状，绿色或间有淡紫色。叶互生，叶柄长1～3cm；叶片圆形或阔卵形，长3～14cm，宽2.5～12cm，先端钝或急尖，基部近心形，全缘或微波状，上面绿色或深绿色，光泽，下面浅绿色。穗状花序，腋生，长5～18cm；小苞片2，卵形，长约0.5mm；花萼先端5裂，直立，淡红色，无花瓣；雄蕊5；雌蕊1，子房近圆形，花柱3，柱头长圆形。浆果近球形，直径4～6mm，成熟时深紫色。花期夏、秋季，果期秋、冬季。

【生长分布】栽培。分布于我国绝大部分地区。

【采收加工】夏、秋季采收，洗净，除去杂质，鲜用或晒干。

【性味归经】甘、淡，凉。入心、肝、脾、大肠、小肠五经。

【功能主治】清热解毒，利大小肠。用于阑尾炎，痢疾，大便秘结，胸膈烦闷，小便涩痛，大便下血，斑疹，疔疮。

【配伍应用】

落葵-芦荟　落葵善行肠道，能清热解毒，通利大便，治肠痈、热毒痢；芦荟专行下焦，泻下通便，治热结便秘、驱虫。两药配伍，相互为用，共收清热解毒，泻下通便之功。用于肠痈、热毒痢，以及痔疮肿痛等。

落葵-猪五花肉　落葵能清热滑肠，可治肠热便秘、便血；猪五花肉能滋阴润燥，治阴虚肠燥便难。两者合用，相辅相成，则能滋阴润燥，滑肠通便。用于阴虚津乏，大便秘结不下以及便血等。两者皆是药食两用，可烹调佐饭，而起两用。

【单方验方】

①治大便秘结：鲜落葵叶煮作副食（《泉州本草》）。

②治阑尾炎：鲜落葵60～120克，水煎服（《福建中草药》）。
③治胸膈积热郁闷：鲜落葵每次60克，浓煎汤加酒温服（《泉州本草》）。
④治小便涩痛：鲜落葵每次60克，煎汤代茶频服（《泉州本草》）。
⑤治久年下血：落葵30克，白肉豆根30克，老母鸡1只（去头、脚、内脏），水适量炖服（《闽南民间草药》）。
⑥乳头破裂：落葵适量，捣烂，敷乳头（《实用皮肤病性病中草药彩色图集》）。

【用法用量】内服：煎汤，9～15克（鲜品30～90克）；或炖肉。外用：捣敷。

斑地锦

（血筋草、斑叶地锦草）

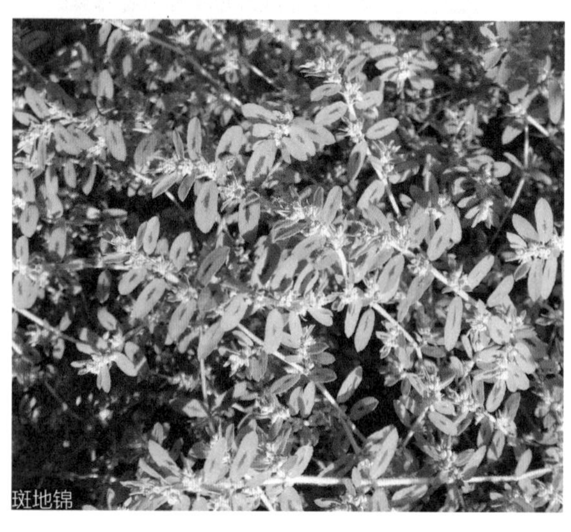
斑地锦

【药物来源】大戟科植物斑地锦〔*Euphorbia maculata* L.〕的全草。

【植物特征】一年生小草本，高10～20cm，全株含白色乳汁。茎丛生，匍匐状，纤细，略带紫色，多分枝，被白色短柔毛。叶对生，几无柄，叶片椭圆形，长0.5～0.8cm，宽0.2～0.3cm，先端圆，或有微凸尖，基部偏斜，边缘中部以上有疏细齿，上面深绿色，中央有紫色斑块纹，下面绿色，被细短白毛；托叶细条形，先端3深裂。短聚伞花序，腋生；总苞狭杯状，5裂；有花瓣状附属物；总苞内有雄花数朵，雄蕊1；中央雌花1朵。蒴果三棱状卵圆形，表面被白柔毛。花期夏季，果期秋季。

【生长分布】生于路旁、庭园、草地。分布于我国华东、华南、西南等地区。

【采收加工】夏、秋季采集，拔取带根全草，洗净，晒干。

【性味归经】辛，平。入心、肝、脾、胃、膀胱、小肠、大肠七经。

【功能主治】解毒消肿，清热利湿，活血止血。用于痈疖肿毒，头疮，黄疸，痢疾，泄泻，尿血，血崩，乳汁不多。

【配伍应用】

斑地锦-蒲公英 两药均具有解毒，散结，消肿之功。但斑地锦辛散，故散结消肿作用较强，蒲公英苦寒降泄，清热解毒功效较好。两药配伍，相辅相成，功效增倍。用于痈疖肿毒等。配与紫花地丁、无莿根，以增强疗效。

斑地锦-小金钱草 两药均能清利下焦热湿，而解毒消肿。但斑地锦偏于解毒消肿，并能活血；小金钱草则重在清热利湿，兼能活络。两药配伍，相得益彰，力专功强。可用于痢疾、水肿、热淋以及黄疸等。

斑地锦-苎麻根 两药都有止血作用。斑地锦乃活血祛瘀，使血行常道而止血；苎麻根为清泄血分伏热，和血而止血。两药配伍，则能清热凉血，止血活血。用于血热妄行所致各种出血证。

【单方验方】
①治四肢疮肿：干斑地锦60克，红牛膝（苋科）12～15克，土茯苓30克，水煎，冲黄酒、红糖，早晚饭前各服1次。
②用于痢疾：干斑地锦60～90克，水煎，冲糖服。
③治小儿疳积：干斑地锦30克，鲤鱼献子（马鞭草科华紫珠）根、白马骨（茜草科）、紫青藤（鼠李科牯岭勾儿茶）、醉鱼草（马钱科）根各12～15克，黑豆半生半熟10余粒，水煎，冲糖服；或斑地锦和鸡肝煮服。
④治乳汁不多：干斑地锦60克左右，水煎冲黄酒服。
⑤治疣赘：鲜斑地锦，捣汁外敷（①～⑤方出自《浙江天目山药植志》）。

【用法用量】内服：煎汤，15～30克（鲜品30～60克）。外用：捣敷。

【注意事项】注意与“地锦草”鉴别，详见本章。鉴别要点：斑地锦叶片中央有紫斑纹，边缘中部以上有细齿，茎及叶下面被白色细短柔毛。

粟米草

（四月飞、瓜仔草、瓜疮草）

【药物来源】番杏科植物粟米草〔*Mollugo stricta* L.〕的全草。

【植物特征】一年生小草本，高10～25cm。茎直立或斜展，绿色或略带紫色，多基部分枝，枝条细长。基生叶簇生，茎生叶3～5叶假轮生，近无柄；叶片条状披针形，长1.5～2.6cm，宽3～8mm，先端长尖或渐尖，基部渐窄，全缘，两面绿色，光泽。二歧聚伞花序生枝顶或叶腋，总梗、花梗纤弱细长；花萼5片，近圆形；无花瓣；雄蕊3；子房上位，柱头3。蒴果近圆形，成熟时3瓣开裂，存宿萼。花期秋季，果期秋、冬季。

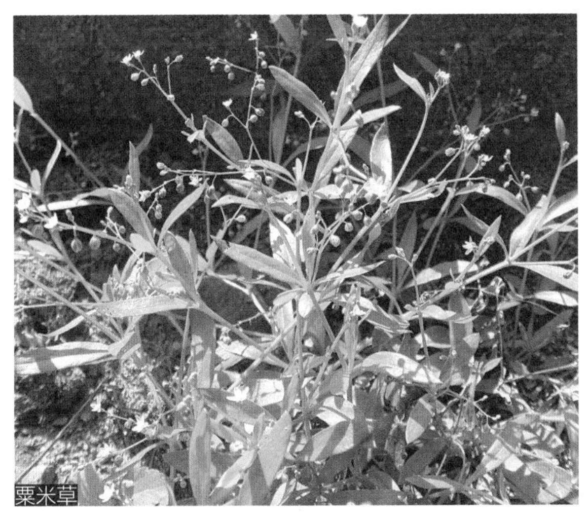
粟米草

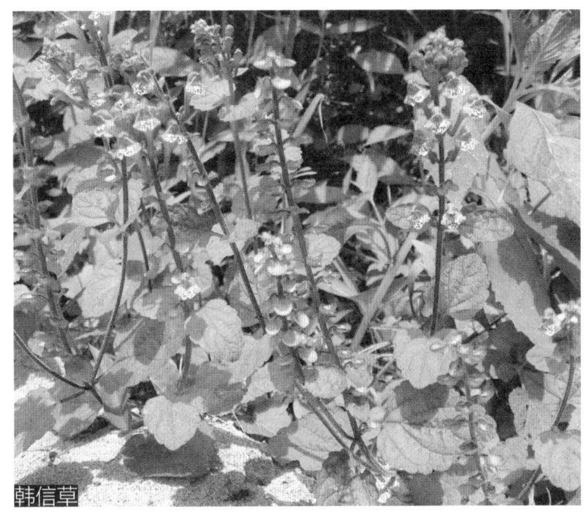
韩信草

【生长分布】生于山坡、路旁、种植地。分布于我国大部分地区。

【采收加工】夏、秋季采集，拔取全草，洗净，切段，晒干。

【性味归经】淡，平。入小肠、肺、肝三经。

【功能主治】清热解毒，利湿。用于腹痛泄泻，感冒咳嗽，风疹，眼结合膜炎，疮疖肿毒。

【配伍应用】

粟米草-鸡眼草　两药均有清热，解毒，利湿功效。粟米草味淡、性平，则偏于清热利湿，鸡眼草味苦、性凉，长于清热解毒。两药配伍，相须相使，功效更强。用于热毒痢、湿热泄泻等。若用于下痢，配马齿苋、金银花、铁苋；用于泄泻，配与枫香树叶、青蒿、笔仔草，疗效更好。

粟米草-车前草　粟米草能清热利湿，并泄热毒；车前草利尿通淋，兼清热毒。两药配伍，相辅相成，共奏除湿泄毒，利尿通淋之功。用于湿热热淋、小便不利等证。

【用法用量】内服：煎汤，15～30克。外用：捣敷。

【注意事项】注意与“天蓬草”鉴别，详见“辛温解表”章。

韩信草

（耳挖草、顺经草、向天盏、大力草、疔疮草、地苏麻）

【药物来源】唇形科植物韩信草〔*Scutellaria indica* L.〕的全草。

【植物特征】多年生草本，高15～35cm。茎直立，四棱形，灰绿色或淡紫色。叶对生，叶柄长0.5～1.5cm；叶片圆形或阔卵形，长1.5～2.8cm，宽1～2.5cm，先端钝，基部近心形，边缘有钝锯齿，上面绿色，下面浅绿色，密被短白柔毛。总状花序生茎顶，小花2朵1轮，花轮偏向一侧；萼二唇形，萼片长2mm，外面被毛；花冠紫色，二唇形，长1.5～1.8cm，上唇先端稍凹，下唇3齿裂，外面被短柔毛和腺体；雄蕊4，短于花冠。小坚果4个，卵圆形，有瘤状小突起，外存宿萼。花期春、夏季，果期夏、秋季。

【生长分布】生于山坡、路旁、沟边、田边。分布于我国大部分地区。

【采收加工】夏、秋季采集，洗净，切段，晒干。

【药理作用】黄芩素能明显抑制致敏豚鼠离体小肠和气管对抗原所产生过敏性反应，并能抑制豚鼠、小鼠被动性全身性过敏反应，且功效较强。其作用机制是抑制抗原反应中所激活的肥大细胞巯基酶，从而抑制过敏介质释放和全身过敏反应。

【性味归经】辛、苦，平。入心、肝、肺三经。

【功能主治】清热解毒，活血散瘀。用于咽喉肿痛，肺脓肿，痢疾，跌打损伤，咳血，痈肿疔疮。

【配伍应用】

韩信草-白花蛇舌草　韩信草清热解毒，并能消肿，治热毒咽痛、痈肿等；白花蛇舌草清热解毒，且能消痈，用于痈肿疮毒、咽喉肿痛、毒蛇咬伤。两药配伍，则能清热解毒，散结消肿。用于痈疖肿毒、咽喉肿痛、毒蛇咬伤等。

韩信草-金橘根　韩信草善行血分，活血散瘀，能治损伤瘀滞肿痛；金橘根专走气分，行气消滞散结，可治损伤气滞胀痛。两药配伍，共奏行气活血，祛瘀止痛之功。用于胸胁、脘腹损伤，气血阻滞疼痛等。

【单方验方】

①治一切咽喉诸症：鲜韩信草30～60克，捣绞汁，调蜜服（《泉州本草》）。

②背痈：韩信草60克，捣汁，冲热酒服；渣敷患处（《福建中草药》）。

③肾盂肾炎：韩信草、紫花地丁各30克，积雪草、车前草各15克，水煎服（《青草药彩色图谱》）。

④肠炎：韩信草、马齿苋各30克，赤地利15克，水煎服（《青草药彩色图谱》）。

⑤慢性肾炎：韩信草、黄花稔、海金沙各30克，水煎服（《青草药彩色图谱》）。

⑥白浊、白带：韩信草30克，水煎或加猪小肠同煎服（《福建中草药》）。

⑦治跌打损伤、吐血：韩信草60克，捣，绞汁，炖酒服（《泉州本草》）。

⑧牙痛：韩信草、入地金牛各6克，水煎服（《岭南采药录》）。

⑨全身筋骨痛：韩信草120克，红枣2个，猪瘦肉120克，水炖，服汤食肉（《中草药彩色图谱与验方》）。

【用法用量】内服：煎汤，9~15克（鲜品30~60克）；或捣绞汁。外用：捣敷。

喜树

（旱莲、水桐树、千张树、水漠子、旱莲木）

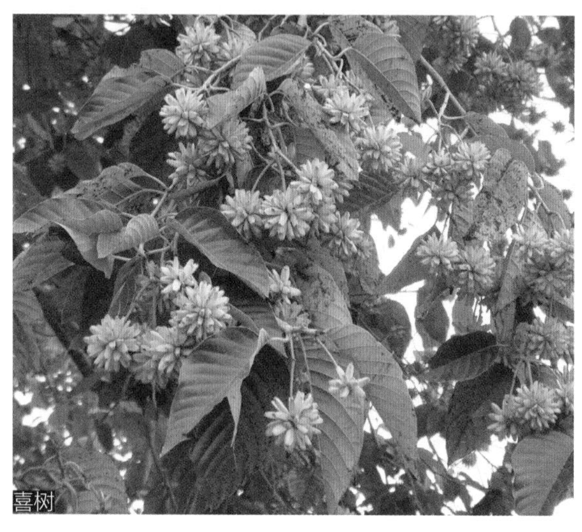
喜树

【药物来源】珙桐科植物喜树〔*Camptotheca acuminata* Decne.〕的果实或根或叶。

【植物特征】落叶乔木，高15~25m。树干直立，圆柱形，浅灰色，有暗黄色突起皮孔，小枝灰绿色。叶互生，叶柄长1~2.5cm；叶片纸质，长椭圆形，长12~28cm，宽7~11cm，先端渐尖，基部宽楔形，全缘，上面深绿色，光滑，下面绿色，疏生短柔毛。花腋生，单性同株，小花无柄，多数，集聚成圆球状花序，多数圆球花序组成总状花序，总花梗较长；雌花生于上部，雄花生下部；花萼5齿裂，有缘毛；花瓣5，淡绿色，外面密被短柔毛；雄蕊10，2轮；雌花子房下位，花柱2~3裂。瘦果椭圆形，长约1.8~2.5cm，顶端宿存花柱，两侧有窄翅，成熟时黄色。花期夏季，果期秋季。

【生长分布】生于山坡、疏林、林缘；或栽培。分布于我国大部分地区。

【采收加工】果实秋、冬季采摘，晒干；根四季可采，洗净，切片，晒干或鲜用；叶夏季采集，晒干。

【药理作用】

①抗微生物作用：100%的果实煎剂用平板打洞法，对金黄色葡萄球菌、卡他球菌及铜绿假单胞菌等有抑制作用。喜树碱也能抑制疱疹病毒。

②抗肿瘤作用：喜树碱对小鼠白血病L_{615}、吉田肉瘤、肉瘤$_{180}$、肉瘤$_{37}$及艾氏癌性腹水等肿瘤均有抑制作用，其中对小鼠白血病及大鼠吉田肉瘤的疗效较为显著。喜树果煎剂及乙醇提取物的药理作用与喜树碱相似，对于动物实验性肿瘤疗效较好，其副作用较小。

③体内主要过程和分布：喜树碱与多种哺乳动物和人的血浆蛋白结合率十分高，与小鼠和人的血浆蛋白结合率分别为70%、98%。在体内各组织中多数以原药形式存在，胆汁是喜树碱排泄的主要途径。

④毒性：喜树碱钠盐灌胃较静脉注射毒性大，喜树碱胃肠毒性反应较突出。

【性味归经】苦、涩，凉，有毒。入肺、脾、肝三经。

【功能主治】清热解毒，破血化瘀，抗癌消肿。用于口腔炎，银屑病，胃癌，结肠癌，直肠癌，肝癌，膀胱癌，慢性淋巴性白血病，绒毛膜上皮癌，淋巴肉瘤。

【配伍应用】

喜树-大枣　喜树苦、涩、凉，清热解毒，并能破血化瘀，抗癌消肿；大枣甘、温，能补脾益气，养血益肝，和缓药性。两药配伍，攻补兼施，以攻毒消肿，消滞散结为功用，且清热不伤脾，攻瘀不伤肝，破结不伤胃。可用于胃癌、直肠癌、淋巴肉瘤，以及白血病等。

【单方验方】

①口腔炎：喜树根皮10克，一点红15克（鲜者30克），鲜茅根60克，水煎服（《实用皮肤病性病中草药彩色图集》）。

②胃癌：龙葵15克，半枝莲18克，白毛藤15克，喜树叶15克，白花蛇舌草15克，水煎服（《福州市民间药草》）。

③白血病：喜树根皮（鲜）60~120克（干的减半），水煎服，每日1剂。开始量可酌情增大（《新编中医学概要》）。

④大肠癌：喜树根适量，研粉，每次服3克，日服3次；如白细胞下降，改为每次1.5克，每日3次，维持量为每日0.1~0.5克（《草药治肿瘤》）。

【用法用量】内服：煎汤，根皮9~15克；果实3~9克；叶6~9克；研末1.5~3克。外用：研末调抹。

【注意事项】肾功能不全，胃、十二指肠溃疡，炎症皆禁用，老年体弱、儿童、孕妇忌用；药后白细胞总数降到2000以下者应停药。

搜山黄

（唐菖蒲头、标杆花头、八百锤、千锤打、铜锤）

【药物来源】鸢尾科植物唐菖蒲〔*Gladiolus gandavensis* Van. Houtt〕的圆球根茎。

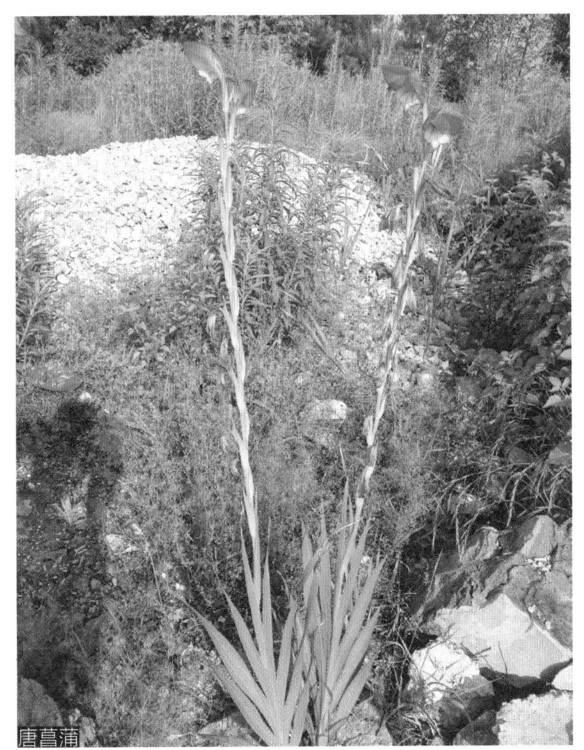
唐菖蒲

【植物特征】多年生草本，高60～130cm。球茎近圆形，根须状。茎直立，扁圆形，无分枝。叶互生，2列，长剑形，压扁，长20～90cm，宽1.5～2.2cm，先端渐尖，基部抱茎，两面粉绿色。长穗状花序；佛焰苞大形，每苞内一花朵，无梗，花径约4cm；花被漏斗状，红色或橙黄色或黄色，6裂，裂片长圆形，上面3枚偏大，有纵纹；雄蕊3，花柱长，柱头3裂。蒴果长圆形。种了扁平。花期和果期皆在秋、冬季。

【生长分布】生于向阳山坡、路旁、草丛；或栽培。分布于我国绝大部分地区。

【采收加工】秋、冬季采挖，除须根，洗净，切片，晒干。

【性味归经】苦，凉。入肝经。

【功能主治】清热解毒，散瘀消肿。用于咽喉肿痛，腮腺炎，痈疖肿毒。

【配伍应用】

搜山黄-一枝黄花 搜山黄苦、凉，清热解毒，且消肿；一枝黄花辛、苦、凉，疏风清热，消肿解毒。两药配伍，共收清热解毒，疏散风热，消肿止痛之功。用于咽喉肿痛、痄腮，以及乳痈等。若用于咽喉肿痛，配板蓝根、野菊花、金银花；用于痄腮，配夏枯草、桑叶、马齿苋；用于乳痈，配蒲公英、瓜蒌、连翘、橘叶，以增强疗效。

搜山黄-星宿菜 搜山黄散瘀消肿；星宿菜活血散瘀。两药配伍，相辅相成，则能活血散瘀，消肿止痛。用于跌打闪挫，瘀滞肿痛。

【单方验方】

①用于咽喉肿痛：搜山黄研末，加冰片少许，取一分吹喉（《贵州民间药物》）。

②治腮腺炎：搜山黄在酒或水中磨成浓汁，外搽患处（《云南中草药》）。

③用于疮毒：搜山黄捣烂，伴蜂蜜等分，敷患处（《贵州民间药物》）。

④治痧证：搜山黄6克，切碎，开水吞服(《贵州民间药物》)。

⑤治弱症虚热：搜山黄15克，水煎服（《贵州民间药物》）。

【用法用量】内服：煎汤，9～15克。外用：捣敷，或磨汁涂抹，或研细末吹喉。

紫花地丁

（犁嘴草、剪刀菜、犁头尖）

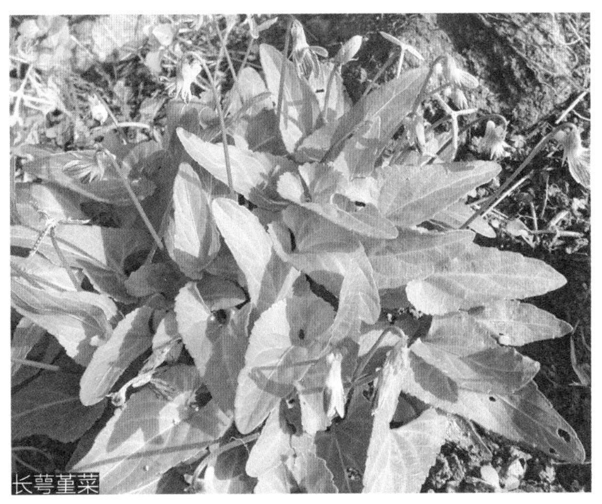
长萼堇菜

【药物来源】堇菜科植物长萼堇菜〔*Viola inconspicua* BL.〕的带根全草。

【植物特征】多年生草本，高8～15cm。根茎垂直，肥厚，褐色。叶丛生，叶柄长3～7cm；叶片长三角形或近戟形，长3～8cm，宽1.3～3cm，先端渐尖或钝尖，基部近心形，边缘有锯齿。花葶抽于叶丛，长于叶，中上部有细长苞片2枚；萼片5，披针形；花瓣5，紫色，下面1枚稍宽大，基部黄绿色，有紫青色花纹；花蕊5，无花丝，下面有2枚蜜腺；雄蕊1。蒴果成熟时3瓣开裂。种子多数。花期冬季至翌年春季，果期春、夏季。

【生长分布】生于荒地、路旁、山野。分布于我国华南、西南、华中等地区。

【采收加工】春、夏季采集，连根拔起，洗净，晒干。

【性味归经】辛、微苦，寒。入大肠、心、肝三经。

【功能主治】清热解毒，散瘀消肿。用于疔疮，痈肿，目赤肿痛，黄疸型肝炎，痢疾。

【配伍应用】

紫花地丁-蒲公英 两药都有清热解毒，散结消肿功效。但紫花地丁散结消肿作用较好，而蒲公英清热毒功效偏强。两药配伍，相辅相成，功效尤强。用于痈疖疔疮等证。均可配与龙葵、七叶一枝花、消毒药，以增功效。

紫花地丁-橘叶 两药都有散结消肿作用。但紫花地丁为解毒，散结，消肿；橘叶乃行气，散结，消肿。两药配伍，则重在行气消滞，散结消肿，兼清热解毒。用于乳痈初期、乳癖等。

【单方验方】

①疔：紫花地丁、野菊花、紫草各15克，蒲公英30克，水煎服。热重者日服2～3剂，破溃者加当归9克。

②疖：野菊花、紫花地丁、爵床均用鲜草15克，水煎服；另取1份和米泔水捣烂，敷患处。

③急性淋巴管炎及淋巴结炎：紫花地丁、蒲公英、一枝黄花各30克，金银花、野菊花各15克，水煎服。

④骨关节结核：紫花地丁、土茯苓、黄花稔各30克，甘草15克，水煎服；另用筋骨草、蛇莓、紫花地丁均用鲜品各适量，加红糖、食盐，同捣烂敷患处（①～④方出自《福建中草药处方》）。

【用法用量】内服：煎汤，9～15克（鲜品30～60克）。外用：捣敷。

【注意事项】《中国药典》选用同科植物紫花地丁全草入药，二者功能主治相同，同等入药。

黑面叶根

（黑面神根、黑面树根、青凡木根）

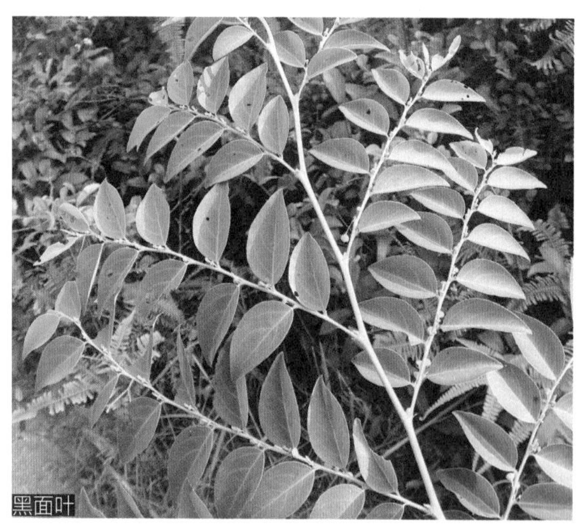
黑面叶

【药物来源】大戟科植物黑面叶〔*Breynia fruticosa*（L.）Hook.f.〕的根茎。

【植物特征】落叶灌木，高1～3m。茎直立，圆柱形，老茎灰棕色，枝条紫红色，幼枝绿色，有白色小皮孔。叶互生，有短柄，叶片卵形或长卵形，长3～5.5cm，宽2～3cm，先端短尖或钝，全缘，上面深绿色，下面灰绿色，枝、叶干后变黑。花3～4朵簇生叶腋，极小，单性，雌雄同株；雌花多生小枝上部，雄花生于下部，或两性花同生一叶腋；花萼顶端6齿裂；无花瓣；雄花萼近半球形；雄蕊3；雌花花萼于果期增大呈盘状，变灰褐色，子房3室，每室胚珠2枚。核果多肉质，近圆形，径达7mm，成熟鲜红色，存宿萼。花期夏、秋季，果期冬季。

【生长分布】生于山坡、路旁、疏灌丛。分布于我国华南、西南等地区。

【采收加工】四季可采，洗净，切片，晒干。

【性味归经】苦，寒，有小毒。入肝、肺二经。

【功能主治】清热解毒，散瘀止痛。用于头面热毒，扁桃体炎，急性胃肠炎，风湿痹痛，白浊，漆疮。

【配伍应用】

黑面叶根-金银花 黑面叶根清热解毒，兼能止痛；金银花清热解毒，并轻疏风热。两药配伍，既能清热解毒，消肿止痛，又具宣透邪热之功。用于头面火疖、咽痛、眼赤痛等。

黑面叶根-星宿菜 黑面叶根能散瘀止痛；星宿菜能活血散瘀。两药配伍，相辅相成，共收散瘀活血，消肿止痛之功。用于跌打损伤，瘀滞肿痛等。

【单方验方】

①用于扁桃体炎，咽喉炎：黑面叶根15～30克，水煎服（《常用中草药手册》）。

②治白浊：黑面叶根30克，煎水冲蜜糖服（《岭南草药志》）。

③治鹤膝：黑面叶根120克，松节30克，浸好酒1000毫升。每日服2次，每次服15～30毫升。同时用药酒擦患处（《广西中草药》）。

【用法用量】内服：煎汤，4.5～9克；或浸酒。外用：煎洗。

黑鹅脚板

（直刺山芹菜）

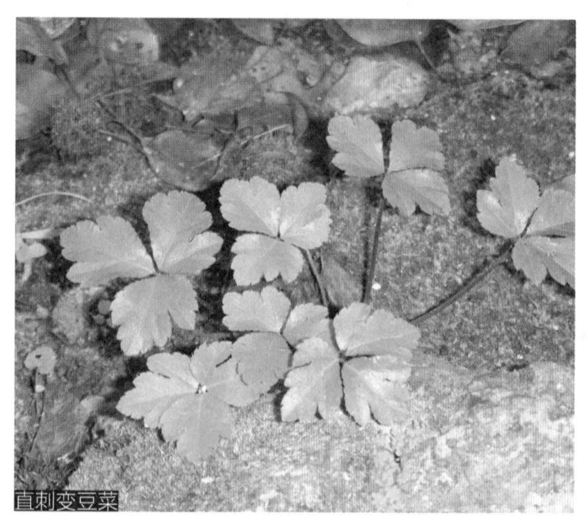
直刺变豆菜

【药物来源】伞形科植物直刺变豆菜〔*Sanicula orthacantha* S.Moore〕的全草。

【植物特征】多年生草本，高10～40cm。根茎粗短，外皮黑色。茎直立，丛生，纤细，紫色，上部有分枝。基生叶，具长柄，紫褐色，有短细毛；叶片心状五角形，长2～6cm，宽3～9cm，掌状3～5裂，边缘有大小不规则锯齿，上面绿色，光泽，下面浅绿色；茎生叶形态与基生叶相似，但叶小、叶柄短。伞形花序，顶生，有2～3分枝，具序梗；两性花，白色或淡蓝色或浅紫色；总苞3～5枚，狭披针形；小总苞片5枚，线状披针形；雌花居中央，无花梗，萼片5，花瓣5，子房下位，2室，花柱2。雄花多数，有花梗。双悬果，椭圆形，有纵棱。花期、果期皆在夏、秋季。

【生长分布】生于山坡、路旁、林下较阴处。分布于我国大部分地区。

【采收加工】夏、秋季采集，洗净，晒干。

【性味归经】苦，凉。入肺经。

【功能主治】清热，解毒。用于麻疹后热毒未尽，耳热瘙痒，跌打损伤。

【配伍应用】

黑鹅脚板-山白菊 两药专行肺经；黑鹅脚板苦、凉，泄热，解毒；山白菊苦、辛、凉，疏风清热，解毒，祛痰止咳。两药配伍，共收清热解毒，疏风宣肺，化痰止咳之功。用于风热犯肺，如咳嗽、咽痛、口干、头痛，或伴发热、微恶寒等症。配与金盏银盘、菊花、鱼腥草、金银花，效果更好。

【用法用量】内服：煎汤，9～15克。外用：捣敷。

鹅肠草

（鹅耳肠、壮筋丹、鸡卵菜、抽筋草）

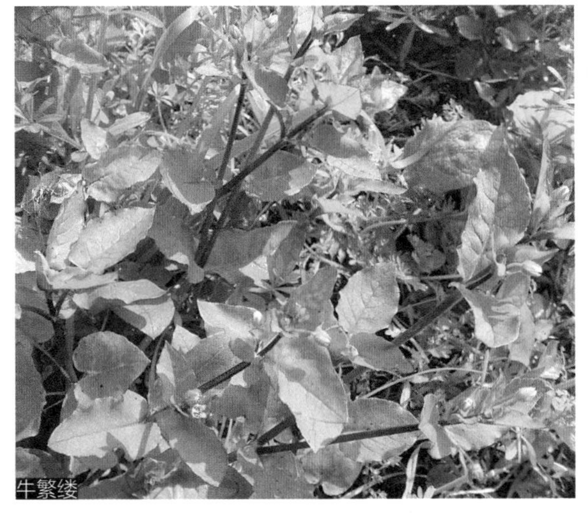

【药物来源】石竹科植物牛繁缕〔*Malachium aquaticum*（L.）Fries.〕的全草。

【植物特征】一年或二年生草本，高30～70cm。茎圆柱形，纤弱，紫红色，被短白毛，多分枝。叶对生，叶柄长0.5～1cm，上部叶柄短；叶片膜质，卵形或阔卵形，长1.5～5cm，宽1～2.8cm，先端渐尖，基部近心形，两面绿色，疏生柔毛。花顶生或腋生，花梗长，纤细，被毛；花萼5片，外面被毛；花瓣5，白色；雄蕊10，子房上位，花柱5条。蒴果近卵形，先端5瓣开裂，每瓣又2裂。种子多数。花期夏、秋季，果期秋季。

【生长分布】生于菜地、麦田、路旁阴处。分布于我国绝大部分地区。

【采收加工】夏、秋季采集，洗净，切段，晒干或鲜用。

【性味归经】甘、淡，平。入肺、大肠二经。

【功能主治】清热解毒，活血消肿，下奶，利尿。用于肺炎，牙龈肿痛，急、慢性阑尾炎，痢疾，尿路感染，急、慢性前列腺炎，子宫内膜炎，痔疮。

【配伍应用】

鹅肠草-半枝莲 两药均有清热解毒功效。鹅肠草又能消肿，半枝莲兼定痛。两药相配，相须为用，大增清热解毒作用，又具散结，消肿，止痛之功。用于热毒咽喉肿痛、胃火牙龈肿痛等。

鹅肠草-虎杖 鹅肠草能活血消肿，并泄热毒；虎杖活血定痛，泻下通便。两药配伍，相辅相成，共呈活血祛瘀，消肿止痛，泻下祛毒之功。用于肠痈、妇人热入血室，以及腹部损伤等证。若治肠痈，配与白花蛇舌草、枸橘、大黄；治妇人邪入血室，瘀滞化热，瘀热互结，如小腹痛、畏寒发热、赤白带下，配一枝黄花、败酱草、土大黄、金银花，以增功效。

鹅肠草-笔仔草 两药都有清热利尿作用。鹅肠草又善于清热毒；笔仔草又长于通淋。两药配伍，共奏利尿通淋，清热解毒之功。用于湿热下注之热淋、小便不利、尿浊等。

【单方验方】

①急性乳腺炎：鹅肠草16克（鲜40克），炮穿山甲6克（捣细），木通12克，金银花、蒲公英各9克，水煎服；另取鹅肠草全草适量，水煎后加酸醋少许，熏洗。

②口腔炎：鹅肠草适量，水煎服。

③脓疱疮：鹅肠草40克（鲜者100克），金银花30克（鲜者60克），水煎服（原方主张鲜用）；另用鹅肠草适量，捣烂，调白酒少许，煨热敷患处，如化脓期水煎熏洗（①～③方出自《实用皮肤病性病中草药彩色图集》）。

④治急、慢性阑尾炎及阑尾周围脓肿：鹅肠草120克，大血藤30克，冬瓜仁20克，水煎去渣，日服2～3次；或鲜鹅肠菜洗净，切碎捣烂绞汁，每次1杯以温黄酒冲服，每天2～3次。

⑤治小便卒淋及急性尿路感染：取鲜鹅肠菜90克或干品30克，水煎服。

⑥治子宫内膜炎及宫颈炎：鹅肠草60～90克，桃仁12克，牡丹皮10克，水煎去渣，日分2次服（④～⑥方出自《百蔬治百病》）。
⑦用于痢疾：鲜鹅肠菜30克，水煎加糖服(《陕西中草药》)。
⑧用于痈疽：鲜鹅肠菜90克，捣烂，加甜酒适量，水煎服；或加甜酒糟同捣，敷患处（《陕西中草药》）。
⑨用于痔疮肿痛：鲜鹅肠菜120克，水煎浓汁，加盐少许，溶化后熏洗（《陕西中草药》）。
⑩治高血压：鹅肠草15克，煮鲜豆腐食（《云南中草药》）。
【用法用量】 内服：煎汤，9～15克（鲜品30～90克）；或捣烂绞汁。外用：捣敷或煎水熏洗。
【注意事项】 注意与“繁缕”鉴别，详见“活血化瘀”章。

寒莓根

（寒刺泡根、山火莓根）

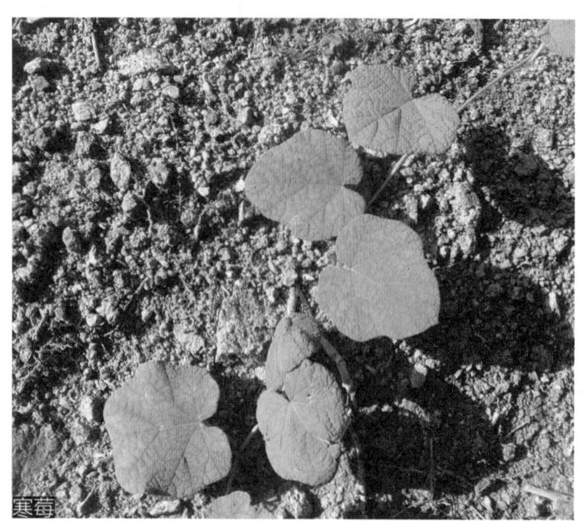

寒莓

【药物来源】 蔷薇科植物寒莓〔*Rubus buergeri* Miq.〕的根。
【植物特征】 常绿藤本小灌木，长30～100cm或更长。茎通常伏地，圆柱形，细长，外被浅赭色柔毛，有少数刺毛，叶柄基处伏地可生不定根。叶互生，叶柄长3～8cm，密生柔毛；叶片近圆形，长、宽约4～9cm，先端钝圆或钝尖，基部心形，有数浅裂，边缘有细锯齿，上面深绿色，下面绿色，密被柔毛。花腋生，小花数朵，集成短总状花序，总梗短，被毛；萼片5，外面有绒毛；花瓣5，白色；雄蕊多数。聚合果近圆形，熟时红色。花期夏季，果期秋、冬季。
【生长分布】 生于山坡、路旁、岩壁、灌丛。分布于我国华南、华东、西南、华中以及台湾等地区。
【采收加工】 全年可采，洗净，切段，晒干。
【性味归经】 酸，凉。入肝、肾二经。
【功能主治】 清热解毒，活血止痛。用于黄疸型肝炎，产后发热，胃痛，妇人月经不调。
【配伍应用】
寒莓根-茵陈蒿 寒莓根能清肝经热毒，并能活血通络；茵陈蒿可清利肝胆及脾胃湿热，且可利胆退黄。两药相互为用，共奏清肝泄胆，解毒利湿，祛瘀活络，利胆退黄之功。用于热毒湿之邪侵肝，所致黄疸等证。
寒莓根-香附 两药均能止痛。但寒莓根为活血，通络，止痛，治瘀滞疼痛等；香附乃疏肝，理气，止痛，治气滞胀痛等。两药配伍，共奏行气活血，通痹止痛之功。用于妇人气血郁滞之痛经，以及肝胃气血郁滞之脘胁痛等证。
【单方验方】
①治黄疸：寒莓根、虎刺、阔叶十大功劳、白马骨各9～15克，煎水服（《草药手册》）。
②治妇人腰痛，白带过多，月经不调：鲜寒莓根120克，煎水，取汁炖白鸡1只服（《草药手册》）。
③用于痔疮：寒莓根30～60克，猪直肠1节，同炖服（《中草药手册》）。
【用法用量】 内服：煎汤，9～15克（鲜品60～90克）。

遍山红

（暴牙狼、秤杆菜、满山红、三叶藤）

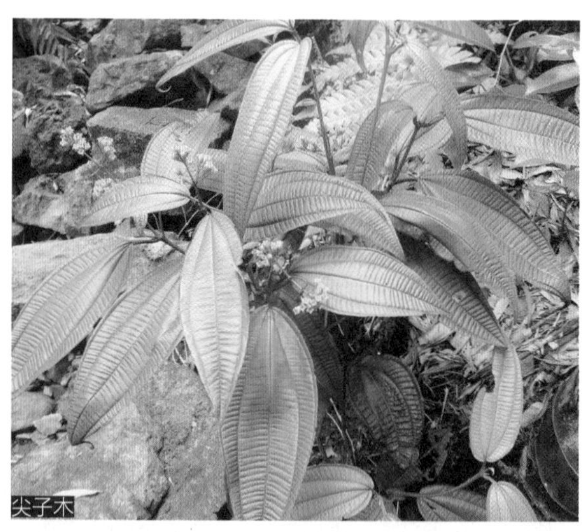

尖子木

【药物来源】 野牡丹科植物尖子木〔*Oxyspora paniculata* (D. Don) *DC.*〕的带根全草或根。
【植物特征】 小灌木，高60～170cm。茎直立，四棱形，上部有分枝，小枝、花序、叶脉初时被褐色星状毛，后均脱落。叶对生，具长柄，叶片长椭圆形，长10～20cm，宽4～13cm，先端渐尖，基部近圆形，边缘有不规则浅钝齿，基出脉5～7条，侧脉多数，平行，上面深绿色，下面绿色。圆锥花序生茎顶；花萼筒状，紫色，4齿裂；花瓣4，紫色，倒卵形；雄蕊8，4长；花药4，紫色，弯曲，4枚较长，直伸，黄色；子房下位，4室，花柱弯曲。蒴果纺锤形，成熟时背部开裂。种子多数，镰形。花期夏、秋季，果期冬季。

【生长分布】生于山地、路旁、草丛。分布于我国华南、西南等地区。

【采收加工】夏、秋季采集，连根洗净，切段，晒干。

【性味归经】甘、微涩，平。入胃、大肠二经。

【功能主治】清热解毒。用于痢疾，腹泻，疔疮肿毒。

【配伍应用】

遍山红-地锦草 两药偏走胃肠。遍山红清热解毒；地锦草清热解毒，且利湿。两药配伍，相辅相成，共收清热，解毒，利湿之功。用于热毒泻痢等证。若热毒痢，配马齿苋、白头翁、凤尾草；泄泻，配与青蒿、南瓜叶、枫香树叶、半夏，以增疗效。

【单方验方】

①用于痢疾：遍山红根或叶30克，煎水服。

②治腹泻：遍山红全草30克，煎水服。

③用于疔疮：遍山红嫩叶捣碎敷患处；并用根30克煎水服（①～③方出自《贵州民间药物》）。

【用法用量】内服：煎汤，15～30克。外用：捣敷。

粪箕笃

（犁壁藤、田鸡草、铁板膏药草）

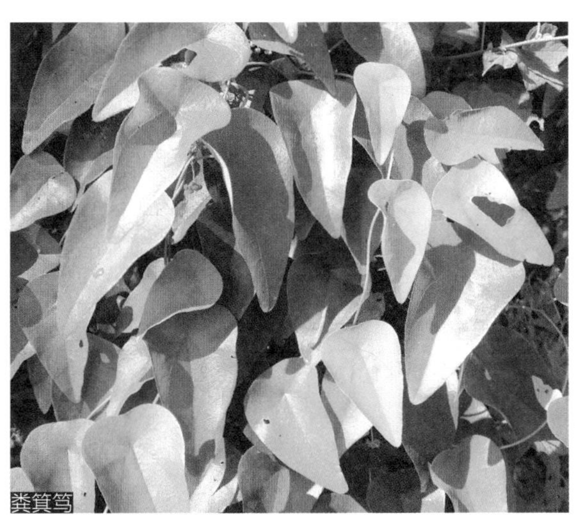

粪箕笃

【药物来源】防己科植物粪箕笃〔*Stephania longa* Lour.〕的带根全草。

【植物特征】多年生缠绕草本，长0.5～2m。茎细长，有纵纹。叶互生，具长柄，盾状着生；叶片纸质，三角状卵形，长3～7cm，宽2～6cm，先端钝，基部近截形或微凹，全缘，上面绿色，光泽，下面浅绿色或粉绿色，主脉显现。伞形花序，腋生，序梗、花梗较长，小花多数，雌雄异株；雄花序不分枝，萼片8，外被小柔毛，花瓣4，淡绿色，倒卵形；雌花序上部有2～3分枝，萼3～6片；花瓣4。核果近圆形，熟时红色。花期夏季，果期秋、冬季。

【生长分布】生于山坡、路旁、林缘、疏灌丛。分布于我国南方各地区。

【采收加工】夏、秋季采集，切段，晒干；根茎秋、冬季采挖，洗净，切片，晒干。

【性味归经】苦、涩，平。入肝、胆、大肠三经。

【功能主治】清热解毒，利尿消肿，祛风活络。用于黄疸，胃肠炎，痢疾，肾盂肾炎，膀胱炎，慢性肾炎，痈疖疮疡，化脓性中耳炎，风湿关节痛。

【配伍应用】

粪箕笃-白毛藤 粪箕笃行肝胆经，清热解毒，并能利湿；白毛藤入肝胆经，清热利湿，兼泄热毒，退黄。两药配伍，相须相使，共收解毒除湿，利胆退黄之功。用于湿热“阳黄”证。

粪箕笃-水丁香 两药均有利尿消肿，清热解毒作用。但粪箕笃偏于清热解毒；水丁香重在利尿消肿。两药配伍，相辅相成，功效尤强。用于湿热或热毒之邪侵肾，所致小便不利、水肿，热淋等。

粪箕笃-徐长卿 粪箕笃能祛风活络，利湿消肿；徐长卿能祛风除湿，镇痛。两药配伍，相得益彰，祛风除湿，消肿止痛功效较强。用于风湿痹之关节痛等症。配粉防己、穿山龙、地锦，作用更强。

【单方验方】

①咽喉肿痛、乳腺炎：粪箕笃全株15克，水煎服。乳腺炎者，并用鲜叶适量，捣烂敷患处（《实用皮肤病性病中草药彩色图集》）。

②治脱肛：粪箕笃15克，马骝卵15克，猪大肠一节，共煲服（《陆川本草》）。

③风湿关节痛，坐骨神经痛：粪箕笃30克，薏苡仁60克，水煎冲冬蜜服（《青草药彩色图谱》）。

【用法用量】内服：煎汤，9～15克（鲜品15～30克）。外用：捣敷。

雾水葛

（脓见消、啜脓膏、石茹、田薯、拔脓膏）

【药物来源】荨麻科植物雾水葛〔*Pouzolzia zeylanica*（L.）Benn.〕的带根全草。

【植物特征】多年生草本，长30～80cm，全草肉质。茎圆柱形，绿色或暗红色，匍匐状，被疏毛。叶互生，下部叶有对生，具柄，叶片卵形或长卵形，长1.6～3.6cm，宽0.6～1.3cm，先端短尖或渐尖，基部近圆形，全缘，上面绿色，下面浅绿色，被疏毛。花腋生，细小，多数组成花束；雄花淡绿色或稍带紫色，花萼4裂，雄蕊白色，较雌花蕊长；

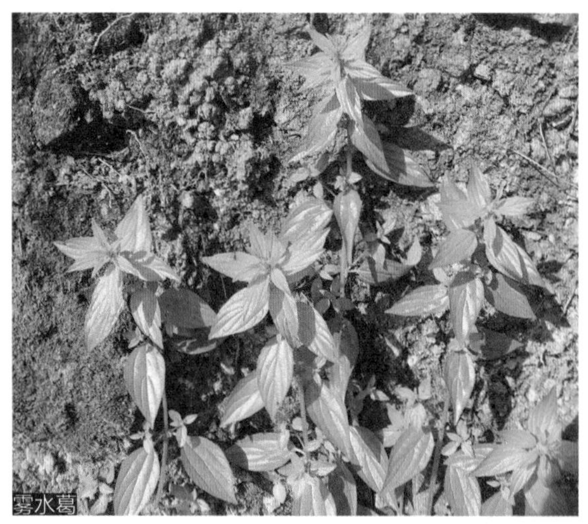

雌花花萼短，外被毛。瘦果近卵形，黑色。花期夏、秋季，果期秋、冬季。

【生长分布】生于路旁、屋边。分布于我国华南、华中以及台湾等地区。

【采收加工】四季可采，洗净，切段，晒干。

【性味归经】甘、淡，寒。入脾、大肠二经。

【功能主治】清热解毒，排脓消肿，利湿通淋。用于痢疾，乳痈，疮痈疖肿，牙龈肿痛，肠炎，尿路感染。

【配伍应用】

雾水葛-鱼腥草　两药性寒，均有清热解毒，排脓消痈之功。两药配伍，相辅相成，功效倍增。用于痈疖、乳痈、齿痈、肺痈，溃或未溃均可施用。若用于痈疖肿毒，配与无莿根、穿山甲；用于乳痈，配与瓜蒌、橘叶、蒲公英；用于齿痈，配与夏枯草、桑白皮、天花粉；用于肺痈，配与苇茎、桔梗、薏苡仁，以增疗效。

雾水葛-凤尾草　两药都有利尿通淋作用。雾水葛并能泄热毒；凤尾草兼凉血止血。两药相配，既有较强的利尿通淋作用，又具清热解毒，凉血止血之功。用于湿热或热毒所致热淋、血淋，以及膏淋、尿血等。

蜈蚣草

（蜈蚣蕨、小贯众、长叶甘草蕨、舒筋草、牛肋巴）

【药物来源】凤尾蕨科植物蜈蚣草〔*Pteris vittata* L.〕的全草。

【植物特征】多年生蕨类草本，高40～150cm。根茎短，须根多，被黄棕色或棕褐色条形鳞片。基叶生，簇生，向外斜展，单数羽状复叶；叶柄长10～25cm，柄及叶轴均被线形鳞片；叶片矩圆状披针形，长30～120cm，宽7～25cm；羽片对生，先端1枚单生，往上渐长，无柄，条状披针形，先端渐尖，基部近截形，边缘有细密锯齿，上面深绿色，下面绿色，羽脉单一或有分叉。孢子囊群细条形，靠羽片边缘连续分布，囊盖条形，膜质，黄褐色。

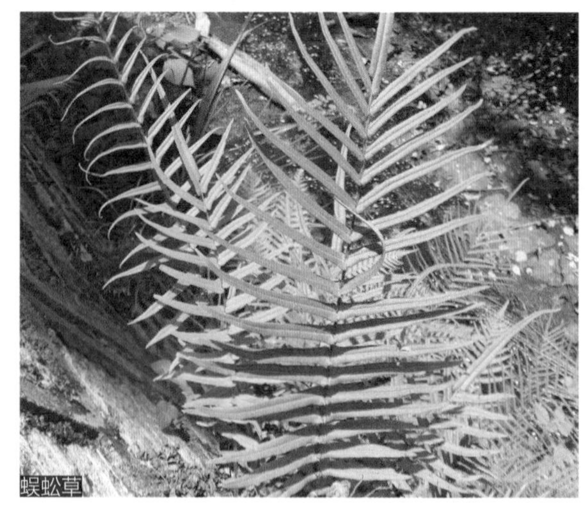

【生长分布】生于山坡、路旁、岩壁、残墙缝隙。分布于我国大部分地区。

【采收加工】全年可采，洗净，切段，晒干。

【性味归经】淡，平。入肺、大肠二经。

【功能主治】清热解毒，利湿。用于流感，痢疾，风湿关节痛，疥疮。

【配伍应用】

蜈蚣草-板蓝根　两药都有清热解毒作用。蜈蚣草偏清气分热毒；板蓝根清血分热毒，并能利咽消肿。两药配伍，共奏凉血解毒，清热利咽，消肿止痛之功。用于疫感发热、咽喉肿痛等。

蜈蚣草-椿白皮　两药都有祛湿热作用。蜈蚣草乃清热利湿，且清热毒；椿白皮为清热燥湿，兼杀虫止痒。两药配伍，相互为用，共收清热祛湿，解毒杀虫，止痒之功。用于湿热或湿毒客于肌肤所致湿疹、脓疱疮，亦可用于妇人带下、阴痒等证。湿疹及其他皮肤痒疮，大多湿热夹风邪为患，用时应配与祛风药，如防风草、桑叶、蝉蜕、钩藤，以增疗效。

【单方验方】治疥疮：蜈蚣草60克，一扫光120克、大蒜杆（干的）120克。煎水洗，每日3次。并须内服消毒药：白土茯苓、白鲜皮、蒲公英各30克，八爪金龙12克。水煎服，每日3次（《贵州民间药物》）。

【用法用量】内服：煎汤，9～15克。外用：煎洗。

蜈蚣萍

（麻藻、边箕萍、槐瓢、大浮萍、马萍、蜈蚣漂）

【药物来源】槐叶苹科植物槐叶苹〔*Salvinia natans*（L.）All.〕的全草。

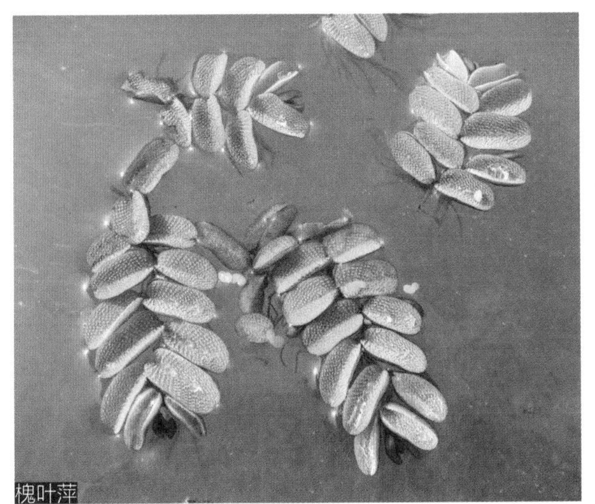
槐叶萍

【植物特征】水生草本，全草漂浮水上，须根悬垂水中。茎横走，被毛。叶有两型；一型细长如根，与根垂生于水中；一型浮水面，对生排列茎之两侧，无柄；叶片矩圆形，长7～13mm，宽4～6mm，先端圆形，基部近圆形，全缘，上面绿色，主脉凹下，侧脉有刺毛，下面被棕色茸毛。孢子果圆形，数个聚生于根的基部，孢子囊生于孢子果内。

【生长分布】生于山田、河中、浅沼泽地。分布于我国大部分地区。

【采收加工】全年可采，洗净，晒干或鲜用。

【性味归经】辛，寒。入心、肝、脾三经。

【功能主治】清热解毒，活血止痛。用于痈肿疔毒，浮肿，瘀血肿痛，湿疹。

【配伍应用】

蜈蚣萍-犁头草 蜈蚣萍辛、寒，清热解毒，并能消肿止痛；犁头草微苦、寒，清热解毒，兼散结消肿。两药配伍，既能解毒散结，消肿止痛，又能解热退烧。用于痈肿疔疮、热毒发烧等。

蜈蚣萍-积雪草 两药性寒，均有清热，活血作用。蜈蚣萍尚能止痛；积雪草善于消肿。两药配伍，则能凉血活血，消肿止痛。用于跌打损伤，瘀阻化热，瘀热郁滞，患处灼热、肿痛等症。

【单方验方】

①治鼻疔：蜈蚣萍1大把。捣细绞汁，冲酒1杯，温服，渣敷患处（《北京中医》）。

②治湿疹：鲜蜈蚣萍30～60克，水煎服；或鲜蜈蚣萍、鲜细叶桉叶各适量，水煎汤洗（《福建中草药》）。

③治口唇疔：鲜蜈蚣萍和蟑螂肚2个，食盐少许。捣敷患处（《福建中草药》）。

【用法用量】内服：煎汤，15～30克；或绞汁。外用：捣敷。

路旁菊

（圆齿狗哇花、其米）

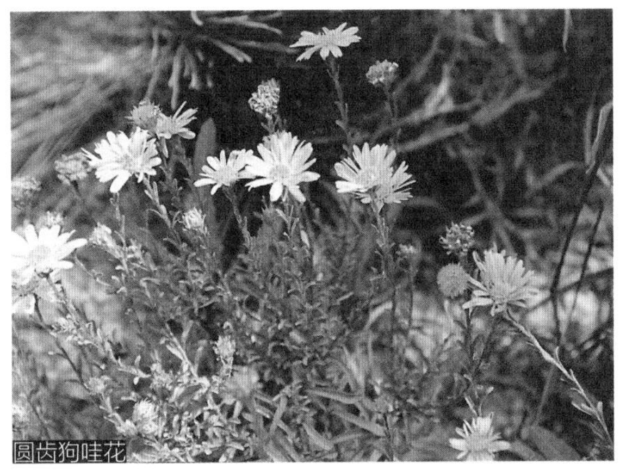
圆齿狗哇花

【药物来源】菊科植物圆齿狗哇花〔*Heteropappus crenatifolius*（Hand.-Mazz.）Griers.〕的全草。

【植物特征】一年或二年生草本，高15～50cm。茎丛生，直立，上部分枝，被白毛。叶互生，无柄，叶片条状披针形，长1.5～3.5cm，宽0.3～0.6cm，下部叶边缘有浅圆齿，上部叶全缘，两面绿色，均被白毛。头状花序，单生茎顶，具花梗，被毛；总苞2～3层，绿色，先端钝，被毛；边为舌状花，1例，浅紫色或蓝色，中央管状花，黄色，先端5裂。瘦果长而扁平，有冠毛，淡褐色，有黑色条纹。花期夏、秋季，果期秋、冬季。

【生长分布】生于山坡、路旁、河滩、林缘。分布于我国华南、西南、西北等地区。

【采收加工】秋季采集，洗净，切段，晒干。

【性味归经】苦，寒。入肺经。

【功能主治】清热解毒。用于肺热咳嗽，咽喉肿痛，皮肤疮疖红肿热痛及蛇咬伤。

【配伍应用】

路旁菊-桑叶 两药性寒，喜行上焦。路旁菊清热解毒，用于肺热咳嗽、咽痛；桑叶疏风清热，治外感风热、咳嗽、肝热目疾。两药配伍，则有清热解毒，疏散风热，清利头面之功用。用于外感风热发热、头痛，热毒咽喉肿痛，肺热咳嗽，以及肝经风热上犯所致目赤肿痛等。

【用法用量】内服：煎汤，12～15克。外用：捣敷。

辟汗草

（铁扫把、散血草、省头草、鸡虱子草、臭苜蓿、败毒草）

【药物来源】豆科植物草木犀〔*Melilotus suaveolens* Ledeb.〕的带根全草。

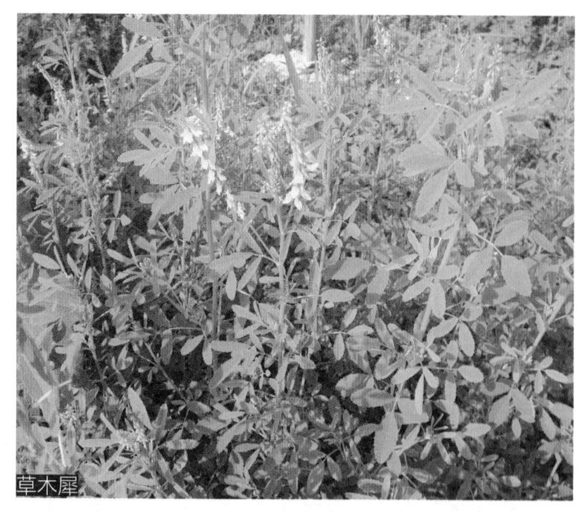
草木犀

【植物特征】一年或二年生草本，高40～110cm。茎直立，丛生，多分枝，绿色。叶互生，叶柄长0.7～1.3cm；三出复叶，小叶3枚，具短柄，小叶片长椭圆形或倒卵形，长1～1.6cm，宽0.3～0.6cm，边缘有不规则钝齿，两面绿色；托叶线形。总状花序生茎顶或叶腋，总花梗长而纤细，小花多数，具短梗，有苞片；萼钟状，5裂；花冠蝶形，黄色，旗瓣长椭圆形，翼瓣短；雄蕊10；雌蕊1。荚果卵状椭圆形，下垂。种子1粒。花期夏季，果期秋季。

【生长分布】生于山坡、路旁。分布于我国大部分地区。

【采收加工】夏季采收，割取地上部分，切段，晒干。

【药理作用】草木犀有抗疟作用，能使鸡疟的红细胞被原虫侵染的数目减少，适当用药，血片检查可以变成阴性，能破坏疟原虫的形态使之灭亡，但其破坏方式与常山、甜菜、奎宁等不同。印度草木犀含豆油精，小量毒性不大，大量可导致恶心、呕吐、眩晕、心脏抑制及四肢发冷。马、羊等牲畜食此草过多可发生麻痹。

【性味归经】辛、苦，凉。入肝、脾、胃三经。

【功能主治】清热解毒，化湿和胃，杀虫截疟。用于皮肤疮毒，暑湿胸闷，疟疾，痢疾。

【配伍应用】

辟汗草-土茯苓　辟汗草辛、苦、凉，清热解毒，疏散风邪；土茯苓甘、淡，解毒，除湿浊。两药相配，共收清热解毒，宣透卫表，化湿泄浊之功。用于湿疹、男子白浊、女子带下等证。

辟汗草-石荠薴　辟汗草辛、苦、凉，能化湿和胃，宣透邪热；石荠薴辛、微温，能疏风解表，清暑除湿。两药配伍，凉温调和，共呈发汗解表，清暑化湿，理气和胃之功。用于夏月暑湿内伏又外感风寒，见发热恶寒、无汗、头痛、脘痞腹痛、呕吐泄泻等症。配藿香、半夏、枫香树叶、青蒿，疗效更好。

辟汗草-青蒿　两药寒凉，均有杀虫截疟作用。辟汗草并能化湿和中；青蒿兼能清热解暑，燥化湿邪。两药配伍，相辅相成，共奏祛暑除蒸，清热燥湿，杀虫截疟之功。可用于疟邪挟暑湿或湿热为患，所致疟证。配常山作用更好。

【单方验方】

①治疟疾：辟汗草30克。煎汤，在疟发前1小时服用（《吉林中草药》）。

②治痱疮，坐板疮，脓疱疮：辟汗草、黄柏、白芷、雄黄、红砒、冰片、艾绒等磨粉，卷成纸条，点燃熏（《四川中药志》）。

【用法用量】内服：煎汤，9～15克。外用：研配成艾条熏。

鼻血雷

（鼻血连、一条鞭）

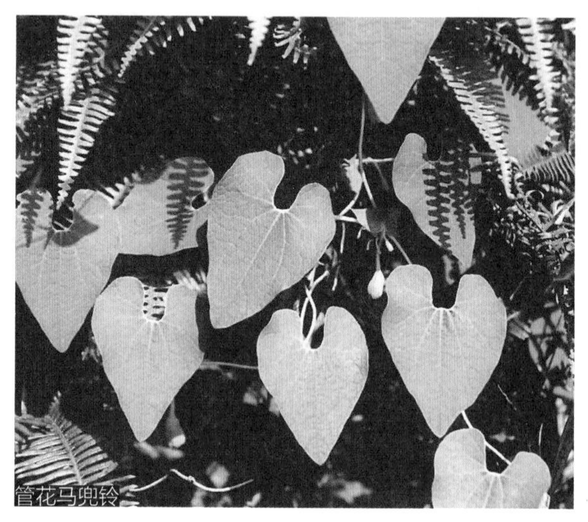
管花马兜铃

【药物来源】马兜铃科植物管花马兜铃〔*Aristolochia tubiflora* Dunn〕的根。

【植物特征】攀援草本，长1～2m或更长。根圆柱状，有辛辣味。茎细长，白绿色，无毛，有分枝。单叶互生，叶柄长2～5cm；叶片阔卵状心形，长4～10cm，宽3～6cm，先端短尖或钝尖，基部心形，全缘，上面灰绿色，下面绿色，被稀疏短柔毛。花腋生，花梗长0.7～1.2cm，花被喇叭状，中部管状，基部圆形，冠口偏斜，上部渐扩大，并斜向一侧；雄蕊6。蒴果长圆状三角形，下垂，成熟时6瓣开裂。花期夏季，果期秋季。

【生长分布】生于山坡灌丛、草丛阴处。分布于我国华南、华中、西南等地区。

【采收加工】秋、冬季采挖，洗净，切片，晒干。

【性味归经】辛、苦，凉。入肝经。

【功能主治】清热解毒，行气止痛。用于咽喉痛，牙痛，胃痛，中暑腹痛，关节痛，毒蛇咬伤，跌打损伤。

【配伍应用】

鼻血雷-板蓝根　两药都有清热解毒作用。鼻血雷并能止痛；板蓝根兼凉血，利咽。两药配伍，相辅相成，共收凉血解毒，利咽止痛之功。用于热毒咽喉肿痛、痄腮、风热感冒等。咽喉肿痛，配与青鱼胆、金银花、一枝黄花；痄腮，配与一枝黄花、马齿苋；用于风热感冒，配金盏银盘、天青地白、大青根，以增疗效。

鼻血雷-橘核　鼻血雷入肝经，能行气止痛；橘核入肝肾经，能理气止痛。两药配伍，相须相使，功效尤强。用于肝气郁结所致气疝、乳癖等。若用于气疝，配与金橘根、荔枝核；用于乳癖，配与金橘根、羊蹄草、当归、白芍、费菜，以增疗效。

【单方验方】

①毒蛇咬伤：鲜鼻血雷研粉，调醋敷伤口周围；另取粉0.9～1.5克，开水送服。

②中暑腹痛：鲜鼻血雷9～18克，水煎服。

③牙痛：鼻血雷研粉，塞龋洞内（①～③方出自《青草药彩色图谱》）。

【用法用量】内服：煎汤，9～15克；研末吞服0.9～1.5克。外用：研末调抹。

榕树皮

（细叶榕树皮、小鼻榕树皮）

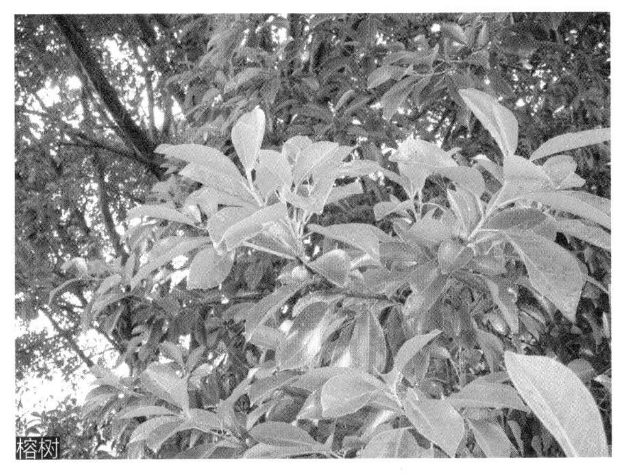

榕树

【药物来源】桑科植物榕树〔*Ficus microcarpa* L. f.〕树干皮。

【植物特征】常绿高大乔木，高15～25m，全株具白色乳汁。树干直立，圆柱形，胸径可达2.5m，树皮褐色，不脱落，多分枝，树冠呈伞状开展；树干下部抽出不定根，垂直如柱，先端须状。单叶互生，叶柄长6～10cm；叶片革质，倒卵形、椭圆形或卵状椭圆形，长4～9cm，宽2～3.5cm，先端钝或短尖，基部楔形或近圆形，全缘，上面深绿色，下面绿色，光泽，基出脉3。隐头花序单生或成对生于叶腋，雄花、雌花、瘿花同隐藏于扁球形果状花托内，花托直径5～10mm，无梗，乳白色，成熟黄色或浅红色；雄花花被3～4，雄蕊1；雌花花被3，柱头长；瘿花似雌花。花期夏季，果期秋、冬季。

【生长分布】多栽培。分布于我国华南、华中、西南及台湾等地区。

【采收加工】全年可采，切片，晒干。

【药理作用】水浸剂在试管内对金黄色葡萄球菌、痢疾志贺菌有抑制作用。

【性味归经】苦、涩，凉。入脾、大肠二经。

【功能主治】清热解毒，止泻，止痒。用于感冒，气管炎，百日咳，扁桃体炎，泄泻，疥，癣，疮疡，痔疮。

【配伍应用】

榕树皮-金盏银盘　榕树皮清热解毒；金盏银盘疏散风热，解毒。两药配伍，清热解毒作用增强，并有疏散卫表之功。用于外感风热，如发热微恶寒、有汗、头昏痛、咽痛等症。

榕树皮-青蒿　榕树皮苦、涩、凉，能涩肠止泻；青蒿苦、辛、寒，可解暑除蒸，清热燥湿。两药配伍，苦寒清热燥湿，辛寒泻火解热，涩能收敛止泻。用于暑湿或湿热侵犯肠胃所致发热、腹泻、呕吐等症。

【单方验方】

①心腹痛：榕树皮、砂糖各60克，水煎服（《常见病验方研究参考资料》）。

②治疥癣，疮疡，痔疮：榕树皮，煎汤洗（《海南岛常用中草药手册》）。

【用法用量】内服：煎汤，9～15克。外用：煎洗。

算盘子

（野南瓜、野盘桃、山橘子、山馒头、八楞橘、金骨风、水南瓜）

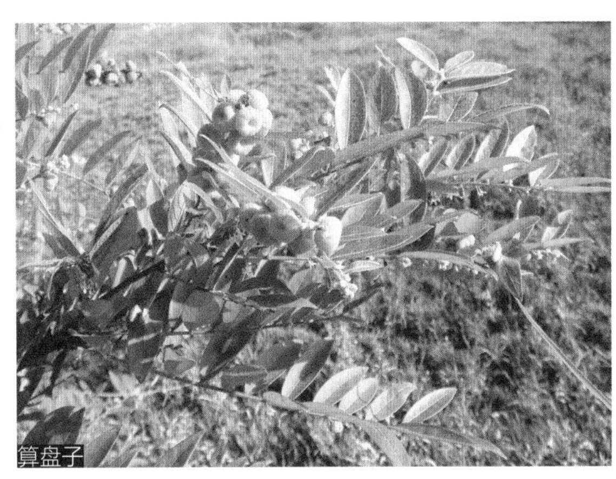

算盘子

【药物来源】大戟科植物算盘子〔*Glochidion puberum*（L.）Hutch.〕的果实。

【植物特征】常绿灌木，高0.8～2.2m。茎直立，圆形稍扁，上部多分枝，幼枝被灰色短柔毛。叶互生，有短柄；叶片近革质，长卵形或长椭圆形，长2.5～4.5cm，宽1.2～2cm，先端钝或尖，基部宽楔形，全缘，上面绿色，纵脉上被疏短柔毛或无毛，下面浅灰白色，密被短柔毛。花腋生，数朵簇生或单生，花小，下垂，雌雄同株或异株；花萼6片，2轮；无花瓣；雄蕊3；雌花萼卵形，子房5~10室，每室胚珠2粒。蒴果扁圆形，顶上凹陷，外纵沟8~10条，成熟时红色，密被绒毛。花期夏、秋季，果期秋、冬季。

【生长分布】生于山坡、路旁、灌丛、草丛。分布于我国华南、华中、西南以及西北一些地区。

【采收加工】秋季采集，晒干。

【性味归经】苦，凉，有小毒。入肾经。

【功能主治】清热解毒，消肿止痛。用于乳腺炎，牙龈炎，疝气，睾丸炎，淋浊，腰痛。

【配伍应用】

算盘子-蒲公英　两药秉寒凉之性，均有清热解毒作用。算盘子并能消肿止痛；蒲公英尚能散结消痈。两药配伍，清热解毒功效增强，并有散结，消肿，止痛作用。用于乳痈、齿痈，以及子痈等证。

算盘子-七叶一枝花　两药都有清热解毒，消肿止痛作用。但算盘子消肿止痛作用偏强；七叶一枝花清热解毒功效较好。两药配伍，相辅相成，功效尤强。若用于痈肿，如颈痈、腋痈、胯腹痈等，配与茨黄连、紫花地丁、无莿根，增解毒消肿作用；若夹湿热，如肢体酸困、尿短黄、苔黄腻等，配与小金钱草、天胡荽、车前草，以增疗效。

【单方验方】

①乳腺炎、口腔炎、齿龈炎、咽喉炎：鲜算盘子60克，鸡蛋3枚（密刺小孔），加水煮煎一刻，食蛋服汤（《畲族医药学》）。

②疝气初起：算盘子15克，水煎服。

③治睾丸炎：鲜算盘子90克，鸡蛋2个。先煎药煮成汁，再以药汁煮鸡蛋，每日2次，连服2天。

④治疟疾：算盘子30克，酒、水各半煎，于疟发前2~3小时服（②~④方出自《草药手册》）。

【用法用量】内服：煎汤，9~15克。

【注意事项】注意与“漆大姑”鉴别，详见“祛风湿”章。“算盘子叶”“算盘子根”详见“利尿渗湿”章。

漆姑草

（漆姑、珍珠草、牛毛粘、地松、大叶龙、羊儿草、大龙叶）

【药物来源】石竹科植物漆姑草〔*Sagina japonica*（Sw.）Ohwi〕的全草。

【植物特征】一年生矮小草本，高3~14cm。茎丛生，浅绿色。叶对生，无柄，线形，长0.5~1cm，宽约1mm，先端长渐尖，基部半包茎，深绿色或绿色。花生茎或枝顶或叶腋，细小；萼片5，卵形，绿色；花瓣5，白色，卵圆形，长约2.5mm，宽约1mm；雄蕊5；子房上位，花柱5。蒴果近卵

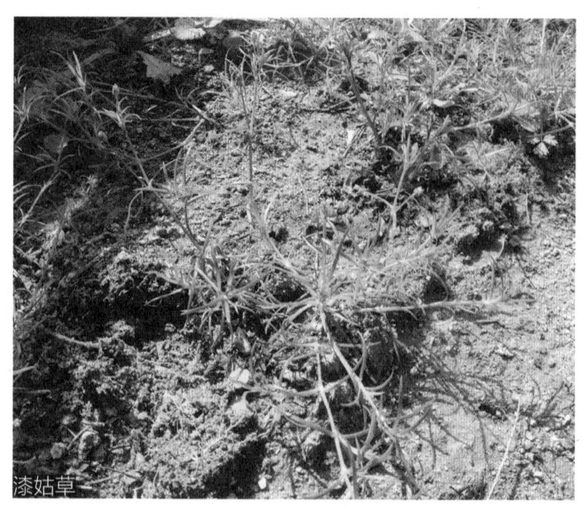
漆姑草

形，成熟时5瓣开裂。种子多数，微小。花期春、夏季。果期夏、秋季。

【生长分布】生于庭园、路旁阴湿处。分布于我国华南、华中、西南以及台湾等地区。

【采收加工】夏季采收，洗净，晒干。

【性味归经】苦、辛，凉。入肺、肾二经。

【功能主治】清热解毒，行血止血。用于跌打内伤，呕血，咯血，漆疮，慢性鼻炎，副鼻窦炎，痈肿，瘰疬，毒蛇咬伤。

【配伍应用】

漆姑草-紫花地丁　漆姑草苦、辛、凉，清热解毒；紫花地丁苦、辛、寒，清热解毒，散结消肿。两药配伍，苦辛降泄，苦寒解毒，辛寒解热，可收泄热解毒，散结消肿，解热退烧之功。用于痈疖疔疮、瘰疬等证。用于痈疖，配蒲公英、无莿根；疔疮，配小金钱草、天胡荽、虎杖；瘰疬，配与夏枯草、香附、黄独零余子，以增疗效。

漆姑草-三七草　漆姑草能行血止血；三七草能活血止血。两药配伍，相辅相成，则具活血散血，行血止血作用。用于胸脘损伤致咯血、吐血等络损之血证。配与侧柏叶炭、茜草炭、代赭石、童尿，以增功效。

【单方验方】

①治瘰疬结核：漆姑草15~30克，煎服。外用鲜草捣绒敷（《常用中草药手册》）。

②白血病：鲜漆姑草90克，水煎，每日1剂，分3次服（《全国中草药汇编》）。

③治咳嗽或小便不利：漆姑草30克，喂水服（《贵州草药》）。

④呕血、咯血：漆姑草干粉1克，咸秋石（生石膏浸小便中，50天后取出阴干去粗皮，以透明者为佳，研粉即得）9克，共研匀，浓茶送服（《福州市民间药草》）。

⑤治跌打内伤：漆姑草15克，水煎服。

⑥治虫牙：漆姑草，捣烂，塞牙缝。

⑦治漆疮：漆姑草，捣烂，加丝瓜叶汁，调油敷（⑤~⑦

方出自《湖南药物志》)。

【用法用量】内服：煎汤，9～15克；或研末入丸、散。外用：捣敷或捣汁涂。

赛番红花

（红玉帘、风雨花、韭莲、旱水仙、空心韭菜）

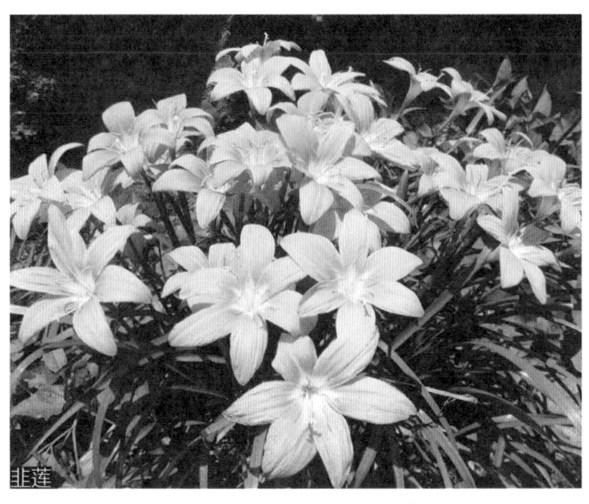
韭莲

【药物来源】石蒜科植物韭莲〔*Zephyranthes grandiflora* Lindl.〕的全草。

【植物特征】多年生草本，高18～32cm，全体无毛。鳞茎卵圆形，表面褐色，肉质白色，须根多，白色。叶簇生，无柄，叶片条状披针形，长15～20cm，宽1～2cm，先端渐尖，全缘，上面深绿色，下面绿色，光泽。花单生，花梗抽于叶丛，长于叶，上部中空；花苞管状，2裂；花冠粉红色，漏斗形，上部6裂，裂片倒卵形，下部筒状；雄蕊6，3长，子房下位，3室，每室胚珠多数，花柱突出，柱头3裂。蒴果近圆形，熟时3瓣开裂。种子黑色，光泽。花期夏、秋季，果期秋季。

【生长分布】多栽培。分布于我国南方各地。

【采收加工】夏、秋季采集，切段，晒干。

【性味归经】苦，寒。入心、脾二经。

【功能主治】清热解毒，散结消肿。用于痤疮，无名肿毒，深部脓肿，疮疡迁延不愈，吐血，血崩，毒蛇咬伤，跌打损伤。

【配伍应用】

赛番红花-马齿苋　两药都有清热解毒作用。赛番红花并能散结消肿，用于疮疡肿毒；马齿苋尚能清泄血热，治热毒痢、火疖、血淋。两药配伍，则能清血分热毒，散结消肿止痛。用于痈疖肿毒、热毒痢、血淋等证。

赛番红花-积雪草　赛番红花能散结消肿，可治肿毒、损伤瘀滞；积雪草能活血消肿，治损伤、肿毒。前者长于散肿，后者偏于活血。两药配伍，则具活血散瘀，消肿止痛作用。用于跌打肿痛、无名肿毒等。若治损伤，加虎杖、三七、路路通；无名肿毒，配与白花蛇舌草、无莿根、七叶一枝花，以增疗效。

【单方验方】

①痤疮：赛番红花60克，金银花、菊花各15克，水煎服。

②无名肿痛：赛番红花、金银花等量合3份，姜黄1份，共捣烂，调烧酒少许，煨暖即敷。

③深部脓肿、溃疡：鲜赛番红花、紫花地丁各等量，水煎熏洗，每日3次，每日1剂。

④背部脓疡迁延不愈：赛番红花、马鞭草、断肠草各100克（鲜品），蛇床子40克（干品，研成粉末，水煎沉淀，过滤3次），合煎成汁，涂患处，日涂4～5次。疮面脓液清稀者，可加苍术粉末少许调涂；疮面脓液稠者，可加蛤蟆皮烘干研成粉末少许调涂。

⑤日光性皮炎：赛番红花（鲜品）适量，水煎熏洗（①～⑤方出自《实用皮肤病性病中草药彩色图集》)。

【用法用量】内服：煎汤，30～60克。外用：捣敷，或熬浓汁调抹，或煎洗。

【注意事项】根"旱水仙根"解毒消肿，通常外用。

墨旱莲

（金陵草、墨菜、白花草、野水凤仙、节节乌、金丝麻、黑汁草）

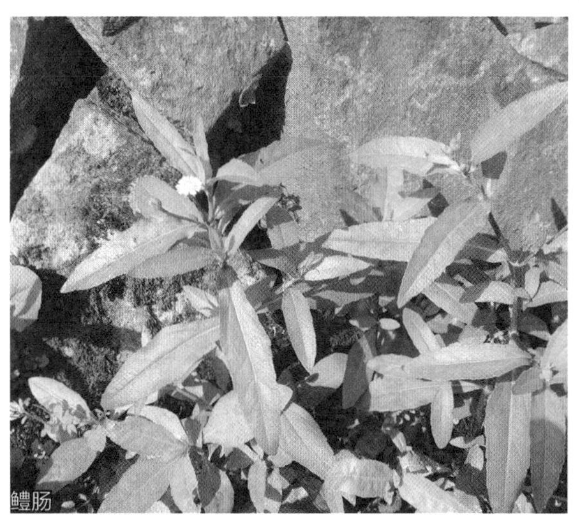
鳢肠

【药物来源】菊科植物鳢肠〔*Eclipta Prostrata* L.〕的全草。

【植物特征】一年生草本，高20～50cm，全体被白色短粗毛。茎下部匍匐，上部直立，圆柱状，粗糙，深绿色或稍带紫色，有节，着地生根，节折断有黑汁溢出，多分枝。叶对生，无柄或有短柄，叶片长椭圆形或椭圆状披针形，长4～9cm，宽0.8～2.5cm，先端渐尖，基部楔形，边缘有疏锯齿，上面深绿色，下面绿色，两面均有白色短粗毛。头状花序，顶生或腋生，有长梗；总苞钟状，苞片5～6枚，2列，被粗毛；边为舌状花，白色，雌性，2列；中央管状花，黄绿色，两性，先端4浅裂，成熟时黑色；雄蕊4，柱头2裂。瘦果扁，长椭圆形。花期夏、秋季，果期秋、冬季。

【生长分布】生于田边、路旁、溪滩及房前屋后。分布于我国华南、华东、华北、华中、西南、东北以及台湾等地区。

【采收加工】夏、秋季采集，洗净，切段，晒干或鲜用。

【药理作用】

①抗菌消炎作用：本品对金黄色葡萄球菌有抑制作用，对白喉杆菌，肠炎沙门菌亦有抗菌作用，尚有抗阿米巴原虫作用。

②止血作用：将狗的股动脉半切断，用旱莲草叶粉敷出血处，并稍加压迫，就有良好的止血效果。

③对免疫功能的影响：旱莲草能促进淋巴母细胞转化作用，从而提高机体的免疫能力，有利于抑制肿瘤的生长。

【性味归经】甘、酸，寒。入肝、肾二经。

【功能主治】清热解毒，凉血止血，补益肝肾。用于咽喉肿痛，白喉，慢性肝炎，肠炎，血痢，吐血，衄血，尿血，便血，血崩，肾虚耳鸣，须发早白，神经衰弱，湿疹，疮疡。

【配伍应用】

墨旱莲-马齿苋 两药性寒，喜行下焦，均有清热解毒作用。墨旱莲并能凉血；马齿苋兼凉血，利尿通淋。两药配伍，清热解毒作用增强，并具泄血热，通淋之功。用于丹毒、疔疮、痈疖，以及血淋、热淋等证。

墨旱莲-苎麻根 两药都有清热，凉血，止血作用。但墨旱莲偏清血热，苎麻根擅长止血，且安胎。两药配伍，则具凉血止血，清热安胎作用。用于血热妄行之尿血、便血、崩漏，以及胎漏出血。

墨旱莲-百合 墨旱莲能滋阴清热，补益肝肾；百合滋润肺阴，清心安神。两药配伍，共奏滋阴清热，壮水涵木，润燥养肺，除烦安神之功。用于阴虚火旺一类病证。若肝肾阴虚之头晕、目眩、遗精等，配女贞子、桑椹、知母；若肺阴虚久咳、痰中带血、五心烦热等，配天冬、地蚕、马齿苋；若心阴虚之心烦不寐、心悸、多梦等，配与麦冬、小麦、生地黄、首乌藤，以增疗效。

【单方验方】

①细菌性痢疾：鲜墨旱莲120克，鲜火炭母90克，鲜野牡丹60克，鲜番石榴叶30克，水煎，每日1剂，3～4次分服（也可用于阿米巴痢疾）(《新编中医学概要》)。

②急性胃肠炎：鲜墨旱莲250克，捣烂，冷开水1大碗，擂汁服。忌食酸辣煎炒食物（《中草药彩色图谱与验方》)。

③各种关节炎：墨旱莲120克，赤肉125克，冰糖30克，开水冲炖服（《福州市民间药草》)。

④子宫癌：墨旱莲鲜全草120克和冰糖15克炖服；或单味全草捣汁每100毫升分3次服（《福州市民间药草》)。

⑤治白喉：墨旱莲60～90克，捣烂，加盐少许，冲开水去渣服。服后吐出涎沫（《岭南草药志》)。

⑥衄血，咯血：墨旱莲30克，荷叶15克，干侧柏叶9克，水煎分3次服（《全国中草药汇编》)。

⑦胃、十二指肠溃疡出血：墨旱莲、灯芯草各30克，水煎服（《全国中草药汇编》)。

⑧尿血：墨旱莲30克，车前草30克，爵床12克，水煎服（《福建中草药处方》)。

⑨痔疮出血：墨旱莲、爵床各30克，水煎服（《福建中草药处方》)。

⑩肾虚耳鸣，梦泄遗精：鲜墨旱莲120克，白果（去壳）14枚，冰糖30克，开水炖服（《畲族医药学》)。

【用法用量】内服：煎汤，15～30克（鲜品60～90克）；或捣烂取汁。外用：捣敷。

鲫鱼胆草

（耳草、蜈蚣草、鲫鱼草、龙胆草、苦节节花、细叶丑婆草）

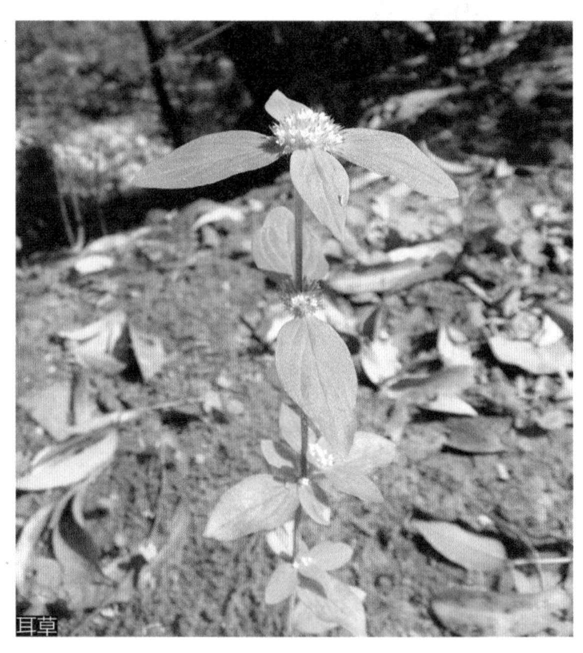

【药物来源】茜草科植物耳草〔*Oldenlandia auricularia*（L.）F.Muell.〕的全草。

【植物特征】多年生草本，高20～90cm。茎直立或平卧，稍被毛，有节，节处着地可生根。叶对生，具短柄，叶片长卵形或长椭圆形，长2.5～7cm，宽0.8～2.2cm，先端渐尖，基部楔形，全缘，上面绿色，粗糙，下面浅绿色，被柔毛。花簇生叶腋；花萼4裂，外面被毛；花冠4裂，白色，长约3mm；雄蕊4；雌蕊1。蒴果细小，近圆形，被粗毛。花期夏、秋季。果期秋、冬季。

【生长分布】生于山坡、路旁、荒野。分布于我国华南、西南等地区。

【采收加工】夏、秋季采集，洗净，切段，晒干。

【性味归经】苦，凉。入肝经。

【功能主治】清热解毒，消肿止痛。用于肺热咳嗽，喉痛，急性结合膜炎，毒蛇咬伤，蜈蚣咬伤，肠炎，痢疾，牙疳。

【配伍应用】

鲫鱼胆草-七叶一枝花 两药都有清热解毒，消肿止痛作用。两药配伍，功效更强。用于痈肿疮疡、毒蛇咬伤等证。若用于疮疡肿毒，配无莿根、蒲公英、紫花地丁；用于毒蛇咬伤，配与徐长卿、千金藤根、半边莲，以增疗效。

【单方验方】

①治毒蛇咬伤：鲫鱼胆草一握，胡椒目3克，加水捣烂外敷。

②治蜈蚣咬伤：鲫鱼胆草30克，绿豆60克，酌加水煎服。

③治走马牙疳：鲫鱼胆草30克，水煎，另加米醋一盏漱口，每天漱3～5次。

④治大便下血：鲫鱼胆草30克和白米30克，捣烂，冲开水炖服。

⑤中痧呕吐：鲫鱼胆草30克，酌加开水炖服（①～⑤方出自《福建民间草药》）。

【用法用量】内服：煎汤，9～15克。外用：捣敷。

蕹菜

（瓮菜、空心菜、空筒菜、藤藤菜、水蕹菜、竹叶菜）

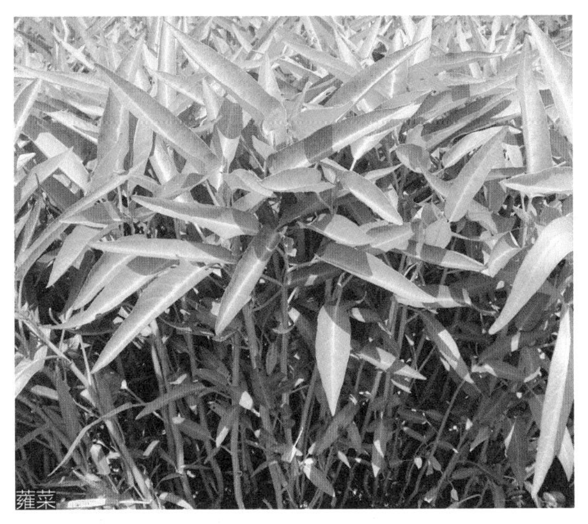

蕹菜

【药物来源】旋花科植物蕹菜［*Ipomoea aquatica* Forsk.］的茎、叶。

【植物特征】一年生草本，长可达1m，全体光秃无毛。茎直立或匍匐，圆柱状，中空，外绿内白。叶互生，具长柄；叶片矩圆状卵形，或长三角形，或披针形，长6～14cm，宽1.8～4cm，先端短尖或渐尖，基部截形或戟形或心形，全缘，上面绿色，下面浅绿色。花1～2朵生叶腋，直立，具长梗；萼5，绿色，卵形，长约0.8cm；花冠5浅裂，白色或浅紫色，冠管较长；雄蕊5；雌蕊1；子房2室，柱头头状。蒴果卵形，长0.6～1cm。种子2～4粒。花期夏、秋季，果期秋、冬季。

【生长分布】多栽培。分布于我国大部分地区。

【采收加工】夏、秋季采摘，多鲜用。

【药理作用】所含粗纤维素，有促进肠道蠕动，起通便作用，尤其果胶能加速肠道有毒物质的排泄；木质素能提高巨噬细胞吞噬细菌的活力而起杀菌作用；紫色蕹菜中含有类胰岛素样的成分，故有降血糖的作用，治消渴症。

【性味归经】甘，寒。入小肠、大肠、胃三经。

【功能主治】清热解毒，凉血，通便。用于口角炎，舌炎，痢疾，钩吻中毒，野菇中毒，砒霜中毒，鼻血，尿血，便血，热淋，血淋，赤白带下，消渴症，便秘。

【配伍应用】

蕹菜-马齿苋 两药都有清热，解毒，凉血作用。但蕹菜清热解毒作用较好，马齿苋清热凉血功效偏强。两药配伍，相辅相成，功效更佳。用于阳痈火疖、热毒痢、便下脓血，以及尿血、便血、痔疮出血等。

蕹菜-栀子花 两药均有清热凉血之功。但蕹菜偏泄下焦血分伏热；而栀子花善清上焦血分热邪。两药配伍，则能清泄三焦火热而凉血和血止血。用于血热妄行的各种出血。

【单方验方】

①治坏血病、口角炎、舌炎：蕹菜煮食（《百蔬治百病》）。

②治断肠草、砒霜、野菇等中毒：鲜根或全草捣烂绞汁120～240毫升服；或鲜根1千克，水煎服（《福建中草药》）。

③治小儿夏季热，口渴，尿黄：蕹菜120克，马蹄7个（切），共煮汤，每日3次服，连续7天（《食物与治病》）。

④吃狗肉中毒：蕹菜500克，水八碗煎至3～4碗温服，尽量饮饱（《食物与治病》）。

⑤治血尿，便血：取蕹菜数棵，洗净捣汁，调入蜂蜜，经常酌量服食（《百蔬治百病》）。

⑥治翻肛痔：蕹菜1千克，水1升，煮烂去渣滤过，加白糖120克，同煎如饴糖状。每次服90克，每日服2次，早、晚服。未愈再服（《贵州省中医验方秘方》）。

⑦用于肺结核咳血：鲜全草捣烂绞汁60～120毫升，调蜂蜜服。血止后取茎、叶配猪瘦肉炖服（《福建中草药》）。

⑧治糖尿病：蕹菜60克，玉米须30克，加水煎汤，经常日服2次（《百蔬治百病》）。

【用法用量】内服：煎汤，60～120克；或捣绞汁。外用：捣敷或煎洗。

薅田藨根

（茅莓根、播田菠根）

【药物来源】蔷薇科植物茅莓〔*Rubus parvifolius* L.〕的根茎。

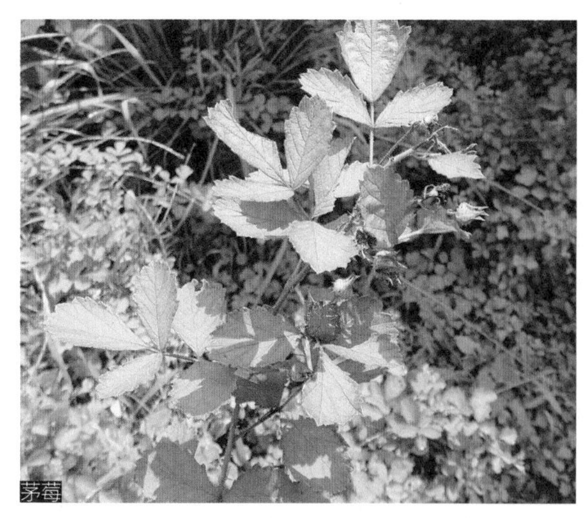
茅莓

【植物特征】落叶小灌木，高30～120cm。茎伏地或斜展或披散，被白毛，散生皮刺。叶互生，总柄长5～10cm，被毛及皮刺；单数羽状复叶，小叶3～5枚，具柄，小叶片棱状卵形或宽倒卵形，长2.5～5cm，宽1.5～4.5cm，先端钝，基部宽楔形，边缘有不规则粗锯齿，上面绿色，疏被毛，下面密被白色短绒毛。短总状花序生茎或枝顶；花萼5片，绿色，裂片披针形，先端尾尖，外翻，被毛；花瓣5，粉红色或浅紫色；雌、雄蕊多数。聚合果近圆形，熟时橙红色或红色，甜微酸微涩，多汁。种子白色。花期春、夏季，果期夏、秋季。

【生长分布】生于山坡、荒地、路旁、沟渠边。分布于我国大部分地区。

【采收加工】秋、冬季采挖，洗净，切片或切段，晒干。

【性味归经】甘、苦，平。入肝、肺、肾三经。

【功能主治】清热解毒，祛风利湿，活血消肿。用于感冒高热，咽喉肿痛，骨髓炎，肝炎，白带，黄疸，关节炎，小儿疳积，泌尿系结石，月经不调，跌打肿痛。

【配伍应用】

薅田藨根-金盏银盘　薅田藨根清热解毒，并祛风邪；金盏银盘疏风清热，尚能解毒。两药配伍，则能疏风解表，清热解毒。用于外感风热，发热、头昏痛、咽喉痛、咳嗽以及眼赤肿痛等。可配倒扣草、金银花、桑叶，增强疗效。

薅田藨根-络石藤　两药均有祛风利湿作用。薅田藨根并能清热毒；络石藤兼能泄血热。两药配伍，则能祛风利湿，解毒凉血。用于风湿热痹，如关节肿痛、灼热，屈伸不利，或伴发热，身痛等。配大青根、三丫苦根、薏苡根，疗效更好。

薅田藨根-虎杖　薅田藨根能活血消肿；虎杖可活血定痛。两药配伍，相得益彰，共收活血散瘀，消肿止痛之功。用于跌打损伤，瘀滞肿痛等。

【单方验方】

①乳腺炎：薅田藨根60克，水煎冲黄酒服。

②风热咳嗽：薅田藨鲜根30～60克水煎服。

③急性黄疸型传染性肝炎：薅田藨根60～120克水煎服（①～③方出自《福州市民间药草》）。

④治骨髓炎：鲜薅田藨根白皮适量，加烧酒少许，同捣敷患处，每日2次。亦可配合茅莓全草120克煎服（《单方验方调查资料选编》）。

⑤痔疮肿痛：薅田藨根、辣椒根各30克，配猪大肠1段（或瘦猪肉120克），水炖，睡前1次服。如痔疮出血加槐花；或薅田藨根、白茅根各适量，水煎熏洗（《福建中草药处方》）。

⑥慢性肝炎：薅田藨根60克，阴行草30克，水煎服（《中草药彩色图谱与验方》）。

⑦泌尿系结石：薅田藨鲜根120克，洗净切片，加米酒120毫升，水适量，煮1小时，去渣取汁，2次分服，每日1剂，服至排出结石或症状消失为止（《全国中草药汇编》）。

⑧产后腹痛：薅田藨根、土牛膝根、马鞭草、苞蔷薇根各15克，蛏干30克，水炖，酌加红酒冲服（《福建中草药处方》）。

⑨跌打损伤：薅田藨根30克，接骨木15克，水煎，分2次，加米酒适量冲服（《中国民间百草良方》）。

⑩干血痨（月经闭止，身体消瘦，手足心发热，肌肤干燥，咽干）：薅田藨根30克，益母草30克，矮地茶15克，仙鹤草15克，蔊菜15克，红枣10枚。水煎服，每日1剂，连服3～5天（《中国民间百草良方》）。

⑪治糖尿病：薅田藨根60～120克，猪小肚1～2个，水煎服（《福建民间草药》）。

⑫小儿疳积：薅田藨干根15克，加龙眼适量，水炖服（《福建中草药》）。

【用法用量】内服：煎汤，9～15克（大量30～60克）。外用：捣敷或煎洗。

【注意事项】全草“薅田藨”，详见“活血化瘀”章。

爵床

（小青草、六角仙、肝火草、山苏麻、毛泽兰、屈胶仔、麦穗癀）

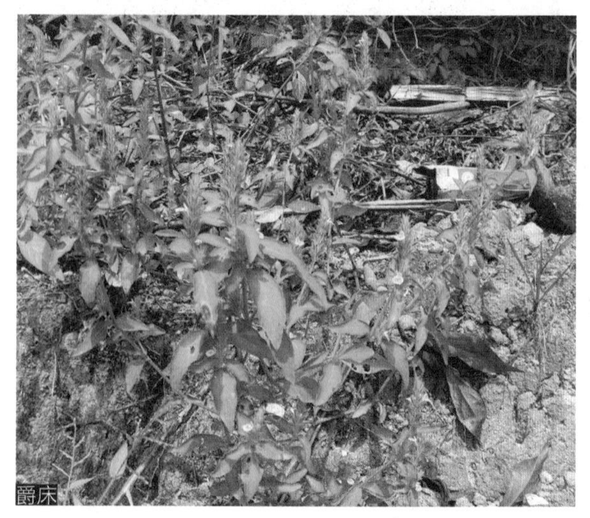
爵床

【药物来源】爵床科植物爵床〔*Rostellularia procumbens* (L.) Nees〕的全草。

【植物特征】草本，高15～35cm。根茎短，须根多。茎丛生，多分枝，方形，绿色，被细毛，节明显，下部伏地，上部斜展。叶对生，有柄，叶片卵形或长椭圆形，长1～4.5cm，宽0.5～1.5cm，先端急尖，基部楔形，上面暗绿色，下面绿色，两面稀被短柔毛。穗状花序生枝或茎顶或叶腋，长1～3cm，花小，多数；花萼5片，线形；花冠二唇形，淡紫红色，上唇先端2浅裂，下唇先端3裂；雄蕊2；雌蕊1，子房卵形，2室。蒴果细长扁，先端短尖，浅棕色。花期夏、秋季，果期秋、冬季。

【生长分布】生于山坡、路旁、荒地。分布于我国华南、西南、华东、华中以及华北等地区。

【采收加工】秋季采集，拔取全草，洗净，切段，晒干。

【药理作用】抑菌试验：爵床水煎剂对金黄色葡萄球菌有较强的抑菌作用。体外试验对志贺菌属有抑制作用。

【性味归经】微苦，寒。入肝、胆二经。

【功能主治】清热解毒，利湿消肿，活血止痛。用于咽喉肿痛，流行性脑脊髓膜炎，淋巴管、淋巴结炎，毒蛇咬伤，流感，感冒发热，痢疾，黄疸型肝炎，尿路感染，肾炎水肿，湿疹，跌打损伤。

【配伍应用】

爵床-一枝黄花　爵床清热解毒，治热毒咽痛、感冒发热；一枝黄花疏风清热，消肿解毒，治外感风热发热、咽痛等。两药配伍，共奏解毒消肿，清热疏表，解热退烧之功。用于热毒咽喉肿痛、风热感冒发热等。若咽喉肿痛，配与板蓝根、青鱼胆、射干；风热感冒发热，配倒扣草、大青根、板蓝根，以增疗效。

爵床-茵陈蒿　两药都有除肝胆之湿热和热毒作用。但爵床重在清热毒；茵陈蒿则偏于清利湿热而退黄疸。两药配伍，则能解毒利湿，利胆退黄。用于湿热黄疸之“阳黄”证。若配白毛藤、金钱草、法半夏、夏枯草、茯苓、郁金，疗效更强。

爵床-积雪草　两药性寒，均有活血功用。爵床乃活血止痛，积雪草为活血消肿。两药配伍，则能清热凉血，活血散瘀，消肿止痛。用于跌打损伤，瘀郁化热，瘀热阻滞，伤处灼热肿痛等症。内服外敷同时施用，疗效更佳。

【单方验方】

①咽喉肿痛：鲜爵床100克，捣烂后绞汁服，药渣捏成丸含口中，流出毒涎（《畲族医药学》）。

②流行性脑脊髓膜炎：爵床、一点红各60克，野菊花9克，连翘、钩藤各15克，金银花30克，葛根9克，一见喜叶10～15片，水煎服（《福建中草药处方》）。

③流行性感冒：爵床、白英、一枝黄花各30克，水煎服（《全国中草药汇编》）。

④急性淋巴管炎及淋巴结炎：爵床、鸡儿肠各30克，豨莶草、南蛇藤各15克，水煎服（《福建中草药处方》）。

⑤颈淋巴结结核：爵床、紫花地丁、杠板归、黄毛耳草各15克，夏枯草9克，水煎服；渣加少许红糖捣烂，外敷（《福建中草药处方》）。

⑥痢疾：爵床30克，鱼腥草、凤尾草各30克，水煎服（《青草药彩色图谱》）。

⑦急性病毒性肝炎：爵床、积雪草、车前草各30克，水煎服（《青草药彩色图谱》）。

⑧治口舌生疮：爵床30克，水煎服（《湖南药物志》）。

⑨治肾盂肾炎：爵床9克，地菍、凤尾草、海金沙各15克，艾棉桃（寄生艾叶上虫蛀球）10个，水煎服，每日1剂（《江西草药》）。

⑩治酒毒血痢，肠红：爵床、秦艽各三钱，陈皮、甘草各一钱，水煎服（《本草汇言》）。

⑪乳糜尿：爵床60～90克，地锦草、蟛蜞菊各60克，车前草45克，狗肝菜30克，水煎服，3个月为1个疗程。或于尿转正常后改隔日1剂，维持3个月，以巩固疗效（《全国中草药汇编》）。

⑫婴儿湿疹：爵床、土茯苓各15克，忍冬藤9克，水煎服（《福建中草药处方》）。

⑬中暑发热，心烦胸闷，精神疲倦，汗出，口渴，小便短赤：爵床、积雪草各60克，食盐少许。共捣汁内服，或加淡竹叶30克，水煎服（《福建中草药处方》）。

⑭青竹蛇咬伤：鲜爵床、鲜半边莲各60克。捣汁内服，渣敷伤口及肿处，日换3次（《福建中草药处方》）。

⑮治筋骨疼痛：爵床30克，水煎服（《湖南药物志》）。

【用法用量】内服：煎汤，9～15克（鲜品60～90克）；或捣取汁。外用：捣敷。

蟛蜞菊

（路边菊、蟛蜞菊、水兰、卤地菊、黄花曲草、田黄菊）

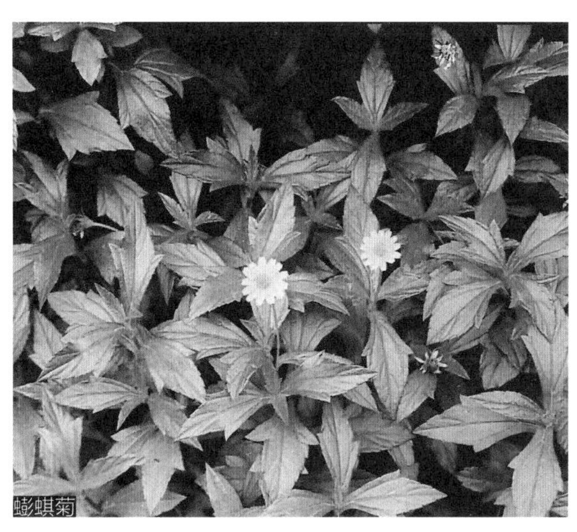
蟛蜞菊

【药物来源】菊科植物蟛蜞菊〔*Wedelia chinensis*(Osb.) Merr.〕的全草或带根全草。

【植物特征】多年生丛生草本，高25～50cm，全体被短贴毛。茎下部匍匐，有节，着地生根，并发新株，茎上部斜展或直立，绿色。叶对生，具短柄，叶片椭圆状披针形，长2.5～6.5cm，宽0.8～1.5cm，先端短尖或钝，基部渐窄，边缘有粗锯齿，有1～2个缺刻，两面绿色，被粗短毛。花腋生或顶生，具长梗，头状花序，直径可达1.8cm；总苞2列，内列较外列长，苞片长矩圆形；边为舌状花，1列，黄色，雌性；中央管状花，黄色，两性，先端5齿裂。瘦果扁平。花期春季至秋季，果期秋、冬季。

【生长分布】生于路旁、田边；或栽培。分布于我国华南等地区。

【采收加工】夏、秋季采集，洗净，切段，晒干或鲜用。

【药理作用】全草的提取物腹腔注射对小鼠艾氏癌性腹水有一定的抑制作用。

【性味归经】甘、淡，微寒。入肺、肝二经。

【功能主治】清热解毒，祛瘀，消肿。用于白喉，化脓性扁桃体炎，化脓性牙龈炎，流行性腮腺炎，小儿风疹，肺炎，高血压，小儿夜啼，咳血，哮喘。

【配伍应用】

蟛蜞菊-大青叶 两药都有清热解毒功效。蟛蜞菊并能消肿；大青叶兼凉血，利咽。两药配伍，清热凉血解毒作用显著，并能利咽消肿。用于热毒咽喉肿痛或腐腋发白，以及齿痈等证。

蟛蜞菊-爵床 蟛蜞菊能祛瘀活血；爵床可活血止痛。两药配伍，相须为用，共收活血散瘀，消肿止痛之功。用于跌打损伤，瘀热郁滞，患处热肿痛等症。

【单方验方】

①白喉：蟛蜞菊鲜全草60克，甘草6克，通草1.5克，水煎浓汁服，每天1～4剂。另用鲜全草捣汁，加药量1/2的醋，用棉签蘸药液涂抹伪膜，每日2～3次(《全国中草药汇编》)。

②急性扁桃体炎：蟛蜞菊30克，金银花15克，爵床24克，水煎服(《青草药彩色图谱》)。

③扁桃体周围脓肿(喉蛾)：蟛蜞菊鲜全草18克(干者9克)用水3杯煎成1杯，加醋半盏漱口。

④咽喉炎、喉炎(喉痛音哑)：蟛蜞菊鲜全草60克(干者30克)煎服；或蟛蜞菊鲜全草60克，鲜金锁匙30克(干者减半)水煎服。

⑤齿龈化脓或红肿：蟛蜞菊鲜全草90克，咸酸草30克，煎汤加醋含漱；或蟛蜞菊鲜全草30克，栀子根15克炖服。

⑥小儿风疹：蟛蜞菊鲜全草15～30克，煎汤代茶。

⑦鼠疫：蟛蜞菊鲜全草120克，鹅掌金星60克，雄黄3克，煎服。

⑧流行性腮腺炎：蟛蜞菊鲜全草30克(干者15克)，甘草3克，煎服，连服4天。外敷药：大黄片蘸醋涂患处；或山慈菇磨醋涂患处。

⑨柯萨奇病(下肢瘫痪及脑神经症状)：蟛蜞菊鲜全草100克，百部20克，凤尾草30克，煎服。加冬蜜50克，每日3次，每次服20毫升。

⑩鼻息肉、鼻衄：蟛蜞菊鲜全草30克，煎服。

⑪高血压、肝阳上亢、头晕不寐、五心烦热、小儿夜啼：蟛蜞菊干全草15～30克，炖服，连服1周，每日1剂。

⑫咳血：蟛蜞菊干全草30克，加冰糖9克，炖服，连服1周，每日1剂。

⑬哮喘(热喘)：蟛蜞菊干全草45克，加红糖30克，炖服。

⑭疫毒痢：蟛蜞菊鲜全草60克，鹅掌金星30克，金石榴30克炖服(③～⑭方出自《福州市民间药草》)。

【用法用量】内服：煎汤，15～30克，大量用至50克(鲜品30～60克)；或捣绞汁。外用：煎汤漱口或捣敷。

糯米藤

(玄麻根、红米藤、铁节草、猪仔菜、蔓苧麻、雾水葛)

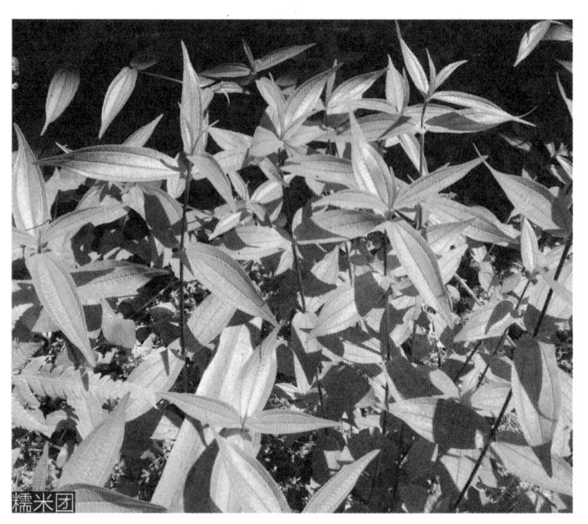
糯米团

【药物来源】荨麻科植物糯米团〔*Memorialis hirta*(Bl.) Wedd.〕的带根全草。

【植物特征】多年生蔓性草本，长30～100cm，富含黏液汁。茎圆柱状，紫红色，被粗毛，上部斜展，下部伏地。叶对生，具短柄或无柄；叶片长卵形或椭圆状披针形，长3.5～6.5cm，宽1.2～2.2cm，先端渐尖，基部近圆形或近心形，全缘，上面深绿色，下面绿色，基出3脉，侧脉网状，两面被疏毛。花小，黄绿色，多数簇生叶腋，单性，同株；雄花被先端3～5裂，裂片内弯，背面有一类似环状体，被刚毛；雄蕊5；雌花花被管状，先端2～4裂，子房围其中。瘦果宽卵形，有纵棱，棕色，顶部黑色，光滑。花期夏、秋季，果期秋、冬季。

【生长分布】生于山坡、路旁、荒地、土岩、林缘、水渠边。分布于我国华南、西南、华中、西北等地区。

【采收加工】全草夏、秋季采收；根茎秋、冬季采挖；洗净，切段，晒干或鲜用。

【性味归经】甘、微苦，凉。入心、脾、肝三经。

【功能主治】清热解毒，利湿消肿。用于疔疮痈肿，乳腺炎，湿热带下，咳血，血管神经性水肿，积滞，痢疾。

【配伍应用】

糯米藤-犁头草　两药都有清热解毒作用。糯米藤并能消肿；犁头草尚能散结。两药配伍，相辅相成，作用更强。用于痈疖肿毒等证。

糯米藤-爵床　两药都有清热，利湿，消肿作用。两药配伍，疗效倍增。用于湿热所致水肿、妇人带多、男子白浊。若用于湿热水肿，配与笔仔草、苦地胆、薏苡根；妇人带多，配与土茯苓、椿白皮、鸡冠花；男子白浊，配与白萆薢、土茯苓、桑白皮，以强疗效。

【单方验方】

①乳腺炎：鲜糯米藤60克，一点红30克，水煎服；另取鲜糯米藤根，一点红适量，加食盐少许，捣烂敷患处，每日2剂（《畲族医药学》）。

②痢疾：糯米藤60克，水煎服（《福州市民间药草》）。

③热型胃炎、肠炎、腹泻：糯米藤30～60克，水煎服；或糯米藤60克，积雪草30克，马兰30克，水煎服（《福州市民间药草》）。

④治湿热白带：鲜糯米藤30～60克，水煎服（《福建中草药》）。

⑤治血管神经性水肿：糯米藤鲜根，加食盐捣烂外敷局部，4～6小时换药1次（《单方验方调查资料选编》）。

⑥治小儿积食胀满：糯米藤30克，煨水服（《贵州草药》）。

⑦咳血：糯米藤30～60克，鲜橄榄12枚，猪瘦肉适量，水炖服（《青草药彩色图谱》）。

⑧用于痈疮脓肿：糯米藤适量捣烂，初起者加食盐少许调敷；已成脓者加黄糖调敷（《广西中草药》）。

【用法用量】内服：煎汤，9～18克（鲜品30～90克）。外用：捣敷。

【注意事项】据临床验证，根茎有补脾益气作用（晒干，伏在水浸后的大米中，蒸熟再晒干即可）；茎、叶则偏于解毒利湿。

第七章　清暑热

山甘草

（野白纸扇、白蝴蝶、凉藤、土甘草、水藤根、假忍冬藤）

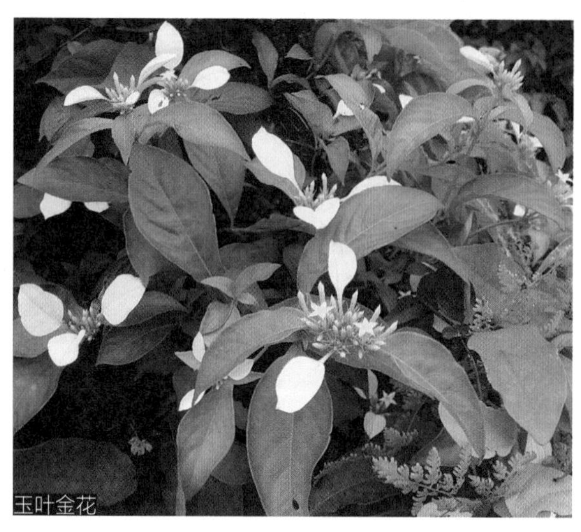

玉叶金花

【药物来源】茜草科植物玉叶金花〔*Mussaenda pubescens* Ait.f.〕的茎、叶。

【植物特征】藤状灌木，长0.6～3m。茎圆柱形，褐色，多分枝，幼枝暗绿色，被柔毛。叶对生，具短柄，被毛；叶片卵状矩圆形或长椭圆形，长4～7.5cm，宽2～3.5cm，先端渐尖，基部短尖，全缘，上面深绿色，无毛或稀被毛，下面绿色，被柔毛；托叶细条形，2裂。花顶生，伞房状花序，无梗；花萼钟形，先端5深裂，其中4裂片扩大呈叶状，白色，阔卵形，长达4cm；花冠漏斗状，长约2cm，5深裂，先端尖，黄色，外面被贴柔毛；雄蕊5，着生冠喉；子房下位，2室，胚珠多数。浆果椭圆形，深绿色，直径约5～7mm，先端存宿萼。花期夏季，果期秋、冬季。

【生长分布】生于山坡、路旁、灌丛、林缘。分布于我国华南、西南等地区。

【采收加工】夏、秋季采集，切段，晒干。

【性味归经】甘、微苦，凉。入膀胱、肺、大肠三经。

【功能主治】清热解暑，利湿，解毒。用于中暑，感冒，急性肠炎，痢疾，小便不利，肾炎水肿，咽喉炎，扁桃体炎，疮疡脓肿。

【配伍应用】

山甘草-青蒿　两药都有清热解暑作用。山甘草并能清利湿热；青蒿兼清热燥湿。两药配伍，相须为用，共收清暑除蒸，祛湿泄热之功。用于暑热夹湿证，如发热有汗、口渴、心烦胸闷、头昏头痛、全身酸楚、脘腹痞闷、腹痛泄泻等症。若配与枫香树叶、山鸡椒、金银花、积雪草，疗效更好。

山甘草-车前草　山甘草能清热利湿，并祛热毒；车前草能利尿通淋，兼清热毒。两药配伍，相须相使，既能清热，利湿，解毒，又可利尿通淋。用于湿热或热毒所致热淋、泄泻、下痢等。

山甘草-地锦草　两药喜行肠道，都有清热，解毒，利湿作用。两药配伍，相辅相成，功效益彰。用于热毒泻痢，便下脓血等。配马齿苋、铁苋、金银花，增强疗效。

【单方验方】

①治暑湿腹泻：山甘草60克，大叶桉叶18克，水煎，日分3次服（《广西中草药》）。

②治急性胃肠炎：鲜山甘草30～60克，水煎服（《福建中草药》）。

③治伏暑下痢：山甘草30～60克，水煎服（《闽南民间草药》）。

④中暑：山甘草、鱼腥草各30克，青蒿10克，水煎服（《青草药彩色图谱》）。

⑤感冒，发热，咳嗽：山甘草60克，马鞭草30克，水煎服（《全国中草药汇编》）。

⑥支气管炎：山甘草30克，连钱草15克，福建胡颓子叶9克，水煎服。

⑦肾盂肾炎，尿血：山甘草、爵床各30克，薏苡根15克，水煎服。

⑧急性扁桃体炎：山甘草30克，山豆根6克，爵床15克，水煎服（⑥～⑧方出自《青草药彩色图谱》）。

⑨药物性皮炎：山甘草60克，狗肝菜、杠板归各30克，水煎服（《福建中草药处方》）。

⑩新生儿或婴儿眼睛周围溃疡（胎风赤烂）：山甘草、淡竹叶同等量，水煎外洗（《实用皮肤病性病中草药彩色图集》）。

【用法用量】内服：煎汤15～30克（鲜品30～60克）。外用：捣敷或煎洗。

【注意事项】根“山甘草根”，详见“消食”章。

小金樱花

（吊弯刺花）

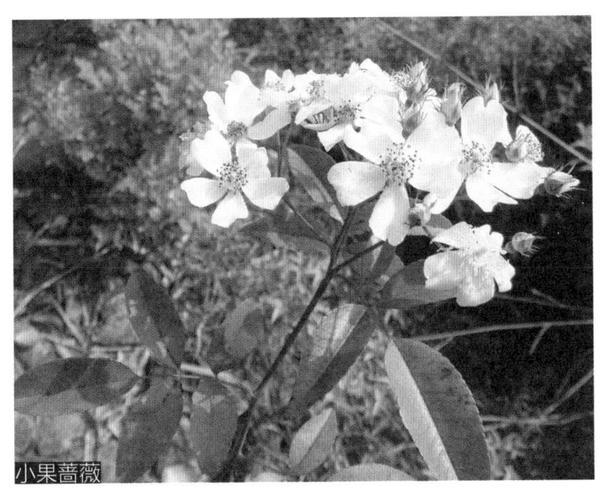
小果蔷薇

【药物来源】蔷薇科植物小果蔷薇〔*Rosa cymosa* Tratt.〕的花。

【植物特征】半落叶灌木，蔓生，长1.5～4m。茎圆柱形，多分枝，茎、枝散生锐利倒钩刺。叶互生，单数羽状复叶，小叶5～7枚，亦有3枚，有短柄；叶片长椭圆形，长1.5～5.5cm，宽1～2cm，先端渐尖，基部楔形或近圆形，边缘有规则尖锯齿，上面暗绿色，下面绿色，光滑。有托叶，早落。伞房状花序，顶生；花径达2cm；花萼5，外面有刺毛；花瓣5，白色，卵形，与萼互生；雄蕊多数，长短不一，花药黄色；雌蕊多数，子房上位，花柱长，伸出萼筒。蔷薇果圆形，直径4～7mm，熟时红色。花期春季，果期夏、秋季。

【生长分布】生于山坡、灌丛、林缘。分布于我国华南、西南、华北、华中等地区。

【采收加工】春季采摘，阴干或晒干。

【性味归经】甘，凉。入胃、大肠二经。

【功能主治】清暑解热，顺气和胃。用于伤暑发热，头昏，胸闷，口渴，呕恶。

【配伍应用】

小金樱花-青蒿　小金樱花甘、凉，清热解暑，顺气和胃；青蒿苦、辛、凉，解暑除蒸，清热燥湿。两药配伍，则能清热解暑，燥湿和胃，理气消痞。用于暑湿证，如发热、头昏、有汗、胸闷脘痞、身困、口渴但不多饮、呕恶，或泄泻、尿短黄等症。配与枫香树叶、积雪草、艾叶，祛暑除湿退热作用更强。

小金樱花-百合　小金樱花能顺气和胃，并除烦热；百合能润肺养阴，清心安神。两药配伍，则具开郁泄热、消痞和胃，养阴润肺，除烦安神之功。用于郁火扰心，致郁郁不悦、易躁易怒、心烦不寐、纳食无味等症。若配与柴胡、枳壳、甘草、小麦、大枣，疗效更好。

【用法用量】内服：煎汤，6～9克，或泡开水。

【注意事项】果实“小金樱子”，详见“化痰”章。

鸡蛋花

（蛋黄花、擂捶花、大季花）

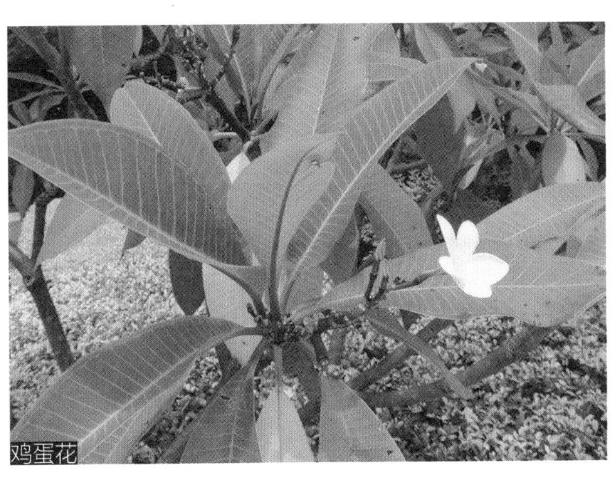
鸡蛋花

【药物来源】夹竹桃科植物鸡蛋花〔*Plumeria rubra* L. *'Acutifolia'*〕花朵。

【植物特征】小乔木，高3～7m。全株有白色乳汁。树干直立，圆柱状，深灰色，上部多分枝。叶互生，多数簇生枝顶，具柄；叶片近革质，长矩圆形，长20～40cm，宽4～7cm，先端渐尖，基部渐窄，全缘，上面深绿色，下面绿色，叶脉显见，侧脉在近边缘处连接成网状。聚伞花序，顶生，极具芳香；小花多数；萼5裂；花冠5裂，裂片倒卵形，外面白色稍带浅红，内面下部黄色，冠管明显短于裂片；雄蕊5，着生冠管基部。蓇葖果长矩圆形。花期夏、秋季，果期秋、冬季。

【生长分布】多栽培。分布于我国台湾、华南、西南等地区。原产美洲。

【采收加工】夏季采集，晒干。

【性味归经】甘，凉。入肺、大肠二经。

【功能主治】清热解暑，利湿，止咳。用于伤暑，细菌性痢疾，消化不良，急性气管炎，感冒发热。

【配伍应用】

鸡蛋花-青蒿　两药均有清暑解热之功。鸡蛋花尚可清利湿热；青蒿兼能清热燥湿。两药配伍，清热，解暑，化湿作用更好。用于暑热夹湿热证，如发热、头昏痛、有汗、心烦、头身困重、脘痞、呕恶、尿短赤、舌红苔黄腻，或伴腹痛、泄泻等症。配与笔仔草、枫香树叶、积雪草，疗效更佳。

鸡蛋花-枫香树皮　鸡蛋花能清热利湿；枫香树皮能芳化湿邪。两药配伍，则能芳香化浊，清热利湿。用于湿热伤于胃肠，腹痛泄泻、脘痞呕恶、肢体酸困、小便短黄、舌苔黄腻等。若有发热，加青蒿、石荠苧；吐甚，加半夏、藿香、紫苏梗；泻甚，加青蒿、南瓜叶；腹痛甚，加青木香、山苍子，以增疗效。

鸡蛋花-桑叶 鸡蛋花可上行入肺，清肃肺气，止咳；桑叶轻清上行，能宣透肺卫风热。两药配伍，相互为用，共收轻疏肺卫，清肃肺气，止咳化痰之功。用于风热侵肺，咳嗽、痰黏稠、咽痛、有汗，或发热、头昏痛等症。若咳嗽重，加天青地白、菊花；咳痰黄稠，加鱼腥草、金银花、球兰；咽痛，加板蓝根、马兰；发热，加金盏银盘、葛根、大青根；口渴甚，加芦根、天花粉，以增疗效。

【单方验方】

①细菌性痢疾：鸡蛋花、木棉花、金银花各9克，水煎服（《全国中草药汇编》）。

②治痢疾、夏季腹泻：鸡蛋花干品12～24克，水煎服（《常用中草药手册》）。

③急性气管炎：鸡蛋花30克，加水500毫升，煎至200毫升，分2次服（《药用花卉》）。

④感冒发热：鸡蛋花20克，菊花10克，薄荷6克（后下），加水350毫升，煎至150毫升，分2次服（《药用花卉》）。

【用法用量】内服：煎汤，4.5克～12克。

青蒿

（蒿、犱蒿、三庚草、香蒿、苦蒿、黑蒿、细青蒿）

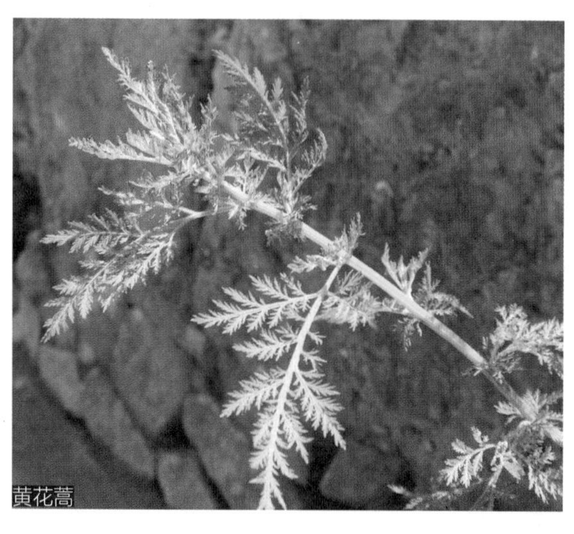
黄花蒿

【药物来源】菊科植物黄花蒿〔*Artemisia annua* L.〕的全草。

【植物特征】一年生草本，高30～140cm，全株具浓烈的挥发性香气。茎直立，圆柱形，有纵槽，上部多分枝，老时下部木质化。基生叶，具叶柄，平卧地面，花期枯萎；茎生叶，互生，有短柄；叶片三回羽状全裂，第一回裂片近椭圆形，第二回羽裂细条形，先端尖，基部渐窄，第三回裂片披针形，羽状裂深浅不等，上面暗绿色，下面绿色。头状花序侧生，下垂，排列成总状圆锥花序；总苞细小，半球状，多层；花全为管状，黄色；外围雌花，中央两性花，雄蕊5，柱头呈叉状2裂。瘦果近椭圆形，细小。花期夏季，果期秋季。

【生长分布】生于海边、河岸、砂地。分布于我国大部分地区。

【采收加工】夏季采集，切段，晒干。

【药理作用】

①抗菌作用：对奥杜盎小孢子菌、星形奴卡菌、红色毛癣菌有抑制作用；对金黄色葡萄球菌、产碱菌属、硝酸盐阴性杆菌、大肠埃希菌、伤寒杆菌、宋内志贺菌有一定抑制作用；对丝虫及埃可病毒等有抑制灭杀作用。

②抗疟作用：从青蒿中提得的抗疟成分是具有一个过氧基团的新型倍半萜内酯，治疟效优于氯喹和其他抗疟药。青蒿琥酯，临床观察其抗疟活性比青蒿素强3～10倍，复发率亦低于青蒿素，且对疟原虫抗氯喹株有效，是目前较有效的水溶性青蒿素衍生物，特别适于凶险型恶性疟和脑型疟的抢救。青蒿素作用于疟原虫细胞内期，而对疟原虫红血细胞前期及组织期无效。电镜观察证明，青蒿作用于疟原虫滋养体的膜系结构，干扰表膜-线粒体功能，从而灭杀疟原虫。青蒿素在体内停留时间短，且排泄快，故建议临床加大剂量，并增加给药次数，以维持青蒿素在体内的浓度，达到消灭疟原虫和降低复发率的目的。在抢救凶险型疟疾时，还是以恒速静脉滴注为宜。

③有干扰素诱生剂作用：小鼠实验发现，青蒿素是一种干扰素诱生剂，所诱生的是一种耐酸、不耐热的干扰素，诱生作用与黄芪相似。

④其他：本品有解热作用，有抗血吸虫的功效。

⑤毒性：青蒿素无致畸胎作用，对精子亦无影响。

【性味归经】苦、辛，寒。入肝、胆二经。

【功能主治】清热解暑，凉血除蒸，燥湿止泻。用于暑热，暑湿，骨蒸劳热，肠炎，腹泻，感冒发热，温疟，痢疾。

【配伍应用】

青蒿-绿豆 青蒿苦、辛、寒，清解暑热，除蒸；绿豆甘、凉，清热消暑，解渴，利尿。两药配伍，则能解暑除蒸，利尿泄热，除烦解渴。用于伤暑，多汗身热、心烦口渴、四肢疲乏、小便赤涩等症。

青蒿-地蚕 青蒿能凉血除蒸，清解虚热；地蚕可益肾润肺，滋阴养血。两药配伍，则能滋阴清热，养血凉血，除蒸解热。用于阴虚血热之五心烦热、失眠、遗精、女子梦交等，以及肺痨、骨蒸潮热等。前者配与女贞子、桑椹、地骨皮；后者配与生鳖甲、马齿苋、百部，以增疗效。

青蒿-藿香 青蒿能清热燥湿，善治湿热泄泻、呕吐；藿香能芳香化湿，理气和中，治湿阻脾胃，脘腹痞胀、呕吐等。两药配伍，相互为用，共奏清热燥湿，疏表和胃，理气消痞之功。用于湿热内侵，中焦气机升降失常，所致胸脘痞胀、恶心呕吐、腹痛泄泻，或伴发热头痛、肢体酸困等症。

【单方验方】

①中暑：青蒿15～30克，开水泡服，或捣烂取汁，冷开水冲服（《全国中草药汇编》）。

②风热感冒，身热微怕风，汗出，头胀痛，咽部红痛，口干：青蒿15克，山芝麻30克，水煎服（《福建中草药处方》）。

③治少阳三焦湿遏热郁，气机不畅，胸痞作呕，寒热如疟者：青蒿脑钱半至二钱，淡竹茹三钱，仙半夏钱半，赤茯苓三钱，青子芩钱半至三钱，生枳壳钱半，陈广皮钱半，碧玉散（包）三钱，水煎服（《通俗伤寒论》）。

④治肺结核潮热：青蒿6克，鳖甲15克，生地黄12克，知母6克，牡丹皮9克，水煎服（《实用药物学》）。

⑤骨蒸劳热：青蒿4.5克，土地骨、土麦冬、土人参各9克，薏苡仁15克，红枣5枚，水煎服（《闽东本草》）。

⑥急性胃肠炎，吐泻，腹痛：鲜青蒿30克，鲜香樟树二层皮15克，鲜红辣蓼根15克，鲜黄荆叶30克。将上药洗净，捣烂，用冷开水搓的淘米水浸泡1小时，取澄液，少量多次分服（《中国民间百草良方》）。

⑦水泻：青蒿、车前草各9克，加水2碗，煮取1碗，分2次服（《常见病验方研究参考资料》）。

⑧黄疸：青蒿30克，水煎，加入红糖少许，早晚各服1次，每次1碗，连服3天（《常见病验方研究参考资料》）。

⑨治暑毒热痢：青蒿叶一两，甘草一钱，水煎服（《圣济总录》）。

⑩痛经，产后瘀血痛：青蒿30克，黄酒炖，冲红糖15克服（《畲族医药学》）。

【用法用量】内服：煎汤，6～15克；或鲜品捣绞汁；或研末入丸、散。外用：捣敷或研末调敷。

【注意事项】青蒿止泻效果显著，功胜“黄连”，不论湿热泻、寒湿泻、蟹虾致泻均可施用；寒湿泻、蟹虾泻加适量老姜，湿热泻单味煎服即可，均可获效。“青蒿根”详见“清虚热”。

扁豆花

（南豆花、白扁豆花）

【药物来源】豆科植物扁豆〔*Dolichos lablab* L.〕的花朵。

【植物特征】缠绕草本，长3～6m。茎蔓生，圆柱形，无毛。叶互生，叶柄长3～12cm；三出复叶，小叶片草质，阔卵形，长5～10cm，宽4～9cm，先端短尖，基部宽楔形或近截形，全缘，两面绿色，均被短柔毛。总状花序生叶腋，总序梗长6～15cm；小花簇生，具短梗；苞片2；花萼筒状，先端5齿裂，齿缘密被白柔毛；花冠蝶形，白色或浅紫色，旗瓣近椭圆形，其基部外有一对耳状附属体，翼瓣斜椭圆形，龙骨瓣近梭形；雄蕊10，二体，子房细条形，基部有

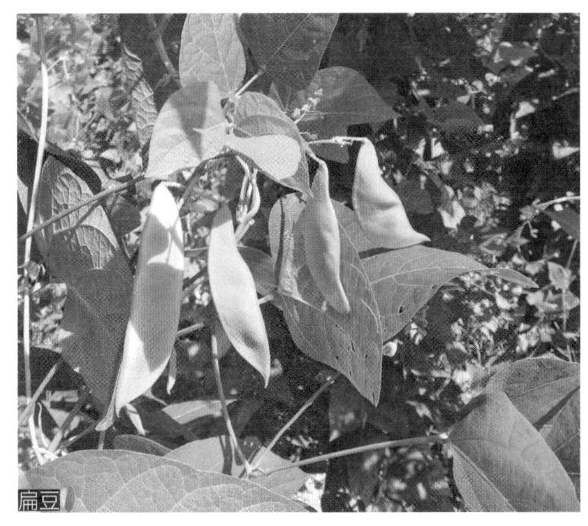
扁豆

腺体，柱头头状。荚果扁长条形，长4～8cm，背部略弯，荚节2～5，每节种子1枚。种子矩圆状扁圆形，白色或紫红色。花期夏季，果期秋季。

【生长分布】栽培。分布于我国绝大部分地区。

【采收加工】夏季早晨采摘未完全开放的花朵，晒干或阴干。

【药理作用】据实验证明，每毫升含生药62.5毫克的扁豆花煎液在试管内可抑制宋内、福氏志贺菌生长。

【性味归经】甘，平。入脾、胃、大肠三经。

【功能主治】消暑化湿，健脾和胃。用于伤暑湿，头晕，胸闷，腹泻，下痢，小儿消化不良，赤白带。

【配伍应用】

扁豆花-荷叶　扁豆花甘、平，能实脾化湿，以消湿中之暑邪；荷叶苦、涩、平，能调脾胃，升清降浊，化湿祛滞，以消暑热。两药配伍，相互为用，共奏化湿和中，消暑除热之功。用于夏令之时，湿遏暑伏之暑湿证，如身热、有汗、头昏、心烦、口渴但不多饮、头重身困、呕恶、便溏或腹泻、尿短黄、舌苔黄滞等症。加青蒿、茵陈、枫香树叶、藿香、笔仔草，以增疗效。

扁豆花-神曲　扁豆花能健脾和胃，并能化湿；神曲能消食和胃，兼能止泻。两药配伍，共收实脾健胃，消食化积，燥湿止泻之功。用于脾虚湿困，胃弱食滞，脘腹痞胀、食欲不振、大便溏薄或泄泻、肢体困倦等症。配与麦芽、荷叶、佛手，疗效更佳。

【单方验方】

①受暑，胸闷吐泻：扁豆花9克，鲜藿香叶9克，水煎服（《河北中草药》）。

②肠炎痢疾：扁豆花60克炒焦加水煎服；或取盛开的花，开水焯后，加肉末、葱、胡椒、酱汁拌匀做馅，包馄饨炙熟食之（《豆类治百病》）。

③小儿消化不良：扁豆花15～30克，水煎加糖服（《豆类治百病》）。

④治妇人白崩：扁豆花（紫者勿用）焙干为末，炒米煮饮入烧盐，空心服（《奇效良方》）。

【用法用量】内服：煎汤，6～15克；或研末入丸、散。

【注意事项】入药扁豆花宜用白色。“扁豆藤”“白扁豆”分别详见“开窍”章与“益气”章。

荷叶

（蕸、荷花叶、莲叶）

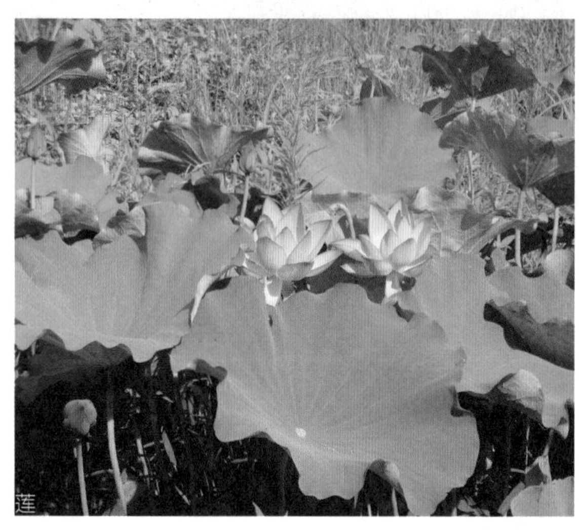

莲

【药物来源】睡莲科植物莲〔*Nelumbo nucifera* Gaertn.〕的叶。

【植物特征】详见“清热泻火”章“莲须”。

【生长分布】详见“清热泻火”章“莲须”。

【采收加工】夏、秋季采集，剪去叶柄及叶蒂，晒至六七成干，再对折晒干，或鲜用。

【药理作用】

①抗菌作用：对志贺菌属、肠炎沙门菌有抑制作用。

②降血脂作用：煎剂有降血脂作用，1个疗程20天，总降胆固醇有效率达91.3%，其中显效31.8%。

【性味归经】苦、涩，平。入心、肝、脾三经。

【功能主治】清暑利湿，升清降浊，收敛止血。用于伤暑，暑湿泄泻，水肿，吐血，衄血，崩漏，便血。

【配伍应用】

荷叶-青蒿　荷叶苦、涩、平，清暑利湿，升清降浊，和脾胃，治伤暑发热，暑湿腹泻；青蒿苦、辛、寒，清热解暑，燥化湿邪，止泻，用于中暑发热骨蒸、暑湿泄泻。两药相配，相须为用，功效更增。用于暑湿或湿热所致发热、脘腹痞胀、呕吐、泄泻等症。配笔仔草、积雪草、石荠薴，疗效更强。

荷叶-枫香树叶　荷叶苦、涩、平，能升能降，升清降浊，调和脾胃；枫香树叶辛、苦、平，辛开苦降，芳香化湿，行气止痛。两药配伍，则能化湿和中，理气消痞。用于湿阻中焦，气机升降失调，致胸脘痞闷、恶心呕吐、腹痛泄泻等症。配与藿香、豆豉姜、半夏，疗效更佳。若湿热为患，发热畏风、头重身困、呕吐泄泻、肛门灼热、小便短黄、舌苔黄腻等，配与青蒿、南瓜叶、藿香、积雪草，以增疗效。

荷叶-侧柏叶　两药均有止血功用。荷叶为收敛止血，侧柏叶乃凉血止血。两药相伍，则能凉血和血，收敛止血。用于血热致各种出血证。

【单方验方】

①伤暑：鲜荷叶、鲜芦根各30克，扁豆花6克，水煎服（《全国中草药汇编》）。

②中暑：荷叶30克，香薷14克，扁豆6克，冬瓜皮6克，将药煎服，每日数次；或藿香叶20克，扁豆叶20克，荷叶30克，蜂蜜12克，将药煎后，灌服昏迷者（《中国民间草药方》）。

③中暑烦渴：鲜荷叶、鲜芦根各50克，水煎服（《畲族医药学》）。

④夏季热：丝瓜、苦瓜、艾、荷叶、南瓜各鲜叶等量，冷开水洗净捣烂绞汁，每次1小杯，温开水冲服；或取上药各9克，加梨子皮适量，水炖服（《福建中草药处方》）。

⑤内伤饮食腹泻：仙鹤草6克，荷叶12克，苧麻6克，茶叶0.3克，将药物研细末，调拌蜂蜜冲服，每日3次（《中国民间草药方》）。

⑥高脂血症：荷叶30克，粳米30～50克。将荷叶煎水去渣，加米煮粥，常吃（《中国民间百草良方》）。

⑦高脂血症，动脉粥样硬化：山楂20克，荷叶6克，陈皮5克，芦根20克。每日早晨将药放入热水瓶中，加开水冲泡当茶饮。每日1剂，连服30天为1个疗程。休息5天，可继续第2疗程（《中国民间百草良方》）。

⑧治吐血咯血：荷叶焙干，为末，米饮下二钱匕（《经验后方》）。

⑨治崩中下血：荷叶（烧研）半两，蒲黄、黄芩各一两。为末，每空心酒服三钱（《本草纲目》）。

⑩治阳水浮肿：败荷叶烧存性，研末。每服二钱，米饮调下，日三服（《证治要诀》）。

⑪治黄水疮：荷叶烧炭，研细末，香油调匀，敷患处，每日2次（《单方验方新医疗法选编》）。

【用法用量】内服：煎汤，3～9克（鲜品15～30克）；或研末入丸、散。外用：研末调抹。

檵花

（刺木花、纸末花、土墙花、清明花、雪丁花、满山白）

【药物来源】金缕梅科植物檵木〔*Loropetalum chinense* (R.Br.) Oliv.〕的花朵。

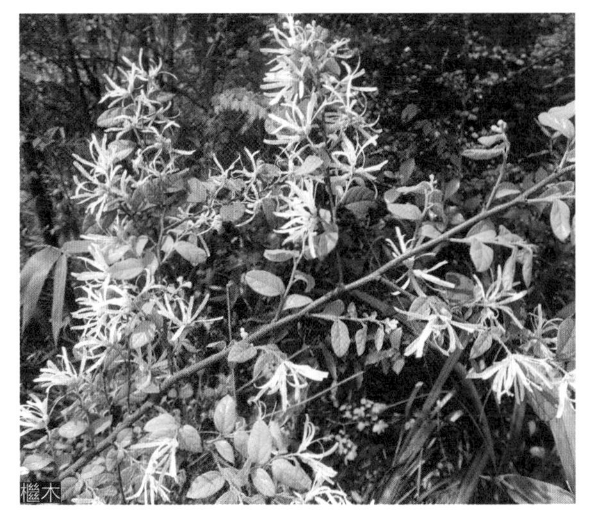
檵木

【植物特征】半落叶灌木，高0.8～3.5m。根粗壮，坚硬，弯曲，多分歧。茎直立，主茎圆形，外皮深灰色，上部多分枝，幼枝、嫩叶、花序、萼、果实，均被浅棕褐色星状短柔毛。叶互生，具短柄；叶片革质，卵形或卵状椭圆形或近圆形，长1.5～3.5cm，宽0.8～1.8cm，先端尖或钝，基部钝，全缘，上面暗绿色或绿色，下面绿色，叶脉凸起。花数朵簇生枝顶，两性；花萼4齿裂；花瓣4，初白色，后转黄白色，细条形；雄蕊4；雌蕊子房半下位，2室，花柱2，极短。蒴果木质，近球形，直径5～7mm，褐色，成熟背面开裂。种子2枚。花期春季至夏季初，果期秋、冬季。

【生长分布】生于山坡、灌丛、疏林。分布我国大部分地区。

【采收加工】春、夏季采收，阴干。

【性味归经】甘、涩，平。入肺、脾、胃、大肠四经。

【功能主治】清暑解热，止咳，止血，解毒。用于伤暑，痢疾，肠炎，咳嗽，咳血，鼻衄，崩漏。

【配伍应用】

檵花-蜡梅花　檵花轻清之品，宣透暑热，治伤暑发热、头昏痛；蜡梅花芳香行气，解表祛暑，治伤暑发热、头身痛、脘痞呕吐等。两药配伍，则能疏散表邪，消暑解热，理气和胃。用于伤暑挟表证，如发热畏风、头昏痛、少汗、口渴、肢体困倦、尿短黄等症。配石荠薴、金银花、西瓜皮，以增疗效；若夹湿热，全身酸困、脘痞呕吐、厌食，配以藿香、半夏、青蒿、积雪草、笔仔草；腹泻，配青蒿、南瓜叶、枫香树叶。

檵花-桑叶　檵花能轻宣肺气，泄热止咳；桑叶疏散风热，清利头目。两药配伍，则能疏散风热，轻宣肺卫，清肺止咳。用于外感风热，发热微恶风寒、头昏痛、咽痛、咳嗽等症。若发热重，加金盏银盘、金银花、天青地白、大青根；咽痛甚，加板蓝根、金银花、射干；口渴甚，加芦根、天花粉；咳嗽甚，加天青地白、菊花、射干、鱼腥草。

檵花-大蓟　檵花能收涩止血；大蓟能凉血止血，并能消瘀。两药配伍，则能清热凉血，收涩止血，且无血止留瘀之弊。用于血热致咳血、鼻血、崩漏等。

【单方验方】

①中暑腹泻：鲜檵花30克，生姜3薄片，水煎服（《福建中草药》）。

②痢疾、咳嗽痰中带血：鲜檵花30克，水煎服（《福建中草药》）。

③治痢疾：檵花9克，骨碎补9克，荆芥4.5克，青木香6克，水煎服（《湖南药物志》）。

④鼻衄：檵花、白鸡冠花各15克，水煎服（《江西民间草药》）。

⑤治血崩：檵花12克，炖猪肉，每日分数次服（《浙江天目山药植志》）。

⑥治遗精：檵花12克，猪瘦肉120克，水炖，服汤食肉，日1剂（《江西草药》）。

⑦外伤出血：檵花适量，晒干研末撒患处（《全国中草药汇编》）。

【用法用量】内服：煎汤，9～15克；或炖肉。外用：研末撒。

【注意事项】“檵花叶”详见“清热燥湿”章；“檵花根”详见“活血化瘀”章。

绿豆

（青小豆）

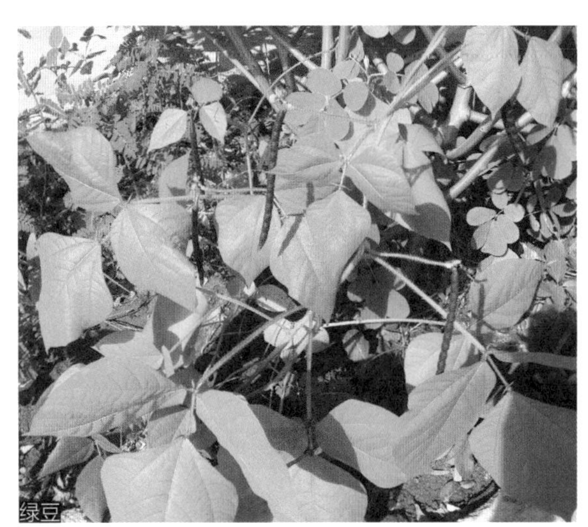
绿豆

【药物来源】豆科植物绿豆〔*Phaseolus radiatus* L.〕的种子。

【植物特征】一年生草本，高40～60cm。茎下部直立，有时上部缠绕状，被稀疏长硬毛。叶互生，具长柄，被长毛；三出复叶，小叶3枚，有柄，先端叶片最大，阔卵形，叶柄最长，两侧叶片偏斜，长5～10cm，宽3～7.5cm，先端渐尖，基部近圆形，全缘，上面深绿色，下面绿色，被长硬毛。总状花序生叶腋；苞片卵状椭圆形，外面有长硬毛；

花萼先端4齿裂；花冠蝶形，黄绿色，旗瓣近肾形，翼瓣卵形，龙骨瓣1片；雄蕊10。荚果圆柱形，长7～9cm，直径约6mm，初绿色，成熟变黑色，被长硬毛。种子暗绿色。

花期夏季，果期秋季。

【生长分布】栽培。分布于我国绝大部分地区。

【采收加工】秋季割取全株，晒干，打落种子，将杂质簸净。

【性味归经】甘，凉。入心、胃二经。

【功能主治】清热消暑，解毒消肿，利水除湿。用于暑热烦渴，暑湿，风热感冒，消渴，腮腺炎，疖痈肿毒，热淋，小便不利，水肿。

【配伍应用】

绿豆-牛筋草 绿豆甘、凉，能清泄暑热，兼利湿；牛筋草甘、凉，清热利湿，并祛暑。两药相配，相须相使，共呈清暑利湿，解热退烧之功。用于暑湿证，如身热、汗出、胸脘痞闷、心烦口渴、肢体酸困、尿短黄等。配与积雪草、笔仔草、荷叶，疗效更好。

绿豆-紫花地丁 两药都有清热，解毒，消肿作用。但绿豆偏于清热消肿；紫花地丁重在清热解毒。两药合用，相须相使，功效更佳。用于痈疖肿毒等证。配与无莿根、蒲公英、野菊花，更增疗效。

绿豆-车前草 两药寒、凉，都有行水利尿作用。但绿豆偏于利水除湿；车前草长于利尿通淋。两药配伍，共奏行水利尿，除湿通淋之功。用于热淋、小便不利、水肿等。

【单方验方】

①解暑：绿豆淘净，下锅加水，大火一滚，取汤停冷色碧食之。如多滚则色浊，不堪食矣（《遵生八笺》）。

②暑湿感冒：绿豆30克（捣碎），茶叶9克（装入纱布包中），加水一大碗，煎至半碗，去茶叶包，加红糖适量服用（《豆类治百病》）。

③风热感冒：绿豆30克，煮豆开花，加入白糖30克，每次连豆带汤食之。食后发汗避风（《豆类治百病》）。

④小儿感冒：绿豆12克，西瓜皮16克，萝卜叶20克，竹叶心6克。将药物煎服，每日数次（《中国民间草药方》）。

⑤腮腺炎：绿豆100克煮至将熟，放入白菜心2个，再煮20分钟，取汁服，每日1～2次，一般3～4天即愈；或取生绿豆研末，用米醋调敷患处（《豆类治百病》）。

⑥治疖：将绿豆250～500克，加水1000～1500毫升，猛火煎煮一沸，取汤，等冷却后（汤宜呈绿色者）频饮（《豆类治百病》）。

⑦治小便不通，淋沥：绿豆半升，冬麻子三合（捣碎，以水二升淘，绞取汁），陈皮一合（末）。上以冬麻子汁煮陈皮及豆令熟食之（《太平圣惠方》）。

⑧乳部疮疖肿痛：生绿豆30克，研末，每次9克，开水吞服（《食物与治病》）。

⑨治痈疽：赤小豆、绿豆、黑豆、川姜黄。上为细末，未发起，姜汁和井华水调敷；已发起，蜜水调敷（《普济方》）。

【用法用量】内服：煎汤，15～30克；或研末。外用：研末调敷。

【注意事项】绿豆用于清暑不可久煎，沸滚数分钟，水呈绿色，以清澈为度，意在取气，否则，失其功效。

第八章　清虚热

十大功劳叶

（功劳叶、土黄柏叶）

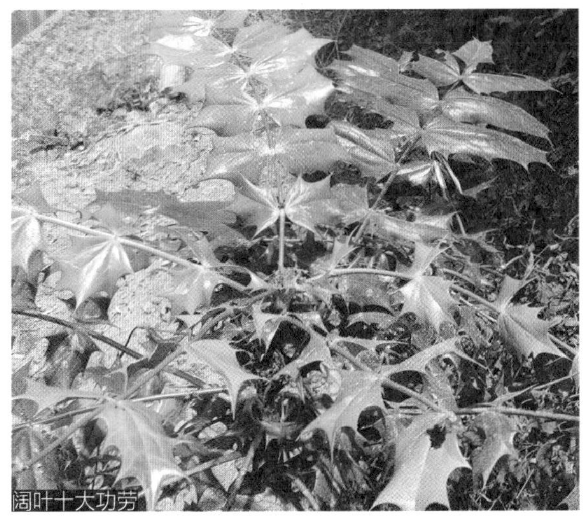

阔叶十大功劳

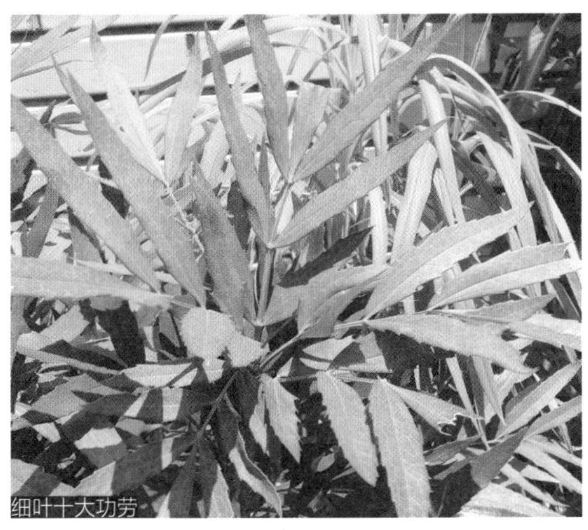

细叶十大功劳

【药物来源】小檗科植物阔叶十大功劳〔*Mahonia bealei*（Fort.）Carr.〕和细叶十大功劳〔*Mahonia fortunei*（Lindl.）Fedde〕的叶。

【植物特征】

①阔叶十大功劳：常绿灌木，高1～3.5m。根粗壮，外面有纵槽，土黄色，断面深黄色。茎直立，圆柱形，皮黄色，有纵纹。叶互生，有长柄；单数一回羽状复叶，轮廓阔卵形，小叶5～13枚，先端小叶较侧叶大，有柄，侧生小叶，无柄；小叶片革质，卵形或宽卵形，长5～12cm，宽3～7cm，边缘有浅裂，裂片先端尖刺状，先端渐尖，基部近圆形或楔形，上面绿色，光泽，下面黄绿色。多数穗状花序集成总状花序生茎顶；苞片1；萼片9枚，3轮排列；花瓣6，黄色；雄蕊6，子房上位，1室。浆果近圆形，暗蓝色，被白粉。花期夏季，果期秋、冬季。

②细叶十大功劳：常绿灌木，高0.8～1.8m。茎直立，有分枝，根、茎黄色。叶互生，具柄，单数一回羽状复叶，小叶5～13枚，无柄；叶片革质，矩圆状披针形，长6～13cm，宽0.7～2.2cm，先端渐尖，基部楔形，边缘有长尖齿，上面绿色，光泽，下面灰黄色。总状花序，顶生，小花多数；萼片9；花瓣6，黄色；子房下位，1室。浆果卵圆形，蓝黑色，被白粉。花期夏季，果期冬季。

【生长分布】生于山坡、灌丛、林下，细叶十大功劳亦可栽培。分布于我国华南、华东、西南等地区。

【采收加工】夏、秋季采集，晒干。

【药理作用】

①抗菌作用：本品对金黄色葡萄球菌，溶血性链球菌，肺炎双球菌，脑膜炎双球菌，肠炎沙门菌，伤寒、副伤寒杆菌，结核分枝杆菌，炭疽杆菌等有抑制作用。所含小檗碱为广谱抗菌药物，并有加强白细胞吞噬金黄色葡萄球菌的作用。

②对神经-肌肉的作用：小檗碱有强大的抗箭毒作用，此与其抑制横纹肌神经-肌肉接头处的胆碱酯酶有关。本品对不同器官平滑肌作用不同；对血管平滑肌呈抑制作用；对子宫、膀胱、支气管、胃肠平滑肌呈兴奋作用。

③对血压、冠状动脉、心脏的影响：小檗碱有降压及扩张冠状动脉的作用，对心脏有双向作用，小剂量兴奋，大剂量抑制。在降压的同时伴有脾、肠、肾容积增加，说明腹腔内血管有扩张现象。

【性味归经】苦，凉。入肺经。

【功能主治】滋阴清热，止咳化痰。用于肺结核咳血，骨蒸潮热，头晕，耳鸣，心烦，腰酸，腿软，失眠，肺热咳嗽。

【配伍应用】

十大功劳叶-黄蜀葵茎　十大功劳叶苦、凉，能滋养阴液，清退虚热，治阴虚骨蒸潮热、头晕、耳鸣等；黄蜀葵茎甘、微寒，能清解虚热，滋养阴血，治疗产后发热，血虚头昏头痛等。两药配伍，相须相使，共收滋阴养血，清热除蒸之功。用于阴虚火旺之五心烦热、骨蒸潮热、盗汗、心烦失眠等。

十大功劳叶-马齿苋　十大功劳叶苦、凉，能清泄肺热，滋养肺阴，止咳化痰；马齿苋酸、寒，可清热解毒，凉血止血，并有抗结核作用。两药配伍，则能滋阴清热，凉血解毒，止咳化痰，抗结核止血。用于肺痨阴虚火旺，如骨蒸潮热、夜寐盗汗、五心烦热、干咳少痰，或痰黄稠、咯血鲜红、胸胁作痛、舌红等症。若配与葎草果穗、大蓟根、天冬、鳖甲，效果更佳；若咯血甚，重用马齿苋，再配与苧麻根、旱莲草、童尿。

【单方验方】

①风火牙痛：十大功劳叶10克，水煎顿服，每日1剂，痛甚者服2剂（《江西草药》）。

②小儿急性扁桃体炎：十大功劳叶、朱砂根、射干、甘草各10克，水煎2次，约得100毫升，每次服50毫升，每日2次（《中草药彩色图谱与验方》）。

【用法用量】内服：煎汤，6～12克。

【注意事项】华南十大功劳、广西十大功劳的叶与上述两种功劳叶所含成分基本相同，同等入药。阔叶十大功劳根“茨黄连”、十大功劳茎木“功劳木”详见“清热泻火”章；“细叶十大功劳根”详见“利尿渗湿”章。

地骨皮

（枸杞根皮、狗奶子根皮、狗地芽皮、红榴根皮）

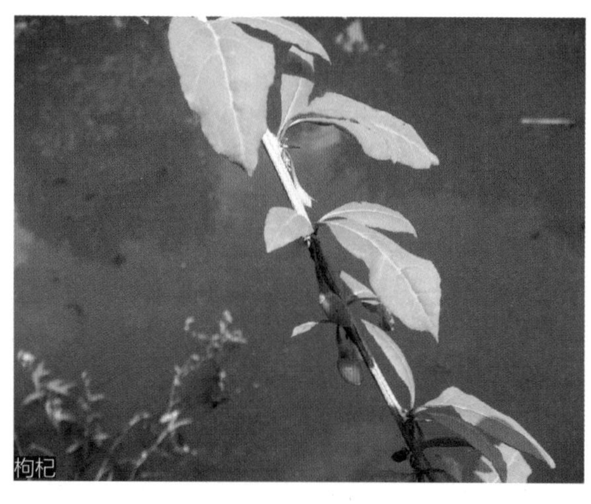

【药物来源】茄科植物枸杞〔*Lycium chinense* Mill.〕的根皮。

【植物特征】详见本册“清热凉血”章“枸杞根”。

【生长分布】详见“枸杞根”。

【采收加工】初春或秋后采挖，洗净，剥下根皮，切段，晒干。

【药理作用】

①抗病原微生物作用：50%煎剂用平板打洞法，对金黄色葡萄球菌、伤寒杆菌、志贺菌属、结核分枝杆菌、均有抑制作用。在胚肾原代单层组织培养上，地骨皮煎剂对流感亚洲型京科68-1病毒株有抑制其致细胞病变作用。

②对体温的影响：地骨皮乙醇提取物及乙醚残渣水提取物，对家兔发热有解热作用，作为对照组的甜菜碱亦有解热作用。

③抗癌作用：体外试验，对人子宫颈癌细胞培养株系JTC-26有抑制作用，抑制率在90%以上。

④对血压的影响：一定浓度时，可使实验动物血压下降，并伴有心率减慢和呼吸加快现象。

【性味归经】甘，寒。入肺、肝、肾三经。

【功能主治】凉血退蒸，清泄肺热。用于阴虚血热、小儿疳疾发热，骨蒸潮热、盗汗，吐血，衄血，消渴尿多，肺热咳、喘，高血压。

【配伍应用】

地骨皮-十大功劳叶　两药均有清热除蒸作用。地骨皮为凉血除蒸解热；十大功劳叶乃滋阴清热除蒸。两药配伍，则能滋阴清热，凉血除蒸。用于阴虚血热，骨蒸潮热、五心烦热、盗汗等，以及肺痨发热。

地骨皮-桑白皮　地骨皮甘、寒，清肺泄热；桑白皮甘、寒，清肺消痰，降气平喘。两药相配，则能清热泄肺，化痰止咳，降气平喘。用于肺热咳嗽，如咳嗽、面颊红赤、咳痰黏稠、胸痛，或伴发热，亦可用于痰热咳喘等症。

【单方验方】

①骨蒸肌热，解一切虚烦躁，生津液：地骨皮（洗，去心）、防风（去钗股）各一两，甘草（炙）一分。细末，服二钱，水一盏，生姜三片，竹叶七片，煎服（《本事方》）。

②阴虚潮热：地骨皮、知母、银柴胡各9克，鳖甲12克，水煎服（《全国中草药汇编》）。

③吐、下血：地骨皮，为散，煎服（《本事方》）。

④血淋：地骨皮，酒煎服。若新地骨皮加水捣汁，每盏入酒少许，空心温服更妙（《经验广集》）。

⑤虚消渴而饮水不止：地骨皮、麦冬、天花粉各15克，水煎代茶（《袖珍中草药彩色图谱》）。

⑥肺热咳嗽：地骨皮12克，桑白皮、知母各9克，黄芩、甘草各6克，水煎服（《全国中草药汇编》）。

⑦膀胱移热于小肠，上为口糜，生疮溃烂，心胃壅热，水谷不下：柴胡、地骨皮各三钱，水煎服之（《圣济总录》）。

【用法用量】内服：9～15克；或鲜品捣绞汁；或研末入丸、散。外用：研末撒或调敷。

【注意事项】脾胃虚寒者忌用。

红子根

（火棘根、赤阳子根）

【药物来源】蔷薇科植物火棘〔*Pyracantha fortuneana*（Maxim.）Li〕的根。

【植物特征】详见“清热解毒”章“救军粮叶”。

【生长分布】详见“清热解毒”章“救军粮叶”。

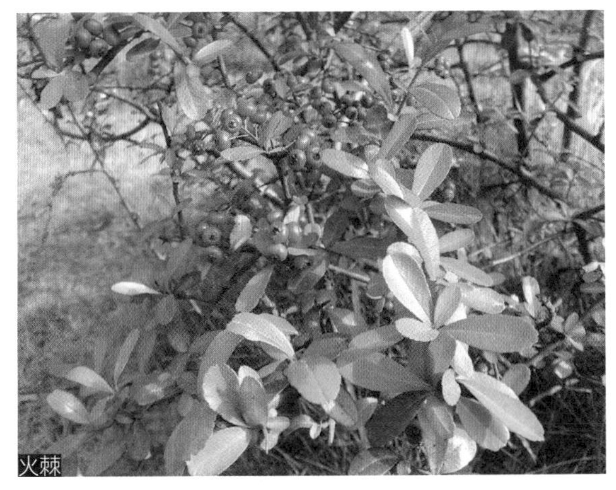
火棘

【采收加工】秋、冬季采挖，洗净，切片，晒干。

【性味归经】酸、涩，平，无毒。入肝、肾二经。

【功能主治】退热除蒸，活血通经。用于虚劳骨蒸潮热，肝炎，闭经，筋骨痛，腰痛，崩漏，白带，便血，跌打损伤。

【配伍应用】

红子根-桑椹 红子根酸、涩、平，退热除蒸，并能活血，治虚劳骨蒸潮热、经闭等；桑椹甘、寒，滋阴养血，生津润燥，治肝肾阴虚头昏、目暗、失眠、遗精。两药配伍，则能滋阴养血，生津润燥，活血祛瘀，清热除蒸。用于妇人肝肾亏损，血热血枯，血涩血瘀之证，如“干血劳”，表现为骨蒸潮热、盗汗、肌肉瘦削、面色暗晦、肌肤甲糙、月经涩少或闭经等症。若配与枸杞子、丹参、十大功劳叶，炼膏服良。

红子根-茜草（生） 红子根能活血通经，治妇人血瘀经闭、积聚；茜草可凉血止血，活血祛瘀，治血热出血、血滞经闭。两药配伍，共奏清热凉血，活血祛瘀，和血止血之功。用于妇人因血热血少，致血涩血瘀，络脉淤滞，血失常道致崩漏或经水不断等。

【单方验方】

①治干血、经闭、骨蒸潮热：红子根、大血藤、小血藤、石泽兰、三白根、红孩儿，炖鸡服。

②治火牙、虫牙疼痛：红子根、三月蔗根、小乌蔗根、薅秧蔗根、狗地牙根、路边姜根，炖五花肉服。

③治血崩：红子根、雪莲花、向日葵柄，炖猪筒子骨服（①～③方出自《四川中药志》）。

【用法用量】内服：煎汤，12～24克；或炖肉。

【注意事项】叶“救军粮叶”，详见“清热解毒”章；果实“赤阳子”，详见“消食”章。

青蒿根

（野兰蒿根、黑蒿根、香蒿根）

【药物来源】菊科植物黄花蒿〔*Artemisia annua* L.〕的根。

【植物特征】详见“清暑热”章“青蒿”。

【生长分布】详见“青蒿”章。

【采收加工】秋、冬季采挖，洗净，切片，晒干。

【性味归经】辛、苦，凉。入肾、肝二经。

【功能主治】清热除蒸，祛风除湿。用于劳热，骨蒸，风湿关节痛，便血。

【配伍应用】

青蒿根-鳖甲 青蒿根辛、苦、凉，能宣透郁热，除骨蒸；鳖甲咸、寒，能养肺肾之阴，清虚热。两药配伍，则能宣透开郁，滋养阴液，清退虚热。用于肝郁化火，火旺阴伤，烦热、骨蒸（夜热早凉，或觉热自里而发，形瘦）、急躁易怒、难入眠、脉弦细数、舌红少苔等症。

青蒿根-大青根 青蒿根能祛风除湿，治风湿痹；大青根祛风利湿，止痛，清热毒，治风湿热痹证等。两药配伍，共奏祛风除湿，清热解毒，消肿止痛之功。用于风湿热痹或湿热痹，关节灼热、肿痛等。若用于风湿热痹，配三丫苦根、粉防己、桑枝、忍冬藤；湿热痹，配与粉防己、土茯苓、薏苡仁、金钱草；若热痹，关节红肿热痛、发热、头身痛，配与大青叶、金银花、薏苡根、三丫苦根、络石藤，以增疗效。

【单方验方】

①治虚劳发热：青蒿根3克，地骨皮3克，柴胡根3克（炒），鳖甲3克（炙），石斛3克，引用清明柳3克。煨，点童便服（《滇南本草》）。

②治风湿性关节炎：青蒿根15～30克，牛尾或猪脚7寸，炖2时许，饭前服（《闽东本草》）。

③治大肠下血：青蒿根，单剂煎服（《滇南本草》）。

【用法用量】内服：煎汤，9～15克。

南瓜藤

（番瓜藤、盘肠草、北瓜藤）

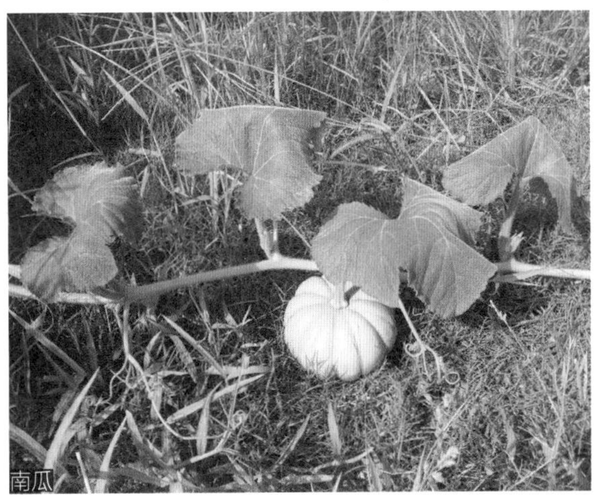
南瓜

【药物来源】葫芦科植物南瓜〔*Cucurbita moschata* Duch.〕

的藤茎。

【植物特征】一年生蔓生草质藤本，长4～8m，全体被刚毛。茎圆柱形，有纵棱，节大，节间中空。叶互生，叶柄长12～25cm，浅绿色，被刚毛；叶片阔卵状心形，长15～35cm，宽12～28cm，先端钝或尖，基部深心形，有浅裂，边缘有粗锯齿，上面绿色，下面浅绿色，被刚毛；卷须生于叶腋，先端5分歧。花腋生，单性，雌雄同株；雌花梗粗短；萼片5，萼管较雄花长，外面被毛，花冠5，黄色或橙红色，瓣长而阔大，先端反卷；雄花萼、冠裂片数与雌花同，但花梗细长，萼管较短，外面被毛较雌萼密，花冠黄色，花瓣上部稍有反卷，雄蕊3，子房下位，柱头2裂。瓠果大型，形状多样，有扁圆形、长圆形、椭圆形等。初绿色或暗绿色，成熟黄色或橙色，中空多瓤。种子多数，黄白色。花期夏季，果期夏、秋季。

【生长分布】栽培。分布于我国绝大部分地区。

【采收加工】夏、秋季采集，割取近基部藤茎，切片，晒干。

【性味归经】甘、苦，微寒，无毒。入肝、脾、肺、肾四经。

【功能主治】清退虚热，抑肝和胃，活络。治阴虚低热，胃脘痛，胁痛，风火头痛，乳汁不通。

【配伍应用】

南瓜藤-鳖甲 南瓜藤清退虚热，治阴虚潮热、心烦不寐等；鳖甲滋阴清热，治阴虚骨蒸潮热、五心烦热等。前者长于清热，后者偏于滋阴。两药配伍，共奏滋阴清热，除烦退蒸之功。用于阴虚火旺，骨蒸潮热、盗汗、心烦易躁、失眠多梦、头昏乏力等症。

南瓜藤-佛手 南瓜藤能制肝阳，和胃气；佛手能疏肝理气，和中。两药配伍，则能抑肝开郁，下气和胃。用于肝气过旺，犯脾克胃，中气不和，胸闷胁痛、胃脘痞胀、嗳气、口干苦，或嘈杂等症。配与香附、金橘根、代赭石、茵陈，效更佳。

南瓜藤-猪蹄 南瓜藤能通经活络，下乳；猪蹄能填肾精，养胃液，充乳汁。两者配伍，共收益精增液，通络下乳之功。用于气血虚弱，乳汁无资，致产后缺乳之证

【单方验方】

①治虚劳内热：秋后南瓜藤，齐根剪断，插瓶内，取汁服（《随息居饮食谱》）。

②肺结核骨蒸潮热：秋后南瓜藤在原地（勿拔出）离地三尺处剪断，将下半截插内，有汁流出，取汁服，每日1小杯；或以南瓜藤60克煎浓汁，加白糖服，每日1～2次（《常见病验方研究参考资料》）。

③治胃痛：南瓜藤汁，冲红酒服（《闽东本草》）。

④小儿疳症：苍耳根12克，南瓜藤20克，香附子6克，麦芽14克，将药物研细末，调拌蜂蜜成丸，1日3次，连服7日（《中国民间草药方》）。

⑤鼻渊：鹅不食草12克，葱白6克，南瓜藤12克，丝瓜藤12克，将药捣烂取汁，外用滴入鼻孔（《中国民间草药方》）。

⑥肝郁乳汁不通：南瓜藤20克，丝瓜藤20克，红薯藤20克，葎草30克，夏枯草10克。将药物煎服，每日3次（《中国民间草药方》）。

⑦乳头内缩，剧烈疼痛：南瓜藤泡开水服（《中医大辞典·中药分册》）。

【用法用量】内服：煎汤，15～30克；或取汁。外用：捣敷；或取汁涂抹。

【注意事项】"南瓜子"详见"驱虫"章

铁马鞭

（金钱藤、野花生、野花草）

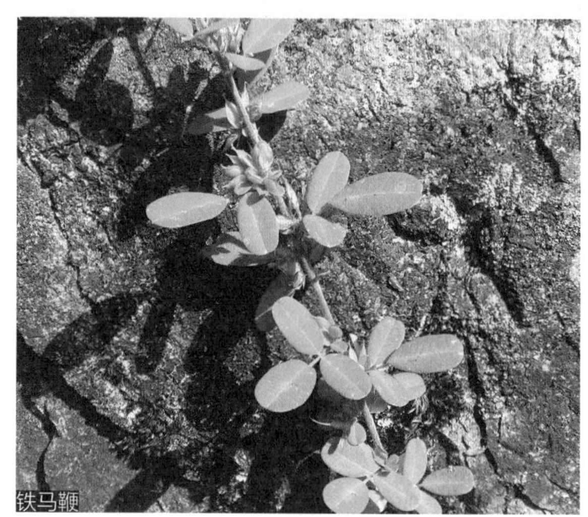
铁马鞭

【药物来源】豆科植物铁马鞭〔*Lespedeza Pilosa*（Thunb.）Sieb.et Zucc.〕的全草。

【植物特征】亚灌木，高40～90cm，全体被棕黄色长粗毛。茎细，有分枝。三出复叶，互生，总柄长0.5～1.8cm；先端小叶偏大，具柄，侧叶小，无柄；小叶片长椭圆形或倒卵形，长0.8～1.8cm，宽0.4～1cm，先端截形，或微凹，或圆，基部近圆形，全缘，两面灰绿色。总状花序生叶腋；苞片细长；萼5裂，裂片披针形；花冠蝶形，黄白色，旗瓣倒卵形，有紫色斑块，翼瓣具爪，先端弯曲，龙骨瓣具爪；间有无瓣花；雄蕊10。荚果长卵形，先端有喙，密生长白毛。花期夏、秋季，果期秋、冬季。

【生长分布】生于山坡、路旁、林缘、草地。分布于我国华南、华中、西南等地区。

【采收加工】夏、秋季采集，切段，晒干。

【性味归经】苦、辛，平。入心、脾二经。

【功能主治】清解虚热，解毒散结，利水消肿。用于体虚久热不退，颈淋巴结结核，乳腺炎，痈疽，水肿。

【配伍应用】

铁马鞭-碎骨子 两药均有清退虚热功能。铁马鞭苦、辛、平，苦辛开降，畅利气机，开郁以透热；碎骨子甘、寒，生津滋液，壮水制火，清虚热。两药合用，则能开郁宣透，滋水制火，解热除蒸。用于郁热伤阴症候，如烦热、头面烘热、急躁易怒、口咽干燥、胸胁痛等。

铁马鞭-橘叶 两药均有散结消肿之功。但铁马鞭乃解毒以散结消肿，治疬核、乳痈；橘叶为利气以散结消肿，治胁痛、乳痈等。两药配伍，则能利气开郁，解毒散结，消肿止痛。用于乳痈初起、乳癖，以及疬核等证。

铁马鞭-黑大豆 两药都有利水作用。铁马鞭乃宣通水道，利水消肿，治湿热水肿、小便不利；黑大豆为活血通络，祛淤行水，因水血同源，治水肿、脚气等。两药配伍，大增利水消肿作用，又具活血祛瘀之功。用于湿邪困阻，小便不利、水肿，以及湿脚气等。若用于水肿，配与笔仔草、水丁香；用于脚气，加赤小豆、黄豆、米糠、红枣，疗效更好。

【单方验方】

①治体虚长热不退（俗称脱力伤寒）：铁马鞭30克，寒扭根、金腰带（豆科山蚂蝗）、仙鹤草、天青地白草（菊科）各15～18克。水煎，早、晚饭前各服1次（《浙江天目山药植志》）。

②治腋痈疽：鲜铁马鞭60克，鸡蛋3个，煎水服。

③治水肿：铁马鞭全草或根、山楂根、白茅根各9～21克，猪肉250克。蒸服，连服3次。

④治指疔：铁马鞭用酒浸后，把酒倒掉，捣烂敷患处。

⑤治痧症或腹胀肚痛：铁马鞭根或全草15～30克，煎水服（②～⑤方出自《草药手册》）。

【用法用量】内服：煎汤，15～30克；或炖肉。外用：捣敷。

黄蜀葵茎

（野芙蓉茎）

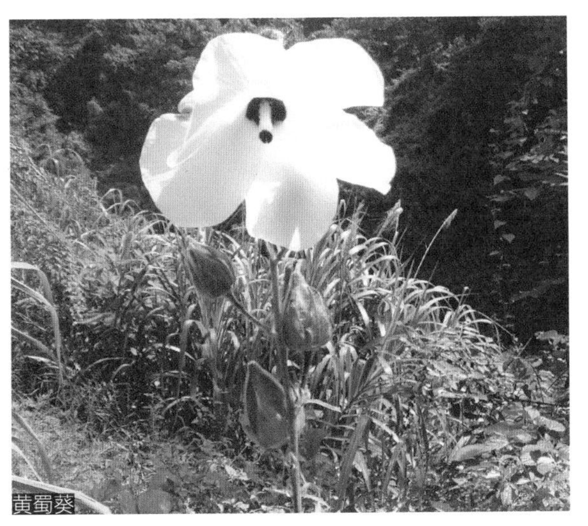
黄蜀葵

【药物来源】锦葵科植物黄蜀葵〔*Abelmoschus manihot*（L.）Medic.〕的茎。

【植物特征】一年或多年生草本，高1.3～2.3m，除花冠外全体被黄色刚毛。茎直立，圆柱状，外皮黄绿色或间有紫色斑纹，少分枝。叶互生，叶柄长6～20cm；叶片近圆形，长、宽约12～30cm，掌状5～7深裂，裂片条状披针形，先端渐尖，边缘有粗锯齿。花顶生或腋生，具长梗；苞片4～5枚，披针形；花萼5裂，佛焰苞状，早落；花瓣5，黄色，倒卵形；雄蕊多数，中、下部联合呈筒状；雌蕊多数，柱头5分歧。蒴果椭圆形，先端尖，熟时4～5瓣开裂。种子多数。花期夏季，果期秋、冬季。

【生长分布】生于山坡荒草地；或栽培。分布我国大部分地区。

【采收加工】夏、秋季采集，切片，晒干。

【性味归经】甘，微寒。入肝经。

【功能主治】清退虚热，滋阴养血。治阴虚五心烦热，产褥热，阴血不足。

【配伍应用】

黄蜀葵茎-女贞子 黄蜀葵茎清退虚热，并能滋阴养血；女贞子补益肝肾，兼滋阴清热。两药配伍，相互为用，互相促进，共奏滋阴养血，解热除蒸之功。用于阴虚火旺，烦躁易怒、五心烦热、两颧潮红、头昏、口干、性欲亢进等症。配与桑椹、鳖甲、青蒿，效更佳。

黄蜀葵茎-鸭肉 黄蜀葵茎甘微寒，入肝经，能滋阴养血；鸭肉甘咸平，入肺肝经，为血肉有情之品，能滋阴养肺。两药配伍，则能养肝润肺，滋阴清热。用于精血亏虚，头昏耳鸣、口干咽燥、干咳少痰、潮热骨蒸、舌红苔少而欠润等症。

【单方验方】

①防治产褥热：黄蜀葵茎及根30克。用鸡汤煎服或水煎取汁，煮鸡蛋两只，加甜酒少许服（《中药大辞典》）。

②治气血虚：蜜炙黄蜀葵茎及根30克，星宿菜6克。用瘦猪肉汤煎服（《中药大辞典》）。

【用法用量】内服：煎汤，15～30克；或炖肉。

【注意事项】"黄蜀葵根""黄蜀葵花""黄蜀葵子"详见"利尿渗湿"章。

葎草果穗

【药物来源】桑科植物葎草〔*Humulus scandens*（Lour.）Merr.〕的果穗。

【植物特征】缠绕草本，长达2m。茎匍匐，有纵棱，多分枝，浅绿色，茎、枝棱脊密生细小倒钩刺。单叶对生，叶柄长

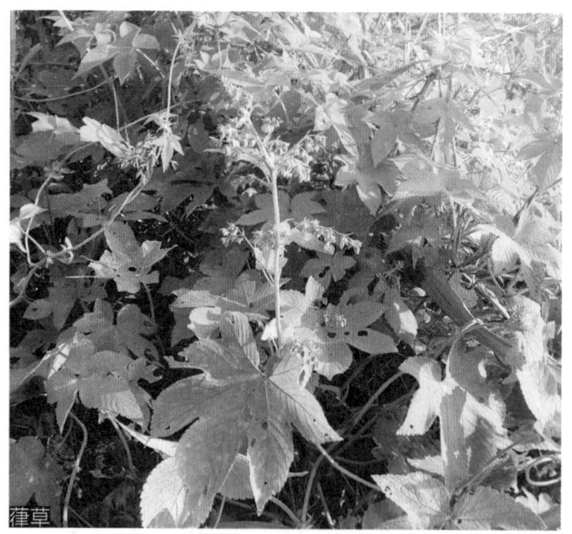

7～20cm；叶片掌状5深裂，亦有7裂，裂片卵形，先端急尖或渐尖，边缘有粗锯齿，上面绿色，生刚毛，下面浅绿色，有黄色腺点。花序腋生，花小型，单性异株；雄花序长达25cm，呈圆锥状，浅绿色，萼片5，花被5，披针形，外面有茸毛及腺点，雄蕊5；雌花序短总状，花10余朵，苞片叶状，细小，有卵形托叶2枚，每花苞内有2花，外面有长刚毛及腺点，无花被。瘦果近圆形，稍扁。花期和果期皆在夏、秋季。

【生长分布】生于路旁、荒地、沟边。分布于我国绝大部分地区。

【采收加工】秋季果实将成熟时采收，切段，晒干。

【药理作用】葎草花果对结核分枝杆菌有显著的抑制作用。对金黄色葡萄球菌亦有抑制作用。

【性味归经】甘、苦，寒。入肺经。

【功能主治】清退虚热，解毒抗痨。用于潮热，盗汗，肺结核，痢疾，膀胱炎，尿道炎。

【配伍应用】

葎草果穗-黄蜀葵茎　两药都有清退虚热作用。葎草果穗能解毒抗结核等；黄蜀葵茎兼滋阴养血，治阴血亏虚之虚热骨蒸。两药配伍，则能滋阴清热，解毒抗结核，除蒸退烧。用于虚热骨蒸；或肺痨属阴虚火旺者，如潮热骨蒸、五心烦热、盗汗、干咳、胸胁掣痛，或咳血等症。若用于肺痨，配与马齿苋、十大功劳叶、女贞子、鳖甲、天冬，以增疗效。

葎草果穗-夏枯草　葎草果穗甘、苦、寒，能清热解毒，抗结核；夏枯草苦、辛、寒，能清热泻火，散结。两药配伍，相互为用，共收泻火解毒，抗结核散结之功。用于痰火郁结之瘰核等。配与川贝母、青皮、全蝎，效果更佳。

【用法用量】内服：煎汤，15～30克。

【注意事项】全草“葎草”、根“葎草根”，详见“利尿渗湿”章。

碎骨子

（竹叶麦冬、淡竹叶根、清竹叶根）

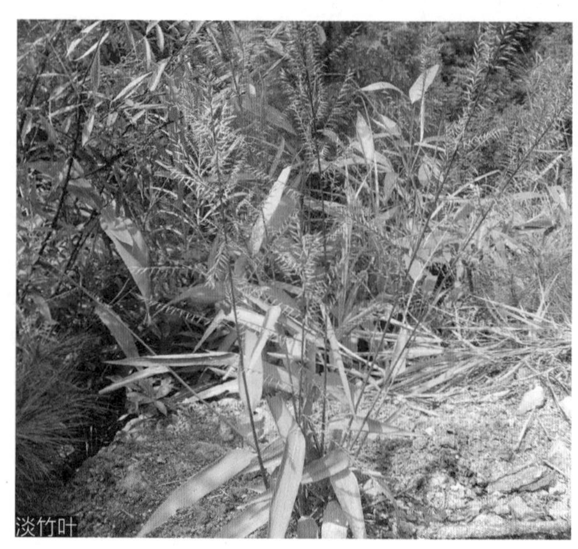

【药物来源】禾本科植物淡竹叶〔*Lophatherum gracile* Brongn.〕的根茎及块根。

【植物特征】详见“清热泻火”章“淡竹叶”。

【生长分布】详见“淡竹叶”。

【采收加工】秋、冬季采挖，除须根，洗净，晒干。

【性味归经】甘，寒。入心、肾二经。

【功能主治】清热除烦，利尿，滑胎。用于骨蒸潮热，心烦失眠，五心烦热，小便短黄，肾炎水肿。

【配伍应用】

碎骨子-水仙花　碎骨子甘、寒，能清热，除烦，安神；水仙花甘、淡、凉，能解郁，除烦，悦神。两药配伍，甘寒生津，淡寒泄热，共收清热生津，解郁除烦，养心安神之功。用于肝胃郁热，急躁易怒、胸胁痛、口渴、头面烘热、心烦失眠，或伴胃脘痞胀等症。

碎骨子-笔仔草　两药都有清热利尿作用。碎骨子并能清心除烦，笔仔草尚能利尿通淋。两药配伍，相辅相成，功效尤良。用于湿热下注之热淋、小便不利；或心火下移之小便赤涩、口舌生疮等。

【单方验方】

①治发热心烦口渴：碎骨子9～15克。水煎服（《江西草药》）。

②治肾炎：碎骨子、地菍各15克，水煎服（《江西草药》）。

【用法用量】内服：煎汤，9～15克。

糯稻根须

（糯稻根）

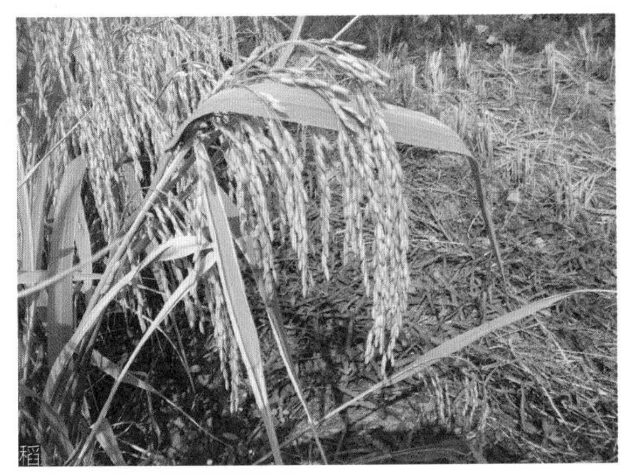

【药物来源】禾本科植物稻〔*Oryza sativa* L.〕的根茎及须根。

【植物特征】一年生草本，高90～130cm。秆直立，有节，节间中空。叶互生，叶鞘抱茎，长18～25cm；叶片长条状，长35～50cm，宽0.6～1.5cm，膜质，粗糙，绿色，成熟时黄绿色，中脉明显，边缘有细锯齿，两面粗糙。圆锥花序，顶生，分枝具角棱，小穗长6～9mm，每一小穗具1花；有可育花与不育花；可育花硬纸质，5脉，被毛，内稃3，雄蕊6，花柱2；不育花外稃锥刺状。颖果矩圆形，表面粗糙，黄色。种子白色。花期春季，果期夏、秋季。

【生长分布】栽培。分布于我国绝大部分地区。

【采收加工】稻子收割时采集，以免腐烂，除残茎，洗净，晒干。

【性味归经】甘，平。入肝、肺、肾三经。

【功能主治】退虚热，止盗汗，益胃生津。用于潮热，五心烦热，盗汗，慢性肝炎，乳糜尿，肾炎蛋白尿，丝虫病。

【配伍应用】

糯稻根须-山药 糯稻根须甘、平，退虚热，止盗汗，益胃生津；山药味甘、性平，补脾气，益肺肾之阴，止消渴。糯稻根须益胃生津，阴充则制阳而除热；山药主在补脾之气，以补肺肾之阴，土生万物故也。两药配伍，共收补脾益气，养胃生津，滋阴抑阳，除蒸止汗之功。对脾胃气阴不足，面色萎黄，乏力倦怠，形体偏瘦，纳少口渴，潮热盗汗，舌淡红苔薄白，脉数无力者最宜。

糯稻根须-浮小麦 两药都有止盗汗作用。糯稻根须甘、平，益胃生津，除蒸止汗；浮小麦甘、咸、凉，养心敛汗，益气除热。两药配伍，共奏益气生津，除蒸止汗之功。用于气虚表不固，阴虚不敛阳，致盗汗或自汗、骨蒸潮热等症。

【单方验方】

①治盗汗、自汗：糯稻根须30克，浮小麦30克，水煎服（《食物与治病》）。

②止渴，止虚汗：糯稻根须烧灰浸水饮（《江苏植物志》）。

③治百日咳：陈年（2～5年）糯稻根须60克，水煎去渣，加入冰糖30克服食（《食物与治病》）。

④病后自汗食少：糯稻根须60克，莲子肉30克，水煎服。

⑤急性传染性肝炎：糯稻根须90克，加水1000毫升，强火煎至200毫升，每日分2次服。连服25～30天（④～⑤方出自《全国中草药汇编》）。

【用法用量】内服：煎汤，15～30克（大量用至60克）。

第九章　泻下

牛舌草

（牛嘴舌）

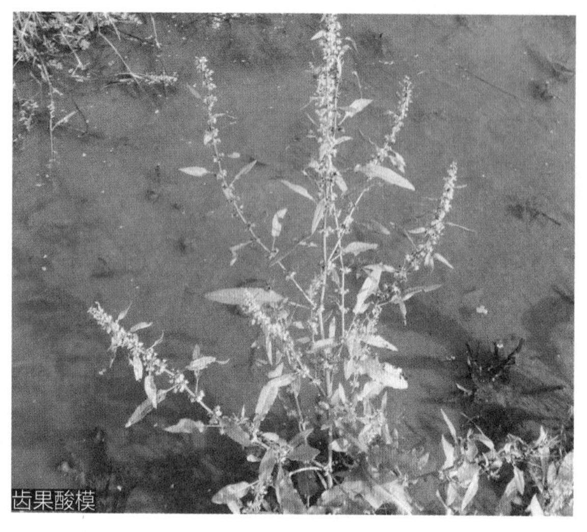
齿果酸模

【药物来源】蓼科植物齿果酸模〔*Rumex dentatus* L.〕的根茎及叶。

【植物特征】一年生草本，高30～90cm。茎直立，有小纵槽，多分枝。叶互生，有柄，叶片披针形或椭圆状披针形，长3～10cm，宽0.8～3cm，先端钝或尖，基部近圆形，边缘微波状，两面绿色。花簇轮状排列，有时花轮自茎下部直上颈顶；多数花轮组成穗状圆锥花序；花瓣6，2轮，黄绿色；雄蕊6，3对排列，花药着生基部，子房1室，花柱3。果被卵形，外面网纹显见；瘦果三角形，褐色，光泽。花期夏、秋季，果期夏、秋季。

【生长分布】生于田边、荒地、路旁、湿地。分布于我国绝大部分地区。

【采收加工】夏季拔取带根全草，洗净，切段，晒干。

【药理作用】

①泻下作用：本品所含大黄酸、大黄素等成分有缓泻作用。该成分到达大肠，经细菌或酶作用后所产生的物质，可刺激大肠，增强大肠的张力和蠕动并减少吸收，因而起到泻下作用。由于药代特点，泻下作用较为缓慢。

②抑菌作用：大黄素、芦荟大黄素对葡萄球菌、溶血性链球菌、肺炎球菌、白喉杆菌、大肠埃希菌、变形杆菌、伤寒杆菌、副伤寒杆菌、鼠疫杆菌以及铜绿假单胞菌、霍乱弧菌、麻风杆菌均有不同程度的抑制作用。

【性味归经】苦，寒。入胃、大肠二经。

【功能主治】泄热通腑，清热解毒。用于大便不通，痔疮肿痛，痢疾，便血，痈疖肿毒。

【配伍应用】

牛舌草-鬼针草　牛舌草泄热通腑，并能解毒；鬼针草行肠道，清热解毒，且散瘀消肿。两药配伍，共奏清热解毒，泻下祛瘀，散结消肿之功。用于肠痈以及大肠实热所致痔疮肿痛等证。若用于肠痈，配与虎杖、大黄、枸橘；用于痔疮肿痛，配与地菍、无花果根，以增疗效。

牛舌草-地锦草　两药下行肠道，都能清泄热毒。牛舌草并能通便；地锦草兼利湿。两药配伍，共奏解毒利湿，泄热通便之功。用于热毒痢以及湿热痢等证。若用于热毒痢，配与白头翁、金银花、马齿苋；湿热痢，配与凤尾草、铁苋，以增疗效。

【用法用量】内服：煎汤，9～15克。外用：捣敷。

火秧竻

（霸王鞭、龙骨刺、美泽大戟、金刚树、千年剑、羊不挨）

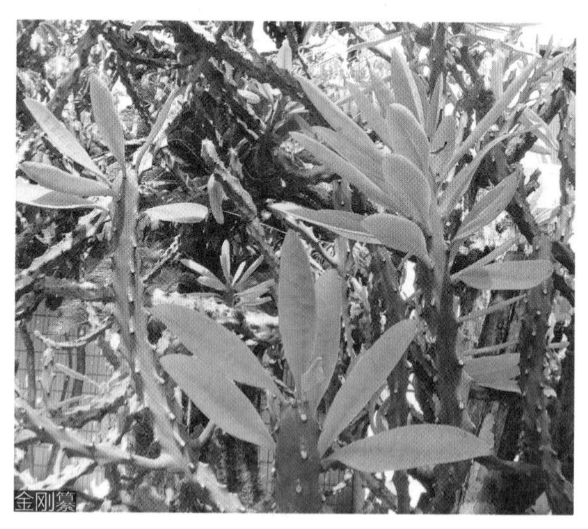
金刚纂

【药物来源】大戟科植物金刚纂〔*Euphorbia antiquorum* L.〕的茎。

【植物特征】常绿灌木，高1～4m，全株含白色乳汁。茎直立，老茎下部圆柱状，有纵裂纹，中、上部有3～6钝角，皮灰白色，小枝有3～5翅状纵棱，翅之陷处有一对利刺，外皮暗绿色。叶互生，具短柄，叶片长倒卵形，长7～13cm，宽2.5～4cm，先端圆，基部渐窄下延成柄，全缘，上面暗绿色，下面绿色，纵脉突起。聚伞花序，生翅之凹陷处；总苞3个簇生，黄色，半球形；花单性，雌雄花同生总苞内；无花被；雄花多数，雄蕊1，具柄；雌蕊1，无柄，3室，子房上位。蒴果近圆形，直径约1cm，成熟时3个压扁状果瓣。花期、果期全年。

【生长分布】生于低山坡、村边；或栽培。分布于我国台湾、华南、西南等地区。

【采收加工】四季可采，削去青皮，切薄片，同大米拌炒至焦黄。

【性味归经】苦，寒，有毒。入心、大肠二经。

【功能主治】泻下通便，解毒消肿。用于大便秘结，臌胀，肿毒，疟疾，跌打肿痛。

【配伍应用】

火秧竻-枳实 火秧竻苦、寒，泻下通便，治实热大便秘结；枳实苦、辛、微寒，破气消痞，治胸腹胀满、食积。两药配伍，苦寒泄热，苦辛开降，共奏破气消胀，通腑泻下之功。治胃肠实热，大便秘结等症。

火秧竻-紫花地丁 两药都有解毒消肿作用。火秧竻则长于散结消肿；紫花地丁重在清热解毒。两药配伍，功效显著。用于痈疽疖肿及无名肿毒等。内服外敷均可。

【单方验方】

①用于大便秘结：火秧竻汁，加适量番薯粉，为小丸如绿豆大，用新瓦焙干候用，每服1丸（《岭南草药志》）。

②治臌胀：火秧竻胶（茎梗割开流出之白色胶）、炒米粉、百草霜。上3味和匀为小丸，晒干，朱砂为衣。大人服3克，小孩2克，用山楂、砂仁、白芍煎水送服，隔日清晨服1次。服后待泻4～5次时，可服温白粥则泻止。戒盐及盐制食品100天（《岭南草药志》）。

③治足底挫伤瘀血或脓肿：火秧竻鲜茎捣汁，加入面粉调匀，煮熟外敷，或茎叶捣烂，加热外敷（《福建中草药》）。

【用法用量】内服：煎汤，3～6克；或研末入丸、散。外用：捣敷。

【注意事项】

①本品有毒，必须同大米炒焦方可内服；若皮肤与液汁接触，可引起发炎，起水疱，若液汁入眼，可致失明。误食小量引起剧烈下泻；误食大量则刺激口腔黏膜，呕吐、头晕、昏迷、肌肉颤动。解救方法：皮肤接触液汁立即用清水洗涤或给予止痛剂。误食者应注意口腔的保护和清洁，静脉注射葡萄糖氯化钠注射液，保温，注射兴奋剂。

②注意与“霸王鞭”鉴别，详见“外用”章。”“火秧竻叶”详见“消食”章；“火秧竻蕊”可解毒消肿。

芦荟

（奴荟、卢会、龙舌）

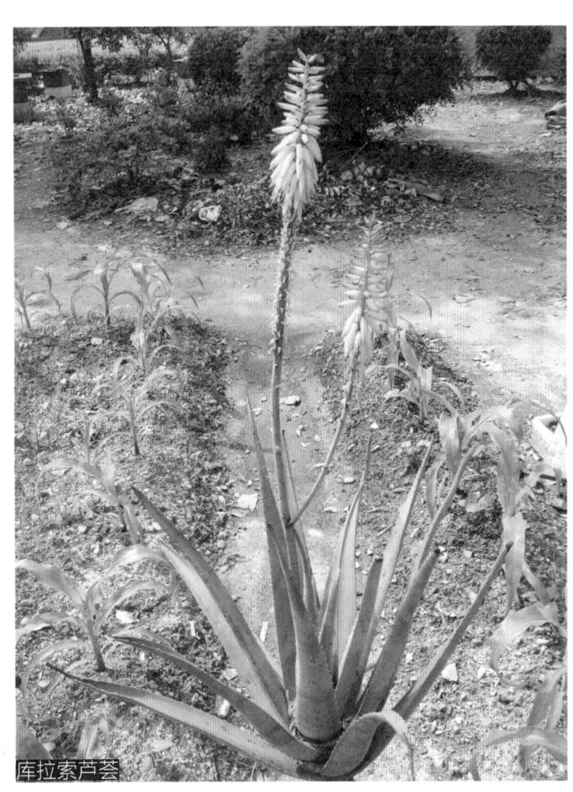

库拉索芦荟

【药物来源】百合科植物库拉索芦荟〔*Aloe vera* L.〕、斑纹芦荟〔*Aloe vera* L.var.*chinensis*（Haw.）Berger.〕叶中的液汁经加工的干燥品。

【植物特征】

①库拉索芦荟：多年生常绿草本，高60～100cm，全体肉质。茎直立，极短。叶呈莲座状，簇生茎的上部，无柄，叶片肥厚，披针形，长15～30cm，宽2～6cm，先端长渐尖，基部渐阔扁，近于抱茎，边缘有疏锐齿，两面粉绿色。总状花序，顶生，花葶抽自叶丛，小花多数，下垂；花被管状，长约2.5cm，橙红色，带赤色斑点，先端6裂，裂片先端略反卷；雄蕊6；雌蕊1，子房上位，3室，花柱细长。蒴果近三角形，成熟时背面开裂。花期春、夏季，果期秋季。

②斑纹芦荟：详见“清热泻火”章“芦荟叶”。

【生长分布】库拉索芦荟多栽培。分布于我国大部分地区。

【采收加工】四季可采。割下叶片，榨出汁液，置锅内，熬使多余水分蒸发至适当浓度，倾入容器，冷却凝固。

【药理作用】

①缓泻作用：有缓泻作用，主要成分为芦荟苷。本品易致呕吐，致泻时伴有腹痛。

②抗菌作用：水浸液用试管稀释法，1:20对星形奴卡菌，1:7对腹股沟表皮癣菌有抑制作用。叶胶汁具有抗铜绿假单胞菌作用，用于烧、烫伤的治疗。

③抗癌作用：芦荟提取物1:500醇浸出物，在体内可抑制肉瘤$_{180}$和艾氏癌性腹水生长；从浸出物中分离出一几乎纯粹的物质（alomicin）有更高的抗癌作用，其小鼠半数致死量为5g/kg。

④美容作用：芦荟中的多糖类和氨基酸两者构成了天然保湿因子，它可补充皮肤损失的水分，恢复胶原蛋白的功能。

【性味归经】苦，寒。入肝、心、脾三经。

【功能主治】泻下通便，清肝泻火，驱杀蛔虫。用于热结便秘，烦躁失眠，惊痫，头晕头痛，虫积腹痛，痔疮，癣疮。

【配伍应用】

芦荟-枸橘 芦荟苦、寒，泻热通便，治热结便秘等；枸橘辛、苦、温，利气消胀，治气滞胸腹胀满等；芦荟祛有形之实，枸橘除无形之气。两药配伍，共呈破气消胀，清热泻下之功。用于胃肠积热，口燥、厌食、腹胀、便秘、尿赤等症。

芦荟-薄荷 芦荟苦、寒，清肝泻火，并能通便，治肝火炽盛，烦躁失眠、头晕头痛、便秘；薄荷辛、凉，疏风清热，清利头目，治外感风热，发热微恶寒、头痛、咽痛、目赤等。两药配伍，则能疏散风热，开郁泄火，泻下实热，即体现“客者除之”“木郁达之”“实则泻之”之意。用于肝郁气滞，胃热肠实，火热上扰，所致头晕头痛、烦躁不眠、胸胁痛、脘痞腹胀、便秘、尿短赤等症。

芦荟-使君子 芦荟苦、寒，能杀虫驱蛔，且泻下通便；使君子甘、温，能杀虫消积，兼健运脾胃。两药配伍，共奏驱蛔通便，健胃消积之功。用于虫积腹痛、厌食、便秘等症。

【单方验方】

①用于大便不通：芦荟（研细）七钱，朱砂（研如飞面）五钱，滴好酒和丸，每服三钱，酒吞（《本草经疏》）。

②治小儿急惊风：芦荟、胆南星、天竺黄、雄黄各一钱。共为末，甘草汤和丸，如弹子大。每遇此证，用灯芯汤化服一丸（《本草切要》）。

③治大人小儿五种癫痫：芦荟三钱，生半夏一两（切碎，姜汁拌炒），白术一两（酒炒），甘草五钱（炒）。共为细末，水泛为丸，如黍米大，每服一钱五分，姜汤送下（《本草切要》）。

④百日咳：鲜芦荟汁一茶匙加糖熟服（《中药药理毒理与临床》）。

⑤糖尿病：芦荟鲜全草125克，冰糖15克，开水冲炖服（《福州市民间药草》）。

【用法、用量】内服：煎汤，1.5～4.5克（通常研末入丸、散）。外用：捣敷；或研末调敷。

【注意事项】孕妇，胃、十二指肠溃疡患者忌用。“芦荟叶”详见“清热泻火”章。

牵牛子

（黑牵牛、白牵牛、黑丑、白丑、二丑、喇叭花子）

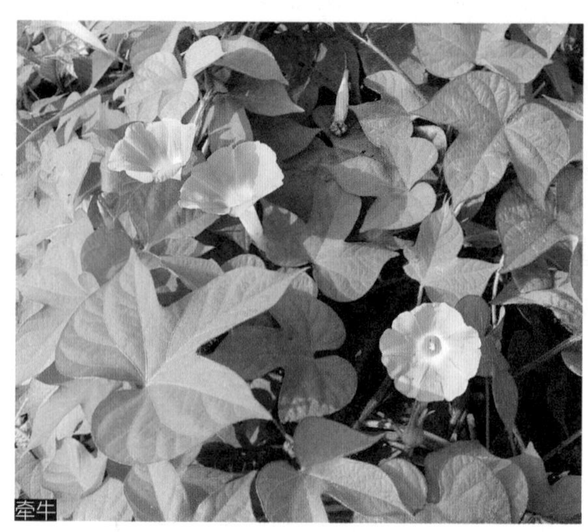
牵牛

【药物来源】旋花科植物牵牛〔*Pharbitis nil*（L.）Choisy〕的种子。

【植物特征】一年生攀援缠绕草本，长2～4m。茎被短毛，多分枝，左旋。叶互生，叶柄长4～8cm，被短毛；叶片近心脏形，长、宽约3～7cm，先端急尖，基部心形，边3裂至中部，两侧裂片斜卵形，先端裂片近卵形，全缘，两面绿色，被伏毛。花腋生，总梗较叶柄短，小花2～3朵族生，具短柄；苞片2；萼5深裂，裂片披针形，长可达3cm，外面被长硬毛；花冠漏斗状，紫红色或蓝色或白色，先端5浅裂；雄蕊5，不等长，子房3室，每室胚珠2粒，柱头头状。蒴果近圆形，黑褐色或浅黄色或灰白色。种子5～6枚，黄褐色（白丑），黑褐色（黑丑）。花期夏、秋季，果期秋、冬季。

【生长分布】生于山坡、林缘、路旁、屋边。分布于我国绝大部分地区。

【采收加工】秋、冬季果实成熟时，割下藤茎，晒干，去藤、叶、剥去果壳，簸去杂质，晒干。

【药理作用】

①对消化系统的作用：种子乙醇或浸剂1.5～3g/kg灌胃，对小鼠有泻下作用，但煎剂则失去致泻能力。牵牛子脂在肠内遇胆汁、肠液分解出牵牛子素，对肠道有强烈的刺激性，增加肠蠕动，引起肠黏膜充血、分泌增加，呈泻下作用。用量过大可引起水样泻。

②杀虫、驱虫作用：体外试验证明，有杀蛔虫、绦虫作用。

③利尿作用：此药由尿排泄，能加强肾脏活动，使尿量增加，大量服用对肾脏有刺激性，使肾脏充血，发生血尿。

【性味归经】苦、辛，寒，有毒。入肺、肾、大肠、小肠四经。

【功能主治】泻下消积，利尿消肿，杀虫。用于食积，大便秘结，喘满，痰饮，肾炎水肿，脚气水肿，虫积。

【配伍应用】

牵牛子-青皮 牵牛子苦、辛、寒，辛开苦降，苦寒泄热，能泻下祛积，治食积、便秘；青皮苦、辛、温，苦辛开降，辛温行散，能破气，消积，祛滞，治食积气滞、脘腹胀痛等。两药相配，相互为用，共收破气祛滞，泻下祛积之功。用于胃肠积滞，脘痞腹胀、厌食、便秘等症。

牵牛子-大枣 牵牛子能泻下，逐水，且消积；大枣能补脾益气，缓和药性。牵牛子得大枣，能缓和峻下之性而护胃气。用于水饮困阻，致水肿胀满、小便不利、大便不行等。

牵牛子-使君子 牵牛子苦、辛、寒，能杀虫，泻下；使君子甘、温，能杀虫，消积。两药配伍，相须为用，共呈杀虫驱蛔，泻下祛积之功。用于虫积腹痛、大便秘结等症。

【单方验方】

①治大肠风秘壅热结涩：牵牛子（黑色，微炒，捣取其中粉）一两，桃仁（末）半两。以熟蜜和丸如梧桐子。温水服二三十丸（《本草衍义》）。

②治小儿腹胀，水气流肿，膀胱实热，小便赤涩：牵牛子生研一钱，青皮汤空心下。一加木香减半，丸服（《郑氏小儿方》）。

③治停饮肿满：牵牛子末四两，茴香一两（炒），或加木香一两。上为细末，以生姜自然汁调一二钱，临卧服（《儒门事亲》）。

④治水气蛊胀满：牵牛子四钱。上为末，和大麦面四两，为烧饼，临卧用茶汤一杯下，降气为验（《宣明论方》）。

⑤治四肢肿满：厚朴（去皮，姜汁制炒）半两，牵牛子五两（炒取末二两），上细末。每服二钱，煎姜、枣汤下（《本事方》）。

⑥治一切虫积：牵牛子二两（炒，研为末），槟榔一两，使君子肉五十个（微炒），俱为末。每服二钱，砂糖调下。小儿减半（《永类钤方》）。

⑦治脚气胫已满，捏之没指者：牵牛子，捣，蜜丸，如小豆大五丸，吞之（《补缺肘后方》）。

⑧治梅毒，横痃：牵牛子，每次15～18克，煎汤内服（《泉州本草》）。

【用法用量】内服：煎汤，4.5～9克；研末 1.5～2克。

【注意事项】叶阔心形，多毛即“多毛牵牛”或谓“圆叶牵牛”，其种子与本品同等入药。孕妇、老年人、中气虚弱者忌用。严格用量，以免中毒，大量使用除损害肾脏外，还能损害脑神经，出现舌运动麻痹，重者昏迷。

商陆

（白昌、章柳根、见肿消、山萝卜、狗头三七、下山虎、猪母耳根）

【药物来源】商陆科植物商陆〔*Phytolacca acinosa* Roxb.〕的根。

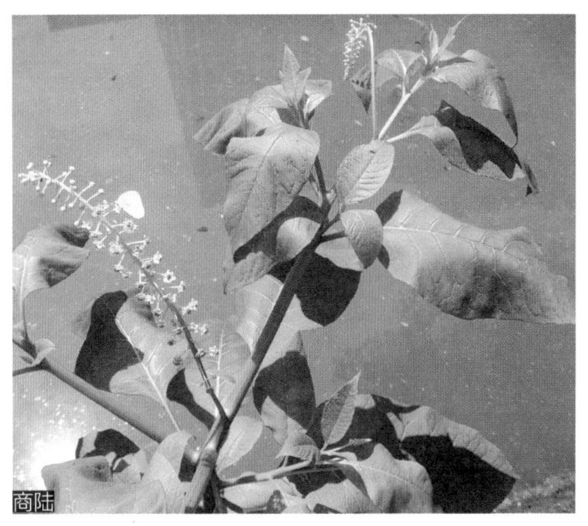
商陆

【植物特征】多年生草本，高60～130cm，全体无毛。根粗壮肥厚，肉质，圆锥形，侧根多，淡黄色。茎直立，圆柱形，上部多分枝，红色，幼枝绿色，具纵纹。叶互生，叶柄长2～3.5cm；叶片卵状椭圆形或椭圆形，长10～26cm，宽5～15cm，先端急尖，基部楔形，全缘，两面绿色，主脉粗大。总状花序，顶生或侧生，具梗，长达15cm，两性同株，小花多数，梗基部有1苞片；小苞片2枚；萼片5，初白色，熟时淡红色；无花瓣；雄蕊8～10；心皮8～10，分离。浆果扁圆形，直径6～8mm，熟时紫黑色，多汁，存宿萼。种子肾形，黑色。花期夏、秋季，果期秋、冬季。

【生长分布】生于荒野、路旁、林缘；或栽培。分布于我国南部各地区。

【采收加工】秋、冬季采挖，除须根，洗净，浸泡，浸透，切片，晒干，置通风干燥处。

【药理作用】

①利尿作用：本品小剂量有利尿作用，大剂量则作用相反。

②抗菌消炎作用：水浸剂试管稀释法，1:4对许兰毛藓菌、奥杜盎小孢子菌有抑制作用。50%商陆煎剂小沟平四法，对志贺菌属有抑制作用。平皿抑菌试验表明，本品煎剂和酊剂对流感病毒、肺炎双球菌部分菌株有一定的抑制作用，对福氏志贺菌、宋内志贺菌高度敏感；对痢疾志贺菌中度敏感。

③抗炎作用：本品不具有肾上腺皮质激素样作用，而是通过兴奋垂体-肾上腺皮质系统发挥抗炎作用。

④祛痰作用：小鼠口服野萝卜浸剂、酊剂及煎剂，均有明显的祛痰作用（酚红法），煎剂作用最强，酊剂次之，水浸剂最弱。三氯甲烷提取物及皂苷元亦有显著作用，粗提生物碱及皂苷则无明显作用。

⑤毒性：野萝卜有红、白两种，根据对小鼠致死反应看来，红色较白色的毒性约大1倍，煮沸2小时两者毒性明显降低。

【性味归经】苦，寒，有毒。入脾、膀胱二经。

【功能主治】泻水通便，利尿消肿，解毒散结，祛痰止咳。

用于腹水，水肿，二便不通，脚气，痈肿，恶疮，痰多咳嗽，血小板减少症。

【配伍应用】

商陆-鲤鱼 商陆苦、寒，泻水通便，治腹水、水肿、便秘；鲤鱼甘、平，利尿消肿，并调中下气，治脾虚水肿胀满。两药配伍，鲤鱼既助商陆泻水通便作用，又能补虚扶正。用于水肿、大腹胀满、大便秘结、小便不利等症。

商陆-赤小豆 商陆苦、寒，利尿消肿；赤小豆甘、酸、平，清热利尿。两药配伍，利尿消肿作用增强，并能消减商陆毒性。用于湿热壅滞，通身水肿、小便不利。

商陆-红糖 商陆苦、寒，清热解毒，并能散结消肿；红糖甘、温，补血温脾，兼祛瘀。两药相配，寒温调和，功补兼施，解毒散结消肿功效增强，且能缓和商陆峻下之性。可治恶核、肿毒初起。内服、外敷均可。

商陆-佛手 两药均有祛痰作用。商陆苦、寒，能逐水消饮祛痰，治疗痰饮咳嗽、哮喘；佛手辛、苦、温，理气燥湿化痰，治湿阻气滞成痰之咳嗽痰多。两药配伍，可收逐水消饮，理气和中，祛痰止嗽之功。用于痰饮为患之咳嗽、哮喘，以及“悬饮”“支饮”等证。

【单方验方】

①腹水：商陆6克，冬瓜皮、赤小豆各30克，泽泻12克，茯苓皮24克，水煎服（《全国中草药汇编》）。

②治水气肿满：生商陆（切如麻豆）、赤小豆等分，鲫鱼三枚（去肠存鳞）。上三味，将二味实鱼腹中，以绵缚之，水三升，缓煮豆烂，去鱼，只取二味，空腹食之，以鱼汁送下，甚者过二日，再为之，不过三剂（《圣济总录》）。

③便秘：商陆适量，捣烂敷脐。敷之即通(《中医脐疗大全》)。

④关节炎：鲜商陆24～30克，猪脚节1～2只，水炖分2～3次服（《江西草药》）。

⑤钩虫病：鲜商陆30克，牛肉100～150克，水炖，服汤食肉（《江西草药》）。

⑥子宫颈糜烂，白带多，功能性子宫出血：鲜商陆120克（干者减半），同母鸡或猪瘦肉煮极烂，放盐少许，分2～3次吃（《全国中草药汇编》）。

⑦治石痈坚如石，不作脓者：生商陆捣敷之，干即易之，取软为度。又治湿漏诸痈疖（《备急千金要方》）。

⑧治淋巴结结核：商陆9克，红糖为引，水煎服（《云南中草药》）。

⑨胸部受伤咳嗽：老鸦碗（伞形科积雪草）50克，商陆9克，煎汤取汁约1000毫升，放入猪肺心，肺管垂锅外吐涎沫，文火炖90分钟食用（《畲族医药学》）。

⑩神经衰弱：金樱子、商陆各15克，水煎服（《福建中草药处方》）。

⑪银屑病（牛皮癣）：鲜商陆60克。将鲜品切片，置于高压锅中蒸2小时后烤干，研细末。每日3次，每次3克，温开水送服（《中国民间百草良方》）。

⑫抗辐射：将商陆切成饮片，水煎半小时，浓缩成100%溶液，首次剂量250毫升（相当25克），以后每次10克，每日3次（《中药药理毒理与临床》）。

【用法用量】内服：煎汤，5～10克；或研末入丸、散剂。外用：捣敷。

【注意事项】

①中气不足之虚肿及孕妇禁用。花“商陆花”详见“开窍”章。

②中毒与解毒：本品有毒，如服用不当，可引起中毒。一般在药后20分钟至3小时发病，有轻度至中度的体温升高，心动较快，呼吸频数，恶心呕吐，腹痛腹泻；继则眩晕头痛，言语不清，胡说，躁动，站立不稳，抽搐，神志恍惚，甚至昏迷，瞳孔散大，对光反射消失，膝反射亢进，大小便失禁。从神志昏迷到清醒，短者11小时，长者31小时。大剂量可使中枢麻痹，呼吸运动障碍，血压下降，心肌麻痹而死亡。孕妇多服有流产的危险。轻度的胃肠道反应，经3～5天可自行消失。1:5000高锰酸钾液洗胃，10～20克活性炭灌胃，用硫酸镁导泻或灌肠，从中毒昏迷到清醒一般约10～30小时，故应注意补液、吸氧、抗休克及抗呼吸循环衰竭，大多预后较好，可完全恢复。

第十章 润下

火麻仁

（大麻仁、白麻子、冬麻子、火麻子、麻仁）

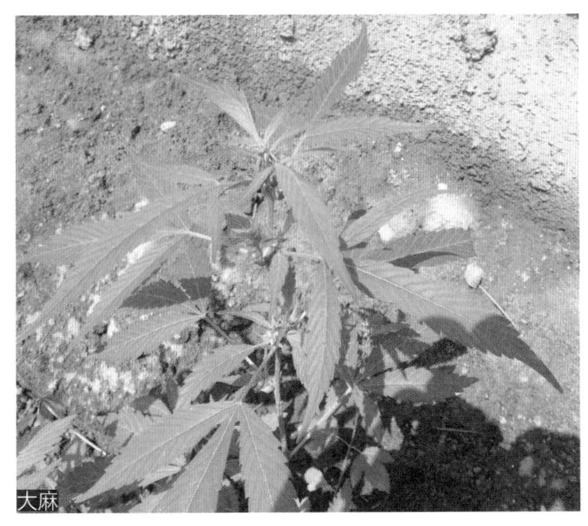
大麻

【药物来源】桑科植物大麻〔*Cannabis sativa* L.〕的干燥成熟果实。

【植物特征】一年生草本，高0.8～2.8m。茎直立，有槽，外被短柔毛，上部有分枝。掌状复叶，柄长5～14cm；茎上部叶互生，茎下部叶对生；小叶3～11枚，无柄；叶片草质，披针形，长6～12cm，宽0.8～2cm，先端长尖，基部楔形，边缘有粗锯齿，上面深绿色，下面绿色，被白色毡毛。圆锥花序生枝顶或叶腋，花单性，雌雄异株；雌花丛生叶腋，每朵花外有1片卵形苞片，花被1，雌蕊1；雄花呈疏散圆锥花序，花被5，覆瓦状，长卵形，雄蕊5。瘦果卵圆形而扁，灰褐色，有细网纹，外包黄褐色宿存苞片。花期夏季，果期夏、秋季，北方较晚。

【生长分布】大多栽培。分布于我国各地。

【采收加工】秋、冬季果实成熟时，晒干，打下果实，除去果壳。

【药理作用】

①降压作用：青年服火麻仁乳剂4周，血压降至正常水平，继续给维持量5～6周，血压稳定，且无不良反应。

②对消化系统的影响：本品能刺激肠黏膜使肠液分泌增多，蠕动增加，减少大肠对水分吸收，故有泻下作用。

③毒理：火麻仁含脂肪、毒蕈素、胆碱等，食入大量（60～120克），可致中毒，多在食后1～2小时内发病，中毒症状为恶心、呕吐、腹泻、四肢麻木、哭闹、失去定向力、抽风、昏迷、瞳孔散大等。火麻仁的果皮中可能含有麻醉性树脂成分，因此，加工火麻仁时应将果皮除净，以防中毒。

【性味归经】甘，平。入脾、胃、大肠三经。

【功能主治】润肠通便，通淋，祛瘀。用于肠燥便秘，热淋，石淋，月经不调。

【配伍应用】

火麻仁-黑芝麻 两药均为润燥之品。火麻仁润燥滑肠；黑芝麻润燥补虚。两药相配，则能补虚润燥，滑肠通便。用于津亏便秘等证。

火麻仁-梗通草 火麻仁滑利下行，走而不守，不仅通肠且可通淋；梗通草降泄而滑利，专行水道，泄热通淋。两药配伍，则能泄热，利水，通淋。用于石淋、热淋等证。

火麻仁-火炭母根 两药都有行血祛瘀，通心脉作用。火麻仁能滑利血脉，血脉通利，积血则消；火炭母根善补心气，气为血帅，气行血行，能益气行血。两药相配，则能益气通脉，行血祛瘀。用于气虚夹瘀一类证，如冠心病、静脉血栓等。

【单方验方】

①体虚便秘：火麻仁12克，当归9克，肉苁蓉15克，水煎服（《新疆中草药》）。

②习惯性便秘：火麻仁12克，瓜蒌、郁李仁、杏仁各9克，枳实6克，水煎服（《河北中草药》）。

③习惯性便秘数日大便不解：火麻仁20克，大黄6克，枳实、厚朴各8克，水煎服（《袖珍中草药彩色图谱》）。

④心阴心阳具虚，脉结代，心动悸：炙甘草15克，人参9克，地黄30克，阿胶12克，火麻仁15克，麦冬9克，桂枝9克，大枣12克，生姜9克，水酒各半煎服（《中医治法与方剂》）。

【用法用量】内服：煎汤，9～15克；或研末入丸、散。外用：捣敷。

【注意事项】

①幼嫩果穗“麻蕡”详见“祛风湿”章；茎皮“麻皮”及根“麻根”详见“活血化瘀”章，叶“麻叶”详见“止咳平喘”章。

②中毒的抢救：中毒时间短，应立即用1:2000高锰酸钾溶液，3%～5%鞣酸溶液或5%活性炭混悬液或浓茶洗胃。无腹泻者，于洗胃完毕后，可口服蓖麻油30～60毫升或服硫酸镁30克导泻，使毒物尽快排出体外。如中毒时间超过8小时，可用0.9%氯化钠注射液进行高位结肠灌洗。在催吐、洗胃的同时应维持水电解质平衡，应合理地补液或输血。发生急性中毒性肝病，中毒性心肌病时，应早期给予氢化可的松类

激素治疗。同时给予保肝、抗菌等治疗。

蜀葵花

（棋盘花、水芙蓉、栽秧花、端午花、饽饽花、一丈红）

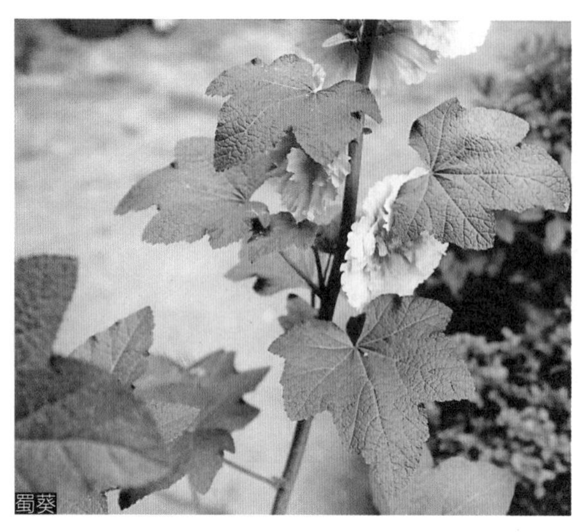

【药物来源】锦葵科植物蜀葵〔*Althaea rosea*（L.）Cav.〕的花朵。

【植物特征】二年生草本，高1.3～2.5m，全株被星状毛。茎直立，圆柱形，白绿色，不分枝，老时下部木质化。叶互生，叶柄长2～13cm；叶片近圆形，长、宽约5～12cm，先端钝，基部心形，边5～7浅裂，边缘有粗锯齿，上面暗绿色，粗糙，下面绿色，叶脉明显。花腋生，具短梗，通常数朵簇生；小苞片6～8枚，下部连合；萼钟形，5裂，裂片三角形；花冠直径6～10cm，有红色、淡红色、粉红色、紫色、白色，花瓣5枚，近倒卵形，先端有不规则裂；雄蕊多数；子房多室，花柱上部分裂。果扁圆形。种子近肾形。花期春、夏季。

【生长分布】栽培。分布于我国绝大多数地区。

【采收加工】春、夏季采集，晒干。

【性味归经】甘，寒。入脾、胃、肾三经。

【功能主治】润肠通便，清热利尿，凉血解毒。用于大便燥结，小便不利，痢疾，膀胱癌，带下，吐血，血崩，疟疾。

【配伍应用】

蜀葵花-黑芝麻　蜀葵花甘、寒，清热润肠通便，治大肠燥热，便秘便难；黑芝麻甘、平，补肝肾，润五脏，治肝肾不足之眩晕，肠燥便秘。两药配伍，共奏滋养精血，清热润燥，滑肠通便之功。用于血虚津乏，肠道燥热，大便秘结等症。

蜀葵花-笔仔草　两药都有清热利尿作用。蜀葵花并泄血热；笔仔草兼通淋。两药配伍，清热利尿作用较强，又具凉血，通淋之功。用于湿热所致小便不利、热淋、血淋等证。

蜀葵花-白花蛇舌草　两药性寒，善行下焦，都有清热解毒作用。蜀葵花并能凉血，利尿；白花蛇舌草兼清热利湿。两药配伍，共奏凉血解毒，清热利湿，利尿通淋之功。用于痢疾、热淋、血淋、尿血、妇女带多等。

【单方验方】

①治二便关格，胀闷欲死：蜀葵花一两（捣烂），麝香半钱。水一大盏，煎服，根亦可用（《本草纲目》）。

②治妇人带下，脐腹冷痛，面色萎黄，日渐虚损：蜀葵花（白）五两。阴干，捣细罗为散，每于食前，以温酒调下二钱。如赤带下，赤用赤花（《太平圣惠方》）。

③治痎疟及邪热：蜀葵花白者。阴干，为末服之（《本草图经》）。

④治鼻面酒皶及汗黯：蜀葵花一合，研细，腊月脂调敷，每夜用之（《仁存堂经验方》）。

【用法用量】内服：煎汤，6～9克；或研末入丸、散。外用：研末调抹。

【注意事项】根"蜀葵根"详见"清热凉血"章。

蕨

（蕨菜、龙头菜、山凤尾、荒地蕨、三叉蕨、如意菜）

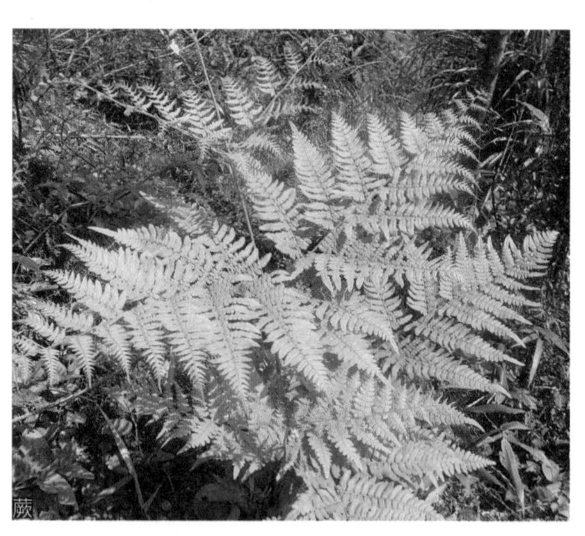

【药物来源】凤尾蕨科植物蕨〔*Pteridium aquilinum*（L.）Kuhn var.*latiusculum*（DeSv）Underw.〕的嫩芽或幼叶。

【植物特征】多年生草本，高30～90cm。根状茎横走，弯曲，粗壮，有须根，被棕褐色鳞片。叶柄疏生，直立，有纵槽，黄色，老时褐色，长20～70cm；三回羽状复叶，叶片革质，呈三角形，长30～90cm，宽25～55cm；下部羽片互生，披针形，中、上部对生，不分裂；先端呈剑状，披针形，羽片两侧有羽状深裂或浅裂，小羽片条状矩圆形，上部小羽片裂齿状，长0.5～2cm，宽3～4mm，中、上部小羽片全缘，下部有浅齿裂，上面光泽，绿色，下面浅绿色，叶脉明显，密接。孢子囊群线形连接，沿小羽片边缘着生，有囊群盖。

【生长分布】生于山坡、草地、小灌丛、墓穴。分布于我国大部分地区。

【采收加工】春季采摘，鲜用或沸水烫过，晒干。

【性味归经】甘，寒。入脾经。

【功能主治】清热滑肠，降气化痰。用于大便秘结，湿热痢疾，脱肛，痰热咳嗽，高血压。

【配伍应用】

蕨-猪五花肉 蕨甘、寒，清润，清热滑肠；猪五花肉甘、咸，滋阴，增液润燥。两者相配，则能滋阴润燥，滑肠通便。用于阴血亏损，大肠燥热，大便秘结、排泄艰难等症。

蕨-桑白皮 蕨能清热降气化痰，兼滑肠通便；桑白皮能清热泻肺，消痰平喘，并能利尿。两药配伍，相须为用，共奏清肺化痰，止咳平喘，通利二便之功。用于痰热壅肺，所致咳嗽痰多，或哮喘气急、便秘等。

【单方验方】

①老年津血不足，肠燥便秘：蕨15克，木耳6克。水浸泡切段，100克瘦猪肉，切片，用湿淀粉拌匀，入油锅，加佐料炒食，经常食用（《百蔬治百病》）。

②用于肠风热毒：蕨焙为末，每服2钱，米饮下（《太平圣惠方》）。

③治高血压，头昏失眠：蕨15克，水煎服；或用油盐炒熟，当菜吃（《河北中草药》）。

④治慢性风湿性关节炎，关节热痛：蕨15克，水煎服（《河北中草药》）。

【用法用量】内服：煎汤，9～15克（鲜品60～90克）；或炒肉；或炖肉。

【注意事项】根“蕨根”详见“利尿渗湿”章。

第十一章　祛风湿

八角枫

（木八角、五角枫、华瓜木、瓜木、白金条、猪耳桐）

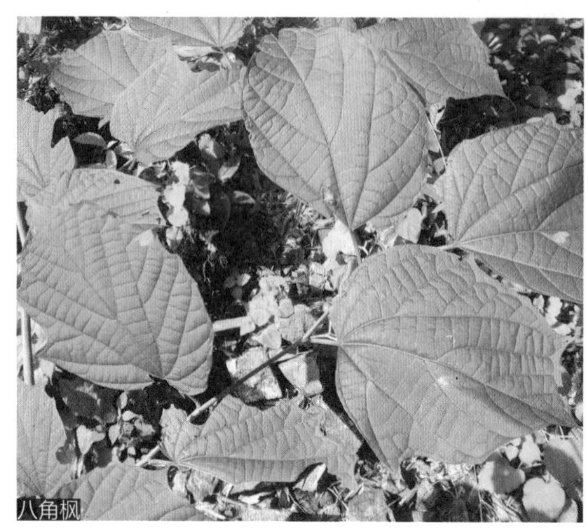

八角枫

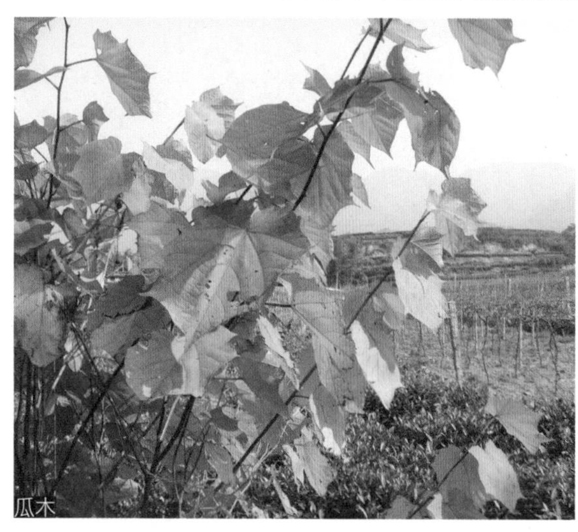

瓜木

【药物来源】八角枫科植物八角枫〔*Alangium chinense*（Lour.）Harms〕或瓜木〔*Alangium platanif olium*（Sieb. et Zucc.）Harms〕的根或须根及茎皮。

①八角枫：落叶灌木或乔木，高3～5m。树干直立，圆柱形，外皮平滑，灰褐色，有分枝。叶互生，有柄；叶片卵形或圆形，长8～19cm，宽5～13cm，先端长尖，基部平截或偏斜，边缘有3～5浅裂或波状，先端或边角有尾尖，上面深绿色，下面绿色，叶脉明显，幼叶叶脉有短柔毛。聚伞花序，腋生，小花多数；苞片1，线形；萼圆筒状，先端6～8齿裂；花瓣6～8枚，白色，线形，长8～12mm，上部反卷；雄蕊多数；雌蕊1，子房下位，2室，柱头2～4裂。核果卵形，长约1cm，黑色。

②瓜木：形态与八角枫基本相似。不同点，叶近圆形，偏小，长7～17cm，宽6～13cm，先端渐尖，基部微心形，边缘3～5浅裂；花聚伞花序，小花1～7朵，芳香，萼片6～7；花瓣6～7，黄白色或黄色，长2.5～3.5cm，上部反卷。核果长0.9～1.3cm。两品种花期果期相同，花期夏季，果期秋、冬季。

【生长分布】生于林中、林缘、灌丛。分布于我国大部分地区。

【采收加工】四季可采，挖根及须根，洗净，切片，晒干；须根洗净，晒干。

【性味归经】辛，温，有毒。入心、肝二经。

【功能主治】祛风除湿，舒筋活络，散瘀止痛。用于风湿性关节炎，风湿骨痛，肢体麻木，精神分裂症，心力衰竭，跌打损伤。

【配伍应用】

八角枫-九龙根　两药都有祛风除湿作用。八角枫辛、温，辛散温通，舒筋止痛；九龙根甘、苦、温，甘温益脾，苦温能散寒燥湿。两药配伍，则能祛风除湿，温脾散寒，舒筋止痛。用于风寒湿痹之关节疼痛。

八角枫-钩藤根　八角枫能舒筋活络，散瘀止痛；钩藤根清热镇痉，舒筋止痛。两药配伍，则能活血散瘀，舒筋定痛。用于跌仆、闪挫、暴力撞击、强扭或牵拉所致“伤筋”、疼痛、瘀肿、功能障碍等症。

八角枫-青皮　八角枫辛、温，能散瘀止痛；青皮苦辛温，能破气消滞。两药配伍，走气入血，共收破气消滞，散瘀止痛之功。对过于负重、强忍屏气之“内伤气滞”，如痛有定处、呼吸、咳嗽牵掣作痛或转侧不利等症有效。

【单方验方】

①四肢寒痹：香樟根20克，八角枫12克，火麻根20克，大山羊根20克。将药物煎服，一日数次（《中国民间草药方》）。

②四肢湿痹：棕树根20克，八角枫20克，蜘蛛香20克，牛膝根30克。将药物研细末，熬炼成膏剂，外敷贴患处（《中国民间草药方》）。

③用于风湿麻木：八角枫，男用7.5克，女用4.5克。泡酒180毫升，每次服药酒15毫升（《贵阳民间药草》）。

④治鹤膝风：八角枫15克，松节9克，红、白牛膝各9克。切细，加烧酒500毫升浸泡。每服药酒15毫升，常服（《贵阳民间药草》）。

⑤治劳伤腰痛：八角枫6克，牛膝（醋炒）30克，生杜仲30克，酒水各180毫升，煎服（《贵阳民间药草》）。

⑥治跌打损伤：八角枫干根6克，算盘子根皮15克，刺五加30克，泡酒服（《贵州草药》）。

⑦精神分裂症：八角枫须状根粉，每次1.5～2克（切勿过量）。每日3次（《全国中药汇编》）。

【用法用量】内服：煎汤，须根1～2克；根3～6克；或泡酒、研末。外用：捣敷，或熬膏敷，或研末调敷。

【注意事项】本品有毒，内服应小剂量开始，至患者出现不同程度软弱无力，疲倦感觉为度。服药过程若出现头昏、眩晕、视物放双，烦躁不安即是中毒，应立即停药，采取解毒措施或送医院。急救处理：洗胃，吸氧，内服白萝卜水煎液，肌内注射“二甲弗林”。

入地金牛

（两面针、乌不踏、山胡椒、金牛公、猪椒、上山虎）

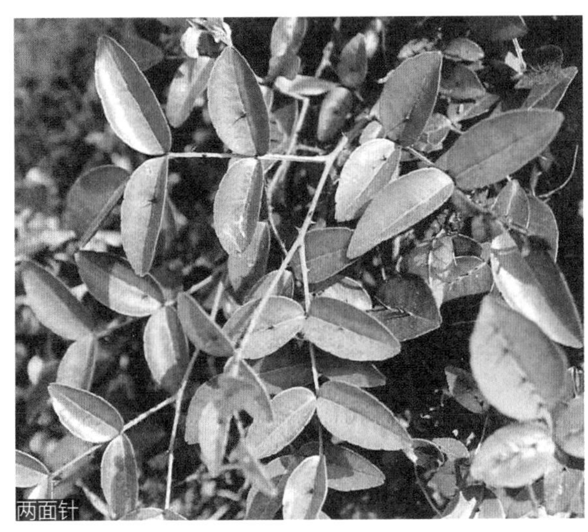
两面针

【药物来源】芸香科植物两面针〔*Zanthoxylum nitidum*（Roxb.）DC.〕的带根全草。

【植物特征】藤本灌木，长2～4m。根外皮淡黄色。茎蔓性，圆柱形，深绿色，分枝披散，老茎有皮孔，幼枝、叶柄、叶轴及小叶中脉上、下均有尖锐钩状刺。单数羽状复叶互生，有长柄；羽叶3～11枚，除先端单生外作对生，具短柄；羽片革质，卵形或卵状矩圆形，长4～7cm，宽2～3cm，先端钝或钝尖或短尖，基部圆形或楔形，边缘疏生钝齿或微波状，上面深绿色，光泽，下面绿色。伞房状圆锥花序腋生，长达5cm；花小，白色，单性；萼片4，卵状三角形；花瓣4，矩圆状卵形；雄蕊4，长于花瓣。蓇葖果成熟时紫红色。种子黑色，光亮。花期春季，果期秋、冬季。

【生长分布】生于山野坡地、路旁、灌丛。分布于我国华南、华中、西南及台湾等地区。

【采收加工】全年可挖，洗净，切片，晒干。

【性味归经】辛、苦，温，有小毒。入肝、心二经。

【功能主治】祛风活络，散瘀止痛，消肿解毒。用于风湿关节痛，跌打肿痛，腰肌劳损，牙痛，瘰疬，胃痛，胃肠绞痛，肠蛔虫，血吸虫尾蚴性皮炎，感冒头痛。

【配伍应用】

入地金牛-阿利藤　两药均味辛、苦，性温；入地金牛祛风活络，且止痛；阿利藤祛风除湿，并通络。两药配伍，辛散，苦燥，温通，共收祛风除湿，温经散寒，活络止痛之功。用于风寒湿痹所致关节、筋骨痛等。

入地金牛-矮茎朱砂根　入地金牛能散瘀止痛；矮茎朱砂根可活血消肿。两药配伍，相辅相成，共奏活血散瘀，消肿止痛之功。用于跌打损伤，瘀滞肿痛等。

入地金牛-东风菜根　两药都有消肿，解毒，止痛作用。但入地金牛重在消肿止痛；而东风菜根偏重解毒消肿。两药配伍，相辅相成，大增解毒，消肿，止痛之功。用于肿毒初起、毒蛇咬伤等。

【单方验方】

①关节痛：入地金牛、威灵仙、薜荔藤、葡萄藤、琴叶榕根各15克，鸡矢藤、五加皮各9克，水煎，加适量米酒服。加减法：痛在腰背加南蛇藤根、狗脊各15克；痛在上肢加桑寄生15克；有红肿者加防己9克，柘树根15克（《福建中草药处方》）。

②寒湿腰痛重着，休息不减轻，阴雨天加重：入地金牛30克，肖梵天花根60克，水煎服（《福建中草药处方》）。

③用于风湿骨痛：入地金牛9克，鸡蛋一个，水煎服（《陆川本草》）。

④止牙痛：入地金牛9～15克，水煎服；或研成粉1.5克，水冲服（《常用中草手册》）。或入地金牛120克，了哥王30克，加入75%乙醇500毫升（浸），用棉花蘸药水塞入患处（《中草药新医疗法处方集》）。

⑤治喉闭，水饮不入：入地金牛，擂烂，用黄糖煮，做成弹子，含化（《本草求原》）。

⑥慢性扁桃体炎：入地金牛9克，算盘子、小毛毡苔各15克，甘草3克，水煎服（《青草药彩色图谱》）。

⑦慢性胃炎：入地金牛、十大功劳各15～21克，水煎服（《福建中草药处方》）。

⑧胃及十二指肠溃疡：入地金牛9克，马兰根、金豆根各15克，水煎服（《青草药彩色图谱》）。

⑨肋间神经痛：入地金牛、土丁桂各15克，盐肤木、黄皮根各30克，水煎服（《福建中草药处方》）。

⑩疝气：入地金牛、鹅掌金星各30克，小茴香6克，荔枝干7枚，水煎或酒水煎服（《福建中草药处方》）。

⑪跌打损伤：鲜入地金牛30克，鲜朱砂根15克，猪脚1只，酒、水各半炖服（《青草药彩色图谱》）。

⑫治蛇咬伤：鲜入地金牛30克，水煎服；另用鲜根酒磨外敷。或二入地金牛皮研末，每次9克，开水送服；另取末调

米泔水外敷（《福建中草药》）。

【用法用量】内服：煎汤；6~9克；研末或酒浸。外用：捣敷，或煎洗，或磨酒抹，或研末调敷。

【注意事项】本品有小毒，不宜大量、长期服用，以免伤肝。

七叶莲

（七叶藤、七加皮、汉桃叶、狗脚蹄、七叶烂、手树、小叶鸭脚木）

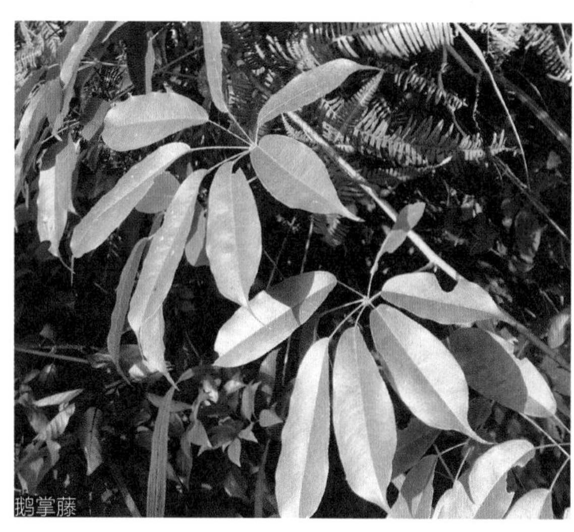

鹅掌藤

【药物来源】五加科植物鹅掌藤〔*Schefflera arboricola* Hay.〕的根及藤茎。

【植物特征】常绿蔓性藤本灌木，长1.5~3.5m。茎圆柱形，有细纵纹，绿色或黄绿色，光滑。叶互生，总柄长6~10cm；掌状复叶，小叶5~7枚，具柄，小叶片长椭圆形，革质，长10~18cm，宽3~5cm，先端钝或尾尖，基部近圆形，全缘，上面绿色，光泽，下面浅绿色，脉络网状。总状圆锥花序生茎顶，由多数伞形花序组成；萼淡绿色，5浅齿裂；花瓣青白色，5片，卵形；雄蕊5。浆果近球形，熟时橙黄色。花期夏季，果期夏、秋季。

【生长分布】生于山坡、路旁、灌丛、疏林。分布于我国华南、西南及台湾等地区。

【采收加工】四季可采，切片或切段，晒干。

【性味归经】苦、甘，温。入心、肝、脾三经。

【功能主治】祛风除湿，活血止痛，疏肝理气，解痉舒筋。用于风湿关节痛，骨痛，胃痛，胆痛，神经性头痛，三叉神经痛，跌打损伤，骨折。

【配伍应用】

七叶莲-五加根 两药均有祛风除湿功效。七叶莲并舒筋止痛；五加根尚能温经散寒。两药配伍，祛风除湿功效提高，又具温经，活络，止痛作用。对风寒湿邪侵犯肢节，络脉痹阻，关节久痛不愈尤宜。若配与桑寄生、地锦，疗效更好。

七叶莲-八角枫 七叶莲能活血通络止痛；八角枫可散瘀消肿止痛。两药配伍，一通一消，可收活血散瘀，消肿止痛之全功。用于跌仆、闪挫“伤筋”所致瘀肿、疼痛等症。

七叶莲-小金钱草 七叶莲可疏肝理气，活络止痛；小金钱草能清热解毒，利胆退黄。两药配伍，既能疏肝活络，消胀止痛，又具解毒除湿，利胆泄热之功。可治湿热郁滞肝胆，气机失疏，胃失和降，所致胁痛、呕吐、甚或发热、黄疸等症。配与茵陈蒿、郁金、半夏、虎杖，以增疗效。

七叶莲-钩藤根 两药善行经络，均有止痛功效。七叶莲乃解痉舒筋，活络止痛；钩藤根为清热镇痉，舒筋止痛。两药配伍，相辅相成，共奏舒筋活血，解痉止痛之功。用于久年头风头痛，如烦劳或情绪波动即发作或加重，反反复复，缠绵不愈等。

【单方验方】

①风湿关节痛，坐骨神经痛：七叶莲30克，大血藤20克，猪蹄1个，炖服（《畲族医药学》）。

②坐骨神经痛，风湿性关节炎：七叶莲15克，大血藤15克，苦刺根30克，楤木根15克，胡颓子根15克，水煎服（《福州市民间药草》）。

③胃痛：七叶莲15克，山鸡椒10克，水煎服（《畲族医药学》）。

④虚寒胃痛：七叶莲12克，高良姜4.5克，香附9克，水煎服（《福州市民间药草》）。

⑤跌打损伤：鲜七叶莲30克，鲜酢浆草30克，捣烂加米酒适量调敷患处（《畲族医药学》）；或七叶莲30~45克，煎加地瓜酒250毫升，炖服（《福州市民间药草》）。

【用法用量】内服：煎汤，9~21克。外用：捣敷。

九龙藤

（乌郎藤、乌藤、燕子尾、羊蹄叉、子燕藤、夜合草、飞扬藤）

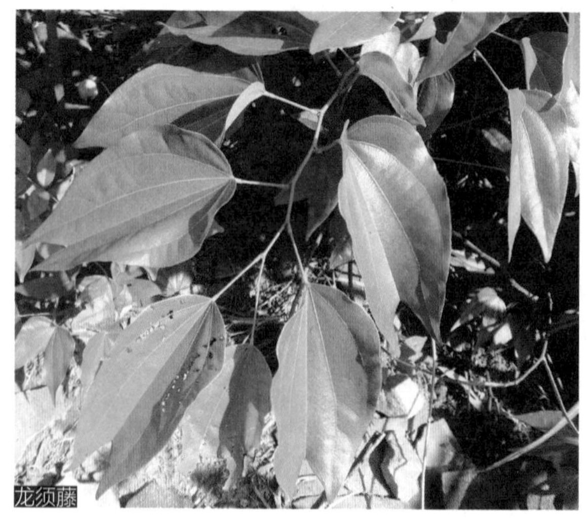

龙须藤

【药物来源】豆科植物龙须藤〔*Bauhinia championii*（Benth.）

Benth.〕的藤茎。

【植物特征】常绿木质藤本，长达数米。茎攀援状，圆柱形，棕褐色，多分枝，枝条披散，细枝有纵棱，光滑，幼枝绿色，被短柔毛，卷须一对或单个。叶互生，具柄；叶片半革质，卵形或近矩圆形，长3.5～10cm，宽2.5～8cm，先端通常呈燕尾状，或呈凹头，基部平截或微心形，全缘，上面暗绿色，光泽，下面绿色，被锈色短柔毛。总状花序生茎、枝顶或生叶腋；萼钟状，先端5裂，裂片长三角形，外被短毛；花瓣5，白色，长椭圆形，先端钝；雄蕊10，能育3；雌蕊1。荚果扁平，表面有网状纹，熟时褐色，开裂。种子扁平，黑色。花期夏、秋季。果期秋、冬季。

【生长分布】生于山坡、路旁、灌丛、林缘。分布于我国华南、华中、西南等地区。

【采收加工】全年可采，切片或切段，晒干。

【性味归经】苦，辛，平，无毒。入肝、肾二经。

【功能主治】祛风除湿，活血止痛。用于风湿关节痛，腰腿痛，胃痛，跌打损伤。

【配伍应用】

九龙藤-蒴藋 两药都有祛风，除湿，止痛作用。九龙藤苦辛平，偏于祛风活络止痛；而蒴藋甘酸温，长于除湿消肿止痛。两药配伍，祛风除湿，消肿止痛功效尤强。用于风寒湿痹，如关节疼痛、屈伸不利等症。

九龙藤-小罗伞 九龙藤能活血止痛；小罗伞可活血调经。两药配伍，相须为用，共奏活血祛瘀，调经止痛之功。用于跌打闪挫筋伤肿痛，或妇女瘀滞经痛等症。

【单验、验方】

①风湿关节痛：九龙藤、五指毛桃、山苍子根、千斤拔各15克，半枫荷、黑老虎各9克，水煎服（《全国中草药汇编》）；或九龙藤、骨碎补、南天竹各30克，酒水各半煎服（《青草药彩色图谱》）。

②治胃、十二指肠溃疡：九龙藤30～60克，两面针6～9克。水煎，每日一剂，分2～3次服（《中草药新医疗法处方集》）。

③痢疾：九龙藤30克，山芝麻60克，算盘子15克，水煎服（《青草药彩色图谱》）。

【用法用量】内服：煎汤，9～18克（鲜品30～60克）。

【注意事项】根“九龙根”详见本章；种子“过江龙子”能理气止痛，活血散瘀。在此点上，不再另述。

九龙根

（龙须藤根、九龙藤根）

【药物来源】豆科植物龙须藤〔*Bauhinia championii*（Benth.）Benth.〕的根。

【植物特征】详见本章“九龙藤”。

【生长分布】详见“九龙藤”。

【采收加工】秋、冬季采挖，洗净，切片，晒干。

【性味归经】甘、苦，温。入脾、肝二经。

【功能主治】祛风除湿，活血化瘀，行气止痛。用于风湿关节痛，跌打损伤，偏瘫，胃气痛。

【配伍应用】

九龙根-入地金牛 九龙根甘、苦、温，祛风除湿；入地金牛辛、苦、温，祛风活络。九龙根偏于除湿；入地金牛长于祛风活络。两药配伍，相互为用，共奏祛风除湿，温脾和胃，活络止痛之功。用于风寒湿痹寒湿重者，如关节疼痛、屈伸不利、遇寒加重等症。

九龙根-八角枫 两药都有活血，化瘀，止痛作用。但九龙藤偏于化瘀活血以消散；而八角枫长于通经活络而走窜。两药配伍，相辅相成，功效尤强。用于跌打损伤，瘀滞肿痛等症。

九龙根-香附 九龙根行气止痛，和脾理湿；香附疏肝理气，调经止痛。两药配伍，则能疏肝开郁，理湿和胃，行气止痛。用于肝气郁滞，木郁土壅，脘腹痞胀、嗳气呃逆、胸胁胀痛以及妇人痛经等症。

【单验验方】

①用于关节风痛：九龙根30～60克，水煎服。

②治偏瘫：九龙根30克，黄酒、猪肉共煮熟，吃猪肉喝汤。

③治小儿疳积：九龙根9～15克，水煎服（1～3方出自《浙江民间常用草药》）。

④治心胃气痛：干九龙根15克，水煎服（《广西中草药》）。

【用法用量】内服：煎汤，9～15克（鲜品30～60克）。

九里香根

（千里香根、满心香根、理香根、过山香根）

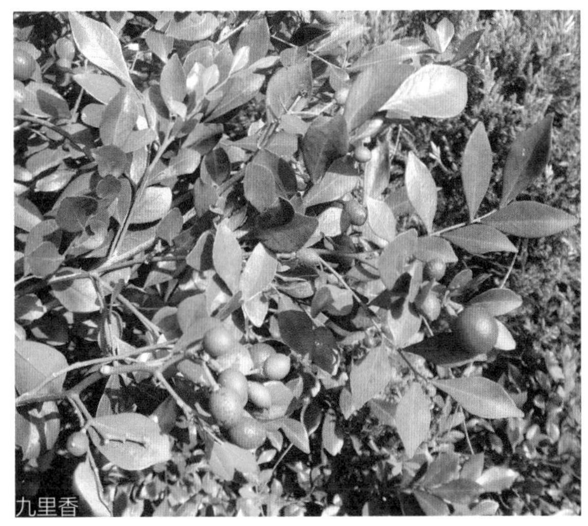
九里香

【药物来源】芸香科植物九里香〔*Murraya Paniculata*（L.）Jack.〕的根。

【植物特征】小乔木，可高达12m。树干直立，坚硬，多分枝，幼枝圆柱形，暗绿色。单数羽状复叶，长达13cm，具长柄；小叶3～9枚，互生，有短柄，叶片卵形、匙状倒卵形、椭圆形或近棱形，长2～6cm，宽1～2.5cm，先端钝或渐尖，基部宽楔形，全缘，上面绿色或深绿色，光泽，下面绿色，无毛。聚伞圆锥花序，顶生或腋生，花稀疏，芳香；萼片5，近三角形，长约2mm；花瓣5，白色，长圆形；雄蕊10；子房上位，花柱棒状，柱头头状。浆果卵形或球形，成熟红色。花期春季至秋季，果期秋、冬季。

【生长分布】生于山坡、疏林；或栽培。分布于我国华南、华东、华中、西南等地区。

【采收加工】秋、冬季采挖，洗净，切片，晒干。

【性味归经】辛，苦，温。入心、肝、肺三经。

【功能主治】祛风除湿，散瘀止痛。用于风湿关节痛，腰痛，牙痛，睾丸肿痛，跌打损伤，湿疹，疥癣。

【配伍应用】

九里香根-地锦　九里香根辛、苦、温，祛风除湿，并能止痛；地锦、甘、温，祛风止痛，且舒筋活络。两药配伍，则能祛风理湿，舒筋活络，温经止痛。常用于风寒湿痹之关节、筋骨疼痛等症。

九里香根-土牛膝　两药均有活血散瘀之功。九里香根又善于止痛，土牛膝又长于消肿。两药配伍，相得益彰，活血祛瘀，消肿止痛作用较强。用于跌打闪挫，瘀滞肿痛等症。

【单方验方】

①治腰骨酸痛：鲜九里香根15～30克，切碎和猪尾骨，水酒炖服（《闽南民间草药》）。

②慢性腰腿痛：鲜九里香根30克，续断9克，水煎服（《青草药彩色图谱》）。

③久年痛风：九里香干根15～30克，酒水煎服(《福建中草药》)。

④睾丸肿痛：鲜九里香根30～90克，和青壳鸭蛋一个，水酒炖服（《闽南民间草药》）。

⑤外伤血肿：九里香干根15克，半边莲干全草15克，酒水煎服，1日1剂；或九里香干根15克，白鹤藤15克，酒水煎服，1日1剂（《草药治骨伤》）。

⑥软组织损伤：九里香鲜根30克，火炭母鲜品30克，煎汤内服，1日1剂；另用九里香鲜叶适量，捣烂外敷患处，2日一换。或九里香鲜根30克，一点红鲜全草30克，水煎服，1日1剂（《草药治骨伤》）。

【用法用量】内服：煎汤，9～15克（鲜品30～60克）。

刀豆根

（大刀豆根）

【药物来源】豆科植物刀豆〔*Canavalia gladiata*（Jacq.）DC.〕的根。

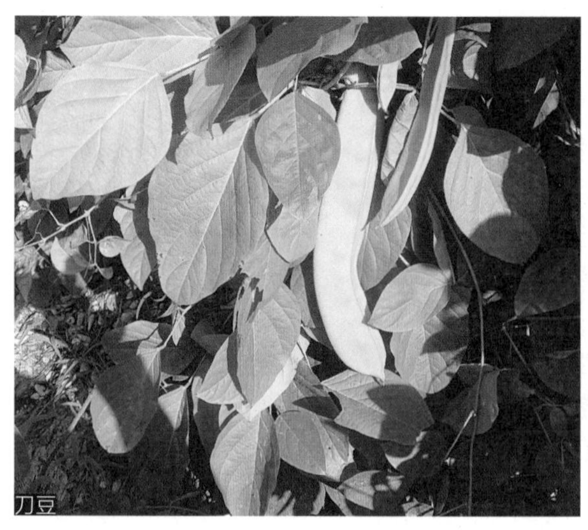

刀豆

【植物特征】详见“理气”章“刀豆”。

【生长分布】详见“刀豆”。

【采收加工】秋后采挖，洗净，晒干。

【性味归经】苦，温。入脾、胃二经。

【功能主治】祛风，行血，通经。用于头风，风湿腰痛，疝气，久痢，经闭，跌打损伤。

【配伍应用】

刀豆根-地锦　两药都能祛风，行血。但刀豆根重在祛风邪，兼行血；地锦偏于活血，并祛风邪，且能止痛。两药配伍，共收祛风活络，舒筋止痛之功。用于头风头痛，风湿关节、筋骨痛。若头风痛，配与全蝎粉、当归、钩藤根；风湿关节、筋骨痛，配与香花崖豆藤、五加根，以增疗效。

刀豆根-星宿菜　刀豆根能行血通经；星宿菜可活血散瘀且能调经。两药相须为用，则具行气活血，祛瘀通经之作用。对妇人血滞、血瘀之经闭以及痛经、月经后期，作用较好。

【单方验方】

①头痛：刀豆根30克，荷叶20克，红茶10克，甘草3克，将药物煎服，一日数次（《中国民间草药方》）；或刀豆根15克，加黄酒30毫升，再加适量清水煎服（《常见病验方研究参考资料》）。

②用于风湿性腰痛：刀豆根30克，水酒各半煎服(《江西草药》)。

③治跌打损伤：大刀豆根、火麻梗各等量，烧灰泡酒，每次服一杯，内服外搽（《重庆草药》）；或刀豆根捣烂，酒蒸敷患处（《陆川本草》）。

④治阴囊疝气：刀豆根60克，糯米30克，黑豆一杯，芝麻9克，白果9克去心，装猪膀胱内炖熟食（《食物与治病》）。

⑤治肾虚腰痛：刀豆根30克，水煎去渣，将药与糯米适量炖服，每日一次（《江西草药》）。

【用法用量】内服：煎汤，9～15克；或研末或烧灰存性。外用：捣敷。

三楞草

（三轮草、三方草、见骨草、四方草、野席草）

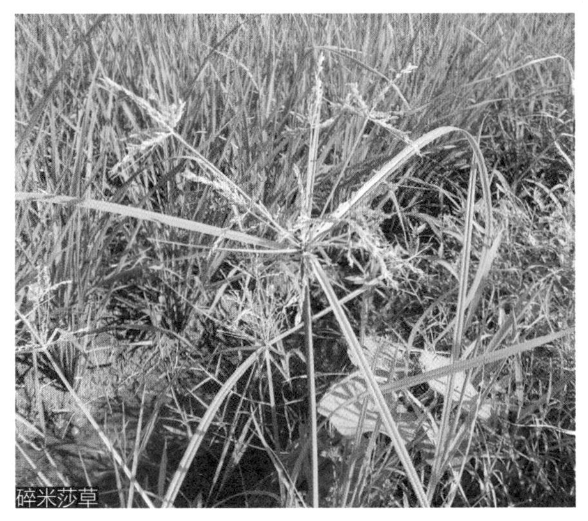
碎米莎草

【药物来源】莎草科植物碎米莎草〔*Cyperus iria* L.〕的带根全草。

【植物特征】一年生草本，高15～80cm。无根状茎，多须根。秆多丛生，直立，扁三棱形，上部绿色，下部白绿色。叶片线形，宽约2～5mm，短于茎；叶鞘红棕色。聚伞圆锥花序生秆顶，由多数穗状花序组成；叶状苞片3～5枚，绿色，有些长于花序，每一穗状花序，具小穗5～22个，排列不规则，长4～10mm，每小穗具花6～22朵；雄蕊3，花柱短，柱头3。小坚果倒卵形，或椭圆形，或二棱形，褐色。花期夏、秋季，果期秋、冬季。

【生长分布】生于田间或路旁阴湿处。分布于我国大部分地区。

【采收加工】夏、秋季采收，切段，鲜用或晒干。

【性味归经】辛，平。入肝、肾二经。

【功能主治】祛风除湿，调经利水。用于风湿关节痛、筋骨痛，月经不调，痛经，经闭，跌打损伤，尿路结石。

【配伍应用】

三楞草-木通根 三楞草味辛、性平，具祛风利湿作用；木通根味苦性平，有祛风与利尿功效。两药配伍，相须为用，则具祛风活络，利湿消肿之效能。用于风湿痹湿邪偏重之关节肿痛、重着、屈伸不能等症。

三楞草-益母草 三楞草能调经与利水；益母草能活血调经。两药配伍，血行水行，共收活血调经，利水除湿之功。用于妇人湿邪壅滞，冲任经气不利，血海不能满溢，月经不能应期而至，致月经后期、经闭，或伴尿短少、腹满、形胖等症。

【用法用量】内服：煎汤，15～30克。

三角风

（异叶地锦、吊岩风、小叶红藤、爬山虎、上木三叉虎、上竹龙）

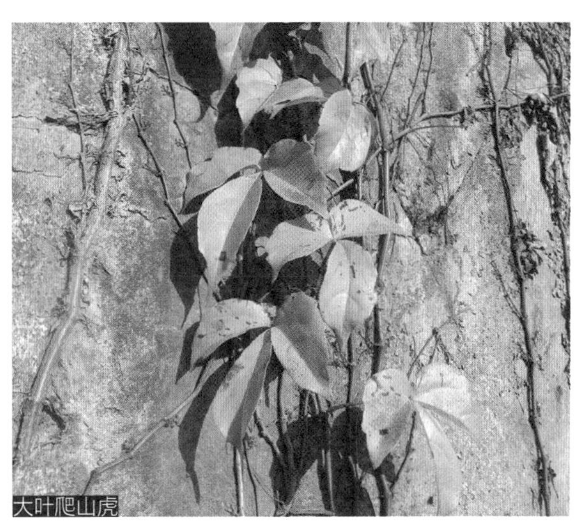
大叶爬山虎

【药物来源】葡萄科植物大叶爬山虎〔*Parthenocissus heterophylla*（Bl.）Merr.〕的根及茎。

【植物特征】落叶藤本灌木，长达数米。茎匍匐，而多分枝，有短卷须，须端扩大成具吸附性吸盘，吸附在石上或树上。叶通常二型；营养枝上叶为单叶互生，较小，具柄，叶片心状倒卵形或倒阔卵形，长2～4cm，先端急尖，或渐尖，或短尾尖，边缘有疏锯齿；花枝上叶通常三出复叶，具长柄，小叶具短柄，叶片厚纸质，斜卵形，中间叶片长卵形，长5～9cm，宽2～5cm，先端渐尖，基部偏斜，边缘有不规则的锯齿，两面无毛。聚伞花序，生茎顶端叶腋，多分枝，有长序梗；小花黄绿色，长约3mm；子房卵形。浆果熟时黑色，径约6mm，被白粉。花期夏季，果期秋、冬季。

【生长分布】生于山坡、路旁、岩石上或树干上；有栽培。分布于我国南方各地区。

【采收加工】全年可采，洗净，切片或切段晒干。

【性味归经】苦，温。入脾、肾二经。

【功能主治】祛风除湿，活络止痛，解毒。用于风湿关节痛，偏头痛，腰痛，疮毒。

【配伍应用】

三角风-穿山龙 三角风味苦、性温，祛风除湿，活络止痛；穿山龙味苦、性平，祛风止痛，舒筋活络。两药配伍，共呈祛风除湿，活血通络，舒筋止痛之功。用于风湿痹之关节痛、筋骨痛等症。

三角风-钩藤根 三角风能活络止痛，且祛风邪；钩藤根能清热镇痉，舒筋止痛。两药配伍，则能祛风活络，舒筋止痛。可用于风邪入络，筋脉挛急疼痛，如头痛、颈肩痛等症。若配与葛根、威灵仙、香花岩豆藤、天麻、全蝎末（吞），可大增疗效。

【单方验方】

①用于风湿性关节炎：三角风30克，石吊兰30克，炖猪脚爪连服3～4次（《浙江民间常用草药》）。

②治偏头痛：三角风30克，防风9克，川芎6克，水煎服，连服3～4剂（《浙江民间常用草药》）。

③接骨：三角风、倒触伞根（即白泡刺根）、白蜡树根皮各一把，拌苦酒糟，捣绒，炒热外包，酌情换药（《贵州民间药物》）。

④治疖毒、创伤：三角风根皮加苦参、野桑根等捣烂，拌和酒糟或黄酒，做成饼状，烘热敷患处（《浙江天目山药植志》）。

【用法用量】内服：煎汤，15～30克。外用：捣敷。

【注意事项】注意与“地锦”鉴别，详见“活血化瘀”章。

大血藤

（血藤、红藤、血陈根、山红藤、五花血通、菊花藤）

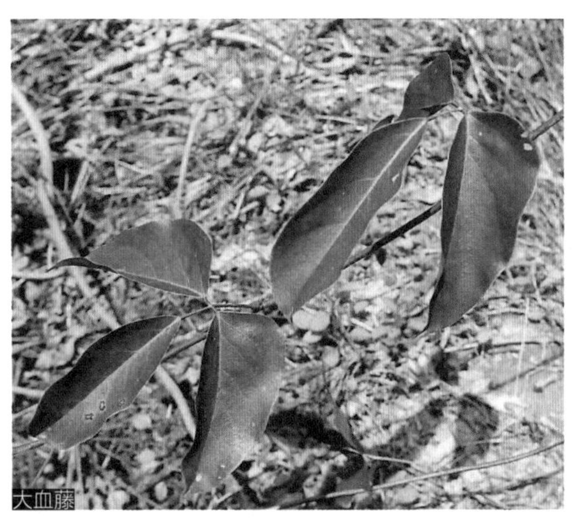
大血藤

【药物来源】木通科植物大血藤〔*Sargentodoxa cuneata* (Oliv.) Rehd.et Wils.〕的茎。

【植物特征】落叶攀援藤本灌木，长5～9m。茎圆柱形，老茎棕褐色，有纵纹，幼茎暗绿色。叶互生，三出复叶，叶柄长10～17cm，有一纵槽；小叶3枚，近无柄，中间小叶近棱形，侧小叶斜卵形，较大，长7～13cm，宽4～8cm，先端急尖，基部偏斜，全缘，上面暗绿色，下面绿色。总状花序，生老枝叶腋，序长8～12cm，下垂；花单性，雌雄异株；小花多数，黄色或黄绿色，芳香；雄花萼片6，花瓣6，雄蕊6，花丝极短；雌花花萼、花瓣与雄花同，雌蕊多数。浆果卵形，肉质，青黑色。种子黑色。花期春季，果期夏、秋季。

【生长分布】生于深山、疏林、林缘、山沟旁、灌丛。分布于我国华南、华中、西南等地区。

【采收加工】秋季采收，取老茎，去叶，切片，晒干。

【性味归经】苦，平。入肝、大肠二经。

【功能主治】祛风除湿，活血通经，解毒消肿。用于风湿性关节炎，腰腿痛，筋骨痛，经闭腹痛，跌打损伤，慢性阑尾炎。

【配伍应用】

大血藤-桑枝　大血藤祛风除湿，舒筋活络；桑枝祛风活络，通利关节。两药配伍，则有祛风除湿，活络除痹作用。用于风湿痹之关节、筋骨痛等症。

大血藤-香附　大血藤走血分，活血通经；香附专行气分，疏肝行气，调经止痛。两药配伍，相互为用，可奏疏肝理气，活血通经之功效。用于妇人肝郁血滞，所致经闭、痛经等症。

大血藤-大黄　大血藤能解毒消肿，并能活血；大黄可攻下通腑，泻热，祛瘀。两药配伍，则能攻下泻热，通腑祛瘀，排毒消肿。用于肠痈早期，气血壅滞，化热酿脓之时。配与虎杖、鬼针草、白花蛇舌草，以增强疗效。

【单方验方】

①风湿性关节炎：大血藤30克，五加皮、威灵仙藤叶各15克，水煎服，每日1剂（《全国中草药汇编》）。

②用于风湿腰腿痛：大血藤、牛膝各9克，青皮、长春七、朱砂七各6克，水煎服（《陕西中草药》）。

③治血虚经闭：大血藤15克，益母草9克，叶下红12克，香附6克，水煎，配红砂糖适量调服（《闽东本草》）。

④闭经：大血藤15克，益母草9克，一点红12克，香附6克，水煎，调红糖服（《福建中草药处方》）。

⑤急、慢性阑尾炎，阑尾脓肿：大血藤60克，紫花地丁30克，水煎服（《浙江民间常用草药》）。

⑥阑尾炎：大血藤30克，金银花15克，紫花地丁30克，甘草6克，水煎服，病重者加大黄9克；或大血藤18克，生大黄9克，生薏苡仁15克，桃仁9克，蒲公英12克，水煎服（《常见病验方研究参考资料》）。

⑦跌打损伤，筋骨疼痛：大血藤根30克，土牛膝20克，骨碎补12克，水煎去渣，加黄酒适量，分2次服（《中国民间百草良方》）。

⑧治小儿蛔虫腹痛：大血藤根研粉，每次吞服4.5克（《浙江中医杂志》）。

【用法用量】内服：煎汤，9～15克；或研末入丸、散。外用：捣敷。

大蓼子七

（蓼子七、冷骨风）

【药物来源】蓼科植物松林蓼〔*Polygonum pinetorum* Hemsl.〕的全草。

【植物特征】多年生草本，高30～80cm。根状茎细长，白

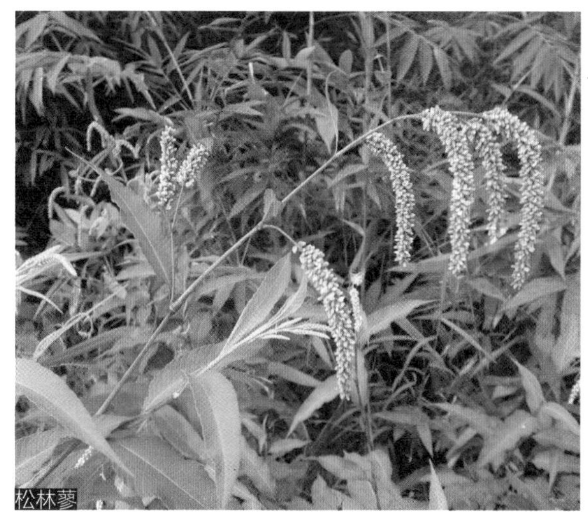

色。茎直立，圆柱形，带紫红色，节明显，上部有分枝。叶互生，具短柄，叶片草质，椭圆状披针形，长8～12cm，宽2～4cm，先端长渐尖，基部楔形，全缘或微波状，上面绿色，下面浅绿色，无毛；托叶鞘状，膜质，褐色，长达2cm，被稀短伏毛。圆锥花序，顶生，长6～10cm，序梗细长，小花多数，密集；苞片膜质；花被粉红色或白略带粉红色，5深裂，裂片近椭圆形，大小不等；雄蕊8；花柱3，柱头头状。果扁圆形。种子黑褐色，光泽，包于花被内。花期春、夏季，果期秋季。

【生长分布】生于路旁、田边、溪滩、荒野。分布于我国大部分地区。

【采集加工】夏季采收，洗净，切段，晒干。

【性　　味】辛，温。

【功能主治】祛风除湿，行气活血。用于风湿筋骨疼痛，产后瘀血腹痛，痛经，劳伤腰痛。

【配伍应用】

大蓼子七-牡荆根　大蓼子七味辛、性温，祛风除湿；牡荆根味苦辛、性温，解肌发表，祛风止痛。两药配伍，辛温行散，苦温燥湿，辛苦开降，可收解表散寒，祛风除湿，消痞和胃之功效。用于外感风寒湿邪，所致关节痛、头痛，以及风寒湿邪入腹之脘痞腹痛等。

大蓼子七-香附　大蓼子七能温通经脉，行气活血；香附能疏肝理气，调经止痛。两药配伍，则能疏肝开郁，温经活血，调经止痛。用于妇人情怀不遂，肝气郁结，气血不畅，冲任经气不利，致经行不畅、经闭、痛经等。

【用法用量】内服：煎汤，9～15克；或泡酒。外用：捣敷。

大母猪藤

（绿叶扁担藤、稀果野葡萄、野葡萄）

【药物来源】葡萄科植物大叶乌蔹莓〔*Cayratia oligocarpa* (Levl.et Vant.) Gagn.〕的根。

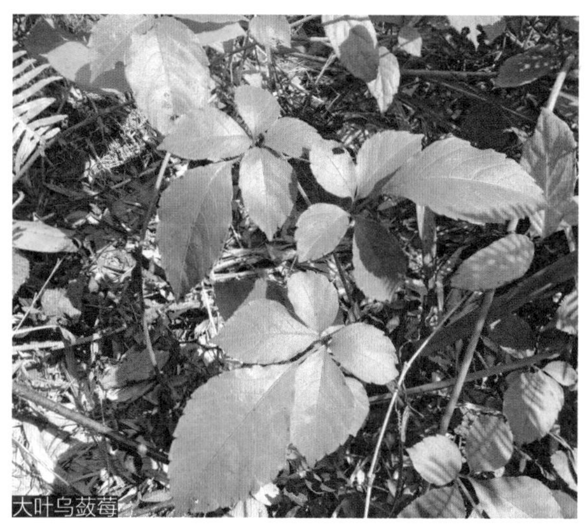

【植物特征】攀援藤本亚灌木，长1～2m。茎细，圆柱形，有纵槽，节明显，红色，幼枝有黄褐色短柔毛，具卷须，与叶对生，先端2分叉。鸟足状五出复叶互生，总柄长6～13cm；小叶具柄，叶片膜质，中间小叶最长、大，窄卵形，长5～15cm，宽2～4cm，先端渐尖，基部楔形或近圆形，边缘有钝齿，上面深绿色，无毛，下面绿色，疏生柔毛。伞房状聚伞花序生叶腋，有长梗，被疏短柔毛；花两性；花萼杯状；花瓣4，淡绿色；雄蕊4。浆果圆形，初生绿色，熟时紫黑色。花期夏季，果期秋、冬季。

【生长分布】生于山坡、路旁、林下，多攀援其他树上。分布于我国华南、华中、西南以及台湾等地区。

【采收加工】四季可挖，洗净，切片，晒干。

【性味归经】微苦，平。入心经。

【功能主治】祛风除湿，通经活络。用于风湿关节痛，牙痛，无名肿毒。

【配伍应用】

大母猪藤-小过江龙　大母猪藤祛风除湿；小过江龙祛风活络。两药配伍，相辅相成，祛风除湿，活络止痛作用较强。用于风湿痹之关节痛等症。配与威灵仙、桑枝、铁线草，以增疗效。

大母猪藤-朱砂根　大母猪藤能通经活络；朱砂根能散瘀活血。前者偏于通经络，祛瘀滞；后者长于散瘀血，消肿痛。两药配伍，相辅相成，共收活血祛瘀，消肿止痛之功。用于跌打闪挫，伤筋瘀滞肿痛等症。

【用法用量】内服：煎汤，30～60克；或浸酒或炖肉。外用：捣敷。

土千年健

（土千年剑、千年矮、乌饭树）

【药物来源】杜鹃花科植物乌鸦果〔*Vaccinium fragile*

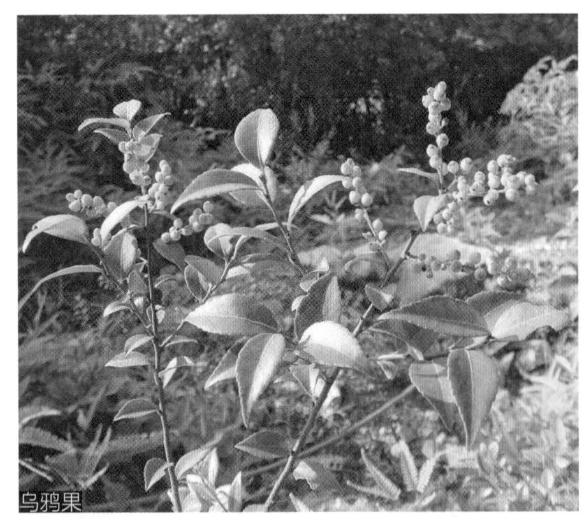

Franch.〕的根。

【植物特征】常绿小灌木，高30～50cm。根茎粗壮，坚硬，褐色，多分枝。茎直立，圆柱形，褐色，多分枝，细枝紫红色。叶互生，具短柄；叶片革质，椭圆形或长矩圆形，长1～2cm，宽0.5～1.2cm，先端渐尖，基部楔形，边缘有均匀尖锯齿，上面绿色，光泽，下面淡绿色。总状花序，顶生或腋生；花轴被柔毛，小花多数，具短梗；苞片2，卵形；花萼短钟状，浅红色，先端5裂；花冠白色，筒状，先端5裂；雄蕊10；雌蕊1，花柱单生，柱头头状。浆果圆形，直径3～5mm，初绿色，成熟紫黑色。种子多数。花期春、夏季，果期夏、秋季。

【生长分布】生于山坡疏灌丛、草丛。分布于我国华南、华中、西南等地区。

【采收加工】四季可挖，洗净，除须根，切段或切片，晒干。

【性味归经】酸，温。入肝经。

【功能主治】舒筋通络，活血止痛。用于风湿关节痛，腰痛，筋骨痛，胃痛，慢性腹泻，脱肛，白浊。

【配伍应用】

土千年健-地锦　土千年健味酸、性温，舒筋，通络，止痛；地锦味甘、性温，活血，祛风，止痛。两药配伍，酸能收敛，甘能缓急，温能通经散寒，共呈祛风活络，温经散寒，舒筋止痛之功。用于风寒湿痹，如筋骨痛、关节痛等症。

土千年健-大母猪藤　土千年健能活血止痛，且舒筋活络；大母猪藤能通经活络，并祛风湿。两药配伍，则有活血通络，舒筋止痛，祛风除湿功效。用于跌打闪挫，筋伤，肿痛、伸屈不能，以及风湿关节痛等症。

【单方验方】

①用于风湿性关节炎：土千年健，刀枪药各60克，泡酒服（《云南中草药》）。

②慢性腹泻：土千年健30克，勾儿茶20克，水煎服（《青草药彩色图谱》）。

③脱肛：土千年健40克，猪直肠1条，水炖服（《青草药彩色图谱》）。

④治蛔虫（痛）：土千年健研末，每次1.5克，开水送服（《云南中草药》）。

⑤牙痛：土千年健30克，鸡蛋1个，水煎服（《青草药彩色图谱》）。

【用法用量】内服：煎汤，12～30克；研末1～2克；或炖肉。

【注意事项】果实“乌饭子”，详见“安神”章。

小构树

（尖叶楮树、棉藤、葡蟠根）

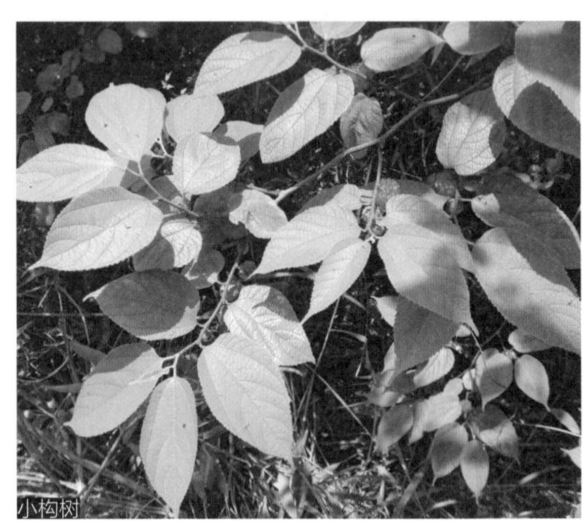

【药物来源】桑科植物小构树〔*Broussonetia Kazinoki* Sieb.〕的根或根皮。

【植物特征】落叶灌木，高1.5～3m，全株具白色乳汁。茎直立，圆柱形，皮浅褐色，多分枝。叶互生，叶柄长5～12mm；叶片卵状椭圆形，长8～15cm，宽4～7cm，先端长尖，基部圆形或心形或偏斜，边缘有粗锯齿，上面绿色，下面浅绿色。花腋生，单性花，雌雄同株；雄花为头状花序，花被4，淡绿色，雄蕊4；雌花，球形花序。花柱侧生。聚合果近圆形，肉质，直径5～8mm，成熟时红色。花期春季，果期夏季。

【生长分布】生于山坡、路旁、林缘、灌丛。分布于我国华南、华中、西南等地区。

【采集加工】秋、冬季采挖，洗净，切片，或剥取根皮，洗净，切段，晒干。

【性味归经】辛，平。入肝、肾、膀胱三经。

【功能主治】祛风利湿，活血消肿。用于风湿关节肿痛，跌打损伤，虚肿。

【配伍应用】

小构树-穿破石　两药都能祛风利湿。小构树味辛、性平，辛可散，偏于疏散风邪；穿破石味淡、微苦、性凉，淡可渗湿，苦泄热，重在清利湿热。两药配伍，则能祛风活络，清热利湿，消肿止痛。用于风湿热痹、湿热痹等证。

小构树-虎杖 小构树能活血，散瘀，消肿；虎杖可活血，散瘀，定痛。两药配伍，相得益彰，活血散瘀，消肿止痛功效更强。用于跌打闪挫，瘀滞肿痛等症。

【单方验方】

①跌打损伤：小构树、苦参根各30克，水煎冲酒，每天早晚饭前各服一次（《浙江天目山药植志》）。

②治虚弱浮肿：小构树30克，同煮稀饭一碗吃，每日一次，连用7天（《贵州民间方药集》）。

【用法用量】内服：煎汤，15～30克。外用：捣敷。

小过江龙

（小过山龙）

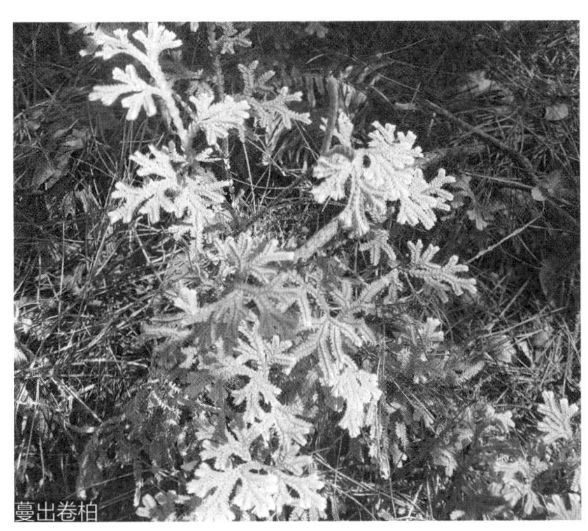

蔓出卷柏

【药物来源】卷柏科植物蔓出卷柏〔*Selaginella davidii* Franch.〕的全草。

【植物特征】多年生常绿草本。茎伏地，多回分枝，主茎明显，分枝处着地生纤细须根。叶有营养叶与孢子叶；营养叶生侧枝，二形；腹叶叶片长卵形，指向枝顶，先端渐尖或锐尖；背叶向两侧平展，叶片较大，长卵形，先端钝，基部斜心形，边缘有微齿；两面绿色。孢子叶生主茎，叶片卵状三角形，先端渐尖。孢子囊穗生小枝顶端，孢子囊圆形，孢子二形。

【生长分布】生于山坡、路旁、草丛，或石上阴湿处。分布于我国华南、西南、华中等地区。

【采收加工】夏、秋季采集洗净，切段，晒干。

【性味归经】苦、涩、微辛，性温。入肺、肾二经。

【功能主治】祛风除湿，舒筋活络。用于风湿关节痛，筋骨疼痛。

【配伍应用】

小过江龙-桑枝 两药都有祛风除湿作用。小过江龙尚能舒筋活络；桑枝擅长利关节。两药配伍，既能祛风除湿以祛邪，又能通利关节，舒筋止痛而缓解症状。用于风湿痹之关节、筋骨痛等。

小过江龙-钩藤根 小过江龙性温，能舒筋活络，而祛风邪；钩藤根性凉，能清热镇痉，舒筋止痛。两药配伍，凉温调和，可获祛风活络，舒筋止痛之功效。用于头痛、颈肩痛等。

【用法用量】内服：煎汤，6～12克。

【注意事项】注意与“翠羽草”鉴别，详见“利尿渗湿”章。

山木通

（大木通、蓑衣藤、万年藤、大叶光板力刚）

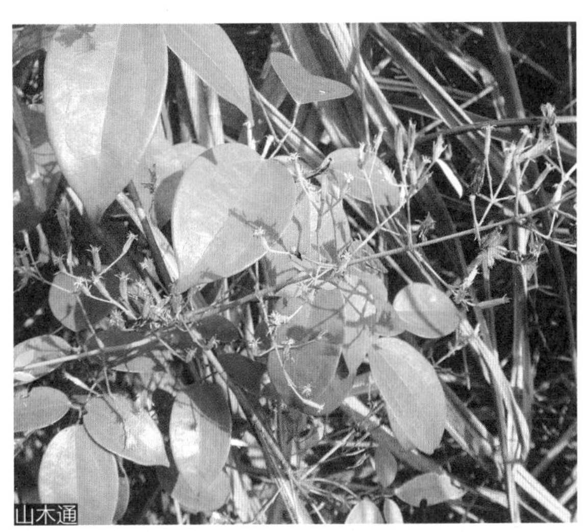

山木通

【药物来源】毛茛科植物山木通〔*Clematis finetiana* Levl.et Vant.〕的根、茎、叶。

【植物特征】攀援藤本灌木，长3～10m。茎多分枝，老茎红褐色，幼枝暗绿色，有纵纹。叶对生，叶柄长4～11cm，旋卷；三出复叶，小叶3枚，亦有单生，具短柄，小叶片革质，宽卵形或长卵形，长4～12cm，宽1.8～4cm，先端渐尖或急尖，基部微心形或近圆形，全缘。小花单生或数朵集成总状花序生叶腋；花梗长可达10cm；苞片线形，先端3齿裂；小苞片2，线形；花被4，白色，长1.5～2.5cm，线形，弯曲，边缘有细绒毛；雄蕊多数；雌蕊亦多。瘦果扁纺锤形，有羽状毛。花期夏季，果期秋季。

【生长分布】生于山坡、路旁、墓穴、灌丛、林缘。分布于我国华南、华中、西南以及台湾等地区。

【采收加工】根全年可采，洗净，切片；藤、茎、叶春、夏采集，晒干。

【性味归经】苦，温。入脾、胃、肝三经。

【功能主治】祛风除湿，活血止痛。用于风湿关节痛，胃痛，乳痈，骨刺梗喉。

【配伍应用】

山木通-八角枫　两药都有祛风除湿作用。山木通苦、温，偏于燥湿，且止痛；八角枫辛、温，重在祛风活络，并止痛。两药配伍，祛风除湿，舒筋止痛功效较强。用于风寒湿所致关节、筋骨、肌肉疼痛等症。

山木通-地锦　两药都有活血止痛作用。山木通乃舒筋活血止痛，地锦为活血通络止痛。两药配伍，相辅相成，作用尤强。用于跌打闪挫，伤筋疼痛以及风湿痹痛等证。

【单方验方】

①用于风湿性腰痛：山木通根15克，研末，猪腰子一对，剖开刮去白膜，药末放猪腰子内，菜叶包裹，煨熟服。忌盐。

②治各种骨梗喉：山木通根、砂糖、白酒各30克，水煎服。

③治跌打损伤：山木通茎叶（鲜）60克，茜草15克，水酒煎服，每日一剂（①～③方出自《江西草药》）。

【用法用量】内服：煎汤，6～9克；或研末。外用：捣敷。

【注意事项】注意与本章“川木通”鉴别。

山马蝗

（山蚂蝗、逢人打、扁草了）

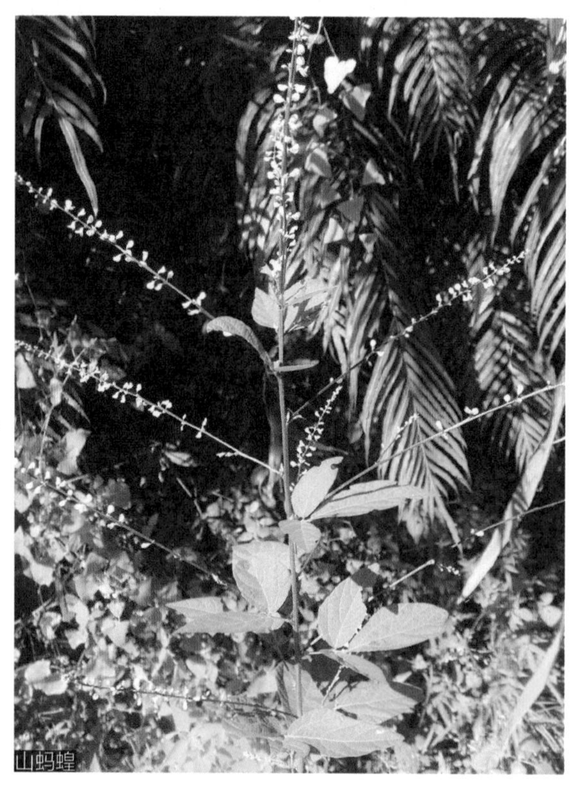

【药物来源】豆科植物山蚂蝗〔*Desmodium racemosum* Thunb.〕的全草或根。

【植物特征】落叶灌木，高0.5～1.2m。茎直立，圆柱状，褐色，幼枝深绿色。三出复叶互生，总叶柄长4～10cm；小叶3枚，顶端小叶偏长、大，具柄，叶片纸质，椭圆状菱形或长卵形，长4～11cm，宽1.7～3cm，先端渐尖或钝，基部楔形，全缘，上面暗绿色，下面绿色，近无毛或被疏毛。圆锥状花序，生茎顶或叶腋，长15～30cm，花梗长可达6cm；花小，多数；萼钟形，萼片先端有小齿；花冠蝶形，淡紫色，旗瓣大，近圆形，翼瓣贴生龙骨瓣；雄蕊10；雌蕊1。荚果扁，长达2cm，2节，中间缢缩，先端有短喙，密被钩毛，易粘衣裤。花期夏、秋季，果期秋、冬季。

【生长分布】生于山坡、路旁、林下。分布于我国华南、西南、华中以及西北一些地区。

【采收加工】夏、秋季采收，切段，晒干。

【性味归经】苦，平。入肺、脾二经。

【功能主治】祛风活络，解毒消肿。用于风湿关节痛，腰痛，乳腺炎，淋巴结结核，跌打损伤。

【配伍应用】

山马蝗-大青根　山马蝗苦、平，祛风活络，解毒消肿；大青根苦、寒，清热解毒，祛风除湿。两药配伍，相互为用，共收清热解毒，祛风除湿，消肿止痛之功。用于风湿热痹之关节热、肿、痛，或伴发热、畏风、头痛等症。配三丫苦、忍冬藤、络石藤，疗效更好。

山马蝗-青皮　山马蝗苦、平，可解毒消肿；青皮苦辛、温，能破气散结。两药配伍，苦辛开降，辛温行散，可奏消滞散结，消肿解毒之功。用于肝气郁结，经脉淤滞之乳痈初起，以及乳癖等证。

【单方验方】

①治麻疹：山马蝗4.5克，野高粱6克，黄荆条6克，野油麻4.5克，地胡椒6克，水煎服（《湖南药物志》）。

②治疳疾：山马蝗12克，狼把草6克，羊角豆全草15克，水煎服（《湖南药物志》）。

【用法用量】内服：煎汤，9～15克。

山稔根

（桃金娘根、岗稔根、山多奶根）

【药物来源】桃金娘科植物桃金娘〔*Rhodomyrtus tomentosa*（Ait.）Hassk.〕的根。

【植物特征】常绿灌木，高0.8～1.8m。茎丛生，直立，圆柱形，皮棕褐色，小枝密被浅锈色柔毛。叶互生，具短柄，被灰白毛；叶片椭圆形，革质，长3～7cm，宽1.8～3.5cm，先端微凹或钝或圆，基部楔形或近圆形，全缘，上面绿色，下面密被灰白色柔毛，基部3出脉显见。聚伞花序，腋生，有长总梗、花具梗；花直径1.5～2cm；苞片叶状，2枚；萼管状，

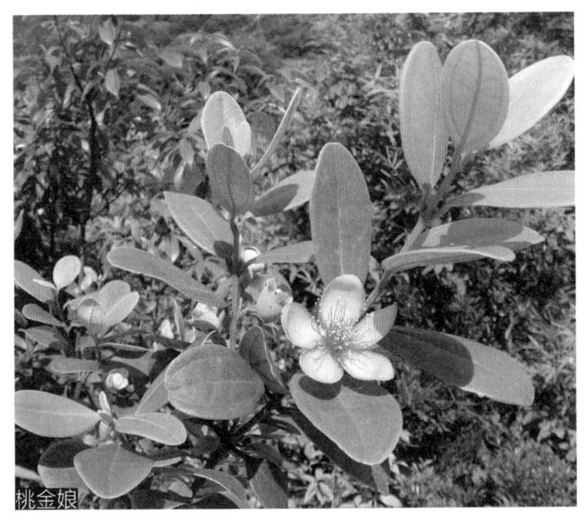

短，先端5裂，外面被绒毛；花瓣粉红色，5枚，倒卵形，被绒毛；雄蕊多数，数列。浆果圆形，直径0.7～1.3cm，成熟紫色。种子多数。花期春季，果期夏、秋季。

【生长分布】生于向阳山坡、小灌丛、路旁。分布于我国华南、华中、西南及台湾等地区。

【采收加工】四季可挖，除须根，洗净，切片，晒干。

【性味归经】甘、涩，平。入肝、胃、肾三经。

【功能主治】祛风除湿，理气止痛，收敛止血。用于风湿关节痛，腰肌劳损，头痛，胃痛，疝气，腹痛吐泻，崩漏，痔疮出血。

【配伍应用】

山稔根-九里香根 两药都有祛风湿，止痛作用。山稔根善祛经络、肢节风湿；九里香根偏于发散风湿。两药配伍，则能祛风除湿，活络止痛。用于风寒湿痹之关节痛，以及风湿、风寒头痛等证。

山稔根-金橘根 两药均有理气止痛作用。山稔根偏和胃顺气止痛；金橘根偏疏肝理气止痛。两药配伍，相须相使，共奏疏肝行气，调中止痛之功。常用于肝胃不和，气机郁滞，所致胸闷胁痛、脘腹胀痛、嗳气食少等症。

山稔根-地稔根 两药都有止血作用。山稔根乃收敛止血；地稔根为活血止血。两药配伍，一收一放，相反相成，不仅增强止血功效，且无血止留瘀之弊。用于崩漏、便血等血证。

【单方验方】

①用于风湿关节痛，久伤痛：山稔根60克，水煎，酒冲服（《福建中草药》）。

②腹痛吐泻，口不干者：山稔根30克，枫香叶15克，水煎服（《福建中草药处方》）。

③治头痛，虚寒哮喘：山稔根60克，水煎服（《福建中草药》）。

④治胃气痛：山稔根60克，炒至焦黄，酒淬，水煎服（《福建中草药》）。

⑤治疝气：鲜山稔根30克，同雄鸡一只（约500克），老酒250毫升。酌加开水，炖2小时，分二至三次服（《福建民间草药》）。

⑥功能性子宫出血：山稔根、地稔根各60克，五月艾叶15～30克。将上药放入铁锅内炒至焦黄，放清水三碗，白醋半碗，浓煎服（溃疡患者不放白醋）（《新编中医学概要》）。

⑦治瘕及腹痛初起者：山稔根45克，黄酒、清水各半煎服。久病者加羊肉250克煎服（《闽东本草》）。

⑧挫扭伤腰痛：山稔根、南蛇藤各30克，骨碎补、茜草各15克，水煎调酒服（《福建中草药处方》）。

⑨治痔疮：山稔根60克，槐花米18克，与猪大肠同煮，煮熟后去渣，服其汤和猪大肠，连服数次（《岭南草药志》）。

⑩小儿消化不良：山稔根、南天竹根3～6克，水煎服，每日1次（《全国中草药汇编》）。

【用法用量】内服：煎汤，30～60克（小儿酌减）；或炖肉。

山香草

（红荠苧）

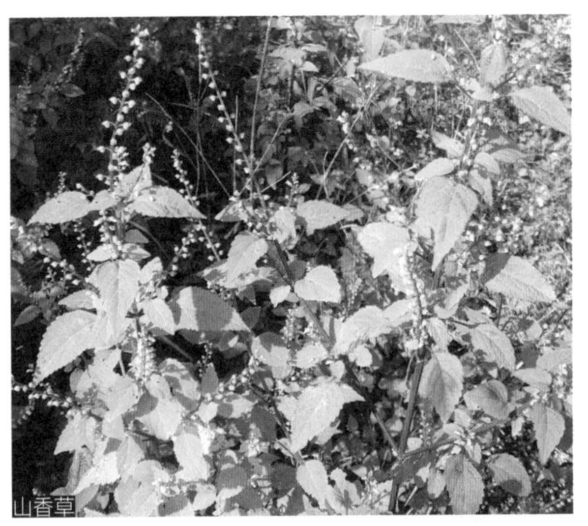

【药物来源】唇形科植物山香草〔*Isodon pubescens*（Hemsl.）C.Y.Wu et Hsuan〕的全草。

【植物特征】多年生草本，高40～90cm，全体具香气。茎直立，方形，带紫色或紫红色，密被短柔毛。叶对生，具柄；叶片长卵形，长3～8cm，宽1.2～3.5cm，先端渐尖，基部楔形，边缘有粗锯齿，上面绿色或稍带紫色，被白绒毛，下面绿色带紫色或紫色，密被白绒毛，叶脉稍凸起。聚伞花序集成圆锥状花序，顶生或侧生；花萼钟状，外被短柔毛；花冠唇形，紫色，下部筒状，基部缩小。小坚果圆形。花期夏、秋季，果期秋、冬季。

【生长分布】生于山坡、路旁、草地。分布于我国华南、西南等地区。

【采收加工】夏、秋季采集，割取地上部分，切段，阴干或晒干。

【性味归经】辛，温。入膀胱经。

【功能主治】祛风除湿，舒筋活络。用于风湿关节痛，风湿筋骨痛，风寒头痛，风寒感冒。

【配伍应用】

山香草-三角风　两药都有祛风除湿作用。山香草辛、温，偏于表散风湿，且舒筋活络；三角风苦、温，长于燥化湿邪，并活络止痛。两药配伍，共奏祛风除湿，舒筋活络，温经止痛之功。用于风寒湿痹之关节疼痛，头痛等症。

【单方验方】

①用于风湿筋骨痛：山香草90克，泡酒500毫升，早晚各服30毫升。

②用于关节痛：山香草250克，煨水洗患处。

③治感冒头痛：山香草30克，煨水服（①～③方出自《中药大辞典》）。

【用法用量】内服：煎汤，9～15克。外用：煎洗。

山大刀根

（刀斧伤根、山大颜根、大号真珠凉伞根、大罗伞根）

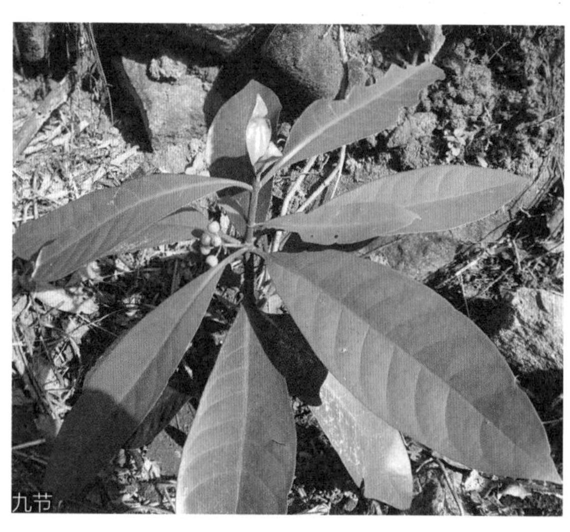

九节

【药物来源】茜草科植物九节〔*Psychotria rubra*（Lour.）Poir.〕的根。

【植物特征】详见“清热解毒”章“山大刀”。

【生长分布】详见“清热解毒”章“山大刀”。

【采收加工】秋、冬采挖，洗净，切片或切段，晒干。

【性味归经】苦、涩，微寒。入膀胱、肺二经。

【功能主治】祛风除湿，消肿解毒。用于风湿性关节炎，感冒发热，咽喉肿痛，胃痛，痔疮，疮疡肿毒，跌打损伤。

【配伍应用】

山大刀根-三白草根　山大刀根苦、涩、微寒，祛风除湿，消肿解毒，用于风热痹症、咽喉肿痛；三白草根甘、辛、寒，利水除湿，清热解毒，治湿热痹等。两药配伍，则能祛风除湿，清热解毒，消肿止痛。用于风湿热痹之肢节烦痛、热、肿，或伴发热、咽痛、周身酸困等症。若表证重，配与倒扣草、金盏银盘、金银花；若咽痛重，配与倒扣草、大青叶、金银花、射干；若关节痛重，配与大青根、三丫苦根、虎杖；若关节红肿，为热痹证，配与大青根、金银花、石膏、薏苡仁等，以增疗效。

山大刀根-蒲公英　两药都有消肿解毒作用。但山大刀根偏于消散，蒲公英重在清热毒。两药配伍，相辅相成，倍增功效。用于痈疖肿毒等证。配与紫花地丁、无莿根、金银花，功效更佳。

【单方验方】

①用于风火牙痛：山大刀根30克，捣烂，冲温开水取汁含漱（《广西中草药》）。

②治疟疾：山大刀根60克，斩碎，煎好酒120毫升，在发作前一小时服（《岭南草药志》）。

③肠伤寒：山大刀根、叶晒干研粉。成人每次服2～3克（儿童0.5克），每日3次（《全国中草药汇编》）。

【用法用量】内服：煎汤，12～18克；或研末。外用：捣敷。

【注意事项】全草“山大刀”，详见“清热解毒”章。

山藤藤秧

（野葡萄、山葡萄）

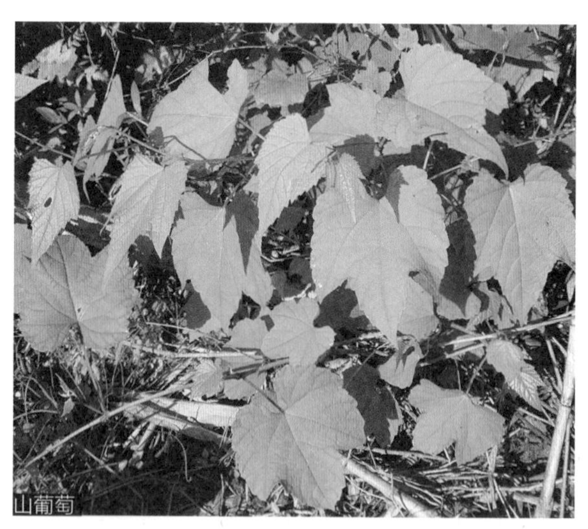

山葡萄

【药物来源】葡萄科植物山葡萄〔*Vitis amurensis* Rupr.〕的根、藤。

【植物特征】木质藤本灌木，长3～10m。茎圆柱形，有槽，多分枝，老茎暗棕色，幼枝稀生细毛。单叶互生，叶柄长4～11cm，有疏毛；叶片阔卵形，长5～17cm，宽3～16cm，先端尖，基部近心形，通常有3裂，或不裂，边缘有粗锯齿。圆锥花序与叶对生，长达14cm；花小，单性，雌雄异株，雌花有5个退化雄蕊；雄花内雌蕊退化。浆果球形，直径

0.7～1cm，成熟时黑紫色。花期夏季，果期秋季。

【生长分布】生于山坡、路旁、林缘。分布于我国大部分地区。

【采收加工】根全年可采，洗净，切片；藤春、夏季采集，切段，晒干。

【性味归经】酸，凉。入胃、肝二经。

【功能主治】祛风止痛。治外伤痛，风湿骨痛，胃痛，腹痛，神经性头痛，术后疼痛。

【配伍应用】

山藤藤秧-地锦 两药都有祛风止痛作用。山藤藤秧酸凉，乃祛风舒筋，缓急止痛；地锦甘温，活血祛风，通络止痛。两药配伍，相辅相成，共奏祛风活络，舒筋止痛之功。用于风湿痹之关节、筋骨痛等症。

【单方验方】外伤痛，风湿骨痛，胃痛，腹痛，神经性头痛，术后疼痛：山藤藤秧根、藤制成10%煎剂，每次口服10～20毫升（《全国中草药汇编》）。

【用法用量】内服：煎汤，6～9克。外用：捣敷。

【注意事项】注意与“蛇葡萄”鉴别，详见“利尿渗湿”章。

飞龙掌血

（见血飞、大救驾、三百棒、下山虎、飞龙斩血、散血丹）

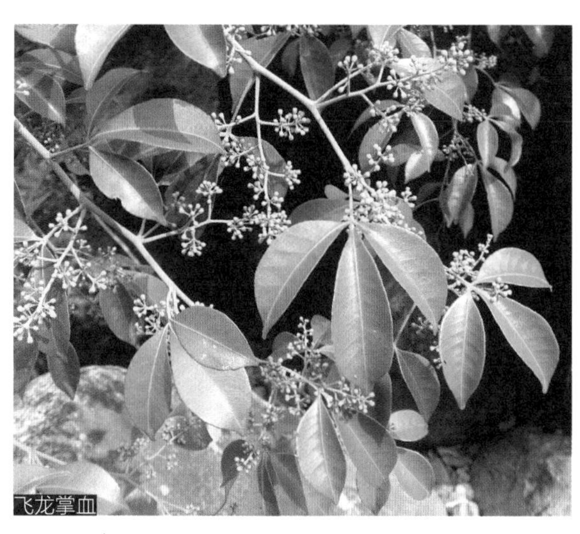

飞龙掌血

【药物来源】芸香科植物飞龙掌血〔*Toddalia asiatica*（L.）Lam.〕的根。

【植物特征】常绿藤状灌木，高3～8m。根粗壮，皮黄褐色，横断面红色。茎圆柱状，多分枝，枝条长而披散，褐色，幼枝土黄色，茎、枝密生尖锐倒钩刺，有圆形白色皮孔。叶互生，叶柄长1.3～3cm；三出复叶，小叶3枚，具短柄或无柄，小叶片革质，长椭圆形或长倒卵形，长3～7cm，宽1.3～3cm，先端急尖，基部楔形，边缘有钝细锯齿，上面深绿色，光泽，下面绿色，有稀疏透明腺点。圆锥花序，腋生，序梗、花梗黄色，花单性；萼4～5枚，有缘毛；花瓣4～5枚，白色或黄色；雄蕊4～5；雌花不育雄蕊4～5。核果近圆形，成熟橙色或红色，有腺点。种子黑色。花期春、夏季，果期秋、冬季。

【生长分布】生于山坡、路旁、灌丛、林缘。分布于我国华南、华中、西南、台湾以及西北一些地区。

【采收加工】四季均可采挖，洗净，切片，晒干。

【性味归经】辛，苦，温，无毒。入肝、胃、膀胱三经。

【功能主治】祛风除湿，散瘀止痛，止血。用于风湿关节痛，胃痛，肋间神经痛，坐骨神经痛，跌打损伤，痛经，闭经，吐血，崩漏。

【配伍应用】

飞龙掌血-牡荆根 飞龙掌血性温，祛风除湿，散瘀止痛；牡荆根性平，祛风解肌，活络止痛。两药相配，共奏祛风除湿，解表散寒，通络止痛之功。用于风寒湿痹之关节、筋骨痛等症。

飞龙掌血-盐麸木根 飞龙掌血能散瘀止痛；盐麸木根可活血散瘀。前者长于活、散，而后者偏于消、通。两药配伍，则能活血散瘀，消肿止痛。用于跌打损伤，瘀滞肿痛。

【单方验方】

①风湿性关节炎：飞龙掌血、薜荔、鸡血藤、菝葜各18克，威灵仙9克，浸白酒500毫升，每服30～60毫升，每日3次（《全国中草药汇编》）。

②风湿关节痛：飞龙掌血根30克，水煎服（《福州市民间药草》）。

③风寒感冒：飞龙掌血根30克，水煎服（《福州市民间药草》）。

④治闭经、胃痛：飞龙掌血9～15克，水煎服（《云南中草药》）。

⑤跌打损伤：飞龙掌血根30～60克，乌药15克，水煎，加酒少许，每日1剂，连服2～3剂（《青草药彩色图谱》）。

⑥治崩漏：飞龙掌血、陈艾各9克，陈棕炭、百草霜各12克，水煎服，白糖为引（《陕西中草药》）。

⑦治吐血、衄血：飞龙掌血9克，红白二丸3克，白茅根15克。共研细末，童便为引，水煎服（《陕西中草药》）。

【用法用量】内服：煎汤，9～30克，或浸酒。外用：捣敷或研末调敷。

【注意事项】本品含有神经肌肉毒，对心脏也有抑制作用，故不能大量、长期服用；孕妇、血虚者忌服。飞龙掌血叶用于刀伤出血，疖痈肿毒，内服或外敷均可。

女萎

（蔓楚、牡丹蔓、木通草、穿山藤、苏木通，钥匙藤）

【药物来源】毛茛科植物女萎〔*Clematis apiifolia* DC.〕的茎。

【植物特征】落叶攀援状草质藤本，长1～3.5m。茎近方

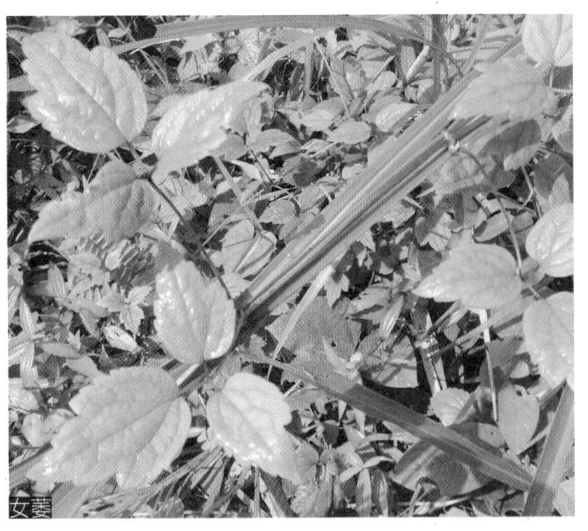

形，有纵槽，密被白柔毛。叶对生，叶柄长1.5～6cm；三出复叶，小叶3枚，具柄；小叶片卵形，长2～6cm，宽1.3～5cm，先端尖，基部圆形，下部全缘，上部有缺刻，上面绿色，下面浅绿色，两面被短柔毛。聚伞花序腋生，密被锈色茸毛；萼片4，白色，被柔毛；无花瓣；雄蕊多数。瘦果窄卵形，被短毛。花期夏、秋季，果期秋、冬季。

【生长分布】生于山坡、路旁、林缘。分布于我国华南、西南、华中等地区。

【采收加工】夏季采集，扎成小把，晒干。

【性味归经】辛，温。入肝、大肠二经。

【功能主治】祛风利湿，消肿散结。用于筋骨疼痛，泄泻，痢疾，肠鸣游气，尿路感染，妊娠浮肿，项下瘿瘤，久痢脱肛。

【配伍应用】

女萎-穿破石 两药均能祛风利湿。女萎味辛、性温，偏于发散风邪；穿破石味淡、微苦、性微凉，长于清利湿热。两药配伍，相辅相成，功效增强。用于风湿痹、湿痹等证。

女萎-夏枯草 女萎味辛、性温，能发散消肿；夏枯草味苦、辛，性寒，能清热散结。两药配伍，散结消肿作用甚好。可用于痰火郁结，所致瘰疬、瘿瘤等。若配与全蝎（研粉，吞）、川贝母（研粉，吞）、一枝黄花，疗效更强。

【单方验方】

①用于筋骨疼痛：女萎藤15克，蔓性千斤拔15克，路边荆9克，老钩藤6克，水煎服（《湖南药物志》）。

②治久痢脱肛：女萎（切）一升，烧熏之（《产乳集验方》）。

【用法用量】内服：煎汤，9～15克；或研末入丸、散。外用：烧熏。

木通根

（八月瓜根、八月札根、八月炸根）

【药物来源】木通科植物木通〔*Akebia quinata*（Thunb.）Decne.〕、三叶木通〔*A.trifoliata*（Thunb.）Koidz.〕、白木通〔*A.trifoliata*（Thunb.）Koidz.var.*australis*（Diels）Rehd.〕的根。

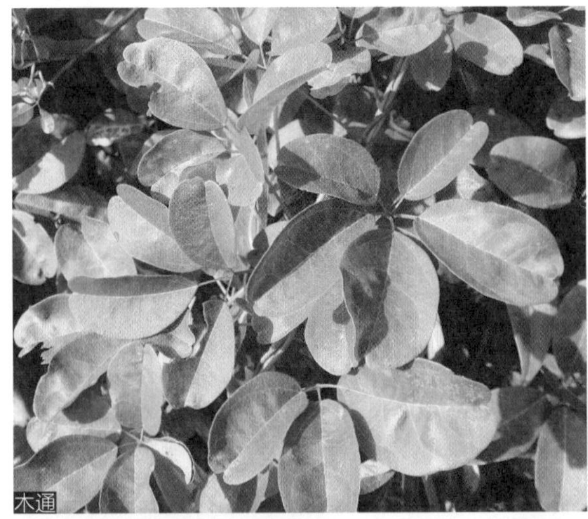

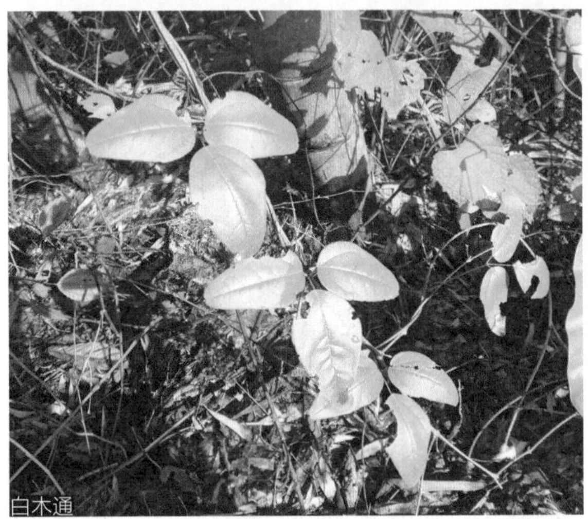

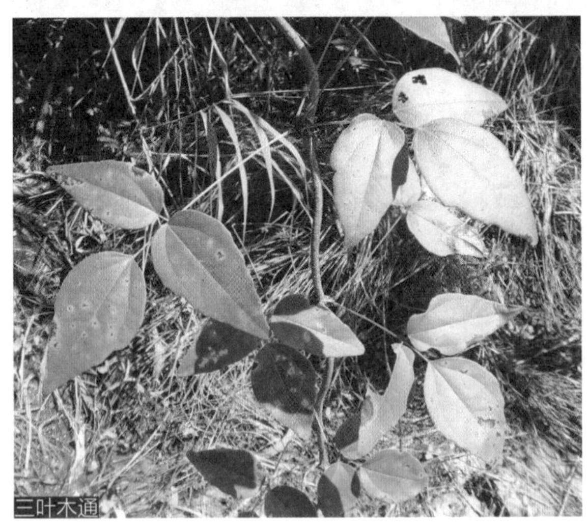

【植物特征】详见“利尿渗湿”章“木通”。

【生长分布】详见“木通”。

【采收加工】秋、冬季采挖，洗净，切片，晒干。

【性味归经】苦，平。入肝、肾二经。

【功能主治】祛风活络，利尿通淋，行气活血。用于风湿关节痛，尿闭，热淋，石淋，胃肠气胀，疝气，经闭，跌打损伤。

【配伍应用】

木通根-山藤藤秧 木通根味苦、性平，祛风活络；山藤藤秧味酸、性凉，祛风止痛。两药配伍，则能祛风，活络，止痛。用于风湿痹之关节、筋骨痛等症。

木通根-金钱草 两药都有利尿通淋作用。但木通根偏于通利水道；而金钱草长于渗湿利水而泄热。两药配伍，既能清利湿热之邪，又可通利水道，以利尿通淋。用于热淋、石淋等证。

木通根-星宿菜 木通根能行气活血；星宿菜能活血散瘀。前者偏于通经活络；后者长于消散祛淤。两药配伍，共呈通经活血，散瘀消滞之功。可用于妇人气血郁滞之经闭、痛经，以及跌打损伤瘀滞肿痛等症。

【单方验方】

①用于关节风痛，陈伤，闭经：木通根15克，水煎服。

②治尿闭：木通根12～15克，水煎服。

③治胃肠胀闷：木通根15克，红木香15克，水煎服（①～③方出自《浙江民间常用草药》）。

④治腰痛：木通根30克，浸酒服。

⑤治疝：木通根60克，猪瘦肉250克，水煨，服汤食肉，每日一剂。

⑥治睾丸肿痛：木通根30～60克，枸骨根60克，鸡蛋一个，水煎，服汤食蛋（④～⑥方出自《江西草药》）。

⑦治小儿疝气，肚痛：木通根磨水少许服（《重庆草药》）。

⑧用于风湿、跌打损伤、筋骨痛、腰背痛：木通根、搜山虎、八爪龙、白龙须、见血飞、大小血藤、内红消、海金沙各15～30克，地胡椒减半，泡酒服（《重庆草药》）。

【用法用量】内服：煎汤，9～15克；或磨汁、浸酒。

【注意事项】其果“八月扎”详见“理气”章。

天香炉

（小金钟、蜂窝草、山牡丹、金石榴、化痰草、葫芦草）

【药物来源】野牡丹科植物金锦香〔*Osbeckia chinensis* L.〕的带根全草。

【植物特征】多年生半灌木状小草本，高20～60cm。茎直立，四棱形，粗糙，浅紫红色，被稀疏白色粗毛。叶对生，无柄；叶片条状披针形，长3～7cm，宽0.7～1cm，先端尖，基部圆形，全缘，上面绿色，下面浅绿色，两面被粗毛，基出脉3～5条。头状花序，顶生，花1～5朵，无梗；总苞片叶状，2～5枚；苞片卵形，有缘毛；花萼筒状，先端4裂；花瓣4，浅紫色，倒卵形，长0.8～1.2cm；雄蕊8；子房下位，4室。蒴果椭圆形，先端平截，成熟时，4孔开裂，存宿萼。花期夏季，果期秋、冬季。

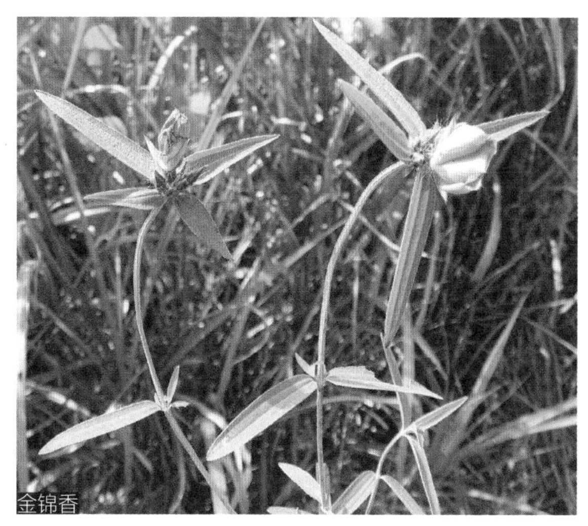
金锦香

【生长分布】生于山田土埂、草坡、路边。分布于我国华南、华东、华中、西南等地区。

【采收加工】夏季采集，洗净，切段，晒干。

【性味归经】辛，平。入肺、大肠、肝三经。

【功能主治】祛风化湿，止咳化痰，止血散瘀。用于咳嗽，哮喘，风湿周身痛，痢疾，肠炎，吐血，咯血，便血，产后瘀血腹痛，跌打损伤。

【配伍应用】

天香炉-木通根 两药均能祛风除湿。但天香炉辛、平，偏表散风湿，即祛风而胜湿；木通根苦、平，长于渗利水湿，祛湿中伏风。两药配伍，相辅相成，作用增强。用于风湿关节痛、腰痛等症。

天香炉-天青地白 天香炉辛、平，能止咳化痰；天青地白甘、凉，解表宣肺。两药配伍，共奏疏表宣肺，止咳化痰之功。用于外感风热，如发热微恶风、头痛、咳嗽等症。配与薄荷、金盏银盘、金银花、大青根，以增疗效。

天香炉-三七草 天香炉止血散瘀；三七草止血活血。两药配伍，相须相使，既能止血，又能活血散瘀。用于跌打损伤之咳血、吐血等症。

【单方验方】

①支气管哮喘：天香炉、龙芽草各30克，水煎服（《青草药彩色图谱》）。

②小儿支气管哮喘：天香炉30克，猪瘦肉120克，水炖，服汤食肉，连服6剂（《全国中草药汇编》）。

③腹泻：天香炉30克，鱼腥草、神曲各15克，陈皮6克，水煎服（《青草药彩色图谱》）。

④慢性肠炎：天香炉、毛大丁草各30克，水煎服（《青草药彩色图谱》）。

⑤阿米巴痢疾：天香炉30～60克，水煎，早晚空腹各服1次。服药期间忌食豆腐，鸡蛋等食物（《全国中草药汇编》）。

⑥治吐血：鲜天香炉30克，当归6克，水煎服（《泉州本草》）。

⑦治跌打损伤：天香炉30克，捣绞汁泡温酒服（《泉州本草》）。
⑧治久伤胸闷痛：天香炉15～30克，酒水煎服（《福建中草药》）。
⑨治脱肛：天香炉30～60克，龙眼干14枚，水煎服（《青草药彩色图谱》）。
【用法用量】内服：煎汤，15～30克；或捣绞汁。外用：研末调敷或捣敷。

五龙根

（佛掌榕根、九龙根、毛桃树根、大牛乳根、粗叶榕）

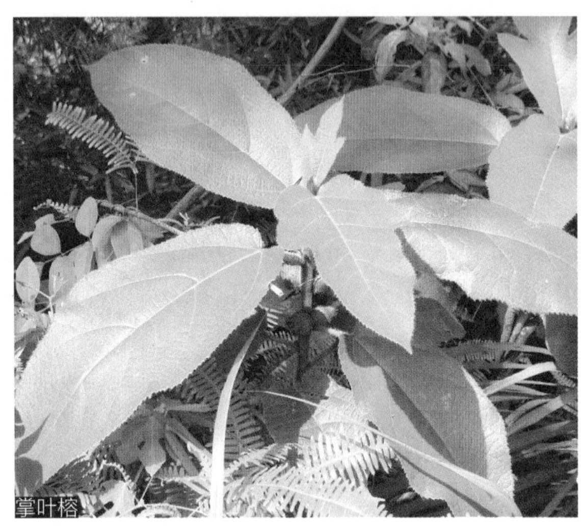
掌叶榕

【药物来源】桑科植物掌叶榕〔*Ficus simplicissima* Lour. var. *hirta*（Vahl.）Migo.〕的根。
【植物特征】灌木，通常高1.8～3m或更高，全株含白色乳汁。茎直立，圆柱形，棕褐色，上部及幼枝被锈色粗毛。叶互生，具柄，被锈色粗毛；叶片椭圆形、长卵形、矩圆形，长15～25cm，先端渐尖，基部微心形或截形或钝圆，全缘或有深裂，上面深绿色，下面绿色，两面粗糙，叶脉被粗毛。隐头花序（花托），成对腋生，直径可达2cm；花两性同株，雌、雄花生不同花托内；苞片卵形，先端渐尖；花被片4。瘦果近圆形，木质，外被锈色刚毛。花期夏季，果期秋、冬季。
【生长分布】生于山坡、路旁、沟边、林缘。分布于我国华南、西南等地区。
【采收加工】秋、冬季采挖，洗净，切片，晒干。
【性味归经】甘、微苦，平。入肝、肾二经。
【功能主治】祛风除湿，强筋壮骨，祛瘀通经。用于久年风湿关节痛，腰酸痛，气虚乏力，白带，妇人经闭，跌打损伤。
【配伍应用】
五龙根-五加根　两药都有祛风除湿作用。五龙根并能健脾，强壮筋骨；五加根兼益肾，强腰膝。两药配伍，则有祛风除湿，健脾益肾，强健筋骨，祛邪与扶正之双向作用。用于久年风湿，脾肾两虚，如腰膝痛，以及劳伤腰痛等。若炖牛板筋，效更佳。
五龙根-牛肉　五龙根能健脾，强筋骨，舒筋络；牛肉补脾胃，益气血，强筋骨。两药配伍，共收补脾健胃，益气养血，强筋健骨，舒筋活络之功。可用于脾胃亏损，气血不足，筋肉失养，致关节、筋肉酸软无力，伴食少、气短、乏力、大便溏薄、面色萎黄等症。若配大枣、黄鳝藤根，作用更强。
五龙根-星宿菜　五龙根能祛瘀通经；星宿菜可活血化瘀。前者偏通经络，后者则长于消瘀血。两药配伍，相辅相成，功效益彰。用于妇人血瘀经闭，以及痛经等。
【单方验方】
①用于风湿痛：五龙根60克，猪蹄（七寸）250克，黄酒60毫升，加水适量，煎取半碗，分2次服，每隔4～6小时一次（《福建民间药草》）。
②治劳力过度：五龙根30克，墨鱼一只。酌加黄酒60毫升，煎服（《福建民间药草》）。
③治经闭，产后瘀血腹痛：五龙根30～60克，酒水煎服。
④治白带：五龙根60克，水煎服。
⑤治睾丸肿大：五龙根60～120克，水煎服。
⑥治瘰疬：五龙根60～90克，水煎服（③～⑥方出自《福建中草药》）。
⑦脱肛：五龙根、蔓性千斤拔、十大功劳各30克，土党参15克，水煎服（《福建中草药处方》）。
【用法用量】内服：煎汤，15～30（鲜品60～120克）；或炖肉。
【注意事项】注意与“五指毛桃”鉴别，详见“益气”章。

五加根

（五花根、南五加根、五花眉根）

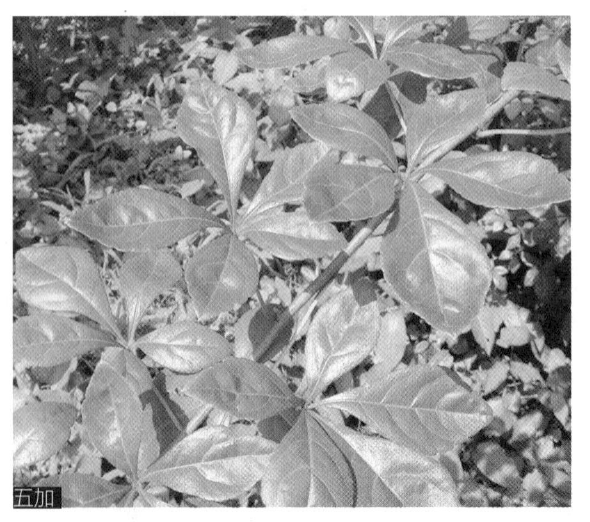
五加

【药物来源】五加科植物五加〔*Acanthopanax gracilistylus* W.W.Smith〕的根。

【植物特征】落叶灌木，高1.5～3m。茎直立，圆柱形，分枝披散，灰色，幼枝暗绿色，有皮孔，散生倒钩刺。叶互生，叶柄长4～10cm，有小刺；掌状复叶，小叶5枚，具短柄或无柄；小叶片倒卵形或长卵形，长3～8cm，宽1.5～3cm，先端急尖或渐尖，基部楔形，边缘有细锯齿，上面暗绿色，下面绿色，两面光泽。伞形花序，腋生，总梗长1.5～3cm，小花多数，具梗；花萼5齿裂；花瓣5，黄绿色，卵状三角形；雄蕊5；子房下位，花柱2枚，柱头头状。浆果近圆形，熟时紫黑色。种子2粒，浅褐色。花期夏季，果期秋、冬季。

【生长分布】生于山坡灌丛、林下、毛竹林间；或栽培。分布于我国华南、华东、华中、西南等地区。

【采收加工】秋、冬季采挖，洗净，切片，晒干。

【性味归经】辛，温。入肝、肾二经。

【功能主治】祛风除湿，强筋壮骨。用于风寒湿痹，腰膝酸疼，腰膝酸软，阳痿，脚气，劳伤乏力，跌打损伤。

【配伍应用】

五加根-桑寄生 两药都有祛风除湿作用。五加根且能强健筋骨；桑寄生兼补益肝肾。两药配伍，相须为用，祛风除湿，补益肝肾，强筋壮骨功效增倍。用于肝肾不足，筋骨失养，致腰膝酸痛，或腰膝无力，以及久年风气等证。

五加根-仙茅 五加根具强健筋骨作用，并祛风除湿；仙茅有温肾壮阳之功，且除寒湿。两药配伍，则能温肾壮阳，强筋壮骨，祛风除湿，散寒理痹。用于肾阳不足，所致腰膝冷痛或软弱无力、阳痿精冷、小便不禁、下腹冷痛，以及久患风寒湿痹等证。

【单方验方】

①风湿痛：五加根125克，煎汤祛渣，加鲈鱼（去肠杂）一条（125～250克），半酒半药汤炖食（《畲族医药学》）。

②久年痛风：五加根60克，黄酒炖服（《畲族医药学》）。

③老伤腰痛：五加根60克，水杨梅皮、桃枝各30克，母鸡一只（去内脏），诸药放入鸡腹内，水炖，服汤食肉（《中草药彩色图谱与验方》）。

④小儿行迟（3岁不能行者）：五加根18克，牛膝9克，研为末，每服1.5克，未饮入酒2～3滴调服（《畲族医药学》）。

⑤劳伤乏力、虚损、四肢软：五加根500克，米酒1000克，冰糖30～60克，浸半月，睡前温服一盏（《畲族医药学》）。

⑥皮肤水肿，小便不利：五加根、茯苓皮、生姜皮、大腹皮各9克，车前子12克，水煎服（《河北中草药》）。

【用法用量】内服：煎汤，6～15克（鲜品15～30克）；或炖肉或研末入丸、散。

【注意事项】五加根祛风除湿，强健筋骨作用胜于"五加皮"，故本书采纳五加根。阴虚火旺者忌用。还有"无梗五加"、"刺五加"、"糙叶五加"等，其性味、功能主治相近，同等入药。

五色梅根

（五色花根、马缨丹根）

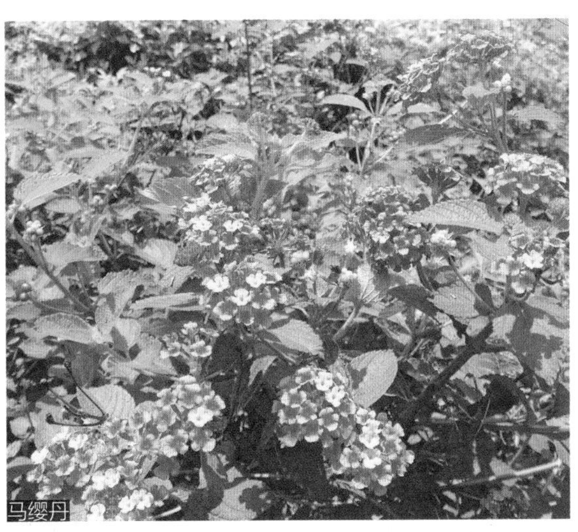
马缨丹

【药物来源】马鞭草科植物马缨丹〔*Lantana camara* L.〕的根。

【植物特征】详见"清热解毒"章"五色梅"。

【生长分布】详见"清热解毒"章"五色梅"。

【采收加工】全年可采，洗净，切片，晒干。

【性味归经】甘、苦，寒。入膀胱、肝、肾三经。

【功能主治】祛风利湿，清热解毒，凉血活血。用于风湿关节痛，脚气，痛风，风火牙痛，感冒高热，颈淋巴结结核。

【配伍应用】

五色梅根-大青根 两药秉性寒、凉，均有祛风除湿，清热解毒作用。但五色梅根偏于祛风利湿，大青根则重在清热解毒。两药配伍，相须相使，互相促进，功效显著。可用于热痹证，关节灼热肿痛、甚或关节红肿，或伴发热、汗出、口渴、烦闷不安等症。配与三丫苦、金银花、薏苡根，以增疗效。

五色梅根-夏枯草 五色梅根能清热解毒，兼疏散风邪；夏枯草清热泻火，并开郁散结。两药合用，则能泻火解毒，宣透开郁，散结消肿。用于热毒蕴结，所致瘰核、痈疖等证。

五色梅根-苎麻根 五色梅根能清热凉血而活血；苎麻根可凉血和血止血。两药配伍，则能清热凉血，止血活血。用于血分热甚所致尿血、便血、痔疮出血以及血淋等证。均可配与马齿苋、大蓟，以增功效。

【单方验方】

①关节风湿痛：鲜五色梅根15～30克，水煎服，或加肖梵天花干根24克，酒水煎服（《福建中草药》）。

②治手脚痛风：取鲜五色梅根9～18克（干的酌减），青壳鸭蛋一枚，和水酒（各半）适量，炖一小时服（《闽南民间草药》）。

③用于风火牙痛：五色梅根30克，石膏30克，煎水含漱，咽下少许（《广西中药志》）。
④感冒高热：五色梅根、算盘子根、岗梅根各30克，水煎服（《全国中草药汇编》）。
⑤治流感，感冒，腮腺炎，高热不退：五色梅根（干品）30～60克，或鲜根60～120克，水煎服（《常用中草药手册》）。
⑥治暑天头痛：五色梅根30～60克，捣烂煎水服（《草药手册》）。
⑦扭伤：五色梅根30，猪蹄一节，水酒各半炖服；或取鲜叶加酒共捣敷伤处（用于手足扭伤）（《实用中草药》）。
【用法用量】内服：煎汤，15～30克。外用：煎含漱或捣敷。
【注意事项】全草“五色梅”详见“清热解毒”章。

勾儿茶

（枪子柴、铁包金、乌稍蛇）

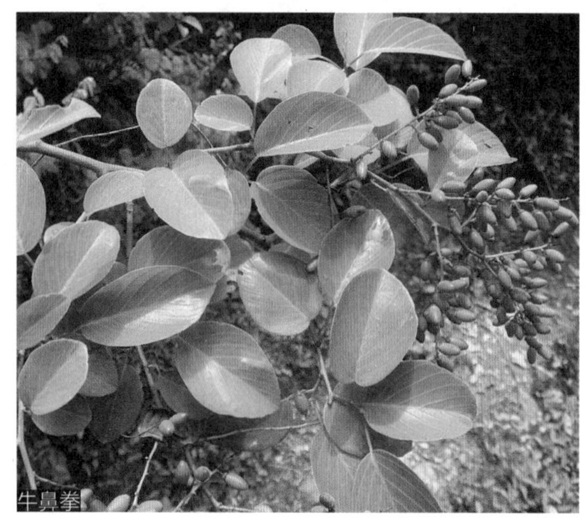

【药物来源】鼠李科植物牛鼻拳〔*Berchemia floribunda* (Wall.) Brongn.〕的根。
【植物特征】藤状灌木，高1.5～3m。茎直立，或斜展或圆柱形，枝条披散，幼枝黄绿色，光泽。叶互生，具柄，小叶1～3枚，无毛；叶片卵圆形或宽卵形，长3～6.5cm，宽1.5～3cm，先端钝或短尖，基部圆形，全缘，上面绿色，光泽，下面淡绿色，有小突点。圆锥花序生茎、枝顶部，长5～18cm；小花多数，通常数朵簇生，具花梗；萼5裂；花瓣5，白色；雄蕊5；子房2室。核果椭圆形或矩圆形，初生红色，熟时紫黑色。花期夏、秋季，果期冬季至翌年春季。
【生长分布】生于山坡、林缘、灌丛、路旁、墓穴。分布于我国华南、华北、西南等地区。
【采收加工】夏、秋季采挖，洗净，切片，晒干。
【性味归经】甘、微涩，微温。入肺、脾、肝三经。
【功能主治】祛风除湿，健脾益气，舒筋活络，止咳化痰。用于风湿关节痛，腰痛，困倦乏力，胃脘痛，食欲不振，慢性肝炎。
【配伍应用】
勾儿茶-桑寄生　两药均有祛风除湿功用。勾儿茶尚能强健脾胃；桑寄生又能补益肝肾。两药配伍，既能祛风湿，又可补脾胃，益肝肾，健筋骨。常用于脾胃不健，肝肾亏虚，腰膝酸软或酸痛，伴食少、便溏、困倦乏力等症。
勾儿茶-猪肚　勾儿茶甘、温，健脾益气，治肢体困乏、食少、食后脘胀；猪肚甘、温，补虚损，健脾胃，治虚劳羸弱、小儿疳积、泄泻。两者配伍，则能补中益气，强健脾胃。用于脾胃虚损，食少、偏溏、食后脘胀、饥时嘈杂或隐痛、得食减轻，伴乏力、自汗等症。若偏于虚寒，配吴茱萸根、生姜、红枣；夹气滞，配金橘根、土砂仁；气虚明显，配土党参、黄芪。
勾儿茶-香花崖豆藤　两药均有舒筋活络之功。勾儿茶并能健脾益气；香花崖豆藤兼行血养血。两药配伍，则能益气养血，舒筋活血。用于气血俱虚，经脉失于濡养，因虚致滞，经气不利，气血失畅，所致肌肤麻木不仁，或如虫行蚁走，或拘挛疼痛，伴乏力、头昏、心悸等症。若偏气虚，配与土党参、黄花母根；偏血虚，配与当归、枸杞子；麻木重，配与全蝎末、地龙；颈酸痛，配葛根、威灵仙，以增功效。
勾儿茶-土党参　两药都有止咳祛痰作用。勾儿茶尚能健脾化湿；土党参并能健脾益肺。两药合用，共奏补脾益肺，化湿和中，祛痰止咳之功。用于肺脾气虚，肺失所主，脾不健运，痰湿内生，上犯于肺，所致咳嗽、痰多而清稀、声低无力、气短、胸闷、畏风、多汗、食少腹胀、便溏等症。配与夜关门、兰花参，疗效更佳。
【单方验方】
①关节痛，产后腹痛，痛经：勾儿茶120克，猪瘦肉120克（或鸡蛋2个），水炖服汤食肉（蛋），冬酒少许兑服（《中草药彩色图谱与验方》）。
②用于风湿关节痛，腰痛：勾儿茶30～60克，炖猪蹄一个或鸡蛋2个吃（《中药大辞典》）。
③治肺结核咳嗽，内伤咳血，肝炎：勾儿茶30～60克，水煎服（《中药大辞典》）。
④钩虫贫血：勾儿茶60克，紫金牛15克，白马骨30克，水煎服（《福建中草药处方》）。
【用法用量】内服：煎汤，30～60克；或炖肉。
【注意事项】注意与“黄鳝藤”鉴别，详见“益气”章“黄鳝藤根”。

凤仙透骨草

（小桃红、染指甲草、旱珍珠、凤仙草、满堂红、水指甲、指甲草）

【药物来源】凤仙花科植物凤仙〔*Impatiens balsamina* L.〕

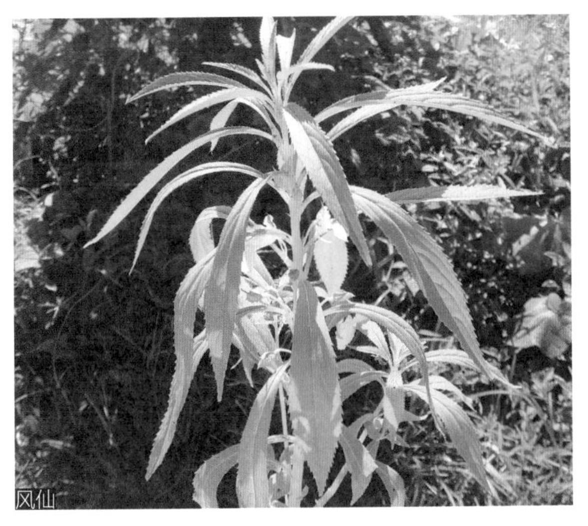
风仙

的全草。

【植物特征】详见“活血化瘀”章“急性子”。

【生长分布】详见“急性子”。

【采收加工】夏、秋季，割取全草，切段，晒干。

【性味归经】辛、苦，温。入肝、肺二经。

【功能主治】祛风除湿，消肿止痛。用于风湿性关节炎，湿脚气，痈疽疔疖肿毒，跌打损伤。

【配伍应用】

风仙透骨草-伸筋草 风仙透骨草辛、苦、温，祛风除湿，消肿止痛；伸筋草苦、辛、温，祛风散寒，舒筋活络。两药配伍，则能祛风散寒，除湿消肿，通络止痛。用于风寒湿痹之关节痛、筋骨痛等症。

风仙透骨草-土牛膝 风仙透骨草消肿止痛；土牛膝活血散瘀而消肿。前者偏于消肿痛，后者长于散瘀滞。两药相配，相互为用，活血散瘀，消肿止痛作用尤强。用于跌打损伤，瘀滞肿痛。

【单方验方】

①风湿性关节炎：风仙透骨草30克，商陆根15克，赤猪肉125克，水炖冲红酒适量服（《畲族医药学》）。

②慢性风湿性关节炎：风仙透骨草、木瓜、当归各9克，桑枝30克，水煎服（《河北中草药》）。

③风湿关节痛，跌打损伤：鲜风仙透骨草30克，煎水调酒服；别取鲜风仙透骨草适量捣烂外敷（《新疆中草药》）。

④治脚气肿胀：鲜风仙透骨草（捣烂）、鲜苏茎叶等分，水煎放盆或水桶内，先熏后淋洗（《江西民间草药》）。

⑤用于风气痛：风仙透骨草煎汤洗之（《岭南采药录》）。

⑥淋巴结炎、脓疱疮、痈肿：风仙透骨草适量，捣烂敷患处（《实用皮肤病性病中草药彩色图集》）。

⑦寒型哮喘：风仙透骨草60克，冰糖30克，炖服（《福州市民间药草》）。

⑧治痈疽恶毒：风仙透骨草9～15克，水煎服（《湖南药物志》）。

⑨治蛇咬伤：鲜风仙透骨草150克，捣烂绞汁服。渣外敷（《福建中草药》）。

⑩治瘰疬、发背、一切痈疽：鲜风仙透骨草捣烂敷患处（《江西民间草药》）。

⑪治跌打损伤：风仙透骨草捣汁一杯，黄酒冲服（《湖南药物志》）。

⑫疮疡肿毒：鲜风仙透骨草，侧柏叶各适量，共捣烂，敷患处（《新疆中草药》）。

【用法用量】内服：煎汤，9～15克（鲜品30～60克）；或捣绞汁。外用：捣敷或熬膏敷，或煎洗。

【注意事项】孕妇忌服。大戟科植物地构叶之“透骨草”，性味、功能主治与风仙透骨草近似，同等入药。中药商品之“透骨草”包括地构叶与风仙科植物风仙透骨草。

长叶紫珠

（山枇杷、牛舌癀、野枇杷）

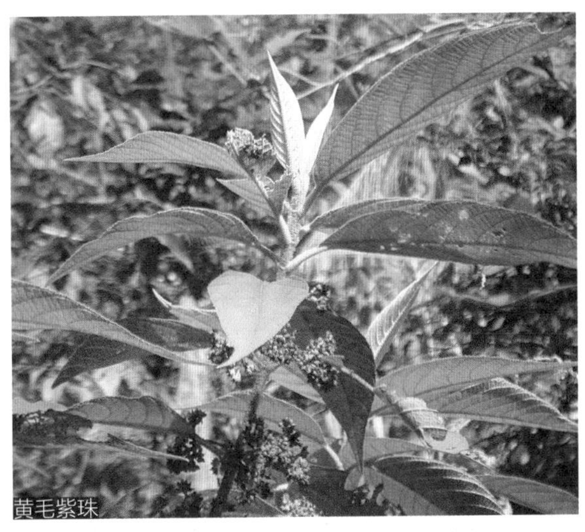
黄毛紫珠

【药物来源】马鞭草科植物黄毛紫珠〔*Callicarpa longifolia* Lamk.〕的根。

【植物特征】灌木，高1.5～3m。茎直立，圆柱形，外皮粗糙，上部有棱，茎、枝上部密被黄褐色长柔毛。叶对生，叶柄长1～2cm，密被黄柔毛；叶片长椭圆形，长14～24cm，宽5～8cm，先端渐尖或锐尖，基部宽楔形，边缘有粗锯齿，上面深绿色，粗糙，脉上有毛，下面绿色，密被黄褐色茸毛。聚伞花序，腋生，序梗密被长茸毛，小花多数；花萼4齿裂，裂片先端尖，外面被柔毛；花冠筒状，4裂，淡紫色，被茸毛；雄蕊4，伸出冠外。核果球形，淡紫色，藏于宿萼内。花期春、夏季，果期秋、冬季。

【生长分布】生于山坡、路旁、灌丛。分布于我国华南、华中及台湾等地区。

【采收加工】冬、春季采挖，洗净，切片，晒干。

【性味归经】辛，温。入肺、肝二经。

【功能主治】祛风除湿，活血止血。用于风湿关节痛，水肿，跌打损伤。

【配伍应用】

长叶紫珠-牡蒿根　两药均有祛风除湿作用。长叶紫珠辛温，偏于祛风邪；牡蒿根苦微甘、性温，长于除湿消肿。两药配伍，则能祛风除湿，消肿止痛。用于风寒湿痹所致关节、筋骨痛以及头痛等症。

长叶紫珠-三七草　两药均有祛瘀滞，通经络，和血脉，引血归经而止血之功用。但长叶紫珠偏于行血祛瘀；三七草则长于止血。两药配伍，相辅相成，功效益彰。常用于跌打损伤，络损之出血，如咯血、吐血等症。

【单方验方】

①治上肢风湿痛：长叶紫珠60～90克，水煎或调酒服（《福建中草药》）。

②坐骨神经痛：长叶紫珠90克，猪蹄一只，酒水各半炖服（《福州市民间药草》）。

③水肿：长叶紫珠鲜根或鲜茎叶30～60克，水煎服（《福建中草药》）。

【用法用量】内服：煎汤，9～15克（鲜品30～60克）。

【注意事项】注意与“大叶紫珠”鉴别，详见“止血”章。叶“长叶紫珠叶”详见“止咳平喘”章。

水蓼根

（天蓼根、泽蓼根、水辣蓼根、红辣蓼根）

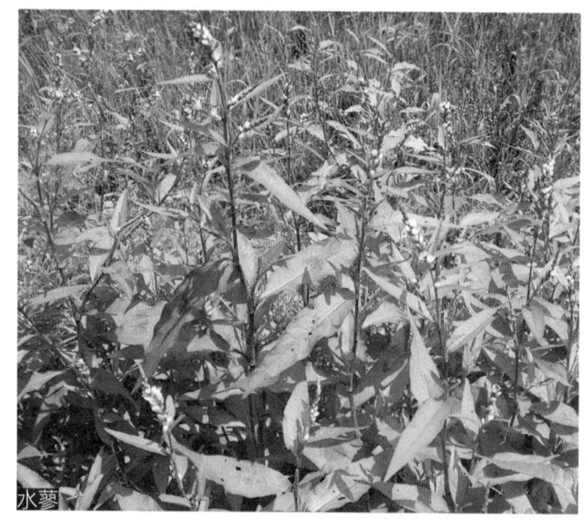

【药物来源】蓼科植物水蓼〔*Polygonum hydropiper* L.〕的根。

【植物特征】详见“芳香化湿”章“水蓼”。

【生长分布】详见“水蓼”。

【采收加工】秋季采挖，除须根，洗净，切段，晒干。

【性味归经】辛，温。入肝、肾、大肠三经。

【功能主治】祛风除湿，理气活血。用于风湿骨痛，泄泻，痢疾，脘腹绞痛，月经不调，皮肤湿癣。

【配伍应用】

水蓼根-桂树根　两药都能祛风除湿。但水蓼根偏于发散风湿；桂树根则长于舒筋活络，通痹止痛。两药配伍，相互为用，共收祛风除湿，温经散寒，舒筋止痛之功。用于风寒湿痹所致关节、筋骨疼痛、腰痛等症。

水蓼根-红木香　两药味辛、性温，均有理气活血作用。但水蓼根偏于行气祛滞；红木香重在活血散瘀。两药相配，共奏理气活血，祛瘀行滞之功。用于气滞血瘀证，如妇女痛经、脘腹疼痛等症。

【单方验方】

①用于风湿骨痛：水蓼根60克，同猪粉肠90克，煲熟用酒少许冲服（《广西民间常用草药》）；或水蓼根60克，小叶榕树叶30克，用酒炒热敷患处（《广西中草药》）。

②治疟疾：水蓼根、石荠苧根各30克，生姜3片，水煎于发作前3小时服（《青草药彩色图谱》）。

③治痢疾：水蓼根30克，同米15克炒黄，去米，用水适量煲成一碗，一日作2次服（《广西民间常用草药》）。

④治绞肠痧：水蓼根15克，煎水服（《贵州民间草药》）。

⑤治血气攻心，痛不可忍：水蓼根细锉，酒浸服（《斗门方》）。

⑥治月经不调：水蓼根30克，当归15克，泡酒服（《贵州民间药物》）。

【用法用量】内服：煎汤，15～30克；或浸酒或炖肉。外用：捣敷。

【注意事项】孕妇忌服。

水禾麻

（山麻、大水麻、水苏麻）

【药物来源】荨麻科植物大叶苎麻〔*Boehmeria longispica* Steud.〕的根或全草。

【植物特征】多年生草本，高0.8～1.4m。根粗壮肥厚。茎直立，圆柱形，被白柔毛。叶对生，具短柄；叶片纸质，广卵形，长10～17cm，宽6～13cm，先端渐尖，基部近圆形，边缘有大小不一、粗细不规则的锯齿及缺刻，上面绿色，粗糙，疏生伏毛，下面生白色短柔毛，叶脉显见。穗状花序，腋生，长15～25cm，花细小，单性，雌雄同株；雌花生花序上部，雄花生于下部；雄花萼4裂，绿色，雄蕊2～4；雌花球形，花柱1。瘦果细小，聚集成球状。花期夏季，果期秋季。

【生长分布】生于溪边、沟旁、林边湿地。分布于我国华

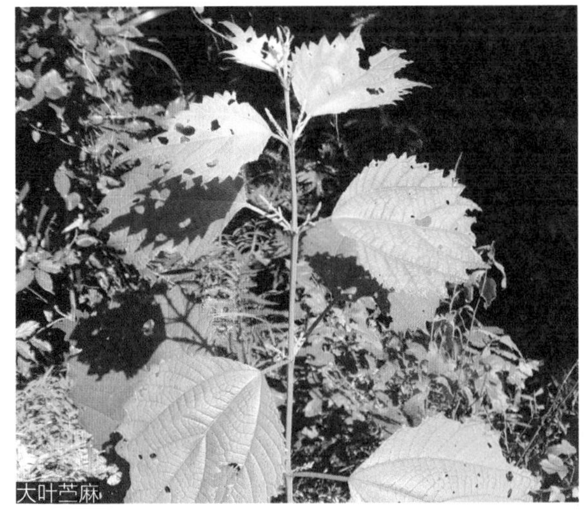

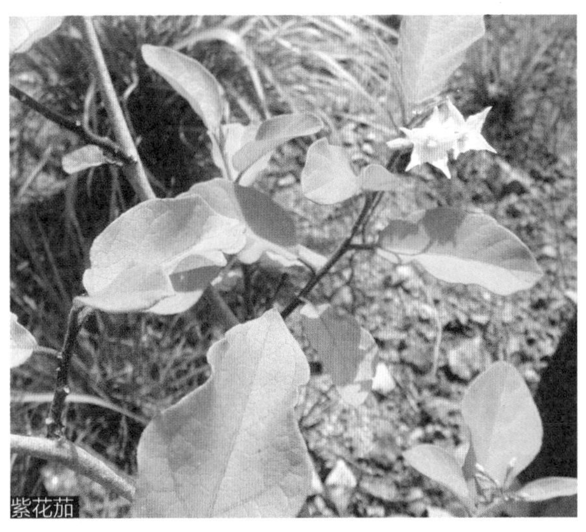

中、华南、西南等地区。

【采收加工】四季可采。

【性味归经】淡，温。入肺、肝二经。

【功能主治】祛风除湿，解表，接骨。用于风湿关节痛，风寒头痛，骨折。

【配伍应用】

水禾麻-枫香树根　两药都有祛风湿作用。水禾麻偏走表，发散风湿之邪；枫香树根善行经络、关节，除风湿，且消肿止痛。两药配伍，祛风除湿，消肿止痛疗效较强。用于风寒湿痹之关节、筋骨痛等症。

水禾麻-牡荆根　水禾麻能解表散寒，舒经络；牡荆根能解表发汗，通络止痛。两药配伍，共收发散风寒，舒筋止痛之功。用于外感风寒，如风寒感冒、风寒头痛、风寒周身骨节痛等症。

【单方验方】

①用于风湿骨痛：水禾麻60克，山豆根、八爪金龙各21克，追风伞45克，泡好酒500毫升，每日早晚各服一次。

②治头风及发烧：水禾麻尖五颗（火上去毛），克风尖七颗，萝卜头9克，生姜一片，水煎服，日三次。

③接骨：水禾麻、泽兰根、家麻根各一束，俱生用捣绒，兑烧酒炒热外包（①～③方出自《贵州民间药物》）。

【用法用量】内服：煎汤，9～12克；或泡酒。外用：捣敷。

【注意事项】注意与“麦麸草”鉴别，详见“清热解毒”章。

巴山虎

（金扣钮根、细钮扣根、扣子头、紫花茄根）

【药物来源】茄科植物紫花茄〔*Solanum indicum* L.〕的根。

【植物特征】小灌木，高1～1.3m。茎直立，圆柱形，灰色，多分枝，小枝疏被灰色星状毛，有倒钩刺。叶互生，具短柄，有褐色短刺；叶片纸质，矩圆状卵形，长3～6cm，宽1.5～3.5cm，先端钝尖，基部两侧不等，边缘波状，两面绿色或略带黄色，被星状柔毛。聚伞花序侧生，序梗、小花梗有短刺；花萼5裂，外面被毛；花冠浅蓝色或白色，浅钟状，裂片5，平展，披针形，先端渐尖；雄蕊5，生冠喉，花药黄色。浆果圆形，直径约6mm，绿色，成熟黄色，光泽。种子多数。花期春、夏季，果期秋、冬季。

【生长分布】生于旷野、山坡、草地。分布于我国华南、西南、台湾等地区。

【采收加工】全年可采，洗净，切片，晒干。

【性味归经】苦，平。入肺、胃二经。

【功能主治】祛风除湿，祛瘀消肿。用于风湿痹痛，痧气腹痛，头痛，牙痛，咽炎，扁桃体炎，疖疾，跌打损伤，瘰疬。

【配伍应用】

巴山虎-枫香树根　两药都有祛风湿作用。巴山虎偏于化湿，消肿；枫香树根则长于祛风，活络，止痛。两药配伍，共收祛风除湿，消肿止痛之功。用于风寒湿痹，关节痛等。

巴山虎-积雪草　巴山虎能祛瘀消肿；积雪草可活血消肿。两药配伍，相辅相成，共收活血祛瘀，消肿止痛之功。用于跌打损伤，瘀滞肿痛。

【单方验方】

①治头风痛：巴山虎30～60克，酒水煎服（《福建中草药》）。

②用于关节风湿痛：巴山虎30～60克，或加蘡薁干根、土牛膝干根各15克，酒水煎服（《福建中草药》）。

③治胃痛：巴山虎9～15克，水煎服（《常用中草药手册》）。

④丝虫病象皮腿：巴山虎60克，酒125～155毫升，水炖服，每日1剂，连服10天为1个疗程；局部用杠板归250克，紫花茄叶、一枝黄花叶、茶枯（油茶饼）各125克，糯米250克，共研末，做成糊状包于患脚（《青草药彩色图谱》）。

【用法用量】内服：煎汤，6～15克；或泡酒。外用：研末调敷。

巴豆树根

（挡蛇剑、独行千里）

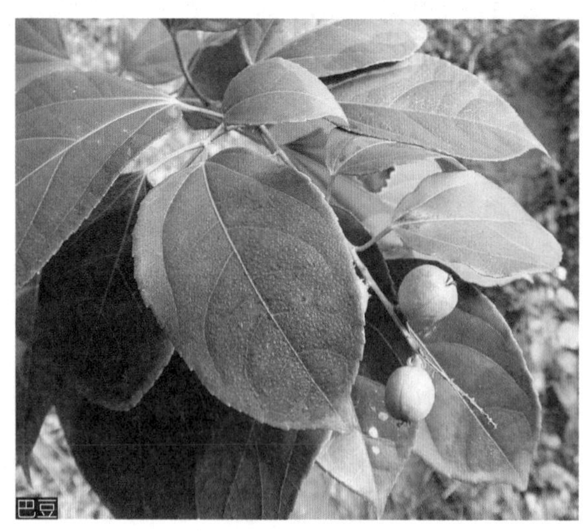

【药物来源】大戟科植物巴豆〔*Croton tiglium* L.〕的根。

【植物特征】常绿灌木至乔木，高4～8m。树干直立，上部多分枝，茎皮深灰色，有纵裂纹，新枝绿色，光滑。单叶互生，叶柄长2～6cm；叶片宽卵形或椭圆形，长6～13cm，宽3～7cm，先端尖，基部近圆形，上面深绿色，无毛，下面绿色，疏被星状毛，叶脉明显。总状花序生枝顶，花单性，雌雄同株，小花多数；雄花生序之上部，雌花在下部；雄花萼5裂，花瓣5，反卷，绿色，雄蕊多数；雌花萼5裂，无花瓣，子房3室，花柱3，柱头有2裂。蒴果长圆形，直径约8～10mm。种子长卵形，3粒，多油。花期春、夏季，果期秋、冬季。

【生长分布】生于山谷，溪边，林中。分布于我国华南、华中、华东、西南等地区。

【采收加工】四季可挖，洗净，切片，晒干。

【性味归经】辛，温，有毒。入心、肝、肾三经。

【功能主治】祛风除湿，温中散寒，攻毒消肿。用于风湿关节痛，久年伤气，胃寒痛，痈疽发背，脑子疽，毒蛇咬伤，跌打损伤。

巴豆树根-猪蹄　巴豆树根味辛、性温，有毒，祛风除湿；猪蹄味甘、咸，性平，补虚，健腰膝。巴豆树根力峻性烈，治顽痹、久年伤气；猪蹄能填精补血，充津液，健腰膝。合用，猪蹄能制巴豆树根峻烈之性，巴豆树根可消猪蹄之滋腻，相互制约，互相促进，既获祛风湿，止痛作用，又具益精血，补虚之功。用于久年风寒湿痹。

巴豆树根-猪肚　巴豆树根能温中散寒，治寒凝胃脘痛；猪肚能补虚损，健脾胃，治脾胃虚损，纳呆、泄泻、下痢。相配，相互为用，共收温中散寒，健胃益脾之功。用于虚寒胃痛等证。

【单方验方】

①用于风湿性腰腿痛，胃寒痛：巴豆树根3～6克，水煎服（《常用中草药手册》）。

②治久年伤气：巴豆树根用刀削成橄榄核状大小，小母鸡一只（去毛、内脏）。患病何处，将橄榄核状根，插在相应部位。水炖，分二天四次服（笔者方）。

③治痈疽发背，脑疽，鬓疽：巴豆树根，洗，捣敷患处，留头（《杨诚经验方》）。

④治毒蛇咬伤：巴豆树根30克，入地金牛15克，三角草7.5克。共为末，酒调敷患处（《岭南草药志》）。

⑤治跌打：巴豆树根30克，浸酒500毫升，擦患处（《岭南草药志》）。

【用法用量】内服：煎汤，3～6克；或炖肉。外用：捣敷或研末调敷。

【注意事项】本品有毒，内服不可过量，久煎为宜。孕妇、儿童、年老体弱及肝肾功能不全者忌用。

石枣

（石豆、岩豆、金枣、石豆兰、独叶岩珠、鸭舌兰）

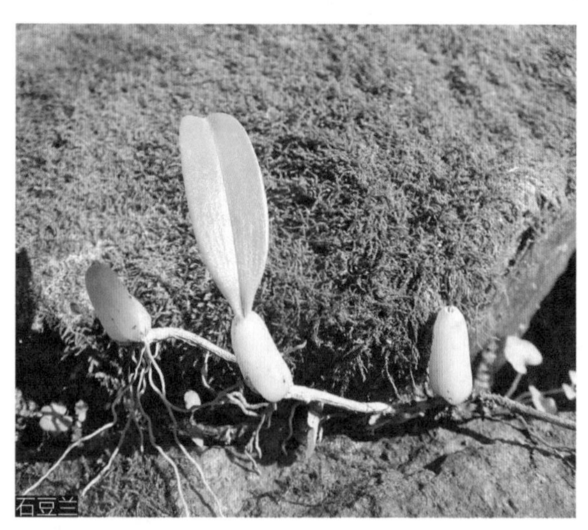

【药物来源】兰科植物石豆兰〔*Bulbophyllum radiatum* Lindl.〕的全草。

【植物特征】常绿小草本。根茎横走，纤细，有节，每节上生1长卵形假鳞茎，有纵纹。假鳞茎顶部生1小叶，叶片长椭圆形，长2～3cm，宽0.6～0.8cm，先端钝或微凹，基部楔形，下延成柄，全缘，上面绿色，光泽，中脉凹下，下面浅绿色。伞形花序，自假鳞茎基部抽出，小花数朵，淡黄色。蒴果近卵形。花期夏、秋季，果期冬季。

【生长分布】生于高山悬崖、岩壁阴湿处；或附生树干上。分布于我国华南、西南及西北一些地区。

【采收加工】四季可采，洗净，沸水烫过，晒干。

【性味归经】甘、辛，凉。入肝、肾二经。

【功能主治】祛风除湿，解毒消肿，凉血活血。用于关节肿痛，四肢麻木，高热惊搐，咽喉痛，乳痈。

【配伍应用】

石枣-大青根 两药均为寒凉之品，都有祛风除湿，清热解毒作用。但石枣偏于祛风湿，且消肿；大青根长于清热毒，并止痛。两药配伍，相须相使，倍增功效。用于风湿热痹，如关节灼热肿痛、烦疼，或伴发热、畏风、头痛等症。

石枣-金银花 石枣能解毒消肿，并宣透邪热；金银花能清热解毒，且轻疏风热。两药配伍，既能清热解毒消肿，又可宣透肺卫，解热退烧。用于风温初起，如发热微恶风、头昏头痛、咽痛、咳嗽、口渴，以及风热感冒等。

石枣-苧麻根 两药都有清热凉血作用。石枣凉血且活血；苧麻根凉血并止血。两药配伍，则能清热凉血，止血活血。用于血热妄血之出血。

【单方验方】

①用于关节肿痛：鲜石枣60～120克，忍冬藤30克，猪蹄一个，黄酒120毫升，水炖服。

②风热咽痛，实火头痛：鲜石枣30～60克，水煎服。

③治乳痈：鲜石枣捣烂敷患处，另用鲜全草60克，烧酒30～60毫升。隔汤炖，分2次服。

④治小儿惊风，角弓反张：鲜石枣30克，水煎服（①～④方出自《浙江民间常用草药》）。

【用法用量】内服：煎汤，15～30克；或炖肉服。外用：研末调敷。

可爱复叶耳蕨

（大叶鸭脚莲、可爱汝蕨）

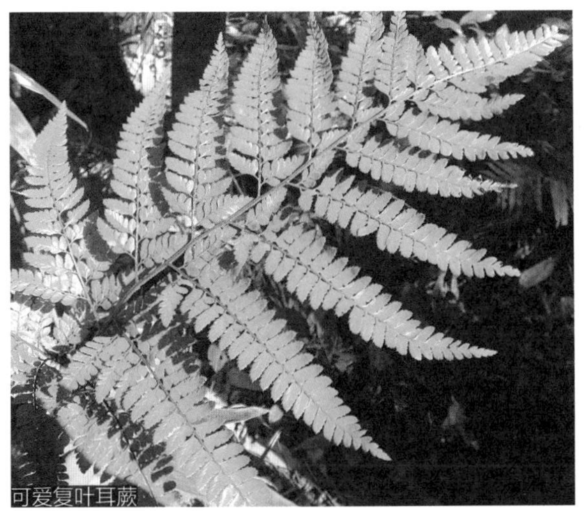

可爱复叶耳蕨

【药物来源】鳞毛蕨科植物可爱复叶耳蕨〔*Arachniodes amabilis*（Blume）Tindale.〕的根茎。

【植物特征】多年生蕨类草本，高45～95cm。根茎细小，横走，多须根，被棕褐色鳞片。叶近生，叶柄长20～40cm，深绿色，有一纵沟，中上部无毛，基部被稀疏鳞片；叶片近革质，阔卵形，长25～45cm，宽20～30cm，二回羽状复叶，羽片5～7对，顶端羽片三角状披针形，长10～15cm；小羽片近棱形，先端急尖，最下羽叶基部下方一耳状小羽毛，披针形。边缘有小锐齿。孢子囊群沿叶缘着生。孢子期夏、秋季。

【生长分布】生于山坡林下，或竹林下、岩石阴湿处。分布于我国华南、华东、西南等地区。

【采收加工】全年可采，除须根，洗净，切段，晒干。

【性味归经】苦，平。入肝、肾二经。

【功能主治】祛风除湿。用于风湿关节痛，腰痛。

【配伍应用】

可爱复叶耳蕨-三丫苦根 可爱复叶耳蕨苦降下行，专祛下焦风湿；三丫苦根苦寒沉降，清下焦热毒，兼祛风湿。两药配伍，则能祛风除湿，清热解毒。用于风湿热痹之关节痛、发热等症。

【单方验方】用于关节疼痛：新鲜可爱复叶耳蕨60克左右，加紫丹参、五加皮各30克，水煎，冲入黄酒适量，空腹服（《中药大辞典》）。

【用法用量】内服：煎汤，12～18克；或浸酒。

四块瓦

（四大天王、四匹瓦）

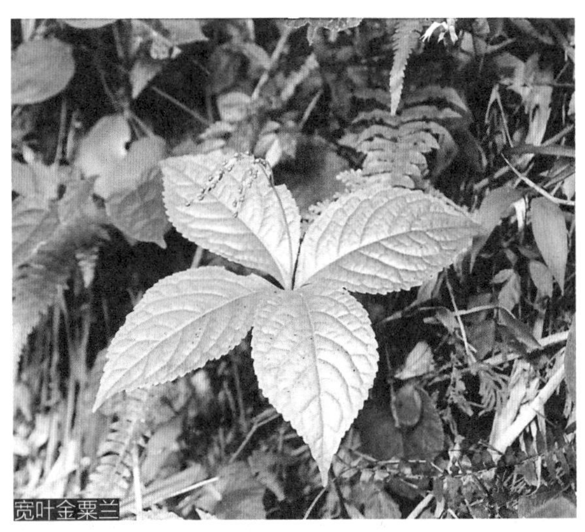

宽叶金粟兰

【药物来源】金粟兰科植物宽叶金粟兰〔*Chloranthus henryi* Hemsl.〕的带根全草。

【植物特征】多年生草本，高20～45cm。根茎粗短，须根多。茎直立，具节，不分枝，无毛。叶对生于茎顶，小叶4枚，具短柄或无柄，叶片广卵形，长10～15cm，宽

7～9cm，先端渐尖，基部楔形，边缘有细锯齿，两面绿色。穗状花序，顶生，2枝，花小，白色，直径约3mm；雄花无花被，雄蕊3。核果近圆形，先端有喙。花期春季，果期夏季。

【生长分布】生于高山林下、林缘较阴处。分布于我国华南以及长江下游以南各地区。

【采收加工】夏、秋季采集，洗净，切段，晒干。

【性味归经】辛，温。入肺、肝二经。

【功能主治】祛风除湿，活血散瘀。用于风湿关节痛，手足麻木，风寒咳嗽，跌打损伤。

【配伍应用】

四块瓦-大血藤　两药都有祛风除湿作用。四块瓦辛、温，偏于发散风湿之邪；大血藤苦、平，长于驱除经络、关节风湿。两药配伍，则能祛风除湿，通经活络，舒筋止痛。用于风寒湿痹之关节、筋骨痛等症。

四块瓦-九里香　两药均味辛、性温；四块瓦活血散瘀，九里香行气活血，且止痛。两药相配，相辅相成，辛散温通，行气活血，散瘀止痛作用较强。可用于胸、胁、腰之“屏伤”，如负重或强忍屏气，导致气机不利，气滞络阻，患处窜痛及转侧、咳嗽、呼吸引痛等。

【单方验方】用于风寒咳嗽及气喘：四块瓦、百部、枇杷叶。水煎，加冰糖服（《四川中药志》）。

【用法用量】内服：煎汤，9～15克；或浸酒。

【注意事项】四块瓦注意与同科植物四叶细辛鉴别，两者同为四叶轮生于枝顶，基本形态极相似；不同点：四块瓦花穗2枝，四叶细辛花穗多条。

瓜馥木

（钻山风、铁牛钻石、香藤）

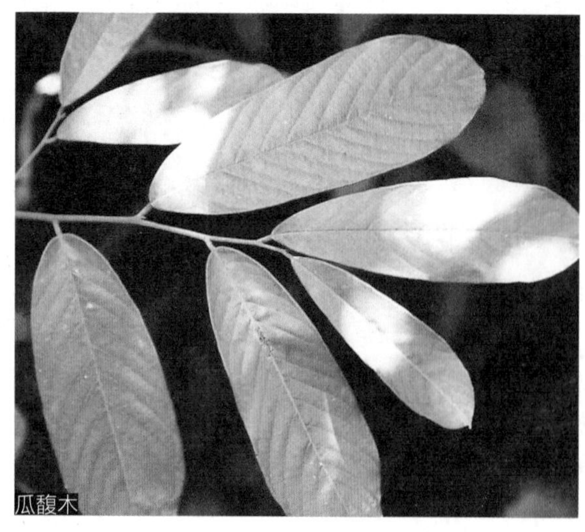

瓜馥木

【药物来源】番荔枝科植物瓜馥木〔*Fissistigma oldhamii* (Hemsl.) Merr.〕的根。

【植物特征】藤本灌木，长3～7m。茎圆柱形，多分枝，幼枝被黄柔毛。叶互生，叶柄长0.5～1cm；叶片革质，长倒卵状椭圆形，长7～13cm，宽2.5～4.5cm，先端圆或短尖，基部楔形，全缘，两面绿色，下面叶脉显见，脉上被柔毛。伞形花序，花1～3朵；花萼3片，外面有毛；花瓣6，2轮；雄蕊多数。浆果状，圆形，直径1～1.5cm，密被黄绒毛。种子圆球形。花期夏季，果期秋、冬季。

【生长分布】生于山谷、路旁、溪边、阴湿疏林。分布于我国华南、西南、华中等地区。

【采收加工】四季可采，洗净，切片，晒干。

【性味归经】苦，寒。入脾、肾二经。

【功能主治】祛风除湿，舒筋活血。用于风湿关节痛，腰痛，腰腿痛，久年伤气，跌打损伤。

【配伍应用】

瓜馥木-大青根　两药均味苦、性寒，都有祛风湿作用。瓜馥木且舒筋止痛；大青根又善于清热毒。两药配伍，具有祛风除湿，清热解毒，舒筋止痛作用。用于风热痹、风湿热痹之关节、筋骨痛，或伴咽痛、头身痛、发热等症。配忍冬藤、三丫苦、薏苡根、紫葳根，以增强疗效。

瓜馥木-香花崖豆藤　两药均能舒筋活络。瓜馥木尚能祛风湿；香花崖豆藤并能行血养血。两药配伍，共奏舒筋活络，行血养血，祛风除湿之功。用于久年伤气（陈伤成痹）、跌打伤筋等证。

【单方验方】

①用于关节炎：瓜馥木60克，鲜枫荷梨60克，鲜五加皮30克，鲜千斤拔30克，鲜百两金30克，鲜双钩藤根60克，猪脚一只，炖服。

②治腰痛：瓜馥木60克，鲜南蛇藤30克，鲜虎刺30两，鲜马兰30两，鲜七层楼15克，鲜牛膝15克，煎水，放鸡蛋煮服。

③治跌打老伤：瓜馥木60克，鲜江西玉菊花60克，鲜柘藤根30克，水煎服，白糖作引（①～③方出自《中药大辞典》）。

【用法用量】内服：煎汤，9～15克（鲜品30～60克）；或炖肉。

白牛胆

（白叶菊、白面风、白羊耳、过山香、羊耳茶、毛茶、山白芷）

【药物来源】菊科植物羊耳菊〔*Inula cappa* (Buch.-Ham.) DC.〕的全草。

【植物特征】详见“辛温解表”章“小茅香”。

【生长分布】详见“辛温解表”章“小茅香”。

【采收加工】夏、秋季采集，切段，晒干。

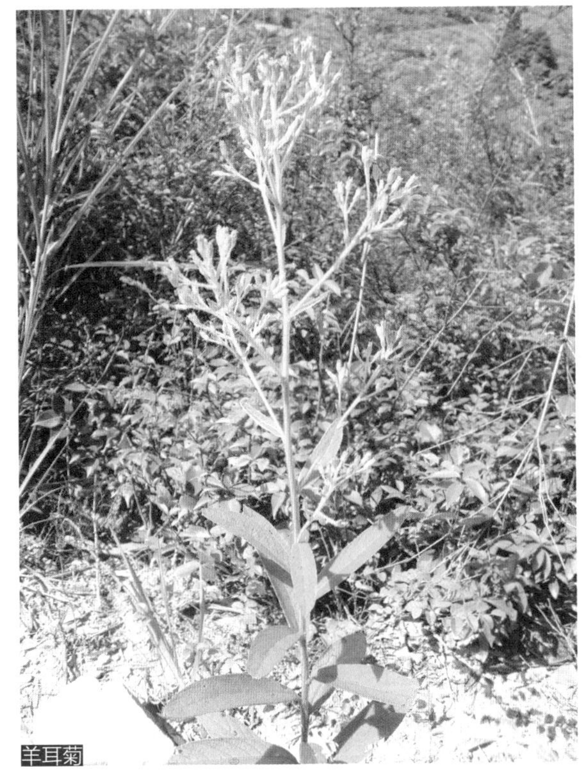

【性味归经】辛、微苦，温。入肝、脾、肾、胃四经。

【功能主治】祛风除湿，行气化滞。用于风湿关节痛，风寒感冒，胸膈满闷，咳嗽，哮喘，头风痛，痢疾，泄泻，疟疾。

【配伍应用】

白牛胆-入地金牛 两药均味辛、苦，性温，均有祛风胜湿之功。但白牛胆偏于发散风湿之邪；入地金牛长于驱除经络、关节风湿。两药配伍，相辅相成，功效提高。用于风寒湿痹所致关节、筋骨痛，以及伤于风寒的头痛、周身痛等症。

白牛胆-丛枝蓼 白牛胆辛、微苦、温，能行气化滞；丛枝蓼苦、寒，能清热燥湿。两药配伍，辛开苦降，则能化湿和中，下气消痞。用于湿热阻滞脾胃，致胃脘痞胀、呕吐泄泻、头重身困、尿短黄，或伴发热微恶风寒等症。配藿香、枫香树叶、青蒿，疗效更强。

【单方验方】

①风湿头痛：头痛如裹，四肢重着无力，胸闷食少，小便不利，大便稀薄：白牛胆、六棱菊、臭牡丹根各30克，水煎服（《福建中草药处方》）。

②肋间神经痛：白牛胆、金针花各30克，水煎服或加墨鱼干同炖（《福建中草药处方》）。

③感冒：白牛胆、龙芽草、牡荆叶各15克，水煎服（《青草药彩色图谱》）。

④风湿性腰腿痛：白牛胆15～30克，水煎服或炖猪脚一只，黄酒炖服（《福州市民间药草》）。

⑤风湿关节痛：白牛胆、黄花稔各30克，猪脚1只，水煮服（《青草药彩色图谱》）。

⑥治溏泄：白牛胆45克，水煎服（《泉州本草》）。

⑦痛经：艾叶、青皮各9克，韩信草、白牛胆各15克，水煎服（《福建中草药》）。

⑧丝虫病引起淋巴管炎：白牛胆50克，土牛膝、一点红各15克，忍冬藤30克，水煎服（《青草药彩色图谱》）。

【用法用量】内服：煎汤，15～30克（鲜品30～60克）。外用：煎洗。

【注意事项】根“小茅香”，详见“辛温解表”章。

白毛藤根

（胡毛藤根、白英根）

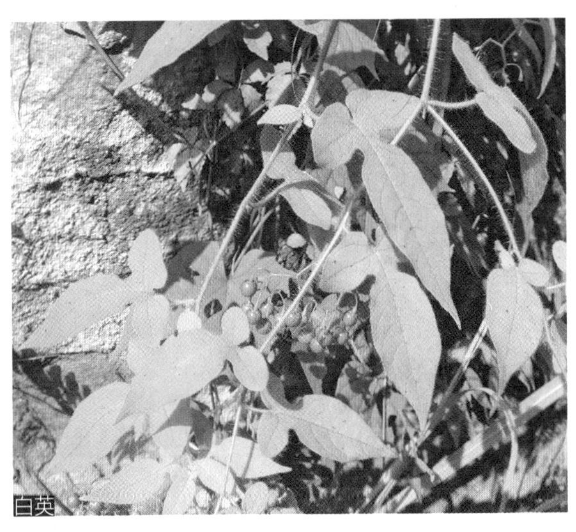

【药物来源】茄科植物白英〔*Solanum lyratum* Thunb.〕的根。

【植物特征】详见“利尿渗湿”章“白毛藤”。

【生长分布】详见“白毛藤”。

【采收加工】夏、秋季采挖，洗净，切段或切块，晒干。

【性味归经】苦，辛，凉。入心、脾二经。

【功能主治】祛风止痛，解毒消肿。用于风火牙痛，头痛，瘰疬，痈肿，痔漏。

【配伍应用】

白毛藤根-白菊花 白毛藤根能疏散肌表风邪，泄热，止痛；白菊花可宣散上焦风热，清利头目。两药配伍，则能疏风散火，泄热镇痛。用于风火头痛、牙痛、目赤肿痛等。若风火头痛，配桑叶、钩藤根；风火牙痛，配桑白皮、夏枯草、薄荷；目赤肿痛，配栀子、车前草、薄荷，以增疗效。

白毛藤根-夏枯草 白毛藤根能解毒消肿，且宣郁散火；夏枯草能清热泻火，兼开郁消滞。两药配伍，则能泻火解毒，开郁散结，消肿止痛。可治火毒蕴结之瘰疬、牙痈等证。瘰疬，配浙贝母、全蝎末、青皮；牙痈，配积雪草、桑白皮、以增强疗效。

【单方验方】

①治火牙、虫牙痛：白毛藤根、地骨皮、枸骨根、龙胆草、白牛膝，炖肉服（《四川中药志》）。

②治乳痛：白毛藤根30，酒水各半煎服，取渣加酒糟调敷患处（《贵阳民间药草》）。

③治痔疮、漏管：白毛藤根，鲜的30～45克，干的24～36克，和猪大肠（洗净）500克，清水同煎，饭前分2次吃下（《福建民间草药》）。

【用法用量】内服：煎汤，15～30克；或炖肉。外用：捣敷。

白榄根

（橄榄根、青橄榄根）

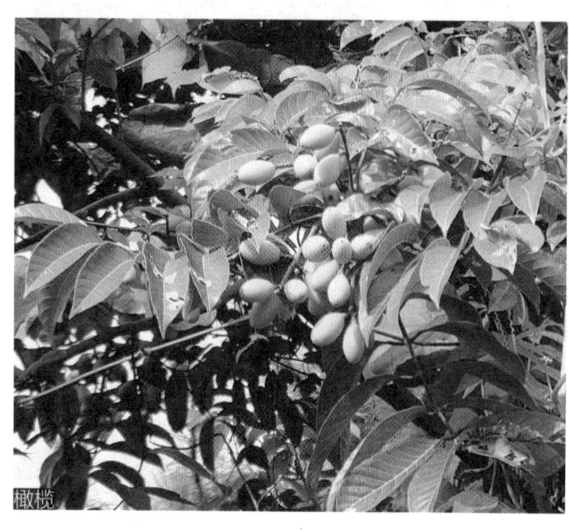

橄榄

【药物来源】橄榄科植物橄榄〔*Canarium album*（Lour.）Raeusch.〕的根。

【植物特征】常绿灌木或乔木，高4～15m。树干直立，多分枝，树皮灰色，光滑。叶互生，单数羽状复叶，小叶9～15片，具短柄；叶片革质，卵状矩圆形，长5～14cm，宽2～5cm，先端渐尖，基部偏斜，全缘。花序生枝顶或叶腋；萼杯状，3裂，亦有5裂；花瓣3～5枚，白色；雄蕊6；雌蕊1，子房上位。核果卵状矩圆形，长1.2～3cm，初生绿色，熟时黄绿色。核1枚。花期春季，果期秋、冬季。

【生长分布】栽培。分布于我国华东、华南、华中、西南等地区。

【采收加工】全年可挖，洗净，切片，晒干。

【性味归经】淡，平。入脾、肾二经。

【功能主治】祛风除湿，舒筋活络，利咽解毒。用于风湿关节痛，脚气，手足麻木，白浊，咽喉痛。

【配伍应用】

白榄根-山大刀根 两药都有祛风除湿功能。白榄根淡、平，善于利湿，并利咽解毒；山大刀根苦、涩，微寒，兼泄热，解毒消肿。两药配伍，相辅相成，则能祛风除湿，清热解毒。用于风湿热痹，如关节肿痛、灼热、全身酸楚、畏风、发热等症。配与大青根、三丫苦、络石藤，以增疗效。

白榄根-桑枝 白榄根能舒筋活络，且祛风湿；桑枝能祛风通络，利关节。两药配伍，则能祛风除湿，利关节，舒筋止痛。用于风湿所致手足拘挛疼痛、麻痹，以及关节痛等症。

白榄根-大青叶 白榄根能利咽喉，清热毒；大青叶清热解毒，凉血，利咽。两药配伍，则能解毒凉血，利咽消肿。用于热毒上攻，咽喉红肿疼痛等症。

【单方验方】

①治脚气：白榄根60～90克，和猪脚一只，同煎汤饮之（《岭南采药录》）。

②用于筋骨酸痛：鲜白榄根120克，黄酒120毫升，水冲炖服（《民间实用草药》）。

③治单双乳蛾：鲜白榄根120克，米醋一盏。水煎漱喉，日五、六次（《民间实用草药》）。

【用法用量】内服：煎汤，30～60克；或炖肉。外用：煎s漱口。

白萆薢

（刺萆薢、铁叶菝葜）

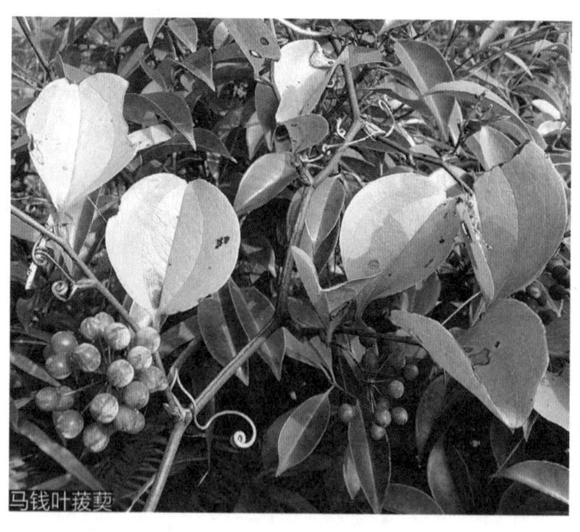

马钱叶菝葜

【药物来源】百合科植物马钱叶菝葜〔*Smilax lunglingensis* Wang et Tang〕的根茎。

【植物特征】攀援藤状灌木，长1.2～2.8m。根茎横走，粗大，木质，不规则形。茎圆柱形，坚硬，紫色，光泽，疏生皮刺，有分枝。叶互生，叶柄长1～1.5cm，中部有卷须两条；叶片革质，近圆形或阔卵形，长3.5～9cm，宽3～7cm，先端圆，或有突尖或微内凹，基部截形或圆形，全缘，上面绿色，光泽，下面浅绿色。伞形花序生叶腋；花单性，雌雄异株，花细小，多数；花被6片，黄绿色；雄花雄蕊6，花药、花丝均细长；雌蕊有细线状退化雄蕊。浆果圆形，直径约4～6mm，成熟鲜红色，外被白蜡粉。花期春季，果期夏、秋季。

【生长分布】生于山坡、林缘、路旁、灌丛。分布于我国华南、华中、西南等地区。

【采收加工】四季可采挖，除须根，洗净，切片，晒干。

【性味归经】辛，微苦，平。入肺、肾、膀胱三经。

【功能主治】祛风除湿，清热利尿。用于风湿关节痛，风湿筋骨痛，肠炎，痢疾，膀胱炎，小便不利。

【配伍应用】

白萆薢-梧桐根 两药均有祛风湿作用。白萆薢辛、微苦、平，偏于祛风活络；梧桐根苦、凉，长于利湿泄热。两药配伍，共奏祛风活络，清热利湿，消肿止痛之功。用于风湿热痹之关节、筋骨痛等。

白萆薢-笔仔草 两药都有清热利尿作用。但白萆薢宣通水道以利尿；笔仔草乃渗湿利水。两药配伍，共奏宣通启闭，行水泄热，利尿通淋之功。用于风邪侵袭，肺气不宣，或湿热壅滞于肌肤经隧，所致水肿、小便不利，以及热淋等。风水者，配与天青地白、浮萍；湿热壅滞者，配与水丁香、车前草、海金沙草，以增疗效。

【用法用量】内服：煎汤，9～15克。

【注意事项】注意与“刺萆薢”、“菝葜”鉴别，详见本章。

白叶刺根

（白咸匏根）

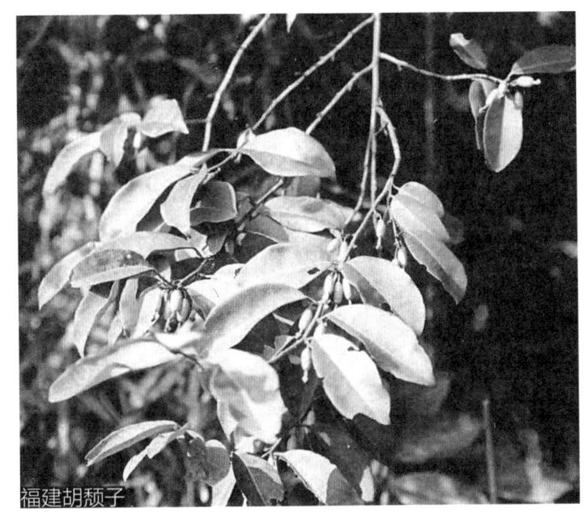

【药物来源】胡颓子科植物福建胡颓子〔*Elaeagnus oldhami* Maxim.〕的根。

【植物特征】常绿灌木，高1～2.5m。茎直立或斜展，多分枝，枝条披散，圆柱形，外面灰褐色，具棘刺，幼枝有褐色鳞片。叶互生，叶柄长0.5～0.8cm；叶片倒卵形或卵状矩圆形，长3.5～5.5cm，宽1～2.5cm，先端钝或钝尖，基部楔形，全缘，上面绿色，被银灰色鳞片，下面灰白色，密被银白色鳞片。短总状花序，腋生，外面密被银白色鳞片；花被浅杯状，先端4裂；雄蕊4。核果椭圆形，长可达1cm，成熟橙红色或红色，被银白色鳞片。种子1枚。花期冬季，果期冬季至翌年春季。

【生长分布】生于山坡、路旁、林缘、疏灌丛。分布于我国华南等地区。

【采收加工】全年可挖，洗净，切片，晒干。

【性味归经】酸、涩，平。入肺、肾二经。

【功能主治】祛风除湿，下气定喘，强健筋骨。用于风湿关节痛，腰痛，骨质增生，咳喘。

【配伍应用】

白叶刺根-五加根 二经均有祛风除湿，强筋壮骨作用。两药配伍，相辅相成，功效大增。用于风寒湿痹日久，肝肾虚损，腰膝酸痛、关节屈伸不利、畏寒肢冷等症。

白叶刺根-紫河车 两药均有定喘之功。但白叶刺根降逆下气定喘，紫河车补肺肾，纳气平喘。两药配伍，能补肺肾、益精气、纳气、降逆、平喘，用于肺肾两虚，肺不主气，肾不纳气，所致虚喘，如气短、喘息、动之气逆等症。

白叶刺根-牛肉 二者均有强健筋骨之功。白叶刺根并能祛风活络；牛肉尚能补脾胃，益气血。两者配伍，则能补脾健胃，益气养血，舒筋活络，强筋健骨。用者于肝肾不足，气血亏虚，腰膝酸软或疼痛、不耐劳累等症。

【单方验方】

①用于风湿性关节炎：白叶刺根30～90克，酒适量，猪瘦肉120克，加水炖服。

②治肾亏腰痛：白叶刺根30～60克，水煎汤，加红糖适量调服（①～②方出自《新医疗法与中草药选编》）。

③腰痛、盗汗、遗精：白叶刺根60克，腰痛加乌贼鱼干1～2只，黄酒少许；盗汗加红糖9克；遗精加金樱子30克，蜜少许，水炖服（《青草药彩色图谱》）。

④胃、十二指肠溃疡：白叶刺根250克，水煎去渣，再将猪肚1个放入炖烂，分4次服（《青草药彩色图谱》）。

【用法用量】内服：煎汤，15～45克；或炖猪蹄、猪肚。

【注意事项】注意与“胡颓子”鉴别，详见“止咳平喘”章。果实“福建胡颓子”性能与“胡颓子”近同，故不再另述，详见“收敛固涩”章；“福建胡颓子叶”详见“止咳平喘”章。

白千层叶

（玉树叶）

【药物来源】桃金娘科植物白千层〔*Melaleuca leucadendron* L.〕

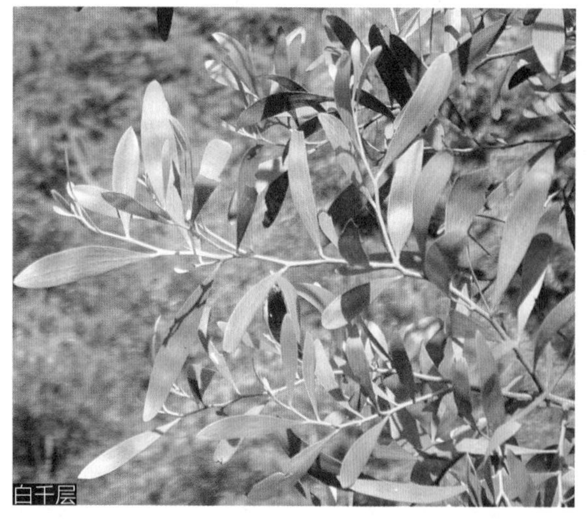
白千层

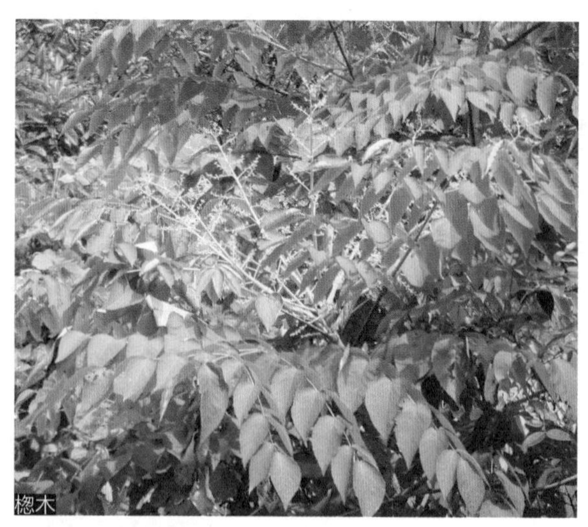
楤木

的叶。

【植物特征】乔木，高5～18m。树干直立，圆柱形，灰白色，皮厚，疏松。叶互生，具短柄；叶片椭圆状披针形，长5～10cm，宽0.8～1.5cm，先端渐尖，基部楔形，全缘，两面灰绿色，无毛。穗状花序生枝顶；小花密集，花轴于花后继续生长成有叶的新枝；花萼5裂，裂片卵形；花瓣5，白色；雄蕊多数，基部合生成数束；雌蕊1，子房下位，3室。蒴果半球形，成熟时顶部3瓣裂。花期春季，果期夏季。

【生长分布】生于山坡树林，或栽部。分布于我国华南、西南等地区。

【采收加工】夏季采集，晒干。

【性味归经】辛、涩，温。入脾、肾二经。

【功能主治】祛风止痛。用于风湿骨痛，神经痛，肠炎腹泻，湿疹。

【配伍应用】

白千层叶-桑枝 白千层叶祛风止痛；桑枝祛风活络。前者偏于表散风邪；后者长于驱除关节之风湿。两药配伍，相辅相成，共收祛风除湿，舒筋止痛之功。用于风湿关节、筋骨痛、肌肤麻木等。

【单方验方】

①用于风湿骨痛，神经痛，肠炎腹泻：白千层叶6～9克，水煎服。

②治过敏性皮炎，湿疹：白千层叶煎水洗（①～②方出自《常用中草药手册》）。

【用法用量】内服：煎汤，6～9克。外用：煎洗。

【注意事项】树皮“白千层”，详见“安神”章。

鸟不宿

（鸟不宿、鸟不踏、白刺椿茎）

【药物来源】五加科植物楤木〔*Aralia chinensis* L.〕的茎木。

【植物特征】详见本章“楤木根”。

【生长分布】详见本章“楤木根”。

【采收加工】全年可采，切片，晒干。

【性味归经】辛，温。入肺、胃二经。

【功能主治】追风，行血，止痛。用于风湿关节痛，筋骨痛，跌打损伤。

【配伍应用】

鸟不宿-威灵仙 鸟不宿辛、温，追风，行血，止痛；威灵仙辛、咸、温，祛风湿，通经络，止痹痛。鸟不宿善于辛散；威灵仙长于走窜。两药配伍，则能祛风除湿，通经活络，疗痹止痛。用于风寒湿痹之关节疼痛、筋肉拘挛等症。

鸟不宿-泽兰 两药均有活血之功。鸟不宿偏于行血，通经，止痛；泽兰长于散瘀消肿。两药配伍，则能活血散瘀，消肿止痛。用于损伤瘀滞肿痛。若伤于胸胁，配与枳壳、郁金、瓜蒌、青皮；伤于脘腹，配与金橘根、半夏、土大黄；伤于手臂，配与南蛇藤、路路通、积雪草；伤于腰膝，配与土牛膝、青皮、金钱草，以增疗效。

【用法用量】内服：煎汤，9～15克。

奶汁树

（牛奶仔、牛奶子树、下乳草）

【药物来源】桑科植物窄叶台湾榕〔*Ficus formosana* Maxim. f.*shimadai* Hayata〕的根。

【植物特征】矮小灌木，高1.5～3m，全株含乳汁。茎直立或斜展，圆柱形，褐色，小枝略带紫红色。叶互生，有短柄；叶片膜质，披针形或长椭圆状披针形，长4～8cm，宽1～2.5cm，全缘，先端长尖或渐尖，基部渐窄，上面深绿色，光泽，有腺点，下面绿色。花单生叶腋，异性同株，花序托有短梗，雌、雄花生不同花序托内；苞片3；雄花与瘿花同生一花托，雄花花被4，雄蕊2；瘿花花被数枚。果实近

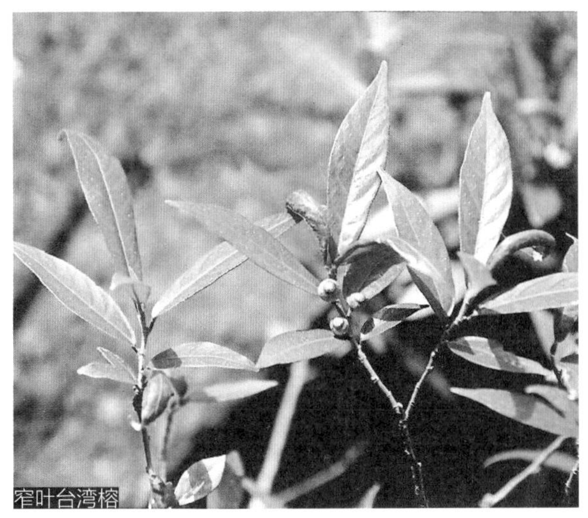

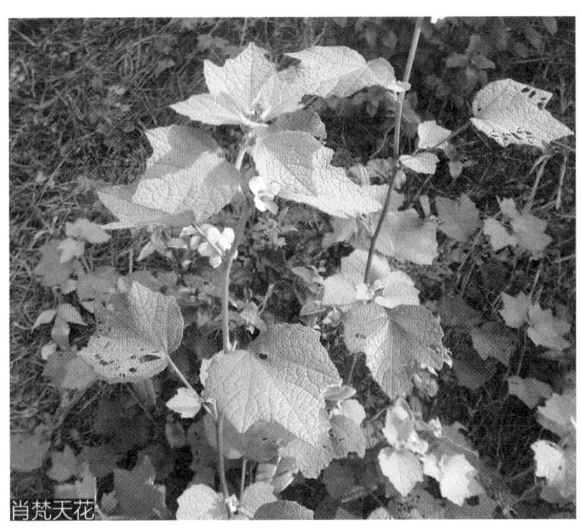

圆形，成熟时红色或粉红色，有腺点。花期春、夏，果期秋、冬季。

【生长分布】生于山沟旁、山坡、路边、灌丛。分布于我国华南、华东、华中等地区。

【采收加工】四季可挖，洗净，切片，晒干。

【性味归经】辛、微涩，平。入心、肝、脾三经。

【功能主治】祛风利湿，清热解毒。用于风湿性关节炎，腰痛，肝炎，乳汁不足，百日咳。

【配伍应用】

奶汁树-三丫苦根　两药都有祛风除湿，清热解毒作用。但奶汁树偏于祛风利湿；三丫苦根重在清热毒。两药配伍，相须相使，功效增强。用于风湿热痹，关节热、肿、痛等症。

奶汁树-白毛藤　奶汁树入心肝脾经，清热解毒，利湿；白毛藤行肝脾经，清热利湿，解毒退黄。两药配伍，则能泄热解毒，除湿退黄。用于肝胆湿热，如呕恶、口苦、尿黄赤、胁痛、甚或黄疸等症。

【单方验方】

①治百日咳：奶汁树15克，水煎服。

②治背痈：乳汁树鲜叶适量，捣烂外敷；另用奶汁树60克，水煎服。

③治乳汁不足：奶汁树60克，地锦30克，白茅根15克，猪前脚一只，红糖、米酒少许。水煎服汤食肉（①~③方出自《中药大辞典》）。

【用法用量】内服：煎汤30~60克。

地桃花

（八卦拦路虎、小朝阳、羊带归、红孩儿、三角风、千下捶）

【药物来源】锦葵科植物肖梵天花〔*Urena lobata* L.〕的根或全株。

【植物特征】落叶亚灌木，高0.8~1.2m。茎直立或斜展，圆柱形，多分枝，老茎褐色无毛，幼枝被茸毛及星状毛。叶互生，叶柄长1~6cm；下部叶叶片通常近圆形，边缘有粗锯齿，并有3~5浅裂，长3~8cm，宽1.5~6cm，先端短尖或急尖，基部微心形，上部叶近三角形，边缘有锯齿，上面绿色，下面浅绿色，两面粗糙，叶脉明显，呈网状。花单生或数朵簇生叶腋；花萼5裂；副萼5，裂片三角形，较萼片大；花瓣5，粉红色；雄蕊多数，基部联合；雌蕊1，柱头多裂。蒴果扁球形，径约1cm，外有钩状刺。花期夏、秋季，果期秋季至翌年初春。

【生长分布】生于河岸、溪边、路旁、林缘。分布于我国华南、华中、华东、西南、华北等地区。

【采收加工】冬、春季采挖，洗净，切片，晒干或烘干。

【性味归经】甘、辛，平。入肺、脾二经。

【功能主治】祛风利湿，清热解毒。用于风湿性关节炎，感冒发热，腰痛，头痛，水肿，白带，淋病。

【配伍应用】

地桃花-小构树　两药均能祛风利湿。但地桃花则偏于搜风邪；小构树长于利湿而消肿。两药配伍，相辅相成，共呈祛风活络，利湿消肿之功。用于风湿痹湿邪偏重之关节肿痛等症。

地桃花-爵床　两药都有清热解毒作用。地桃花并能疏散风邪；爵床尚可泄热退烧。两药配伍，则能清热解毒，疏风散邪。用于外感风热，如风热感冒、风热头痛、咽痛等症。

【单方验方】

①风湿关节痛：地桃花、长叶紫珠根各60克，两面针根30克，威灵仙、大枣各15克，水煎服。加减法：上肢痛加白茄根30克；下肢痛加牛膝、木瓜各9克；麻木者加豨莶草30克；体虚加黄花稔、天仙果根各30克；关节肿大加苞蔷薇根60克，鲜商陆根30克；热重者加白勒花根60克（《福建中草药处方》）。

②感冒：地桃花24克，水煎服（《云南中草药》）。

③腰痛（寒湿腰痛重着，休息不减轻，阴雨天加重）：地桃花30克，土牛膝根、威灵仙、沙氏鹿茸草各15克，水煎服。

④肾炎（水肿明显）：地桃花30克，薏苡根、赤小豆各15克，水煎服。
⑤气虚头痛（头痛时发时止，早晨比晚上加剧，疼痛部位不定。同时伴有头昏耳鸣，失眠多梦，心惊气短，精神紧张，记忆力不好）：地桃花、土党参、黄芪各15克，当归、蔓荆子各9克，水煎服。
⑥风湿头痛（头痛如裹，四肢重着无力，胸闷食少，小便不利，大便稀薄）：地桃花60克，薜荔根或茎30克，川芎4.5克，水煎，酌加酒少许服（③～⑥方出自《福建中草药处方》）。
⑦痢疾，消化不良：地桃花30克，火炭母、桃金娘根、凤尾草各15克（部分病例加古羊藤）水煎1小时服，每日1剂，连服2～4天。中等以上脱水者同时补液（《全国中草药汇编》）。
⑧急性乳腺炎：地桃花60克，金银花15克，紫花地丁60克，水煎服。如化脓者，鲜地桃花根须、嫩叶适量捣烂外敷（《实用皮肤病性病中草药彩色图集》）。
⑨狂犬病：地桃花、叶120克，杏仁15克，水煎空腹服（《福建中草药处方》）。
⑩毒蛇咬伤：地桃花、爵床各90克，酒水炖服；渣捣烂敷患处（《福建中草药处方》）。
【用法用量】内服：煎汤，15～30克（鲜品30～90克）。外用：捣敷。

全缘榕

（丛毛榕、小号牛奶子、铁牛入石、小叶钻石风）

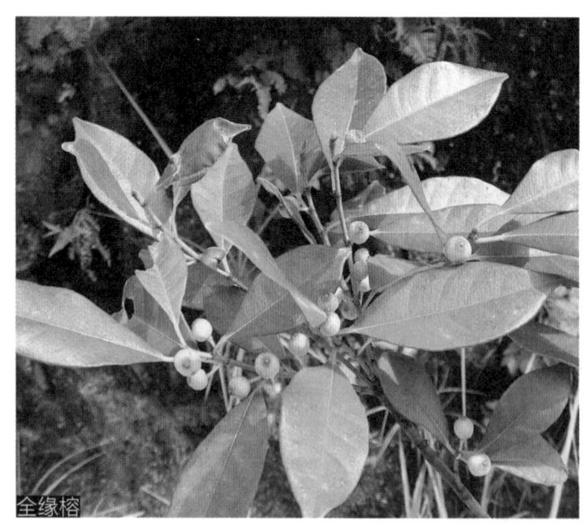
全缘榕

【药物来源】桑科植物全缘榕〔*Ficus pandurata* Hance var. *holophlla* Migo.〕的根。
【植物特征】灌木，高70～150cm。茎直立，圆柱形，皮褐色，上部分枝，幼枝紫红色。叶互生，具柄，叶柄紫红色；叶片膜质，倒卵形披针形或披针形，长4～12cm，宽1.5～3.5cm，先端急尖，基部宽楔形，全缘，上面深绿色，有黄色腺点，下面绿色，无毛。花腋生，雌雄同株，雌花、雄花生各自花托，瘿花和雄花同生一花托内。果实椭圆形，成熟时粉红色。种子多数。花期夏季，果期秋、冬季。
【生长分布】生于山坡、灌丛、林缘、山沟旁。分布于我国华南以及台湾等地区。
【采收加工】全年可采，洗净，切片，晒干。
【性味归经】甘、微辛，温。入肺、脾、肾三经。
【功能主治】祛风除湿，健脾益气。用于风湿关节痛，劳伤腰痛，气虚乏力，消化不良，白带，淋巴结结核。
【配伍应用】
全缘榕-五加根　两药都有祛风除湿作用。全缘榕并能健脾益气；五加根尚能壮筋骨。两药配伍，则能祛风除湿，益气和中，强壮筋骨。用于痹症日久，脾肾两亏，见腰膝酸痛或酸软、肢节屈伸不利、食少便溏、倦怠乏力等症。
全缘榕-牛肉　全缘榕能健脾益气，治气虚乏力、脾虚便溏；牛肉能补脾胃，益气血，治脾虚不运、虚损羸瘦。合用，则能补脾健胃，益气养血。用于中气虚损，气血亏耗，食少、便溏、头昏、心悸、乏力、气短、自汗等症。
【单方验方】
①风湿关节痛：全缘榕60～90克，酒水或加猪脚1只同炖服（《福建中草药》）。
②腰膝酸痛，劳则加重：全缘榕90克，五加根30克，胡颓子根30克，猪脚1只，水炖，加黄酒少许为引，喝汤吃肉（笔者方）。
③劳倦乏力：全缘榕30克，水煎或加墨鱼一只同炖服。
④消化不良：全缘榕30～60克，水煎服。
⑤白带：全缘榕30～60克，水煎服。
⑥痈疽溃疡不易收口：全缘榕120克，或加羊肉同煎服。
⑦胸部压伤，闷痛：全缘榕30克，截叶铁扫帚干全草30，积雪草全草15克，水煎服（③～⑦方出自《福建中草药》）。
【用法用量】内服：煎汤，30～60克；或炖肉。

全毛悬钩子

（红毛猫耳扭）

【药物来源】蔷薇科植物全毛悬钩子〔*Rubus amphidasys* Focke.〕的全株。
【植物特征】常绿小灌木，高达30～100cm。茎直立或斜展或匍匐，圆柱形，茎以及叶柄、总花梗、花梗及花萼密生紫色刚毛及长腺毛和绢毛。叶互生，叶柄长3～6cm；叶片纸质，宽卵形，先端渐尖，基部近心形，长5～11cm，宽3.5～9cm，边缘有尖锯齿，两面被柔毛。短总状花序，腋

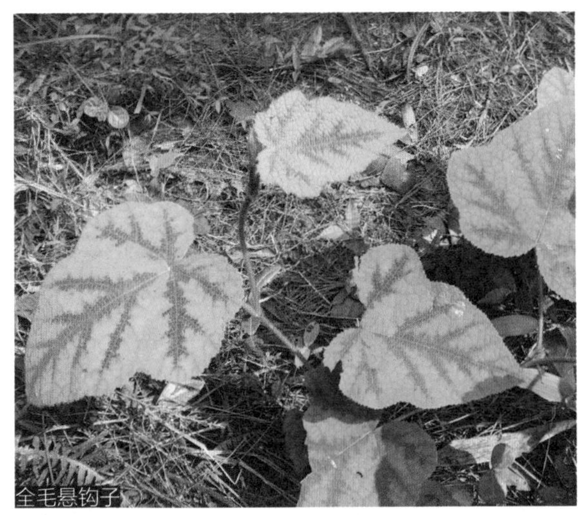

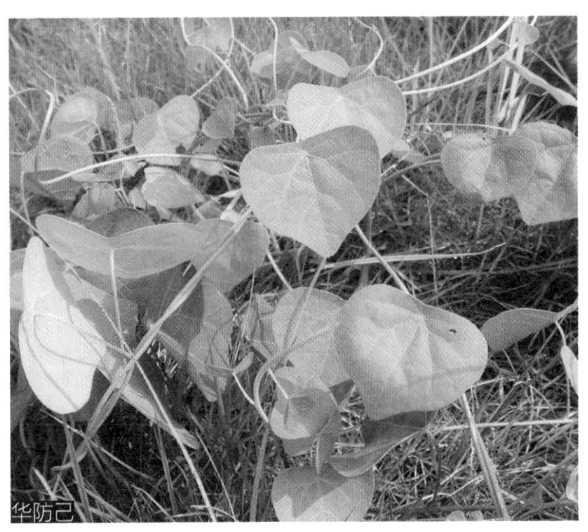

生，花稀疏，花径约1.5cm；花萼5裂，裂片披针形；花瓣白色，5片，近圆形，先端钝；雄蕊多数；雌蕊花柱长于雄蕊。聚合果半圆形，直径约1cm，成熟红色。花期春、夏季，果期夏季。

【生长分布】生于山坡、林缘、路旁、林下，或毛竹林间。分布于我国华南、华中、西南等地区。

【采收加工】叶、茎夏季采集；根冬季采挖，洗净，切段，晒干。

【性味归经】辛，平。入肝经。

【功能主治】祛风活络，调经。用于产后受风，四肢酸麻，月经不调。

【配伍应用】

全毛悬钩子-钩藤根 全毛悬钩子祛风活络；钩藤根清热镇痉，且舒筋定痛。两药配伍，则能祛风清热，舒筋活络，镇痉定痛。用于颈肩痛、头痛、筋肉麻痹症。

全毛悬钩子-香附 两药均有调经之功。全毛悬钩子乃活血调经；而香附为理气调经。两药配伍，则能疏肝理气，活血调经。用于气血郁滞之痛经、经行不畅以及月经后期等。

【单方验方】治妇女产后受风，月经不调，四肢麻木：全毛悬钩子30～60克，加紫青藤（鼠李科牯岭勾儿茶）30～60克，白马骨（茜草科六月雪）、丹参各30克。水煎冲黄酒、红糖，早晚饭前各服一次（《中药大辞典》）。

【用法用量】内服：煎汤，15～30克。

华防己

（湘防己、过山龙、穿山藤、秤钩风）

【药物来源】防己科植物华防己〔*Diploclisa chinensis* Merr.〕的藤茎。

形态特征 缠绕木质藤本，长2～4m或更长。藤茎暗绿色，有细纵纹，无毛。叶互生，叶柄长3～8cm；叶片阔卵形或三角状扁圆形，长5～9cm，宽6.5～10cm，先端短尖，基部截形或圆形，全缘，上面绿色，下面浅绿色，基出5脉。伞房花序，腋生，单性异株，具总梗，小花稀疏，有梗；萼6片，椭圆形；花瓣6，绿色或黄绿色，近圆形；雄花花蕊6；雌花未见。小核果圆形。花期春季，果期夏、秋季。

【生长分布】生于山坡、路旁、灌丛、林缘。分布于我国华中、华南、西南等地区。

【采收加工】春、夏季采集，切段，晒干。

【性味归经】苦，平。入肝、脾二经。

【功能主治】祛风除湿，利尿消肿。用于风湿关节痛，湿脚气，风水。

【配伍应用】

华防己-鸡屎藤 两药都有祛风除湿作用。华防己偏于除湿消肿；鸡屎藤长于祛风邪，舒筋止痛。合用，共呈祛风除湿，舒筋活络，消肿止痛之功。用于风湿痹之关节肿胀、疼痛、屈伸不利，以及筋脉挛急等症。

华防己-浮萍 两药都有利尿消肿作用。华防己苦降，乃降泄行水利尿；浮萍辛散开表，为宣通水道行水。两药配伍，则能开表泄热，宣通水道，利尿消肿。用于“风水”之水肿。如风邪侵袭，邪遏卫表，肺气失宣，不能通调水道，下输膀胱，所致水肿、小便不利，或伴恶寒发热、咳嗽等症。

【用法用量】内服：煎汤，9～15克。

【注意事项】注意与“粉防己”“白药子”鉴别，分别详见“利尿渗湿”章与“化痰”章。华防己若用治痹症，须酒炒。

乔木刺桐

（鹦哥叶）

【药物来源】豆科植物刺木通〔*Erythrina arborescens* Roxb.〕

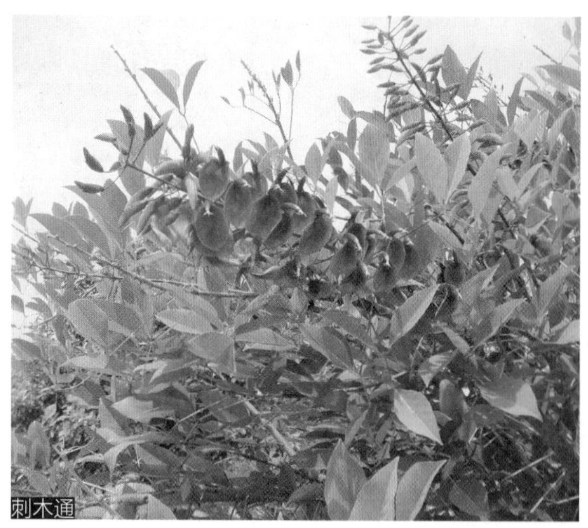

的根、叶、果。

【植物特征】落叶乔木，高6～8m。树干直立，圆柱形，茎、枝疏生短硬刺。叶互生，具长柄；三出复叶，小叶有柄，叶片阔卵形，长12～20cm，宽7～18cm，先端尖，基部截形或近圆形，全缘，上面绿色，下面浅绿色。总状花序，腋生，花密集；花萼二唇形；花冠大红色，蝶形，长3～5cm；雄蕊10，不等长。荚果梭状，长7～10cm，有长喙。种子肾形，光泽。花期夏、秋季，果期冬季。

【生长分布】生于山坡、沟旁；或栽培。分布于我国华南、西南等地区。

【采收加工】根秋、冬采挖，洗净，切片，晒干；叶、果夏、秋季采集，切段，晒干。

【性味归经】苦，辛，平。入肺、大肠二经。

【功能主治】清热追风，健脾利湿。用于风湿关节痛，头痛，痢疾。

【配伍应用】

乔木刺桐-全毛悬钩子 乔木刺桐苦、辛、平，苦泄辛散，能清内热，散风邪，且利湿；全毛悬钩子辛、平，辛能通能散，搜风活络，通血脉。两药配伍，共呈祛风活络，清热利湿，舒筋止痛之功。用于风湿热痹之关节肿痛等症。

乔木刺桐-薏苡仁 两药都有健脾利湿作用。乔木刺桐苦降辛开，功偏和中利湿；薏苡仁甘淡，益脾渗湿，长于健脾，并除湿痹。两药配伍，则能健脾和中，利湿消肿，除痹止痛。用于脚气浮肿、水肿、脾虚便溏，以及风湿痹痛、筋脉挛急等。

【单方验方】

①治头胀痛：乔木刺桐适量，捣绒，在火上烤热，包两太阳穴。

②治痢疾：乔木刺桐6～9克，鹦哥叶果3克，煨水服（①～②方出自《贵州草药》）。

【用法用量】内服：煎汤，6～9克（叶、果3克）。外用：捣敷。

红楤木

（红老虎刺、红刺筒、红刺桐、红刺党、红刺椿、红鸟不宿）

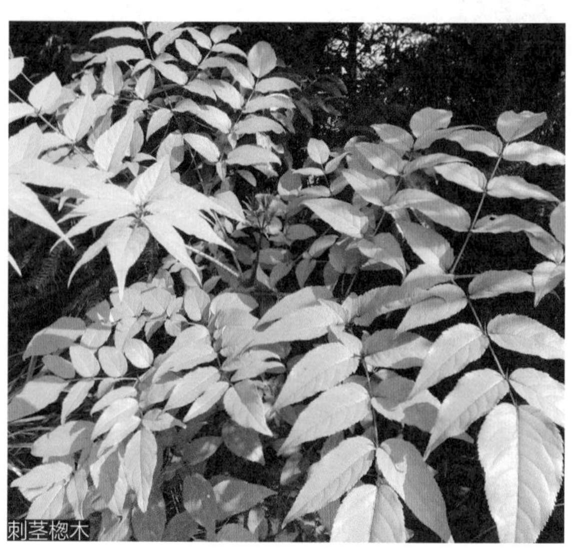

【药物来源】五加科植物刺茎楤木〔*Aralia echinocaulis* Hand.-Mazz.〕的根。

【植物特征】小乔木，高7m。茎直立，圆柱形，无分枝，皮灰色，密生锐刺。叶互生，单数二回羽状复叶，叶轴紫红色；二回叶对生，卵形，小叶5～9枚，除先端单生小叶有柄外，余无叶柄，小叶片长卵形或卵状矩圆形，长4～10cm，宽1.6～2.6cm，先端渐尖，基部近圆形，边缘有细锯齿，两面绿色。伞形花序集成总状圆锥花序，生茎顶；花序、序梗被红棕色毛；花萼先端5齿裂；花瓣5，卵状矩圆形，雄蕊5；子房5室，花柱5。蒴果近圆形，有纵棱，有长柄，花柱宿存。花期夏季，果期秋、冬季。

【生长分布】生于山坡、林缘、路旁、灌丛。分布于我国华南、华中等地区。

【采收加工】四季可挖，洗净，切片，晒干。

【性味归经】微苦，温。入膀胱、肾二经。

【功能主治】祛风除湿，行气活血。用于风湿关节痛，坐骨神经痛，跌打损伤，胃痛。

【配伍应用】

红楤木-九里香根 两药都有祛风湿作用。红楤木苦、温，偏于除寒湿；九里香根辛、苦而温，长于祛风邪，并理胃。两药配伍，共奏祛风除湿，消肿止痛，散寒和中之功。用于风寒湿痹，关节、筋骨痛，以及脾虚湿困之脘腹胀、食欲不振、恶心呕吐、便溏等。

红楤木-香附 红楤木能行气活血，善治气血郁滞；香附疏肝理气且止痛，专治肝气郁结。两药配伍，相辅相成，共收疏肝解郁，活血祛瘀，理气止痛之功。用于气血郁滞，所致胸胁痛、胃脘痛，以及妇人痛经等。

【单方验方】

①用于风湿性关节炎：红楤木60克，加猪前蹄一只，煮熟，冲黄酒，吃肉和汤。

②治坐骨神经痛：红楤木、凌霄根、山蒟、石豆兰各30克，虎刺根15克，水煎服。

③治溃疡病：红楤木60～90克，长梗南五味子藤（红木香）、乌药、枳壳、甘草各9克，水煎服。

④治跌打损伤，风湿痛，神经痛：红楤木、红茴香根、细柱五加根各1千克，虎杖根1.5千克，甘草250克，烧酒15千克。先将药物用冷开水浸湿，再加入烧酒，浸30天，取出过滤即成。每次成人服10毫升，一天3次（①～④方出自《浙江民间常用草药》）。

【用法用量】内服：煎汤，9～15克；或浸酒或炖肉。外用：取皮捣敷。

【注意事项】注意与“楤木”鉴别。

杜茎山

（土恒山、踏天桥、山茄子）

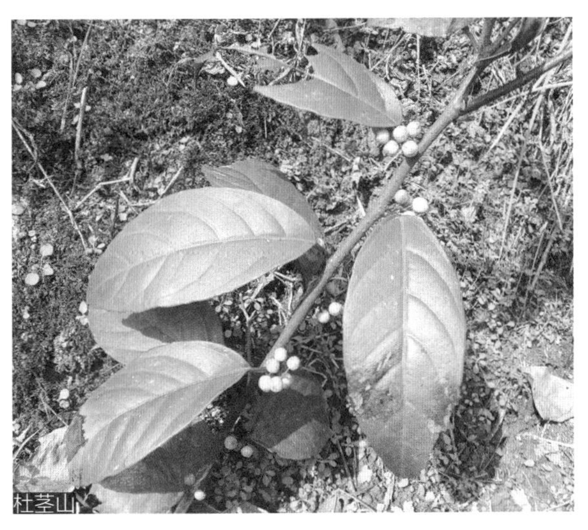

杜茎山

【药物来源】紫金牛科植物杜茎山〔*Maesa japonica*（Thunb.）Moritzi.〕的根、叶。

【植物特征】常绿灌木，高1～2m。茎直立或斜展，圆柱形，褐色，有分枝。叶互生，叶柄长0.5～1.2cm；叶片近革质，椭圆形或卵形，长5～15cm，宽2～4cm，先端渐尖，基部楔形或近圆形，下部全缘，中、上部有疏锯齿，上面深绿色，下面绿色。总状花序腋生，花小，雌雄异株；苞片宽卵形；花萼5；花冠5裂，黄白色，冠管长3～4cm；雄蕊5；雌蕊1。浆果圆形，成熟时黑色，存宿萼。种子多数。花期春季，果期秋、冬季。

【生长分布】生于山坡、路旁、林缘、林下。分布于我国华南、华东、华中、华北及西南等地区。

【采收加工】根全年可采，洗净，切片，晒干。

【性味归经】苦，寒。入心、肝、脾、肾四经。

【功能主治】祛风利尿，止痛，消肿止血。用于头痛，水肿，腹水，腰痛，外伤出血，跌打损伤，骨折，疔疮痈肿。

【配伍应用】

杜茎山-华防己 杜茎山苦、寒，祛风利尿，并能止痛；华防己苦、平，祛风除湿，尚能消肿。两药配伍，相互为用，共收祛风除湿，清热利尿，消肿止痛之功。用于湿热痹、痛风之关节灼热肿痛等症。

杜茎山-天青地白 两药都有利尿消肿之功。杜茎山并能祛风疏表，天青地白兼能解表宣肺。两药配伍，则能祛风解表，宣通水道，利尿消肿。用于风水泛滥，或湿热壅盛，水肿、小便不利等症。

杜茎山-虎杖 两药苦、寒；杜茎山消肿止血；虎杖活血定痛。两药配伍，共奏活血消肿，清热凉血，散瘀止痛之功。可用于跌打损伤，瘀热阻滞，患处热肿痛等症。

【单方验方】

①治水肿：杜茎山、泡桐、通草，水煎，加豆腐一块服（《湖南药物志》）。

②治黄肿，腹水：杜茎山、地茄子根、野黄麦菜、灯笼草各30克，水煎服，以绿壳鸭蛋为引（《草药手册》）。

③治皮肤风毒：杜茎山与白糖，煎服（《广西植物名录》）。

④止血：杜茎山，捣烂敷（《草药手册》）。

【用法用量】内服：煎汤，15～30克。外用：捣敷。

杉木节

（杉节、杉柴节）

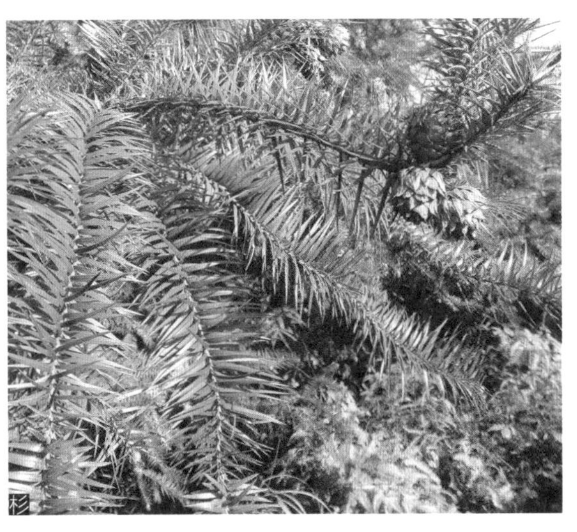

杉

【药物来源】杉科植物杉〔*Cunninghamia lanceolata*（Lamb.）Hook.〕树干或枝干上结节。

【植物特征】不落叶乔木，高可达30m。树干直立，笔挺，圆柱形，树皮纵裂，外皮浅褐色或深棕色，内皮红色，多分枝。叶条状披针形，无柄，长3～6cm，宽3～4mm，先端锐渐尖，基部下延至枝上，扭转，边缘有细锯齿，两面深绿色，上面光滑，下面有一条中脉，两侧各一条粉白色气孔带。花单性，雌雄同株；雄花序，黄绿色，多个簇生枝端，圆锥状，每朵花由多数雄蕊组成；雌花浅红色或紫红色，单生或3～4个簇生枝梢，球状。球果卵圆形，鳞片扁平，革质，三角状卵形，先端尖。花期春、夏季，果期秋、冬季。

【生长分布】生于山坡、山谷、河岸；或栽培。分布于我国大部分地区。

【采收加工】砍伐或木器加工时，取之，再经选择修整，阴干或晒干。

【性味归经】辛、苦，温。入肝、肾二经。

【功能主治】祛风，活血，止痛。用于脚气，骨节疼痛，心气痛，痞块，带下，跌打血瘀。

【配伍应用】

杉木节-柏枝节 杉木节辛、苦、温，祛风活络，且止痛；柏枝节辛、温，祛风除湿，利关节。两药配伍，辛温行散，苦温燥湿，辛开苦降，共收祛风活络，和脾燥湿，利关节，消肿止痛之功。用于风湿痹、脚气之关节肿胀、疼痛等。

杉木节-柠檬根 杉木节能活血，止痛；柠檬根可祛瘀，止痛。两药配伍，相须为用，共奏活血祛瘀，消肿止痛之功。用于跌打损伤，瘀滞肿痛，以及妇人瘀滞经闭等。

【单方验方】

①治脚气，胁有块：杉木节一大升，橘叶（切）一大升（北地无叶，可以皮代之），大腹槟榔七枚（合子碎之），童子小便三大升，共煮取一大升半，分两服。若一服得快利，即停后服（柳宗元杉木汤）。

②用于风湿痛：杉木节90克，煎汤先蒸后洗（《常见病验方研究参考资料》）。

【用法用量】内服：煎汤，12～15克。外用：煎洗。

【注意事项】“杉皮”详见“利尿渗湿”章。“杉叶”“杉子”详见“止咳平喘”章。

豆豉姜

（木浆子根、山鸡椒根、满山香、木姜子根、山苍子根、臭仔根）

【药物来源】樟科植物山鸡椒〔*Litsea cubeba*（Lour.）Pers.〕的根。

【植物特征】详见“温里”章“山鸡椒”。

【生长分布】详见“山鸡椒”。

【采收加工】秋、冬采挖，洗净，切片，晒干。

【性味归经】辛，温。入肝、肾、脾、胃四经。

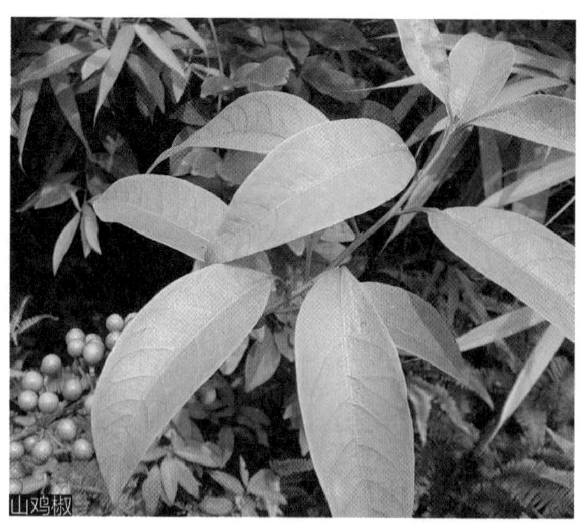

山鸡椒

【功能主治】祛风除湿，温中散寒，理气止痛。用于风湿关节痛，风寒感冒，暑湿腹痛、吐泻，胃寒痛，气痛，疝气，脚气，跌打损伤。

【配伍应用】

豆豉姜-七叶莲 豆豉姜辛、温，能表散风湿；七叶莲苦、甘、温，祛风止痛。两药配伍，则能祛风除湿，除痹止痛。用于风寒湿痹之关节、筋骨痛等症。

豆豉姜-天竺桂 两药均味辛、性温，都有温中散寒作用。但豆豉姜偏于散寒，并理气止痛；天竺桂长于温中阳，通血脉。两药配伍，则能温阳散寒，理气行血，消滞止痛。用于寒邪犯胃，胃脘疼痛暴作、畏寒喜暖、肢末发凉等；亦可用于肠寒蛔逆，突发胁下痛、脘腹剧痛、甚则汗出肢冷，或呕吐蛔虫。若寒邪犯胃，配吴茱萸根、红木香；肠寒蛔逆，配花椒、茵陈、食醋，以增疗效。

豆豉姜-金橘根 两药都有理气止痛作用。但豆豉姜偏于行胃气；金橘根长于疏肝气。两药配伍，则能疏肝和胃，理气止痛。用于肝胃气滞，如胸胁痛、胃脘胀痛、嗳气等症。

【单方验方】

①关节疼痛，微肿不红，怕冷，得热痛稍减：豆豉姜、龙须藤、路通子各30克，一枝黄花、两面针根各15克，水煎或酌加酒服（《福建中草药处方》）。

②风湿关节痛：鲜豆豉姜、蔓性千斤拔、土牛膝、鲜盐肤木根各30～60克，水煎服（《青草药彩色图谱》）。

③下肢风湿痛：豆豉姜30克，猪蹄一只炖服（《福州市民间药草》）。

④劳伤腰痛，胁痛：豆豉姜30克，五花肉30克，炖服（《福州市民间药草》）。

⑤风寒感冒：豆豉姜15～30克，水煎服。红糖为引（《全国中草药汇编》）。

⑥胃冷痛：豆豉姜15～30克，大枣15克，水煎服；或果15～24克，水煎服（《福建中草药》）。

⑦胃、十二指肠溃疡：豆豉姜30～60克，大枣15～30克，水

煎服（《福建中草药处方》）。

⑧疝气：豆豉姜、金橘根各30克，水煎服（《福建中草药处方》）。

⑨伤暑腹痛吐泻：豆豉姜12～15克，研为粗末，加食盐少许，开水冲服（《福建中草药》）。

⑩慢性鼻炎：石胡荽、豆豉姜各30克，野菊花根24克，山芝麻、苍耳子各18克，辛夷9克，水煎服（《福建中草药处方》）。

⑪毒蛇咬伤：鲜豆豉姜、野花椒根各50克，水煎服。另用山苍子根皮、叶和芙蓉花、叶，捣烂外敷（《中草药彩色图谱与验方》）。

【用法用量】内服：煎汤，9～15克（大量30～60克）；或研末或炖肉。外用：研末调敷。

伸筋草

（石松、过山龙、凤尾伸筋草、金毛狮子草、绿毛伸筋）

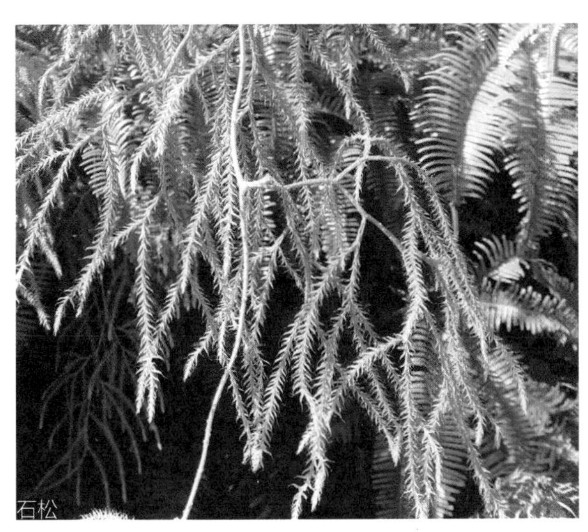
石松

【药物来源】石松科植物石松〔*Lycopodium japonicum* Thunb.〕的全株。

【植物特征】多年生草本，长40～150cm。茎匍匐横走，多分枝，直立枝高达30cm；枝分营养枝与孢子枝；营养枝多数分叉，密生小叶，小叶片针形，长3mm左右，先端有脱落的芒状长尾；孢子枝在营养枝上2、3年后长出，长于营养枝，孢子叶稀疏，近三角形，黄绿色；孢子穗长在孢子枝先端，长可达2～5cm，孢子囊近肾形。

【生长分布】生于山坡、路旁、岩壁、林下阴处。分布于我国大部分地区。

【采收加工】夏季采集带根全株，洗净，切段，晒干。

【性味归经】苦、辛，温。入肝、脾、肾三经。

【功能主治】祛风散寒，除湿消肿，舒筋活血。用于风湿关节痛，腰肌劳损，痛风，小儿麻痹症后期，关节僵硬，水肿，跌打损伤。

【配伍应用】

伸筋草-地锦　伸筋草祛风，散寒，除湿；地锦活血，祛风，止痛。前者偏于表散风寒湿邪，且能消肿；后者长于搜经络、骨节之风邪而止痛。两药配伍，则能解表散寒，祛风除湿，消肿止痛。用于风寒湿痹，关节肿痛、屈伸不利等症。

伸筋草-黄鳝藤根　两药都有除湿消肿作用。伸筋草乃发散风寒以化湿；黄鳝藤根益气健脾以运湿。两药配伍，相辅相成，共收健脾，化湿，消肿之功。用于脾失健运，湿伏中焦，气机阻滞，见腹胀、纳少、便溏、下肢浮肿等症。

伸筋草-假葡萄　两药都有舒筋活血作用。伸筋草偏于宣通行滞；假葡萄长于活血通经。两药配伍，相互为用，互相促进，功效益彰。用于跌打闪挫伤筋，所致疼痛、肿胀、功能障碍等症。若配与积雪草、路路通、三七末、全蝎末，疗效更好。

【单方验方】

①风湿疼痛：伸筋草、老鹳草各15克，牛膝9克，水煎服（《全国中草药汇编》）。

②用于关节酸痛，手中麻痹：伸筋草30克，丝瓜络15克，爬山虎15克，大活血9克，水、酒各半煎服（《中草药学》）。

③腰肌劳损：车前草30克，伸筋草30克，威灵仙12克，桑寄生20克。将药物泡白酒吞服，一日一次（《中国民间草药方》）。

④小儿麻痹症后期：当归8克，鹅不食草20克，老鹳草20克，伸筋草30克。将药物研细末，熬成膏剂，外贴四肢，胸背穴位（《中国民间草药方》）。

⑤治小儿麻痹后遗症：伸筋草、南蛇藤根、松节、寻骨风各15克，威灵仙9克，茜草6克，杜衡1.5克，煎服（《中草药学》）。

⑥消水肿：伸筋草1.5克（研细末），糠瓢4.5克（火煅存性），槟榔3克。槟榔、糠瓢煨汤吃过山龙末，以泻为度。气实者用，虚者忌（《滇南本草》）。

【用法用量】内服：煎汤，9～15克；或研末。

牡蒿根

（齐头蒿根、油艾根、臭艾根）

【药物来源】菊科植物牡蒿〔*Artemisia japonica* Thunb.〕的根。

【植物特征】详见“辛凉解表”章“牡蒿”。

【生长分布】详见“辛凉解表”章“牡蒿”。

【采收加工】秋季采挖，洗净，切片，晒干。

【性味归经】苦，微甘，温。入脾、肾二经。

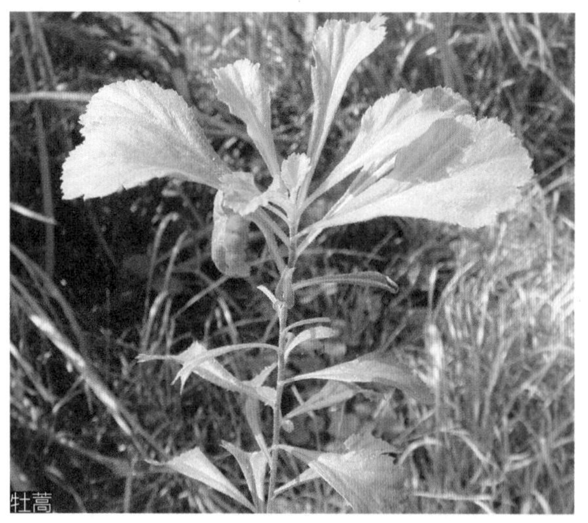

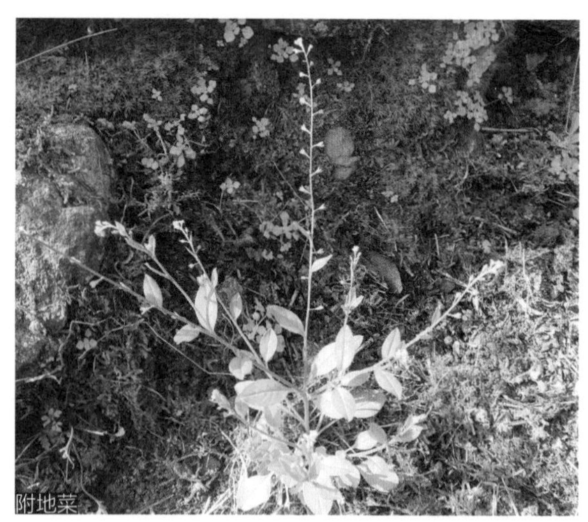

【功能主治】祛风除湿。用于风湿关节痛，头痛，寒湿浮肿，产后伤风发热，劳倦乏力。

【配伍应用】

牡蒿根-黄荆根 两药都有祛风除湿作用。牡蒿根苦、微甘、温，长于燥化湿邪；黄荆根辛、温，偏于发散风湿。两药配伍，则能祛风除湿，温经散寒。用于风寒湿痹之关节痛，以及头痛等。

牡蒿根-梵天花根 两药均有除湿消肿作用。牡蒿根偏于温脾燥湿而消肿；梵天花长于健脾化湿消肿。两药配伍，则能温中健脾，化湿消肿。用于中阳不振，湿邪内伏，如脘腹痞胀、食少便溏、足浮肿、甚或周身浮肿等。

【单方验方】

①用于风湿痹痛、头痛：牡蒿根30克，水煎服。

②治寒湿浮肿：牡蒿根30～60克，用水一碗煎至半碗，冲黄酒60毫升饮服（①～②方出自《中药大辞典》）。

③产后伤风发热：牡蒿根15～21克，鸡蛋1个，水煎服（《福建中草药》）；或牡蒿根30克，鸡一只去肠杂，开水炖服（《福州市民间药草》）。

④劳倦乏力：特蒿根30～60克，酌加蚕豆，酒水煎服（《福建中草药》）。

【用法用量】内服：煎汤，15～30克；或炖鸡蛋；或炖鸡。

【注意事项】全草“牡蒿”详见“辛凉解表”章。

附地菜

（伏地菜、茶匙菜、鸡肠、鸡肠草、地胡椒）

【药物来源】紫草科植物附地菜〔*Trigonotis peduncularis* (Trev.) Benth.ex Baker et Moore〕的全草。

【植物特征】一年或二年生草本，高6～28cm。茎直立或斜展，纤细，浅红色或浅紫红色，通常自基部分枝，疏被短白毛。叶互生，具柄，叶片匙形或椭圆形，长0.8～3cm，宽0.5～1.8cm，先端钝圆或短尖，基部楔形或近圆形，全缘，两面绿色，下面中脉凸起。总状花序生茎顶，小花稀疏，无苞片；花萼5裂，先端尖；花冠5裂，浅蓝色，裂片卵圆形；雄蕊5，生冠管上部，子房上位。坚果细小，光滑，具小柄。花期夏季，果期夏、秋季。

【生长分布】生于路旁、菜地、田边。分布于我国大部分地区。

【采收加工】夏季采集，洗净，晒干。

【性味归经】辛、微苦，凉，无毒。入心、肝、脾、肾四经。

【功能主治】祛风利湿，解毒。用于风湿麻木，荨麻疹，淋症，痢疾，肿毒。

【配伍应用】

附地菜-铁线草 两药都有祛风利湿作用。附地菜辛、微苦、凉，偏于走表，疏风散邪；铁线草甘、微苦、平，善行经脉、关节，清利湿热。两药配伍，相辅相成，共收祛风活络，清热利湿，舒筋止痛之功。用于风湿热痹，如关节肿痛、灼热，身热、体困、尿短黄等症。

附地菜-金银花 两药均能清热解毒。附地菜并能疏散风邪；金银花且能轻疏风热。两药配伍，外能疏散风邪，内而清泄热毒。用于风热感冒、风疹、小儿急疹，以及手足口病等。

【单方验方】

①治手中麻木：附地菜60克，泡酒服（《贵州草药》）。

②治胸胁骨痛：附地菜30克，煎水服（《贵州草药》）。

③治气淋，小腹胀，满闷：石韦（去毛）一两，附地菜一两。上件药，捣碎，煎取一盏半，去滓，食前分为三服（《太平圣惠方》）。

④治反花恶疮：附地菜研汁拂之；或为末，猪脂调搽（《医林正宗》）。

⑤用于风热牙痛，浮肿发歇，元脏气虚，小儿疳蚀：附地菜、旱莲草、细辛等分。为末，每日擦三次（《普济方》）。

⑥止小便利：附地菜一斤，于豆豉汁中煮，调和作羹食之，作粥亦得（《食医心镜》）。

【用法用量】内服：煎汤，15～30克；或泡酒。外用：研末调抹或研擦。

陆英

（蒴藋花）

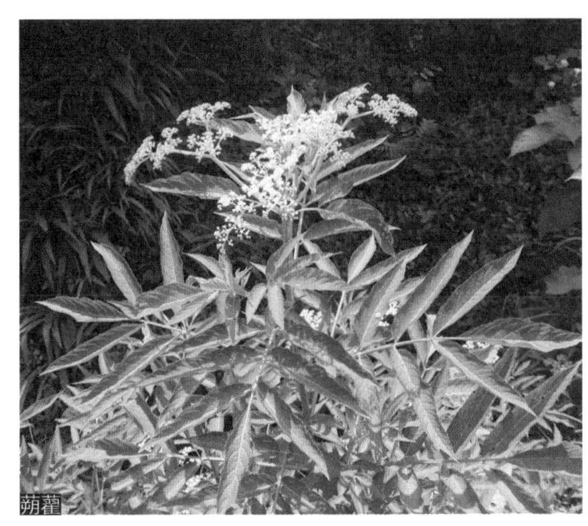

【药物来源】忍冬科植物蒴藋〔*Sambucus chinensis* Lindl.〕的花。

【植物特征】详见本章“蒴藋根”。

【生长分布】详见本章“蒴藋根”。

【采收加工】秋季采集，晒干。

【性味归经】苦，辛，寒。入肝、肾二经。

【功能主治】祛风除湿，散瘀消肿。用于风湿痹痛，水肿，脚气，跌打损伤，风疹瘙痒。

【配伍应用】

陆英-全毛悬钩子　陆英味苦、辛，性寒，祛风除湿；全毛悬钩子味辛性平，祛风活络。前者偏于祛湿热，后者长于祛风邪。两药配伍，则能祛风利湿，清热舒筋。用于风湿热，所致关节肿痛、筋脉挛急等。

陆英-虎杖　两药秉性寒凉，均能活血散瘀。陆英善于散瘀消肿；虎杖长于活血止痛。两药配伍，相得益彰，功效显著。用于跌打损伤，瘀热郁滞，患处热肿痛等。

【用法用量】内服：煎汤，9～15克。外用：煎水洗。

阿利藤

（念珠藤、链珠藤、瓜子藤、过山香、春根藤、七里香、香藤）

【药物来源】夹竹桃科植物链珠藤〔*Alyxia sinensis* Champ. ex Benth.〕的全草或根。

【植物特征】蔓性藤状灌木，长1～3m，无毛，全株含白色乳汁。茎圆柱形，灰白色，光泽。叶对生，亦有3叶轮

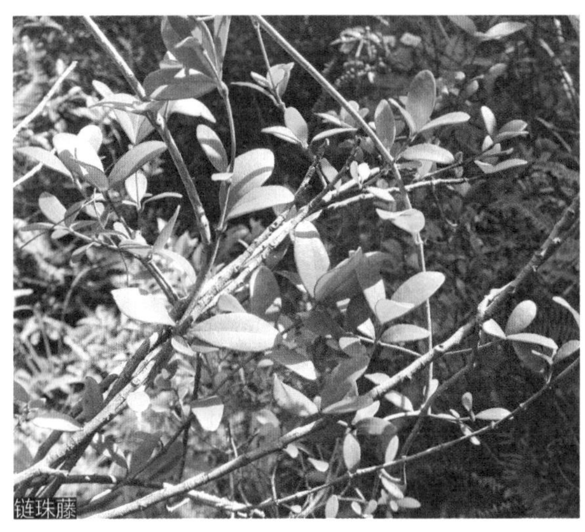

生，具短柄；叶片革质，卵形或倒卵形，长1～3cm，宽0.6～1.8cm，先端钝或微凹，基部渐窄或钝，全缘，上面深绿色，光泽，下面绿色。聚伞花序，顶生或腋生；花萼极短小；花冠5齿裂，白色；雄蕊5，花药不露。核果卵圆形。种子1粒。花期夏季，果期秋季。

【生长分布】生于山坡、疏灌丛。分布于我国华南、台湾等地区。

【采收加工】全年可采，切段，晒干。

【性味归经】苦、辛，温，有小毒。入肺、肝、脾三经。

【功能主治】祛风利湿，活血通络，醒脾理气。用于风湿性关节炎，坐骨神经痛，腰痛，脚气，脾虚泄泻，水肿，跌打损伤，妇人经闭，风寒牙痛。

【配伍应用】

阿利藤-鸡屎藤　两药均有祛风利湿作用。阿利藤并能通经络；鸡屎藤又善于止痛。两药配伍，则能祛风利湿，消肿止痛。用于风湿关节痛、湿脚气等症。

阿利藤-钩藤根　阿利藤能活血通络；钩藤根舒筋止痛。两药配伍，相互为用，则具舒筋，活络，止痛作用。用于伤筋瘀肿、疼痛等；或风邪所致筋脉挛痛等症。

阿利藤-黄鳝藤根　阿利藤能醒脾，理气；黄鳝藤根可健脾，化湿。两药配伍，则能醒脾助运，化湿和中，行气消胀。用于湿困脾胃，中焦气滞，如腹胀、纳呆、神疲体困、便溏、尿短等症。

【单方验方】

①风湿关节痛：阿利藤、肖梵天花、忍冬藤各30克，鸡血藤18克，水煎服（《青草药彩色图谱》）。

②用于风湿性关节痛：阿利藤30～45克，猪蹄一只，酌加酒、水各半炖服（《福建民间草药》）。

③治湿性脚气：阿利藤15～30克，六棱菊30克，酒水炖服（《福建中草药》）。

④关节痛（关节疼痛，微肿不红，怕冷，得热痛稍减）：阿利藤、天竹桂茎、竹叶椒根各15克，鸡屎藤30克，榕树气根

24克，水煎或酌加酒服（《福建中草药处方》）。

⑤闭经：用阿利藤90克，鸡血藤90克，煎汤去渣调红糖服（《福州市民间药草》）。

⑥治跌打损伤：阿利藤30～60克，酌加酒、水各半，炖服（《福建民间草药》）。

⑦挫、扭伤：阿利藤、南蛇藤各30克，猪赤肉60克，水煎服（《福建中草药处方》）。

⑧治腰闪痛：阿利藤12克，红酒120毫升，炖服（《闽东本草》）。

⑨治脾虚泄泻：阿利藤30克，鼠曲草干根15克，水煎服（《福建中草药》）。

⑩用于风火齿痛：阿利藤15～24克，配加开水炖服（《福建民间草药》）。

【用法用量】内服：煎汤，12～18克（鲜品加倍）；或炖肉或浸酒。

鸡屎藤

（皆治藤、却节、牛皮冻、毛葫芦、甜藤、清风藤、鸡矢藤）

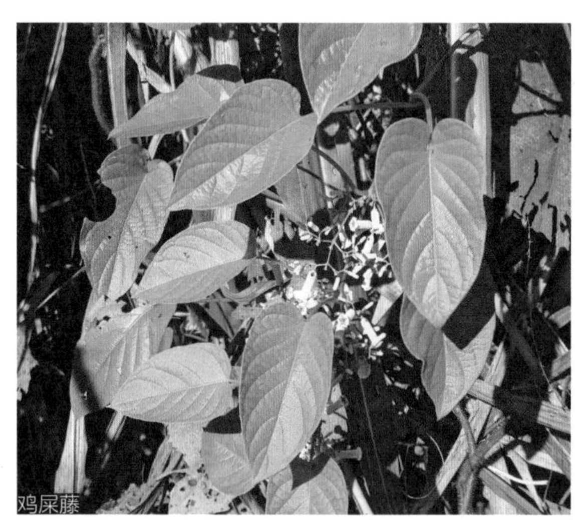
鸡屎藤

【药物来源】茜草科植物鸡屎藤〔*Paederia scandens*（Lour.）Merr.〕的全草或根。

【植物特征】缠绕草质藤本，长1.5～3.5cm。茎圆柱形，被微毛，老时基部木质化。叶对生，叶柄长2～7cm；叶片膜质，卵形，或阔卵形，或椭圆形，长4～10cm，宽2～6cm，先端急尖或渐尖，基部近圆形或微心形，上面绿色，下面浅绿色，两面被微毛或无毛。圆锥花序生叶腋或枝顶；萼5齿裂；花冠白色或淡紫色，钟状，先端5裂，冠筒长可达1cm，内面紫红色，被柔毛；雄蕊5。核果近球形，熟时黄色。种子2粒。花期秋季，果期冬季。

【生长分布】生于山坡、路旁、林缘、河岸、灌丛，通常攀援其他灌木上。分布于我国华南、华东、华中、华北以及台湾等地区。

【采收加工】夏季采集，切段，晒干。

【性味归经】甘、酸，平。入心、肝、脾、肾四经。

【功能主治】祛风利湿，理气活血，消食导滞，止痛，解毒，降压。用于风湿关节痛，气郁胸闷，胃痛，肝脾肿大，肝炎，腹胀，小儿疳积，痢疾，白带，皮肤痛痒，湿疹。

【配伍应用】

鸡屎藤-入地金牛 鸡屎藤祛风利湿，且止痛；入地金牛祛风活络，并能消肿。两药配伍，共呈祛风除湿，温经通络，消肿止痛之功。可用于风寒湿痹之关节、筋骨痛等症。

鸡屎藤-红木香 两药均能理气活血。鸡屎藤为气中血药；红木香乃血中气药。前者并能止痛，后者兼能温中。两药配伍，相辅相成，行气活血作用尤强，又具温中，散寒，止痛之功。用于中寒气滞，久痛不愈，气滞及血，致胃脘疼痛、痛有定处而拒按，或痛如针刺，伴畏冷、肢末不温等症。配与羊肚、金橘根，疗效显著。

鸡屎藤-土砂仁 鸡屎藤能消食导滞，并止痛；土砂仁能行气调中，尚可健胃。两药配伍，则能化积导滞，健胃消食，理气止痛。用于积食不化，气机阻滞，所致胃脘满闷、胀痛、恶食、嗳腐、大便酸臭等症。

【单方验方】

①风湿筋骨痛：鸡屎藤60克，络石藤60克，水煎冲少量酒服（《畲族医药学》）。

②风湿性关节炎：初起时用鲜根90克加冰糖15克，开水冲炖分早、晚2次服，连服3～4次，严重病例可加猪脚一个，黄酒250毫升开水冲炖服，或炖鸡服（《福州市民间药草》）。

③治气郁胸闷，胃痛：鸡屎藤30～60克，水煎服（《福建中草药》）。

④瘀血凝滞胃痛：鸡屎藤20克，苦檀子12克，桃树寄生12克，蜘蛛香3克。将药物煎服，一日3次（《中国民间草良方》）。

⑤闭经：鸡屎藤60克，益母草30克，水煎服（《畲族医药学》）。

⑥治食积腹泻：鸡屎藤干全草30克，水煎服（《福建中草药》）。

⑦虚秘（便秘）：鸡屎藤30克，桑根12克，冬瓜子12克，隔山消12克。将药物研细末，调拌蜂蜜冲服，一日3次（《中国民间草良方》）。

⑧小儿食积发烧：荷叶12克，茶叶0.2克，鸡屎藤20克，鱼腥草30克。将药物煎服，一日数次（《中国民间草药方》）。

⑨治红痢：鸡屎藤120克，路边姜60克，炖肉服（《重庆草药》）。

⑩治小儿脱肛：鸡屎藤近根之头，老者，酒蒸晒十次，和羊肠煮食之（《岭南采药录》）。

⑪脾虚白带：鸡屎藤30克，何首乌20克，珍珠菜20克，朱砂莲12克。将药物研细末，调拌蜂蜜冲服，一日2次（《中国民间百草药方》）。

⑫附骨疽：鸡屎藤、山芝麻根各30克，羊肉适量同炖服

（《青草药彩色图谱》）。

【用法用量】内服：煎汤，15～30克；或炖肉或研末。外用：捣敷或煎洗。

松根

（松柴根）

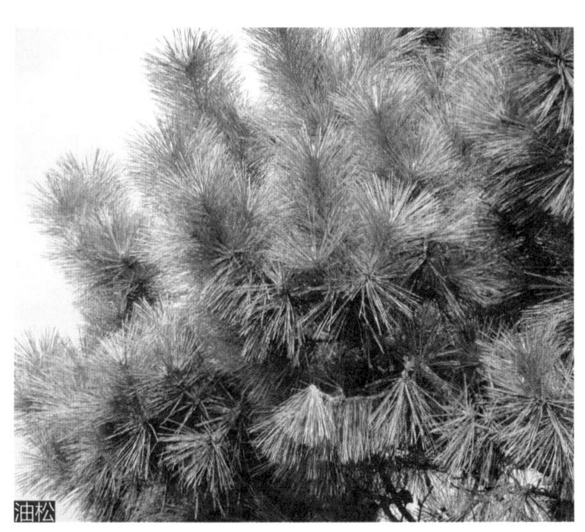
油松

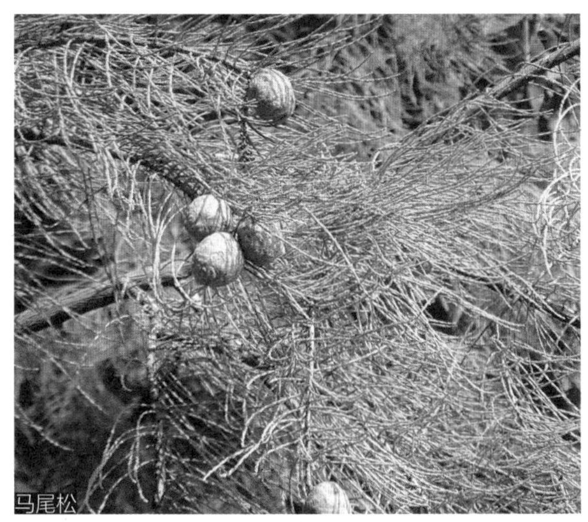
马尾松

【药物来源】松科植物油松〔*Pinus tabulaeformis* Carr.〕、马尾松〔*Pinus massoniana* Lamb.〕的幼根或根皮。

【植物特征】

①油松：不落叶乔木，高10～25m。树干直立，树皮灰褐色，呈鳞甲状开裂，上部多分枝，分枝轮生。叶线形，无柄，2～3叶1束，长8～16cm，先端针尖状，边缘有细小锯齿；有叶鞘，外面被白粉。松球状花序，顶生，单性，雌雄同株；雄花序长卵形，黄绿色，长达1.5cm，簇生头年小枝顶，花开后成柔荑状，雄蕊多数；雌花序阔卵形，紫色，生当年小枝顶。松球果卵形，长达9cm，直径达5cm，鳞突隆起，鳞脐呈钝尖状突出。种子有翅，具油汁。

②马尾松　常绿乔木，高15～35m。树干直立，呈轮状分枝，树皮棕褐色，皮有不规则块状裂。叶线形，2针1束，长15～22cm，边有细齿，具灰白色叶鞘。花顶生或侧生，单性，雌雄同株；雄花序常生新枝下部，密集成穗状，开后成柔荑状，黄色；雌花序生新枝顶部，椭圆形，紫红色。松球果卵状锥形，鳞片盾菱形，鳞脐微凹。种子长卵形，有翅。两品种花期、果期相同，花期夏季，果期秋至翌年冬季。

【生长分布】生于山坡、路旁、丛林；或栽培。分布于我国大部分地区。

【采收加工】全年可挖，洗净，切片，晒干。

【性味归经】苦，温，无毒。入肾、胃二经。

【功能主治】祛风活络，化瘀止血。用于风湿筋骨痛，跌打瘀痛，风虫牙痛，呕血，伤损吐血。

【配伍应用】

松根-枣树根　两药都有祛风活络作用。松根苦、温，尚能燥湿；枣树根甘、温，兼益脾。两药配伍，则能祛风活络，和脾燥湿。用于风湿痹湿邪偏重者，如关节疼痛重着或肿胀、痛有定处、手足沉重、肌肤麻木不仁或伴食少腹胀等症。

松根-三七草　两药都有止血作用。松根为化瘀止血；三七草乃活血止血。两药配伍，相辅相成，共收祛瘀活血，通络止血之功，使瘀化络通，血行常道，血溢自收。可治损伤吐血、咳血等。

【单方验方】

①用于筋骨痛：松树嫩根，水煎，兑白酒服（《湖南药物志》）。

②治呕血，打伤吐血：松根去粗皮，焙干炒黑，研成极细末，每服3克，一日2次，用温甜酒送下（《江西民间草药验方》）。

③用于风虫牙痛：松根30克，切片，猪瘦肉120克，水煎，临睡前服下（《江西民间草药验方》）。

【用法用量】内服：煎汤，30～60克；或炖肉。

【注意事项】若用于止血，宜炒焦黑入药。“松叶”“松节”“松木皮”详见本章；“松球”“松花粉”分别详见“化痰”与“益气”章。“云南松根”其性能与上述二品种松根同，同等入药。

松节

（油松节、马尾松节）

【药物来源】松科植物油松〔*Pinus tabulaeformis* Carr.〕、马尾松〔*Pinus massoniana* Lamb.〕的结节。

【植物特征】详见本章“松根”。

【生长分布】详见本章“松根”。

【采收加工】采伐时或木器加工时取之，修整，晒干。

【性味归经】苦，温。入肝、心二经。

【功能主治】祛风燥湿，活络止痛。用于风湿关节痛，转筋挛急，脚膝痿软，鹤膝风，大骨节病，损伤瘀痛。

【配伍应用】

松节-枫香树根 松节苦、温，祛风燥湿，活络止痛；枫香树根辛、苦、平，祛风除湿，消肿止痛。两药虽同为祛风湿药，但松节偏于燥化湿邪，枫香树根长于发散风湿。两药配伍，共收祛风活络，和脾燥湿，消肿止痛之功。用于风湿痹湿邪偏重者，如关节肿痛重着、痛有定处、手足沉重，或伴腹胀食少、身倦神疲、大便溏薄等症。

松节-飞龙掌血 松节能活络止痛；飞龙掌血散瘀止痛。两药配伍，相辅相成，则具祛瘀活血，通络止痛功效。可用于跌打闪挫，伤筋瘀滞疼痛等症。

【单方验方】

①用于风湿关节痛：松节50克，劈成小块，猪蹄一个，水酒各半炖服（《畲族医药学》）。

②用于风湿筋骨痛：松节60克，木防己末60克，白酒1000毫升，将松节锉细末同木防己末放入酒内浸7日备用。每次饮药酒30毫升，一日3次（《中草药彩色图谱与验方》）。

③用于风湿痛：五加皮、松节、木瓜各9克。共研细末，每用3克，开水冲服，一日3次（《常见病验方研究参考资料》）。

④治跌打损伤：山柰、松节各9克，落得打（即积雪草）15克，地鳖虫6克，六曲9克。研末，每服3克，一日2~3次，白酒送下（《常见病验方研究参考资料》）。

⑤大骨节病：松节7.5千克，蘑菇0.75千克，红花0.5千克。加水50千克，煎至25千克，过滤，加白酒5千克，每服20毫升，每日2次（《全国中草药汇编》）。

【用法用量】内服：煎汤，9~15克；或浸酒；或研末；或炖肉。

松叶

（松毛、松针、山松须）

【药物来源】松科植物油松〔*Pinus tabulaeformis* Carr.〕、马尾松〔*Pinus massoniana* Lamb.〕等的叶。

【植物特征】详见本章“松根”。

【生长分布】详见本章“松根”。

【采收加工】夏季采集，晒干。

【性味归经】苦、涩，温。入心、脾二经。

【功能主治】祛风活络，养肝明目，燥湿止痒。用于流行性感冒，慢性气管炎，风湿关节痛，头风头痛，口眼㖞斜，跌打肿痛，夜盲症，失眠，高血压，营养性水肿，湿疹，漆疮，阴囊湿疹。

【配伍应用】

松叶-桑枝 两药升多降少，都有祛风活络之功。但松叶善行经络，搜风邪；桑枝偏走肢节，并利湿。两药配伍，则能祛风利湿，活络止痛。用于风湿痹之关节痛，以及颈肩疼痛等症。

松叶-夜关门 两药都有明目作用。松叶养肝明目；夜关门养肝益肾明目。两药配伍，相辅相成，作用尤强。用于肝肾不足，目睛失养，视物昏暗，或夜盲等症。

松叶-土茯苓 两药都有祛湿作用。松针苦、涩、温，偏燥湿，且祛风邪，止痒；土茯苓甘、淡、平，偏于利湿，并解毒疗疮。两药相配，共奏祛风解毒，除湿泄浊，疗疮止痒之功。用于湿热或湿毒夹风邪，郁滞肌肤，营卫不和，气血不畅，所致皮肤湿疹、湿毒疮、奶癣等。

【单方验方】

①治历节风：松叶三十斤，酒二石五斗，渍三七日，服一合，日五六度（《备急千金要方》）。

②治腰痛：松叶30克，水煎去渣，加冰糖30克调服（《江西民间草药验方》）。

③治大风癞疮，并历节风痛，脚弱痿痹：松叶取生新者捣烂焙燥，每用松叶二两，枸杞子二两，浸酒饮，时时服，不得大醉，久服效（《外科正宗》）。

④治头风头痛：鲜松叶四两，捣烂，焙燥，浸酒，时时饮之；其渣取出，贴顶门，用布裹头三日（《方脉正宗》）。

⑤夜盲症：松叶，洗净捣烂，加等量水煎汁，每服200毫升，每日3次（《全国中草药汇编》）。

⑥治失眠、维生素C缺乏、营养性水肿：鲜松叶30~60克，水煎服（《浙江民间常用草药》）。

⑦治血小板减少性紫癜：松叶（马尾松）60克，白茅根、藕节各30克，仙鹤草15克（松叶、白茅根以鲜的为好）。水煎2次，分服，每日1剂。服药期间可延长至症状全消后1周以上。失血、贫血严重者，宜适当辅以对症治疗及输血（《全国中草药汇编》）。

【用法用量】内服：煎汤，9~15克（鲜品30~60克）；或浸酒。外用：煎熏洗。

松木皮

（赤松皮、赤龙皮、赤龙鳞）

【药物来源】松科植物马尾松〔*Pinus massoniana* Lamb.〕、油松〔*Pinus tabulaeformis* Carr.〕等同属植物的树皮。

【植物特征】详见本章“松根”。

【生长分布】详见本章“松根”。

【采收加工】夏季采收，除去粗糙表皮，切片，晒干。

【性味归经】苦、辛，温。入肺、脾二经。

【功能主治】祛风除湿，活血化瘀，生肌敛疮。用于风湿骨痛，肠风下血，跌打肿痛，久痢，疮疡久不敛口，金疮。

【配伍应用】

松木皮-九龙根 松木皮苦、辛、温，祛风而和脾燥湿；九龙根甘、苦、温，祛风且健脾胜湿。两药配伍，共奏燥湿和中，祛风活络，消肿除痹之功。用于寒湿痹之关节肿痛、筋骨痛，或伴畏寒肢冷、腹胀、大便稀溏、甚则下肢浮肿等寒湿困脾等症候者。

松木皮-九里香 松木皮能活血祛瘀；九里香能行气活血，而止痛。两药配伍，则能行气活血，散瘀止痛。用于跌打损伤，瘀滞肿痛。

松木皮-羊肉 松木皮能生肌敛疮，活血化瘀；羊肉能益气补虚，温暖脾肾。两者配伍，相互为用，共收补虚散寒，祛瘀通脉，生肌敛疮之功。用于虚寒性疮疡，久不生肌敛口，如疮面淡红，疮周暗晦，渗水清稀等症。

【单方验方】

①用于风湿性关节炎：松木皮（祛粗皮）、锦鸡儿根、茜草、络石藤各15克，虎刺30克，水煎服（《浙江民间常用草药》）。

②治久痢：松木皮（去上苍皮）切一斗为散，面粥和一升服之，日三，差即止（《备急千金要方》）。

③治金疮：松木皮，烧存性，研末搽之，最止痛（《永类钤方》）。

【用法用量】内服：煎汤，9～15克；或研末。外用：烧存性研末搽。

枣树根

（枣根、刺枣根、红枣根）

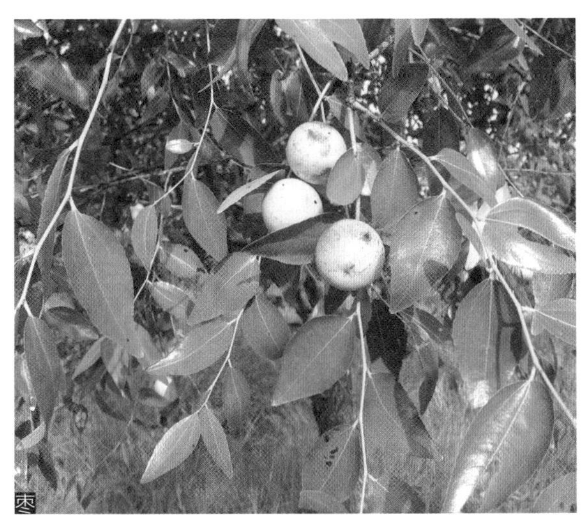

枣

【药物来源】鼠李科植物枣〔*Ziziphus jujuba* Mill.var.*inermis*（Bge.）Rehd.〕的根。

【植物特征】灌木至乔木，高4～10m。树干直立，圆柱形，老树干有纵裂纹，有簇生幼枝，上部分枝多，具成对锐刺。叶互生，具叶柄；叶片近革质，卵圆形或长卵形，长1.8～5.5cm，宽1～2.5cm，先端渐尖或急尖，基部偏斜，边缘有锯齿，上面深绿色，光泽，下面绿色。短聚伞花序生叶腋，小花多数；花萼5裂，绿色；花瓣5，黄绿色；雄蕊5，花柱集中突出，柱头2裂。核果椭圆形或卵形或近圆形，长1.5～5cm，熟时深红色。花期夏季，果期秋季。

【生长分布】多栽培。分布于我国绝大部分地区。

【采收加工】四季可挖，洗净，切片，晒干。

【性味归经】甘，平。入肝、脾、肾三经。

【功能主治】祛风，活血，调经。用于关节酸痛，胃痛，吐血，血崩，月经不调。

【配伍应用】

枣树根-五加根 枣树根祛风活络；五加根祛风除湿。枣树根并能益脾；五加根尚能扶肾。两药配伍，则能祛风除湿，通经活络，强筋健骨。用于久病风湿，脾肾虚弱，关节酸痛、腰膝酸软、稍劳加重等症。

枣树根-星宿菜 两药都有活血调经作用。但枣树根偏于活络；星宿菜则长于消瘀。两药配伍，则能活血，祛瘀，通经。用于妇人瘀滞经闭、月经延后等症。

【单方验方】

①用于关节酸痛：枣树根30克，五加皮15克，水煎服（《草药手册》）。

②治胃痛：鲜枣树根60克，猪舌头一个，炖熟吃（《草药手册》）。

③蛀牙痛：鲜枣树根30克，墨鱼一只，水煎服（《福建中草药》）。

④治荨麻疹（风丹）：枣子根同樟树皮煎水洗浴，日二次（《四川中药志》）。

⑤小便浑浊，白带：鲜枣树根45克，水煎服（《福建中草药》）。

【用法用量】内服：煎汤，15～30克（鲜品30～60克）；或炖肉。外用：煎洗。

【注意事项】树皮“枣树皮”、果“大枣”分别详见“化痰”章与“益气”章。

枫香寄生

（枫寄生、栗寄生、螃蟹夹、柿寄生、路路通寄生）

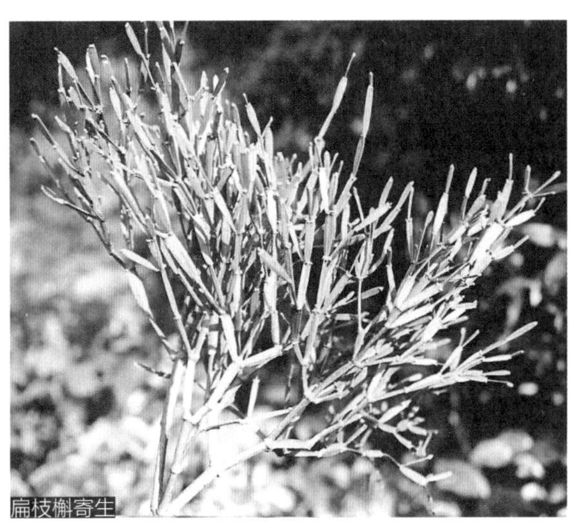

扁枝槲寄生

【药物来源】桑寄生科植物扁枝槲寄生〔*Viscum articulatum* Burm.f.〕的茎、枝。

【植物特征】全寄生小灌木，高25～45cm。茎斜展，基部圆形，有2棱，多分枝，小枝近扁平，有节，节间条状披针形，两面均有纵脉多条。叶早退化，成鳞片状突起。聚伞花序生于枝节上端凹陷处，单性，雌雄同株；小花3朵1束，中央1朵雌花；雌花较雄花长，花被4裂，裂片三角形，子房下位；雄花较雌花短小，花被4裂，雄蕊4。浆果近卵形，熟时黄色，小苞片宿存。花期、果期几乎全年。

【生长分布】寄生于枫香树、桐树、栗树、柿树以及栎树上。分布于我国南方大部分地区。

【采收加工】全年可采，切段，晒干。

【性味归经】苦，平。入肺、心、肝、脾、肾五经。

【功能主治】祛风除湿，祛痰止咳，活血。用于风湿痹痛，腰肌劳损，肺结核咳嗽，衄血，崩漏，带下，产后瘀痛，小儿惊风。

【配伍应用】

枫香寄生-五加根　两药都有祛风除湿作用。枫香寄生味苦、性平，偏于除湿，并舒筋脉；五加根味辛、性温，长于祛风气，尚能强筋骨。两药配伍，则能祛风除湿，舒筋活络，强筋壮骨。用风寒湿痹日久，肾阳不足，腰膝酸软，稍劳加重等症。若配仙茅、鸡血藤、地锦，疗效尤著。

枫寄生-土党参　两药都有祛痰止咳作用。枫香寄生尚能祛风疏表；土党参并能健脾补肺。两药配伍，侧能宣降肺气，祛痰止咳，益气补虚。用于肺脾气虚之慢性咳嗽，如咳嗽痰多、色白清稀，气喘，多汗，食少便溏等症。

【单方验方】

①治产后血气痛：枫香寄生、醪糟炖服（《四川中药志》）。

②治妇人白带：枫香寄生、百节藕、天冬、兰草根、白及煎水，炖猪心肺服（《四川中药志》）。

③急性膀胱炎，尿路感染：枫香寄生30克，白酒为引，加水适量煎。分3次服，每天1剂，一般连服3～5剂可缓解症状（《药用寄生》）。

④治牛皮癣：枫香寄生研末，用鸡蛋油调匀擦患处（《云南中草药》）。

【用法用量】内服：煎汤，9～15克；或炖肉。外用：研末撒患处。

刺菝葜

（红菝葜、美人扇）

【药物来源】百合科植物刺菝葜〔*Smilax ferox* Wall. ex Kunth.〕的根茎。

【植物特征】藤本灌木，长1.5～3m，全体光秃无毛。根茎肥大粗壮，呈不规则块状。茎攀援状或匍匐，圆柱形，浅绿色，光泽，散生硬刺。单叶互生，具柄，柄基部有卷须2条；叶片近革质，圆形或椭圆形，长8～12cm，宽6～9cm，先端钝圆，或短尖或稍凹，基部近圆形，全缘，上面绿色，下面浅绿色，主脉下面凸起。伞形花序生叶腋，雌雄异株；花被片6，白色，椭圆形。浆果圆形，成熟红色。花期春季，果期秋、冬季。

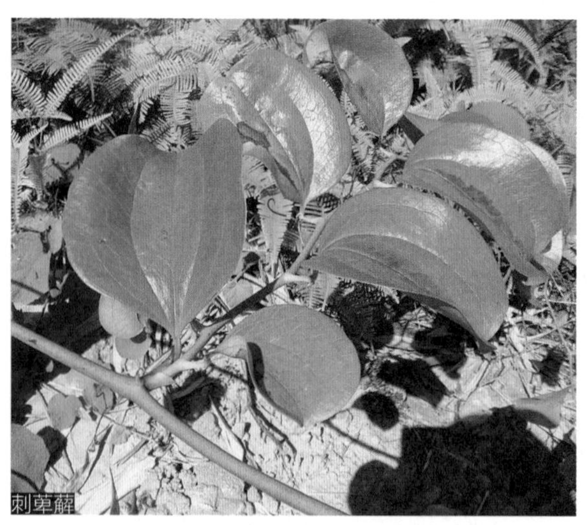
刺菝葜

【生长分布】生于山坡、路旁、灌丛。分布于我国华南、西南等地区。

【采收加工】秋、冬季采挖，洗净，切片，晒干。

【性味归经】涩、微苦，平。入肺、肾二经。

【功能主治】祛风利湿，解毒疗疮。用于风湿筋骨疼痛，淋浊，梅毒，臁疮，湿疹。

【配伍应用】

刺菝葜-鸡屎藤　两药都有祛风利湿作用。刺菝葜偏于利湿泄浊；鸡屎藤长于祛风止痛。两药配伍，则能清泄湿浊，祛风活络，消肿止痛。用于湿痹之关节肿痛以及湿胜腰痛等。

刺菝葜-土茯苓　两药都有利湿，解毒，疗疮作用。但刺菝葜偏于利湿浊；土茯苓长于泄热毒。两药相配，相辅相成，功效益彰。用于湿毒蕴滞肌腠，所致湿疹、脓疱疮，以及梅疮溃烂等。

【用法用量】内服：煎汤，9～15克。外用：煎洗。

【注意事项】注意与“白菝葜”“菝葜”鉴别，详见本章。

刺南蛇藤

（爬山虎）

【药物来源】卫矛科植物刺南蛇藤〔*Celastrus flagellaris* Rupr.〕的根及茎。

【植物特征】攀援藤本灌木，长2～5m。根茎横走，粗壮，表皮褐色，肉皮黄色。茎圆柱形，浅棕色，有棘刺。单叶

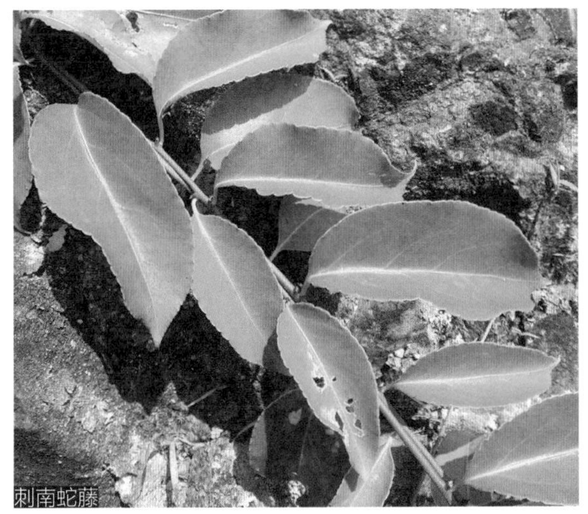

互生，具叶柄，绿色；叶片膜质，宽椭圆形或广卵形，长3～7cm，宽2～5cm，先端尖，基部宽楔形，边缘有钝齿，上面深绿色，下面绿色，均无毛，叶脉绿色。聚伞花序生叶腋，1至数朵簇生，具梗；萼5裂；花瓣5，黄绿色，匙状长圆形；雄蕊有长花丝；雌花花丝短，子房3室，柱头3裂。蒴果球形，黄绿色，成熟时3瓣开裂。种子3～6粒，外被橙红色假种皮。花期春季，果期夏、秋季。

【生长分布】生于山坡、路旁、灌丛、林缘。分布于我国华南、华北、东北等地区。

【采收加工】根四季可采，洗净，切片，晒干；藤茎切段，晒干。

【性味归经】甘，平。入肝、肾二经。

【功能主治】祛风除湿，强筋骨。用于风湿痛，关节炎，跌打损伤，无名肿毒。

【配伍应用】

刺南蛇藤-青藤　两药都有祛风除湿作用。刺南蛇藤味甘、性平，偏于除湿；青藤味辛、苦，性温，长于祛风邪，且止痛。两药配伍，则能祛风除湿，活络止痛。用于风湿痹之关节痛、腰腿痛等症。

刺南蛇藤-仙茅　刺南蛇藤甘、平，能强筋骨，并祛风湿；仙茅辛、热，温肾扶阳，且散寒湿。两药配伍，则能祛风除湿，温肾散寒，强健筋骨。用于风寒湿痹经久犯肾伤阳，如腰膝冷痛、酸软，阳痿，四肢欠温等症。

【用法用量】内服：煎汤，15～30克；或浸酒。

【注意事项】注意与“南蛇藤”鉴别，详见本章。

青藤

（大叶青藤、土藤、排风藤、大青木香、岩见愁）

【药物来源】防己科植物青藤〔*Sinomenium acutum*（Thunb.）Rehd.et Wils.〕的藤茎。

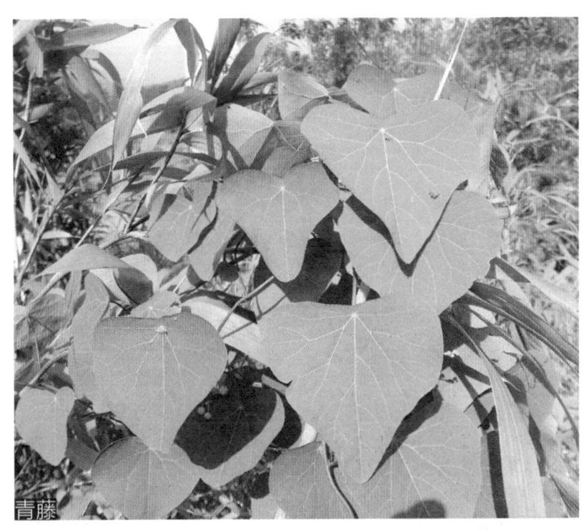

【植物特征】攀援缠绕藤本亚灌木，可长达20余米。茎圆柱形，有纵纹，光滑，绿色，幼茎浅紫色。叶互生，叶柄长4～9cm；叶片厚纸质，卵圆形，长5～10cm，宽4～7cm，有3～5不明显浅裂或不裂，全缘，先端短尖或钝尖，基部近心形，上面绿色，下面灰白色或绿白色，光滑无毛，叶脉显见。圆锥花序，腋生，长可达15cm，花小，单性，雌雄异株；雄花花萼6片，黄绿色，外被毛，花瓣6片，淡绿色，雄蕊多数；雌花花瓣6，退化雄蕊9枚。核果扁圆形，成熟黑色。花期夏季，果期秋、冬季。

【生长分布】生于山坡、路旁、林下、林缘。分布于我国大部分地区。

【采收加工】春、夏季采集，切段，晒干。

【性味归经】苦、辛，温。入肝、脾二经。

【功能主治】祛风除湿，通络止痛。用于风湿性关节炎，关节肿痛，肌肤麻木，瘙痒症。

【配伍应用】

青藤-枫香树根　两药都有祛风除湿作用。青藤且通络止痛；枫香树根并消肿止痛。两药配伍，相得益彰，功效较强。用于风寒湿痹之关节痛、筋骨痛等症。

青藤-九里香根　两药都有止痛作用。青藤为舒筋活络止痛；九里香根为活血散瘀止痛。两药配伍，相辅相成，共收祛瘀通络，舒筋止痛之功。用于跌打、撞击、强扭、牵拉，所致软组织伤“伤筋”肿胀、疼痛等症。若配积雪草、金钱草、路路通，疗效更佳。

【单方验方】

①治一切诸风：青藤二三月采之，不拘多少，入釜内，微火熬七日夜，成膏，收入瓷瓶内。用时先备梳三五把，量人虚实，以酒服一茶匙毕，将患人身上拍一掌，其后遍身发痒不可当，急以梳之。要痒止，即饮冷水一口便解。避风数日（《濒湖集简方》）。

②治骨节风气痛：青藤适量，煎水常洗痛处（《贵州民间药物》）。

【用法用量】内服：煎汤，9～15克；或浸酒或熬膏。外用：煎水洗。

青酒缸根

（小槐花根、蚂蝗根、粘衣草根）

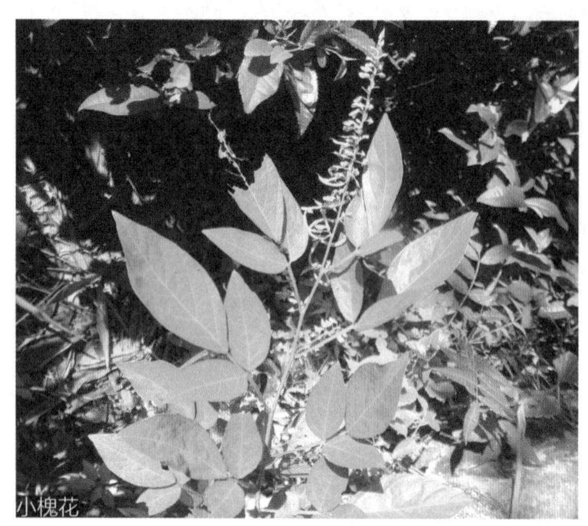
小槐花

【药物来源】豆科植物小槐花〔*Desmodium caudatum*（Thunb.）DC.〕的根。

【植物特征】详见“利尿渗湿”章“青酒缸”。

【生长分布】详见“青酒缸”。

【采收加工】秋季采挖，除须根，洗净，切片，晒干。

【性　　味】微苦，平。

【功能主治】祛风利湿，解毒消肿，活血散瘀。用于风湿关节痛，腰痛，痢疾，黄疸型肝炎，疖肿，瘰疬，毒蛇咬伤。

【配伍应用】

青酒缸根-穿山龙　青酒缸根祛风利湿，且消肿；穿山龙祛风活络，并止痛。两药配伍，则能祛风活络，利湿消肿，舒筋止痛。用于风湿痹之关节肿痛等症。

青酒缸根-苦瓜根　两药都有解毒消肿作用。青酒缸根偏于散结消肿；苦瓜根重在清热解毒。两药配伍，相辅相成，清热解毒，散结消肿作用较强。用于阳痈火疖等肿毒。

青酒缸根-积雪草　青酒缸根能活血散瘀，并消肿；积雪草可活血消肿，尚能止痛。两药配伍，相辅相成，共收活血散瘀，消肿止痛之效。用于跌打闪挫，瘀滞肿痛等。

【单方验方】

①用于风湿腰痛：青酒缸根15克，六月雪根、野荞麦根各30克，水酒各半煎服（《江西草药》）。

②风湿关节痛：青酒缸根、桑根各30克，酒水各半炖服（《青草药彩色图谱》）。

③治痢疾：青酒缸根、野花生根、过坛龙各15克，水煎服（《江西草药》）。

④治黄疸型肝炎：青酒缸根、虎刺根、三叶木通根各60克，淡竹叶30克，猪蹄一只，水煎，服汤食肉（《江西草药》）。

⑤治疖子：青酒缸根30克，水煎，黄酒冲服（《浙江民间常用草药》）。

⑥治蕲蛇、蝮蛇咬伤：青酒缸根、山白菊（三脉叶马兰）鲜根各30克，捣绞汁服，另取上药捣敷伤口。每日2次（《浙江民间常用草药》）。

⑦治瘰疬：青酒缸根250克，切片，烧酒1千克，同封浸七日以上，每次饮酒30毫升，每日两次（《江西民间草药》）。

⑧治寸白虫：青酒缸根12克，煎水服，早晚空腹时各服一次，每次一酒杯（《贵州草药》）。

【用法用量】内服：煎汤，15～30克；或浸酒。外用：捣敷。

肾子草

（灯笼草、波斯婆婆纳）

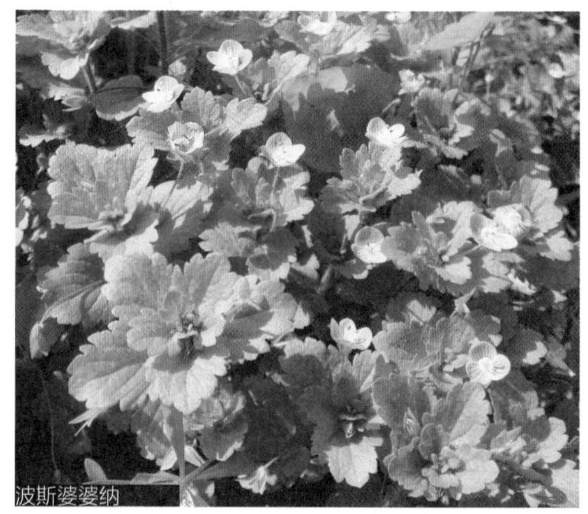
波斯婆婆纳

【药物来源】玄参科植物波斯婆婆纳〔*Veronica persica* Poir.〕的全草。

【植物特征】一年或二年生小草本，高15～35cm，茎、叶、叶柄、花梗均被白色柔毛。茎丛生，下部伏地，上部斜展，多分枝。基生叶对生，茎生叶互生，具短柄，叶片圆形或卵圆形，长宽约0.8～1.8cm，先端钝，基部近圆形，边缘有粗钝齿，两面绿色。花单生叶腋，花梗长达2.5cm；苞片叶状；萼4裂；花冠4，浅蓝色；雄蕊2；子房上位，柱头头状。蒴果2深裂，肾形，有网纹。花期春、夏季，果期夏、秋季。

【生长分布】生于路旁、菜地、荒野。分布于我国大部分地区。

【采收加工】春、夏季采集，洗净，晒干或鲜用。

【性味归经】辛、苦、咸，平。入肺、肾二经。

【功能主治】祛风除湿，清热解毒。用于风湿性关节炎，腰痛，疥疮。

【配伍应用】

肾子草-白榄根　两药均有祛风除湿作用。肾子草偏于祛风邪，并能清热解毒；白榄根长于祛湿，兼舒筋活络，祛热毒。两药配伍，则能祛风除湿，舒筋活络，清热解毒。用于风湿热痹之关节热、肿、痛等症。配大青根、三丫苦、穿山龙，以增疗效。

肾子草-大青叶　两药均有清热解毒作用。肾子草并能疏散风邪；大青叶兼清泄血热。两药合用，则能凉血解毒，疏表泄热。用于咽喉肿痛、眼赤肿痛等症。

【单方验方】

①用于风湿疼痛：肾子草30克，煮酒温服。

②治肾虚腰痛：肾子草30克，炖肉吃。

③治久疟：肾子草30克，臭常山3克，煎水服。

④治小儿阴囊肿大：肾子草90克，水煎熏洗患处（①~④方出自《贵州民间药物》）。

【用法用量】内服：煎汤，15~30克；或炖肉。外用：煎洗。

【注意事项】注意与“婆婆纳”鉴别，详见“理气”章。

虎刺

（雀不踏、鸟不踏、黄脚鸡、伏牛花、细花针、绣花针）

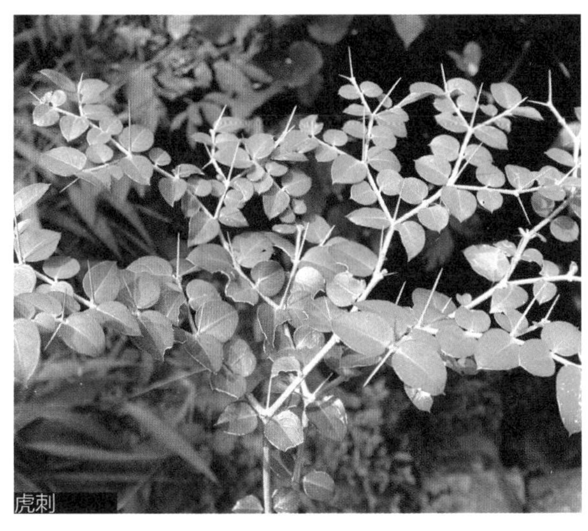

虎刺

【药物来源】茜草科植物虎刺〔*Damnacanthus indicus* Gaertn. f.〕的根或全草。

【植物特征】小灌木，高30~65cm。根粗壮，土黄色。茎直立，圆柱形，上部有分枝，叶腋及分枝处有长锐刺。叶对生，无柄；叶片革质，卵形或宽卵形，长0.8~1.8cm，宽0.5~1.2cm，先端急尖或短尖，基部近圆形，全缘，上面暗绿色，光泽，下面绿色，无毛。花腋生，小花稀疏；萼片4；花冠白色，漏斗状，裂片4；雄蕊4；雌蕊1。核果圆形，成熟红色，存宿萼。花期春季，果期秋、冬季。

【生长分布】生于山坡、路旁、疏灌丛、林下阴处。分布于我国华南、华中等地区。

【采收加工】四季可采，洗净，切片，晒干。

【性味归经】苦、甘，平。入脾、肝、肺三经。

【功能主治】祛风利湿，活血消肿。用于痛风，风湿关节痛，黄疸型肝炎，肝脏肿大，水肿，妇人经闭。

【配伍应用】

虎刺-青酒缸根　两药都有祛风利湿作用。虎刺并能消肿胀；青酒缸根兼能清热毒。两药配伍，相辅相成，共奏祛风除湿，清热解毒，消肿止痛之功。用于湿热痹，如关节灼热、肿胀、重着、疼痛等症。

虎刺-金橘根　虎刺能走肝经，活血祛瘀消肿，并清利湿热；金橘根入肝胃经，疏肝理气，和胃消胀。两药配伍，则能疏肝和胃，利气活血，清热利湿。用于肝脾不和，气血郁滞，湿热中阻之慢性肝病，如胁痛、脘腹胀、饮食减少、尿黄。若配柿根、小金钱草、半夏、白毛藤，疗效更好。亦可治肝胃不和，气血郁滞之胃病等。

【单方验方】

①用于痛风：虎刺鲜根或花30克（干根9~15克），煎汁用酒冲服（《浙江民间草药》）。

②用于风湿性关节、肌肉痛：虎刺30~90克，酒水各半煎二次，分服（《江西民间草药》）。

③风湿筋骨疼、腰痛：虎刺根、木防己根、五加皮、薜荔藤各15克，青木香3克，酒水各半煎服，每日1剂（《全国中草药汇编》）。

④黄疸型肝炎：虎刺根30克，茵陈9克，水煎服；或鲜虎刺根30克，阴行草9克，车前草15克，冰糖适量，水煎服，每日1剂（《全国中草药汇编》）。

⑤治脾虚浮肿：虎刺30克，毛天仙果干根60克，陈皮9克，水煎服（《福建中草药》）。

⑥治痞块（肝脾肿大）：虎刺30克，甘蔗根21克，水煎，二次分服（《江西民间草药》）；或虎刺30~60克，羊肉酌量，水炖服（《福建中草药》）。

⑦治月经不调、闭经：虎刺根9克，天青地白、长梗南五味子藤6克，梵天花根15克，水煎服（《浙江民间草药》）。

⑧治奶肿硬：虎刺根30克，捣冲酒服（《浙江民间草药》）。

⑨龋齿疼痛：虎刺根120克，了哥王12克，用50%乙醇500毫升，浸泡7天后，取滤液分装备用。牙痛时滴3~5滴龋齿上，每日4~6次。有良好的止痛效果（《全国中草药汇编》）。

⑩小儿疳积：虎刺6克，茅莓根18克，醉鱼草叶或根9克，野山楂根24克，或地胆草根9克，水煎，早晚饭前各服1次，连服2剂（《福建中草药处方》）。

【用法用量】内服：煎汤，9~15克（鲜品15~30克）；或炖肉。外用：捣敷。

虎头蕉

（金线莲、金线兰、金不换、金线虎头蕉、金线虎头椒）

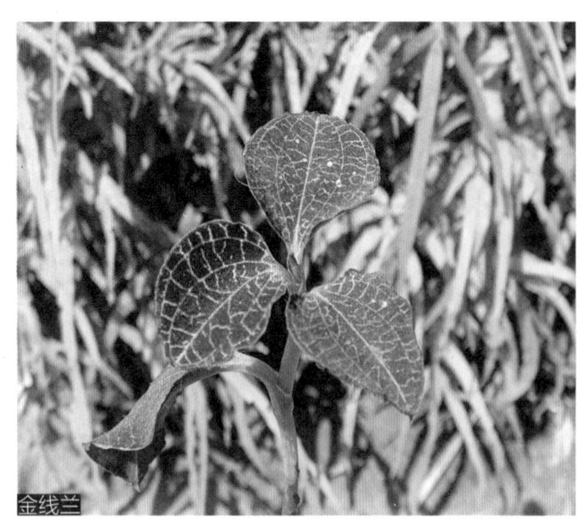
金线兰

【药物来源】兰科植物金线兰〔*Anectochilus roxburghii* (Wall.) Lindl.〕的全草。

【植物特征】多年生矮小草本，高4～14cm。茎肉质，直立，圆柱形，有节。叶互生，全株叶仅3～4枚，叶柄长1～3cm，下部围茎；叶片卵形，先端钝或钝尖，基部近圆形，全缘，上面暗绿色，有明显可见红色或银白色的叶脉，下面绿色，亦有叶脉无色。花顶生，花茎长可达5cm，小花稀少，浅红黄色；萼片3，近卵圆形，中间萼片与花瓣黏合，侧萼片偏斜；花瓣2深裂，呈叉状，中部两边撕裂，基部后方有两个疣状突起；雄蕊1。蒴果长椭圆形。花期秋季，果期冬季。

【生长分布】生于常绿阔叶林、毛竹林下；或栽培。分布于我国华南、台湾等地区。

【采收加工】夏、秋季采集，洗净，晒干。

【性味归经】甘，平。入肝、脾、肾三经。

【功能主治】祛风镇痛，清热利湿，解毒消肿，凉血止血。用于风湿性关节炎，类风湿性关节痛，重症肌无力，颈、腰椎增生，膀胱炎，肾炎，毒蛇咬伤，咳血，尿血，便血。

【配伍应用】

虎头蕉-三丫苦根　虎头蕉甘、平，祛风镇痛，清热利湿，且解毒；三丫苦根苦、寒，清热解毒，兼祛风除湿。两药配伍，共收祛风除湿，清热解毒，除痹镇痛之功效。用于风湿热痹，如关节肿、热、痛等症。

虎头蕉-凤尾草　两药都有清热利湿，凉血止血作用。虎头蕉偏于清热利湿；凤尾草长于凉血止血。两药配伍，相须相使，功效倍增。用于湿热水肿、热淋、血淋、尿血等。

虎头蕉-千金藤　两药均有清热解毒，消肿镇痛作用。虎头蕉消肿镇痛功效较好；千金藤清热解毒功效偏强。两药配伍，相辅相成，功效显著。用于痈疖肿毒、毒蛇咬伤等。

虎头蕉-苎麻根　两药偏降泄下行，均有凉血止血作用。虎头蕉并能泄热毒，利湿；苎麻根尚可利尿通淋。两药配伍，共奏凉血止血，泄热解毒，利尿通淋之功。用于血热妄行之尿血、便血、咳血，以及血淋等。

【单方验方】

①风湿性及类风湿关节炎：虎头蕉30克（量少疗效差），同猪肉（切勿带骨）120克炖熟，冲入黄酒适量，每天服1～2次，分2天服完；或用福建莲座蕨根状茎60克，海风藤30克，香花崖豆藤15克煎汤取汁，加入猪脚一起煨熟后，取出猪脚，再加入虎头蕉30克（不能同猪脚一起煨煮），约煎10分钟，冲入黄酒适量，在服药时再加入熟猪脚肉（去骨），稍加温，分2天服完（《全国中草药汇编》）。

②用于风气膝痛：虎头蕉6克，老母鸡1只，黄酒250毫升冲炖服（《闽东本草》）。

③肾炎，膀胱炎：虎头蕉6克，酌加冰糖炖服（《福建中草药》）。

④治糖尿病：虎头蕉3～9克，水煎服（《福建中草药》）。

⑤治毒蛇咬伤：虎头蕉3～6克，冷开水洗净，捣烂，开水送下。另用鲜草捣烂外敷（《福建中草药》）。

⑦咳血、唾血、便血、尿血：虎头蕉30克，冰糖15克，开水炖服（《福州市民间药草》）。

⑧风湿性心脏病：虎头蕉9克，加猪瘦肉30克，炖服（《福州市民间药草》）。

【用法用量】内服：煎汤，3～9克；或炖肉。外用：捣敷。

闹羊花

（踯躅花、惊羊花、石棠花、老鸦花、一杯醉、黄杜鹃花）

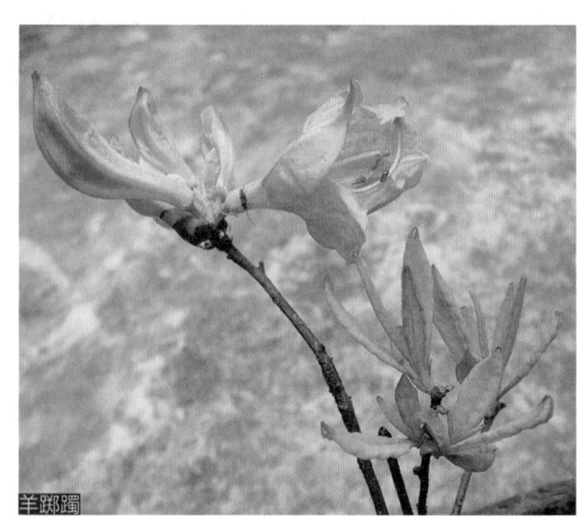
羊踯躅

【药物来源】杜鹃花科植物羊踯躅〔*Rhododendron molle* G.Don〕的花。

【植物特征】落叶灌木，高0.8～1.8m。茎直立，圆柱形，棕褐色，幼枝被毛。叶互生，具短柄；叶片长椭圆形，长5～13cm，宽1.5～5.5cm，先端短尖，基部楔形，全缘，有缘毛，上面绿色，下面浅绿色，被灰色短柔毛。总状花序，顶生，小花多数，与叶同时发生；花萼5裂，被疏毛；花冠金黄色，漏斗状，先端5深裂，1片偏大，有绿色斑点，裂片椭圆形或长卵形；雄蕊5，伸出冠筒外；雌蕊1，长于雄蕊，子房上位。蒴果长椭圆形，存宿萼，被疏硬毛，成熟褐色，开裂。种子多数。花期春季。果期夏季

【生长分布】生于山坡、石缝、疏灌丛；或栽培。分布于我国华南、华中、西南、华北等地区。

【采收加工】春季采摘，晒干。

【性味归经】辛，温，有毒。入心、肝二经。

【功能主治】祛风，除湿，定痛。用于风湿顽痹，头风痛，疟母，伤折疼痛，皮肤顽癣，手术麻醉。

【配伍应用】

闹羊花-威灵仙 两药均有祛风除湿作用。闹羊花偏于辛散温通，发散风湿，而定痛；威灵仙长于走窜通滞，祛肢节之风湿。两药配伍，则能祛风除湿，活络定痛。用于体质壮实，久患风寒湿之顽痹者。再配适量猪瘦肉，益气血以扶正。

闹羊花-土鳖虫 闹羊花能麻醉定痛；土鳖虫可破血逐瘀，续筋接骨。两药配伍，则能破血消瘀，消肿定痛，续筋接骨。用于跌打闪挫，伤筋、骨折、脱臼等。通常外用（为末，配与糯米饭、烧酒，捣匀，外敷）。

【单方验方】

①用于风湿痹，身体手足收摄不遂，肢节疼痛，言语謇涩：闹羊花不限多少，以酒拌蒸一炊久，取出晒干，捣罗为末。用牛乳一合，暖令热，调下一钱（《太平圣惠方》）。

②治腹中癥结（手术麻醉剂）：闹羊花三钱，茉莉花根一钱，当归一钱（注：据《汉书·华佗传》张骥补注，当归用量作三两），菖蒲三分，水煎服一碗（《华佗神医秘传》）。

③治癞痢头：鲜闹羊花擦患处；或晒干研粉调麻油涂患处（《浙江民间常用草药》）。

【用法用量】内服：煎汤，0.3～0.6克；或浸酒或研末入丸、散。外用：捣擦或研末调敷。

【注意事项】闹羊花有毒，应严格用量，不能超越安全治疗量，或久服。羊踯躅，有毒部位：叶和花。中毒症状：开始时恶心、呕吐、腹泻、心跳缓慢、血压下降、动作失调、呼吸困难，严重者因呼吸停止而死亡。解救方法：酌情考虑催吐或洗胃及导泻；服蛋清，活性炭及糖水；亦可静脉滴注5%葡萄糖氯化钠注射液，并给兴奋剂，保暖；如血压下降则给去甲（基）肾上腺素；如呼吸困难可给氧，必要时行人工呼吸，民间用栀子汁解毒。

金刚散

（绿葡萄、红十字创粉、大接骨丹、五爪金、见肿消、赤木通）

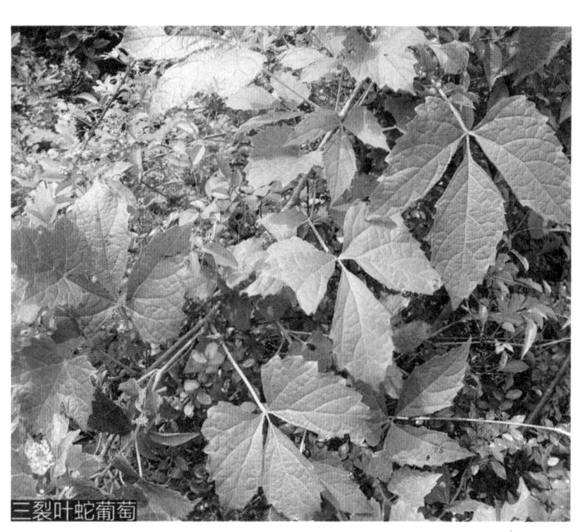
三裂叶蛇葡萄

【药物来源】葡萄科植物三裂叶蛇葡萄〔*Ampelopsis delavayana* Planch.〕的根或根皮。

【植物特征】落叶攀援藤本，长2～4m。根粗壮肥厚，外面紫褐色，肉质皮白色。茎圆形稍扁，褐色，节明显，幼茎绿略带红色，有红腺点。叶互生，叶柄长5～10cm，卷须与叶对生；叶片二型；多数3全裂，中间裂片长卵形，两侧斜卵形；另一型不裂，阔卵形，长6～13cm，宽4～10cm，先端渐尖，基部微心形，边缘有粗锯齿，上面绿色，无毛，下面浅绿色。聚伞花序，与叶对生，花细小；花萼5浅齿裂；花瓣5，绿色；雄蕊5。浆果近圆形，成熟时蓝色。种子2枚。花期夏季，果期秋、冬季。

【生长分布】生于山坡、灌丛、路旁。分布于我国华南、西南以及西北一些地区。

【采收加工】四季可挖，洗净，切片，晒干或鲜用。

【性味归经】甘，苦，凉。入心、肝二经。

【功能主治】祛风活络，清热解毒，消肿止痛。用于风湿关节痛，外伤肿痛，骨折，痈肿。

【配伍应用】

金刚散-大青根 金刚散味甘、苦，性凉，祛风活络，清热解毒，且消肿止痛；大青根味苦、性寒，清热解毒，祛风利湿，止痛。两药配伍，相互为用，共奏祛风除湿，清热解毒，消肿止痛之功。用于风湿热痹，如关节热肿痛、全身酸困、尿黄、舌苔黄腻等症，配三丫苦根、粉防己、薏苡根，以增疗效；亦可用于风热痹，关节游走疼痛、甚或痛处红肿灼热，或伴发热、咽痛、头昏痛、口渴等症，配与金银花、

鸭跖草、板蓝根、三丫苦根，疗效更佳。

金刚散-紫花地丁 两药都有清热解毒，散结消肿作用。但金刚散偏于散结消肿，且止痛；紫花地丁则重在清热解毒。两药配伍，相辅相成，功效益彰。用于痈疖等肿毒。

金刚散-积雪草 两药都有散结消肿之功。金刚散乃清热散结消肿，并止痛；积雪草为活血散结消肿。两药配伍，相互为用，互相促进，作用尤强。可用于暑疖、瘰核、股阴疽等证。煎汤内服与捣敷外用同时并施，疗效更佳。

【单方验方】

①对外伤肿痛，风湿性腰腿痛，胃痛，痢疾，肠炎：金刚散9～15克，煎服；或用60克加酒500毫升，浸泡5～7天后备用，每服10毫升，一日3次（《云南中医药选》）。

②治枪伤，水火烫伤：金刚散研细，加入鸡蛋清调匀外敷（《云南中医药》）。

③治痈肿：金刚散调敷患部；或用鲜品捣敷（《云南中草药选》）。

④外伤出血：金刚散、犁头尖各等量，混合研末撒敷患处（《全国中草药汇编》）。

【用法用量】内服：煎汤，9～15克。外用：捣敷或研末调敷。

金线草

（毛蓼、人字草、野蓼、一串红、白马鞭、大叶蓼）

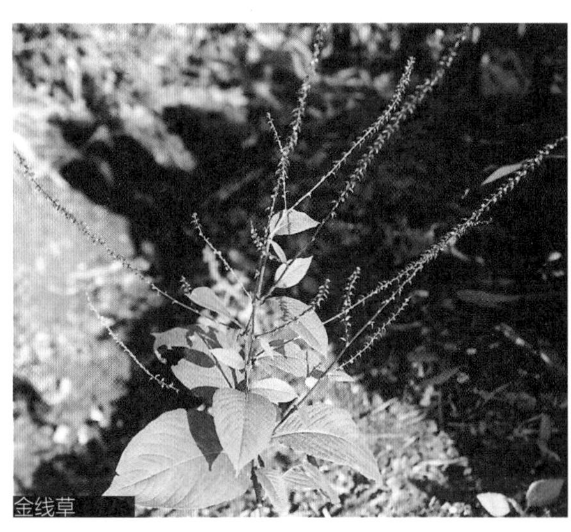

金线草

【药物来源】蓼科植物金线草〔*Antenoron filiforme*（Thunb.）Roberty et Vau.〕的全草。

【植物特征】多年生草本，高40～90cm。块根粗壮肥厚，不规则形，棕褐色。茎直立，圆柱形，有节，被毛，绿色略带紫红色，上部有分枝，老时基部木质化。叶互生，有柄；叶片椭圆形或矩圆形，长6～13cm，宽3～7cm，先端渐尖或急尖，基部楔形，全缘，上面绿色，有人字黑斑纹或无斑纹，下面绿色，有毛。穗状花序生枝顶或叶腋，序长可达40cm，小花多数，细小；无花萼；花瓣4，红色，卵状椭圆形，先端钝；雄蕊5，柱头2歧。瘦果卵圆形，棕色，光泽。花期夏季，果期秋、冬季。

【生长分布】生于高山、林缘、阔叶林下、毛竹林间。分布于我国大部分地区。

【采收加工】夏、秋季采集，洗净，切段，晒干。

【性味归经】辛，温。入肺、肝、脾、胃四经。

【功能主治】祛风除湿，理气止痛，散瘀止血。用于风湿关节痛，中暑发痧，痢疾，胃痛，咳血，吐血，便血，血崩，经期腹痛，产后瘀血腹痛，跌打损伤。

【配伍应用】

金线草-臭梧桐 两药都有祛风除湿作用。金线草味辛、性温，偏于走表，发散风湿；臭梧桐味苦、甘，性平，善行经络、肢节，祛风湿，而止痛。两药配伍，共奏祛风除湿，消肿止痛之功。用于风寒湿痹之关节、筋骨痛等症。

金线草-吴茱萸根 金线草辛温行散，可理气行滞止痛；吴茱萸根辛苦消痞，辛热散寒，能温中理气止痛。两药配伍，共收散寒温中，行气止痛之功。用于寒邪犯胃，突发脘腹绞痛、四肢厥冷等；亦可用于冷食伤胃之脘腹胀满、疼痛、呕吐等症。

金线草-三七草 金线草能散瘀止血；三七草活血止血。两药配伍，相辅相成，共收活血祛瘀，通络止血之功。用于跌打损伤之咯血、吐血等症。

【单方验方】

①中暑发痧：金线草30克，蕺菜30克，水煎服（《畲族医药学》）。

②治胃痛：金线草茎叶水煎服（《陕西草药》）。

③治经期腹痛，产后瘀血腹痛：金线草30克，甜酒30克，加水同煎，红糖冲服（《草药手册》）。

④痢疾：鲜金线草50克，龙芽草30克，凤尾草30克，水煎服（《畲族医药学》）。

⑤用于风湿骨痛：金线草、白九里明各适量，煎水洗浴（《草药手册》）。

【用法用量】内服：煎汤，15～30克。外用：煎洗。

【注意事项】块根“金线草根”，详见“活血化瘀”章。

狗尾花根

（山花生根、野花生根、假地豆根）

【药物来源】豆科植物假地豆〔*Desmodium heterocarpon*（L.）DC.〕的根。

【植物特征】小灌木，高30～80cm。根粗壮，肥厚，土黄色。茎丛生，基部分枝，下部伏地，上部斜展，被长柔毛。

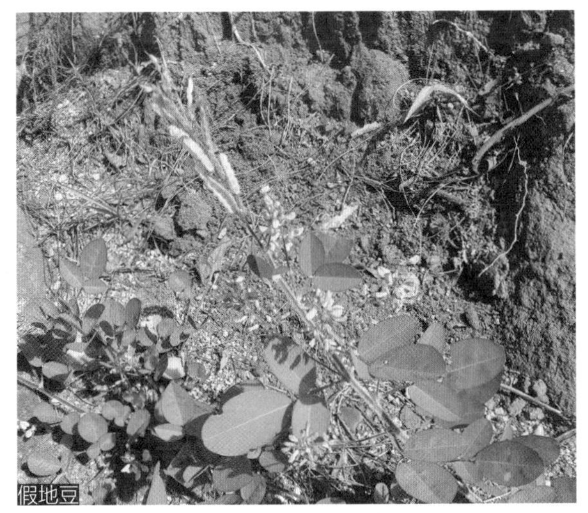

叶互生，具长柄；三出复叶，先端小叶较侧叶长、大，叶柄较侧叶长，小叶片卵状椭圆形，长2.5～6cm，宽1～2cm，先端钝，基部近圆形，全缘，上面暗绿色，下面绿色，被短疏毛。总状花序，顶生或侧生，小花多数；花萼宽钟形，先端5齿裂；花冠蝶形，浅紫红色；雄蕊10，二体；子房上位。荚果条形，密集，荚节多个。花期夏、秋季，果期秋、冬季。

【生长分布】生于山坡、路旁、草丛。分布于我国华南、西南、台湾等地区。

【采收加工】秋、冬季采挖，洗净，切段，晒干。

【性味归经】甘、微苦，平。入脾、肾二经。

【功能主治】祛风除湿。用于风湿关节痛，腰痛，半身不遂。

【配伍应用】

狗尾花根-枫香树根　两药都有祛风湿作用。狗尾花根偏于除湿，且能通经络；枫香树根长于搜风邪，尚能止痛。两药配伍，相辅相成，共奏祛风除湿，活络止痛之功。用于风湿关节痛、腰痛等症。

【单方验方】

①股骨酸痛：狗尾花鲜根30～60克，酒水煎服。

②半身不遂：狗尾花鲜根30～60克，水煎调糖服（①～②方出自《福建中草药》）。

【用法用量】内服：煎汤，9～15克（鲜品30～60克）。

【注意事项】全草“狗尾花”，详见“止咳平喘”章。

宝盖草

（接骨草、莲台夏枯、佛座、佛座草、灯笼草、蜡烛扦草、大铜钱七）

【药物来源】唇形科植物宝盖草〔*Lamium amplexicaule* L.〕的全草。

【植物特征】一年或二年生草本，高10～40cm。茎直立，方形，深紫红色，疏被倒生毛。叶对生，下部叶有柄，

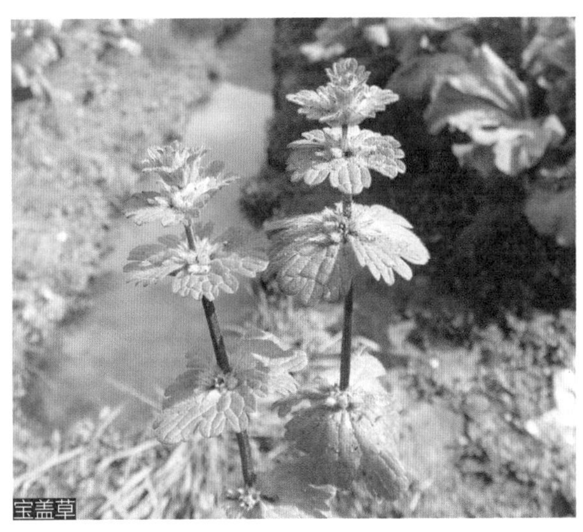

叶片阔卵形，上部叶无柄，抱茎，叶片近肾形，长宽约1～3cm，边缘有粗钝齿或浅裂，两面绿色，均被细毛；茎生叶抱茎。轮伞花序，每轮小花2～6朵；花萼管状，5齿裂，外面及齿缘有毛；花冠紫红色，长可达1.7cm，外被毛，管部细长，上部二唇形，上唇不裂，近直立，下唇平展3裂，中央裂片倒心形，先端深凹；雄蕊4，花药朱砂色；花柱2裂。小坚果长圆形，具3棱，黑褐色，有白色突起鳞片。花期春、夏季，果期夏季。

【生长分布】生于路边、菜园。分布于我国大部分地区。

【采收加工】春、夏季采收，洗净，切段，晒干。

【性味归经】辛、苦，平。入肝、肾二经。

【功能主治】祛风通络，消肿解毒，祛瘀止痛。用于筋骨疼痛，四肢麻木，瘰疬，跌打瘀热肿痛，黄疸型肝炎。

【配伍应用】

宝盖草-桑枝　宝盖草有祛风通络，止痛作用；桑枝具祛风通络，利湿，利关节功效。两药配伍，则能祛风利湿，通络止痛。用于风湿关节痛、筋骨酸痛，以及肢末麻木等。

宝盖草-夏枯草　宝盖草能消肿解毒，止痛；夏枯草清热泻火，开郁消滞。两药配伍，共收泻火解毒，消滞散结，消肿止痛之功。可用于瘰疬、痈疖肿毒等。

宝盖草-虎杖　宝盖草能祛瘀止痛；虎杖活血止痛。两药配伍，相辅相成，则有活血散瘀，消肿止痛功效。用于跌打损伤，瘀滞肿痛等。

【单方验方】

①治口歪，半身不遂：宝盖草、防风、钩藤、胆南星，水煎，点水酒、烧酒各半服（《滇南本草》）。

②治淋巴结结核：宝盖草嫩苗30克，鸡蛋2只，同炒食；或宝盖草60～90克，鸡蛋2～3只，同煮、蛋熟后去壳，继续煮半小时，食蛋饮汤；或鲜宝盖草60克，捣烂取汁，药汁煮沸后服，均隔日一次，连服3～4次（《中草药手册》）。

③治痰火，手足红肿疼痛：宝盖草15克，鸡脚刺根6克，土黄连6克，共捣烂，点烧酒包患处3次。肿消痛止后加苍耳、

白芷、川芎，去黄连、鸡脚刺根，点水酒煎服3次。

④治女子两腿生核，形如桃李，红肿结硬：宝盖草9克，水煎，点水酒服。又发，加威灵仙，防风，虎掌草，三服（③～④方出自《滇南本草》）。

⑤治从高坠损，骨折筋伤：宝盖草二两，紫葛根一两（锉），石斛一两（去根锉），巴戟一（二）两，丁香一两，续断一两，阿魏一两（面裹，煨面熟为度）。上药，捣粗罗为散。不计时候，以温酒调下二钱（《太平圣惠方》）。

⑥治跌打损伤，足伤，红肿不能履地：宝盖草、苧麻根、大蓟。用鸡蛋清、蜂蜜共捣烂敷患处，一宿一换，若日久疼痛，加葱，姜再包（《滇南本草》）。

【用法用量】内服：煎汤，9～15克；或研末入丸、散。外用：捣敷。

泡桐根

（白桐根、桐根、椅桐根、黄桐根、花桐根、白花桐根）

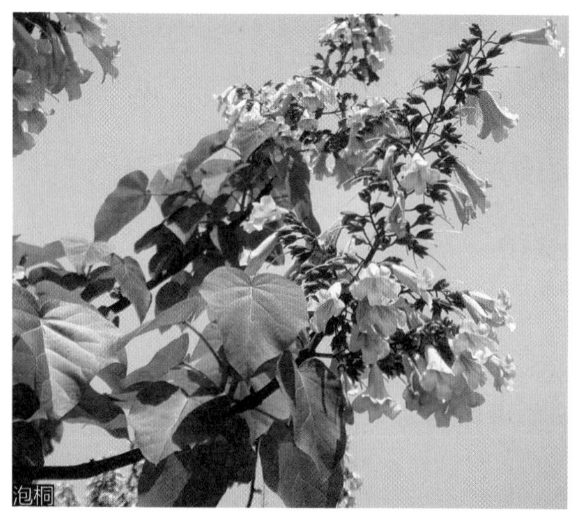
泡桐

【药物来源】玄参科植物泡桐〔*Paulownia fortunei*（Seem.）Hemsl.〕的根茎或根皮。

【植物特征】落叶乔木，高可达30m。树干直立，圆柱形，外面褐色，上部多分枝。叶对生，叶柄长5～13cm；叶片阔卵形或长圆状卵形，长10～16cm，宽8～12cm，先端尖或钝，基部心形，全缘，上面绿色，幼时有短星状毛，老时脱落，下面密生灰白色星状毛。小聚伞花序生枝顶；花萼倒圆锥形，先端5深裂，裂片被毛；花冠漏斗状钟形，白色，内面有紫斑，冠管长5～7cm，先端5裂，唇状，上唇较窄、下唇宽，均有小齿裂或凹头；雄蕊4，2强，短于冠筒，子房2室，胚珠多数。蒴果倒卵形，木质，有尖喙，长6～9cm，被锈毛，基部存宿萼。花期春季，果期夏、秋季。

【生长分布】生于山野灌丛、路旁；或栽培。分布于我国华南、华中、西南等地区。

【采收加工】冬季采挖，除须根，洗净，切片，晒干。

【性味归经】苦，寒。入心、肝二经。

【功能主治】祛风利湿，清热解毒。用于风湿性关节炎，慢性肝炎，痈疮肿毒，痔疮出血，淋病，跌打损伤。

泡桐根-三丫苦根　两药均味苦、性寒，都有祛风除湿，清热解毒作用。泡桐根长于祛风利湿；三丫苦根重在清热解毒。两药配伍，相须相使，相辅相成，功效倍增。用于风湿热痹之关节热、肿、痛，或伴发热、头痛、畏风等症。配大青根、紫葳根、穿破石，以增功效。

泡桐根-马齿苋　两药都有清热解毒作用。泡桐根苦寒，尚能清热利湿；马齿苋酸寒，并能凉血，利尿通淋。两药配伍，则能凉血解毒，清热利湿，利尿通淋。用于热淋、血淋、血尿等。

【单方验方】

①用于风湿脚痛：泡桐根120克，稀莶草120克，炕干研细，兑酒服（《重庆草药》）。

②用于筋骨疼痛：泡桐根皮30克，水煎服（《河南中草药手册》）。

③治神经性肩痛，昼轻夜重：老泡桐树根皮500克，麸皮500克。将泡桐根皮煎水，去渣，趁热与皮拌匀，热敷患处，凉了再换（《河南中草药手册》）。

【用法用量】内服：煎汤，15～30克；或研末。外用：研末调敷。

【注意事项】"毛泡桐根"性味，功能主治与泡桐根相近，同等入药。"桐皮"详见"利尿渗湿"章；"泡桐果"详见"化痰"章。"泡桐叶"苦寒，无毒，清热，解毒，消肿，可治痈疽疔疮，内服、外用均可；"泡桐木"即木材，利尿消肿，在此点之，不再另述。

草石蚕

（老鼠尾、土知母、筋碎补、阴石蕨、白毛蛇、白蜈蚣、石岩蚕）

【药物来源】骨碎补科植物圆盖阴石蕨〔*Humata tyermanni* Moore〕的根茎。

【植物特征】多年生矮小草本，高10～20cm。根状茎横走，裸露，圆柱形，粗壮肥厚，密被灰白色细鳞片。叶远生；叶柄长6～8cm，褐色；叶片长三角形，长10～16cm，宽5～9cm，三至四回羽状分裂；其基部1对羽叶最大，卵状长三角形，小羽叶矩圆形，两侧深裂，裂片矩圆形，先端钝，全缘；中部三回分裂，小羽叶披针形，两侧裂片矩圆形；上部二回分裂；上面暗绿色，下面绿色。孢子囊群分布于叶下面靠叶缘；囊群盖圆形。孢子期夏季至冬季。

【生长分布】生于山坡岩石上、树上、旧墙上。分布于我国华南、西南、华中等地区。

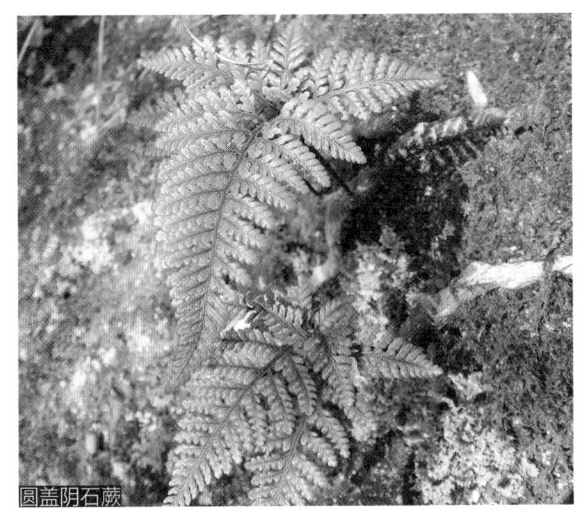

【采收加工】四季可采，除去叶及叶柄刮去鳞片，晒干或沸水烫过晒干。

【性味归经】甘、淡，凉。入肺、胃、肝、胆、膀胱五经。

【功能主治】祛风利湿，清热解毒，活血通络，平肝息风。用于风湿关节痛，腰痛，黄疸型肝炎，尿路感染，肺痈，牙齿肿痛，吐血，便血，尿血，头痛，口眼㖞斜，中风瘫痪。

【配伍应用】

草石蚕-大青根　两药均有祛风除湿，清热解毒功用。草石蚕味甘、淡，性凉，偏于祛风利湿；大青根味苦、性寒，重在清热解毒。两药相配，相须相使，功效较强。用于湿热痹，以及风热痹等。

草石蚕-金银花　两药秉性寒、凉，都有清热解毒作用。草石蚕偏于泄热；金银花重在清热毒，并能轻宣风热。两药配伍，清热解毒功效增强，并具轻宣凉散之功。用于头面疖肿、牙痛、喉蛾，以及外感发热等证。

草石蚕-水蛭　草石蚕甘、淡、凉，能活血通络；水蛭咸、苦、平，破血逐瘀。但前者性慈，后者力峻。两药配伍，相辅相成，共呈破血逐瘀，通经活络之功。用于中风后，血滞络痹，肢体偏废之瘫痪，以及跌打损伤等证。

草石蚕-全蝎　草石蚕能平肝息风，且活血通络；全蝎能息风止痉，通络止痛。两药配伍，相互为用，共奏清热息风，活血通络，解痉止痛之功。用于风邪入中，口眼㖞斜，以及肝热头胀头痛等证。

【单方验方】

①关节痛：草石蚕90克，水煎服（《青草药彩色图谱》）。

②风湿性关节酸痛或腰背风湿痛：草石蚕120克，浸酒500毫升，频服（《泉州本草》）。

③治腰肌劳损，关节酸痛：草石蚕90克，水煎服（《浙江民间常用草药》）。

④用于风火牙痛，扁桃体炎：草石蚕9～15克，水煎服（《实用中草药》）。

⑤治肺痈：草石蚕30～60克，水煎调冰糖服（《福建中草药》）。

⑥治中风口眼㖞斜，瘫痪及气血虚弱，头痛头眩：草石蚕为末，每次3克。泡酒服（《泉州本草》）。

⑦破伤风：草石蚕30克，白马骨、朱砂根各18克，菊花30克，制天南星，制半夏、全蝎各4.5克，白附子6克，水煎服（《福建中草药处方》）。

⑧治扭伤：草石蚕去毛，捣烂，敷伤处（《浙江民间常用草药》）。

⑨治咯血，荨麻疹：草石蚕90克，水煎，加白糖适量，早晚空腹服（《浙江民间常用草药》）。

【用法用量】内服：煎汤，9～30克；或研末或浸酒。外用：捣敷。

柃木

（吹木叶、细叶菜、海岸柃、硐龙络）

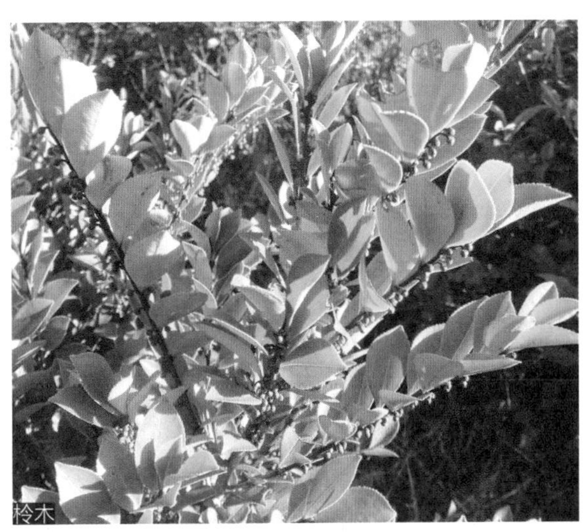

【药物来源】山茶科植物柃木〔*Eurya japonica* Thunb.〕的茎叶及果。

【植物特征】常绿灌木，高0.8～3.5m。茎直立，圆柱形，棕褐色，小枝暗绿色，多分枝，幼枝有棱。叶互生，具短柄；叶片革质，椭圆形或长卵形或矩圆形，长3～6cm，宽1.5～2cm，先端尖或钝，基部楔形，边缘有钝齿，上面深绿色，下面绿色，无毛。花1～3朵生叶腋，细小，多数，单性，雌雄异株，下垂；花萼5片；花瓣5，白色；雄花雄蕊多数；雌花花柱较雄花柱长。浆果近圆形，熟时黑色。花期春季，果期夏、秋季。

【生长分布】生于山坡、路旁、疏灌丛、林下。分布于我国华南、华东、华中、西南等地区。

【采收加工】夏季采收，切段，晒干。

【性味归经】苦、涩，平。入脾、膀胱二经。

【功能主治】祛风除湿，消肿，止血。用于风湿关节痛，臌胀，外伤出血。

【配伍应用】

柃木-杉木节 柃木祛风除湿，并能消肿；杉木节祛风活络，兼能止痛。两药配伍，相互为用，则具祛风除湿，消肿止痛之效。用于风寒湿痹，关节肿痛等。

柃木-金橘根 柃木可和脾，祛湿，除满，消肿；金橘根能疏肝，和胃，利气，散结。两药配伍，共呈疏肝行气，理中消胀，行水消肿之功。可用于肝病及脾，气滞湿阻之“臌胀”，如胁下癥积、腹大胀满，胀而不坚，按之移指即起，胀闷，食后更甚，小便短小，大便不畅等。配黄鳝藤根、白术、枸杞子、当归、白芍、柿根、苦地胆，以增强疗效。

【单方验方】

①用于风湿关节疼痛：柃木适量，煨水熏洗患处；又用柃木30克，煨水服。

②治臌胀：柃木、果各60克，煨水服。

③外伤出血：柃木捣绒，外敷伤口（①~③方出自《贵州草药》）。

【用法用量】内服：煎汤，5~30克。外用：捣敷。

枸骨根

（功劳根、枢木根）

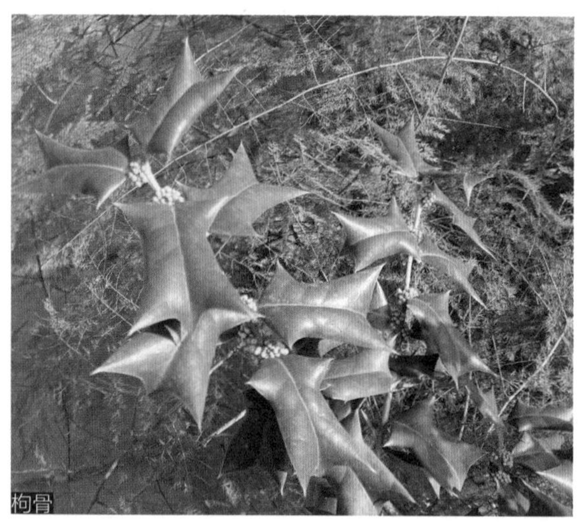

【药物来源】冬青科植物枸骨〔*Ilex cornuta* Lindl.〕的根。

【植物特征】常绿灌木至小乔木，高2~4m。茎直立，圆柱形，灰色，平滑，多分枝，幼枝深绿色。叶互生，具短柄；叶片革质，二型，四角状长方形，长3.5~7.5cm，宽2~3.5cm，先端具3个锐刺，中间刺尖朝下，基部两侧各一尖刺，但老树上老叶先端或基部无刺，上面深绿色，光泽，下面黄绿色。疏伞房状花序，腋生，雌雄异株；萼杯状，先端4裂，外被短毛；花瓣4，白色；雄蕊4，子房4室。核果簇生，椭圆形，成熟鲜红色。花期春季，果期秋、冬季。

【生长分布】生于山坡、路旁、山谷、灌丛；或栽培；分布于我国大部分地区。

【采收加工】四季可挖，洗净，切片，晒干。

【性味归经】苦，微寒，无毒。入肺、肝、肾三经。

【功能主治】祛风止痛，强健筋骨。用于风湿关节痛，筋骨痛，头风痛，牙痛，流火，黄疸型肝炎。

【配伍应用】

枸骨根-金刚散 枸骨根味苦、性微寒，祛风止痛；金刚散味甘、苦，性凉，祛风活络。枸骨根偏于搜经络之风邪而止痛；金刚散长于驱除肢节风邪。两药配伍，则能祛风清热，通利关节，舒筋止痛。用于风湿痹之关节痛，以及头风头痛等。

枸骨根-杜仲 两药都有强健筋骨作用。枸骨根并能祛风止痛；杜仲尚可补肝肾。两药配伍，则能补益肝肾，强筋壮骨，舒筋止痛。用于肝肾不足，腰膝酸软等；以及久年伤气，如关节痛、腰腿痛等。

【单方验方】

①用于关节炎痛：枸骨根30~60克，猪蹄一只。酌加酒、水各半，炖3小时服（《福建民间草药》）。

②筋骨痛：枸骨根250克，杜衡根10克，白酒750毫升，浸泡7天，每次15~30毫升，每日早晚各一次（《中草药彩色图谱与验方》）。

③治劳动伤腰：枸骨根30~45克，乌贼干2个。酌加酒、水各半炖服（《福建民间草药》）。

④治头风：枸骨根30克，煎服（《浙江民间草药》）。

⑤治牙痛：枸骨根15克，煎服（《浙江民间草药》）。

⑥急性黄疸型肝炎：枸骨根60克，梓实15克，水煎服，每天1剂（《全国中草药汇编》）。

⑦治丝虫病大脚疯流火：枸骨根60克（干用42克），鲜红茎土牛膝15克，黄酒适量（按患者酒量大小酌加）煎服；或鲜枸骨根一把切片约60~90克，茅草根一束约30克许，也加黄酒煎服；或鲜枸骨根60克，槟榔9克，水煎服（《浙江中医杂志》）。

⑧治百日咳：枸骨根9~15克，煎服（《湖南药物志》）。

【用法用量】内服：煎汤，9~15克（鲜品15~30克）；或炖肉或浸酒。

【注意事项】叶“枸骨叶”、果实“枸骨子”详见“滋阴”章。

柏枝节

（侧柏枝节）

【药物来源】柏科植物侧柏〔*Platycladus orientalis*（L.）Franco〕的树枝。

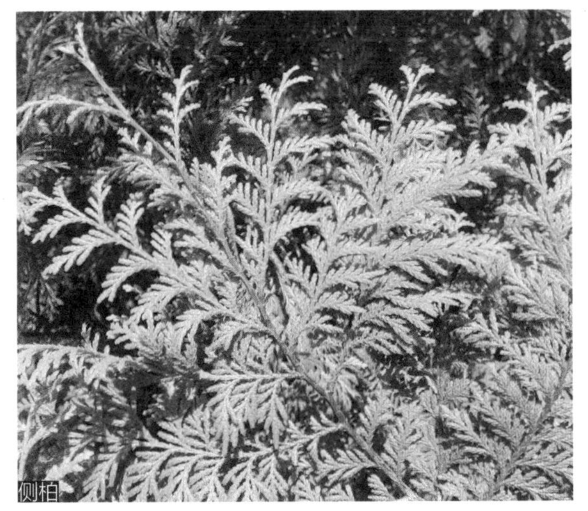

【植物特征】常青乔木，高可达20m。树干直立，圆柱形，分枝多而密，小枝扁平，以枝条为轴，分枝向两侧呈羽状排列。叶细小，交互对生，叶片鳞片状，紧贴于小枝上，先端尖，绿色，背有下陷腺体1个。雌雄同株，雄球花卵圆形，多生下部小枝上，具短梗，雄蕊多数；雌球花球形，多生上部小枝，无柄。球果卵圆形，直立，蓝绿色，被白粉，成熟前肉质，成熟木质化，红褐色，开裂。种子椭圆形，淡黄色，长约0.5cm。花期春、夏季，果期秋、冬季。

【生长分布】生于山坡；或栽培。分布于我国绝大部分地区。

【采收加工】夏、秋季采集，切段，晒干。

【性味归经】辛，温。入肝经。

【功能主治】祛风除湿，利关节。用于风湿关节痛，筋骨痛，霍乱转筋。

【配伍应用】

柏枝节-地锦　柏枝节辛、温，祛风湿，利关节；地锦甘、温，活血，祛风，止痛。两药配伍，辛温行散，甘温益脾，共奏祛风除湿，益脾和中，除痹止痛之功。用于风寒湿痹之关节痛、腰痛等。

【单方验方】

①治风痹，历节风：煮以酿酒（《唐本草》）。

②治霍乱转筋：先以暖物裹脚，然后以柏树木细锉，煮汤淋之（《经验后方》）。

【用法用量】内服：煎汤，9～15克。外用：煎洗。

【注意事项】叶“侧柏叶”、种仁“柏子仁”分别详见“止血”章与“安神”章。

南蛇藤

（金红树、药狗旦子、蔓性落霜红、过山风、穷搅藤、穿山龙）

【药物来源】卫矛科植物南蛇藤〔*Celastrus orbiculatus* Thunb.〕的藤茎。

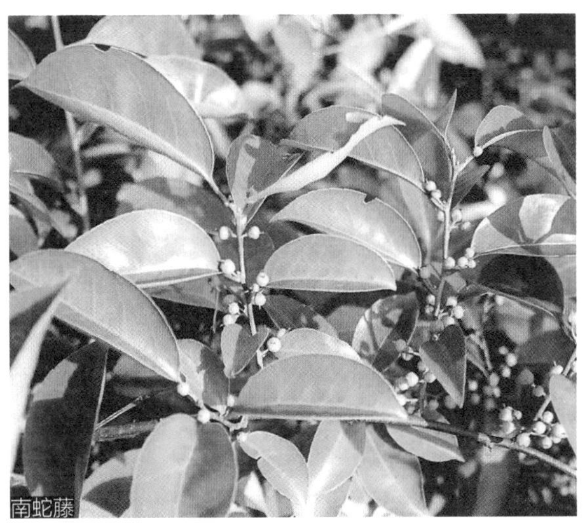

【植物特征】落叶攀援藤本灌木，长1.5～3m。根茎横走，粗长肥厚，表皮褐色，肉皮黄色，肉质白色。茎圆柱形，褐色或深褐色。叶互生，具叶柄；叶片近革质，椭圆形，长5～9cm，宽3～5.5cm，先端短尖或渐尖、基部楔形，边缘有浅钝齿，上面深绿色，下面绿色，均无毛，叶脉有时红色。聚伞花序生叶腋，小花具梗；萼5裂；花瓣5，黄绿色；雄蕊5，柱头3裂。蒴果近圆形，直径6～8mm。种子每室2粒，有红色肉质假种皮。花期夏季，果期秋、冬季。

【生长分布】生于山坡、路旁、灌丛、林缘。分布于我国大部分地区。

【采收加工】四季可采，切段，晒干。

【性味归经】微辛，温。入肝、膀胱二经。

【功能主治】祛风除湿，活血通经。用于风湿关节痛，筋骨痛，四肢麻木，瘫痪，跌打损伤。

【配伍应用】

南蛇藤-八角枫　南蛇藤祛风除湿，善搜经络、关节风湿之邪；八角枫祛风活络，专除骨、关节之风邪，而镇痛。两药配伍，相辅相成，共收祛风除湿，通络镇痛之功，且功效显著。用于风湿痹之关节痛、腰腿痛等症。

南蛇藤-全蝎　南蛇藤能活血通经；全蝎可息风止痉，通络止痛。两药配伍，则能息风止痉，活血祛瘀，通经活络，止痛。用于中风后期瘀滞为患，肢体瘫痪、语言不利、麻木不仁，或口眼㖞斜等症。体质壮实者，再配地龙、乌梢蛇、穿山甲，疗效更好；若伴气虚，配黄芪、当归；伴血虚，配香花岩豆藤、黑豆、当归、枸杞子；若阴虚，配女贞子、生龟甲；肝阳偏亢，配牡蛎、钩藤、菊花、柳叶牛膝；夹风痰，配天麻、竹茹、石菖蒲、胆南星；若腑实热，便干结或滞少，配大黄、桃仁，以增疗效。

【单方验方】

①用于风湿性筋骨痛、腰痛、关节痛：南蛇藤、凌霄花各120克，八角枫根60克。白酒250毫升，浸7天。每日临睡前服15毫升（《中草药学》）。

②用于筋骨痛：南蛇藤15～30克，水煎服（《湖南药物志》）。

③偏头痛：南蛇藤20克，鸡、鸭蛋各1枚。将南蛇藤加水煎半小时后，放入鸡、鸭蛋，煮熟，吃蛋喝汤（《中国民间百草良方》）。

④治小儿惊风：南蛇藤9克，大青根4.5克，水煎服（《湖南药物志》）。

⑤治经闭：南蛇藤15克，当归30克，佩兰9克，金樱子根15克，水煎，一日二次分服（《常用中草药配方》）。

⑥治一切痧症：南蛇藤15克，水煎兑酒服（《湖南药物志》）。

⑦治肠风、痔漏、脱肛：南蛇藤、槐米，煮猪大肠食（《湖南药物志》）。

【用法用量】内服：煎汤，9～15克；或煮蛋。

【注意事项】注意与“刺南蛇藤”鉴别。“南蛇藤根”详见本章。

南蛇藤根

（大南蛇根、红穿山龙）

【药物来源】卫矛科植物南蛇藤〔*Celastrus orbiculatus* Thunb.〕的根。

【植物特征】详见本章“南蛇藤”。

【生长分布】详见本章“南蛇藤”。

【采收加工】秋、冬季采挖，除栓皮，洗净，切片，晒干。

【性味归经】微辛，温。入肾、膀胱、肝三经。

【功能主治】祛风除湿，行气活血，解毒消肿。用于风湿痹痛，腰痛，经闭，跌打损伤，痧气呕吐腹痛，多发性脓肿，毒蛇咬伤。

【配伍应用】

南蛇藤根-柏枝节　两药味辛、性温，都能祛风除湿。南蛇藤根并能活络；柏枝节又善于利关节。两药配伍，则能祛风除湿，通利关节，舒筋活络。用于风寒湿痹之关节痛、筋骨痛等。

南蛇藤根-香附　南蛇藤根行气而活血；香附疏肝开郁，理气止痛。两药配伍，则能疏肝解郁，理气活血，祛瘀止痛。用于肝气郁结，气滞血瘀，所致经闭不行或痛经；亦可用于肝气郁结之胃脘痛、胁痛等。

南蛇藤根-无莿根　两药都有解毒消肿作用。但南蛇藤根偏于散结消散；无莿根则长于清热解毒。两药配伍，相辅相成，功效提高。用于痈疖肿毒初起，以及毒蛇咬伤等。

【单方验方】

①用于风湿性关节炎：南蛇藤根30克和猪脚一个，合水、酒各半炖食（《泉州本草》）。

②用于风湿骨痛：南蛇藤根300克，凌霄藤300克，石南藤150克，八角枫90克，千年健60克，浸米烧酒2.5千克，两周后去渣，澄清。每次15～30毫升，一日服二次（《常用中草药配方》）。

③跌打损伤：南蛇藤根60克，猪赤肉120克，酒、水各半炖服（《福州市民间药草》）。

④腰腿酸痛，骶骨损伤：南蛇藤根30～60克，猪尾巴1条，酒、水各半炖服（《福州市民间药草》）。

⑤治五步蛇（又名白花蛇）咬伤：南蛇藤根9克，萝藦根9克，杏香兔耳风6克，龙胆草6克，水煎服；并用杏香兔耳风叶、仙茅、青木香、萱草根、乌桕叶、半边莲（均用鲜品），捣烂，醋调敷患处（《常用中草药配方》）。

⑥治蝮蛇咬伤：南蛇藤根30克，水煎，二次分服；并以南蛇藤叶、白花蛇舌草、半边莲口嚼，敷伤处周围（《常用中草药配方》）。

⑦治多发性脓肿：南蛇藤根煎服并研末调敷（《中医大辞典·中药分册》）。

【用法用量】内服：煎汤，15～30克；或浸酒或炖肉。外用：捣敷或嚼敷。

南天竹根

（山黄连、土黄连、鸡爪黄连、山黄芩）

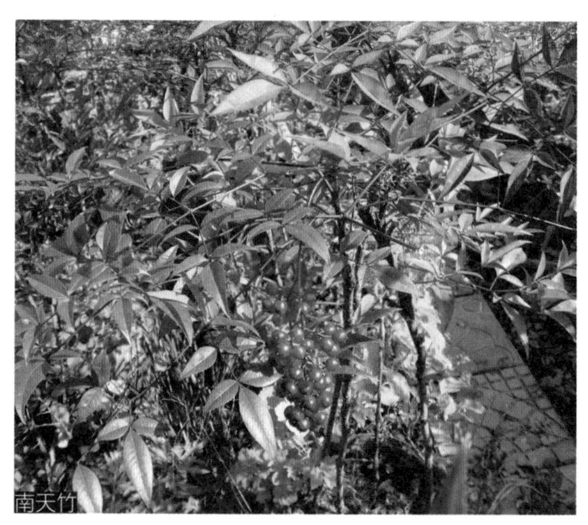
南天竹

【药物来源】小檗科植物南天竹〔*Nandina domestica* Thunb.〕的根。

【植物特征】详见“清热解毒”章“南天竹叶”。

【生长分布】详见“南天竹叶”。

【采收加工】秋、冬季采挖，洗净，切片，晒干。

【性味归经】苦，寒。入肺、肝二经。

【功能主治】祛风利湿，清热解毒。用于风湿关节痛，头痛，坐骨神经痛，黄疸，咳嗽，目赤肿痛，疮疡，瘰疬。

【配伍应用】

南天竹根-大青根　两药性味苦寒，均有祛风利湿，清热解毒作用。但南天竹根偏重祛风利湿；大青根则重在清热解毒。两药配伍，相须相使，功效大增。可用于风湿热痹、湿热痹等证。

南天竹根-茵陈 南天竹根能清热泄肝，解毒利湿；茵陈能清泄胆热，利湿退黄。两药配伍，则能清肝泄胆，解毒利湿，利胆退黄。用于湿热黄疸等证。

【单方验方】

①湿热痹：南天竹鲜根30～60克，或加白葡萄鲜根30克，芙蓉菊鲜根15克，水煎服（《福建中草药》）。

②坐骨神经痛：南天竹干根30～60克，水煎调酒服（《福建中草药》）。

③风湿性关节炎：南天竹鲜根90克，猪脚一只，黄酒250毫升水适量炖，饭前服，

④肩周炎：南天竹根30克，金针根30克，桑寄生30克，鲤鱼一尾，酒水炖服（③～④方出自《福州市民间药草》）。

⑤湿热黄疸：南天竹鲜根30～60克，水煎服(《福建中草药》)。

⑥治肺热咳嗽：鲜南天竹根30克，鲜枇杷叶（去毛）30克，水煎，日分3次服（《福建中草药》）。

【用法用量】内服：煎汤，6～12克（鲜品30～60克）；或炖肉。

【注意事项】叶“南天竹叶”详见“清热解毒”章；果实“南天竹子”详见“止咳平喘”章。

威灵仙

（铁脚威灵仙、灵仙、铁杆威灵仙、铁脚灵仙、百条根、脱皮藤）

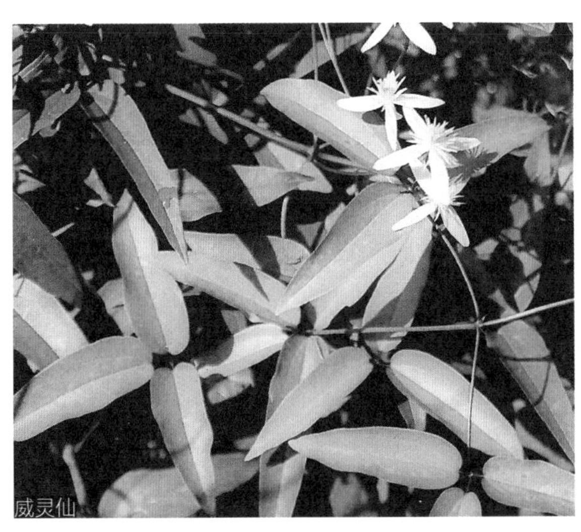
威灵仙

【药物来源】毛茛科植物威灵仙〔*Clematis chinensis* Osbeck〕的根。

【植物特征】蔓生或攀援状藤本，长达数米。根茎粗短，根多，黑褐色。茎圆柱形，老茎褐色，幼枝暗绿色，被白柔毛，老时表皮纵裂而脱落。叶对生，具长柄，小叶3～5枚，有柄，叶片卵形或长卵形，长3.5～7.5cm，宽1.5～3.2cm，先端渐尖，基部广楔形或近圆形，全缘，上面绿色，下面浅绿色，基出3脉。圆锥花序生叶腋或枝顶；无花瓣；萼片4，花瓣状，开展，白色，长倒卵形；雄蕊多数；心皮多数。瘦果扁卵形，顶端有白色长羽毛状宿存花柱。花期春、夏季，果期秋季。

【生长分布】生于山坡、路旁、林缘、疏灌丛。分布于我国大部分地区。

【采收加工】秋后采挖，洗净，切段，晒干。

【性味归经】辛、咸，温，有小毒。入膀胱经。

【功能主治】祛风除湿，通络止痛，抗癌消肿。用于痛风，风湿关节痛，骨质增生，肥大性脊柱炎，乳腺癌，肺鳞癌，未分化癌，恶性黑色素瘤，鱼骨鲠喉。

【配伍应用】

威灵仙-枫香寄生 两药均有祛风除湿作用。威灵仙并能行经络，止痹痛；枫香寄生尚可舒筋活血。两药配伍，则能祛风除湿，舒筋活血，除痹止痛。用于风寒湿痹之关节痛、腰痛等症。

威灵仙-全蝎 两药均能通络止痛。威灵仙兼能祛风湿；全蝎尚能息风镇痉。两药配伍，共奏祛风除湿，镇痉舒筋，通络止痛之功。用于筋痹、骨痹等证。

威灵仙-露蜂房 两药均有消肿散结之功。威灵仙可抗癌消肿；露蜂房为攻毒消肿。两药相配，相互为用，相互促进，则具消肿散结，攻毒抗癌作用。可用于癌肿、毒核早期证候。辨证地加于调配，必定有一定疗效。

【单方验方】

①风湿关节痛：威灵仙15克，茜草10克，七叶莲15克，星宿菜10克，南风藤10克，土牛膝10克，桑根15克，肖梵天花15克，入骨丹15克，蜘蛛抱蛋10克，虎杖根15克，水煎服（《畲族医药学》）。

②治腰脚疼痛久不瘥：威灵仙五两，捣细罗为散。每于食前以温酒调下一钱，逐日以微利为度（《太平圣惠方》）。

③治脚气入腹，胀闷喘急：威灵仙末，每服二钱，酒下。痛减一分则药亦减一分（《简便单方》）。

④妇人小腹刺痛：威灵仙15克，九节茶15克，水酒各半煎服（《畲族医药学》）。

⑤治破伤风：威灵仙半两，独头蒜一个，香油一钱。同捣烂，热酒冲服，汗出（《卫生易简方》）。

⑥血丝虫病：威灵仙15克，红糖60克，米酒或黄酒620毫升。同煎成二分之一去渣。空腹顿服（《常见病验方研究参考资料》）。

⑦外痔：威灵仙30克，红鸡冠花20克，槐花20克，藕节12克，将药物煎服；或煎后搽洗肛门处(《中国民间草药方》)。

⑧食道癌：威灵仙、白蜂蜜各30克，水煎服，每日一剂，分早晚服，连服一周（《常见病验方研究参考资料》）。

⑨治诸骨鲠咽：威灵仙一两二钱，砂仁一两，砂糖一盏。水二盅，煎一盅，温服（《本草纲目》）。

【用法用量】内服：煎汤，6～9克；或研末入丸、散。外

用：捣敷或煎洗。

【注意事项】体虚者慎用，气血虚者忌用。

穿破石

（柘根、川破石、葨芝、金蝉退壳、黄蛇根、九层皮）

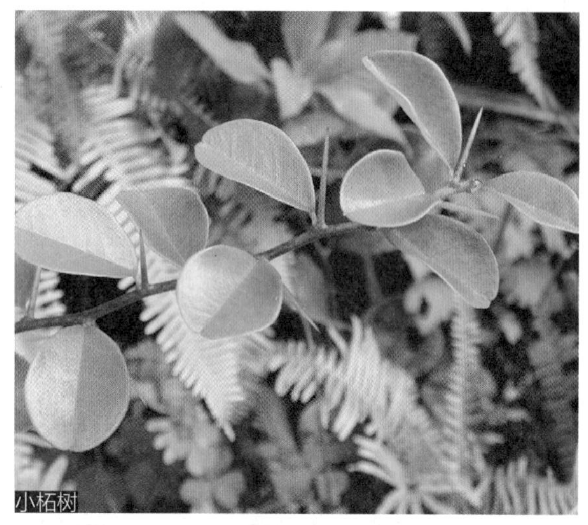

小柘树

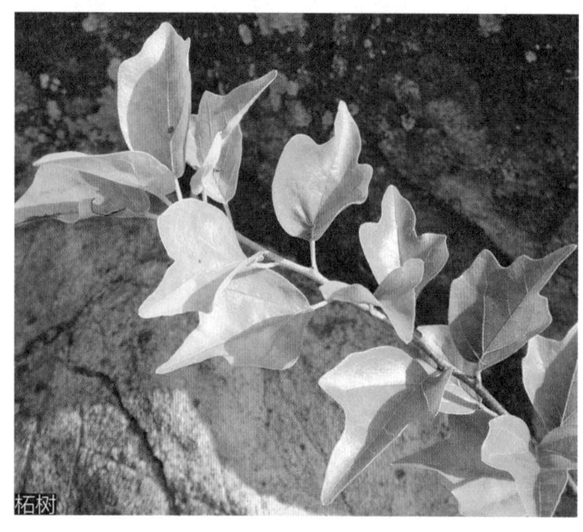

柘树

【药物来源】桑科植物小柘树〔*Cudrania cochinchinensis*（Lour.）Kudo et. Masam.〕、柘树〔*Cudrania tricuspidata*（Carr.）Bur.〕的根。

【植物特征】

①小柘树：常绿灌木，高1.5～3.5m。根圆柱形，粗壮，黄色或橙黄色，外皮柔软，多层，不粘连，易剥落。茎直立或斜展，圆柱状，褐色，散生直立长棘刺。叶互生，叶柄长0.3～1cm，叶片椭圆形或倒卵形，长4～8cm，宽1.5～3cm，先端钝或渐尖，基部楔形，全缘，上面暗绿色，下面绿色，无毛。花腋生，单生或成对，雌雄异株；雄花序头状，径约0.6cm，花被3～5片，大小不一，浅黄色，外面被毛；雌花序球状，结果时增大，径达1.5cm，花被4片，浅黄色，外被茸毛。聚花果圆形，肉质，直径3～5cm。花期春季，果期夏季。

②柘树：落叶灌木，高2～5m。根与小柘树相似。茎直立，圆柱形，褐色，有腺点，有硬棘刺。叶互生，叶柄长0.8～1.2cm；叶片近革质，卵圆形或倒卵形；长5～12cm，宽2.5～6cm，先端钝或渐尖，基部楔形或近圆形，全缘或有3浅裂，上面绿色，下面浅绿色。花腋生，单生或成对，雌雄异株，花序头状；雄花苞片2或4，花被先端4裂，雄蕊4；雌花花被4。聚花果近圆形，肉质，直径2～2.5cm，成熟时红色，宿存花被及花苞。花期春末夏初，果期夏季。

【生长分布】小拓树生于山坡、灌丛、林缘、路旁，分布于我国华南、华中等地区；拓树生向于阳山坡、岩石边或岩缝，分布于我国大部分地区。

【采收加工】四季可采，除表皮，洗净，切片，晒干。

【性味归经】淡、微苦，凉。入心、肝二经。

【功能主治】祛风利湿，活血通络。用于风湿性关节炎，黄疸型肝炎，肝硬化，淋症，白浊，肺结核，咯血，消化性溃疡，闭经，跌打损伤。

【配伍应用】

穿破石-虎刺　两药都有祛风利湿作用。穿破石并活血通络；虎刺兼活血消肿。两药配伍，相辅相成，共奏祛风活络，清热利湿，消肿止痛之功。用于风湿热痹、湿热痹之关节肿痛等症。

穿破石-茵陈蒿　穿破石入心肝经，清利湿热，活血通络；茵陈蒿入脾胃肝胆经，清利湿热，利胆退黄。两药配伍，则能凉肝泄胆，清热利湿，活血祛瘀，利胆退黄。对湿热蕴蒸肝胆，血郁成瘀，瘀热相搏，发黄疸者，疗效较好。

穿破石-甘蔗根　穿破石能入肝经，活血通络，清利湿热；甘蔗根入肝胃经，清热生津，养肝益胃。两药配伍，则能清热利湿，活血祛瘀，滋养肝胃。对于湿热蕴肝，迁延日久，络脉瘀滞，肝体失养，症积逐成，可获标本兼治之效。

【单方验方】

①急性风湿性关节炎（湿热型）：穿破石30～60克，水煎服（《福州市民间药草》）。

②湿热黄疸（急性黄疸型肝炎）：穿破石60克，水煎调糖服（《福州市民间药草》）。

③慢性肝炎：穿破石30克，粗叶榕20克，葫芦茶9克，水煎服（《青草药彩色图谱》）。

④扭伤，风湿痛：穿破石、飞龙掌血各9克，草珊瑚、全缘榕各15克，红茶3克，水煎服（《青草药彩色图谱》）。

⑤腰痛、关节痛：穿破石60克，炖猪蹄服（《畲族医药学》）。

⑥急性淋巴管炎：穿破石、威灵仙各15克，水煎服（《青草药彩色图谱》）。

⑦骨折：穿破石、细辛各15克，和糯米饭捣烂敷（《青草药彩色图谱》）。

⑧补养体质：穿破石30克，炖鸡（兔）服（《畲族医药学》）。

【用法用量】内服：煎汤，9～15克（鲜品30～60克）；或炖肉或浸酒。外用：研调敷或捣敷。

【注意事项】小柘树的果“山荔枝果”详见“理气”章；其棘刺“奴柘刺”、木材“柘木”详见“活血化瘀”章；根皮或树皮“柘木白皮”详见“滋阴”章。

穿根藤

（春根藤、崧根藤、木头疳、伸筋藤、白穿抱索、白花风不动）

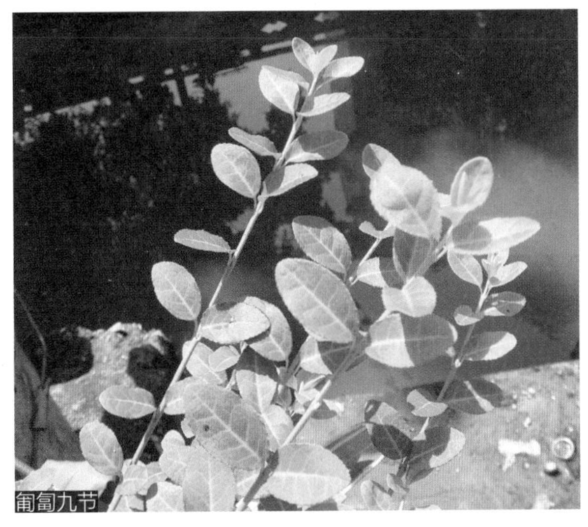

匍匐九节

【药物来源】茜草科植物匍匐九节〔*Psychotria serpens* L.〕的全草或全株。

【植物特征】藤本灌木，长1～2.5m，攀附岩石上或树干上。茎圆柱形，下部平卧，上部斜展，绿色或黄绿色，光泽，伏地生不定根。叶对生，具柄；叶片卵形，或倒卵形，或圆形，先端短尖，或圆，或钝，基部楔形或圆形，长1.5～4cm，宽0.8～2cm，全缘，上面绿色，光泽，下面浅绿色。圆锥花序，顶生；萼管状，裂片5；花冠白色，下部管状，上部5裂，裂片长于冠管；雄蕊5。核果近圆形，长约0.5cm。花期春、夏季，果期全年。

【生长分布】生于山坡、岩石上、树干或山村残垣。分布于我国华南、台湾等地区。

【采收加工】四季可采，切段，晒干；根冬季挖取，洗净，切片，晒干。

【性味归经】苦、辛，平。入肝、心二经。

【功能主治】祛风除湿，解毒消肿。用于风湿关节痛，腰痛，咽喉肿痛，多发性脓肿，骨结核。

【配伍应用】

穿根藤-华防己　两药均有祛风除湿作用。穿根藤苦、辛、平，偏于祛风邪，且解毒；华防己苦、平，重在除湿而消肿。两药配伍，祛风除湿，解毒消肿功效提高。用于风湿痹之关节痛等。

穿根藤-千里光　两药均有解毒消肿之功。但穿根藤善于消肿散结；而千里光重在清热解毒。两药配伍，相须为用，作用增强。用于痈疖等肿毒。

【单方验方】

①风湿关节痛：穿根藤鲜茎、叶60～120克，酒水煎服。

②手足麻木痿软：穿根藤鲜茎、叶60～120克，酒水煎服。

③久年腰痛：穿根藤干茎、叶30～60克，猪骨头适量，酒水炖服。

④入骨脓（骨结核）：穿根藤鲜茎、叶60～120克，南岭荛花鲜根9克，山芝麻鲜根15克，米酒250毫升浸3天，早晚空腹各饮30毫升。

⑤瓜藤痈（多发性脓肿）：穿根藤鲜茎及叶、杠板归鲜全草各60克，酒水煎服（①～⑤方出自《福建中草药》）。

⑥治反胃噎膈：穿根藤鲜茎叶30克，捣绞汁，酌加蔗浆调白酒送服。

⑦治喉痹：穿根藤鲜根捣绞汁一小杯，徐徐吞咽。

⑧治小便浑浊：穿根藤干全草每次60克，水煎服或合猪小肠炖服。

⑨治毒蛇咬伤：穿根藤全草120克，浸白酒500毫升，一周后用，每服一小杯；另以棉花蘸此药酒罨伤口（⑥～⑨方出自《泉州本草》）。

【用法用量】内服：煎汤，15～30克（鲜品60～120克）；或炖肉或浸酒。外用：捣敷。

穿山龙

（穿地龙、火藤根、粉草薢、竹根薯、地龙骨、串山龙、猴骨）

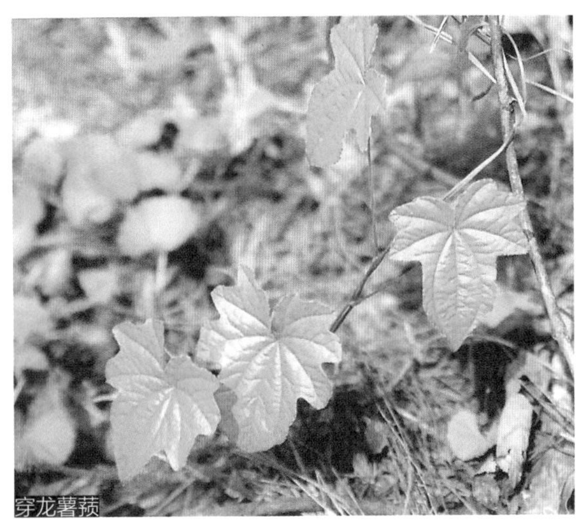

穿龙薯蓣

【药物来源】薯蓣科植物穿龙薯蓣〔*Dioscorea nipponica* Mak.〕的根茎。

【植物特征】多年生缠绕草本，长1.5～4m。根状茎横走，土黄色，易折断，断面白色。茎左旋，光滑无毛。叶对生，叶柄长3～9cm；叶片纸质，宽卵形，长4～10cm，宽3～6cm，先端渐尖或急尖，基部近心形，有掌状3～5不规则浅裂，全缘，两面绿色，无毛。穗状花序生叶腋，雌雄异株；雄花小，被片6，雄蕊6；雌花被片6，矩圆形，柱头3裂。蒴果倒卵状椭圆形，有3宽翅。花期夏季，果期秋、冬季。

【**生长分布**】生于山坡、路旁、疏灌丛、林缘。分布于我国绝大部分地区。

【**采收加工**】秋后采挖，除须根，洗净，切片，晒干。

【**性味归经**】苦，平。入肝、肺二经。

【**功能主治**】祛风止痛，舒筋活络，化痰止咳。用于风湿热，风湿性关节痛，大骨节病，扭伤，慢性气管炎，消化不良，甲状腺腺瘤，甲状腺功能亢进。

【**配伍应用**】

穿山龙-鸡屎藤　两药都有祛风，止痛作用。穿山龙尚能舒筋活络；鸡屎藤并能利湿。两药配伍，互相促进，共收祛风除湿，舒筋活络，消肿止痛之功。对风湿痹之关节、筋骨痛疗效较好。

穿山龙-钩藤根　两药都有舒筋，活络，止痛作用。穿山龙并能祛风邪；钩藤根尚能清热镇痉。两药配伍，相须为用，共呈祛风清热，舒筋活络，镇痉止痛之功。用于外感风热或肝经风热上乘，所致头痛以及颈肩痛等症。

穿山龙-夜关门　两药都有化痰止咳作用。穿山龙肃肺降气，化痰止咳；夜关门开宣肺气，止咳化痰。两药相配，相须相使，具则宣肺降逆，止咳化痰之功效。适用于肺卫受邪，宣降失司，所致咳嗽、痰多等症。

【**单方验方**】

①风湿热痹、腰膝关节痛：穿山龙15克，水煎服；或穿山龙、络石藤各15克，水煎服（《袖珍中草药彩色图谱》）。

②治腰腿酸痛，筋骨麻木：鲜穿山龙根茎60克，水一壶，可煎用五六次，加红糖功效更佳（《东北药植志》）。

③治大骨节病，腰腿疼痛：穿山龙60克，白酒500毫升，浸泡7天。每服30毫升，每天2次（《河北中草药手册》）。

④治闪腰岔气，扭伤作痛：穿山龙15克，水煎服（《河北中药手册》）。

⑤治慢性气管炎：鲜穿山龙30克，削皮去根须，洗净切片加水，慢火煎2小时，共煎二次，合并滤液，浓缩至100毫升。分早晚2次服，10天为1个疗程（《中草药新医疗法资料选编》）。

⑥治痈肿恶疮：鲜穿山龙、鲜苎麻根等量。捣烂敷患处（《陕西中草药》）。

【**用法用量**】内服：煎汤，15～30克（鲜品30～60克）；或浸酒或炖肉。外用：捣敷。

扁藤

（腰带藤、铁带藤、过江扁龙、扁骨风）

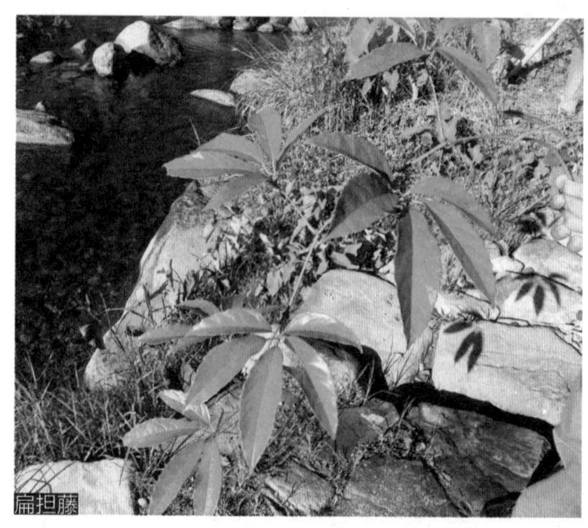

扁担藤

【**药物来源**】葡萄科植物扁担藤〔*Tetrastigma Planicaule*（Hook.）Gagn.〕的茎及根。

【**植物特征**】木质藤本灌木，长可达10余米。茎扁平带状，坚硬，小枝圆柱形，绿色。叶互生，叶柄长8～14cm，卷须与叶柄对生；叶掌状小叶5枚，具柄，叶片近革质，卵状长椭圆形，长9～20cm，宽3.5～6cm，先端渐尖，基部宽楔形，边缘有钝锯齿，两面绿色，光泽。复伞形花序生叶腋，小花细小，多数，浅绿色，花瓣早落。浆果卵圆形，肉质，黄色。种子2粒。花期春、夏季，果期秋、冬季。

【**生长分布**】生于高山、林缘、路旁，多缠绕树上。分布于我国绝大部分地区。

【**采收加工**】四季可采，洗净，切片，晒干。

【**性味归经**】辛，涩，温。入心、肝二经。

【**功能主治**】祛风除湿，舒筋活络。用于风湿关节痛，腰肌劳损，半身不遂，荨麻疹。

【**配伍应用**】

扁藤-大血藤　两药都有祛风湿作用。扁藤尚能舒筋活络；大血藤并活血通经。两药配伍，相须为用，共收祛风除湿，通经活络之功。用于风寒湿痹之关节、筋骨痛等症。

扁藤-全蝎　扁藤能舒筋活络；全蝎可通络止痛。相互为用，则能解痉舒筋，行血通脉，活络止痛。可用于颈肩痛（本病属现代医学“颈椎病”范畴，病因病理及临床表现复杂，或头痛项强，或颈肩或颈背引痛，或手指麻木等症）的治疗。若痛甚体实，配威灵仙、葛根、地龙、天麻；头晕如坐舟车，或伴恶心欲吐，配半夏、代赭石、党参、葛根。本证病因多样，病理通常虚实相间、寒热错杂，应善加调配。

【**用法用量**】内服：煎汤，15～30克；或浸酒。外用：煎洗。

狭叶荨麻

（螫麻子、小荨麻、哈拉海）

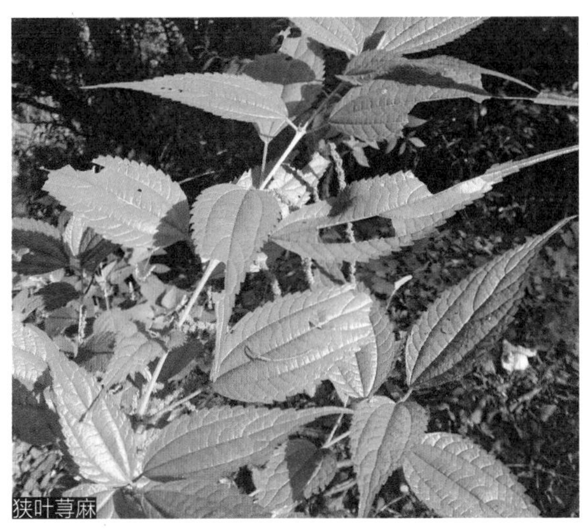
狭叶荨麻

【药物来源】荨麻科植物狭叶荨麻〔*Urtica angustifolia* Fisch.〕的全草。

【植物特征】多年生草本，高40～150cm。根状茎匍匐，肥厚。茎直立或斜展，四棱形，绿色，有细糙毛，少分枝。单叶对生，叶柄长达2cm，叶片窄卵形或披针形，长5～10cm，宽1.5～3cm，先端渐尖，基部圆形，边缘有尖锯齿，上面绿色，下面浅绿色，两面沿叶脉疏生短毛。圆锥状或穗状花序，腋生，长达4cm，单性，雌雄异株；雄花被4，白色，雄蕊4；雌花较雄花小，雌花被4，白色，果期增大。瘦果扁卵形，长约1mm。花期夏季，果期秋季。

【生长分布】生于山坡、路旁、沟边、林缘。分布于我国大部分地区。

【采收加工】夏季采集，鲜用或晒干。

【性　　味】苦、辛，温。

【功能主治】祛风除湿，消食通便。用于风湿关节痛，小儿麻痹症，高血压，大便不通。

【配伍应用】

狭叶荨麻-柏枝节　两药均能祛风除湿。狭叶荨麻苦、辛、温，苦辛开降，苦温燥湿，偏于燥化水湿；柏枝节辛、温，辛温能散能通，长于表散风湿。两药配伍，共收祛风除湿，通络蠲痹之功。用于风寒湿痹、筋脉拘挛等证。

狭叶荨麻-莱菔子　狭叶荨麻能消食而通利大便；莱菔子可消食化积，除胀行滞。两药配伍，相得益彰，共奏消食化积，行滞通腑之功。用于食积不化，脘腹胀满，嗳腐吞酸，大便滞少，或腹痛腹泻、泻而不畅等症。

【用法用量】内服：煎汤，3～6克。

络石藤

（络石、折花藤、爬山虎、羊角藤、合掌藤、鬼系腰）

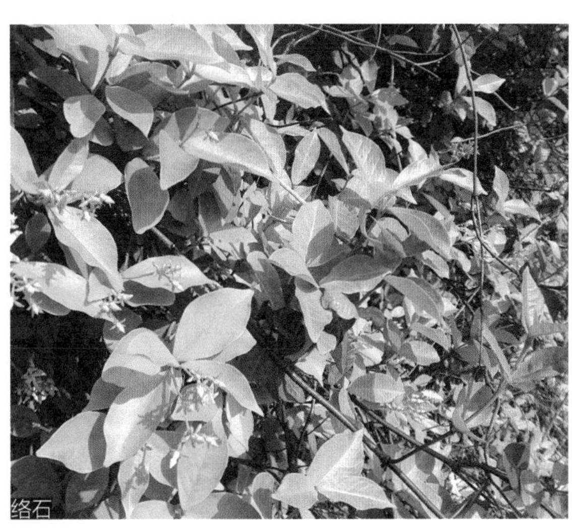
络石

【药物来源】夹竹桃科植物络石〔*Trachelospermum jasminoides*（Lindl.）Lem.〕的茎、叶。

【植物特征】常绿藤本灌木，长1.5～5m，全株具白色乳汁。茎圆柱形，多分枝，老茎褐色，幼茎、枝暗绿色，被短柔毛，后脱落，有节，具气根，散生皮孔。叶对生，有短柄；叶片长卵形或椭圆形，长3～7cm，宽1.5～2.5cm，先端渐尖或急尖，基部楔形，全缘，上面暗绿色，光泽，下面绿色。聚伞花序生叶腋；花萼5深裂，裂片披针形；花冠白色，高脚碟状，冠管细长，先端5裂；雄蕊5，着生冠管内中部，心皮2。蓇葖果圆柱形，长可达14cm，对生，成水平展开，熟时开裂。种子多数，细扁，先端有白色冠毛1束。花期春、夏季，果期秋、冬季。

【生长分布】生于山坡、岩石、残垣、树干上，多攀附生长。分布于我国大部分地区。

【采收加工】夏、秋季采割，切段，晒干。

【性味归经】苦，凉。入肝、肾二经。

【功能主治】祛风通络，活血止痛，消肿解毒。用于风湿性关节炎，腰腿痛，筋脉拘挛，跌打损伤，痈肿，喉痹咽塞。

【配伍应用】

络石藤-大青根　两药性寒凉，均有祛风湿，清热毒、止痛功能。但络石藤长于祛风活络；大青根重在清热解毒。两药配伍，相辅相成，共奏祛风除湿，清热解毒，活络止痛之功。常用于风湿热痹之关节灼热肿痛、筋脉挛急等症。

络石藤-土牛膝　络石藤有活血止痛作用；土牛膝有活血散瘀效能。两药配伍，相辅相成，共收活血祛瘀，消肿止痛之功。用于跌打损伤，瘀滞肿痛等症。

络石藤-蒲公英　两药均有消肿解毒作用。但络石藤偏于清热消肿，而止痛；蒲公英重在清热解毒。两药配伍，则能清热解毒，消肿止痛。用于痈疖肿毒等证。配与野菊花、金银花、紫花地丁，以增疗效。

【单方验方】

①风湿性关节炎：络石藤30克，骨碎补15克，土牛膝9克，五加皮20克。水煎去渣加酒适量，分2次服，每日1剂，连服3～5天（《中国民间百草良方》）。

②用于筋骨痛：络石藤30～60克，浸酒服（《湖南药物志》）。

③治肿疡毒气凝聚作痛：络石藤一两（洗净晒干），皂角刺一两（锉，新瓦上炒黄），瓜蒌大者一个（杵，炒，用仁），甘草节5分，没药、明乳香各三钱（另研）。上每服一两，水酒各半煎。溃后慎之（《外科精要》））。

④颈淋巴结结核：络石藤，切碎，放锅内炒至黑色，研成细末，麻油调抹（《福建中草药处方》）。

⑤肾虚泻泄（黎明前脐下痛，腹鸣即泻，腰膝酸软）：络石藤30克，红枣10枚，金樱子15克，水煎服（《福建中草药处方》）。

⑥跌打损伤：络石藤30克，土牛膝10克，水煎去渣，加黄酒适量，分2次服（《中国民间百草良方》）。

【用法用量】内服：煎汤，9～15克；或浸酒或研末入丸、散。外用：研调敷。

荷苞花根

（红苓蕴、朱桐根、真珠梧桐根）

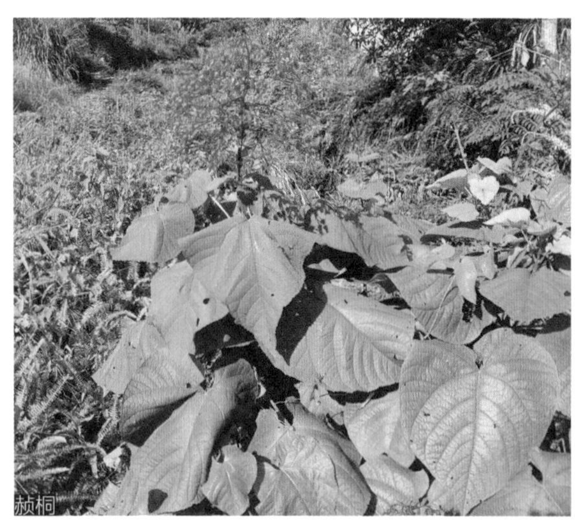

【药物来源】马鞭草科植物赪桐〔*Clerodendrum japonicum* (Thunb.) Sweet〕的根。

【植物特征】详见“清热泻火”章“荷苞花”。

【生长分布】详见“清热泻火”章“荷苞花”。

【采收加工】秋、冬季采挖，除须根，洗净，切片，晒干。

【性味归经】微甘、淡，凉。入肺、大肠二经。

【功能主治】祛风利湿，散瘀消肿。用于风湿关节痛，黄疸，下痢，水泻，月经不调。

【配伍应用】

荷苞花根-虎刺 两药性凉，偏走下焦腰膝，都有祛风利湿作用。但荷苞花根偏重清利湿热；虎刺功长祛风邪。两药配伍，则能祛风利湿，消肿止痛。用于湿热之腰痛、膝、踝关节肿痛等。

荷苞花根-积雪草 两药秉性寒凉，都有清热，活血，散瘀，消肿作用。两药配伍，功效尤著。用于跌打闪挫，络损瘀滞，瘀郁化热，患处约热、甚则发红、肿痛之瘀热壅滞证候。

【单方验方】

①风湿骨痛、腰肌劳损：用荷苞花根30～60克，水煎服。并用叶500克，水煎外洗（《福州市民间药草》）。

②下痢：荷苞花根、圆头桔根、车前子各3克，金石榴2克，炖服（《闽东本草》）。

③水泻：荷苞花根、雷打柿根、金石榴根各3克，炖服（《闽东本草》）。

④伤食泻泄，腹痛胀满，痛则欲泻，嗳气不思饮食：荷苞花根、算盘子根、金锦香各15克，水煎服（《福建中草药处方》）。

⑤月经不调：用荷苞花根60克，水煎服（《福州市民间药草》）。

⑥劳伤咳嗽、咯血、血尿：用荷苞花根60克，水煎服（《福州市民间药草》）。

【用法用量】内服：煎汤，6～15克，大量可用至60克。

【注意事项】花“荷苞花”详见“清热泻火”章；“荷苞花叶”详见“其他”章。

珠兰

（珍珠兰、真珠兰、鱼子兰、鸡爪兰）

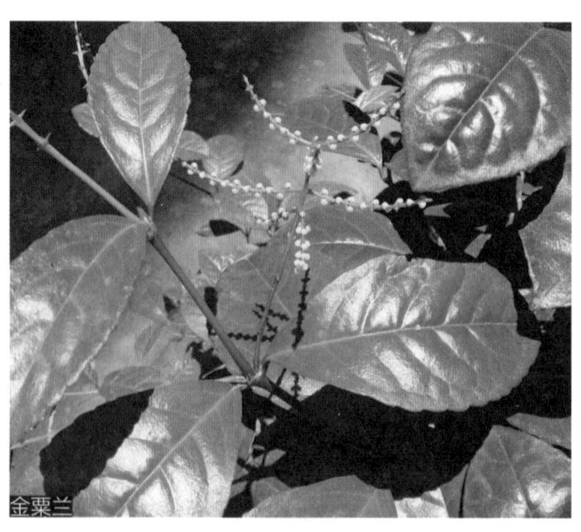

【药物来源】金粟兰科植物金粟兰〔*Chloranthus Spicatus* (Thunb.) Mak.〕的全草。

【植物特征】亚灌木，高30～90cm。茎直立或斜展，圆柱形，有明显的节，节间长，深绿色，有分枝。叶对生，叶柄长1～1.5cm；叶片革质，卵形或椭圆形，长3.5～10cm，宽1.5～4.5cm，先端急尖，基部楔形，边缘有锯齿，上面暗绿色，无毛，下面绿色，叶脉明显。穗状花序生茎或枝顶，数条排列成总状或圆锥状花序，长4～7cm，芳香；小花多数，细小，黄色；苞片三角形；无花被；雄蕊3，下部联合。核果近球形。花期春、夏季，果期夏、秋季。

【生长分布】生于高山、林中；或栽培。分布于我国华东、华南、华中、西南等地区。

【采收加工】夏季采集，切段，晒干。

【性味归经】辛，温。入肝经。

【功能主治】祛风定痛，散瘀消肿。用于关节风湿痛，风寒感冒，跌打损伤，疮癣。

【配伍应用】

珠兰-地锦 珠兰辛、温，祛风定痛，并消肿；地锦甘、温，祛风止痛，兼活血通络。两药配伍，则能祛风活络，消肿止痛。用于风寒湿痹，如关节、筋骨痛等症。

珠兰-虎杖 珠兰辛、温，能散瘀消肿；虎杖苦、寒，活血定痛。两药配伍，寒温调和，相辅相成，倍增活血祛瘀，消肿止痛功效。用于跌打损伤，瘀滞肿痛等症。

【单方验方】用于风湿疼痛，跌打损伤，癫痫：珠兰30～60克，水煎或泡酒服（《云南中草药》）。

【用法用量】内服：煎汤，15～30克。外用：捣敷。

桃叶

（白桃叶、红桃叶、山桃叶、毛桃叶）

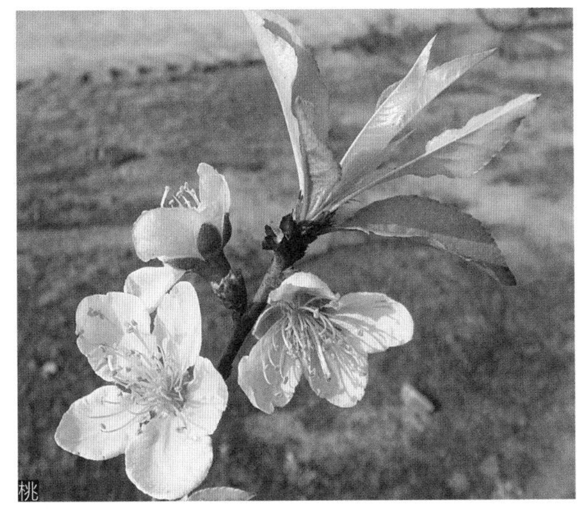
桃

【药物来源】蔷薇科植物桃〔*Prunus persica*（L.）Batsch〕的叶。

【植物特征】详见“利尿渗湿”章“桃花”。

【生长分布】详见“桃花”。

【采收加工】夏季采集，晒干或鲜用。

【性味归经】苦、辛，平，无毒。入脾、肾二经。

【功能主治】祛风湿，清热解毒，杀虫。用于风热痹，风热头痛，头风痛，瘾疹，疮疖，湿疹，虫毒阴痒。

【配伍应用】

桃叶-大青根 两药都有祛风除湿，清热解毒作用。桃叶苦、辛、平，偏重祛风湿；大青根苦、寒，重在清热毒，并能止痛。两药配伍，则具祛风除湿，清热解毒，除痹止痛之功效。可用于风热痹证，如多关节痛，或伴咽痛、头痛、发热等症。配与三丫苦根、金银花、大青叶、桑枝，以增疗效。

桃叶-桑叶 桃叶能清热解毒，且疏散风邪；桑叶疏散风热，尚能清热凉血。两药配伍，外而疏散风热之邪，内能清泄热毒。用于热毒内蕴，又外感风热，内热不得发越，交蒸肌肤，所致一些皮肤出疹性疾病，如风疹、小儿急疹、瘾疹、痒疹、湿疹等。均可加入薄荷、菊花、金银花、连翘、钩藤、蝉蜕、生地黄，以增强疏表透疹，解毒凉血，清热止痒作用。

【单方验方】

①风湿性关节炎，乏力劳伤：鲜桃叶14片，鲜柳叶14片，鲜辣椒叶14片，鲜马鞭草24克，酒水各120毫升，炖服（《福州市民间药草》）。

②风热感冒：用桃叶9～15克，水煎服（《福州市民间药草》）。

③治痔疮：桃叶适量，煎汤熏洗（《上海常用中草药》）。

④治妇女阴疮，如虫咬疼痛者：桃叶生捣，绵裹纳阴中，日三四易（《孟诜方》）。

⑤治霍乱腹痛吐痢：桃叶（切）三升，水五升，煮取一升三合。分温二服（《广济方》）。

⑥胆道蛔虫：鲜桃叶100克，食盐少许，捣烂绞汁每2～3小时喝一点，一日内喝完（《畲族医药学》）。

⑦治二便不通：桃叶杵汁半升服（孙思邈）。

【用法用量】内服：煎汤，9～12克（鲜品加倍）；或捣汁。外用：煎洗。

【注意事项】山桃的叶功能主治相同，同等入药。“桃花”“桃胶”“桃茎白皮”“桃根”详见“利尿渗湿”章。“桃仁”详见“活血化瘀”章。

桂树根

（桂花树根、九里香根、银桂根）

【药物来源】木犀科植物木犀〔*Osmanthus fragrans*（Thunb.）Lour.〕的根或根皮。

【植物特征】常绿灌木至乔木，高3～7m。树干直立，圆柱形，皮暗灰色，多分枝。叶对生，有短柄；叶片革质，椭圆形或长椭圆形，长3～7cm，宽2.5～4cm，先端渐尖，基部

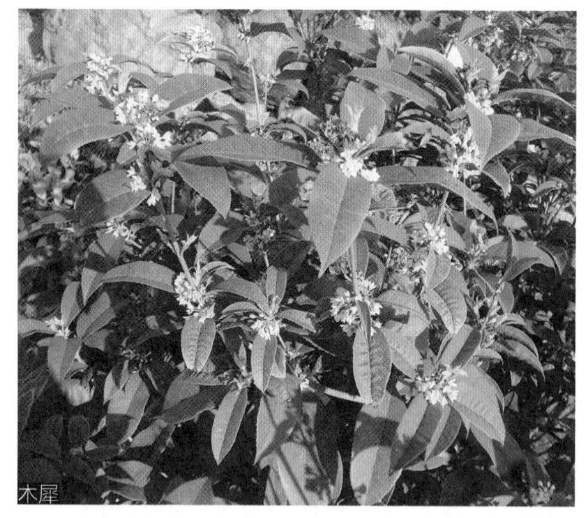

楔形，上部边缘有细锯齿，下部全缘，上面暗绿色，无毛，下面绿色，叶脉明显。花簇生叶腋，芳香，有短花梗，雌雄异株；花萼先端4齿裂；花瓣4，白色或黄白色；雄蕊2，着生冠管喉部；雌蕊1，子房卵圆形，花柱短，柱头头状。核果长椭圆形，长1～2cm，熟时蓝黑色。种子1粒。花期秋季，果期翌年春季。

【生长分布】栽培。分布于我国绝大部分地区。

【采收加工】全年可采，洗净，切片，晒干。

【性味归经】辛、甘，温。入胃、肾二经。

【功能主治】祛风除湿，理气止痛。用于风湿关节痛，筋骨痛，腰痛，风湿麻木，胃痛，牙痛。

【配伍应用】

桂树根-九龙藤　两药都有祛风，除湿，止痛作用。桂树根偏于祛风邪，九龙藤长于化湿。两药配伍，相辅相成，作用显著。用于风湿关节痛、筋骨痛，以及肢体麻木等症。

桂树根-红木香　两药都有理气作用。桂树根为理气止痛；红木香乃温中行气，尚能活血。两药配伍，则能温中散寒，行气止痛。用于寒邪犯胃，阳气被遏，气血郁滞，致脘腹痛、手足凉等症。若寒重痛甚，配与生姜、吴茱萸根、紫苏；若气滞重胀甚，配与土砂仁、山姜、天竺桂，以增疗效。

【单方验方】

①风湿麻木：桂树根15克，白术10克，木瓜10克，当归10克，老鹳草30克，水煎服，每日一剂（《实用花卉疗法》）。

②用于筋骨痛：鲜桂树根30～60克，洗净，不去表面粗皮，加清水煎服（《一味中药巧治病》）。

③用于风湿麻木及腰痛：桂树根粗皮500克，麻油250毫升，炒黄丹250克。熬膏（黄丹要去渣后才下），取出冷后，贮入瓷罐中。用时火炖化，摊贴（《四川中药志》）。

④胃痛：桂树根15克，水煎服（《实用花卉疗法》）。

⑤治虚火牙痛：桂树根60～90克，路边姜、地骨皮根，熬水炖五花肉服（《四川中药志》）。

【用法用量】内服：煎汤，9～15克（鲜品30～90克）；或炖肉。外用：熬膏贴。

【注意事项】果实“桂花子”详见“理气”章。

盐麸子根

（五倍根、泡木根、猴盐根、猴盐柴、铺地盐根）

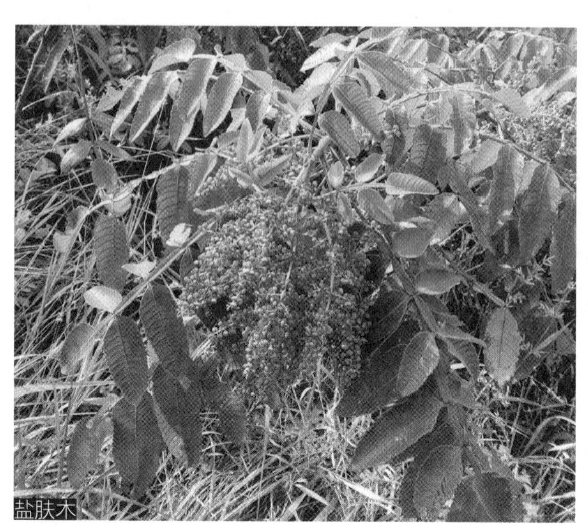

【药物来源】漆树科植物盐肤木〔*Rhus chinensis* Mill.〕的根。

【植物特征】落叶小乔木或灌木，高2～4m或更高。根茎粗短，分枝多，横走，褐色。茎直立，圆柱形，皮灰褐色，多皮孔，上部分枝，幼枝上部被灰黄色绒毛。叶互生，单数羽状复叶，叶轴有明显的窄翅，小叶7～13枚，无柄，长5～13cm，宽3～6.5cm，先端急尖或渐尖，基部近圆形或宽楔形，边缘有粗钝齿，上面绿色，下面被棕褐色柔毛。圆锥花序生茎顶，花多数，花梗被棕褐色绒毛，两性花；萼5片，先端钝；花瓣5～6枚，白色；雄蕊5；雌蕊较雄蕊短。核果扁圆形，成熟红色。花期秋季，果期秋、冬季。

【生长分布】生于山坡、路旁、林缘、灌丛。分布于我国大部分地区。

【采收加工】四季可采，洗净，切片，晒干。

【性味归经】微苦，酸，微温。入脾、肾、心三经。

【功能主治】祛风理湿，化痰止咳，活血通络。用于风湿关节痛，脚气，气管炎，支气管炎，冠心病，闭经，腰膝酸痛，遗尿。

【配伍应用】

盐麸子根-徐长卿　两药性温，均有祛风邪之作用。盐麸子根并能理湿，活络；徐长卿尚能镇痛，消肿。两药配伍，则能祛风除湿，舒筋活络，消肿止痛。用于风寒湿痹之关节、筋骨痛等症。

盐麸子根-夜关门　两药都有化痰止咳作用。盐麸子根苦、酸、温，乃燥湿化痰，敛肺止咳；夜关门苦、辛、凉，为宣降肺气，止咳祛痰。相互为用，则能宣肺降气，燥湿化痰，敛肺止咳。用于湿痰咳嗽，如咳嗽、胸闷、痰多、白黏等症。

盐麸子根-薤白　盐麸子根能活血通络，善于通心络，祛瘀滞；薤白可通阳散结，长于宣通胸阳，消阴寒之凝滞。两药配伍，则能利气活血，宽胸振阳，散寒消滞，通脉止痛。用于寒痰湿浊凝滞胸中，胸阳不展，阳气不得宣通，瘀滞络阻之胸痹，如胸闷作痛、胸痛彻背、背痛彻心、并喘息咳唾等。

【单方验方】

①风湿性关节痛，腰骨酸痛：盐麸子根100克，猪骨椎肾500克（或猪蹄1个），水酒各半炖服（《畲族医药学》）。

②脚气病：盐麸子根60克，水煎服（《福州市民间药草》）。

③痰饮咳嗽：盐麸子根30克，枇杷叶30克，水煎服（《畲族医药学》）。

④闭经：盐麸子根、勾儿茶根或茎各45克，金樱子30克，伏牛花根15克，水煎服（《福建中草药处方》）。

⑤遗尿：盐麸子根30克，金樱子15克，水煎服（《福建中草药处方》）。

⑥神经衰弱之眩晕：盐麸子根60克，炖鸡或兔或猪肚服（《福州市民间药草》）。

⑦劳倦乏力、腰膝酸痛：盐麸子根60克，酒水煎服（《福建中草药》）。

⑧痔疮：盐麸子根60克，凤尾草30克，水煎服，每日2剂。体虚加猪瘦肉同煮（《全国中草药汇编》）。

⑨治竹叶青、眼镜蛇咬伤：盐麸子根150克，一枝黄花60克，煎服（《中国民间医术绝招》）。

【用法用量】内服：煎汤，9～15克（鲜品30～60克）；或炖肉、鸡。

【注意事项】果实“盐麸子”详见“滋阴”章，叶“盐麸叶”能化痰止咳，在此点之，不再另述。

盐麸根白皮

（五倍子根白皮、盐肤木根皮、铺地盐根白皮）

【药物来源】漆树科植物盐肤木〔*Rhus chinensis* Mill.〕去掉栓皮的根皮。

【植物特征】详见本章“盐麸子根”。

【生长分布】详见本章“盐麸子根”。

【采收加工】四季可采，除去栓皮剥下肉质皮，洗净，切段，晒干。

【性味归经】咸、涩，凉。入肾经。

【功能主治】祛风利湿，散瘀活血。用于风湿关节痛，水肿，黄疸，跌打损伤，咳嗽。

【配伍应用】

盐麸根白皮-华防己　两药都有祛风利湿作用。盐麸根白皮并能活络；华防己兼能消肿。两药配伍，则有祛风除湿，消肿止痛之效。用于风湿痹湿重之关节肿胀、疼痛、屈伸受限等症。

盐麸根白皮-朱砂根　两药性凉，都有散瘀活血作用。盐麸根白皮又善于通经脉；朱砂根尚能消肿止痛。两药配伍，相辅相成，共收散瘀活血，清热和营，消肿止痛之功。用于闪挫伤筋，瘀阻化热，患处热肿痛等瘀热郁滞之证候。

【单方验方】

①治慢性支气管炎：盐麸根白皮30克，枇杷叶3片，水煎服，加冰糖少许。

②治水肿：盐麸根白皮30～60克，水煎服。

③治跌打损伤：盐麸根白皮、鲜楤木根皮各适量，捣烂敷（①～③方出自《陕西中草药》）。

④治黄疸：盐麸根白皮15克，黄栀子15克，水煎服（《浙江民间草药》）。

⑤治小儿疳积：盐麸根白皮12克，叶下珠（连果实的全草）6克。用猪瘦肉60克炖服，以汤同药煎服（《江西民间草药验方》）。

⑥）治毒蛇咬伤：盐麸根白皮捣烂敷脑后（《福建中草药》）。

【用法用量】内服：煎汤，15～60克。外用：捣敷。

徐长卿

（寮刁竹、逍遥竹、竹叶细辛、一枝香、天竹根、痢止草）

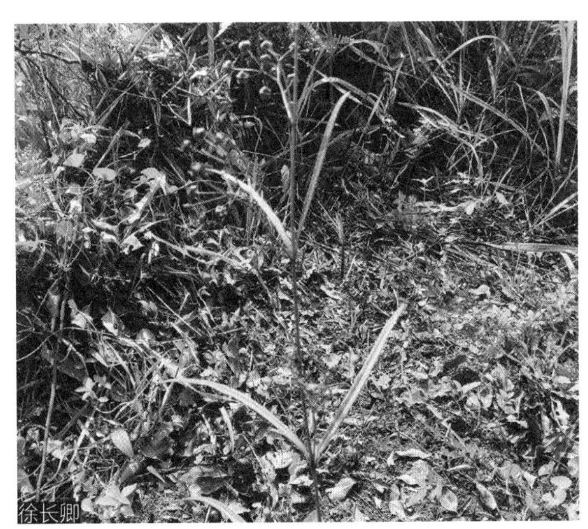
徐长卿

【药物来源】萝藦科植物徐长卿〔*Cynanchum paniculatum* (Bunge) Kitag.〕的根茎或带根全草。

【植物特征】多年生草本，高40～60cm，全株含白色乳汁。根茎粗短，须状根多数，土黄色。茎直立，有节，节间长，有分枝，但主茎明显。叶对生，有叶柄；叶片条状披针形，长4～14cm，宽0.3～0.8cm，先端渐尖，基部渐窄，下面主脉凸起。圆锥状聚伞花序，顶生或腋生；萼5深裂，披针形；花冠5深裂，黄绿色，阔卵形，平展；副花冠5枚，黄色，近肾形；雄蕊5，连成筒状；雌蕊1。蓇葖果棱形，长4～6cm。种子多数。花期夏季，果期秋、冬季。

【生长分布】生于山坡、草丛、路旁。分布于我国大部分地区。

【采收加工】夏季挖根，洗净，晒干。

【性味归经】辛，温。入肝、大肠二经。

【功能主治】祛风镇痛，理气活血，解毒消肿，利尿。用于风湿关节痛，腰膝痛，胃痛，冠心病心绞痛，腹痛，结节性红斑，水肿，牛皮癣，毒蛇咬伤，跌打肿痛。

【配伍应用】

徐长卿-五加根 两药味辛、性温，徐长卿祛风镇痛；五加根祛风除湿。两药配伍，共奏祛风除湿，温经止痛之功。用于风寒湿痹之关节痛、腰痛。

徐长卿-红木香 两药辛温，都有行气，活血作用。徐长卿善行肝气，活肝血，且镇痛；红木香偏理胃气，散瘀滞，而止痛。两药配伍，则能疏肝调胃，活血散瘀，行滞止痛。用于气滞、血瘀以及寒凝之胃脘痛、腹痛等。

徐长卿-七叶一枝花 两药都有解毒，消肿，镇痛作用。但徐长卿消肿镇痛作用较好；七叶一枝花解毒消肿功效偏强。两药配伍，相辅相成，功效显著。用于毒蛇咬伤，以及蜂、蝎蜇伤肿痛等。

【单方验方】

①风湿痛：徐长卿、桑寄生各15克，盐肤木30克，忍冬藤24克，水煎服（《青草药彩色图谱》）。

②风湿骨痛：用徐长卿24～30克，猪精肉125克，黄酒60毫升，酌加水煎，分2次服（《福州市民间药草》）。

③痧症腹痛，胃气痛，食积：徐长卿30克，水煎加少许红糖服（《畲族医药》）。

④冠心病：徐长卿、山楂各15克，盐肤木30克，水煎服（《青草药彩色图谱》）。

⑤胃痛：徐长卿、谷芽、麦芽、南五味子各15克，制香附10克，水煎服（《青草药彩色图谱》）。

⑥肝脾肿大：徐长卿12克，香薷9克，白茶花6克，红糖60克，水煎服（《福建中草药处方》）。

⑦毒蛇咬伤：徐长卿、半边莲30克，同捣敷（《青草药彩色图谱》）;或徐长卿9克，香茶菜（唇形科）30克，水煎服（《福州市民间药草》）。

⑧治痢疾、肠炎：徐长卿3～6克，水煎服，每天一剂（《全展选编·传染病》）。

【用法用量】内服：煎汤，3～9克；或浸酒；或研末入丸、散。外用：捣敷；或研末调抹。

【注意事项】虚人慎用。

臭梧桐

（海州常山、海桐、臭芙蓉、八角梧桐、矮桐子、地梧桐）

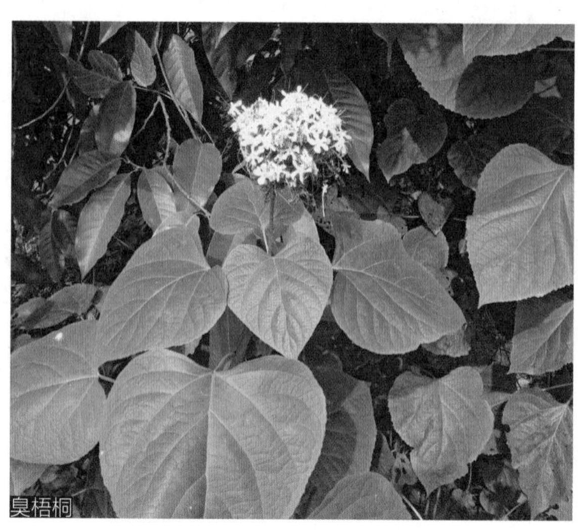
臭梧桐

【药物来源】马鞭草科植物臭梧桐〔*Clerodendrum trichotomum* Thunb.〕的嫩枝及叶。

【植物特征】落叶灌木或小乔木，高2～10m。茎直立，少分枝，表面灰白色，具较多褐色皮礼，幼枝四棱形。单叶对生，叶柄长7～10cm；叶片广卵形，长9～15cm，宽6～12cm，先端渐尖，基部微心形或近截形，微波状，上面绿色，下面浅绿色。聚伞圆锥花序生茎顶；苞片叶状，卵形；花萼红色，上部5裂，裂片卵形；花冠白色或淡红色，先端5裂，冠管长约2cm；雄蕊4，2强，伸花管外。浆果圆形，成熟时黑色，花萼宿存。种子多数。花期夏、秋季，果期秋、冬季。

【生长分布】生于山坡、路旁、林缘、村边。分布于我国大部分地区。

【采收加工】夏季开花前采集，洗净，晒干。

【性味归经】苦、甘，平。入肝经。

【功能主治】祛风湿，止痛，降血压。用于风湿痹痛，半身不遂，高血压病，疟疾，痢疾。

【配伍应用】

臭梧桐-九里香根 臭梧桐苦、甘、平，祛风除湿，止痛；九里香根辛、苦、温，祛风除湿，消肿。两药配伍，相须为用，共收祛风除湿，消肿止痛之功。用于风湿痹之关节痛、筋骨痛等症。

臭梧桐-夏枯草 两药都有降压作用。臭梧桐为平肝，泄热，降压；夏枯草乃清热，泻火，降压。两药配伍，则能清热泻火，泄热平肝，镇静降压。用于肝火上炎或肝阳上亢，所致头痛、头晕、耳鸣、目赤、易怒、血压升高等症。

【单方验方】

①治男妇感受风湿，或嗜饮冒风，以致两足软酸疼痛，不能步履，或两手牵绊，不能仰举：臭梧桐（花、叶、梗、子

俱可采取，切碎，晒干，磨末子）一斤，豨莶草（炒，磨末）八两。上两味和匀，炼蜜丸如桐子大。早晚以白滚汤送下四钱。忌食猪肝、羊血等物。或单用臭梧桐二两，煎汤饮，以酒过之，连服十剂；或煎汤洗手足亦可（《养生经验合集》）。

②治半肢风：臭梧桐叶并梗，晒燥磨末，共二斤，用白蜜一斤为丸。早滚水下，晚酒下，每服三钱（《本草纲目拾遗》）。

③高血压：臭梧桐叶30克，每日30克熬水，当茶喝（《常见病验方研究参考资料》）。

④治一切内外痔：臭梧桐叶七片，瓦松七枝，皮硝三钱，煎汤熏洗。煎服（《本草纲目拾遗》）。

【用法用量】内服：煎汤，9～15克；或研末入丸、散。外用：煎汤熏洗。

铁线草

（铺地草、绊根草、行仪芝、蟋蟀草、草皮子、狗牙根）

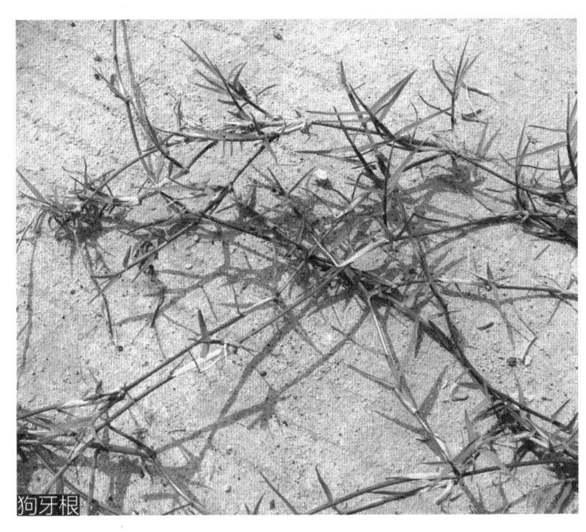

【药物来源】禾本科植物狗牙根〔*Cynodon dactylon*（L.）Pers.〕的带根全草。

【植物特征】多年生蔓生草本，长30～90cm。根茎横走，细而韧，有节。茎细圆，白绿色，下部匍匐，上部斜展。叶互生，叶片线形，长1.5～5.5cm，宽约2.5mm，先端急尖，两面绿色；叶鞘包茎，具脊，鞘口有缘毛，叶舌短。穗状花序生茎或枝顶，长达5cm，通常3～5枝簇生，总序梗细长；小穗长2～2.5mm，每小穗有1小花；颖具一脉，形似背脊，灰绿色或间有紫色；外稃革质，具三脉，脊上有毛，内稃二脉，内、外稃等长；花药黄色或紫色。花期夏季至秋季，果期秋、冬季。

【生长分布】生于溪滩、河边、路旁、培植铺建的草坪或球场、公园。分布于我国绝大部分地区。

【采收加工】夏、秋季采集，洗净，切段，晒干。

【性味归经】苦、微甘，平。入肝经。

【功能主治】祛风活络，清热利尿，止血化瘀。用于风湿痹症，半身不遂，水肿，泌尿路感染，黄疸，痢疾，鼻衄，咯血，吐血，便血，跌打损伤。

【配伍应用】

铁线草-穿破石 铁线草祛风活络，且消肿胀；穿破石祛风利湿，并通络。两药配伍，相辅相成，则能祛风利湿，活血通络，消肿止痛。用于风湿热痹、湿热痹之关节热肿痛等症。

铁线草-天青地白 铁线草清热利尿；天青地白利尿消肿，且解表清热。两药配伍，则能疏表泄热，利尿消肿。用于“风水”之水肿等。

铁线草-苎麻根 两药都有止血作用。铁线草乃泄热止血，尚能化瘀；苎麻根为凉血止血。两药配伍，则有清热凉血，和血止血，活血化瘀之双向作用。用于血热妄行之鼻衄、咳血、吐血、尿血、血崩，且无血止留瘀之弊。

【单方验方】

①风湿筋骨痛：铁线草30克，五加皮50克，杜仲20克，大血藤25克，白酒1000毫升。将上列各药浸泡于白酒中，密封半个月，每服10～30毫升，每日2次（《中国民间百草良方》）。

②水肿：铁线草30克，冬瓜皮50克，桑白皮15克，水煎服，每日1剂（《中国民间百草良方》）。

③痢疾：铁线草、飞扬各15克；或加水蜈蚣、十大功劳各15克，水煎，日分3次，空腹服。

④呕血：鲜铁线草1千克，捣烂绞汁，调百草霜30克。1日量，多次分服。

⑤痈（溃脓期：脓肿破溃流脓）：铁线草、蒲公英、桉树叶各30克，截叶铁扫帚、夜香牛各15克，水煎服；并煎汤外洗。

⑥缺乳：铁线草30克，水煎服；或加琴叶榕根30克，白茅根15克，水煎，调红糖、米酒少许服。

⑦急性支气管炎（咳嗽、痰黄、发热、口渴）：铁线草、爵床各30克，枇杷叶15克，水煎服（③～⑦方出自《福建中草药处方》）。

⑧治牙痛：铁线草、南天竹根、沙参各90克。煮猪精肉吃（《草药手册》）。

【用法用量】内服：煎汤，15～30克；或捣取汁或炖肉。外用：捣敷。

铁线莲

（番莲、威灵仙、大花威灵仙、铁线过铜门）

【药物来源】毛茛科植物铁线莲〔*Clematis florida* Thunb.〕的根。

【植物特征】攀援藤本亚灌木，长1～2.5m。根多数，肥厚。茎细瘦，有纵棱，紫红色。叶对生，二回羽状复叶，总柄长5～7cm，绿色或略带浅紫色；小叶具柄，叶片卵形，长

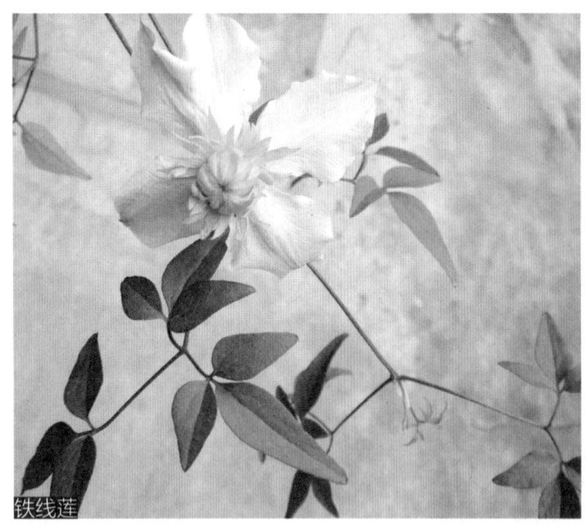

1.5～3cm，宽0.6～1.5cm，先端渐尖或急尖，或有2～3缺刻，全缘，上面暗绿色，下面绿色，无毛。花单生叶腋，直径可达7cm，花梗长7～11cm，绿色，无毛，下部有对生叶状苞片4枚；花萼4～6枚，白色，卵形，先端渐尖，边缘微波状，中央3纵脉，凸起，脉间紫色；无花瓣；雄蕊多数，多变态，花丝扁平扩大；雌蕊多数，亦扁平，稍短，花柱上有丝状毛。极少结果，只有不变态雄蕊能结果。花期冬季，果期春季。

【生长分布】生于山野；或栽培。分布于我国华南、华东、华中等地区。

【采收加工】秋、冬季采挖，洗净，晒干。

【性味归经】甘、淡，凉。入脾经。

【功能主治】祛风利湿，解毒消肿，活血止痛。用于痛风，黄疸，风火牙痛，虫蛇咬伤，中风，肿瘤，肝肿大，翳障。

【配伍应用】

铁线莲-穿破石　两药性凉，都有清热，祛风，利湿作用。铁线莲并能解毒消肿，而止痛；穿破石兼活血消肿。两药配伍，共收祛风利湿，清热解毒，消肿止痛之功。用于痛风、风湿热痹，所致关节肿痛等症。

铁线莲-半枝莲　两药都有解毒，消肿，止痛作用。铁线莲偏于消肿止痛；半枝莲重在清热解毒。两药相配，相辅相成，具有清热解毒，消肿止痛作用。用于无名肿毒、毒蛇咬伤等。

铁线莲-星宿菜　铁线莲能活血止痛；星宿菜能活血散瘀。前者长于通滞；后者偏于消散。两药配伍，共奏活血散瘀，通经活络，消肿止痛之功。用于闪挫伤筋、关节扭伤之瘀滞肿痛等。

【单方验方】

①治虫蛇咬伤：铁线莲全草，捣烂，敷患处(《湖南药物志》)。

②用于风火牙痛：鲜铁线莲根，加食盐捣烂，敷患处（《浙江天目山药植志》）。

③治眼起星翳：鲜铁线莲根，捣烂，塞鼻孔，左目塞右孔，右目塞左孔（《浙江天目山药植志》）。

【用法用量】内服：煎汤，6～9克。外用：捣敷；或捣烂塞鼻孔。

海桐皮

（刺桐皮、钉桐皮、鼓桐皮、接骨药、刺通）

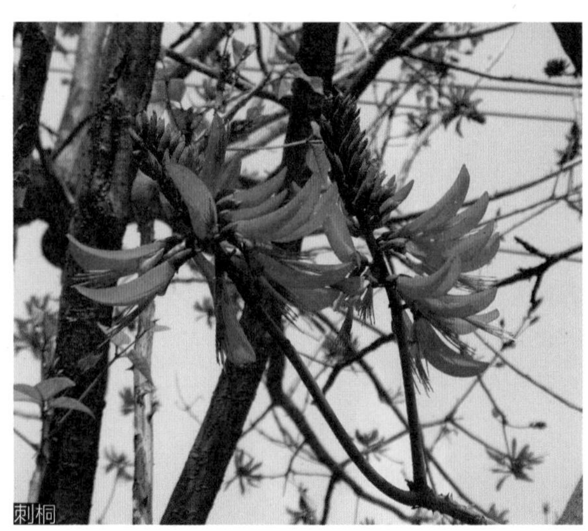

【药物来源】豆科植物刺桐〔*Erythrina variegata* L.〕的树干皮和根皮。

【植物特征】落叶乔木，高5～18m。树干直立，圆柱形，树皮灰棕色，树枝灰黄色，散生褐色尖刺。叶互生，三出复叶，具长柄；先端小叶最大，柄最长，侧叶小，具短柄；叶片菱形，长9～16cm，宽7～12cm，先端渐尖，基部近截形，全缘，两面绿色。总状花序，顶生，总梗长达10cm，花大红色，成对簇生在花轴上；花萼佛焰苞状，旗瓣倒卵状披针形，翼瓣、龙骨瓣近等长。荚果念珠状，略弯。种子圆形，暗红色。花期春季，果期夏季。

【生长分布】生于山坡，多数栽培。分布于我国华南、华东、西南等地区。

【采收加工】全年可采，剥皮，洗净，切段，晒干。

【性味归经】苦、辛，平。入肝、脾二经。

【功能主治】祛风除湿，通络止痛，杀虫，止痒。用于风湿痹痛，麻木，腰膝疼痛，跌打损伤，各种顽癣。

【配伍应用】

海桐皮-铁筷子　两药都有祛风除湿作用。海桐皮苦、辛、平，偏重祛湿，且止痛；铁筷子辛、温，长于祛风邪，并能活络。两药配伍，祛风除湿作用增强，并具活络止痛之功。用于风寒湿痹，关节痛、腰痛，以及筋骨痛等。

海桐皮-茅膏菜　海桐皮具通络止痛作用；茅膏菜有活血止痛效能。两药配伍，相须为用，共收活血，通络，止痛之功。用于跌打闪挫，伤筋肿痛等。

【单方验方】

①四肢风痹：千年健30克，月月红12克，海桐皮12克，龙胆草20克，伸筋草20克。将药物煎服，或捣烂外敷贴患处（《中国民间草药方》）。

②风湿骨痛：海桐皮12克，千斤拔15克，秽草（落马衣）9克，水煎服（《全国中草药汇编》）。

③腰膝疼痛，手足拘挛：海桐皮、熟地黄各12克，牡丹皮、牛膝、山茱萸、补骨脂各9克，葱白3寸，水煎服（《全国中草药汇编》）。

④丝虫病：鲜马鞭草250克，海桐皮45克，水煎服（《福建中草药处方》）。

⑤用于风癣有虫：海桐皮、蛇床子等分，为末，以腊猪脂调搽之（《如宜方》）。

⑥治乳痈初起：海桐皮15克，红糖30克，煎水服（《贵州草药》）。

【用法用量】内服：煎汤，9～15克；或浸酒。外用：研末调抹；或煎洗。

【注意事项】血虚、肝阳旺、心肌病、心律失常者忌用。

海风藤

（爬岩香、南风藤、风藤）

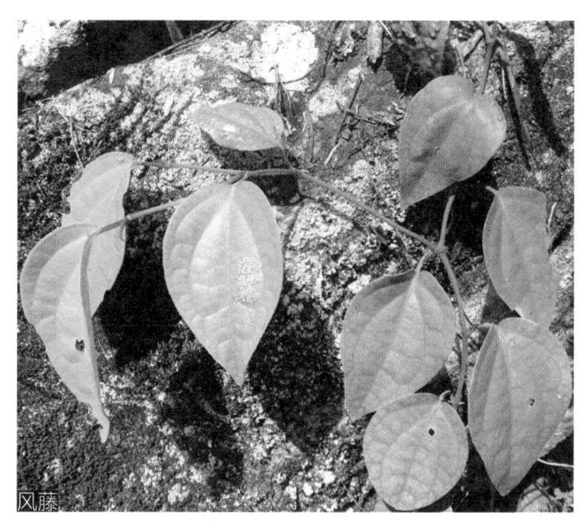

风藤

【药物来源】胡椒科植物风藤〔*Piper Kadsura*（Choisy）ohwi〕的藤茎及叶。

【植物特征】常绿攀援藤本灌木，长1～3m，全株具芳香气味。茎稍扁，有纵槽，有明显的节，节处生不定根。叶互生，叶柄长1.5～3cm；老叶片革质，卵形或狭卵形，长5～8cm，宽2.5～5cm，先端渐尖或急尖，基部近圆形，全缘，上面暗绿色，下面绿色。穗状花序于枝顶与叶对生，长可达8cm，下垂；花单性，雌雄异株，无花被；雄蕊2～3；雌蕊1。浆果近圆形，熟时红色。花期夏季，果期秋季。

【生长分布】生于山谷、林中、路旁，附生于树干或岩石上。分布于我国华南、华东以及台湾等地区。

【采收加工】秋季采集，洗净，切段，晒干。

【性味归经】辛、苦，微温。入心、肾二经。

【功能主治】祛风除湿，通经活络。用于风寒湿痹，筋脉拘挛，腰膝疼痛，哮喘，寒嗽，跌打损伤。

【配伍应用】

海风藤-海桐皮 两药都有祛风除湿作用。海风藤偏于祛风邪；海桐皮长于祛湿，且止痛。两药配伍，则有祛风除湿，活络止痛之效能。用于风寒湿痹之关节痛、腰痛等症。

海风藤-全蝎 海风藤能通经活络，并疏散风邪；全蝎息风止痉，且通络止痛。两药配伍，则能祛风活络，解痉止痛。用于头风头痛，如头痛日久不愈、抽掣疼痛、时发时止、顽固不愈等症。头风病因多样，病理复杂，但最基本因素乃“久病入络”，治疗用药需综合考虑病因加病理加症状，方获功效！

【单方验方】

①痹症关节不利，腰膝疼痛：海风藤15克，威灵仙12克，牛膝10克，水煎服（《袖珍中草药彩色图谱》）。

②跌打损伤，瘀肿疼痛：海风藤15克，当归10克，川芎8克，乳香、没药10克，水煎服（《袖珍中草药彩色图谱》）。

③治支气管哮喘，支气管炎：海风藤、追地风各60克。用白酒500毫升，浸泡一周。日服二次，每次10毫升，早晚空腹服。服时不可加温，否则失效。心脏患者及孕妇忌服，感冒及月经期暂停服（《全展选编・内科》）。

④小儿哮喘：海风藤6克，追地风6克，瓜蒌仁3克，橘红3克。将药物研细末，调拌芝麻油，外敷贴背心、胸心处（《中国民间草药方》）。

【用法用量】内服：煎汤，6～15克。外用：煎洗；或研末调敷。

【注意事项】注意与“海南蒟”鉴别。

桑枝

（桑条、桑枝条）

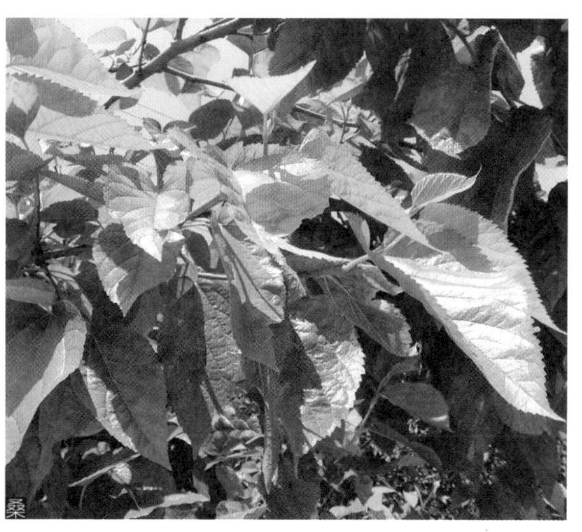

桑

【药物来源】桑科植物桑〔*Morus alba* L.〕的细嫩枝。

【植物特征】详见“辛凉解表”章“桑叶”。
【生长分布】详见“辛凉解表”章“桑叶”。
【采收加工】花前采收，切段，晒干。
【性味归经】苦，平。入肺、肝、脾三经。
【功能主治】祛风除湿，通利关节，行水气。用于风湿关节痛，手臂痛，四肢拘挛，脚气浮肿，高血压，偏瘫，肌肤瘙痒。
【配伍应用】
桑枝–徐长卿　桑枝苦、平，祛风除湿，且利关节；徐长卿辛、温，祛风止痛，并消肿。两药配伍，相互为用，共奏祛风理湿，消肿止痛之功。用于风湿痹之关节肿痛等症。
桑枝–蜈蚣　两药均有通滞特长。桑枝善于通利关节，且祛风湿；蜈蚣喜走窜，擅长通络止痛。两药配伍，则能除风湿，利关节，通络止痛。用于风湿痹痛，如凝肩痛、颈肩痛等症。
桑枝–薏苡仁　桑枝能行水消肿，且利关节；薏苡仁能渗湿利水，舒筋脉，缓挛急而除痹。两药配伍，则能渗利水湿，舒筋缓急，通利关节，消肿蠲痹。用于湿痹、湿脚气、痛风，所致关节肿胀疼痛等症。
【单方验方】
①风湿关节痛：桑枝30克，天竹根15克。成人每日1剂，水煎分2次服（《常见病中草药自我疗法》）。
②关节风湿痛：鲜桑枝60克，土牛膝鲜根30克，肖梵天花鲜根30克，水煎服（《福建中草药》）。
③风寒湿痹：桑枝30～60克，虎杖根15克，金雀花根30克，臭梧桐根30克，红枣10枚，每日一剂，水煎二次分服（《黄文东实用中医内科学》）。
④治臂痛：桑枝一小升，细切，炒香，以水三大升，煎二升，一日服尽，无时（《本事方》）。
⑤高血压：桑枝150克，桑叶30克，茺蔚子12克，煎汤洗脚（《福建中草药处方》）。
⑥小儿麻痹症后期：钩藤12克，无根草（无爷藤）12克，桑枝12克，土牛膝10克。将药物研细末，用蜂蜜冲服，一日2次。连服7日（《中国民间草药方》）。
⑦治水气脚气：桑枝二两。炒香，以水一升，煎二合，每日空心服之（《圣济总录》）。
【用法用量】内服：煎汤，30～60克。外用：煎洗。
【注意事项】“桑叶”详见“辛凉解表”章；“桑根”详见本章；“桑椹”详见“滋阴”章。

桑根

（桑树根）

【药物来源】桑科植物桑〔*Morus alba* L.〕的根。
【植物特征】详见“辛凉解表”章“桑叶”。
【生长分布】详见“辛凉解表”章“桑叶”。
【采收加工】全年可采，洗净，切片，晒干或鲜用。
【性味归经】苦，凉。入肝、肾二经。
【功能主治】祛风利湿，活络止痛，清热平肝。用于风湿痹痛，痛风，目赤，高血压，惊痫。
【配伍应用】
桑根–大青根　桑根味苦、性凉，祛风利湿，且通络止痛；大青根味苦、性寒，清热解毒，祛风湿，止痛。两药配伍，祛风利湿，清热解毒，消肿止痛作用较强。用于湿热痹、风湿热痹、痛风之关节肿痛、身热畏风等症。
桑根–土牛膝　桑根能活络止痛；土牛膝可活血散瘀。前者偏于行滞，后者长于消散。两药配伍，则能活血通络，散瘀消肿，行滞止痛。用于闪挫伤筋，瘀滞肿痛、关节屈伸不利等症。
桑根–钩藤根　桑根能清热平肝，并祛风活络；钩藤根清热解痉，舒筋止痛。两药配伍，相辅相成，共收清热祛风，平肝镇痉，舒筋止痛之功。若用于肝经风热上扰，头晕、头痛等症，配与菊花、桑叶、薄荷、金银花。肝阳偏亢，致风动之头晕眼花、肢体麻木、血压升高等，配与地龙、牡蛎、菊花、桑叶、玉米须。若肝阴亏损，虚风内动，配与菊花、钩藤、白芍、女贞子。均可获效。
【单方验方】
①风湿痹痛、两脚痿软：桑根小的一株，猪脚一只酒炖服（《福州市民间药草》）。
②痛风：用桑根15克，梧桐根15克，白葡萄根15克，水煎服（《福州市民间药草》）。
③用于风湿病，跌打损伤，高血压；桑根15～30克，大剂量用至60克，水煎服（《上海常用中草药》）。
④治赤眼：鲜桑根30克，洗净，水适量煎服，或煮猪肝于早晨服（《闽南民间草药》）。
⑤治血露不绝：锯截桑根取屑五指撮，取醇酒服之，日三（《肘后方》）。
⑥中蜀椒、蜈蚣毒：煮桑根汁解之（《补缺肘后方》）。
【用法用量】内服：煎汤，15～30克。

桑寄生

（桃木寄生，响叶杨寄生，油茶寄生，枇杷寄生）

【药物来源】桑寄生科植物桑寄生〔*Taxillus chinensis*（DC.）Danser.〕、毛叶桑寄生〔*Taxillus nigrans*（Hance）Danser〕的茎、枝、叶。
【植物特征】
①桑寄生：常绿半寄生灌木，高30～50cm。茎圆柱形，多分枝，披散，茎及老枝有凸起土黄色皮孔，小枝疏被暗灰色

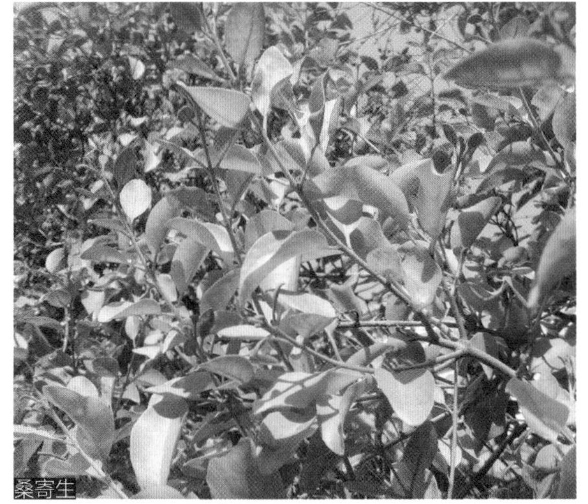

桑寄生

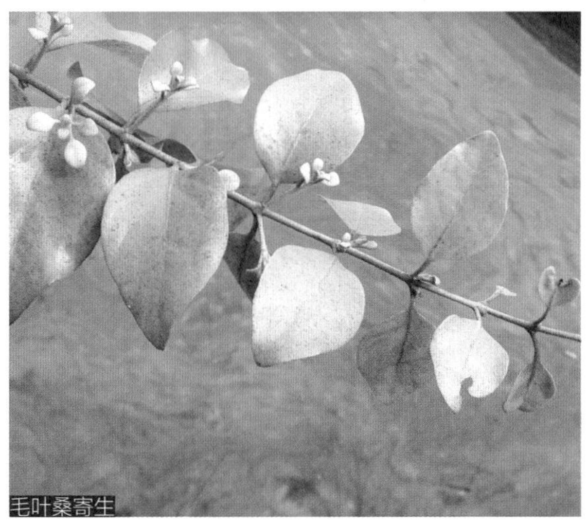

毛叶桑寄生

毛。叶互生，具叶柄；叶片近革质，矩圆状卵形或卵形，长3.5～7.5cm，宽1.8～4.5cm，先端钝，基部近圆形或宽楔形，边波状，全缘，上面黄绿色或浅绿色，幼叶红色。稀疏聚伞花序生叶腋，有总梗，被红褐色星状毛，花两性；花萼近圆形；花冠细管状微弯，先端4裂；雄蕊4；雌蕊1。浆果椭圆形，外面有瘤状突起，花期夏季。

②毛叶桑寄生：常绿半寄生灌木，高30～60cm。茎、枝圆柱形，有分枝，枝条披散，褐色，小枝被灰色星状毛。叶对生，具叶柄；老叶片革质，卵形或宽卵形，长3～7cm，宽1.8～4cm，先端钝尖，基部宽楔形，全缘，上面暗绿色或绿略带黄色，下面密被灰色星状毛。稀疏聚伞花序，腋生，具总梗，被灰色星状毛；花萼近圆形；花冠细管状，上部4裂。浆果椭圆形。花期夏、秋季，果期翌年春季。

【生长分布】寄生油茶、桃树、响叶杨、枇杷、柳等树上。分布于我国华南、华东、西南等地区。

【采收加工】冬季至翌年春季采集，切段，晒干。

【性味归经】苦，平。入肝、肾二经。

【功能主治】祛风除湿，补益肝肾，平肝抑阳，养血安胎。治腰膝酸痛，风湿性关节炎，高血压，肢体麻木，心悸，胸闷，胎动不安，先兆流产。

【配伍作用】

桑寄生-五龙根　两药都有祛风除湿作用。桑寄生并能补益肝肾；五龙根兼能强筋骨。两药配伍，既可祛风除湿以祛邪，又能补肝肾，强筋骨以扶正。用于风湿痹证，伴肝肾不足之腰膝酸痛、关节痛等症。

桑寄生-杜仲　两药都有补益肝肾，强健筋骨作用。桑寄生偏于补肝肾而养血；杜仲长于补肝肾而扶阳。两药配伍，相辅相成，功效尤强。用于肝肾不足，腰脊酸痛、足膝痿软等症。若炖牛肉食用，疗效更佳。

桑寄生-龙船花　桑寄生能平肝抑阳，且祛风活络；龙船花能清热平肝，活血祛瘀。两药配伍，则能清热平肝，舒筋活血。用于肝热或肝阳上亢夹瘀滞证候，如头痛头晕、目眩眼花、急躁易怒、心慌胸闷、血压偏高、手足麻木等症。若肝热，配与夏枯草、钩藤、菊花、白芍；肝阳偏亢，配牡蛎、土牛膝、青羊角、钩藤、白芍，以增疗效。

桑寄生-苎麻根　两药均有安胎作用。桑寄生为补肝肾，养血安胎；苎麻根乃清热凉血安胎，且止血。两药配伍，相互为用，则能补益肝肾，清热凉血，和血安胎。用于肝肾不足，血虚并血热，致胎动不安或胎漏下血等症。若配与阿胶、黄芩，疗效更好。

【单方验方】

①风湿腰腿痛：桑寄生、独活、秦艽、当归各9克，水煎服（《全国中草药汇编》）。

②腰腿痛：桑寄生15克，牛膝、杜仲各9克，水煎服。

③肢体麻木：桑寄生15克，白芍12克，羊角9克，水煎服，每日一剂。

④高血压：桑寄生每次120克，加糖适量水煎服（②～④方出自《常见病验方研究参考资料》）。

⑤高血压病：桑寄生60克，水煎服；或桑寄生15克，夏枯草30克，豨莶草15克，牛膝12克，水煎服（《全国中草药汇编》）。

⑥胎动不安：桑寄生、川续断、菟丝子各等分。炼为丸，每丸重6克，每服一丸。

⑦妊娠腹痛：桑寄生30克，阿胶、艾叶各4.5克。先将桑寄生、艾叶水煎，去渣取汁，后入阿胶烊化，内服。

⑧胎动腰痛：桑寄生45克，阿胶珠15克。用水一杯半，煎至一杯，温服（⑥～⑧方出自《常见病验方研究参考资料》）。

【用法用量】内服：煎汤，9～15克（大量可至60克）；或浸酒；或研末入丸。

【注意事项】桑寄生寄生在多种灌木或乔木植物树干上，性味、功能主治也许大体相同。笔者认为，因被寄生植物不同，性味、功能主治因此可能有一定差异，还需要进一步探究。若寄生在有毒的植物上，如寄生在夹竹桃上，即有毒性，不可入药。

黄杨木

（乌龙木）

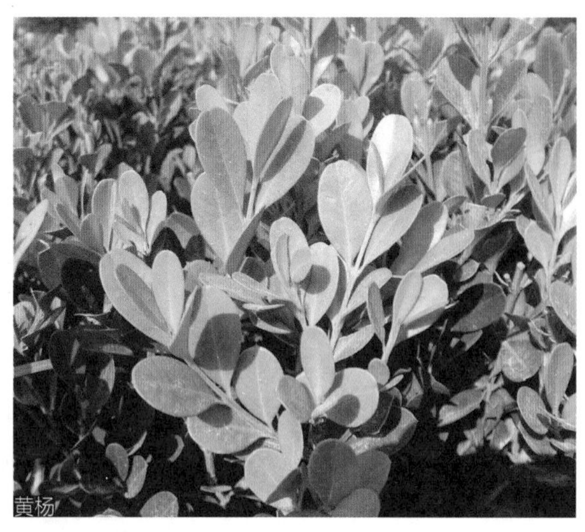

【药物来源】黄杨科植物黄杨〔*Buxus sinica*（Rehd.et Wils.）Cheng〕的茎及枝。

【植物特征】常绿灌木或小乔木，高1～3m。茎直立，圆柱形，皮灰黄色，表面有裂，幼枝四棱形。叶对生，具短柄；叶片革质，倒卵状椭圆形，长1.2～3cm，宽0.8～1.5cm，先端钝徽凹，基部楔形，全缘，上面深绿色，光泽，下面绿色，无毛，纵脉明显而粗大。头状花序，腋生，花单性，雌雄同株，小花多数；雌花在上，萼片6，2列；雄花萼4；子房3室，花柱3。蒴果圆形，3心皮组成，成熟时黑色，沿室背3瓣裂。花期春季，果期春、夏季。

【生长分布】生于多石山地；或栽培。分布于我国华南、华中、华北、西南等地区。

【采收加工】全年可采，切片或切段，晒干。

【性味归经】苦、辛，平。入心、肝、肾三经。

【功能主治】祛风除湿，理气止痛。用于风湿关节痛，胸胁痛，胃痛，疝气痛，跌打损伤。

【配伍应用】

黄杨木-八角枫根 黄杨木祛风除湿，止痛；八角枫根祛风活络，镇痛。两药配伍，相辅相成，祛风除湿，活络镇痛功效显著。用于风湿关节痛、筋骨痛等。

黄杨木-金橘根 黄杨木能疏表和里，理气止痛；金橘根能理气散结，和胃消胀。两药配伍，则能疏肝理气，消胀除满，散结止痛。用于肝郁气滞，横逆犯胃，致脘痛连胁，或攻撑作痛、胃脘胀满、嗳气频作、大便不畅等症。

【单方验方】治跌打损伤：黄杨木泡酒服（《四川中药志》）；或黄杨木干枝叶30克，青石蚕（水龙骨）12～15克，嫩竹叶、厚朴各9～12克，水煎，早、晚空腹各服一次（《浙江天目山药植志》）。

【用法用量】内服：煎汤，15～30克；或浸酒。

【注意事项】“细叶黄杨木”与黄杨木茎、枝同等入药。“黄杨根”详见本章。

黄杨根

（山黄杨根）

【药物来源】黄杨科植物黄杨〔*Buxus sinica*（Rehd.et Wils.）Cheng〕的根。

【植物特征】详见“黄杨木”。

【生长分布】详见“黄杨木”。

【采收加工】全年可挖，洗净，切片，晒干。

【性味归经】苦、辛，凉。入肝经。

【功能主治】舒筋活络，消肿止痛。用于风湿关节痛，筋骨痛，跌打损伤。

【配伍应用】

黄杨根-桑枝 黄杨根苦、辛、凉，舒筋活络，止痛；桑枝苦平，祛风除湿，利关节。两药配伍，则能祛风除湿，利关节，舒筋止痛。用于风湿痹、湿痹之关节痛、筋脉挛痛等。

黄杨根-土牛膝 黄杨根能消肿止痛，且活络；土牛膝可活血散瘀，并能消肿。前者偏于通经络，后者长于消瘀滞。两药配伍，相互为用，共奏活血散瘀，通经活络，消肿止痛之功。用于跌打闪挫，瘀滞肿痛。

【单方验方】

用于筋骨痛：黄杨根15～30克，煎酒服（《湖南药物志》）。

【用法用量】内服：煎汤，15~30克。

黄桷根

（黄葛根、大榕根、荔树根）

【药物来源】桑科植物黄葛树〔*Ficus virens* Ait.var. *Sublanceolata*（Miq.）Corner〕的根。

【植物特征】大乔木，高8～25m。树干直立，圆柱形，树皮深灰色，光滑，多分枝。树干下部生气根。叶互生，叶柄长2～5cm；叶片矩圆形，长8～15cm，宽4～7cm，先端短尖，基部圆形或钝，全缘，上面深绿色，光泽，下面绿色，无毛，叶脉显见。花腋生，花序托单生或成对生叶腋或数个簇生于老枝，近球形，无花梗，花径可达8mm，成熟黄色或红色，基部有苞片3；雄花、雌花、瘿花同生一花托中；雄花瓣3，雄蕊1；雌花、瘿花花瓣4。瘦果近圆形，熟时黄色。花期春、夏季，果期夏、秋季。

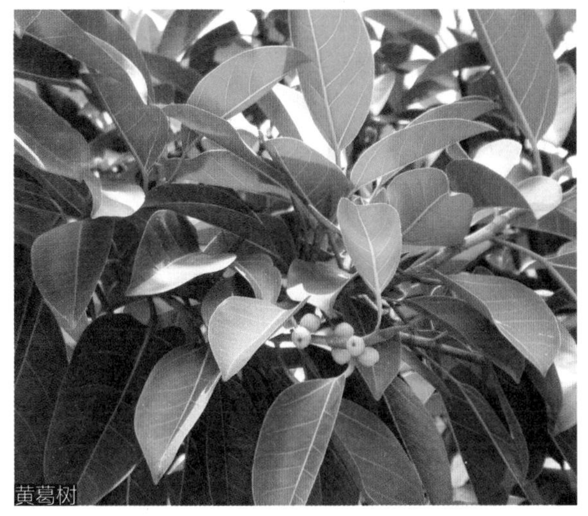
黄葛树

【生长分布】生于疏林；或栽培。分布于我国大部分地区。
【采收加工】全年可采挖，洗净，切片，晒干。
【性味归经】微辛，凉。入肾、肝二经。
【功能主治】祛风除湿，清热解毒。用于风湿关节痛，感冒，扁桃体炎，麻木不仁，半身不遂。
【配伍应用】
黄桷根-大青根 两药都有祛风除湿，清热解毒作用。黄桷根味微辛、性凉，偏于祛风湿；大青根味苦、性寒，重在清热毒，且止痛。两药配伍，相须相使，大增功效。用于风热痹、湿热痹热偏重者，见关节热、肿、痛，甚或伴发热、汗出恶风等症。配与三丫苦、金银花、茨黄连，以增疗效。
黄桷根-倒扣草 黄桷根能清热解毒，且疏散风邪；倒扣草清热解表，并清热毒。两药配伍，共收疏风解表，清热解毒之功。用于外感风热，如风热感冒、风热头痛等证。
【用法用量】内服：煎汤，15～24克；或炖猪脚。
【注意事项】“黄桷叶”、“黄桷皮”详见本章；黄桷树之气根“黄龙须”，能行气止痛，祛风除湿，在此点之，不再另述。

黄桷叶

（黄葛树叶、大榕叶）

【药物来源】桑科植物黄葛树〔*Ficus virens* Ait.var. *Sublanceolata*（Miq.）Corner〕的叶。
【植物特征】详见“黄桷根”。
【生长分布】详见“黄桷根”。
【采收加工】夏季采集，洗净，晒干。
【性味归经】涩，平。入肝、肾二经。
【功能主治】祛风，止痛，活血，续伤。用于风湿关节痛，筋骨痛，跌打闪挫，骨伤。
【配伍应用】
黄桷叶-臭梧桐 两药都有祛风，止痛作用。黄桷叶质轻气扬，疏散头面、肌表之风邪而止痛；臭梧桐善于走窜，行经脉，偏除经络、关节之风湿邪气，且止痛。两药配伍，则能祛风除湿，活络止痛。用于风湿之关节痹痛、头痛等。
黄桷叶-骨碎补 两药都有活血，续伤作用。黄桷叶又善于止痛；骨碎补并能止血。两药配伍，则能活血止血，散瘀止痛，续筋接骨。用于跌打闪挫之伤筋、骨折等。
【单方验方】
①治远年骨痛：取黄桷叶蒸醋，送饭常食(《生草药性备要》)。
②续骨：黄桷叶捣敷（《岭南采药录》）。
【用法用量】内服：煎汤，9～15克。外用：捣敷。

黄桷皮

（大榕树皮）

【药物来源】桑科植物黄葛树〔*Ficus Virens* Ait.var. *Sublanceolata*（Miq.）Corner〕的树皮。
【植物特征】详见“黄桷根”。
【生长分布】详见“黄桷根”。
【采收加工】夏季采收，剥下树干皮，洗净，切成细条状，晒干。
【性味归经】苦、酸，温。入肾、肝二经。
【功能主治】祛风除湿，通经活络。用于风湿痹痛，四肢麻木，半身不遂。
【配伍应用】
黄桷皮-黄杨木 两药都有祛风湿作用。黄桷皮偏于除湿，并能通经络；黄杨木长于祛风邪，而利关节。两药配伍，则具祛风除湿，利关节，活络止痛功效。用于风湿痹之关节痛等。
黄桷皮-香花岩豆藤 两药都有通经活血作用。但黄桷皮偏于通络行滞；香花岩豆藤长于活血祛瘀，且养血。两药配伍，相辅相成，可收活血祛瘀，通经活络之功。可用于中风后，因瘀滞脑络，致手脚麻木，或肢体偏废、半身不遂等。若正气较强者，配地龙、乌梢蛇、穿山甲，作用更强。
【单方验方】用于风湿痛：黄桷皮、阎王刺根、酸汤根、铁篱笆根各30克，熬水服（《重庆草药》）。
【用法用量】内服：煎汤，15～30克。外用：煎洗。

菝葜

（金刚藤、铁菱角、沟谷刺、马甲、鸡肝根、硬饭头、蓬灯果）

【药物来源】百合科植物菝葜〔*Smilax china* L.〕的根茎。
【植物特征】详见“清热解毒”章“菝葜叶”。
【生长分布】详见“清热解毒”章“菝葜叶”。
【采收加工】四季可挖，除须根，洗净，切片，晒干或鲜用。

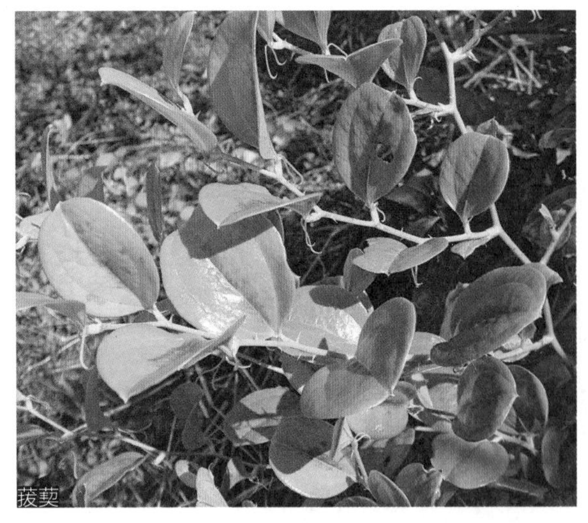

【性味归经】苦、涩，平。入肝、肾、膀胱、小肠四经。

【功能主治】祛风利湿，解毒消肿。用于风湿关节痛，脚气，乳糜尿，肠炎，水肿，痈肿，赤白带下，各种癌症。

【配伍应用】

菝葜-桑根　两药偏行下焦，都有祛风利湿功用。菝葜并可消肿；桑根兼能泄热，止痛。两药配伍，则能祛风利湿，消肿止痛。用于风湿痹、湿热痹之关节肿痛等症。

菝葜-蒲公英　两药都有解毒消肿作用。但菝葜偏于散结消肿；蒲公英则重在清热解毒。两药配伍，相辅相成，功效尤强。用于痈疖肿毒等证。

【单方验方】

①风湿关节痛：菝葜、虎杖各30克，寻骨风15克，白酒750毫升，上药浸泡7天，每次服一酒盅（约15毫升），早晚各一次（《全国中草药汇编》）；或菝葜、活血龙、山楂根各9至15克，煎服（《浙江民间草药》）。

②关节痛：菝葜根茎或嫩枝梢120克，加猪蹄同煎服（《中草药彩色图谱》）。

③治患脚，积年不能行，腰脊挛痹及腹屈内紧急者：菝葜净洗，锉之，一斛，以水三斛，煮取九斗，以渍曲及煮去滓，取一斛渍饭，酿之如酒法，熟即取饮，多少任意（《补缺肘后方》）。

④乳糜尿：菝葜根状茎、楤木根各30克，水煎服，每日一剂（《全国中草药汇编》）。

⑤治食道癌：鲜菝葜500克，用1.5千克，浓缩成0.5千克时，去渣，加肥猪肉60克，待肥肉熟后即可。此系一日量，分三次服完（《中草药治肿瘤资料选编》）。

⑥食道癌：菝葜根1千克加水2.5公升，熬成浓汁240毫升，加米酒120毫升再煎半小时，每次20毫升，早晚各1次（《福建中草药处方》）。

⑦喉癌：菝葜60克，猪苓30克，薏苡仁30克，水煎，每日1剂，分2次服（《草药治肿瘤》）。

⑧肠炎：菝葜根茎30克，金锦香、十大功劳叶各15克，水煎服（《中草药彩色图谱》）。

【用法用量】内服：煎汤，15～24克，大量30～60克；或炖肉或研末入丸、散。

【注意事项】脾胃虚寒、阴虚内燥者忌用。“菝葜叶”详见“清热解毒”章。

梵天花

（三角枫、犬跤迹、狗脚迹、五龙会、假棉花、山棉花）

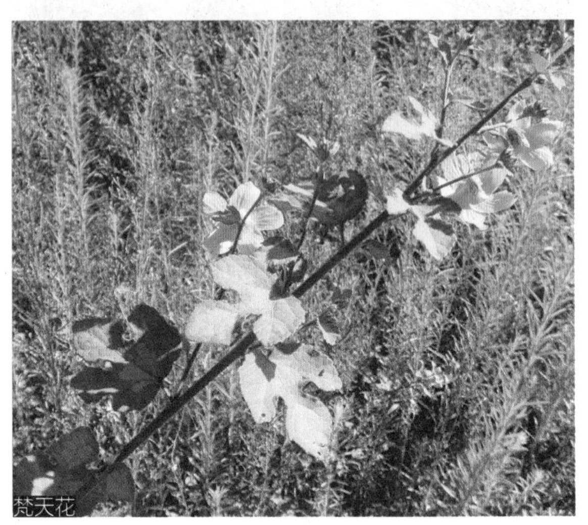

【药物来源】锦葵科植物梵天花〔*Urena procumbens* L.〕的茎、枝及叶。

【植物特征】亚灌木，高50～90cm。茎直立，圆柱形，多分枝，细枝被星状柔毛。叶互生，叶柄长0.5～4cm；叶片阔卵形，长3～7cm，宽2～5.5cm，通常3～5深裂，边缘有锯齿，上面绿色，粗糙，下面浅被毛。花单生或数朵簇生叶腋；萼5裂，外被星状毛，副萼亦5裂，裂片近三角形；花瓣5，粉红色，倒卵形或倒卵状椭圆形；雄蕊多数，花药紫红色；雌蕊1，柱头多裂，红色。蒴果扁圆形。花期夏、秋季，果期冬季。

【生长分布】生于山坡、路旁、村边、荒野。分布于我国华东、华南、华中、西南等地区。

【采收加工】夏、秋采集，切段，晒干。

【性味归经】淡、微甘，凉。入肝、大肠二经。

【功能主治】祛风利湿，消肿解毒。用于风湿性关节炎，感冒，流行性感冒，心脏性水肿，白带，疮疡肿毒，风毒流注。

【配伍应用】

梵天花-地桃花　两药都有祛风利湿作用。梵天花淡渗利湿，微甘和脾，功偏利湿且扶脾；地桃花甘能益气健脾，辛能散能通，长于散风邪并益气。两药相配，相须为用，祛风利湿作用较强，且具健脾，益气，和中之功。用于风湿痹、湿痹，并中气不足，脾胃不和，如关节肿痛、肢体酸困、倦怠乏力、食少便溏等症。

梵天花-无莿根 梵天花能消肿解毒；无莿根能解毒消肿。前者功偏散结消肿；后者则重在清热解毒。两药配伍，相辅相成，功效增强。用于疮疡肿毒初起，以及风毒流注等证。

【单方验方】

①用于风毒流注：梵天花120克，羊肉240克。酌加酒水各半炖三小时，日一次（《福建民间草药》）。

②治痢疾：梵天花9～15克，水煎服（《广西实用中草药新选》）。

③治毒蛇咬伤：梵天花鲜叶捣烂，浸米泔水洗之，以渣敷伤口（《福建中草药》）。

【用法用量】内服：煎汤，30～60克；或炖肉。外用：捣敷。

【注意事项】根“梵天花根”详见“益气”章。

梧桐根

（白梧桐根、梧桐蔃）

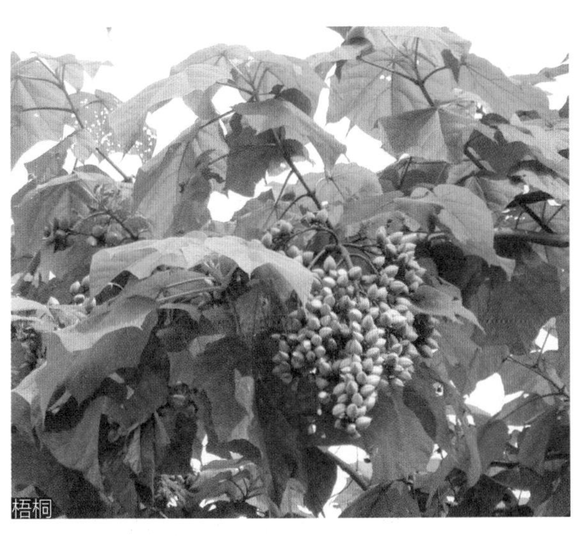

梧桐

【药物来源】梧桐科植物梧桐〔*Firmiana platanifolia*（L.f.）Marsili〕的根。

【植物特征】落叶乔木，高4～15m。树干直立，圆柱形，青灰色，幼枝绿色。叶互生，叶柄长10～26cm，淡黄色，被褐色毛；叶片心状圆形，长16～32cm，宽12～30cm，有3～5个深裂，裂片先端渐尖，基部近心开，边缘微波状，上面绿色，幼时被毛，成熟无毛，下面被星状柔毛。圆锥花序生枝顶，长可达25cm，总梗、花梗被浅棕色绒毛；花单性；萼浅绿色，裂片5，披针形，密被浅黄色绒毛；无花瓣；雄花雄蕊与萼等长，多数；雌花有柄。蓇葖果成熟前的皮裂成叶状，5片。种子2～4粒。花期夏、秋季，果期秋、冬季。

【生长分布】生于山坡、路旁、村边；多栽培。分布于我国大部分地区。

【采收加工】秋、冬季采挖，洗净，切片，晒干。

【性味归经】苦，凉。入肺、肝、肾、大肠四经。

【功能主治】祛风利湿，清肺平喘，解毒消肿。用于风湿关节痛，感冒发热，腮腺炎，梅毒，尿路感染，哮喘，月经失调。

【配伍应用】

梧桐根-大青根 两药味苦、性寒（凉），均有祛风利湿，清热解毒作用。但梧桐根偏重祛风利湿；而大青根重在清热解毒，且能止痛。两药配伍，相辅相成，功效显著。用于风湿热痹之关节热肿痛；亦可用于风热痹证之关节热肿痛、甚或红肿、伴发热、畏风、咽痛，或壮热、烦闷等，配与三丫苦、金银花、板蓝根、鸭跖草、薏苡根，以增疗效。

梧桐根-桑白皮 两药都有平喘作用。梧桐根乃清肺平喘；桑白皮为泻肺消痰平喘。两药相配，相须为用，共奏清热泻肺，化痰平喘之功。用于肺热咳喘，如咳嗽痰稠、喘急面红、烦热口渴、便秘溲赤等症。

梧桐根-马齿苋 梧桐根解毒消肿；马齿苋清热解毒，且凉血。两药配伍，则能解毒凉血，散结消肿。用于热毒炽盛所致痈疖，以及咽喉肿痛、痄腮等。

【单方验方】

①用于风湿疼痛：梧桐鲜根30～45克（干品24～36克），酒水各半同煎一小时，内服，加一个猪脚同煎更好（《福建民间草药》）。

②风湿性关节炎：发于上肢，用梧桐根30克，木莲根30克炖服；发于下肢，用梧桐根30克，土牛膝30克炖服（《福州市民间药草》）。

③坐骨神经痛：梧桐根90克，水鸭一只炖服；或梧桐根60克，三丫苦根30克，白花风不动30克，炖猪蹄服（《福州市民间药草》）。

④治热淋：梧桐根（去粗皮），捣烂，浸淘米水内，用布绞汁，加白糖服（《湖南药物志》）。

⑤治哮喘：梧桐根15～30克，水煎服（《常用中草药手册》）。

⑥热哮：梧桐根60克，土黄连30克，煎汁后同猪肺蒸烂后食猪肺及汁（《福州市民间药草》）。

⑦治骨折：梧桐根、三白棒、震天雷、大血藤，捣敷或水煎服（《湖南药物志》）。

⑧眩晕：梧桐根60克，鸡蛋2个，水煎服（《福建中草药处方》）。

⑨治肿毒：梧桐根、水桐根、桂花树根皮、苎麻根，皆去粗皮，捣烂外敷，亦可内服（《湖南药物志》）。

⑩患花柳毒骨痛：和猪肉煮汤服之（《岭南采药录》）。

【用法用量】内服：煎汤，15～30克（鲜品30～60克）；或炖肉。外用：捣敷。

【注意事项】叶“梧桐叶”、树干皮“梧桐白皮”详见本章；果实“梧桐子”详见“理气”章。

梧桐叶

（白梧桐叶）

【药物来源】梧桐科植物梧桐〔*Firmiana platanifolia*（L.f.）Marsili〕的叶。

【植物特征】详见本章“梧桐根”。

【生长分布】详见本章“梧桐根”。

【采收加工】春、夏季采摘，晒干。

【性味归经】苦，寒，无毒。入肺、肝二经。

【功能主治】祛风除湿，清热解毒，平肝息风。用于风湿关节痛，头风痛，痈疖肿毒，高血压，手足麻木，冠心病。

【配伍应用】

梧桐叶-三丫苦　两药苦、寒，均有祛风除湿，清热解毒作用。但梧桐叶祛风除湿作用较强，而三丫苦重在清热解毒。两药配伍，相辅相成，功效倍增。用于风湿热痹热重于湿，或风热痹等。

梧桐叶-紫花地丁　两药都有清热解毒作用。梧桐叶且能消肿；紫花地丁并能消痈。两药相配，相须为用，清热解毒，散结消肿功效尤强。用于痈疖肿毒。

梧桐叶-女贞子　梧桐叶苦、寒，平肝息风，且清热；女贞子甘苦凉，养肝益肾，滋阴清热。前者降泄，后者滋养。两药配伍，共收滋阴清热，平肝息风之功。可用于肝肾不足，阴虚内热，虚风内动，如头昏目眩、腰酸腿软、五心烦热、血压升高、手足麻木等症。

【单方验方】

①用于风湿骨痛：跌打损伤，哮喘：梧桐叶15～30克，水煎服（《常用中草药手册》）。

②头风痛：鲜梧桐叶7片，星宿菜根60克，青壳鸭蛋一个，水煎服（《青草药彩色图谱》）。

③治背痈：取梧桐鲜叶，洗净，用银针密刺细孔，并用醋浸，整叶敷贴患部（《福建民间草药》）。

④治泄泻不止：梧桐叶不拘多少，用水煎十数沸，只浴两足后跟，其泻即止。若浴之近上，大便反闭（《内经拾遗方论》）。

⑤高血压：梧桐嫩叶，一日30克，煎汤代茶（《福州市民间药草》）。

【用法用量】内服：煎汤，15～30克。外用：煎洗或研末调敷。

梧桐白皮

（梧桐皮）

【药物来源】梧桐科植物梧桐〔*Firmiana platanifolia*（L.f.）Marsili〕去掉栓皮的树皮。

【植物特征】详见本章“梧桐根”。

【生长分布】详见本章“梧桐根”。

【采收加工】秋、冬季采集，剥下树皮，除去栓皮，洗净，切段，晒干。

【性味归经】苦，寒。入肝、脾、肺、肾、大肠五经。

【功能主治】祛风除湿，和血调经，清热解毒。用于腰膝痹痛，跌打损伤，月经不调，丹毒，痔疮，脱肛，腮腺炎。

【配伍应用】

梧桐白皮-三丫苦　两药均味苦、性寒，都有祛风除湿，清热解毒作用。但梧桐白皮重在祛风湿；三丫苦偏于清热毒。两药配伍，相辅相成，功效增强。可用于风热痹，如关节热肿痛或发红、咽痛、头昏痛，或伴发热、畏风、有汗、口渴、烦闷等症。配与金银花、射干、薏苡根、大青根，以增疗效。

梧桐白皮-女贞子　梧桐白皮味苦、性寒，能清热和血调经；女贞子味苦、辛，性凉，补益肝肾，滋阴清热。两药配伍，既能滋补肝肾之阴，又清泄无根之火，以调阴阳，和气血。用于妇人阴虚内热所致月经先期、月经过多，以及崩漏等证。

梧桐白皮-蛇莓　两药性质寒、凉，均有清热解毒之功。但梧桐白皮偏清气分热毒；蛇莓长于清血分火毒而消肿。两药配伍，相须为用，清气凉血，解毒消肿，功效显著。用于热毒炽盛所致痈疖、丹毒、喉蛾等证。

【用法用量】内服：煎汤，9～15克。外用：捣敷。

野鸦椿花

（乌腱花、鸡肫花、鸡胗花）

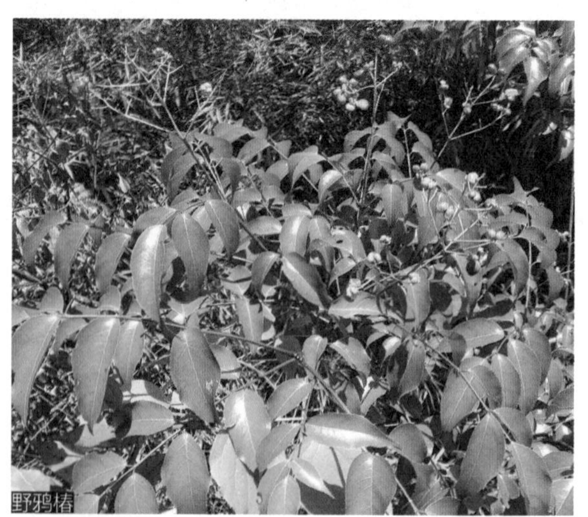
野鸦椿

【药物来源】省沽油科植物野鸦椿〔*Euscaphis japonica*（Thunb.）Dipp.〕的花。

【植物特征】落叶灌木至小乔木，高3～7m。树干直立，圆柱形，上部有分枝，外皮灰色，小枝暗棕色。枝叶有臭气。叶对生，单数羽状复叶，具长柄，小叶5～11枚，有短柄；小叶片卵形至长卵形，长4.5～10cm，宽2～4cm，先端长尖或渐尖，基部近圆形或宽楔形，边缘有细锯齿，上面暗绿色，光泽，下面绿色。圆锥花序，顶生；花萼5片；花瓣5，黄白色；雄蕊5；雌蕊3，子房卵圆形。蓇葖果近卵形，果皮紫红色，存宿萼。种子扁圆形，假种皮肉质，黑色而光泽。花期夏季，果期秋季。

【生长分布】生于山坡、路旁、灌丛、林中。分布于我国大部分地区。

【采收加工】夏季采摘，晒干或烘干。

【性味归经】甘，平，无毒。入肺、肝二经。

【功能主治】祛风镇痛。用于风湿头痛，头晕，眉棱骨痛，偏头痛。

【配伍应用】

野鸦椿花-牡荆根 两药都有祛风止痛作用。野鸦椿花甘平，轻浮之体，偏走于上，祛风舒筋镇痛；牡荆根苦辛温，喜行头面，祛风解肌，活络止痛。两药配伍，则能祛风活络，舒筋止痛。用于伤风头痛、头风头痛，以及风湿头痛、关节痛等。

野鸦椿花-女贞子 野鸦椿花上行头面，祛风镇痛；女贞子喜走下焦，补肝肾，滋阴清热。两药配伍，一散一收，相互为用，共呈滋补肝肾，祛风清热，镇静止痛之功。用于肝肾阴虚，虚热内生，虚火上扰，头痛头晕等。

【单方验方】

①风湿头痛：野鸦椿花、楤木根各15克，蘡薁根、锦鸡儿根各30克，水煎服。

②气虚头痛（头痛时发时止，早晨比晚上加剧，疼痛部位不定。同时伴头昏耳鸣，失眠多梦，心悸气短，精神紧张，记忆力不好）：川芎4.5克，野鸦椿花15克，黄花稔30克，炖鸡蛋服。

③眩晕：野鸦椿花、黄花远志根各9克，大青根30克，水煎服。

④头风贯眼：野鸦椿花、白鸡冠花、马齿苋各9克，薄荷4.5克，炖酒熏患处至气消为度（①～④方出自《福建中草药处方》）。

【用法用量】内服：煎汤，9～15克；或炖蛋；或炖肉。外用：煎熏洗。

【注意事项】根“野鸦椿根”详见本章；“野鸦椿子”详见“理气”章。

野鸦椿根

（鸡矢柴根、鸡肫花根、红果楞根、鸡金子根）

【药物来源】省沽油科植物野鸦椿〔*Euscaphis japonica*（Thunb.）Dipp〕的根。

【植物特征】详见本章“野鸦椿花”。

【生长分布】详见“野鸦椿花”。

【采收加工】秋、冬季采挖，洗净，切片，晒干。

【性味归经】微苦、辛，平。入肝、脾、肾三经。

【功能主治】祛风利湿，活络止痛。用于风湿关节痛，腰痛，头痛，头晕，跌打损伤。

【配伍应用】

野鸦椿根-桑根 两药都能祛风利湿。但野鸦椿根味微苦、辛，性平，偏于辛散，长于祛风邪，桑根味苦、性凉，偏于清泄，重在清热利湿。两药配伍，相辅相成，功效增强。用于风湿热痹之关节肿痛等症。

野鸦椿根-香花岩豆藤 野鸦椿根活络止痛；香花岩豆藤活血舒筋。两药配伍，相得益彰，共收活血通络，舒筋止痛之功。用于跌打闪挫伤筋，瘀滞肿痛、肢节活动受限等症。

【单方验方】

①用于关节或肌肉风痛：野鸦椿根90克，煎服（《浙江民间常用草药》）。

②风湿腰痛：野鸦椿根60克，山桔根30克，水酒各半煎服（《畲族医药学》）。

③治偏头痛：野鸦椿根、鸡儿肠、金银花根、单叶铁线莲各15克，黄酒煎服（《浙江民间常用草药》）。

④头痛头晕：野鸦椿根20克，鸡蛋3个，炖服（《畲族医药学》）。

⑤治跌打损伤、筋骨痛：野鸦椿根15克，水煎服（《浙江民间常用草药》）。

⑥治泄泻、痢疾：野鸦椿根30～60克，水煎服（《浙江天目山药植志》）。

⑦治产褥热：野鸦椿根、白英各9克，梵天花15克，羊耳菊、蛇莓各6克。用水、酒各半煎，加红糖30克冲服（《浙江民间常用草药》）。

【用法用量】内服：煎汤，9～15克（大量用至45克）；或炖鸡蛋。

野老鹳草

（老鹳草、五叶草）

【药物来源】牻牛儿苗科野老鹳草〔*Geranium carolinianum* L.〕的全草。

【植物特征】一年生草本，高20～36cm。茎丛生，直立，基部分枝，被长白毛。基生叶卧地，具长柄，被白长毛，叶片阔卵形，早萎；中部叶互生，近圆形，长2.2～4cm，宽3.8～6.5cm，掌状5深裂，裂片菱状倒卵形，先端长尖，基部渐窄，上部2深裂，上面绿色，被疏短毛，下面浅绿色，叶脉明显，被长白毛；上部叶对生，基本形态近似中部叶，

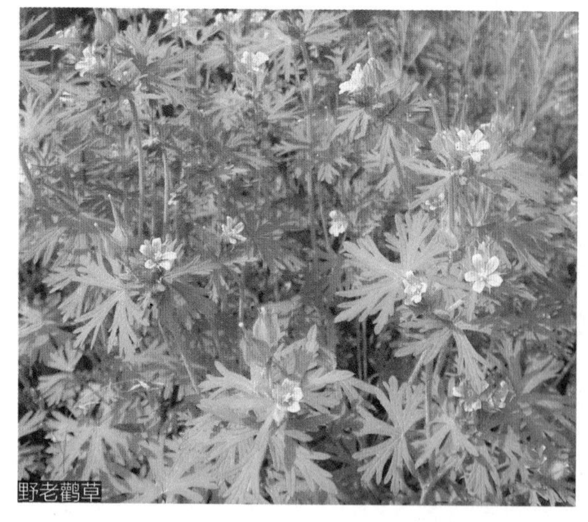
野老鹳草

但叶片较小，叶柄较短。伞形花序，顶生或腋生，花梗长；萼片5，椭圆形，外被长白毛；花瓣5，淡紫色，卵形至倒卵形；雄蕊10。蒴果细长，锥形，长2~4cm，5室，每室种子1粒。花期夏季，果期秋季。

【生长分布】生于路旁、山坡、荒地、田边。分布于我国华东、华南等地区。

【采收加工】春、夏季采集，洗净，切段，晒干。

【性味归经】苦，微辛，平。入脾、膀胱二经。

【功能主治】祛风理湿，活血通经，清热解毒。用于风湿关节痛，肢体麻木，四肢拘挛，坐骨神经痛，月经不调，经期寒热，肠炎，痢疾。

【配伍应用】

野老鹳草-桑枝　两药均有祛风除湿作用。野老鹳草并能活络；桑枝尚能利关节。两药配伍，则能祛风除湿，舒筋活络。用于风湿关节痛、筋肉拘挛等证。

野老鹳草-益母草　野老鹳草能活血通经；益母草能活血祛瘀。前者重在通经脉，后者善于祛瘀滞。两药配伍，则能活血祛瘀，行滞通经。用于妇人瘀滞经闭，或月经后期等证。

野老鹳草-地锦草　两药均有清热解毒之功。野老鹳草又能祛风湿以散邪，地锦草并能清利以祛湿热。两药配伍，则能发散风邪，解毒利湿。可用于痢疾初起，如畏寒发热、全身疼痛、腹痛即便、便下黏液、里急后重等症。

【单方验方】

①风湿关节痛：野老鹳草120克，放入白酒1千克中浸泡5~7天，过滤，每次服1小盅（约15毫升），每日2次，或以老鹳草15~30克，水煎服；或野老鹳草、透骨草10千克，独活、威灵仙各2.5千克，防风4千克，穿山龙5千克，制草乌90克（先煎），水煎2次，合并滤液浓缩至20千克，每服15~20毫升，每日3次（《全国中草药汇编》）。

②治妇人经行受寒，月经不调，经行发热，腹胀腰痛，不能受胎：野老鹳草15 克，川芎6克，大蓟6克，白芷6克。水酒各一盅，合煎，临卧服，服后避风（《滇南本草》）。

【用法用量】内服：煎汤，6~15克；或浸酒。

【注意事项】野老鹳草注意与同科的“牦牛儿苗老鹳草”“尼泊尔老鹳草”“西伯利亚老鹳草”“块根老鹳草”鉴别，但性味归经、功能主治相同，同等入药。

铜锤玉带草

（地茄子草、翳子草、地浮萍、小铜锤、地扣子、地石榴）

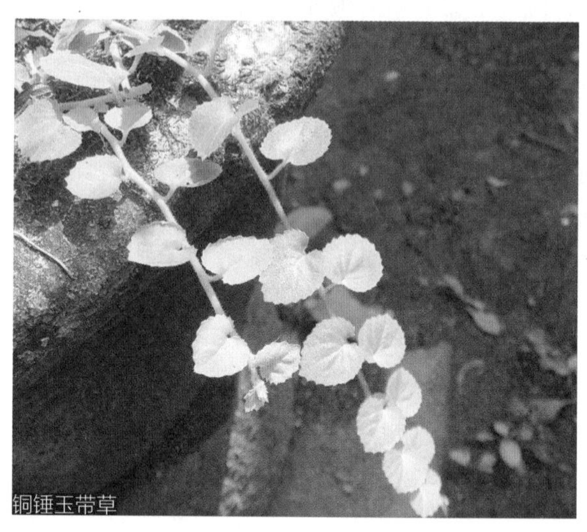
铜锤玉带草

【药物来源】桔梗科植物铜锤玉带草〔*Pratia nummularia*（Lam.）A.Br.et Aschers.〕的全草。

【植物特征】一年生草本，长20~40cm。茎匍匐，圆柱形，绿色，或被疏短毛，有节，节处着地生须根。叶互生，具短柄；叶片近圆形或卵状心形，长0.8~1.2cm，宽0.6~1cm，先端钝，基部心形，边缘有锯齿，上面绿色，下面浅绿色，叶脉明显，脉上被柔毛。花单生叶腋，花梗长0.8~1.8cm；花萼壶状，先端5齿裂，裂片先端渐尖；花二唇形，淡紫色，上唇2裂，下唇3裂；雄蕊5；子房下位，柱头2裂。浆果长椭圆形，熟时红色，存宿萼。种子多数。花期夏季，果期秋季。

【生长分布】生于田埂、山坡、路旁、沟边阴湿处。分布于我国华南、西南、华中以及台湾等地区。

【采收加工】夏季采集，洗净，晒干。

【性味归经】辛、苦，平。入心、肺、肝三经。

【功能主治】祛风利湿，活血散瘀。用于风湿关节痛，白带，遗精，月经不调，跌打损伤，无名肿毒。

【配伍应用】

铜锤玉带草-穿破石　两药均能祛风利湿。铜锤玉带草辛散苦降，而偏于祛风邪，兼能活血；穿破石淡渗苦泄，则长于利湿，并能活络。两药配伍，则能祛风利湿，活络舒筋。用于风湿痹关节肿痛、腰痛等症。

铜锤玉带草-积雪草　铜锤玉带草能活血散瘀；积雪草能活

血消肿。两药配伍，相得益彰，则具活血散瘀，消肿止痛功效。用于跌打损伤，瘀滞肿痛等症。

【单方验方】

①风湿痹痛：铜锤玉带草30克，鸡血藤18克，白簕花根24克，水煎服。

②小儿急性胃炎：铜锤玉带草、白茅根、薏苡根各9克，车前草6克，水煎服。

③疽：鲜铜锤玉带草适量，捣敷（①~③方出自《青草药彩色图谱》）。

④治跌打损伤、骨折：鲜铜锤玉带草，捣烂敷患处（《云南中草药》）。

⑤月经不调：鲜铜锤玉带草20克，益母草15克，香附9克，水煎服（《中国民间百草良方》）。

【用法用量】内服：煎汤，9~15克（鲜品18~45克）。外用：捣敷。

【注意事项】果实“地茄子”详见“收敛固涩”章。

常春藤

（龙鳞薜荔、三角风、爬墙虎、尖角枫、钻天风、犁头南风藤）

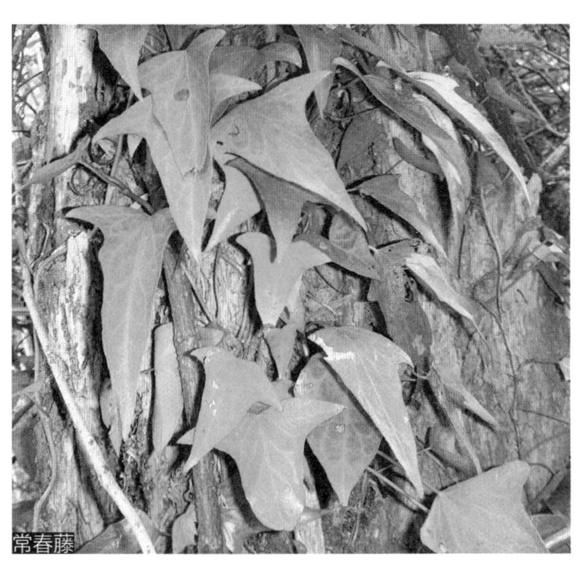

常春藤

【药物来源】五加科植物常春藤〔*Hedera nepalensis* K.Koch var. *sinensis*（Tobl.）Rehd.〕的茎、叶。

【植物特征】攀援藤本灌木，长达10余米。茎圆柱形，无毛，多气根，幼枝被柔毛。叶互生，叶柄长1.5~4.5cm；叶片革质；营养枝上叶片近戟形，或卵形单侧1裂，长4~9cm，宽3~7cm，先端渐尖，基部近圆形，全缘；花枝上叶片，椭圆状卵形，长4.5~11cm，宽1.5~6.5cm，先端渐尖，基部楔形，全缘；上面暗绿色，下面绿色。伞形花序，顶生，序枝长达2cm，被黄柔毛，花梗长约0.8cm；萼5齿裂；花冠黄绿色，5枚；雄蕊5；子房5室。浆果状，圆形，成熟时红色或黄色。花期夏、秋季，果期翌年春季。

【生长分布】附生于山野阔叶林树干上、岩石上。分布于我国大部分地区。

【采收加工】四季可采，切段，晒干。

【性味归经】苦，凉。入肝、脾二经。

【功能主治】祛风利湿，清热解毒，平肝镇静。用于风湿关节痛，腰痛，肾炎水肿，结膜炎，肝炎，疔疮痈肿，头晕，口眼㖞斜，荨麻疹，湿疹。

【配伍应用】

常春藤-野鸦椿根　两药都能祛风利湿。但常春藤偏于利湿而清热；而野鸦椿根长于祛风活络，且止痛。两药配伍，相辅相成，共奏祛风活络，清热利湿，消肿止痛之功。用于湿热痹之关节肿痛，腰痛等症。

常春藤-金银花　两药都有清热解毒功效。常春藤尚能疏表；金银花善能凉透。两药配伍，则能清热解毒，凉散风热。用于头面火疖、目赤肿痛，以及外感风热之咽喉痛等症。

常春藤-珍珠草　两药都有清热平肝作用。常春藤苦、凉，尚能镇静安神；珍珠草甘、苦、凉，兼能利尿泄热。两药配伍，共奏清热平肝，利尿泄热，镇静安神之功。用于情志化火，肝阳偏亢证，如急躁易怒、头痛且胀、面目红赤、眩晕、耳鸣、失眠多梦等症。配栀子、薄荷，以增疗效。若伴肝肾阴虚，阴不制阳而失衡，须配些滋阴药以调之，如生龟甲、白芍、女贞子等，以助功效。

【单方验方】

①用于关节风痛及腰部酸痛：常春藤9~12克，黄酒、水各半煎服，并用水煎汁洗患处（《浙江民间常用草药》）。

②治产后感风头痛：常春藤9克，黄酒炒，加红枣7个，水煎，饭后服（《浙江民间常用草药》）。

③急性结膜炎：常春藤15~30克，水煎服（《全国中草药汇编》）。

④治肝炎：常春藤、败酱草，煎水服（《草药手册》）。

⑤治一切痈疽：常春藤一握。研细，以酒解汁，温服。利恶物为炒（《外科精要》）。

⑥治疔疮痈肿：鲜常春藤60克，水煎服；外用鲜常春藤叶捣烂，加糖及烧酒少许捣匀，外敷（《草药手册》）。

⑦托脓排毒：鲜常春藤30克，水煎，加水酒兑服（《草药手册》）。

⑧治疔疮黑凹：用发绳扎住，将常春藤捣汁，和蜜一盏服之。外以葱蜜捣敷四围（《太平圣惠方》）。

⑨治口眼㖞斜：常春藤15克，白风藤15克，钩藤7个。泡酒500毫升。每服药酒15毫升，或蒸酒适量服用（《贵阳民间药草》）。

【用法用量】内服：煎汤，9~15克；或浸酒。外用：煎洗或捣敷。

【注意事项】“常春藤子”甘，温，无毒。主风血羸老，腹内诸冷血闭，强腰脚，变白（《本草拾遗》）。

崖姜

（穿石剑）

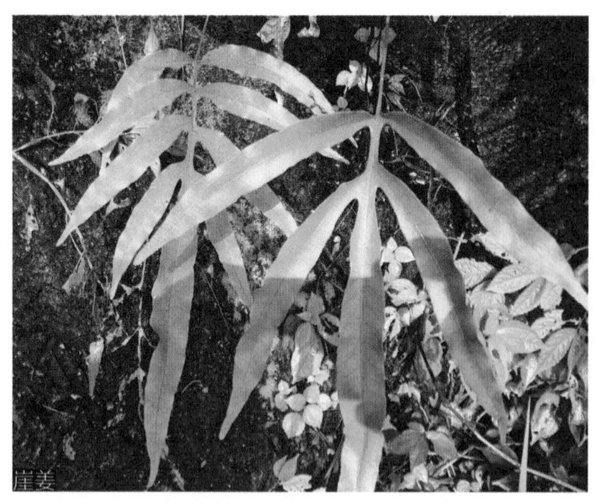

崖姜

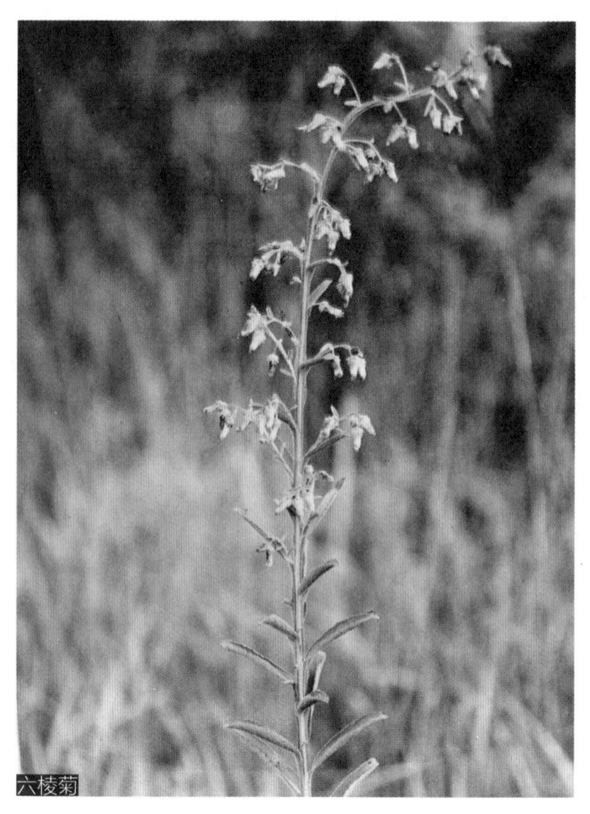

六棱菊

【药物来源】水龙骨科植物崖姜〔*Pseudodrynaria coronans*（Wall.ex Mett.）Ching〕的根状茎。

【植物特征】多年生丛生草本，高40～100cm。根状茎横走，近肉质，密被棕色鳞片。叶簇生，有长柄，叶片革质，长椭圆状披针形，长30～60cm，宽15～25cm；先端长尾状渐尖，向下渐窄，边羽状深裂，裂片剑形，中部以上裂片长10～20cm，宽约1.3～2.7cm，先端渐尖，全缘，两面绿色，上面光泽，叶脉下面凸出，网状，网眼有单枝或分叉的小脉。孢子囊群生于近侧脉的网眼上边和内藏小脉的交叉点上，无盖。

【生长分布】生于林中岩石上或树上。分布于我国华南、华东、西南以及台湾等地区。

【采收加工】春、夏季采挖，去毛，洗净，切片，晒干。

【性味归经】苦、微涩，温。入肝、肾二经。

【功能主治】祛风除湿，舒筋活络。用于风湿疼痛，跌打损伤，骨折，中耳炎。

【配伍应用】

崖姜-穿山龙　崖姜味苦、微涩、性温，祛风除湿；穿山龙味苦、性平，祛风止痛。两药相须为用，共收祛风除湿，舒筋止痛之功。用于风湿痹之关节痛、筋骨痛等症。

崖姜-全蝎　崖姜能舒筋活络；全蝎通络止痛。两药配伍，相辅相成，则能舒筋解痉，活络止痛。用于头风头痛、颈肩痛以及风湿头痛等证。

【用法用量】内服：煎汤，9～15克。外用：捣敷。

鹿耳翎

（百草王、四方艾、羊仔菊、八面风、臭灵丹、辘轴风、六盘金）

【药物来源】菊科植物六棱菊〔*Laggera alata*（D.Don）Sch. Bip.ex Oliv.〕的全草。

【植物特征】多年生草本，高35～100cm，全株芳香。根状茎粗短，多须根。茎直立，4～6棱，密被淡黄色柔毛及腺点，棱上有翅状绿色附属物，上部多有细短分枝。叶互生；叶片披针形，长5～10cm，宽1～2.5cm，先端钝或短尖，基部渐窄，下延成翅，上面深绿色，下面绿色，两面均密被柔毛。头状花序，顶生和腋生，下垂，组成疏散圆锥花序，有时2个头状花序呈单歧聚伞状排列；花全为管状，紫色；外围为雌花，中央两性花；花冠先端5齿裂；雄蕊5；雌蕊1。瘦果被柔毛，有白色冠毛。花期秋季至翌年初春，果期冬季至翌年春季。

【生长分布】生于山坡、路旁、草丛。分布于我国华南、华东、华中、西南等地区。

【采收加工】夏、秋季采集，洗净，切段，晒干。

【性味归经】苦，辛，温。入肺、脾，膀胱三经。

【功能主治】祛风利湿，理气和中，活血化瘀，消肿解毒。用于风湿关节痛，腰痛，肾病水肿，寒湿腹泻，妇女经闭，痈肿，瘰疬。

【配伍应用】

鹿耳翎-菝葜　两药都有祛风利湿作用。鹿耳翎偏于温散祛风；菝葜长于温运利湿。两药配伍，相辅相成，共收祛风除湿，温脾助运之功。用于关节风寒湿痛等症。

鹿耳翎-半夏　鹿耳翎能理气和中，且解表化湿；半夏能燥湿化痰，降逆止呕，消痞。两药配伍，共奏疏表和里，燥化湿邪，理气消痞，降逆止呕之功。用于湿阻中焦，升降失司，见脘腹胀满、食欲不振、恶心呕吐、舌苔浊腻等症。配与藿香、紫苏梗、佛手，以增疗效；若伴腹痛、泄泻，配与青蒿、艾叶、杉木，效更佳。

鹿耳翎-红糖 两药性温，均有活血化瘀作用。鹿耳翎并能理气和中；红糖兼能养血，温脾。两药配伍，则能温脾理气，活血养血，祛瘀通经之功。用于经寒瘀滞致痛经、经闭等症。

鹿耳翎-蒲公英 鹿耳翎性温，能消肿解毒；蒲公英性寒，能解毒消痈。前者偏于散结消肿，后者重在清热毒。两药配伍，寒温调和，相辅相成，功效尤著。用于痈疖肿毒初起等。

【单方验方】

①用于关节肿痛：鹿耳翎60克，山芝麻根15克，水煎服（《青草药彩色图谱》）。

②治湿痹：鹿耳翎30～60克，酒水炖服（《福建中草药》）。

③用于关节痛：鹿耳翎30～45克，和猪肉炖服（《福建民间草药》）。

④治寒痹：鹿耳翎30～45克，猪脚一只，酒水各半炖2小时，分2次吃汤（《福州市民间草药草》）。

⑤治头痛风：鹿耳翎30～60克，用红酒120毫升炒后，用鸡一只或羊头一个炖服（《福建民间草药》）。

⑥治腰痛：鹿耳翎30～60克，酌加酒、水各半炖服（《福建民间草药》。

⑦治腹痛吐泻：鹿耳翎9克，观音茶4.5克，生姜3片，煎服（《闽东全草》）。

⑧寒湿泄泻：鹿耳翎30～60克，水煎服（《福建中草药》）。

⑨肾炎水肿：鹿耳翎90克，牛插鼻30克，炖服（《福州市民间草药》）。

⑩心脏性水肿：鹿耳翎30克，红糖15克，炖服（《福州市民间草药》）。

⑪治妇女经闭：鹿耳翎15～30克，老酒炖服（《福建民间草药》）。

⑫闭经：鹿耳翎30克（干品20克）母鸡一只，水酒各半炖服（《畲族医药学》）。

⑬治跌打损伤：鹿耳翎30克，和酒250毫升炖服（《福建民间草药》）。

⑭多发性脓肿：鹿耳翎30～45克，山芝麻30克，毛叶紫金牛15克，黄酒炖服（《福建中草药处方》）。

【用法用量】 内服：煎汤，12～18克（鲜品30～60克）；或炖肉。外用：煎洗。

【注意事项】 根“羊毛草根”，详见“理气”章。

麻蕡

（麻蓝、青羊、青葛）

【药物来源】 桑科植物大麻〔*Cannabis sativa* L.〕的幼嫩果穗。

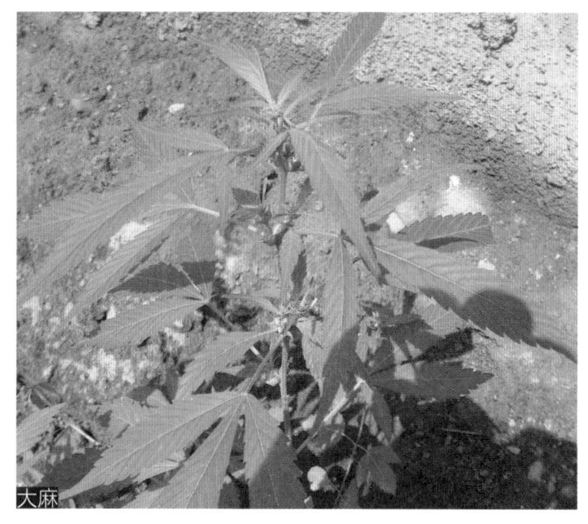

大麻

【植物特征】 详见“润下”章“火麻仁”。

【生长分布】 详见“润下”章“火麻仁”。

【采收加工】 夏季采集，晒干。

【性味归经】 辛，平，有毒。入肺、心、肝三经。

【功能主治】 祛风除湿，镇痉定痛。用于风湿关节痛，痛风，癫狂，失眠，咳喘。

【配伍应用】

麻蕡-箭杆风 两药都有祛风除湿作用。但麻蕡能利关节，且定痛；箭杆风能通经络，散表。两药配伍，相辅相成，功效更强。用于风湿痹之关节痛、肢体麻木等症。

麻蕡-全蝎 两药都有止痛功效。但麻蕡镇痉定痛，全蝎乃通络止痛。两药配伍，则能舒筋活络，解痉定痛。用于偏正头痛、以及跌打伤筋等证。

【用法用量】 内服：煎汤，0.2～0.4克。外用：捣敷。

【注意事项】 种仁“火麻仁”详见“润下”章。

紫绿草

（扇花冷水花，走马胎、阿伯秀）

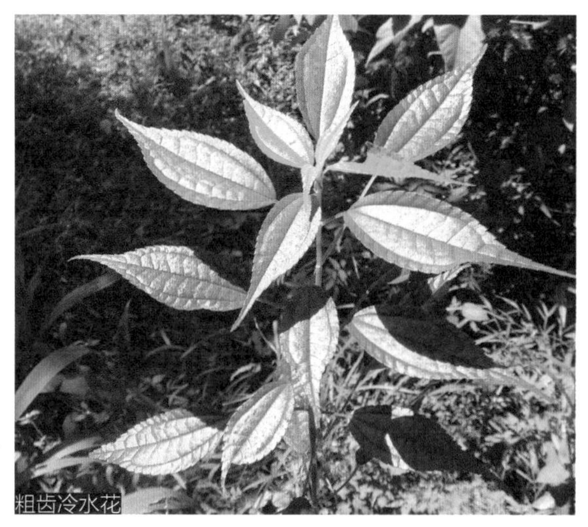

粗齿冷水花

【药物来源】荨麻科植物粗齿冷水花〔*Pilea sinofasciata* C. J. Chen〕的全草。

【植物特征】多年生草本，高30～55cm。茎直立，圆柱形，肉质，略显透明。叶对生，叶柄长1.5～6.5cm；叶片卵形，先端长渐尖，基部近圆形，边缘有粗锯齿，近柄处全缘，上面深绿色，下面绿色，基出脉3条。花腋生，雌雄异株，小花多数，花径约1.5mm；雄花花瓣4，雄蕊4；雌花花瓣3。瘦果扁圆形。花期夏季，果期秋季。

【生长分布】生于山沟旁、路边阴湿处。分布于我国华南、华中、西南等地区。

【采收加工】夏、秋季采集，洗净，切段，晒干。

【性味归经】辛，平。入肝、胃二经。

【功能主治】祛风，活血，止痛。用于风湿关节痛，胃痛。

【配伍应用】

紫绿草-桑根 紫绿草辛、平，祛风，活络，止痛；桑根苦、凉，祛风利湿，活络止痛。两药配伍，相须为用，共奏祛风活络，清热利湿，消肿止痛之功。用于湿热痹之关节肿痛。若湿重者，配与粉防己、海桐皮、薏苡仁、萆薢；热重者，配与大青根、三丫苦、穿山龙，以增疗效。

紫绿草-香附 两药均有止痛作用。紫绿草乃活血，止痛；香附为理气，止痛。两药配伍，则能疏肝和胃，理气活血，行滞止痛。用于肝气犯胃，气郁血滞，以致脘痞胀痛、痛有定处、嗳气频作、抑郁不快等症。若偏气滞，配金橘根、郁金、枳壳；血滞明显，配与当归、五灵脂，以增疗效。

【单方验方】治胃气痛：紫绿草15克，茴香子3克，藿香、紫苏各6克，煨水服（《贵州草药》）。

【用法用量】内服：煎汤，9～15克。

紫藤根

（藤萝根、招豆藤）

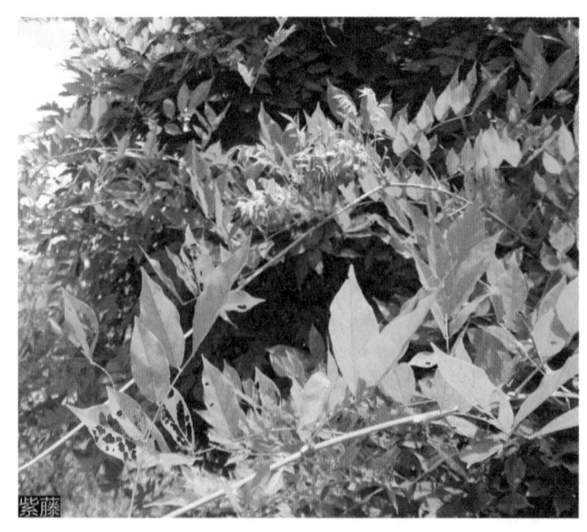
紫藤

【药物来源】豆科植物紫藤〔*Wisteria sinensis* Sweet〕的根茎。

【植物特征】落叶攀援藤本灌木，长可达9m。茎缠绕状，灰褐色。叶互生，具长柄；单数羽状复叶，羽叶7～11枚，除先端1枚外，余对生，有短柄，羽片椭圆状卵形，长4.5～10cm，宽3～6cm，先端渐尖，基部宽楔形，全缘，两面绿色；托叶线状披针形，早落。总状花序，侧生，长达30cm，下垂；萼钟状，5齿裂，外密被柔毛；花冠蝶形，紫色，旗瓣外反，翼瓣基部有耳，龙骨瓣略弯。荚果条形，长9～18cm，密生黄色绒毛。种子扁平。花期春季，果期春、夏季。

【生长分布】生于林缘、溪谷边；或栽培。分布于我国大部分地区。

【采收加工】全年可采挖，洗净，切片，晒干。

【性味归经】甘，温。入肝、肾、心三经。

【功能主治】祛风通络，益气补心。用于风湿关节痛，痛风，水肿。

【配伍应用】

紫藤根-香花岩豆藤 紫藤根甘、温，祛风通络，并能益气；香花岩豆藤苦、甘、温，活血，舒筋，兼能养血。两药配伍，相互为用，共奏祛风活络，活血通经，益气养血之功。用于风湿痹，久病入络，瘀血凝滞，且正气虚损，气血不足，致顽固疼痛、关节肿大变形，伴心悸、短气等症。若配与乌梢蛇、大血藤、黑豆、红枣，炖服，疗效更佳。

紫藤根-火炭母草根 紫藤根味甘、性温，能补益心气；火炭母草根味甘、性平，补心气并行血通络。两药配伍，则有益气补心，行血通络之双向功用。用于心气虚，行血无力，气血不畅，心络瘀滞之胸痹证，如胸闷或隐痛、心悸、气短、动之喘息等症。配与盐麸木、薤白，以增疗效；痛重，加用降香、丹参、瓜蒌、三七末；缓解时上述二味配适量鸭心，炖加少量黄酒服，效佳。

【单方验方】

①用于关节炎：紫藤根、枸骨根、菝葜根（均鲜品）各30克，水煎，米酒兑服（《草药手册》）。

②用于痛风：紫藤根15克，配其他痛风药煎服（《浙江民间草药》）。

【用法用量】内服：煎汤，9～15克。

黑虎七

（铁杆七、马力胯、过山龙）

【药物来源】裸子蕨科植物普通凤丫蕨〔*Coniogramme intermedia* Hieron〕的根状茎。

【植物特征】多年生蕨类草本，高50～80cm。根状茎横走，外被棕褐色鳞片，须根多。叶远生，叶柄长

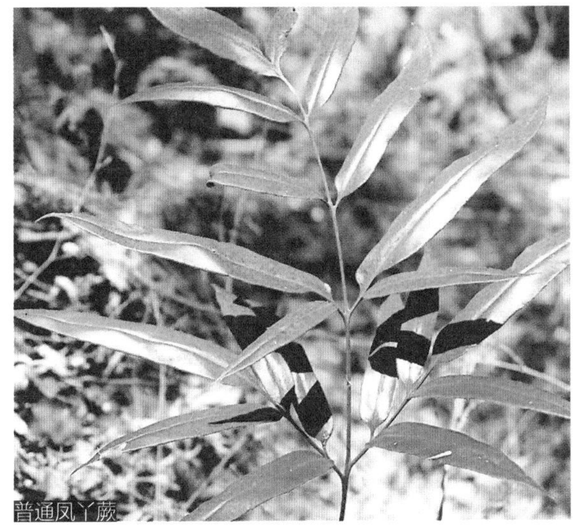

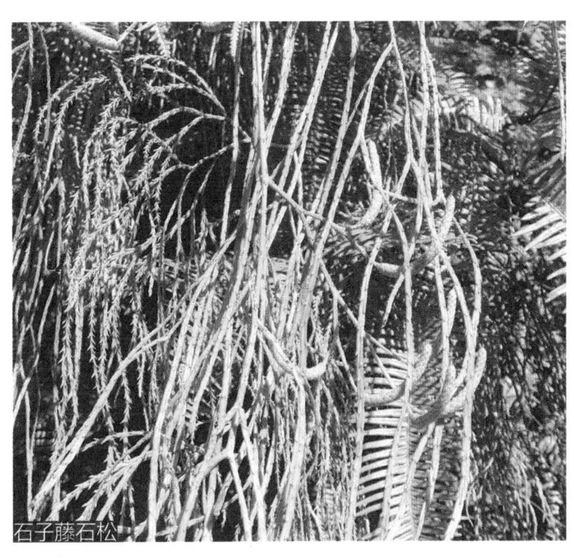

30～40cm，禾秆色；叶片长卵形，除先端单生外，余羽叶近于互生，仅基部一对二回；羽叶具短柄，叶片草质，披针形，先端尾状渐尖，基部近圆形，边缘有微齿，上面深绿色，光泽，下面绿色，疏生短毛，基出脉1条，侧脉平行略上斜。孢子囊群细长，沿侧脉分布，棕褐色，无盖。

【生长分布】生于山谷林下阴处。分布于我国华东、华南、西南等地区。

【采收加工】冬季采挖，除须根，洗净，晒干。

【性味归经】甘、涩，温。入肝、肾二经。

【功能主治】祛风除湿，强健筋骨，理气活血，止痛。用于风湿关节痛，腰痛，白带，慢性前列腺炎，跌打损伤。

【配伍应用】

黑虎七-五加根 两药性温，都有祛风湿作用。黑虎七甘、涩、温，并能通经止痛；五加根辛、温，尚能化湿消肿。两药相配，则能祛风除湿，通经活络，消肿止痛。用于久年风寒湿痹之关节痛、腰痛等症。

黑虎七-狗脊 黑虎七能强筋壮骨，治肾虚腰膝痛；狗脊能补肝肾，强腰膝，治肝肾亏虚，腰痛脊强、足膝软弱。两药配伍，相辅相成，功效较强。用于肝肾亏虚腰膝无力或酸痛，以及女子带多清稀，男子不育等。

黑虎七-青皮 两药都能理气，止痛。但黑虎七为理气，活血，止痛；青皮乃破气，散结，止痛。前者偏于行气血，后者专破气消滞。两药相配，共呈破气活血，消瘀止痛之功。用于胸胁、腰膝闪挫疼痛。

【用法用量】内服：煎汤，6～9克。

舒筋草

（千金藤、青筋藤、毛伸筋、伸筋草、扫天晴明草、地刷子）

【药物来源】石松科植物石子藤石松〔*Lycopodium casuarinoides*（Spring）Holub ex Dixit〕的全草。

【植物特征】多年生蔓性草本，长1.5～3.5m。匍匐茎蔓生，披散，下垂。茎下部叶疏生，披针形，向上叶越疏而小，叶片绿色，厚革质。枝分营养枝与孢子枝二型；营养枝多回二叉分枝，下垂，叶贴生，三列，三角形；孢子枝自营养枝基部下抽出，数回二叉分枝，末回分枝先端生一孢子囊穗1对，孢子叶阔卵圆形。孢子囊穗圆柱形，稍弯曲，下垂，孢子囊近圆形。

【生长分布】生于高山、路旁、林缘、灌丛。分布于我国大部分地区。

【采收加工】秋、冬季采收，切段，晒干。

【性味归经】微甘，温。入肝、肾二经。

【功能主治】祛风湿，舒筋活血。用于风湿关节痛，筋骨痛，跌打损伤，筋脉挛急，月经不调。

【配伍应用】

舒筋草-黄桷皮 两药都有祛风湿作用。舒筋草并能舒筋活血；黄桷皮兼舒筋活络。两药配伍，相辅相成，功效提高。用于风寒湿痹之关节痛、筋骨痛等症。

舒筋草-三角风 舒筋草能舒筋活血；三角风能活血止痛。前者为舒展筋脉以活血通经，而后者乃活血祛滞而通经止痛。两药配伍，则能活血祛瘀，舒筋活络，通经止痛。用于跌打闪挫、强力扭转、牵拉压迫所致伤筋证，如瘀滞肿痛、关节不能屈伸等症。若配全蝎、积雪草，疗效更好。

【单方验方】

①风湿关节痛：舒筋草9～15克，水煎或泡酒服（《全国中草药汇编》）。

②用于筋骨受伤后不能屈伸：舒筋草配猪筋，炖服（《四川中药志》）。

③治小儿盗汗：舒筋草、麦秆，煮水外洗（《广西实用中草药新选》）。

【用法用量】内服：煎汤，9～30克。外用：煎洗。

铺地蜈蚣

（水杉、狗仔草、舒筋草、猫子藤、收鸡草、山毛柏、垂丝石松）

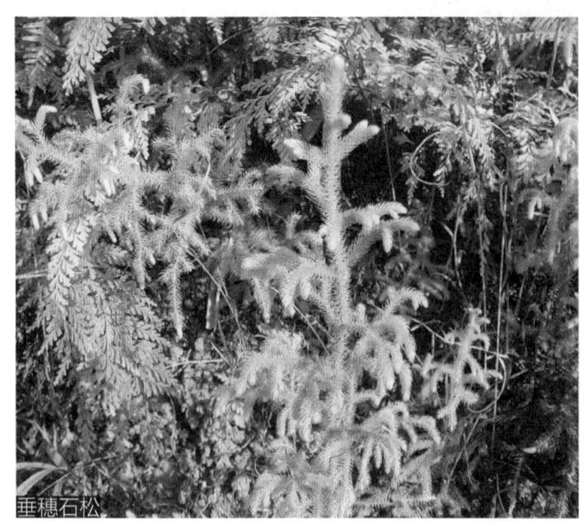

垂穗石松

【药物来源】石松科植物垂穗石松〔*Palhinhaea cernua*（L.）Vasc. et Franco〕的全草。

【植物特征】多年生草本，高20～45cm。根状茎短，须根少，白色。茎下部分枝，二回分叉，匍匐状，上部直立，有节，着地生根。叶螺旋状排列，针状，长约2～3mm。孢子穗多数，生枝顶，近圆柱形，长可达1.8cm，多下垂；孢子叶覆瓦状排列，卵圆形，有长尖头，有缘毛；孢子囊亚球形，生叶腋。

【生长分布】生于山坡、草丛、路边。分布于我国华南、华东、西南等地区。

【采收加工】夏、秋季采集，洗净，切段，晒干。

【性味归经】甘，平。入肝、脾、肾三经。

【功能主治】祛风除湿，活血止血，清热解毒。用于风湿关节痛，风湿拘挛麻木，肝炎，腹泻，痢疾，风疹，吐血，衄血。

【配伍应用】

铺地蜈蚣-桑枝　两药都有祛风除湿作用。铺地蜈蚣并能活络；桑枝尚能利关节。两药合用，则能祛风除湿，活血通络。用于风湿所致关节痛、筋脉拘挛等。

铺地蜈蚣-苎麻根　铺地蜈蚣能活血止血；苎麻根能凉血止血。前者活血通络，使血归常道而血止；后者泄血分伏热，使血和不溢以止血。两药配伍，相互为用，共收凉血泄热，止血活血之功。用于血热妄行之咯血、吐血、衄血、尿血等。

铺地蜈蚣-金银花　两药能升能降，都有清热解毒作用。铺地蜈蚣并能祛风疏表；金银花尚能轻疏风热。相须为用，升能疏散表邪，降能清泄热毒。可用于外感风热、热毒泻痢初起。

【单方验方】

①关节风湿痛：铺地蜈蚣30克，酒水煎服（《福建中草药》）。

②关节炎：铺地蜈蚣、山豆根、锦鸡儿根各30克，茜草15克，水煎服，米酒为引（《中草药彩色图谱与验方》）。

③祛风清暑：铺地蜈蚣60克，红糖30克，开水炖，分早晚服，服后有微汗出（《福州市民间药草》）。

④小儿高热：铺地蜈蚣15克，双蝴蝶10克，水煎服，冰糖为引（《中草药彩色图谱与验方》）。

⑤治吐血：铺地蜈蚣30克，捣烂，开水冲服，每日1～2次（《福建民间草药》）。

⑥治肝炎，黄疸：鲜铺地蜈蚣30～60克，煎服，每日1～2次（《福建民间草药》）。

⑦乳腺炎：鲜铺地蜈蚣30克，猪瘦肉适量，水炖服；外用鲜铺地蜈蚣、大黄末、白芷同捣敷（《青草药彩色图谱》）。

⑧治痢疾：鲜铺地蜈蚣30～60克，红糖15克，加水煎服，一日3次（《福建民间草药》）。

⑨治小便不利、梦遗失精：鲜铺地蜈蚣30克，鲜海金沙草30克，水煎服（《福建中草药》）。

⑩尿潴留：铺地蜈蚣、海金沙草各30克，金丝草30～60克，水煎服（《福建中草药处方》）。

【用法用量】内服：煎汤，9～15克（鲜品30～60克）。外用：煎洗或捣敷。

【注意事项】孕妇忌服。注意与“伸筋草”鉴别。

楤木根

（楤根、刺老包根、山通花根、白刺椿根）

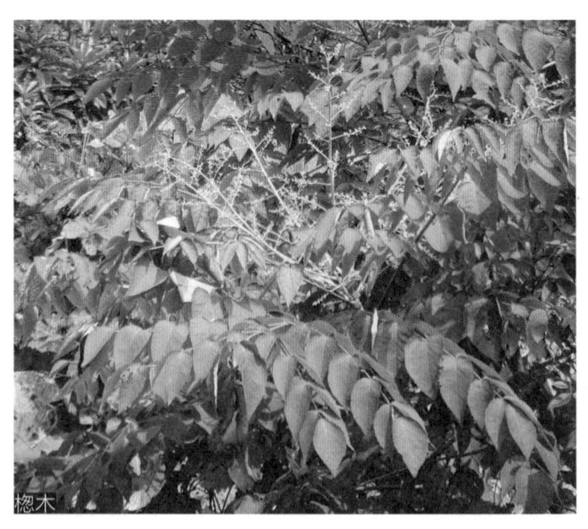

楤木

【药物来源】五加科植物楤木〔*Aralia chinensis* L.〕的根或根皮。

【植物特征】落叶灌木至小乔木，高3～7m。茎直立，圆柱形，散生直尖刺，外皮灰色，少分枝。叶簇生树干顶部，互生，有叶柄；二或三回单数羽状复叶，小叶7～15枚，除先端单生外余对生，具短柄或无柄，小叶片卵形至宽卵形，长

5～11cm，宽3～7.5cm，先端渐尖，基部近圆形，边缘有粗锯齿，上面绿色，疏生粗毛，下面被灰白毛。多数伞形花序组成大型疏散圆锥花序，顶生，序长达60cm，序轴、花梗密生黄棕色柔毛，有针刺；花小，花梗细，基部有小苞片；萼先端5齿裂；花瓣5，白色；雄蕊5；子房下位，5室。浆果状核果，近圆形，具棱，熟时紫黑色。花期夏、秋季，果期秋、冬季。

【生长分布】生于山坡、林缘、灌丛、路旁。分布于我国大部分地区。

【采收加工】秋、冬季采挖，洗净，切片，晒干；根皮剥下，洗净，切段，晒干或鲜用。

【性味归经】辛，平。入肺、肾、脾、胃四经。

【功能主治】祛风除湿，利尿消肿，活血散瘀。用于风湿性关节炎，肾炎水肿，肝硬化腹水，淋浊，急、慢性肝炎，瘰疬，痈肿，跌打损伤。

【配伍应用】

楤木根-八角枫根　楤木根辛、平，祛风除湿，且消肿；八角枫根辛、温，祛风活络，并镇痛。两药配伍，辛散温通，共呈祛风解表，散寒除湿，消肿止痛之功。用于风寒湿痹，如关节疼痛、痛有定处、遇寒痛增、不能屈伸，或伴畏寒、头痛等症。

楤木根-笔仔草　两药都有利尿消肿作用。楤木根在于宣通肺气，通调水道而行水；笔仔草淡渗利湿，泄下焦湿热而利尿。两药配伍，则能宣肺利气，渗利水湿，行水消肿。用于风水以及湿热水肿。

楤木根-土牛膝　两药都有活血散瘀作用。楤木根味辛则散，偏于散瘀消滞；土牛膝苦则降泄，长于行血消肿。相配，相辅相成，则具活血散瘀，消肿止痛功效。用于跌打闪挫，瘀滞肿痛，以及妇女瘀滞经闭等证。

【单方验方】

①风湿关节痛：楤木根、鹅掌柴、钩藤根各15克，猪蹄适量，水炖服；或楤木根、茳草各30克，水煎服（《青草药彩色图谱》）。

②腰骨酸痛，风湿关节痛：楤木根、金樱树根各60克，猪蹄1个，水酒各半炖服（《福建中草药处方》）。

③急性肾炎水肿：楤木根30克，车前草、金丝草各15克，水煎服（《青草药彩色图谱》）。

④血吸虫晚期腹水：楤木根60克，茯苓、薏苡仁各30克，半边莲18克，水煎服（《福建中草药处方》）。

⑤泌尿路感染：楤木根30克、金钱草30克，粪箕笃15克，芦根24克，每日1剂，水煎，分2次服（《新编中医学概要》）。

⑥肝硬化腹水：楤木根120克，瘦猪肉120克，水炖，喝汤食肉（《江西草药》）。

⑦急性胃肠炎：楤木根21克，盘柱南五味子根、乌药、甘草各9克，水煎服（《福建中草药处方》）。

⑧腰脊挫伤疼痛：楤木根100克，猪蹄1个，水酒各半炖服。另用根皮适量，煎汤洗患处（《畲族医药学》）。

⑨跌打损伤：鲜楤木根、生栀子、葱白等量，红糖少许，同捣烂敷（《青草药彩色图谱》）。

⑩血瘀经闭：鲜楤木根30～60克，水煎服（《福建中草药》）。

⑪急性胆囊炎：楤木根、白英各30克，水煎服（《青草药彩色图谱》）。

⑫治痔疮：楤木根120克（干的15克），炖猪肉250克，分2次服（《贵阳民间草药》）。

⑬治咳喘：楤木根120克，肉500克，炖之服肉及汤（《贵阳民间草药》）。

【用法用量】内服：煎汤，15～30克；或炖肉。外用：捣敷。

【注意事项】注意与“红楤木”鉴别。木茎“鸟不宿”“楤木白皮”，详见本章该篇。

楤木白皮

（刺老包树皮、白刺椿白皮）

【药物来源】五加科植物楤木〔*Aralia chinensis* L.〕去栓皮的树皮。

【植物特征】详见“楤木根”。

【生长分布】详见“楤木根”。

【采收加工】四季可采，洗净，切段，晒干。

【性味归经】辛，平，有小毒。入肝、心、肾三经。

【功能主治】祛风除湿，利尿消肿，活血止痛。用于风湿性关节炎，肾炎水肿，淋浊，带下，糖尿病，急、慢性肝炎，肝硬化腹水，胃痛，跌打损伤，瘰疬，痈肿。

【配伍应用】

楤木白皮-枫香树根　两药都有祛风除湿作用。楤木白皮辛、平，偏于祛风，且活络止痛；枫香树根辛、苦、平，长于和中化湿，并消肿止痛。两药配伍，相辅相成，功效益彰。用于风湿痹之关节疼痛、筋骨痛等证。

楤木白皮-苦地胆　两药都有利尿消肿作用。楤木白皮偏于宣通肺气行水；苦地胆长于利肝和脾利水。两药配伍，则能宣肺利气，疏肝和脾，行水利尿。用于湿热水肿、臌胀等。

楤木白皮-虎杖　两药都有活血止痛作用。楤木白皮辛能行散，偏于活血消瘀；虎杖味苦通泄，长于祛瘀消肿。两药相配，相辅相成，作用显著。用于跌打损伤，瘀滞肿痛等证。

【单方验方】

①用于痛风：楤木白皮30克，同猪肉烧食，或配合其他痛风药同煎服（《浙江民间草药》）。

②治跌打损伤：鲜楤木白皮，捣烂敷患处（《闽东本草》）。

【用法用量】内服：煎汤，9～15克。外用：捣敷。

蒴藋根

（陆英根、真珠花根、苛草根、八里麻根、小臭牡丹根）

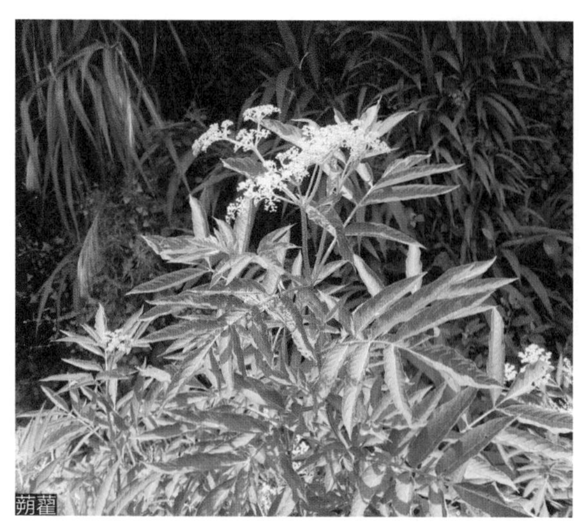
蒴藋

【药物来源】忍冬科植物蒴藋〔*Sambucus chinensis* Lindl.〕的根。

【植物特征】多年生草本，高0.8～2.5m。茎直立，圆柱状，具棱槽，暗绿色，有分枝，幼枝被柔毛。叶对生，单数羽状复叶，小叶5～9枚，具短柄，小叶片长椭圆形，长7～14cm，宽3～5cm，先端渐尖，基部近圆形偏斜，边缘有细锯齿，上面深绿色，下面绿色。复伞形花序，顶生；花萼5裂，裂片三角形；花冠白色，5裂，裂片椭圆形；雄蕊5；雌蕊1，花柱短，柱头3裂。浆果近圆形，熟时红色或橙红色。花期春、夏季，果期夏、秋季。

【生长分布】生于村边、屋旁、路边阴湿地。分布于我国大部分地区。

【采收加工】冬季采挖，洗净，切片，晒干。

【性味归经】甘、淡、微苦，平。入肝、心二经。

【功能主治】祛风利湿，散瘀消肿。用于风湿性关节炎，脚气水肿，梅毒性关节炎，痢疾，黄疸，尿路感染，赤白带下，跌打损伤。

【配伍应用】

蒴藋根-穿破石　蒴藋根味甘、淡、微苦，性平，祛风利湿，并消肿；穿破石味淡、微苦，性凉，祛风利湿，兼活络。两药相配，味甘和脾，味淡渗湿，苦凉泄热，共奏清热利湿，祛风活络，消肿止痛之功。用于湿痹、痛风关节肿痛，以及湿脚气。

蒴藋根-虎杖　蒴藋根能散瘀消肿；虎杖能活血止痛。两药配伍，相须相使，共收散瘀活血消肿，祛淤疗伤止痛之功。用于跌打损伤，瘀滞肿痛。

【单方验方】

①风湿性关节炎：蒴藋根90克，薏苡根60克，金针根60克，猪脚一只炖服；或蒴藋根90～125克，鲜豆腐90～150克，酌加黄酒，开水炖服。

②流火风（关节红肿）：蒴藋根60克，金针头60克，枸杞根60克，三白草60克，豆腐4～5块炖服。

③花柳风（梅毒性关节炎）：用蒴藋根90克，猪脚一只酒炖服（①～③方出自《福州市民间药草》）。

④关节红肿，灼热疼痛，发热口渴：蒴藋根、忍冬藤、一点红、积雪草、毬兰各30克，桑枝15克。口大渴加石膏30克或天花粉12克。水煎服（《福建中草药处方》）。

⑤治水肿，坐卧不得，头面身体悉肿：蒴藋根刮去皮，捣汁一合，和酒一合，暖，空心服，当微吐利（《梅师集验方》）。

⑥治五淋：蒴藋鲜根每次90～120克，合猪赤肉炖服（合猪小肚亦佳），连服3～4次（《泉州本草》）。

⑦治妇人赤白带：蒴藋鲜根每次90克，合猪小肠炖服，连服3～5次（《泉州本草》）。

⑧治跌打吐血：蒴藋干根、侧柏叶各9克，地榆12克，煎服（《浙江民间草药》）。

⑨治打伤或扭筋肿痛：蒴藋鲜根切碎，同连须葱白、酒酿糟，捣烂敷患处，一日换一次（《江西民间草药》）。

⑩治红肿痈毒：蒴藋鲜根或叶切碎捣烂，稍加鸡蛋。捣和，敷患处（《江西民间草药》）。

⑪治打伤及骨折疼痛：蒴藋根18克，酒水各半煎好，滤去渣，白糖30克，搅和服（《江西民间草药》）。

【用法用量】内服：煎汤，9～15克，大量用至30～60克（鲜品60～90克）；或炖肉。外用：捣敷或煎汤熏洗。

【注意事项】花“陆英”详见本章；“蒴藋茎叶”详见“利尿渗湿”章。

路路通

（枫实、枫香果、狼目、枫树球、九空子、槟柴子）

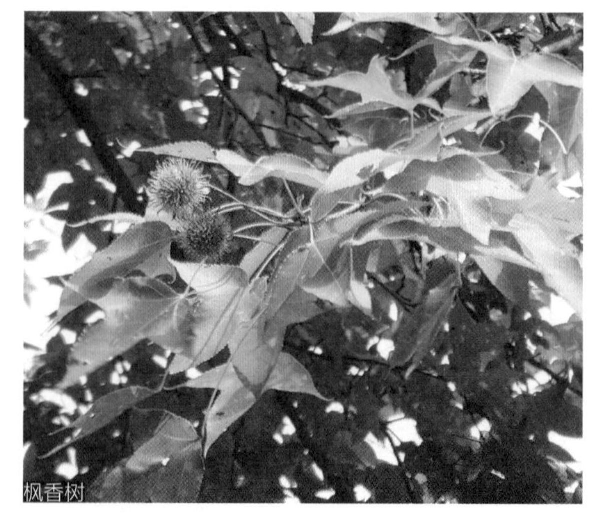
枫香树

【药物来源】金缕梅科植物枫香树〔*Liquidambar formosana* Hance〕的果实。

【植物特征】落叶乔木，高可达30m。树干圆柱形，老树干皮灰褐色，成不规则裂，上部多分枝，幼枝有浅棕色短茸毛。单叶互生，具长柄；叶片阔卵形，长5～13cm，宽7～15cm，老树叶细小，先端渐尖，基部心形，边掌状3裂，边缘有细锯齿，上面绿色，或中间有褐色斑纹，下面浅绿色。花腋生，单性同株；雄花成总状花序，无花被，雄蕊多数；雌花头状花序，单生，雌蕊多，有少数退化雄蕊。蒴果集生成头状圆形果序，有长柄，下垂，径约2.5～4cm，表面有宿存变生刺状花柱。种子多数。花期春季，果期秋、冬季。

【生长分布】生于山坡、路旁、灌丛、林缘；或栽培。分布于我国大部分地区。

【采收加工】秋、冬季采集，晒干。

【性味归经】苦，平。入肝、胃二经。

【功能主治】祛风通络，利水除湿，疏肝解郁。用于风湿痹痛，手足挛急，水肿胀满，月经不调，乳汁不通，小便不利，湿疹。

【配伍应用】

路路通-苍耳子　路路通祛风通络，且除湿；苍耳子祛风除湿，并止痛。前者偏祛肌肉、关节之风湿，而后者长于发散肌表风湿邪气。两药配伍，祛风除湿，通络止痛作用较强。用于风寒湿痹之关节疼痛，筋肉挛急等症。

路路通-苦地胆　两药都有利水作用。路路通乃疏肝和胃，运脾渗湿利水；苦地胆为清肝和脾，渗湿利尿。两药相须为用，共呈疏肝和脾，利水渗湿，消肿除满之功。可用于肝郁犯脾，湿困中焦，致脘腹胀满、甚或水肿、肢体酸困、小便短少等症。

路路通-香附　路路通能疏肝解郁，调畅气机；香附能疏肝理气，调经止痛。两药相配，相须为用，共呈疏肝解郁，理气和血，行滞止痛。用于肝气郁滞，所致胸胁痛、胃脘胀痛，以及妇人月经不调、痛经等。

【单方验方】

①用于风湿肢节痛：路路通、秦艽、桑枝、海风藤、橘络、薏苡仁，水煎服（《四川中药志》）。

②肢体麻木：路路通6～9克，水煎服，亦可用一个烧炭研末。酒调服（《常见病验方研究参考资料》）。

③头痛、头晕、耳鸣：路路通5～10个，鸡蛋（去壳）2个，水煎，服汤食蛋；或同猪瘦肉炖服（《中草药彩色图谱与验方》）。

④血瘀头痛：路路通20克，茶叶12克，钩藤20克，薄荷12克。将药物煎服，一日数次。

⑤肝郁乳汁不通：白萝卜叶60克，路路通20克，僵蚕10个，鸡蛋4个。将药物煎蛋花汤冲服，一日一次。

⑥月经过少：路路通12克，鸡血藤20克，川牛藤12克，菟丝子10克。将药物研细末，调拌蜂蜜冲服，一日3次，连服7日。

⑦耳鸣：路路通30克，猪肾1对，粳米160克，葱白6克。将药物煎服，一日一次（④～⑦方出自《中国民间草药方》）。

⑧体癣、股癣、脚癣：枫树果10个（烧存性），白砒0.1克。共研末，调香油搽。

⑨痔疮发炎期、肛门肿痛、瘙痒：鲜路路通150克，捣烂，水煎成浓汁，调枫香油（枫树被破伤后分泌出的香油）适量，涂患处（⑧～⑨方出自《实用皮肤病性病中草药彩色图集》）。

【用法用量】内服：煎汤，9～18克；或煅研末存性。外用：煅研末存性调抹，或浓煎调抹。

【注意事项】“枫香树叶”“枫香树皮”详见“芳香化湿”章；树脂“白胶香”，详见“活血化瘀”章。

矮脚罗伞

（雪下红、小罗伞、矮茶风、毛茎紫金牛、九节龙、猴接骨）

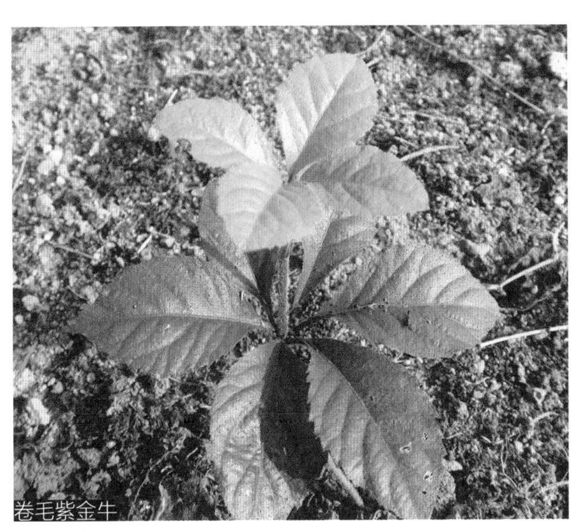
卷毛紫金牛

【药物来源】紫金牛科植物卷毛紫金牛〔*Ardisia villosa* Roxb.〕的全草。

【植物特征】小灌木，长0.3～2m。根茎横走，有须根。茎上部直立或斜展，下部匍匐，圆柱形，上部被毛，不分枝，有节，着地处生不定根。叶互生，上部3～5叶轮生，具柄；叶片卵形或长卵形或椭圆形，长5～9cm，宽2～3.5cm，先端渐尖或急尖，基部楔形，边缘有锯齿，上面暗绿色，下面绿色，两面被柔毛。伞形花序，腋生，序梗被毛；萼5，外被毛；花冠粉红色或浅粉红色，花瓣5；雄蕊5。浆果圆形，径约5mm，成熟红色。花期夏季，果期翌年春季。

【生长分布】生于林下、毛竹林间、溪边。分布于我国华南、华东、西南等地。

【采收加工】夏、秋季采集，洗净，切段，晒干。

【性味归经】苦、辛，温。入肝、脾二经。

【功能主治】祛风除湿，通经活络。用于风湿关节痛，风寒头身痛，腹痛，腰痛，跌打损伤。

【配伍应用】

矮脚罗伞-九里香根　两药都能祛风除湿。但矮脚罗伞偏于除湿，且能活络；九里香根长于祛风邪，并能止痛。两药配伍，相须为用，功效甚佳。用于风寒湿痹之关节痛、腰痛，以及头痛等。

矮脚罗伞-土牛膝　矮脚罗伞能通经活络；土牛膝能活血散瘀。前者善于通达；后者长于消散。两药配伍，则能活血通经，散瘀消肿。用于跌打闪挫，伤筋肿痛等。

【单方验方】

①用于关节风湿痛：矮脚罗伞15～30克，水煎或调酒服（《福建中草药》）；或矮脚罗伞、黄花稔各30克，穿山龙20克，水煎服（《青草药彩色图谱》）。

②扭伤肿痛、久年积伤痛：矮脚罗伞15～30克，水煎调酒服；或用60～90克捣碎，浸酒2～3天，每次一盏，每日2～3次（《福建中草药》）。

【用法用量】内服：煎汤，9～15克；或浸酒。

蘡薁

（山葡萄、烟黑、接骨藤、甘古藤、猫眼睛、扁担藤）

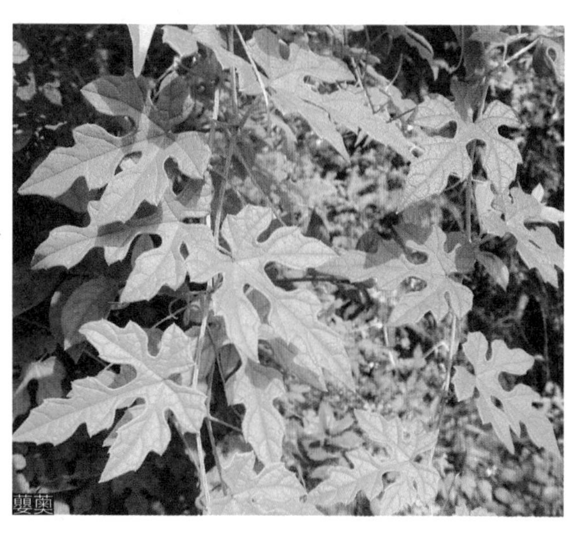
蘡薁

【药物来源】葡萄科植物蘡薁〔*Vitis bryoniifolia* Bunge〕的茎及叶。

【植物特征】落叶藤本灌木，长1～3m。茎匍匐，老茎扁圆形，细茎稍扁，多分枝，幼枝圆形，被深灰色或锈色绒毛；老茎皮呈长条状剥落。叶互生，叶柄长达8cm；叶片轮廓阔卵形，长、宽约5～12cm，3～5掌状裂，先渐尖，基部箭形或心形，边缘有不规则粗锯齿，上面绿色，下面密生锈色短绒毛。圆锥花序，与叶对生，序长可达9cm；花萼细小，盘状；花瓣5，绿白色；雄蕊5，与雌蕊对生；雌花瓣5，雌蕊下有明显花盘，含蜜腺5。浆果近球形，熟时紫黑色。种子1～3粒。花期夏季，果期夏、秋季。

【生长分布】生于山坡、路旁、林缘。分布于我国华南、华东、华中、西南以及台湾等地区。

【采收加工】夏季采收，切段，晒干。

【性味归经】甘，平，无毒。入肝、胃二经。

【功能主治】祛风利湿，清热解毒。用于风湿关节痛，癫痫，风火眼疾，痢疾，乳腺炎，急性膀胱炎，跌打损伤。

【配伍应用】

蘡薁-三丫苦　两药都有祛风利湿，清热解毒作用。但蘡薁偏于祛风利湿；三丫苦则重在清热解毒。两药相配，相须为用，功效显著。用于风湿热痹之关节肿痛等症。

蘡薁-蒲公英　两药都有清热解毒作用。蘡薁并能疏风散邪；蒲公英又长于散结消痈。两药配伍，共收清热解毒，散结消肿，宣透泄热之功。可用于乳痈初起、眼赤肿痛等。乳痈，配与瓜蒌、枳壳、天花粉、橘子叶；眼赤肿痛，配与野菊、车前草、灯芯草根，以增疗效。

【单方验方】

①用于风湿关节痛：蘡薁茎45克，酒水各半煎二次，分服（《江西民间草药》）。

②治羊痫风：鲜蘡薁茎（拣粗大的去皮）90克，水煎2次分服，每日一剂，连续服用3～5剂（《江西民间草药》）。

③治乳风（乳腺炎）、风眼：干蘡薁全草、蒲公英、山甘草头各21克，清水煎服（《泉州本草》）。

④治痢疾：蘡薁茎30克，水煎。红痢加白糖，白痢加红糖30克调服（《江西民间草药》）。

⑤治瘰疬：蘡薁藤及根30克，水煎两次，每日饭后各服一次（《江西民间草药》）。

⑥治血淋：蘡薁藤15克，车前草15克，凤尾草9克，小蓟9克，藕节15克，水煎服（《中医药实验研究》）。

⑦治跌打损伤：蘡薁全草60克，水酒各半煎服（《泉州本草》）。

【用法用量】内服：煎汤，15～30克。外用：捣敷或研末撒。

【注意事项】“蘡薁根”详见“利尿渗湿”章。

漆大姑

（毛七哥、毛七仫、算盘子、漆大伯、毛漆、痒树棵、野南瓜）

【药物来源】大戟科植物毛果算盘了〔*Glochidion eriocarpum* Champ.ex Benth.〕的枝、叶。

【植物特征】详见“清热燥湿”章“漆大姑根”。

【生长分布】详见“清热燥湿”章“漆大姑根”。

【采收加工】夏季采集，切段晒干。

【性味归经】辛、涩，寒。入胃、脾、大肠三经。

【功能主治】祛风利湿，清热解毒，敛疮止痒。用于风湿关节痛，痢疾，荨麻疹，湿疹，漆过敏。

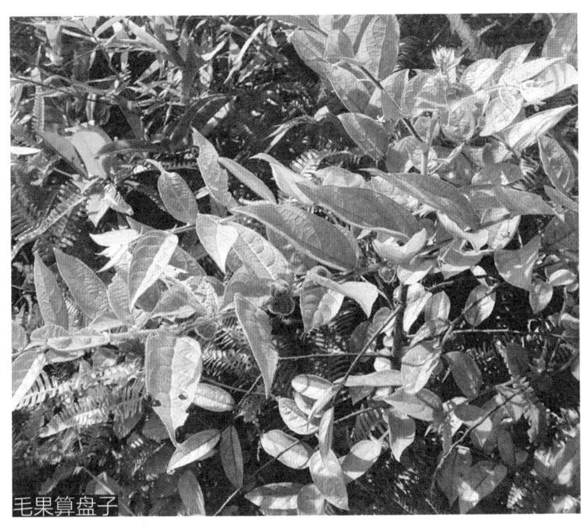
毛果算盘子

【配伍应用】

漆大姑-桑根 两药均有祛风利湿作用。漆大姑辛、涩、寒，偏于祛风邪，尚可疏表热，清热毒；桑根苦、凉，长于清利湿热，并活络止痛。两药相配，相须为用，共奏祛风活络，利湿解毒，清热止痛之功。用于风湿热痹之关节热、肿、痛等症。

漆大姑-地锦草 两药偏行下焦，都有清热，解毒，利湿作用。但漆大姑清热利湿作用较好；地锦草清热解毒功效偏强。两药配伍，相辅相成，倍增其效。用于热毒泻痢、热淋等证。

漆大姑-土茯苓 漆大姑能敛疮止痒，且祛湿毒；土茯苓解毒疗疮，并泄湿浊。两药配伍，则能清热解毒，利湿泄浊，疗疮止痒。用于湿毒疮、黄水疮、湿疹，以及脓疱疮等证。

【单方验方】

①治急性胃肠炎，痢疾，脱肛，牙痛，风湿关节痛：漆大姑15～30克，水煎服（《广西中草药》）。

②咽喉肿痛化脓：漆大姑60克，煎汤调蜜服，每日3次。

③痔疮发作期：漆大姑适量，捣烂，水煎熏洗。

④过敏性皮炎：漆大姑、杠板归、千里光、盐肤木叶各60克。煎水熏洗，每日1剂，每剂熏洗2次（②～④方出自《实用皮肤病性病中草药彩色图集》）。

⑤婴儿湿疹：漆大姑9份，薄荷1份。煎水洗患处（《福建中草药处方》）。

【用法用量】内服：煎汤，9～15克。外用：煎汤熏洗或捣敷。

【注意事项】根“漆大姑根”详见“清热燥湿”章。

豨莶

（豨莶草、粘糊菜、希仙、黄猪母、虾钳草、珠草、风湿草、黄花仔）

【药物来源】菊科植物腺梗豨莶〔*Siegesbeckia pubescens* Mak.〕、毛梗豨莶〔*Siegesbeckia glabrescens* Mak.〕、豨莶（*Siegesbeckia orientalis* L.）的全草。

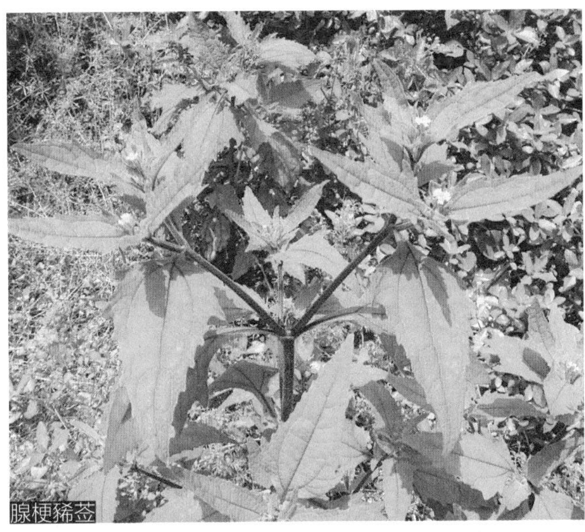
腺梗豨莶

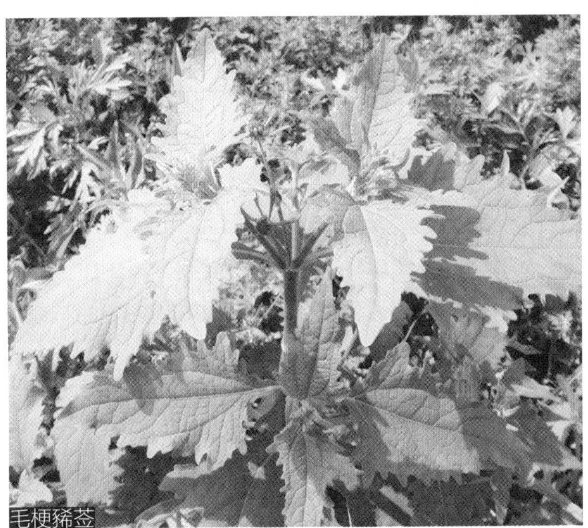
毛梗豨莶

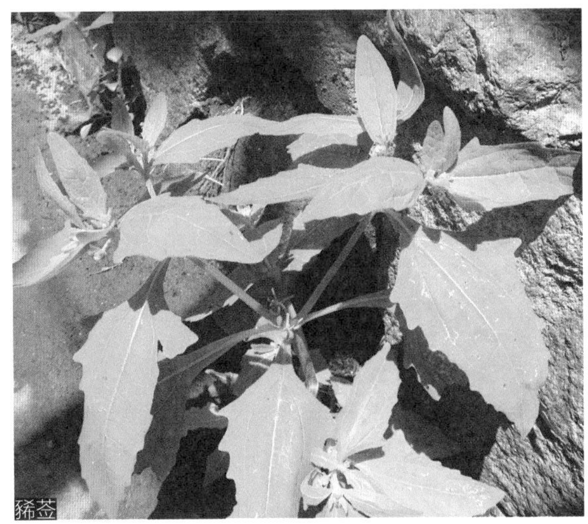
豨莶

【植物特征】

①腺梗豨莶：一年生草本，高50～90cm。茎直立，圆柱形，紫色或浅紫色，疏被灰白毛，有分枝，枝上部密被灰白毛及紫褐色腺毛。叶对生，叶柄长2～3cm；叶片宽卵形，长7～12cm，宽3～9cm，先端渐尖，基部楔形，边缘有锯齿，两面绿色，密被白柔毛。多数顶生的头状花序，组成

疏散圆锥花序，序梗浅紫色，密被长柔毛及腺毛；总苞片2层，内层多，外层少；花两性，边缘舌状花，黄色，雌性；中央管状花，黄色，两性。瘦果倒卵形，4纵棱。

②毛梗豨莶：一年生草本，高50～110cm。茎直立，圆柱形，略带紫色，被白长柔毛及腺毛。叶对生，具柄，被白柔毛；下部叶宽卵形或卵状三角形，长6～11cm，宽3～8cm，先端尖，基部楔形，下延成翼柄，边缘有不规则锯齿，两面绿色，均长被柔毛。头状花序，聚生茎顶，排列成圆锥花序，序梗长但纤细，密被白柔毛及腺毛；总苞2列，外列长，长于小花，长可达1.2cm，内列短，苞片多，内外苞片均被腺毛，粘手；花杂性，边缘舌状花，黄色，1列，雌性；中央管状花，两性，先端5齿裂；雄蕊5，子房下位，柱头2裂。瘦果有纵棱，倒卵形，种子黑色。

③豨莶：豨莶与上述2种在形态上基本相似，不同点：株较小，高在50cm上下，叶片阔卵状三角形至披针形，中部叶最大，基部通常有1～2对浅裂；春季开花，总梗无分枝，顶端一枝梗最短，舌状花稍短，长至2.5mm；瘦果稍膨胀，通常弯曲。

三者花期和果期基本相同，花期春、夏季，果期夏、秋季。

【生长分布】 生于山坡、路旁、荒地。分布于我国大部分地区。

【采收加工】 夏（端午节采——古人经验）季采集，洗净，切段，晒干。

【性味归经】 苦，寒。入肝、脾、肾三经。

【功能主治】 祛风理湿，利筋骨，清热平肝，解毒消肿。用于风湿性关节炎，痛风，急性肝炎，头痛，头晕，高血压，肢体麻痹，风疹，瘙痒，疔疮肿毒。

【配伍作用】

豨莶-鸡屎藤 豨莶苦、寒，善走下焦，祛风理湿，利筋骨；鸡屎藤甘、酸、平，偏下行，祛风利湿，消肿止痛。两药配伍，相须为用，功效较强。用于风湿热痹、湿热痹之关节痛，尤宜用于髋、膝、踝关节痛以及腰痛等症。

豨莶-夏枯草 豨莶味苦、性寒，能清热平肝，治肝阳偏亢，头晕头痛、高血压、肢体麻痹；夏枯草味苦、辛，性寒，能清肝泻火，治肝火上炎，目赤肿痛、头痛、眩晕。两药配伍，共奏清肝泻火，平肝潜阳之功。用于抑郁或愤怒，情志化火，致肝阳偏亢，如头晕目眩、头痛且胀、急躁易怒、血压升高等症，若伴有肌肉蠕动、肢体麻痹、头晕欲扑，为肝风内动，配与金盏菊、茨黄连、牡蛎、地龙，以增疗效；有阴虚见证，配生龟甲、白芍、天冬，育阴抑阳；若肝风内动，配与菊花、珍珠草、钩藤、羚羊角、牡蛎，以潜阳息风。

豨莶-蒲公英 豨莶苦、寒，能解毒消肿；蒲公英苦、甘、寒，可解毒消痈。两药配伍，相须为用，功效显著。用于痈疖疔疮等一切火毒。

【单方验方】

①关节痛：豨莶、大血藤各15克，桑寄生10克，铺地蜈蚣15克，水煎服（《中草药彩色图谱与验方》）。

②风湿性关节炎：豨莶30克，猪七寸（猪蹄）1个，水酒各半炖服（《畲族医药学》）。

③顽固性高血压或肾性高血压伴肢麻者：豨莶、夏枯草、车前草、小蓟各15克，水煎服（《实用药物学》）。

④高血压：豨莶、臭牡丹根各30克；或加车前草、夏枯草各15克，水煎服（《福建中草药处方》）。

⑤偏瘫痿痹：豨莶60克，马鞭草、淫羊藿、何首乌各15克，水煎服（《福建中草药处方》）。

⑥急性黄疸型肝炎：豨莶30克，车前草30克，山栀子15克，水煎服（《畲族医药学》）。

⑦急性乳腺炎：鲜豨莶60克，马鞭草24克，水煎，冲酒服（《福建中草药处方》）。

⑧治发背丁疮：豨莶、五叶草（即五爪龙）、野红花（即小蓟）、大蒜等分。擂烂，入热酒一碗，绞汁服，得汗效（《乾坤生意秘韫》）。

⑨治痈疽肿毒，一切恶疮：豨莶（端午采者）一两，乳香一两，白矾（烧）半两，为末。每服二钱，热酒调下，毒重者连进三服，得汗炒（《乾坤生意秘韫》）。

【用法用量】 内服：煎汤，9～15克（大量30～60克）；或研末入丸、散或捣烂取汁。外用：捣敷或煎洗。

【注意事项】 豨莶生品，味苦、性寒，祛风除湿、清肝火、除疮毒；制熟豨莶，性温和，能益肝肾，治顽痹，中风口眼㖞斜、语言謇涩，或四肢麻痹，腰膝无力等，制法：取净豨莶切段，用黄酒拌匀，或用蜂蜜和等量的黄酒拌匀，待酒吸干后，置蒸笼内蒸焖，取出晒至半干，再蒸至黑色为度。（每5千克豨莶，黄酒1千克，或黄酒、蜂蜜各0.5千克）。“豨莶根”详见本章。

豨莶根

（豨莶草根、豨莶蒿根）

【药物来源】 菊科植物腺梗豨莶〔*Siegesbeckia pubescens* Mak.〕、毛梗豨莶〔*Siegesbeckia glabrescens* Mak.〕、豨莶（*Siegesbeckia orientalis* L.）的根。

【植物特征】 详见本章“豨莶”。

【生长分布】 详见本章“豨莶”。

【采收加工】 秋季采挖，洗净，切段，晒干。

【性味归经】 苦、微辛，温。入肾、膀胱二经。

【功能主治】 祛风除湿，通络止痛。用于风湿顽痹，腰膝酸痛，神经性头痛，烧、烫伤。

【配伍应用】

豨莶根-五加根 两药都有祛风除湿作用。豨莶根苦、微辛、温，兼通络止痛；五加根辛、苦、温，并强健筋骨。两药配伍，辛苦理气消痞和中，辛温通经活络而发散风寒湿邪，苦温和脾散寒燥湿，共收祛风除湿，温经散寒，消痞和胃，通络止痛之功。对久患风寒湿痹，脾阳不振，关节、腰膝酸痛，伴纳减腹胀，畏寒背冷，大便稀溏等症有效。配与胡颓根、黄鳝藤根、天竺桂，以增功效。

豨莶根-钩藤根 两药均有止痛作用。但豨莶根为祛风，通络，止痛；钩藤根乃清热，舒筋，止痛。两药配伍，相互为用，共奏祛风清热，舒筋活络，解痉止痛之功。用于头风头痛、筋脉挛急等证。配天麻、全蝎，功效显著；久病入络，久病必瘀，若体质壮实者，再加水蛭，则可根治。

【单方验方】

①用于风湿顽痹，腰膝酸楚：豨莶根60～90克，同猪脚（七寸）1只，黄酒120毫升，酌加水煎，分2～3次服（《福建民间草药》）。

②治头风剧痛：豨莶根60～120克，合萱草、蒲公英、浙贝母，水煎代茶频服（《泉州本草》）。

③治火烧伤、烫伤：鲜豨莶根酌量，洗净，捣细，调花生油或麻油，敷患处（《泉州本草》）。

【用法用量】 内服：煎汤，60～90克；或炖肉。外用：捣敷。

樟木

（樟材、芳樟木、油樟木、樟脑树）

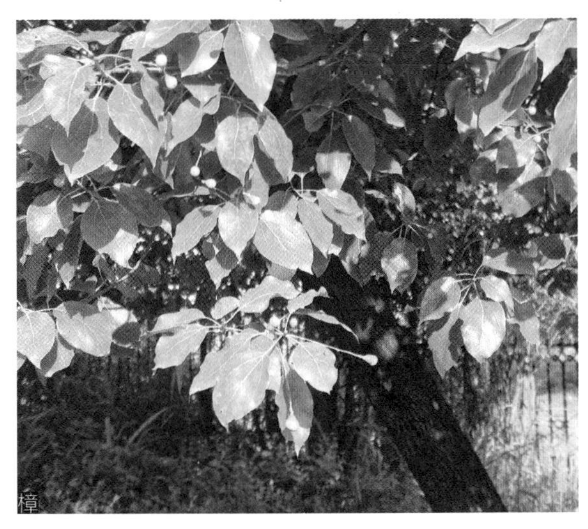

樟

【药物来源】 樟科植物樟〔*Cinnamomum camphora*（L.）presl〕的树干。

【植物特征】 详见“辛温解表”章，“樟树子”。

【生长分布】 详见“辛温解表”章，“樟树子”。

【采收加工】 全年可采，切片，晒干。

【性味归经】 辛，温。入肝、脾、肺三经。

【功能主治】 祛风除湿，行气活血，通利关节。治脚气，痛风，风寒湿痹，风寒头痛，胃痛，腹痛，宿食不化，跌打损伤。

【配伍应用】

樟木-八角枫根 两药辛、温，均具发散特性。樟木祛风除湿，通利关节；八角枫根祛风活络，镇痛。两药配伍，则能祛风除湿，散寒通经，活络镇痛。用于风寒湿之邪所致关节痛、头身痛等症。

樟木-红木香 两药辛、温，善于行窜，均有行气活血之功。但樟木偏于行气，而走表发散；红木香长于活血，并入里行滞。两药配伍，相辅相成，功效显著。用于气血阻滞所致胃脘痛、腹痛，亦可用于风寒湿痹、风寒头痛等证。

【单方验方】

①用于痛风，手足冷痛如虎咬者：樟木屑一斗，以水一担熬沸，以樟木屑置于大桶内，令人坐桶边，放一脚在桶内，外以草荐一领围之，勿令汤气入眼，恐坏眼，其功甚捷（《医学正传》）。

②治脚气，痰壅呕逆，心胸满闷，不下饮食：樟木一两（涂生姜汁炙令黄），捣筛为散。每服不计时候，以粥饮调下一钱（《普济方》）。

③治蜈蚣咬伤：鲜樟木，煎服二碗（《验方选集》）。

④克山病：樟木、五灵脂各15克，缬草9克，红花6克。加水1500毫升，煎1小时左右，滤出药液，加黄酒30毫升为引，每服100毫升，早晚各1次（《全国中草药汇编》）。

【用法用量】 内服：煎汤，9～15克；或浸酒。外用：煎熏洗。

【注意事项】

①注意与“臭樟”鉴别，详见“辛温解表”章。果实“樟树子”详见“辛温解表”章；叶“樟树叶”详见本章。

②中毒抢救：立即用5%乙醇洗胃，至胃液澄清无樟脑味为止（因樟脑极易溶于乙醇）。洗胃后给予内服活性炭20克，以吸附未被洗出的毒物。再服硫酸镁30克导泻。静脉补液，并注意血压和呼吸的变化。出现惊厥，可采用乙醚或溴化钠4～10克灌肠。忌服油剂和乳剂，因其能溶解未泻樟脑而促进重吸收。

樟树叶

（樟柴叶）

【药物来源】 樟科植物樟〔*Cinnamomum camphora*（L.）presl〕的叶。

【植物特征】 详见“辛温解表”章，“樟树子”。

【生长分布】 详见“辛温解表”章，“樟树子”。

【采收加工】 夏季采集，阴干。

【性味归经】 苦、辛，温。入心、脾、肺三经。

【功能主治】 祛风，除湿，止痛，杀虫。用于风湿骨痛，跌打损伤，疥癣。

【配伍应用】

樟树叶-穿山龙 樟树叶苦、辛、温，祛风除湿，止痛；穿山龙苦、平，祛风止痛，舒筋活络。两药配伍，祛风除湿，活络止痛作用较强。用于风寒湿痹之关节痛、筋骨痛等症。

樟树叶-红木香 樟树叶质体轻浮，味苦、辛，性温，偏于走窜行散；红木香气味浓厚，味辛、性温，偏于入里行气活血。两药配伍，辛开苦降，辛散温通，共奏发表散寒，行气消痞，活血止痛之功。用于风寒遏表之头痛、身痛；寒邪入里，气血凝滞之脘腹痞胀、冷痛等症。

【单方验方】

①治面虚黄：樟树叶、大血藤。研末，每次1.5克，开水送服（《湖南药物志》）。

②治钩虫病：樟树叶250克，炒黄，水1千克，煎至0.5千克，次晨空腹温服（《江西草药》）。

③治脚上生疮，此疮个个如小笔管大者：樟树叶，捣熟，略掺拔毒丹，外贴樟树叶，连换（《周益生家宝方》）。

④治阴疽：樟树鲜叶合冷饭粒，捣敷患处。初期能消，已化脓则能排脓（《泉州本草》）。

【用法用量】内服：煎汤，3～9克。外用：捣敷。

【注意事项】孕妇忌服。

醉魂藤

（野豇豆、老鸦花）

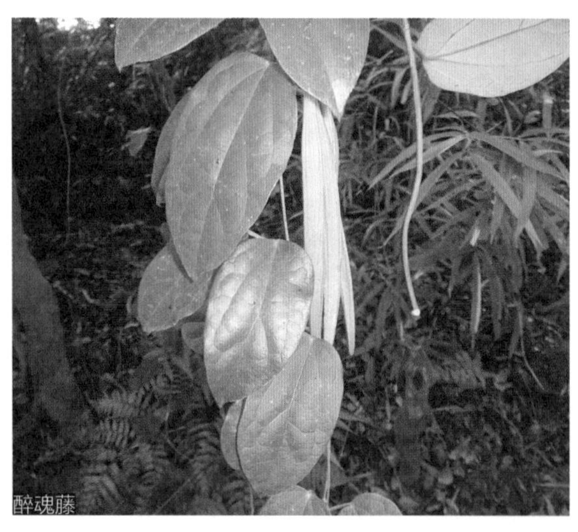

醉魂藤

【药物来源】萝藦科植物醉魂藤〔*Heterostemma alatum* Wight〕的全株。

【植物特征】常绿攀援藤状草本，长可达4m，全株具白色乳汁。叶对生，叶柄长1.5～3.5cm；叶片宽卵形，长8～15cm，宽2.5～4cm，先端急尖或突尖，全缘，上面暗绿色，下面绿色，基出脉3～5。伞房状聚伞花序，腋生，序梗粗壮，被微毛；花萼5裂，裂片卵形；花冠5，黄色，辐状；副花冠5片，星芒状；雄蕊5；子房长圆形，柱头头状。蓇葖骨双生或多生，梭形，有喙，有纵棱槽。花期春、夏季。果期秋、冬季。

【生长分布】生于山谷、林下、林缘。分布于我国华南、华东、西南等地区。

【采收加工】全年可采，切段，晒干。

【主 性 味】辛，微温。

【功能主治】除湿，解毒，截疟。用于风湿关节疼痛，脚气，疟疾，胎毒。

【配伍应用】

醉魂藤-路路通 醉魂藤味辛、性温，祛风湿，止痛；路路通味苦、性平，祛风通络，且利水。两药配伍，共奏祛风除湿，舒筋活络，消肿止痛之功。用于风湿痹之关节肿痛等症。

醉魂藤-金银花 两药均有祛毒作用。醉魂藤味辛、性微温，偏于发散毒邪；金银花味甘、性寒，长于清热解毒，且凉散宣透。两药配伍，寒温调和，共收泄热解毒，疏风散邪之功。用于湿疹、瘾疹，以及皮肤瘙痒等。

【用法用量】内服：煎汤，6～9克。外用：煎洗。

槲寄生

（北寄生、桑寄生、柳寄生、冻青）

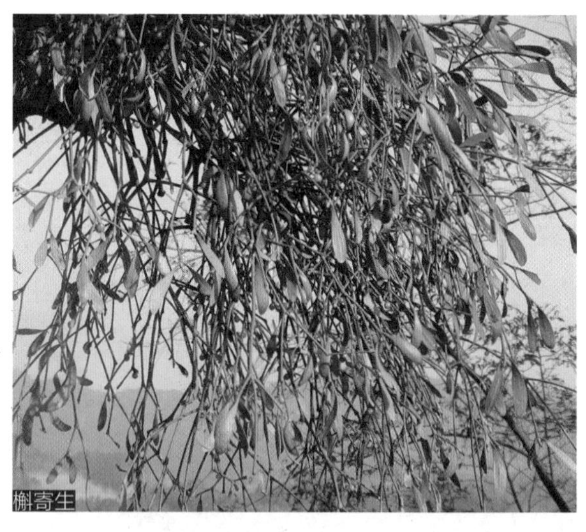

槲寄生

【药物来源】桑科植物槲寄生〔*Viscum coloratum*（Kom.）Nakai〕的枝叶。

【植物特征】常绿半寄生小灌木，高30～60cm。茎、枝圆柱形，2～3叉状分枝，有明显膨大的节，节处分枝，外皮黄绿色。叶对生，生枝端，无柄，叶片肥厚，略显肉质，椭圆状披针形，长3～7cm，宽0.7～1.5cm，先端钝，基部楔形，全缘，两面无毛，基出3～5脉，中间3脉明显。花腋生，米黄色，无花梗，单性，雌雄异株；雄花3～5朵簇生，苞片杯状，花被钟形，肥厚，先端4裂，雄蕊4，花药多室，无花丝；雌花1～3朵成簇，生总花梗上，花被钟形，先端4列，短于雄花被，雌蕊1，子房下位，无花柱。浆果圆形，有透明感，径约6mm，成熟时橙红色，富含黏液质。种子1枚。花期春季，果期秋、冬季。

【生长分布】 寄生于槲树、榆树、银杏树、桦树、柳树、枫树、枫杨树、杨树等树上。分布于我国大部分地区。

【采收加工】 冬季采集，割下，除粗枝，切段阴干或晒干，或用沸水捞过，晒干。

【性味归经】 甘、苦，平。入肝、肾二经。

【功能主治】 祛风除湿，强健筋骨，养血安胎，抗癌。用于风湿关节痛，腰痛，胎动不安，原发性高血压，癌症。

【配伍应用】

槲寄生-琴叶榕　两药都有祛风除湿作用。槲寄生且强健筋骨；琴叶榕并舒筋活血。两药配伍，相辅相成，祛风除湿作用更强，并具舒筋活络，强健筋骨之功。用于久患风湿痹之关节痛、腰腿酸痛。

槲寄生-苎麻根　两药均有安胎作用。但槲寄生为养血安胎；苎麻根乃清热凉血安胎。两药配伍，则能清热和血，养血安胎。用于孕妇血虚血热之胎动不安，见腹中频频躁动、腹中痛、小腹下坠感、甚则阴道流血、伴头昏、心悸之证。若阴血虚明显，配生地黄、山茱萸、阿胶；若偏血热者，重用苎麻根、并加阿胶、黄芩、地骨皮，以增疗效。

【单方验方】

①高血压：槲寄生、杜仲各15克，夏枯草30克，豨莶草、牛膝各12克，水煎服；或槲寄生、荷叶、钩藤各15克，苦丁茶9克，菊花12克，水煎，每日分3次服（《全国中草药汇编》）。

②咳嗽：槲寄生2.5千克，土香薷1千克，暴马子2千克，加水15千克，煎2次，合并滤液，浓缩至7.5千克。每服20毫升，每日3次（《全国中草药汇编》）。

【用法用量】 内服：煎汤，6～12克。

【注意事项】 槲寄生用量不宜过大，以免中毒。若寄生于有毒的树上，不得入药。不得与桑寄生、毛叶桑寄生混用。

箭杆风

（山姜、假砂仁、九姜连、九龙盘、鸡爪莲）

【药物来源】 姜科植物箭杆风〔*Alpinia pumila* Hook.f.〕的根茎。

【植物特征】 多年生常绿亚灌木，高40～90cm。根状茎横走，有分枝，多节，节上生须根，有芳香气味。茎直立，丛生。叶互生，2列，疏生，叶片长椭圆形，长25～40cm，宽5～8cm，先端渐尖，基部楔形，全缘，上面绿色，光泽，叶脉隆起；叶鞘抱茎。总状花序顶生，密生锈色茸毛，长可达15cm；无苞片；花萼筒状，长0.7～1cm，先端3裂，外面被白色绢毛；花冠二唇形，白色，有带红色条纹；雄蕊1，子房下位，花柱1。蒴果圆形，直径0.6～0.8cm，成熟鲜红色，有芳香气味。种子多数。花期春、夏季，果期夏、秋季。

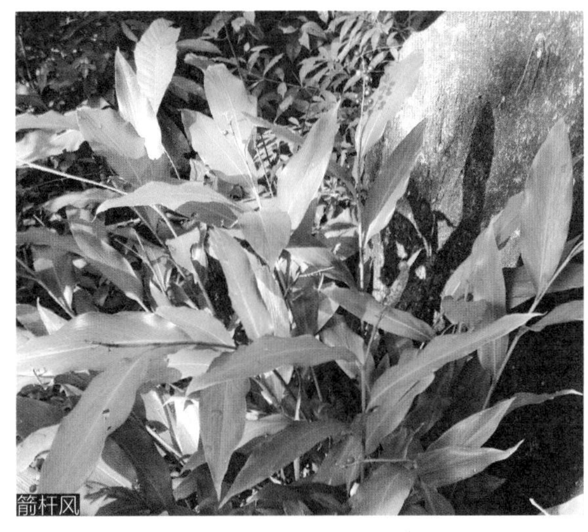
箭杆风

【生长分布】 生于山坡、路旁、山谷、林下、林缘阴处。分布于我国华南、华中、华南、西南等地区。

【采收加工】 秋、冬季采挖，除须根，洗净，切段，晒干。

【性味归经】 辛，温。入脾、胃二经。

【功能主治】 祛风除湿，温中散寒，行气活血。用于风湿痹痛，胃痛，腹痛，牙痛，跌打损伤。

【配伍应用】

箭杆风-桂树根　箭杆风辛、温，祛风除湿，并散寒；桂树根辛、甘、温，祛风除湿，尚可止痛。两药配伍，相互为用，互相促进，共奏祛风除湿，温经散寒，通络止痛之功。用于风寒湿痹之关节痛、腰腿痛等症。

箭杆风-吴茱萸根　两药都有温中阳作用。箭杆风乃温中散寒；吴茱萸根为温中行气。两药配伍，相辅相成，共收温中散寒，行气止痛之功。用于寒邪犯胃，气血凝滞，致胃脘冷痛，或呕吐、泄泻等症。

箭杆风-金橘根　箭杆风能行气活血；金橘根可利气散结。前者偏于理中气，且入血分行血脉；后者长于行肝气并散结滞。两药配伍，则有疏肝和胃，行气活血，散结止痛作用。用于气血郁滞之胃脘痛、胸胁痛，以及胸胁、脘腹损伤的疼痛等。

【单方验方】

①风湿痹痛：箭杆风、钩藤全草、铺地蜈蚣、桑枝各15克，白酒500毫升，每次服药酒15～30毫升，每日2次（《全国中草药汇编》）。

②牙痛：箭杆风9克，竹叶椒果3克，捣烂。温开水送服（《中草药彩色图谱与验方》）。

③胃痛：箭杆风、乌药各3～6克，研末，温水送服（《全国中草药汇编》）。

④跌打损伤：箭杆风、茜草各15克，大血藤根30克，牛膝、泽兰各9克，白酒500毫升，浸泡3～7天，每服15～30毫升（《全国中草药汇编》）。

⑤腹部内伤：鹿衔草20克，箭杆风30克，鸡矢藤30克，芭蕉根20克。将药物捣烂，调拌白酒，外敷贴患处。

⑥四肢寒痹：箭杆风20克，九节风20克，破骨风20克，金刚藤30克。将药物捣烂，外敷贴患部。

⑦颈部失枕：箭杆风30克，伸筋草30克，九节风30克，活麻根30克。将药物炒热后，外用热熨患处（⑤～⑦方出自《中国民间草药方》）。

【用法用量】内服：煎汤，15～30克；或研末入丸、散；或浸酒。外用：捣敷。

【注意事项】本植物注意与“土砂仁”鉴别，详见“理气”章。

第十二章 芳香化湿

水蓼

（泽蓼、川蓼、水红花、痛骨消、辣蓼、红辣蓼）

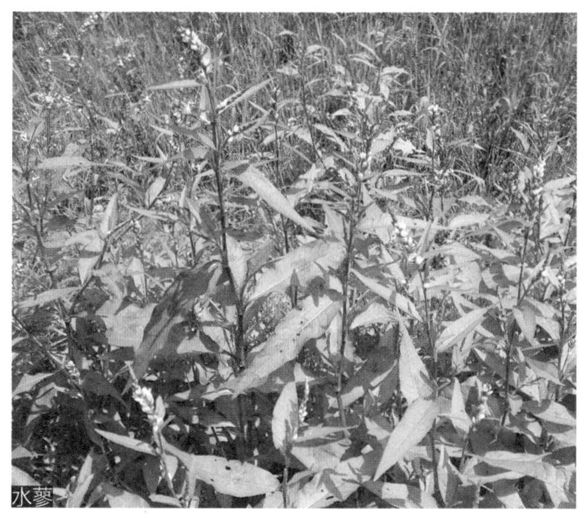
水蓼

【药物来源】蓼科植物水蓼〔*Polygonum hydropiper* L.〕的全草。

【植物特征】一年生草本，高30～70cm。茎直立或斜展，下部卧地，圆柱形，红紫色，光滑，节膨大。叶互生，椭圆状披针形，长5～9cm，宽0.6～1.6cm，先端长渐尖，基部渐窄下延成柄，全缘，两面绿色，均有黑棕色腺点；托叶膜质，筒状，长达1cm，紫棕色。穗状花序，腋生或顶生，略弯曲，花稀生；苞片漏斗状，有缘毛，外面疏生小腺点；花被4～5裂，淡红色，有腺状小点；雄蕊6；雌蕊1，花柱有裂。瘦果卵形，稍扁，黑色，外包宿存花被。花期夏季，果期秋季。

【生长分布】生于河岸、田边。分布于我国绝大部分地区。

【采收加工】夏季采收，洗净，切段，晒干。

【性味归经】辛，平。入心经。

【功能主治】化湿，行滞，祛风，消肿。用于发痧腹痛，泄泻，吐泻转筋，泄泻，痢疾，风湿关节痛，脚气，跌打损伤。

【配伍应用】

水蓼-石荠苧 水蓼辛能散表化湿，理气行滞；石荠苧辛、微温，能疏风解表，行气祛湿。两药配伍，则有宣通表里，芳化湿邪，理气行滞之功用。用于外感风寒，内伤湿滞，气机被阻，不得宣通开泄，所致恶寒发热、头重昏蒙，身楚酸痛，胸腹痞胀，呕恶不食，或伴泄泻等症。

水蓼-穿山龙 两药均有祛风疗痹作用。水蓼并能消肿；穿山龙兼能止痛。两药配伍，共呈祛风除湿，消肿止痛之功。用于湿痹关节肿痛等症。

【单方验方】

①治霍乱不吐利，四肢烦，身冷汗出：水蓼（切）、香薷（择切）各二两。上二味，以水五盏，取三盏，去滓，分温三服（《圣济总录》）。

②治水泻：水蓼30克，水煎，日分3次服（《广西中草药》）。

③治痢疾，肠炎：水蓼60克，水煎服，连服3天（《浙江民间常用草药》）。

④用于风寒大热：水蓼、淡竹叶、姜茅草，煎服（《四川中药志》）。

⑤小儿消化不良：水蓼9克，麦芽12克，水煎，早晚分2次服，连服数日（《新疆中草药》）。

【用法用量】内服，煎汤，15～30克（鲜品30～60克）。外用：煎洗。

【注意事项】果实“蓼实”，根“水蓼根”分别详见“利尿渗湿”章与“祛风湿”章。

红辣蓼

（辣柳草、蓼子草、斑蕉草、青蓼、辣马蓼、辣椒草）

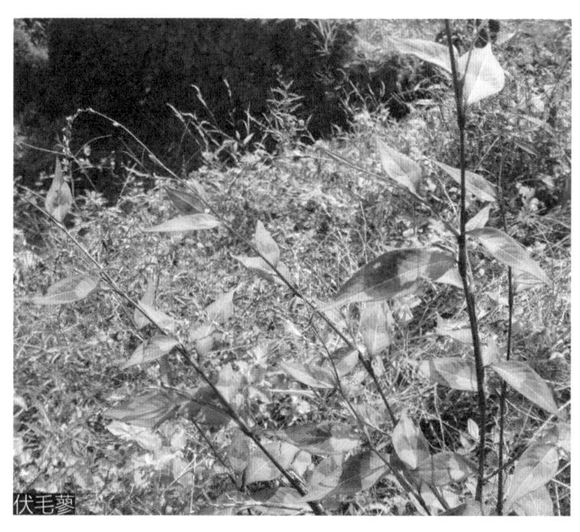
伏毛蓼

【药物来源】蓼科植物伏毛蓼〔*Polygonum pubescens* Blume〕的根或带根全草。

【植物特征】一年生草本，高50～90cm。茎直立或斜展，圆柱形，紫红色，有腺点，节明显。叶互生，具短柄；叶片广披针形，长5～11cm，宽0.8～1.8cm，先端渐尖，基部楔形，全缘，上面深绿色，中部有八字形黑斑，下面绿色，边缘及中脉被粗短伏毛。穗状花序，顶生，花梗细长，多弯曲；花被5深裂，白色，上部淡红色；雄蕊8；子房1室，花柱3。果实细小，有棱，花被宿存。种子黑色，光泽。花期夏季，果期秋、冬季。

【生长分布】 生于田边、路旁、河岸湿润处。分布于我国绝大部分地区。

【采收加工】 夏季采集，洗净，切段，晒干。

【性味归经】 辛，温，无毒。入胃、大肠二经。

【功能主治】 芳香化湿，理气止痛，散瘀消肿。用于痢疾，痧气腹痛，胃痛，跌打损伤。

【配伍应用】

红辣蓼-地锦草 红辣蓼辛、温，入胃大肠经，芳化湿邪，理气止痛；地锦草苦、辛、平，入胃大肠经，清热解毒，利湿止痢。两药配伍，共收化湿和中，理气止痛，解毒止痢之功。用于湿热下痢、泄泻等。

红辣蓼-青木香 红辣蓼能理气止痛，且散表化湿；青木香能行气止痛，解毒消肿。两药配伍，则能芳化湿浊，避秽解毒，理气止痛。用于湿浊中阻，或毒邪入侵，中焦气滞，如脘腹胀满、疼痛，或伴呕吐、泄泻等症。

红辣蓼-积雪草 红辣蓼辛、温，能散瘀消肿；积雪草辛、苦、凉，活血消肿。两药配伍，相辅相成，且性趋平和，共收活血散瘀，消肿止痛之功。用于跌打损伤，瘀滞肿痛等。

【单方验方】

①治痢疾：红辣蓼24克，水煎，糖调服（《草药手册》）。

②治大肠下血：红辣蓼30克，同猪肉炖服。每隔十日再服一次（《贵州中医验方秘方》）。

③治胃气痛，痧气腹胀痛：鲜红辣蓼枝、头、嫩叶9克，捣烂，加冷开水一大盅，擂汁服（《江西民间草药验方》）。

④治疟疾：红辣蓼、桃树叶等分。研细末，用水、酒和制成丸。每日早晚各服3克，温开水送下（《江西民间草药验方》）。

⑤治跌打撞伤，局部青紫肿痛：鲜红辣蓼，同米酒或甜酒酿糟捣烂敷（《江西民间草药验方》）。

【用法用量】 内服：煎汤，9～30克；或研末入丸、散。外用：捣敷。

枫香树叶

（燕叶、枫叶、槟柴叶、三角云香叶）

【药物来源】 金缕梅科植物枫香树〔*Liquidambar formosana* Hance〕的幼枝嫩叶。

【植物特征】 详见“祛风湿”章“路路通”。

【生长分布】 详见“路路通”。

【采收加工】 夏季采集，晒干或阴干或鲜用。

【性味归经】 辛、苦，平。入脾、肾、肝三经。

【功能主治】 化湿和中，行气止痛。治急性胃肠炎，急性胃炎，痢疾，中暑，感冒，胃痛，小儿消化不良。

【配伍应用】

枫香树叶-红蓼 枫香树叶辛、苦、平，化湿和中，行气止痛；红蓼辛、温，芳香化湿，理气止痛。两药配伍，辛散温通，辛开苦降，共收芳香行散，化湿泄浊，理气消痞，消胀止痛之功。用于湿阻中焦，所致脘腹痞胀、食欲不振、呕吐泄泻、肢体酸困等症。

枫香树叶-土砂仁 两药偏走脾胃，均具辛散行滞之功。枫香树叶长于理气止痛和中；土砂仁重在行气调中健胃。两药配伍，相辅相成，理气和中，健胃行滞，功效增强。用于饮食不消，胃气不和，所致脘痞不舒、厌食、泛恶、不寐、大便不调等症。

【单方验方】

①治泄泻：枫香树叶60克，捣烂，加冷开水擂汁服（《江西民间草药验方》）。

②治痢疾：枫香树叶30克，水煎，去渣，白糖调服（《江西民间草药验方》）。

③痢疾肠炎：鲜枫香树叶30克，鲜辣椒叶15克，共捣烂绞汁服（《福州市民间药草》）。

④小儿腹泻：枫香树叶、菝葜嫩叶各等量，捣烂绞汁50～80毫升，炖服（《畲族医药学》）。

⑤消化不良：干枫香树叶10克，研末，鱼腥草30克，煎汤送服（《畲族医药学》）。

⑥治中暑：枫香树叶9克，洗净，杵烂，开水送下（《闽东本草》）。

⑦中暑腹痛：枫香树叶15克，七叶莲15克，水煎服（《福州市民间药草》）。

⑧伤风感冒：枫香树叶15克，干茶叶6克，开水泡服（《福州市民间药草》）。

【用法用量】 内服：煎汤，6～12克（鲜品15～30克）；或捣绞汁或研末入丸、散。外用：捣敷。

枫香树皮

（枫皮、槟柴树皮、枫香木皮）

【药物来源】 金缕梅科植物枫香树〔*Liquidambar formosana* Hance〕的树干皮。

【植物特征】 详见“祛风湿”章“路路通”。

【生长分布】 详见“路路通”。

【采收加工】 全年可采，切段，晒干或阴干。

【性味归经】 辛，平。入肾、大肠二经。

【功能主治】化湿行气，利水消肿。治泄泻，呕吐，痢疾，水肿，大风癞疮（麻风）。

【配伍应用】

枫香树皮-青蒿　枫香树皮辛、平，化湿行气，并利水实脾；青蒿苦、辛、寒，清热燥湿，且止泻。两药配伍，辛开苦降，苦寒燥湿，共奏燥湿利水，行气消痞，升清降浊之功。用于肠胃湿热，所致脘腹痞胀、呕吐、腹泻、肢体酸困、小便短黄等症。若配半夏、藿香、笔仔草，疗效更好。

枫香树皮-笔仔草　两药都有利水消肿作用。枫香树皮辛平，为理气运脾，利尿除湿；笔仔草味甘淡平，乃淡渗利湿行水。两药配伍，则能理气醒脾，化湿和中，利水消肿。用于湿甚困脾，所致水肿、小便不利等。

【单方验方】

①治水泻、水痢：枫香树皮煎服（《本草汇言》）。

②治大风癞疮：枫香树皮，烧存性，和轻粉各等分，为细末，麻油调搽（《本草汇言》）。

【用法用量】内服：煎汤，30～60克。外用：煎洗或研末调敷。

佩兰

（兰、兰草、都梁香、大泽兰、燕尾香、女兰、醒头草、石瓣）

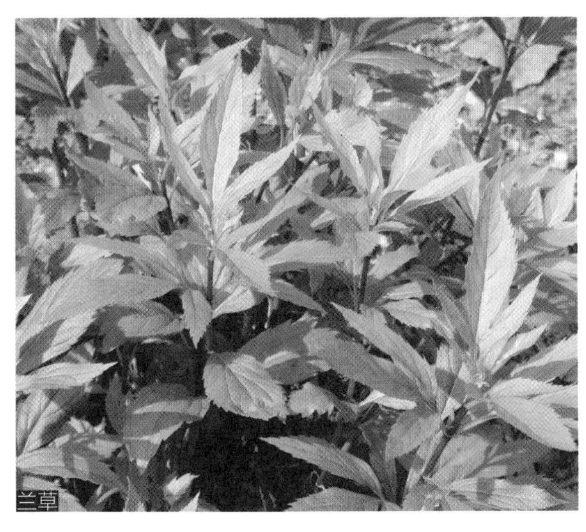

兰草

【药物来源】菊科植物兰草〔*Eupatorium fortunei* Turcz.〕的茎叶。

【植物特征】多年生草本，高60～130cm。茎丛生，直立，圆柱形，有节，紫红色或绿色带紫红色，光滑。叶对生，具短柄；下部叶早枯，中部叶通常3深裂，裂片长圆状披针形，长4～10cm，宽1～1.8cm，先端渐尖，基部楔形，边缘有锯齿，上面绿色，下面浅绿色，叶脉被柔毛。头状花序排列成伞房聚伞花序，每一头状花序具花4～6朵，两性；总苞片9～10枚，2～3列，外列短，内列长，披针形，略带紫色；花冠白色，全为管状，先端5齿裂；雄蕊5；子房下位，柱头2裂。瘦果圆柱形，有5棱。花期和果期皆在秋、冬季。

【生长分布】生于溪边、旷野湿润地；或栽培。分布于我国华南、华东、西南、华北等地。

【采收加工】夏季采收，切段，晒干。

【性味归经】辛，平。入脾、胃二经。

【功能主治】化湿，解暑。用于胃脘痞闷，恶心呕吐，泄泻，暑湿，湿温初起，口中甜腻，寒热头痛，身困，胸闷，纳呆。

【配伍应用】

佩兰-枫香树皮　两药味辛、性平，均有化湿作用。佩兰化湿而和脾胃；枫香树皮化湿且理气。两药配伍，则能芳香化湿，理气和中。用于湿阻脾胃，胃脘痞胀、恶心呕吐、泄泻、肢体困怠等症。

佩兰-石荠薴　两药均为芳香之品，都有解暑作用。佩兰味辛、性平，化湿和中，化解伏湿中之暑邪；石荠薴味辛、性微温，疏风解表，宣透内伏之暑热。两药配伍，共收芳化湿浊，解表疏卫，除暑解热之功。用于暑热内伏，外感风湿，所致寒热无汗，或少汗、头痛头昏、心烦胸闷、口渴不多饮、恶心呕吐、尿短黄等症。

【单方验方】

①治夏季伤暑：佩兰9克，鲜荷叶15克，滑石18克，甘草3克，水煎服（《全国中草药汇编》）。

②治急性胃肠炎：佩兰、藿香、苍术、茯苓、三颗针各9克，水煎服（《全国中草药汇编》）。

③鼻渊鼻塞流涕：佩兰、白芷各10克，水煎服（《袖珍青草药彩色图谱》）。

【用法用量】内服：煎汤，4.5～9克（鲜品9～15克）。

菖蒲叶

（石菖蒲叶）

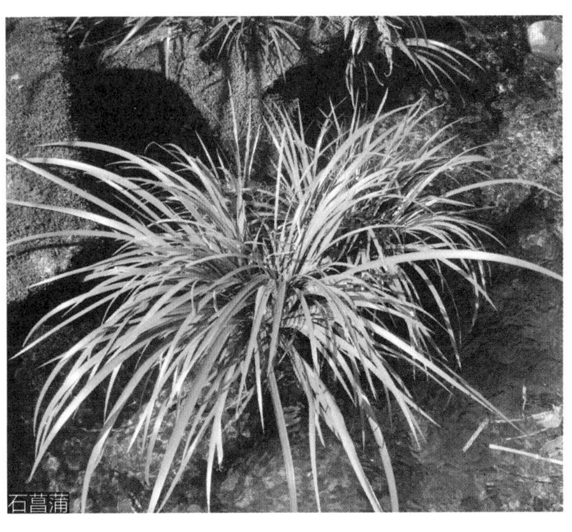

石菖蒲

【药物来源】天南星科植物石菖蒲〔*Acorus gramineus* Soland.〕的叶。

【植物特征】多年生丛生草本，全株具芳香气味。根状茎横走，长而弯曲，有节，节生须根。叶根生，2列，于两侧交互排列；叶片线形，下部对折，长15～40cm，宽4～8mm，先端渐尖，全缘，两面暗绿色，光泽。花葶高10～28cm，肉穗花序圆柱形，长3～8cm；花苞叶状（佛焰苞）长5～15cm；花小，两性，黄绿色；花被6，2轮；雄蕊6，子房2～4室。浆果倒卵形。花期春末夏初，果期夏季。

【生长分布】生于山谷溪流旁石缝或石上湿润处。分布于我国华南、华东、华中、西南以及华北等地区。

【采收加工】全年可采，洗净，切段，晒干或鲜用。

【性味归经】辛，温。入心、肺二经。

【功能主治】辟秽祛浊，化痰开窍。用于发痧，暑秽（头痛胀，胸脘痞闷，烦躁呕恶），痰厥。

【配伍应用】

菖蒲叶-藿香　两药均为芳香之品，性味辛温。菖蒲叶能辟秽祛浊，理气和胃；而藿香芳香行散，化湿和中。两药配伍，相辅相成，共收疏表化湿，理气消痞，泄浊和胃之功。用于暑秽证，如夏秋之间，感受暑湿兼秽浊交混之气，所致头痛胀、胸脘痞闷、烦躁呕恶、肤热有汗、但热不甚、汗不多等症。若配与青蒿、枫香树叶、积雪草，疗效更佳。

菖蒲叶-生姜　两药辛、温，菖蒲叶能化痰开窍，并理气和胃；生姜能消饮祛痰，且解表，温胃降逆。两药配伍，共奏化痰祛浊，降逆下气，开窍醒神之功。可用于痰厥证，平素多湿多痰，复因恼怒气逆，痰随气升，上闭清窍所致，如突发昏厥、喉有痰声、呼吸气粗，或呕吐涎沫、四肢不温等症。

【用法用量】内服：煎汤，9～15克。外用：煎洗。

【注意事项】所含细辛醚在结构上类似黄樟醚，具有致癌性，故不能长期服用。根茎即“石菖蒲”详见“开窍”章。

猪蓼子草

（节蓼、大马蓼、红蓼）

【药物来源】蓼科植物节蓼〔*Polygonum nodosum* pers.〕的带根全草。

【植物特征】一年生草本，高40～120m。茎直立，紫红色，节明显，有分枝，无毛。叶互生，具叶柄，被粗毛；叶片长卵形或披针形，长4～10cm，宽2～3.5cm，先端渐尖，基部楔形，全缘，上面有黑斑，下面有腺点，纵脉及叶缘有粗硬毛。穗状花序生茎顶或腋生，略弯曲，有长序梗，小花稠密；花苞漏斗状，内有数花；花被粉红色，4裂；花柱2。瘦果扁圆形，黑褐色，光泽，花被宿存。花期夏季，果期夏、秋季。

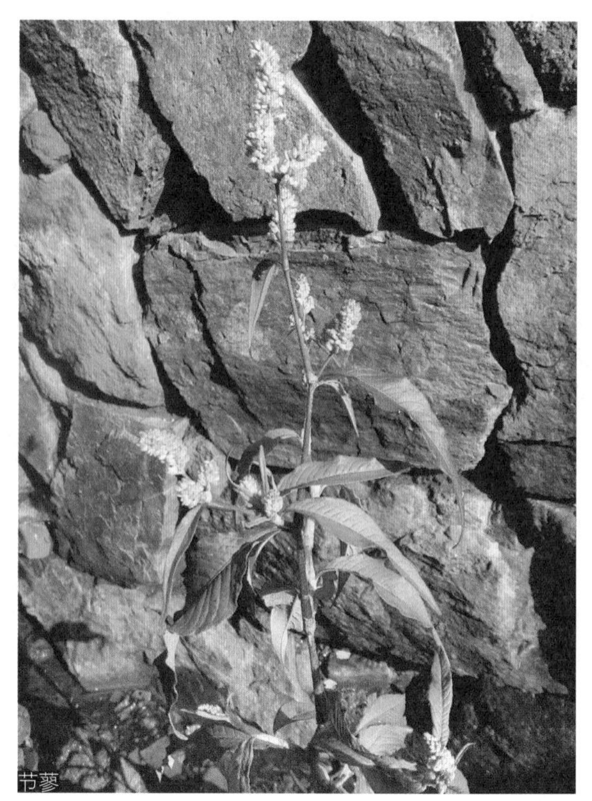
节蓼

【生长分布】生于河边、沟边、水稻田等处。分布于我国绝大部分地区。

【采收加工】夏、秋季采集，洗净，切段，晒干。

【性味归经】辛、温，有小毒。入肺经。

【功能主治】化湿行气，活血化瘀。用于暑湿，吐泻，痢疾，痧气腹胀痛，跌打损伤。

【配伍应用】

猪蓼子草-青蒿　猪蓼子草辛、温，化湿行气；青蒿苦、辛、寒，清热，解暑，燥湿。两药配伍，辛温配苦寒，弃性取味，可获解暑除蒸，化湿泄浊，行气消痞之功。用于暑湿或湿热侵犯胃肠，中气壅滞，升降失调，致头昏头痛、发热畏风、全身酸困、脘痞腹胀、胸闷呕恶、腹痛腹泻、小便短黄等症。

猪蓼子草-虎杖　猪蓼子草能活血化瘀，并理中气；虎杖能活血定痛，兼通腑。两药配伍，寒温相制，性趋平和，并获活血化瘀，行气消胀，通腑止痛之功。用于脘腹损伤，瘀滞气阻，腹胀疼痛等症。

【单方验方】

①中暑、上吐下泻：猪蓼子草7个，捣烂，温开水送服。

②痧气腹胀痛：猪蓼子草10克，杵烂加冷开水一盅，擂汁服，每日一次。

③细菌性痢疾：猪蓼子草30～60克，水煎，白糖调服。

④跌打损伤，局部青紫肿痛：鲜猪蓼子草同适量米酒杵烂，敷于患处（①～④方出自《中草药彩色图谱与验方》）。

【用法用量】内服：煎汤，9～12克（鲜品15～30克）。外用：捣敷。

藿香

（土藿香、野藿香、排香草）

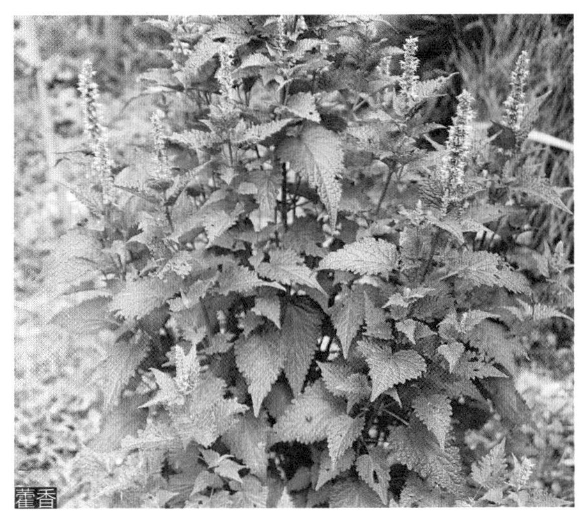

【药物来源】唇形科植物藿香〔*Agastache rugosa*（Fisch.et Mey.）O.ktze.〕的全草。

【植物特征】多年生草本，高50～120cm，全株有芳香气味。茎直立，粗壮，四棱形，略带紫红色，上部有分枝。叶对生，叶柄长达5cm；叶片卵形或广卵形，长4～9cm，宽2.5～6.5cm，先端渐尖或急尖，基部圆形或微心形，边缘有粗钝齿，上面深绿色，散生透明腺点，下面绿色，被短柔毛。轮伞花序组成穗状花序生茎顶；苞片披针形；萼管状，先端5裂，外面有微柔毛和腺点；花冠唇形，紫色或浅紫色或白色，上唇近卵形，先端微凹，下唇3裂，中间裂大，扇形，稍反卷；雄蕊4，2强，伸出冠外。小坚果近倒卵形，先端有冠毛。花期夏季，果期秋、冬季。

【生长分布】生于山坡、荒地；多栽培。分布于我国大部分地区。

【采收加工】夏季采集，切段，晒干。

【性味归经】辛，微温。入肺、脾、胃三经。

【功能主治】化湿和中，解表祛暑。用于感冒暑湿，头昏痛，胸脘痞闷，呕吐泄泻，痢疾，食欲不振，妊娠恶阻。

【配伍应用】

藿香-枫香树叶　两药都有化湿和中作用。藿香辛、微温，并有芳香行散功用；枫香树叶辛、苦、平，兼有行气止痛功效。两药配伍，则能疏表散邪，化湿和中，行气消痞。用于湿阻中焦证，如脘腹胀满、食欲不振、厌油腥、恶心呕吐、肢体酸困，或腹痛泄泻等症。

藿香-青蒿　两药都有解暑作用。藿香乃解表化湿祛暑；青蒿清热解暑，且能燥湿。两药配伍，共奏解表清暑，燥化湿邪之功。用于暑湿证，如畏寒发热、少汗、心烦胸闷、头痛头昏、肢体酸困、脘痞呕恶、腹痛泄泻、小便短黄等症。

【单方验方】

①头痛发热，胸腹胀痛，呕吐泄泻：（藿香正气丸）藿香、白术、茯苓、大腹皮各9克，陈皮6克，桔梗、紫苏、甘草、半夏、厚朴、白芷各6克，水煎服；或用成药藿香正气丸，每次服1～2丸（《全国中草药汇编》）。

②治暑月吐泻：滑石（炒）二两，藿香二钱半，丁香五分。为末，每服一二钱，淅米泔调服（《禹讲师经验方》）。

③治霍乱吐泻：陈皮（去白），藿香叶（去土）。上等分，每服五钱，水一盏半，煎至七分，温服，不拘时候（《百一选方》）。

④单纯性胃炎：藿香、佩兰、半夏、黄芩各9克，陈皮6克，制川朴4.5克，水煎服。食积加麦芽15克，呕吐剧烈加姜竹茹9克，黄连3克，腹痛加木香6克（《全国中草药汇编》）。

⑤无黄疸型肝炎（湿困型）：藿香、苍术、制香附、郁金各9克，板蓝根、蒲公英各15克，厚朴、陈皮各6克，水煎服（《全国中草药汇编》）。

⑥治胎气不安，气不升降，呕吐酸水：香附、藿香、甘草各二钱。为末，每服二钱，入盐少许，沸汤调服之（《太平圣惠方》）。

【用法用量】内服：煎汤，6～9克；或研末入丸、散。外用：煎洗。

第十三章　利尿渗湿

八仙草

（猪殃殃、拉拉藤、锯子草、活血草、锯耳草、锯锯藤）

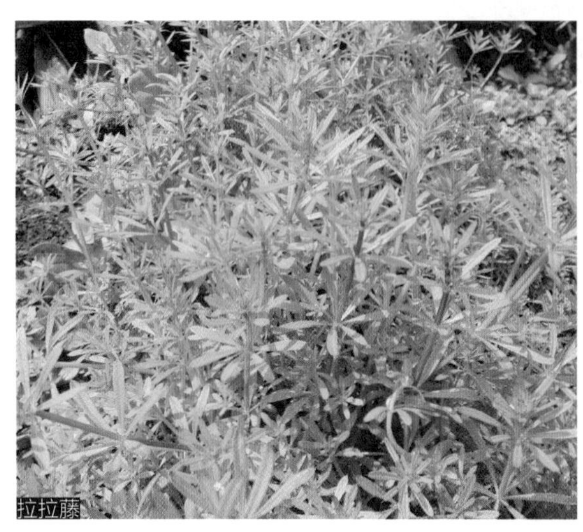

【药物来源】茜草科植物拉拉藤〔*Galium aparine* L.〕的全草。

【植物特征】一年生蔓性草本，长可达40cm。茎丛生，四棱形，浅绿色，下部伏地，上部斜展，多分枝，棱上有细小倒生刺。叶轮生，小叶6～8枚，无柄，椭圆状披针形，长1.5～3.5cm，宽2～5mm，先端锐尖，上面绿色，被小刺毛，下面浅绿色。疏散聚伞花序生叶腋；萼齿不显；花冠4裂，浅绿色；雄蕊4；子房下位。果细小，近肉质，表面密生白毛。花期春季，果期春、夏季。

【生长分布】生于荒地、园圃、山坡、路旁。分布于我国大部分地区。

【采收加工】春季采收，除去杂质，洗净，切段，晒干，置干燥通风处。

【性味归经】苦、辛，寒。入心、肺二经。

【功能主治】清热利湿，凉血散瘀，解毒消肿。用于淋浊，痢疾，水肿，尿血，牙龈出血，崩漏，急、慢性阑尾炎，乳腺癌，食道癌，下颌腺癌，宫颈癌，慢性白血病。

【配伍应用】

八仙草-石竹　八仙草苦、辛、寒，清热利湿，且泄血热；石竹苦寒，利尿通淋，清利湿热。两药配伍，相辅相成，功效益彰。用于热淋、血淋、血尿等证。

八仙草-大蓟　八仙草能清热，凉血，散瘀；大蓟能凉血，止血，祛瘀。两药配伍，相辅相成，共奏清热凉血，和血止血，活血散瘀之功。用于血热妄行之各种出血症，且血止不留瘀。

八仙草-白花蛇舌草　两药能升能降，都有清热利湿，解毒消肿作用。八仙草则长于清热利湿；白花蛇舌草重在清热解毒，且善疗痈疡。两药配伍，相须相使，功效显著。可治下焦湿热毒一类病症，如妇女赤白带下、肠痈，以及直肠癌，宫颈癌等。

【单方验方】

①热淋阴痉痛：八仙草6克，木贼1.5克，毛蒟6克，甘草3克，水、酒煎服（《草药偏方治百病》）。

②急性膀胱炎：八仙草30克，金银花10克，车前草30克，水煎服，每日1剂，连服3～5天（《中国民间百草良方》）。

③尿血便血：八仙草30克，仙鹤草15克，白茅根30克，水煎服（《中国民间百草良方》）。

④治牙龈出血：鲜八仙草60～90克，水煎服(《草药手册》)。

⑤劳伤胸胁闷痛：鲜八仙草30克，酒、水适量煎服（《中国民间草药方》）。

⑥跌打损伤：以鲜八仙草、酢浆草等分，捣烂外敷（《草药手册》）。

⑦乳腺癌、下颌腺癌、甲状腺癌，子宫颈癌：八仙草30克，水煎，加冰糖适量，分3～6次服。每日1剂（如鲜品则用250克，绞汁加红糖服）。可长期服（《全国中草药汇编》）。

⑧肝癌：虎杖30克，败酱草30克，八仙草30克，白花蛇舌草30克。将药物水煎服，一日3次（《中国民间草药方》）。

⑨用于急性阑尾炎：鲜八仙草90克，煎水内服（《草药的手册》）。

【用法用量】内服：煎汤，9～15克（鲜品60～120克）；或捣绞汁。外用：捣敷。

【注意事项】粗叶拉拉藤亦是八仙草来源，同等入药。

了哥王根

（毒除根、地锦根、定元根、鱼胆根、红赤七、南岭荛花根）

【药物来源】瑞香科植物了哥王〔*Wikstroemia indica*（L.）C. A. Mey〕的根或根茎皮。

【植物特征】半落叶小灌木，高30～90cm。茎直立，圆柱形，多分枝，外面紫褐色，茎皮强韧如筋。叶对生，近无柄；叶片草质，长椭圆形或长倒卵形，长2～5cm，宽

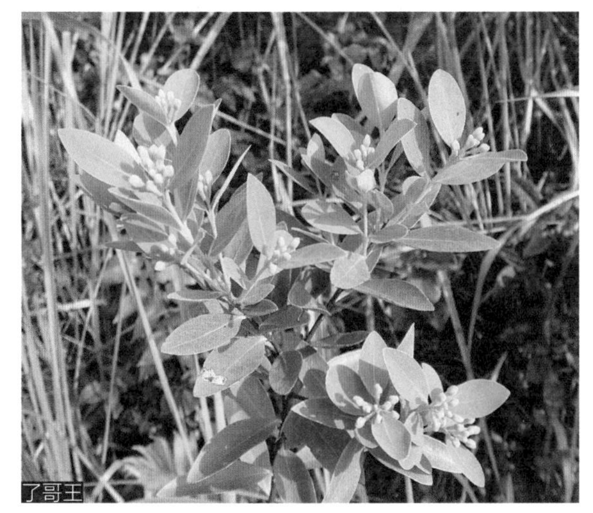
了哥王

0.8～1.5cm，先端钝或急尖，基部楔形，全缘，两面绿色。短总状花序生茎和枝顶，花两性，无苞片；萼管状，长达1.2cm，先端4裂，裂片卵形，黄绿色；无花瓣；雄蕊8，2轮，花丝短，子房上位，柱头圆头状。核果卵圆形或椭圆形。成熟时红色。花期夏、秋季，果期夏、秋季。

【生长分布】 生于山坡、路旁、疏小灌木丛。分布于我国华南、华东、西南以及台湾等地区。

【采收加工】 四季可采，除去地上部分，洗净，切片，晒干。

【性味归经】 苦，寒，有毒。入肺、肝二经。

【功能主治】 清热利尿，解毒消肿，散瘀破结。用于湿热水肿，臌胀，腮腺炎，瘰疬，疮疡，麻风，肿毒，跌打损伤。

【配伍应用】

了哥王根-赤小豆 两药均有清热利尿之功。但了哥王根峻下逐水，而有毒；赤小豆为利水除湿，并解毒。两药配伍，相互促进，又互相牵制，作用尤良。用于湿热水肿、臌胀腹水等证。

了哥王根-蜂蜜 了哥王根能清热解毒，散结消肿；蜂蜜能滋养补益，并解毒，止痛。两药配伍，相互为用，相互制约，既增解毒，散结，消肿，止痛作用，蜂蜜又能缓和了哥王根的峻、毒之性。用于瘰疬、痈疽疖肿等。

了哥王根-金橘根 两药均能散结。但了哥王根走血分散瘀破结；金橘根行气分利气散结。两药配伍，则能行气活血，破瘀散结，消肿止痛。用于跌打闪挫，瘀结肿痛等。不论气分、血分伤损，只要有瘀滞之征，而正气尚强者，均可施用。

【单方验方】

①湿热水肿：了哥王根30克捣烂，绿豆粉30克，朱砂3克，蜜炼为丸如梧桐子大，每服7丸，开水或用六棱菊干全草30克，水煎送服（《福建中草药》）。

②臌胀：了哥王根，每30克配去皮核大枣100粒，捣为丸如绿豆大，每次6克，早晚饭前开水送服（《福建中草药》）。

③治肿毒：了哥王根，十蒸丸晒，每服30克或少于30克，煎水，冲温酒服（《岭南草药志》）。

④瘰疬：了哥王根12克，山芝麻鲜根30克，水煎服；另用鲜根二重皮或鲜叶调红糖，捣烂敷患处（《福建中草药》）。

⑤跌打损伤：了哥王根、茎皮浸入童便中2～3天，日换一次，用水漂后晒干研细末，每服1.5～3克，黄酒送服（《福建中草药》）。

⑥疥疮：用了哥王根和黑胡椒十分之一二研细，同生猪油板捣匀纱布包扎，擦疮上数次即愈，但搽时皮肤有一些浮肿（《福州市民间药草》）。

【用法用量】 内服：煎汤9～15克；或研末入丸、散剂。外用：捣敷或调擦。

【注意事项】 本品有毒，不得超量或长期服用。内服宜煎4小时以上，以减轻毒性。孕妇、年老体弱、儿童忌服。

土丁桂

（毛辣花、鹿含草、泻痢草、白鸽草、银丝草）

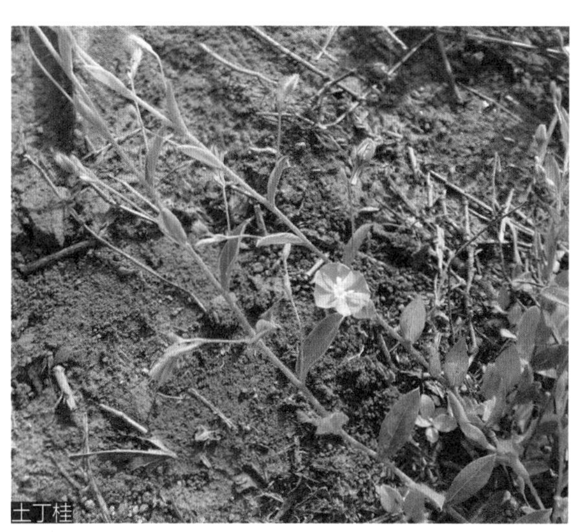
土丁桂

【药物来源】 旋花科植物土丁桂〔*Evolvulus alsinoides*（L.）L.〕的全草。

【植物特征】 多年生草本，高15～50cm。茎纤细，有分枝，但主茎清楚，密被白色丝状毛及疏生长白毛。单叶互生，近无柄；叶片卵形，或椭圆形，或长椭圆形，长0.6～2.5cm，宽0.3～0.5cm，先端短尖或渐尖，基部钝圆，全缘，上面绿色，疏生白毛，下面被白色丝状毛。花通常单生叶腋，亦有2～3朵簇生，花径约0.6～0.8cm，花梗长可达3cm，被白色丝状毛；苞片5，披针形，被长白柔毛；萼片5；花冠淡蓝色，漏斗状，上部5浅裂，平展；雄蕊5，子房2胚珠，花柱2，柱头棒状。蒴果圆形，成熟4瓣开裂，每瓣种子1颗。花期春、夏季，果期秋、冬季。

【生长分布】 生于向阳黄土山坡。分布于我国华南、华中、西南等地区。

【采集加工】夏、秋季采收，洗净，切段，晒干。

【性味归经】苦、辛，凉。入肝、脾、肾三经。

【功能主治】清热利湿，止咳平喘。用于黄疸型肝炎，慢性痢疾，淋浊，妇人带多，遗精滑精，风湿性关节炎，支气管哮喘，咳嗽。

【配伍应用】

土丁桂-茵陈蒿 两药都有清利湿热作用。土丁桂入肝脾经，清热利湿；茵陈蒿走脾胃肝胆经，清热利湿，利胆退黄。两药配伍，相辅相成，功效甚好。用于湿热黄疸等证。

土丁桂-天青地白 土丁桂味苦、辛，性凉，能肃肺降逆，止咳平喘；天青地白味甘、性平，可解表清热，宣泄肺气。两药配伍，辛散苦泄，甘缓和中，共收解表宣肺，清肃肺气，止咳平喘之功。用于外感风热，所致咳嗽、哮喘等症。

【单方验方】

①用于黄疸、咳血：鲜土丁桂30克，和红糖煎服（《泉州本草》）。

②慢性腹泻：土丁桂、勾儿茶各30克，南五味子根15克，白术10克，水煎服（《青草药彩色图谱》）。

③治梦遗滑精：土丁桂、白果各30克，仙茅15克，水煎服；或无根藤60克，土丁桂15克，水煎服(《福建中草药处方》)。

④妇女白带：土丁桂30克，银杏14粒，水煎服（《福州市民间药草》）。

⑤用于痢疾：土丁桂30～60克，红糖15克，水煎服，日服二次（《福建民间草药》）。

⑥小儿结肠炎：土丁桂15～30克，水煎服。分3～4次服。

⑦风湿性关节炎：土丁桂45克，黄酒125毫升，开水炖服。

⑧支气管哮喘、慢性支气管炎：土丁桂30克，红糖15克，水煎服（⑥～⑧方出自《福州市民间药草》）。

【用法用量】内服：煎汤，6～15克（鲜品30～60克）。

三白草

（水木通、白水鸡、白面姑、过塘莲、三点白、白花莲、白舌骨）

【药物来源】三白草科植物三白草〔*Saururus chinensis*（Lour.）Baill.〕的全草。

【植物特征】多年生草本，高30～70cm。根状茎肉质，白色，有须根。茎上部直立，圆柱状，有脊，无毛。单叶互生，叶柄长达3cm；叶片卵形或长卵形，长5～14cm，宽2～7cm，先端尖或长尖，基部近心形，全缘，上面深绿色，下面绿色，基部5出脉，无毛。总状花序，花两性，序梗短，序梗、花梗均被毛；无花被；雄蕊6；雌蕊1，由4心皮联合而成，柱头4。蒴果，成熟4瓣开裂。花期春、夏季，果期夏、秋季。

【生长分布】生于山坡、路旁、林下、林缘、沟边阴湿处。

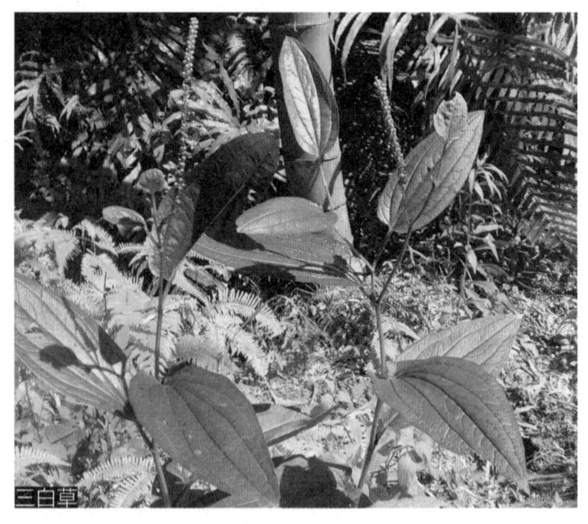
三白草

分布于我国华南、华东、华中、华北、西南等地区。

【采收加工】夏、秋季采收，洗净，切段，晒干。

【性味归经】苦、辛，寒。入肺、脾、胃、大肠四经。

【功能主治】清热利湿，利尿消肿，解毒。用于尿路感染，急性肾炎，水肿，慢性前列腺炎，尿路结石，湿热痹症，带下，痈肿疔毒。

【配伍应用】

三白草-车前草 两药秉性寒凉；三白草清热利湿；车前草利尿通淋。两药配伍，相辅相成，共收清热，利湿，通淋之功。用于热淋、小便不利等证。

三白草-水丁香 两药均有利尿消肿作用。三白草并能利湿热，清热毒；水丁香兼清热毒疗疮。两药配伍，相须相使，利尿消肿功效增强，并具清热利湿，解毒疗疮之功。用于湿热或热毒侵肾，气化失司，所致小便不利、水肿等。

【单方验方】

①泌尿系感染：三白草125克，车前草125克，海金沙30克，水煎成1000毫升，频频饮用（《畲族医药学》）。

②尿路结石：三白草、车前草、马蹄金各30克，虎杖15克，水煎服（《福建中草药处方》）。

③慢性前列腺炎：三白草30克，泽兰20克，败酱草30克，鱼腥草20克（后下），水煎服。每日1剂，连服10～15天(《中国民间百草良方》)。

④下肢重着，关节红肿疼痛：三白草、杠板归、栀子根、白马骨各30克，十大功劳15克，水煎服(《福建中草药处方》)。

⑤原发性肝癌：三白草60克，大蓟30克，地骨皮30克，水煎服（《肿瘤的辨证施治》）。

⑥治疗疔疮炎肿：三白草鲜叶一握，捣烂，敷患处，日换两次（《福建民间草药》）。

【用法用量】内服：煎汤，15～30克（鲜品30～90克）。外用：捣敷或煎洗。

【注意事项】根“三白草根”详见本章。

三白草根

（三白根、塘边藕、地藕、百节藕、水莲藕、白莲藕、九节藕、布田白根）

【药物来源】三白草科植物三白草〔*Saururus chinensis*（Lour.）Baill.〕的根状茎。

【植物特征】详见“三白草”。

【生长分布】详见“三白草”。

【采收加工】秋、冬季采挖，除须根，洗净，切段，晒干。

【性味归经】甘、辛，寒。入脾、大肠、膀胱三经。

【功能主治】清热利湿，解毒消肿，通络止痛。用于热淋，淋浊，妇人黄白带下，乳痈，骨髓炎，痈肿，风湿性关节痛，坐骨神经痛，头晕。

【配伍应用】

三白草根-凤尾草 两药都有清热利湿作用。三白草根尚能解毒消肿；凤尾草兼能凉血止血。两药配伍，相辅相成，功效益彰。可用于湿热或热毒所致热淋、血淋、遗精、黄白带下等。

三白草根-紫花地丁 两药都有清热，解毒，消肿作用。三白草根则偏重散结消肿；而紫花地丁重在清热解毒。两药配伍，功效尤强。用于痈疖疔疮等肿毒。

三白草根-穿山龙 三白草根可通络止痛，兼清利湿热；穿山龙能祛风止痛，并舒筋活络。两药配伍，共收清热利湿，祛风活络，舒筋止痛之功。用于湿热痹，关节灼热、肿痛等；配与大青根、紫葳根、栀子根、金银花，可用于热痹证之关节红、肿、热、痛等。

【单方验方】

①用于热淋：三白草根30克，同米泔水（第二次淘米水）煎服（《江西民间草药》）。

②淋病：鲜三白草根60～90克，冰糖适量冲炖服（《福州市民间药草》）。

③治妇人赤白带：三白草根30克，以精猪肉60克煎汤，以汤煎药服（《江西民间草药》）。

④治乳痈：鲜三白草根30～60克，豆腐适量，水煎服，渣捣烂敷患处（《福建中草药》）。

⑤腹肌脓肿：鲜三白草根90～120克，水煎服，药渣捣烂外敷（《全国中草药汇编》）。

⑥骨髓炎：三白草根30克，米酒30毫升。加水炖，分2次服，每日1剂，连服5～7天（《中国民间百草良方》）。

⑦肝癌：三白草根、大蓟根各90～120克，分别煎水，去渣后加白糖适量饮服，上午服三白草根，下午服大蓟根（《全国中草药汇编》）。

⑧风湿性关节炎：鲜三白草根90克（干减半），炖猪蹄或淡水鳗，开水炖服。

⑨坐骨神经痛：鲜三白草根120克，淡水鳗500克，酒、水各半炖服，或猪蹄一只，酒水各半炖服。

⑩肝阳上亢头晕：鲜三白草根90克，鸡蛋二粒炖服（⑧～⑩方出自《福州市民间药草》）。

⑪乳汁不足：三白草根30克，猪前蹄一只，加水炖服。食肉喝汤，每日1剂，连服2～3天（《中国民间百草良方》）。

【用法用量】内服：煎汤，9～15克（鲜品30～90克）；或炖肉。外用：捣敷或研末调敷。

土木贼

（纤弱木贼、笔塔草、节节草、笔头草、毛筒草）

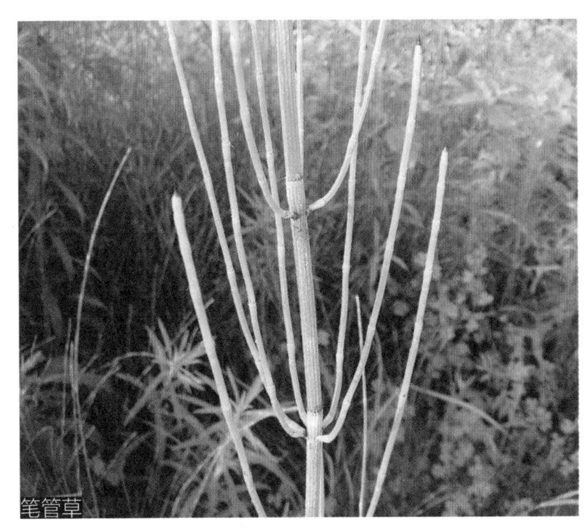
笔管草

【药物来源】木贼科植物笔管草〔*Equisetum ramosissimum* Desf. subsp *debile*（Roxb.ex Vauch.）Hau.〕的带根全草。

【植物特征】多年生草本，高40～100cm。茎直立，圆柱形，有多数纵棱，粗糙，灰绿色，有节，节间中空，分枝多呈轮状或不分枝；茎有两型，即营养茎和孢子囊茎，但相似。叶轮生，细小，与叶鞘连接，早退化；叶鞘管状或漏斗状，紧贴于茎，先端齿状，通常脱落遗留一截头状之圆形或三角形基部。孢子囊穗长可达2.5cm，先端短尖，孢子囊多个，孢子圆形，有2条十字形的纤细弹丝，缠绕孢子，遇水弹开。

【生长分布】生于溪边、沟边、路旁湿润处。分布于我国华南、华中、西南等地区。

【采收加工】夏、秋季采收，洗净，切段，晒干。

【性味归经】甘、微苦，凉。入肝、脾二经。

【功能主治】清热利湿，开郁，明目。用于急性黄疸型肝炎，淋证，赤眼，翳膜，胬肉，茎中痛，赤白带下。

【配伍应用】

土木贼-地耳草 两药均有清利湿热作用。土木贼尚能开郁散结；地耳草并清泄热毒，退黄。两药配伍，相须为用，共奏利湿解毒，疏肝解郁，泄热退黄之功。用于湿热黄疸，以及热淋、赤眼等证。

土木贼-菊花 两药能降能升，土木贼清肝，开郁，明目，治郁火上攻，赤眼、翳膜；菊花疏风，清热，明目，治风热侵袭或肝热上乘，目赤肿痛。两药配伍，则能疏风清热，开郁泻火，明目退翳。用于肝经风热或郁火上犯，所致赤眼、聚星障等证。配与野菊花、车前草、蒲公英、薄荷、蝉蜕，以增疗效。

【单方验方】

①石淋：土木贼30克，冬蜜15克，开水一杯冲炖服。

②目疔、目翳：土木贼30克，冬蜜15克，猪赤肉60克，水炖，分早晚服。

③跌打伤筋：土木贼15克，猪赤肉酌量，水炖服（①~③方出自《闽东本草》）。

【用法用量】内服：煎汤，6~9克（鲜品15~30克）。

土萆薢

（肖菝葜）

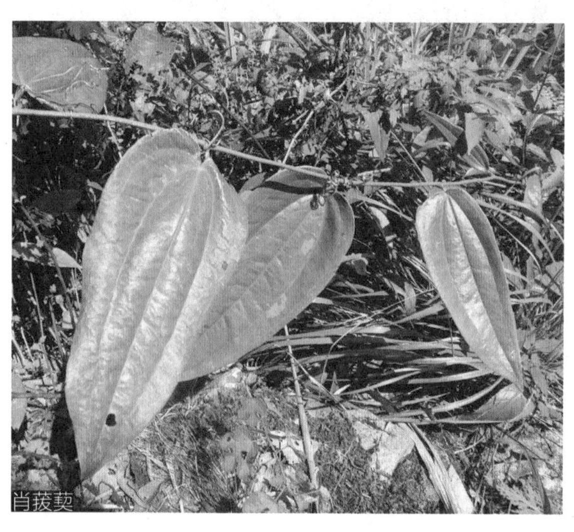

肖菝葜

【药物来源】 百合科植物肖菝葜〔*Heterosmilax gaudichaudiana*（Kunth）A.DC.〕的块根。

【植物特征】常绿攀援藤本灌木，长可达3m。茎圆柱形，绿色，光泽，无刺。单叶互生，具柄；叶片纸质，阔卵形或长卵形，长7~18cm，宽3~11cm，先端短尖或钝，基部心形，全缘，上面绿色，光泽，下部白绿色，基出脉5~7条。叶柄基部有卷须。伞房花序，腋生，总序梗长2~5cm，单性异株，小花多数，有长花梗；花被先端有3齿裂；雄蕊3，花丝基部连合；雌花有退化雄蕊3。浆果近球形，直径6~8mm，成熟紫黑色。花期夏季，果期秋、冬季。

【生长分布】生于山坡、路旁、林缘。分布于我国华东、华南以及台湾等地区。

【采收加工】四季可挖，洗净，切片，晒干。

【性味归经】甘、淡，平。入胃、膀胱二经。

【功能主治】利湿泄浊，祛风除痹。用于淋浊，小便不利，风湿关节痛，腰疼痛。

【配伍应用】

土萆薢-笔仔草 土萆薢甘、淡、平，入膀胱经，利湿，泄浊；笔仔草甘、凉，行膀胱、肾经，清热，利尿，通淋。前者偏泄湿浊，后者重在利尿通淋。两药配伍，相互为用，共收除湿泄浊，利尿通淋之功。用于湿热下注所致白浊、膏淋、女子带下，以及热淋等。

土萆薢-穿山龙 土萆薢能祛风利湿；穿山龙能祛风止痛。两药配伍，相辅相成，共收祛风利湿，消肿止痛之功。用于风湿痹、湿痹之关节肿痛等。

【用法用量】内服：煎汤，10~30克。

大金刀

（青卷莲、青竹标、西风剑、单叶扇蕨、梳子草）

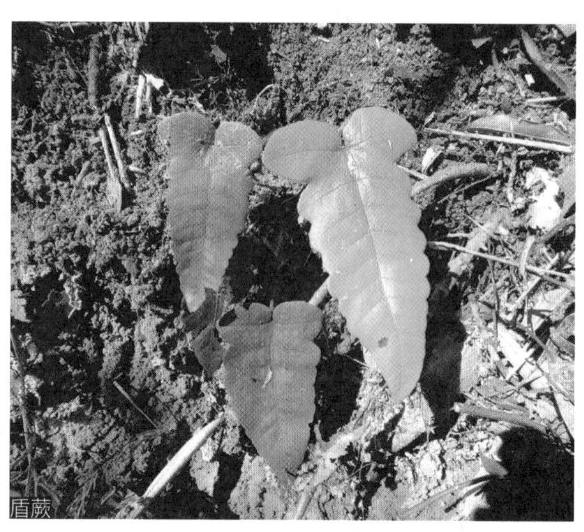

盾蕨

【药物来源】水龙骨科植物盾蕨〔*Neolepisorus ovatus*（Bedd.）Ching〕的全草。

【植物特征】多年生蕨类草本，高20~35cm。根状茎细长，横走，密被棕褐色鳞片。叶远生，叶柄长10~15cm；叶片厚纸质，卵状矩圆形或三角状长卵形，长10~20cm，宽6~10cm，先端渐尖，基部近截形或近圆形，下部有不规则浅裂，全缘，上面无毛，下面叶脉明显，细脉交错联结成不规则网状；由于变异，叶基本形态多样。孢子囊群大，排列于纵脉两侧，幼时被盾状鳞片。

【生长分布】生于高山、路旁、岩石下阴处。分布于我国华南、华东、华中、西南等地区。

【采收加工】四季可采，割取地上部分，切段，晒干。

【性味归经】苦，凉。入心、肺、膀胱三经。

【功能主治】清热利湿，凉血止血。用于尿路感染，小便不利，血淋，血尿，咯血，吐血，创伤出血，痈肿。

【配伍应用】

大金刀-小叶金花草 两药都有清热利湿作用。大金刀苦、凉，并能清血热而止血；小叶金花草苦、寒，尚能泄热毒。两药配伍，则能清利湿热，凉血解毒，和血止血。用于热淋、血淋、血尿、小便不利等证。

大金刀-苧麻根 两药都有清热，凉血，止血作用。大金刀则偏于清热凉血；苧麻根长于凉血止血。两药配伍，功效显著。用于血热妄行之尿血、便血、咳血，以及血淋等证。

【单方验方】

①用于血淋：大金刀15克，小木通12克，车前草9克，水煎服（《贵阳民间药草》）。

②用于小便不利：大金刀15克，龙胆草6克，牛尾蕞根、黄地榆各9克，煨水服（《贵州草药》）。

③治咳血：鲜大金刀30克，煨水服（《贵州草药》）。

④治痈毒、热淋：大金刀15～24克，水酒煎服（《湖南药物志》）。

⑤治跌打损伤，劳伤吐血：大金刀30克，泡酒250毫升，每服30毫升（《贵阳民间药草》）。

⑥治刀伤：鲜大金刀，捣绒敷伤口（《贵州草药》）。

【用法用量】内服：煎汤，9～15克（鲜品30～60克）；或浸酒。外用：捣敷或研末调敷。

【注意事项】羽裂盾蕨是盾蕨的变种。鉴别要点：羽裂盾蕨基部两侧或一侧羽裂深，裂片大，或边缘呈不规则波状。功能主治与盾蕨同。

大巢菜

（野豌豆、救荒野豌豆、肥田草、鬼豆、野麻豌）

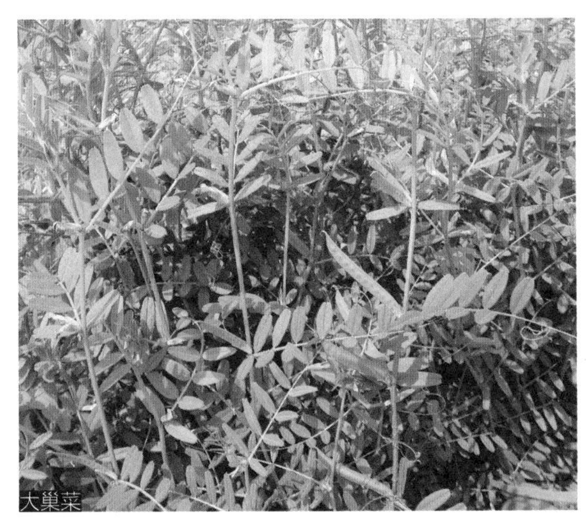
大巢菜

【药物来源】豆科植物大巢菜〔*Vicia sativa* L.〕的全草。

【植物特征】一年或二年生蔓状攀援草本，高30～70cm。茎四棱形，浅绿色，多分枝，被稀短柔毛。叶互生，双数羽状复叶，总柄极短，叶轴先端有卷须；小叶4～8对，近无柄，小叶片长矩形或长椭圆形，先端截形或微凹，或有细尖，长0.7～1.3mm，宽3～7mm，全缘，上面绿色，下面浅绿色，两面被稀疏柔毛；托叶戟形。总状花序生叶腋，小花1～2朵，花梗短，被柔毛；萼钟状，先端5齿裂，被黄色短柔毛；花冠蝶形，紫色，旗瓣倒卵形，翼瓣、龙骨瓣较小，具爪；雄蕊10，二体；雌蕊1，花柱短，柱头头状。荚果条形，稍扁，长3～5cm，有夹节，每节内种子一粒。种子褐色。花期春、夏季，果期夏、秋季。

【生长分布】生于山坡、路旁、草地、麦地。分布于我国绝大部分地区。

【采收加工】春末夏初，果实未成熟时采收，洗净，切段，晒干。

【性味归经】甘、辛，寒。入心、肝、脾三经。

【功能主治】清热利湿，和血祛瘀。用于湿热水肿，黄疸，遗精，鼻血，疟疾，关节炎，湿疹。

【配伍应用】

大巢菜-水丁香 大巢菜清热利湿；水丁香利尿消肿，并泄热毒。两药配伍，相辅相成，清热利湿作用增强，并具清泄热毒，行水消肿之功。用于湿热或热毒之邪侵肾，所致小便不利、水肿等证。

大巢菜-苧麻根 大巢菜能清热和血，且祛瘀；苧麻根可清热凉血，并止血。两药配伍，可收清热凉血，止血祛瘀之功。用于血热妄行所致鼻衄、吐血、便血、尿血等血证，血止而无留瘀之弊。

【单方验方】

①用于黄肿及水肿：大巢菜、黄脚鸡、水皂角、臭草根、打碗子根，煎服（《四川中药志》）。

②治疟疾：大巢菜30克，水煎服（《贵州草药》）。

③治鼻血：大巢菜30，煨甜酒吃（《贵州草药》）。

④阴囊湿疹：大巢菜、艾叶、防风各9克，水煎服；或单用野豌豆煎水洗患处（《河北中草药》）。

【用法用量】内服：煎汤，15～30克。外用：煎熏洗。

【注意事项】大巢菜全草与大巢菜种子性味、功能主治截然不同，其全草如本药所述，种子味甘辛，性温，功能补肾调经，祛痰止咳。很多文献将混为一谈，注意予以区分，以免再错。

大金钱草

（蜈蚣草、过路黄、仙人对坐草、小茄、金钱草、四川大金钱草）

【药物来源】报春花科植物过路黄〔*Lysimachia christinae* Hance〕的全草。

【植物特征】多年生草本，长20～55cm。茎匍匐，稍被

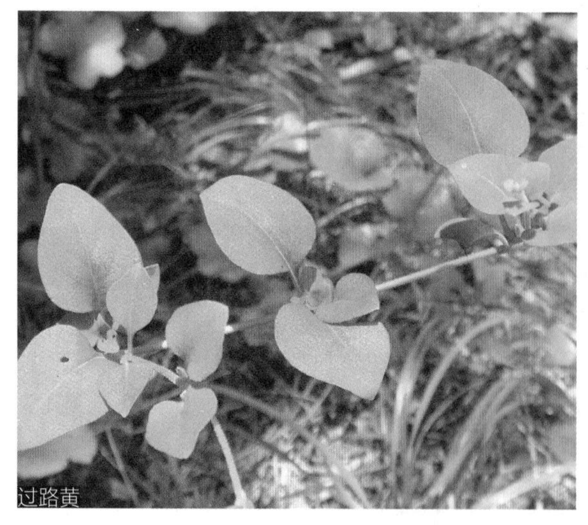
过路黄

柔毛或无毛。叶对生，具叶柄；叶片心形或宽卵形，长2～4cm，宽1.2～3cm，先端钝或钝尖，基部心形或宽楔形，全缘，两面绿色。花通常成对腋生，有花梗；萼片5浅裂，幼时稍被毛，绿色；花瓣5，黄色，长于花萼；雄蕊5，2短3长，基部连合成筒状，柱头头状。蒴果近圆形。花期夏季，果期秋、冬季。

【生长分布】生于山坡、路旁、疏林下阴处。分布于我国华南、华中、西南、华东以及西北等地区。

【采收加工】夏季采集，洗净，切段，晒干。

【性味归经】甘、淡，平。入肝、胆、肾、膀胱四经。

【功能主治】清热利湿，解毒消肿，散瘀止痛。用于黄疸型肝炎，胆囊炎，胆石症，肾石症，肾炎水肿，肝病腹水，尿路感染，乳腺炎，疔疮肿毒，蛇咬伤，跌打瘀痛。

【配伍应用】

大金钱草-白毛藤　两药均有清利肝胆湿热作用。大金钱草兼能解毒消肿；白毛藤并能清热解毒，利胆退黄。两药配伍，作用倍增，功效显著。用于湿热肝病黄疸，亦可用于梗阻性黄疸等证。

大金钱草-橘叶　两药均善行厥阴肝经；大金钱草解毒消肿，且止痛；橘叶利气散结，并消肿毒。两药相配，相互为用，共收解毒消肿，利肝散结之功。常用于乳痈初起，以及乳癖等证。若用于乳痈，配与瓜蒌、蒲公英、枳壳、穿山甲；用于乳癖（郁热型），配羊蹄草、金橘根，以增疗效。

大金钱草-积雪草　大金钱草能散瘀止痛，积雪草活血消肿。两药配伍，相辅相成，共奏活血散瘀，消肿止痛之功。用于跌打闪挫，瘀滞肿痛等症。

【单方验方】

①用于黄疸初起，又治脱力虚黄：大金钱草3叶，白荷包草、平地木，茵陈各9克。水煎分3次服，早、中、晚（《百草镜》）。

②黄疸肝炎：大金钱草、茵陈、虎杖各10克，紫金牛15克，仙鹤草12克，水煎服；或大金钱草、蒲公英、板蓝根各30克，水煎分2次服，每日1剂。

③胆囊炎：大金钱草45克，虎杖15克，水煎服。如有疼痛加郁金15克。

④梗阻性黄疸：大金钱草60克，郁金15克，广木香、枳壳、黄芩各9克，水煎服，若大便秘结可加生大黄6～9克，芒硝6克（冲服）。

⑤肾结石：大金钱草、车前草各15克，滑石30克，生地黄、川断、桑寄生各12克，补骨脂、杜仲、丹参、香附各9克，水煎服（②～⑤方出自《全国中草药汇编》）。

⑥治腹水肿胀：大金钱草适量，捣烂敷脐部（《上海常用中草药》）。

⑦用于肾虚水肿：大金钱草、小茴香。炖猪蹄子服（《四川中药志》）。

⑧治石淋：大金钱草30克，水煎服（《湖南药物志》）。

⑨用于急性传染性肝炎：大金钱草、茵陈、虎杖各10克，紫金牛15克，仙鹤草12克，大红枣10枚，水煎服（《中草药彩色图谱与验方》）。

⑩急性胃肠炎：鲜大金钱草60克，捣汁，开水冲服；另用海金沙藤30克，水煎服（《中草药彩色图谱与验方》）。

⑪治疔疮：大金钱草捣汁，兑淘米水或酒服（《湖南药物志》）。

⑫治毒蛇咬：大金钱草捣汁饮，以渣罨伤口（《积穆试效方》）。

⑬治跌打损伤：大金钱草，洗净，捣汁一小杯服（《上海常用中草药》）。

【用法用量】内服：煎汤，15～30克（鲜30～60克）；或捣绞汁。外用：捣敷。

大叶凤尾

（双凤尾、金鸡尾、凤尾草、狼牙草、井边草）

【药物来源】凤尾蕨科植物凤尾蕨〔*Pteris cretica* L.var. *nervosa*（Thunb.）Ching er S.H.Wu〕的全草。

【植物特征】多年生草本，高40～90cm。根状茎短，多须根，被褐色线形鳞片。叶丛生，二型，叶柄禾秆色；叶片轮廓长卵形，长20～30cm，宽12～16cm，一回羽状，小羽片除先端单一外，余均对生；能育叶羽片长10～16cm，宽0.6～0.8cm，基部1对有1～2分离小羽片；不育叶同形，但小羽片较宽，约0.8～1.3cm；边缘均有细尖锯齿，两面绿色。孢子囊群线形，延叶缘连续分布，囊群盖细条形，灰色，膜质。

【生长分布】生于林下、林缘、岩壁下、残垣下之阴湿处。分布于我国华南、华中、西南以及西北等地区。

【采收加工】四季可采，切段，晒干，或鲜用。

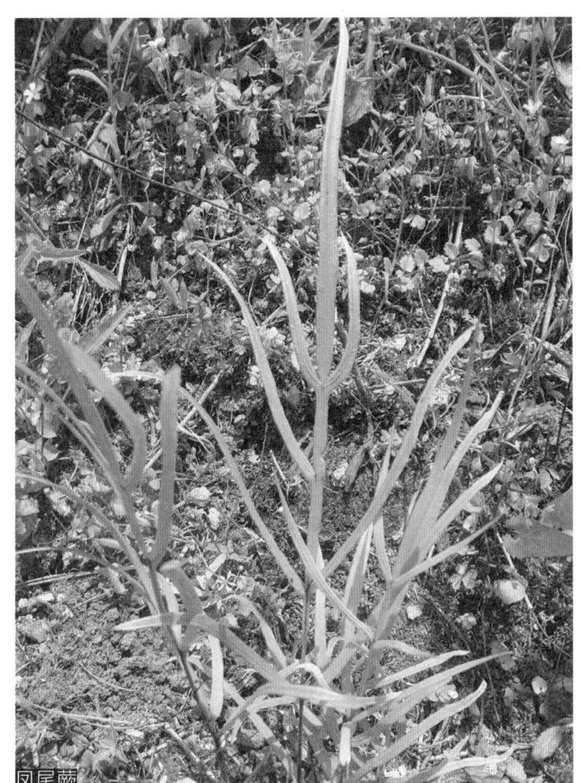
凤尾蕨

【性味归经】甘，凉。入肝、脾二经。
【功能主治】清热利湿，解毒消肿。用于黄疸型肝炎，水肿，淋浊，泻痢，咽痛。
【配伍应用】
大叶凤尾-栀子花根 两药均有清热利湿作用。大叶凤尾甘、凉，渗利水湿作用较好，且解毒消肿；栀子花根苦、寒，清火泄热功效偏强，并能凉血解毒。两药配伍，共奏清热利湿，解毒消肿，凉血和血之功。用于湿热黄疸，以及热淋、血淋、泻痢等证。
大叶凤尾-板蓝根 两药都有清热解毒作用。大叶凤尾尚能消肿；板蓝根并能清利咽喉。两药配伍，则能清热解毒，利咽消肿。用于热毒咽喉肿痛，以及风火赤眼等证。
【单方验方】
①治毒蛇及狂犬咬伤肿痛：新鲜大叶凤尾捣成泥，敷贴伤处（《陕西草药》）。
②治口眼歪斜：大叶凤尾9克，水煎服（《西藏常用中草药》）。
【用法用量】内服：煎汤，9～15克（鲜品30～60克）。外用：捣敷。

山矾根

（土白芷、黄仔叶根）

【药物来源】山矾科植物山矾〔*Symplocos caudata* Wall.〕的根茎。

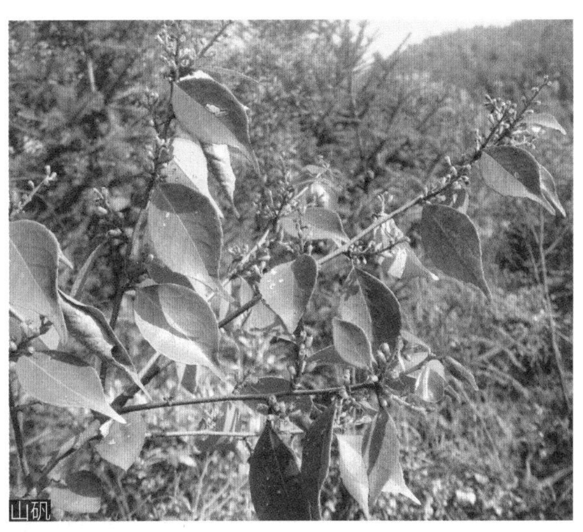
山矾

【植物特征】常绿灌木或小乔木，高0.7～2.5m。茎直立或斜展，皮褐色，平滑，多分枝。单叶互生，具短柄；叶片近革质，卵形或长卵形，长2～5cm，宽1.5～3cm，先端尾尖或渐尖，基部阔楔形，边缘有粗锯齿，上面暗绿色，下面绿色。总状花序生枝顶和叶腋，有毛；萼片5，无毛；花冠5深裂，白色；雄蕊多数。核果圆锥形，无毛，花萼宿存。花期春季，果期夏、秋季。
【生长分布】生于山坡疏林下、小灌丛、沟边、路旁。分布于我国华南、华东、华中等地区。
【采收加工】全年可挖，洗净，切片，晒干。
【性味归经】苦、辛，平。入肺、胃二经。
【功能主治】清热利湿，祛风止痛。用于黄疸型肝炎，痢疾，风火头痛，风湿性关节炎。
【配伍应用】
山矾根-茵陈蒿 两药都有清热利湿作用。山矾根并能祛风散邪；茵陈蒿兼利胆退黄。两药配伍，相辅相成，共奏利湿泄热，宣透开郁，利胆退黄之功。用于湿热黄疸等证。若配与白毛藤、黄毛耳草、夏枯草、郁金、半夏，疗效更好。
山矾根-钩藤根 山矾根能祛风，散火，止痛；钩藤根清热镇痉，舒筋止痛。两药配伍，相互为用，共收疏风散火，清热解痉，舒筋止痛之功。用于风火上扰，络脉失和，所致头痛、头晕以及颈肩痛等症。
【单方验方】
①用于黄疸：山矾根30～60克，炖猪肚服（《闽东本草》；或山矾根15克，阴行草30克，水煎服，水酒为引，每日2剂（《江西草药》）。
②治关节炎：山矾根120克，猪蹄一只。水炖，服汤食肉（《江西草药》）。
【用法用量】内服：煎汤，15～30克；或炖肉。
【注意事项】“山矾叶”“山矾花”分别详见“止血”与“化痰”章。

山扁豆

（含羞草决明、梦草、砂子草、疳草、黄瓜香、鸡毛箭、水皂角）

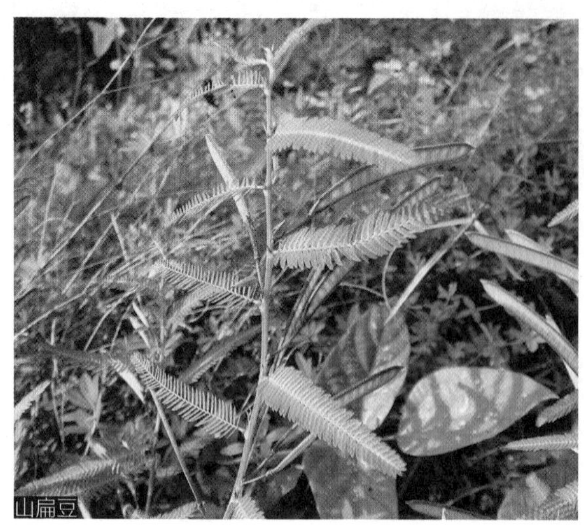

【药物来源】豆科植物山扁豆〔*Cassia mimosoides* L.〕的全草。

【植物特征】一年或多年生亚灌木，高30～45cm。茎斜展，多分枝，淡紫红色，被短柔毛。叶互生，双数一回羽状复叶，叶片长矩圆状披针形，长7～18cm，叶柄短；托叶1对，卵状披针形；羽叶20～45对，近无柄，镰状披针形，长3～5mm，先端短尖，两面灰绿色。花单生叶腋或数朵排列成短总状花序，花梗纤细，长4～5mm；萼片5，披针形；花瓣5，黄色，先端1瓣宽大；雄蕊10，长短不一；雌蕊1。荚果条形，扁平，绿色，成熟深褐色，先端尖，偏斜，长可达6cm，有荚节，每节种子一粒。种子扁圆，深褐色。花期夏、秋季，果期秋、冬季。

【生长分布】生于山坡、路旁、草丛、林缘。分布于我国华南、华东、西南及华北等地区。

【采收加工】夏、秋采收，洗净，切段，晒干。

【性味归经】甘、微苦，平。入肝、肾、脾、胃四经。

【功能主治】清热利湿，解毒消肿，通便祛积。用于湿热黄疸，暑湿吐泻，肾炎水肿，泌尿系感染，痢疾，肺痈，毒蛇咬伤，小儿疳积，习惯性便秘。

【配伍应用】

山扁豆-茵陈蒿　两药均能清利湿热。山扁豆且通利大便；茵陈蒿并利胆退黄。两药配伍，则能清热利湿，通腑泄浊，利胆退黄。用于湿热之“阳黄”证。

山扁豆-蒲公英　两药都有清热，解毒，消肿作用。山扁豆散结消肿功效较好，且通便泄热；蒲公英清热解毒作用偏强。两药相配，相辅相成，共收清热解毒，通腑泻下，消肿止痛之功。用于痈疖肿毒、毒蛇咬伤等证。

山扁豆-莱菔叶　山扁豆能通便祛积；莱菔叶可消食和中。前者善祛肠道积滞，后者偏化胃中之物。两药相配，相互为用，则能消食化积，顺气和胃，通便祛滞。用于食积不化，脘腹痞胀、厌食、嗳气、大便不畅等症。

【单方验方】

①用于黄疸病：山扁豆60克，地星宿15克，煨水服（《贵州草药》）。

②用于水肿和淋证：山扁豆、萹蓄各30克，煨水服（《贵州草药》）。

③用于暑热吐泻：山扁豆30克，水煎服（《草药手册》）。

④治肺痈（吐臭痰）：山扁豆120克，用瘦猪肉120克煮汤，以汤煎药服（《湖南药物志》）。

⑤治痈肿：山扁豆，研细末，用蜂蜜或鸡蛋白调敷（《湖南药物志》）。

⑥治毒蛇咬伤：内服，山扁豆、瓜子金（全草）、金牛远志（全草）、卵叶娃儿藤根、无患子、乌柏根各15克，六棱菊（全草）9克，以上均干品，切碎，在500毫升米酒中浸20天。成人每次2汤匙，每隔1小时服一次，每日3～4次；儿童酌减（《全国中草药汇编》）。

⑦习惯性便秘：山扁豆15克，水煎服，日服1剂（《畲族医药学》）。

【用法用量】内服：煎汤，6～9克（大剂量30～60克）。外用：捣敷或研末调抹或煎洗。

【注意事项】孕妇、脾虚便秘者忌用。注意与“水皂角”鉴别，详见“清热泻火”章。

山扁豆子

（含羞草决明子）

【药物来源】豆科植物山扁豆〔*Cassia mimosoides* L.〕的种子。

【植物特征】详见“山扁豆”。

【生长分布】详见“山扁豆”。

【采收加工】秋后果实成熟时采摘，晒干，簸去果壳、杂质。

【性味归经】微苦、甘、淡，平。入脾、胃、肾三经。

【功能主治】渗湿利尿，消积祛滞。用于浮肿，小便不利，积滞，便秘。

【配伍应用】

山扁豆子-笔仔草　两药均能利尿。但山扁豆子为渗湿利水；笔仔草乃泄热利尿，并通淋。两药配伍，相须为用，共奏利尿消肿，泄热通淋之功。用于湿热水肿、小便不利、热淋等证。

山扁豆子-枳壳　山扁豆子能消积，祛滞，通便；枳壳可行气，宽中，消胀。前者重在祛滞，后者功专行气。两药相配，相互为用，共收下气消胀，祛积通便之功。用于饮食积滞，以及便秘等。

【单方验方】治毒蛇咬伤：山扁豆15克，瓜子金9克，煎水内服；叶捣烂敷（《湖南药物志》）。

【用法用量】内服：煎汤，9～18克。

山乌柏根

（大叶柏柴根、红乌柏根、红叶乌柏根、山柳乌柏根）

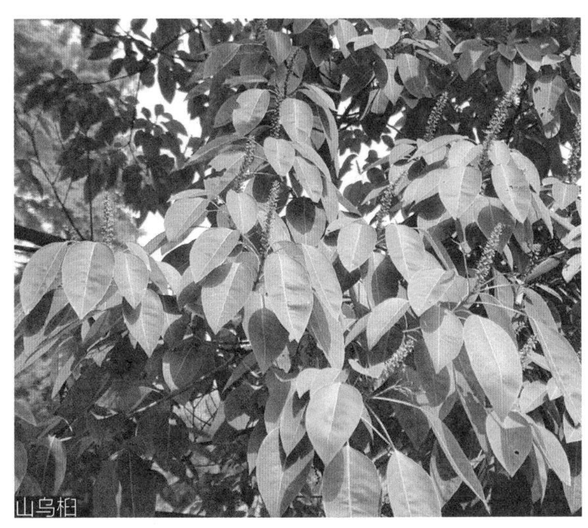

山乌柏

【药物来源】大戟科植物山乌柏〔*Sapium discolor*（Champ. ex Benth.）Muell.Arg.〕的根茎。

【植物特征】落叶灌木至乔木，高3～7m。树干直立，圆柱形，灰褐色，多分枝，小枝有皮孔，幼枝略带红色。单叶互生，叶柄长2～7cm；叶片纸质，长椭圆形或椭圆状卵形，长3～9cm，宽2～4.5cm，先端短尖，基部钝或圆形，全缘，上面绿色，下面粉绿色。总状花序，顶生，单性，雌雄同株，小花黄色，多数，稠密，无花瓣、花盘；花序中、上部为雄花，下部雌花；雄花萼杯状，雄蕊2～3；雌花萼3裂，裂片三角形，子房3室，柱头3裂。蒴果近圆形，有3棱，熟时背部开裂。种子近圆形，被白蜡粉。花期春、夏季，果期秋、冬季。

【生长分布】生于山坡、路旁、林中、灌丛。分布于我国华南、华东、西南等地区。

【采集加工】秋、冬季采挖，洗净，切片，晒干。

【性味归经】苦，寒，有小毒。入脾、肾、大肠三经。

【功能主治】利水通便，祛瘀消肿。用于肾炎水肿，二便不通，跌打损伤，毒蛇咬伤，痔疮。

【配伍应用】

山乌柏根-赤小豆 两药都有利水作用。山乌柏根苦、寒，利水并能通腑，其性峻猛；赤小豆甘、酸、平，利水兼解毒，其性和缓。两药配伍，相互促进，相互牵制，扬长避短，使利水功效大增，并具通便泄毒之功。用于湿热中阻，气化无权，致腹胀、尿少、便秘、甚或水肿等症。

山乌柏根-红糖 两药均有祛瘀功效。山乌柏根苦、寒，祛瘀而消肿；红糖甘、温，祛瘀活血，并养血温脾。两药配伍，寒温调和，且大增祛瘀，活血，消肿之功，而无损肝伤脾之弊。用于跌打损伤，伤不论内外，只要损伤瘀滞均能用之。

【单方验方】

①治白浊：山乌柏根须30克，猪瘦肉60克，用水煎服。

②治大便秘结：山乌柏根30克，用水煎服。

③治蛇咬伤：山乌柏根30克，枫木叶60克。共捣烂，用糯米水120毫升，调匀，取汁服。渣敷患处四周。

④治毒蛇咬伤：山乌柏根30～60克，黑面叶30～60克，用水煎，冲酒服。

⑤治痔疮及皮肤湿疹：山乌柏根、铺地粘、金银花各适量。用水煎洗患处（①～⑤方出自《广西民间常用草药》）。

【用法用量】内服：煎汤，3～6克（鲜者30～60克）；或炖肉。外用：捣敷或煎洗。

【注意事项】“山乌柏叶”详见“其他”章。

川木通

（小木通、山木通、土木通、老虎须、淮木通、油木通）

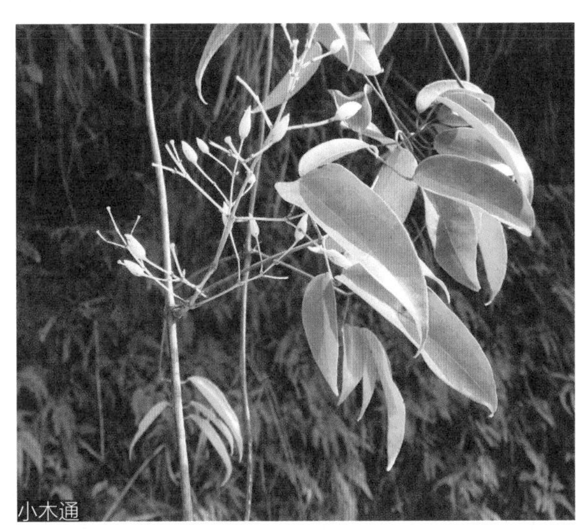

小木通

【药物来源】毛莨科植物小木通〔*Clematis armandii* Franch.〕的木质茎。

【植物特征】常绿攀援状灌木，长达3～5m。茎圆柱形，黄褐色或略带紫色，有纵纹，细枝绿色，光泽。叶对生，叶柄长达8cm，无毛；三出复叶，小叶柄长3～5cm，叶片革质，长卵形，长8～12cm，宽3～5cm，先端长尖，基部圆形或微心形，全缘，上面绿色，光泽，下部浅绿色，基出脉3条，侧脉网状。花序圆锥状，顶生和腋生，序梗长5～7cm，花序有节，节上有2枚小苞片，顶生多数圆锥花序组成总状圆锥花序，总序梗长达10cm；花直径3～4cm，无花瓣，花萼花瓣状，白色，4枚，长卵状长方形；雌蕊多数，雄蕊亦多数，雄蕊长于雌蕊。瘦果扁椭圆形，疏生柔毛，羽状花柱长达5cm。花期夏季，果期春、夏季。

【生长分布】 生于山坡、路旁、林缘。分布于我国华南、华东、华中、西南等地区。

【采收加工】 夏季采集，切段，晒干。

【性味归经】 苦，寒。入心、肝、小肠、膀胱四经。

【功能主治】 利尿消肿，通经下乳。用于尿路感染，小便不利，肾炎水肿，闭经，乳汁不通。

【配伍应用】

川木通-车前草 两药性寒降泄。川木通利尿消肿；车前草利尿通淋。两药配伍，则具利尿消肿，泄热通淋功效。用于湿热所致水肿、热淋、小便不利等。

川木通-鲤鱼 两药都有通乳作用。川木通为通经下乳；鲤鱼乃补虚增乳。两者配伍，相互为用，共收补虚增液，通络下乳之功。用于妇人产后，气血亏虚，奶源匮乏，乳汁稀少等症。

【单方验方】 尿路感染：川木通、车前子、生蒲黄、萹蓄各9克，水煎服（《全国中草药汇编》）。

【用法用量】 内服：煎汤，10～30克；或炖鱼、肉。

小飞扬草

（飞扬草、小飞扬、乳汁草、细叶飞扬草、痢疾草、苍蝇翅）

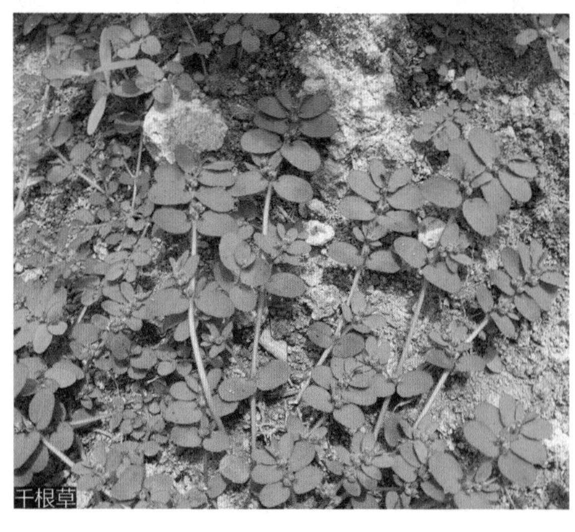

千根草

【药物来源】 大戟科植物千根草〔*Euphorbia thymifolia* L.〕的全草。

【植物特征】 一年生匍匐草本，长8～15cm。全株含白色乳汁。茎纤细，圆柱形，基部分枝，被毛，淡红色或红色。叶对生，具短柄；叶片椭圆形或矩圆形，长4～7mm，宽2～4mm，先端钝，基部偏斜，近全缘，上面深绿色，下面浅绿色略带白色；叶柄基部两侧有一对极细的托叶。杯状花序单生或少数聚伞状排列于叶腋；花细小，单性，淡紫色；雌雄共生总苞内，总苞陀螺状，顶端5裂；无花被；雄花多数，雄蕊1；雌花1，生于中央，子房3室，花柱3。蒴果卵状三角形，被柔毛。种子极小。花期夏季，果期秋季。

【生长分布】 生于庭园、公园、路边草地。分布于我国华南、华东、华中、西南等地区。

【采收加工】 夏季采集，洗净，晒干。

【性味归经】 酸涩，凉。入脾、胃、大肠三经。

【功能主治】 清热利湿，解毒止痒。用于细菌性痢疾，肠炎，痔疮出血，湿疹，过敏性皮炎。

【配伍应用】

小飞扬草-刺黄柏 两药都有清热，利湿，解毒作用，但各有偏长。小飞扬草长于清热利湿；刺黄柏重在清热解毒。两药配伍，相须相使，功效显著。用于湿热或热毒所致泻痢、热淋、妇女黄白带下等。

小飞扬草-薄荷 小飞扬草可利湿，解毒，止痒；薄荷能疏风，清热，透疹。前者偏于清泄，后者重在凉透。两药配伍，则能疏风散邪，清热解毒，透疹止痒。用于湿疹、脓疱疮以及瘾疹等证。上述三证均可加入防风草、桑叶、土茯苓、金银花、车前草、蝉蜕、钩藤，以助祛风，解毒，利湿，止痒之功用。

【单方验方】

①用于痢疾：小飞扬草30克，老茶叶15克，煎水，冲蜜糖服（《岭南草药志》）。

②治细菌性痢疾、肠炎：小飞扬草9～15克，水煎服（《文山中草药》）。

③用于小儿急惊：小飞扬草60克，洗净捣烂，合米泔水搅匀，去渣煎沸，冲蜜糖服（《岭南草药志》）。

④治皮肤瘙痒，皮炎，湿疹，痔疮出血：小飞扬草鲜品适量，煎水洗患处（《文山中草药》）。

【用法用量】 内服：煎汤，15～30克（鲜品30～60克）；或捣绞汁。外用：煎洗或捣敷。

【注意事项】 注意与“地锦草”鉴别，详见“清热解毒”章。

小叶金花草

（石孔雀尾、金粉蕨、凤尾草、解毒蕨、凤尾连、土黄连）

【药物来源】 中国蕨科植物野鸡尾〔*Onychium japonicum* (Thunb.) Kunze.〕的全草。

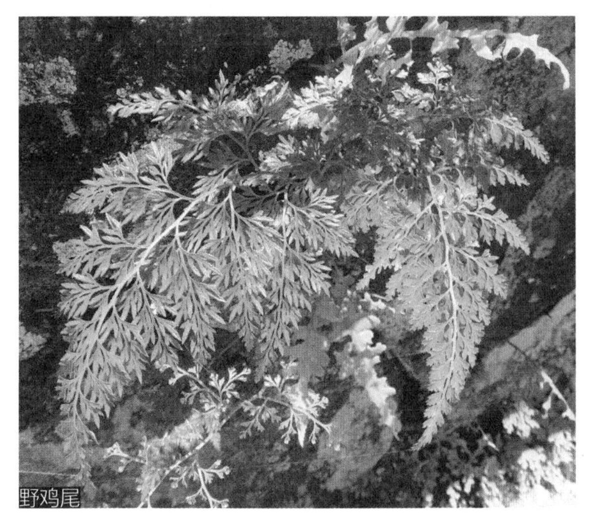
野鸡尾

【植物特征】多年生蕨类草本，丛生，高30～90cm。根状茎横走，多须根，被褐色鳞片。叶远生，叶柄长15～35cm，光泽，中、上部暗绿色或稻秆色，下部棕褐色；叶片草质，卵圆状披针形，长15～45cm，宽7～15cm，三至四回羽状分裂，羽片互生，下部羽片三角状披针形，自下而上遂小，小羽片及裂片多数。孢子囊群条形，生裂片下面与纵脉平行，囊群盖膜质。孢子期冬季至翌年春季。

【生长分布】生于山坡、路旁、岩壁缝隙、沟边阴处。分布于我国华南、华中、西南以及华北等地区。

【采收加工】夏、秋季采割，切段，晒干。

【性味归经】微苦、微甘，凉。入胃、肠、膀胱三经。

【功能主治】清热利湿，解毒消肿，凉血止血。用于急性胃肠炎，痢疾，黄疸，小便不利，疔疮肿毒，鼻血，咳血，呕血，尿血，便血。

【配伍应用】

小叶金花草-青蒿　小叶金花草入胃肠经，清热利湿；青蒿行脾小肠经，清热燥湿，且能解暑，止泻。两药配伍，共呈清暑解热，化湿止泻之功。用于暑湿或湿热，所致发热、头昏痛、胸脘痞闷、腹痛、呕吐、腹泻、小便短赤等症。

小叶金花草-小叶蛇总管　两药均有解毒消肿作用。小叶金花草兼能凉血，小叶蛇总管并能散血。两药配伍，相互为用，互相促进，共收解毒消肿，凉血散血之功。用于疔疮肿毒，以及毒蛇咬伤等证。

小叶金花草-苎麻根　两药均有凉血止血之功。小叶金花草并能清热利湿；苎麻根兼利尿通淋。两药合用，共奏凉血止血，除湿泄热，利尿通淋之功。用于血热妄行之各种出血，以及热淋、血淋、尿血等。

【单方验方】

①用于痢疾：小叶金花草30克，凤尾草30克，水煎，调冰糖服（《畲族医药学》）。

②小儿赤痢：小叶金花草、车前草、旱莲草，煎服（《广西实用中草药新选》）。

③用于湿热小便不利、尿血：鲜小叶金花草120克，加米泔水小许，调匀捣烂绞汁，炖温服（《福建中草药》）。

④治疗疮：鲜小叶金花草捣烂，调冬蜜服(《福建中草药》)。

⑤感冒高热：小叶金花草30克，车前草30克，一点红15克，水煎，调白糖服（《畲族医药学》）。

⑥治咳血、呕血、鼻出血：鲜小叶金花草60克，水煎待冷服（《福建中草药》）。

⑦治肠风下血：鲜土黄连30克，煎服（《中草药手册》）。

【用法用量】内服：煎汤，15～30克（鲜品30～60克）；或捣绞汁。外用：捣敷。

小金钱草

（黄疸草、马蹄金、螺丕草、荷包草、小迎风草、月亮草）

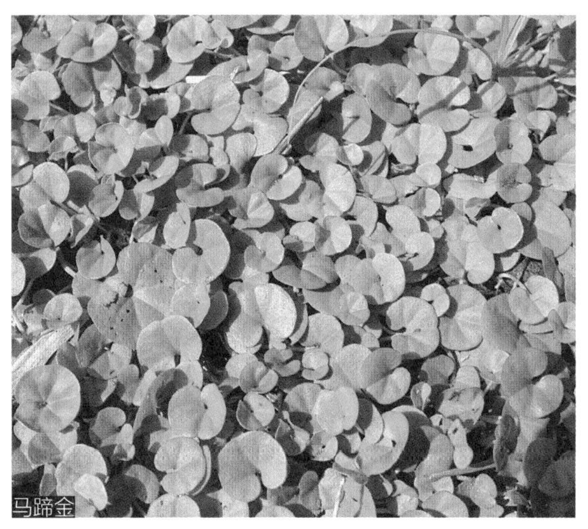
马蹄金

【药物来源】旋花科植物马蹄金〔*Dichondra repens* Forst.〕的全草。

【植物特征】多年生蔓性小草本，长可达20～30cm。茎纤细，匍匐状，多分枝，有节，节处着地生根。单叶互生，叶柄长2～3.5cm；叶片圆形或宽肾形，直径0.6～1.5cm，先端圆，或微凹，基部近心形，全缘，上面绿色，下面浅绿色。花单生叶腋，具花梗；萼5裂，裂片卵形，极短；花冠短钟状，黄色；雄蕊5，子房上位，2室。蒴果近圆形，直径不到2mm。种子1～2粒。花期春、夏季，果期夏、秋季。

【生长分布】生于山坡、路旁、墙下、草丛。分布于我国华南、华东、华中、西南等地区。

【采收加工】夏、秋季采集，洗净，晒干，防潮袋密存，置干燥通风处，否则易霉变。

【性味归经】辛，凉。入肺、肝二经。

【功能主治】清热利湿，解毒消肿。用于黄疸型肝炎，胆囊炎，胆结石，痢疾，热淋，血淋，泌尿系结石，肾炎水肿，风火赤眼，扁桃体炎，疔疖肿毒。

【配伍应用】

小金钱草-地耳草 两药均有清热利湿作用。小金钱草兼解毒消肿；地耳草并消肿解毒。两药相配，相须相使，作用显著。用于湿热黄疸，以及疔疖肿毒等证。

小金钱草-蒲公英 两药都能清热解毒，散结消肿。但小金钱草偏于散结消肿，蒲公英则重在清热解毒。两药相配，相辅相成，功效益彰。用于疔疖肿毒、眼赤肿痛等证。

【单方验方】

①用于黄疸：小金钱草、螺蛳三合。同捣汁澄清，煨热服（《周益生家宝方》）。

②急性无黄疸型传染性肝炎：小金钱草、天胡荽鲜全草各30克，猪瘦肉120克，加水炖服。吃肉喝汤（《全国中草药汇编》）。

③急性黄疸型传染性肝炎：小金钱草、鸡骨草各30克，山栀子、车前草各15克，水煎服（《全国中草药汇编》）。

④胆石症：小金钱草15克，连钱草、海金沙全草各18克，积雪草、两面针根、郁金、鸡内金各9克，加水浓煎服。连服4～5天后，续服小金钱草15克，海金沙全草9克，共15天。以巩固疗效。服药期间忌油（《福建中草药处方》）。

⑤用于水肿初起：活鲫鱼大者一尾，用瓷片割开，去鳞及肠血，以纸拭净，勿见水，以小金钱草填腹令满，甜白酒蒸熟，去草食鱼（《百草镜》）。

⑥治全身水肿（肾炎）：鲜小金钱草捣敷脐上，每日一次，7日为1个疗程；或15～30克煎服（《上海常用中草药》）。

⑦尿血：小金钱草、灯芯草各15克，金丝草30克。第2次洗米水煎服（《福建中草药处方》）。

⑧白喉：小金钱草、天胡荽、酢浆草鲜全草各30克。同捣烂绞汁，冲开水或冬蜜服（《福建中草药处方》）。

⑨跌打损伤：鲜小金钱草60克，黄酒、开水各125克，炖服；另取鲜全草30克，生姜3片，捣烂擦伤处（《畲族医药学》）。

【用法用量】内服：煎汤9～15克（鲜品30～60克）；或捣绞汁。外用：捣敷。

小凤冠草

（凤尾草、小凤尾、三叉草、井边茜）

【药物来源】凤尾蕨科植物剑叶凤尾蕨〔*Pteris ensiformis* Burm.〕的全草。

【植物特征】多年生蕨类草本，高20～50cm。根状茎横走，外有条状披针形鳞片。叶密生，草质，二形，具长柄，二回羽状分裂；能育叶轮廓矩圆状卵形，长可达25cm，羽片、小羽叶互生，小羽片线形，宽2～6mm，叶缘上部有细

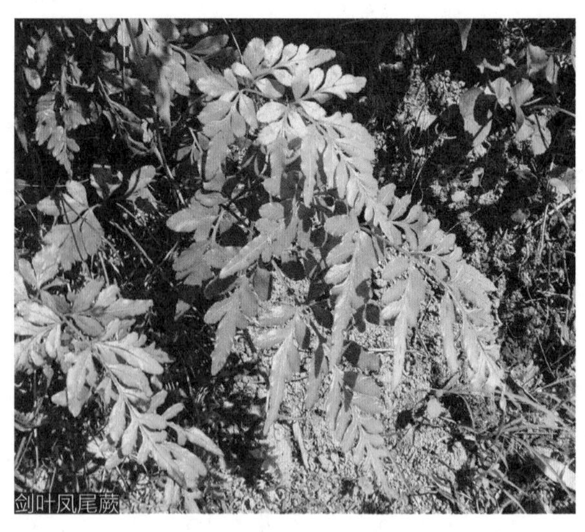
剑叶凤尾蕨

小锯齿；不育叶轮廓小于能育叶，羽叶对生，3～4对，下部羽叶除先端单生外，有小羽片2对，中部小羽片1对或有2对分离小羽片，先端小羽片较长，宽可达1cm，边缘有尖细锯齿，上面绿色，光泽，下面浅绿色，叶柄禾秆色，光泽，四棱形。孢子囊群线形，囊群盖膜质，孢子囊沿叶缘分布，下部及顶部不育。

【生长分布】生于山坡、林缘、路旁、溪边阴处。分布于我国华南、华东、西南以及台湾等地区。

【采收加工】夏季采集，切段，晒干。

【性味归经】甘、淡、微苦，微寒。入大肠、肾、心、肝四经。

【功能主治】清热利湿，凉血解毒。用于黄疸型肝炎，尿路感染，痢疾，外感发热，咽喉炎，湿疹，瘰疬，血崩。

【配伍应用】

小凤冠草-茵陈蒿 两药都有清热利湿作用。小凤冠草兼凉血解毒；茵陈蒿并利胆退黄。两药配伍，相辅相成，清利湿热功效增强，并具清泄血分热毒，利胆退黄之功。用于湿热黄疸之“阳黄”证。

小凤冠草-马齿苋 两药均有凉血解毒之功。小凤冠草偏于泄热，并利湿；马齿苋长于清热毒，兼通淋，止血。两药配伍，则能清热解毒，凉血止血，利尿通淋。用于热毒泻痢、血淋、热淋、尿血、便血等。

【单方验方】

①用于尿路感染：小凤冠草、车前草、白花蛇舌草、笔仔草各20克，水煎服（笔者方）。

②用于血淋：小凤冠草30克，马齿苋20克，白茅根20克，小蓟15克，水煎调红糖服（笔者方）。

③用于黄疸型肝炎：小凤冠草、白毛藤、茵陈各30克，郁金10克，赤芍30克，法半夏20克，苦地胆15克，水煎，调白糖分3次服（笔者方）。

【用法用量】内服：煎汤，9～15克，大量用至30克。外用：煎洗。

马骝卵

（蕨薯、凤凰蛋、凉水果、猪骝卵、石窝蛋、雉鸡蛋、蛇卵参）

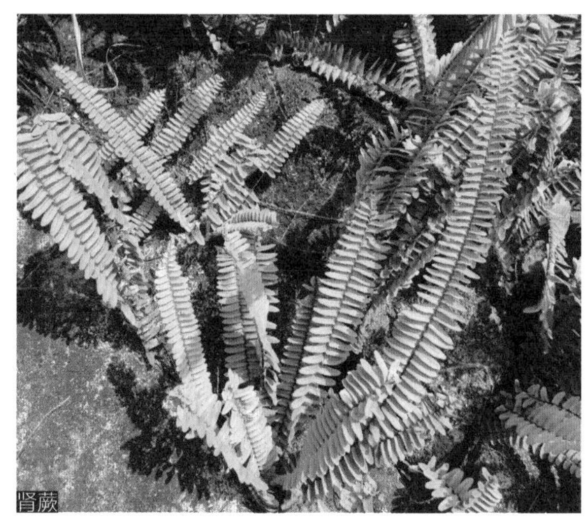
肾蕨

【药物来源】肾蕨科植物肾蕨〔*Nephrolepis auriculata*（L.）Trimen.〕的块茎。

【植物特征】详见本章“肾蕨”。

【生长分布】详见本章“肾蕨”。

【采收加工】全年可挖，除须根，洗净，切片，晒干。

【性味归经】甘、淡，凉。入肺、脾、大肠三经。

【功能主治】清热利湿，止咳，止血。用于湿热腹泻，痢疾，肺热咳嗽，湿热咳嗽，尿血，咳血，睾丸炎，疝气，脱肛。

【配伍应用】

马骝卵-青蒿 两药都有除温热作用。马骝卵甘淡，清热利湿；青蒿苦、辛、寒，可清热燥湿。两药配伍，则能清热、燥脾、利湿。用于湿热困脾，所致胸脘痞闷，或腹痛、吐泻、肢体酸困，或发热，头昏痛等症。

马骝卵-桑白皮 马骝卵能清肃肺气，降逆止咳；桑白皮可清泄肺热，化痰平喘。两药配伍，共呈清热泄肺，化痰止咳，降气平喘之功。用于肺热炽盛，喘急面赤，咳痰黄稠，烦热口干，或便秘、尿赤等症。

马骝卵-侧柏叶 两药都有止血作用。马骝卵清热止血，侧柏叶凉血止血。两药配伍，共收清热凉血，和血止血作用。用于热盛所致咳血、衄血、便血、尿血等证。

【单方验方】

①用于水泻：马骝卵（生的）20枚，捣烂冲开水，过滤取汁，内服（《广西药植志》）。

②用于淋病：鲜马骝卵30克，水煎服（《福建中草药》）。

③治时痢，小儿麻后痢：马骝卵醋浸备用。成人吃10枚，小儿吃3～5枚（《广西药植志》）。

④治咳嗽，血淋：马骝卵12～30克，水煎服（《云南中草药》）。

⑤肺热咳嗽，小儿积热：马骝卵9～15克，水煎服（《福州市民间药草》）。

⑥治吐血：马骝卵30克，水煎服（《贵州草药》）。

⑦睾丸炎：鲜马骝卵30克，或加牛筋草鲜根30克，荔枝干10粒，酒水煎服（《福建中草药》）。

⑧小儿睾丸炎（肿痛）：马骝卵60克，荔枝根30克，精肉125克开水冲炖，服时加酒少许冲服（《福州市民间药草》）。

⑨脱肛：马骝卵125克，海带60克，猪大肠一尺，清水煎服（《福州市民间药草》）。

【用法用量】内服：煎汤，9～15克（鲜品30～60克）；或炖肉。

天胡荽

（铺地锦、肺风草、明镜草、地星宿、伤寒草、盆荽、扁地青）

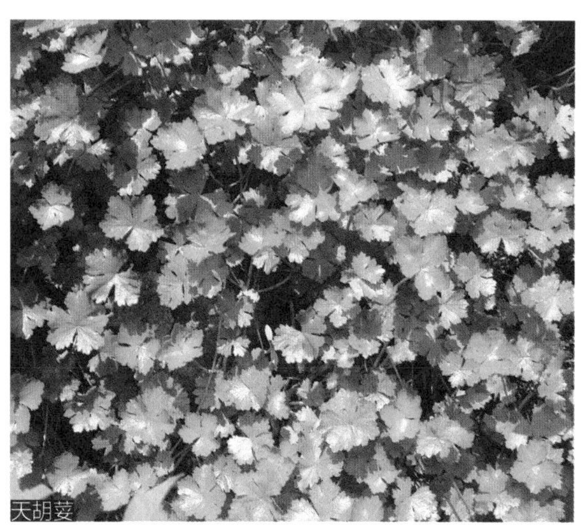
天胡荽

【药物来源】伞形科植物天胡荽〔*Hydrocotyle sibthorpioides* Lam.〕的全草。

【植物特征】多年生匍匐草本，全身无毛。茎细弱，多分枝，有节，着地生根发新株，通常蔓生成片。叶互生，叶柄长可达7cm；叶片近圆形，长、宽0.5～1.5cm，先端钝，基部近心形，有5～7深浅不等掌状裂，边缘有不规则浅钝齿，上面鲜绿色，光泽，下面绿色。伞形花序，腋生或与叶对生，序梗长可达3cm；小花无梗；花萼不显；花瓣5，卵形，绿白色或淡红色。双悬果扁平，有三棱。花期春季，果期夏、秋季。

【生长分布】生于田边、路旁、草地阴湿处。分布于我国华南、华中、华北、西南、台湾等地。

【采收加工】夏、秋季采集，洗净，晒干，置防潮袋内，放干燥通风处。

【性味归经】甘、淡、微辛，凉。入肝、脾、肺三经。

【功能主治】清热利湿，利尿通淋，解毒消肿，化痰止咳。用于黄疸型传染性肝炎，胆石症，尿路结石，小便不利，热淋，胆囊炎，肝硬化腹水，痢疾，口腔炎，扁桃体炎，风热咳嗽，百日咳。

【配伍应用】

天胡荽-白毛藤 天胡荽走肝脾经，清热利湿，解毒消肿；而白毛藤行肝胆经，清利湿热，且退黄。两药配伍，相须为用，则具清热利湿，解毒消肿，利胆退黄功效。用于湿热黄疸之“阳黄”证。

天胡荽-冬葵根 两药都有利尿通淋作用。天胡荽偏于泄热利水；冬葵根长于通利尿路。两药配伍，则能除湿泄热，利尿通淋。用于湿热热淋、石淋等证。

天胡荽-半枝莲 两药都有清热，解毒，消肿作用。天胡荽则偏于清热消肿；而半枝莲重在清热解毒。两药配伍，相辅相成，功效益彰。用于痈疖、喉蛾等证。

天胡荽-天青地白 两药都有化痰止咳作用。天胡荽乃清肃肺气，化痰止咳；天青地白为疏表宣肺，止咳化痰。两药配伍，共收宣透卫表，清肃肺气，化痰止咳之功。用于肺热咳嗽以及风热咳嗽等证。肺热咳嗽，配与鱼腥草、茨黄连、白毛夏枯草；风热咳嗽，加桑叶、金银花、薄荷、板蓝根，以增疗效。

【单方验方】

①治肝炎发黄：鲜天胡荽15～24克（干的9～15克），茵陈蒿15克，煎水吃，日服3次（《贵州民间药草》）。

②用于急性黄疸型肝炎：天胡荽60克，白英30克，积雪草30克，水煎服（《草药偏方治百病》）。

③治红淋症：天胡荽、萹蓄各120克，捣烂取汁兑白糖服（《贵阳民间药草》）。

④用于小便不通：鲜天胡荽30克，捣烂挤水，加白糖30克服；或煎水，兑白糖服（《贵阳民间药草》）。

⑤急性肾炎：天胡荽、积雪草各30克，野菊花20克，水煎服（《中草药彩色图谱与验方》）。

⑥胆石症：天胡荽、连钱草、海金沙藤（均用鲜品）各30克。每天一剂，水煎分2次服（《全国中草药汇编》）。

⑦胆道结石：猫须草15，连钱草30克，海金沙藤30克，天胡荽30克，青皮9克，水煎服（《草药偏方治百病》）。

⑧用于肾结石：天胡荽30～60克，水煎服（《江西民间草药验方》）。

⑨尿路结石：天胡荽、石韦、半边莲、海金沙各30克，水煎服（《全国中草药汇编》）。

⑩急性阑尾炎：鲜天胡荽60克，鲜蕺菜30克，共捣烂绞汁调蜜服（《福建中草药处方》）。

⑪治发斑及疔，热极，色紫黑者：天胡荽18～21克，放碗内捣烂，不使水走散，再加洗米水煎沸冲入，去渣饮之，将渣敷发斑及发疔处，热从小便出（《岭南采药录》）。

⑫治缠腰蛇（带状疱疹）：鲜天胡荽一握，捣烂绞汁一杯，加雄黄末3克，涂患处，日2次（《福建民间草药》）。

⑬麻疹退疹期，咳嗽咽红，发热口渴：天胡荽、紫花地丁各15克，水煎服（《福建中草药处方》）。

⑭百日咳：鲜天胡荽30～30克，捣烂，调冰糖或蜂蜜，炖温服（《福建中草药》）。

⑮肝硬化：用鲜天胡荽15～24克和精肉60～120克，水煎成半碗内服，日服2次（《福州市民间药草》）。

【用法用量】内服：煎汤，9～15克（鲜品30～60克）；或捣绞汁。外用：捣敷或捣绞汁调敷。

木通

（通草、丁翁、丁父、葍藤、王翁、万年藤）

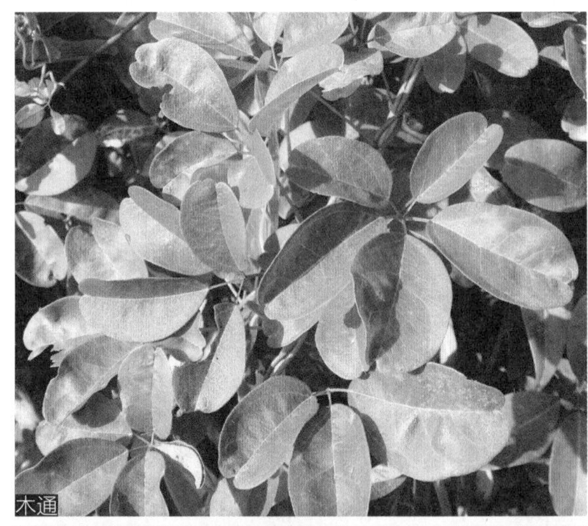
木通

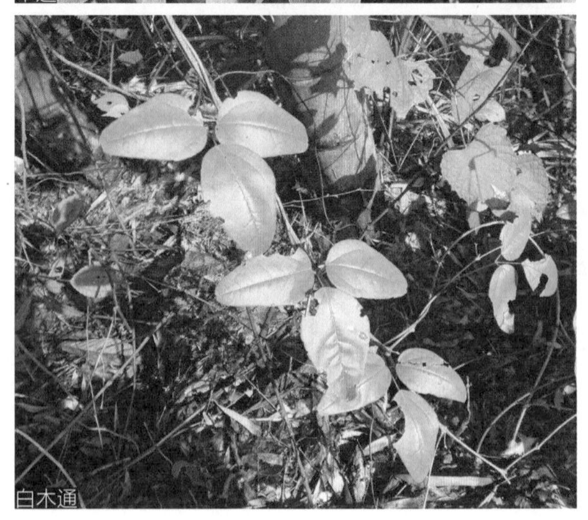
白木通

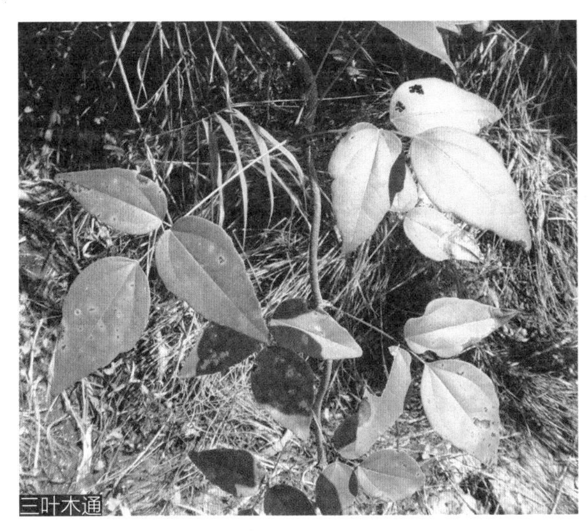

【药物来源】木通科植物木通〔*Akebia quinata*（Thunb.）Decne.〕、白木通〔*Akebia trifoliata*（Thunb.）Koidz.var.*australis*（Diels）Rehd.〕、三叶木通〔*Akebia trifoliata*（Thunb.）Koidz.〕的藤茎。

【植物特征】

①木通：半落叶藤本灌木，长1～3.5m。茎圆柱形，多分枝，灰色，有纵纹，有皮孔。掌状复叶，3～5叶，具长柄；小叶有短柄；叶片纸质，椭圆形，长3～6cm，宽1.5～3cm，先端圆或微凹，基部宽楔形或钝，全缘，上面绿色，下面粉白色。总状花序，腋生，雌雄同株；雄花多数，生于序上部，有线状小苞片，花被3，紫色，雄蕊6，退化雌蕊3；雌花生序下部，1～2朵，苞片线形，花被3，紫色，雌蕊6，退化雄蕊6，子房1室，柱头头状。蓇葖状浆果，长圆形，稍弯，两端圆，紫色，长达10cm，宽约3～4cm。种子多数，黑色，光泽。花期春季，果期夏季。

②白木通：落叶或半落叶藤状灌木，长4～10m。茎圆柱状，幼茎深绿色，有纵纹。掌状复叶，叶3～7枚簇生，具长柄；小叶片卵形，长3～7cm，宽2.5～4cm，先端圆，中央微凹，基部圆形或宽楔形，全缘，上面绿色，光泽，下面粉绿色。总状花序，腋生，总梗细长，雌雄同株；雄花多数，生序上部，具小苞片，花被3，倒卵形，紫色稍带红，雄蕊6，退化雌蕊3；雌花生序下部，通常1～3朵，苞片线形，花被3，椭圆形，紫色或稍带红，雌蕊3～6，退化雄蕊6，柱头头状。蓇葖状浆果，椭圆形，长达13cm，宽达4cm，成熟时紫色。种子暗红色。花期春季，果期夏季。

③三叶木通：落叶藤状灌木，长3～9m。数叶簇生，叶柄长达8cm；掌状复叶，小叶3枚，具柄；叶片卵圆形，或宽卵形，长3～8cm，宽3～4.5cm，先端钝微凹，基部近圆形或宽楔形，边缘波状。总状花序，腋生，长5～8cm；花单性同株，紫色，雄花序生上部，雄蕊6；雌花生序之下部，有退化雄蕊6，心皮5～7，分离。果实肉质，长卵形，一侧微弯，长8～12cm，宽约3～4cm，成熟时腹部开裂。种子多数，黑色，光泽。花期春季，果期夏、秋季。

【生长分布】木通生于山坡、路旁、林缘，分布于我国华南、华中、华北、西南及西北一些地区。白木通生于山坡、路旁、林缘，分布于我国华南、西南、华中等地区。三叶木通生于山坡、路旁、沟边、灌木丛，分布于我国华南、华中、华北等地区。

【采收加工】秋季采集，截取茎部，刮去外皮，切段，阴干。

【性味归经】苦，凉。入心、小肠、膀胱三经。

【功能主治】降火利尿，活血通痹，通络下乳。用于热淋，小便赤涩，尿浊，胸中烦闷，血淋，妇女经闭，乳汁不通。

【配伍应用】

木通-灯芯草　两药寒、凉，都有清心，降火，利尿作用。但木通偏于清热利尿，灯芯草长于清心降火。两药配伍，则能清心泻火，利尿泄热。用于心火亢盛，口舌生疮，心火下移，致小便赤涩或尿血等症。

木通-虎刺　木通苦、凉，能活血通痹，利湿热；虎刺苦、辛、寒，祛风利湿，活血消肿。两药配伍，共收清热利湿，祛风活络，消肿止痛之功。用于湿热痹，关节肿胀、灼热、疼痛等症。

木通-穿山甲　木通苦、凉，能通络下乳；穿山甲咸、寒，可活血通经下乳。两药配伍，相辅相成，活血通经，利窍下乳作用显著。用于气血郁滞，乳络痹阻，乳汁不下。若配鲫鱼，炖加调料食用，效果更佳。气虚，可配土人参、大枣；血虚，配枸杞子、当归。

【单方验方】

①用于小儿心热（小肠有火，便赤淋痛，面赤狂躁，口糜舌疮，咬牙口渴）：生地黄、甘草（生）、木通等分。上同为末，每服三钱，水一盏，入竹叶同煎至五分，食后温服（《小儿药证直决》导赤散）。

②用于水气，小便涩，身体虚肿：乌臼皮二两，木通一两（锉），槟榔一两。上件药，捣细罗为散，每服不计时候，以粥饮下二钱（《太平圣惠方》）。

③治妇人经闭及月事不调：木通、牛膝、生地黄、延胡索。同煎服（《本草经疏》）。

④乳汁稀少：木通（去外皮）15克，天冬9克，猪条肉250克，酌加酒、水炖服（《青草药彩色图谱》）。

【用法用量】内服：煎汤，3～6克；或研末入丸、散。

【注意事项】无湿热，以及津亏、气阴不足、肾虚滑遗、孕妇忌服，肾功不全者禁用。木通内服不可超量、不可久服。“关木通”不可入药。三种木通的果实“八月札”，详见“理气”章。

木槿花

（疟子花、篱障花、打碗花、灯盏花、白槿花、和尚花）

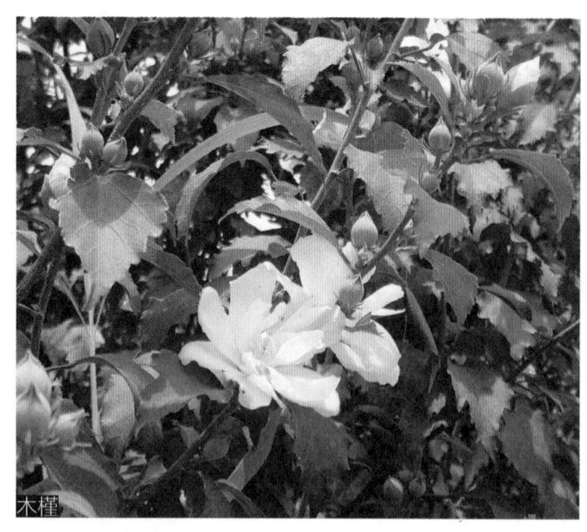
木槿

【药物来源】锦葵科植物木槿〔*Hibiscus syriacus* L.〕的花朵。

【植物特征】详见“清热解毒”章“木槿根”。

【生长分布】详见“清热解毒”章“木槿根”。

【采收加工】夏季晴天采摘，晒干，置干燥通风处。

【性味归经】甘、苦，凉。入肺、脾、大肠三经。

【功能主治】清热利湿，凉血止血。用于痢疾，妇人带下，吐血，便血，痔疮出血。

【配伍应用】

木槿花-小飞扬草 两药都有清热利湿作用。木槿花善通利大肠，且凉血；小飞扬草并清热毒。两药配伍，侧能清热利湿，凉血解毒，清肠利便。用于湿热下痢，以及便血、痔疮出血等症。

木槿花-侧柏叶 两药均有清热，凉血，止血作用。木槿花偏于清热凉血；侧柏叶长于凉血止血。两药配伍，相须为用，作用更强。用于血热妄行之咳血、鼻血、便血等症。

【单方验方】

①治下痢噤口：木槿花去蒂，阴干为末，先煎面饼二个，蘸末食之（《济急仙方》）。

②治赤白痢：木槿花30克（小儿减半），水煎，兑白蜜三分服。赤痢用红花，白痢用白花。忌酸冷（《云南中医验方》）。

③治妇人白带：木槿花6克，为末，人乳拌，饭上蒸熟食之（《滇南本草》）。

④治吐血、下血、赤白痢疾：木槿花9～13朵，酌加开水和冰糖炖半小时，饭前服，日服2次（《福建民间草药》）。

⑤咳血：鲜木槿花30克，冰糖15克，水煎服（《青草药彩色图谱》）。

⑥治风痰壅逆：木槿花晒干，焙研，每服一二匙，空心沸汤下，白花尤良（《简便单方》）。

⑦治反胃：木槿花，阴干为末，陈米汤调送三五口；不转，再将米饮调服（《袖珍方》）。

【用法用量】内服：煎汤，3～9克（鲜品30～60克）；或研末。

【注意事项】“木槿根”详见“清热解毒”章；“木槿皮”详见本章；“木槿子”详见“化痰”章。

木槿皮

（槿皮、川槿皮）

【药物来源】锦葵科植物木槿〔*Hibiscus syriacus* L.〕的茎皮或根皮。

【植物特征】详见“清热解毒”章“木槿根”。

【生长分布】详见“清热解毒”章“木槿根”。

【采收加工】4～5月采收，剥下根或茎皮，洗净，切段，晒干。

【性味归经】甘，平。入肝、脾、大肠三经。

【功能主治】清热利湿，解毒止痒。用于黄疸，痢疾，肠风泻血，赤白带下，痔疮，脱肛，阴囊湿疹，疥癣。

【配伍应用】

木槿皮-土茯苓 两药都有清热，利湿，解毒作用。木槿皮甘、平，偏于清利湿热，且止痒；土茯苓甘、淡、平，重在泄热毒。两药配伍，则能清热利湿，解毒疗疮。用于湿毒疮、湿疹、脓疱疮、妇人赤白带下、阴痒、男子白浊等证。

【单方验方】

①白带：木槿皮30克，酢浆草15克，水煎服。每日1剂，连服数日（《全国中草药汇编》）。

②治赤白带下：槿树皮二两，切，以白酒一碗半，煎一碗，空心服之（《纂要奇方》）。

③治大肠脱肛：木槿皮煎汤熏洗，后以白矾、五倍末敷之（《救急方》）。

④治牛皮癣癞：木槿皮一两，勿见火。晒燥磨末，以好烧酒十斤，加榆面四两，浸七日为度，不时蘸酒搽擦。二三十年者，搽一年断根。如无川槿，土槿亦可代之（《养生经验合集》）。

【用法用量】内服：煎汤，6～9克，外用：酒浸擦或煎熏洗。

木兰皮

（姜朴）

【药物来源】木兰科植物辛夷〔*Magnolia liliflora* Desr.〕的树皮。

【植物特征】详见“辛温解表”章“辛夷”。

【生长分布】详见“辛温解表”章“辛夷”。

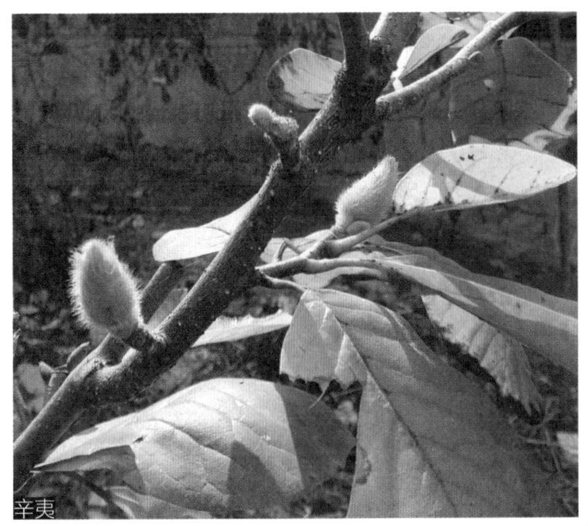
辛夷

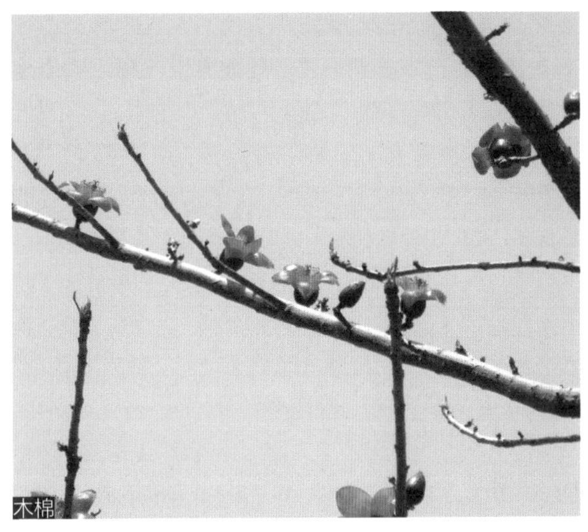
木棉

【采收加工】秋、冬季，一般采用局部剥皮法，剥下树干皮，刮去栓皮，切段，阴干。

【性味归经】苦，寒。入心、肺、脾三经。

【功能主治】清热利湿，解毒消肿。用于酒疸，酒皶，阴下湿痒，癞病，痈疽，水肿，重舌。

【配伍应用】

木兰皮-白毛藤　两药性寒，都有清热利湿作用。木兰皮偏清利脾胃湿热；白毛藤专清利肝胆湿热，并退黄。两药配伍，则能清热利湿，清肝和脾，泄胆退黄。用于湿热伏于中焦，蕴蒸肝胆，发腹胀、黄疸等症。

木兰皮-蒲公英　两药都有清热、解毒、消肿作用。但木兰皮偏于散结消肿，并止痛；蒲公英重在清热解毒。两药配伍，相辅相成，功效更强。用于痈疽疖肿等。

【单方验方】

①治酒疸，心懊痛，足胫满，小便黄，饮酒发赤斑黄黑：黄芪二两，木兰皮一两。末之。酒服方寸匕，日三服（《补缺肘后方》）。

②面上皶疱酐黯：木兰皮一斤。细切，以三年酢浆渍之百日，晒干捣末。服方寸匕，日三服（《古今录验方》）。

③小儿重舌：木兰皮一尺，广四寸，削去粗皮，用醋一升，渍取汁置重舌上（《子母秘录》）。

【用法用量】内服；研末。外用：煎洗或醋浸蘸之。

【注意事项】花“辛夷”，详见“辛温解表”章。

木棉花

（攀枝花、斑枝花）

【药物来源】木棉科植物木棉〔*Bombax malabaricum* DC.〕的花。

【植物特征】落叶大乔木，高10～25m（林中常高于邻树，故称英雄树）。树干直立，圆柱形，树皮深灰色，树枝有圆锥形硬刺。掌状复叶，互生，叶柄长10～18cm；小叶5枚，亦有7枚，具短柄，叶片薄革质，长椭圆形，长10～18cm，宽4～6cm，先端渐尖，基部宽楔形，全缘，两面绿色，无毛。花先叶开放，侧生或近顶生，单生或数朵簇生；花萼厚革质，紫色，无毛，直径9～12cm；花瓣5，肉质，红色，反卷，两面疏被星状柔毛；雄蕊多数，合生，3轮排列；子房5室，胚珠多数，柱头5裂。蒴果矩圆形，木质，长可达15cm，径达5cm。种子多数，倒卵形。花期春季，果期夏季。

【生长分布】生于向阳山坡、路旁、村边；或栽培。分布于我国华南、华东、西南以及台湾等地区。

【采收加工】春季采收，烘干或阴干。

【性味归经】甘，凉。入脾、肝、大肠三经。

【功能主治】清热利湿，解毒，止血，消暑。用于泄泻，痢疾，咳血，血崩，痔疮出血，疮毒。

【配伍应用】

木棉花-青蒿　木棉花清热利湿，并能消暑；青蒿清暑除热，兼燥湿。两药配伍，则能清暑解热，燥湿和脾。用于暑湿或湿热所致发热、头昏痛、胸脘痞闷、呕吐、全身酸困、小便短黄，或伴腹痛、泄泻等症。若配枫香树叶、积雪草、笔仔草，疗效更强。

木棉花-地锦草　两药均有清热、解毒、利湿作用。但木棉花偏于清利湿热；地锦草重在清热毒。两药配伍，相辅相成，功效显著。用于湿热下痢、疮疡肿毒等。

木棉花-大蓟　两药均有止血之功。但木棉花清热止血；大蓟乃凉血止血，又能祛瘀。两药配伍，既可清热凉血，和血止血，又能祛瘀活血，避免血止瘀存。用于血热妄行各种出血。

木棉花-积雪草　两药都有清暑利湿作用。木棉花则偏于清暑热；积雪草长于利湿热。两药配伍，相辅相成，则能消暑，利湿，除热。用于暑湿证，如发热、有汗、头昏、心烦、胸闷、口渴、小便短黄等症。

【单方验方】

①痢疾：木棉花、金银花、凤尾草各15克，丁香蓼30克，

水煎服（《全国中草药汇编》）。

②咳血，呕血：木棉花14朵，呕血加猪瘦肉，咳血加冰糖，同炖服（《青草药彩色图谱》）。

【用法用量】内服：煎汤，6～9克。

【注意事项】根“木棉根”详见本章。皮“木棉皮”清热利湿，活血消肿，功能主治与木棉根相似，在此点之，不再另述。

木棉根

（攀枝花根）

【药物来源】木棉科植物木棉〔*Bombax malabaricum* DC.〕的根。

【植物特征】详见“木棉花”。

【生长分布】详见“木棉花”。

【采收加工】全年可挖，洗净，切片，晒干。

【性味归经】甘，凉。入脾、肝、大肠三经。

【功能主治】清热利湿，散结止痛。用于慢性胃炎，溃疡病，产后浮肿，赤痢，瘰疬，跌打扭伤。

【配伍应用】

木棉根-香附　木棉根入脾肝经，清热，利湿，止痛；香附走肝三焦经，疏肝，理气，止痛。前者在于除湿热，后者在于调气机。两药配伍，共奏清化湿热，疏肝和中，理气止痛之功。用于湿热久伏脾胃，土壅木郁，木土失和，气机阻滞，所致胃脘痛证，如脘胁胀痛、肢体酸困、食欲不振、恶心呕吐、舌苔微黄微腻、尿黄等症。配与藿梗、半夏、茵陈、郁金，以增功效。

木棉根-全蝎（末）　木棉根能除湿热，散结止痛；全蝎可解毒散结，通络止痛。两药配伍，共奏清泄湿毒，散结止痛之功。用于瘰疬、乳癖等证。

【单方验方】

①风湿性关节炎：木棉根30～60克，水煎或浸酒服（《青草药彩色图谱》）。

②胃痛：木棉根30克，两面针根6克，水煎服（《全国中草药汇编》）。

③跌打扭伤：木棉根皮浸酒外搽或捣烂外敷（《青草药彩色图谱》）。

【用法用量】内服：煎汤，15～30克；或浸酒。外用：浸酒搽或捣敷。

无爷藤

（无根藤、罗网藤、青丝藤、半天云、金丝藤、鬼济）

【药物来源】樟科植物无根藤〔*Cassytha filiformis* L.〕的全草。

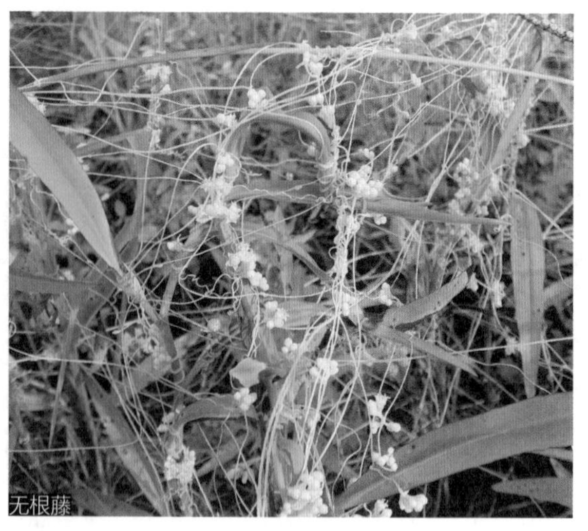

无根藤

【植物特征】一年生全寄生缠绕草本，长可达2m。茎线形，黄色或黄绿色，借盘状吸根攀附被寄生植物上，无毛。叶退化成细小的三角状鳞片。穗状花序，生于退化叶腋，长达6cm；小苞片微小；花冠白色，管状，上部6裂，2轮，内轮3裂片大，外轮细小；雄蕊9；雌蕊1，子房上位。浆果肉质，圆形，细小，花被宿存。花期、果期皆为当年春季末至冬季初。

【生长分布】生于路旁、林缘、疏林、草丛。分布于我国华南、华中、华北、西南等地区。

【采收加工】夏、秋季采收，切段，鲜用或晒干，放通风干燥处。

【性味归经】甘、苦，寒。入肝、肾二经。

【功能主治】清热利湿，凉血解毒。用于血淋，黄疸，病毒性肝炎，痢疾，肾炎水肿，鼻血，湿疹。

【配伍应用】

无爷藤-茵陈蒿　两药都有清利湿热作用。无爷藤甘、苦、寒，并泄血分热毒；茵陈蒿苦、微寒，兼利胆退黄。两药配伍，共收清热利湿，凉血解毒，利胆退黄之功。用于湿热或疫毒所致黄疸等。

无爷藤-马齿苋　两药都有凉血解毒作用。但无爷藤长于清血热；马齿苋偏于泄热毒，且止血，利尿通淋。两药相配，则能清热解毒，凉血止血，利尿通淋。用于下焦热毒，所致血淋、血尿、热毒痢，以及妇人赤白带等。

【单方验方】

①用于小儿黄疸：鲜无爷藤15～30克，豆干两块同炖服（《泉州本草》）。

②病毒性肝炎：鲜无爷藤30～60克，茵陈15～24克，水煎服（《青草药彩色图谱》）。

③用于血淋：鲜无爷藤90～120克（干者15克），水煎，调乌糖服（《泉州本草》）。

④治梦遗早泄：无爷藤60克，雄猪脊髓120克，加黄酒60毫升煎服（《福建民间草药》）。

⑤痢疾：无爷藤、叶下珠各15克，樟木9克，水煎服。

⑥糖尿病：鲜无爷藤30克，赤小豆、山萆薢各9克，水煎服。

⑦治习惯性鼻衄：无爷藤（煅黑）、白茅根各30克，水煎服（⑤~⑦方出自《青草药彩色图谱》）。

⑧治跌打损伤，外伤出血：鲜无爷藤捣烂，敷患处（《广西中草药》）。

【用法用量】内服：煎汤，9~15克（鲜品30~60克）。外用：捣敷或煎洗。

【注意事项】寄生在有毒植物上，如大茶药、马桑、羊角扭、夹竹桃、鱼藤等植物上不能入药，以免中毒。孕妇、肝肾功能不全者忌用。

车前草

（车前、蛤蟆草、地胆头、猪耳菜、饭匙草、钱串草、牛甜菜）

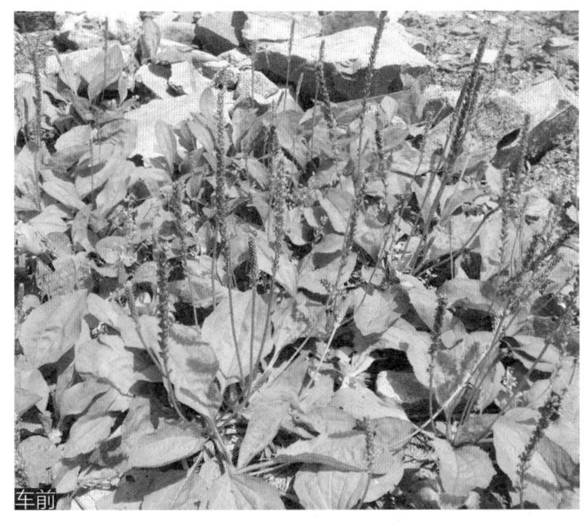

车前

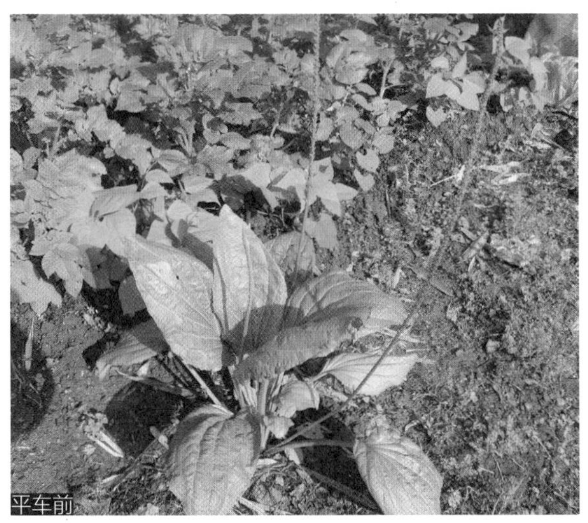

平车前

【药物来源】车前科植物车前〔*Plantago asiatica* L.〕、平车前〔*Plantago depressa* Willd.〕的带根全草。

【植物特征】

①车前：多年生草本，高10~40cm。根状茎极短，须根多。叶基生成莲座状，叶柄长4~12cm，向下渐阔；叶片椭圆形，长6~18cm，宽3~10cm，先端渐尖，基部狭窄，全缘或微波状，上面绿色，下面浅绿色。穗状花序，顶生，花茎抽于叶丛，高达35cm，有棱，被疏短毛，花细小；苞片1；萼片4，椭圆形或卵圆形，宿存；花冠淡绿色，4裂，裂片近三角形；雄蕊4；雌蕊1，子房上位，2室，花柱1。蒴果卵状圆锥形，苞片宿存。种子细小，黑褐色。花期春、夏季，果期夏、秋季。

②平车前：基本形态与车前相似，不同处：全草较车前矮小；有明显的主根；基部叶通常平铺地面；叶柄为叶片1/3长或更短；花冠2齿裂，耐干旱。花期夏季，果期夏、秋季。

【生长分布】车前生于路旁、旷野、菜地较湿处，分布于我国绝大部分地区。平车前生于山坡、荒地、路旁、河岸、田埂，分布于我国大部分地区。

【性味归经】甘，寒。入小肠、大肠二经。

【功能主治】利水通淋，清热解毒，祛痰止咳。用于小便不利，热淋，水肿，血淋，痢疾，黄疸，扁桃体炎，急性结膜炎，气管、支气管炎。

【配伍应用】

车前草-笔仔草 两药都有清热，利尿，通淋之功，车前草清热利尿功效较好，笔仔草利尿通淋作用强。两药配伍，相辅相成，功效倍增。用于湿热所致热淋、小便不利、水肿等证。

车前草-茨黄连 两药秉性寒凉，偏走下焦。车前草能清热毒，除湿热；茨黄连清热泻火并解毒。两药配伍，则能泻火，解毒，利湿。用于热毒赤痢、赤白痢，以及妇人赤白带下等证。

车前草-桑白皮 两药均能清泄上焦火热，肃降肺之逆气。车前草能清热祛痰止咳；桑白皮可泻肺，消痰，平喘。两药配伍，则具清泄肺热，化痰止咳，降逆平喘功用。用于肺火炽盛，所致咳嗽、气喘、痰黄黏稠、口干、颧红等症。

【单方验方】

①泌尿系感染：车前草、虎杖、马鞭草各30克，白茅根、蒲公英、海金沙各15克，忍冬藤、紫花地丁、十大功劳各9克，加水煎成300毫升。一日1剂，分6次服（《实用药物学》）。

②水肿实证：车前草30克，夏枯草30克，香樟根30克，马鞭草30克。将药物煎后，调拌蜂蜜冲服，一日3次（《中国民间草药方》）。

③水肿虚症：车前草30克，透骨消20克，朝天一柱香30克，鱼腥草20，将药物煎服，一日2次（《中国民间草药方》）。

④尿路结石：车前草、白花蛇舌草、野菊、积雪草、一点红各30克，水煎服（《福建中草药处方》）。

⑤痢疾：车前草、丁香蓼各30克，水煎服（《福建中草药处方》）。

⑥治泄泻：车前草12克，铁马鞭6克，共捣烂，冲凉水服（《湖南药物志》）。

⑦用于热痢：车前草叶捣绞取汁一盅，入蜜一合，同煎

一二沸，分温二服（《太平圣惠方》）。

⑧高热惊风：用车前草60克，冰糖15克，开水炖服（《福州市民间药草》）。

⑨小儿慢惊风：鲜车前草30克，鲜菊花根30克，钩藤叶12克，龙胆草12克，将药煎服，一日2次（《中国民间草药方》）。

⑩暑湿流注：车前草60克，金银花20克，牛膝根20克，紫花地丁20克，将药物煎服；或捣烂外敷贴患处（《中国民间草药方》）。

⑪急性结膜炎：用鲜车前草60克（干减半），冰糖15克水煎服（《福州市民间药草》）。

⑫治痰嗽喘促，咳血：鲜车前草60克（炖），加冬蜜15克或冰糖30克服（《闽东本草》）。

⑬湿热子宫脱垂：车前草12克，龙胆草12克，泽泻10克，栀子10克，将药物煎服，一日3次（《中国民间草药方》）。

⑭高血压：鲜车前草60克，水煎服（《福州市民间药草》）。

【用法用量】内服：煎汤，9～15克（鲜品30～60克）；或捣绞汁。外用：捣敷。

车前子

（车前实、虾膜衣子、凤眼前仁）

【药物来源】车前科植物车前〔*Plantago asiatica* L.〕、平车前〔*Plantago depressa* Willd.〕的种子。

【植物特征】详见“车前草”。

【生长分布】详见“车前草”。

【采收加工】秋季果实成熟时，割取果穗，晒干，除去果壳及杂质。

【性味归经】甘，寒。入肾、膀胱二经。

【功能主治】利水通淋，清肝明目，清肺化痰。用于小便不利，淋浊，带下，暑湿泻痢，咳嗽痰多，目赤翳障，眼目昏花，迎风流泪。

【配伍应用】

车前子-凤尾草　两药专走下焦；车前子清热利水通淋；凤尾草清热利湿，并清热毒。两药配伍，相辅相成，共收利湿解毒，利尿通淋之功。用于热淋、血淋、小便不利，以及泻痢等证。

车前子-枸杞子　两药都有明目作用。但车前子为清肝泄热明目；枸杞子乃养肝益肾明目。两药配伍，共奏养肝益肾，滋养阴血，清热明目之功。用于精血亏虚，热自内生，目睛失养，虚热上熏，所致眼目昏花、眼睛干涩、迎风流泪等症。

车前子-夜关门　车前子甘寒清润沉降，可肃肺化痰止咳；夜关门苦降辛开，辛凉疏表，能肃肺止咳化痰。两药配伍，相互为用，共收开宣肺气，清泄肺热，化痰止咳之功。用于肺热咳嗽、痰多黄稠等症。配瓜蒌、鱼腥草、桑白皮，以增疗效。

【单方验方】

①慢性肾盂肾炎：车前子、滑石各15克，金银花、蒲公英各20克，水煎服。

②泌尿系感染尿急痛：车前子、白茅根各15克，紫花地丁、栀子各10克，水煎服。

③急性结膜炎目赤肿痛：车前子、菊花各10克，决明子12克，龙胆草10克，水煎服。

④支气管炎咳嗽痰多色黄：车前子、石韦15克，桔梗6克，瓜蒌12克，水煎服（①～④方出自《袖珍中草药彩色图谱》）。

⑤治妊娠患淋，小便涩，水道热，不通：车前子五两，葵根（切）一升。以水五升，煎取一升半，分三服（《梅师集验方》）。

⑥治白浊：炒车前子12克，白蒺藜12克，水煎服（《湖南药物志》）。

⑦用于水泻不止：车前子（炒）3克，米1撮，同煎数沸，澄清，冷服立效（《一味中药巧治病》）。

【用法用量】内服：煎汤，4.5～9克；或研末入丸、散。

云芝

（彩云草盖菌、杂色云芝、瓦菌、彩绒革盖菌）

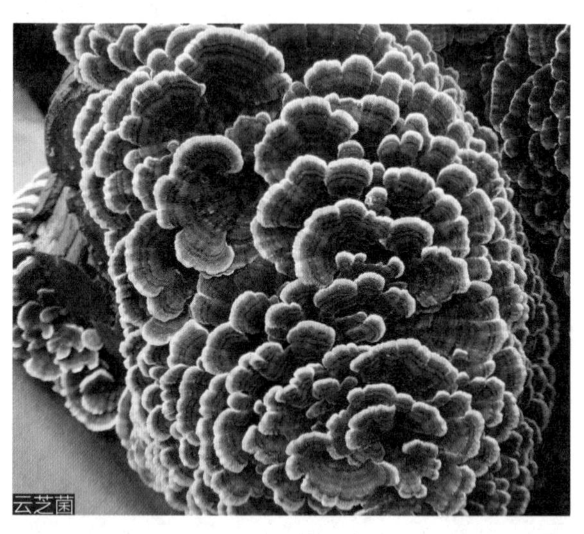
云芝菌

【药物来源】多孔菌科真菌云芝菌〔*Polystictus versicolor*（L.）Fr.〕的全体。

【植物特征】子实体圆形或半圆形，无柄。菌盖半圆形，覆瓦状或莲座状，多相互连接，有绒毛，多色相间，但其色有浅有深，形成狭窄不同色的同心环；菌肉白色。

【生长分布】生于阔叶树的腐木上。分布于我国绝大部分地区。

【采收加工】夏、秋季采收，晒干。

【性　　味】淡，平。

【功能主治】利湿，祛痰，健脾和胃，抗癌，抗辐射。用于慢性支气管炎，慢性肝炎，胃、十二指肠溃疡，辐射病，各种癌症，预防肝癌。

【配伍应用】

云芝-白毛藤 两药都有利湿的作用。云芝乃健脾渗湿；白毛藤清热利湿，并解毒。两药配伍，则能健脾和胃，清热解毒，渗湿利水。用于肝脾失和证，如脾虚湿困，郁而化热，湿热内阻，中焦气滞，土壅木郁，见脘腹痞胀、胸胁闷痛、嗳气、食少便溏、肢体酸困、尿黄等症。配金橘根、郁金、茵陈，以增功效。可施用于慢性肝炎的治疗。

云芝-夜关门 两药都有祛痰作用。云芝乃健脾，化湿，祛痰；夜关门为宣肺，止咳，化痰。两药配伍，共奏健脾化湿，宣肺利气，化痰止咳之功。用于脾湿生痰，如咳嗽、痰多白黏、胸脘痞闷、腹胀食少等症。

云芝-黄鳝藤根 云芝能健脾，和胃，利湿；黄鳝藤根可益气，健脾，化湿。两药配伍，共收益气健脾，祛湿和中之功。用于脾虚湿困证，如中气不足，运化不健，湿困脾胃，见面色萎黄、气短乏力、肢体倦怠、胃脘痞胀、食少便溏等症。

【单方验方】

①迁延性肝炎：云芝、佛甲草各9克，水煎服（《青草药彩色图谱》）。

②防治癌症：云芝60克，白糖100克，浸于800毫升白酒中，密封2个月，每日服2次，每次服一匙（《青草药彩色图谱》）。

【用法用量】内服：煎汤，6～15克；或制成（水提取液的乙醇沉淀物制成片）片剂。

日照飘拂草

（水虱草、筅帚草、鹅草）

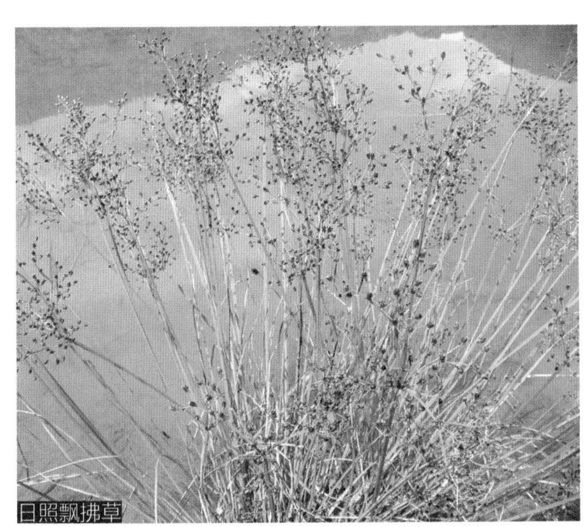

日照飘拂草

【药物来源】莎草科植物日照飘拂草〔*Fimbristylis miliacea*（L.）Vahl〕的全草。

【植物特征】一年生草本，高15～50cm。无根状茎，须根多。秆丛生，扁四棱形，有纵槽。叶丛生，叶片线形，扁平，边缘膜质，无叶舌；叶鞘抱茎。聚伞形复总状花序生茎顶，辐射枝多数，球形小穗生辐射枝顶端；花两性；总苞片2～4枚；小穗表面有卵形鳞片，膜质，覆瓦状，背面向外突起，有3纵脉；无花被；雄蕊2，花药长圆形，伸出；花柱3，基部膨大。小坚果细小，麦秆色，表面有疣状突起。花期夏季，果期秋季。

【生长分布】生于水稻田、浅沼、沟边。分布于我国绝大部分地区。

【采收加工】夏、秋季采集，洗净，切段，晒干。

【性味归经】甘、淡，凉。入膀胱、肾二经。

【功能主治】清热利尿，解毒消肿。用于暑热少尿，尿短赤，腹泻。

【配伍应用】

日照飘拂草-笔仔草 两药味甘、淡，性凉，专行下焦，都有清热利尿功效。但日照飘拂草乃渗湿利尿；笔仔草为清热和脾利水。两药配伍，相须为用，共奏渗湿行水，利尿消肿之功。用于湿热水肿、小便不利，以及热淋等证。

日照飘拂草-蒲公英 两药都有清热，解毒，消肿作用。但日照飘拂草偏于清热消肿；蒲公英重在清热解毒，且散结消痈。两药配伍，相辅相成，功效提高。用于暑疖（痱毒或热毒），以及痈肿疔疮等证。

【单方验方】用于小腿劳伤肿痛：日照飘拂草、樟树皮、桃树嫩梢，加酒糟捣烂外敷（《中药大辞典》）。

【用法用量】内服：煎汤，30～60克。外用：捣敷。

牛筋草

（千金草、穇子草、粟仔越、扁草、蟋蟀草、稷子草）

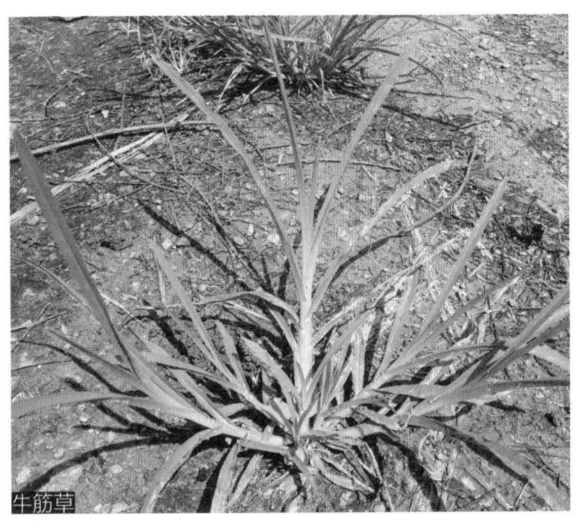

牛筋草

【药物来源】禾本科植物牛筋草〔*Eleusine indica*（L.）

Gaertn.〕的带根全草或根。

【植物特征】一年生草本，高15～80cm。根茎极短，须根多，白色。秆丛生，直立或斜展，扁平，有节。叶互生，叶稍压扁包茎；叶片条形，长8～15cm，宽3～6mm，近全缘，两面绿色，上面疏生疣状柔毛；叶舌极短。花序穗状，顶生，长3～9cm，通常数个排列成疏散总状花序，小穗花数朵；颖披针形，第2颖长于第1颖；外稃长于内稃。种子卵形，有皱纹。花期夏、秋季，果期秋、冬季。

【生长分布】生于路旁、菜地、荒野。分布于我国绝大部分地区。

【采收加工】夏季拔取带根全草，洗净，切段，晒干。

【性味归经】甘、淡，平。入肝、胃二经。

【功能主治】清热利湿，清泄热毒。用于暑湿发热，小儿惊风，流行性脊髓膜炎，乙型脑炎，淋浊，风湿性关节炎，黄疸型肝炎，肠炎，小便不利。

【配伍应用】

牛筋草-笔仔草　牛筋草甘、淡、平，清热利湿；笔仔草甘、凉，清热利尿，而通淋。两药配伍，共收清热利湿，利尿通淋之功。常用于湿热热淋、小便不利等。

牛筋草-狗肝菜　两药均有解毒作用。牛筋草乃清热解毒，且利湿热；狗肝菜为凉血解毒，利尿泄热。两药配伍，相得益彰，具有凉血解毒，利尿泄热功效。可用于暑热或暑湿所致壮热、烦闷、惊惕、头痛、呕吐等症。

【单方验方】

①流行性脑脊髓膜炎致高热抽筋：牛筋草60克，石膏30克，绵毛鹿茸草30克，水煎服。

②流行性脑脊髓膜炎致昏迷抽搐：牛筋草30克，绵毛鹿茸草15克，石菖蒲6克，蝉蜕6克，水煎服。

③预防流行性乙脑：鲜牛筋草60～120克，水煎服（①～③方出自《草药偏方治百病》）。

④流行性乙型脑炎：牛筋草120克，水煎调盐服；或牛筋草250克，绿豆120克，水煎代茶饮（《草药治内科病》）。

⑤治高热，抽筋神昏：鲜牛筋草120克，水3碗，炖1碗，食盐少许，12小时内服尽（《闽东本草》）。

⑥治伤暑发热：鲜牛筋草60克，水煎服（《福建中草药》）。

⑦急淋、血尿：牛筋草30克，灯芯草30克，土麦冬30克，水煎服（《福州市民间药草》）。

⑧淋浊：牛筋草、金丝草、狗尾草各15克，水煎服（《青草药彩色图谱》）。

⑨痢疾：鲜牛筋草60～90克，三叶鬼针草45克，水煎服（《青草药彩色图谱》）。

⑩病毒性肝炎：牛筋草60克，绿豆30克，水煎服；或牛筋草、鸡骨草各30克，水煎服（《草药治内科病》）。

⑪疝气（腹股沟疝）：牛筋草125克，荔枝干14个酌加黄酒和水各半炖1小时服，日服2次（《福州市民间药草》）。

⑫滑精（肾气虚，滑精频繁发作，精神疲乏，面色苍白）：牛筋草、天仙果根各30克，盐肤木根60克，水煎服（《福建中草药处方》）。

⑬睾丸炎：牛筋草、苦职各30克，水煎服；或鲜牛筋草根、茎120克，荔枝核10个，水煎服（《青草药彩色图谱》）。

⑭治腰部闪挫疼痛：牛筋草、丝瓜络各30克，炖酒服（《闽东本草》）。

【用法用量】内服：煎汤，9～15克（鲜品60～90克）。

凤尾草

（石长生，凤凰草、井边茜、野鸡尾、青蕨、百脚草）

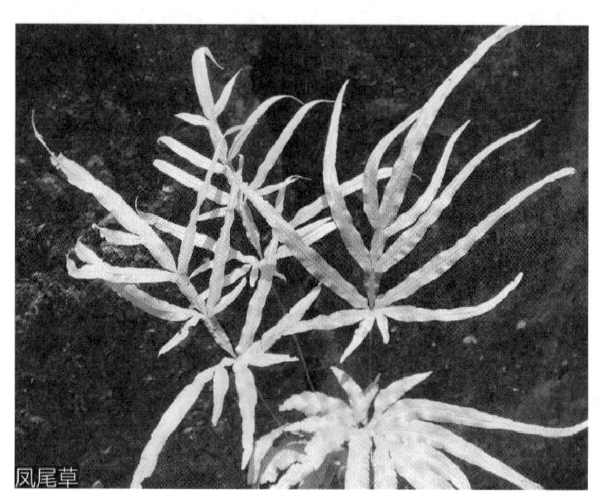
凤尾草

【药物来源】凤尾蕨科植物凤尾草〔*Pteris multifida* Poir.〕的全草或根。

【植物特征】多年生蕨类草本，高30～60cm。根状茎短粗，质硬，须根多，密被线形黑褐色鳞片。叶丛生，二型，叶柄长15～23cm，棕褐色或禾秆色，无毛；叶片草质；孢子囊叶长卵形，长20～35cm，宽15～20cm，上部一回羽状，下部二至三回羽状复叶，下部叶的基部1对羽叶有柄，其余羽叶呈翼状，小羽片条状披针形，先端渐尖，边缘细锯齿；营养叶，较孢子囊叶小，但羽片、小羽片较宽，二回羽状，边缘有不规则尖锯齿，侧脉单1或分叉。孢子囊群线形，沿叶下面之叶缘连续分布。

【生长分布】生于山坡岩石石隙、旧屋墙缝阴处。分布于我国绝大部分地区。

【采收加工】全年可采，洗净，切段，晒干或鲜用。

【性味归经】淡、微苦，凉。入肝、肾、大肠三经。

【功能主治】清热利湿，凉血解毒。用于泌尿路感染，膀胱炎，前列腺炎，湿热痢，肠炎，急性传染性肝炎，口腔炎，咽喉炎，感冒发热，荨麻疹，湿热带下。

【配伍应用】

凤尾草-车前草　两药偏行下焦，均具清泄之性。凤尾草清热利湿，凉血解毒；车前草利尿通淋，并清热毒。两药配伍，相辅相成，功效显著。用于湿热或热毒所致热淋、血淋、下痢等。用于淋证，配与海金沙草、车前草、白花蛇舌草；血淋，配马齿苋、茅根、白花蛇舌草；痢疾，配与地锦草、铁苋、青木香，以增疗效。

凤尾草-马齿苋　两药均有清热，凉血，解毒作用。凤尾草则偏于清热凉血；马齿苋偏重清热解毒，而止血。两药配伍，相互为用，功效大增。常用于赤白痢、血痢、血淋等证。

【单方验方】

①细菌性痢疾：凤尾草、铁苋菜、地锦草各30克，水煎服（《全国中草药汇编》）；或凤尾草30～60克，火炭母30～60克，十大功劳15克，番石榴叶15克，水煎，每日1剂，2～3次分服（《新编中医学概要》）。

②用于热性赤痢：凤尾草5份，铁线蕨1份，海金沙藤1份。炒黑，水煎服（《广西药植图志》）。

③血淋、热淋、白浊：用凤尾草60克和冰糖30克，酌加第2次淘米水煎成半碗，饭前服，日服2次（《福州市民间药草》）。

④急性黄疸型传染性肝炎：凤尾草、酢浆草、连钱草各30克，水煎服（《全国中草药汇编》）。

⑤治白带及五淋白浊：凤尾草6～9克，加车前草、白鸡冠花各9克，萹蓄草、薏苡根、贯众各15克。同煎服（《浙江民间草药》）。

⑥用于小儿口糜：鲜凤尾草6～9克。洗净，水煎，调蜜及朱砂少许内服（《泉州本草》）。

⑦治肺热咳嗽：鲜凤尾草30克。洗净，煎汤调蜜服，日服2次（《泉州本草》）。

⑧流行性脑脊髓膜炎：凤尾草60克、瓜子金9克，蕺菜15克，大青叶（爵床科）3克，蘡薁30克，截叶铁扫帚9克，忍冬藤15克。水煎服（《福建中草药处方》）。

⑨肠伤寒：凤尾草60克，虎杖根、地耳草各30克。水煎服（《福建中草药处方》）。

⑩小儿麻痹症初期：凤尾草60克，石菖蒲60克，老鹳草60克，爬山虎60克。将药物煎后，外洗全身，然后用药水拍打四肢关节（《中国民间草药方》）。

⑪绒毛膜细胞癌、恶性葡萄胎：凤尾草60克，水杨梅60克，向日葵盘一只，水煎服，每日1剂，连用6个月（《千家妙方》，注：两例患者治疗后获愈）。

⑫淋巴结结核：用凤尾草180克，绍兴醋500毫升浸1周，每日餐后服一杯，连服2周为1个疗程，未断根再服1个疗程（《福州市民间药草》）。

【用法用量】内服：煎汤，9～18克（鲜品30～60克）；或研末。外用：煎洗。

【注意事项】注意与“大叶凤尾”“小凤冠草”鉴别，详见本章。

乌桕木根皮

（卷子根、桕柴根皮、桕子木根皮、桕柴根皮、卷根白皮）

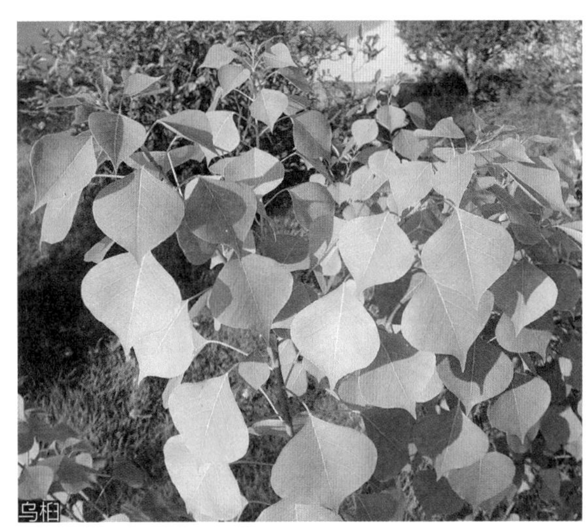
乌桕

【药物来源】大戟科植物乌桕〔*Sapium sebiferum*（L.）Roxb.〕的根皮或茎皮。

【植物特征】落叶灌木至乔木，高4～10m或更高，全株有乳汁。树干直立，圆柱形，皮灰色，老干有纵裂纹，中、上部多分枝，幼枝黄绿色，无毛。叶互生，叶柄长3～7cm；叶片纸质，菱状卵形，长3～9cm，宽2.5～7.5cm，先端长尖，基部宽楔形，全缘，上面绿色，下面浅绿色，基部有蜜腺一对。总状花序生枝顶，单性，雌雄同株；花小，黄绿色，密集；雄花多数，花小，生序上部苞腋，雄蕊2；雌花生于花序下部，较雄花大，有长柄，子房上位，3室。蒴果近圆形，顶部尖，灰绿色，成熟时近黑色，外皮有白蜡，成熟时背部3瓣开裂。种子黑色。花期夏季，果期秋、冬季。

【生长分布】生于山坡、路旁、疏灌丛、堤岸。分布于我国华南、华中、西南、华北、西北等地区。

【采收加工】全年可采，将皮剥下，去掉栓皮，洗净，切段，晒干。

【性味归经】苦，微温，有小毒。入脾、肾、大肠三经。

【功能主治】泻下逐水，消肿解毒，杀虫。用于水肿，臌胀，二便不利，毒蛇咬伤。

【配伍应用】

乌桕木根皮-黑豆　乌桕木根皮苦、微温，泻下逐水；黑豆甘、平，调中下气，活血利水，并滋养肝肾。两药配伍，相互为用，逐水消肿作用增强，黑豆又可缓和并减轻乌桕木根皮峻烈、有毒之性，不致伤脾胃、肝肾。可用于水肿、膨胀之实证。

乌桕木根皮-半边莲　乌桕木根皮能消肿解毒；半边莲清热解毒。但前者偏重消肿，后者则重在解毒。两药配伍，相辅相成，作用显著。用于毒蛇咬伤、无名肿毒等证。可煎服与捣敷并用。

【单方验方】

①水肿：用乌桕木根皮30克，酌加米饭共捣为丸，如绿豆大，每次6～9克，饭前服，一日一次，体弱者量酌减（《福州市民间药草》）。

②治二便关格，二三日则杀人：乌桕木根皮，干为末，热水服二钱，先以芒硝二两，煎汤服，取吐（《肘后备急方》）。

③钩吻（断肠草）、雷公藤中毒：乌桕木根皮30克，水煎服（《福建中草药处方》）。

④治毒蛇咬伤：乌桕木根皮30克和甜米酒、米泔水隔水炖沸，分2次服，将药渣敷伤口周围（《中医大辞典·中药分册》）。

【用法用量】内服：6～12克（鲜品30～60克）；或研为丸。外用：捣敷。

【注意事项】体弱者，老年人，孕妇，心、肝、肾、胃有病者忌用。"乌桕叶"详见"其他"章。

乌蔹莓

（五叶藤、五爪龙草、小母猪藤、老鸦藤、地老鼠、止血藤、血五甲）

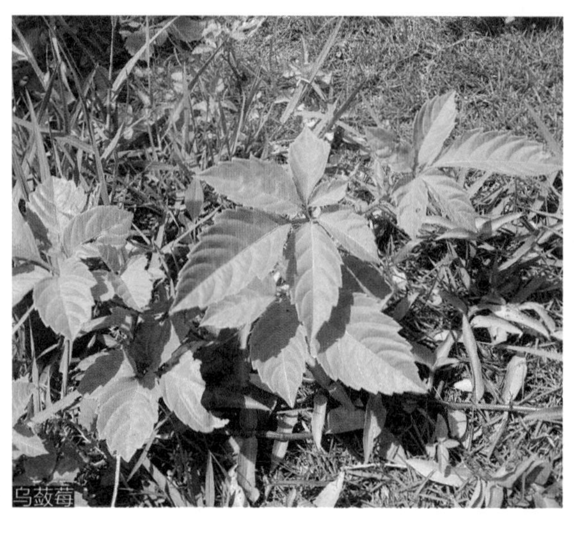

乌蔹莓

【药物来源】葡萄科植物乌蔹莓〔*Cayratia japonica*（Thunb.）Gagn.〕的全株。

【植物特征】多年生藤质草本，长1～1.5m或更长。茎有纵棱纹，幼茎绿色，有柔毛，老茎绿色略带紫。鸟足状复叶，互生，叶柄长达8cm，小叶5枚，先端1枚最大，叶片椭圆状卵形，长4～7cm，宽2～3cm，先端急尖，基部楔形，两侧小叶各2枚，通常共生1叶柄，叶片形态与先端叶相似，但较小，边缘有锐锯齿，两面绿色；卷须与叶对生，先端2分叉。聚伞状花序，腋生，序梗长3～12cm；花小，具短梗；花萼碟状；花瓣4，绿色；雄蕊4，与瓣相对；雌蕊1，子房上位，2室。浆果卵形，长5～7mm，初绿色，成熟黑色。种子2～4粒。花期春、夏季，果期夏、秋季。

【生长分布】生于山坡、路旁、林缘、疏灌丛、园林。分布于我国华南、华东、西南、华北等地区。

【采收加工】夏、秋采收，切段，晒干或鲜用。根冬季采挖，洗净，切片，晒干。

【性味归经】苦、酸，寒。入心、肝、胃三经。

【功能主治】清热利湿，解毒消肿。用于血淋，热淋，白浊，痢疾，痈疖疔疮，丹毒，咽喉肿痛，毒蛇咬伤。

【配伍应用】

乌蔹莓-车前草 乌蔹莓清热利湿，并泄热毒；车前草利尿通淋，兼清热毒。两药配伍，相须相使，共奏渗利水湿，清热解毒，利尿通淋。用于热淋、小便不利、妇人黄白带等。

乌蔹莓-蒲公英 两药都能解毒消肿。乌蔹莓则偏重清热消肿，蒲公英重在清热解毒。两药配伍，相辅相成，清热解毒，散结消肿功效尤强。用于痈疖疔疮等肿毒。

【单方验方】

①用于小便尿血：乌蔹莓阴干为末，每服二钱，白汤下（《卫生易简方》）。

②治白浊，利小便：乌蔹莓根捣汁饮（《浙江民间草药》）。

③尿血：用乌蔹莓30克，洗净煎服，饭前服，每日2次（《福州市民间药草》）。

④治一切肿毒，发背、乳痈、便毒、恶疮初起者：乌蔹莓一握，生姜一块。捣烂入好酒一盏绞汁热服，取汗，以渣敷之。用大蒜代姜亦可（《寿域神方》）

⑤治喉痹：马兰菊、乌蔹莓、车前草各一握。上三物杵汁，徐徐饮之（《医学正传》）。

⑥治风湿关节疼痛：乌蔹莓根30克，泡酒服(《贵州草药》)。

⑦治毒蛇咬伤，眼前发黑，视物不清：鲜乌蔹莓捣烂绞取汁60毫升，米酒冲服。外用鲜全草捣烂敷伤处（《江西民间草药》）。

⑧治发背、臀痈、便毒：乌蔹莓水煎2次过滤，将2次煎汁合并一处，再隔水煎浓缩成膏，涂纱布上，贴敷患处，每日换一次（《江西民间草药》）。

⑨治跌打损伤：乌蔹莓捣汁，和童尿热酒服之，取汁（《简便单方》）。

【用法用量】内服：煎汤，15～30克；或捣绞汁，或研末。外用：捣敷或熬膏贴敷。

瓦韦

（剑丹、七星草、骨牌草、小叶骨牌草、金星草、落星草）

【药物来源】水龙骨科植物瓦韦〔*Lepisorus thunbergianus*（Kaulf.）Ching.〕的全草。

【植物特征】常绿草本，高8～18cm。根茎横走，须根多，

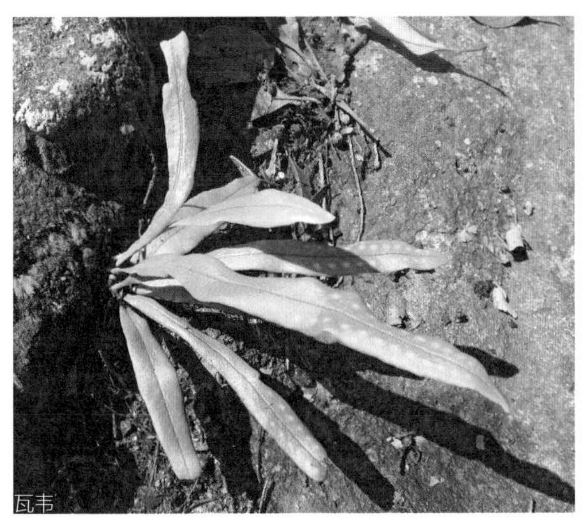

密生黑色小鳞片。叶基生，具柄；叶片纸质，条状披针形，长6～15cm，宽1～1.5cm，先端渐尖，基部渐窄，全缘，上面绿色，光泽，下面浅绿色，纵脉明显，侧脉与细脉交错呈网状，隐现于肉内。孢子囊群圆形，黄色，生叶背上半部纵脉两侧，相对2列，幼时有鳞片覆盖。

【生长分布】生于山坡岩石上、树干阴处。分布于我国华南、华中、西南等地区。

【采收加工】夏季采集，洗净，切段，晒干。

【性味归经】苦，凉。入肺、小肠二经。

【功能主治】利尿消肿，清热解毒，止血。用于肾炎，尿路感染，血淋，痢疾，肝炎，结膜炎，口腔炎，咽炎，肺热咳嗽，咳血，血尿。

【配伍应用】

瓦韦-水丁香　两药味苦、性凉，均有利尿消肿，清热解毒作用，但各有侧重。瓦韦利尿消肿作用较好；而水丁香清热毒功效偏强。两药配伍，相辅相成，功效倍增。用于湿热或疮毒侵肾，气化失司，水气不行，所致水肿、小便不利，亦可用于热淋等。

瓦韦-金银花　两药均有清热解毒之功。但瓦韦偏重泄热；而金银花重在清热毒。两药配伍，相辅相成，功效提高。用于热毒痢、赤眼、咽痛等。

瓦韦-苎麻根　两药秉性寒、凉，都有止血作用。瓦韦为清热止血；苎麻根乃凉血止血。两药配伍，相须为用，清热，凉血，止血功效显著。用于血热妄行所致咯血、鼻血、尿血、便血等。

【单方验方】

①治咳嗽吐血：瓦韦，刷去孢子囊群，煎汤服（《浙江民间草药》）。

②小儿惊风：鲜瓦韦30～90克。水煎液冲红糖，每日早晚饭前各服一次（《草药手册》）。

③治走马牙疳：瓦韦连根煅灰存性涂敷（《浙江民间草药》）。

【用法用量】内服：煎汤，9～15克。外用：煅研末敷。

双肾藤

（马蹄、羊蹄藤）

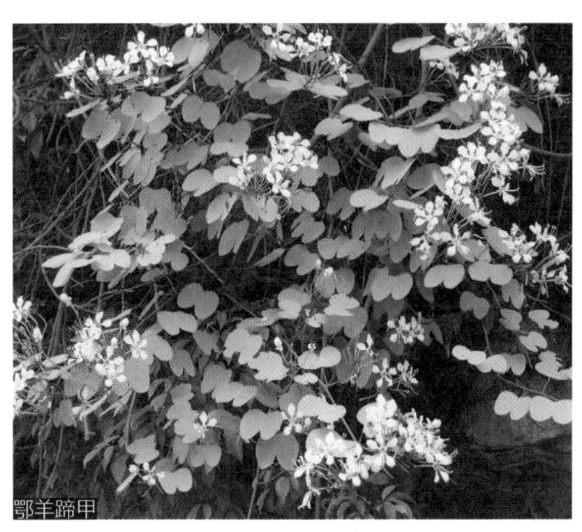

【药物来源】豆科植物鄂羊蹄甲〔*Bauhinia glauca*（Wall.ex Benth.）Benth. subsp. *hupehana*（Craib）T. Chen〕的根茎。

【植物特征】落叶藤本灌木，长达数米。茎圆柱形，褐色，多分枝，枝条长、披散，幼枝四棱形，被棕色柔毛，有卷须1对。叶对生，叶柄长3～4.5cm；叶片宽卵形或心形，长3～6cm，宽4～7cm，先端凹陷，基部心形，全缘，两面灰绿色。花序伞房状，顶生，总梗及花轴被棕红色柔毛；苞片、小苞片线状披针形，被棕红色毛；花瓣5，匙形，长可达1.7cm，浅粉红色，有紫红色条纹；雄蕊10，能育3；雌蕊1。荚果长条状，扁平，长10～25cm，成熟棕褐色，纹络显见。种子扁圆形。花期春、夏季，果期夏、秋季。

【生长分布】生于山坡、路旁、林缘。分布于我国华南、华东、华中、西南等地区。

【采收加工】秋、冬季采挖，除须根，洗净，切片，晒干。

【性味归经】苦，平。入肾、大肠二经。

【功能主治】清热利湿，消肿止痛。用于痢疾，睾丸肿痛，阴囊湿疹。

【配伍应用】

双肾藤-铁苋　两药均有清热利湿作用。双肾藤尚能止痛；铁苋并能消积。两药配伍，共收清热利湿，理气止痛，消积祛滞之功。可用于湿热夹积滞之泻痢等证。

双肾藤-金橘根　双肾藤能消肿止痛，并清利湿热；金橘根可疏肝行气并能散结。两药配伍，共奏疏肝利气，祛湿消肿，散结止痛之功。可用于气疝、水疝之睾丸肿胀疼痛。气疝，配与荔枝核、橘核；水疝，配与马骝卵、灯笼草，以增功效。

【单方验方】

①细菌性痢疾：双肾藤30～60克，水煎分2次服，每天1剂（《全国中草药汇编》）。

②治睾丸肿痛：双肾藤、鸡肾草、木姜子、双肾草、茴香根、气桃子。共炖猪肉吃（《四川中药志》）。

【用法用量】内服：煎汤，30～60克；或炖肉。外用：煎洗。

火炭母草

（山荞麦草、晕药、乌白饭草、赤地利、老鸦芳）

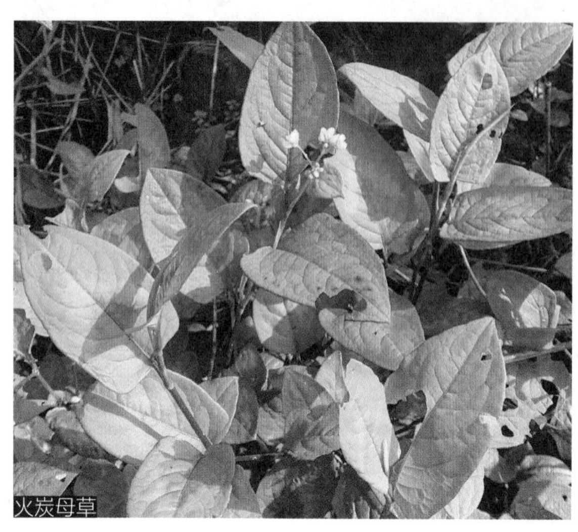

火炭母草

【药物来源】蓼科植物火炭母草〔*Polygonum chinense* L.〕的全草。

【植物特征】多年生蔓性草本，长40～130cm。茎匍匐，或上部斜展，圆柱形，紫红色，节明显，节处着地生根并发新枝。叶互生，具短柄，两侧有翅；叶片卵状椭圆形，或矩圆状卵形或阔卵形，长5～10cm，宽3～6cm，先端短尖或急尖，基部近截形或圆形，全缘，上面绿色中有人字形深或浅褐色斑纹或无纹。花序头状组成伞房花序生枝顶或叶腋，轴被腺毛；无总苞；小苞片1，先端急尖；花被5裂，淡红色或白色；雄蕊8；子房上位，花柱3裂。瘦果卵形，具三棱，黑色，光泽。花期夏、秋季，果期秋、冬季。

【生长分布】生于路旁、林缘、荒野。分布于我国华南、华中、西南以及台湾等地区。

【采收加工】夏、秋季采割，洗净，切段，晒干。

【性味归经】微酸、涩，凉。入肺、肝二经。

【功能主治】清热利湿，凉血解毒。用于痢疾，肝炎，感冒发热，扁桃体炎，咽喉炎，白喉，角膜炎，乳腺炎，白带，脓疱疮，湿疹。

【配伍应用】

火炭母草-栀子花根　两药均能清热利湿，凉血解毒。但火炭母草偏于清热利湿；栀子花根长于凉血解毒。两药配伍，相辅相成，功效增强。可用于湿热黄疸、热毒痢等证。

火炭母草-蒲公英　两药均能清热解毒。火炭母草并清泄血分伏热；蒲公英兼散结消痈。两药配伍，则能解毒凉血，散结消肿。用于阳痈火疖、咽喉肿痛、翳膜等证。

【单方验方】

①痢疾：火炭母草30克，过坛龙15克，辣蓼9克，水煎服；或火炭母、凤尾草、水蜈蚣各15～30克，水煎作1次服，日1剂，连服3天（《福建中草药处方》）。

②用于急慢性细菌性痢疾：火炭母草、野牡丹各60克，水煎，每日1剂，分3次服。对慢性细菌性痢疾，可以同样剂量做保留灌肠，每日2次，7～10为1个疗程（《中草药新医疗法处方集》）。

③黄疸型肝炎：火炭母草30克，虎杖30克，积雪草15克，山栀子15克，水煎服（《福州市民间药草》）。

④白喉：火炭母草150克，蜂蜜5毫升。将鲜叶捣烂取汁30毫升，加蜂蜜，为1日量，分5～6次服。病重者少量多次灌服。疗程一般2～4天。服药期间忌油煎炙炒食品（《全国中草药汇编》）。

⑤小儿支气管肺炎：火炭母草15克，鱼腥草9克，枯芩6克，麻黄3克，苦杏1.5克，石膏18克，甘草1.5克，水煎服（《福州市民间药草》）。

⑥肠伤寒：火炭母草、马齿苋各30克，水煎服（《福建中草药处方》）。

⑦治痈肿：鲜火炭母草30克，水煎，调酒服（《福建中草药》）。

⑧治妇女带下：鲜火炭母草60～90克，白鸡冠花3～5朵。酌加水煎成半碗，饭后服，日2次（《福建民间草药》）。

⑨妇女闭经、痛经、产后瘀血痛：火炭母草60～90克，水煎服，红糖30克调服（《福州市民间药草》）。

⑩妇女血崩：火炭母草90克，水煎服时加红糖（《福州市民间药草》）。

⑪眩晕（气血亏虚）：火炭母草20克，蒲公英12克，腊梅花6克，竹叶心8克，当归尾6克。将药物研细末，调拌蜂蜜成丸，一日3次，连服7日（《中国民间草药方》）。

⑫耳鸣：火炭母草30克，夏枯草20克，香附20克、石菖蒲10克。将药物煎服，一日数次（《中国民间草药方》）。

⑬荨麻疹、皮肤瘙痒：火炭母草60克，醋30毫升，水煎服；另用鲜全草适量，水煎熏洗患部（《福州市民间药草》）。

【用法用量】内服：煎汤，15～30克（鲜品30～60克）；或捣绞汁。外用：捣敷或煎洗。

【注意事项】根“火炭母根”详见“益气”章。

水丁香

（丁子蓼、水冬瓜、水黄麻、水杨柳、田蓼草、水油麻、冰丁香）

【药物来源】柳叶菜科植物丁香蓼〔*Ludwigia prostrata* Roxb.〕的全草。

【植物特征】一年生草本，高25～50cm。茎直立，有

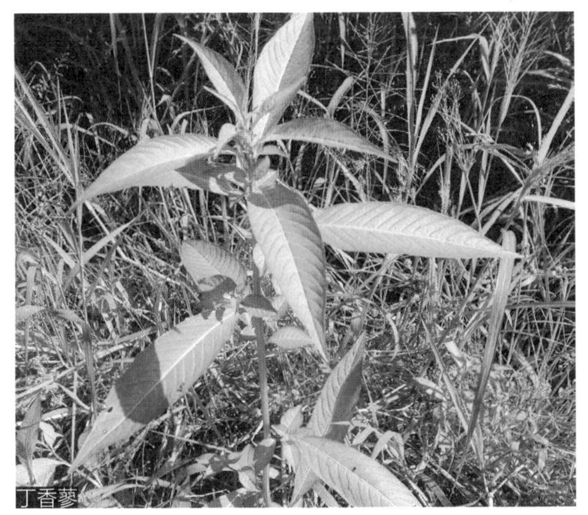
丁香蓼

棱，多分枝，浅绿色，至秋后变紫红色，上部及幼枝四棱形，无毛。叶互生，叶柄长0.3～1.5cm；叶片披针形，长3.5～75cm，宽1～2cm，先端渐尖，基部渐窄，全缘，上面绿色，下面浅绿色，无毛。花腋生，无花梗；花萼4～5裂，外面被毛；花瓣4～5裂，黄色，裂片椭圆形，先端钝圆；雄蕊通常4；子房下位，4室，柱头头状。蒴果长椭圆状方形，长可达2cm，初绿色，成熟紫红色。花期夏季，果期夏、秋季。

【生长分布】生于水田边、浅沼旁、溪滩等湿润处。分布于我国华南、华中、西南等地区。

【采收加工】夏、秋季采集，洗净，切段，晒干。

【性味归经】苦，凉。入肾经。

【功能主治】利尿消肿，清热解毒。用于肾炎水肿，泌尿路感染，膀胱炎，白带，痢疾，肠炎，传染性肝炎，痈疽，疔疮，急性下肢静脉炎。

【配伍应用】

水丁香-冬瓜皮 两药均有利尿消肿之功。水丁香苦、凉，入肾经，为渗湿利水；冬瓜皮甘、微寒，入脾、肺经，为和脾泄肺行水。两药配伍，相辅相成，功效倍增。用于湿热壅滞致水肿、小便不利等。

水丁香-紫花地丁 两药都有清热解毒作用。但水丁香偏于清泄热邪；紫花地丁重在清热解毒，且散结消肿。两药配伍，相互为用，互相促进，功效增强。用于痈疽疔疖等肿毒。

【单方验方】

①急性肾炎水肿：水丁香、地胆草、车前草各30克，水煎服；或水丁香、星宿菜、爵床各30克，水煎服（《青草药彩色图谱》）。

②急性肾炎：鲜水丁香60克，鲜三叶鬼针草、鲜积雪草各30克，水煎服（《福建中草药处方》）。

③泌尿路感染：水丁香50克，蒲公英、金丝草、猫须草各15克，水煎服（《青草药彩色图谱》）。

④淋病：水丁香60克，车前草60克，一点红30克，水煎服；或水丁香150克，金丝草60克，爵床30克，水煎频服（《畲族医药学》）。

⑤痢疾：鲜水丁香120克，水煎加糖适量服（《全国中草药汇编》）。

⑥湿热白带：水丁香30克，薏苡根、白鸡冠花各15克，白果10克，水煎服（《青草药彩色图谱》）。

⑦小儿麻痹症：水丁香500克，煎汤洗（《福州市民间药草》）。

⑧狂犬咬伤：鲜水丁香500克，捣烂绞汁，加酒50毫升调匀，服至呕吐为止。不吐再加量，务必要吐。然后将药渣调红糖少许，豆腐30克敷伤处（《畲族医药学》）。

⑨治痈疽肿毒：鲜水丁香，洗净，合酸饭及盐少许，共捣烂敷患处（《泉州本草》）。

【用法用量】内服：煎汤，15～30克；或捣烂绞汁。外用：煎洗或捣敷。

水苋菜

（水泉、水瓜子菜、水马桑、肉矮陀陀、水指甲、水豆瓣）

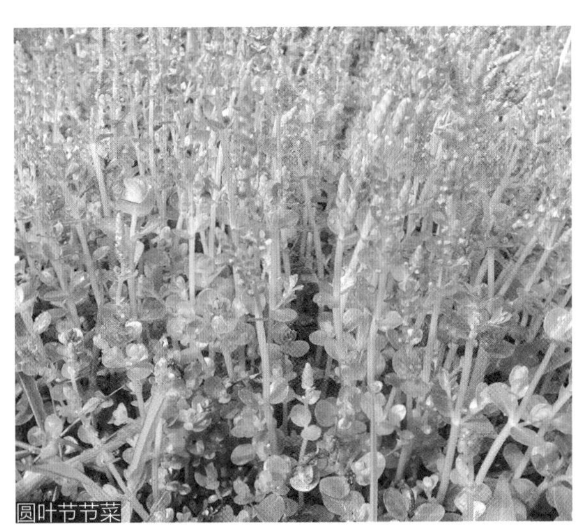
圆叶节节菜

【药物来源】千层菜科植物圆叶节节菜〔*Rotala rotundifolia*（Buch.-Ham.ex Roxb.）Koehne〕的全草。

【植物特征】一年生草本，丛生，高10～30cm，全体肉质。茎直立，下部常卧地，圆柱形，紫红色，上部绿带紫色。叶对生，无柄或有短柄；叶片圆形或倒卵形，长0.4～0.9cm，宽0.3～0.7cm，先端及基部近圆形，全缘，上面绿色，光泽，下面浅绿色。顶生穗状花序1～3条，序长可达4cm，小花单生苞片内；花萼4齿裂；花瓣4，倒卵形，浅紫色；雄蕊4；雌蕊1，花柱短，紫色，柱头盘状，蒴果椭圆形。花期夏季，果期夏、秋季。

【生长分布】生于水稻田、浅沼地。分布于我国华南、华东、华中、西南等地区。

【采收加工】夏、秋季采集，洗净，切段，晒干，置干燥通风处。

【性味归经】甘、淡，凉。入肝、脾、肺、肾四经。

【功能主治】清热利湿，消肿解毒，活血调经。用于流行性脑脊髓膜炎，肝炎，痢疾，热淋，水肿，月经失调，痛经，咽喉肿痛，风火牙痛，痔疮，痈疖肿毒。

【配伍应用】

水苋菜-茵陈蒿 两药均有清热利湿作用。水苋菜偏清利肝脾湿热，且消肿毒；茵陈蒿专清利肝胆湿热，尚能退黄疸。两药配伍，相辅相成，共奏清热利湿，消肿解毒，利胆退黄之功。用于湿热黄疸之"阳黄"证。配与白毛藤、金钱草、郁金、法半夏、茯苓，以增疗效。

水苋菜-射干 两药秉性寒、凉，能降能升，均能清热解毒。水苋菜尚可消肿；射干并能利咽。两药配伍，则能清热解毒，利咽消肿。用于肺经实热所致咽喉肿痛，以及风火牙痛等证。

水苋菜-香附 两药均有调经作用。水苋菜为活血调经；香附乃理气调经。两药配伍，则能理气活血，调经止痛。用于肝郁气滞，血瘀内阻，妇人月经不调、经闭、痛经，以及经前乳房作胀等证。

【单方验方】

①流行性脑脊髓膜炎：水苋菜、天胡荽、马鞭草15~18克，地龙3~5条，水煎服。

②痢疾：水苋菜30克，马齿苋、旱莲草各15克，水煎服。

③急性扁桃体炎：鲜水苋菜60~120克，洗净，捣烂绞汁，加米醋适量，内服并漱咽。

④风火牙痛：水苋菜15克，鸭蛋1个，同炖服（①~④方出自《青草药彩色图谱》）。

⑤用于水臌病：水苋菜30克，石菖蒲15克，煎水服（《贵阳民间药草》）

⑥治咳嗽：水苋菜15克，煎水服（《贵州草药》）。

⑦月经不调，痛经：水苋菜、茜草、益母草，煎汤服（《云南思茅中草药选》）。

⑧治乳痈：水苋菜、侧耳根、鲜薄荷。捣绒外敷（《四川中药志》）。

【用法用量】内服：煎汤，9~15克（鲜品30~60克）；或捣烂绞汁。外用：捣敷。

水竹叶

（鸡舌草、鸡舌癀）

【药物来源】鸭跖草科植物水竹叶〔*Murdannia triquetra* (Wall.) Bruckn.〕的全草。

【植物特征】多年生草本，高10~25cm，全体近肉质。茎匍匐，或上部斜展，圆柱形，有明显的节，下部节处生白色不定根。叶互生，叶鞘包茎；叶片披针形，长1.8~4cm，宽4~6mm，先端长尖，全缘，两面绿色。圆锥状花序生茎、枝顶或叶腋；萼片3，绿色；花瓣3，倒卵形，浅蓝色；雄蕊6，退化3；雌蕊1。蒴果椭圆形。花期秋季，果期秋、冬季。

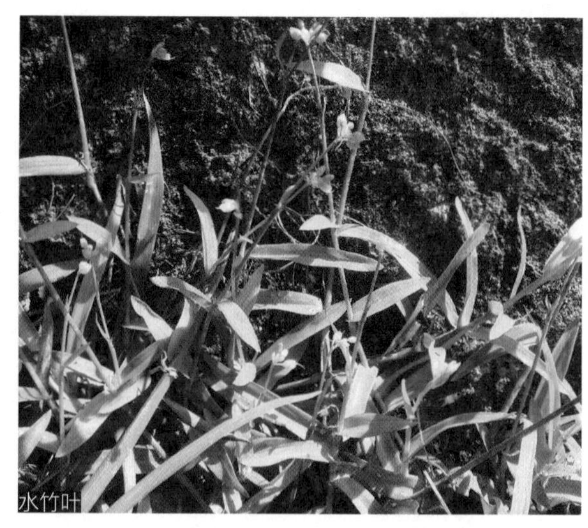
水竹叶

【生长分布】生于田边、水沟旁等湿润处。分布于我国华南、华中、华东、西南等地区。

【采收加工】夏、秋季采集，洗净，切段，晒干。

【性味归经】甘，凉。入肝、脾二经。

【功能主治】清热利尿，消肿解毒。用于小便不利，痢疾，肺热咳喘，咽喉肿痛，痈疖疔肿。

【配伍应用】

水竹叶-车前草 两药都有清热利尿作用。水竹叶并泄热毒；车前草尚能通淋。两药配伍，相辅相成，功效增强。用于湿热水肿、小便不利、热淋等证。

水竹叶-大青叶 两药都有清热解毒作用。水竹叶兼能散结消肿；大青叶并能凉血，利咽。两药配伍，功效显著。用于热毒喉蛾、痈疖疔疮、丹毒等证。

【单方验方】

①用于小便不利：鲜水竹叶30~60克。酌加水煎，调冰糖内服，日二次。

②治肠热下痢赤白：鲜水竹叶30克。洗净，煎汤，调乌糖少许内服。

③治肺炎高热喘咳：鲜水竹叶15~24克。酌加水煎，调蜜服，日二次（①~③方出自《泉州本草》）。

④治口疮舌烂：鲜水竹叶60克，捣汁开水一杯，漱口，约五至六分钟，一日数次（《福州市台江区验方汇集》）。

⑤治疮疖：鲜水竹叶90克，冰糖15克。炖服，并将药渣敷患处（《福州市台江区验方汇集》）。

【用法用量】内服：煎汤，9~15克（鲜品30~90克）；或捣绞汁。外用：捣敷。

水团花

（水杨梅、水黄凿、青龙珠、穿鱼柳、溪棉条、满山香）

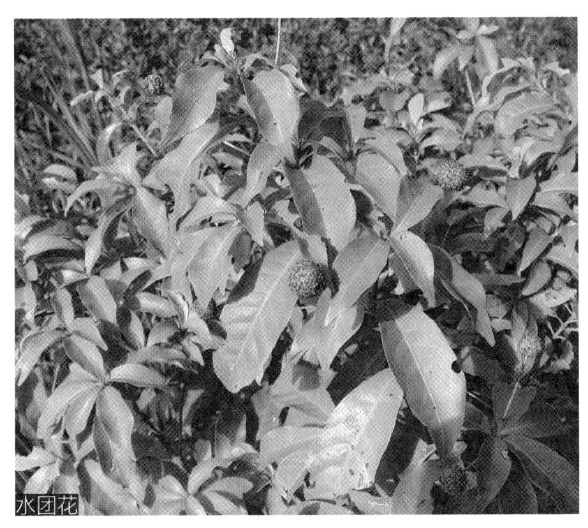

【药物来源】茜草科植物水团花〔*Adina pilulifera*（Lam.）Franch.ex Drake〕的枝叶或花果。

【植物特征】不落叶灌木至小乔木，高2～4m，亦有高达5m。茎直立，圆柱形，老茎圆稍扁，灰色，有皮孔。叶对生，具短柄；叶片纸质，长圆状椭圆形，长3.5～10cm，宽1.5～3cm，先端长尖或钝，基部宽楔形；托叶2裂，早落。花序单生叶腋，头状球形，总花梗长可达4cm；小花多数，中部以下花有5枚轮生小苞片；萼片5，线形；花冠白色，长漏斗状，先端5裂；雄蕊5；花盘杯状，子房下位，2室，花柱白色，伸出冠管外。蒴果楔形。种子多数。花期夏、秋季，果期秋季。

【生长分布】生于山坡、路旁、灌木丛、溪边。分布于我国华南、华东、华中等地区。

【采收加工】四季可采，切段或切片，晒干。

【性味归经】苦，凉。入肝、脾、大肠三经。

【功能主治】清热利湿，解毒敛疮，消瘀定痛。用于痢疾，肠炎，水肿，湿疹，痈肿疮毒，溃疡不敛，跌打损伤。

【配伍应用】

水团花-地锦草　两药善行肠道，均有清热，利湿，解毒作用。但各具偏长，水团花偏于清利湿热，地锦草长于清热解毒。两药配伍，相辅相成，功效倍增。用于湿热或热毒泻痢等。

水团花-猪瘦肉　水团花能解毒敛疮；猪瘦肉能滋阴补血。配伍，一祛邪一扶正，相互为用，共收清热解毒，补益精血，生肌敛疮之功。用于因精血不足，余毒未净，疮疡溃口、久不收敛，如疮口嫩红、偏干欠润，或伴腰膝酸软、头昏眼涩、手足心发热、舌嫩红、少苔等症。配与黄花稔、生地黄，功效更强。

水团花-星宿菜　两药都有活血化瘀作用。但水团花偏于化瘀消肿止痛；星宿菜长于活血祛瘀通经。两药配伍，则能活血祛瘀，通经活络，消肿止痛。用于跌打闪挫伤筋，瘀滞肿痛、关节屈伸不利等症。

【单方验方】

①治细菌性痢疾：水团花9克，水煎服（沸后10分钟即可），每日3次（《草药手册》）。

②用于湿热浮肿：水团花、茵陈各30克，水煎调糖服（《福建中草药》）。

③治风火牙痛：水团花60克，水煎含漱数次（《草药手册》）。

④治痈、无名肿毒：水团花加食盐、饭粒捣烂外敷（《福建中草药》）。

⑤治皮肤湿疹：水团花、风船葛、杠板归、筋骨草各适量，水煎。洗患处（《草药手册》）。

【用法用量】内服：煎汤，花序，9～15克；枝叶15～30克。外用：捣敷或煎洗。

【注意事项】注意与“水杨梅”鉴别，详见“清热解毒”章。“水团花根”详见本章。

水团花根

（水冬瓜根）

【药物来源】茜草科植物水团花〔*Adina pilulifera*（Lam.）Franch.ex Drake〕的根。

【植物特征】详见本章“水团花”。

【生长分布】详见本章“水团花”。

【采收加工】全年可采，除须根，洗净，切片，晒干。

【性味归经】苦、涩，凉。入肺、膀胱二经。

【功能主治】清热利湿，行瘀消肿。用于感冒咳嗽，肝炎，关节炎，腮腺炎。

【配伍应用】

水团花根-茄根　两药均有清热利湿作用。水团花根尚能祛瘀通络；茄根并能祛风，止痛。两药配伍，则能祛风利湿，清热消肿，活络止痛。用于湿热痹，关节灼热、肿痛，以及腰膝酸痛等症。

水团花根-郁金　水团花根能活血，祛瘀，消肿；郁金行气，解郁，破瘀。两药配伍，则能解郁疏肝，行气活血，散瘀消肿。可用于慢性肝病所致癥积证候，如胁下癥块、胀痛，腹胀，食少，消瘦等症。若肢体酸困、呕恶、纳呆、尿黄、舌苔黄腻夹湿热者，加地耳草、阴行草、白毛藤；若胁痛、脘胀、嗳气频作之肝脾气滞者，加香附、佛手、金橘根、当归、白芍；若乏力、气短、纳呆、面黄肌瘦之气虚脾弱者，加生黄芪、黄鳝藤根、枸杞子；头昏、心悸、失眠之肝血虚者，加枸杞子、葡萄干、当归、白芍（肝病所致癥积有多种因素，如湿邪、热毒、酒毒、药毒等侵肝损肝所致，肝病肝失疏泄，久之，气郁血滞，脉络瘀阻；肝病犯脾，脾失健运，气血亏虚，肝体失养，癥积形成，出现虚实兼夹，寒热错杂证候。所以，临证运用，要求辨证入微，立法巧妙，选药精到，方可收效）。

【单方验方】

①治肝炎：鲜水团花根、薏苡鲜根、虎杖鲜根各30克，水煎调糖服；或鲜水团花根、虎杖鲜根各30克，水煎调糖服（《福建中草药》）。

②用于感冒发热，上呼吸道炎，腮腺炎：干水团花根15～30克或鲜根30～60克，水煎服（《常用中草药手册》。

③治跌打损伤：鲜水团花根皮和胡椒少许，同捣烂外敷（《福建中草药》）。

④骨折：鲜水团花根、苧麻鲜根、红花、生川乌、生草乌各6克，冰片1.5克。共捣烂外敷（《福建中草药处方》）。

【用法用量】内服：煎汤，15～30克（鲜品30～60克）。外用：捣敷。

孔雀尾

（凤尾蕨、青旗草、小凤尾草、细金鸡尾、细叶野鸡尾）

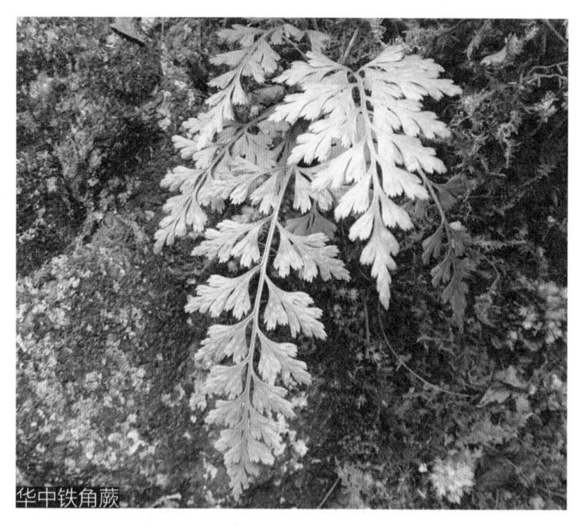

华中铁角蕨

【药物来源】铁角蕨科植物华中铁角蕨〔*Asplenium sarelii* Hook.〕的全草或根。

【植物特征】多年生常绿蕨类草本，高15～25cm。根状茎极短，密被黑色细小鳞片，须根多。叶簇生，叶柄长6～10cm，浅绿色；叶片三回羽状复叶，轮廓长三角状矩圆形，长9～15cm，宽5～10cm，羽片卵形，小羽片倒卵形，上部无全裂，上面深绿色，下面绿色。孢子囊群线形，着生小羽片下面的下部。囊盖膜质。

【生长分布】生于山坡、路旁石灰岩上。分布于我国华南、华中、西南等地区。

【采收加工】全年可采，洗净，切段，晒干。

【性味归经】苦，寒，无毒。入胆、胃二经。

【功能主治】清热利湿，止血。用于黄疸型肝炎，白浊，咳嗽，胃肠出血，刀伤出血。

【配伍应用】

孔雀尾-茵陈蒿　孔雀尾味苦、性寒，清热利湿，利胆和胃；茵陈蒿味苦、性微寒，清利湿热，利胆退黄。两药配伍，相辅相成，清热利湿，利胆退黄功效显著。用于湿热黄疸证。若配与白毛藤、金钱草、连翘、半夏、茯苓、滑石、赤芍，更获速效。

孔雀尾-土大黄　两药喜走胃肠，均具通泄特性。孔雀尾苦寒，能泄热，止血；土大黄苦辛凉，凉血止血，祛瘀通便。两药配伍，共收清热泻火，凉血止血，通下祛瘀之功。用于胃肠实热所致吐血、便血以及痔疮出血等症。

【单方验方】

①用于黄疸：孔雀尾30克，楼梯草30克，茵陈15克，青蒿15克，黄栀子15克，黑豆15克，水煎服。

②治干咳无痰：孔雀尾30克，水煎服。

③用于胃肠出血：孔雀尾根30克，水煎服（①～③方出自《湖南药物志》）。

④治刀创出血，跌扑破伤：新鲜孔雀尾叶，焙研极细粉末，撒创口上，纱布包好，不须换药。亦可用鲜叶捣取自然汁（加苯甲酸适量防腐），以消毒棉花蘸汁贴创口（《广东中医》）。

【用法用量】内服：煎汤，15～30克（鲜品30～90克）。外用：研末撒或捣汁涂。

节节花

（虾钳菜、曲节草、水牛膝、水金铃、飞疔草、耐惊花）

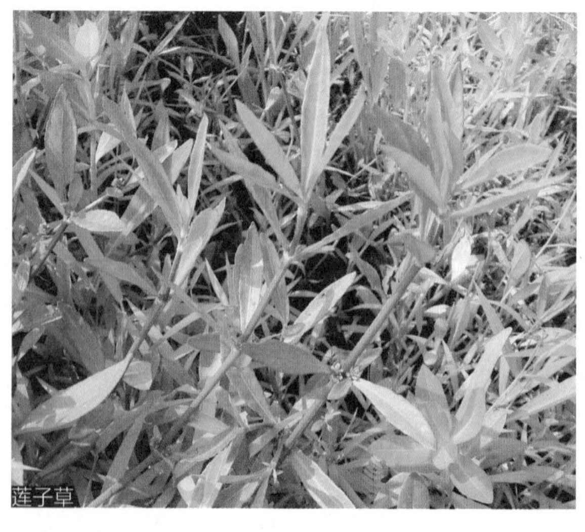

莲子草

【药物来源】苋科植物莲子草〔*Alternanthera sessilis*（L.）DC.〕的全草。

【植物特征】一年生草本，高15～45cm。茎丛生，圆柱形，有纵沟，内生柔毛，基部分枝，下部匍匐，上部斜展，节明显，节处有一行横生柔毛。叶对生，无柄；叶片条状披针形，长2～7cm，宽0.5～1.5cm，先端急尖，基部渐窄，全缘。头状花序，多个簇生叶腋，亦有单生，无总梗；苞片5，干膜质；花被5，白色，干膜质；雄蕊3，花丝基部连合；雌蕊1，心皮1，柱头头状。胞果倒心形，稍扁，边具翅。花期春、夏季，果期夏、秋季。

【生长分布】生于田边、路旁、荒地湿润处。分布于我国华南、华中、西南、华东等地区。

【采收加工】夏季采集，洗净，切段，晒干。

【性味归经】微甘、淡，凉。入心、肾、大肠三经。

【功能主治】清热利尿，凉血解毒。用于水肿，热淋，血淋，黄疸型肝炎，痢疾，咳血，吐血，便血，慢性肠痈，痈疖肿毒。

【配伍应用】

节节花-笔仔草 两药味甘淡、性凉，都有清热利尿作用。节节花尚能凉血解毒；笔仔草善于通淋。两药配伍，清热利尿作用增强，并具凉血，解毒，通淋之功。用于湿热或热毒所致水肿、小便不利，以及热淋、血淋等证。

节节花-马齿苋 两药秉性寒、凉，均有凉血解毒作用。但节节花偏于清热凉血，马齿苋节重在清热解毒。相配，相辅相成，大增功效。用于热毒泻痢，便下脓血，以及痔疮出血、便血、尿血等证。

【单方验方】

①急性肾炎：节节花60克，煎服。

②癃闭（膀胱湿热）：节节花60克，煎服（①～②方出自《福州市民间药草》）。

③治诸种淋症：节节花煎汤服，每次60克，每日2次。

④用于小便疼痛：节节花，每次60克，煎汤泡食盐或糖，代茶频饮（③～④方出自《泉州本草》）。

⑤治赤白痢疾：鲜节节花15～24克，水一碗半，煎七分。赤痢和白糖，白痢和红糖服；或调蜂蜜最妙（《闽南民间草药》）。

⑥治肺热咳血：节节花90克，捣汁，加食盐少许，炖温服（《福建中草药》）。

⑦治肠风下血：节节花、落地金钱，炖肉服(《泉州本草》)。

⑧慢性肠痈：节节花，捣绞汁泡酒服，每一次30克（《泉州本草》）。

⑨子宫内膜癌：节节花90克，煎服。连服7天为1个疗程（《福州市民间药草》）。

⑩治风湿性关节炎：节节花60～90克，加猪蹄一只炖服（《福州市民间药草》）。

⑪治疗疮肿毒：鲜节节花，用冷开水洗净，和冬蜜捣贴，日换2次（《福建民间草药》）。

【用法用量】内服：煎汤，9～15克（鲜品30～60克）；或捣绞汁或炖肉。外用：捣敷。

【注意事项】注意与“空心苋”鉴别，详见“清热凉血”章。

玉米须

（玉麦须、玉蜀黍蕊、棒子毛、蜀黍须）

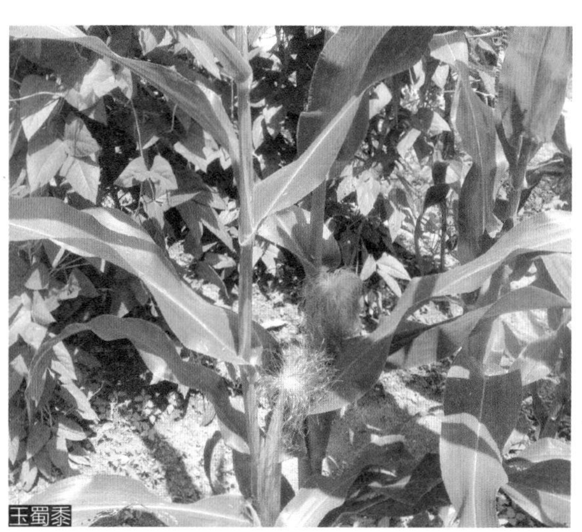
玉蜀黍

【药物来源】禾本科植物玉蜀黍〔*Zea mays* L.〕的花柱、柱头。

【植物特征】一年生高大草本，高1.2～3.5m。秆直立，圆柱形，有节，节间内部有白髓，近基处数节生气根。叶互生，无柄，叶片长条状披针形，先端渐尖，边缘波状，中脉粗大，背面隆起；叶鞘包茎。雄性圆锥花序，顶生，小穗长达1cm，含小花2朵，两颖近等长，背部纵脉数条，两稃与颖几等长，花橙黄色；雌花序腋生，被多数呈鞘状苞片包裹，小穗孪生，雌蕊多数，花柱极长，纤细，长可达30cm，初黄绿色，成熟红褐色。颖上部圆形，中、下部扁方形。花期和果期皆在夏、秋季。

【生长分布】栽培。分布全国各地。

【采收加工】秋季果实成熟时采收，晒干或微火烘干。

【性味归经】甘，平。入肾、肝、胆、小肠四经。

【功能主治】利尿消肿，泄热平肝，利胆。用于急、慢性肾炎，水肿，高血压，糖尿病，胆囊炎，胆管炎，黄疸型肝炎，吐血，衄血。

【配伍应用】

玉米须-水丁香 两药都有利尿消肿作用。玉米须甘、平，乃和脾渗湿利尿；水丁香苦、凉，为泄热行水利尿。两药配伍，功效显著。用于湿热水肿。若湿热盛，加笔仔草、车前草；热毒盛，加白花蛇舌草、半边莲；夹表证，加石荠蘑、浮萍等。

玉米须-女贞子 玉米须能泄热平肝，且利尿除湿；女贞子滋补肝肾，补不足之阴，抑制虚阳。两药配伍，则能滋补肝肾，育阴抑阳，利湿泄热。用于肝肾不足，阴虚阳旺，肝旺犯脾，运化失健，致头晕脑胀、血压升高、腰酸膝软、脘痞不舒、小便短少、视物模糊等症。配桑寄生、豨莶草，以增疗效。若阴虚明显，加龟甲、天冬；肝阳旺，加牡蛎、钩藤、生白芍；小便短赤，加鲜茅根、车前子；脘腹痞胀，加白芍、茯苓、佛手。

玉米须-海金沙藤 玉米须可利胆泄浊；海金沙藤能清热利胆。两药配伍，相辅相成，泄热利胆功效较强。用于湿热郁滞于肝胆，致胁痛、口苦、尿黄、甚或黄疸等症。配与茵陈、金钱草、郁金、枳壳，疗效更好。

【单方验方】

①用于急性肾小球肾炎：玉米须、紫背浮萍、黑豆各30克，水煎服（《草药治内科病》）。

②急性肾炎：玉米须、白茅根各30克，水煎服，连服4～5日症状减轻后，再服四至五天。(《常见病验方研究参考资料》)

③用于慢性肾小球肾炎：玉米须50克，加温水600毫升，用文火煎煮20～30分钟，约得300～400毫升，过滤后内服。每日一次，或分次服完（《全国中草药汇编》）。

④水肿实症：玉米须60克，鲜白茅根30克，黑豆12克，赤小豆12克。将药物煎服，一日3次（《中国民间草药方》）。

⑤治原发性高血压：玉米须、西瓜皮、香蕉。煎服（《四川中药志》）。

⑥用于黄疸型肝炎，脂肪肝，降胆固醇和血脂：玉米须100克，茵陈50克，山栀子25克，郁金25克，水煎，去渣。每日2次或分次服完（《偏方大全》）。

⑦用于黄疸（肝炎性）：玉米须水煎服，干者日为12～15克，新鲜者30～45克，效果最好（《实用经验单方》）。

⑧治糖尿病：猪胰200克，玉米须30克，水煎分2次服用，一日2次（《偏方大全》）。

⑨中消（消渴症）：玉米须，每日煮水代茶饮之，忌动物肝（《中医验方汇编》）。

⑩咳血、咯血：玉米须60克，冰糖60克，混合炖服，数次见效（《福建中医验方》）。

⑪痛经：玉米须60克，艾叶6克，生姜3片，水煎服。经期连服1～3天（治疗40余例效果较好）(《新疆中草药处方》)。

【用法用量】内服：煎汤，30～60克。

石韦

（石苇、金汤匙、飞刀剑、肺心草、山紫刀、蛇舌风）

【药物来源】水龙骨科植物毡毛石韦〔*Pyrrosia drakeana* (Franch.) Ching〕、庐山石韦〔*Pyrrosia sheareri* (Bak.) Ching〕的叶。

【植物特征】

①庐山石韦：多年生草本，高20～50cm。根茎肥、短，横走，密被褐色披针形鳞片。叶近簇生，叶柄长3.5～5cm，较粗壮，幼时生浅褐色星状毛；叶片披针形，长10～30cm，宽3～6.5cm，先端渐尖，基部呈不等长耳状，全缘，上面绿色，幼时疏生星状毛，后渐脱落，有黑色斑点，下面密被棕色星状毛，纵、侧脉均明显。孢子囊群散生叶背面，褐色，无盖。

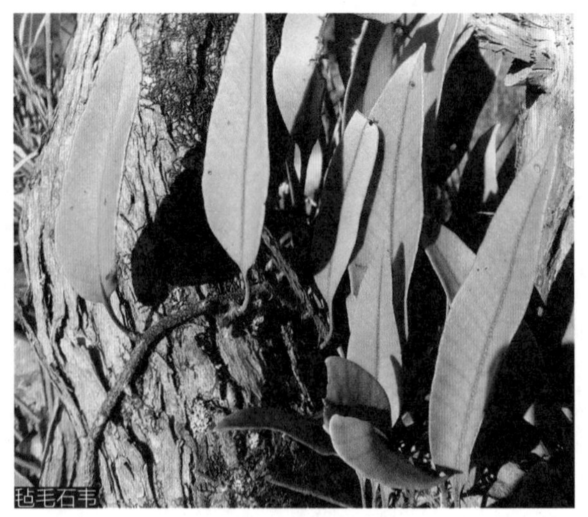
毡毛石韦

②毡毛石韦：基本形态与庐山石韦极相似，亦有不同点。其叶面偏绿，基部钝或近截形，叶柄较长，有时长于叶片，下面被深褐色星芒状毛，芒细长，长针状。

【生长分布】庐山石韦生于山坡岩石上，或树干上，分布于我国华南、华中、西南、华东、台湾及西北等地区。毡毛石韦生于山坡岩石上，分布于我国华南、西南、华中、西北一些地区。

【采收加工】全年可采，洗净，切段，晒干。

【性味归经】苦、甘，凉。入肺、膀胱二经。

【功能主治】利尿通淋，清肺泻热。用于肾炎水肿，膀胱炎，泌尿系统结石，慢性气管炎，哮喘，肺脓肿，咯血，衄血，吐血，尿血。

【配伍应用】

石韦-金钱草 两药均有清热，利尿，通淋作用。石韦长于通淋排石；金钱草偏于清热利尿。两药配伍，相辅相成，功效增倍。用于石淋、热淋等证。

石韦-桑白皮 两药都有清肺泻热功用。石韦尚能止咳化痰；桑白皮并可化痰平喘。两药配伍，相辅相成，共奏清热泻肺，化痰止咳，降气平喘之功。用于热邪犯肺，如面颊红赤、咳嗽痰稠、胸痛，或气急喘促等症。配与白毛夏枯草、鲜芦根、麦冬，以增强疗效。

【单方验方】

①急性尿道炎：石韦、车前草各30克，水煎服（《草药治内科病》）。

②血淋：石韦、白茅根各15克，小蓟、蒲黄各10克，水煎服（《袖珍中草药彩色图谱》）。

③泌尿系结石：石韦、车前子各30～60克，栀子30克，甘草10～15克，一般3～21天内排石（《中药药理毒理与临床》）。

④慢性前列腺炎：石韦、土茯苓、薏苡仁、白茅根各30克，败酱草15克，王不留行、穿山甲9克，萹蓄12克，川牛膝18克，水煎服，日服一剂（《常用中药药理与临床应用》）。

⑤膀胱炎、尿道炎：石韦15克，野菊花9克，白花蛇舌草20克，金银花6克。水煎服，每日一剂（《中国民间百草良方》）。

⑥治崩中漏下：石韦为末，每服三钱，温酒服（《本草纲目》）。

⑦治疗妊娠小便不通：石韦（去毛）、茯苓、车前子、冬葵子各等分。上为粗末。每服15克，水300毫升，煎至150毫升服。1日2次（《妇产科病实用方》）。

⑧治咳嗽：石韦（去毛）、槟榔（锉）等分。上二味，罗为细散，生姜汤调下二钱匕（《圣济总录》）。

⑨慢性支气管炎：石韦60克，水煎冲冰糖60克，饭前服（《畲族医药学》）。

⑩乳腺炎：鲜石韦80克，水煎加少许红糖、黄酒冲服，药渣捣烂敷患处（《畲族医药学》）。

【用法用量】内服：煎汤，6～9克；或研末入丸、散剂。

【注意事项】阴虚及无湿热者忌用。

石竹

（鹅毛石竹、绣竹、洛阳花、石柱花）

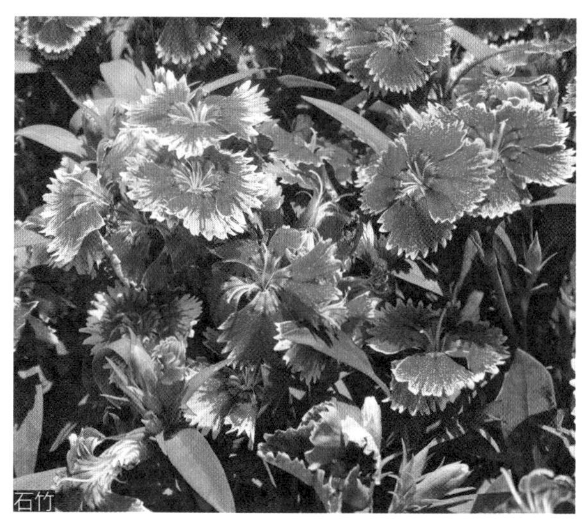

石竹

【药物来源】石竹科植物石竹〔*Dianthus chinensis* L.〕的带花全草。

【植物特征】多年生草本，高20～50cm。茎簇生，直立，圆柱形，上部分枝，有节，光滑，灰绿色。单叶对生，无柄；叶片披针形，长2.5～5cm，宽2～3.5mm，先端渐尖，基部狭窄，全缘或有微细锯齿，上面绿色，下面浅绿色。疏聚伞花序，顶生，少有单生；小苞片叶状，4～6片；萼筒状，长达2.5cm，先端5裂，裂片披针形；花瓣5，红色或紫红色或白色，或紫红色边白色，先端浅裂成锯齿状，基部有爪；雄蕊10，子房上位，1室，花柱2。蒴果包存于宿萼管内。花期夏季，果期秋季。

【生长分布】生于山坡、草丛；多栽培。分布于我国绝大部分地区。

【采收加工】夏季采收，洗净，切段，晒干。

【性味归经】苦，寒。入心、肾、小肠、膀胱四经。

【功能主治】清热利尿，破血通经。用于热淋，血淋，石淋，水肿，经闭，尿血，鼻血，咳血，痈肿，湿疹。

【配伍应用】

石竹-笔仔草　两药都有清热利尿作用。石竹苦、寒，并能泻火；笔仔草甘、淡、平，并能通淋。两药配伍，清热泻火，利尿通淋之功显著。用于“三焦有热，气搏于肾”，或湿热下注所致热淋之尿频、尿急、尿痛等症。

石竹-益母草　石竹苦、寒，能破血通经；益母草辛、苦、微寒，活血祛瘀。两药配伍，相须为用，其清热活血，破瘀通经作用较强。用于妇人瘀热互结冲任、胞络痹阻，致经闭、伴心烦、发热、失眠等，以及瘀热互结之经致小腹痛、经行不畅、小腹拒按等症。若伴气滞，加香附、枳壳；伴湿热，配与小金钱草、土牛膝、马鞭草；若便秘，配大黄、桃仁，以增疗效。

【单方验方】

①尿路感染、尿路结石：石竹全草15克，加水400毫升，煎至200毫升，分2次服，每日一剂。

②跌打肿痛：鲜石竹全草适量，捣烂，酒炒热，敷患处，外加包扎（①～②方出自《药用花卉》）。

【用法用量】内服：煎汤，6～9克。外用：捣敷。

【注意事项】同科植物“瞿麦”“东北石竹”“丝叶石竹”“兴安石竹”性味、功能主治与石竹同，同等入药。孕妇、肾气虚、阴虚者忌用。

石龙刍

（龙须、龙刍、龙须草、胡须草、龙修、席草、草龙刍、野席草）

【药物来源】灯心草科植物石龙刍〔*Juncus effusus* L.*var. decipiens* Buchen.f.*utilis* Mak.〕的全草。

【植物特征】多年生草本，高30～100cm。茎族生，圆柱形，暗绿色，纤弱，细长，中空，有髓。叶互生，退化成鳞片状，基部棕褐色。聚伞花序，侧生，花小，多数，有短梗；花被6，淡绿色，2轮排列；雄蕊6，子房上位，花柱短，柱头3。蒴果细小。种子多数。花期夏季，果期秋季。

【生长分布】生于水田、水沟旁、路边阴湿处。分布于我国华南、华东等地区。

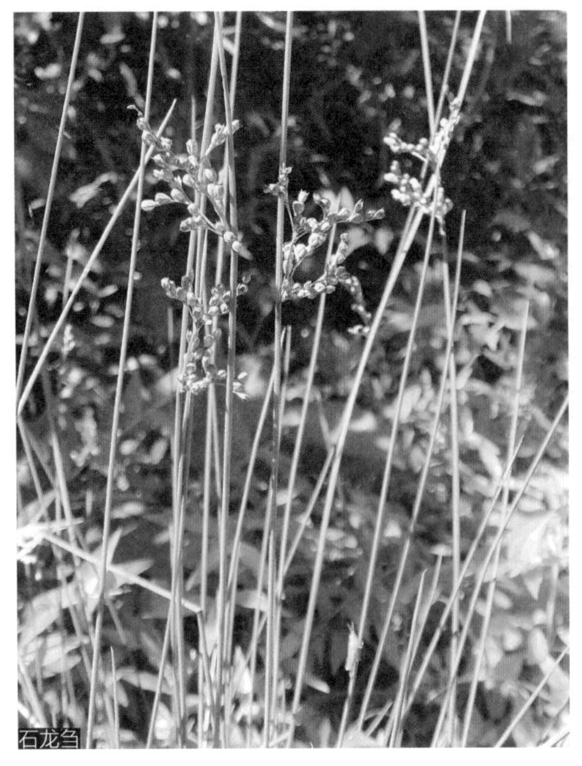

【采收加工】夏、秋季采收，洗净，切段，晒干。

【性味归经】苦，凉。入心、肺二经。

【功能主治】利尿通淋，清心安神。用于热淋，小便不利，茎中痛，小儿夜蹄。

【配伍应用】

石龙刍-笔仔草 两药都有清热，利尿，通淋作用。石龙刍苦凉，其利尿泄热作用较好；笔仔草甘淡凉，利尿通淋功效偏强。两药配伍，相辅相成，功效倍增。用于湿热热淋、小便不利，以及心火下移之心烦不寐、小便短赤等证。

石龙刍-麦冬 石龙刍能清心泻火安神；麦冬养阴清心，除烦安神。前者泻其有余，后者补其不足，相互为用，互相促进，共收清心泻火，养阴生津，除烦安神之功。用于心火上炎所致口舌生疮、心烦不寐、小便短赤，以及小儿夜蹄、温热病后期心烦口渴不寐等证。

【单方验方】

①通淋：石龙刍、木通各9克，车前草、甘草各6克，煎服。

②用于小儿夜蹄：石龙刍（干草），烧灰涂乳上饲小儿。

③治牙痛：石龙刍9克，煎服（①～③方出自《浙江民间草药》）。

【用法用量】内服：煎汤，9～15克；或烧灰研末。

【注意事项】“石龙刍根”详见“理气章”。

龙葵根

（苦葵根）

【药物来源】茄科植物龙葵〔*Solanum nigrum* L.〕的根。

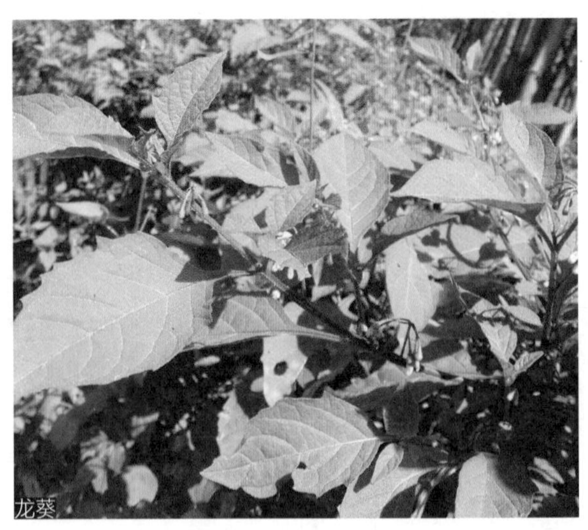

【植物特征】详见“清热解毒”章“龙葵”。

【生长分布】详见“清热解毒”章“龙葵”。

【采收加工】夏、秋季采挖，洗净，切段，晒干。

【性味归经】苦、微甘，寒。入脾、肾二经。

【功能主治】清热利湿，消肿散血。用于痢疾，淋浊，白带，痈疽肿毒，跌打损伤。

【配伍应用】

龙葵根-火炭母草 两药性寒，都有清热利湿作用。龙葵根尚能消肿散结；火炭母草并能凉血解毒。两药配伍，清热利湿功效更强，并具凉血解毒，散结消肿之功。用于痈疽疖等肿毒。

龙葵根-积雪草 两药性寒、凉。龙葵根能消肿散血；积雪草能活血消肿。两药配伍，相须为用，共收活血散瘀，清热凉血，消肿止痛之功。用于跌打损伤，瘀热郁滞，患处灼热肿痛，以及瘰核、痈疽肿毒初起。煎汤内服与捣烂外敷并施，疗效更佳。

【单方验方】

①用于痢疾，妇人白带，男子淋浊：鲜龙葵根24～30克（干的15～24克），和水煎成半小碗，饭前服，日服2次（《福建民间草药》）。

②治睾丸炎：鲜龙葵根、灯笼草各30克，青皮鸭蛋2枚，加水同煮熟，服汤食蛋（《泉州本草》）。

③治风牙虫痛：龙葵根煎汤含漱（《泉州本草》）。

④治发背痈疽成疮者：龙葵根30克，麝香0.1克（研）。先捣龙葵根，罗为末，入麝香研令匀，涂疮上（《本草图经》）。

【用法用量】内服：煎汤，9～15克（鲜品24～30克）；或研末。外用：捣敷或研末调敷。

【注意事项】注意与“古钮菜”鉴别，详见“清热解毒”章。全草“龙葵”详见“清热解毒”章；果实“龙葵子”详见“化痰”章。

龙须草

（野席草、野灯心草、野灯草、水通草、灯心草）

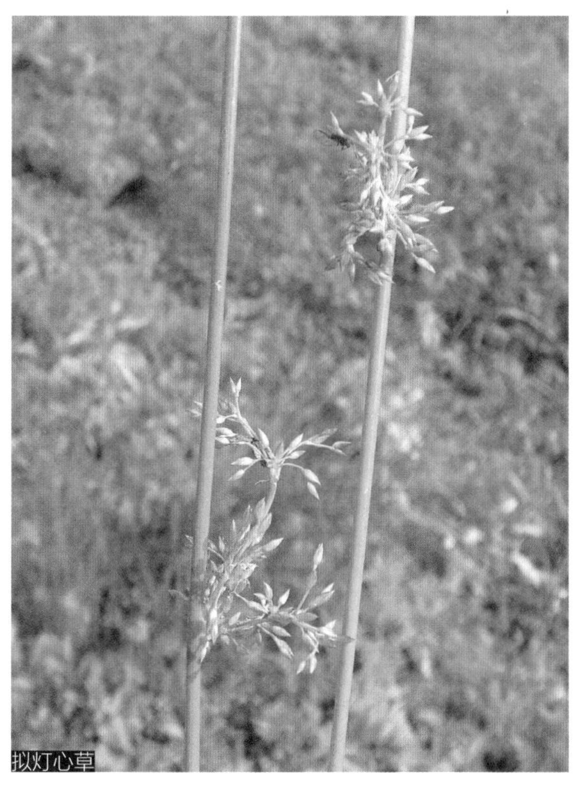
拟灯心草

【药物来源】灯心草科植物拟灯心草〔*Juncus setchuensis* var.*effusoides* Buchen.〕的全草。

【植物特征】多年生簇生草本，高30～50cm。茎圆柱形，直径约0.8～1.5mm，暗绿色，中空，有髓，表面有凸起细纵纹。叶生基部，后退化，成鞘状鳞片，红棕色或棕褐色。花序侧生，复伞形花序；萼片状；花被6，2列，淡绿色；雄蕊通常3。蒴果长圆球形。种子多数。花期夏季，果期冬季。

【生长分布】生于荒田、溪旁、浅沼、沟边湿地。分布于我国华南、华中、华东、西南等地区。

【采收加工】夏、秋季采集，割取地上部分，洗净，切段，晒干或鲜用。

【性味归经】淡，寒。入肾、膀胱、心三经。

【功能主治】利尿通淋，泄热安神。用于热淋，小便赤涩，肾炎水肿，消渴，心烦失眠，心悸，梦遗，目赤肿痛，口舌生疮，牙龈肿痛。

【配伍应用】

龙须草-车前草　两药均有利尿通淋作用。但龙须草尚能泻心火，车前草并清下焦热毒。两药配伍，共奏利尿通淋，泻火解毒之功。用于湿热热淋之小便频、涩、急、痛，以及小便赤涩、眼赤肿痛、口舌生疮等症。

龙须草-麦冬　两药都有安神作用。龙须草为清心泻火安神；麦冬乃养阴清心安神。两药配伍，相互为用，共奏清心泻火，养阴生津，除烦安神之功。用于心火亢盛，心阴亏耗，致心烦、失眠、心悸、尿短赤等症。

【单方验方】

①用于尿路感染：龙须草、水前草各30克，土茯苓9克；或龙须草、小蓟草、乌蔹莓各30克，白茅根60克，水煎服。

②治失眠，神经衰弱：鲜龙须草60克，首乌藤30克，丹参15克，水煎服。

③治糖尿病：龙须草60克，鹿茸草30克，水煎服（①～③方出自《浙江民间常用草药》）。

【用法用量】内服：煎汤，9～15克（鲜品30～90克）；或捣绞汁。外用：捣敷。

白毛藤

（土防风、葫芦草、红道士、毛和尚、白草、毛千里光）

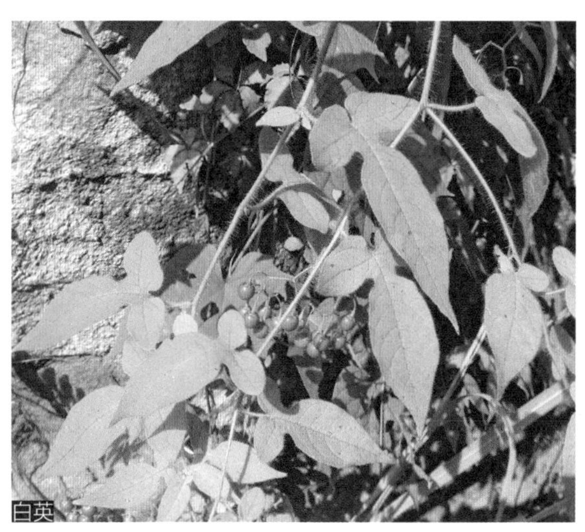
白英

【药物来源】茄科植物白英〔*Solanum lyratum* Thunb.〕的全草。

【植物特征】多年生草本，长1～4m。茎圆柱形，多分枝，披散，上部密被长细白毛，基部老时木质化。叶互生，叶柄长1.5～3.5cm；叶片长圆形或卵状长圆形或戟状3浅裂，长3～8cm，宽2～4.5cm，先端渐尖或急尖，基部近心形，全缘，上面绿色，下面浅绿色，均密被白色长毛。聚伞花序，顶生或侧生，序梗、花梗密被白长柔毛；花萼漏斗状，上部5裂；花冠白色，上部5裂，裂片反折，先端尖；雄蕊5，基部合生；雌蕊1，子房上位，花柱长。浆果近圆形，熟时红色，基部存宿萼。花期夏、秋季，果期秋末。

【生长分布】生于山坡、路旁、草丛、林缘；或栽培。分布于我国大部分地区。

【采收加工】夏、秋季采收，切段，晒干。

【性味归经】苦，凉。入肝、脾二经。

【功能主治】清热利湿，解毒消肿，抗癌。用于黄疸型肝炎，胆囊炎，水肿，风热感冒，发热，咳嗽，风疹，风湿性关节炎，湿疹，肺癌，子宫颈癌，声带癌。

【配伍应用】

白毛藤-茵陈 两药喜行肝胆脾胃经，都有清热利湿作用。白毛藤并能解毒消肿；茵陈尚可利胆退黄。两药配伍，相须为用，功效显著。用于湿热黄疸等证。

白毛藤-金银花 两药都有清热解毒作用。白毛藤并能散结消肿；金银花尚能凉散风热。两药配伍，清热解毒，散结消肿作用较强，并具轻清凉散，宣透邪热之功。用于痈疖肿毒。

【单方验方】

①黄疸型肝炎：白毛藤、天胡荽各30克，虎刺15克，水煎服，每日一剂（《全国中草药汇编》）。

②急性黄疸型肝炎：白毛藤、兖州卷柏、阴行草各30克，白茅根60克，水煎服（《福建中草药处方》）。

③肝硬化（肝脾肿大）：白毛藤30克，牛至9克，红糖15克，水煎服（《福建中草药处方》）。

④血吸虫病伴发黄疸：白毛藤90克，煎汤分3次服，饭前服。

⑤各种疔毒，阴疽：白毛藤120克，加黄酒煎服，渣同米饭捣烂敷患处。

⑥乳痈肿痛：白毛藤60克（干者30克），酒水各半煎服，渣和酒糟捣烂敷患处。

⑦痔疮：白毛藤60克，野青仔60克，山豆爿60克，猪直肠90～125克，不加盐煮空腹服，饮汤食肠，每日1～2次（④～⑦方出自《福州市民间药草》）。

⑧产后伤风：白毛藤60克（干者30克），水煎，加黄酒125克温服（《畲族医药学》）。

⑨声带癌：白毛藤、龙葵各30克，蛇莓、石见穿、野荞麦根各15克，麦冬、石韦各12克，水煎2次分服（《全国中草药汇编》）。

⑩肺癌：白毛藤、少花龙葵各30克，水煎服（《福建中草药处方》）。

【用法用量】内服：煎汤，15～24克（鲜品30～60克）。外用：煎洗。

【注意事项】“白毛藤根”详见“祛风湿”章。

白背叶

（白帽顶、白膜叶、白背桐、白楸）

【药物来源】大戟科植物白背叶〔*Mallotus apelta*（Lour.）Muell.Arg.〕的叶。

【植物特征】落叶灌木或小乔木，高1.5～3m。茎直立，圆柱形，皮灰色，有分枝，幼枝被灰白色星状毛。叶互生，叶柄长达8cm，被灰白色星状毛；叶片阔卵形，长7～15cm，

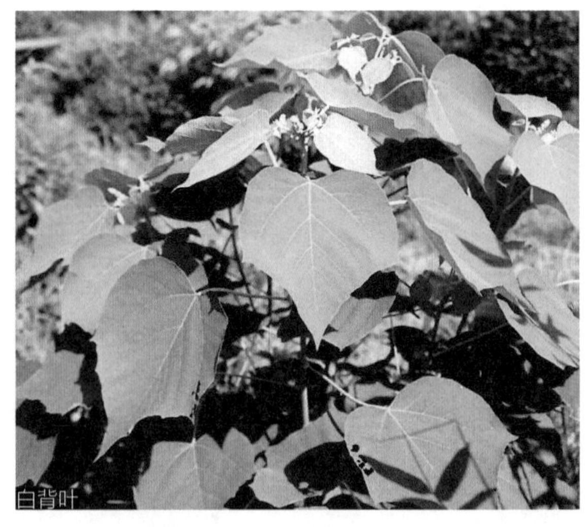
白背叶

宽5～13cm，先端渐尖或急尖，基部圆形，有不规则浅裂，全缘，上面粉绿色，粗糙，下面白色，密被白色星状毛。圆锥花序，顶生或侧生，单性，雌雄异株，无花瓣；雄花序顶生，长15～30cm，雌花序穗状，顶生或腋生，长10～15cm；花萼3～6裂，外面密被白茸毛；雄蕊多数；子房3室，花柱柱头3。蒴果近球形，密被羽毛状软刺。种子多数。花期夏季，果期秋、冬季。

【生长分布】生于山坡、路旁、村边。分布于我国华南、华东、华中、华北、西南等地区。

【采收加工】夏季采集，洗净，晒干。

【性味归经】苦，寒。入肝、脾、胃三经。

【功能主治】清热利湿，解毒，止痛。用于淋浊，胃痛，口疮，痔疮，溃疡，跌打损伤，蛇伤。

【配伍应用】

白背叶-八仙草 两药都有清热，利湿，解毒作用。白背叶则长于除湿热；八仙草偏重泄热毒。两药配伍，相辅相成，功效较强。用于湿热热淋、白浊、妇女黄白带等证。

白背叶-千金藤 两药都有清热解毒作用。白背叶尚能止痛；千金藤并能消肿。两药配伍，则能清热解毒，消肿止痛。用于痈疖肿毒、毒蛇咬伤等证。

【单方验方】

①急性结膜炎：白背叶30克，肝火盛者加一点红15克；风火者加叶下珠；实热者加截叶铁扫帚15克。加水400毫升，煎至200毫升，去渣，浓缩至60毫升，为1日量，分2次服（《青草药彩色图谱》）。

②治眩晕：白背叶、珍珠母各30克，石仙桃60克，钩藤9克，水煎服（《福建中草药处方》）。

③治鹅口疮：白背叶适量蒸水，用消毒棉卷蘸水拭抹患处，一日3次，连抹2天（《岭南草药志》）。

④治外伤出血，溃疡：白背叶晒干，擦成棉绒样收贮，出血时取少量贴上，外加绷带固定（《岭南草药志》）。

【用法用量】内服：煎汤，6～9克。外用：研末抹或蒸水

蘸抹。

【注意事项】根“白背根”详见本章。

白背叶根

（白膜根、白朴根、野桐根）

【药物来源】大戟科植物白背叶〔*Mallotus apelta*（Lour.）Muell.Arg.〕的根。

【植物特征】详见“白背叶”。

【生长分布】详见“白背叶”。

【采收加工】秋、冬季采挖，洗净，切片，晒干。

【性味归经】苦、涩，平。入肝、脾、胃三经。

【功能主治】清热利湿，舒肝活血，收涩固脱。用于慢性肝炎，肝脾肿大，肠炎腹泻，淋浊，白带，疝气，脱肛，子宫下垂。

【配伍应用】

白背叶根-白毛藤　两药均有清利肝脾湿热作用。白背叶根尚能舒肝活血；白毛藤并能解毒消肿，利胆退黄。两药配伍，相须为用，共收解毒利湿，活血消肿，利胆退黄之功。用于湿热蕴结脾胃肝胆，气机阻滞，胆汁泛溢，致黄疸等症。配与茵陈、金钱草、虎杖、赤芍、法半夏，疗效更强。

白背叶根-金橘根　白背叶根能舒肝活血；金橘根能疏肝利气散结。两药配伍，共奏疏肝开郁，活血祛瘀，散结消肿之功。用于肝郁血滞，肝脾肿大等证。

白背叶根-黄鳝藤根　白背叶根能收涩固脱；黄鳝藤根能健脾益气。前者能敛中气，后者补脾胃，两药相配，相互为用，共收补中益气，收涩固脱之功。用于中气下陷所致脱肛、阴挺等证。

【单方验方】

①淋浊：鲜白背叶根30～60克，水煎服（《福建中草药》）。

②用于湿热带下：鲜白背叶根30～60克，水煎服（《福建中草药》）。

③妊娠水肿：白背叶根、相思豆全草（去掉种子）、大风艾各500克。加水没过药面，煎3次，浓缩加糖适量，使成3000毫升，每次30毫升，每日3次（《全国中草药汇编》）。

④急慢性肝炎：白背叶根60克，猪肝60克，同炖服；或用鲜根60克，水煎代茶（《畲族医药学》）。

⑤传染性肝炎：白背叶根250克，水煎，红糖6克，冲服（《福州市民间药草》）。

⑥慢性肝炎，肝脾肿大，疼痛：虎杖根、白背叶根、兖州卷柏、地菍各15克，朱砂根9克，水煎服（《福建中草药处方》）。

⑦治子宫下垂：白背叶根360克，米醋1千克，煎至250毫升，夜间置于露天打露一宵，翌晨一次顿服，连服三剂，并卧床休息一周，愈后炖黄头龟连服数天（《岭南草药志》）。

⑧胃痛：鲜白背叶根60克，小母鸡一只宰净，水炖服（《青草药彩色图谱》）。

⑨治腰闪伤：鲜白背叶根30克，洗净，切碎，水酒各半和猪赤肉60～120克炖服（《闽南民间草药》）。

【用法用量】内服：煎汤，15～30克（鲜品30～60克）；或炖肉。

白马骨根

（满天星根、白荸蒲花根、路边荆根）

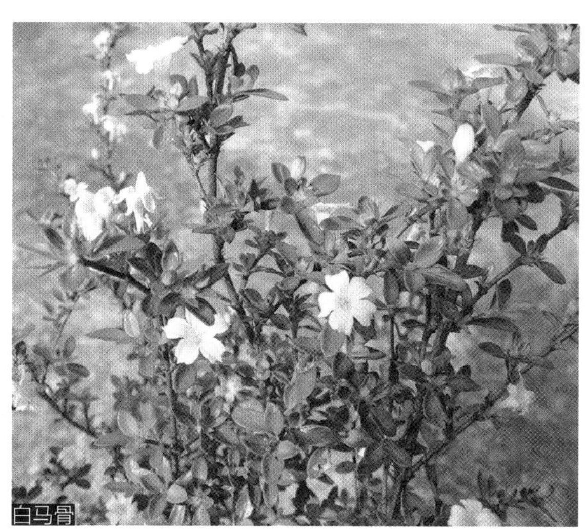
白马骨

【药物来源】茜草科植物白马骨〔*Serissa serissoides*（DC.）Druce〕的根。

【植物特征】详见“辛凉解表”章“白马骨”。

【生长分布】详见“辛凉解表”章“白马骨”。

【采收加工】全年可采挖，洗净，切段或切片，晒干。

【性味归经】淡，凉。入肝、肾二经。

【功能主治】清热利湿，祛风止痛。用于湿热黄疸，泄泻，水肿，白浊，白带，关节风湿痛，齿痛。

【配伍应用】

白马骨根-茵陈　两药均有清热利湿作用。白马骨根并能止痛；茵陈又擅长利胆退黄。两药配伍，相辅相成，共收清肝泄热，活络止痛，利胆退黄之功。用于湿热黄疸、胁痛等症。配白毛藤、金钱草、郁金、赤芍，以增疗效。

白马骨根-大青根　两药偏行下焦，白马骨根祛风止痛，且利湿；大青根清热解毒，兼祛风湿。两药配伍，共奏祛风利湿，清热解毒，消肿止痛之功。用于风湿热痹之关节肿痛，如膝、踝关节之风湿痛等证。

【单方验方】

①用于湿热黄疸：鲜白马骨根30克，水煎服（《福建中草

药》)；或白马骨根30克，小金钱草（天胡荽）30克，水煎，二次分服（《江西民间草药》）。

②治脾虚泄泻，水肿：干白马骨根30～60克，水煎服（《福建中草药》）。

③治妇人白带：白马骨根30～60克，以猪瘦肉60～90克煎汤，以汤煎药服（《中医药实验研究》）。

④治白浊：白马骨根30～60克，米泔水煎服（《中医药实验研究》）。

⑤治白浊，白带：干白马骨根30～60克，水煎服（《福建中草药》）。

⑥关节风湿痛风：鲜白马骨根30克，酒水煎服(《福建中草药》)。

⑦治历节痛风：白马骨根60～90克，猪蹄一只煎汤，以汤煎药服（《江西民间草药》）。

⑧治瘰疬：白马骨根30～60克，水煎服，每日一剂，久服有效（《福建中草药》）。

⑨小儿疳积：干白马骨根15克，荔枝干2粒，水煎服（《福建中草药》）。

【用法用量】内服：煎汤，15～30克（鲜品30～60克）；或炖肉。

【注意事项】全草“白马骨”详见“辛凉解表”章。

白蒿

（皤蒿、由胡、白艾蒿、蓬蒿）

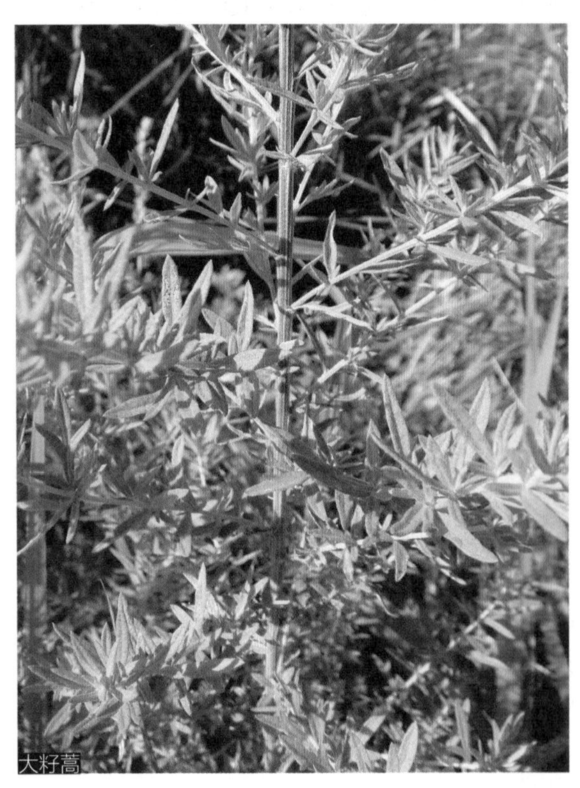

【药物来源】菊科植物大籽蒿〔*Artemisia sieversiana* Ehrh.ex Willd.〕的全草。

【植物特征】一年或二年生草本，高50～140cm，有芳香气味。茎直立，圆柱状，有纵棱，被白毛，多分枝，但主茎清楚。叶互生，具柄；茎下部叶，二至三回羽状全裂，裂片披针形，终端裂片较侧裂大，披针形，先端急尖或钝，上面绿色，下面白绿色，密被白绒毛；茎上部叶，羽状分裂或不分裂。头状花序半球形，具梗，下垂，多数集成圆锥花序；总苞灰黄绿色，多层，密被白毛；全为管状花，黄色。瘦果细小，黄褐色，长倒卵形，外面有纵纹。花期夏、秋季，果期秋、冬季。

【生长分布】生于荒地、山坡、路旁、溪边。分布于我国华南、华中、东北、华北及西北一些地区。

【采收加工】夏季采集，切段，晒干。

【性味归经】甘、辛，平。入脾、胃二经。

【功能主治】清热利湿，解毒。用于黄疸，痢疾，腹泻，湿痹，疥癞。

【配伍应用】

白蒿-茵陈蒿　两药均有清热利湿作用。但白蒿偏于清利脾胃湿热，且解毒；茵陈蒿长于清利肝胆湿热，尚能退黄疸。两药配伍，则能利湿解毒，疏肝和脾，利胆退黄。用于湿热黄疸。若配与金钱草、地耳草、郁金、半夏，疗效更好。

白蒿-金银花　两药都有清热解毒作用。白蒿芳香行散，善于走表，偏祛肌腠湿毒；金银花质轻气寒，升浮有余，偏清头面肌表热毒。两药配伍，则能疏表开郁，芳化湿浊，清热解毒。用于湿热毒邪郁于肌腠，内热不得发越，内外交蒸，所致发瘾疹、湿疹以及皮肤瘙痒等证。瘾疹者，配与连翘、薄荷、桑叶、菊花、钩藤、蝉蜕；湿疹，配与薄荷、桑叶、土茯苓、苦参，以增疗效。

【单方验方】治恶癞疾，遍体面目有疮者：白蒿十束如升大，煮取汁，以麴及米，一如酿酒法，候熟稍稍饮之（《僧深集方》）。

【用法用量】内服：煎汤，9～15克。外用：煎汤熏洗。

冬葵

（葵菜、奇菜、冬葵菜、滑菜、马蹄菜、冬寒菜、滑滑菜）

【药物来源】锦葵科植物野葵〔*Malva verticillata* L.〕的幼茎及叶。

【植物特征】详见“清热解毒”章“冬葵根”。

【生长分布】详见“清热解毒”章“冬葵根”。

【采收加工】秋、冬季采收，多鲜用。

【性味归经】甘，寒。入肺、肝、胆三经。

【功能主治】清热利湿，滑肠通便。用于黄疸，下痢，小便不利，肺热咳嗽，便秘，丹毒。

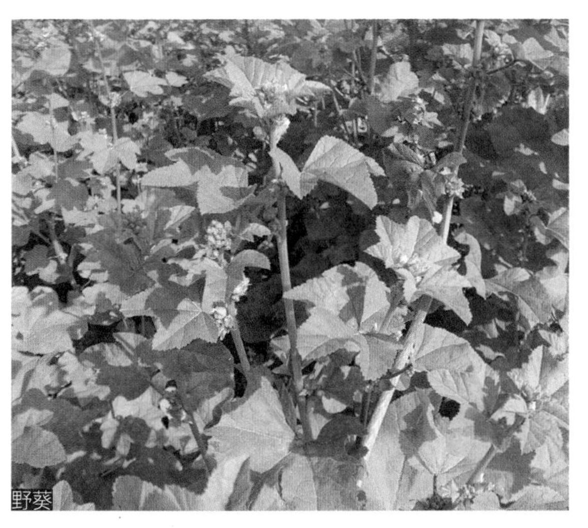

【配伍应用】

冬葵-天胡荽 两药都有清热利湿作用。冬葵且通利大便；天胡荽并解毒消肿。两药配伍，共奏清热利湿，解毒消肿，滑肠利便之功。用于小便不利、热淋、便秘等。

冬葵-蜂蜜 冬葵甘、寒，有滑肠通便作用；蜂蜜甘、平，有滋养，润燥，滑肠之功。两药配伍，则能滋阴增液，润燥滑肠，通利大便。用于阴虚液乏，内燥肠涩，大便干结，排泄艰难等症。生捣冬葵取汁，拌蜜服为妙。

【单方验方】

①用于黄疸：冬葵60克，天胡荽90克，紫花地丁60克，车前草30克，精肉90克。水炖服（《草药手册》）。

②用于小儿发斑，散恶毒气：冬葵叶绞汁，少少服之（《太平圣惠方》）。

③治蛇蝎螫：熟捣冬葵取汁服（《备急千金要方》）。

④治误吞钱不出及误吞针：冬葵不拘多少，绞取汁，冷饮之（《普济方》）。

【用法用量】内服：煎汤，60～90克；或捣绞汁。外用：捣敷。

【注意事项】“冬葵根”详见“清热解毒”章；种子“冬葵子”详见本章。

冬葵子

（葵子、葵菜子）

【药物来源】锦葵科植物野葵〔*Malva verticillata* L.〕的种子。

【植物特征】详见“清热解毒”章“冬葵根”。

【生长分布】详见“清热解毒”章“冬葵根”。

【采收加工】冬、春季，种子成熟时，采集，晒干，除祛杂质，簸去果壳。

【性味归经】甘，寒。入小肠、膀胱二经。

【功能主治】利尿通淋，滑肠通便，通乳。用于小便不利，热淋，血淋，石淋，水肿，乳汁不行，乳房肿痛，大便燥结。

【配伍应用】

冬葵子-梗通草 冬葵子甘、寒，利尿通淋，并利便下气；梗通草微苦、凉，清热利尿，通利水道。两药配伍，相辅相成，利尿通淋作用尤强。用于石淋、热淋等证。

冬葵子-牛乳 冬葵子甘、寒，能生津，滑肠，通便；牛乳甘、平，可增液，润肠，补虚。两药配伍，则能补虚增液，生津润燥，滑肠通便。用于精血不足，不能下润大肠，致大便干结，排泄艰难等症。冬葵子研末，拌牛乳饮为妙。

冬葵子-木通 两药都能通乳。冬葵子为通络利窍下乳；木通乃活血通络下乳。两药配伍，共收活血通经，祛瘀下乳之功。用于气血郁滞，乳络壅阻，乳汁瘀积而不通，致乳汁不下、乳房胀满、甚或乳房胀痛、皮肤灼热、发热畏寒等症。

【单方验方】

①尿潴留：冬葵子9克，石韦、通草各15克，瞿麦、萹蓄各12克，水煎服（《福建中草药处方》）。

②泌尿系结石：冬葵子90克，茯苓30克，芒硝15克，甘草9克。共为极细末，每服3克，开水送下，一日3次，并多饮水。忌辛辣刺激性食物（《常见病验方研究参考资料》）。

③治大便不通十日至一月：葵子子入乳汁等分，和服（《太平圣惠方》）。

④久病津液不足，大便干涩：冬葵子、火麻仁、郁李仁各12克，水煎服（《实用药物学》）。

⑤产后乳汁不通：冬葵子、通草各15克，猪蹄一只，煮烂食肉喝汤（《袖珍青草药彩色图谱》）。

⑥治乳妇气脉壅塞，乳汁不行，及经络凝滞，奶房胀痛，留蓄作痈毒：冬葵子（炒香），砂仁等分。为末，热酒服二钱（《妇人良方》）。

⑦乳痈初起，乳房肿痛：冬葵子、蒲公英各15克，瓜蒌、白芷各12克，水煎服（《袖珍青草药彩色图谱》）。

⑧治胎死腹中，若母病欲下：牛膝三两，冬葵子一升。上二味以水七升，煮取三升，分三服（《备急千金要方》）。

【用法用量】内服：煎汤，6～15克；或研末入丸、散。

【注意事项】脾虚便溏，肾虚滑遗，以及孕妇慎用。市面冬葵子大多是苘麻子，虽两药均有利尿通淋作用，但毕竟不同，功能主治必定有别，不得混淆。

冬瓜皮

（东瓜皮）

【药物来源】葫芦科植物冬瓜〔*Benincasa hispida*（Thunb.）Cogn.〕的皮。

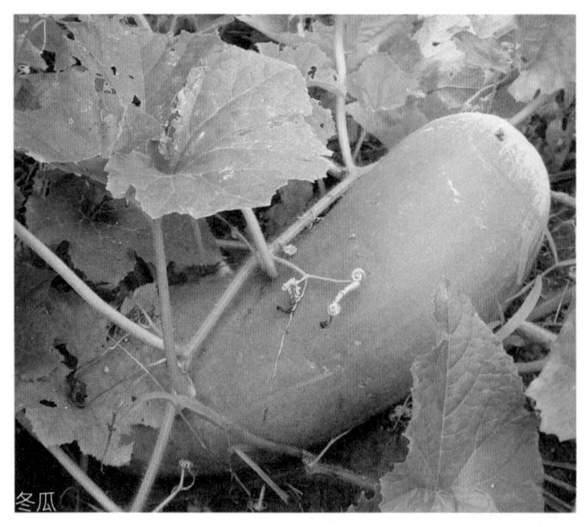

【植物特征】一年生草质藤本，长4～6m。茎粗壮，密被长刺毛。单叶互生，柄长7～10cm；叶片宽卵形，长、宽约15～30cm，有5～7不规则浅裂，先端尖，基部心形，边缘有粗锯齿，两面绿色，被粗毛。花单生叶腋，单性，雌雄同株；雄花花梗长，长可达15cm，被粗毛，花萼管状，5裂，边缘有锯齿，花冠黄色，5深裂，外展，雄蕊3；雌花花梗短，长3～5cm，子房下位，密被柔毛，柱头3。瓠果肉质，长矩圆形，果皮浅绿色，被白霜。种子多数，黄白色。花期和果期皆在夏、秋季。

【采收加工】食用冬瓜时，收集被削去外果皮，切丝晒干。

【性味归经】甘，凉。入脾、肺二经。

【功能主治】利尿消肿，清暑泄热。用于水肿，小便不利，脚气，暑湿泄泻，荨麻疹。

【配伍应用】

冬瓜皮-茯苓　冬瓜皮能利尿消肿，用于小便不利、水肿；茯苓利水渗湿，用于小便不利、水肿及停饮，而不伤脾。两药配伍，相须为用，共收实脾行水，利尿消肿之功。用于脾虚湿困，水气泛滥，致水肿、小便不利等证。

冬瓜皮-西瓜皮　二者均有清暑，解热，利尿作用。冬瓜皮偏于利尿泄热；西瓜皮长于清暑解热，而止渴。两药配伍，共奏清暑除蒸，除烦止渴，利尿泄热之功。用于中暑高热、烦渴等症。

【单方验方】

①用于水肿，小便不利：蒲公英根（去根上粗皮及叶）30克，老冬瓜皮60克，姜皮15克，水煎服。忌盐。服两剂后如小便利，肿消，再用蒲公英根煮猪肚或煮老母鸡吃，煮时放白蜡6克（《常见病验方研究参考资料》）。

②用于水肿：冬瓜皮、仙茅各15克，萝卜头30克，水煎分3次服，一天服完（《常见病验方研究参考资料》）。

③肾炎：沙氏鹿茸草、冬瓜皮各30克，水煎服（《福建中草药处方》）。

④治子肿及荨麻疹：冬瓜皮煮汤饮（《食物与治病》）。

⑤用于小儿夏季热，发热持续不退：冬瓜皮30克，柚子核15克（去壳），煎水频饮（《食物与治病》）。

⑥治损伤腰痛：冬瓜皮烧研，酒服一钱（《生生编》）。

⑦治咳嗽：冬瓜皮15克（经霜者），蜜少许。水服食（《滇南本草》）。

【用法用量】内服：煎汤，15～30克；或研末入丸、散。外用：煎洗。

半边莲

（细米草、蛇舌草、奶儿草、箭头草、顺风旗、片花莲）

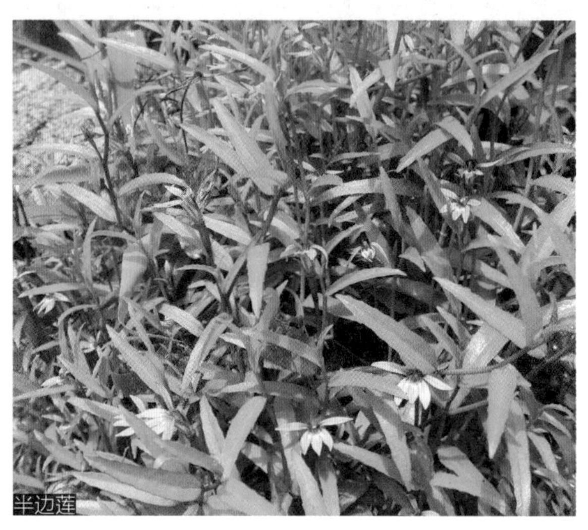

【药物来源】桔梗科植物半边莲〔*Lobelia chinensis* Lour.〕的全株。

【植物特征】多年生矮小草本，长8～18cm，全株肉质，具乳汁。茎丛生，圆柱形，纤细，柔弱，下部匍匐，上部直立或斜展，多分枝，有节，着地生根。叶互生，无柄；叶片披针形或长卵形，长0.8～1.8mm，宽3～6mm，先端渐尖，全缘或有钝齿，上面绿色，下面浅绿色。花单生叶腋，花梗长1.5～4cm；花萼下部筒状，上部5裂；花冠下部管状，上部5裂，偏向一侧，中央3片大，左右2片细长，裂片反折，浅紫色；雄蕊5；雌蕊1，子房下位，柱头2裂。蒴果成熟时顶端2瓣开裂。种子多数。花期夏、秋季，果期秋、冬季。

【生长分布】生于田埂、草丛、沟边、草地。分布于我国长江流域各省及南方各地区。

【采收加工】夏、秋季采收，洗净，晒干。

【性味归经】辛、淡，凉。入心、小肠、肺三经。

【功能主治】利尿消肿，清热解毒。用于肝硬化腹水，血吸虫腹水，肾炎水肿，疔疮肿毒，毒蛇咬伤，阑尾炎，高血压，久热不退。

【配伍应用】

半边莲-苦地胆　半边莲辛淡宣泄，辛凉疏散，能宣通水道，利尿消肿，且清热解毒；苦地胆苦辛开降，苦寒泄热，可清热利尿，凉血解毒。两药配伍，则能疏散宣通，凉血解毒，行水渗湿，利尿消肿。用于湿热或热毒侵肾，气化失司，所致小便不利、水肿等证。

半边莲-东风菜　两药都有清热解毒作用而善治蛇毒。半边莲尚能消肿胀；东风菜善于止痛。两药配伍，共收清热解毒，消肿止痛之功。用于毒蛇咬伤，以及疔疮肿毒等证。

【单方验方】

①肝硬化腹水：半边莲60克，马蹄金30克，水煎服（《福建中草药处方》）。

②血吸虫腹水：半边莲30克，当归60克，丹参90克，茯苓120克，煎3次去渣，浓缩至200毫升，一天分2～3次温服（《新编中医学概要》）。

③肾炎水肿、阑尾炎、链霉素中毒：用半边莲60克（干品30克），水煎服（《福州市民间药草》）。

④小儿多发性疖肿：半边莲30克，紫花地丁15克，野菊花9克，金银花6克，水煎服（《全国中草药汇编》）。

⑤痈溃脓期：半边莲、白花蛇舌草各30克，水煎服（《福建中草药处方》）。

⑥治蛇伤：半边莲、雄黄、白矾、青蒿、陈皮、地骨皮、牡丹皮、升麻、血竭、蛇床子、白及、白芷各3克，研末装瓶备用，本药末31克加醋50毫升，拌糊涂患处，4小时一次，以消肿为止；或鲜半边莲93～155克捣烂加甜酒（或温开水）取汁内服，服后盖被出微汗，亦可用鲜草捣敷伤口（《中药药理毒理与临床》）。

⑦疔毒走黄：半边莲9克，七叶一枝花9克，麻黄3克，野菊花9克，豨莶草9克，紫花地丁9克，苍耳根9克，用好酒500毫升煎至一杯，去渣温服，盖被出微汗为度（《医学金鉴》）。

⑧夏季热：半边莲、天胡荽、马蹄金各用鲜品15克。捣烂，冲开水取汁，分3次饭后服（《福建中草药处方》）。

⑨急性乳腺炎：鲜半边莲、牡荆叶各30克，马蹄金60克，糟少许，捣烂，敷患处（《福建中草药处方》）。

【用法用量】内服：煎汤，15～30克（鲜品30～60克）；或捣烂取汁。外用：捣敷。

母草

（四方草、四方拳草、铺地莲、蛇通管、小叶蛇针草、气痛草）

【药物来源】玄参科植物母草〔*lindernia crustacea*（L.）F. Muell〕的全草。

【植物特征】草本，高10～18cm。茎清瘦，四方形，自基部分枝，上部直立，下部匍匐或斜展，有节，着地生根，上部绿色，下部略带紫色。叶对生，具短柄或无柄；叶片

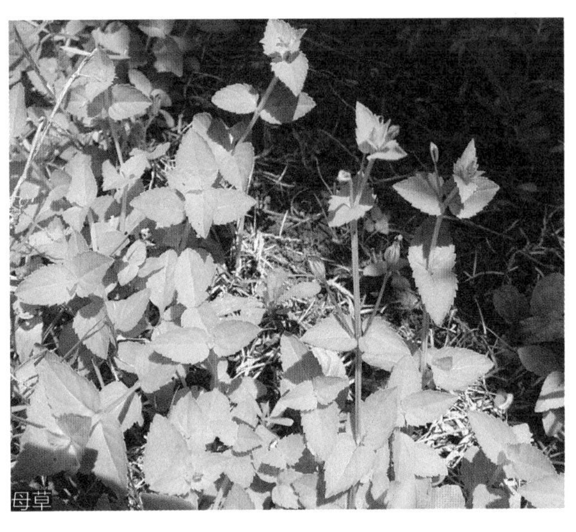
母草

宽卵形或三角状卵形，长6～13mm，宽6～8mm，先端尖，基部近圆形，边缘有粗锯齿，上面绿色，下面浅绿色，纵脉显见。花通常单生枝顶或叶腋，花梗细长；花萼先端5裂，花后深裂，绿色或紫色，长约5mm，纵脉5；花冠略呈二唇形，长约6～8mm，裂片近等长，浅紫色；雄蕊4，全育；子房上位。蒴果卵形，外包宿萼。花期夏季，果期秋季。

【生长分布】生于田埂、沟边、路旁阴湿地。分布于我国华南、华东、华中等地区。

【采收加工】夏、秋季采集，洗净，晒干或鲜用。

【性味归经】苦、微辛，凉。入心、肺、大肠三经。

【功能主治】清热利湿，解毒消肿。用于感冒，痢疾，肠炎，急性肝炎，肾炎水肿，白带。

【配伍应用】

母草-凤尾草　两药均有清热利湿作用，但母草偏于清热邪、且解毒消肿；凤尾草长于利湿热并凉血解毒。两药配伍，共收清热利湿，凉血解毒，散结消肿之功。可用于湿热痢、热毒痢、热淋、肿毒等证。

母草-紫花地丁　两药都有解毒消肿功效，但母草长于散热消肿；紫花地丁重在清热毒。两药配伍，相辅相成，功效更好。用于痈疖等肿毒。

【单方验方】

①用于急性泻痢伴发热：母草30克，甘葛15克，马齿苋、陈茶叶各适量同炒，煎服（《芦山中草药》）。

②用于急、慢性细菌性痢疾：母草30～60克（鲜品90～150克），水煎，3次分服，每日1剂（《全国中草药汇编》）。

③用于慢性细菌性痢疾：鲜母草60～90克，鲜凤尾草、野苋菜各30克。水煎，分2次服（《草药手册》）。

④用于急性肝炎：母草30～60克，水煎服。

⑤用于肾炎水肿：母草30～60克，煎加冰糖适量服。

⑥乳腺炎、腮腺炎、疖肿：母草30～60克，捣烂，取汁内服，渣外敷。

⑦风热感冒：母草30～60克，水煎服。
⑧月经不正常：母草60克，体虚加红糖，肝热加冰糖炖服（④～⑧方出自《福州市民间药草》）。
⑨治疖肿：母草和食盐少许（溃疡加白糖少许），捣烂敷患处（《芦山中草药》）。

【用法用量】内服：煎汤，9～15克（鲜品30～90克）；或捣绞汁。外用：捣敷。

【注意事项】注意与“羊角草”鉴别，详见本章。

老蜗生

（天蓝、杂花苜蓿、丫雀扭、三三光、接筋草、野花生）

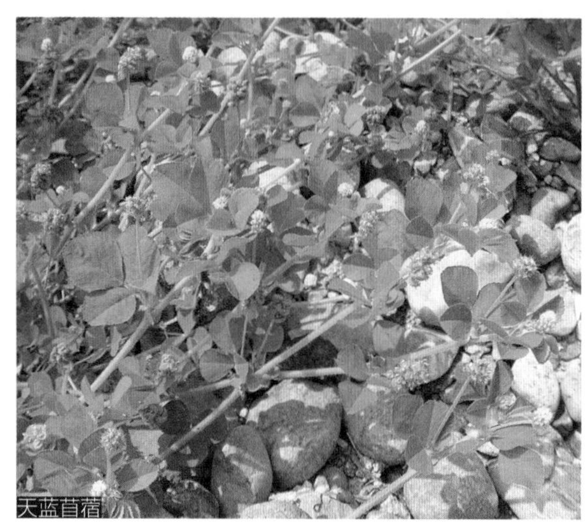

天蓝苜蓿

【药物来源】豆科植物天蓝苜蓿〔*Medicago lupulina* L.〕的全草。

【植物特征】一年、二年或多年生草本，长20～50cm。茎下部匍匐，上部斜展，圆柱形，多分枝，被白长毛。叶互生，三出复叶，小叶片宽倒卵形，长0.7～1.8cm，宽0.6～1cm，先端钝圆，微凹，基部宽楔形，边缘上部有细锯齿，两面绿色，被白柔毛；托叶斜卵形，被白柔毛。多数小花密集成头状花序生茎顶或叶腋，具长梗；萼钟状，5齿裂，被白柔毛；花冠黄色，蝶形，旗瓣最长、大；雄蕊多数，二体。荚果近肾形，成熟时黑色。种子1粒。花期夏季，果期秋季。

【生长分布】生于路旁、旷野。分布于我国大部分地区。

【采收加工】夏季采集，洗净，切段，晒干。

【性味归经】甘、涩，平。入肺、肝、胆、肾四经。

【功能主治】清热利湿，凉血止血，舒筋活络。用于黄疸型肝炎，便血，痔疮出血，白血病，坐骨神经痛，风湿痛，腰肌劳损，蛇咬伤。

【配伍应用】

老蜗生-茵陈蒿　两药都能清热利湿。老蜗生尚能凉血泄热；茵陈蒿又善于利胆退黄。两药配伍，则具清热利湿，凉血泄热，利胆退黄之功。用于湿热热重湿轻之黄疸“阳黄”证。

老蜗生-大蓟　两药都有凉血止血作用。老蜗生并利湿热；大蓟止血而祛瘀。两药配伍，共收凉血止血，清热利湿之功，而血止不留瘀。用于便血、痔疮出血、血淋等证。

老蜗生-粉防己　老蜗生能舒筋活络，利湿；粉防己祛风利湿，消肿止痛。两药相互为用，共收祛风活络，除湿消肿，舒筋止痛之功。用于湿热痹之关节灼热、肿痛等症。

【单方验方】
①用于黄疸型肝炎：老蜗生15克，狗屎花根30克，水煎服（《昆明民间常用草药》）。
②用于黄疸：老蜗生60克，煨水服（《贵州草药》）。
③治痔疮出血或大肠出血：老蜗生30克，煮甜酒水服（《贵州草药》）。
④治坐骨神经痛，风湿筋骨痛，劳伤疼痛：老蜗生9～15克，水煎服（《昆明民间常用草药》）。
⑤治蜈蚣、黄蜂、蛇咬伤：老蜗生捣烂外敷(《草药手册》)。
⑥治喘咳：老蜗生30克，煨水煮鸡蛋食（《昆明民间常用草药》）。

【用法用量】内服：煎汤，9～15克。外用：捣敷。

地耳草

（田基黄、田基王、七寸金、一条香、细叶黄、降龙草、七层塔）

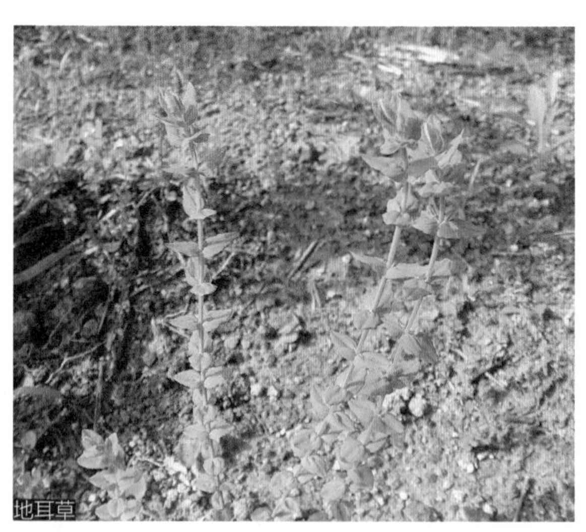

地耳草

【药物来源】藤黄科植物地耳草〔*Hypericum japonicum* Thunb.ex Murray〕的全草。

【植物特征】一年生草本，高15～40cm。茎直立，四棱形，有节。单叶对生，无柄，叶片近卵形，长0.5～1.2cm，宽0.3～0.8cm，先端钝，全缘，两面绿色，有透明腺点。岐状花序生枝顶；苞片小，叶状；花萼5齿裂，先端尖；花瓣5，长椭圆形，黄色；雄蕊多数，花柱3。蒴果长圆形，外存宿萼。花期夏季，果期秋季。

【生长分布】生于田边、山坡、路旁、荒地湿润处。分布于我国华南、华东、华中、西南等地区。

【采收加工】夏季采集，洗净，切段，晒干。

【性味归经】苦、甘，凉。入肝、胆、脾、胃、大肠五经。

【功能主治】清热利湿，消肿解毒。用于传染性肝炎，早期肝硬化，泄泻，痢疾，阑尾炎，扁桃体炎。

【配伍应用】

地耳草-白毛藤　两药偏行肝胆经，均有清利热湿作用。地耳草并能消肿解毒；白毛藤兼解毒且退黄。两药配伍，相辅相成，共收清热利湿，解毒消肿，利胆退黄之功。用于湿热黄疸、肝病癥积等证。

地耳草-无莿根　地耳草能消肿解毒；无莿根能解毒消肿。但前者重在消肿毒；后者偏于清热毒。两药配伍，相辅相成，功效提高。用于痈疖肿毒等。

【单方验方】

①用于急性黄疸型肝炎：地耳草30克，鸡儿肠45克，马蹄金30克。水煎，3次分服（《福建中草药处方》）。

②急性肾炎：鲜地耳草60克，鲜车前草30克，红枣7枚。水煎服（《畲族医药学》）。

③慢性肾炎：地耳草、金丝草、无根藤各30克，水煎服（《福建中草药处方》）。

④用于痢疾：地耳草、赤地利各30克，凤尾草、白头翁各15克，水煎服（《青草药彩色图谱》）。

⑤尿道炎：地耳草30克，蒲公英、海金沙藤、车前草各15克，水煎服（《青草药彩色图谱》）。

⑥多发性脓肿：地耳草15克，二叶红薯根、杠板归根各30克，猪瘦肉60克，水炖服（《福建中草药处方》）。

⑦急性单纯性阑尾炎：地耳草、半边莲各15克，泽兰、青木香各9克，蒲公英30克，水煎服（《全国中草药汇编》）。

⑧毒蛇咬伤：鲜地耳草60克，捣烂绞汁加醋9毫升，温开水调服；或水煎加酒少许温服。其渣加水酒少许，再捣烂外敷伤口周围（《全国中草药汇编》）。

⑨小儿夏季热：地耳草15克，钩藤、麦冬各6克，葎草9克，水煎服（《福建中草药处方》）。

【用法用量】内服：煎汤，15～30克（鲜品30～60克）；或捣绞汁。外用：捣敷。

【注意事项】注意与"小无心菜"鉴别，详见"清热泻火"章。

芒萁骨根

（狼萁根、虱芒根）

【药物来源】里白科植物芒萁〔*Dicranopteris dichotoma*（Thunb.）Bernh.〕的根茎。

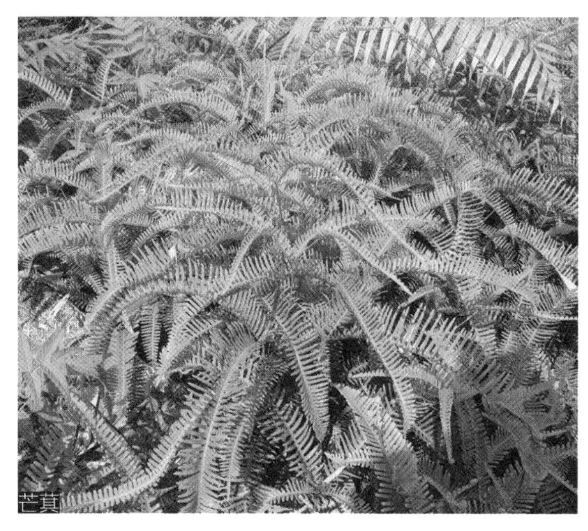
芒萁

【植物特征】多年生亚灌木，高30～120cm。根状茎横走，有分枝，密被棕褐色鳞片，多须根。叶远生，叶柄木质，棕色或棕褐色，幼柄禾秆色，圆柱形，中空，有1芯，上部有分歧，每交叉处均有2小柄，小柄先端2羽叶，羽叶披针形，先端渐尖，边深裂，裂片长条形，先端钝，上面绿色，下面白色，羽轴、裂片轴均被棕色鳞片；下面细脉2～3次叉分。孢子囊群着生细脉中段。

【生长分布】生于山坡、路旁、林下、林缘、墓穴。分布于我国华南、华东、华中、西南等地区。

【采收加工】全年可挖，除须根，去鳞片，洗净，切段，晒干。

【性味归经】甘，平。入膀胱、小肠二经。

【功能主治】清热利尿，活血祛瘀，安蛔止痛。用于臌胀，小便淋沥不畅，蛔虫腹痛，跌打损伤。

【配伍应用】

芒萁骨根-苦地胆　两药均有清热利尿作用。两药配伍，相须相使，功效增倍。可用于湿热臌胀，如大腹胀满、胁痛、胁下癥块、小便短赤不利等证。配与郁金、泽兰、柿根、黄鳝藤根，以增疏肝活血，健脾祛湿作用。

芒萁骨根-泽兰　两药都有活血祛瘀、补水利尿作用。但芒萁骨根重在清利，而泽兰偏于活血祛瘀。两药配伍，相辅相成，专行下焦，活血祛瘀，利尿泄浊。对因瘀血败精阻滞尿道，排尿不畅，或淋沥不尽，或尿频、尿急，伴小腹、腰骶、会阴酸痛等症者适宜。"慢性前列腺炎""前列腺增生"属此证范畴，但病因病机复杂，大多寒热错杂，虚实并存，所以应辨证地选方用药，方可获效。

芒萁骨根-吴茱萸根　两药均有治蛔止痛功效。但芒萁骨根麻痹虫体止痛，而吴茱萸根毒杀蛔虫止痛。两药配伍，则能温中散寒，行气祛滞，驱蛔止痛。用于"蛔厥"证，如突发胁下、脘腹剧痛，或按之有块，甚则汗出肢冷，呕吐蛔虫等症。

【单方验方】

①用于湿热臌胀：鲜芒萁骨根250克，煎汤，冲入烧酒适量，早晚分服（《天目山药植志》）。

②用于小便淋沥不畅：鲜芒萁骨根30克，水煎调冰糖服（《福建中草药》）。

③跌打损伤：鲜芒萁骨根30克，水煎调酒服（《福建中草药》）。

④治胆道蛔虫：鲜芒萁骨根125克（黄土山），水煎一大碗，加米醋一盅，分3次服（福安地区民间流传方）。

【用法用量】内服：煎汤，15～30克（鲜品90～150克）。

【注意事项】叶柄"芒萁骨"详见"活血化瘀"章。

杠板归

（刺酸浆、犁头藤、蛇倒退、火炭藤、拦路虎、扛板归、贯叶蓼）

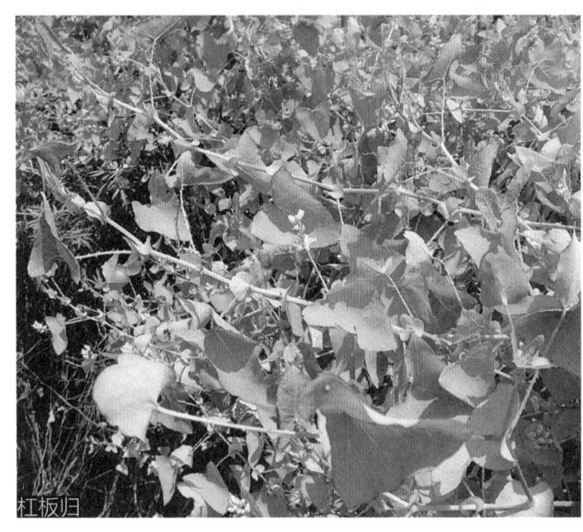
杠板归

【药物来源】蓼科植物杠板归〔*Polygonum perfoliatum* L.〕的全草。

【植物特征】详见"清热解毒"章"杠板归根"。

【生长分布】详见"清热解毒"章"杠板归根"。

【采收加工】夏、秋季采集，切段，晒干。

【性味归经】酸，凉。入肺、小肠二经。

【功能主治】利尿消肿，清热解毒。用于肾炎水肿，小便不利，淋浊，腹泻，气管炎，百日咳，丹毒，骨、关节结核，痔疮肿痛。

【配伍应用】

杠板归-水丁香　两药均有利尿消肿作用。杠板归乃清水之上源，肃肺气，调水道，行水；水丁香为清泄下焦湿热，通利水道，利尿。两药配伍，相须相使，功效显著。用于湿热所致水肿、小便不利等证。

杠板归-紫花地丁　两药都有清热解毒作用。杠板归并除湿热；紫花地丁尚能散结消肿。两药配伍，相辅相成，作用增强。用于痈疖、丹毒等热毒证。

【单方验方】

①治肝硬化腹水：杠板归30克，白英10克，水煎服。

②用于湿热带下：杠板归90克，冰糖30克，同开水炖服。

③丹毒：杠板归、土牛膝、丝瓜藤各30克，水煎服。

④痔疮肿痛：杠板归60克，蛇莓30克，益母草60克。任选一种，配猪大肠炖服。

⑤骨、关节结核：杠板归、穿根藤各90～120克，猪脚1节。水炖服，连服十余剂。

⑥急性支气管炎，咳嗽，痰黄，发热，口渴：杠板归、一枝黄花、大蓟、火炭母各30克，桔梗9克。水200毫升，文火煎成100毫升，早晚分服（①～⑥方出自《福建中草药处方》）。

⑦牙槽脓瘘及其他部位瘘管：用杠板归90克，白花风不动60克，精肉125克炖服（《福州市民间药草》）。

⑧百日咳：杠板归31克，洗净微火炒，加水和冰糖炖开当茶喝，每日一剂，一般4～6剂，症状全部消失（《中药药理毒理与临床》）。

⑨治蛇咬伤：杠板归不拘多少，捣汁酒调，随量服之，用渣搭伤处（《万病回春》）。

【用法用量】内服：煎汤，9～15克（鲜品30～60克）；或捣绞汁。外用：捣敷。

【注意事项】根"杠板归根"详见"清热解毒"章。

过坛龙

（黑骨芒、乌脚枪、铁鲁箕、五爪黑蕨、乌骨芒仔、旱猪毛七）

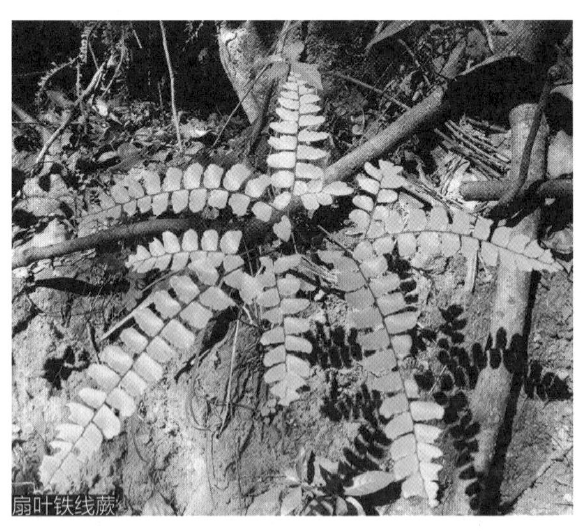
扇叶铁线蕨

【药物来源】铁线蕨科植物扇叶铁线蕨〔*Adiantum flabellulatum* L.〕的全草。

【植物特征】多年生亚灌木状草本，高20～45cm，全体无毛。根茎短，须根多，被线形褐色鳞片。叶柄簇生，直立，较坚韧，光泽，紫褐色；叶片革质，扇形，长11～26cm，宽10～22cm，鸟足状二叉分歧，羽片大小不一，小羽片斜方状椭圆形，互生，平展，具短柄，被毛，边缘有微锯齿，叶脉扇状分叉，不明显。孢子囊圆形，生小羽叶叶缘或叶脉顶端，囊盖圆形。

【生长分布】生于山坡、路旁、林边、岩石下阴湿处。分布于我国华南、华东、西南以及台湾等地区。

【采收加工】全年可采，洗净，晒干。

【性味归经】微苦、辛，凉。入胃、肝、胆、膀胱、大肠五经。

【功能主治】清热利湿，祛瘀消肿。用于感冒，痢疾，腹泻，肝炎，尿路结石。

【配伍应用】

过坛龙-白毛藤 两药都有清利湿热作用。过坛龙兼能祛瘀活血；白毛藤并能清热解毒，利胆退黄。两药配伍，既清肝胆湿热，泄热毒，又能祛瘀活血，通络行滞，利胆退黄。用于湿热郁滞肝胆，瘀热互结，致发黄疸、胁痛等症。若配郁金、赤芍、茵陈、金钱草、半夏，效果更好。

过坛龙-柿根 过坛龙能祛瘀消肿，并清利湿热；柿根利肝活血，且清血热。两药配伍，共收清肝凉血，利湿泄胆，活血化瘀，行滞消肿之功。用于湿热久蕴肝胆，络脉瘀阻，肝脾肿大等症。配与黄鳝藤根、金橘根、泽兰、郁金、白毛藤、枸杞子、白芍、当归，以增强疗效。

【单方验方】

①用于急性黄疸型传染性肝炎：过坛龙30～60克，红糖60克，水煎服（《全国中草药汇编》）。

②黄疸型或无黄疸型肝炎：过坛龙15克，小檗（全株）、紫金牛各30克，水煎服（《全国中草药汇编》）。

③治红白痢：过坛龙、凤尾蕨各60克，煎汤服。如白多加过坛龙量，减凤尾草量；红多则反之（《广西药植图志》）。

④治腹泻（湿热泻泄）：过坛龙、三叶鬼针草、铺地黍各15克，水煎服（《福建中草药处方》）。

⑤泌尿路结石：过坛龙90克，炖冰糖服（《福州市民间药草》）。

⑥用于小儿高热抽搐：过坛龙15～30克。捣烂，加冷开水擂汁服（《江西民间药草》）。

⑦治肺热咳嗽、带下：过坛龙30克。加冰糖水煎服，连服3剂（《草药手册》）。

⑧续筋驳骨：过坛龙捣烂，酒炒热敷（《广西药植图志》）。

【用法用量】内服：煎汤，15～30克；或捣绞汁。外用：捣敷。

过塘蛇

（水盖菜、过江龙、水芥菜、水菜岳、枇杷菜、假蕹菜）

【药物来源】柳叶菜科植物水龙〔*Jussiaea repens* L.〕的全草。

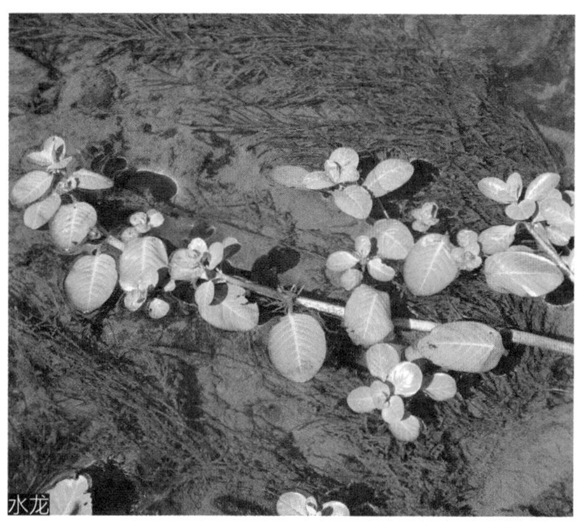
水龙

【植物特征】多年生水生草本，长30～60cm，全体无毛。根状茎细长，横走，有囊状呼吸根，有节，节有须根，白色。茎浮生水面，圆柱形，有节，节间中空，节上有囊状浮水器。叶互生，有柄；叶片倒卵形或椭圆形，长1.5～5.5cm，宽0.7～2.5cm，先端圆钝，基部圆形，全缘，上面绿色，叶脉显见。花单生叶腋，柄长2～4cm；花萼5裂，外被长柔毛；花瓣5，黄或白色，倒卵形；雄蕊10，长短不一；子房下位，柱头近球状。蒴果长圆柱形。种子多数。花期春、夏季，果期夏、秋季。

【生长分布】生于河流、溪边、田边水湿地。分布于我国华南、华中、华东、西南等地区。

【采收加工】夏、秋季采集，洗净，切段，晒干。

【性味归经】淡，寒。入肺、膀胱二经。

【功能主治】清热利湿，解毒消肿。用于小便不利，淋病，水肿，痢疾，肠炎，酒疸，感冒发热，咳嗽，痈肿疔疮，痄腮，丹毒。

【配伍应用】

过塘蛇-笔仔草 过塘蛇清热利湿；笔仔草清热利尿，并通淋。两药配伍，相辅相成，共奏清热利湿，利尿通淋之功。用于热淋、血淋、小便不利等证。

过塘蛇-蒲公英 两药都有清热，解毒，消肿作用。但过塘蛇偏于清热消肿；蒲公英重在清热解毒。两药相配，相辅相成，功效加强。用于痈肿疔疮，以及痄腮、丹毒等证。

【单方验方】

①用于淋浊：鲜过塘蛇30克，冰糖15克。酌加水煎，饭前服，日两次（《福建民间草药》）。

②用于水肿：过塘蛇、水茴香、水皂角、甘草、茯苓，水煎服（《四川中药志》）。

③治酒疸：鲜过塘蛇一握，捣烂绞自然汁，和冬蜜等量调服（《福建民间草药》）。

④治风火牙痛：过塘蛇60克，水煎服（《广西中草药》）。

⑤麻疹退后高热不退：鲜过塘蛇30～60克，捣汁，水炖服（《福建中草药》）。

⑥治实热口渴便秘：鲜过塘蛇捣汁60～120克，调冬蜜炖温服（《福建中草药》）。

⑦用于感冒发热，燥热咳嗽：过塘蛇15～30克，水煎服（广州部队《常用中草药手册》）。

⑧治乳痈：过塘蛇捣烂敷（《广西中草药》）。

【用法用量】内服：煎汤，9～15克（鲜品30～90克）；或捣绞汁。外用：捣敷。

合萌根

（田皂角根、镰刀草根）

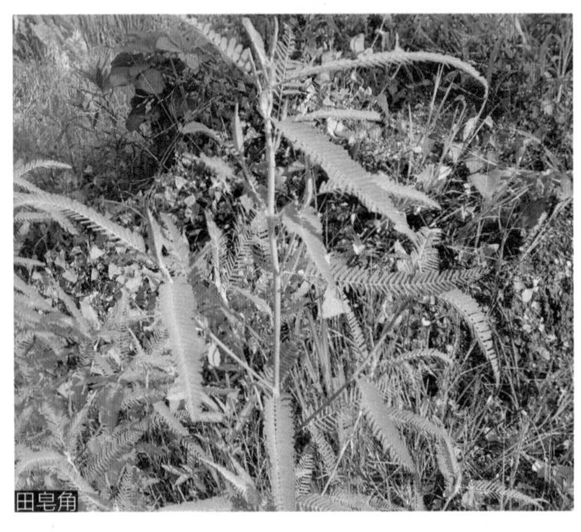

田皂角

【药物来源】豆科植物田皂角〔*Aeschynomene indica* L.〕的根。

【植物特征】详见“辛凉解表”章“合萌”。

【生长分布】详见“辛凉解表”章“合萌”。

【采收加工】秋季采挖，洗净，切片，晒干。

【性味归经】甘，寒。入肺、胃、膀胱三经。

【功能主治】清热利湿，消肿解毒。用于热淋，血淋，痢疾，腹泻，火疖，风火牙痛，胆囊炎。

【配伍应用】

合萌根-过塘蛇　两药均有清热利湿作用。合萌根甘、寒，偏于清火泄热；过塘蛇淡、寒，长于利湿行水。两药配伍，相须为用，功效倍增。用于湿热热淋、小便不利等证。

合萌根-紫花地丁　合萌根有清热，消肿，解毒作用；紫花地丁具清热解毒，散结消肿功效。前者偏于清热消肿，后者则重在清热解毒。两药配伍，相辅相成，功效显著。用于痈疖肿毒以及齿痈等证。

【单方验方】

①用于血淋：合萌根30克，鲜车前草30克，水煎服（《福建中草药》）。

②用于痢疾、暑热腹泻：鲜合萌根30克，水煎加白糖温服（《河北中草药》）。

③治胆囊炎：合萌根24～30克，水煎服（《福建中草药》）。

④用于小儿头疖：鲜合萌根15～21克，打入鸡蛋、鸭蛋各一个，候蛋熟，吃蛋及汤，外用叶捣烂敷患处（空出疮头如黄豆大小不敷）（《江西民间草药》）。

⑤治风火牙痛：合萌根21克，同鸡蛋炖服（《江西民间草药》）。

⑥治眼睛视物不明：合萌根120克，炖猪蹄子服（《四川中药志》）。

⑦用于小儿疳积：合萌根（鲜）15～60克，水煎服，每日一剂（《江西草药》）。

【用法用量】内服：煎汤，9～15克（鲜品30～60克）。外用：捣敷。

【注意事项】全草“合萌”详见“辛凉解表”章；祛皮茎即“梗通草”详见本章。

向天蜈蚣

（叶顶珠、铁精草）

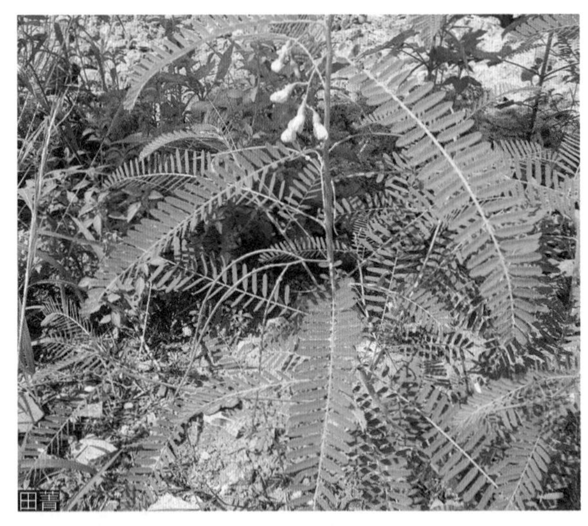

田菁

【药物来源】豆科植物田菁〔*Sesbania cannabina*（Retz.）Poir.〕的根及叶。

【植物特征】一年生亚灌木状草本，高1～2.5m。茎直立，圆柱状，绿色，有分枝。叶互生，具柄；叶片椭圆状披针形，长可达40cm；双数羽状复叶，小叶20～30对，近无柄，小叶片长矩圆形，长8～18mm，先端钝，基部近圆形，全缘，两面暗绿色。总状花序生叶腋，有花3～6朵，有短梗；萼绿色，无毛；花冠蝶形，黄色，旗瓣有紫色斑点；雄蕊多数。荚果圆柱形，通常笔直或稍弯，有喙，长可达22cm，成熟背开裂。花期夏、秋季，果期秋、冬季。

【生长分布】生于荒地、路旁。分布于我国华南、华东、华中及台湾等地区。
【采收加工】夏季采集，洗净，晒干。
【性味归经】甘、微苦，平。入心、肾、膀胱三经。
【功能主治】清热利尿，凉血解毒。用于热淋，血淋，妇女赤白带下，毒蛇咬伤，消渴症。
【配伍应用】
向天蜈蚣-金钱草 向天蜈蚣清热利尿，用于热淋、血淋；金钱草利尿通淋，用于热淋、石淋。两药配伍，相须为用，共奏清热，利尿，通淋之功。用于热淋、血淋、石淋，以及小便不利等证。
向天蜈蚣-马齿苋 两药均有凉血解毒作用。向天蜈蚣兼利尿泄热；马齿苋并能利尿通淋，止痢。两药配伍，相辅相成，共收清热凉血，解毒止痢，利尿通淋之功。配与白头翁、金银花、黄柏，用于热毒泻痢便下脓血；配与白茅根、白花蛇舌草、海金沙草，用于血淋、热淋；配鸡冠花、椿白皮、八仙草，用于妇女赤白带下。
【单方验方】
①用于尿道炎，小便尿血：向天蜈蚣60～120克。洗净，捣烂绞汁，约一小杯，调冰糖少许炖服。
②治毒蛇咬伤：向天蜈蚣60克。捣烂，绞汁，入黄酒60毫升，炖服；渣敷患处。
③治男子下消，妇女赤白带：向天蜈蚣30克，银杏14粒，冰糖30克。水煎服。
④治糖尿病：向天蜈蚣15～30克，山药30克，猪小肚一个。水煎，饭前服（①～④方出自《泉州本草》）。
【用法用量】内服：煎汤，15～60克；或绞汁。外用：捣敷。

竹节草

（竹节菜、翠娥眉、竹菜、竹蒿草）

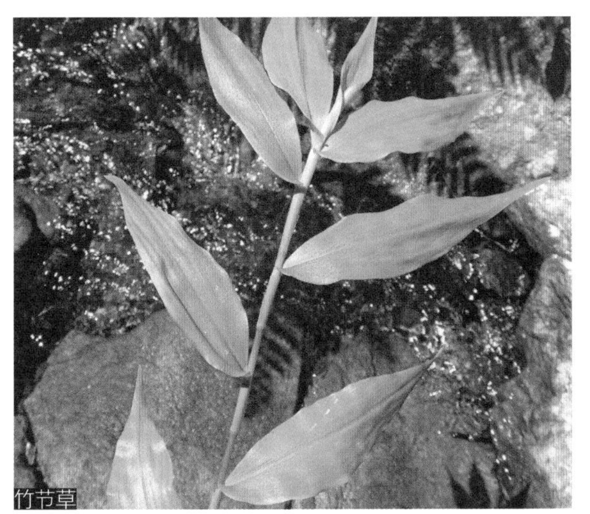
竹节草

【药物来源】鸭跖草科植物竹节草〔*Commelina diffusa* Burm. f.〕的全草。
【植物特征】多年生草本，高25～50cm。茎匍匐，圆柱形，有节，节生根。叶互生；叶片披针形，长3～7cm，宽1～1.5cm，先端渐尖或急尖，全缘，叶鞘抱茎，外有红色小斑点，鞘缘有睫毛，两面绿色。花顶生，佛焰苞折叠状，苞片卵状披针形，长1.5～2.5cm，先端短尖，纵脉显见。聚伞花序在1花苞内2个，上部1个有花1～2朵，下部的1个有花1～3朵；萼片3，膜质；花瓣蓝色，3枚，其中2片大；雄蕊6，能育3；子房上位，3室，花柱长。蒴果。种子黑色。花期夏、秋季，果期秋、冬季。
【生长分布】生于田边、溪边、路旁阴湿地。分布于我国大部分地区。
【采收加工】夏、秋季采集，洗净，切段，晒干。
【性味归经】淡，寒。入膀胱经。
【功能主治】清热利尿，解毒消肿。用于小便不利，白浊，痢疾，急性咽喉炎，疮疖。
【配伍应用】
竹节草-石韦 两药均有清热利尿作用。但竹节草又善泄尿浊；而石韦擅长通淋排石。两药配伍，则能清热利湿，利尿通淋。用于热淋、石淋、小便不利、白浊等证。
竹节草-紫花地丁 两药都有清热、解毒、消肿作用。但前者偏于消肿，后者善于解毒。两药配伍，相辅相成，功效益彰。用于疮疡肿毒、咽喉肿痛等证。
【单方验方】用于小便不利：竹节草、车前草各60克，水煎当茶饮（《全国中草药汇编》）。
【用法用量】内服：煎汤，9～15克（鲜品30～60克）外用：捣敷。
【注意事项】注意与“鸭跖草”鉴别。

伤寒草

（夜牵牛、寄色草、返魂香、消山虎、枝香草）

【药物来源】菊科植物夜香牛〔*Vernonia cinerea*（L.）Less.〕的全草。
【植物特征】一年或多年生草本，高20～70cm。茎直立，圆柱形，有纵棱，上部有分枝，幼枝稍被灰白色短柔毛。叶互生，叶柄长0.6～1.8cm；叶片卵状披针形或倒卵形，长3.5～6.5cm，宽1～3cm，先端渐尖，基部楔形，边缘有浅齿或微波状，两面绿色，下面叶脉明显。头状花序，顶生，排列成疏伞房状圆锥花序，总序梗及花梗浅绿色；总苞片多数，覆瓦状，外短内长；花两性，全为管状，多数；花冠浅紫红色，明显长于苞片，先端5裂。瘦果圆柱形，有纵棱，冠毛白色。花期秋季，果期冬季。

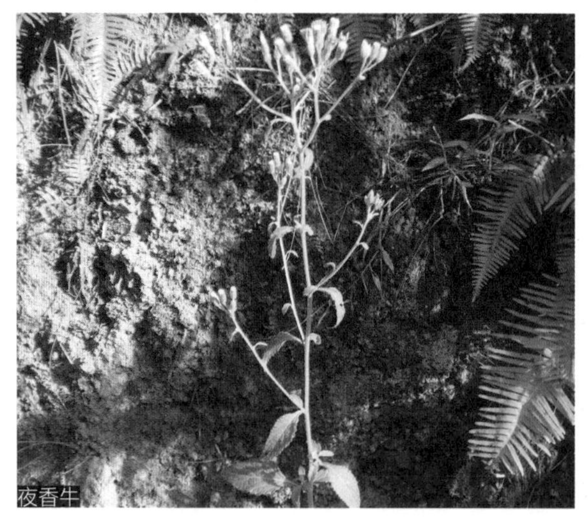
夜香牛

【生长分布】生于山坡、路旁、草丛。分布于我国华南、华中、华东等地区。

【采收加工】夏、秋季采集，洗净，切段，晒干。

【性味归经】苦、微甘，凉。入肺、肝、心三经。

【功能主治】清热利湿，解毒消肿，开郁安神。用于外感发热，黄疸型肝炎，白带，甲状腺肿，痢疾，疔疮肿毒。

【配伍应用】

伤寒草-小金钱草　两药功能主治相近，但伤寒草偏于利湿热，小金钱草长于消肿毒。两药配伍，相须相使，功效倍增。用于湿热黄疸、痢疾、疔疮肿毒等证。

伤寒草-紫花地丁　两药均有清热，解毒，消肿作用，但伤寒草偏于消肿，紫花地丁长于清热毒。两药配伍，相辅相成，功效倍增。用于疔疮、痈疖等肿毒。配与蒲公英、无莿根，以增疗效。

伤寒草-百合　两药均有安神功效。伤寒草解郁安神；百合养心润肺、清心安神。两药配伍，则能滋润，清心，解郁，安神。用于虚烦不眠等症。配小麦、合欢皮、龙骨，以增疗效。

【单方验方】

①带下色黄浓稠或夹血色、气臭、小便短赤、口苦咽干：伤寒草21克，丁香蓼30克，水煎服；或上药各2.5千克，研成细粉，另取蜂蜜5千克，炼至滴水成珠，与药末混合，捣匀捻丸，每丸重9克，每日早晚饭前各服2丸（《福建中草药处方》）。

②治甲状腺肿：伤寒草30克，鸭蛋2个（蛋壳打裂痕），水煎服（《福建中草药处方》）。

③神经衰弱：酢浆草、伤寒草15克，或加余甘根15克，水煎服（《福建中草药处方》）；或伤寒草、豨莶草各15克，四叶萍、酢浆草各12克，益智仁6克，水煎服（《全国中草药汇编》）。

【用法用量】内服：煎汤，9～15克，（鲜品30～60克）；或研末入丸、散。外用：捣敷。

羊角草

（羊角桃、蛇儿草、蛇舌草、田素香、田香蕉）

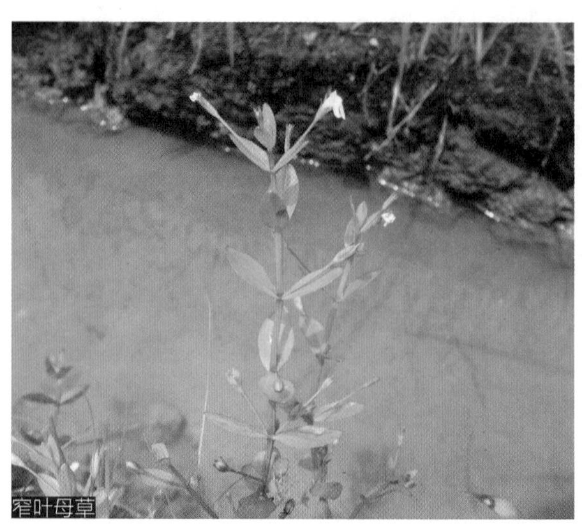
窄叶母草

【药物来源】玄参科植物窄叶母草〔*Lindernia angustifolia*（Benth.）Wettst.〕的全草。

【植物特征】一年生矮小草本，高8～20cm，全体无毛。茎下部匍匐，上部直立或斜展，有棱，基部分枝。叶对生，无柄；叶片条状披针形或披针形，长1～2.5cm，宽3～7mm，先端短尖，基部圆形，边缘有浅钝齿，两面绿色。花生叶腋，具长梗；花萼钟状，5深裂，裂片先端渐尖；花冠二唇形，浅紫色，上唇2裂，下唇3裂；雄蕊4，全育。蒴果长椭圆形。花期夏、秋季，果期秋、冬季。

【生长分布】生于田边、园地、路旁湿地。分布于我国华南、华东、西南等地区。

【采收加工】夏、秋季采集，洗净，晒干。

【性味归经】辛、苦，平。入肝、胃、大肠三经。

【功能主治】清热利湿，散瘀消肿。用于黄疸型肝炎，痢疾，肠炎，咽喉肿痛，跌打损伤，骨折。

【配伍应用】

羊角草-茵陈　羊角草清热利湿并能散瘀血；茵陈能除湿热又善于利湿退黄。两药配伍，共呈清热，利湿，散瘀活血，利胆退黄之功。用于湿热之邪侵肝胆络脉瘀滞“瘀热发黄”之黄疸等症。

羊角草-积雪草　两药都有散瘀，活血，消肿作用。两药配伍，相辅相成，散瘀活血，消肿止痛功效增强。用于跌打损伤，瘀滞肿痛。

【单方验方】

①用于急性胃、肠炎：鲜羊角草、鲜地耳草各30克，水煎服（《全国中草药汇编》）。

②用于黄疸病：羊角草、大马蹄草各30克，水煎服（《贵州草药》）。

③用于痢疾：羊角草30克，铁灯碗15克，煨水服（《贵州草药》）。
④用于急性喉炎、扁桃体炎：鲜羊角草、积雪草各30克，水煎，酌加冰糖调服（《草药手册》）
⑤治跌打损伤：羊角草9～15克，泡酒；或研末3～9克，用酒吞服（《贵州草药》。鲜羊角草30克，水煎酌加黄酒调服；或加鲜蟛蜞菊60克，水煎酌加酒服（《全国中草药汇编》）。
⑥治骨折：羊角草捣绒外敷（《贵州草药》）。

【用法用量】内服：煎汤，9～15克（鲜品30～60克）。外用：捣敷。

【注意事项】注意与“母草”鉴别，详见本章。

灯笼草

（爆卜草、灯笼泡、灯笼果、荷卜草、响铃草、小酸浆）

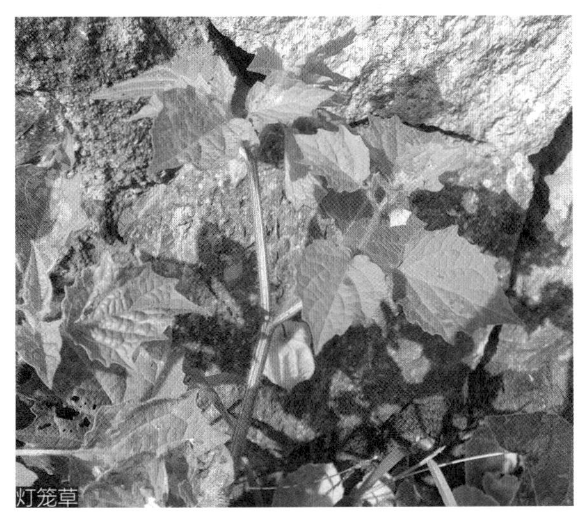

【药物来源】茄科植物灯笼草〔*Physalis peruviana* L.〕的带根全草。

【植物特征】草本，高30～50cm。茎直立或斜展，披散，幼枝有棱，被灰白色细柔毛。单叶互生，叶柄长2.5～5cm；叶片卵圆形或宽卵形，长3～10cm，宽2～6cm，先端短尖，基部微心形或偏斜，边缘浅波状，上面绿色，下面浅绿色，两面叶脉均被短茸毛。花单生叶腋，具花梗，被短茸毛；花萼钟状，5浅裂，绿色，表面有5棱；花冠短筒状，黄色，5浅裂，冠喉部内面浅紫色；雄蕊5，花丝黄色，花药紫蓝色，伸冠喉外；雌蕊1，子房上位，1室。浆果圆形，直径约0.8cm，存宿萼内；宿萼灯笼状，于结果时膨胀形成，外面棱脊明显。种子多数，扁圆形，白色。花期夏季，果期秋、冬季。

【生长分布】生于路旁、村边、荒地。分布于我国大部分地区。

【采收加工】夏季采收，洗净，切段，晒干。

【性味归经】甘、淡，微寒。入肺经。

【功能主治】清热利湿，祛痰止咳，行气止痛。用于黄疸型肝炎，胆囊炎，感冒发热，咽喉肿痛，支气管炎，肺脓肿，腮腺炎，睾丸炎，膀胱炎，血尿，颈淋巴结结核，脓疱疮，湿疹，疖肿。

【配伍应用】

灯笼草-凤尾草　两药都有清热利湿作用。但灯笼草偏于渗湿利湿；凤尾草长于泄热，并凉血，解毒。两药配伍，则能利湿泄热，凉血解毒。用于湿热或热毒所致热淋、血淋、妇女赤白带等证。

灯笼草-天青地白　灯笼草走肺，能清热泻肺，祛痰止咳；天青地白行肺卫，疏风解表，宣肺止咳。两药配伍，相互为用，共收疏风泄热，清肃肺气，化痰止咳之功。用于风热犯肺，如咳嗽、痰稠黄、口渴、咽痛、身热、恶风汗出等症。

灯笼草-橘核　两药均有理气止痛之功。灯笼草并清湿热；橘核尚能散结。两药配伍，则能清热利湿，理气散结，消肿止痛。可用于疝气等证。

【单方验方】
①腮腺炎：灯笼草、一点红各30克，水煎服。
②睾丸炎：灯笼草，黄皮根各30克，水煎服。
③老年慢性气管炎：灯笼草（干）适量煎水制成糖浆，加适量防腐剂，每服50毫升，每日3次。10天为1个疗程，每疗程结束休息3天左右，进行系统随访观察。共治3个疗程（①～③方出自《全国中草药汇编》）。

【用法用量】内服：煎汤，9～15克，（鲜品30～60克）。外用：捣敷。

【注意事项】注意与“苦职”鉴别，详见“清热解毒”章。鉴别点：灯笼草茎较粗，茎、柄有毛；苦职茎较细，茎少毛或无毛。

祁州一枝蒿

（竹叶艾、破布艾、苦蒿、鱼胆草、小山艾）

【药物来源】菊科植物小飞蓬〔*Conyza canadensis*（L.）Cronq.〕的全草。

【植物特征】一年生草本，高40～120cm。茎直立，圆柱形，绿色，有纵纹，上部多分枝，质轻，中空，茎髓白色。叶密生，基部叶长匙形，长6～10cm，宽1～1.8cm，先端渐尖，基部渐窄，全缘，两面绿色，被疏毛；上部叶形态与基部叶近似，但细小，条状披针形。多数头状花序排列成圆锥花序，头状花序直径约5mm，具长梗；总苞片细条形；边舌状花，白色，雌性，中央管状花，黄色，两性，先端5齿裂。瘦果扁平，有冠毛。花期夏、秋季，果期秋、冬季。

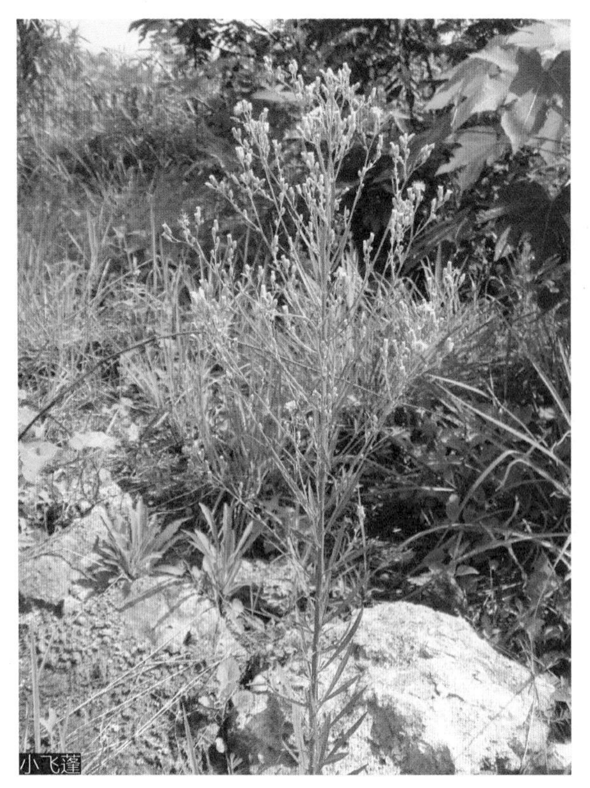

【生长分布】生于荒地、路旁、草丛。分布于我国大部分地区。

【采收加工】夏、秋季采集，洗净，切片，晒干。

【性味归经】微苦、辛，凉。入脾、肝、肾三经。

【功能主治】清热利湿，祛风解毒，散瘀消肿。用于细菌性痢疾，急性肠炎，口腔炎，传染性肝炎，风湿骨痛，牛皮癣，眼结膜炎，疮疖肿毒。

【配伍应用】

祁州一枝蒿-藿香 祁州一枝蒿清热利湿；藿香芳香化湿且行气止痛。两药配伍，共收散表和里，芳化湿邪，下气消痞，清利湿热之功。用于湿热阻滞中焦，脾胃气滞，升降失司，所致呕吐、泄泻、脘痞、腹痛等症。若配与枫香树叶、半夏、青蒿，效果更好。

祁州一枝蒿-土茯苓 祁州一枝蒿能祛风解毒，除湿热；土茯苓解毒，利湿且泄浊。两药配伍，共奏祛风疏表，清热解毒，利湿泄浊之功。用于湿疮一类，如湿疹、黄水疮、脓疱疮等证，只要肢体酸困、小便黄、舌苔黄腻者，均可用。

祁州一枝蒿-青皮 祁州一枝蒿散瘀消肿；青皮破气散结。两药配伍，既走气又行血，则具破气活血，散瘀消滞，消肿止痛之作用。可治跌打闪挫伤筋痛，如胸、胁、腰屏伤，疼痛，吸气、咳嗽引痛，转侧加重，功能受限等。

【单方验方】

①治细菌性痢疾，肠炎：抗痢冲剂，每服1包（9克），每日3次（抗痢冲剂：取祁州一枝蒿1千克，拣去杂质，洗净，切碎，水煎2次，第1次煮沸2小时，第2次煮沸1.5小时，合并煮液，静置沉淀，过滤，浓缩成稠膏状，加蔗糖、白糊精适量制成颗粒，烘干，分装80袋，每袋9克）（《全国中草药汇编》）。

②治口腔炎：祁州一枝蒿，加以配伍，水煎服（《云南中草药》）。

③治大头风：祁州一枝蒿30克，灯芯5枚，石膏9克。水煎服（《云南药物志》）。

④治牛皮癣：祁州一枝蒿适量，柔软擦患处，每天1～2次。对脓疱型宜先煎水洗患处，待好转后改用鲜叶擦（或洗擦结合）。对厚痂型亦先煎水洗，待痂皮软化剥去后才用鲜叶擦。如见血露点，仍可继续擦。牛皮癣消失后仍坚持擦一段时间（《全国中草药汇编》）。

⑤用于肾囊风：祁州一枝蒿60克，煎水洗患处（《湖南药物志》）。

【用法用量】内服：煎汤，9～30克。外用：煎洗或外擦。

红铁泡刺

（乌龙须）

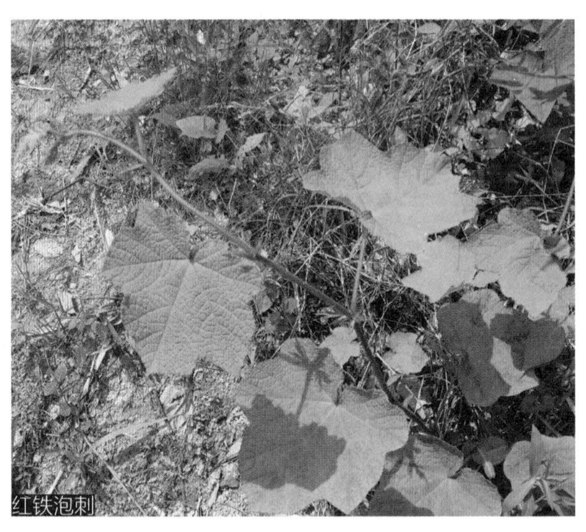

【药物来源】蔷薇科植物红铁泡刺〔*Rubus mahodes* Focke.〕的根。

【植物特征】不落叶藤本灌木，长1～2m。茎匍匐，圆柱形，有分枝，茎、枝及叶柄紫褐色，被浅褐色绒毛，散生钩状皮刺。叶互生，具柄；叶片阔卵状圆形，长6～9cm，宽5～8cm，先端短尖，基部心形，边有5裂，裂片钝或短尖，边缘有锯齿，上面绿色，脉上有柔毛，下面浅褐色，密被锈色绒毛。花单生或多数簇生叶腋，或组成总状花序生于枝顶；花萼5裂，密被浅褐色长柔毛；花瓣5，白色，近圆形。聚合果近圆形，成熟时红色。花期夏、秋季，果期秋、冬季。

【生长分布】生于山坡、路旁、林缘、沟边。分布于我国华南、华东、西南等地区。

【采收加工】全年可采，洗净，切段，晒干。
【性味归经】甘、微涩，凉。入脾、胃、大肠三经。
【功能主治】清热利湿，凉血止血。用于腹泻，痢疾，吐血，发斑。
【配伍应用】
红铁泡刺-青蒿 两药均走脾胃大小肠经，都有除湿热之功。红铁泡刺乃清利湿热；青蒿为清热燥湿，解暑除蒸。两药配伍，则能清暑解热，化湿和中。用于暑湿或湿热证，如发热、头昏痛、口渴、胸脘痞闷，或呕吐泄泻、小便短黄、舌苔黄腻等症。
红铁泡刺-大蓟 两药都有凉血止血作用。红铁泡刺偏于清热凉血；大蓟长于凉血止血，且散瘀。两药配伍，既能清热，凉血，止血，又能散瘀活血。用于血热妄行之吐血、便血、尿血以及痔疮出血。
【单方验方】
①治腹泻：红铁泡刺15克，委陵菜根9克，煨水服（《全国中草药汇编》）。
②治吐血：红铁泡刺30克，煨水服（《贵州草药》）。
③治全身出血斑：红铁泡刺60克，煨水服（《贵州草药》）。
④治劳伤疼痛：红铁泡刺15克，白龙须3克，小血藤、水黄连、黑骨头各9克，浸酒服（①～④方出自《中药大辞典》）。
【用法用量】内服：煎汤，15～30克。

杉皮
（杉木皮、杉柴皮）

【药物来源】杉科植物杉〔*Cunninghamia lanceolata*（Lamb.）Hook.〕的树皮。
【植物特征】详见“祛风湿”章“杉木节”。
【生长分布】详见“杉木节”。
【采收加工】全年可采，切片，晒干或鲜用。
【性味归经】辛、苦，温。入肺、脾、胃三经。
【功能主治】利水消肿，祛风化湿。用于脚气，水肿，腹水，金疮，漆疮，烫伤。
【配伍应用】
杉皮-土萆薢 杉皮苦、温，利水消肿；土萆薢甘、淡、平，利湿泄浊。两药配伍，辛散苦降，苦温燥湿，甘淡和脾渗湿，共呈理气消痞，和脾渗湿，行水利尿之功。用于湿困脾胃，运化呆滞，水湿泛溢，所致水肿、小便不利等证。
杉皮-土茯苓 杉皮能祛风胜湿；土茯苓祛毒除湿。两药配伍，共收祛风利湿，解毒泄浊之功。用于湿疹、黄水疮、漆疮等证。
【单方验方】
①治脚干肿：杉皮、防己、木瓜、薏苡仁各30克，煎水服（《重庆草药》）。
②腹水：鲜杉皮（刮去粗皮）120克，水煎服（《常见病验方研究参考资料》）。
③治风丹：杉皮、红浮漂，水煎外洗（《重庆草药》）。
【用法用量】内服：煎汤，15～30克。外用：煎洗。

赤小豆
（赤豆、红小豆、红饭豆、红豆、朱赤豆、金红小豆、朱小豆）

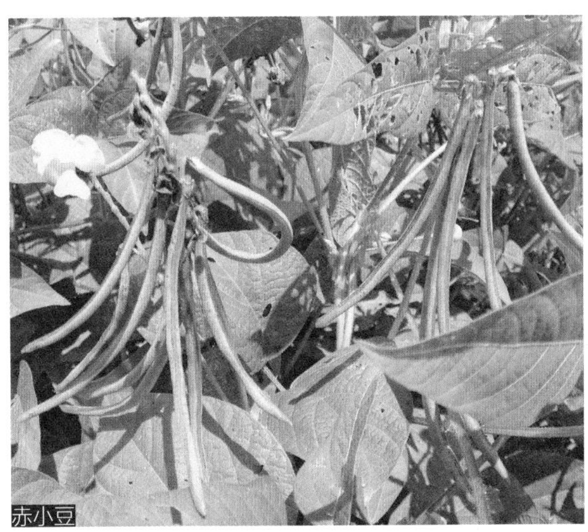
赤小豆

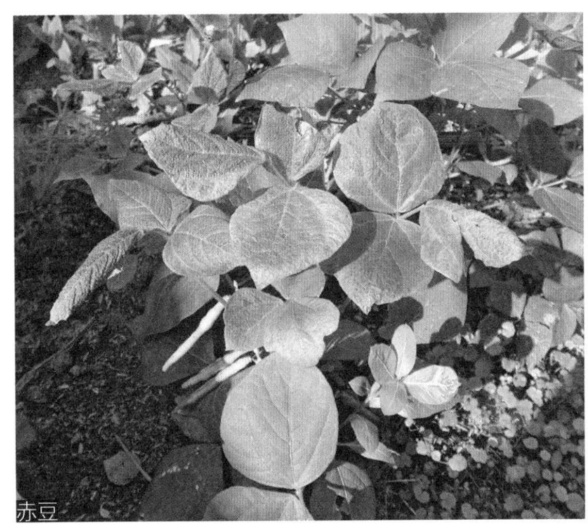
赤豆

【药物来源】豆科植物赤小豆〔*Vigna umbellata*（Thunb.）Ohwi et Ohashi〕或赤豆〔*Vigna angularis*（Willd.）Ohwi et Ohasi〕的种子。
【植物特征】
①赤小豆：一年生攀援缠绕草本，长可达2m。茎幼时直立，成熟时攀援状，密被倒生小毛。叶互生，叶柄长8～16cm；三出复叶，小叶3枚，先端小叶较大，具柄，叶片阔卵形，长4～6cm，宽2.5～6cm，先端渐尖，基部近圆形，全缘，两面绿色，无毛。总状花序生叶腋，具长梗，被毛；小苞片条形，绿色；萼钟状，5齿裂；花冠黄色，蝶

形，旗瓣近圆形，翼瓣斜卵形，龙骨瓣窄长，旋转卷曲；雄蕊10，二体。荚果细长，条状圆柱形，有荚节，每荚节种子1粒。种子6～10枚，长圆形，暗红色，种脐凹陷。花期夏季，果期秋季。

②赤豆：一年生草本，高60～90cm，茎直立，开展，有长硬毛。三出复叶互生，具长柄：顶生小叶卵形，侧生小叶斜卵形，先端渐尖，基部近圆形或宽楔形，长4～9cm，宽2.5～5cm，全缘，两面疏被长毛。总状花序腋生，具梗，花蝶形，与赤小豆相似，荚果圆柱形，荚节间见收缩，种子6～10枚，种脐不凹。花期夏季，果期秋季。

【生长分布】两品种皆栽培。赤小豆分布于我国华南、西南、华东等地区；赤豆分布于我国绝大部分地区。

【采收加工】秋后荚果成熟时采摘，晒干，除去外壳，簸去杂质。

【性味归经】甘，平。入心、小肠二经。

【功能主治】利水除湿，解毒排脓。用于肾炎水肿，脚气浮肿，肝硬化腹水，心脏性浮肿，湿热泻痢，流行性腮腺炎，疮疡肿毒。

【配伍应用】

赤小豆-鲤鱼　两者均味甘、性平。赤小豆利尿除湿；鲤鱼利尿消肿，且下气。配伍应用，共奏健脾理气，利水消肿之功。用于脾失健运，气不化水，水湿泛滥之水肿，如脘痞胀、食少、小便不利、下肢浮肿、按之凹陷不起，以及脚气、黄疸等。

赤小豆-黄花母　两药均有排脓功效，但赤小豆解毒排脓；黄花母能活血祛脓。两药配伍，共奏活血祛瘀，解毒托脓之功。用于疮溃，脓多色黄、疮周鲜红等症。若配鱼腥草、生薏苡仁、当归，疗效更强。

【单方验方】

①用于慢性肾炎：赤小豆、红皮花生仁（带红皮花生米）各90克，红糖60克，红枣20枚（核打碎），共煮熟，每天吃一次，最好早餐前吃，连吃3～5个月。适应于尿化验常有红细胞及管形的慢性肾炎，对蛋白尿多者亦可服，但疗效不及前者显著（《全国中草药汇编》）。

②治肝硬化（肝硬化腹水）：薏苡仁50克，赤小豆30克，红枣10枚，冲糖适量，加水适量，小火煮1小时，至豆烂即可食用；或鲜鲤鱼1尾500克以上，去鳞及内脏，同赤小豆50克，玫瑰花15克共煮至烂熟，去玫瑰花，加入适量调味品（尽量少放盐），分2～3次服食，每天或隔天一剂（《豆类治百病》）。

③治治脚气浮肿：赤小豆30克，黑豆30克，黄豆、花生仁（带皮）各20克，红枣10枚，米糠50克（白纱布包）。水煎服（笔者方）。

④治流行性出血热（适用于少尿期患者）：赤小豆60～90克，冬瓜250～500克。一并煮汤服用（《豆类治百病》）。

⑤治腮颊热肿：赤小豆末和蜜涂之，或加芙蓉叶末（《本草纲目》）。

⑥产后缺乳：赤小豆90克，鲫鱼300～500克，用瓦罐煮烂后服食（《豆类治百病》）。

【用法用量】内服：煎汤，15～30克；或炖鱼。外用：研末调抹。

赤车使者

（半边山、半边伞、鹿角七、细水麻叶、石边采、到老嫩）

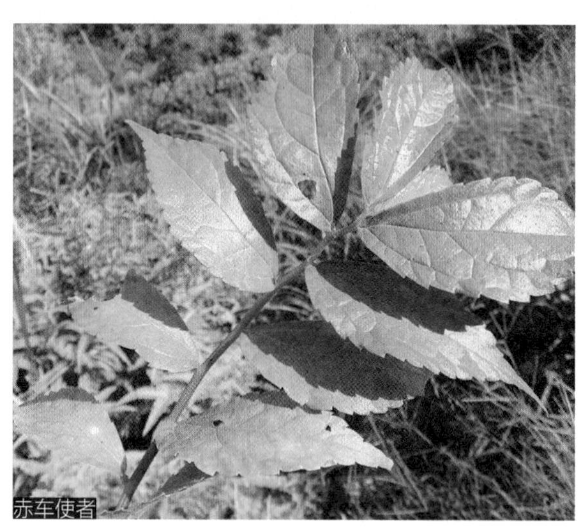
赤车使者

【药物来源】荨麻科植物赤车使者〔*Elatostema umbellatum* Bl.var.*majus* Maxim.〕的全草。

【植物特征】详见“辛温解表”章“赤车使者根”。

【生长分布】详见“辛温解表”章“赤车使者根”。

【采收加工】全年可采，洗净，切段，晒干。

【性味归经】微苦，平。入肝、脾、肾三经。

【功能主治】清热，利湿，活血，消肿。用于小儿高热惊风，咳嗽，痢疾，黄疸，淋病，水肿，闭经，风湿关节痛，跌打损伤，骨折，无名肿毒。

【配伍应用】

赤车使者-白毛藤　两药均能清利湿热。但赤车使者偏除下焦湿热，并活血祛瘀；白毛藤清肝胆湿热兼解毒，退黄疸。两药配伍，相辅相成，既有清热利湿与解毒作用，又具活血祛瘀，利胆退黄之功。用于湿热黄疸，如脘胀胁痛、恶心呕吐、厌油腥、肢体酸困、小便黄赤、面目发黄等症。加用茵陈、金钱草、郁金、法半夏、甘蔗、滑石，疗效更强。

赤车使者-虎杖　两药都能活血。赤车使者活血消肿；虎杖则活血止痛。两药配伍，则能活血散瘀，消肿止痛。用于跌打闪挫，瘀滞疼痛等证。

赤车使者-蒲公英　赤车使者能散结消肿，蒲公英清热毒，且散结消痈。两药配伍，功效增强。用于痈疖、无名肿毒初起。

【单方验方】

①治红白痢疾：赤车使者（生者）15克，捣烂泡酒，兑淘米水服。每次服1杯，每日2次（《贵州民间药物》）。

②黄疸：赤车使者22.5克（干者），煮鸭蛋2枚，兑甜酒服（《湖南药物志》）。

③水肿：赤车使者9克，商陆6克，白茅根6克，钩藤6克，夏枯草6克。水煎服（《湖南药物志》）。

④治无名肿毒：赤车使者一把，和甜酒捣烂敷患处（《贵州民间药物》）。

⑤治骨折：赤车使者、小马蹄草等份。捣绒，加酒糟，炒热包伤处，一日一换（《贵州民间药物》）。

【用法用量】内服：煎汤，6～9克。外用：研末调敷，或捣敷。

【注意事项】孕妇忌服。注意与“赤车”鉴别，详见“活血化瘀”章。“赤车使者根”详见“辛温解表”章。

鸡冠花

（鸡公花、鸡角枪、鸡冠头、鸡髻花）

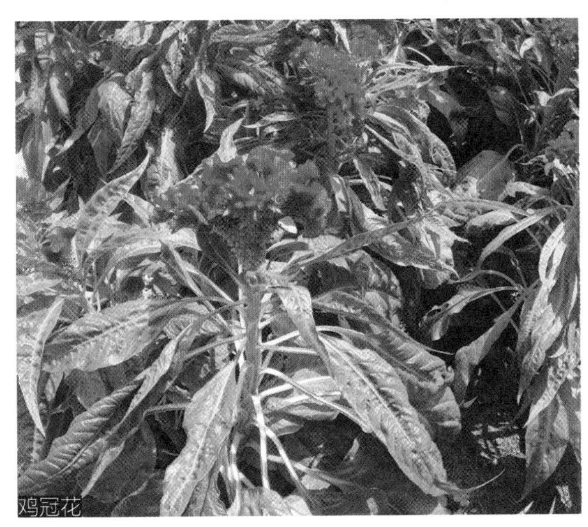

鸡冠花

【药物来源】苋科植物鸡冠花〔*Celosia cristata* L.〕的花序。

【植物特征】一年生草本，高60～100cm。茎直立，圆柱形，上部变扁，粗壮，有沟槽，中空。单叶互生，具长柄，叶片长椭圆形至卵状披针形，长6～13cm，宽3～6.5cm，先端渐尖，基部渐狭成柄，全缘，两面绿色。穗状花序扁平，顶生，如鸡冠状，有紫红、红、白、黄等色，花稠密；每花苞片3，干膜质；花被5，椭圆状卵形，干膜质；雄蕊5，花丝下部合生成环状；雌蕊1，花柱长，柱头2浅裂。胞果卵形，长约3mm，成熟时横裂，包于宿存的花被内。种子黑色，光泽。花期夏、秋季，果期秋季。

【生长分布】多栽培。分布于我国大部分地区。

【采收加工】夏季，割取花序，切段，晒干

【性味归经】甘，凉。入肝、大肠二经。

【功能主治】清热利湿，收敛止血。用于吐血，咳血，痔血，痢疾，崩漏，带下，产后瘀血腹痛，尿路感染。

【配伍应用】

鸡冠花-地锦草　两药善行下焦。鸡冠花清利湿热；地锦草清热解毒，利湿。两药配伍，相须相使，共收清热，利湿，解毒之功。用于湿热或湿毒为患所致下痢、热淋、赤白带下、痔疮等证。

鸡冠花-苧麻根　两药都有止血作用。鸡冠花乃收敛止血；苧麻根为凉血止血。两药配伍，相互为用，互相促进，止血作用显著。用于血热妄行之便血、尿血、妇人崩漏、咳血等。

【单方验方】

①治带下色黄浓稠或夹血色、气臭、小便短赤、口苦咽干：鸡冠花15～30克，选配少花龙葵、火炭母、丁香蓼，其中一种，用量30克，水煎服。

②治带下色白或淡黄，连绵不断，大便稀薄，两足浮肿：鸡冠花15克，白果仁15粒，椿白皮12克或加薏苡根30克，水煎服。

③带下清稀，小便清长、腰酸腹冷：鸡冠花15克，炒蜂房9克，猪小肠60克，水煎服（①～③方出自《福建中草药处方》）。

④脾虚白带：鸡冠花12克，向日葵茎10克，红枣12克，红糖20克。将药物煎服，一日3次（《中国民间百草良方》）。

⑤功能性子宫出血，白带过多：鸡冠花15克，海螵蛸12克，白扁豆花6克，水煎服（《全国中草药汇编》）。

⑥治下血脱肛：鸡冠花、防风等分，为末，糊丸，梧子大，空心米饮每服七十丸；或白鸡冠花（炒）、棕榈灰、羌活（各）一两，为末，每服二钱，米饮下（《永类钤方》）。

⑦治吐血不止：鸡冠花（白），醋浸煮七次，为末。每服二钱，热酒下（《经验方》）。

⑧治咳血，吐血：鲜鸡冠花（白）15～24克（干者6～15克），和猪肺（不可灌水）冲开水约炖一小时许，饭后分2～3次服（《泉州本草》）。

⑨治经水不止：鸡冠花（红）一味，干晒为末。每服二钱，空心酒调下。忌鱼腥猪肉（《孙天仁集效方》）。

⑩治风疹：鸡冠花（白）、向日葵各9克，冰糖30克。开水炖服（《闽东本草》）。

【用法用量】内服：煎汤，9～12克；或研末入丸、散。外用：煎水洗。

苘麻根

（野苘麻根）

【药物来源】锦葵科植物苘麻〔*Abutilon theophrasti* Medic.〕的根茎。

【植物特征】详见“清热解毒”章“苘麻”。

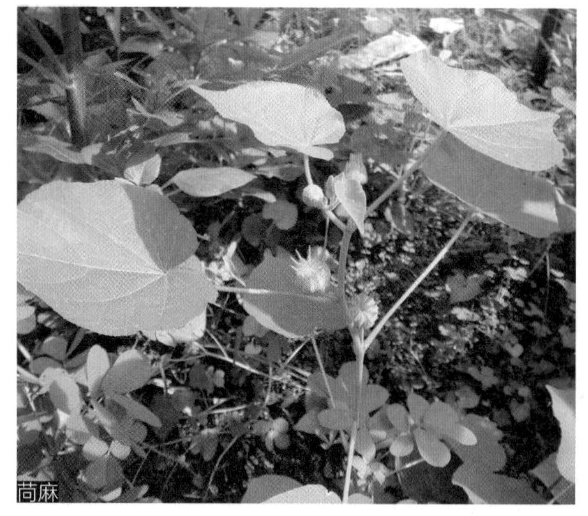

【生长分布】详见“清热解毒”章“苘麻”。

【采收加工】秋季采挖，洗净，切片，晒干。

【性味归经】苦，平。入肾、大肠二经。

【功能主治】利尿通淋，清热解毒。用于尿路感染，泌尿系结石，睾丸炎，痢疾，急性中耳炎。

【配伍应用】

苘麻根-冬葵根　两药都有利尿通淋作用。但苘麻根偏于渗湿利尿；而冬葵根长于通利水道。两药相配，共奏渗湿行水，利尿通淋之功。用于石淋、热淋等证。若石淋，配与梗通草、金钱草、薅田藨；痛甚，加砂仁、蜜；热淋，加笔仔草、凤尾草、车前草，以增疗效。

苘麻根-马齿苋　两药善行下焦，都有清热解毒功效。苘麻根并能通利大肠；马齿苋兼能凉血，止痢，通淋。两药配伍，则能凉血解毒，清肠止痢，利尿通淋。用于热毒痢，便下脓血。配与地锦草、金银花、青木香，疗效更好。并可用于热淋、便血等症。

【单方验方】

①用于小便淋沥：取苘麻根30～60克，酌加水煎，饭前服，日2次（《福建民间草药》）。

②用于急性中耳炎：苘麻根30克，夏枯草9克，小毛毡苔15克，水煎服（《青草药彩色图谱》）。

③治睾丸炎：苘麻根、苦职根、苍耳根各15克，鸭蛋1个，酒水煎服（《青草药彩色图谱》）。

【用法用量】内服：煎汤，30～60克。

【注意事项】全草“苘麻”，详见“清热解毒”章；种子“苘实”，详见本章。

苘实

（苘麻子、空麻子、磨盘树子）

【药物来源】锦葵科植物苘麻〔*Abutilon theophrasti* Medic.〕的种子。

【植物特征】详见“清热解毒”章“苘麻”。

【生长分布】详见“清热解毒”章“苘麻”。

【采收加工】秋季果实成熟时采集，割下果枝，晒干，搓下种子，除去果枝，簸去果壳。

【性味归经】苦，平，无毒。入脾、大肠二经。

【功能主治】清热利尿，解毒消肿。用于尿路感染，泌尿系结石，痢疾，角膜炎，胬肉，倒睫。

【配伍应用】

苘实-笔仔草　两药都有利尿通淋功效。但苘实偏于渗湿利尿，笔仔草长于利尿通淋。两药相配，共奏利尿通淋，清热解毒之功。用于石淋、热淋等证。

苘实-野菊花　两药均有解毒消肿作用。但苘实偏散结消肿，野菊花则重在清热解毒。两药相配，相辅相成，功效倍增。用于痈疖肿毒、眼赤肿痛等证。

【单方验方】

①泌尿系结石：苘实15克，牛膝15克，泽兰12克，泽泻9克，猪苓15克，茯苓15克，金钱草50克，萹蓄12克，生大黄6克，乌药6克，瞿麦12克，黄芩9克。水煎服（《中药药理毒理与临床》）。

②治赤白痢：苘实一两。炒令香熟为末，以蜜浆下一钱，不可再服（《产乳集验方》）。

③治麻疹：苘实6～9克，水煎服（《湖南药物志》）。

【用法用量】内服：煎汤，6～9克。或研末入丸、散。

【注意事项】时至今日，中药铺所谓“冬葵子”实际全为“苘实”，笔者从实物判定，并将“冬葵子”进行播种，成长摘果观察，认定为“苘麻”。虽然二者在功能主治上有相同之处，但毕竟是二物，同中有异。故此，注意鉴别，以免有误。

苦职根

（天泡草根）

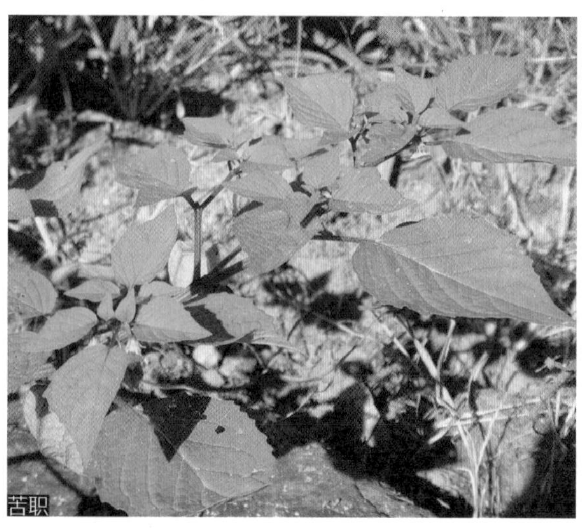

【药物来源】茄科植物苦职〔*Physalis pubescens* L.〕的根。

【植物特征】详见“清热解毒”章“苦职”。

【生长分布】详见“清热解毒”章“苦职”。

【采收加工】秋季采集，去茎叶，洗净，晒干。

【性味归经】苦，寒，无毒。入肺、肝、肾三经。

【功能主治】利尿通淋，清热解毒。用于水肿腹胀，黄疸，热淋，疔疮。

【配伍应用】

苦职根-苘麻根　两药均有利尿通淋作用。但苦职根清水之上源而利尿通淋，苘麻根清泄下焦而利尿通淋。两药配伍，共奏清肺泄热，渗湿行水，利尿通淋之功。用于湿热热淋、石淋，以及水肿等证。

苦职根-青牛胆　两药均为苦寒之品，都有清热解毒作用。但苦职根偏清热；青牛胆重在解毒。两药配伍，相须为用，功效显著。用于疔疮疖肿、咽喉肿痛等。

【单方验方】

①用于热淋：苦职根21～45克，水煎，分作2次，饭前服（《湖南药物志》）。

②用于黄疸（阳黄）：鲜苦职根约60克，捣烂绞起自然汁，用开水冲服（《江西民间草药经验》）。

③治唇疔：苦职根捣烂取汁，冲米泔水服（《湖南药物志》）。

④用于小儿发热：用鲜苦职根1株，煎水服，每日1次（《福州市民间药草》）。

⑤治糖尿病：取苦职根与猪心1个，朱砂1克，加第2次淘米水炖至猪心熟，饭前服（《福州市民间药草》）。

【用法用量】内服：煎汤，15～30克。

【注意事项】注意与“灯笼草”鉴别，详见本章。全草“苦职”，详见“清热解毒”章。

青酒缸

（山蚂蝗、草鞋板、三把苓、羊带归、粘衣草、金腰带）

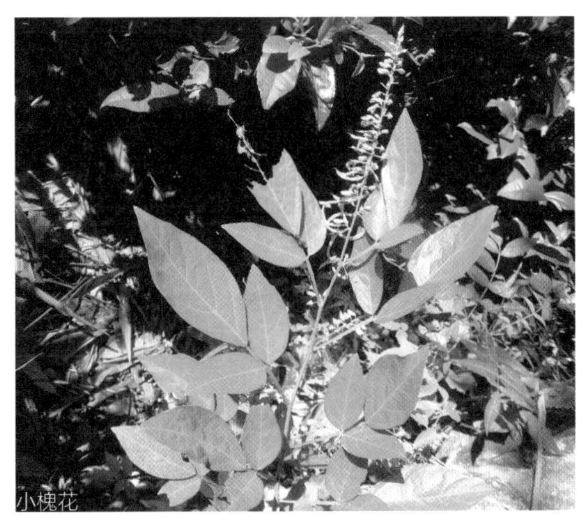
小槐花

【药物来源】豆科植物小槐花〔*Desmodium caudatum*（Thunb.）DC.〕的全草。

【植物特征】灌木，高0.6～3.5m。茎直立，圆柱形，有棱，多分枝，幼枝绿色，老茎棕色。三出复叶互生，叶柄扁，长达2.8cm；小叶3枚，具短柄，先端小叶较大，叶片长椭圆形或椭圆状披针形，长4～9cm，宽1.5～3.5cm，先端渐尖，基部楔形，全缘，上面绿色，无毛，下面浅绿色，被短柔毛。穗式总状花序顶生或腋生；苞片条状披针形；花萼钟状，二唇形，上唇2浅裂，下唇3浅裂；花冠白色，蝶形，旗瓣矩圆形，翼瓣窄小，龙骨瓣近矩圆形；雄蕊10，二体；雌蕊1。荚果扁条形，长3～7cm，稍弯，有荚节，每节有种子1枚，外被钩状粗毛，粘衣。种子椭圆形。花期秋季，果期秋、冬季。

【生长分布】生于山坡、路旁、林缘、村边、草地。分布于我国华南、华东、西南以及台湾等地区。

【采收加工】秋季，割取地上部分，茎切片，小枝切段，晒干。

【性味归经】苦，凉。入肺、脾、肾三经。

【功能主治】清热利湿，消积，散瘀。用于肾炎水肿，痢疾，风湿痹证，小儿疳积，白带过多，跌打损伤。

【配伍应用】

青酒缸-水丁香　两药均有渗利之功。青酒缸清热利湿；水丁香利尿消肿。两药配伍，则能利湿泄热，行水利尿。用于湿热所致水肿、小便不利等证。

青酒缸-莱菔子　两药都有消积导滞作用。青酒缸并能泄肺热；莱菔子兼降气化痰。两药配伍，行胃肠，能消食化积，利气导滞，走于肺可清化痰热，止咳平喘。用于胃肠积滞夹痰热壅肺，如脘腹胀满、恶食、大便滞少，并咳嗽痰多、舌苔厚腐等症。配与枳壳、桑白皮、瓜蒌、栀子，以增疗效；若便秘，加大黄泻下祛实。

青酒缸-虎杖　青酒缸苦、凉，能散瘀活血；虎杖苦、寒，能活血定痛。两药配伍，相辅相成，共奏活血散瘀，消肿止痛之功。用于跌打损伤，瘀热郁滞，患处热肿痛等症。

【单方验方】

①用于肾炎水肿：青酒缸9～15克，白茅根、大蓟根各15克，水煎服（《青草药彩色图谱》）。

②急性肾炎：青酒缸50克，鲜车前草50克，水煎服（《畲族医药学》）。

③用于黄疸型肝炎：青酒缸60克，淡竹叶30克，虎刺根60克，三叶木通根60克，猪蹄一只，水煎，服汤食肉（《青草药彩色图谱与验方》）。

④小儿疳积：青酒缸9克，水煎服（《湖南药物志》）。

⑤治溃疡疮口臭烂：青酒缸研末，麻油调敷（《江西民间草药》）。

【用法用量】内服：煎汤，9～15克（鲜品30～60克）。外用：研末调敷。

【注意事项】根"青酒缸根".详见"祛风湿"章。

肾蕨

（圆羊齿、天鹅抱蛋、凤凰草、圆蕨、篦子草、蜈蚣蕨）

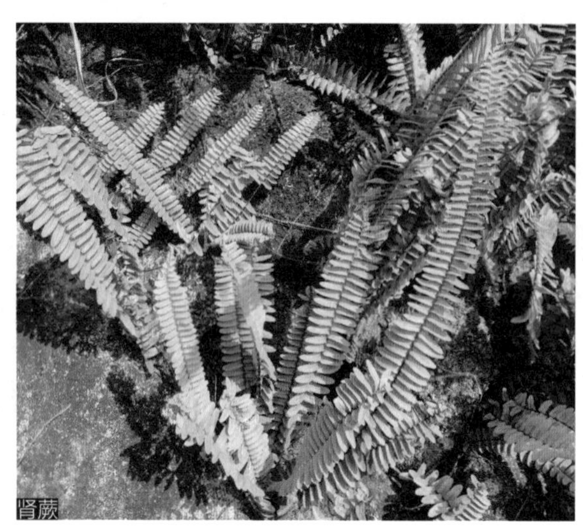
肾蕨

【药物来源】肾蕨科植物肾蕨〔*Nephrolepis auriculata*（L.）Trimen.〕的全草。

【植物特征】多年生丛生草本，高30～60cm。根状茎短，直立，匍匐茎多数，横走，被黄褐色鳞片，茎上生多数土黄色近圆形块茎。叶簇生，叶柄长达10cm，下部被浅棕色鳞片；一回羽状复叶；叶片薄革质，条状披针形，长25～50cm，宽5～7cm；羽片互生，无柄，条状披针形，略呈镰状，先端钝，边缘有细圆齿，上面绿色，下面浅绿色，纵脉棕黄色，侧脉有分叉。孢子囊群着生侧脉顶端，囊群盖肾形。

【生长分布】生于山坡岩石、溪边岩石上。分布于我国华南、华东、西南以及台湾等地区。

【采收加工】四季可采，割取地上部分，切段，晒干。

【性味归经】苦，平。入肝、肾二经。

【功能主治】清热利湿，消肿解毒。用于湿热黄疸，淋病，白浊，痢疾，肺热咳嗽，乳痈，烫伤，创伤。

【配伍应用】

肾蕨-茵陈蒿　两药均引中、下焦，都有清利湿热作用。肾蕨并能消肿毒；茵陈蒿又善于退黄疸。两药配伍，则能泄肝胆，除湿毒，退黄疸。用于湿热黄疸之"阳黄"证。若配白毛藤、金钱草、栀子根、郁金、赤芍、半夏，疗效显著。

肾蕨-橘叶　两药均引厥阴肝经。肾蕨消肿解毒；橘叶可利气散结。两药配伍，相互为用，互相促进，共奏疏肝利气，清热解毒，消肿散结之功。用于乳痈初起，以及疬核等。若乳痈初起，配青皮、蒲公英、瓜蒌；疬核初起，配与夏枯草、白头翁、黄独零余子、青皮、全蝎，功效尤强。

【单方验方】

①用于淋浊，小便点滴，疼痛难忍：肾蕨（干用）15克，杉树尖21颗，夏枯草15克，野萝卜菜12克。煨水对白糖吃（《贵州民间药物》）。

②湿热黄疸：肾蕨15～30克，水煎服。

③治久痢：肾蕨90克，捣烂，加米泔水调匀绞汁服。

④治噎膈反胃：肾蕨研末9克，每日3次，酒冲服（2～4方出自《福建中草药》）。

⑤治乳房肿痛：肾蕨嫩茎叶，捣绒敷（《四川中药志》）。

【用法用量】内服：煎汤，9～15克（鲜品30～60克）；或研末或捣绞汁。外用：捣敷。

【注意事项】块茎"马骝卵"详见本章。

金针菜

（萱草花、萱花、黄花菜、金针花、萱萼）

【药物来源】百合科植物萱草〔*Hemerocallis fulva*（L.）L.〕、黄花萱草〔*Hemerocallis citrina* Baroni〕的花蕾。

【植物特征】

①萱草：多年生草本，高40～100cm。根状茎粗短，肉质根，远端膨大呈长纺锤形。叶基生成丛；叶片条形，长35～50cm，宽2.5～3.5cm，先端渐尖，基部抱茎，全缘，上面绿色，下面浅绿色，无毛。圆锥花序顶生，花葶抽自叶丛，花6～12朵，花长达12cm，花梗长约1cm；花被橘红色或黄红色，上部6裂，开展，反卷，下部管状；雄蕊6，突出冠外。蒴果长圆形，具棱，成熟开裂。

②黄花萱草：多年生草本，高达100cm。根肉质，较萱草长，有纺锤形块茎。叶基生，叶片条状披针形，长30～60cm，宽1.2～2cm，先端渐尖，基部抱茎，全缘，上面绿色，下面浅绿色。花葶抽自叶丛，疏散圆锥花序，花长达13cm；花被鲜黄色，上部6裂，2列，内列较外列宽，开展，反卷，下部管状，脉纹不分枝。蒴果卵状球形，长达4cm。两个品种花期和果期相同，皆在夏季。

【生长分布】生于山坡、荒地；或栽培。分布于我国大部分地区。

【采收加工】夏季采收，洗净，晒干或鲜用。

【性味归经】甘，凉。入心、肝、小肠三经。

【功能主治】清热利湿，凉血止血，清痰开郁。用于热淋，血淋，痢疾，黄疸，鼻血，咯血，痔疮出血，痄腮，心烦不寐，视物昏蒙，赤眼。

【配伍应用】

金针菜-笔仔草　金针菜清热利湿，治热淋，血淋；笔仔草清热，利尿，通淋，治小便不利，水肿。两药配伍，相辅相成，共收清热利湿，利尿通淋之功。用于热淋、小便不利以

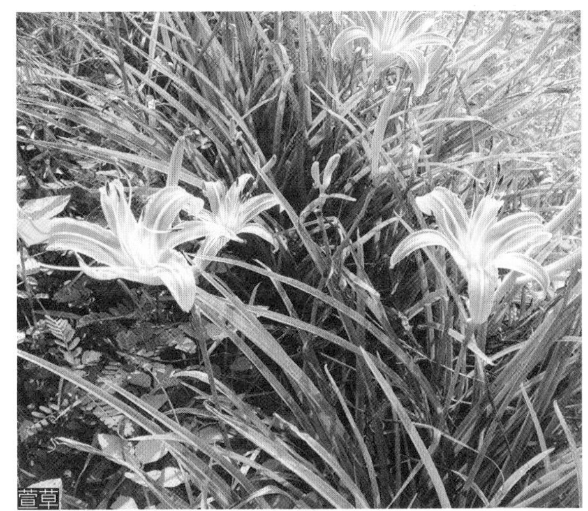
萱草

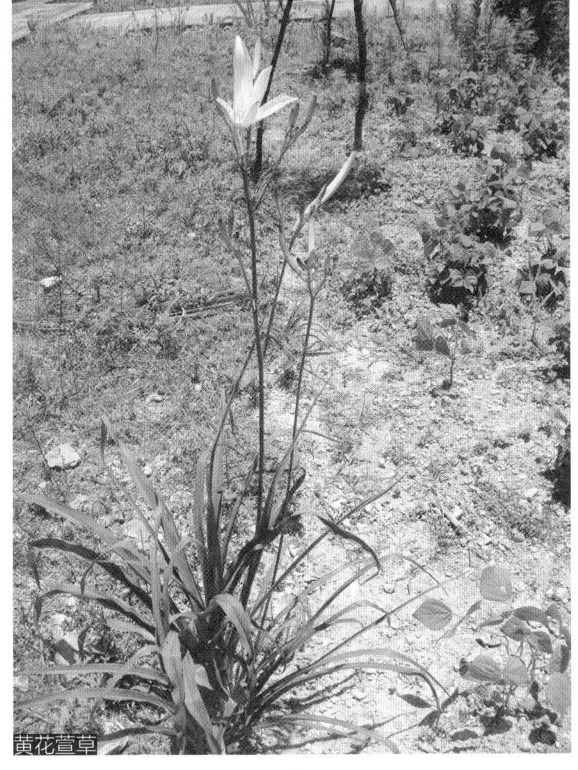
黄花萱草

及水肿等证。

金针菜-苎麻根　两药均有凉血止血之功。但金针菜偏泄热，苎麻根偏止血。两药配伍，则能清热凉血，和血止血。用于血热妄行所致鼻血、便血、痔疮出血以及尿血等症。

金针菜-瓜蒌　两药寒、凉，金针菜化痰开郁泄热；瓜蒌宽胸利气，化痰散结。两药配伍，共奏清火涤痰，开郁散结，宽胸利气，除烦安神之功。用于情怀不遂，气郁化火，内生痰热，壅滞胸膈，致痰火扰心，胸膈痞闷、易躁易怒、神情不悦、心烦不眠等症。

【单方验方】

①用于痢疾：金针菜、马齿苋各30克，水煎服（《食物与治病》）。

②用于小便疼痛：金针菜、白糖各60克，水煎服，一日2次（《食物与治病》）。

③血淋：取鲜金针菜30～60克，水煎服。日服2次（《福州市民间药草》）。

④治鼻血：金针菜60克，水煎服，加鲜藕节30克或白茅根15克，可治咯血、吐血（《食物与治病》）。

⑤治痔疮出血：金针菜30克，水煎。加红糖适量，早饭前一小时服，连服3～4天（《中医药新医疗法资料选编》）。

⑥治红眼（火眼）：金针菜、马齿苋各30克，水煎服（《食物与治病》）。

⑦治忧愁太过，忽忽不乐，洒淅寒热，痰气不清：桂枝五分，白芍一钱五分，甘草五分，郁金二钱，合欢花二钱，广皮一钱，贝母二钱，半夏一钱，茯神二钱，柏仁二钱，金针菜一两，煎汤代水（《医醇賸义》）。

⑧治声音嘶哑：金针菜30克，加水煮烂，调入蜂蜜30克，缓缓咽下，一日3次分服（《食物与治病》）。

【用法用量】内服：煎汤，15～30克。

【注意事项】金针菜含有秋水仙碱，在人体内被氧化产生有毒物质，不良反应：恶心、呕吐、头晕、头痛、腹痛、腹泻，甚至休克。注意以下几点：煮前先用凉水浸泡，因秋水仙碱易溶于水；烹调尽量熟透；不能大量及长时间食用。根“萱草根”详见本章。“小萱草”功能主治相同，同等入药。

金钱草

（连钱草、铜钱草、透骨消、肺风草、金钱薄荷、十八缺）

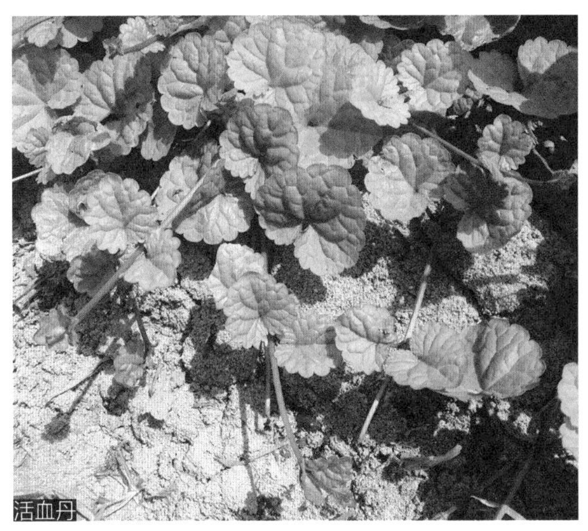
活血丹

【药物来源】唇形科植物活血丹〔*Glechoma longituba*（Nakai）Kupr〕的全草或带根全草。

【植物特征】多年生草本，长8～30cm。茎细长，四棱形，匍匐，被短柔毛，有节，节处生须根。叶对生，有柄；叶片圆状心形，长1.3～3cm，宽1.5～3.5cm，先端钝，基部心形，边缘有圆齿，上面绿色，下面浅绿色，有腺点。轮伞花序生叶腋，有花2～4朵；花萼筒状，5齿裂；花冠浅紫色，二唇形，长可达2cm，上唇短，倒心形，顶端有凹，下唇3裂；雄蕊4，二体；子房4裂，柱头2歧。小坚果长圆形，褐色，光泽。花期春季，果期夏季。

【生长分布】生于山沟边、林缘、路旁草丛；或栽培。分布于我国绝大部分地区。

【采收加工】夏季采收，除杂质，洗净，晒干。

【性味归经】苦、辛，凉。入肝、胆、肾、膀胱、肺五经。

【功能主治】清热利尿，利胆退黄，解毒消肿。用于泌尿系感染，泌尿系结石，黄疸，风湿关节痛，腮腺炎，疮疡肿毒，毒蛇咬伤。

【配伍应用】

金钱草-凤尾草　两药均有清利之功。金线草长于利尿并泄热毒；凤尾草偏于除湿热兼凉血解毒。两药配伍，则能清热利湿，凉血解毒，利尿通淋。用于湿热热淋、血淋、小便不利等。

金钱草-茵陈蒿　两药均有清热利湿，利胆退黄功效。但金钱草长于除湿热；茵陈蒿则擅长利胆退黄。两药配伍，相辅相成，功效益彰。用于湿热黄疸、胁痛等证。

金钱草-一枝黄花　金钱草苦、辛、凉，能开郁泄热并解毒消肿；一枝黄花辛、苦、凉，疏风清热兼消肿解毒。两药配伍，共奏疏表泄热，解毒消肿之功。用于外感风热之喉蛾、风火赤眼，以及痄腮等证。配与薄荷、板蓝根、金银花、野菊花，以增疗效。

【单方验方】

①用于急性肾炎：金钱草、地苳、海金沙藤、马兰各30克，每日1剂，2次煎服（《全国中草药汇编》）。

②用于肾及膀胱结石：鲜金钱草30克，水煎服。连服1～2个月，逐日增量，增至180克为止（《全国中草药汇编》）。

③用于尿路结石：金钱草30克，生地黄15克，木通9克，水煎服（《福建中草药处方》）。

④胆石症：金钱草、截叶铁扫帚各30克，三叶鬼针草60克，水煎服（《福建中草药处方》）。

⑤黄疸：鲜金钱草100克，水煎频服（《畲族医药学》）。

⑥用于湿热黄疸：金钱草50克，茵陈30克，栀子根50克（《中国民间百草良方》）。

⑦治疮疖、腮腺炎、皮肤创伤青肿：鲜金钱草捣烂外敷（《上海常用中草药》）。

⑧跌打肿痛：鲜全草捣烂，擦或敷患处；或鲜全草、石胡荽鲜全草各60克，捣烂绞汁冲热酒服（《福建中草药》）。

⑨糖尿病：鲜金钱草50克。水煎分2次服，每日1剂（《中国民间百草良方》）。

⑩雷公藤中毒：鲜金钱草250～500克。将鲜草洗净，捣烂，绞汁，分3～4次服，其渣煎水当茶饮（《中国民间百草良方》）。

【用法用量】内服：煎汤，9～15克（鲜品30～90克）；或捣烂绞汁。外用：捣敷或煎洗。

金刚藤头

（铁菱角、冷饭巴）

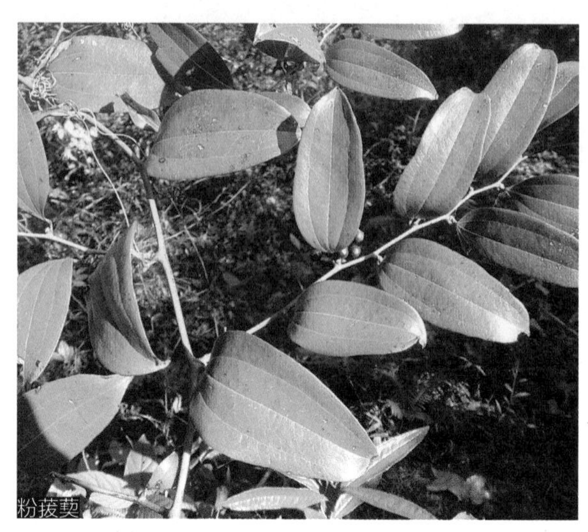
粉菝葜

【药物来源】百合科植物粉菝葜〔*Smilax glaucochina* Warb.〕的根茎。

【植物特征】藤状灌木，长1.5～3m。根状茎粗壮，横走，形状不规则，有菱角状突出，须根强韧。茎、枝披散，圆柱形，坚硬，暗绿色，光泽，疏生皮刺。叶互生，叶柄长1～1.5cm，下部具有叶鞘；叶片革质，长椭圆形，长4～9cm，宽2.5～4.5cm；先端渐尖，基部阔楔形，全缘，上面绿色，下面粉白色，基出3脉。伞形花序生叶腋，单性，雌雄异株；序梗长达2cm，花梗长1～1.5cm；雄花花被6，浅黄色；雌花退化，雄蕊3，子房上位，柱头3。浆果圆形，绿色，成熟蓝黑色。花期春季，果期秋、冬季。

【生长分布】生于山坡、林缘、路旁、林下、灌丛。分布于我国华南、华中、华东、西南以及华北、西北一些地区。

【采收加工】四季可挖，除须根，洗净，切片，晒干。

【性味归经】甘，平。入肝、肾二经。

【功能主治】清热利湿，散结消肿。用于赤白带下，血淋，尿浊，瘰疬，跌打损伤。

【配伍应用】

金刚藤头-土茯苓　金刚藤头味甘、性平，清利湿热；土茯苓甘、淡、平，解毒，利湿，泄浊。两药配伍，甘能益脾，淡能渗湿，共收益脾和中，利湿泄浊，清热解毒之功。用于湿热或湿毒所致赤白带下、白浊，以及湿痹关节肿痛等证。

金刚藤头-夏枯草　金刚藤头能散结消肿；夏枯草清热泻火，开郁散结。两药配伍，共奏清热泻火，开郁消滞，散结消肿之功。用于瘰疬、瘿瘤等证。若配浙贝母、黄独零余子、全蝎，作用更强。

【用法用量】内服：煎汤，15～30克；或浸酒。外用：捣敷。

狗尾草

（光明草、谷秀草、犬尾草）

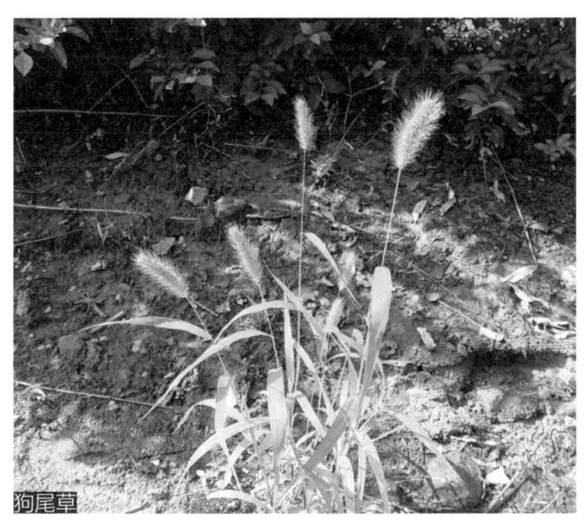
狗尾草

【药物来源】禾本科植物狗尾草〔*Setaria viridis*（L.）Beauv.〕的全草或带根全草。

【植物特征】一年生草本，高30～60cm。根茎短，须根多。秆簇生，直立，有节，无分枝，浅绿色。叶互生，叶舌白色，有纤毛；叶鞘抱茎；叶片条状披针形，长5～28cm，宽3～14mm，先端渐尖，边缘有小齿，上面绿色，下面浅绿色，疏被粗毛。圆锥花序生茎顶，长2～12cm，直立或稍弯曲；小穗椭圆形，长达2.5mm，基部有刚毛数条；第一颖卵形，具3脉，第二颖较第一颖长，5脉；第一外稃几与小穗等长，约2.5mm，内稃窄狭。颖果长圆形。花期和果期相同，皆在夏、秋季。

【生长分布】生于荒地、路旁、残垣上。分布于我国大部分地区。

【采收加工】夏、秋季采集，洗净，切段，晒干。

【性味归经】甘、淡，凉。入心、肝二经。

【功能主治】利尿通淋，清肝明目。用于泌尿系感染，水肿，尿闭，黄疸型肝炎，痢疾，传染性结合膜炎，白带过多。

【配伍应用】

狗尾草-笔仔草　两药均味甘、淡，性凉，均有清热利尿，通淋之功。但狗尾草功偏除湿利尿；笔仔草则长于通淋。两药相配，相辅相成，功效显著。用于湿热热淋，以及小便不利、水肿等证。配与金钱草、石韦、水丁香，疗效更著。

狗尾草-菊花　两药都有清肝明目作用。但狗尾草清利湿热明目，菊花乃疏散风热明目。两药配伍，共奏祛风利湿，清热明目之功。用于湿热上蒸所致目赤肿痛、眵多，以及眼弦赤烂、漏睛疮等证。加入车前草、珍珠草，以增疗效。

【单方验方】

①用于泌尿系感染：取狗尾草120克，开水炖服（《福州市民间药草》）。

②水肿：取狗尾草120克，煎汤。体虚者加鸡蛋2个，吃汤及蛋；体实者不加蛋（《福州市民间药草》）。

③尿浊剧痛：狗尾草30克，加冰糖15克，炖服（《畲族医药学》）。

④急性传染肝炎：狗尾草60克，水煎除渣，加白糖60克，代茶（《畲族医药学》）。

⑤天行赤眼（急性结合膜炎）：取狗尾草60克，冰糖15克，开水冲炖服（《福州市民间药草》）。

⑥用于下焦潮热，食积腹痛，痢疾：狗尾草30克，南山楂、苦楝子各9克，火炭母、萝卜叶、野甘草各15克，水煎服（《福建中草药处方》）。

⑦百日咳：狗尾草30克，大蒜头9克，黄独珠芽6克，猴蔗30克，水煎分3次服（《福建中草药处方》）。

⑧治远年眼目不明：狗尾草研末，蒸羊肝服（《分类草药性》）。

⑨颈淋巴结结核（已破溃者）：狗尾草数斤，将全草洗净，放锅内加水至浸没草为度，煮沸约1小时后，用2～3层纱布过滤，取其滤液再熬成膏（呈黑褐色）。将膏涂纱布上贴患处，隔日换一次（《全国中草药汇编》）。

【用法用量】内服：煎汤，9～15克（鲜品90～120克）；或研末。

钓鱼竿

（小钓鱼竿、腹水草、一串鱼、串鱼草、小串鱼）

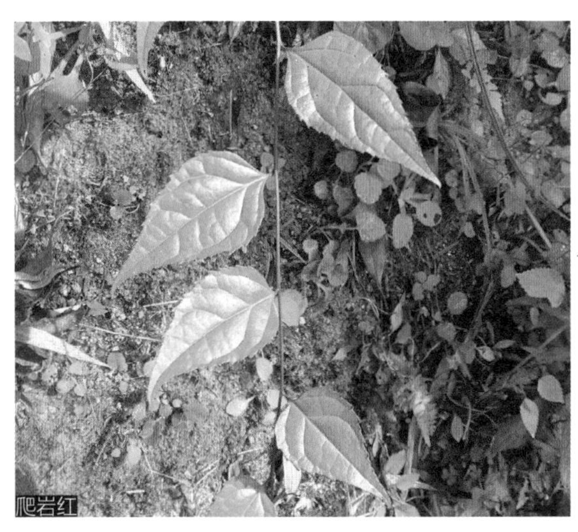
爬岩红

【药物来源】玄参科植物爬岩红〔*Veronicastrum axillare*（Sieb.et Zucc.）Yamazaki〕的全草。

【植物特征】多年生草本，高40～90cm。茎细长，通常匍匐，圆柱形，浅绿色，光泽。叶互生，具短柄；叶片纸质，长卵形，长6～13cm，宽2.5～4cm；先端渐尖或长尖，基部圆形或阔楔形，边缘有粗锯齿，上面绿色，光泽，下面浅绿色。穗状花序生叶腋，长1.5～3cm，两性同株；花萼5裂，淡绿色；花冠红色，全为管状，先端4～5裂；雄蕊2，花丝长，伸出管外；雌蕊1，心皮2。蒴果近卵圆形。种子多数。花期夏、秋季，果期冬季。

【生长分布】生于路旁、林缘、林下阴处。分布于我国华南、华中、西南等地区。

【采收加工】夏、秋季采集，切段，晒干。

【性味归经】甘，平。入肺、肝、胃、膀胱四经。

【功能主治】利尿消肿，清热解毒。用于水肿，淋病，目赤肿痛，肺热咳嗽，疔疮。

【配伍应用】

钓鱼竿-水丁香 两药均有利尿消肿功效。钓鱼竿渗湿利尿；水丁香清热利尿。两药配伍，相辅相成，功效益彰。用于湿热所致水肿、小便不利、热淋等证。

钓鱼竿-紫花地丁 两药均能清热解毒。但钓鱼竿能消肿胀；紫花地丁善于散结消肿。两药配伍，相辅相成，功效显著。用于痈疖疔疮等肿毒。

【用法用量】内服：煎汤，9～15克。

【注意事项】注意与“腹水草”鉴别，详见本章。

定经草

（四方草、田边草、四角草、鸡舌癀、小接骨）

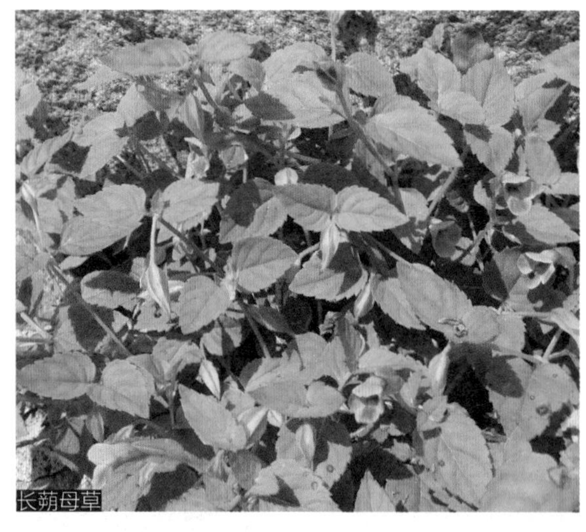

长蒴母草

【药物来源】玄参科植物长蒴母草〔*Lindernia anagallis*（Burm. f.）Pennell.〕的全草。

【植物特征】一年生草本，长15～35cm。茎丛生，匍匐，上部斜展，方形，白绿色，多分枝。叶对生，具短柄；叶片卵形至长卵状心形，长1～1.8cm，宽0.5～1cm，先端钝或短尖，基部近圆形或微心形，边缘有锯齿，上面绿色，下面浅绿色，无毛。花通常单生叶腋，或数朵集成顶生的总状花序，具长梗；花萼绿色，长达0.5cm，先端5深裂；花冠浅蓝色或白色，二唇形，上唇直立，较短，下唇长，3裂，中间裂大，先端近圆形；雄蕊4。蒴果长圆形，长0.8～1.2cm，成熟开裂，基部存宿萼。花期春、夏季，果期夏、秋季。

【生长分布】生于田边、路旁、荒地。分布于我国华南、华东以及台湾等地区。

【采收加工】夏、秋季采收，洗净，晒干。

【性味归经】甘、淡，凉。入心、肝、肾、膀胱四经。

【功能主治】清热利湿，解毒消肿。用于淋病，腹泻，水肿，痢疾，白带，扁桃体炎，咽炎，痈疽肿毒，毒蛇咬伤。

【配伍应用】

定经草-青蒿 定经草有清热利湿作用；青蒿清热燥湿，并能解暑，止泻。两药配伍，共收清暑利湿，燥湿和中之功。用于暑湿或湿热所致发热、头昏痛、脘痞腹胀、呕吐泄泻、肢体酸困等症。

定经草-野菊花 两药都有清热，解毒，消肿功效。但定经草长于清热消肿；野菊花则重在清热解毒。两药配伍，相辅相成，作用尤强。用于阳痈火疖等肿毒。配与无莿根、紫花地丁、蒲公英，疗效更强。

【单方验方】

①用于小儿腹泻：鲜定经草60～120克，水煎，每日一剂服（《福建省新医疗法资料选编》）。

②痢疾：鲜定经草30克，水煎成半碗，和冰糖15克调服（厦门《新医疗法与中草药选编》）；或定经草30克，旱莲草、马齿苋各15克，水煎服（《青草药彩色图谱》）。

③尿闭：定经草60克，车前草15克，水煎或绞汁服（《青草药彩色图谱》）。

④治遗精、白浊、白带：鲜定经草45克，合猪赤肉炖服（《泉州本草》）。

⑤毒蛇咬伤：定经草、毛大丁草、绶草各30～60克，徐长卿根15～30克。洗净捣汁，冲等量黄酒服（《福建中草药处方》）。

⑥治风毒流注：鲜定经草90克，水煎代茶服；另以鲜全草捣汁搽患处（《泉州本草》）。

⑦骨、关节结核：定经草、葫芦茶、三叶鬼针草、地耳草各15克，石胡荽9克，水煎服。连服一周，停药一周为1个疗程，连服5个疗程（《福建中草药处方》）。

⑧治风火眼睛赤痛：鲜定经草60克，水煎服（《泉州本草》）。

⑨狂犬病：鲜定经草、爵床、筋骨草、车前草、马齿苋各等量。捣烂绞汁，每服50毫升，日服2～3次，渣敷患处（《福建中草药处方》）。

【用法用量】内服：煎汤，9～15克（鲜品30～90克）；或捣烂绞汁。外用：捣敷或捣烂绞汁搽。

泽漆

（五朵云、倒毒伞、凉伞草、乳浆草、睛草、猫儿眼睛草）

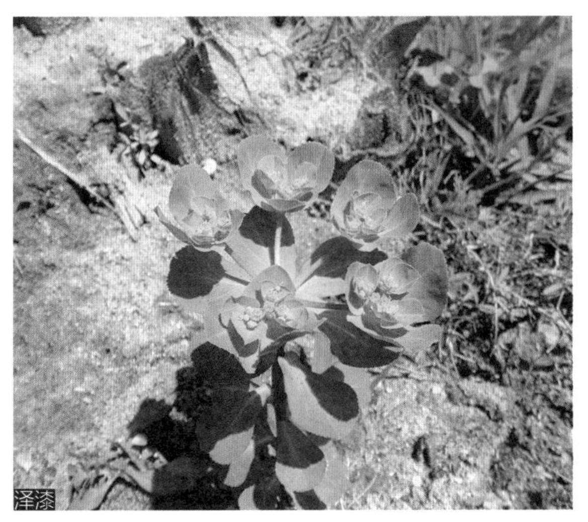

【药物来源】大戟科植物泽漆〔*Euphorbia helioscopia* L.〕的全草或根。

【植物特征】一年生草本，高15～30cm，富含乳汁，全株无毛。茎直立，圆柱形，白绿色，稍带紫色，上部呈轮伞状分枝，辐射枝5条。叶互生，无柄；叶片倒卵形或匙形，长1.5～3cm，宽1～1.7cm，先端钝或微凹，基部阔楔形，边缘中部以上有锯齿，两面绿色。聚伞花序生茎顶，排列成复伞形，伞梗5枝，基部有叶状苞片5枚，轮生，每枝又作一至二回分枝，每小伞梗基部2叉处，有轮生叶状苞片3枚；花单性，无花被，黄绿色，雄花数朵和1雌花共生萼状总苞内；总苞先端4裂，裂片有4腺体；雄蕊1；子房3室，柱头3。蒴果无毛，光泽。种子卵形，表面有凸起网纹。花期春、夏季，果期夏、秋季。

【生长分布】生于路旁、荒地、田边。分布于我国大部分地区。

【采收加工】春、夏季采集，除杂质，洗净，切段，晒干。

【性味归经】辛、苦，凉。入脾、肺、小肠、大肠四经。

【功能主治】利水消肿，化痰散结，杀虫。用于腹水胀满，面目浮肿，痰饮喘咳，细菌性痢疾，瘰疬，结核性瘘管。

【配伍应用】

泽漆-鲤鱼　两药均能利水消肿，但泽漆峻下逐水，鲤鱼则补虚利水。两药配伍，相互促进，互相抑制，既使功效增强，又缓和泽漆峻烈之性。用于湿热水肿、臌胀等证。

泽漆-守宫　泽漆能化痰散结；守宫能解毒消坚。两药配伍，共奏清热消痰，攻毒散结之功。用于痰热胶结之疬核等肿物。通常外用。将泽漆熬浓成膏，加入守宫末，外敷。

【单方验方】

①用于水气通身洪肿，四肢无力，喘息不安，腹中响响胀满，眼不得视：泽漆根十两，鲤鱼五斤，赤小豆二升，生姜八两，茯苓三两，人参、麦冬、甘草各二两。以上八味细切，以水一斗七升，先煮鲤鱼及豆，减七升，去滓，内药煮取四升半。一服三合，日三，人弱服二合，再服气下喘止，可至四合。晬时小便利，肿气减，或小溏下（《备急千金要方》）。

②治脚气赤肿，行步做疼：泽漆不以多少（锉碎），入鹭鸶藤、蜂窠各等分。每服一两重，水五碗，趁热熏洗（《履巉岩本草》）。

③治瘰疬：泽漆一二捆。井水二桶，锅内熬至一桶，去滓澄清，再熬至一碗瓶收。每以辣、葱、槐枝，煎汤洗疮净，乃搽此膏（《便民图纂》）。

④结核性肛瘘：泽漆，水煎过滤，浓缩成流浸膏，直接涂于患处，盖上纱布，每日一次。淋巴结结核法同上，熬膏外涂（《全国中草药汇编》）。

【用法用量】内服：煎汤，3～9克；或熬膏入丸。外用：熬敷。

【注意事项】心、肝、肾功能不全者，体弱者，老年人，孕妇，儿童皆禁服。

细叶十大功劳根

（刺黄柏、黄天竹根、狭叶十大功劳根）

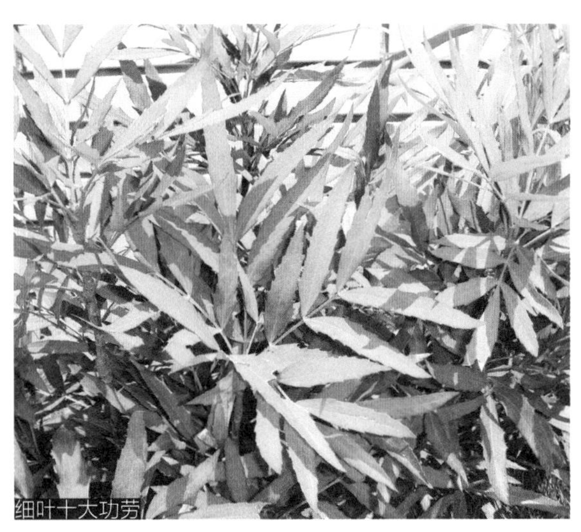

【药物来源】小檗科植物细叶十大功劳〔*Mahonia fortunei*（Lindl.）Fedde〕的根。

【植物特征】详见“清虚热”章“十大功劳叶”。

【生长分布】详见“清虚热”章“十大功劳叶”。

【采收加工】冬季采挖，洗净，切片，晒干。

【性味归经】苦，凉。入肝、肾二经。

【功能主治】清热利湿，解毒消肿。用于黄疸型肝炎，痢疾，尿路感染，前列腺炎，目赤肿痛，风湿痹痛，痈肿疮毒，劳热骨蒸，遗精。

【配伍应用】

细叶十大功劳根-栀子花根 两药均味苦、性寒（凉），都有清热利湿作用。两药配伍，清热利湿作用显著，用于湿热黄疸，如面目发黄、色泽鲜明、胁下胀痛、尿短赤等症。若配金钱草、茵陈、白毛藤、郁金、赤芍、苦地胆，疗效会更强。

细叶十大功劳根-蒲公英 两药都有清热，解毒，消肿之功。但细叶十大功劳根偏于清热消肿；蒲公英则重在清热毒。两药配伍，相辅相成，功效增强。用于痈肿疮毒、目赤肿痛等证。

【单方验方】

①用于黄疸型肝炎：鲜细叶十大功劳根60克，栀子花根30克，水煎服（《福建中草药》）。

②用于湿热淋浊：鲜细叶十大功劳根30～60克，水煎服（《福建中草药》）。

③热痢：取细叶十大功劳根60克，野麻草60克，水煎服（《畲族医药学》）。

④治关节炎痛：细叶十大功劳根60克，猪脚七寸。酌加开水炖2小时服（《福建民间草药》）。

⑤治头晕、耳鸣：细叶十大功劳根30克，莲子肉120克。酌加开水炖一小时服（《福建民间草药》）。

【用法用量】内服：煎汤，15～24克。外用：捣敷。

【注意事项】茎木“功劳木”、叶“十大功劳叶”分别详见“清热泻火”章与“清虚热”章。

茵陈蒿

（茵陈、因陈蒿、绵茵陈、绒蒿、猴子毛）

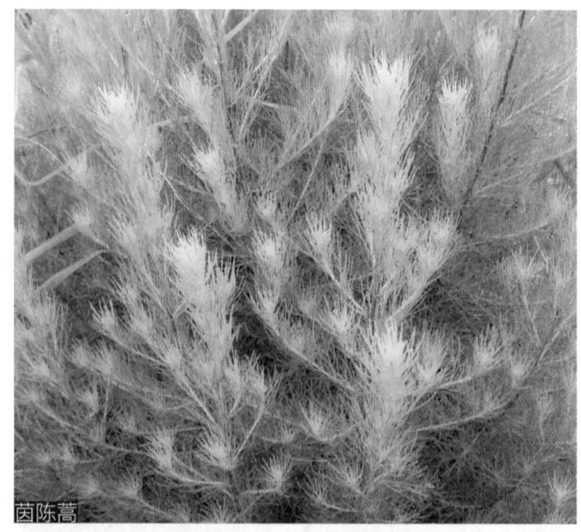

茵陈蒿

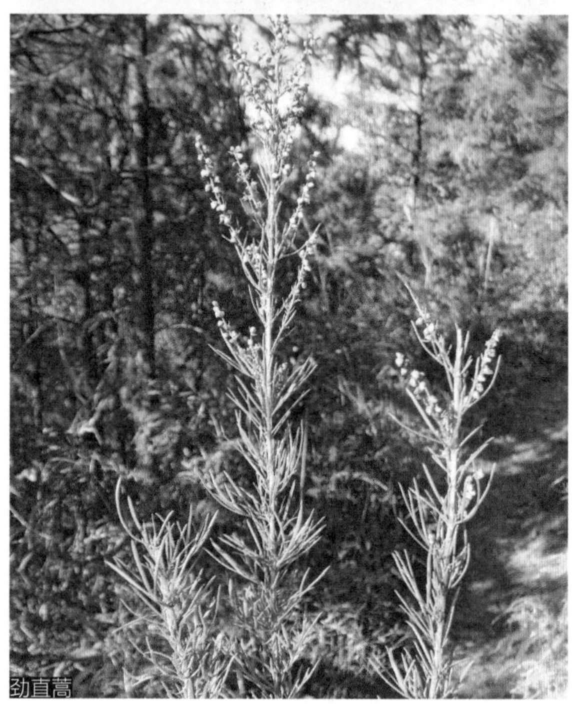

劲直蒿

【药物来源】菊科植物茵陈蒿〔*Artemisia capillaris* Thunb.〕的幼苗或幼嫩枝叶。

【植物特征】多年生亚灌木，高40～90cm，植株有浓烈香气。茎直立，圆柱形，基部木质，有纵条纹，紫色，多分枝，幼枝被灰白色白柔毛。叶二型，基生叶轮状披散，有柄，二至三回羽状分裂，裂片线形，花期枯萎，茎生叶无柄，线形，基部抱茎，疏被浅褐色毛。头状花序，直径约2mm，多数集成圆锥花序；花杂性，浅紫色；总苞数列，外层卵圆形，内层椭圆形，中间绿色，边膜质；全为管状花，外层雌花，能育，雌蕊1，柱头2裂；中央两性，不育，雄蕊5，柱头头状。瘦果长圆形，无毛。花期秋季，果期冬季。

【生长分布】生于山坡、路旁、荒地、河岸。分布于我国大部分地区。

【采收加工】春季苗长约10cm时采集或采带果穗嫩枝，洗净，切段，晒干。

【性味归经】苦、辛，凉。入脾、胃、肝、胆四经。

【功能主治】清热利湿，利胆退黄，护肝，解热，驱蛔。用于黄疸型肝炎，胆囊炎，胆石症，胆道蛔虫，支气管炎，湿疹。

【配伍应用】

茵陈蒿-栀子花根 两药均走肝、胆、脾、胃经，清热利湿。茵陈蒿尚能利胆退黄，栀子根兼凉血解毒。两药配伍，既能清热利湿，又可清泄血分热毒，利胆退黄。用于湿热黄疸之“阳黄”证。

茵陈蒿-蒲公英 两药护肝均有清肝、护肝作用。但茵陈蒿清热利湿护肝；蒲公英乃清肝经热毒保肝。两药配伍，共奏清热，利湿，解毒，护肝之功。用于湿热、热毒，或酒毒伤肝之肝病。

【单方验方】

①用于黄疸型肝炎：茵陈蒿30克，山栀、生大黄、滑石各9

克，海金沙、板蓝根各15克，水煎服（《全中草药汇编》）。

②治肝细胞性黄疸：茵陈蒿60克，蒲公英30克，板蓝根15克，山栀子9克，黄连3克，水煎服。若大便秘结可加生大黄9克（《全中草药汇编》）。

③用于急性黄疸型肝炎：茵陈蒿15克，白英30克；或加十大功劳15克，山栀子9克，水煎服。腹胀便秘者另加大黄6克，莱菔子、山楂肉各9克，水煎服。

④胆石症、胆囊炎、胁痛、黄疸：茵陈蒿、金钱草各15克，郁金、柴胡、黄芩各10克，水煎服。

⑤治胆道蛔虫（腹痛、面目身黄）：茵陈蒿15克，乌梅12克，苦楝根10克，黄连8克，水煎服（③~⑥方出自《袖珍青草药彩色图谱》）。

⑥治风瘙瘾胗，皮肤肿痒：茵陈蒿一两，荷叶半两。以上二味捣罗为散，每服一钱匕，冷蜜水调下，食后服（《圣济总录》）。

⑦治遍身风痒生疥疮：茵陈蒿不计多少，煮浓汁洗之（《备急千金要方》）。

【用法用量】内服：煎汤，15~30克；或研末入丸、散。外用：煎洗。

【注意事项】劲直蒿的幼苗功能主治与茵陈蒿相近，在西藏地区作茵陈蒿使用，可同等入药。

荔枝草

（雪里青、凤眼草、野芝麻、小活血、臌胀草、青蛙草、野猪菜）

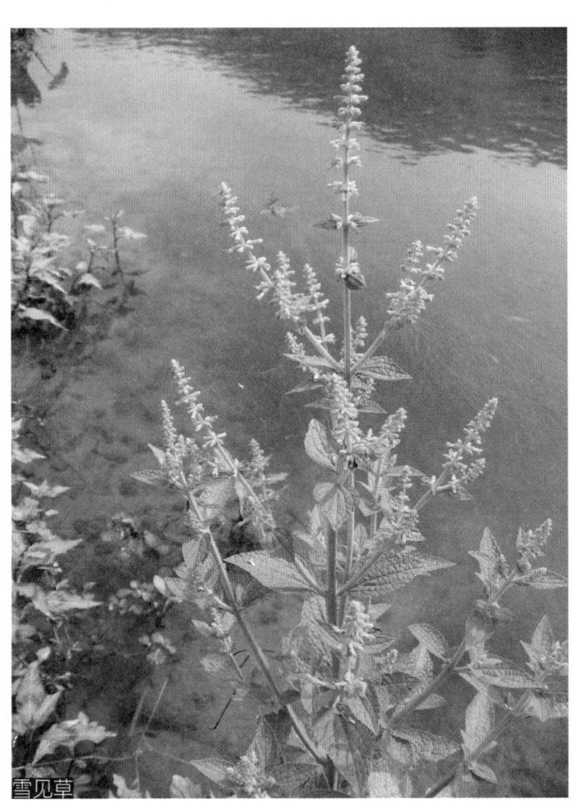
雪见草

【药物来源】唇形科植物雪见草〔*Salvia plebeia* R.Br.〕的全草。

【植物特征】详见“清热凉血”章“雪见草根”。

【生长分布】详见“清热凉血”章“雪见草根”。

【采收加工】春、夏季采集，洗净，切段，晒干。

【性味归经】辛，凉。入心、肝、肾三经。

【功能主治】利水，凉血，清热解毒。用于腹水，肾炎水肿，小便不利，咳血，吐血，尿血，便血，崩漏，慢性气管炎，血小板减少性紫癜，高血压。

【配伍应用】

荔枝草-水丁香　荔枝草清热利水，水丁香能利尿消肿。两药配伍，相互为用，功效增强。用于湿热水肿、小便不利等证。

荔枝草-大蓟　两药均有凉血止血之功。但荔枝草偏清热凉血，大蓟重在凉血止血。两药配伍，相须为用，功效显著。用于血分热甚，或五志化火，热扰血分，血不循常道，所致咳血、吐血、便血、尿血等症。

荔枝草-大青叶　两药都有凉血解毒作用。两药相配，相互为用，作用显著。用于热毒疮疡、丹毒、咽喉腐脓等证。临床依证之不同予以调配，以增疗效。

【单方验方】

①用于急性肾炎水肿：荔枝草18克，水煎服（《福州市民间药草》）。

②治白浊：荔枝草，生白酒煎服（《本草纲目拾遗》）。

③肺结核咯血：荔枝草30克，猪赤肉60克，水炖半小时，喝汤吃肉（《全国中草药汇编》）。

④血小板减少性紫癜：荔枝草15~30克，水煎服（《全国中草药汇编》）。

⑤治乳痈初起：荔枝草30克，酒水各半煎服，药渣敷患处（《江西民间草药经验》）。

⑥治双单蛾：荔枝草一握，捣汁半茶盅，滚水冲服，有痰吐出；如无痰，用鸡毛探吐；若口干，用盐汤、醋汤止渴。切忌青菜，菜油（《集效方》）。

⑦治痔疮：荔枝草汁，炒槐米为末，柿饼捣，丸如桐子大。每服三钱，雪里青煎汤下（《慈航活人书》）。

⑧用于急惊：荔枝草汁半盅，水飞过朱砂半分，和匀服之（《医方集听》）。

⑨治跌打伤：荔枝草30克，捣汁，以滚甜酒冲服，其渣杵烂，敷伤处（《江西中医药》）。

【用法用量】内服：煎汤，9~30克（鲜品15~60克）；或捣汁或研末入丸、散。外用：捣敷或煎洗。

【注意事项】荔枝草根“雪见草根”详见“清热凉血”章。

香蒲

（蒲黄草）

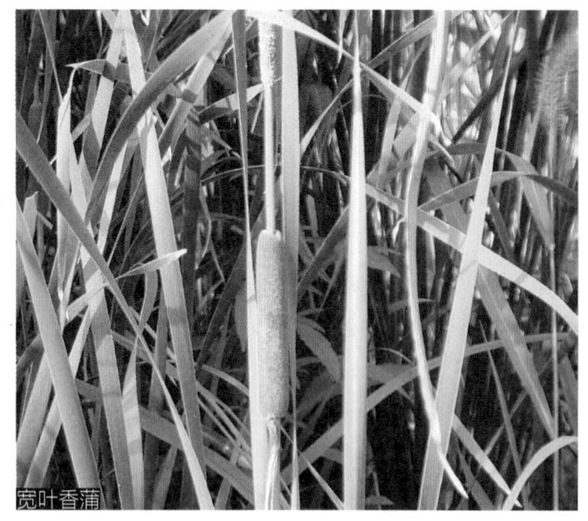
宽叶香蒲

【药物来源】香蒲科植物宽叶香蒲〔*Typha latifolia* L.〕的全草。

【植物特征】详见“清热凉血”章“蒲蒻”。

【生长分布】详见“清热凉血”章“蒲蒻”。

【采收加工】夏季采收，割取全草，洗净，切段，晒干。

【性　　味】甘，平。

【功能主治】利水，泻火。用于小便不利，乳痈。

【配伍应用】

香蒲-飘拂草　香蒲能和脾利水；飘拂草淡平，乃渗湿利水。两药配伍，相辅相成，则能通利小便，利水消肿。用于脾虚湿胜所致水肿、小便不利等证。

香蒲-夏枯草　香蒲能泄热；夏枯草能泻火。两药配伍，则能清热，泻火，消肿。用于胃火之牙龈肿痛、肝火头痛等。

【单方验方】

①用于小便不利：香蒲灰七分，滑石三分。上二味杵为散。饮服方寸匙，日三服（《金匮要略》）。

②治产后妒乳并痈：香蒲，熟捣，敷肿上，日三度易之，并叶煎汁饮之亦佳，食之亦得（《经效产宝》）。

【用法用量】内服：煎汤，3～9克；或研末或烧灰入丸、散。外用：捣敷。

【注意事项】同科同属植物“长苞香蒲”“狭叶香蒲”“线叶香蒲”之花粉同等入药。根茎“蒲蒻”详见“清热凉血”章；花粉“蒲黄”详见“止血”章。

桐皮

（白桐皮、水桐树皮、桐木皮）

【药物来源】玄参科植物泡桐〔*paulownia fortunei*（Seem.）

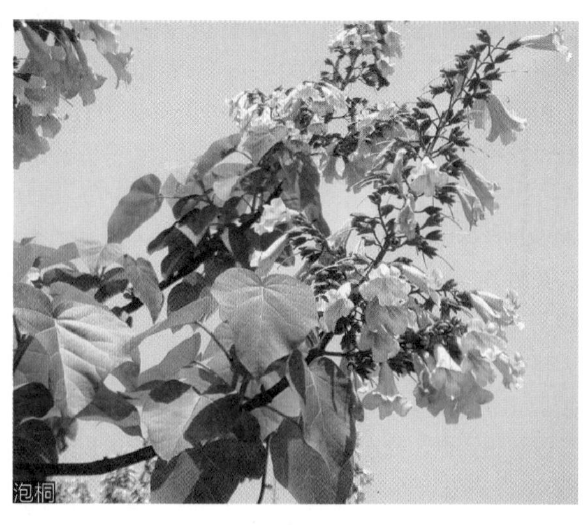
泡桐

Hemsl.〕的树皮。

【植物特征】详见“祛风湿”章“泡桐根”。

【生长分布】详见“祛风湿”章“泡桐根”。

【采收加工】四季可采，切段，晒干。

【性味归经】苦，寒。入心、肝、肾三经。

【功能主治】清热利湿，解毒。用于热病烦躁，淋病，痔血，痈肿，丹毒，跌打损伤。

【配伍应用】

桐皮-大青根　两药苦、寒。桐皮清热利湿并清热毒，大青根清热解毒，且祛风止痛。两药配伍，相辅相成，共收祛风利湿，清热解毒，消肿止痛之功。用于风湿热痹证，如关节灼热、肿痛，发热，全身酸疼等症。若配三丫苦、倒扣草、板蓝根，作用更强。

桐皮-马齿苋　两药都有清热毒功效。但桐皮长于泄热，马齿苋重在清热毒。两药配伍，相须为用，作用更强。用于痈肿、丹毒等证。

【单方验方】

①治伤寒六七日，热极，心下烦闷，狂言，欲起走：桐皮削去上黑者，细擘之，长断，令四寸一束，以酒五合，水一升，煮取一升，去滓，顿服之，当吐下青、黄汁数升（《补缺肘后方》）。

②治跌打损伤：水桐树皮（去青留白），醋炒捣敷（《濒湖集简方》）。

【用法用量】内服：煎汤，15～30克。外用：捣敷。

【注意事项】“泡桐根”详见“祛风湿”章；“泡桐果”详见“止咳平喘”章。

桃花

（白桃花、红桃花）

【药物来源】蔷薇科植物桃〔*Prunus persica*（L.）Batsch〕

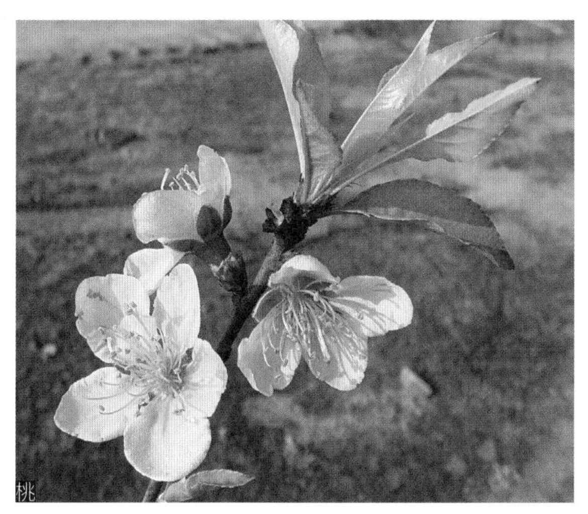
桃

的花。

【植物特征】乔木，高3～8m。树干直立，圆柱形，红褐色，小枝绿色，皮孔横裂，多分枝。叶互生或多枚簇生，叶柄长约1cm；叶片椭圆状披针形，长7～13cm，宽2～3.5cm，先端长尖，基部楔形，边缘有细锯齿，两面绿色，无毛。花腋生或侧生，先叶开花，通常单生，具短梗，花径可达3.5cm；萼筒状，先端5裂，裂片渐尖，外被绒毛；花瓣5，倒卵形，粉红色或白色；雄蕊多数，短于花萼。核果宽卵状长圆形或近球形，一侧有沟槽，被毛。核木质，坚硬，有沟槽及凹点。种子1粒。花期初春，果期春、夏季。

【生长分布】多数栽培。分布于我国绝大部分地区。

【采收加工】春季采摘，阴干，置干燥通风处。

【性味归经】苦，平，无毒。入心、肝二经。

【功能主治】利水消肿，活血化瘀，通便。用于水肿，腹水，脚气，淋病，痰饮，积滞，便秘。

【配伍应用】

桃花-天胡荽 两药均有利水消肿作用。桃花并能通利大便；天胡荽尚能清热毒。两药配伍，利水消肿作用增强，并具通便泄浊，清热解毒之功。用于湿热小便不利、水肿以及热淋等证。

桃花-泽兰 两药均有活血化瘀功效。但桃花偏于消散；泽兰长于消滞。两药配伍，相辅相成，则能活血，祛瘀，通经。用于妇人血滞经闭、经行腹痛等证。

【单方验方】

①用于水肿及腹水：桃花3～6克，煎服；或1.5～3克为散剂，一次服（《福州市民间药草》）。

②治肝硬化腹水：桃花晒干，研末，每服6克，配大黄效果更好，每日一次（《中草药彩色图谱与验方》）。

③治多年痢疾：桃花15朵，水煎服（《食物与治病》）。

④治心腹痛：桃花晒干杵末。以水服二钱匕，小儿半钱（《孟诜方》）。

⑤治腰脊苦痛不遂：桃花一斗一升，井华水三斗，曲六升，米六斗。炊之一时，酿熟，去糟，一服一升，日三服，若作食饮，用河水，禁如药法（《备急千金要方》）。

⑥治大便难：水服桃花方寸匕（《备急千金要方》）。

⑦治产后大小便秘涩：桃花、葵子、滑石、槟榔各一两。上药，捣细，罗为散，每服食前以葱白汤调下二钱（《太平圣惠方》）。

⑧治面色萎黄，容颜憔悴，皮肤粗糙，青春早逝：冬瓜子150克，桃花60克，白杨皮60克。制法：上药共研末，混合均匀，装入瓷瓶中备用。饭后白开水冲服10克，每日3次。若欲面色洁白，加重冬瓜子用量；若欲面色红润，加重桃花；若无白杨皮，可用陈皮代替（《八卦元素妙方》）。

⑨黄褐斑、蝴蝶斑、老年斑、面色枯黄，失去青春容光：桃花250克，白芷30克，白酒1000克。制法：在农历三月三或清明节前后，采集东南方向枝条上含苞待放及初开桃花，浸泡在白酒中，再放入白芷，瓶装密封，一月后即可饮用。每日早、晚或在晚上饮桃花白芷酒10～15毫升；同时倒少许于手掌心中，两手对擦，待手擦热后，来回揉擦面部。一般30～60天后，黑斑即可消失，面色恢复红润白净。正是：一杯美酒穿心过，两朵桃花上脸来。但此酒切忌多饮（《八卦元素妙方》）。

【用法用量】内服：煎汤，3～6克；或研末或泡酒。

【注意事项】山桃的花，同等入药。“桃叶”详见“祛风湿”章；“桃胶”“桃根”“桃茎白皮”详见本章；“桃仁”详见“活血化瘀”章。

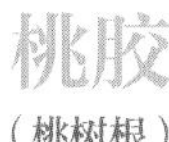

桃胶

（桃树根）

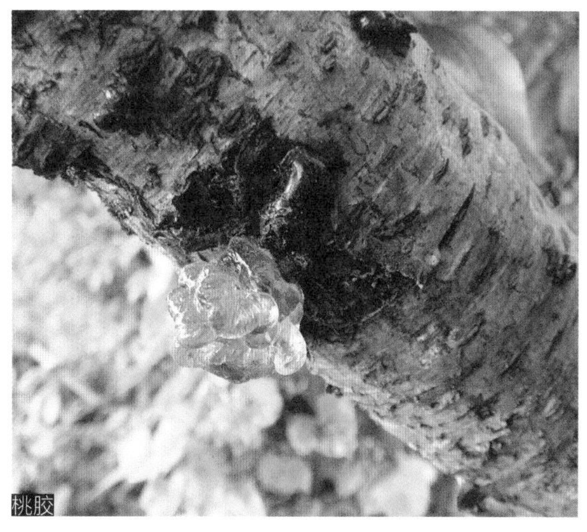
桃胶

【药物来源】蔷薇科植物桃〔*Prunus persica*（L.）Batsch〕的树皮分泌出的树脂。

【植物特征】详见“桃花”。

【生长分布】详见“桃花”。

【采收加工】夏季，晴天早晨太阳未出或初升，采集自然泌出树脂，或人工在采集的前1~2天用刀斜下切割小长方形树皮，溢出树脂待采。洗去杂质，晒干。

【性味归经】甘、微苦，平，无毒。入大肠、膀胱二经。

【功能主治】通淋止痛，养血活血，生津止渴。用于石淋，血淋，消渴，下痢。

【配伍应用】

桃胶-梗通草　桃胶可通淋止痛，梗通草能清热利尿，通利水道。两药配伍，相辅相成，共收疏泄水道，利尿通淋，缓急止痛之功。用于湿热石淋、血淋等证。

桃胶-香花岩豆藤　桃胶能养血活血，香花岩豆藤可活血通络养血。两药配伍，则能养血活血，通络止痛。用于瘀阻脉络，所致肢体疼痛或麻木不仁、半身不遂等证。偏寒者，配蜈蚣、僵蚕；偏实热者，配全蝎、地龙、丝瓜络；血瘀重，配水蛭、川芎、当归；血虚，配当归、枸杞子；气虚，配黄芪。以增疗效。

桃胶-枸杞子　桃胶有生津止渴养血作用；枸杞子具滋补肝肾、润肺功能。两药相配，共奏滋补肝肾，益精养血，生津止渴之功。可用于消渴症，肾阴亏损之下消证，如尿频量多、混浊如脂、肉消形瘦、口干舌燥、舌红苔少、脉沉细数等症。配与山药（宜量大）、鸡内金、金樱花，以增强疗效。

【单方验方】

①治石淋作痛：桃胶如枣大，夏以冷水三合，冬以汤三合和服，日三次，当下石，石尽即止（《古今录验方》）。

②用于血淋：石膏、木通、桃胶（炒作末）各半两。上为细末，每服二钱，水一盏，煎至七分，通口服，食前（《杨氏家藏方》）。

③治虚热作渴：桃胶如弹丸大，含之咽津（《备急千金要方》）。

④治糖尿病：桃胶，用微温水洗净，放在小锅内煮食，随便加些调味盐类亦可（但不要加入甜味）。每次服30~60克（《草药验方交流集》）。

⑤治产后下痢赤白，里急后重疞痛：桃胶（焙干）、沉香、蒲黄（炒）各等分。为末。每服三钱，食前米饮下（《妇人良方》）。

【用法用量】内服：煎汤，15~30克；或研末入丸、散。

【注意事项】野桃即“山桃”的桃胶同等入药。

桃根

（桃树根）

【药物来源】蔷薇科植物桃〔*Prunus persica*（L.）Batsch〕的根。

【植物特征】详见“桃花”。

【生长分布】详见“桃花”。

【采收加工】四季可挖，洗净，切片，晒干。

【性味归经】苦，平。入肝经。

【功能主治】清热利湿，活血止痛，截疟杀虫。用于黄疸，风湿关节痛，腰痛，跌打损伤，吐血，衄血，经闭，间日疟，丝虫病。

【配伍应用】

桃根-茵陈蒿　两药均有清热利湿作用。桃根活血通络，茵陈蒿能利胆退黄。两药配伍，共奏清热利湿，活血通络，利胆退黄之功。用于湿热黄疸、胁下胀痛等症。

桃根-香附　桃根能活血止痛；香附疏肝理气，调经止痛。两药配伍，共收疏肝解郁，理气活血，行滞止痛之功。可用于妇人情怀不遂，气血郁滞，所致经闭、经行腹痛，以及胸胁损伤疼痛等证。

【单方验方】

①用于黄疸身眼皆如金色：桃根，切细如箸若钗股以下者一握，以水一大升，煎取一小升，适寒温空腹顿服。后三五日，其黄离离如薄云散，唯眼最后瘥，百日方平复。身黄散后，可时时饮一盏清酒，则眼中易散，不饮则散迟，忌食热面，猪、鱼等肉（《伤寒类要》）。

②用于胃痛腹痛：桃根一把，水煎服（《食物与治病》）。

③用于血瘀产后腹痛：桃根12克，石菖蒲6克，益母草20克，荷叶12克。将药物煎服，一日3次（《中国民间草药方》）。

④治风湿关节痛，腰痛：桃根50克，炖猪蹄，加适量黄酒，食肉喝汤（《畲族医药学》）。

⑤治五痔作痛：桃根水煎汁浸洗（《本草纲目》）。

【用法用量】内服：煎汤，30~60克；或泡酒或炖肉。外用：煎洗。

【注意事项】野桃“山桃”的根同等入药。

桃茎白皮

（桃皮、桃树皮、桃白皮）

【药物来源】蔷薇科植物桃〔*Prunus persica*（L.）Batsch〕去掉栓皮的树皮。

【植物特征】详见“桃花”。

【生长分布】详见“桃花”。

【采收加工】夏季，呈长条状斜下切割，剥下树皮，除去栓皮，晒干。

【性味归经】苦、辛，平。入肺、脾二经。

【功能主治】利水消肿，利气宽胸，消肿解毒。用于水肿，痧气腹痛，肺热喘闷，痈疽，瘰疬，喉痹，湿疮。

【配伍应用】

桃茎白皮-冬瓜皮　两药都有利水消肿功用。但桃茎白皮宣通水道引水；冬瓜皮和脾渗湿利水。两药配伍，相辅相成，共奏宣通水道，渗湿行水，利尿消肿之功。用于湿热水肿等证。

桃茎白皮-瓜蒌　两药均能利气宽胸。桃茎白皮宣通肺气，利气宽胸；瓜蒌清肺化痰，利气宽胸。两药配伍，共奏清肺泄热，化痰宽胸，利气散结之功。用于痰热互结胸膈之痰热结胸证，如胸胁痞满，或胸痛、呼吸不利、舌苔黄腻等症。

桃茎白皮-紫花地丁　两药均有消肿解毒作用，但桃茎白皮重在消肿，紫花地丁偏清热毒。两药相配，相辅相成，功效增强。用于痈疽、瘰疬初起等。

【单方验方】

①用于水肿：桃茎白皮三斤（削去黑，取黄皮），女曲一升，秫米一升。上三味，以水三斗，煮桃皮令得一斗，以五升汁渍女曲，五升汁煮饭，酿如酒法，熟，漉去滓。可服一合，日三，耐酒者增之，以体中有热为候，小便多者即是病去。忌生、冷、酒、面、一切毒物（《小品方》桃皮酒）。

②治卒心痛：桃茎白皮煮汁，空腹服之（《补缺肘后方》）。

③治喉痹：煮桃茎白皮汁三升，服之（《备急千金要方》）。

④治乳腺炎初起：鲜桃茎白皮60克，加水煎至半碗，打入鸡蛋一个，一次服下。肿胀甚者应吸尽乳汁。对已化脓者无效（《江苏省中草药新医疗法展览资料选编》）。

⑤治卒患瘰疬子不痛：桃茎白皮贴上，灸二七壮（孙思邈）。

【用法用量】内服：煎汤，9～15克；或酿酒。外用：研末调敷。

【注意事项】野桃“山桃”的桃茎白皮同等入药。

鸭跖草

（碧竹草、露草、三篯子菜、竹叶兰、三角菜、兰花草、鸭仔草）

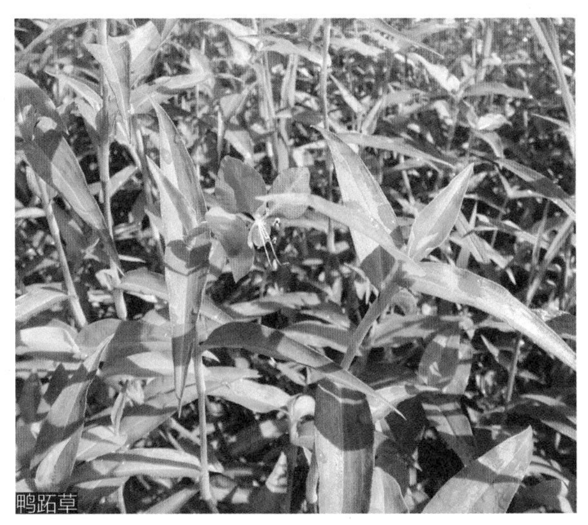
鸭跖草

【药物来源】鸭跖草科植物鸭跖草〔*Commelina communis* L.〕的全草。

【植物特征】一年生丛生草本，长可达60cm。茎下部匍匐，上部斜展，圆柱状，有节，节间长，有时稍带紫色，多分枝。叶互生，叶片长椭圆形，长4～9cm，宽1.5～1.8cm，先端渐尖，下部狭圆，全缘，叶鞘包茎，鞘口疏生长毛，上面绿色，下面浅绿色，疏生白毛。总状花序顶生，花3～4朵；苞片近卵形，长约2cm，先端渐尖；花冠蝶形，深蓝色；雄蕊6，能育3；雌蕊1。蒴果椭圆形，略扁，成熟开裂。种子4粒，灰褐色。花期夏、秋季，果期秋、冬季。

【生长分布】生于路旁、沟边、田边、山涧阴湿处。分布于我国绝大部分地区。

【采收加工】夏季采收，洗净，切段，晒干。

【性味归经】甘，寒。入心、肝、脾、肾、大肠、小肠六经。

【功能主治】清热利尿，解毒凉血。用于小便不利，肾炎水肿，脚气水肿，感冒发热，急性咽炎，急性扁桃体炎，腮腺炎，黄疸型肝炎，急性肠炎，痢疾，尿路感染，急性膀胱炎，衄血，丹毒，疖肿，毒蛇咬伤。

【配伍应用】

鸭跖草-白茅根　两药均有清热利尿作用。鸭跖草尚能凉血解毒；白茅根兼凉血泄热。两药配伍，清热利尿功效更强，并具凉血解毒之功。用于湿热或热毒之邪侵肾，所致水肿、小便不利以及热淋等证。

鸭跖草-马齿苋　鸭跖草能解毒凉血；马齿苋能清热解毒，并活血。两药相配，相辅相成，功效显著。用于热毒泻痢、痈疖、丹毒等证。

【单方验方】

①治四肢浮肿：鸭跖草15克，赤小豆60克，水煎，每日分3次服（《全国中草药汇编》）。

②用于小便不通：鸭跖草一两，车前草一两。捣汁，入蜜少许，空心服之（《濒湖集简方》）。

③治五淋，小便刺痛：鲜鸭跖草枝端嫩叶120克。捣烂，加开水1杯，绞汁调蜜内服，每日3次。体质虚弱者，药量酌减（《泉州本草》）。

④治流行性感冒：鸭跖草30克，紫苏、马兰根、竹叶、麦冬各9克，淡豆豉15克，水煎服，每日一剂（《全国中草药汇编》）。

⑤尿路感染：鲜鸭跖草60克，赤小豆15克，水煎服。

⑥脚气病：鸭跖草、赤小豆各60克，水煎服。

⑦急性乳腺炎：鲜鸭跖草60克，蒲公英、鲜紫花地丁各30克。水煎服或捣烂敷患处（⑤～⑦方出自《福建中草药处方》）。

⑧小儿肺炎：鸭跖草、半枝莲、鱼腥草各30克，水煎服（《新编中医学概要》）。

⑨用于血吸虫病，急性期发热：鲜鸭跖草150～240克，煎汤代茶饮。5～7天为1个疗程。用于急性期发热，多在1周后体温恢复正常；也可用于腹水，用量30～60克，水煎服

(《新编中医学概要》)。

⑩用于小儿丹毒，热痢以及作急性热病退热用：鲜鸭跖草60～90克（干的30克），重症150～210克。水煎服或捣汁服（《浙江民间常用草药》）。

【用法用量】内服：煎汤，9～15克（鲜品60～150克）；或捣绞汁。外用：捣敷。

【注意事项】注意与“竹节草”鉴别，详见本章。

铁苋

（海丰含珠、粪斗草、肉草、蚬草、血布袋、田螺草、野麻黄）

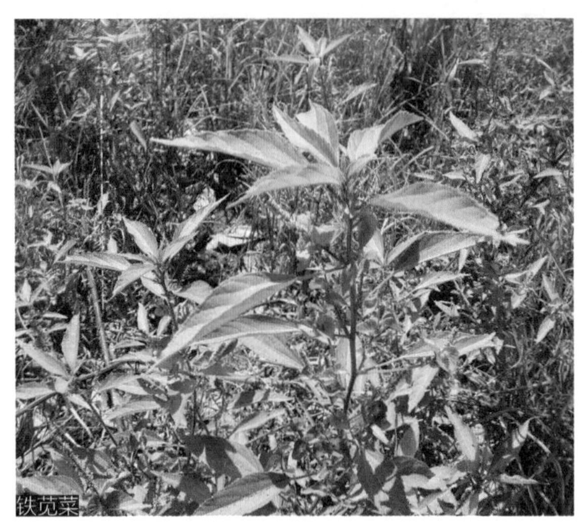

铁苋菜

【药物来源】大戟科植物铁苋菜〔*Acalypha australis* L.〕的全草。

【植物特征】一年生草本，高20～40cm。茎直立，纤细，绿色或略带紫色，少分枝。单叶互生，具柄；叶片卵形或卵状棱形，长2～8cm，宽1.2～3cm，先端渐尖，基部楔形，边缘有细锯齿，上面绿色，下面浅绿色。穗状花序生叶腋；花单性同株；雄花序短，长0.3～1cm，生于极小的苞片内；雌花序较长，长1～2cm，生叶状苞片内；苞片2，合时如蚌；雄花萼4裂，雄蕊8；雌花萼3，子房3室。蒴果小，三角状半圆形，被粗毛。花期夏季，果期秋、冬季。

【生长分布】生于路旁、草地。分布于我国大部分地区。

【采收加工】夏、秋季采集，洗净，切段，晒干。

【性味归经】苦、涩，凉。入心、肺、大肠、小肠四经。

【功能主治】清热利湿，解毒杀菌，收敛止血。用于细菌性痢疾，阿米巴痢疾，肠炎，痈疖肿毒，痔疮肿痛，湿疹，衄血，咳血，便血，子宫出血。

【配伍应用】

铁苋-地锦草 铁苋清热利湿兼解毒；地锦草清热解毒兼利湿。两药配伍，相辅相成，功效提高。用于湿热夹热毒之泻痢等证。

铁苋-紫花地丁 铁苋具解毒杀菌功效；紫花地丁有解毒消肿作用。两药配伍，则能解毒，散结，消肿。用于痈疖肿毒、痔疮肿痛等。

铁苋-大蓟 两药都有止血作用。铁苋收敛止血，大蓟凉血止血。两药配伍，互相促进，共收凉血和血，收敛止血之功。用于血热妄行之咳血、衄血、便血，以及痔疮出血等症。

【单方验方】

①用于痢疾：铁苋30克，凤尾草、马齿苋各15克；或加马鞭草、三叶鬼针草各15克，水煎服（《福建中草药处方》）。

②细菌性痢疾：铁苋、马齿苋各30克，水煎，冲白糖服（《青草药彩色图谱》）。

③赤白痢：铁苋30克，龙芽草30克，红糖30克，水煎服（《福州市民间药草》）。

④阿米巴痢疾：铁苋鲜全草60～90克（干30克），煎成200毫升，分作2次服，连服5～10天，大便恢复正常，检查变形虫连续3次阴性为治愈（《福州市民间药草》）。

⑤湿热泻泄（腹痛即泻，大便色黄味臭，心烦口渴，小便短赤）：铁苋60克，凤尾草30克，或加海金沙全草30克，车前草15克，水煎服（《福建中草药处方》）。

⑥湿热流注（骨结核瘘管）：铁苋45～60克，羊肉250克炖服；或铁苋30克，鱼腥草30克，大号野花生30克，羊肉250克，地瓜酒125毫升，炖服，连续服1～2周（《福州市民间药草》）。

⑦痔疮炎痛：铁苋60克，凤尾草30克，开水炖服，连服4～5次（《福州市民间药草》）。

⑧毒蛇咬伤：铁苋、半边莲、大青叶各30克，水煎服，每日1～2剂（《中草药彩色图谱与验方》）。

⑨便血、尿血：铁苋30克，水煎服。若配地榆、甘草，疗效更好（《中草药彩色图谱与验方》）。

⑩治子宫出血：铁苋30～60克。捣汁服或水煎服（《东北常用中草药手册》）。

【用法用量】内服：煎汤，9～15克（鲜品30～60克）；或炖肉或捣绞汁。外用：捣敷或煎洗。

铁角凤尾草

（瓜子莲、猪宗七、石林珠、金星草、止血草、鹿仙草）

【药物来源】铁角蕨科植物铁角蕨〔*Asplenium trichomanes* L.〕的带根全草。

【植物特征】多年生草本，高15～30cm。根茎短，须根多，密被黑褐色鳞片。叶簇生，叶柄长3～9cm，光泽；一回羽状复叶，条状披针形，羽叶可达20对，具短柄，羽片圆形或长圆形，长5～9mm，宽约4～6mm，两端钝，边缘有细齿，两面绿色。孢子囊群细条形，在羽片下纵脉两侧交互排列。

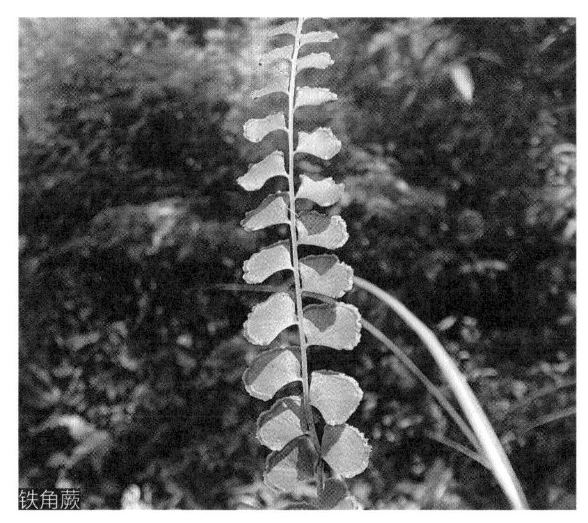
铁角蕨

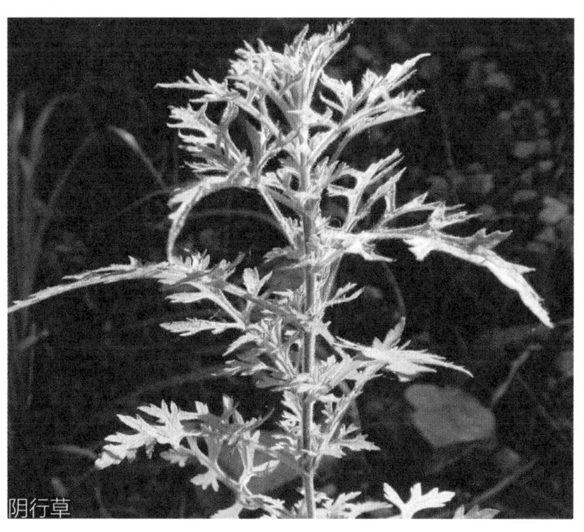
阴行草

【生长分布】生于山沟石缝、山谷中的岩石上。分布于我国华南、华东、西南、华中等地区。

【采收加工】四季可采，洗净，切段，晒干。

【性味归经】淡，平。入心、脾二经。

【功能主治】清热利湿，止血，散瘀。用于痢疾，淋病，白带，月经不调，腰膝损伤，外伤出血。

【配伍应用】

铁角凤尾草-车前草　两药都有渗利特性。铁角凤尾草淡、平，渗湿利水；车前草甘、寒，清热利尿并通淋。两药配伍，相辅相成，共收清热利湿，利尿通淋之功。用于湿热热淋、血淋、小便不利等症。

铁角凤尾草-苎麻根　两药都有止血作用。铁角凤尾草止血而散瘀；苎麻根凉血止血。两药配伍，则能清热凉血，止血祛瘀。用于血热妄行之各种出血证。

铁角凤尾草-土牛膝　两药都有散瘀活血作用。铁角凤尾草并能止痛；土牛膝尚能消肿胀。两药配伍，则能活血散瘀，消肿止痛。用于跌打损伤，瘀滞肿痛等证。

【单方验方】

①治红白痢：连根叶酒煎服（《植物名实图考》）。

②治跌打损伤及腰痛：酒浸服（《峨媚药植》）。

【用法用量】内服：煎汤，9～12克；或浸酒。

铃茵陈

（黄花茵陈、吹风草、山茵陈、油蒿菜、北刘寄奴）

【药物来源】玄参科植物阴行草〔*Siphonostegia chinensis* Benth.〕的全草。

【植物特征】一年生草本，高30～80cm，全体密被白柔毛。茎直立，圆柱形，多分枝，枝条细短。叶对生；叶片厚纸质，广卵形，长3～9cm，宽2～3.5cm，先端渐尖，基部渐窄，边羽状分裂，裂片条形，3～5对，下部全缘，上部有2～3浅裂，两面深绿色。花单生叶腋或茎顶，多数排列成带叶的穗形总状花序；花萼筒状，上部5裂，绿色，有纵棱；花冠唇形，黄色，上唇先端圆，下唇3齿裂，中央裂片大；雄蕊4；雌蕊1，子房上位，2室，花柱伸冠外，柱头2裂。蒴果椭圆形，长约1.2cm，有纵棱，成熟开裂。种子多数。花期夏季，果期秋季。

【生长分布】生于山坡、路旁、草丛。分布于我国大部分地区。

【采收加工】夏、秋季采集，洗净，切段，晒干。

【性味归经】苦，凉。入肝、肾、肺、胃四经。

【功能主治】清热利湿，活血祛瘀。用于黄疸型肝炎，胆囊炎，蚕豆病，泌尿系结石，小便不利，水肿腹胀，血痢，血淋，产后瘀血痛，跌打损伤。

【配伍应用】

铃茵陈-天胡荽　铃茵陈清热利湿，并能活血祛瘀；天胡荽清热利湿，兼能解毒消肿。两药配伍，清热利湿功效增强，并具解毒消肿，活血祛瘀之功。用于湿热黄疸证。若配与茵陈、栀子、郁金、赤芍、半夏，作用更强。湿热黄疸，因湿热之邪内侵脾胃，中焦升降失调，蕴蒸肝胆，肝气失疏，肝络瘀滞而发。故此，湿热、气机升降失调、肝气郁滞、瘀阻、胆汁横溢是其主要病机，本对药与证合拍，对“瘀热发黄”必获良效。

铃茵陈-积雪草　铃茵陈能活血祛瘀；积雪草能活血消肿。两药配伍，相辅相成，共奏活血祛瘀，消肿止痛之功。用于跌打损伤，瘀滞肿痛。

【单方验方】

①用于黄疸型肝炎：铃茵陈、金丝桃、地柏枝各30克，老萝卜根9克，水煎服（《全国中草药汇编》）；或铃茵陈15克，毛梗豨莶30克，白毛藤30克，凤尾草30克，水煎服（《福州市民间药草》）。

②治胆囊炎：铃茵陈、地耳草、大青叶、海金沙、白花蛇舌草、穿破石各15克，水煎服（《全国中草药汇编》）。

③用于热淋、血淋：铃茵陈30～60克，水煎服（《青草药彩色图谱与验方》）。

④用于尿闭：铃茵陈30克，天胡荽15克，水煎服（《青草药彩色图谱与验方》）。

⑤用于血痢：铃茵陈30～90克，清水煎服（《泉州本草》）。

⑥治白带：铃茵陈30克，水煎，冲黄酒、红糖服（《浙江民间常用草药》）。

⑦声哑：铃茵陈30克水煎，加鸡蛋2枚煮熟，吃汤和蛋（《福州市民间药草》）。

【用法用量】内服：煎汤，9～15克（鲜品30～60克）；或研末入丸、散。

【注意事项】孕妇忌服。

笔仔草

（黄毛草、墙头草、猫仔草、金丝草、笔毛草、牛毛草）

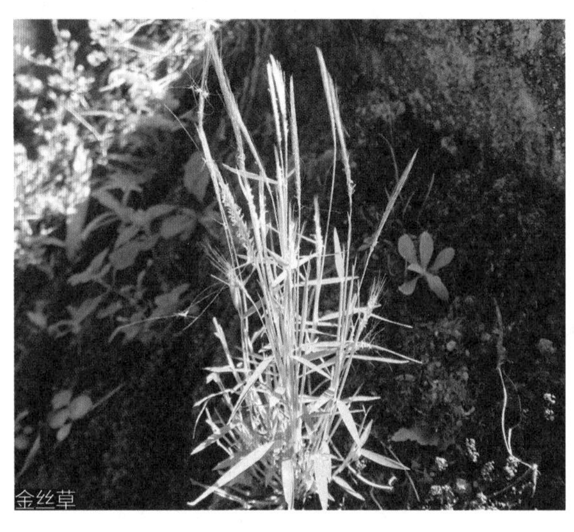

金丝草

【药物来源】禾本科植物金丝草〔*Pogonatherum crinitum*（Thunb.）Kunth〕的全草。

【植物特征】多年生草本，高10～30cm。根茎短，须根多，白色。秆丛生，纤细，直立，有节，节有白毛，无分枝。叶互生，叶片线形，长2～5cm，宽1.2～3mm，先端渐尖，全缘；叶鞘抱茎，鞘口有疏毛；两面浅绿色，疏被白毛。穗状花序，单生枝顶，长可达2.8cm，直立，金黄色；小穗成对；第二颖略长于第一颖，第一颖先端有睫毛，第二颖先端具芒；外稃线形，光滑，先端具芒。颖果椭圆形。花期和果期相同，皆在夏、秋季。

【生长分布】生于山坡、路旁、岩壁、乡村旧房残墙缝隙。分布于我国华南、华东、华中、西南以及台湾等地区。

【采收加工】夏、秋季采集，洗净，晒干。

【性味归经】甘、淡，凉。入脾、肾、膀胱三经。

【功能主治】利尿通淋，除烦解渴，清暑除蒸。用于急性肾炎，小便不利，热淋，血淋，中暑发热，夏季热，消渴，黄疸型肝炎，咳血，衄血。

【配伍应用】

笔仔草-萹蓄　笔仔草能利尿通淋；萹蓄清热利湿且利尿通淋。两药配伍，相辅相成，功效增强。用于湿热所致热淋、水肿、小便不利等证。

笔仔草-芦根　两药均有除烦解毒功效。但笔仔草泄热以除烦解渴；芦根泻火除烦解渴。两药配伍，共收清热泻火，生津解渴，除烦安神之功。用于热病津伤，症见发热或壮热、面赤、有汗、心烦、口渴喜饮等。

笔仔草-青蒿　两药都有消暑解热功效，笔仔草重在泄热，解暑；青蒿为清热解暑。两药配伍，相辅相成，功效较好。用于伤暑证，如发热有汗、头昏头痛、心烦口渴、尿短赤、脉数等症。若配积雪草、牛筋草、枫香树叶，效果更好。

【单方验方】

①用于急性肾炎：笔仔草、车前草、铺地草、爵床各30克，水煎服（《福建中草药处方》）。

②用于急性肾炎水肿：笔仔草30克，白花蛇舌草25克，车前草20克，冬瓜皮20克。水煎服，每日1剂，连服至水肿消退（《中国民间百草良方》）。

③用于急性肾盂肾炎、膀胱炎：笔仔草、白茅根、车前草、蒲公英、萹蓄各30克。水煎服，每日1剂，连服7～10天（《中国民间百草良方》）。

④用于小儿夏季热：笔仔草30克，单叶石枣15克，水煎服（《福建中草药处方》）。

⑤小便不通：笔仔草、车前草各30克，木通9克，制香附10克，水煎服。

⑥尿道炎：笔仔草30克，紫花地丁、马齿苋、猫须草各15克，水煎服。

⑦急性黄疸型肝炎：笔仔草、白茅根各30克，绵茵陈、积雪草各15克，水煎服（⑤～⑦出自《青草药彩色图谱》）。

⑧治糖尿病：笔仔草60克，白果12枚，酌加水煎服（《福建民间草药》）；或笔仔草、马齿苋各30克，石枣肉、山药各10克，水煎服（《青草药彩色图谱》）。

⑨尿血：笔仔草、一点红、白花蛇舌草各30克，共捣烂绞汁，调蜜服（《福建中草药处方》）。

⑩治梦遗泄精，白浊：鲜笔仔草30～60克，鲜海金沙草21克，水煎服（《福建中草药》）。

【用法用量】内服：煎汤，9～15克（鲜品90～120克）。

积雪草

（马蹄草、崩口碗、地棠草、铜钱草、雷公根、灯盏菜、乞食碗）

【药物来源】伞形科植物积雪草〔*Centella asiatica*（L.）

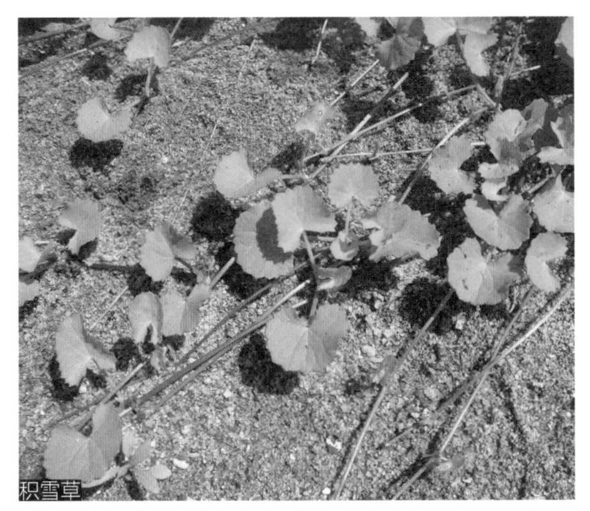
积雪草

Urban〕的带根全草。

【植物特征】多年生常绿草本，长15～40cm。茎纤细，伏地，圆柱形，有节，节处着地生根，多分枝。基生叶簇生，茎生叶互生，具长柄；叶片圆形，长、宽1.5～5cm，先端钝，基部近心形，边缘有钝齿，上面绿色，下面浅绿色。伞形花序生叶腋，总梗长约1cm；小花3～6朵；总苞片2，窄卵形；萼片5，先端截形；花瓣5，卵形；雄蕊5；子房下位，柱头2。双悬果，细小，扁圆形。花期夏季，果期秋季。

【生长分布】生于路旁、园地、荒野。分布于我国华南、华中、华东、西南等地区。

【采收加工】全年可采，洗净，晒干。

【性味归经】苦、辛，凉。入肝、脾、肾三经。

【功能主治】清热利湿，清解暑热，解毒消肿，散瘀止痛。用于湿热黄疸，湿热痢，热淋，伤暑头痛，暑湿腹泻，风热感冒，口腔炎，咽喉肿痛，急性淋巴结炎，跌打闪挫肿痛。

【配伍应用】

积雪草-黄毛耳草 两药均有清利肝脾湿热的功效。两药相配，相须相使，功效尤强。用于湿热黄疸、胁下胀痛以及湿热所致头昏痛、肢体酸痛等。

积雪草-青蒿 两药都有清热解暑作用。积雪草并能利湿，青蒿尚可凉血除蒸。两药配伍，则能清暑除蒸，祛湿解热。用于暑热挟湿证，如发热、头昏痛、胸脘痞闷、心烦、恶心呕吐、尿短赤、舌苔黄腻等症。配与茵陈、枫香树叶、笔仔草、白豆蔻，以助疗效。

积雪草-蒲公英 两药均有解毒清肿作用。但积雪草重在散结消肿；蒲公英清热解毒尤强。两药配伍，相辅相成，作用增强。用于痈疖、瘰疬等肿毒。

积雪草-金橘根 积雪草性凉，能散瘀消肿止痛；金橘根性温，可利气散结消胀。两药配伍，则能行气活血，祛瘀散结，消胀止痛。用于胸胁、脘腹损伤疼痛，以及气血郁结之胃脘痛。

【单方验方】

①用于湿热黄疸：积雪草60克（干品30克），水煎服（《畲族医药学》）。

②治传染性肝炎：积雪草、天胡荽、茅根各30克，鸡矢藤15克，香附6克，水煎2次，合并浓缩成30毫升。分3次服（《全国中草药汇编》）。

③治肠炎、痢疾：积雪草、车前草、马兰、鱼腥草各等量。晒干，共研细末，每服6克，每日3次。温开水送服（《全国中草药汇编》）。

④用于泌尿系结石：鲜积雪草、鲜天胡荽、鲜海金沙、鲜车前草各30克，水煎，2次分服，每日1剂（《全国中草药汇编》）。

⑤中暑（痧气腹痛）：鲜积雪草100克，水煎，调盐少许，连渣服（《畲族医药学》）。

⑥中暑腹泻：积雪草鲜叶搓成小团，嚼细，开水吞服1～2团（《浙江民间常用草药》）。

⑦风热感冒，身热微怕风，汗出，头胀痛，咽部红痛，口干：积雪草30克，金银花9克，薄荷6克，甘草3克，水煎服（《福建中草药处方》）。

⑧肺脓肿：积雪草、虎杖根、火炭母各30克，水煎服（《福建中草药处方》）。

⑨治口腔炎：积雪草、天胡荽各等量，捣烂绞汁，每次服10毫升，并涂抹口腔；或上药加马鞭草各30克，水煎服（《福建中草药处方》）。

⑩跌打损伤：鲜积雪草150克，水酒各半炖服，渣擦患处（《畲族医药学》）。

【用法用量】内服：煎汤，9～15克（鲜品30～60克）；或捣绞汁。外用：捣敷。

海金沙草

（左篆藤、罗网藤、须须药、虾蟆藤、西牛藤、金沙蕨）

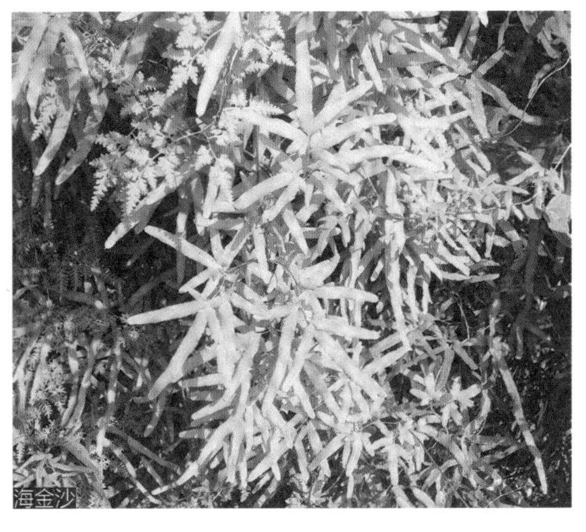
海金沙

【药物来源】海金沙科植物海金沙〔*Lygodium japonicum* (Thunb.) Sw.〕的全草。

【植物特征】多年生攀援草质藤本，长可达3.5m。根茎横走，须根多，有节，被黑褐色细毛。茎圆柱形，老茎光泽，浅棕色，幼茎被白色微毛。叶对生，具柄，一至二回羽状复叶，上面绿色，下面浅绿色，两面被短毛；营养叶长三角形，长12～16cm，宽9～12cm，小羽片有不规则掌状深裂；孢子叶卵状三角形，长宽各约10～18cm，小羽片卵状披针形，边缘有不规则羽裂及锯齿，边缘生流苏状孢子囊穗，长2～4mm，黑褐色。孢子囊卵形，囊盖鳞片状，卵形。孢子囊期夏、秋季。

【生长分布】生于山坡、路旁、灌木丛、林缘。分布于我国华南、华中、华东、华北、西南以及台湾等地区。

【采收加工】夏、秋季采集，洗净，切段，晒干。

【性味归经】甘，寒。入肺、肾、大肠、膀胱四经。

【功能主治】利尿通淋，清热解毒。用于泌尿路感染，尿路结石，肾炎水肿，肝硬化腹水，产褥感染，湿热黄疸，流行性腮腺炎，乙型脑炎，感冒发热。

【配伍应用】

海金沙草-车前草 两药甘寒，喜利下焦。海金沙草利尿通淋；车前草清热利尿。两药配伍，相须为用，功效较好。用于热淋、小便赤涩不利，以及水肿等证。

海金沙草-野菊花 两药都有清热解毒作用。海金沙偏于泄热；野菊花长于解毒。两药配伍，相须为用，作用较强。用于痈疖、痔疮肿痛等证。

【单方验方】

①用于泌尿路感染：海金沙草30～90克，煎服，一日2～3次（《福州市民间药草》）。

②用于尿血：海金沙草、荠菜各30克，车前草15克。水煎服（《福建中草药处方》）。

③尿路结石：海金沙草30克，连钱草60克。水煎服。每日1剂。

④暑热泄泻：鲜海金沙草30克，白米（炒）6克。共捣烂，如温开水500毫升，擂汁服。

⑤暑日小便赤涩，头昏，口渴：海金沙草30克，岗梅根20克，西瓜翠衣50克。煎水代茶饮（③～⑤方出自《中国民间百草良方》）。

⑥用于湿热黄疸：海金沙草、田基黄、鸡骨草各30克，水煎服（《广西中草药》）。

⑦肝硬化腹水：海金沙草、铺地蜈蚣各60克，红糖适量，水煎服。

⑧产褥感染：海金沙草30克，凤尾草、蛇莓各15克，酒水煎服。

⑨牙龈红肿疼痛，发热，口渴：海金沙草30克，鸡儿肠15克，杜衡3克，水煎服。

⑩遗精，滑精（下焦湿热，遗精频繁发作，口苦或干燥，小便赤）：海金沙草、盐肤木根各30克，地骨皮15克，水煎服（⑦～⑩方出自《福建中草药处方》）。

【用法用量】内服：煎汤，30～45克（鲜品45～90克）。外用：捣敷。

【注意事项】“海金沙根”详见“清热解毒”章；孢子“海金沙”详见本章。

海金沙

（左转藤灰、海金砂）

【药物来源】海金沙科植物海金沙〔*Lygodium japonicum* (Thunb.) Sw.〕的成熟孢子。

【植物特征】详见“海金沙草”。

【生长分布】详见“海金沙草”。

【采收加工】立秋前后采收，过早或过晚时，孢子易脱落；选择晴天早晨露水未干时，采割，放在衬有塑料布或布的筐上，晒干，而后用手揉搓、抖动，使之脱落，过筛去茎叶。

【性味归经】甘、淡，寒。入小肠、膀胱二经。

【功能主治】清热，利尿，通淋。用于尿路感染，尿路结石，小便淋沥涩痛，尿血，肾炎水肿。

【配伍应用】

海金沙-梗通草 两药寒凉，都有利尿通淋作用。但海金沙偏于利尿通淋；梗通草长于通利水道。两药配伍，相互为用，功效增强。用于石淋、热淋等证。石淋，配冬葵根、土牛膝、薅田藨根；热淋，配笔仔草、白花蛇舌草，以助功效。

【单方验方】

①用于尿酸结石症：海金沙、滑石共研为末。以车前子、麦冬、木通煎水调药末，并加蜜少许，温服（《陕西中药志》）。

②治膏淋：海金沙、滑石各一两（为末），甘草二钱半（为末）。上研匀。每服二钱，食前，煎麦冬汤调服，灯心汤亦可（《世医得效方》海金沙散）。

③用于热淋：海金沙为末，生甘草汤冲服（《泉州本草》）。

④肾炎水肿：海金沙、马蹄金、白茅根各30克，玉米须12克，水煎服（《青草药彩色图谱》）。

⑤热淋小便赤涩疼痛：海金沙12克，滑石15克，栀子10克，水煎服（《袖珍中草药彩色图谱》）。

⑥小儿消化不良：海金沙3克，叶下珠3克，鸡内金5克，猪肝50克。将前3味药烘干，共研细末，与猪肝同蒸熟服（《中国民间百草良方》）。

⑦治脾湿胀满：海金沙30克，白术6克，甘草1.5克，牵牛子4.5克，水煎服（《泉州本草》）。

【用法用量】内服：煎汤，4.5～9克；或研末入丸、散。

粉防己

（防己、汉防己、石蟾蜍、山乌龟、白木香、猪大肠）

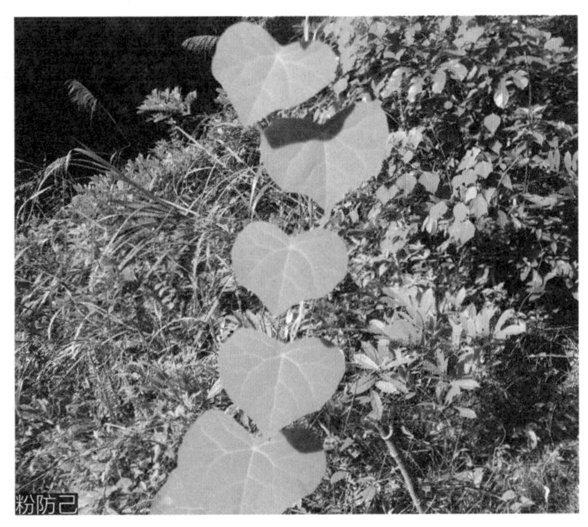
粉防己

【药物来源】防己科植物粉防己〔*Stephania tetrandra* S.Moore〕的根。

【植物特征】多年生缠绕草质藤本，长1.5～4m。根茎肥厚粗壮，圆柱状而弯曲，皮浅棕色。茎圆柱形，柔韧，幼茎略带紫红色。单叶互生，叶柄盾状着生；叶片宽三角状卵形，长3～6.5cm，宽5～6cm，先端尖，基部近心形，全缘，上面绿色，下面灰绿色，两面均被短柔毛。头状聚伞花序，腋生；花单性，雌雄异株；雄花花萼4，三角状，花瓣5，白色，雄蕊4；雌花花萼4，花瓣5。核果圆形，直径3～5mm，成熟时红色。花期春、夏季，果期夏、秋季。

【生长分布】生于山坡、路旁、疏灌丛、林缘。分布于我国华南、华中、西南等地区。

【采收加工】秋季（白露前后为佳）采挖，洗净，切片，晒干。

【性味归经】苦、辛，寒。入膀胱、脾、肾三经。

【功能主治】利水消肿，祛风除湿，降血压，止痛。用于水肿，小便不利，风湿性关节炎，汗出恶风身痛，湿脚气，高血压，椎间盘突出症合并腰骶神经炎，强直性脊柱炎，神经根炎。

【配伍应用】

粉防己-赤小豆　两药都有利水消肿作用。粉防己渗湿利水；赤小豆乃和脾利水。两药配伍，作用增强，利水而不伤正。用于湿热所致水肿、脚气浮肿等证。

粉防己-海桐皮　两药均祛风湿，疗痹止痛。但粉防己偏于除湿而利关节；海桐皮长于搜风邪，通经络，疗风湿。两药配伍，则能祛风除湿，通经活络，消肿止痛。用于湿痹、风湿痹等证。

【单方验方】

①四肢水肿：粉防己、黄芪、白术各9克，炙甘草3克，水煎服（《全国中草药汇编》）。

②风湿性关节炎：粉防己15克，雷公藤根10克，猪蹄1个，水酒各半炖服（《畲族医药学》）。

③风湿性关节炎痛或神经痛：粉防己12克，土牛膝30克，两面针9克，水煎加红糖小许，分2次服，连服数剂；或粉防己15克，土茯苓12克，忍冬藤30克，炖服（《福州市民间药草》）。

④类分湿关节炎：粉防己20克，连翘15克，山栀、薏苡仁、杏仁各10克，水煎服（《中草药彩色图谱与验方》）。

⑤治脚气肿痛：粉防己、木瓜、牛膝各9克，桂枝1.5克，枳壳3克，水煎服（《本草切要》）。

⑥各种神经痛：粉防己2～3克，苯海拉明25毫克，1次服，每日2～3次（《全国中草药汇编》）。

⑦中暑腹痛：粉防己15克，磨黄酒1小杯，炖温服（《畲族医药学》）。

【用法用量】内服：煎汤，4.5～9克；或研末或磨汁。外用：捣敷或研末调抹。

黄毛耳草

（拖地莲、山蜈蚣、腹泻草、蜈蚣草、耳草、金毛耳草）

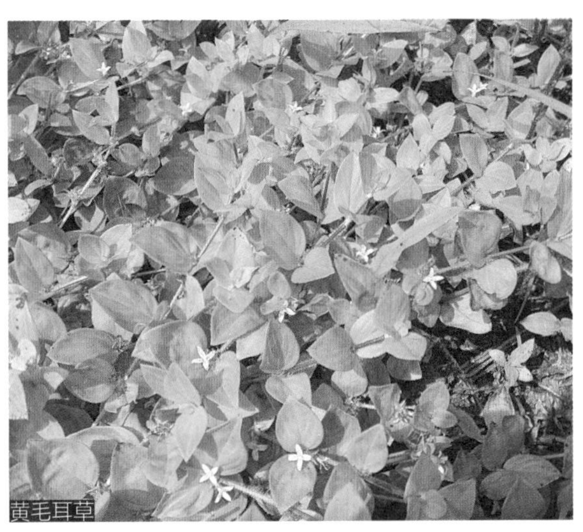
黄毛耳草

【药物来源】茜草科植物黄毛耳草〔*Hedyotis chrysotricha* (Palib.) Merr.〕的全草。

【植物特征】多年生草本，长可达30cm。茎匍匐，有节，节生须根，外面灰色，密被白色长柔毛，老时色黄，多分枝。单叶对生，具短柄或无柄；叶片宽卵形，长1～2cm，宽0.5～0.8cm，先端尖，基部近圆形，全缘，上面绿色，下面浅绿色，下面叶脉被白色柔毛。花腋生，有短梗，被白柔毛；花萼下部筒状，上部4深裂；花冠漏斗状，上部4裂，平展，白色或略带紫色；雄蕊4。蒴果细小，扁圆形，熟时背开裂，外存宿萼。花期夏、秋季，果期秋、冬季。

【生长分布】生于山坡、路旁、草地。分布于我国华南、华中、西南等地区。

【采收加工】夏、秋季采集，洗净，切段，晒干。

【性味归经】微苦，凉。入肝、胆、膀胱、大肠四经。

【功能主治】清热利湿，舒筋活络，解毒消肿。用于急性黄疸型肝炎，痢疾，肠炎，急性肾炎水肿，乳糜尿，蛇咬伤，蜈蚣咬伤。

【配伍应用】

黄毛耳草-茵陈蒿 两药均有清利肝胆经湿热作用。黄毛耳草尚能解毒消肿；茵陈蒿又善于利胆退黄。两药配伍，共收清肝泄胆，解毒消肿，利胆退黄之功。用于湿热或疫毒所致肝病黄疸证。

黄毛耳草-倒扣草 黄毛耳草能舒筋活络，且清湿热；倒扣草能祛风解表，并利水湿。两药配伍，则能祛风解表，清热利湿，活络止痛。用于风湿在表，如发热畏风、头痛、全身困倦、关节酸楚、舌苔微黄微腻等症。

黄毛耳草-紫花地丁 两药均能解毒消肿。但黄毛耳草消肿作用较好；而紫花地丁清热解毒功效强。两药相配，相辅相成，功效显著。若治乳痈初起，配与瓜蒌、橘叶、蒲公英、乳香、没药；用于疮疡肿毒，配与无莿根、蒲公英，疗效更佳。

【单方验方】

①用于急性黄疸型肝炎：黄毛耳草、金扁柏、白茅根各30克，水煎服（《青草药彩色图谱》）。

②急性传染性肝炎：黄毛耳草、地柏枝各30克，水煎服（《全国中草药汇编》）。

③急性肾炎：鲜黄毛耳草、地菍、车前草各60克，水煎服（《青草药彩色图谱》）。

④用于小儿急性肾炎：鲜黄毛耳草水煎加红糖服。2～3岁24～30克；4～6岁30～45克；7～10岁45～60克；10岁以上者60～75克。以上为1日量，分3次服（《浙江民间常用草药》）。

⑤急性胃肠炎：黄毛耳草、谷芽各30克，鸡眼草、凤尾草各15克，水煎服（《福建中草药处方》）。

⑥胃肠炎：黄毛耳草、檵木嫩枝叶各60克，车前草、铁扫帚各30克，水煎服（《全国中草药汇编》）。

⑦痢疾：黄毛耳草、地锦草各30克，苦职15克，水煎服（《青草药彩色图谱》）。

⑧治乳腺炎：黄毛耳草30克，水煎服（《草药手册》）。

⑨乳糜尿：黄毛耳草30克，金樱子根15克，车前草、贯众各9克，水煎服（《全国中草药汇编》）。

【用法用量】内服：煎汤，9～30克（鲜品30～90克）。外用：捣敷。

黄秋葵根

（黄芙蓉根、桐麻根）

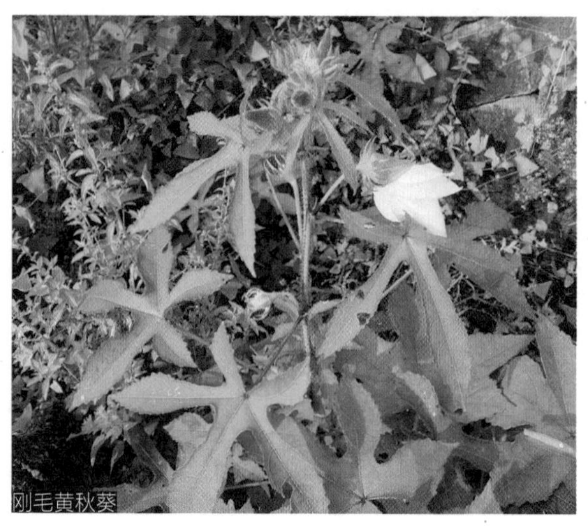

刚毛黄秋葵

【药物来源】锦葵科植物刚毛黄秋葵〔*Abelmoschus manihot*（L.）Medic.var.*pungens*（Roxb.）Hochr.〕的根。

【植物特征】一年生草本，高1～2m，全体被黄色长刚毛。茎直立，圆柱状，绿色，少分枝。单叶互生，叶柄长15～25cm；叶片掌状，5深裂，直径12～22cm，裂片条状披针形，先端渐尖，边缘有粗锯齿，上面绿色，下面浅绿色。花腋生；苞片4～5，线形；萼4～5裂，卵状披针形；花冠5，黄色，条状披针形；雄蕊多数。蒴果长圆形，长可达12cm，先端尖。种子多数。花期秋季，果期秋、冬季。

【生长分布】生于溪边、山坡、路旁；或栽培。分布于我国大部分地区。

【采收加工】秋季采挖，除须根，洗净，切片，晒干。

【性味归经】苦，平。入肾、膀胱二经。

【功能主治】清热利湿。用于水肿，淋病。

【配伍应用】

黄秋葵根-水丁香 两药均引下焦，都有清利湿热，利水消肿之功。黄秋葵根清肾、膀胱湿热；水丁香清利肾、膀胱水湿消肿。两药配伍，相辅相成，作用显著。用于湿热水肿、热淋等证。若用于水肿，配与笔仔草、海金沙草、苦地胆；热淋，配与车前草、凤尾草、白花蛇舌草，以增疗效。

【单方验方】

①用于水肿：黄秋葵根、水杨柳、水灯草根各9～15克，煨水服（《贵州草药》）。

②治腹水：黄秋葵根、蜂蜜各30克，煨水服。泻水后，另用槲寄生15克，煨水服，可防复发（《贵州草药》）。

③用于尿路感染，水肿：黄秋葵根9～15克，煎服；或用干根粉，每次1.5～3克，开水吞服（《云南中草药手册》）。

【用法用量】内服：煎汤，9～15克；或研末吞服，每次1.5～3克。

【注意事项】"黄秋葵叶"味苦、性平，消肿止痛，治疮疽、骨折、跌打损伤。捣敷或研末调敷，供参考。

黄蜀葵根

（秋葵根、黄秋葵根）

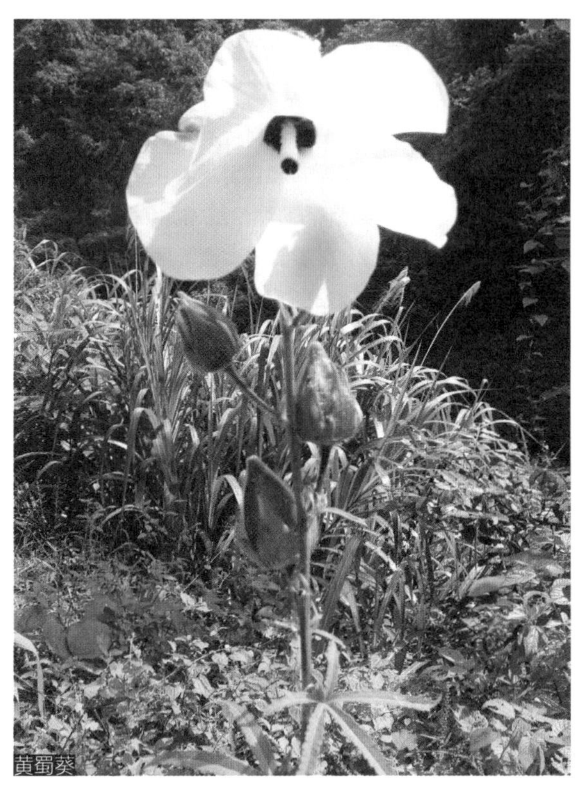
黄蜀葵

【药物来源】锦葵科植物黄蜀葵〔*Abelmoschus manihot*（L.）Medic.〕的根。

【植物特征】详见"清虚热"章"黄蜀葵茎"。

【生长分布】详见"清虚热"章"黄蜀葵茎"。

【采收加工】秋季采挖，除须根，洗净，切片，晒干。

【性味归经】甘、苦，寒。入肺、肾、膀胱三经。

【功能主治】利水通淋，消肿解毒。用于水肿，淋病，乳汁不通，流行性腮腺炎，痈肿，中耳炎，急性阑尾炎，肺痈。

【配伍应用】

黄蜀葵根-梗通草　两药都有利尿通淋作用。黄蜀葵根则偏重泄热利尿；梗通草长于通利水道。两药配伍，相辅相成，作用较强。用于石淋、热淋等证。若用于石淋，配冬葵根、薅田藨根、黄麻根；热淋，配笔仔草、海金沙草、金钱草，疗效更佳。

黄蜀葵根-蒲公英　两药性寒，均有消肿解毒作用。但黄蜀葵根功偏清热消肿；蒲公英重在清热解毒。两药配伍，相须为用，作用提高。用于痈疖肿毒等。

【单方验方】

①用于痢疾：黄蜀葵根15～45克，水煎服（《草药手册》）。

②通乳：黄蜀葵根30克。煮黄豆或猪腿服（《草药手册》）。

③急性阑尾炎：黄蜀葵根60克，三叶鬼针草30克，鱼腥草30克，水煎服。另取鲜根皮和酒糟适量，捣烂敷回盲部（《畲族医药学》）。

④肺热咳嗽：取黄蜀葵根15克，加水适量，煎后加冰糖30克，饭后温服（《闽东本草》）。

⑤脓疱疮酿脓期：黄蜀葵根鲜皮适量，浸粳米水捣烂，敷脓疮周围，留疮口排脓（《实用皮肤病性病中草药彩色图集》）。

⑥脓疱疮溃脓期：黄蜀葵根鲜皮500克，蛇床子300克，共捣烂，加水2000毫升，煎至500毫升，过滤。含2次药液煎至300毫升，每次用药液调青黛适量成糊状涂溃脓处，日涂2次（《实用皮肤病性病中草药彩色图集》）。

【用法用量】内服：煎汤，9～15克（鲜品30～60克）。外用：捣敷或熬汁调敷。

【注意事项】"黄蜀葵茎"详见"清虚热"章；"黄蜀葵子""黄蜀葵花"详见本章。"黄蜀葵叶"甘寒，功能清热解毒，供参考。

黄蜀葵子

（秋葵子、黄秋葵子）

【药物来源】锦葵科植物黄蜀葵〔*Abelmoschus manihot*（L.）Medic.〕的种子。

【植物特征】详见"黄蜀葵茎"。

【生长分布】详见"黄蜀葵茎"。

【采收加工】秋季果实成熟时采摘，晒干，除去果壳，簸去杂质。

【性味归经】甘，寒，滑。入肾、膀胱、胃三经。

【功能主治】利尿，消肿，通乳。用于淋病，水肿，乳汁不通，痈肿，跌打损伤。

【配伍应用】

黄蜀葵子-苘麻根　两药秉性寒、凉，偏行下焦，均有利尿作用。黄蜀葵子长于利尿消肿；苘麻根偏于利尿通淋。两药配伍，相辅相成，共收利尿，消肿，通淋之功。用于水肿、热淋、石淋等证。

黄蜀葵子-路路通　两药都有通乳功能。但黄蜀葵子长于利乳道；而路路通偏于通乳络。两药相配，共收通经活络，利窍通乳之功。用于肝郁气滞，致乳络不畅，乳汁不行，乳房胀痛，或伴胸胁胀满、心烦意躁、畏寒、发热等。可配与橘叶、瓜蒌、枳壳，以增疗效。

【单方验方】

①用于小便不通：黄蜀葵子三四十粒，细研，以汤冲，绞取汁一小盏，顿服（《圣济总录》）。

②催生：黄蜀葵子（炒）七十粒，烂研，酒服（《海上方》）。

③治痈肿不破：黄蜀葵子研，酒服（《卫生易简方》）。

④跌扑损伤：黄蜀葵子研，酒服二钱（《海上方》）。

⑤治便痈初起：黄蜀葵子十七粒，皂角半挺。为末，以石灰同醋调涂（《永类钤方》）。

【用法用量】内服：煎汤，6～9克；或研末。外用：研末调涂。

【注意事项】孕妇忌服。

黄蜀葵花

（秋葵花、黄秋葵花）

【药物来源】锦葵科植物黄蜀葵〔*Abelmoschus manihot*（L.）Medic.〕的花。

【植物特征】详见"黄蜀葵茎"。

【生长分布】详见"黄蜀葵茎"。

【采收加工】夏季采摘，晒干。

【性味归经】甘，寒。入心、肾、膀胱三经。

【功能主治】通淋，消肿，解毒。用于热淋，石淋，小便不利，痈疽肿毒，汤火烫伤。

【配伍应用】

黄蜀葵花-车前草　两药甘、寒，都有清热，利尿，通淋作用。但黄蜀葵花通淋功效较好；而车前草利尿泄热作用偏强。两药配伍，相须为用，功效增强。用于热淋、石淋，以及小便不利等证。

黄蜀葵花-蒲公英　两药性寒，都有清热，消肿，解毒之作用。但黄蜀葵花长于清热消肿；蒲公英重在清热解毒。两药相配，相辅相成，作用显著。用于痈疽肿毒等。

【单方验方】

①治石淋：黄蜀葵花一两。捣罗为散，每服一钱匕，食前米饮调下（《圣济总录》）。

②治痈疽肿毒恶疮：黄蜀葵花，用盐掺，取入瓷器密封，经年不坏，患处敷之（《仁斋直指方》）。

③治火灼伤：用瓶盛麻油，以箸就树夹取黄蜀葵花，收入瓶内，勿犯人手，密封收之，遇有伤者，以油涂之（《经验方》）。

④用于小儿口疮：黄蜀葵花烧末敷（《肘后方》）。

【用法用量】内服：研末，3～6克。外用：研末调敷或油浸涂之。

黄泡

（小黄泡）

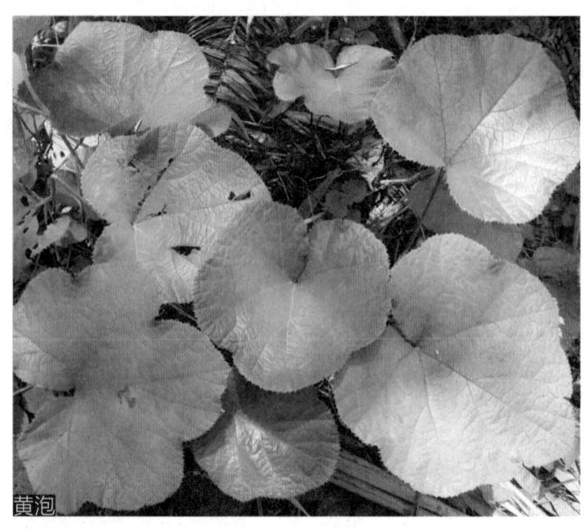
黄泡

【药物来源】蔷薇科植物黄泡〔*Rubus pectinellus* Maxim.〕的全株。

【植物特征】草木或半灌木，高15～30cm。茎匍匐，被长柔毛，疏生针刺。单叶互生，叶柄长2～6cm；叶片纸质，近圆形，长、宽约3～7cm，先端钝，基部心形，边缘有锯齿，上面绿色，下面浅绿色，下面被稀疏柔毛，叶脉疏生柔毛和针刺。花单生或数朵簇生茎顶或叶腋，花梗被毛或针刺；萼筒状，先端5裂，裂片披针形，外被柔毛和针刺；花瓣5，白色，倒卵形，较萼短；雄蕊多数，雌蕊亦多。聚合果近圆形，径约1cm，成熟红色。种子多数。花期春、夏季，果期夏、秋季。

【生长分布】生于山坡、林下、路旁。分布于我国华南、华中、西南以及台湾等地区。

【采收加工】夏季采集，洗净，切段，晒干。

【性味归经】苦、微涩，寒。入小肠、胃、肝三经。

【功能主治】清热利湿，解毒，收敛。用于湿疹，黄水疮，湿毒疮，接触性皮炎，腹泻。

【配伍应用】

黄泡-土茯苓　黄泡味苦微涩性寒，有清热利湿，解毒作用；土茯苓味甘淡性平，具解毒，利湿，泄浊之功。两药配伍，则能利湿泄浊，清热解毒。用于白浊、白带，以及湿疹、黄水疮、湿毒疮等证。

黄泡-椿白皮　两药味苦涩性寒；黄泡能解毒敛疮，用于湿疹、腹泻等；椿白皮清热燥湿，涩肠，止泻，治久泻、久痢、白带多。两药配伍，相辅相成，共收清热解毒，燥化湿邪，厚肠止泻之功。用于湿热所致泄泻，以及妇女黄带而多、湿疹等证。

【用法用量】内服：煎汤，9～15克。外用：研末调敷。

黄花母

（拔脓消、地膏药、金盏花、单枝落叶、生扯陇、小柴胡）

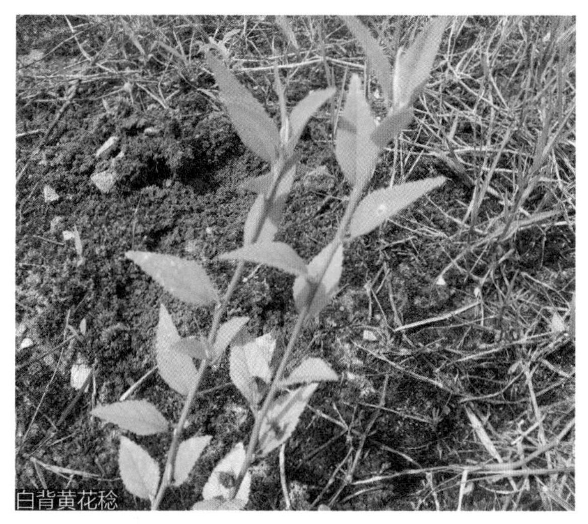
白背黄花稔

【药物来源】锦葵科植物白背黄花稔〔*Sida rhombifolia* L.〕的全草。

【植物特征】亚灌木，高0.5～0.8m。茎直立或斜展，圆柱形，多分枝，小枝密被星状毛。叶互生，具短柄；叶片长卵形，长1.5～3.5cm，宽1～1.3cm，先端短尖或钝尖，基部楔形，边缘有锯齿，上面绿色，被短小星状毛，下面灰白色，密被柔毛；托叶刺毛状。花通常单生叶腋，花梗长可达2cm，靠上部有节；萼5裂，绿色，外被星状柔毛；花瓣5，黄色，倒卵形，先端钝而略凹；雄蕊多数，花丝连合。蒴果扁圆形，直径6～7mm，先端有2芒。花期夏、秋季，果期秋、冬季。

【生长分布】生于山坡、路旁、荒地。分布于我国华南、华中、西南以及台湾等地区。

【采收加工】夏季采集，割取地上部分，洗净，切段，晒干。

【性味归经】甘、辛，凉。入心、肝、肺、大肠、小肠五经。

【功能主治】清热利湿，活血排脓。用于流感，感冒，痢疾，肠炎，黄疸，痔血，痈疽疔疮。

【配伍应用】

黄花母-倒扣草　黄花母清热利湿；倒扣草疏风解表，并利湿。两药配伍，相使相须，共收疏风解表，清热利湿之功。用于湿热在表，如发热微恶寒、头痛、身体困倦、关节酸楚、尿黄、舌苔微黄微腻等症。

黄花母-鱼腥草　两药秉性寒凉，都有排脓消痈作用。黄花母活血以去旧生新托脓；鱼腥草清热败毒并排脓。两药配伍，共呈清热解毒，活血行滞，排脓消痈之功。用于痈疖已溃，脓血黄稠、疮周鲜红等实热证。

【单方验方】

①治关节筋骨痛风：干黄花母，每次60克，水煎服（《泉州本草》）。

②用于湿疹：黄花母加水炖服（《闽东本草》）。

③治疲劳过度吐血：鲜黄花母60克。合猪赤肉炖服（《泉州本草》）。

【用法用量】内服：煎汤，15～30克（鲜品60～90克）。外用：捣敷。

【注意事项】注意与“黄花仔”鉴别，详见“清热解毒”章。根“黄花母根”详见本章。

黄花母根

（胶粘根、土黄芪）

【药物来源】锦葵科植物白背黄花稔〔*Sida rhombifolia* L.〕的根。

【植物特征】详见“黄花母”。

【生长分布】详见“黄花母”。

【采收加工】秋季采挖，洗净，切片，晒干。

【药理作用】水提物有祛痰作用。本品对大鼠甲醇性关节炎有抗炎作用。体外对大肠埃希菌有抑制作用。

【性味归经】甘，凉。入肺、肝、大肠三经。

【功能主治】清热利湿，益气补虚，排脓生肌。用于关节风湿痛，腰腿痛，头昏，劳倦乏力，疮痈因虚难溃，疮痈溃后因虚难收口。

【配伍应用】

黄花母根-穿山龙　黄花母根能清热利湿；穿山龙祛风活络并止痛。两药配伍，相互为用，共奏祛风利湿，清热舒筋，活络止痛之功。用于风湿热痹，关节肿痛等。

黄花母根-大枣　黄花母根能益气扶脾；大枣益气且养血。两药配伍，则能益气，补脾，养血。用于气血不足，中气虚弱，如困倦乏力、头昏心悸、食少便溏等症。

黄花母根-羊肉　黄花母根能益气补虚，托脓生肌；羊肉可补虚益气，温中暖下。两药配伍，相辅相成，共奏补中益气，温经通脉，托脓生肌之功。用于痈疖溃后，因气虚血寒，症见脓液清稀、疮周淡红、久不生肌敛口等症。

【单方验方】

①治腰腿痛：干黄花母根30克，墨鱼干2条，酒水各半炖服（《中草药手册》）。

②治痈肿成脓，但气虚不易溃破：鲜黄花母根30～90克，或加猪排骨。水煎服（《福建中草药》）。

③治哮喘：黄花母根60克，白糖30克。煎汤服（《广西中草药》）。

【用法用量】内服：煎汤，15～24克（鲜品30～60克）；或炖肉。

黄果茄根

（刺茄根、黄水茄根）

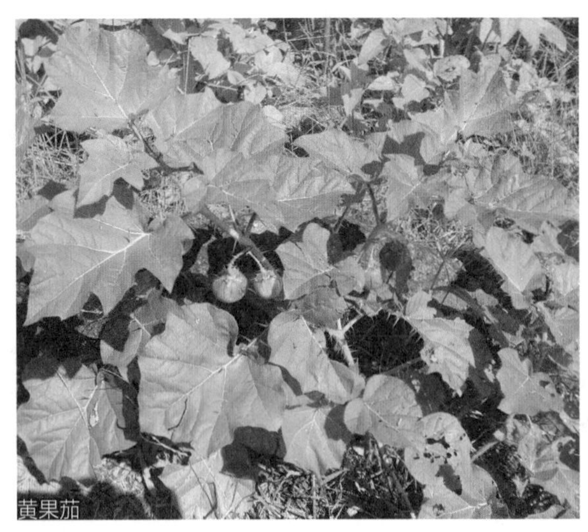
黄果茄

【药物来源】茄科植物黄果茄〔*Solanum xanthocarpum* Schrad. et Wendl〕的根。

【植物特征】多年生草本，高40～70cm，全体被星状毛，茎、枝、叶脉有锐刺。茎直立或斜展，圆柱形。叶互生，叶柄长1.5～2.5cm；叶片草质，卵形或卵状椭圆形，长5～14cm，宽3～7cm，先端钝或急尖，基部近心形，边缘有深裂，两面绿色。聚伞花序侧生，具梗；花萼5裂，外面有小刺；花冠钟形，蓝色，5深裂，被茸毛。浆果圆形，未成熟时有深绿色网纹，成熟时橙黄色，存宿萼。种子多数。花期冬季至夏季，果期夏季。

【生长分布】生于村边、路旁、林缘。分布于我国华南、西南等地区。

【采收加工】夏、秋季采挖，洗净，切段，晒干。

【性味归经】苦、辛，温。入肝经。

【功能主治】利湿，消肿，止痛。用于风湿关节痛，手足麻木，睾丸炎，牙痛。

【配伍应用】

黄果茄根-地锦　黄果茄根能利湿，消肿，止痛；地锦可活血，祛风，止痛。两药配伍，则能祛风利湿，舒筋活络，消肿止痛。用于风湿痹之关节痛等症。

黄果茄根-蒲公英　黄果茄根苦、辛、温，能消肿止痛，功偏消散；蒲公英苦、寒，能清热解毒消痈，重在清热毒。两药配伍，寒温调和，共奏清热解毒，消肿止痛之功。可用于乳痈、痈疖肿毒初起。

【单方验方】

①治手足麻痹，风湿性关节炎：鲜黄果茄根60～90克，炖母鸡服。

②治睾丸炎：黄果茄根7株，马鞭草根5株，灯笼草根7株，合猪腰子炖服；合青壳鸭蛋炖服亦可。

③治牙痛：黄果茄根15克，水煎服或煎浓汤漱口（①～③方出自《中草药手册》）。

【用法用量】内服：煎汤，9～15克（鲜品15～30克）；或炖肉。外用：捣敷。

梗通草

（白梗通、野通草、气通草、水通草）

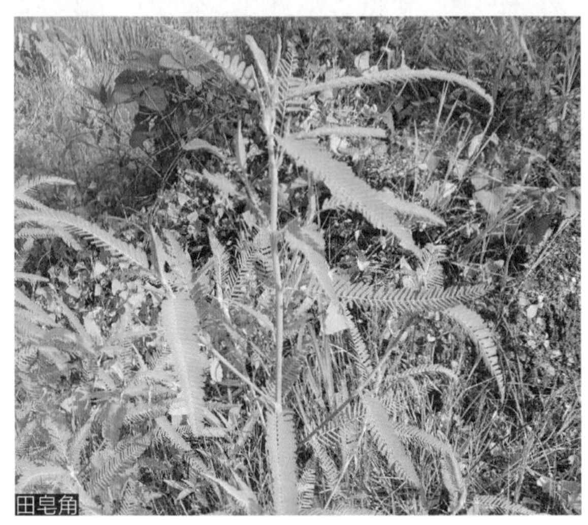
田皂角

【药物来源】豆科植物田皂角〔*Aeschynomene indica* L.〕茎的木质。

【植物特征】详见“辛凉解表”章“合萌”。

【生长分布】详见“辛凉解表”章“合萌”。

【采收加工】秋季采集，连根拔起，除去枝叶及上部，剥去茎及根皮，取其木质部，切段，晒干。

【药理作用】煎剂在体外对金黄色葡萄球菌有抑制作用。

【性味归经】淡、微苦，凉。入肺、胃二经。

【功能主治】清热，利尿，通乳。用于水肿，淋病，乳汁不通。

【配伍应用】

梗通草-笔仔草　两药寒凉，都有清热利尿作用。梗通草偏于泄热，尚能通利水道；笔仔草长于利尿通淋。两药配伍，相辅相成，清热利湿，利尿通淋功效较好。用于热淋、石淋、水肿等证。用于石淋，配于蓊田藨根、海金沙、冬葵根；用于热淋，配于凤尾草、车前草；水肿，配与水丁香、冬瓜皮、赤小豆，以增疗效。

梗通草-鲫鱼　梗通草能通络下乳；鲫鱼可补虚增乳。两药配伍，相互为用，既能滋乳源，又可通乳络，获双向功用。用于脾虚气弱，化源不足，乳汁匮乏。

【用法用量】内服：煎汤，9～15克。

【注意事项】全草“合萌”详见“辛凉解表”章；“合萌根”详见本章。

野席草根

（野灯心草根、野灯草根、水通草根）

【药物来源】灯心草科植物拟灯心草〔*Juncus setchuensis* var. *effusoides* Buchen.〕的根茎。

【植物特征】详见“龙须草”。

【生长分布】详见“龙须草”。

【采收加工】夏、秋季采挖，洗净，切段，晒干或鲜用。

【性味归经】微苦，凉。入肺、肝、肾、膀胱四经。

【功能主治】清热利湿。用于热淋，小便不利，心烦失眠，鼻衄，目赤，齿痛，妇女血崩。

【配伍应用】

野席草根-海金沙草 野席草根清热利湿，用于热淋，小便赤涩、不利；海金沙草利尿通淋，用于热淋、砂淋等。两药配伍，相辅相成，功效尤强。用于湿热热淋、小便赤涩不利、血淋等证。

【单方验方】

①用于尿路感染：野席草根、车前草各30克，土茯苓9克；或野席草根60克，马鞭草15克，水煎服。

②治失眠，神经衰弱：野席草根60克，麦冬15克，水煎服。

③用于急性气管炎：野席草根、合欢皮各15克，水煎服，每3天服1次。

④治赤眼肿痛：野席草根、谷精草各30克，水煎服（①～④方出自《浙江民间常用草药》）。

⑤鼻中不时出血：野席草根煎服（《医方一盘珠》）。

⑥治齿牙疼痛，动摇欲落者：野席草根，煎汤代茶服（《仁惠方》）。

【用法用量】内服：煎汤，30～60克。

蛇葡萄

（山葡萄、蛇白蔹、东北蛇葡萄、野葡萄、见肿消、假葡萄）

【药物来源】葡萄科植物蛇葡萄〔*Ampelopsis heterophylla* (Thunb.) Sieb. et Zucc. var. *brevipedunculata* (Regel) C.L.Li〕的茎、叶。

【植物特征】详见“清热解毒”章“蛇葡萄根”。

【生长分布】详见“清热解毒”章“蛇葡萄根”。

【采收加工】夏、秋季采收，切段，晒干。

【药理作用】同属植物小叶蛇葡萄粗提取物的20%溶液能抑制大肠埃希菌，2%溶液可完全抑制金黄色葡萄球菌的生长。20%提取液对豚鼠有利尿作用。其提取液还有止血作用（兔耳法）。

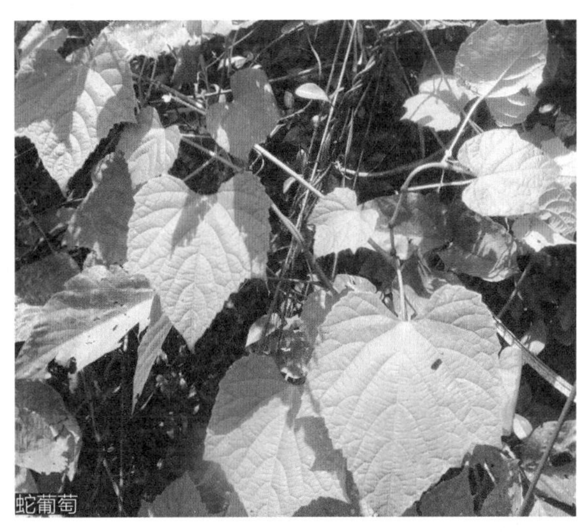

蛇葡萄

【性味归经】甘，平，无毒。入心、肝、肾三经。

【功能主治】利尿除湿，止血散瘀。用于慢性肾炎，慢性肝炎，小便涩痛，风疹，痫症，风湿性关节痛。

【配伍应用】

蛇葡萄-玉米须 两药均味甘、性平，偏行下焦，功主渗利。但蛇葡萄偏于利尿渗湿，玉米须长于利尿泄热。两药配伍，甘可益脾，则能和脾渗湿，行水利尿。用于脾失运化，水湿壅盛之水肿证，如小便短少、水肿、按之凹陷、腹胀食少等症。配冬瓜皮、大腹皮、土砂仁、笔仔草，以增疗效。

蛇葡萄-三七草 两药都有止血作用。但蛇葡萄止血而散瘀；三七草活血而止血。相须为用，共收止血，活血，散瘀之功。用于跌打损伤，所致咳血、吐血等证。血热出血、脾不统血之出血证，均在禁之例。

【单方验方】

①用于慢性肾炎：蛇葡萄叶粉15克，放鸭蛋白内搅匀，用茶油煎炒；另取蛇葡萄30克煎汤，以一部分代茶，与上述炒蛋白配合内服，另一部分洗擦皮肤（《泉州本草》）。

②用于小便不利涩痛，肝炎，胃炎呕吐，风湿性关节炎：蛇葡萄30～60克，煎服（《上海常用中草药》）。

③治痫症：鲜蛇葡萄粗茎（去粗皮）90克，水煎服，每日一剂（《江西草药》）。

④跌打损伤肿痛，恶疮肿毒：用蛇葡萄鲜叶捣烂外敷（《常用中草药手册》）。

⑤治外伤出血：蛇葡萄叶焙干研粉，撒于伤处（《浙江民间常用草药》）。

【用法用量】内服：煎汤，30～60克；或研末入丸、散。外用：捣敷或研末撒。

【注意事项】注意与“山藤藤秧”鉴别，详见“祛风湿”章。根“蛇葡萄根”详见“清热解毒”章。

眼子菜

（牙齿草、水案板、鸭吃草、金梳子草、檀木叶、地黄瓜）

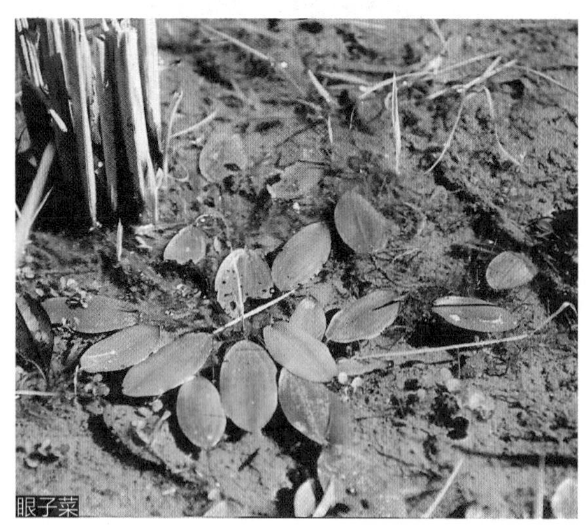
眼子菜

【药物来源】眼子菜科植物眼子菜〔*Potamogeton distinctus* A.Benn.〕的全草。

【植物特征】多年生水生草本。根状茎细长，有节，节上生须根，白色。茎近直立，细长，悬垂水中。叶互生或对生，叶柄长达10cm；叶片浮于水面，长卵形或卵状披针形，长3～8cm，宽1.5～2.5cm，先端急尖，基部圆形，全缘，上面绿色，有数条平行纵脉，下面浅绿色。穗状花序顶生或腋生，序梗长3～8cm；花细小，绿色；花被4，雄蕊4，花药向外斜展；雌蕊2。小核果近倒卵形。花期夏季，果期秋季。

【生长分布】生于山田、水池、浅沼。分布于我国大部分地区。

【采收加工】夏季采集，洗净，晒干。

【药理作用】水案板是一种有效驱虫药，曾用小鼠灌胃测定其半数致死量，服药量相当于目前最大量15倍皆未见死亡，故其毒性很低。

【性味归经】微苦，凉。入胆、肝、膀胱三经。

【功能主治】渗湿利水，清热解毒，凉血止血，驱蛔。用于急性结合膜炎，痢疾，黄疸，水肿，臌胀，淋病，白带，小儿疳积，蛔虫病。

【配伍应用】

眼子菜-水丁香　眼子菜味微苦、性凉，渗湿利水；水丁香味苦、性凉，利尿消肿。两药配伍，相辅相成，共收清热利湿，利尿消肿之功。用于湿热所致水肿、小便不利，以及热淋等证。

眼子菜-地锦草　两药偏行下焦，均有清热，解毒，利湿作用。但眼子菜偏于清利湿热；地锦草则重在清热解毒。两药配伍，相辅相成，作用增强。用于湿热所致泻痢、热淋以及妇人带下病等证。

眼子菜-苎麻根　两药都有凉血止血作用。但眼子菜偏于清泄血热；苎麻根长于凉血止血。两药配伍，功效显著。用于血热妄行所致尿血、便血、崩漏等。

【单方验方】

①治赤白痢疾日久者：眼子菜、山楂等分，砂糖6克同煎服（《滇南本草》）。

②用于黄疸病：眼子菜30克（生），煎水内服。

③用于热淋：眼子菜60克（生），煎水去渣，煎甜酒服。

④治肠风下血（内痔出血）：眼子菜30克，椿白皮15克，槐角15克。装入猪直肠中炖吃。

⑤治鼻常流鼻血：眼子菜30克，绿壳鸭蛋2个，以眼子菜加水煮汁，汁煮蛋花，一次服用（②～⑤方出自《贵阳民间药草》）。

⑥治疮疖：眼子菜鲜叶适量，捣烂外敷（《陕西中草药》）。

【用法用量】内服：煎汤，12～16克（鲜品30～60克）。外用：捣敷。

萹蓄

（萹竹、粉节草、路柳、斑鸠台、蚂蚁草、地蓼、牛筋草）

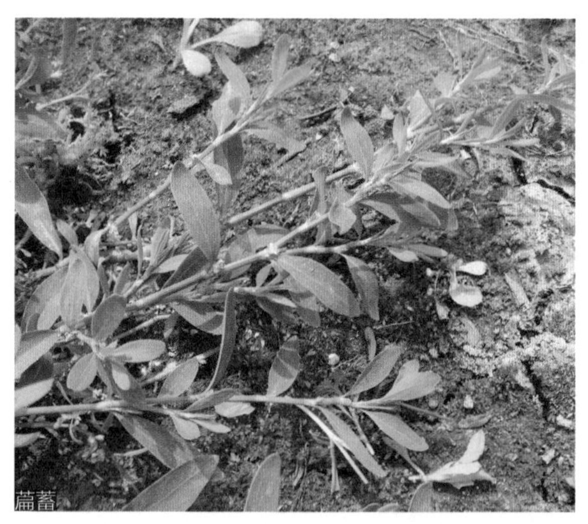
萹蓄

【药物来源】蓼科植物萹蓄〔*Polygonum aviculare* L.〕的全草。

【植物特征】一年生草本，高15～45cm。茎匍匐或斜展，有节，有纵沟，自基部分枝。单叶互生，近无柄；叶片椭圆形或长椭圆形，长1～5cm，宽0.5～1.2cm，先端钝或急尖，基部楔形，全缘，两面粉绿色，无毛；托鞘抱茎。花细小，数朵簇生叶腋，花梗极短；苞片、小苞片膜质；花被白色，5深裂，裂片椭圆形，下部绿色，上部近边缘处白色，果期变浅红色；雄蕊8，花丝短。瘦果卵形，外裹宿存花被。花期春、夏季，果期夏、秋季。

【生长分布】生于田边、路旁、种植地。分布于我国绝大部分地区。

【采收加工】夏、秋季采收，洗净，切段，晒干。

【药理作用】

①利尿作用：认为其利尿作用主要是由于钾盐所致，也有人认为是由于黄酮苷所致。

②抗菌消炎作用：煎剂用试管稀释法，1:4对福氏志贺菌、宋内志贺菌有抑制作用；煎剂用平板稀释法，1:1对断发毛癣菌、羊毛状小孢子菌有抑制作用，对金黄色葡萄球菌、大肠埃希菌、铜绿假单胞菌有抑制作用。大黄素对金黄色葡萄球菌、溶血性链球菌、肺炎球菌、白喉杆菌、炭疽杆菌、大肠埃希菌、变形杆菌、伤寒杆菌、副伤寒杆菌、鼠疫杆菌、枯草杆菌等有不同程度的抑制作用。

③ 抗癌作用：萹蓄中的纤维素等含有较多数的硅化物，对因缺硅引起的癌症有较好的治疗作用。

【性味归经】苦，微寒。入膀胱经。

【功能主治】利尿通淋，清热解毒，驱虫。用于泌尿系感染，尿路结石，肾炎，细菌性痢疾，黄疸，湿疹，蛔虫，蛲虫，妇人外阴瘙痒，黑色素瘤，乳腺癌。

【配伍应用】

萹蓄-海金沙草　两药都有清热，利尿，通淋作用。但萹蓄利尿通淋作用偏强；海金沙草清热利湿功效较好。两药配伍，相须相使，作用提高。用于湿热热淋、小便不利、小便赤涩等证。

萹蓄-马齿苋　两药均有清下焦热毒的作用。但萹蓄长于泄热；马齿苋重在清热毒，而凉血。两药相配，则能清热，解毒，凉血。用于热毒痢，便下脓血，以及血淋、妇人赤白带等证。

【单方验方】

①用于尿路感染：萹蓄、瞿麦各12克，大黄6克，车前子、栀子各10克。水煎频服（《袖珍中草药彩色图谱》）。

②输尿管结石：萹蓄、金钱草、海金沙各15克，丹参、泽泻、虎杖各12克，水煎代茶（《袖珍中草药彩色图谱》）。

③尿血：萹蓄120克，水一碗半煎成半碗服。

④痢疾：萹蓄草30克，水煎，连服2～3次。又方取鲜草90～180克，捣烂取汁加酒，分3～4次服。

⑤黄疸：鲜萹蓄2～3握，捣汁，炖热，每次约服120毫升。本方亦可用于水臌胀。又方黄疸久治无效者，用鲜萹蓄60克作煎剂，一日2次，每次服半茶杯。忌酒、面食、豆花、醋（③～⑤方出自《常见病验方研究参考资料》）。

⑥小儿蛲虫：萹蓄30克，金樱根12克，生南瓜子10克，向日葵子6克，将药物煎服，一日一次（《中国民间草药方》）。

⑦治肛门湿痒或痔疮初起：萹蓄60～90克。煎汤，趁热先熏后洗（《浙江民间草药》）。

【用法用量】内服：煎汤，9～15克；或捣绞汁。外用：煎洗。

葎草

（葛葎草、割人藤、假苦瓜、五爪龙、牛跤迹、老虎藤、拉拉藤）

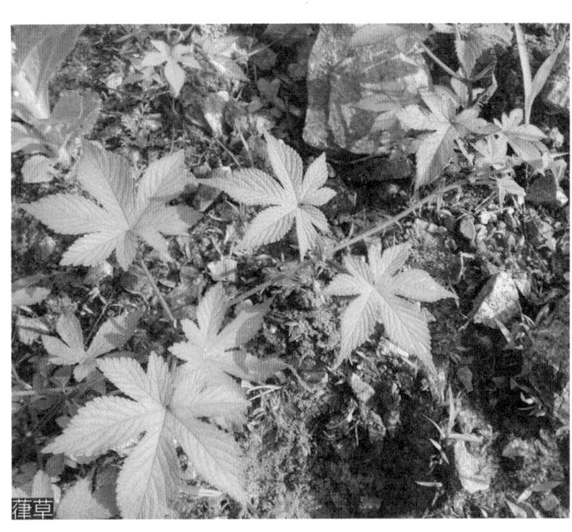
葎草

【药物来源】桑科植物葎草〔*Humulus scandens*（Lour.）Merr.〕的全草。

【植物特征】一年生或多年生草本，蔓性成丛，长1～4m，茎、枝、叶柄密生倒钩刺。茎有纵棱，多分枝，浅绿色，小枝或紫红色。单叶对生，叶柄长5～18cm；叶片圆形，直径7～10cm，掌状5裂或7裂，先端急尖或渐尖，基部心形，边缘有粗锯齿，上面绿色，被刚毛，下面浅绿色，脉上有刚毛，有黄色腺点。花序腋生，花单性，雌雄异株；雄花序圆锥状，长15～25cm，花黄绿色，花被5，披针形，外有腺点，雄蕊5；雌花短穗状，花5～8朵，苞片叶状，每苞有二花，附有2托叶，苞片、托叶边缘有睫毛，外有腺点，无花被，花柱2。果穗绿色，类松球状。瘦果球形稍扁。花期夏季，果期秋季。

【生长分布】生于荒野、路旁、沟边。分布于我国绝大部分地区。

【采收加工】夏、秋季采收，洗净，切段，晒干。

【药理作用】

①抗微生物作用：对肺炎球菌、大肠埃希菌、金黄色葡萄球菌、铜绿假单胞菌、变形杆菌有抑制作用。乙醇浸液在体外对革兰阳性菌有抑制作用。此外尚对麻风分枝杆菌、麻疹病毒有抑制作用。体外抑菌试验所含葎草酮（香蛇麻脂）对各种细菌最低抑菌浓度（μg/ml）：对结核分枝杆菌为100，白喉杆菌为100，肺炎球菌为200，炭疽杆菌为10，枯草杆菌为20。蛇麻酮（酒花酮）对多种革兰阳性菌有明显抑制作用，而对多数革兰阴性菌无作用；本品对结核分枝杆菌有较强的抑制作用，抑菌浓度为1～10μg/ml。

②利尿、降温：临床观察，葎草有一定利尿和降温作用。

【性味归经】甘、苦，寒。入肺、肾、大肠三经。

【功能主治】清热利尿，解毒消肿。用于小便不利，肾盂肾炎，急性肾小球肾炎，膀胱炎，泌尿系结石，胃肠炎，痢疾，感冒发热，肺结核发热。

【配伍应用】

葎草-笔仔草 两药秉性寒、凉，都有清热利尿功用。但葎草重在泄热；笔仔草长于渗利，且通淋。两药配伍，相须为用，共呈清热，利尿，通淋之功。用于湿热热淋、小便赤涩、小便不利等证。

葎草-蒲公英 两药都有解毒消肿作用。但葎草偏于散结消肿；蒲公英重在清热解毒，而消痈。两药配伍，相辅相成，大增功效。用于痈疖肿毒，以及疬核等证。

【单方验方】

①用于急性肾小球肾炎：葎草、石韦、叶下珠各30克，水煎服（《袖珍中草药彩色图谱》）。

②治膏淋：葎草捣生汁三升，酢二合。相和，空腹顿服，当溺如白汁（《本草纲目》）。

③治砂石淋：鲜葎草120～150克。捣烂，酌加开水擂汁服（《草药手册》）。

④痢疾：葎草15克，马齿苋15克，野麻草15克，鬼针草15克，凤尾草15克，金石榴15克，同煎服（《福州市民间药草》）。

⑤胃肠炎：葎草12克，南五味子根、辣蓼各9克，水煎服（《青草药彩色图谱》）。

⑥外痔：葎草60克，黄瓜根30克，车前草60克，铁帚把20克。将药物煎服，一日3次（《中国民间草药方》）。

⑦慢性眼翳：葎草30克，夏枯草20克，车前草20克，荷叶30克。水煎分3次服（《中国民间草药方》）。

⑧治瘰疬：葎草60克，黄酒60毫升，红糖120克。水煎分3次服（《福建民间草药》）。

⑨蛇咬伤：葎草80克，丝瓜根60克，枣树根60克，凤仙花30克，将药物煎服，或捣烂敷贴患处（《中国民间草药方》）。

【用法用量】内服：煎汤，9～18克（鲜品60～120克）；或捣烂绞汁。外用：煎洗或捣敷。

葎草根

（割人藤根）

【药物来源】桑科植物葎草〔*Humulus scandens*（Lour.）Merr.〕的根。

【植物特征】详见“葎草”。

【生长分布】详见“葎草”。

【采收加工】秋、冬季采集，洗净，晒干或鲜用。

【性味归经】苦，寒。入肾、膀胱二经。

【功能主治】利尿通淋，解毒消肿。用于石淋，疝气，瘰疬。

【配伍应用】

葎草根-梗通草 两药均有利尿通淋作用。但葎草根偏于清热利尿；梗通草长于通利水道排石。两药配伍，相互为用，互相促进，作用显著。用于石淋、热淋，以及小便短涩等证。

葎草根-夏枯草 葎草根苦寒，有清热，解毒，消肿作用；夏枯草苦辛寒，具清热，开郁，散结功效。两药配伍，共呈清热解毒，开郁消滞，散结消肿之功。用于痰火郁结，所致瘰疬、瘿瘤等证。配黄独零余子、浙贝母、全蝎末，以增疗效。

【单方验方】

①治石淋：葎草根取汁服（《范汪方》）。

②用于小肠疝气：葎草根不拘（多少），煎汤服（《江苏药材志》）。

③治瘰疬：葎草根24克，猪瘦肉60克，水煎，服汤食肉（《江西草药》）。

【用法用量】内服：煎汤，15～30克；或捣汁。

萱草根

（漏芦果、地人参、黄花菜根、金针菜根）

【药物来源】百合科植物萱草〔*Hemerocallis fulva*（L.）L.〕、黄花萱草〔*Hemerocallis citrina* Baroni〕的根。

【植物特征】详见“金针菜”。

【生长分布】详见“金针菜”。

【采收加工】秋季采挖，除去茎、须根，洗净，切段，晒干。

【药理作用】本品有强烈毒性，动物实验表明主要病理变化在中枢神经和肝、肾实质细胞。加热后，毒性可显著降低。

【性味归经】甘，凉。入脾、肺二经。

【功能主治】清热利湿，凉血解毒。用于水肿，小便不利，淋浊，带下，黄疸，风湿关节痛，吐血，衄血，便血，尿血，崩漏，乳痈，蛇咬伤，腮腺炎。

【配伍应用】

萱草根-水丁香 两药寒凉，渗利为功。萱草清热利湿；水丁香利尿消肿。两药配伍，相辅相成，则能清热利水，除湿消肿。用于湿热水肿、小便短赤不利等证。

萱草根-大青根 两药都有凉血解毒作用。萱草根并清利湿热；大青根兼祛风湿，止痛。两药合用，相须相使，则有凉血解毒，祛风利湿，消肿止痛功效。用于热痹证，如关节热、肿、痛或关节红肿，伴壮热、胸闷、口渴等症。配与三丫苦、金银花、鸭跖草、薏苡根，以增疗效。

【单方验方】

①水肿，小便不利：萱草根少许，水煎服（《常见病验方研

究参考资料》)。

②营养性水肿：鲜萱草根30～60克，加第3次淘米水煎成半碗饭前服，日服3次。

③风湿痛：萱草根60克，冰糖30克，水炖服；或萱草根60克，同鳢鱼炖服。

④急性风湿性关节炎（流火风）：萱草根60克，地骨根60克，七寸金60克，水煎服（②～④方出自《福州市民间药草》)。

⑤流行性腮腺炎：萱草根60克，冰糖适量炖服（《全国中草药汇编》)。

⑥乳痈（乳腺炎初期）：萱草根60克，青壳鸭蛋1个（打裂痕），加水酒各半炖，食蛋喝汤。另取鲜全草适量，冷饭少许，捣烂敷患处（《畲族医药学》)。

⑦便血：萱草根，红枣各30克，水煎分2次服（《常见病验方研究参考资料》)。

【用法用量】内服：煎汤，6～9克。外用：捣敷。

【注意事项】本品内服，须久煎，以减其毒性（《草药手册》："干萱草根用量一般不宜超过一两，过量有可能损害视力"）。肝肾功能不全者不宜用。

酢浆草

（雀林草、田字草、酸浆、酸斑苋、铺地莲、水晶花、蒲瓜酸）

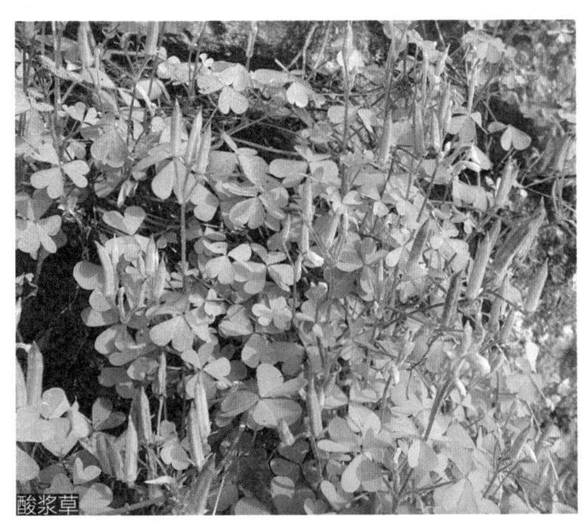

【药物来源】酸浆草科植物酸浆草〔*Oxalis corniculata* L.〕的全草。

【植物特征】多年生蔓生小草本，长15～35cm。茎匍匐，上部斜展，自基部分枝，疏被长毛，有节，节处着地生根并发新株。叶互生，叶柄长可达5cm；掌状复叶，小叶3枚，无柄，叶片倒卵状心形，长0.5～1.2cm，宽0.6～1.4cm，先端凹入，基部楔形，全缘，上面绿色，下面浅绿色。伞形花序腋生，具长序梗，小花2～6朵，花梗长2～5cm，略带紫色，有毛；苞片线形；萼片5；花瓣5，黄色；雄蕊10；子房上位，5室。蒴果圆柱形，先端有尖喙，有纵棱，被短柔毛，熟时开裂，种子弹出。种子多数。花期春、夏季，果期夏、秋季。

【生长分布】生于荒地、路旁、园林、房前屋后。分布于我国绝大部分地区。

【采收加工】夏、秋季采收，洗净，晒干，用防潮袋密包，置干燥通风处。

【药理作用】

①抗菌作用：50%的煎剂用平板挖沟法，对金黄色葡萄球菌、福氏志贺菌、伤寒杆菌、铜绿假单胞菌、大肠埃希菌均有抑制作用。

②对泌尿系统的影响：因本品含草酸盐，摄入过多的草酸食物或草酸前体物均可引起高草酸尿症。

③其他：所含酒石酸与苹果酸、枸橼酸、抗坏血酸等配合糖类和挥发油可在人体内"燃烧"（氧化），增强血液的缓冲性，以加速新陈代谢及兴奋神经，增高机体能量的产生。本品有利尿通淋、强心作用；还能舒张支气管平滑肌，缓解支气管痉挛。

【性味归经】酸，寒。入大肠、小肠二经。

【功能主治】清热利湿，凉血散瘀，解毒消肿。用于肝炎，腹泻，尿路感染，膀胱炎，吐血，牙龈出血，口腔炎，咽喉炎，痈疖，神经衰弱。

【配伍应用】

酢浆草-茵陈 两药都有清热利湿作用。酢浆草偏除肠经湿热，并凉血散瘀；茵陈善清利肝胆湿热，而退黄疸。两药相配，则能清热利湿，凉血活血，利胆退黄。用于湿热黄疸等证。

酢浆草-大蓟 两药都有清热凉血作用。酢浆草并能散瘀，大蓟兼止血，消瘀。两药配伍，相须相使，共收清热凉血，和血止血，活血散瘀之功。用于血热妄行之各种出血，止血而无留瘀之弊。

酢浆草-紫花地丁 两药都有解毒消肿作用。但酢浆草偏于散结消肿，紫花地丁重在清热解毒。两药配伍，相辅相成，功效提高。用于痈疖肿毒等。

【单方验方】

①用于急性肝炎：酢浆草、夏枯草、车前草、茵陈各15克，加水1000毫升，煎成750毫升，再加白糖60克，待溶解后，3次分服，小儿酌减（《全国中草药汇编》)；或酢浆草20克，天胡荽30克，六月雪根30克，水煎服（《中草药彩色图谱与验方》)。

②急性腹泻：鲜酢浆草60克，洗净，取冷开水半碗擂汁，一次顿服（《中草药彩色图谱与验方》)。

③尿路感染：鲜酢浆草60克，鲜海金沙30克，鲜车前草30克，水煎服（《畲族医药学》)。

④治吐衄：酢浆草12克，食盐数粒，水煎服(《闽东本草》)。

⑤血淋、热淋：鲜酢浆草绞汁，冲蜜服(《青草药彩色图谱》)。

⑥牙龈出血：用鲜酢浆草15克捣烂，调醋含漱立愈（《福州市民间药草》）。

⑦挫、扭伤：鲜酢浆草60克，辣蓼鲜草叶15克，童便适量，共捣碎，擦患部；或另取鲜酢浆草24克，鲜辣蓼嫩叶60克，捣烂开水冲服。

⑧牙龈溃烂：酢浆草、天胡荽、黄毛耳草各鲜品等量。同食盐少许，捣烂，布包含口中；或同米醋煎汤含漱（⑦～⑧方出自《福建中草药处方》）。

⑨腕管综合征（手指麻木、疼痛，以拇、食、中指为重）：鲜酢浆草60克。洗净，捣烂，绞汁炖开水服，1日2次（《中国民间百草良方》）。

【用法用量】内服：煎汤，9～15克（鲜品30～60克）；或捣烂绞汁。外用：捣敷或煎汤含漱。

【注意事项】本品不宜作饲料，牛、羊特别是绵羊较易中毒致死。

紫茉莉根

（入地老鼠、花粉头、胭脂花头、孩儿粉、煮饭花头）

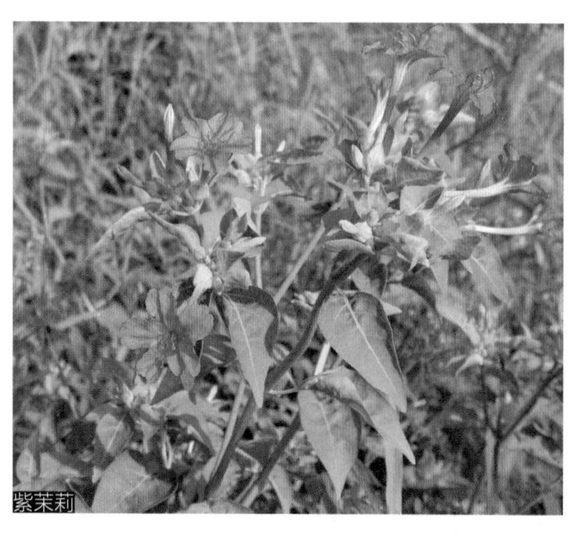
紫茉莉

【药物来源】紫茉莉科植物紫茉莉〔*Mirabilis jalapa* L.〕的块根。

【植物特征】一年生草本，高0.8～1.3m。块根肥厚，纺锤形，表面棕黑色，内面白色。茎直立，多歧分枝，有节，粗大，节处易折，表面浅绿色。单叶对生，具柄；叶片卵形或阔卵形，长6～13cm，宽2.5～7cm，先端长尖，基部截形或微心形，全缘或微波状，两面绿色。花顶生，单生或数朵簇生总苞内；总苞5裂，苞片卵形，先端渐尖；萼花瓣状，萼管圆柱形，上部喇叭状，5裂，开展，有紫红、粉红、白、黄等色；无花瓣；雄蕊5；雌蕊1，子房上位，1室。瘦果近圆形，黑色，包宿存花苞内，有纵棱及错纹。种子内部充满白粉状胚乳。花期夏、秋季，果期秋季。

【生长分布】生于路旁、屋边；或栽培。分布于我国大部分地区。

【采收加工】秋、冬季采挖，洗净，切片，晒干。

【药理作用】

①抗菌作用：体外试验，对金黄色葡萄球菌、志贺菌属和大肠埃希菌均有抑制作用。

②对肿瘤的作用：临床以100毫克的栓剂外用，可见本品对子宫颈癌有效，用药一个月后子宫颈光滑，宫颈刮片，未见癌细胞。

【性味归经】甘、苦，凉。入肾、肝、膀胱三经。

【功能主治】清热利湿，解毒消肿，凉血活血。用于尿路感染，水肿，前列腺炎，白带，子宫颈炎，子宫颈癌，风湿性关节炎，糖尿病，咳血，吐血，崩漏。

【配伍应用】

紫茉莉根-金钱草　两药偏行下焦；紫茉莉根清热利湿，且解毒；金钱草利尿通淋，并除湿热。两药配伍，共奏利湿泄毒，利尿通淋之功。用于湿热热淋、小便赤涩，以及妇人带多、男人白浊等证。

紫茉莉根-蒲公英　两药性质寒凉，都有清热，解毒，消肿作用。紫茉莉根兼能清血热，蒲公英尚能散结消肿。两药配伍，相辅相成，共收清热泻火，凉血解毒，散结消肿之功。用于阳痈火疖以及疔疮等。

紫茉莉根-大蓟　两药都有清热凉血作用。紫茉莉根凉血并能活血，大蓟尚能和止血，祛瘀。两药配伍，相须为用，则能凉血止血，活血祛瘀。用于血热妄行之尿血、便血、咳血、崩漏等。

【单方验方】

①尿路感染：紫茉莉根、一点红、猫须草各30克，水煎服（《福建中草药处方》）。

②淋浊、带下：紫茉莉根60～120克，水煎服（《福建中草药》）。

③前列腺炎：鲜紫茉莉块根（去粗皮）60克，水煎，分2次服，每日一剂。

④白带：白胭脂花根（去粗皮）30克，白木槿花30克，猪瘦肉90克。加水炖烂，吃肉喝汤。

⑤子宫颈糜烂：鲜紫茉莉根（去粗皮）60克，板蓝根30克。水煎分2次服（③～⑤方出自《中国民间百草良方》）。

⑥急性风湿性关节炎：取鲜紫茉莉根250～500克，天花粉125克，赤肉125克，黄酒125毫升，开水冲炖一日分2次服（《福州市民间药草》）。

⑦用于急性关节炎：鲜紫茉莉根90克，水煎服。体热加豆腐；体寒加猪脚（《中草药手册》）。

⑧血尿：鲜紫茉莉根60克，侧柏叶30克，龙芽草30克，水煎冲冰糖饭前服（《畲族医药学》）。

⑨治红崩：红胭脂花根60克，红鸡冠花根30克，头晕药30克，兔耳风15克。炖猪脚吃（《贵阳民间药草》）。

⑩妇人痛经：紫茉莉根15克，香附、延胡索各9克，水煎服（《河北中草药》）。

【用法用量】内服：煎汤，9～15克（鲜品60～120克）。外用：捣敷。

【注意事项】孕妇、脾虚便溏、慢性腹泻、慢性痢下者忌服。“紫茉莉子”甘、平，疗疮祛斑，能治葡萄疮、粉刺、雀斑。“紫茉莉叶”甘、平，解毒疗伤。能治疮毒，疥癣、创伤。在此点之，供参考。

蒴藋茎叶

（臭草、英雄草、赤苓叶、八棱麻、乌鸡腿、珍珠麻）

【药物来源】忍冬科植物蒴藋〔*Sambucus chinensis* Lindl.〕的茎、叶。

【植物特征】详见“祛风湿”章“蒴藋根”。

【生长分布】详见“蒴藋根”。

【采收加工】夏、秋季割取地上部分，切段，晒干。

【药理作用】外敷酒调剂，内服煎剂可加速骨折愈合；油膏剂能轻度减少毛细血管通透性，有轻度消肿作用。

【性味归经】甘、淡、微苦，平。入肾、心二经。

【功能主治】利尿消肿，活血止痛。用于肾炎水肿，慢性肾炎，风湿关节痛，风疹，血滞经闭，跌打损伤。

【配伍应用】

蒴藋茎叶-水丁香　两药都有利尿消肿作用。蒴藋茎叶味甘、淡、微苦，性平，为渗湿利水；水丁香味苦、性凉，乃泄热行水。两药配伍，相辅相成，共收清热利湿，利尿消肿之功。用于湿热壅盛，阻滞中焦，致水肿、小便不利等。

蒴藋茎叶-虎杖　两药都有活血止痛作用。蒴藋茎叶乃活血消肿以止痛；虎杖为活血祛瘀而定痛。两药配伍，相辅相成，功效显著。用于跌打损伤，瘀滞肿痛等。

【单方验方】

①肾炎水肿：蒴藋茎叶40克，水煎服（《中国民间百草良方》）。

②慢性肾炎：蒴藋茎叶、连钱草、天胡荽、葎草各15克，水煎服（《青草药彩色图谱与验方》）。

③白带：蒴藋茎叶125克，杨柳二重皮60克，旱莲草30克，白糖适量炖服。

④关节扭伤：蒴藋茎叶60克，栀子9克，土牛膝叶15克，骨碎补60克，红糟30克，江南香30克，共捣烂敷患处。

⑤骨折（在纠正骨错位手术后）：蒴藋茎叶30克，鲜蛇莓30克，酒250毫升，白糖60克炖服。

⑥无名肿毒：用蒴藋茎叶60克，用红糖或红糟适量捣烂贴患处（③～⑥方出自《福州市民间药草》）。

⑦风湿关节痛：蒴藋茎叶、忍冬藤各30克，黄花稔15克，猪脚1只，水炖服（《青草药彩色图谱》）。

⑧血滞经闭：蒴藋茎叶30克，制香附30克，益母草15克。水煎服，每日一剂（《中国民间百草良方》）。

【用法用量】内服：煎汤，9～15克（鲜品30～60克）；或炖肉。外用：捣敷。

【注意事项】花“陆英”详见“祛风湿”章。单方验方项中配方之“陆英”者实为蒴藋茎叶。果“蒴藋赤子”疗手足忽生疣目。

腹水草

（两头粘、仙人桥、钓鱼竿、仙人搭桥、穿山鞭）

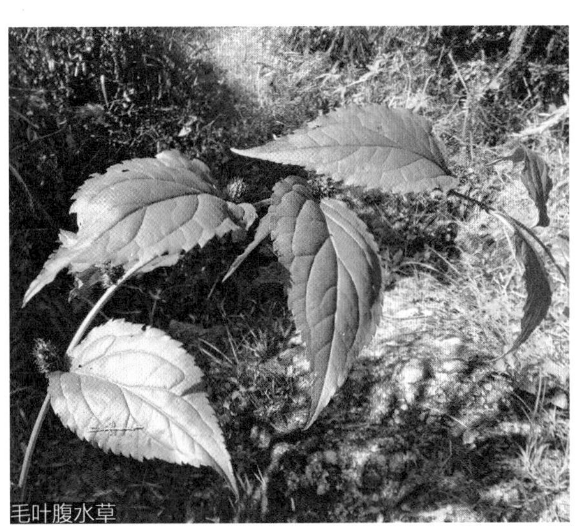

毛叶腹水草

【药物来源】玄参科植物毛叶腹水草〔*Veronicastrum villosulum*（Miq.）Yamazaki〕的全草或根。

【植物特征】多年生草本，高30～150cm。根茎极短，须根多，密生淡黄色茸毛。茎匍匐，圆柱形，暗绿色，有节，节处着地生根，并发新株。叶互生，具短柄；叶片长卵形，长5～12cm，宽2～5cm，先端渐尖，基部近圆形或广楔形，边缘有锯齿，上面绿色，光滑，下面浅绿色。头状花序腋生，长1.5～3.5cm，花细小，多数；花萼5裂，裂片披针形；花冠管状，紫红色，先端4裂；雄蕊2，伸出冠外。蒴果卵形，扁平。种子细小，扁平，黑色，光泽。花期夏、秋季，果期冬季。

【生长分布】生于山坡、林下、沟旁阴处。分布于我国华南、华中、西南等地区。

【采收加工】夏、秋季采集，洗净，切段，晒干。

【性味归经】辛、苦，凉，有小毒。入肝、肺、肾三经。

【功能主治】利尿消肿，活血散瘀，解毒。用于肝硬化腹水，肾炎水肿，小便不利，急性黄疸型肝炎，经闭，跌打损伤，久年痛风，毒蛇咬伤。

【配伍应用】

腹水草-白饭豆 两药都有利尿消肿作用。腹水草味辛、苦，性凉，功偏渗湿利尿，且活血散瘀；白饭豆味甘、性平，能扶脾益气，为健脾渗湿。两药配伍，共奏健脾渗湿，活血散瘀，利尿消肿之功。可用于肝病臌胀，本证基本病机乃肝络瘀阻，疏泄无能，脾失运化，水湿内聚，泛滥成臌，药证相对，可获良效。若配金橘根、郁金、白芍、当归、茯苓、白毛藤，可增强疗效。

腹水草-土牛膝 两药偏行下体，均有活血散瘀作用。腹水草并能消肿胀；土牛膝兼能止痛。两药配伍，相辅相成，共收活血散瘀，消肿止痛之功。用于跌打闪挫，络损瘀滞肿痛，如腰、膝、踝之损伤。

【单方验方】

①治腹水：腹水草30克，水煎，分2次，食前空腹服（《湖南药物志》）。

②用于小便不利：腹水草，水煎服（《湖南药物志》）。

③肝硬化腹水：腹水草9~15克，鲜地耳草60克，红枣10枚，水煎服（《福建中草药处方》）。

④用于急性传染性黄疸型肝炎：腹水草、乌韭各15克，白英30克，石韦、并头草、茵陈各9克，车前草18克，水煎服（《浙江民间药草》）。

⑤用于急、慢性肾炎水肿：腹水草30~60克，水煎服（《浙江民间药草》）。

⑥治经水不通：腹水草全草，水煎服（《湖南药物志》）。

⑦跌打损伤：腹水草6~9克，酒水煎服。另取鲜叶捣烂，调酒加热擦伤处（《福建中草药》）。

⑧治子宫下垂：腹水草24克，野葡萄根21克，猪小肚一个。炖老酒服（《闽东本草》）。

⑨毒蛇咬伤：腹水草、半边莲、青木香各等量。研末，每次9克，开水送服（《福建中草药处方》）。

⑩治子宫颈癌：腹水草30克，牛尾菜30克，七叶一枝花15克，龙葵30克，黄药子30克，水煎服（《草药手册》）。

【用法用量】内服：煎汤，9~15克（鲜品30~60克）。外用：捣敷。

【注意事项】孕妇忌服。注意与"钓鱼竿"鉴别，详见本章。

蘡薁根

（山葡萄根、山苦瓜根、白葡萄根）

【药物来源】葡萄科植物蘡薁〔*Vitis bryoniifolia* Bunge〕的根。

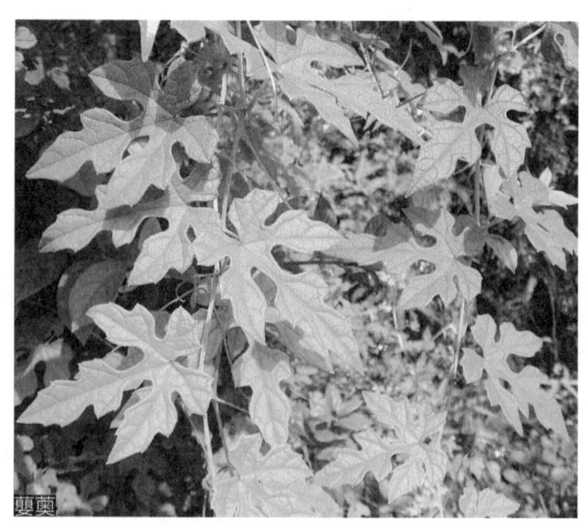
蘡薁

【植物特征】详见"祛风湿"章"蘡薁"。

【生长分布】详见"蘡薁"。

【采收加工】全年可挖，洗净，切片，晒干。

【性味归经】甘，平，无毒。入肝、脾二经。

【功能主治】清热利湿，消肿解毒。用于黄疸型传染性肝炎，淋病，痢疾，风湿痹痛，肺痈，乳痈，瘰疬。

【配伍应用】

蘡薁根-白毛藤 两药均能清利肝脾湿热。蘡薁根甘、平，而偏于利湿，并消肿毒；白毛藤甘、苦、寒，长于泄热，尚可利胆退黄。两药配伍，相辅相成，作用较强。用于湿热黄疸等。若加地耳草、茵陈、金钱草、郁金、半夏，疗效更好。

蘡薁根-夏枯草 蘡薁根能消肿解毒；夏枯草能清肝泻火，疏郁散结。两药配伍，则能清热解毒，开郁散结，消肿止痛。用于热毒蕴炽或痰火凝结，致发瘰疬，以及痰核等证。瘰疬一证，大多虚实夹杂，本为肺肾阴虚，标乃痰、热、瘀互结。配与浙贝母、全蝎末（吞）、连翘、青皮，疗效会更佳；若见虚象者，配与地蚕、双肾草，养肺益肾滋阴以固本。

【单方验方】

①急性黄疸型肝炎：蘡薁根、白毛藤、绵茵陈各15克，水煎服（《青草药彩色图谱》）。

②风湿关节痛：蘡薁根60~90克，用猪蹄一只或黄瓜鱼一尾，加酒水各半炖服（《福州市民间药草》）。

③脚气：用蘡薁根90克，积雪草30克，红糖30克，水煎服（《福州市民间药草》）。

④治男妇热淋及女人腹痛：蘡薁根七钱，葛根三钱。水一盅，煎七分，入童子小便三分，空心温服（《乾坤生意秘韫》）。

⑤多发性脓肿：鲜蘡薁根30克，地耳草15克，水煎服（可加酒）（《青草药彩色图谱》）。

⑥瘰疬：鲜蘡薁根30克，同赤肉125克炖服（《福州市民间药草》）。

⑦荨麻疹：蘡薁根、黑豆各30克，猪瘦肉适量，水炖服（《青草药彩色图谱》）。

⑧乳腺炎：鲜蘡薁根二重皮适量，加酒糟捣烂再煮熟外敷（《青草药彩色图谱》）。

【用法用量】内服：煎汤，15～30克（鲜品30～60克）。外用：捣敷。

蓼实

（水蓼子、蓼子、水天蓼子）

【药物来源】蓼科植物水蓼〔*Polygonum hydropiper* L.〕的果实。

【植物特征】详见"芳香化湿"章"水蓼"。

【生长分布】详见"水蓼"。

【采收加工】秋季采集，割取果穗，晒干，搓揉，检出残穗，簸去果壳。

【性味归经】辛，温。入肺、脾、肝三经。

【功能主治】温中利水，破瘀散结。用于吐泻，浮肿，中寒腹痛，癥积痞胀，瘰疬，痈肿疮疡。

【配伍应用】

蓼实-黑大豆　蓼实味辛、性温，温脾散寒，化湿行水；黑大豆味甘、性平，利尿消肿，和脾助运。两药配伍，共收温中健脾，化湿行水，利尿消肿之功。用于寒湿困脾，运化无能，水湿内聚，浸渍肌肤，致水肿、小便不利、下肢肿甚、按之凹陷等症。

蓼实-金橘根　两药都有散结作用。但蓼实为破瘀散结；金橘根乃利气散结。两药配伍，相互为用，共奏利气行滞，破瘀活血，散结消肿之功。用于气血郁滞，痰瘀凝结之癥瘕；亦可用于脘腹痛、胸胁痛、睾丸损伤疼痛等证。

【单方验方】

①治交接劳复，阴卵肿，或缩入腹，腹中绞痛，或便绝：蓼实一大把，水挼取汁，饮一升。干者浓取汁服之（《补缺肘后方》）。

②治霍乱烦渴：蓼实一两，香豉二两。每服二钱，水煎服（《太平圣惠方》）。

③用于小儿头疮：蓼实捣末，和白蜜，鸡子白涂上(《药性论》)。

【用法用量】内服，煎汤，9～12克；或研末入丸、散。外用：研末调抹。

算盘子叶

（算盘珠叶、八楞橘叶）

【药物来源】大戟科植物算盘子〔*Glochidion puberum*（L.）

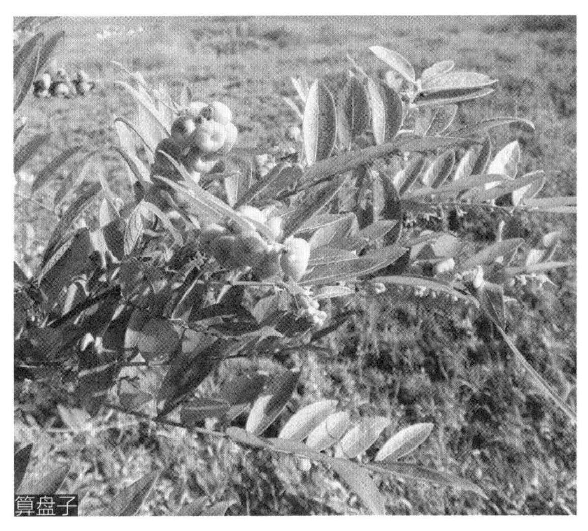
算盘子

Hutch.〕的叶。

【植物特征】详见"清热解毒"章"算盘子"。

【生长分布】详见"清热解毒"章"算盘子"。

【采收加工】夏季采集，晒干。

【药理作用】水煎剂对志贺菌属和沙门菌有一定抗菌作用；而含糖煎剂效果略低，抗菌范围也略小。

【性味归经】苦、涩，凉。入大肠经。

【功能主治】清热利湿，解毒消肿。用于胃肠炎，痢疾，淋浊，带下，感冒，咽喉肿痛，痈疖，漆疮，皮肤瘙痒。

【配伍应用】

算盘子叶-枫香树叶　算盘子叶味苦、涩，性凉，走大肠经，清利湿热；枫香树叶味辛、苦，性平，入脾经，芳化湿邪，行气止痛。两药配伍，则能芳香化浊，清热利湿，行气消痞。用于湿阻中焦，脾胃气滞，气机升降失调，见脘腹痞胀、恶心呕吐、腹痛腹泻、肢体酸困等症。若配青蒿、藿香、半夏辛苦之品，疗效更强。

算盘子叶-蒲公英　两药都有解毒消肿作用。但各有侧重，算盘子叶散结消肿作用偏强；蒲公英清热解毒功效较好。两药相配，相辅相成，功效倍增。用于痈疖肿毒。

【单方验方】

①急性胃肠炎：算盘子叶、铁苋菜、檵木嫩叶等份研末，每服3克，日3～4次，开水送服（《福建中草药处方》）。

②痢疾：算盘子叶、铁苋菜、飞扬各30克，水煎服（《福建中草药处方》）。

③急性胃肠炎、消化不良：鲜算盘子叶30克，水煎服（《畲族医药学》）。

④白带、白浊：算盘子、叶适量水煎内服及外洗（《福州市民间药草》）。

⑤阴腿（大腿深部脓肿）、委中毒：算盘子叶60克，红糖30克，炖服，或加地瓜酒125毫升，开水适量冲炖服（《福州市民间药草》）。

【用法用量】内服：煎汤，15～30克；或研末。外用：煎洗。

【注意事项】果实“算盘子”详见“清热解毒”章；“算盘子根”详见本章。注意与同科植物“漆大姑”鉴别，详见“祛风湿”章。

算盘子根

（算盘珠根、八楞橘根、野南瓜根）

【药物来源】大戟科植物算盘子〔*Glochidion puberum*（L.）Hutch.〕的根。

【植物特征】详见“算盘子”。

【生长分布】详见“算盘子”。

【采收加工】秋、冬季采挖，洗净，切片，晒干。

【性味归经】苦、涩，凉。入肝、大肠二经。

【功能主治】清热利湿，解毒消肿，活血散瘀。用于黄疸，尿路感染，痢疾，痈疖，瘰疬，风湿关节痛，跌打损伤，经闭。

【配伍应用】

算盘子根-地耳草 算盘子根苦、涩、凉，入肝大肠经，清热利湿，解毒消肿；地耳草苦、甘、凉，入肝胆脾胃经，清热利湿，消肿解毒。两药配伍，相辅相成，功专力宏。用于肝病黄疸证，本证大多为时邪（湿热、疫毒）侵袭，郁而不达，内阻中焦，交蒸于肝胆，不能发越所发，如黄疸、胁痛、身体倦怠、恶心呕吐、厌油腥、尿黄等。配茵陈、蒲公英、金钱草、郁金、薄荷、半夏，以加增疗效。配与地锦草、铁苋，可用于痢疾；配金钱草、白花蛇舌草、笔仔草，可用于热淋。

算盘子根-紫花地丁 两药都有清热，解毒，消肿作用。算盘子根偏于散结消肿；紫花地丁重在清热解毒。两药配伍，相辅相成，作用增强。用于痈疖肿毒。

算盘子根-金橘根 算盘子根能活血散瘀，治跌打损伤，妇人经闭；金橘根能行气散结，治胁痛，胃痛，疝气，瘰疬等。两药配伍，则能行气活血，化瘀散结。用于胸胁、脘腹损伤，以及胃脘痛、疝气等症。

【单方验方】

①急、慢性细菌性痢疾：算盘子根、六月雪根各30克，铁扫帚根、甘草各15克，陈皮、陈芋头叶柄各9克，萹蓄60克。加水1000毫升，煎至250毫升，分2～3次服，1日服完。脱水重患者给予输液（《全国中草药汇编》）。

②病毒性肝炎：算盘子根、柘树各30克，黄花远志根15克，水煎服（《青草药彩色图谱》）。

③用于黄疸：算盘子根60克，白米30～60克，炒焦黄。水煎服（《草药手册》）。

④多发性脓肿：算盘子根、地耳草各30克，水煎服；外用鲜叶捣烂敷（《青草药彩色图谱》）。

⑤瘰疬：算盘子根60克，射干、夏枯草、土牛膝各9克，猪瘦肉120克，水煎服（《青草药彩色图谱》）。

⑥扁桃体炎：算盘子根30～60克，水煎服及局部含漱用亦可。

⑦子宫脱垂：算盘子根125克，双钩藤15克，冰糖适量煎服。

⑧八卦骨伤（胸骨伤）：算盘子根125克，老鼠乌125克，酒炖服（⑥～⑧方出自《福州市民间药草》）。

⑨痛经：香附15克，算盘子根45克，酒水煎，于经前4～5天服（《福建中草药处方》）。

⑩腰痛、闪挫：算盘子干根二重皮20克，研末，加鸡蛋2枚，炖服（《畲族医药学》）。

【用法用量】内服：煎汤，15～30克；或研末。外用：煎洗。

慈姑

（茨菇、白地栗、慈菇）

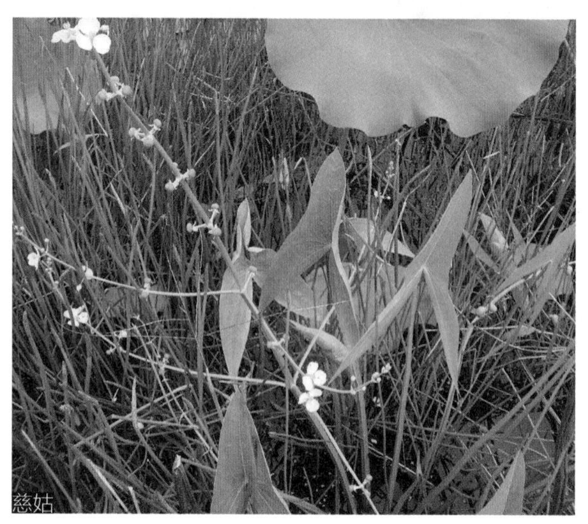
慈姑

【药物来源】泽泻科植物慈姑〔*Sagittaria trifolia* L. var. *sinensis*（Sims.）Makino〕的球茎。

【植物特征】详见“清热泻火”章“慈姑花”。

【生长分布】详见“清热泻火”章“慈姑花”。

【采收加工】秋、冬季成熟时采集，洗净，晒干。

【性味归经】苦、甘，微寒，无毒。入心、肝、肺三经。

【功能主治】利尿通淋。用于热淋，砂淋，咳嗽痰血，产后血闷，胎衣不下。

【配伍应用】

慈姑-车前草 两药性寒，均有清热，利尿，通淋之功。但慈姑长于利尿通淋；车前草偏于利尿泄热。两药配伍，互补加强，作用显著。用于石淋、热淋、血淋等证。石淋，配与簕田藨根、梗通草、冬葵根；热淋，配白花蛇舌草、海金沙草；血淋，配马齿苋、鲜白茅根，以增疗效。

【单方验方】

①用于淋浊：慈姑根块180克，加水适量，煎服（《福建民

间草药》)。

②治肺虚咳血：生慈姑数枚。去皮捣烂，蜂蜜米泔同拌匀，饭上蒸熟，热服效(《滇南本草》)。

【用法用量】内服：煎汤，9~15克。

【注意事项】花“慈姑花”详见“清热泻火”章。

翠羽草

(翠翎草、孔雀花、龙须、剑柏、回生草、岩萍、龙鳞草)

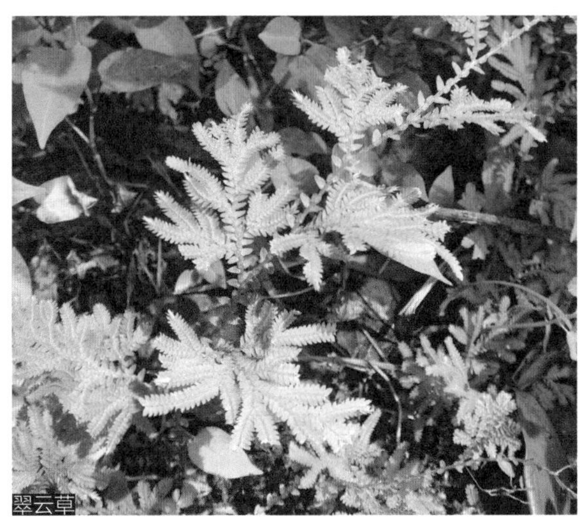

【药物来源】卷柏科植翠云草〔*Selaginella uncinata*(Desv.)Spring〕的全草。

【植物特征】多年生常绿草本，长20~50cm。茎匍匐，纤细，黄绿色或略带红色，有节，节处着地生根；分枝互生，向上伸展，复为互生，呈羽形，叉状。叶二型，绿色，排列平面上；主茎叶最大，2列，叶片斜卵形，长2~5mm，宽1.5~2.5mm，先端短尖，基部不对称，全缘；分枝叶4列，侧2列近于对生，叶片较大，卵状椭圆形，前后2列紧贴叶轴，较小，斜卵形，先端尖；孢子叶生分枝近顶之上部，4列，呈覆瓦状排例，叶片卵状长三角形，先端渐尖，全缘。孢子囊穗近四角形，孢子囊卵形，孢子黄白色。

【生长分布】生于高山、林下、路旁、沟谷阴湿岩石下。分布于我国华南、华东、西南等地区。

【采收加工】全年可采，洗净，切段，晒干。

【药理作用】煎剂在体外对金黄色葡萄球菌有抑制作用。

【性味归经】微苦，寒。入肝、大肠、肾三经。

【功能主治】清热利湿，凉血解毒。用于水肿，急、慢性肾炎，泌尿系感染，黄疸型肝炎，胆囊炎，肠炎，痢疾，风湿关节痛，肺结核咯血，外伤出血。

【配伍应用】

翠羽草-笔仔草　翠羽草味微苦、性寒，清热利湿；笔仔草味甘性凉，清热利尿，通淋。两药配伍，相互为用，共收清热利湿，利尿通淋之功。用于湿热热淋、水肿、小便赤涩等证。

翠羽草-马齿苋　两药都有凉血解毒作用。翠羽草尚能清利湿热；马齿苋并能利尿通淋，止血。两药相配，相辅相成，作用较强。用于血淋、热淋、血尿、便血等证。

【单方验方】

①用于急、慢性肾炎：翠羽草30克，加水适量，煎至300毫升，每服150毫升，每日2次(《全国中草药汇编》)。

②用于水肿：鲜翠羽草60克，加水煎服，日服2次。忌盐100天(《福建民间草药》)。

③湿热黄疸：鲜翠羽草30克，茵陈20克，虎杖15克，白茅根30克，水煎服，每日一剂，连服7~10天。

④细菌性痢疾：鲜翠羽草、鲜凤尾草、鲜红辣蓼、鲜地锦草各30克，水煎，分3次服。

⑤用于急性膀胱炎：鲜翠羽草、鲜车前草、鲜金银花叶各30克，水煎服。每日1剂，连服3~5天(③~⑤方出自《中国民间百草良方》)。

⑥急性病毒性肝炎：翠羽草、白英各15克，葡萄根30克，水煎服(《青草药彩色图谱》)。

⑦治吐血：翠羽草三钱，水煎服(《百草镜》)。

⑧治风湿关节痛：鲜翠羽草60克，酒水煎服(《福建中草药》)。

⑨治积伤胸胁闷痛：干翠羽草30克，和墨鱼干同煮食(《福建中草药》)。

⑩治痔漏：翠羽草同胡桃叶煎洗(《汪连仕采药书》)。

【用法用量】内服：煎汤，9~12克(鲜品30~60克)。外用：煎洗。

【注意事项】注意与“小过江龙”鉴别，详见“祛风湿”章。

蕨根

(蕨鸡根、乌角)

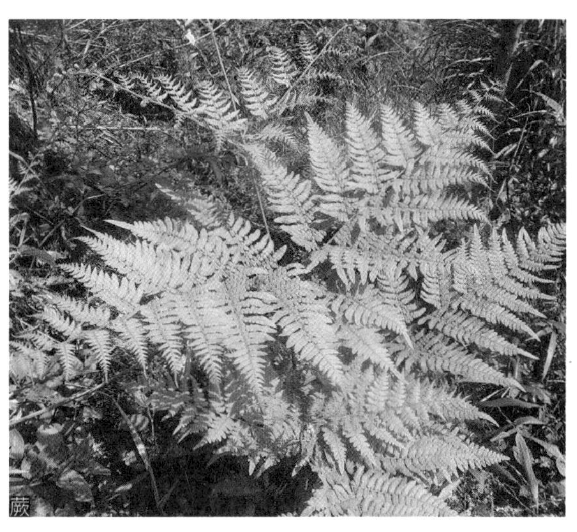

【药物来源】凤尾蕨科植物蕨〔*Pteridium aquilinum*（L.）Kuhn var .*latiusculum*（DeSv.）Underw.〕的根茎。

【植物特征】详见“润下”章“蕨”。

【生长分布】详见“润下”章“蕨”。

【采收加工】秋、冬季采挖，除须根，洗净，切段，晒干。

【性味归经】甘，寒。入肝、胆、脾三经。

【功能主治】清热利湿，安神，消肿。用于黄疸，泻痢腹痛，风湿性关节炎，白带，高血压病，头昏，失眠，痔疮，脱肛，痈肿。

【配伍应用】

蕨根-鸡冠花 两药都有清热利湿作用。蕨根功偏泄热；而鸡冠花长于利湿，且止血，杀虫。两药相配，相须为用，则能清利热湿，凉血止血。用于妇女赤白带、阴痒带多、赤白痢，以及血淋、痔疮下血等证。

蕨根-瓜蒌 蕨根能清热安神，治肝火上犯，心烦不寐；瓜蒌能清化痰热，利气宽胸，治痰火上扰，胸闷心烦。两药配伍，共奏清火涤痰，利气宽胸，除烦安神之功。用于郁火痰热所致心烦、胸闷、不寐等症。

【单方验方】

①痢疾：鲜蕨根、地锦草、车前草各45克，水煎服（《青草药彩色图谱》）。

②急性肠炎，热性痢疾：蕨根30克，水煎服，一日2次（《食物与治病》）。

③治白带：蕨根、白鸡冠花、白茶花，煎服（《四川中药志》）。

④治发热不退：鲜蕨根30～60克，水煎服（《浙江天目山药植志》）。

⑤用于湿疹：先将患处用水酒洗净，以蕨根粉撒上或用甘油调擦（《草医草药简便验方汇编》）。

【用法用量】内服：煎汤，9～15克（鲜品30～60克）。外用：干粉撒或研末调抹。

【注意事项】叶即“蕨”详见“润下”章。

黎辣根

（红点秤、黎头根、马灵仙、癞痢头、拿蒟、山绿篱根）

【药物来源】鼠李科植物长叶冻绿〔*Rhamnus crenata* Sieb.et Zucc.〕的根。

【植物特征】落叶灌木，高1～3m。茎直立，圆柱形，褐色，多分枝，落叶后枝条上有浅棕色芽，幼枝、嫩叶被锈色短柔毛。叶互生，具短柄；叶片椭圆形或倒卵形，长5～9cm，宽2.5～3.5cm，先端急尖或短尾状，基部楔形，边缘有小锯齿，上面绿色，下面浅绿色，两面纹脉明显，脉上有短柔毛。伞形花序生叶腋，序梗被短柔毛，花细小；萼片

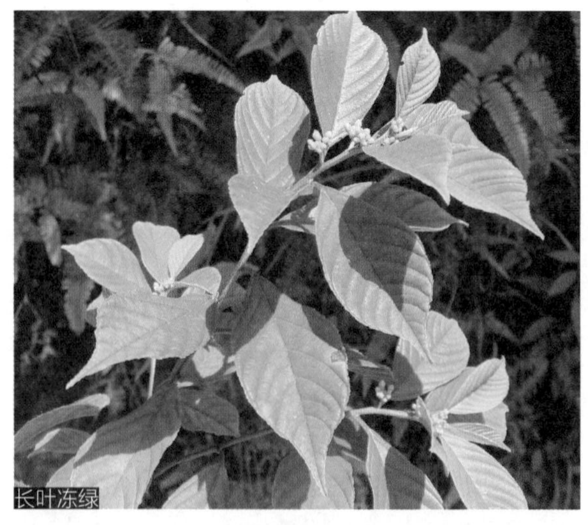

长叶冻绿

5；花瓣5，黄绿色；雄蕊5；雌蕊1。核果圆形，绿色，成熟变黑色。种子3～4粒。花期夏季，果期秋季。

【生长分布】生于山坡、路旁、灌丛、林缘。分布于我国华南、华东、华中、西南、华北等地区。

【采收加工】全年可挖，洗净，切片，晒干。

【药理作用】柯亚素无抗菌作用，能治疗牛皮癣，对皮肤炎症反应与治疗效果是相平行的，其油膏用于皮肤科，治其他慢性皮肤病或瘙痒等。对皮肤、黏膜有刺激性，对面部，特别是对眼部有刺激性，应避免触及。口服还能引起胃肠刺激，口服0.18克即可引起吐、泻。皮肤、黏膜皆可吸收，吸收后能刺激肾脏，发生腰痛、血尿、蛋白尿、管型等，如尿呈碱性，并可使尿呈红色（大黄酸）。

【性味归经】苦，平，有毒。入肝经。

【功能主治】清热利湿，杀虫止痒。用于湿毒疮疥，湿疹，癞痢，过敏性紫癜。

【配伍应用】

黎辣根-绿豆 黎辣根味苦、性平，有毒，能清热利湿，杀虫止痒；绿豆味甘、性凉，能清热解毒，利水。两药配伍，绿豆解药毒，使黎辣根毒性减小，而利水祛湿功效提高，并具泄热解毒，杀虫止痒之功。可用于湿热或湿毒所致皮肤疮疡，如湿疹、湿毒疮等证。

【单方验方】

①湿毒疮疥：黎辣根90克，猪肉60克，冰糖15克，绿豆15克，开水冲炖服，有效者可继续服，旬日可愈。

②湿疹：黎辣根30克，芋环干30克，水煎服。

③过敏性紫癜：黎辣根60克，猪肉120克，开水一碗冲炖，分早晚2次服，连服7～10天可断根（①～③方出自《福州市民间药草》）。

④紫癜：黎辣根60克，肥猪肉120克，水煎服（《浙江民间常用药草》）。

⑤治癞痢头：黎辣根9克，水煎服，并煎汤洗擦皮肤（《浙江民间常用药草》）。

【用法用量】内服：煎汤，4.5～9克。外用：煎洗。

【注意事项】本品有毒，不宜大量服用或久服；肝肾功能不全者、孕妇、儿童及老年人、体弱者忌服。

薏苡根

（五谷根、尿珠根、薏米根）

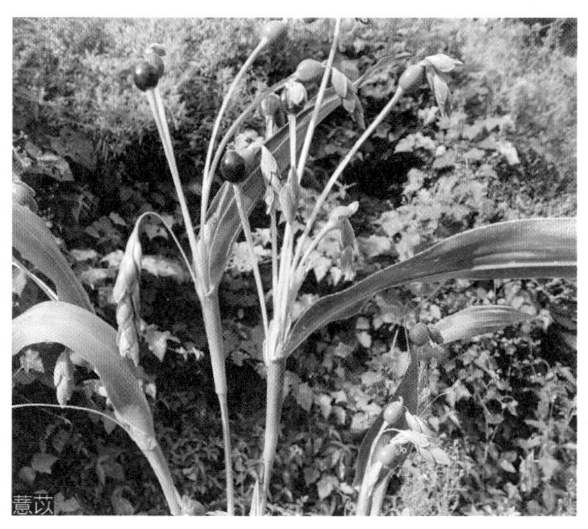

【药物来源】禾本科植物薏苡〔*Coix lachrymajobi* L.var. *mayuen*（Roman.）Stapf〕的根。

【植物特征】粗壮草本，高1～1.5m。根茎粗壮坚韧，根多数，黄白色。秆簇生成丛，直立，有分枝，白绿色，有节，节间中空，基部节处生根入地。叶互生，叶片条状披针形，长15～30cm，宽2～3cm，先端渐尖，边缘微波状，两面绿色，叶脉粗大，凸起；叶舌很短，坚硬；叶鞘抱茎。花序从上部叶鞘内抽出1或数个花束，集成总状花序；雌小穗生于花序下部，包于卵形硬质总苞中，成熟时灰白色，光滑，顶端有孔，内有种仁；雄小穗覆瓦状排列于穗轴每节上。颖果卵形，外壳（总苞）坚硬。种子1粒。花期夏、秋季，果期秋、冬季。

【生长分布】生于河边、溪涧；或栽培。分布于我国大部分地区。

【采收加工】秋季采挖，洗净，切片，晒干或鲜用。

【药理作用】

①镇痛、镇静、解热作用：薏苡素对小鼠及大鼠有镇静及镇痛作用；对人工发热的动物有解热作用。

②抗病原微生物作用：体外试验表明，鲜薏苡全草榨汁或根部（干品）煎剂对金黄色葡萄球菌、乙型溶血性链球菌、炭疽杆菌、白喉杆菌有一定的抗菌作用。本品对大鼠甲醛关节炎有一定的治疗效果；对蛋清性关节炎有抑制作用。

【性味归经】苦、甘，寒。入脾、膀胱二经。

【功能主治】清热利湿，解热止痛，驱蛔，堕胎。用于黄疸，血淋，热淋，石淋，白带，白浊，风湿性关节炎，肺痈，蛔虫，疝气。

【配伍应用】

薏苡根-车前草　两药都有清热利湿作用。但薏苡根偏于泄热利湿；车前草长于清热利尿通淋。两药配伍，相辅相成，功效尤强。用于湿热所致热淋、小便不利等证。

薏苡根-大青根　两药性寒，都有利关节，止痛功能。但薏苡根乃清利湿热，解热止痛；大青根为清热解毒，祛风湿止痛。两药配伍，共奏祛风利湿，清热解毒，消肿止痛，解热退烧之功。用于湿热痹，如关节灼热、肿痛，屈伸不能，全身酸困，小便黄，舌苔黄腻，或伴发热微恶风寒等症。

【单方验方】

①用于黄疸如金：薏苡根，煎汤频服（《本草纲目》）。

②用于血淋：薏苡根6克，蒲公英3克，猪鬃草3克，杨柳根3克。水煎，点酒水服（《滇南本草》）。

③急性泌尿路感染：鲜薏苡根60～120克，洗净捣烂绞汁，冲红酒半杯内服（《福州市民间药草》）。

④用于淋浊、白带：薏苡根15～30克，水煎服（《湖南药物志》）。

⑤湿热型风湿痛：薏苡根30～60克，水煎服，日2次（《福州市民间药草》）。

⑥尿血：生薏苡根120克，水煎服，连服2～3次（《常见病验方研究参考资料》）。

⑦疝气：薏苡根5份，丁香、乌药各半份，橘核、荔枝核各1份，小茴香2份。共研细末，蜜炼为丸，每丸3克，每次半粒或1粒，每日3次（《用于小儿疝气》）。

⑧治蛔虫心痛：薏苡根一斤。切，水七升，煮三升，服之（《梅师集验方》）。

【用法用量】内服：煎汤，9～15克（鲜品30～60克）；或捣绞汁。

【注意事项】孕妇忌服。薏苡叶含生物碱，治消化不良、浮肿。

薏苡仁

（感米、回回米、必提珠、薏米、老鸦珠、裕米、益米）

【药物来源】禾本科植物薏苡〔*Coix lachrymajobi* L.var. *mayuen*（Roman.）Stapf〕的种子。

【植物特征】详见“薏苡根”。

【生长分布】详见“薏苡根”。

【采收加工】秋季果实成熟后，割取全株，晒干，打下果实，除去果壳及种皮，再晒干。

【药理作用】

①抗癌作用：由薏苡仁的丙酮提取物中离析得到薏苡胺

酯，对艾氏腹肉瘤细胞有抑制作用。薏苡醇提取物腹腔注射，对小鼠艾氏癌性腹水有抑制作用，能明显延长动物的生存时间。从薏苡仁醇提取物中分离出对小鼠艾氏癌性腹水细胞有抑制作用的两个部分，其一能使原浆变性，另一部分可使核分裂停止于中期。

②对肠管、横纹肌、骨骼肌的作用：石油醚浸出的薏苡油对离体蛙心、兔离体肠管、蛙横纹肌，低浓度时呈兴奋作用；高浓度时呈抑制作用。对兔及豚鼠子宫，能使其紧张度增强、幅度加大。

③对中枢神经系统的作用：镇静作用；抑制多突触反射；降温解热作用；镇痛作用。主要作用成分为薏苡内酯。

④毒性：未发现毒性反应。

【性味归经】甘、淡，凉。入脾、肺、肾三经。

【功能主治】利水渗湿，除痹消肿，健脾。用于水肿，湿痹，脚气，筋脉拘挛，泄泻，白带，白浊，肺痈。

【配伍应用】

薏苡仁-玉米须　薏苡仁味甘、淡，性凉，利水渗湿；玉米须味甘、性平，利尿消肿。两药配伍，甘能健脾益气，淡可渗湿利水，共奏健脾化湿，利水消肿之功。用于脾虚湿胜，水湿内聚，困阻不行，致发浮肿、小便短少、身体重而困倦、食少等症。

薏苡仁-野老鹳草　薏苡仁味甘、淡，性凉，除痹消肿，舒筋缓急，善治湿痹关节肿痛；野老鹳草味苦、辛，性平，祛风利湿，舒筋止痛，治风湿痹之关节、筋骨痛。两药配伍，则能祛风利湿，舒筋活络，消肿止痛。用于湿痹，如关节肿痛重着、屈伸不能、痛有定处，以及筋脉挛急等证。

薏苡仁（炒）-山药　两药都有健脾作用。炒薏苡仁偏于健脾渗湿；山药重在健脾补虚，益劳损。两药配伍，则能益气，补脾，利湿。用于气虚脾弱，运化不健，乏力倦怠、食少便溏，或泄泻、面色萎黄等症。

【单方验方】

①水肿实证：薏苡仁60克，冬瓜皮30克，丝瓜60克，红糖60克，将药物放入粥中煮服，一日2次（《中国民间草药方》）。

②水肿，小便不利：薏苡仁、茯苓各15克，黄芪、冬瓜皮各12克，水煎服（《袖珍中草药彩色图谱》）。

③肾病水肿：用薏苡仁24克，煎后去渣，配牙硝9克内服（《福州市民间药草》）。

④水肿，脚气：薏苡仁18克，赤苓9克，木瓜3克，泽泻6克，水煎服（《福州市民间药草》）。

⑤湿痹肢体酸重：薏苡仁、苍术各12克，威灵仙、木瓜各10克，水煎服（《袖珍中草药彩色图谱》）。

⑥脚气病：薏苡仁120克，红糖60克，酒水炖服（《中国民间百草良方》）。

⑦风湿性关节炎（湿邪偏盛；关节酸痛、麻木、肢体肿胀者）：薏苡仁50克，五加皮15克，冰糖30克。先将五加皮水煎，去渣，加入薏苡仁煮成粥，再加入冰糖熬化，分2次服，每日一剂（《中国民间百草良方》）。

⑧绒毛膜上皮癌：薏苡仁、鱼腥草、赤小豆各30克，败酱、黄芪、茜草、冬瓜仁、当归、党参、阿胶珠、甘草各9克。腹中有块，加蒲黄、五灵脂各9克；阴道出血，加贯众炭9克；胸痛，郁金、陈皮各9克；咯血加白及15克（《实用药物学》）。

⑨治肺痈咯血：薏苡仁三合。捣烂，水二大盏，入酒少许，分二服（《济生方》）。

⑩鼻息肉：薏苡仁60克，冬瓜皮120克，水煎服（山东《中草药验方选编》）。

⑪扁平疣：生薏苡仁末30克，白砂糖30克，拌匀，每次一匙，开水冲服，1日3次，7～10天为1个疗程（《袖珍中草药彩色图谱》）。

【用法用量】内服：煎汤，15～30克（鲜品60～120克）；或研末入丸、散。

【注意事项】薏苡仁利湿除痹生用，健脾止泻炒用。脾、肾虚寒者忌服。

藜

（莱、红落藜、胭脂菜、灰苋菜、灰藋、灰藜、灰菜、观音菜）

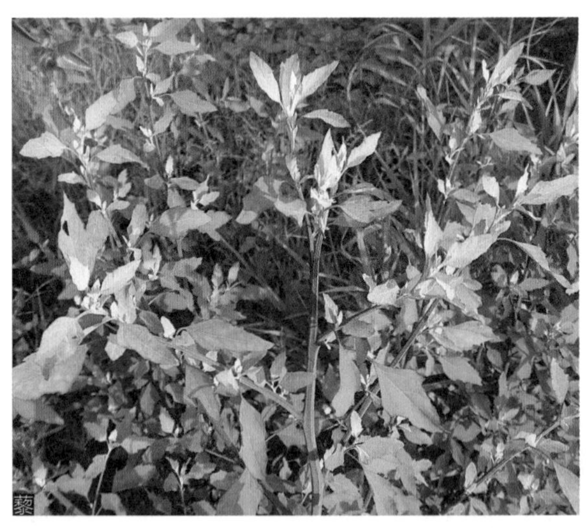

藜

【药物来源】藜科植物藜〔*Chenopodium album* L.〕的幼枝、叶。

【植物特征】一年生草本，高40～120cm，全体光秃无毛。茎直立，圆柱状，有明显棱槽。叶互生，具长柄；叶片菱状卵形，老时变细小、披针形，长3～6cm，宽1.8～4.5cm，先端急尖或钝，基部宽楔形，边缘有不规则锯齿，上面灰绿色，下面浅灰色，有白粉。圆锥花序顶生或腋生，两性；花被5，黄色，卵形，边缘膜质；雄蕊5，伸出花被外。胞果细小，包于宿存花被内。种子多数。花期夏、秋季，果期秋季。

【生长分布】生于荒地、路旁、屋边。分布于我国大部分地区。

【采收加工】夏、秋季采集，拔幼苗或割取带叶幼枝，切段，晒干或鲜用。

【药理作用】

①对呼吸影响：先使动物呼吸促进，而后抑制。

②对血压影响：对动物有降压作用。

③对心脏的影响：对动物心脏常现抑制作用。

④对血管影响：对末梢血管主要是收缩作用。

⑤对平滑肌的影响：能使平滑肌运动亢进。

⑥对神经及神经中枢的影响：使骨骼肌运动神经干及末梢呈现麻痹；剂量大时引起数种动物（蛙、小鼠、鸠、家兔、豚鼠等）呼吸麻痹而死亡；用一般量连续给予小鼠及家兔等，可逐渐产生习惯性，可使麻痹作用减弱，同时耳壳、四肢及尾根等处发生充血、浮肿、出血等症状。

【性味归经】甘，平，微毒。入肺、脾、大肠三经。

【功能主治】清热利湿，止痒透疹。用于风热感冒，痢疾，腹泻，龋齿痛；外用治皮肤瘙痒、麻疹不透。

【配伍应用】

藜-南瓜叶　藜味甘、性平，清利湿热；南瓜叶味微苦、微涩、性凉，清热燥湿，止泻。两药相配，共收利湿泄热，燥湿止泻之功。用于湿热泄泻，如泄泻腹痛、泻下紧迫，或泻而不爽、大便黄褐、烦热口渴，或发热头痛、全身酸楚沉重、小便短赤、舌苔黄腻等。配青蒿、笔仔草、枫香树叶，疗效更好。

【单方验方】

①用于痢疾、腹泻：藜30～60克，水煎服（《上海常用中草药》）。

②治龋齿：藜适量，水煎漱口（《中国沙漠地区药用植物》）。

③治皮肤湿毒，周身发痒：藜、野菊花，等量煎汤熏洗（《上海常用中草药》）。

④治白癜风：藜五斤，茄子根三斤，苍耳根茎五斤。上药晒干，一处烧灰，以水一斗，煎汤淋取汁，却于铛内煎成膏，以瓷合盛，别用好通明乳香半两，生研，又入铅霜一分，腻粉一分相和，入于膏内，别用炼成黄牛脂二合（两），入膏内调搅令匀，每取涂摩所患处，日三用之（《太平圣惠方》）。

【用法用量】内服：煎汤，15～30克。外用：煎汤熏洗或漱口或熬膏敷贴。

【注意事项】人食灰菜中毒，多因食灰菜后暴露于日光下工作或玩要而发病，急性皮炎都发生在暴露部位，而其他处皮肤及黏膜皆无变化。因此，服药期间，避免太阳下劳作或玩要，免患皮肤病。

第十四章　温里

干姜

（干生姜、白姜）

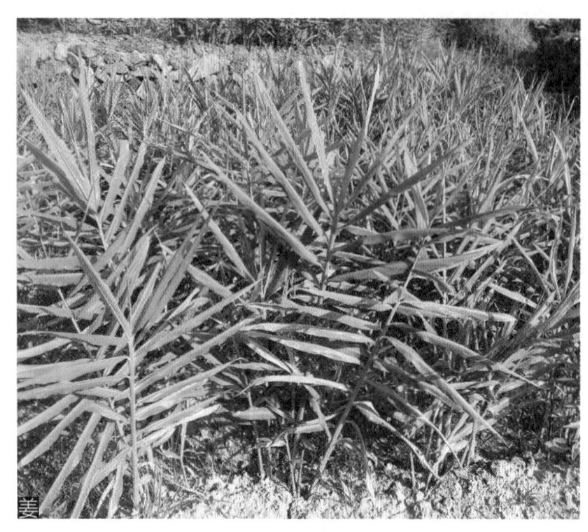

【药物来源】姜科植物姜〔*Zingiber officinale* Rosc.〕的干燥根茎。

【植物特征】详见“辛温解表”章“生姜”。

【生长分布】详见“辛温解表”章“生姜”。

【采收加工】夏、秋季采挖，除去茎、须根，洗净，均片晒干或烘干。

【药理作用】

①本品能反射性兴奋血管运动中枢和交感神经，使血压上升。

②对癌细胞的作用：本品对人子宫颈癌细胞培养株系JTC-26，体外试验一有抑制作用，抑制率在90%以上。

③其他：姜酮供静脉注射，能引起运动神经麻痹，但内服不显任何中毒症状，常用作香料及苛性健胃，以促进食欲，有镇吐作用。

【性味归经】辛，热。入脾、胃、肺三经。

【功能主治】温中，回阳，温肺化饮。用于胃腹冷痛胀满，虚寒吐泻，肢冷脉微，寒饮咳喘，风寒湿痹。

【配伍应用】

干姜-山姜　干姜味辛、性热，温中散寒；山姜味辛、性温，温中行气。前者在于温散，后者在于温通。两药配伍，温中，散寒，行气作用显著。用于寒邪犯胃之胃脘痛，如胃脘疼痛暴作、畏寒肢冷、得温痛减、口不渴、喜热饮等症。

干姜-龙眼肉　干姜辛热助脾阳，治脾胃虚寒之腹痛、吐泻；龙眼肉甘温补中气，治脾虚，中气下陷，精神不振、泄泻、脱肛、阴挺。两药配伍，共呈温脾扶阳，补中益气之功。用于中阳不振，脾气下陷，所致食少不化、食后胀，或呕吐泄泻、四肢不温、乏力、自汗、腹部或肛门重坠，或脱肛、阴挺等症。

干姜-福参　干姜味辛、性热，入肺经，能温化寒痰冷饮，治寒饮咳喘；福参味辛、苦、甘，性温，走肺脾经，能健脾燥湿，化痰止嗽。两药相互为用，共收温脾燥湿，消痰化饮，止嗽平喘之功。用于寒湿困脾，痰饮内生、上犯于肺，致咳嗽气喘、痰液清稀、形寒背冷等症。

【单方验方】

①治中寒水泻：干姜（炮）研末，饮服二钱（《备急千金要方》）。

②治贪凉饮冷之腹痛吐泻：干姜、高良姜各9克，水煎服；或干姜9克，研末米汤冲服。

③治脾胃虚寒之脘腹痛、清晨呕吐清水：干姜、党参、白术各9克，半夏、陈皮各6克，水煎服。

④治久泻久痢：干姜9克，黄连6克，研末服。

⑤咳喘痰多清稀：干姜9克，细辛3克，五味子5克，半夏6克，白术、茯苓各12克，水煎服。

⑥痤疮久不愈：干姜10克，生姜汁40毫升，经高压灭菌鸡蛋清60毫升，0.9%氯化钠注射液40毫升搅匀，消毒纱布浸泡外敷，1天换药1～2次（②～⑥方出自《袖珍中草药彩色图谱》）。

【用法用量】内服：煎汤3～9克，或研末。外用：研末调抹。

【注意事项】阴虚、血热、阳亢者忌服。“生姜”详见“辛温解表”章。“炮姜”为干姜炒至外黑内棕黄色所得，功效与干姜同，但温里功弱，而长于温经止血。

山鸡椒

（山苍子、香叶、山番椒、山姜子、粉果木、满山香、木香子）

【药物来源】樟科植物山鸡椒〔*Litsea cubeba*（Lour.）Pers.〕的果实。

【植物特征】落叶灌木或小乔木，高2～5m，全株具芳香气味，除幼枝嫩叶被绢毛外，其他部分均光秃无毛。树干直立，圆柱形，上部分枝。叶互生，叶柄长1～1.8cm；叶片纸质，长椭圆形，长5～9cm，宽2～3cm，先端渐尖，基部楔形，全缘，上面绿色，下面粉绿色。花先叶开放，伞形花序

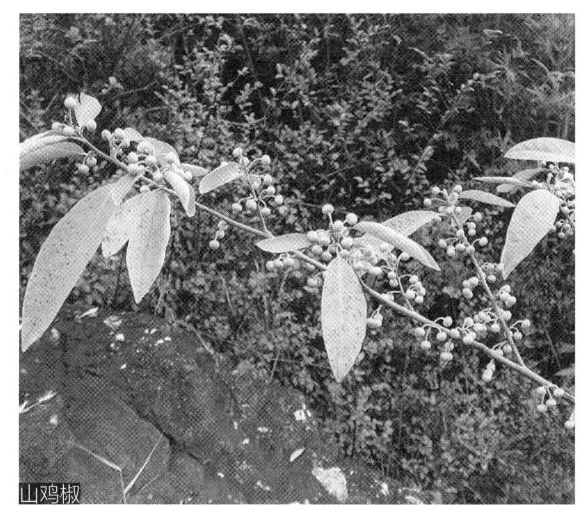
山鸡椒

单生或束生，单性，雌雄异株；总苞片4，有缘毛；每1花序有花4～6朵；雄花大于雌花，直径约3mm，花被6深裂，裂片倒卵形，黄白色，雄蕊9；雌花直径约2mm，花柱短，柱头头状。核果球形，直径3～6mm，初绿色，成熟时黑色。花期初春，果期夏、秋季。

【生长分布】生于山坡、灌丛、路旁、墓穴。分布于我国华南、华东、华中、西南等地区。

【采收加工】秋季果实深绿色时采集，晒干。

【药理作用】

①家兔口服山鸡椒流浸膏1g/kg，可使尿量及氯化物排泄量增加，而口服煎剂或流浸膏2g/kg，则无作用。

②山鸡椒5%的水浸液，可消灭淡色库蚊幼虫，其油剂或酊甘油涂擦于皮肤可避蚊。

③山鸡椒体外直接观察及培养，对日本血吸虫有抑制作用，体内试验无效。

【性味归经】辛，温。入脾、肾二经。

【功能主治】温中散寒，理气止痛。用于胃寒痛，胃气痛，胃肠型感冒，中暑，哮喘，单纯性消化不良，无名肿毒。

【配伍应用】

山鸡椒-土砂仁　山鸡椒味辛、性温，入脾经，温中散寒；土砂仁味苦、辛，性温，入脾胃经，行气消胀。两药配伍，辛温行散，苦辛开降，苦温燥湿，共收温中行气，散寒燥湿，消胀止痛之功。用于寒湿伏脾，脘腹痞胀、疼痛、恶心呕吐、便溏或泄泻、肢末不温等症。

山鸡椒-金橘根　两药均有理气作用。山鸡椒偏理脾胃之气，且止痛；金橘根疏调肝胃之气，而消胀。两药配伍，则能疏肝利气，消胀止痛。用于肝气郁结，中焦气滞胃脘痛，如脘胁胀痛、嗳气频频、胸闷不舒等症。

【单方验方】

①心腹气胀，积滞呕吐：鲜山鸡椒15克，红糖少许，开水炖服（《畲族医药学》）。

②胃肠型感冒（怕冷，无汗，腹痛，腹泻）：山鸡椒6克，盘柱南五味子根9克，乌药4.5克，茶叶3克。研成粉末，每包15克，以开水冲浸汁服或炖服（《福建中草药处方》）。

③胃痛（虚寒型）：山鸡椒、香附各15克，樟木子9克，水煎服（《全国中草药汇编》）。

④中暑腹痛吐泻：山鸡椒9克，积雪草、车前草各30克，水煎服（《福建中草药处方》）。

⑤无名肿毒：山鸡椒适量，捣烂外敷（《浙江民间常用草药》）。

【用法用量】内服：煎汤，6～9克。外用：捣敷。

【注意事项】花“山苍子花”、根“豆豉姜”分别详见“理气”章与“祛风湿”章。

山姜

（美草、箭杆风、九姜连、姜叶淫羊藿、九龙盘、鸡爪莲）

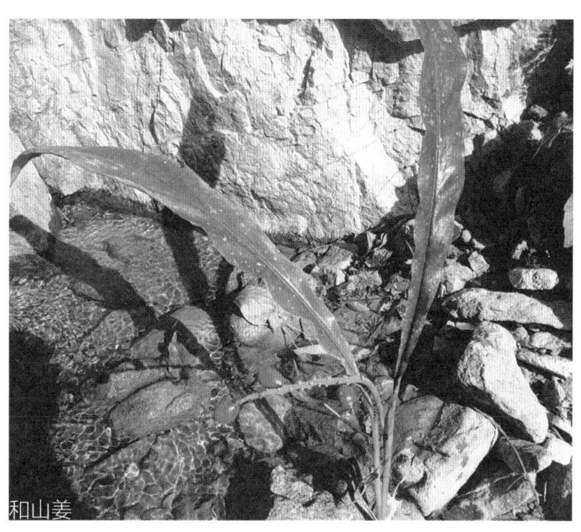
和山姜

【药物来源】姜科植物和山姜〔*Alpinia japonica*（Thunb.）Miq.〕的根茎。

【植物特征】常绿草本，高35～60cm。根状茎有分枝，多节，幼嫩部红色，有稀疏须根。茎直立，丛生。单叶互生，具长柄；叶片长椭圆状披针形，长18～35cm，宽5～8cm，先端尖，基部楔形，全缘，上面暗绿色，无毛，下面被茸毛。总状花序顶生，长8～15cm，密被锈色茸毛；花萼筒状，长约1cm，先端3裂，被绢毛；花冠长圆形，白色带红色条纹，先端3裂，被绢毛；雄蕊1；花柱1。果实椭圆形，直径7～10mm，成熟时鲜红色。花期夏季，果期秋、冬季。

【生长分布】生于山坡、路旁、林缘或林下阴处。分布于我国华南、华东、华中、西南以及台湾等地区。

【采收加工】春季采挖，除须根，洗净，切片，晒干。

【性味归经】辛，温。入肺、胃二经。

【功能主治】温中行气，祛风止痛。用于脘腹冷痛，泄泻，食滞腹胀，风湿痹痛，四肢麻木，跌打瘀滞，月经不调。

【配伍应用】

山姜-吴茱萸 山姜味辛、性温，温中行气而止痛；吴茱萸味辛、苦，性热，散寒止痛，疏肝下气。两药配伍，共呈温中散寒，疏肝行气，消胀止痛之功。用于脘腹冷胀疼痛、寒疝、头痛、虚寒泄泻等证。

山姜-豆豉姜 两药辛温行散，都有散风止痛作用。山姜发散风寒，止痛；豆豉姜发散风湿，止痛。两药配伍，则能祛风除湿，散寒止痛。用于风寒湿所致关节痹痛、头痛等症。

【单方验方】

①胃痛：山姜、乌药各3～6克研末，温开水送服（《全国中草药汇编》）。

②牙痛：山姜9克，竹叶椒果3克，捣烂，温开水送服（《中草药彩色图谱与验方》）。

③风湿痹痛：山姜、钩藤全草、铺地蜈蚣、桑枝各15克，白酒500毫升，浸泡5天，每天服用15～30毫升，每日2次（《全国中草药汇编》）。

④跌打损伤：山姜、茜草根各15克，大血藤根30克，牛膝、泽兰各9克，白酒500毫升，浸泡3～7天，每天服用15～30毫升（《全国中草药汇编》）。

【用法用量】内服：煎汤，3～6克；或研末入丸、散。外用：捣敷或煎洗。

【注意事项】注意与“箭杆风”鉴别，详见“祛风湿”章。花“山姜花”、果“土砂仁”详见“理气”章。

天竺桂

（山桂、月桂、土肉桂、土桂皮、野桂）

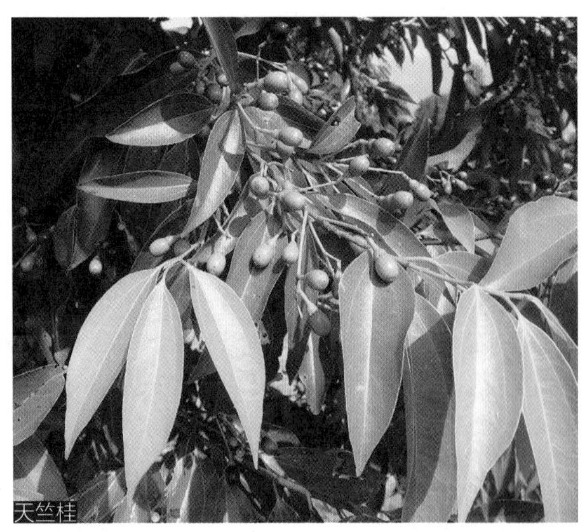

天竺桂

【药物来源】樟科植物天竺桂〔*Cinnamomum japonicum* Sieb.〕的树皮。

【植物特征】常绿乔木，高4～15m。树干直立，圆柱形，皮褐色，芳香，多分枝。单叶互生，具柄；叶片近革质，椭圆形或长椭圆形，长8～10cm，宽3～4cm，先端钝或尖，基部楔形，全缘，上面深绿色，光泽，下面浅绿色，离基3出脉，中脉上部再分出1～2对侧脉。圆锥花序腋生，花稀疏，细小，基部筒状，花被6，2轮，内轮长于外轮；雄蕊9，3轮排列，内轮3枚退化；雌蕊1。浆果近球形，成熟紫黑色。花期夏季，果期秋季。

【生长分布】多栽培于路旁、庭园。分布于我国华南、华东、华中、西南等地区。

【采收加工】冬季剥取树皮，阴干。

【性味归经】辛，温。入心、肝、脾、肾四经。

【功能主治】温脾暖胃，发散风寒，活血通脉。用于胃痛，腹痛，风湿关节痛，跌打瘀滞，痛经。

【配伍应用】

天竺桂-山姜 两药均味辛、性温。天竺桂能散寒暖胃；山姜能行气止痛。两药配伍，相辅相成，共收温中散寒，行气止痛之功。用于寒邪犯胃，气机痹阻，突发脘腹胀闷冷痛，以及寒疝、寒凝胞中之痛经等证。

天竺桂-牡荆根 天竺桂能发散风寒，并通血脉；牡荆根能祛风解表，活络止痛。两药配伍，共奏祛风散寒，舒筋活血，通络止痛。用于风寒头痛、风寒湿痹之关节痛等证。

天竺桂-香附 天竺桂能活血通脉，治跌打损伤、妇人瘀滞痛经；香附能疏肝理气，治肝郁气滞，脘胁痛、妇人痛经。两药配伍，一气一血，相互为用，共收疏肝行气，活血止痛之功。用于肝胃气血郁滞所致胃脘痛、胁痛，以及妇人气血郁滞之痛经，胸胁、脘腹损伤疼痛等证。

【用法用量】内服：煎汤，3～6克；或研末入丸、散。

【注意事项】阴虚、火旺、孕妇忌服。

乌药叶

（蒡箕茶）

【药物来源】樟科植物乌药〔*Lindera aggregata*（Sims.）Kosterm.〕的嫩叶。

【植物特征】详见“理气”章“乌药”。

【生长分布】详见“乌药”。

【采收加工】夏季采集，洗净，阴干。

【性味归经】辛，温。入肺、脾、肾三经。

【功能主治】温中燥脾，理气，止痛。用于腹中寒痛，食积，小便滑数，风湿性关节炎，跌打肿痛。

【配伍应用】

乌药叶-干姜 两药都有温脾作用。乌药叶辛、温，温脾而燥湿，并行气止痛；干姜辛、热，温中散寒，而化饮。两药配伍，则能温脾散寒，燥湿化饮，行气止痛。用于寒湿困脾，中阳被遏，或素常脾肾阳虚，气化无能，致水饮内停之证，如畏寒肢冷、腹胀、冷痛、呕吐清水、大便稀溏，或天亮时腹泻，或浮肿等。

乌药叶-香附　两药都有理气，止痛作用。但乌药叶偏理脾胃之气；香附偏于疏调肝气。两药配伍，相辅相成，共奏疏肝和胃，理气止痛之功。用于肝胃气滞，致胃脘痞胀、胃痛连胁、嗳气频作、抑郁不悦等症。

【用法用量】内服：煎汤，6～9克。

【注意事项】嫩叶可作茶饮。

芥子

（芥菜子、青菜子、黄芥子）

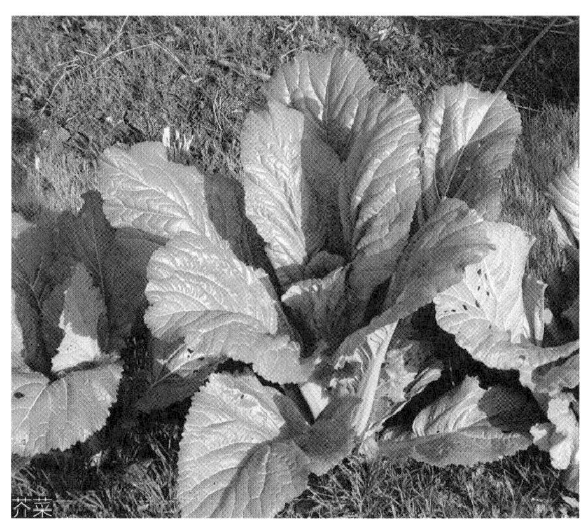

【药物来源】十字花科植物芥菜〔*Brassica juncea*（L.）Czern. et Coss.〕的种子。

【植物特征】一年生草本，高35～90cm。茎直立，圆柱形，绿色，上部有分枝。基生叶莲座状，大型，具粗柄；叶片倒长卵形，长20～30cm，有不规则深浅裂，上部裂片大，下部裂片小，呈琴状，边缘有大小不一粗锯齿，两面绿色，或间有错杂的紫色线，中脉粗大，向下凸起，下延成柄；茎上部叶不分裂，披针形。总状花序，多数，顶生；花萼4，绿色；花瓣4，呈十字形，黄色；雄蕊6。长角果，梭形，光滑。花期春、夏季，果期夏、秋季。

【生长分布】栽培。分布于我国绝大部分地区。

【采收加工】夏、秋季，果实成熟时，割下果穗，晒干，打下种子，簸去果壳及杂质。

【药理作用】芥子泥对皮肤有刺激作用。可引起皮肤潮红、疼痛、充血等，时间稍久就产生水疱。此乃黑芥子苷被芥子酶水解生成一种有刺激性的挥发油所引起。内服可作刺激性祛痰药，过量可引起肠胃道炎症。

【性味归经】辛，温。入肺经。

【功能主治】温中散寒，利气豁痰。用于胃寒吐食，心腹疼痛，咳喘痰多，胸胁胀痛，阴疽痰核，跌打损伤。

【配伍应用】

芥子-灶心土　两药都有温中散寒作用。芥子偏于散寒，并能下气；灶心土长于温脾，且能降逆止呕。两药配伍，相辅相成，共奏温中散寒，降逆下气之功。用于脾阳虚之里寒证，如胃脘胀满、冷痛、受凉加重、呕吐清水，或食后久而吐出等症。

芥子-紫苏子　两药均味辛、性温，入肺经；芥子能利气豁痰；紫苏子能止咳平喘。前者在于祛痰，后者功在降逆。相互为用，共收宽胸豁痰，降逆下气，止咳平喘之功。用于寒痰壅肺之冷哮，如呼吸急促、喉中有哮鸣音、痰白而黏，或稀薄多沫、胸膈满闷等症。

【单方验方】

①治上气呕吐：芥子二升，末之，蜜丸，寅时井花水服，如梧子七丸，日二服；亦可作散，空腹服之；及可酒浸服，并治脐下绞痛（《备急千金要方》）。

②用于感寒无汗：水调芥子末填脐内，以热物隔衣熨之，取汗出妙（《简便单方》）。

③治关节炎：芥子末30克，醋适量。将芥子末先用少量开水湿润，再加醋调成糊状，摊在布上再盖一层纱布，贴敷痛处。3小时后取下，每隔3～5天贴一次（《单方验方新医疗法选编》）。

④治阴证伤寒，腹痛厥逆：芥子研末，水调贴脐上（《生生编》）。

⑤治肿及瘰疬：芥子捣末，醋和做饼子，贴。数看，消即止，恐损肉（《补缺肘后方》）。

⑥治眉毛不生；芥子、半夏等分。为末，生姜自然汁调搽（《孙天仁集效方》）。

【用法用量】内服：煎汤，3～6克；或研末入丸、散。外用：捣敷或煎洗或研调抹。

【注意事项】阴虚、内热、肺虚咳喘者忌服。不宜多服或久服，以免中毒。在食用凉拌蟹、虾时，加适量芥末，使味道更鲜美，并可抑制其寒性，起护胃作用。

吴茱萸

（吴萸、左力、茶辣、辣子、吴椒）

【药物来源】芸香科植物吴茱萸〔*Evodia rutaecarpa*（Juss.）Benth.〕的未成熟果实。

【植物特征】落叶灌木或小乔木，高3～7m，幼枝、叶轴、小叶柄、花序梗均被锈色长柔毛。树干直立，圆柱形，树皮浅褐色，光泽，小枝有白色皮孔。单数羽状复叶对生，小叶5～9

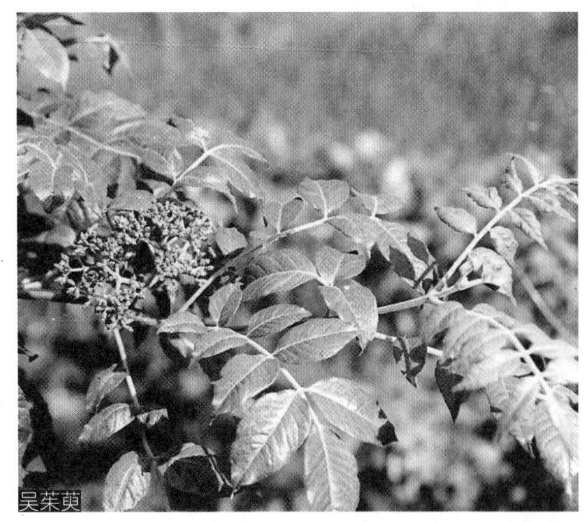
吴茱萸

枚，有短柄，先端单生，叶柄最长，小叶片长椭圆形或长卵形，长6～14cm，宽2.5～5.5cm，先端短尖或渐尖，基部楔形或宽楔形，全缘，上面暗绿色，下面绿色，两面均被黄色长柔毛。花序生枝顶；花单性，雌雄异株；总苞片2枚；萼片5，广卵形，外被淡黄色柔毛；花瓣5，黄白色，长圆形，内侧密被长白毛；雄花雄蕊5，长于花瓣；雌花大，退化雄蕊5，鳞片状；子房上位，花柱粗短，柱头头状。蓇葖果扁圆形，直径4～6mm，成熟紫红色。花期春、夏季，果期夏、秋季。

【生长分布】生于山坡、路旁、疏灌林；或栽培。分布于我国华南、华东、华中、华北以及西北一些地区。

【采收加工】秋季果实呈深绿色时采摘，晒干。

【药理作用】

①抗菌作用：煎剂对金黄色葡萄球菌、结核分枝杆菌、霍乱弧菌、铜绿假单胞菌有抑制作用；水浸剂试管稀试法，1：10对堇色毛藓菌及絮状表皮癣菌有抑制作用。对感染哥伦比亚SK病毒株的小鼠有抗病毒作用。

②消化系统的作用：本品含挥发油烯，具有芳香健胃作用，有驱除肠内气体，并能抑制肠内异常发酵作用。吴茱萸苦味素系苦味质，具有健胃作用，能增加消化液分泌和制酸作用，与生姜同用功效更强。但是吴茱萸煎剂、丙酮浸膏分别给犬灌胃，对4%硫酸铜所致犬的呕吐均无镇吐作用。尚有缓解胃肠痉挛作用。

③对子宫平滑肌的作用：从水溶性部分中分得的微量成分对羟基福林能使小鼠离体子宫肌松弛。次碱分解所得芸香胺对离体子宫有收缩作用。

④对血压的影响：吴茱萸蒸馏液或煎剂静脉注射，对正常犬和人工肾型高血压犬均有明显的降压作用。并发现本品与甘草配伍时给犬灌服，降压作用消失。

⑤驱虫作用：乙醚提起物体外试验，对虫、水蛭有一定的抑制和杀灭作用，亦能驱除蛲虫。

⑥毒性：本品醇提物可致兔体温升高，并与四氢-β-萘胺有协同作用，大剂量可致错觉、视力障碍等。

【性味归经】辛、苦，热。入肝、胃二经。

【功能主治】温中止痛，降逆止呕，杀虫。用于肝胃不和，脘腹冷痛，呕吐吞酸，食积泻痢，胁痛，疝痛，风湿痹痛，脚气肿痛，痛经，蛲虫，高血压，口疮，湿疹，神经性皮炎。

【配伍应用】

吴茱萸-干姜　两药性热，都有温中散寒作用。吴茱萸辛、苦、热，则偏于散寒，并下气止痛；干姜辛、热，长于温脾胃，助阳。两药配伍，相辅相成，共奏温中助阳，散寒和胃，下气降逆之功。用于中寒脘腹冷痛、呕吐、身寒背冷、肢末不温等症。

吴茱萸-灶心土　两药均有降逆止呕之功。但吴茱萸乃温脾散寒，降逆止呕；灶心土为温脾和胃，降逆止呕。两药配伍，相须为用，功效显著。用于中焦虚寒，胃失和降所致呕吐、反胃等症。

【单方验方】

①恶心吞酸：吴茱萸（开水泡去苦水）9克，水煎服；或可加生姜3克，共煎服（《常见病验方研究参考资料》）。

②寒疝腹痛：吴茱萸、乌药各6克，川楝子、小茴香各10克，水煎服（《袖珍中草药彩色图谱》）。

③五更泄泻：吴茱萸、五味子各6克，肉豆蔻10克，补骨脂8克，水煎服（《袖珍中草药彩色图谱》）。

④治多年脾泄，老人多此，谓之水土同化：吴茱萸三钱。泡过，煎汁，入盐少许，通口服。盖吴茱萸能暖膀胱，水道既清，大肠自固，他药虽热，不能分解清浊也（《仁存堂经验方》）。

⑤治脾受湿气，泄利不止，米谷迟化，脐腹刺痛；小儿有疳气下痢，亦能治之：黄连（去须）、吴茱萸（去梗，炒）、白芍各五两。上为细末，面糊为丸，如梧桐子大。每服二十丸，浓煎米饮下，空心日三服（《局方》）。

⑥湿疹：吴茱萸30克，海螵蛸20克，硫黄6克，共为细末，撒干粉，无渗出液者用蓖麻油或猪板油化开调敷（《中药药理毒理与临床》）。

⑦口舌生疮、高血压：吴茱萸10克，研末醋调敷足心（《袖珍中草药彩色图谱》）。

【用法用量】内服：煎汤，1.5～6克；或研末入丸、散。外用：捣敷。

【注意事项】用于口疮、高血压、湿疹通常外用“吴茱萸叶”详见本章；“吴茱萸根”详见“理气”章。

吴茱萸叶

（吴萸叶）

【药物来源】芸香科植物吴茱萸〔*Evodia rutaecarpa*（Juss.）

Benth.〕的叶。

【植物特征】详见“吴茱萸”。

【生长分布】详见“吴茱萸”。

【采收加工】夏季采集，晒干。

【性味归经】辛、苦，热，无毒。入肝、胃二经。

【功能主治】温中散寒，理气止痛。用于大寒犯脑头痛，心腹冷痛，内外肾钓痛。

【配伍应用】

吴茱萸叶-干姜 两药都有散寒作用。吴茱萸叶质轻气浮，走表，偏散外寒；干姜气浓味厚，行里，偏祛内寒。两药配伍，相须为用，则能散寒驱邪，温中扶阳。对伤于寒邪之头痛、恶寒，或寒邪直犯太阴之脘腹痛、呕吐、泄泻；或阳虚生内寒之脘腹冷痛、呕吐清水、四末不温等均适宜。无论是外寒内侵之实寒证，或阳气不足寒自内生之虚寒证，均可施用。

吴茱萸叶-红木香 两药都有理气止痛作用。但吴茱萸叶偏于宣通；而红木香长于行滞。两药配伍，相辅相成，功效益彰。用于寒邪凝滞之畏寒肢冷、腹胀、腹痛、呕吐等症。

【单方验方】

①治霍乱脚转筋：吴茱萸叶和艾叶，以醋汤拌熟（《日华子本草》）。

②治大寒犯脑头痛：酒拌吴茱萸叶，盛袋蒸熟，更互枕熨之，痛止为度（《本草纲目》）。

【用法用量】内服：煎汤，3～6克。外用：裹蒸熟煨。

岗边菊

（大风草）

【药物来源】菊科植物琴叶紫菀〔*Aster panduratus* Nees ex Walp.〕的全草。

【植物特征】多年生草本，高30～90cm，全株具白色粗长毛，有香气，有黏液质。根茎短，须根多，白色。茎直立，有分枝。基生叶具柄，早萎；茎中部叶卵状披针形，长4～9cm，宽1～2.2cm，先端尖或钝尖，基部渐窄成柄，全缘或微波状，上面绿色，下面浅绿色；上部叶细小，卵状椭圆形，先端钝，基部呈耳状半抱茎，全缘。头状花序，稀疏，排列呈疏伞房花序；总苞半球形，总苞片3～4列，外层绿色，或红色，边缘干膜质；边为舌状花，长椭圆形，白色或浅紫色，中央管状花，黄色，漏斗状，先端5裂。瘦果倒卵形，扁平，被毛，棕黄色，有白色冠毛。花期夏、秋季。果期秋、冬季。

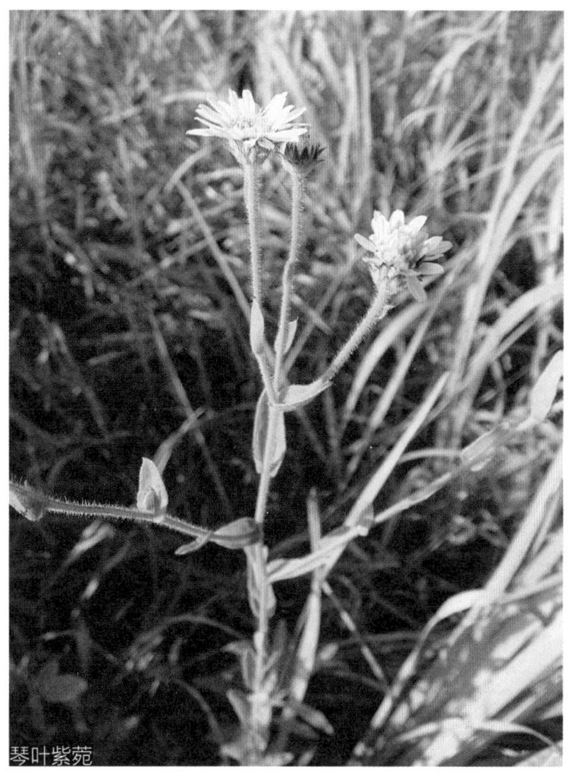
琴叶紫菀

【生长分布】生于山坡草丛、路旁。分布于我国华南、华东、华中、西南等地区。

【采收加工】夏、秋季采集，切段，晒干。

【性味归经】苦、辛，温。入肺、胃二经。

【功能主治】温中散寒，止咳，止痛。用于肺寒喘咳，慢性胃痛，寒疝腹痛，痛经。

【配伍应用】

岗边菊-吴茱萸根 岗边菊苦辛温，温中散寒，并能止痛；吴茱萸根苦辛热，行气温中，兼能杀虫。两药配伍，共收温中行气，杀虫止痛之功。可用于蛔厥证，如突发胁下、脘腹剧痛，甚则肢冷，呕吐蛔虫等；亦可用于中寒腹痛、寒疝腹痛、妇人寒凝痛经等证。

岗边菊-紫苏 岗边菊可温肺散寒，化痰止咳；紫苏能解表散寒，宣肺利气。两药配伍，相互为用，共奏散寒温肺，化痰消饮，宣肺止咳之功。用于风寒犯肺，如咳嗽、痰白清稀、鼻塞声重、畏寒身冷、头身痛等症。

【用法用量】内服：煎汤，15～30克。

第十四章 温里

第十五章　理气

八月札

（木通子、八月瓜、八月炸、野毛蛋、冷饭包、野香蕉、羊开口、腊瓜）

【药物来源】木通科植物木通〔*Akebia quinata*（Thunb.）Decne.〕、白木通〔*Akebia trifoliata*（Thunb.）Koidz.var.*australis*（Diels）Rehd.〕、三叶木通〔*Akebia trifoliata*（Thunb.）Koidz.〕的果实。

【植物特征】详见"木通"。

【生长分布】详见"木通"。

【采收加工】秋季果实成熟时采摘，用沸水泡透后，晒干。

【性味归经】甘，寒。入肝、胃二经。

【功能主治】疏肝和胃，理气止痛。用于肝胃气痛，胁痛，消化不良，赤白痢疾，腰痛，疝气，睾丸肿痛，痛经，子宫下垂，输尿管结石，瘰疬，乳癌。

【配伍应用】

八月札-香附　八月札甘、寒，疏肝和胃，理气止痛；香附辛、微苦、微甘，性平，疏肝理气，调经止痛。两药配伍，相辅相成，共呈疏肝解郁，理气和胃，调经止痛之功。用于肝气郁结，横逆犯胃，肝胃不和之胃脘痛，如胃痛连胁、脘痞腹胀、嗳气频作，以及妇女经痛等证。

八月札-金橘根　两药都有理气作用。八月札善于理气止痛；金橘根长于利气散结。两药配伍，则能理气散结，消肿止痛。用于情怀不遂，肝气郁结，厥阴经气不利之乳癖、睾丸肿痛等证。

【单方验方】

①用于淋巴结结核：八月札、金樱子、海金沙根各120克，天葵子240克。煎汤分3天服（《中草药手册》）。

②用于胃肠胀闷：八月札30克，水煎服（《浙江民间常用草药》）。

③治子宫下垂：八月札250克，升麻9克，益母草60克，棕树根250克，炖母鸡1只，去药渣，服汤食肉。分数次服。服药期间应卧床休息一周（《全国中草药汇编》）。

④淋浊：八月札30～60克，水煎服；或同猪瘦肉120克，同煮服（《中草药彩色图谱与验方》）。

【用法用量】内服：煎汤，15～30克；或浸酒。

刀豆

（挟剑豆、大刀豆、关刀豆、刀鞘豆、刀巴豆、马刀豆、刀培豆）

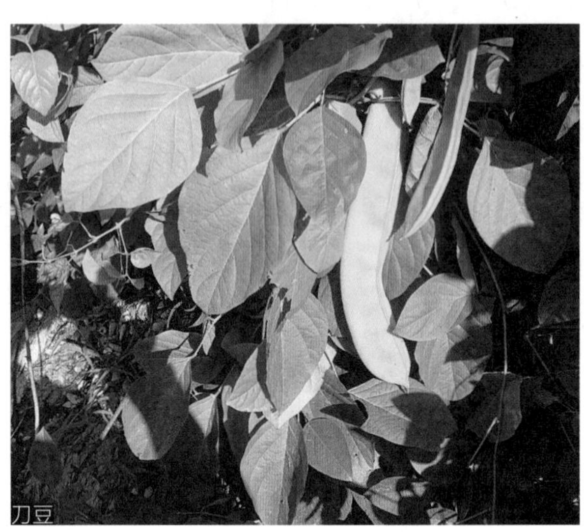
刀豆

【药物来源】豆科植物刀豆〔*Canavalia gladiata*（Jacq.）DC.〕的种子。

【植物特征】缠绕草质藤本，长可达4m。茎圆形，浅绿色，无毛，多分枝。三出复叶，互生，叶柄长8～14cm，小叶具短柄；小叶片宽卵形，长7～18cm，宽5～14cm，先端渐尖，基部近圆形，全缘，两面绿色，无毛。总状花序生叶腋，序轴有节，花生节上；花萼二唇形，上唇大，2齿裂，下唇小，3齿裂；花冠蝶形，旗瓣近圆形，翼瓣、龙骨瓣较短，有白色、淡红色、紫色；雄蕊10，基部连合。荚果窄长方形，稍弯，长可达30cm，宽可达4cm，先端有短喙。种子肾形，8～10粒，粉红色等。花期夏季，果期秋季。

【生长分布】栽培。分布于我国大部分地区。

【采收加工】秋季种子成熟时采收，剥取种子，晒干。

【性味归经】甘，温。入胃、肾二经。

【功能主治】温中下气，益肾。用于虚寒呃逆，呕吐，腹胀，肾虚腰痛，咳喘，百日咳。

【配伍应用】

刀豆-金橘根　两药都有利气作用。刀豆甘、温，乃温胃下气；金橘根酸、苦、温，为疏肝利气。两药配伍，共奏温胃降逆，利气消痞之功。用于虚寒呃逆、呕吐、腹胀等。

刀豆-仙茅　刀豆甘、温，能温阳益肾；仙茅辛、热，温肾壮阳，并祛寒湿。两药配伍，则能温肾扶阳，强腰健膝，散寒除湿。用于肾阳不足，寒湿凝腰，腰膝酸痛，阴雨天、稍劳则加重，腿膝无力，少腹拘急，手足不温等。

【单方验方】

①治呃逆：刀豆60克，炒干研末，每次6克，开水送服。

②用于小儿小肠疝气：刀豆炒干研粉，每次6克，开水送服。若用红糖生姜汤送服，一日3次，可治喘咳。

③用于小儿百日咳或老年咳喘：刀豆15克，水煎后加冰糖或蜂蜜饮服（①～③方出自《食物与治病》）。

④治气滞呃逆，膈闷不舒：刀豆取老而绽者，每服二三钱，开水下（《医级》）。

⑤用于肾虚腰痛：刀豆二粒，包于猪腰子内，外裹叶，烧熟食（《重庆草药》）。

⑥治鼻渊：老刀豆，文火焙干为末，酒服三钱（《年希尧集验良方》）。

【用法用量】内服：研末，9～15克。

【注意事项】胃热、阴虚者忌用。“刀豆壳”详见本章；“刀豆根”详见“祛风湿”章。

刀豆壳

（大刀豆壳）

【药物来源】豆科植物刀豆〔*Canavalia gladiata*（Jacq.）DC.〕的壳。

【植物特征】详见“刀豆”。

【生长分布】详见“刀豆”。

【采收加工】秋季种子成熟时采集，切段，晒干，贮藏干燥通风处。

【性味归经】甘，平。入胃、肾二经。

【功能主治】和中下气，散瘀活血。用于反胃，呃逆，久痢，经闭，腹胁胀痛，腰痛，喉痹。

【配伍应用】

刀豆壳-灶心土　刀豆壳甘、平，和中下气；灶心土辛、微温，温脾降逆。前者偏于利气，后者重在降逆。两药配伍，相须为用，共奏温脾和胃，下气降逆之功。用于中焦虚寒，胃失和降之反胃、呃逆等证。

刀豆壳-星宿菜　两药都有散瘀活血作用。刀豆壳并能利气；星宿菜善于通经。两药配伍，共收行气活血，祛瘀通经之功。可用于血瘀经闭、痛经等证。

【单方验方】

①治呃逆：老刀豆壳30克，水煎服（《常见病验方研究参考资料》）。

②治膈食呕吐，不能吞咽：刀豆壳15克，咸橄榄3粒，半夏9克，煎汤服（《泉州本草》）。

③治久泻、久痢：刀豆壳30克，烧灰存性，肉豆蔻10克，水煎送服（《袖珍中草药彩色图谱》）。

④治妇人经闭、腹胁胀痛：刀豆壳焙为末，每服一钱，黄酒下，少加麝香尤妙（《经验广集》）。

⑤治颈淋巴结结核初起：鲜刀豆壳30克，鸭蛋一个，酒水煎服（《福建中草药》）。

⑥治喉痹：刀豆壳（烧存性），青黛，共研末吹之（《泉州本草》）。

【用法用量】内服：煎汤，9～15克；或研末入丸、散。外用：研末吹喉。

九龙吐珠

（伞莎草）

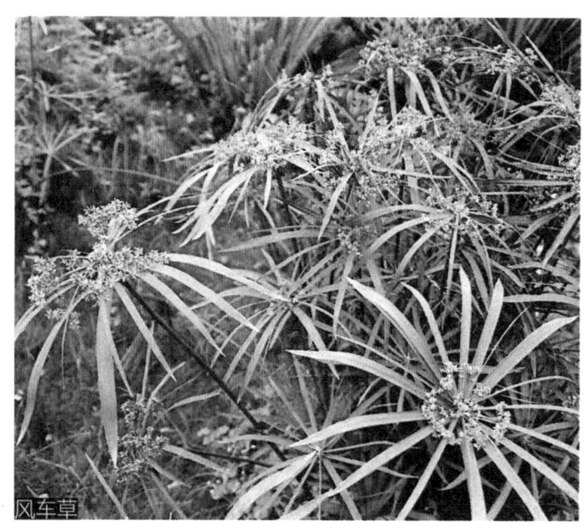

风车草

【药物来源】莎草科植物风车草〔*Cyperus alternifolius* L. subsp. *flabelliformis*（Rottb）Kukenth.〕的全草。

【植物特征】多年生草本，高30～150cm。根茎短，须根多，坚硬。秆簇生，近圆柱形，暗绿色，无毛，基部白色，外包无叶片的棕色叶鞘。叶状苞片16～18枚，绿色，约长于花序2倍，条状披针形。聚伞花序，顶生，第一次辐射枝短于2次辐射枝；小穗近椭圆形，长3～8mm，扁平，花多数，鳞片卵形，膜质，覆瓦状紧密排列；雄蕊3；花柱短，柱头3。小坚果椭圆形，生鳞片上，褐色。抽穗期冬、春。

【生长分布】生于森林、湖泽、河边；或栽培。分布于我国绝大部分地区。

【采收加工】春、夏季采集，切段，晒干或鲜用。

【性味归经】酸、甘、微苦，凉。入肝、脾二经。

【功能主治】行气活血，解蛇虫毒。用于瘀血痛，蛇虫咬伤。

【配伍应用】

九龙吐珠-红糖　九龙吐珠酸、甘、微苦，性凉，行气活血；红糖甘、温，活血化瘀，温脾，养血。九龙吐珠乃血中气药，红糖补中寓通。两药配伍，凉温调和，共呈行气活血，化瘀止痛之功。可用于妇人瘀滞痛经、产后瘀血痛等证。

【单方验方】

①治产后下血腹痛：鲜九龙吐珠60克，放锅内喷酒炒制，再喷、再炒至微焦为度，合食米一把煎汤服（《中药大辞典》）。

②治蛇虫咬伤：干九龙吐珠120克，浸酒600毫升（两周可用）凡用取药抹伤口，并将此酒内服一小杯（《中药大辞典》）。

【用法用量】内服：煎汤，15～30克。外用：浸酒抹。

【注意事项】本药若作行气活血用，须酒喷炒微焦为佳。

土砂仁

（建砂仁）

【药物来源】姜科植物和山姜〔*Alpinia japonica*（Thunb）Miq.〕的果实或种子。

【植物特征】详见“温里”章“山姜”。

【生长分布】详见“山姜”。

【采收加工】秋季果皮呈红色时采摘，阴干。

【性味归经】苦、辛，温。入脾、胃二经。

【功能主治】行气调中，健胃。用于腹痛痞胀，呕吐泄泻。

【配伍应用】

土砂仁-半夏　土砂仁苦、辛、温，行气调中；半夏辛、温，降逆止呕，消痞散结。两药配伍，辛开苦降，共呈下气降逆，消痞和胃之功。用于湿困中焦，脾胃气滞之“痞满”证，如脘腹胀满、按之柔软、嗳气或呃逆等。若舌苔黄腻、小便黄之湿热者，配与茵陈蒿、积雪草，以清热利湿。

土砂仁-神曲　土砂仁能理气健胃；神曲可消食和胃。土砂仁功在动、在行；神曲在化、在消。两药配伍，则能消食化积，行气导滞。用于食积不化，脘腹胀满、不思饮食，或肠鸣腹泻等。

【用法用量】内服：煎汤，3～6克；或研末入丸、散。

山姜花

（土砂仁花）

【药物来源】姜科植物和山姜〔*Alpinia japonica*（Thunb.）Miq.〕的花朵。

【植物特征】详见“温里”章“山姜”。

【生长分布】详见“山姜”。

【采收加工】夏季采摘，阴干。

【性味归经】辛，温，无毒。入肺、胃二经。

【功能主治】调中下气，消食，解酒毒。用于脘腹冷痛，泄泻，食滞腹胀，酒积。

【配伍应用】

山姜花-干姜　山姜花辛、温，调中下气；干姜辛、热，温中散寒，并利气。前者在于行气，后者功于散寒。两药配伍，共呈温中散寒，理气行滞之功。用于寒邪犯胃，寒凝气滞，如胃脘疼痛暴作、呕吐、畏寒喜暖、手足不温等症。

山姜花-神曲　两药都有消食作用。但山姜花下气行滞消食；神曲为消食化积和中，兼止泻。两药配伍，相互为用，共奏消食化积，下气导滞，健胃和中之功。用于食积不化、脘腹胀满、不思饮食、大便滞少，或腹泻等症。

【用法用量】内服：煎汤，3～6克；或研末入丸、散。

山苍子花

（臭子柴花、臭子花）

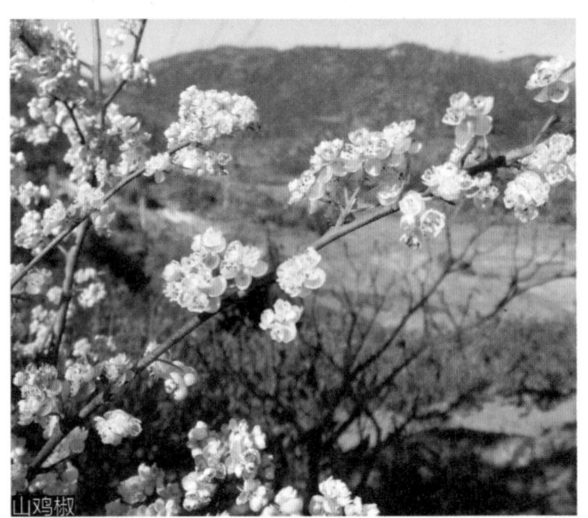
山鸡椒

【药物来源】樟科植物山鸡椒〔*Litsea cubeba*（Lour.）Pers.〕的花蕾。

【植物特征】详见“温里”章“山鸡椒”。

【生长分布】详见“山鸡椒”。

【采收加工】初春采集，阴干或微火烘干。

【性味归经】辛，温。入胃、肺二经。

【功能主治】理气和中，祛风止痛。用于胃痛，胃胀，消化不良，头痛，中暑。

【配伍应用】

山苍子花-土砂仁　山苍子花辛、温，能理气和中；土砂仁苦、辛、温，能行气调胃。前者偏于宣通，后者长于行滞。两药配伍，共呈宣通行散，消胀和胃之功。用于脾胃气滞，脘腹痞胀、胃脘痛、嗳气、大便不畅等症。

山苍子花-菊花　两药质体轻扬，善行头面。山苍子花辛、温，祛风活络止痛；菊花辛、甘、苦，微寒，疏散风热。两药配伍，则能祛风清热，和络止痛。用于伤风头痛、伤风头晕等证。

【用法用量】内服：煎汤，3～6克。

山荔枝果

（小柘树果）

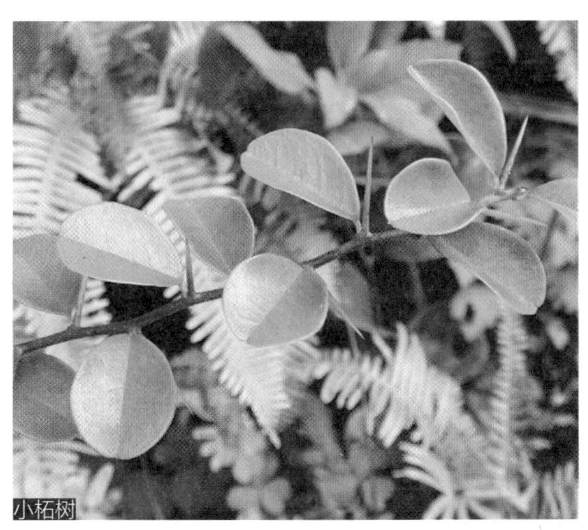

小柘树

【药物来源】桑科植物小柘树〔*Cudrania cochinchinensis* (Lour.) Kudo et. Masam.〕的果实。

【植物特征】详见“祛风湿”章“穿破石”。

【生长分布】详见“穿破石”。

【采收加工】晚秋果实成熟时采摘，洗净，晒干。

【性味归经】微甘，温。入膀胱、脾、胃三经。

【功能主治】调气，消食，利水。用于疝气，食积腹胀，小便不利。

【配伍应用】

山荔枝果-金橘根 两药性质温和，均有理气作用。山荔枝果行脾胃经，能理气行滞；金橘根入肝胃经，可疏肝利气散结。两药配伍，相辅相成，共收疏肝理气，消胀和胃，散结止痛之功。用于肝郁气滞之胃脘痛、疝气痛、偏坠以及食积腹胀等证。

山荔枝果-神曲 两药均味甘、性温，走脾胃经；山荔枝果能消食化积，且能利气；神曲消食和中健胃。前者偏于祛滞，后者长于消化。两药配伍，则能理气祛滞，消食化积，健胃和中。用于饮食不化，脘腹胀满、厌食、大便不畅或泄泻等症。

【单方验方】

①治膀胱疝气：山荔枝果30克，煎水服。

②治食积腹胀：山荔枝果和山荔枝根各30克，煎水服。

③用于小便不利：山荔枝果和山荔枝根各15克，煎水服（①～③方出自《贵州草药》）。

【用法用量】内服：煎汤，15～30克。

小青藤香

（青藤、天龙、青藤细辛）

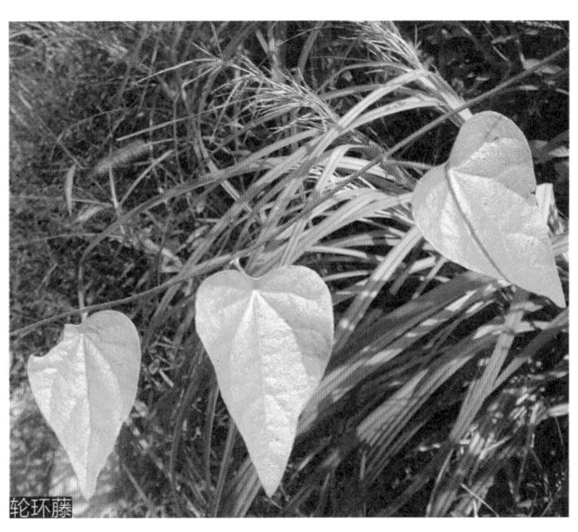

轮环藤

【药物来源】防己科植物轮环藤〔*Cyclea racemosa* Oliv.〕的根。

【植物特征】缠绕藤质草本，长1～2m。根粗壮肥厚，扭曲，皮浅褐色。茎细硬，有纵沟，被微黄色细长柔毛。叶互生，具柄，盾状着生；叶片纸质，卵状三角形，长4～6cm，宽2.5～4cm，先端渐尖，基部微心形，全缘，两面绿色，均被细绒毛，掌状脉9～11条。圆锥花序生叶腋，总状花序状，花单性，雌雄异株；雄花花萼钟形，萼片4～5，绿色，花瓣4～5，紫色；雌花花萼2片，柱头3～5裂。核果扁圆形，成熟时深蓝色。花期春季，果期夏季。

【生长分布】生于山坡、林下、林缘、灌丛、路旁。分布于我国华南、西南、华中等地区。

【采收加工】全年可挖，洗净，切片，晒干，密贮，置干燥通风处。

【性味归经】苦、辛，温。入心、肺、胃三经。

【功能主治】顺气止痛，解毒消肿。用于胃气痛，腹痛腹泻，发痧，蛇咬伤。

【配伍应用】

小青藤香-香附 两药都有理气止痛作用。但小青藤香偏理胃气；而香附专调肝气。两药配伍，则能疏肝和胃，理气止痛。用于肝气郁滞，横逆犯胃，如脘痞腹胀、胃痛引胁、嗳气频作、得嗳气或矢气则舒等症。

小青藤香-徐长卿 两药均能解毒，消肿，止痛，而善治蛇毒。但小青藤香偏于解毒消肿；徐长卿长于消肿镇痛。两药配伍，相辅相成，作用尤强。对毒蛇咬伤有较好的疗效。内服、外用均可，若并用功效更著。内服，配千金藤根、东风菜根；外用，配与雄黄、千金藤根、东风菜根，研末，拌姜汁外敷。

【单方验方】

①用于胃气痛：小青藤香6克，青木香、木姜子、茴香各3克。共研末，每用4.5克，以温酒冲服。

②治消化不良，腹痛腹泻：小青藤香6克，煎水服。

③治发肚痛：小青藤香研末，用酒或开水送服。成人每次1.5克～3克；小儿每次0.3克。

④治蛇咬伤：小青藤香3克，捣烂，敷患处。

⑤疗癀：小青藤香6～15克，煎水服（①～⑤方出自《中药大辞典》）。

【用法用量】内服：煎汤，6～15克；或研末入丸、散。外用：捣敷或研末调抹。

天仙藤

（三百两银、马兜铃藤、青木香藤、长痧藤、痒辣菜）

【药物来源】马兜铃科植物马兜铃〔*Aristolochia debilis* Sieb. et Zucc〕的茎、叶。

【植物特征】详见本章“青木香”。

【生长分布】详见“青木香”。

【采收加工】霜降前后未落叶时割取，切段，晒干。

【药理作用】本品的丙酮提取物对小鼠腹水癌有抑制作用。

【性味归经】苦，温。入肝、脾二经。

【功能主治】行气活血，止痛，利尿。用于妊娠水肿，胸腹痛，疝痛，风湿痛。

【配伍应用】

天仙藤-香附 天仙藤苦、温，入肝脾经，行气活血，且止痛；香附辛、微苦、微甘，平，入肝三焦经，能疏肝理气，并调经止痛。两药配伍，共奏疏肝解郁，理气活血，行滞止痛之功。用于肝气郁结，气血不畅，所致胃脘痛、腹痛、妇人痛经等。

【单方验方】

①治产后腹痛不止及一切血气腹痛：天仙藤五两。炒焦，为细末。每服二钱。腹痛，炒生姜、小便和酒调下；血气，温酒调下（《普济方》）。

②治疝气作痛：天仙藤一两，好酒一碗，煮至半碗服之（《孙天仁集效方》）。

③治妇人有水气而成胎，以致两腿足浮肿：天仙藤（洗，略炒）、香附子（炒）、陈皮、甘草、乌药（软白者、辣者，良）各五分。为末，上每服五钱，生姜、木瓜、紫苏叶各三片，水煎，日三服（《妇人良方》）。

④治痰注臂痛：天仙藤、羌活、白术、白芷梢各三钱，片姜黄六钱，半夏（制）半两。上锉，每服三钱，姜五片煎服。同下千金五苓丸（《仁斋直指方》）。

⑤治乳腺炎：鲜天仙藤适量。揉软外敷，每日换药一次（《江西草药》）。

【用法用量】内服：煎汤，4.5～9克；或研末入丸、散。外用：捣敷。

【注意事项】果实“马兜铃”详见“止咳平喘”章。

乌药

（矮樟、香桂樟、天台乌、铜钱柴、钱蜞柴）

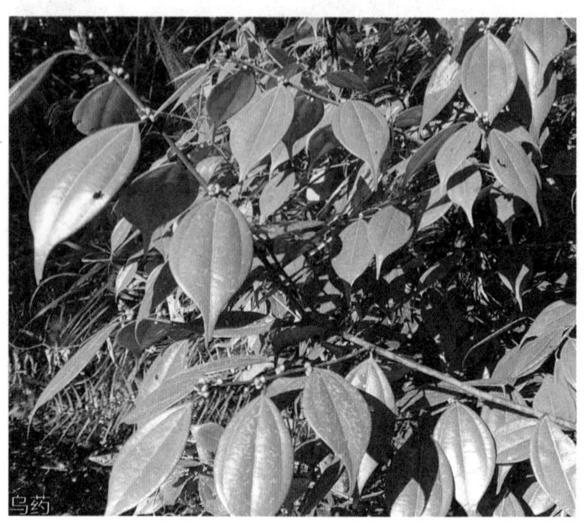

乌药

【药物来源】樟科植物乌药〔*Lindera aggregata*（Sims）Kosterm.〕的根。

【植物特征】常绿灌木或小乔木，高3～5m。根粗壮，纺锤形或节间膨大，外皮浅紫红色。树干直立，圆柱形，光滑，小枝幼时密被褐色柔毛。叶互生，具短柄，被柔毛；叶片革质，椭圆形，长3～7cm，宽1.5～4cm，先端尖或尾状渐尖，基部近圆形，全缘，上面绿色，光泽，下面粉绿色，基出3脉显见。伞形花序生叶腋，花单性，雌雄异株；小花具梗；花被6，黄绿色，雄花能育雄蕊9，花药2室；雌花有不育雄蕊多个，子房上位，1室。核果近球形，成熟时变黑色，存宿萼。花期春季，果期夏、秋季。

【生长分布】生于山坡、路旁、向阳灌丛。分布于我国华南、华东、华中、西南以及台湾等地区。

【采收加工】冬、春季采挖，洗净，切片，晒干。

【药理作用】

①乌药所含挥发油内服时，有兴奋大脑皮层的作用，并有促进呼吸、兴奋心肌、加速血循环、升高血压及发汗作用。

②本品的挥发油，局部涂用时可使局部血管扩张、血循环加速，缓和肌肉痉挛性疼痛。

③抑菌试验：本品对金黄色葡萄球菌、草绿色链球菌、伤寒杆菌、变形杆菌、铜绿假单胞菌、大肠埃希菌均有抑制作用。

【性味归经】辛，温。入脾、肺、肾、膀胱四经。

【功能主治】行气止痛，温肾散寒。用于脘腹胀痛，反胃吐食，宿食不消，气厥头痛，疝痛，痛经，小便频数，遗尿。

【配伍应用】

乌药-金橘根 乌药辛、温，行气止痛；金橘根酸、苦、温，疏肝利气。乌药偏理脾胃之气而止痛；金橘根偏调肝气且散结。两药配伍，相辅相成，共奏疏肝和胃，宽中下气，消胀止痛之功。用于肝胃气滞之胃脘痛，如脘腹胀痛、痛引胸胁、嗳气、抑郁不欢，以及妇人经痛等证。

乌药-仙茅 两药均能温肾散寒。但乌药偏于散肾寒；仙茅重在壮肾阳。两药配伍，共奏散寒，温肾，壮阳之功。用于肾阳不足，阴寒内生，致腰膝冷痛、少腹发凉、入夜尿频、手足不温、男子精冷不育、女子宫寒不孕等证。

【单方验方】

①腹痛：乌药9克，当归6克。共研末混匀，每次3克，一日三次（《常见病验方研究参考资料》）。

②胃、十二指肠溃疡：乌药12克，山鸡椒果实9克，生姜6克；或去生姜，加海螵蛸、楤木根、紫珠叶各30克，共研末，每服3克，每日3次（《福建中草药处方》）。

③伤食泄泻（腹痛胀满，痛则欲泻，嗳气，不思饮食）：炒乌药9～15克，山鸡椒15克，水煎服（《福建中草药处方》）。

④治胎前产后血气不和，腹胀痛：乌药、香附、当归、川芎（俱酒炒）各二钱，水煎服（《本草切要》）。

⑤用于小肠疝气：乌药一两，升麻八钱。水二盅，煎一盅，露一宿，空心热服（《孙天仁集效方》）。

⑥胸胁胀痛：乌药、薤白各10克，丹参15克，柴胡、延胡各12克，水煎服。

⑦痛经（得温则减，月经量少色暗或有瘀块）：乌药、香附、艾叶各10克，川芎、当归各12克，水煎服。

⑧尿频、遗尿：乌药、益智仁各10克，山药15克，鸡内金、山茱萸各12克，水煎服。

⑨风湿肌肉骨节疼痛：乌药、僵蚕、川芎各10克，麻黄、羌活各8克，水煎服（⑥～⑨方出自《袖珍中草药彩色图谱》）。

⑩治跌打损伤（背部伤尤宜）：乌药30克，威灵仙15克，水煎服（《江西草药》）。

【用法用量】内服：煎汤，6～9克；或研末入丸、散。外用：烧存性研末调敷。

【注意事项】“乌药叶”详见“温里”章；“乌药子”辛温，温中散寒。《斗门方》：“治阴毒伤寒，乌药子一合，炒令黑烟起，投于水中，煎取三五沸，服一大盏，候汗出回阳瘥。”供参考。

艾叶

（艾蒿叶、蕲艾叶、火艾、五月艾、臭艾）

【药物来源】菊科植物艾〔*Artemisia argyi* Levl.et Van.〕或

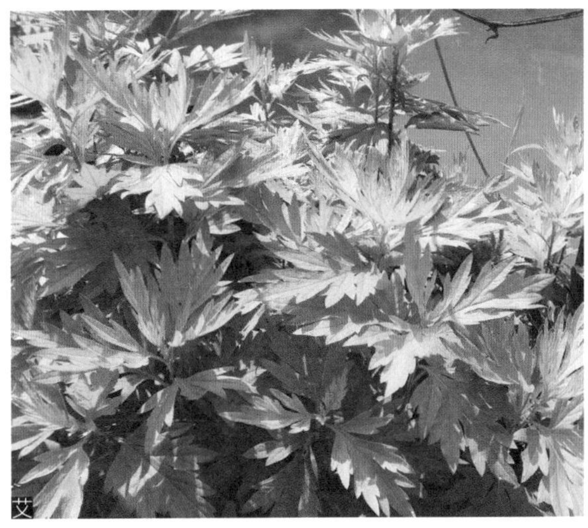

艾

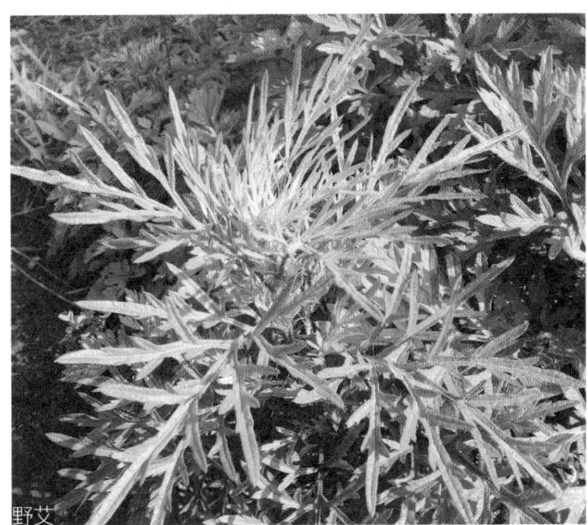

野艾

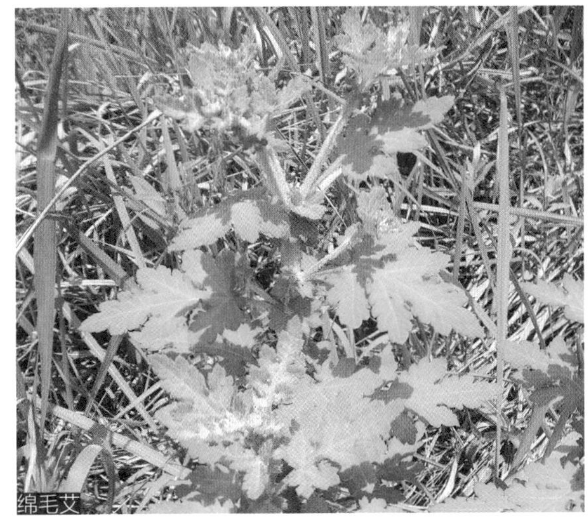

绵毛艾

野艾〔*Artemisia vulgaris* L.〕的叶。

【植物特征】

①艾：多年生草本，高40～100cm。茎直立，圆柱状，有纵棱，质硬，被灰白色绒毛，成熟时基部木质化。基生叶早萎，中部以上叶互生，具柄，叶片卵状椭圆形，边羽状深裂，裂片长短、粗细不等，边缘有粗锯齿，上面深绿色，下面密被白色绒毛，有多数腺点。总状花序生茎或枝顶，由多

数头状花序组成；总苞多列，密被白色绵毛；花托半球形，上生雌花及两性花，雌花长约1cm，花冠不显，不甚发育；两性花花冠筒状，红色，先端5裂；雄蕊5。瘦果长圆形。花期夏、秋季，果期夏、秋季。

②野艾：基本形态与艾近似，但通常较艾矮小，由于变异，叶形态多样：中部叶一至二回羽状深裂，终裂片细长，披针形至线形；边全缘；叶片无腺点；上部叶近无柄，裂片窄小如线。花期夏、秋季，果期夏、秋季。

【生长分布】生于路旁、荒地；艾也可栽培。分布于我国大部分地区。

【采收加工】两种艾叶采摘均在夏季采集（古时要求在旧历五月初五当午采集），晒干或阴干。

【药理作用】

①对胃肠的影响：口服小量（3～5克），可增进食欲，大量则引起胃肠急性炎症。

②抑菌试验：叶在体外对炭疽杆菌、草绿色链球菌、乙型溶血性链球菌、白喉杆菌、肺炎双球菌、金黄色葡萄球菌、枯草杆菌等有抑制作用。

③有平喘、镇咳、祛痰作用：临床及动物实验都证明艾叶油有明显的平喘、镇咳、祛痰作用及消炎作用。

④在体内过程：口服后很快由小肠黏膜吸收而到达肝脏，随血液循环而扩散全身，1小时内即可在尿内发现艾的成分。大部分储存于体内，由小便逐渐排出；或经氧化、结合而被破坏。

【性味归经】苦、辛，温。入脾、肝、肾三经。

【功能主治】理气止痛，温经活血，散寒除湿。用于脘腹冷痛，泄泻，经闭，子悬，感冒，头痛，带下清稀，小腹冷痛，湿疹。

【配伍应用】

艾叶-香附　艾叶理气止痛；香附疏肝理气。两药配伍，则能疏肝理胃，行气止痛。用于肝气犯胃，胃脘胀痛、痛连胸胁、嗳气呃逆，以及疝气痛等。

艾叶-香花岩豆藤　艾叶能温经活血；香花岩豆藤可活血通经。前者偏于消散，后者长于行滞。两药配伍，相须为用，作用较好。用于瘀滞所致妇人经闭、痛经等证。

艾叶-干姜　艾叶苦、辛、温，能散寒除湿，兼理气；干姜辛、热，能温脾胃，祛寒，助中阳。两药配伍，共奏散寒化湿，温中助阳，理气止痛之功。用于中阳不振，寒湿内生，如食少、腹胀、胃痛喜按、呕吐、泄泻、背冷肢凉，以及妇女带多清稀等症。

【单方验方】

①治冷气腹痛：艾叶4.5克，香附9克，肉桂2克，水煎服。

②虚寒腹痛：艾叶、香附各9克，醋炙研末为丸，每服9克。

③子悬孕妇胎气上逆：艾叶一团，煮汁频服。

④产后腹痛：艾叶3克，桃仁、红花各6克，黄酒煎服。

⑤闭经：艾叶30克，水煎，加红糖适量服（①～⑤方出自《常见病验方研究参考资料》）。

⑥小腹冷痛，带下清稀：艾叶、香附各10克，肉桂6克，水煎加红糖服。

⑦久痢：艾叶10克，陈皮6克，水煎服。

⑧感冒：艾叶、龙芽草各15克，薄荷9克，水煎服。

⑨虚寒头痛：艾叶15克，鸡蛋1个，水煎服（⑥～⑨方出自《青草药彩色图谱》）。

【用法用量】内服：煎汤，3～9克；或研末入丸、散。

【注意事项】

①阴虚、血热者忌服。“绵毛艾”除叶面外，全体密被白色长柔毛，气味与艾相同，应是艾的变种，性味、功能主治或许与艾相近，提供参考，以便共同研究。“绵毛艾”是笔者命名。“艾叶炭”详见“止血”章。

②艾绒制法：干艾叶捣绒，筛去粉末，再捣，最后呈细纤维状即可。艾条制法：干艾叶捣成粗绒，用棉纸，卷成长约20cm，直径约1.2cm，重约10克，呈圆柱状即是。

石龙刍根

（龙刍根、野席草根）

【药物来源】灯心草科植物石龙刍〔*Juncus effusus* L.var. *decipiens* Buchen. f.*utilis* Mak.〕的根茎。

【植物特征】详见“利尿渗湿”章“石龙刍”。

【生长分布】详见“石龙刍”。

【采收加工】全年可挖，洗净，切段，晒干。

【性味归经】微苦，凉。入肝、膀胱二经。

【功能主治】行气止痛，利水除湿，清热解毒。用于热郁气胀，热淋，小便不利，衄血，心烦失眠。

【配伍应用】

石龙刍根-刀豆壳　石龙刍根味微苦、性凉，行气止痛；刀豆壳味甘、性平，和中下气。两药相配，苦凉清降，甘平和中，共奏行气开郁，泄肝和胃，消胀止痛之功。用于肝郁气滞，气滞化热，致肝胃热郁，胃痛连胁、口苦口干、易躁易怒、嗳气、呃逆等症。

石龙刍根-金钱草　两药性凉，均有清利作用。石龙刍根利水除湿；金钱草利尿通淋。两药配伍，相辅相成，共收清热利湿，利尿通淋之功。用于湿热热淋、小便不利等证。

石龙刍根-金银花　两药都有清热解毒作用。石龙刍根苦凉清降，并开郁泄热；金银花质体轻扬，且凉散风热。两药配伍，既可解毒泻火，又能宣透邪热。用于火毒上攻，所致口舌生疮、目赤痛、小便赤涩等症。

【单方验方】治失眠：鲜石龙刍根18～21克，洗净煎服（《浙江民间草药》）。

【用法用量】内服：煎汤，9 ~ 15克。

龙船花根

（红樱花树根）

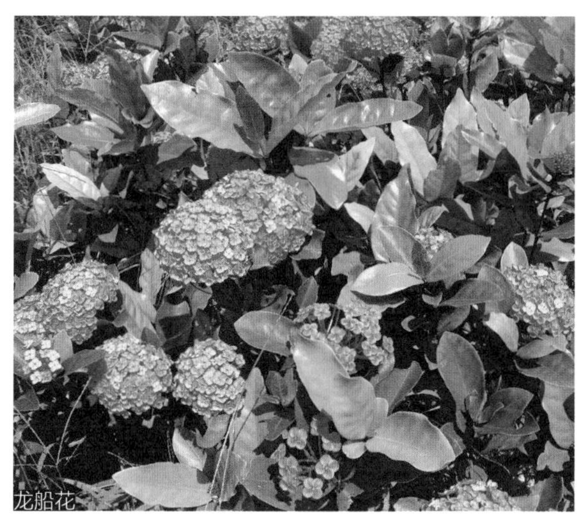

【药物来源】茜草科植物龙船花〔*Ixora chinensis* Lam.〕的根。

【植物特征】常绿灌木，高0.5 ~ 1.8m。茎直立，圆柱状，多分枝，茎、枝褐色。叶对生，具短柄，叶片近革质，矩圆状倒卵形，长6 ~ 13cm，宽2.5 ~ 4cm，先端急尖，基部楔形，全缘，上面深绿色，光泽，下面绿色，叶脉显见，纵脉凸起。花序生茎或枝顶，花多数而稠密，直径可达12cm；具短梗，红色；萼小，深红色，4齿裂；花冠红色，有长管，先端4裂，裂片近圆形；雄蕊4，着生于管口；雌蕊1，子房下位，2室，花柱细长，柱头2裂。浆果近球形，成熟时黑红色。花期夏、秋季，果期冬季。

【生长分布】生于山坡、路旁、疏林下；或栽培。分布于我国华南、华东、西南以及台湾等地区。

【采收加工】冬季采挖，洗净，切片，晒干。

【性味归经】苦、微涩，凉。入肺、胃二经。

【功能主治】行气止痛，活血通络。用于胃痛，咯血，跌打损伤，妇人经闭。

【配伍应用】

龙船花根-金橘根　两药均有理气之功。但龙船花根行肺胃之气并能止痛；金橘根利肝胃之气且能散结。两药相伍，则能疏肝和胃，宣通开郁，理气止痛。用于肝胃气滞，脘腹胀痛、胸胁不舒等症。

龙船花根-积雪草　龙船花根能通经活络；积雪草能活血消肿。两药配伍，相辅相成，共奏活血通络，消肿止痛之功。用于跌打闪挫，伤筋瘀滞肿痛等。

【单方验方】肺结核咯血：龙船花根60克，甘草9克。水煎3小时，一次服。或加猪瘦肉60克，同煎服（《广东中医》）。

【用法用量】内服：煎汤，9 ~ 15克。

【注意事项】花“龙船花”、全草“龙船花茎叶”分别详见“平肝息风”章与“活血化瘀”章。

白苏梗

（臭苏梗、南苏梗）

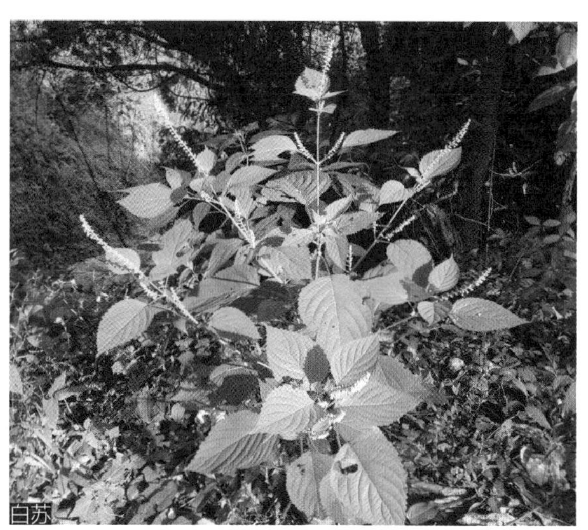

【药物来源】唇形科植物白苏〔*Perilla frutescens*（L.）Britt.〕的茎。

【植物特征】详见“辛温解表”章“白苏叶”。

【生长分布】详见“辛温解表”章“白苏叶”。

【采收加工】夏、秋季采集，除去叶，切段，晒干。

【性味归经】辛，温。入肺、脾二经。

【功能主治】顺气，消食，安胎。用于胸膈痞闷，脘腹疼痛，食积腹胀，胎动不安。

【配伍应用】

白苏梗-半夏　两药味辛、性温，均有降逆作用。白苏梗专下气而降逆；半夏燥湿化痰降逆。两药配伍，则能和脾燥湿，化痰下气，和胃降逆。用于脾不化湿，痰涎内生；上壅于肺，则咳嗽、痰多、气逆；痰饮停于胃，胃气不降而上逆，则呕吐清水或痰涎、脘闷不食；上扰清空，发眩晕或昏蒙、胸脘痞闷、恶心呕吐；上述诸证舌苔均呈白滑腻。

白苏梗-莱菔子　两药都有消食化积作用。白苏梗为下气化食；莱菔子乃祛滞化积。两药配伍，相互为用，相辅相成，功效增强。用于食积不化，中焦气滞，致脘腹胀满、嗳腐吞酸、厌食，或腹痛腹泻、泻而不畅、大便酸臭等症。

白苏梗-黄芩　两药都有安胎作用。白苏梗味辛、性温，乃顺气安胎；黄芩味苦、性寒，为清热安胎。两药配伍，相互为用，共呈顺气和胃，清热安胎之功。用于孕妇因情志所伤，气郁化热，或外感热邪，致腹中痛、胎儿频频躁动、头晕胀、烦躁易怒、口苦口干、口渴等症。可配白术扶脾安胎，以增疗效。若热甚，配苧麻根凉血安胎；若见血出、下腹坠胀、尿频、腰酸痛，配阿胶、白术、血余炭、苧麻根，以补血，扶脾，清热，固胎，止血。

【用法用量】内服：煎汤，4.5～9克。

【注意事项】“白苏叶”详见“辛温解表”章；“白苏子”详见“止咳平喘”章。

地五泡藤

（灰毛泡、家正牛）

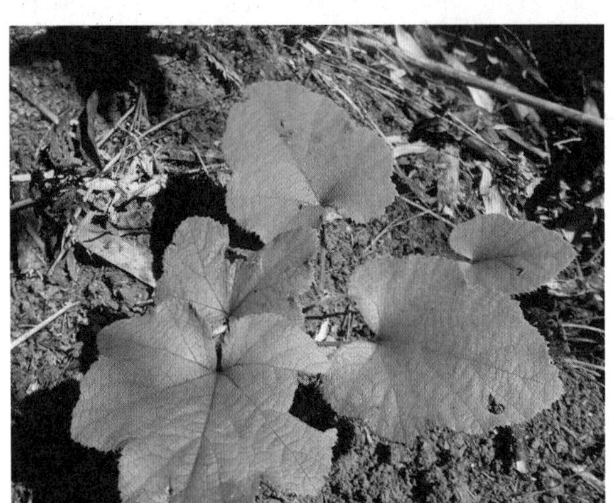

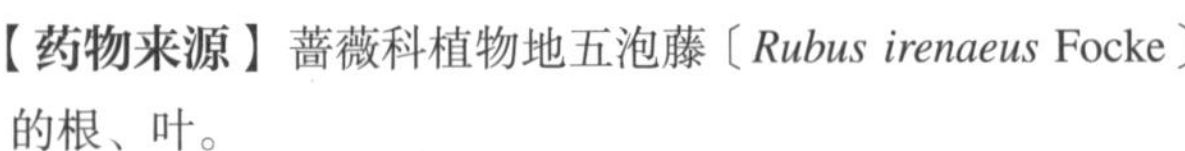

地五泡藤

【药物来源】蔷薇科植物地五泡藤〔*Rubus irenaeus* Focke〕的根、叶。

【植物特征】常绿藤状小灌木，长20～90cm。根茎短，须根多。茎匍匐，或上部斜展，圆柱形，有小刺，密被灰色绒毛。叶互生，叶柄长4～8cm；叶片近圆形或阔心形，长5.5～9.5cm，宽7～10，先端微尖或钝，基部心形，有不规则浅裂，边缘有锯齿，上面绿色，下面被白色绒毛，叶脉黄棕色，突起；有较大叶状托叶。花单生或数朵簇生枝顶或叶腋；总花梗、花梗被灰色绒毛；花萼5裂，绿色，外被灰毛；花瓣5，白色，先端圆形，基部有爪。聚合果卵形，成熟红色。花期夏季，果期秋季。

【生长分布】生于山坡、路旁、林缘、疏林下阴处。分布于我国华南、华东、西南、华中等地区。

【采收加工】夏、秋季采集，洗净，晒干。

【性味归经】咸，温。入胃、肝二经。

【功能主治】理气止痛。用于胃痛，脘腹痞胀，腹痛。

【配伍应用】

地五泡藤-金橘根　地五泡藤咸、温，入胃肝经，理气止痛；金橘根酸、苦、温，走肝胃经，疏肝和胃，利气消胀。前者偏于理胃，后者重在疏肝。两药配伍，相辅相成，共收疏肝和胃，消胀止痛之功。用于肝胃气滞，如胃脘胀痛、胸胁痞闷、常嗳气等症。

【单方验方】

①治气痞腹痛：地五泡藤30克，红饭豆根15克。泡酒服（《贵州草药》）。

②治口角疮：地五泡藤研末，菜油调敷（《贵州草药》）。

【用法用量】内服：煎汤，9～15克。

向日葵根

（葵花根、向阳花根）

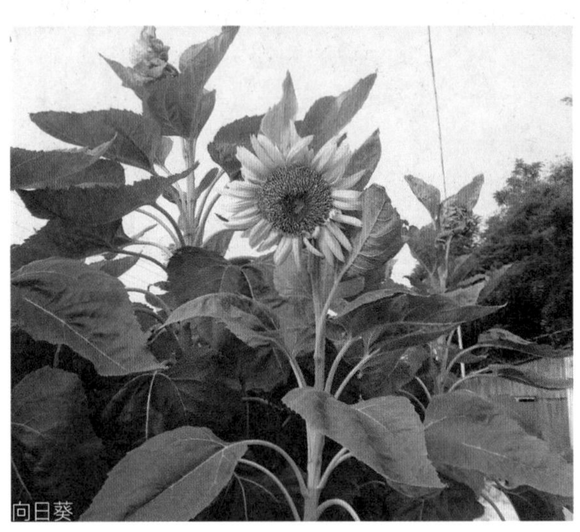

向日葵

【药物来源】菊科植物向日葵〔*Helianthus annuus* L.〕的根。

【植物特征】一年生于高大草本，高1.5～3m。根茎短，须根多。茎直立，圆柱形，密被粗毛，有腺点，茎髓白色，发达。叶互生，具长柄；下部叶早萎；叶片广卵形，长15～30cm，宽10～25cm，先端急尖，基部截形或微心形，边缘有锯齿，上面绿色，下面浅绿色，叶脉突起，两面粗糙，被粗毛。头状花序单生茎顶，大型，直径20～30cm；总苞苞片多列，卵状披针形，外面被粗毛；花托扁平，内多数托片，厚膜质；边为舌状花，中性，黄色，中央管状花，紫棕色，两性；雄蕊5；雌蕊1，子房下位，花柱长，柱头2裂。瘦果椭圆形或近卵形，略扁。花期夏季，果期秋季。

【生长分布】栽培。分布于全国各地。

【采收加工】夏、秋季采挖，洗净，切片，晒干。

【性味归经】甘、淡，平。入胃、大肠二经。

【功能主治】行气止痛，通利便。用于胸胁痛，胃脘胀痛，疝气痛，淋病，便秘。

【配伍应用】

向日葵根-香附　两药均有行气止痛作用。但向日葵根偏于通利胃肠之滞气；香附长于疏调郁结之肝气；两药配伍，共收疏肝解郁，宽中下气，消胀止痛之功。用于肝胃不和，胃肠气滞，所致脘腹胀痛、嗳气、得矢气则胀痛减、大便不畅等症。

向日葵根-梗通草 两药喜行下焦，均有利尿通淋作用。向日葵根并能下气通便；梗通草兼清利湿热，通利水道。两药配伍，共奏清热利湿，下气通肠，利尿通淋之功。用于石淋、热淋，以及便秘等证。

【单方验方】

①胃痛：向日葵根15克，小茴香9克，水煎服（《全国中草药汇编》）。

②用于胃脘滞痛：向日葵根、胡荽子、小茴香，煎汤服（《四川中药志》）。

③疝气：鲜向日葵根30克，和红糖煎水服（《草药手册》）。

④用于淋病阴茎涩痛：鲜向日葵根30克，水煎数沸（不宜久煎）服（《草药手册》）。

⑤治二便不通：鲜向日葵根捣绞汁，调蜜服，每次15～30克（《泉州本草》）。

【用法用量】内服：煎汤，15～30克；或捣绞汁。

竹叶莲

（杜若、地藕）

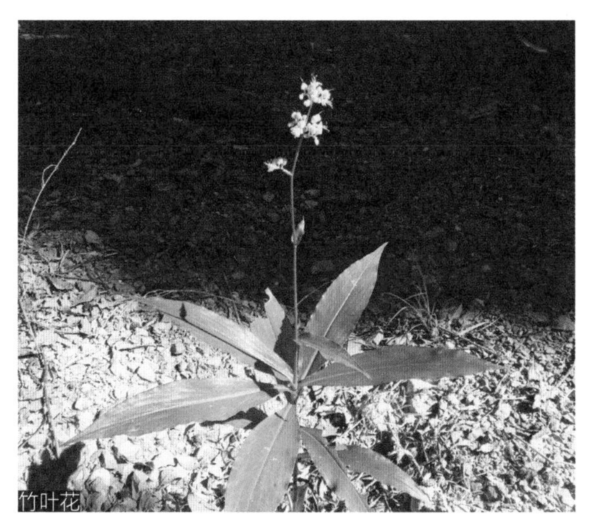

竹叶花

【药物来源】鸭跖草科植物竹叶花〔*Pollia japonica* Thunb.〕的根茎或全草。

【植物特征】多年生草本，高35～80cm。根茎横走，细长，白色，有节，节上生根。茎直立，圆柱形，较粗壮，有节。叶互生，叶柄筒状，抱茎；叶片长椭圆形，长20～30cm，宽4～5cm，先端渐尖，全缘，两面绿色，散生细毛。圆锥花序生茎顶，花轮疏离，被白茸毛；花两性同株；萼片3，圆形，肥厚；花瓣3，倒卵形，白色；雄蕊6，子房3室。果实球形，成熟蓝黑色。花期夏季，果期秋季。

【生长分布】生于林缘、林下较阴湿处。分布于我国华南、华东、华中、西南等地区。

【采收加工】根秋后采挖，全草夏季采集，洗净，切段，晒干。

【性味归经】辛，微温。入肝、肾二经。

【功能主治】理气止痛，疏风消肿。用于胸胁气痛，胃痛，腰痛，流泪，毒蛇咬伤。

【配伍应用】

竹叶莲-香附 两药均有疏肝，理气，止痛作用。竹叶莲入肝肾经，偏宣散；香附长于开郁。两药配伍，共呈疏肝解郁，理气止痛之功。用于肝气郁结，肝胃不调，气机阻滞所致胃脘胀痛，以及胸胁痛、小肠疝气等证。

竹叶莲-桑叶 竹叶莲能降能升，可疏散头面风邪；桑叶质轻气寒，轻清凉散，能疏风清热，而明目。两药配伍，共收疏风清热，清利头目之功。用于风热上攻之头痛、目赤肿痛等症。

【单方验方】

①治腰痛：竹叶莲9克，煮猪肉食（《湖南药物志》）。

②治虫蛇咬伤：竹叶莲全草捣烂，敷患处（《湖南药物志》）。

【用法用量】内服：煎汤，6～12克。外用：捣敷。

红木香

（紫金皮、紧骨香、内红消、土木香、盘柱南五味子根、南五味子根）

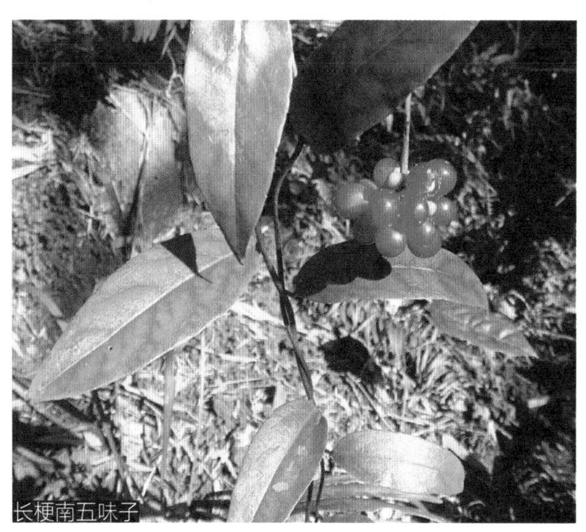

长梗南五味子

【药物来源】木兰科植物长梗南五味子〔*Kadsura longipedunculata* Finet et Gagn.〕的根。

【植物特征】常绿缠绕藤本灌木，长1.5～3.5m，全体无毛。根茎圆柱形，粗壮肥厚，皮紫褐色，气味芳香。单叶互生，叶柄长1.5～3cm；叶片近革质，多黏液质，长椭圆形至椭圆状披针形，长5～12cm，宽2～4cm，先端渐尖，基部楔形，边缘疏生锯齿或全缘，上面深绿色，下面绿色，无毛。花单生叶腋，花梗长可达8cm，下垂；花单性，雌雄同株；

花萼片6；花瓣6，2轮，黄色，芳香，近卵形，内轮大于外轮；雄蕊多数，集合呈球状；雌蕊呈椭圆形，心皮多数。浆果球形，集合成集合果，成熟时鲜红色。花期夏季，果期秋、冬季。

【生长分布】生于山坡、路旁、疏林下、林缘。分布于我国华南、华东、华中、西南等地区。

【采收加工】秋后采挖，洗净，切片，晒干。

【性味归经】辛，温。入肝、脾、胃三经。

【功能主治】行气，活血，止痛。用于慢性胃炎，慢性胃、十二指肠溃疡，急性胃肠炎，痛经，经闭，睾丸炎，跌打损伤。

【配伍应用】

红木香-金橘根　两药都有行气作用。红木香并能活血，止痛；金橘根尚可和胃消胀。两药配伍，共奏疏肝和胃，行气活血，消胀止痛之功。用于肝胃气血郁滞，所致胃脘痛、胸胁痛、疝气痛、妇女痛经等证。

红木香-泽兰　红木香能活血止痛；泽兰能祛瘀消滞。红木香偏于通经；泽兰长于消瘀。两药相配，相辅相成，功效增强。用于跌打损伤，瘀滞肿痛，以及妇女瘀滞经闭等证。

【单方验方】

①胃脘痛：红木香15克，山鸡椒根10克，陈皮3克，水煎服；或鲜根30克，开水炖服（《畲族医药学》）。

②胃痛：红木香60克，羊肉125克，老酒250毫升，冲炖服（《福州市民间药草》）。

③胃、十二指肠溃疡：红木香，研末，每日6～9克，水煎服（《全国中草药汇编》）。

④急性胃肠炎：红木香、山鸡椒根各9克，乌药4.5克。研细末，开水冲炖服（《福建中草药处方》）。

⑤胃肠型感冒（怕冷，无汗，腹痛，腹泻。）：红木香、紫苏、马鞭草、兰花参各9克，牡荆6克，香薷3克。水煎服（《福建中草药处方》）。

⑥中暑腹痛：红木香、桃树叶、石菖蒲、山鸡椒果各等量，研末，每次4.5克，每日2次，开水送服（《青草药彩色图谱》）。

⑦痰嗽气喘（支气管炎）：用红木香15克，金扁柏15克，野花生15克，马鞭草9克，水煎服（《福建中草药处方》）。

⑧新旧伤、胸胁痛：用红木香30克，积雪草15克，白龙骨草30克，水煎服（《福州市民间药草》）。

⑨闭经：红木香、益母草各9克，鸡血藤60克，土牛膝15克，山木香根30克。水煎，酌加红糖老酒调服（《福建中草药处方》）。

⑩睾丸炎：鲜红木香30克，圆羊齿块茎14粒，广木香3克，水煎服（《福建中草药处方》）。

【用法用量】内服：煎汤：9～15克；或研末。外用：捣敷或研末调敷。

【注意事项】阴虚、内热、孕妇忌服。叶“南五味子叶”，解毒消肿，用于痈疽背疮，刀伤，通常外用。供参考。

红杉皮

（红杉）

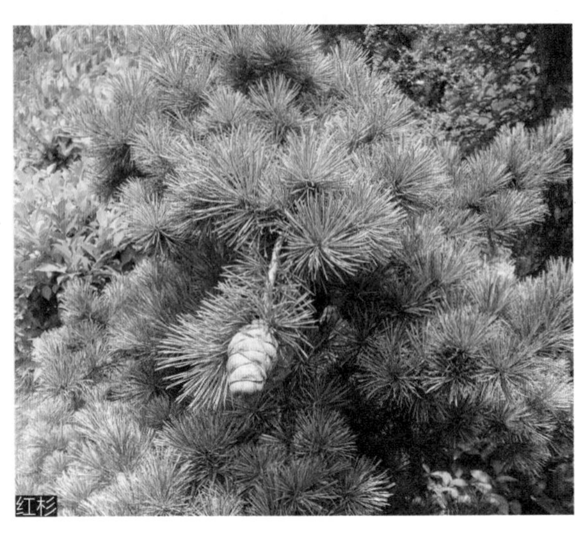

红杉

【药物来源】松科植物红杉〔*Larix potaninii* Batal.〕的树干内皮。

【植物特征】落叶大乔木，高10～30m，直径可达1.3m。树干直立，圆柱形，多分枝，皮灰褐色，小枝浅褐色。叶簇生短枝上部，密集呈球状；叶线形，扁平，长2～3cm，先端尖，灰绿色，两面有脊。花单性同株，花序顶生；雄花序矩圆形，黄色，花药螺旋状排列；雌花序近圆形，有多数鳞片，生较大花苞内，每一鳞片有2胚珠。球果长卵形或矩圆形，长3～5cm，外面有多数呈覆瓦状排列鳞片，鳞片近圆形，全缘，基部有苞片向上伸展，先端渐尖。种子有长翅，长3mm，宽约5mm。花期夏季，果期秋、冬季。

【生长分布】生于山坡、林中；或栽培。分布于我国西南、华南、西北等地区。

【采收加工】全年可采，刮去外粗皮，剥取内皮，切片，晒干。

【性味归经】微辛，温。入大肠经。

【功能主治】行气消胀。用于气滞腹胀，脱肛，痢疾。

【配伍应用】

红杉皮-土砂仁　两药都有行气作用。红杉皮偏利大肠之气而消胀；土砂仁善行胃气而止痛。两药配伍，相辅相成，共奏行气祛滞，消胀止痛之功。用于食积气滞，脘腹胀满、嗳气反酸、厌食、大便不畅或腹泻等症。若配枳壳、青皮，疗效更好；腹泻，配神曲以消积止泻。

【用法用量】内服：煎汤：9～15克。

【注意事项】注意与“油松”鉴别。

红五加

（五爪龙、大血藤）

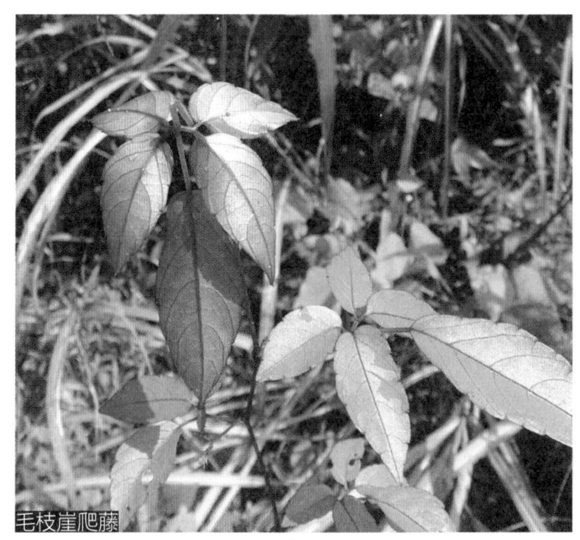

毛枝崖爬藤

【药物来源】葡萄科植物毛枝崖爬藤〔*Tetrastigma obovatum*（Laws.）Gagn.〕的根。

【植物特征】常绿攀援木质藤本，高0.8～1.2m。茎有棱纹，紫红色。叶互生，有长柄；叶指状或叉指状，小叶通常5枚，亦有3枚或7枚，小片叶椭圆形或长椭圆形，长6～9cm，宽2～3.5cm，先端渐尖，基部楔形，边缘有疏锯齿，上面绿色，叶脉紫红色，下面紫红色。聚伞花序生叶腋，具长序梗；苞片2；花瓣4，扩展，倒卵形；花盘与子房基部合生，子房2室，每室胚珠2粒。浆果，圆形，成熟紫色。花期夏季，果期秋、冬季。

【生长分布】生于山坡、路旁、林缘、林下、疏灌丛。分布于我国华南、华中、西南等地区。

【采收加工】全年可挖，洗净，切段，晒干。

【性味归经】辛、涩，温。入肝、肾二经。

【功能主治】行气活血，强筋壮骨。用于腰肌劳损，胸胁损伤，久年伤气，骨折。

【配伍应用】

红五加-青皮　红五加辛、涩、温，行气活血；青皮苦、辛、温，破气消滞。红五加行气并活血，乃血中之气药；青皮破气而散血，为气中之血药。两药配伍，相辅相成，共收破气祛滞，活血散瘀之功。用于胸胁屏伤、腰部闪伤等证。

红五加-五加根　两药均有强筋壮骨之功。红五加兼能行气活血；五加根并能祛风除湿。两药配伍，则能祛风除湿，活络舒筋，强健筋骨。对于久年伤气，如关节或腰骶损伤，疼痛反复发作，久久不愈，阴雨天发作、劳则加重者最宜。若配与牛板筋或牛腿肉炖食，疗效更佳。

【单方验方】

①治劳伤：红五加、铁筷子各30克，泡酒服。

②治虚咳：红五加、淫羊藿根各15克，煨水服。

③接骨：红五加适量，捣绒敷患处（①～③方出自《中药大辞典》）。

【用法用量】内服：煎汤，9～15克；或泡酒。外用：捣敷。

羊毛草根

（六棱菊根、羊仔菊根、鹿耳草根）

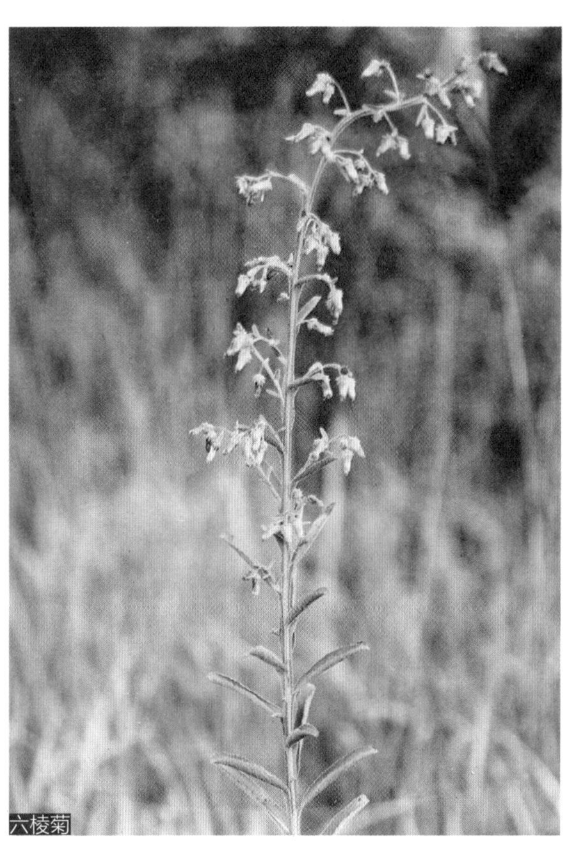

六棱菊

【药物来源】菊科植物六棱菊〔*Laggera alata*（D.Don）Sch.-Bip.ex Oliv.〕的根。

【植物特征】详见“祛风湿”章“鹿耳翎”。

【生长分布】详见“鹿耳翎”。

【采收加工】夏、秋季采挖，洗净，切段，晒干。

【性味归经】辛，凉。入肝、肺二经。

【功能主治】理气活血，清热解表。用于妇人经闭，久年头风，产后腰痛，风热感冒。

【配伍应用】

羊毛草根-星宿菜　羊毛草根味辛、性凉，理气活血；星宿菜味苦、涩，性平，活血祛瘀。羊毛草根偏于通经；星宿菜重在消瘀。两药配伍，共呈行气活血，祛瘀通经之功。用于妇人经闭、产后瘀滞腰痛等证。

羊毛草根-金银花　羊毛草根能疏风，清热，解表；金银花清热解毒，且凉散风热。两药配伍，则能疏风解表，清热解毒。用于外感风热，如感冒、头痛，以及风疹、小儿急疹初发等证。

【单方验方】

①治闭经：羊毛草根30克，煨水服。

②治风热感冒：羊毛草根30克，煨水服。

③治妇女虚痨：羊毛草根15克，兔耳风根、益母草各9克。煨水服（①～③方出自《中药大辞典》）。

④治久年头痛、产后风痛：鲜羊毛草根60克，水煎服；或炖羊脑1个，加酒少许服（《福州市民间药草》）。

⑤头风头痛：取羊毛草根60克，煎汤去渣，入羊脑1个（或鸡一只）同煨熟，加酒少许服（《畲族医药药学》）。

【用法用量】内服：煎汤，15克～30克。

杨梅根

（树梅根）

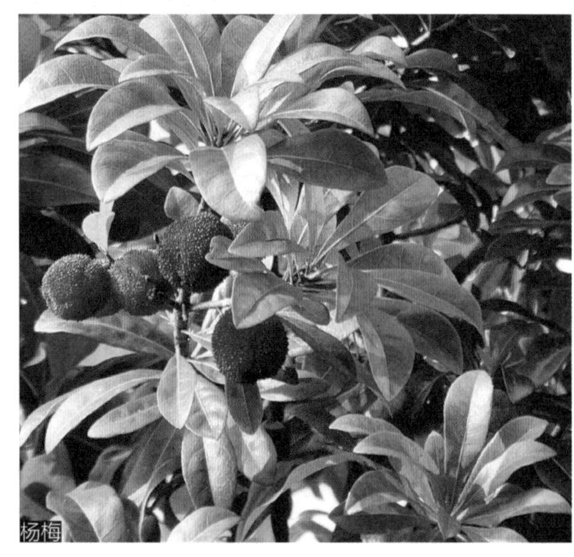

【药物来源】杨梅科植物杨梅〔*Myrica rubra*（Lour.）Sieb. et Zucc.〕的根或根皮。

【植物特征】常绿灌木至乔木，高4～12m或更高。树干直立，圆柱形，树皮灰褐色，上部多分枝。单叶互生，有长柄；叶片长倒卵形或长椭圆形，长7～13cm，宽2～3.5cm，先端稍钝，基部渐窄下延成柄，全缘，上面深绿色，光泽，下面绿色，有金黄色腺体。花雌雄异株；雄花序圆柱形，单生或数条簇生叶腋，长达3cm，有覆瓦状苞片，每1苞片有1雄花，雄蕊4～6；雌花序近椭圆形，单生叶腋，有密接覆瓦状苞片，每1苞片有1雌花；子房卵形，花柱短。核果圆形，直径1.5～3cm（野生细小），初绿色，成熟时暗红色（野生成熟有黄白色、红白色），由多囊状体密生而成。花期春季，果期夏、秋季。

【生长分布】栽培；野生杨梅生于山坡、林中、路旁。分布于我国华南、华东、华中等地区。

【采收加工】全年可挖，洗净，切片，晒干。

【性味归经】辛、苦，温。入肝、肾、脾、胃四经。

【功能主治】理气，化瘀。用于胃痛，膈食呕吐，疝气，痢疾，跌打损伤，吐血，血崩，痔血。

【配伍应用】

杨梅根-香附　两药都有理气止痛作用。杨梅根善理脾胃之气，用于胃痛、膈食呕吐；香附专疏调肝气，用于胃痛、胸胁痛、妇人痛经。两药配伍，共奏疏肝和胃，理气止痛之功。用于肝气郁结，横犯胃气，致胃脘胀痛、胸胁痛，以及小肠疝气痛等证。

杨梅根-青皮　两药均味辛、苦，性温；杨梅根能化瘀，且理气；青皮能破气，并消瘀。两药配伍，辛开苦降，畅利气机，辛散温行，通利经络，共呈破气散结，化瘀消滞之功。用于脘、腹、腰、膝损伤，瘀滞疼痛等证。

【单方验方】

①用于胃气痛：杨梅根（要白种的）30克，洗净切碎，和鸡一只（去头、脚、内脏），水酌量，炖2小时服（《闽南民间草药》）。

②治膈食呕吐：鲜杨梅根60克，水煎服（《福建中草药》）。

③疝气：鲜杨梅根60克，水煎酌加酒或红糖服（《福建中草药》）。

④跌打扭伤肿痛：杨梅根60～120克，水煎，熏洗伤处（《江西民间草药经验》）。

【用法用量】内服：煎汤，9～15克（鲜品30～60克）。外用：煎熏洗。

【注意事项】阴虚、内热、孕妇忌服。“杨梅树皮”详见本章。

杨梅树皮

（树梅树皮）

【药物来源】杨梅科植物杨梅〔*Myrica rubra*（Lour.）Sieb. et Zucc.〕的树干皮。

【植物特征】详见“杨梅根”。

【生长分布】详见“杨梅根”。

【采收加工】春初采集，斜刀呈长方形切下，切段，晒干。

【药理作用】体外试验，煎剂对志贺菌属、大肠埃希菌、金黄色葡萄球菌均有抑制作用。杨梅树皮素有利尿作用。

【性味归经】苦，温。入心、肝、大肠三经。

【功能主治】理气，散瘀，止痛，开窍。用于胃肠气滞疼痛，痢疾，胃痛，十二指肠溃疡，跌打损伤，牙痛。

【配伍应用】

杨梅树皮-金橘根 两药性温，都有理气作用。杨梅树皮并止痛；金橘根且能散结。两药配伍，则能理气，散结，止痛。用于肝胃气滞所致脘胁胀痛，以及脘腹气分伤之胀痛等证。

杨梅树皮-虎杖 杨梅树皮性温，能散瘀止痛；虎杖性寒，可活血止痛。两药配伍，寒温调和，相辅相成，共收活血化瘀，消肿止痛之功。用于跌打损伤，瘀滞肿痛等证。

【单方验方】

①治休息痢、泄泻日久不止：杨梅树皮15～21克，水煎，分作3次，每次加白糖9克调服，一日一剂（《江西民间草药经验》）。

②治细菌性痢疾：鲜杨梅树皮、叶各30克，鲜南天竹15克，橘子皮4.5克。将上药切碎，共放入砂锅内，加水400毫升，煎至200毫升，滤取药液，在药渣中再加水300毫升，煎至100毫升，合并两次药液为一日量，每次服100毫升，每天服三次。亦可将一日量浓缩为60毫升，每次服20毫升（《全展选编・传染病》）。

③牙痛：鲜杨梅树皮15～20克，水煎去渣，加鸡蛋2个，煮熟服（《青草药彩色图谱》）。

④感冒、中暑发痧：杨梅树皮研末，吹鼻（《青草药彩色图谱》）。

⑤跌打扭伤肿痛：杨梅树皮60克，百两金30克，烧酒500毫升，同浸10天备用。用时以酒搽擦伤处（《江西民间草药经验》）。

⑥骨折：鲜杨梅树皮、鲜羊角藤根各适量，捣烂敷（《青草药彩色图谱》）。

【用法用量】内服：煎汤，15～21克（鲜品30～60克）；或浸酒。外用：捣敷或研末吹鼻。

【注意事项】阴虚、内热、孕妇忌服。

陈皮

（橘皮、红皮、橘子皮、黄橘皮）

【药物来源】芸香科植物橘〔*Citrus reticulata* Blanco〕及其栽培变种的干燥成熟果皮。

【植物特征】详见“青皮”。

【生长分布】详见“青皮”。

【采收加工】入冬，果实成熟后，剥取果皮，晒干或阴干。

【药理作用】

①对消化系统的作用：挥发油对胃肠有温和的刺激作用，能促进消化液的分泌，排除肠内的积气。甲基橙皮苷有抑制溃疡发生、抗胃液分泌的作用，合并应用维生素C、维生素K时有显著增强抗溃疡、利胆作用。对毛果芸香碱或氯化钡引起的肠管紧张性收缩，陈皮有拮抗作用。橙皮苷对离体肠管的作用是双向性的，先有短暂的兴奋而后抑制，不含橙皮苷的纯品无效。

②对呼吸系统的作用：所含挥发油有刺激性的祛痰作用，主要有效成分为柠檬烯。临床观察证明本品对支气管哮喘有一定疗效。

③对心血管系统的作用：陈皮煎剂及醇剂提取液对在体或离体蛙心均有兴奋作用，剂量过大反而有抑制现象出现。试验表明，甲基橙皮苷的冠脉扩张作用大于橙皮苷甲基查耳酮，但两者均不影响心肌收缩力。甲基橙皮苷有一定降压作用，且无快速耐受现象，其降压是直接扩张血管所致。

④对泌尿生殖系统的影响：煎剂对离体子宫有抑制作用，高浓度则使之呈完全松弛状态。但煎剂静脉注射，对麻醉兔在体子宫则使之呈强直性收缩，经15分钟后恢复正常，对静止状态的子宫，反应也非常敏感。甲基橙皮苷一定浓度可完全抑制大鼠离体子宫运动，并对乙酰胆碱所致子宫肌痉挛有对抗作用。

【性味归经】辛、苦，温。入脾、肺二经。

【功能主治】理气，调中，燥湿，化痰。用于脾胃气滞，脘腹胀满，消化不良，呕吐，呃逆，湿痰壅滞，胸膈满闷，咳嗽痰多。

【配伍应用】

陈皮-枳实 两药都有理气作用。陈皮味辛、苦，性温，入脾经，偏理中焦之气，和脾胃；枳实味苦、辛，性微寒，入脾胃大肠经，重在破胃肠之积气，泄肠道之浊物。两药配伍，共奏破气祛积，理中和胃之功。用于胃肠积滞，脘腹胀满、嗳腐吞酸、腹痛便秘，或大便滞少等症。

陈皮-半夏 陈皮理气和脾，燥湿化痰；半夏燥湿化痰，和胃降逆。陈皮以运脾化湿除痰；半夏为燥化脾湿，绝痰之源。两药配伍，共奏理气和中，运脾燥湿，化痰消饮之功。用于痰湿壅滞，咳嗽痰多、呕恶、脘痞胸闷等症。

【单方验方】

①治慢性胃炎：陈皮、半夏、茯苓、熟大黄、焦三仙各10克，炙甘草6克。水煎服，每日一剂。

②溃疡性结肠炎：陈皮5克，吴茱萸、黄连、荷叶各10克，砂仁6克，水煎服。

③胃溃疡：人参、白术、茯苓、陈皮、炙甘草各10克，水煎服，每日一剂。

④功能性肠病：土炒白术20克，醋炒白芍12克，防风6克，炒陈皮10克。腹痛甚者加延胡索10克，木香6克；伴腹泻加肉豆蔻、茯苓各10克；伴便秘者加枳实6克，郁李仁10克，水煎服，每日一剂。

⑤慢性支气管炎：陈皮、清半夏、当归各10克，水煎服，每日一剂。

⑥乳腺炎：陈皮、瓜蒌各30克，金银花15克，川贝母、甘草各9克，水煎服，每日一剂（①～⑥方出自《常用中药药

理与临床应用》)。

【用法用量】内服：煎汤，3～9克；或研末入丸、散。

【注意事项】气虚、阴虚、内燥、实火、血证者忌用。

吴茱萸根

（吴萸根）

【药物来源】芸香科植物吴茱萸〔*Evodia rutaecarpa*(Juss.) Benth.〕的根。

【植物特征】详见"温里"章"吴茱萸"。

【生长分布】详见"吴茱萸"。

【采收加工】全年可挖，洗净，切片，晒干。

【性味归经】辛、苦，热，无毒。入脾、胃、肾三经。

【功能主治】行气温中，燥湿杀虫。用于脘腹冷痛，泄泻，下痢，头风痛，疝气，经闭腹痛，蛲虫，绦虫病。

【配伍应用】

吴茱萸根-山姜 两药都有行气温中之功。吴茱萸根味辛、苦，性热，偏于温中散寒；山姜味辛、性温，长于行气祛滞。两药配伍，相辅相成，作用显著。用于脾胃寒凝气滞，所致脘腹痞胀、冷痛、泄泻、畏寒、手足不温，以及气疝、寒疝腹痛等证。

吴茱萸根-青蒿 两药都有燥化湿邪之作用。吴茱萸根辛、苦、热，乃散寒燥湿；青蒿苦、辛、寒，为清热燥湿。两药配伍，两性相制，不寒不热，共收燥湿止泻，理气消痞之功。用于湿邪中阻，升降失调，致呕吐、泄泻、腹胀、腹痛等症。

吴茱萸根-茵陈 吴茱萸根辛、苦、热，能杀虫，并温中理气；茵陈苦、辛、微寒，能清热利湿，制蛔杀蛔（现代药理研究发现，茵陈有制蛔、杀蛔之功）。两药配伍，寒热并用，辛苦并进，共呈祛湿和中，行气消痞，调和寒热，制蛔驱虫之功。可用于"肠寒膈热"致"蛔厥"证，如上腹阵发绞痛、呕吐、肢凉、甚时面色苍白、有汗等症。若配与川椒、天竺桂、食醋，疗效更好。

【单方验方】

①治头风痛：吴茱萸根30～60克，炖猪肉60克服（《重庆本草》）。

②治寒气经停，经闭腹痛：吴茱萸根60克，五谷根、柑子根各30克，水案板15克，橙子根30克。炖杀口肉服（《重庆本草》）。

③治寸白虫：吴茱萸根（干，去土，切）一升。以酒一升浸一宿，平旦分二服（《备急千金要方》）。

④钩虫病黄肿：吴茱萸根120克，将药和猪肉250克合炖（不要放盐），分几次食（《常见病验方研究参考资料》）。

【用法用量】内服：煎汤，15～30克；或炖肉；或研末入丸、散。

钉耙七

（眼子菜根）

【药物来源】眼子菜科植物眼子菜〔*Potamogeton distinctus* A.Benn〕的嫩根。

【植物特征】详见"利尿渗湿"章"眼子菜"。

【生长分布】详见"眼子菜"。

【采收加工】夏、秋季采集，洗净，晒干。

【性味归经】微苦，凉。入胃、大肠二经。

【功能主治】理气止痛，利湿，止血。用于气痞腹痛，腰痛，痔疮出血。

【配伍应用】

钉耙七-青皮 两药都有理气作用。钉耙七微苦、凉，泄热，理气，止痛；青皮苦、辛、温，破气，散结，消滞。两药配伍，凉温调和，可收破气散结，消滞止痛之功。用于肝气郁结，气机失利，所致两胁胀满或窜痛、随情绪变化增减、胸闷不舒、咽如物梗，或伴胃脘痛、呕逆、吞酸、饮食不振，妇女乳房肿块、疼痛等。

钉耙七-萆薢 钉耙七能清热利湿；萆薢能利湿泄浊，并祛风湿。两药配伍，相辅相成，共收祛风利湿，清热泄浊，消肿止痛之功。用于淋浊、妇女带多、伴腰酸腿困、小便短黄，以及湿热痹、痛风之关节肿痛等症。热淋，配笔仔草、车前草；白浊、妇女带多，配椿白皮、土茯苓、鸡冠花；湿热痹，配与大青根、土牛膝、粉防己、黄毛耳草；痛风，配穿破石、穿山龙、车前草、土茯苓，以增疗效。

钉耙七-苧麻根 两药都有止血作用。钉耙七清热止血；苧麻根凉血止血。两药相配，相须为用，共奏清热凉血，和血止血之功。用于血热妄行所致尿血、便血、痔疮出血等症。

【单方验方】

①治气痞、肚痛：钉耙七（干）15克。切细，加烧酒45毫升，煨开水服，日服3次，外用蜘蛛香根条一枝（生），冲烂，贴肚脐，1～2日见效（《贵阳民间药草》）。

②治腰疼：钉耙七3克。研粉，白酒冲服（《陕西中草药》）。

③治痔疮出血：钉耙七和叶30～60克。炖猪大肠吃（《贵阳民间药草》）。

【用法用量】内服：煎汤，9～15克；或研末入丸、散。

佛手

（佛手柑、佛手香橼、福寿柑、五指柑）

【药物来源】芸香科植物佛手〔*Citrus medica* L.var. *sarcodactylis*

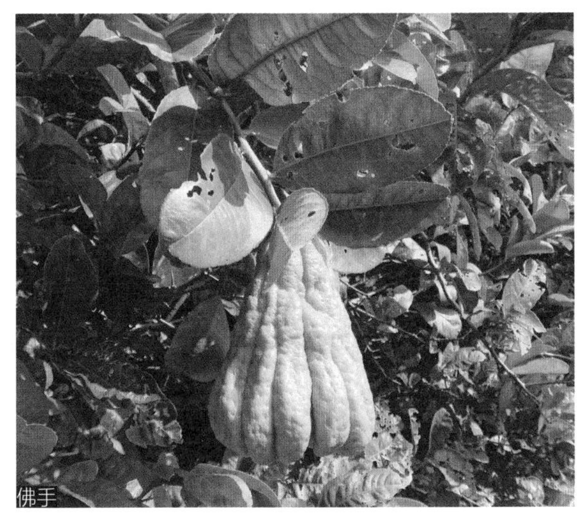
佛手

Swingle〕的果实。

【植物特征】常绿灌木或小乔木，高2～4m。树干直立，坚硬，圆柱形，多分枝，枝上散生长锐刺。叶互生，具短柄；叶片长椭圆形或矩圆形，长8～15cm，宽4～7cm，先端钝，基部宽楔形，边缘有粗锯齿，上面深绿色，光泽，下面绿色，无毛。总状花序生叶腋，多雄花；萼杯状，先端5裂；花瓣5，内面白色，外面浅紫色；雄蕊多数，雌蕊亦多，子房多室。柑果卵形、椭圆形、矩圆形，长可达25cm，顶端分裂成拳状，并如指有内曲或直伸，外皮绿色，成熟时黄色，气味清香。花期春、夏季，果期秋季。

【生长分布】栽培。分布于我国华南、华东、华中、西南等地区。

【采收加工】秋季果实呈浅绿色或微黄色即采收（不宜过熟变黄），晾3、5天，待一部分水分蒸发后，切片，微火烘干或晒干。

【药理作用】

①对呼吸系统的作用：同属植物枸橼酸和香圆的成熟果实——香橼所含挥发油有祛痰作用。佛手和香橼两者功效略有不同。据临床观察，佛手柑为接枝的变种，佛手也有理气化痰之效，其祛痰成分是挥发油，所含橙皮苷尚有平喘作用。

②对消化系统的影响：本品醇提起物，对大鼠、兔离体肠管有明显的抑制作用。静脉注射对麻醉猫、兔在体肠管亦有同样的抑制。对乙酰胆碱引起的十二指肠痉挛有显著的解痉作用，对氯化钡引起者则不完全对抗。

③对心血管系统的作用：佛手醇提起物能显著增加豚鼠离体心脏的冠脉血流量和提高小鼠的耐缺氧能力，但水提起物无此作用。醇提物还对大鼠因垂体后叶素引起的心肌缺血有保护作用，并使豚鼠因结扎冠状动脉引起的心电图变化有所改善，对三氯甲烷-肾上腺素引起的心律失常有预防作用。

④对中枢神经系统的作用：小鼠腹腔注射佛手醇提起物20g/kg，自发活动减少，持续时间约2小时。同剂量可延长小鼠戊巴比妥钠睡眠时间，并能延长小鼠士的宁惊厥的致死时间，且能降低其死亡率。

⑤对癌细胞的作用：佛手柑酯对艾氏癌性腹水细胞有灭杀作用。

【性味归经】辛、苦，温。入肝、脾、胃、肺四经。

【功能主治】疏肝理气，和胃降逆，燥湿化痰。用于脘腹胀痛、痞满，消化不良，胃炎呕吐，肝炎，咳嗽，痰喘。

【配伍应用】

佛手-香附　两药均有疏肝理气作用。佛手偏下行，理气消胀作用较好；香附长于走窜，故行滞止痛功效偏强。两药配伍，则能疏肝解郁，理气消胀，行滞止痛。用于肝胃气滞，脘胁胀痛、胸膈满闷、嗳气频作等症。

佛手-土砂仁　两药辛、苦、温，都有和胃调中之功。佛手乃疏肝和胃，调中降逆；土砂仁为和胃下气，调中健胃。前者偏于调肝胃，后者偏于调脾胃。两药配伍，则能疏肝和胃，下气消痞，调中健胃。用于肝胃不和，胃气不健之证，如胸胁满闷、脘腹痞胀、纳呆厌食、嗳气、反酸等症。

佛手-紫苏子　佛手能燥湿化痰，顺气除满；紫苏子能降气化痰，止咳平喘。两药配伍，共呈燥湿化痰，下气降逆，止咳平喘之功。用于脾湿生痰，痰涎壅肺，如咳嗽痰多、胸闷、气逆、脘腹痞胀、胸膈满闷等症。

【单方验方】

①肝气犯胃（神经性胃痛）：陈佛手1个，砂仁9克，炒莱菔子9克共焙干研末，用糖适量搅匀，常食（《福州市民间药草》）。

②呕吐、呃逆：佛手、紫苏梗各10克，生姜5片，水煎少量频服。

③食欲不振，脘腹痞满：佛手、陈皮各6克，麦芽、神曲各10克，水煎服。

④慢性支气管炎咳嗽痰多：佛手、姜半夏各8克，水煎服（②～④方出自《袖珍青草药彩色图谱》）。

⑤湿痰咳嗽：佛手6克，姜半夏6克，水煎去渣，加白糖温服（《闽南民间草药》）。

⑥治妇人白带：佛手15～30克，猪小肠一尺，水煎服（《闽南民间草药》）。

⑦脚气：佛手30克，商陆根30克，研细末，用猪肝250克，切薄片煮取半生半熟，拌药末服（《福州市民间药草》）。

【用法用量】内服：煎汤，6～12克；或研末入丸、散。

【注意事项】"佛手根"详见本章。"佛手花"能理气、宽中、健胃；佛手叶能疏肝和胃、化痰止咳。二者亦可入药，在此点之，不再另述。

佛手根

（佛手柑根）

【药物来源】芸香科植物佛手〔*Citrus medica* L.var. *sarcodactylis*. Swingle〕的根。

【植物特征】详见“佛手”。

【生长分布】详见“佛手”。

【采收加工】秋、冬季采挖，洗净，切片，晒干。

【性味归经】苦、辛，平。入脾、胃、肾三经。

【功能主治】理气止痛，化痰止咳。用于胃脘胀痛，咳嗽，哮喘。

【配伍应用】

佛手根-向日葵根 两药都有理气止痛作用。佛手根偏调脾胃之气而消痞止痛；向日葵根长于通利胃肠，利便止痛。两药配伍，则能理气行滞，通利大便，消胀止痛。用于胃肠气滞，脘腹胀痛、嗳气、不欲食、大便不利等症。

佛手根-夜关门 两药均能化痰止咳。佛手根乃下气降逆，化痰止咳；夜关门为宣降肺气，止咳化痰。两药配伍，相互为用，宣肺降逆，化痰止咳功效更强。用于痰涎壅肺，气道受阻，痰气搏击，致发咳嗽、痰多、喘促哮鸣、胸膈满闷如窒等症。配紫苏子、瓜蒌、枳壳、佛手，以增疗效。

【单方验方】

①哮喘：佛手根15克，桃金娘根30克，金扁柏15克（寒喘加金橘根30克，热喘加小号野花生30克，虚喘加榕须30克，痰喘加黄皮果15克），水煎服；或鲜佛手根60克，红糖30克，开水冲炖服（《福州市民间药草》）。

②寒型风湿痹痛：鲜佛手根60克，鸡一只同炖服（《福州市民间药草》）。

③治男人下消，四肢酸软：鲜佛手根15～24克，猪小肚一个洗净，水适量煮服（《闽南民间草药》）。

【用法用量】内服：煎汤，9～15克。

青木香

（马兜铃根）

【药物来源】马兜铃科植物马兜铃〔*Aristolochia debilis* Sieb. et Zucc.〕的根。

【植物特征】多年生缠绕草本，长1～2m。根横走，圆柱形，弯曲，黄褐色。茎纤细，草质，粉绿色。叶互生，叶柄细长；叶片三角状宽卵形，长3～7cm，宽1.8～4cm，先端钝或钝尖，基部心形，全缘，上面绿色，无毛，下面浅绿色，基出脉5条，亦有7条。花数朵簇生叶腋，花梗细长；花被紫绿色，镰状弯曲，基部膨大呈球状，中部收缩呈管状；雄蕊6，贴生花柱上，花药2室；子房下位，长达7mm，花柱6。蒴果长圆形或圆形，成熟时基部6瓣开裂。种子扁平，三角形。花期夏季，果期秋季。

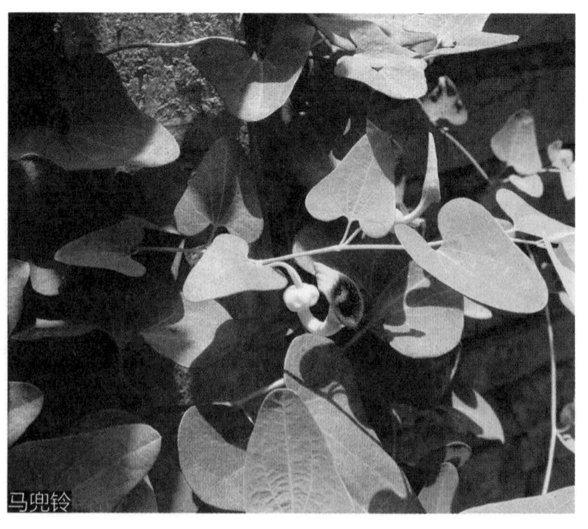
马兜铃

【生长分布】生于山坡、林缘、灌丛、路旁；或栽培。分布于我国华南、华东、华中、华北、华西、东北等地区。

【采收加工】秋后采挖，洗净，切片，晒干。

【药理作用】

①青木香煎剂或木兰花碱对犬、猫、免等动物均有明显的降压作用，木兰花碱对肾性高血压降压作用显著。

②抗菌作用：对金黄色葡萄球菌、大肠埃希菌等有抑制作用。

③其所含挥发油有杀死猪蛔虫作用。

④毒性：青木香中分离出和马兜铃酸不同的芳香物质，对蛙引起中枢麻痹；对小白鼠、家兔则引起间歇性痉挛；对家兔肾，少量引起急性出血性肾炎。青木香挥发油部分使小白鼠惊厥死亡，非麻醉犬口服挥发油后有兴奋呼吸、循环现象。

【性味归经】辛、苦，寒。入肺、胃二经。

【功能主治】行气止痛，解毒消肿，降血压。用于胃痛，风湿性关节炎，跌打损伤，咽喉肿痛，流行性腮腺炎，牙痛，湿疹，毒蛇咬伤。

【配伍应用】

青木香-香附 青木香辛散苦泄，性寒清热，能理胃气而泄郁热；香附辛能散，苦能降，可疏肝且利三焦之气。两药配伍，相须为用，共奏疏肝解郁，清胃泄热，理气止痛之功。用于肝胃郁热，所致脘腹胀痛、胸胁满闷、急躁易怒等症。

青木香-夏枯草 青木香辛、苦、寒，解毒消肿，开郁泄热；夏枯草苦、辛、寒，清热泻火，消滞散结。两药配伍，辛开苦降，苦寒清泄，共奏开郁行滞，泻火解毒，散结消肿之功。用于热毒蕴结或痰火郁结，所致瘰疬、瘿瘤等证。

【单方验方】

①治肠炎，腹痛下痢：青木香9克，槟榔4.5克，黄连4.5

克。共研细末。每次1～2克，开水冲服（《现代实用中药》）。
②治中暑腹痛：青木香（鲜）9～15克。捣汁，温开水送服；亦可用青木香根3～6克，研末，温开水送服（《江西草药》）。
③胃痛、胸胁痛：青木香、香附各10克，水煎服（《袖珍中草药彩色图谱》）。
④治毒蛇咬伤：青木香30克，香白芷60克。共研末，每用9克，甜酒或温开水送服；另用不拘量，调敷伤口处（《中医药实验研究》）。
⑤治牙痛：青木香鲜品一块，放牙痛处（《东北常用中草药手册》）。

【用法用量】内服：煎汤，9～15克（鲜品30～60克）。外用：煎熏洗。

【注意事项】虚寒者忌用。茎、叶“天仙藤”详见本章；果实“马兜铃”详见“止咳平喘”章。

青皮

（青橘皮、青柑皮）

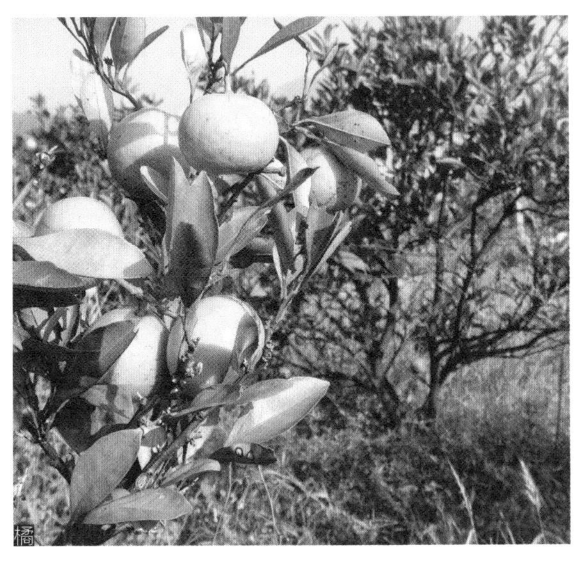
橘

【药物来源】芸香科植物橘〔*Citrus reticulata* Blanco.〕等多种橘未成熟的果皮或幼果。

【植物特征】小乔木，高3～6m。茎直立，圆柱形，褐色，多分枝，刺较少。单身复叶；叶片卵状椭圆形，长6～8cm，宽2.5～4cm，大小变异较大，较少全缘，上面深绿色，下面绿色，光滑。花单生或数朵簇生叶腋；萼片不规则；花瓣通常1.5cm以内，长椭圆状卵形；雄蕊多数；花丝数枚合生；子房多室。果形种种，成熟橙黄色，油腺细密。花期春季，果期秋、冬季。

【采收加工】通常于春末夏初，幼果直径约2～2.5cm时采摘，用刀做四瓣剖开，去内瓤，晒干，小者切片或两瓣切。

【性味归经】苦、辛，温。入肝、胆、胃三经。

【功能主治】疏肝破气，散结消滞。用于肝气郁结，胸胁疼痛，疝气痛，乳胀，乳房结块。

【配伍应用】

青皮-香附　两药都有疏肝理气作用。青皮兼能散结消滞；香附并调经止痛。两药配伍，相须为用，共呈疏肝解郁，破气散结，调经止痛之功。用于肝气郁结之两胁胀满，或窜痛、胸闷不舒、咽如物梗、胃脘痛、呕逆、嗳气、食欲不振，以及经前腹胀腹痛、乳房作胀等证。

青皮-夏枯草　青皮辛、苦、温，能破气，散结，消滞；夏枯草苦、辛、寒，清肝，泻火，散结。两药配伍，寒热调和，辛散苦降为用，破气行滞，开郁泄热，散结消肿为功。用于肝气郁滞，痰瘀热相混胶结，所致乳癖、瘿瘤等症。

【单方验方】
①治肝气不和，胁肋刺痛如击如裂：青皮八两（酒炒），白芥子、紫苏子各四两，龙胆草、当归尾各三两。共为末，每早晚各服三钱，韭菜煎汤调下（《方脉正宗》）。
②治心胃久痛不愈、得饮食米汤即痛极者：青皮五钱，元胡索三钱（俱醋拌炒），甘草一钱，大枣三个，水煎服（《方脉正宗》）。
③治食痛、饱闷、噫败卵气：青皮、山楂、神曲、麦芽、草果。为丸服（《沈氏尊生书》）。
④治因久积忧郁，乳房内有核如指头，不痛不痒，五七年成痈，名乳癌：青皮四钱。水一盏半，煎一盏，徐徐服之，日一服，或用酒服（朱震亨）。
⑤乳痈初起：青皮30克。将小青皮研成细末，分作六包，一日3次，每服一包，用陈酒送下，两日服完（《常见病验方研究参考资料》）。
⑥腰闪伤：青皮20克，土牛膝10克，水煎，调少量红酒服（笔者方）。

【用法用量】内服：煎汤，3～9克；或研末入丸、散。

【注意事项】气虚者忌用。有些地区将甜橙幼子做“青皮”使用，未成熟的绿果皮做枳壳使用，尚待研究。

郁金

（温郁金、川玉金、马莲、黄郁金、广玉金、绿丝郁金）

【药物来源】姜科植物郁金〔*Curcuma wenyujin* Y. H. Chen et C. Ling〕、姜黄〔*Curcuma longa* L.〕、蓬莪术〔*Curcuma phaeocaulis* Val.〕的块根。

【植物特征】
①郁金：多年生草本，高70～100cm。根状茎粗壮，圆柱状，内黄色，根末端有膨大纺锤形块根。叶基生，2列，叶柄长3～5cm，基部叶柄短，叶柄上部有叶耳；叶片窄长椭圆形，长17～37cm，宽7～10cm，先端急尖，基部近圆形，

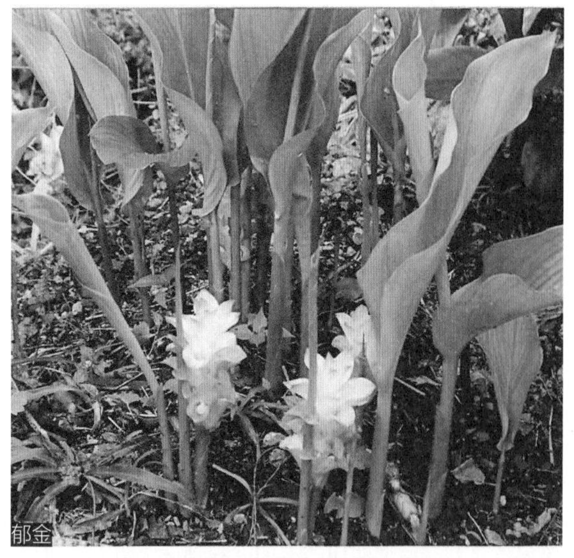
郁金

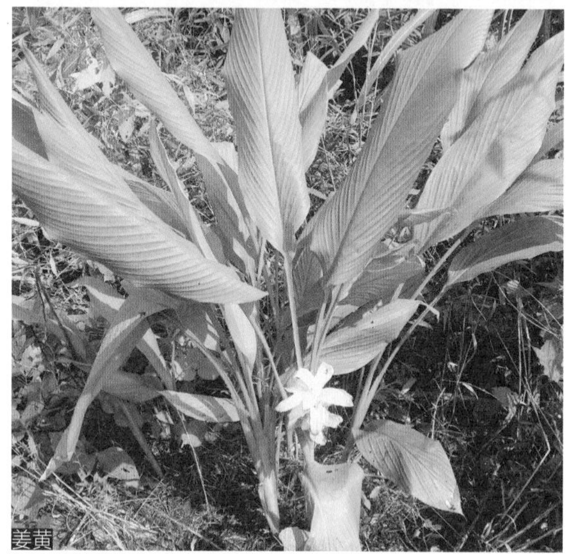
姜黄

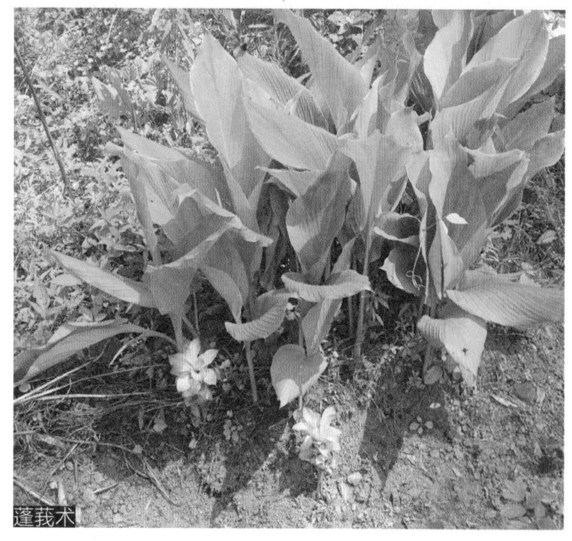
蓬莪术

上面光滑，下面稍被毛。穗状花序，长10～13cm，总序梗长7～15cm；上部苞片浅紫红色，狭窄，腋内无花，基部苞片，阔卵形，每苞腋内有花数朵；花萼白色，筒状，先端3齿裂；花冠漏斗状，裂片3，粉白色，上面1枚大，侧2裂片小，长圆形，花冠喉部密生柔毛；侧生退化雄蕊长圆形，药之隔矩圆形，花柱丝状，柱头近似二唇形，有缘毛，基部有2棒状附属物。花期春、夏季，果期秋、冬季。

②姜黄：多年生草本，高80～120cm。根粗短，末端膨大成纺锤形块根，灰褐色；根茎粗近卵形，断面黄色，侧根圆柱形。叶基生，叶片长椭圆形，长25～45cm，宽10～20cm，先端渐尖，两面无毛。叶柄与叶片近等长，下部鞘状；穗状花序，直立，高达19cm，总梗长20～28cm；苞片阔卵形，每苞片内小花数朵，顶端苞片近卵形，腋内无花；萼3齿裂；花冠漏斗状，先端3裂，淡黄色；雄蕊药之隔矩圆形，侧生退化雄蕊长卵形；雌蕊1，子房下位，花柱基部有2棒状附属物。花期夏季，果期秋季。

③蓬莪术：多年生草本，高70～100cm。根茎广卵形或圆柱形，下部有侧生指状块茎，断面绿色，有多数须根，须根末端有纺锤形块根。叶基生，2列，直立，具长柄，约叶片的1/3长，下延成鞘；叶片长椭圆形，长20～30cm，宽8～12cm，先端渐尖，两面无毛，叶纵脉中部有紫色晕。花葶抽于根状茎，圆柱状穗状花序，长达15cm，苞片多数，卵圆形，中、下部苞片绿白色，先端有赤纹，腋内有花，上部苞片粉红色，腋内无花；萼白色，先端3钝齿；花冠先端3裂，上部1片大，先端3浅裂，淡黄色；能育雄蕊1，药隔基部有距；雌蕊1，花柱1，子房下位，3室。蒴果近三角形。种子长圆形。花期春季，果期秋季。

【生长分布】郁金大多栽培，分布于我国华南、华东、华中、西南等地区。姜黄生于旷野、山坡、草地，或栽培，分布于我国华南、华东、华中、西南以及台湾等地区。蓬莪术生于山间草地、林边、村边或栽培，分布于我国华南、华东、西南、台湾等地区。

【采收加工】郁金冬、春季采挖，摘下块根，洗净，晒干。姜黄秋、冬季采挖，摘下块根，洗净，切片，晒干。蓬莪术秋、冬季采挖，摘下块根，洗净，晒干。

【药理作用】

①抗微生物作用：50%的郁金煎剂用平板小沟法对伤寒杆菌、麻风杆菌有抑制作用；郁金水浸液（1：3）对皮肤真菌有抑制作用。

②对消化系统的影响：姜黄素有促进胆汁分泌而利胆的作用，能松弛胆道括约肌，故可用于治疗黄疸、胆结石、慢性肝炎、肝硬化的肝区疼痛；具有增加血清蛋白，降低麝香草酚絮状试验的作用。挥发油内含松油精、姜黄素，对泥沙状结石有一定溶化作用，可用于胆结石的治疗。

③其他：对家兔或大鼠的主动脉和冠状动脉内膜斑块形成和脂质沉着均有一定减轻作用。

【性味归经】辛、苦，凉。入心、肝、胆、肺四经。

【功能主治】行气破瘀，疏肝利胆，清心凉血。用于胸腹胁肋胀痛，痛经，倒经，黄疸，胆囊炎，肝硬化，热病神昏，惊痫癫狂，吐血，衄血，尿血。

【配伍应用】

郁金-青皮 郁金行气，破瘀，为血中气药；青皮破气，消瘀，乃气中之血药。两药配伍，相辅相成，共呈破气散瘀，行滞止痛之功。用于胸胁“屏伤”，所致疼痛，吸气，咳嗽，转侧、翻身受限、掣痛等症。

郁金-金钱草 两药均有泄热利胆作用。郁金乃疏肝，开郁，利胆；金钱草为清热，除湿，利胆。两药配伍，共奏疏肝解郁，清热利湿，利胆退黄之功。用于湿热郁蒸肝胆，肝胆失疏，气机阻滞，所致胁下胀痛、胸闷烦躁、脘痞呕恶、口苦、小便黄，甚或发热畏寒、黄疸等症。配茵陈、蒲公英、枳壳、虎杖，以增疗效。

郁金-栀子 郁金辛、苦、凉，能清心凉血，用于肝郁化热，迫血妄行之出血证；栀子苦、寒，能清热泻火，而凉血，治火旺之心烦郁闷、躁扰不宁，以及鼻衄、吐血、尿血等。两药配伍，相互为用，共收开郁泄热，泻火除烦，凉血止血之功。用于情志化火或心、肺、胃火旺，心神被扰，所致郁闷、躁扰、易怒、不能寐、小便短赤，以及咯血、吐血、衄血、尿血等症。

【单方验方】

①胸胁胀痛：郁金、香附、柴胡各9克，白芍14克，甘草6克，水煎服（《全国中草药汇编》）。

②治一切厥心（痛）、小肠膀胱痛不可忍者：附子（炮）、郁金、干姜。上各等分为细末，醋煮糊为丸，如梧桐子大，朱砂为衣。每服三十丸，男子温酒下，妇人醋汤下，食远服（《奇效良方》）。

③黄疸：郁金30克，研为极细末，每服1.5～3克，一日3次，温开水送下（《常见病验方研究参考资料》）。

④治癫狂因忧郁而得，痰涎阻塞包络心窍：白矾三两，郁金七两。米糊为丸，梧子大。每服五十丸，水送下（《本事方》）。

⑤吐血、衄血：郁金、生地黄、牡丹皮、栀子各9克，水煎服（《全国中草药汇编》）。

⑥吐血、衄血、倒经（血色鲜红）：郁金、牛膝、代赭石各12克，水煎凉服（《袖珍中草药彩色图谱》）。

⑦自汗不止：郁金末，卧时调涂乳上（《濒湖集简方》）。

【用法用量】内服：煎汤，4.5～9克；或研末入丸、散。外用：研末调涂。

【注意事项】孕妇忌服。本品含有樟脑，不可超量长期服，以免损害肝、肾。“姜黄”“莪术”详见“活血化瘀”章。

玫瑰花

（徘徊花、笔头花、湖花、刺玫花）

【药物来源】蔷薇科植物玫瑰〔*Rosa rugosa* Thunb.〕含苞待放的花。

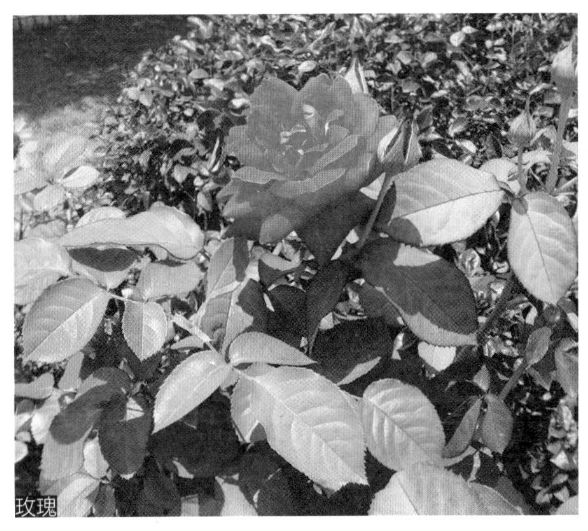
玫瑰

【植物特征】灌木，高1.5～2m。茎直立，圆柱形，多分枝，散生皮刺。叶互生，单数羽状复叶，具短柄，叶柄被柔毛，有皮刺，小叶5～9枚；小叶片椭圆形，长2～5cm，宽1～2cm，先端尖或钝尖，基部圆形，边缘有规则的细齿，上面暗绿色，下面灰绿色。花单生或数朵簇生枝顶；花萼下部球形，绿色，密生皮刺，上部5裂，裂片披针形；花瓣6枚或多枚，2～3轮排列，颜色有紫红色、紫色、红色、白色、黄色；雄蕊多数；雌蕊亦多。瘦果骨质，球形稍扁，直径2～2.5cm，成熟橙红色。花期夏季，果期秋季。

【生长分布】生于低山、丛林；大多栽培。分布于我国华南、华中、华东、华北、西南、台湾等地区。

【采收加工】夏季采摘花蕾，迅速用微火烘干。烘时摊一薄层，将花冠朝下，干时再翻转。忌日晒。

【药理作用】煎剂能解除小鼠口服酒石酸锑钾的毒性。玫瑰油对大鼠有促进胆汁分泌作用。

【性味归经】甘、微苦，温。入肝、脾二经。

【功能主治】疏肝解郁，和血散瘀。用于胸闷，胃脘胁肋胀痛，吐血，咯血，月经不调，赤白带下，痢疾，跌打瘀痛。

【配伍应用】

玫瑰花-香附 玫瑰花能疏肝解郁，和血散瘀；香附能疏肝理气，调经止痛。两药配伍，则能疏肝理气，活血散瘀，和血止痛。用于情怀不遂，肝气郁结，气血郁滞，如妇女经闭、痛经，以及胃脘痛、胁痛等证。

玫瑰花-灶心土 玫瑰花能和血散瘀，并疏肝解郁；灶心土能温胃止血，降逆止呕。两药配伍，共奏疏肝和胃，降逆止呕，止血祛瘀之功。用于肝气郁结，气滞血瘀，血不循常道，胃失和降，所致吐血、便血等证。若有郁热，配当归身、白芍、郁金、天胡荽，以养肝、和肝、泄热；吐血甚，重用灶心土、配阿胶珠、紫珠，以降逆止吐、养血止血。任何原因所致吐血的治法中，降逆镇吐是至关重要的。

【单方验方】

①胸胁痛：玫瑰花6克，食盐少许，冲开水代茶饮。

②胃脘痛：玫瑰花、川楝子、白芍各9克，香附12克，水煎服。

③月经不调、痛经（血色紫暗）：玫瑰花、月季花各6克，益母草、香附、川芎各12克，水煎服。

④跌打损伤：玫瑰花、红花各6克，桃仁、赤芍各10克，水煎服（①～④方出自《袖珍中草药彩色图谱》）。

⑤用于肝郁吐血，月汛不调：玫瑰花蕊三百朵，初开者，去心蒂；新汲水砂铫内煎取浓汁，滤去渣，再煎，白冰糖一斤收膏，早晚开水冲服。瓷瓶密收，切勿泄气。如专调经，可用红糖收膏（《饲鹤亭集方》）。

⑥肝风头痛（神经性头痛）：玫瑰花5克，蚕豆花12克。沸开水冲泡，当茶饮（《中国民间百草良方》）。

⑦治肿毒初起：玫瑰花去心蒂，焙为末一钱。好酒和服（《百草镜》）。

【用法用量】内服：煎汤：3～6克；或研末入丸、散或熬膏或浸酒。

岩豆根

（岩豆藤根、鸡血藤根）

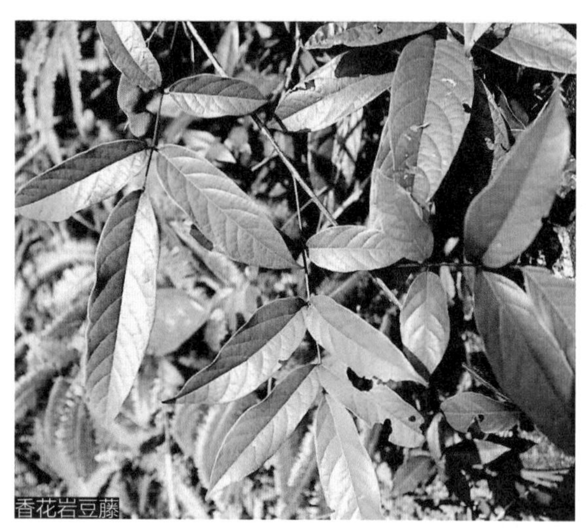

香花岩豆藤

【药物来源】豆科植物香花岩豆藤〔*Millettia dielsiana* Harms〕的根。

【植物特征】攀援藤本灌木，高1.5～3m。幼枝、花序、果密被黄棕色绒毛。茎圆柱形，多分枝，皮灰褐色。单数羽状复叶互生，小叶3～7枚，总柄长6～15cm，棕色；羽叶近无柄或有短柄，叶片窄椭圆形或椭圆状披针形，长7～16cm，宽2.5～5cm，先端尖，基部圆形，全缘，上面深绿色，下面绿色，叶脉凸起。圆锥花序顶生，长10～15cm，花多数；花萼钟状，紫色，密被绒毛；花冠蝶形，浅紫色；雄蕊10。荚果条状披针形，长7～12cm，每荚节种子1粒，外面被黄棕色绒毛。种子长圆形略扁。花期夏季，果期秋季。

【生长分布】生于山坡、路旁、林缘。分布于我国华南、华中、华东、西南等地区。

【采收加工】全年可挖，洗净，切片，晒干。

【性味归经】苦，温。入肺、肝、肾三经。

【功能主治】行气，活血。用于风湿筋骨痛，腰痛，跌打损伤，创伤出血。

【配伍应用】

岩豆根-青皮 岩豆根行气活血；青皮破气消瘀。岩豆根善于通络，青皮长于消滞。两药配伍，相互为用，共奏破气活血，消瘀散结之功。用于胸胁、腰部屏伤，气机不利，气滞络阻，所致疼痛、屈伸、转侧、咳嗽引痛等症，加金橘根可用于脘腹损伤疼痛。

岩豆根-土牛膝 岩豆根能活血通络，并行气机；土牛膝活血散瘀，而善于消肿。两药配伍，则能活血散瘀，活络舒筋，消肿止痛。可用于跌打闪挫“伤筋”，以及关节扭伤肿痛等症。配与积雪草、金钱草、黄酒，以增强疗效。

【单方验方】

①用于风湿关节痛：岩豆根30～60克，酒、水煎服。

②治腰痛：岩豆根30克，或加猪骨煎服。

③治跌打损伤：岩豆根30～60克，酒、水煎服。

④治创伤出血：岩豆根捣烂敷伤处（①～④方出自《福建中草药》）。

【用法用量】内服：煎汤：12～18克。外用：捣敷。

【注意事项】藤即“香花岩豆藤”，详见“活血化瘀”章。

金盏菊根

（山金菊根）

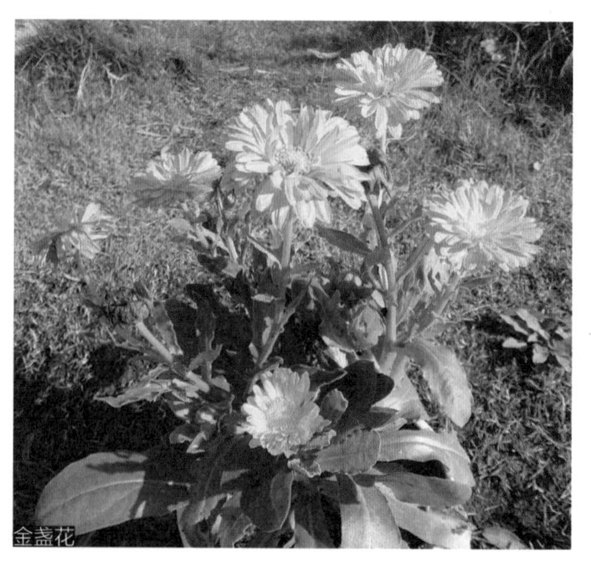

金盏花

【药物来源】菊科植物金盏花〔*Calendula officinalis* L.〕的根。
【植物特征】详见“清热凉血”章“金盏菊”。
【生长分布】详见“清热凉血”章“金盏菊”。
【采收加工】秋季采挖，洗净，晒干。
【性味归经】淡，平。入肝、大肠二经。
【功能主治】行气活血。用于胃痛，疝气，癥瘕。
【配伍应用】
金盏菊根-金豆根 两药都有行气作用。金盏菊根淡、平，行气力弱，偏于疏肝解郁，并活血；金豆根辛、苦、温，行气力强，长于行气祛滞，而止痛。两药配伍，共奏疏肝理气，活血止痛之功。用于肝胃气血郁滞之胃脘痛、胁痛，以及妇人痛经等证。
【单方验方】
①用于胃寒痛：鲜金盏菊根30～60克，水煎或酒、水煎服。
②治疝气：鲜金盏菊根60～120克，酒、水煎服。
③治癥瘕：干金盏菊根30～60克，酒、水煎服（①～③方出自《福建中草药》）。
【用法用量】内服：煎汤，6～9克。
【注意事项】花“金盏菊”详见“清热凉血”章。

建兰花

（兰花、蕙兰花）

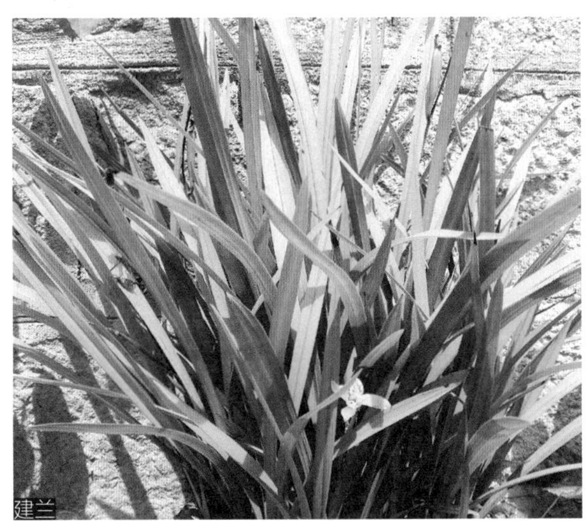
建兰

【药物来源】兰科植物建兰〔*Cymbidium ensifolium*（L.）Sw.〕的花。
【植物特征】多年生常绿草本，高30～55cm。根多数，肥厚，圆柱状，土黄色。叶基生，成束，直立或斜展；叶片革质，长条形，长20～40cm，宽7～12mm，先端长尖，两面黄绿色，光泽。花葶抽于叶丛，总状花序，直立，花稀疏，苞片鞘状；花萼3，萼片矩圆状披针形，长达2.5cm，浅黄色，内面有紫色纵条纹；花瓣3，小于花萼，长矩圆形，先端钝，浅黄色，内面有紫色斑点；雄蕊2，直立；子房下位。蒴果椭圆形或长矩圆形，有5条纵棱，绿色。种子多数，细小。花期夏、秋季，果期秋、冬季。
【生长分布】生于山谷、沟边湿润处；或栽培。分布于我国华南等地区，全国均有栽培。
【采收加工】夏、秋季采摘，阴干。
【性味归经】辛，平。入肝、脾、肺三经。
【功能主治】理气解郁。用于久咳，胸闷，腹泻，青盲内障。
【配伍应用】
建兰花-枳壳 建兰花辛可行散，入肝脾，理气解郁；枳壳苦泄辛散，寒则清降，走脾胃，宽中下气，开郁泄热。建兰花长于疏调肝气，枳壳偏于调胃下气。两药配伍，相互为用，共奏疏肝解郁，下气和中之功。用于肝气犯胃，肝胃不和，中焦气滞，如胃脘胀痛、胸脘痞闷、嗳气、反酸、郁郁寡欢等症。
建兰花-土党参 建兰花辛、平，气味芳香，入肝脾，舒肝解郁，理气和脾；土党参甘、微苦、温，入脾肺，健脾胃，补肺气。两药配伍，共收疏肝解郁，补脾益肺之功。用于肝旺脾虚，木乘土，肝脾不和之证，如两胁胀闷、食少腹胀、大便溏滞不爽，或稀薄、舌苔白腻、脉弦等症。
【单方验方】治久嗽：建兰花14朵，水炖服（《新疗法中草药选编》）。
【用法用量】内服：泡茶饮或煎汤。
【注意事项】建兰叶辛平，清利湿热，快脾醒胃，宣通肺气而调水道。用于白浊，白带，水肿。根“建兰根”详见本章。

建兰根

（兰花根、土续断、兰根、蕙兰根）

【药物来源】兰科植物建兰〔*Cymbidium ensifolium*（L.）Sw.〕的根。
【植物特征】详见“建兰花”。
【生长分布】详见“建兰花”。
【采收加工】冬季采挖，洗净，晒干。
【性味归经】辛，平。入肺、肝、肾三经。
【功能主治】顺气，和血，利湿，消肿。用于咳嗽，吐血，肠风，血崩，淋病，白浊，白带，跌打损伤。
【配伍应用】
建兰根-侧柏叶 建兰花辛行辛通，调气机，畅血脉；侧柏叶苦能降泄，涩能收敛，寒而泄热，可凉血止血。两药配伍，一走一守，一放一收，相互为用，共奏顺气行血，凉血泄热，收敛止血之功。用于肝气郁结，情志化火，火迫血溢之咯血、咳血、鼻血等症。
建兰根-笔仔草 两药都有利水消肿作用。建兰根乃宣通肺气，通利水道，利湿消肿；笔仔草为渗湿行水，利尿消肿。

两药相配，相辅相成，功效显著。用于湿热水肿等证。

【单方验方】

①治肺痨咳嗽溢血：鲜建兰根捣绞汁，调冰糖炖服。每次15～24克（《泉州本草》。

②治尿血或小便涩痛：鲜建兰根45克，葱白3～5个。清水煎汤调乌糖服（《泉州本草》）。

③治妇女白带：建兰根、天冬、百节藕。炖鸡或肉服。

④治妇女干病：建兰根、百节藕、石竹根、黄精。炖肉服。

⑤治妇女干病，手足心发热：建兰根、大茅香各30克。煎水祛渣，加甜酒炖猪心肺服（③～⑤方出《四川中药志》）。

【用法用量】内服：煎汤：6～12克（鲜品30～45克）或捣绞汁。外用：捣敷。

荭草花

（水荭花）

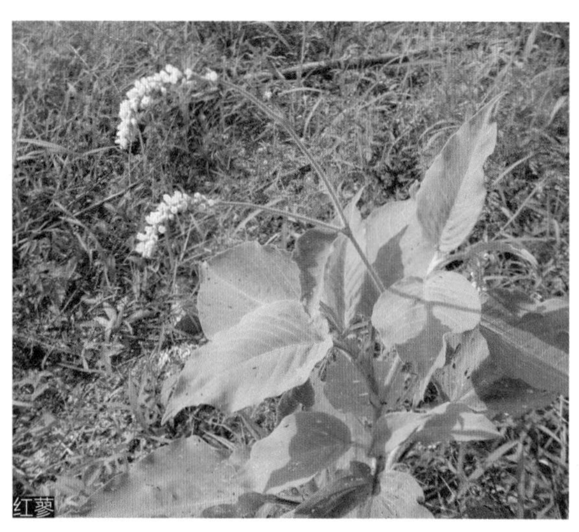

红蓼

【药物来源】蓼科植物红蓼〔*Polygonum orientale* L.〕的花序。

【植物特征】详见“活血化瘀”章“水红花子”。

【生长分布】详见“活血化瘀”章“水红花子”。

【采收加工】春、夏采集，晒干。

【性味归经】辛，温。入心、胃二经。

【功能主治】理气止痛，散血。用于胃脘痛，痢疾，痞块，横痃。

【配伍应用】

荭草花-香附　荭草花辛行温通，入心胃经，理气止痛；香附辛散苦降，甘而缓急，入肝三焦经，疏肝，理气，止痛。两药配伍，相辅相成，共收疏肝理气，消胀和胃，行滞止痛之功。用于肝胃气滞之胃脘痛、痞满、胁痛，以及妇女月经错后、痛经等证。

荭草花-星宿菜　荭草花能理气散血；星宿菜能活血散瘀。两药配伍，相辅相成，共奏行气活血，祛瘀通经之功。用于妇女瘀滞冲任，月经错后、经闭，以及跌打损伤，瘀滞疼痛等证。

【单方验方】

①用于胃脘血气作痛：荭草花一大撮，水二盅，煎一盅服（《董炳集验方》）。

②治心气疠痛：荭草花为末，热酒服二钱（《摘元方》）。

③治痢疾初起：荭草花（取花、叶）炒末。每服三钱，红痢蜜汤下，白痢砂糖汤下（《经验广集》）。

④贴痞：荭草花（取花、叶、茎、根同用），取一二担水，满锅煮透，去渣，存汁，慢火熬成膏，纸绢任摊，狗皮更好（《经验广集》）。

⑤治横痃：荭草花一握，红糖15克。捣烂加热敷贴，日换一次（《福建民间草药》）。

【用法用量】内服：煎汤，3～6克；或研末入丸、散。外用：捣敷或熬膏贴。

【注意事项】种子“水红花子”详见“活血化瘀”章。

枳实

（绿衣枳实、酸橙枳实、香圆枳实）

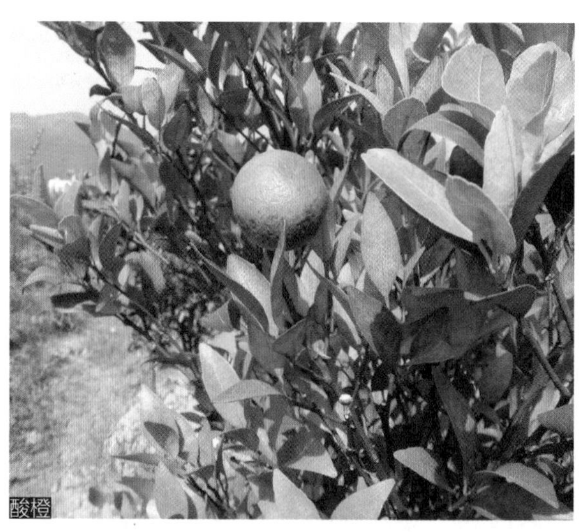

酸橙

【药物来源】芸香科植物酸橙〔*Citrus aurantium* L.〕及其栽培变种的干燥幼果。

【植物特征】小乔木，高可达6m。树干直立，枝三棱形，光滑，茎、枝有棘刺。单叶互生，叶柄长0.8～1.5cm，有狭长形或倒心形的翼；叶片革质，长椭圆形，长5～8cm，宽2.5～4cm，先端渐尖，基部钝或近圆形，全缘或微波状，上面深绿色，下面绿色，无毛。总状花序，簇生叶腋，亦有单生，芳香；花萼5裂；花瓣5，白色，长椭圆形；雄蕊多数；子房上位，多室。柑果圆形略扁，成熟橙黄色，皮粗糙，有腺点，果汁酸。花期春、夏季，果期秋、冬季。

【生长分布】栽培。分布于我国华南、华中、西南等地区。

【采收加工】5～6月间采摘或采集自落的果实，自中部横切为两半，晒干或低温干燥，较小者直接晒干或低温干燥。

【药理作用】
①对胃肠平滑肌的作用：枳壳、枳实煎剂对小鼠离体肠管部分呈抑制作用，对兔离体肠管则呈全部抑制，此作用可被乙酰胆碱所拮抗。在体胃瘘及肠瘘的犬灌100%的煎剂，对肠管有一定的兴奋作用，能使胃肠节律性收缩增强，对麻醉狗在体肠管呈抑制作用，此作用可作为中医临床应用枳壳、枳实治疗胃扩张、胃停水、胃肠无力性消化不良、脱肛、疝气等疾病的理论基础。
②对心血管系统的作用：实验研究和临床观察发现，枳实不但有明显而持久的升压作用，尚能改善微循环，有利尿效果，特别是适应于休克治疗。在升压的同时未见出现去甲肾上腺素的暂时性呼吸抑制及心率加快作用，连续用药未见快速耐受性和蓄积作用。升压的有效成分为对羟福林和*N*-甲基酪氨。枳实的升压作用机制与下列因素有关：兴奋α受体，促进内源性介质释放，致使部分器官收缩；心脏收缩加强，心输出量增加，在α、β受体同时阻断后枳实起降压效应，可能是由于对血管平滑肌的直接作用。
③对泌尿生殖系统的影响：煎剂对未孕或已孕兔的离体及在体子宫主要呈兴奋作用，使子宫收缩有力，紧张度增加，甚至出现强直性收缩。所含生物碱样物质的盐酸盐能使兔离体子宫收缩，亦可使血管平滑肌张力短暂增强。
④毒性：枳实毒性小，安全范围较大。
【性味归经】苦、辛，微寒。入脾、胃、大肠三经。
【功能主治】破气消积，化痰除痞。用于脘腹痞满，痞痛，积食，痰滞，大便不畅，胃下垂，脱肛，子宫下垂，下痢后重。
【配伍应用】
枳实-青皮　二者同科，均为理气药。枳实味苦、微寒，入脾胃大肠经，破气消痞；青皮味苦、辛，性温，能破气消滞。两药配伍，共奏破气除满，祛滞消胀之功。用于饮食不化，中焦气滞，致脘腹胀满、腹痛、便秘等症。
枳实-薤白　枳实苦、辛、微寒，入脾胃大肠经，能行气消痰，除满消痞；薤白辛、苦、温，入肺胃大肠经，能通阳散结，行气导滞。两药配伍，共收破气消痰，消胀除满，宣通胸阳之功。对痰滞胸膈，气机被阻之咳喘；痰浊凝滞胸中之胸阳不展，胸闷作痛、心下痞满、喘息、咳唾；痰浊阻滞中焦气机，胸脘痞满，均可配方施用。
【单方验方】
①治积滞内停而脘腹痞满、嗳腐不食：枳实、厚朴、白术各10克，麦芽15克，半夏6克，陈皮8克，水煎服。
②治热结便秘：枳实、厚朴各10克，大黄8克，芒硝10克（冲），水煎服。
③治产后腹痛、胀满：枳实、赤芍各12克，水煎服。
④治湿热泻痢：枳实、白术各10克，大黄、黄连各8克，水煎服。
⑤治痰滞气阻而胸闷、胸痛：枳实、瓜蒌各15克，薤白、桂枝各10克，丹参12克，水煎服。
⑥胃扩张、胃下垂、子宫下垂：枳实30克，黄芪20克，升麻10克，水煎服（①～⑥方出自《袖珍中草药彩色图谱》）。
【用法用量】内服：煎汤，3～9克；或研末入丸、散。外用：研末调涂。
【注意事项】脾胃虚弱、孕妇忌用。甜橙的干燥幼果功能主治相同，同等入药。

枳壳
（绿衣枳壳、酸橙枳壳、香圆枳壳）

【药物来源】芸香科植物酸橙〔*Citrus aurantium* L.〕及其栽培变种的干燥未成熟果实。
【植物特征】详见“枳实”。
【生长分布】详见“枳实”。
【采收加工】7月果皮尚绿色时采收，从中部横切成两半，风干或微火烘干。
【药理作用】详见“枳实”。
【性味归经】苦、辛，凉。入肺、脾、大肠三经。
【功能主治】行气，宽中，消胀。用于胸膈痰滞，胸痞，胁胀，食积，噫气，呕逆，下痢后重，脱肛，子宫下垂。
【配伍应用】
枳壳-瓜蒌　枳壳上行胸膈，利气宽胸，下走胃肠，行气消胀；瓜蒌上行于肺，清化痰热，宽胸利膈。两药配伍，共奏清肺化痰，宽胸利膈，下气通便之功。用于痰热咳嗽，如胸膈满闷，或咳时胸痛，咳嗽痰黏，或咳痰黄稠，配与鱼腥草、栀子、芦根、桑白皮，以增疗效。亦可用于痰热胸痹证，如胸部憋闷，心胸时痛，咯痰黄稠，大便偏干，舌苔黄腻，脉滑数等，则重用瓜蒌，再配与温胆汤、太子参、川芎、当归、降香、丹参。
枳壳-莱菔子　枳壳能下气消胀祛积；莱菔子能消食化积导滞。前者偏于利气，后者重在祛积。两药配伍，则能消食化积，破气祛滞。用于食积不化，胃肠气滞，如脘腹痞胀、嗳腐厌食、腹痛、大便滞少，或泄泻、但泻而不畅等症。
【单方验方】
①治咳嗽：枳壳（炒）、桔梗各15克，黄芩30克，水煎服，日一剂。
②治子宫脱垂：枳壳、杜仲、蓖麻子等份为末，取适量调敷脐部。枳壳、升麻各10克，白术30克，黄芪15克，水煎服，日服一剂。
③用于胸痹、胃脘痛：枳壳16克、厚朴15克，木香、佛手、降香各6克，水煎服，日服一剂。
④治痢疾：枳壳60克（炒），炙甘草10克，共研细粉。

口服，一次3克，一日3次（①～④方出自《中药药理与临床应用》）。

⑤治远年近日肠风下血不止：枳壳（烧成黑炭存性，为细末）五钱，羊胫炭（为细末）三钱。和令匀，用米饮一中盏，调下，空心服，再服见效（《博济方》）。

【用法用量】内服：煎汤，3～9克（大量15～30克）；或研末入丸、散或烧炭存性。外用：煎洗或炒熨。

【注意事项】脾胃虚弱、孕妇忌用。

香附

（莎草根、香附子、雷公头、香附米、三棱草根）

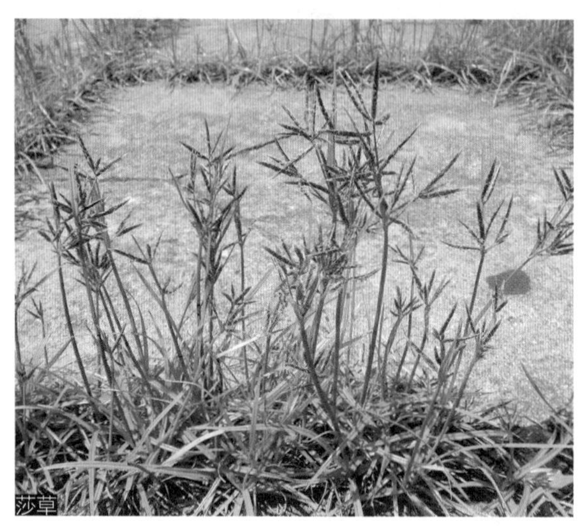
莎草

【药物来源】莎草科植物莎草〔*Cyperus rotundus* L.〕的根茎。

【植物特征】多年生宿根草本，高15～45cm。根茎短，匍匐状茎横走而长，末端膨大成椭圆形块茎，棕褐色，有黑褐色或棕色毛状物，有须根。茎直立，三棱形，暗绿色，下部逐膨大成块状，白色。叶基部簇生，叶片条形，短于茎，长10～30cm，宽2～6mm，全缘，下部成鞘抱茎，两面绿色，光滑，下面纵脉凸起。长侧枝聚伞花序，辐射枝3～9，每枝上有线形小穗3～10，长达3cm，具花10～26朵；花两性，无花被；雄蕊3；子房椭圆形，花柱长，柱头3裂。小坚果三棱形。花期夏、秋季，果期秋、冬季。

【生长分布】生于荒地、草坪、田边。分布我国大部分地区。

【采收加工】春、秋两季采挖，除须根，摘下块茎，洗净，搓去外面毛状物，晒干。

【药理作用】

①对消化系统的影响：有健胃、驱除消化道积气的作用。

②对神经系统的影响：香附醇提取物有安定作用，使苯巴比妥的麻醉作用增强。对于阿扑吗啡所致呕吐有保护作用，但对小鼠电休克和戊四氮惊厥无保护作用。乙醇提取物对小鼠有镇痛作用，因乙醇提取物能明显提高小白鼠的痛阈。

③对心血管系统的作用：水或乙醇提取物低浓度均可使离体蛙心、兔心、猫心跳动减慢，皮下注射可使心脏收缩增强，对猫有强的降压作用。其所含总生物碱、苷类、黄酮类和酚类化合物的水溶液也都有强心和减慢心率的作用，且有明显的降压作用。不影响肾上腺素和乙酰胆碱对血压的作用，但能部分阻断组胺的作用。

④抗菌消炎作用：50%的煎剂用平板挖沟法，对福氏志贺菌、铜绿假单胞菌有抑制作用。体外试验表明，香附油对金黄色葡萄球菌有抑制作用。香附Ⅰ、Ⅱ的抑菌作用比挥发油强，且对宋内志贺菌亦有效。香附提取物体外试验于14种真菌，证明其对核盘菌属一种真菌、疫霉属一种真菌、黑曲霉等有不同程度的抑制作用。香附提取物对因酵母菌引起发热的大鼠进行注射，有解热作用。用乙醇提取并经层析所得的成分口服，对卡拉胶所致的大鼠足部水肿有很强的抗炎作用，并有解热作用。

⑤对细胞代谢的影响：药理研究表明，冬眠及发芽的香附，均具有细胞色素c氧化酶（细胞呼吸激活剂）样的作用，因此在细胞呼吸过程中起着重要作用。当组织缺氧时，细胞通透性增高，注射本品后，可进入细胞内起到纠正细胞呼吸与促进物质代谢的作用。对于脑缺氧、心肌缺氧及其他组织缺氧而引起的一系列症状，特别是病情恶化抢救时，注射细胞色素C疗效显著。

⑥对泌尿生殖系统的影响：动物实验表明，对子宫平滑肌有直接抑制作用，抑制其收缩和缓解其紧张度，这一作用与当归相似，但较弱。香附流浸膏无论对有孕或非孕子宫均有同样作用。去卵巢大鼠试验证明，香附挥发油中有轻度雌激素样活性。

⑦毒性：毒性很小，饲料中加入比例不超过25%时，大鼠可以耐受，剂量达30%～50%时，动物生长受抑制。

【性味归经】辛、微苦、微甘，平。入肝、三焦二经。

【功能主治】疏肝理气，调经止痛。用于肝胃不和，气郁不舒，痰饮痞满，胁痛，胃痛，痛经，月经不调。

【配伍应用】

香附-金橘根　两药都有疏肝理气作用。香附并能调经止痛；金橘根尚能消胀和胃。两药配伍，共奏疏肝解郁，利气和胃，调经止痛之功。用于肝气郁滞所致胃脘痛、胁痛、妇女痛经等证。

香附-当归　两药都有调经作用。香附乃疏肝理气调经，且止痛；当归在于活血调经，而养血。两药配伍，共奏理气解郁，养血活血，调经止痛之功。用于气血郁滞之月经延后、前后不定、痛经、经闭等证。

【单方验方】

①用于胃寒痛：香附30克，高良姜15克，共研细末，每服3克，每日2次，温开水送下（《全国中草药汇编》）。

②用于胁痛腹胀：香附、乌药、延胡索各9克，柴胡6克，莱菔子（炒）9克，水煎服（《全国中草药汇编》）。

③治神经性胃痛：香附9克，甘松、沉香各15克。共研细末，一日3次，每次1.5克，温开水送下。

④治月经不调：香附300克。用酒炒，炒至无黄心为度。为细末，面糊为丸如弹子大。早晚各服一次，每次9克，用酒或开水送下。

⑤治闭经：香附500克。用童便浸透晒干，后用姜、盐、酒、醋四制研末，醋糊为丸。早晚各服一次，每次6克（③～⑤方出自《常见病验方研究参考资料》）。

⑥治耳卒聋闭：香附（瓦炒）研末，萝卜子煎汤，早夜各服二钱，忌铁器（《卫生易简方》）。

⑦治跌打损伤：炒香附12克，姜黄18克。共研细末。每日服三次，每次服3克。孕妇忌服（《单方验方新医疗法选编》）。

【用法用量】内服：煎汤，4.5～9克；或研末入丸、散。外用：研末调敷。

【注意事项】气血虚、阴虚及孕妇忌服。香附生用偏行胸膈、肌表；酒制活血通络；醋制平肝开郁；姜汁制消饮化痰；童便制入血分祛瘀；乳汁制益脾；炒炭止血。全草“莎草”详见本章。

香橼

（枸橼子、香泡树、香橼柑）

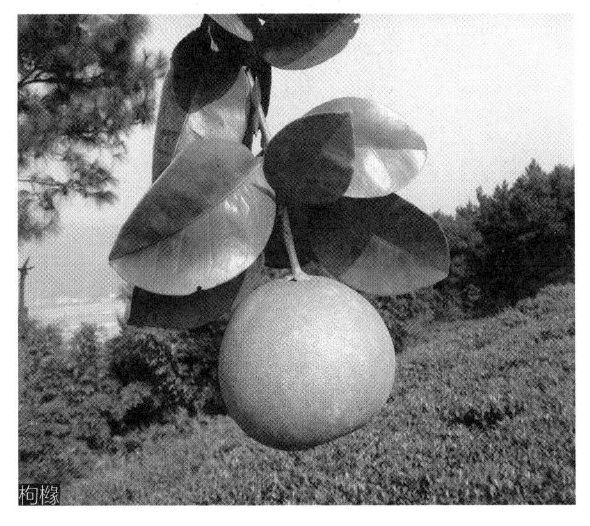
枸橼

【药物来源】芸香科植物枸橼〔*Citrus medica* L.〕的成熟果实。

【植物特征】常绿灌木至小乔木，高2～5m。茎直立，圆柱形，分枝多，小枝有短硬刺。叶互生，具短柄；叶片矩圆形，长7～15cm，宽约4～6.5cm，先端钝或钝尖，基部宽楔形，边缘有细锯齿，上面深绿色，下面绿色，两面无毛。花数朵簇生叶腋或枝顶，短总状花序；花萼杯状，5浅裂；花冠5瓣，外面白色，内浅紫色；雄蕊多数；雌蕊1；子房多室。柑果宽卵形或矩圆形，成熟橙黄色，果皮特厚，芳香，瓤囊细小，味酸苦。花期春、夏季，果期秋、冬季。

【生长分布】栽培。分布于我国华南、华中、西南等地区。

【采收加工】秋、冬季采摘，切片，晒干。

【药理作用】挥发油对胃肠道有温和刺激作用，能促进胃肠蠕动和消化液分泌，排除肠内积气，并有祛痰作用。

【性味归经】辛、苦、酸，温。入肝、脾、肺三经。

【功能主治】理气，宽中，化痰，利膈。用于肝郁气滞，脘腹痞胀，胁肋胀痛，气逆呕吐，痰饮咳嗽，胸膈不利。

【配伍应用】

香橼-紫苏梗　两药都有理气作用。香橼为疏肝，理气，和脾；紫苏梗宽胸，利膈，和胃。香橼善理肝脾之气；紫苏梗偏调肺胃气机。两药配伍，相须为用，共奏疏肝理气，宽胸利膈，调和脾胃之功。用于肝脾气滞，胸胁满闷、脘腹痞胀，或胃脘胀痛、嗳气、食欲不振等症。

香橼-夜关门　两药都有化痰止咳作用。香橼乃利气宽胸，化痰止咳，治痰浊壅肺，气机被阻，咳喘、痰多；夜关门为宣降肺气，化痰止咳，治肺气不利，水津不布，咳嗽、胸闷等。两药配伍，共奏宽胸利膈，宣肺降气，化痰止咳之功。用于痰湿壅肺，咳嗽、痰多、气逆、胸膈痞闷等症。

【单方验方】

①用于胁肋胀痛：香橼、川楝子各10克，柴胡、香附、川芎各9克，水煎服。

②用于胃脘胀痛：鲜香橼500克，食盐60克，腌制，用时每次取6克，水煎服或开水泡服；或香橼、枳壳、生姜各9克，黄连1克，水煎服。

③治咳嗽痰多：香橼10克，半夏、陈皮各8克，茯苓15克，紫苏子12克，水煎服（①～③方出自《袖珍中草药彩色图谱》）。

【用法用量】内服：煎汤，6～9克；或研末入丸、散。

【注意事项】阴虚血燥及孕妇忌服。“香橼根”理气消涨。“香橼叶”性微寒，味苦辛，治伤寒咳嗽。在此点之，不再另述。

莎草

（莎随、地毛、回头青、香头草、地韭姜、小三棱、土香草）

【药物来源】莎草科植物莎草〔*Cyperus rotundus* L.〕的茎叶。

【植物特征】详见“香附”。

【生长分布】详见“香附”。

【采收加工】夏季采集，割取地上部分，除杂质，洗净，切段，晒干。

【性味归经】淡，平。入肝、肺二经。

【功能主治】行气开郁，利尿消肿。用于胸闷不舒，小便不利，皮肤瘙痒。

【配伍应用】

莎草-玫瑰花 莎草味淡、性平，轻浮之质，既升又降，入肝肺经，行气开郁，宽胸利膈；玫瑰花芳香而质体轻扬，多升少降，味甘、微苦、性温，入肝脾经，疏肝理气，和血调经。两药配伍，相须为用，共收疏肝开郁，宽胸畅膈，理气和血之功。用于情志不舒，恼怒伤肝，肝气郁结，两胁胀满或窜痛、胸闷不舒、嗳气频繁、呕逆、食欲不振、咽中有异物梗阻感、大便不畅等症。

莎草-笔仔草 两药都有利尿消肿作用。但莎草长于通利水道；笔仔草偏于渗湿行水。两药配伍，相互为用，功效益彰。用于水湿内聚，所致小便不利、水肿等。

【单方验方】

①治痈疽肿毒：鲜莎草洗净，捣烂敷患处（《泉州本草》）。

②治水肿、小便短少：鲜莎草捣烂，贴涌泉、关元穴（《泉州本草》）。

【用法用量】内服：煎汤，15～30克。外用：捣敷。

桂花子

（桂花树子、四季桂子）

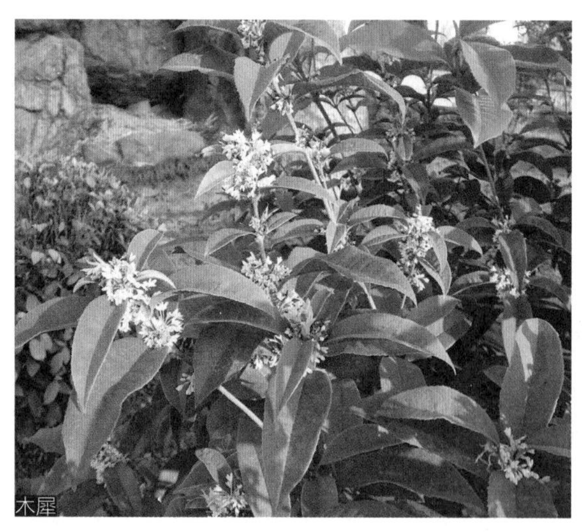

木犀

【药物来源】木犀科植物木犀〔*Osmanthus fragrans*（Thunb.）Lour.〕的成熟果实。

【植物特征】详见“桂树根”。

【生长分布】详见“桂树根”。

【采收加工】冬季采摘，除去杂质，温水浸泡后，晒干。

【性味归经】辛、甘，温。入肝、胃二经。

【功能主治】理气止痛，暖胃散寒。用于胁肋胀痛，脘腹痞胀，胃寒痛。

【配伍应用】

桂花子-香橼 桂花子入肝胃经，理气暖胃止痛；香橼走肝脾经，理气宽中和胃。两药配伍，相须为用，共奏疏肝理气，和胃止痛之功。用于肝气郁结，横逆犯胃，胃脘胀痛、胸胁痞闷、嗳气等症。

桂花子-吴茱萸 桂花子辛、甘、温，能暖胃散寒，理气止痛；吴茱萸辛、苦、热，温中散寒，解郁止痛。前者偏于温中，后者长于散寒。两药配伍，共奏温中暖胃，行气解郁，散寒止痛之功。用于阳虚胃寒，寒凝气滞，如胃脘疼痛、畏寒喜暖、呕吐清水或冷涎、口淡喜热饮、舌苔白腻、肢末不温等症。

【用法用量】内服：煎汤，6～12克；或研末入丸、散。

【注意事项】“桂树根”详见“祛风湿”章。

婆婆纳

（狗卵草、双珠草、双铜锤、双肾草、卵子草、石补丁）

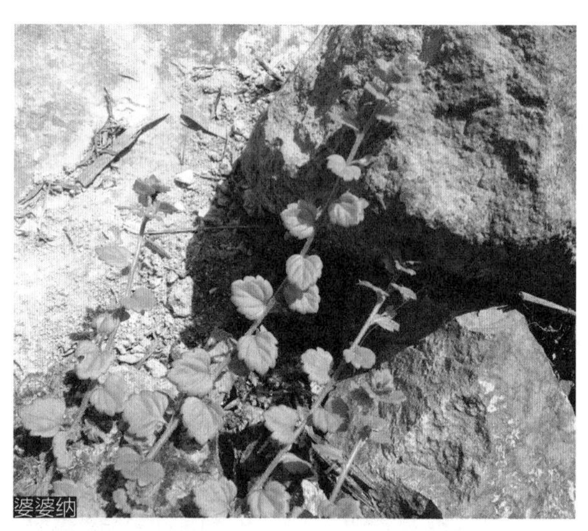

婆婆纳

【药物来源】玄参科植物婆婆纳〔*Veronica didyma* Tenore〕的全草。

【植物特征】一年生草本，高10～20cm。茎自基部分枝，下部伏地，上部斜展，被短白柔毛。单叶互生，具短柄；叶片近圆形，长、宽约0.4～1cm，先端钝或短尖，基部近圆形，边缘有钝齿，两面绿色，均被白柔毛。花单生叶腋，具长花梗；苞片叶状；花萼4裂，裂片卵形，外面绿色，被白柔毛；花冠4，浅紫色，裂片宽卵形，先端圆；雄蕊2。蒴果近圆形。花期夏季，果期秋季。

【生长分布】生于路边、旷野、菜地。分布于我国大部分地区。

【采收加工】春、夏季采集，除去杂质，洗净，晒干。
【性味归经】甘，凉。入肝、肾二经。
【功能主治】理气止痛，利湿，解毒。用于疝气，睾丸肿痛，白带，吐血，疟疾，皮肤化脓性炎症。
【配伍应用】
婆婆纳-香附 两药均有理气止痛作用。婆婆纳并能清利湿热，香附尚能疏肝解郁。两药配伍，共奏疏肝理气，清热利湿，行滞止痛之功。用于肝气郁滞，湿热伏脾，肝脾失和，中焦气阻，如胸胁胀闷、胃脘痞满、恶心呕吐、厌食、肢体酸困、大便稀溏、小便黄等症；亦可用于气疝、水疝。
婆婆纳-土茯苓 两药喜行下焦，都有利湿，解毒作用。婆婆纳重在清利湿热；土茯苓长于解毒疗疮。两药配伍，相互为用，功效更强。用于湿毒下注，如妇女带下、阴痒，以及湿疹、脓水疮等证。
【单方验方】
①治疝气：婆婆纳鲜者二两，捣取汁，白酒和服，饥时服药尽醉，蒙被暖睡，待发大汗自愈。倘用干者，止宜一两，煎白酒，加紫背天葵五钱同煎更妙（《滇寮试效方》）。
②治膀胱疝气白带：婆婆纳、夜关门各30~60克，用二道淘米水煎服（《重庆本草》）。
③疝痛：婆婆纳15克，野鸦椿子9克，水煎服（《全国中草药汇编》）。
④治睾丸肿：婆婆纳、黄独，水煎服（《湖南药物志》）。
⑤治吐血：鲜婆婆纳25克，仙鹤草30克，水煎服。
⑥疟疾：婆婆纳30克，青蒿25克，水煎去渣，疟疾发作前2小时服。
⑦皮肤化脓性炎症：鲜婆婆纳50克，鲜筋骨草30克，景天三七20克。捣烂，取汁涂敷患处，一日3~5次（⑤~⑦方出自《中国民间百草良方》）。
【用法用量】内服：煎汤，15~30克（鲜品60~90克）；或捣汁饮。外用：捣绞汁涂敷。
【注意事项】注意与“祛风湿”章“肾子草”鉴别。

黄水芋
（血水草、广扁线）

【药物来源】罂粟科植物血水草〔*Eomecon chionantha* Hance〕的根及根茎。
【植物特征】详见“清热解毒”章“黄水芋草”。
【生长分布】详见“清热解毒”章“黄水芋草”。
【采收加工】秋季采挖，除去杂质，洗净，晒干。
【性味归经】苦，寒，有小毒。入肝、肾二经。

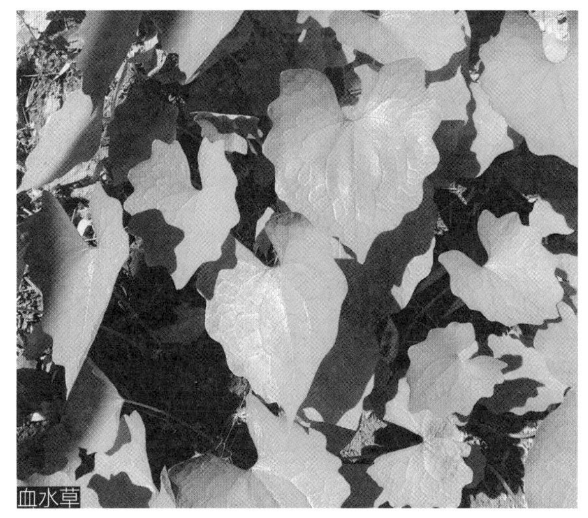
血水草

【功能主治】行气活血，清热解毒。用于劳伤咳嗽，跌打损伤，腰痛，疮疖，无名肿毒，小儿疮癣。
【配伍应用】
黄水芋-青皮 黄水芋苦、寒，行气活血；青皮苦、辛、温，疏肝破气。黄水芋气中血药；青皮血中气药。两药配伍，一寒一温，寒温调和，共呈破气消滞，活血散瘀之功。用于胸胁损伤、腰膝扭伤，气阻瘀滞之肿痛等症。
黄水芋-紫花地丁 两药苦、寒，都有清热解毒作用。黄水芋并行气活血以散结；紫花地丁且散结消肿。两药配伍，则能清热解毒，散结消肿。用于痈疖、无名肿毒，以及赤眼肿痛等症。
【单方验方】
①用于劳伤腰脊痛：黄水芋、红丝线、金腰带、筋骨草。泡酒服（《四川中药志》）。
②用于小儿胎毒、疮痒：黄水芋、苦参根、燕窝泥各等分，共为末，调菜油涂，或煎水洗亦可（《贵州民间药物》）。
③毒蛇咬伤：鲜黄水芋30~60克，捣烂外敷，每日换药一次（《中草药彩色图谱与验方》）。
【用法用量】内服：煎汤，6~15克；或浸酒。外用：研末调敷。
【注意事项】全草“黄水芋草”详见“清热解毒”章。

梧桐子
（瓢儿果、桐麻豌）

【药物来源】梧桐科植物梧桐〔*Firmiana platanifolia*（L.f.）Marsili〕的种子。
【植物特征】详见“祛风湿”章“梧桐根”。
【生长分布】详见“梧桐根”。
【采收加工】秋季种子成熟时将果枝折取，摘下果实，晒

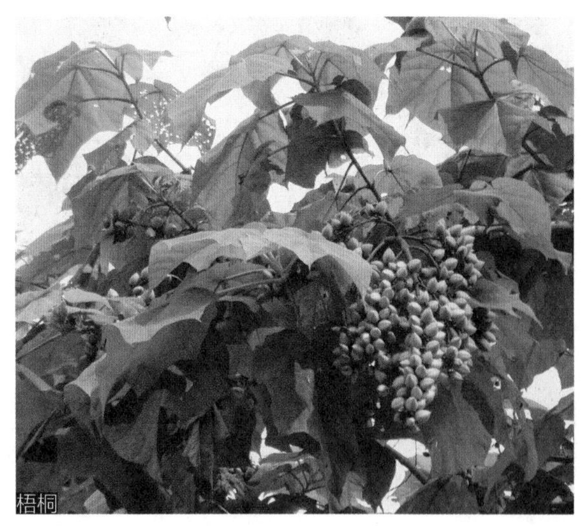
梧桐

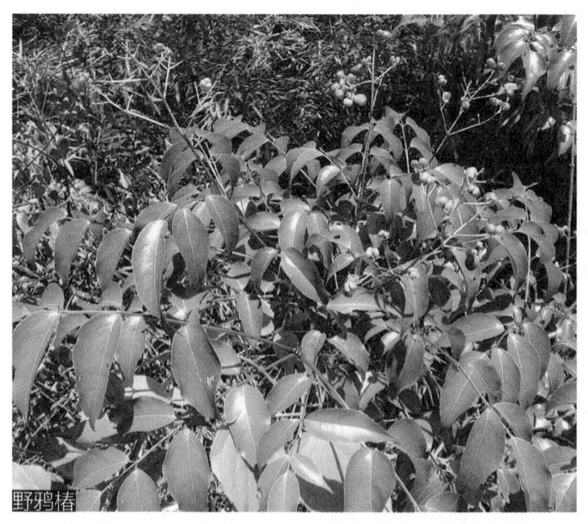
野鸦椿

干。密贮，置通风干燥处，防蛀。

【性味归经】甘，平。入心、肺、肾三经。

【功能主治】顺气，和胃，消食。用于伤食，胃痛，疝气，小儿口疮。

【配伍应用】

梧桐子-枳壳 梧桐子味甘、性平，能理气，和胃，消食；枳壳味苦、辛，微寒，理气，宽中，消胀。前者行气并化物；后者下气而祛滞。两药配伍，相辅相成，共奏理气消胀，消食化积之功。用于饮食不化，脘腹胀满、食少、大便滞少不畅等症。

梧桐子-神曲 两药都有和胃消食作用。梧桐子偏于开胃纳食；神曲长于化物消积。两药配伍，相互为用，消食化积，和中健胃功效更佳。用于饮食不化，中焦气滞，脘腹痞胀、纳食不香，或腹痛泄泻、泻而不畅等症。

【单方验方】

①治疝气：梧桐子炒香，剥（去）壳食之（《贵州省中医验方秘方》）。

②治伤食腹泻：梧桐子炒焦研粉，冲服，每服3克（《常用中草药手册》）。

③治白发：梧桐子9克，何首乌15克，黑芝麻9克，熟地黄15克。水煎服（《山东中草药手册》）。

【用法用量】内服：煎汤，3～9克（鲜品30～60克）；或研末入丸、散。

野鸦椿子

（鸡眼睛）

【药物来源】省沽油科植物野鸦椿〔*Euscaphis japonica* (Thunb.) Dipp.〕的果实或种子。

【植物特征】详见“祛风湿”章“野鸦椿花”。

【生长分布】详见“野鸦椿花”。

【采收加工】秋季果实成熟时，折取果枝，摘下果实，晒干，簸去杂质。

【药理作用】黄芪苷和其他黄酮类相似，略能降低毛细血管通透性。对大鼠离体小肠、膀胱有解痉作用；对大鼠还有利胆作用；静脉注射对犬有利尿作用，而口服无效；对呼吸、血压皆无明显影响。

【性味归经】辛、微苦，温。入肝、胃、肾三经。

【功能主治】理气止痛，祛风散寒。用于胃痛，寒疝腹痛，泻痢，脱肛，月经不调，子宫脱垂，睾丸肿痛，头痛。

【配伍应用】

野鸦椿子-金橘根 野鸦椿子辛、苦、温，入肝胃肾经，理气止痛；金橘根酸、苦、温，入肝胃经，疏肝利气，而散结。两药配伍，则能疏肝利气，散结止痛。用于肝气郁结，横逆犯胃，致胃脘胀痛、胸膈满闷、嗳气、食欲不振；亦可用于肝气郁滞，厥阴经气不利，所致小腹痛、痛引睾丸等。均可配与吴茱萸、土砂仁，以增疗效。

野鸦椿子-九里香根 野鸦椿子辛、微苦、温，能祛风散寒；九里香根辛温，祛风除湿，止痛。前者偏于除关节风寒之邪，后者长于发散风湿。两药配伍，则能祛风除湿，温经散寒，活络止痛。用于风寒湿痹之关节、筋骨痛等证。

【单方验方】

①治气滞胃痛：野鸦椿子30克，水煎服（《福建中草药》）。

②治头痛：野鸦椿子15～30克，外感酌加解表药，水煎服；内伤头痛加羊脑或鸡蛋，水煎服（《福建中草药》）。

③治寒疝腹痛：野鸦椿子（氧化钠注射液炒）、荔枝核各9克，车前子、小茴香各15克，猪腰子一副，水煎服。

④治睾丸肿痛：野鸦椿子30克，水煎，去渣，酌加红糖调服。

⑤治脱肛：野鸦椿子30克，配真人养脏汤煎服。

⑥治子宫下垂：野鸦椿子30克，捣烂敷或煎服；或野鸦椿子6克，杜仲9克，续断9克，煎服（③～⑥方出自江西《草药手册》）。

【用法用量】内服：煎汤，15～30克。外用：捣敷。

紫苏梗

（紫苏茎、苏梗、紫苏杆）

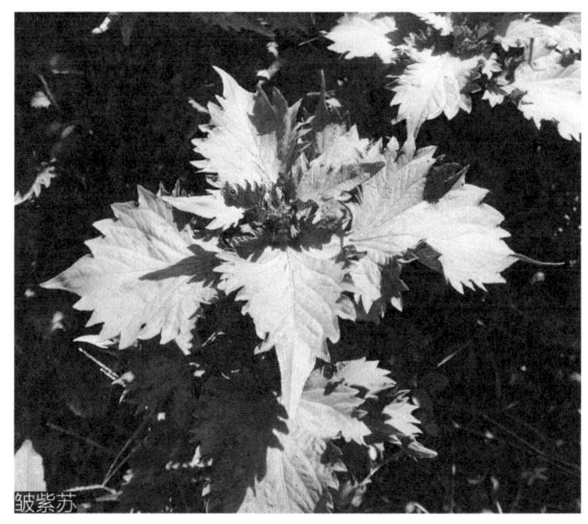

皱紫苏

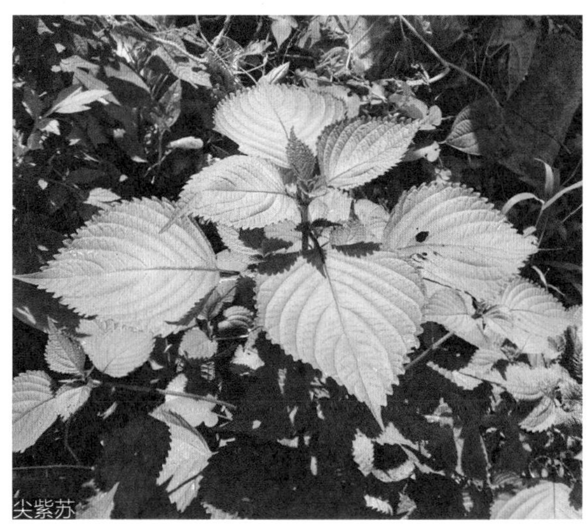

尖紫苏

【药物来源】唇形科植物皱紫苏〔*Perilla frutescens*（L.）Britt. var. *crispa*（Thunb.）Hand.-Mazz.〕和尖紫苏〔*Perilla frutescens*（L.）Britt. var. *acuta*（Thunb.）Kudo.〕的茎。

【植物特征】详见“辛温解表”章“紫苏叶”。

【生长分布】详见“辛温解表”章“紫苏叶”。

【采收加工】秋末，割取地上部分，折下幼枝，摘去叶子，切段，晒干。

【性味归经】辛、甘，微温。入肺、脾、胃三经。

【功能主治】宽胸利膈，顺气和胃，安胎。用于胸脘满闷，气滞腹胀，嗳气呕吐，噎膈反胃，胎动不安。

【配伍应用】

紫苏梗-藿香　紫苏梗味辛、甘，性温，宽胸利膈，降逆和中；藿香味辛、性微温，芳香行散，化湿和中。紫苏梗在于利气机，藿香在于疏表化湿。两药配伍，相互为用，共奏疏表化湿，利膈和胃，消痞降逆之功。用于湿阻中焦，脾胃气滞，所致胸脘痞胀、食欲不振、恶心呕吐等症。

紫苏梗-灶心土　紫苏梗能顺气和中；灶心土能温胃降逆。前者功专顺气，后者重在降逆。两药配伍，共奏温中和胃，降逆止呕之功。对于中焦虚寒，胃失和降，所致呕吐，以及妊娠恶阻、子气等证。

【单方验方】

①胸腹闷胀，恶心呕吐：紫苏梗、陈皮、香附、莱菔子、半夏各9克，生姜6克，水煎服（《全国中草药汇编》）。

②胃肠型感冒发热无汗，呕吐泄泻：紫苏梗带叶12克，藿香8克，陈皮10克，荆芥、防风各8克，水煎服（《袖珍中草药彩色图谱》）。

③妊娠气胀，胸闷呕恶，胎动不安：紫苏梗10 克，姜竹茹10克，砂仁6克，制半夏5克，水煎服（《袖珍中草药彩色图谱》）。

④月经后期：紫苏梗12克，红花10克，月季花12克，何首乌10克，红枣10克。将药物研末，调拌蜂蜜冲服，一日3次。连服7天（《中国民间草药方》）。

⑤治水肿：紫苏梗24克，大蒜根9克，老姜皮15克，冬瓜皮15克，水煎服（《湖南药物志》）。

【用法用量】内服：煎汤，4.5～9克。

【注意事项】“鸡冠紫苏梗”同等入药，详见“辛温解表”章。“紫苏叶”“紫苏子”，分别详见“辛温解表”章与“止咳平喘”章。

紫金牛根

（矮地茶根）

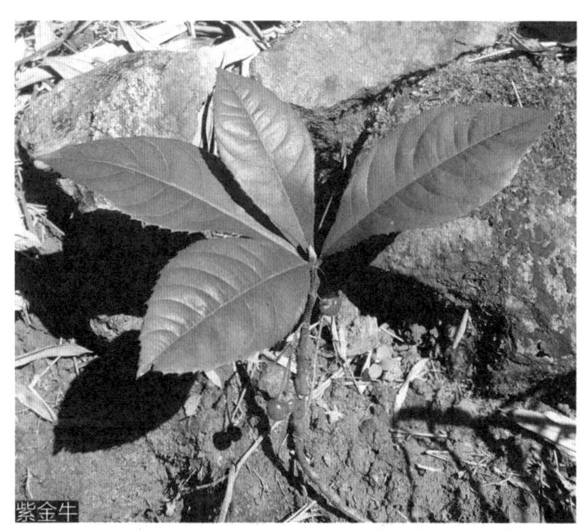

紫金牛

【药物来源】紫金牛科植物紫金牛〔*Ardisia japonica*（Thunb）Bl.〕的根。

【植物特征】常绿小灌木，高10～30cm。根茎横走，有须根。茎单生，直立，圆柱形，有细条纹，浅褐色，不分枝。

单叶互生，3～4枚集生茎顶，柄短；叶片近革质，椭圆形，长3～7cm，宽1.5～3cm，先端急尖，基部楔形，边缘有细锯齿，上面深绿色，下面绿色，两面中脉有细毛。花数朵集生茎顶或茎上端叶腋，组成亚伞形花序，具长花梗，两性同株；萼片5；花冠5深裂，白色，有红色小点，着生花冠喉部；雄蕊5；雌蕊1。核果圆形，直径4～6mm，成熟红色，光泽。花期夏季，果期秋、冬季。

【生长分布】生于疏林及毛竹林下。分布于我国华南、华中、华东、西南等地区。

【采收加工】全年可采，洗净，晒干。

【性味归经】辛，平。入肺、胃二经。

【功能主治】理气活血，消肿止痛。用于膈气，冷气腹痛，风湿腰痛，睾丸肿痛，经闭，跌打损伤。

【配伍应用】

紫金牛根-金橘根　两药都有理气作用。紫金牛根善理肺胃之气，并能活血；金橘根专调肝之气机，兼散结。两药配伍，共收疏肝解郁，理气活血，散结止痛之功。用于肝郁气滞，肝气上逆之呕逆、胸胁苦闷，或伴头晕头痛；横逆则胃脘痞胀或胀痛、嗳气、食欲不振；若厥阴肝经气血不畅或瘀阻，则双胁胀闷、乳房结块等；亦可用于胸胁屏伤。

紫金牛根-木芙蓉叶　两药都有消肿止痛作用。紫金牛根在于理气活血以消肿止痛；木芙蓉叶乃清热解毒以消肿散结。两药相配，相互为用，共奏解毒散结，消肿止痛之功。用于痈疖初起等证。配紫花地丁、金银花、穿山甲，功效更强。

【用法用量】内服：煎汤，9～12克。外用：捣敷。

樟树皮

（香樟树皮、樟木皮、樟树皮、樟皮）

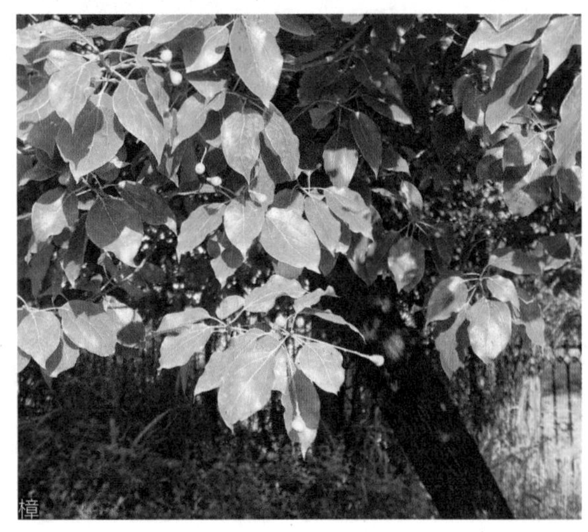

【药物来源】樟科植物樟〔*Cinnamomum camphora*（L.）*presl.*〕的树干皮。

【植物特征】详见“辛温解表”章“樟树子”。

【生长分布】详见“樟树子”。

【采收加工】全年可采，切片，鲜用或晒干。

【药理作用】煎剂在体外对金黄色葡萄球菌、伤寒杆菌均有抑制作用。

【性味归经】辛、苦，温。入脾、胃、肺三经。

【功能主治】行气，止痛，祛湿风。用于吐泻，胃痛，风湿痛，脚气，疥癣，跌打损伤。

【配伍应用】

樟树皮-乌药　两药气味芳香，均具行散之性。樟树皮辛散苦降温通，通利中、上焦之气并能降逆；乌药辛温行散，能宣通三焦之气机，而散寒。两药配伍，则能通表里，走三焦，行滞开郁，温经散寒，对于气机郁闭，或寒邪凝滞作用甚好。用于气滞，脘腹胀痛、胸胁痛；或寒邪犯胃的胃痛、腹痛，寒侵厥阴之寒疝等证。

樟树皮-九里香　均味辛苦、性温，都有祛风除湿之功。两药配伍，辛开苦降，辛温行散，共收祛风散寒，除湿通痹，消胀和中之功。用于风寒湿所致关节痛、头痛，侵犯胃肠的脘腹痛等证。

【单方验方】

①治霍乱上吐下泻：樟树皮一把。水煎，温服（《养素园传信方》）。

②治心痛：樟树皮，取时去面上黑色者，用内第二层皮，捣碎，煎汤服（《玉局方》）。

③用于风湿关节痛：樟树二重皮（鲜）、地胆草鲜根各30克，水煎服（《福建中草药》）。

④治湿气脚肿：樟树皮一斤，蛤蒟半斤，杉木皮一斤。水煎熏洗（《陆川本草》）。

⑤治酒醉：樟树皮水煎服（《湖南药物志》）。

⑥治麻疹后皮肤瘙痒：樟树皮（鲜）水煎洗浴（《福建中草药》）。

【用法用量】内服：煎汤，6～9克；或浸酒。外用：水煎洗。

薤白

（薤根、薤白头）

【药物来源】百合科植物薤〔*Allium macrostemon* Bge.〕的鳞茎。

【植物特征】多年生簇生草本，高20～60cm。鳞茎卵形或长椭圆形，白色，下端有多数须根。茎直立，簇生，稠密，上部粉绿色，基部白色。叶基生，多数，长线形，中空，有棱，长达50cm，粉绿色，先端渐尖，下部白色，成鞘状包茎。伞形花序生茎顶，花茎抽于叶丛；苞片小，三角形；花被5裂，深粉红色，长圆形；雄蕊6，长于花被；雌蕊1，子房上位，3室，花柱细长。蒴果球形。花期夏、秋季，果期秋、冬季。

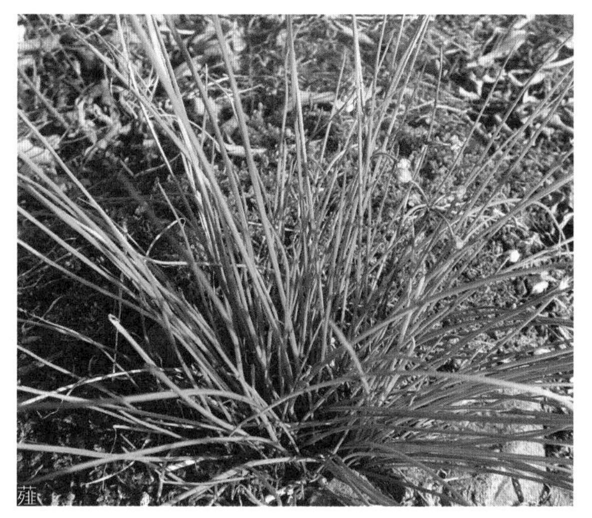

【生长分布】生于山坡、路旁、草地；多栽培。分布我国大部分地区。

【采收加工】秋、冬季采收，除叶及须根，洗净，沸水煮透，晒干或烘干。

【药理作用】

①调血脂：薤白提起物能显著降低高脂血症家兔血清总胆固醇、甘油三酯和低密度脂蛋白含量，升高高密度脂蛋白含量；显著降低高脂血症家兔的过氧化脂质。

②抗动脉硬化：薤白提起物可抑制兔主动脉斑块形成，缩小面积，减少厚度。挥发油能降低动脉脂质斑块、血脂、血清过氧化脂质、抑制动脉平滑肌细胞增生，有抗动脉粥样硬化作用。

③抗血小板聚集：薤白苷E、薤白苷F、甲基烯丙基三硫、*N*-反式-阿魏酰酪胺等对各种诱聚剂（如ADP）诱导血小板聚集有较强的抑制作用，对已聚集的血小板有促进解聚作用。亚油酸等脂肪酸类能抑制血栓素合成酶。

④调节花生四烯酸代谢：醇提取物可使血浆中花生四烯酸含量升高。精油能明显干扰血小板的花生四烯酸代谢，抑制环氧化酶代谢途径，抑制血栓素B_2的合成。

⑤抗氧化：提取物能清除血清过氧化脂质，保护细胞膜而有抗氧化作用。

⑥抗菌作用：水煎剂对金黄色葡萄球菌、肺炎球菌、八叠球菌、志贺菌属有抑制作用。蒜氨酸本身无抗菌作用，但受酶作用后转化成大蒜素后即显示强大的抗菌作用。大蒜素为强效广谱抗菌药物，可抑制多种革兰阴性及阳性菌；对立克次体及阿米巴原虫也有效；近期发现对白色念珠菌有强大的抗菌作用。

【性味归经】辛、苦，温。入肺、胃、大肠三经。

【功能主治】理气，宽胸，通阳，散结。用于胸痹，心绞痛，脘痞不舒，干呕，久痢，冷泻，胃炎，痰饮咳喘，胁痛。

【配伍应用】

薤白-瓜蒌　薤白能行气宽胸，温中通阳开闭，活血止痛；瓜蒌能清肺润肺化痰浊，宽胸利气，通经脉。两药配伍，寒温调和，相互为用，共奏宽胸利膈，温中通阳，化痰散结，通络止痛之功。用于阴邪痰浊，滞留胸中，胸阳不展，气血失畅，发胸闷胸痛、痰多喘息、胸脘痞闷、短气、不得卧之“心痹”证。若胸痛如刺，配与降香、丹参、川芎、当归、细辛，以助利气，活血，通痹，止痛。

薤白-枳实　薤白辛、苦、温，可行气导滞；枳实苦、辛、凉，能破气消积。两药配伍，相互为用，共奏破气，消胀，导滞之功。用于胃肠气滞，如脘腹胀满、腹痛、大便秘或滞少不畅等症。

【单方验方】

①用于脘腹胀痛：薤白、香附各12克，干姜、厚朴各8克，水煎服（《袖珍中草药彩色图谱》）。

②治痢疾：薤白、槟榔各8克，黄连8克，白头翁15克，水煎服（《袖珍中草药彩色图谱》）。

③细菌性痢疾：薤白10克，地锦草30克，水煎服（《中国民间百草良方》）。

④治心绞痛：薤白、三棱各18克，赤芍、川芎、红花、延胡索、降香各15，鸡血藤30克，急性子12克。1日量。制成冲服剂或浸膏内服（《全国中草药汇编》）。

⑤慢性支气管炎：薤白研粉，每服3克，每日3次，白糖水送下（《全国中草药汇编》）。

【用法用量】内服：煎汤，6～9克（鲜品30～60克）；或研末。外用：捣敷。

【注意事项】气虚者、腹泻者忌服。

橘核

（橘子核、橘米、橘子仁、橘仁）

【药物来源】芸香科植物橘〔*Citrus reticulata* Blanco〕及其栽培变种的干燥成熟的种子。

【植物特征】详见“青皮”。

【生长分布】详见“青皮”。

【采收加工】果实成熟后收集，洗净，晒干。

【性味归经】苦，平。入肝，肾二经。

【功能主治】理气，止痛，散结。用于小肠疝气，睾丸肿痛，腰痛，乳痈初起。

【配伍应用】

橘核-枳壳　两药都有理气作用。橘核苦平，入肝肾经，并能止痛，散结；枳壳苦、辛、微寒，入脾胃大肠经，且宽中消胀。两药配伍，共奏疏肝理气，宽中和胃，散结止痛之功。用于肝郁气滞，肝胃不和，所致胁痛、胃脘胀痛等症；亦可用于妇女哺乳期因抑郁愤怒，肝郁气滞，乳络不畅、乳窍不通、乳汁蓄积、滞而化热之乳痈初起证，配与瓜蒌、青皮、蒲公英、通草，以增疗效。

橘核-瓜蒌　两药均有散结作用。橘核苦、平，为疏肝理气散结，且止痛；瓜蒌甘、寒，乃清肺化痰，利气散结。前者偏于利肝气，后者重在清痰热。两药配伍，共收开郁泄热，利气化痰，散结止痛。可用于肝气郁结，肝脾失和，聚湿生痰，痰热胶炽之痰核、瘰疬。

【单方验方】

①治四种㿗病，卵核肿胀，偏有大小；或坚硬如石；或引脐腹绞痛；甚则肤囊肿胀；或成疮毒，轻则时出黄水，甚则成痈溃烂：橘核（炒）、海藻（洗）、昆布（洗）、海带（洗）、川楝子（去肉，炒）、桃仁（麸炒）各一两，厚朴（去皮，姜汁炒）、木通、枳实（麸炒）、延胡索（炒、去皮）、桂心（不见火）、木香（不见火）各半两。为细末，酒糊为丸桐子大，每服七十丸，空心盐酒、盐汤任下。虚寒甚者，加炮川乌一两；坚胀久不消者，加硇砂二钱（醋煮），旋入（《济生方》）。

②治乳痈初起未溃：橘核（略炒）15克，黄酒煎，去渣温服，不能饮酒者，用水煎，少加黄酒（《光华医药杂志》）。

③治腰痛：橘核、杜仲各二两。炒研末，每服二钱，盐酒下（《简便单方》）。

④治酒渣风，鼻上赤：橘核（微炒）为末，每用一钱匕，研胡桃肉一个，同以温酒调服，以知为度（《本草衍义》）。

【用法用量】内服：煎汤，6～12克；或研末入丸、散。

覆盆子根

（覆盆根）

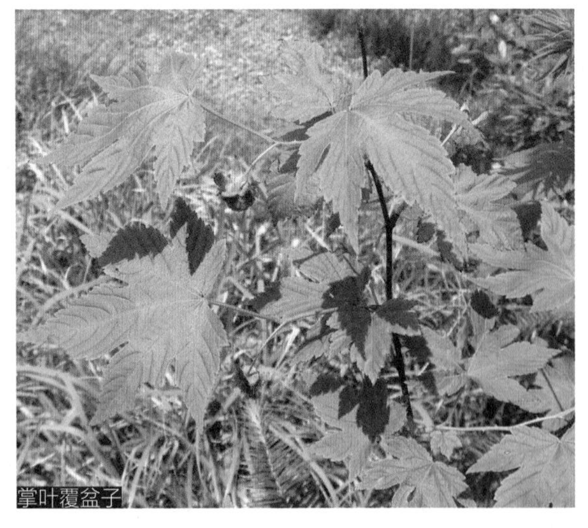

掌叶覆盆子

【药物来源】蔷薇科植物掌叶覆盆子〔*Rubus chingii* Hu.〕的根。

【植物特征】落叶小灌木，高1～2.6m。茎直立，圆柱形，紫色，枝条绿色或略带紫色，光滑，散生小刺。单叶互生，叶柄长达5cm，基部有披针形托叶1对；叶片宽卵形，长4～7cm，掌状5深裂，先端裂片较大、长，渐尖，通常呈尾状，边缘有粗锯齿，基部浅心形，两面绿色，下面叶脉被白色柔毛，基出5脉。花单生幼枝顶端，下垂，花梗细长；花萼5，绿色，两面有毛；花瓣5，白色，卵圆形；雄蕊多数；雌蕊亦多数，着生凸起的花托上。聚合果近圆形，长可达2cm，成熟橙红色，花萼存宿。花期春末夏初，果期夏、秋季。

【生长分布】生于山坡、路旁、草丛。分布于我国华南、华中、华东等地区。

【采收加工】冬季采挖，洗净，切片，晒干。

【性味归经】甘，酸，平。入胃、肝二经。

【功能主治】降逆止呕，明目退翳。用于呃逆，目生云翳。

【配伍应用】

覆盆子根-刀豆壳　覆盆子根味甘、酸，性平，降逆止呕；刀豆壳味甘、性平，和中下气。两药配伍，相辅相成，共奏下气，和胃，降逆之功。用于肝胃不和，胃失和降，脘痞、呃逆、嗳气。

覆盆子根-野菊花　覆盆子根甘酸化阴，能养阴，明目，退翳；野菊花辛开苦降，苦寒泄热，能疏风，解毒，明目。两药配伍，共呈疏散风邪，清热解毒，养阴明目之功。用于热病后期，余热未净，或肝阴不足，肝热挟风邪上乘，所致目疾，如聚星障（即角膜炎）等证。配与桑叶、金银花、谷精草、蝉蜕、石斛，以增疗效。亦可用于赤眼等。

【单方验方】

①用于胃气不和，呕逆不下食：覆盆子根、枣（青州者，去核）、人参、白茅根、灯芯草、半夏（汤洗七遍，焙）、前胡（去芦头）、白术各等分。上八味，碎如麻豆大，每服五钱匕，水一盏半，煎至八分，去渣温服，日三（《圣济总录》）。

②治痘后目翳：取覆盆子根洗、捣、澄粉，日干，蜜和少许，点于翳上，日二三次，自散，百日内治之，久即难疗（《活幼口议》）。

【用法用量】内服：煎汤，6～12克。外用：捣、研、浸澄粉拌蜜滴眼。

【注意事项】覆盆子叶酸、咸、平。明目止泪，收湿气。用于眼睑赤烂，泪多，视物昏花。鲜品捣汁或干品捣烂，薄绵裹，以乳汁浸，点眼（《中医大辞典·中药分册》）。果“覆盆子”详见“收敛固涩”章。

第十六章　消食

山甘草根

（野甘草根）

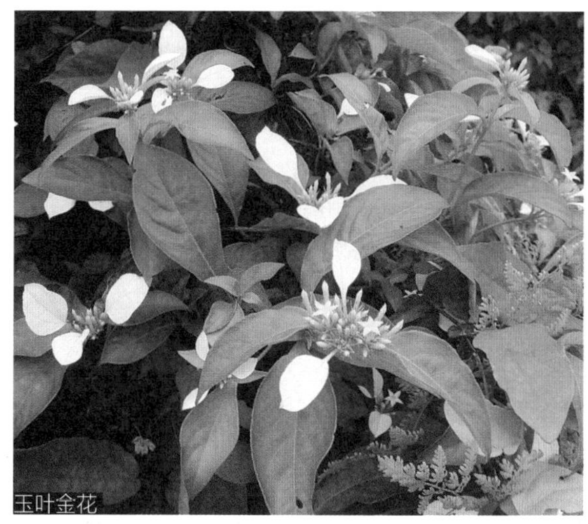
玉叶金花

【药物来源】茜草科植物玉叶金花〔*Mussaenda pubescens* Ait.f.〕的根。

【植物特征】详见“清暑热”章“山甘草”。

【生长分布】详见“清暑热”章“山甘草”。

【采收加工】秋后采挖，洗净，切片，晒干。

【性味归经】甘，平，无毒。入脾、肝、肾三经。

【功能主治】益脾疗疳，消肿解毒。用于小儿疳积，乳腺炎，腰骨酸痛，妇女产后风。

【配伍应用】

山甘草根-白马骨根　山甘草根味甘、性平，益脾疗疳；白马骨根味淡、微苦，性凉，清热利湿。两药相配，甘能益脾，苦能泄热，淡渗利湿，共收健脾和胃，利湿清热之功。用于小儿脾胃虚弱，运化不健，酿生湿热，如食少、腹胀、身热或手足心发热、有汗、肢困、尿短黄、便溏、舌苔微黄微腻等症。脾胃偏虚，配扁豆花、鸡内金、太子参；湿热偏重，配青蒿、茵陈、白豆蔻、半夏；发热，配青蒿、地骨皮。

山甘草根-蒲公英　两药都有消肿，解毒作用。但山甘草根偏于散结消肿，蒲公英重在清热解毒。两药配伍，相辅相成，功效增强。用于痈疖疔疮等证。配无莿根、紫花地丁，疗效更强。

【单方验方】

①用于小儿疳积：山甘草根洗净切片，晒干研末。每服3克，每日晚餐调饭服一次（《闽南民间草药》）。

②治腰骨酸痛，不能屈伸：山甘草根60克。合雄鸡炖服（《泉州本草》）。

③治乳风（初起者能消，已成者能化脓速愈）：山甘草根45克。合猪赤肉或鸡炖服（《泉州本草》）。

④治妇女产后风：山甘草根，洗净，酒炒，浓煎服（《闽南民间草药》）。

【用法用量】内服：煎汤，9～12克（鲜品30～60克）；或研末入丸、散。

【注意事项】全草“山甘草”，详见“清暑热”章。

火秧竻叶

（金刚纂叶）

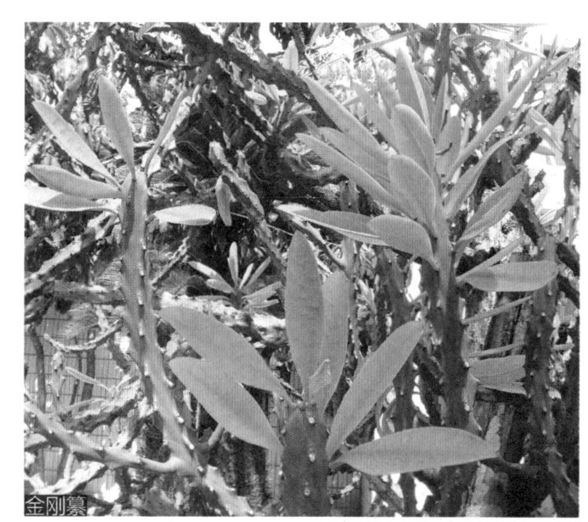
金刚纂

【药物来源】大戟科植物金刚纂〔*Euphorbia antiquorum* L.〕的叶。

【植物特征】详见“泻下”章“火秧竻”。

【生长分布】详见“泻下”章“火秧竻”。

【采收加工】四季可采，切细，晒干，同米炒，米呈黄色为度。

【性味归经】苦，辛，寒。入肝经。

【功能主治】清热祛滞，祛瘀，解毒。用于热滞泄泻，痧秽，吐泻转筋，疔疮，跌打积瘀。

【配伍应用】

火秧竻叶-枳实　火秧竻叶味苦、辛，性寒，清热，通便，祛滞，治积滞生热，积热之便秘或泄泻；枳实味苦、辛，性微寒，破气消痞，治气滞胸腹胀满、食积便秘。两药配伍，苦降辛开，苦寒泄热，共奏破气消胀，通腑祛滞之功。用于胃肠积热，腹胀、大便秘结，或泄泻但泻而不畅等症。

火秧竻叶-虎杖　火秧竻叶能行滞祛瘀；虎杖可活血止痛。火秧竻叶善祛离经之死血；虎杖长于消散瘀滞，且止痛。两药配伍，共收活血祛瘀，消肿止痛之效。可治跌打损伤，瘀滞肿痛，如腹部损伤积瘀疼痛，下肢损伤瘀滞肿痛等。

【单方验方】

①治霍乱：火秧竻叶，开水洗净，嚼烂咽下，以食至舌头有难过时即止（《岭南草药志》）。

②跌打积瘀而大小便不通：取其叶细切，和生米炒至米黄色为度，随下酒煮之，饮其酒即下瘀血（《岭南采药录》）。

③治蛇头疔：火秧竻叶捣碎，用冷开水洗去汁，取渣加蜂蜜或红糖捣匀外敷（《福建中草药》）。

【用法用量】内服：煎汤，3～6克。外用：捣敷。

【注意事项】茎即“火秧竻”详见“泻下”章。本品有小毒，不能过量、久服，不提倡生吃。

血榧

（臭榧、红豆杉子）

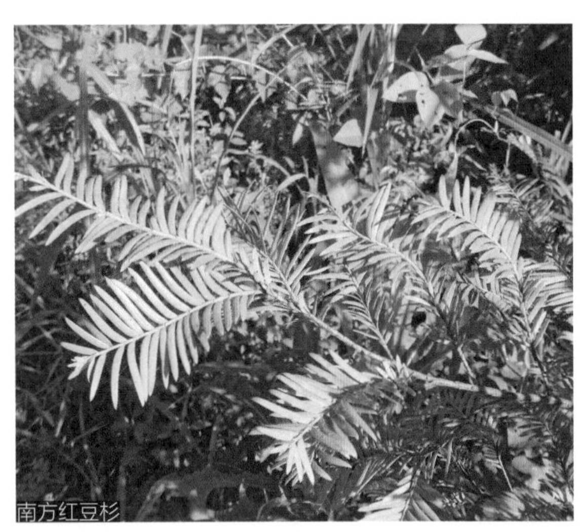
南方红豆杉

【药物来源】红豆杉科植物南方红豆杉〔*Taxus Chinensis*（Pilger）Rehd. var. *mairei*（Lemee et Levl.）Cheng et L.K.Fu〕的种子。

【植物特征】不落叶高大乔木，高可达30m。树干直立，挺直，圆柱形，赤褐色，上部多分枝。羽叶螺旋状着生，2列，条状披针形，长2～4cm，宽3～4mm，先端渐尖，两面绿色，上面中脉显见，下面有2条黄绿色气孔带。花单生二年枝上叶腋；单性，雌雄异株；雄花圆形，有苞片，雄蕊8～14；雌花被2鳞片包围。核果圆形，假种皮红色，肉质。种子宽卵形，先端有2棱线。花期春末夏初，果期冬季。

【生长分布】生于山坡；或栽培。分布于我国华南、华中、西南等地区。

【采收加工】冬季采集成熟坠落果实，洗净，晒干，炒熟。

【性味归经】苦，平。入胃、大肠二经。

【功能主治】消食导滞，驱虫。用于食积不化，脘腹痞胀，蛔虫腹痛。

【配伍应用】

血榧-枳壳　血榧消食导滞；枳壳破气消积。血榧重在消化水谷且导滞；枳壳主于下气通肠祛滞。两药配伍，共奏行气消食，通肠祛滞之功。用于食积不化，积滞于胃肠，脘腹胀满、嗳腐吞酸、大便滞少，或泻而不畅等症。

血榧-白苏叶　两药都有驱蛔作用。血榧尚能消食导滞；白苏叶并下气，消食。两药配伍，共呈驱蛔通肠，行气祛滞之功。用于肠道蛔虫腹痛。两药研末吞服为佳。腹痛重，加土砂仁、青木香、茵陈；若寒重，加吴茱萸根、红木香。

【用法用量】内服：煎汤，12～15克；或研末入丸、散。

白栎蔀

（白栎虫瘿）

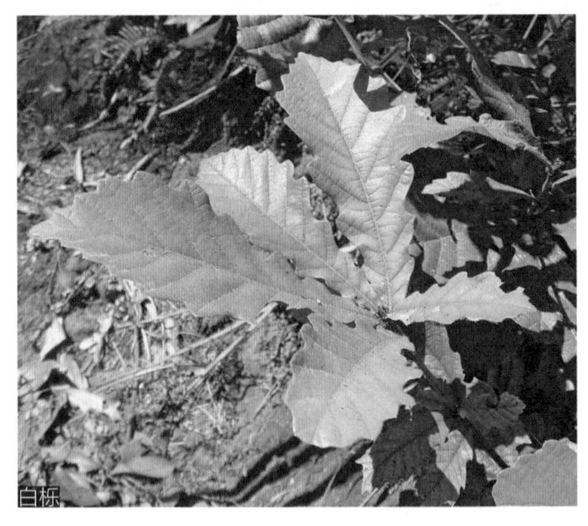
白栎

【药物来源】壳斗科植物白栎〔*Quercus fabri* Hance〕的果实上带有虫瘿苞片。

【植物特征】落叶乔木，高10～25m。茎直立，圆柱形，灰褐色，多分枝，小枝有灰黄色绒毛。叶互生，枝上部通常数枚簇生，叶柄长0.4～1cm；叶片革质，倒卵形或窄倒卵形，长8～15cm，宽3～7cm，先端钝或钝尖，基部楔形，边缘波状，上面绿色，近无毛，下面密生灰色星状绒毛，叶脉显见。花单性，雌雄同株；雄花柔荑花序，长可达8cm，花瓣6，雄蕊通常6；雌花单生或数朵簇生，子房3室。壳斗浅杯状，直径7～11mm，苞片覆瓦状排列。坚果近卵形，直径可达1.2cm。花期春末夏初，果期秋、冬季。

【生长分布】生于山坡、林中、路旁。分布于我国长江中、下游流域及华南等地区。

【采收加工】冬季采集，洗净，晒干。

【性味归经】辛、甘，凉。入脾、肝二经。

【功能主治】健脾消积，理气止痛，泄肝明目。用于疳积，疝气，赤眼。

【配伍应用】

白栎蔀-鸡内金　白栎蔀味辛、甘，性凉，健脾消积；鸡内金味甘性平，健胃消食，并运脾。两药配伍，辛能理气和胃，甘能益气健脾，共收益脾健胃，消食祛积之功。用于脾虚胃弱，消化不良，食欲不振、食后腹胀、便溏，或泄泻等症。

白栎蔀-金橘根　白栎蔀入肝经，理气止痛；金橘根入肝胃经，利气散结，和胃消胀。两药配伍，则能疏肝和胃，利气消胀，散结止痛。用于肝郁气滞之脘胁胀痛，气疝阴囊胀痛（阴囊偏坠肿痛，痛引腰部，恼怒或过劳时发作，平静逐缓解）等证。

白栎蔀-野菊花　两药都有祛热明目作用。白栎蔀入肝经，为开郁泄热明目；菊花入肺肝经，乃疏风清热，清肝明目。两药配伍，共收宣透开郁，泄热明目之功。对于肝经郁火上犯或风热上乘，所致目赤肿痛、聚星障等证。若配与蒲公英、桑叶、车前草、薄荷，效果更好。

【单方验方】

①用于小儿疳积：白栎蔀21～24克，麦芽6克，野刚子（马钱科醉鱼草）根12～15克，水煎，早晚各服一次，忌食酸辣、芥菜、香味食物。

②治大人疝气及小儿溲如米泔：白栎蔀3～5个，煎汤加白糖服。

③治火眼赤痛：白栎蔀煎服（①～③方出自《浙江天目山药植志》）。

④治头疖：白栎果实总苞烧灰存性，研细末，香油调敷患处（《温州地区药源普查总结》）。

【用法用量】内服：煎汤，12～24克。外用：烧灰存性研末调敷。

麦芽

（大麦蘖、麦蘖、大麦毛、大麦芽）

【药物来源】禾本科植物大麦〔*Hordeum vulgare* L.〕的发芽颖果。

【植物特征】一年生草本，高50～100cm。秆直立，圆柱形，外无毛，中空，有节。叶鞘包茎，无毛；叶舌短，膜质；叶片扁平，条形，长10～18cm，宽0.6～1.5cm，两面绿色，上面粗糙，下面光滑。穗状花序生茎顶，弯曲或直立，

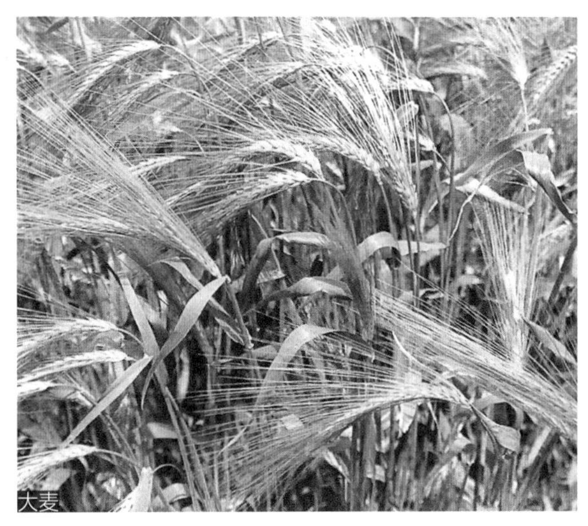
大麦

长可达10cm，序轴有节，每节3枚小穗，每小穗有1花，内、外颖均为线状披针形，先端延伸成短芒，最长达1.4cm；外稃长圆状披针形，5纵脉，中脉向先端延伸成极粗糙的长芒，长7～12cm，内稃无芒，与外稃近等长；雄蕊3。颖果梭形，背有纵沟。花期春季，果期夏季。

【采收加工】用成熟晒干的果实，以水浸透，捞出置多孔透气铁筛，或篦筐内，上盖数层湿润布或蒲包，经常洒水，见芽长3～5mm时，取出晒干。

【药理作用】

①对消化系统的作用：淀粉酶不耐高温，故将麦芽炒黄、炒焦或制成煎剂功效都明显降低，故麦芽宜用生品或微炒研粉冲服。经胃液检查，本品对人体有促进胃蛋白酶和胃酸分泌作用。

②对糖代谢的影响：麦芽浸剂口服可使家兔和正常人血糖降低。试用麦芽制剂治疗3例糖尿病患者，疗效较好。

【性味归经】甘，微温。入脾、胃二经。

【功能主治】消食和中，回乳。用于食积不消，脘腹胀满，食欲不振，呕吐泄泻，乳胀不消。

【配伍应用】

麦芽-土砂仁　麦芽味甘、性微温，消食，化积，和中；土砂仁味辛、苦，性温，行气，调中，健胃。麦芽功在化腐推陈；土砂仁主于促蠕动，通利胃肠。两药配伍，相互为用，共奏消食导滞，下气消胀，健胃和中之功。用于食积不消，脘腹胀满、不思饮食、肠鸣泄泻等症。

【单方验方】

①用于小儿乳食积滞呕吐：麦芽6克，山楂12克，神曲3克，鱼腥草20克。将药物煎服，一日数次（《中国民间草药方》）。

②用于小儿脾胃虚寒呕吐：炒麦芽6克，橘红3克，鸡蛋壳0.3克，陈皮3克。将药物研细末，调拌红糖水冲服（《中国民间草药方》）。

③回乳：炒麦芽30克，焦神曲15克，小青皮4.5克。浓煎，一日服2～3次，连服2～3天，一般即能停止乳汁分泌，

且无胀满不舒之感。麦芽6克，白茯苓15克，牛膝9克，水煎服（《常见病验方研究参考资料》）。

④治妇女产后大小便不通：麦芽微炒，研细末，每服9克，开水送服。

⑤用于肝炎：麦芽、茵陈各30克，陈皮9克，水煎服。

⑥用于小儿疳积，慢性肠胃病，不思饮食，腹胀下痢：炒麦芽、苍术各等分，研细末，每次3～9克，一日两次，用白糖开水调服（④～⑥方出自《食物与治病》）。

【用法用量】内服：煎汤，9～15克。外用：煎洗。

【注意事项】不能久服，恐耗伤肾气。

赤阳子

（救军粮、赤果、火把果、红子、救兵粮、水沙子）

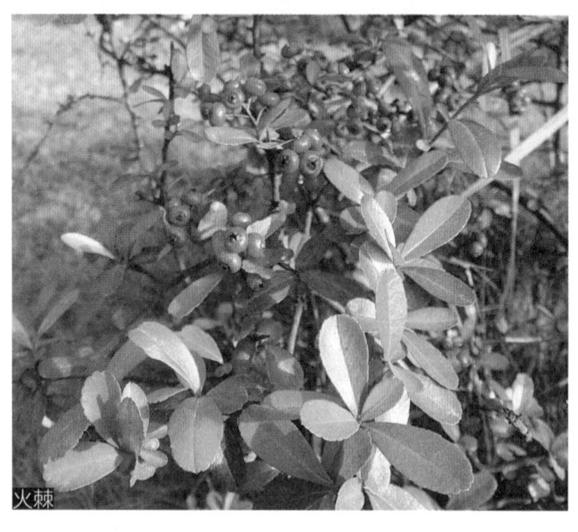

火棘

【药物来源】蔷薇科植物火棘〔*Pyracantha fortuneana*（Maxim.）Li.〕的果实。

【植物特征】详见“清热解毒”章“救果粮叶”。

【生长分布】详见“清热解毒”章“救果粮叶”。

【采收加工】秋后果实成熟时采摘，晒干。

【性味归经】甘、酸，平，无毒。入肝、脾、胃三经。

【功能主治】健胃消积，活血止血。用于食积，泄泻，痢疾，痞块，崩漏，产后瘀血。

【配伍应用】

赤阳子-鸡内金　赤阳子甘、酸、平，健胃消积；鸡内金甘、平，健胃消食，助运化。两药配伍，味甘益脾，甘酸化阴，共收运脾滋燥，健中和胃，消食化积之功。用于小儿疳积，因脾胃虚弱，气津双亏，易发食积，如食少、腹胀、面色萎黄、形体瘦消、大便溏、手足心发热等症。气虚，配土人参；脾虚，配山药；便稀溏，配扁豆花、神曲；腹泻，配山药、神曲；精血亏，配鸡肝；脾胃湿热，配白马骨根；低热，配地骨皮，以增疗效。

赤阳子-当归　赤阳子活血止血，当归补血活血。赤阳子活血通络，血循常道以止血；当归补血，则血脉充盈，血气流畅而不瘀。两药伍之，则能补血，活血，祛瘀，止血。可用于妇女产后瘀血之腹痛、恶露不下、恶露不绝等证。临证，应据病证之特点加于调配，以图良效。

【用法用量】内服：煎汤，15～30克；或炖肉。

【注意事项】叶“救军粮叶”、根“红子根”，分别详见“清热解毒”章与“清虚热”章。

狐狸尾

（狐狸豆、兔尾草）

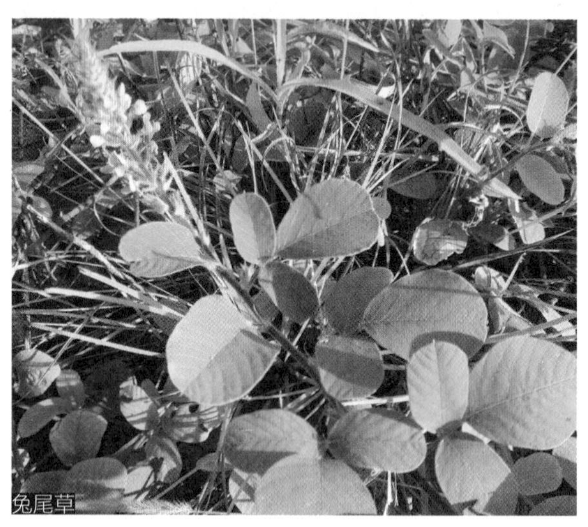

兔尾草

【药物来源】豆科植物兔尾草〔*Uraria lagopodioides*（L.）Desv.〕的全草。

【植物特征】多年生蔓生草本，高30～60cm。茎卧地，圆柱形，密被浅黄色长毛。三出复叶，互生，总柄长1.5～2.5cm；小叶3枚，顶生小叶大于侧叶，片叶椭圆形，长3～6cm，宽1.5～2.5cm，先端钝圆，基部近圆形，全缘，两面浅绿色，略粗糙，下面被柔毛。总状花序生茎或枝顶，通常呈矩圆形，由多数、稠密小花组成，长可达6cm，被长毛；苞片阔卵形，被丝毛；花萼二唇形，上面2齿裂，下面3齿裂，并延长呈刚毛状，外被疏长毛；花冠蝶形，浅紫色，旗瓣较阔，翼瓣与龙骨瓣并贴；雄蕊多数，二体；雌蕊1。荚果，较小，有1～2荚节。花期和果期皆在秋、冬季。

【生长分布】生于山坡、路旁、旷野、草地。分布于我国华南等地区。

【采收加工】夏季采集，割取地上部分，洗净，切段，晒干。

【药理作用】茎、叶的热水提取物对已孕或未孕的大鼠子宫有收缩作用，对豚鼠、兔及人的子宫亦有此作用。如用石油醚、乙醇处理后之残渣，溶于水之部分对大鼠有避孕（抗着床）作用。

【性味归经】辛，凉。入心、肝、脾、胃、大肠五经。

【功能主治】消积疗疳，疏散风热。用于小儿疳积，瘰疬，痔疮。

【配伍应用】

狐狸尾-鸡内金 两药均能消食化积。狐狸尾味辛能行，长于祛滞消积；鸡内金味甘能补，偏于健胃运脾。两药配伍，消中有补，其健胃实脾，消食祛积作用较好。可用于小儿疳证之"脾疳"，如不思饮食、口渴喜饮、泻下酸臭、面色萎黄、腹大如鼓、四肢乏力等症。

狐狸尾-金银花 狐狸尾辛凉宣透，疏散风热；金银花甘寒清润，清热解毒，且轻宣凉散。两药相配，则能疏风散邪，清热解毒。用于外感风热或风温初起，以及麻疹、风疹等证。

【用法用量】内服：煎汤，9～15克。

油桐根

（桐子树根、桐柴根）

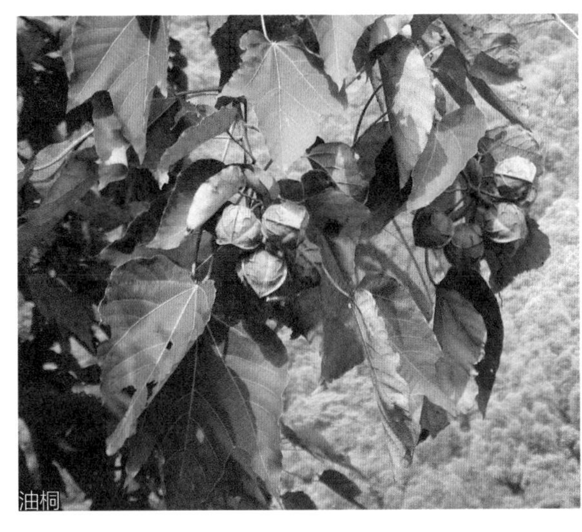

油桐

【药物来源】大戟科植物油桐〔*Vernicia fordii*（Hemsl.）Airy Shaw〕的根。

【植物特征】落叶乔木，高4～10m。茎直立，圆柱形，灰色，多分枝，小枝浅褐色，幼枝稍被毛。叶互生，具长柄；叶片阔心形，长15～20cm，宽10～15cm，先端尖，基部近心形，不裂或3浅裂，全缘，上面绿色，下面浅绿色，叶脉显见，幼时叶脉有毛，后逐脱落。聚伞花序顶生，单性，雌雄同株；萼2～3裂，绿色；花瓣5，白色，略带浅红色；雄蕊多数；雌花子房有毛，3～5室。核果近圆形，直径4～5cm，先端有尖头，外面有4纵棱。种子3～5粒。花期春末夏初，果期夏末秋初。

【生长分布】生于山坡、林中；或栽培。分布于我国华南、华中、华东、西南等地区。

【采收加工】全年可挖，洗净，切片，晒干。

【性味归经】辛，寒，有毒。入肺、脾、胃、肝四经。

【功能主治】消积祛滞，利水消肿，降气化痰，驱蛔。用于食积痞满，蛔虫病，风湿痹痛，水肿，哮喘，瘰疬。

【配伍应用】

油桐根-枳壳 油桐根味辛、性寒，消积祛滞；枳壳味苦、辛，性微寒，下气宽中消胀。两药配伍，辛能行散，苦则降泄，辛寒清气，苦寒泻火，共奏行气宽中，祛滞消积，清热泻火之功。用于积热蕴结肠胃，厌食、口苦口干、脘腹胀满、大便秘结，或泄泻、但泻下酸臭而不畅等症。

油桐根-笔仔草 两药都有利水消肿作用。油桐根辛寒宣通，乃降泄行水；笔仔草甘、淡，和脾渗湿利水。两药相配，相互为用，作用显著。用于水肿胀满、小便不利等症。

油桐根-紫苏子 油桐根辛、寒，能降气化痰，治热痰壅肺；紫苏子辛、温，能降气平喘，治痰壅气逆。前者偏于化痰，后者重在利气。两药配伍，寒热调和，共呈消痰祛饮，宽胸利膈，下气平喘之功。用于痰涎壅肺，咳嗽、痰多、喘气痰鸣、胸膈满闷等症。

【单方验方】

①用于小儿疳积：油桐根30克。炖猪肉250克吃（《贵州草药》）。

②治齿龈肿痛：油桐根30克。水煎去渣，加青壳鸭蛋2个同煮，服汤食蛋（《江西草药》）。

③治瘰疬：油桐根和猪肉煎汤服，能内消（《岭南采药录》）。

④治精神病：油桐根60～120克，土牛膝60克，单竹芯60克（或牛角竹120克），竹茹60克，白矾9克。重症加芦根60克，病情好转后加石菖蒲9克。上药加水四大碗，煎成一大碗，一次服下。轻者每天一剂，重者每天2剂，一般连服5～10天（《广东省医药卫生科技资料选编》）。

⑤治蛔虫病：油桐根1.2～1.5克。研细粉，加面做馍，一次吃完（《陕西中草药》）。

⑥治儿童肺结核病、痨咳（童子痨）：生油桐根60克（干的30克），炖猪肉250克，去渣，服汤肉。每隔2天1剂，连用3～5剂（《贵州民间方药集》）。

【用法用量】内服：煎汤，12～18克（鲜品30～60克）；或研末入丸、散；或炖肉。

【注意事项】孕妇、年老、体弱、心脏病患者忌服；多服发呕。"油桐叶"详见"外用"章。

莱菔

（芦菔、罗服、萝卜、萝葍、秦菘、荚子、萝白）

【药物来源】十字花科植物莱菔〔*Raphanus sativus* L.〕的鲜根。

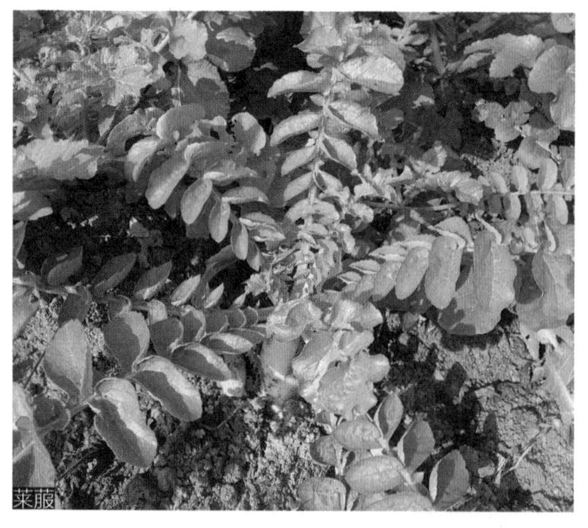

【植物特征】一年或二年生草本，高40～100cm。根垂直，粗壮，肥厚，肉质，白色，通常圆柱形。茎直立，粗壮，有分枝，绿白色。基生叶簇生，具长柄，叶片提琴状，长可达30cm，有不规则羽裂，顶裂最大，先端钝，边缘有粗锯齿，两面绿色，疏生粗毛；茎下部叶互生，琴形状，较基叶小；茎上部叶渐细小，叶片矩圆形，全缘。总状花序顶生；萼片4，绿色；花瓣4，近倒卵形，白色，或粉红色，或浅紫色；雄蕊4；雌蕊1。长角果近圆柱形，先端渐尖，有长喙。种子2～6粒，卵圆形，红褐色。花期春、夏季，果期夏、秋季。

【生长分布】栽培。分布全国各地。

【采收加工】冬季采挖。

【药理作用】醇提取物有抗菌作用，特别是对革兰阳性菌较敏感；有血清时，活力降低一半。榨取汁液，可防止胆石形成而应用于胆石症。

【性味归经】辛、甘，凉。入肺、胃二经。

【功能主治】消积祛滞，清化痰热，下气通便。用于食积胀满，反胃吞酸，痢疾，痰嗽失音，吐血。

【单方验方】

①用于食积及小儿食豆或食面积滞饱胀：莱菔生捣汁，喝下一杯（《食物与治病》）。

②治赤白痢：莱菔50毫升，冬蜜30毫升，开水适量冲服。

③治呃逆：生莱菔大者1个，捣出汁加蜜糖150毫升冲服。

④治湿热性黄疸：鲜莱菔2.5千克榨汁，分3次服，连服一周。

⑤治腮腺炎：生莱菔125克，水煎和白糖饮之。

⑥硅肺：每日大量吃鲜莱菔，鲜荸荠，须连服半年至一年，症状可渐渐消失（②～⑥方出自《福州市民间药草》）。

⑦治失音不语：莱菔生捣汁，入姜汁同服（《普济方》）。

【用法用量】内服：煎汤或煮食或榨汁。

【注意事项】“莱菔叶”“莱菔子”详见本章。

莱菔叶

（莱菔菜、萝卜缨、莱菔甲、萝卜甲）

【药物来源】十字花科植物莱菔〔*Raphanus sativus* L.〕的叶。

【植物特征】详见“莱菔”。

【生长分布】详见“莱菔”。

【采收加工】冬季或早春采收，晒干。

【性味归经】辛、苦，平。入脾、胃二经。

【功能主治】消食和中。用于胸膈痞闷，食滞不消，呕吐酸水，痢疾，咽痛音哑，乳汁不通。

【配伍应用】

莱菔叶-土砂仁 两药均味辛、苦，入脾胃经。莱菔叶消食和胃；土砂仁理气调中，并健胃。前者偏化食，后者长于利气。两药配伍，辛开苦降，共呈消食化积，下气祛滞，健胃和中之功。用于饮食不化，胃肠气滞，脘腹胀满、厌食、嗳气反酸、大便不畅等症。

【单方验方】

①治恶心呕吐：莱菔叶，捣烂取汁，开水送下（《食物与治病》）。

②治肠炎：莱菔叶，放瓦屋上，日晒夜露1个月左右，用时将它收回洗净，每次用30～60克，煎水当茶饮。

③治腹泻，水泻等：取莱菔叶6克，晒干研末，开水调服。

④治黄疸：干莱菔叶或鲜莱菔叶适量，水煎加糖服（②～④方出自《常见病验方研究参考资料》）。

⑤细菌性痢疾、急性肠炎初起：干莱菔叶250克。冬至节（或前后几天）采莱菔叶，阴干。每用250克，水煎去渣，赤痢用红糖、白痢用白糖20克调服（《中国民间百草良方》）。

⑥治尿血：鲜莱菔叶1000克，陈墨（好者）少许。将莱菔叶捣烂，绞汁，加陈墨（墨汁）少许，分2次服（《中国民间百草良方》）。

【用法用量】内服：煎汤，9～15克；或捣绞汁；或研末入丸、散。

莱菔子

（萝卜子、白萝卜子）

【药物来源】十字花科植物莱菔〔*Raphanus sativus* L.〕的种子。

【植物特征】详见“莱菔”。

【生长分布】详见“莱菔”。

【采收加工】夏、秋种子成熟时割下果枝，晒干，搓下种子，簸去果壳及杂质，再晒至干。

【药理作用】

①抗病原微生物作用：水浸剂用试管稀释法，对许兰毛藓菌、羊毛状小孢子菌、星形奴卡菌等有抑制作用。芥子油对链球菌、葡萄球菌、大肠埃希菌亦有抑制作用。莱菔子水提物对葡萄球菌、大肠埃希菌有显著的抑制作用。血清能降低莱菔素的抗菌活性；含硫化物如硫化氢、巯基乙酸、胱氨酸、谷胱甘肽等则使其失去活性。莱菔子素对病毒也有抑制作用，以DNA病毒较RNA病毒更为敏感。

②解毒作用：莱菔子素于体外与细菌外毒素混合后有明显的解毒作用，稀释至一定浓度时可中和破伤风毒素、白喉毒素。

③降压作用：莱菔子的水提物具有明显的降压作用，对于麻醉兔、猫及犬静脉注射均可引起血压的下降，其作用缓慢而持久，血压下降时呼吸加深加快，但心电图无明显变化。

④抗炎镇痛作用：含莱菔子的复方“骨质增生丸”（熟地黄、寸云、鸡血藤、鹿衔草、淫羊藿、申姜、莱菔子）具有明显的抗炎作用，能抑制大鼠巴豆油性肉芽囊增生和炎性渗出。方中寸云、莱菔子为抗炎成分，以250%之莱菔子水提物腹腔注射，对大鼠巴豆油性肉芽囊能明显地抑制其炎性增生，但抗渗作用弱。

⑤毒性：莱菔子水提物对动物血常规，肝、肾功能及其主要脏器等均未见明显影响。

【性味归经】辛、甘，平。入肺、胃二经。

【功能主治】消食化积，降气化痰。用于食积气滞，胸闷腹胀，下痢后重，咳嗽痰喘，便秘。

【配伍应用】

莱菔子-枳实　莱菔子消食化积，且下气；枳实破气消积。两药相配，相互为用，共奏破气消胀，化积导滞之功。用于食积气滞，脘腹胀满，或腹痛、大便不通、厌食等症。

莱菔子-紫苏子　两药均有降气化痰作用。莱菔子并能祛滞和中；紫苏子尚可止咳平喘。两药配伍，相得益彰，共收快膈利气，祛滞宽中，行痰化饮，止咳平喘之功。用于痰涎壅盛，气喘咳嗽、痰多胸闷、脘腹痞胀、食少难消等症。

【单方验方】

①用于食积腹胀：炒莱菔子、炒麦芽、厚朴各10克，水煎服。

②治便秘、腹胀痛：生莱菔子10克，捣汁，皂荚末6克，开水冲服。

③治痢疾后重、泻而不爽：莱菔子、木香各10克，大黄8克，水煎服。

④治单纯性肠梗阻，腹胀腹痛：莱菔子10克，大黄、枳实各12克，水煎，芒硝6克，冲服。

⑤咳喘气逆、咳痰：莱菔子、白芥子、紫苏子各10克，水煎服；或莱菔子10克，研末，和砂糖适量，开水送服（①~⑤方出自《袖珍中草药彩色图谱》）。

⑥治跌打损伤，瘀血胀痛：莱菔子二两，生研烂，热酒调敷（《方脉正宗》）。

【用法用量】内服：煎汤，4.5~9克；或研末入丸、散。外用：研末调敷。

【注意事项】《本草》：“莱菔子之功，长于利气。生能升，熟能降，升则吐风痰，散风寒，发疮疹；降则定痰喘咳嗽，调下痢后重，止内痛，皆是利气之效”。气虚者慎用。

黄珠子草

（珍珠草、鱼骨草、日开夜闭、地珍珠）

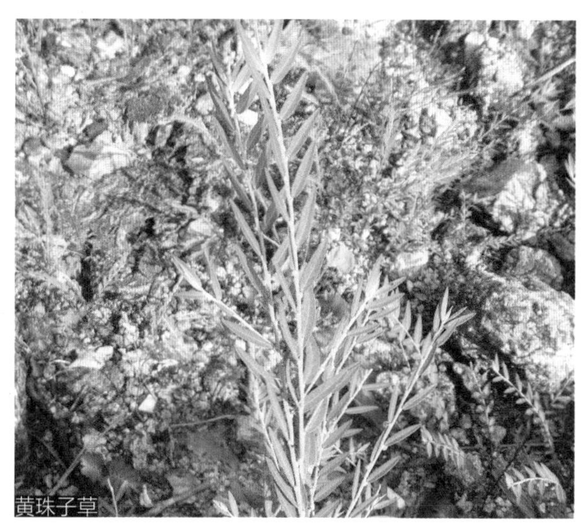

黄珠子草

【药物来源】大戟科植物黄珠子草〔*Phyllanthus virgatus* Forst. f.〕的全草。

【植物特征】一年生草本，高20~35cm，全株无毛。主根垂直，黄白色，有分枝，多须根。茎直立，纤细，有分枝，浅绿色。叶2列，互生，近无柄，叶片长椭圆形，长1.5~2.5cm，宽3~6mm，先端渐尖，基部楔形或近圆形，全缘，两面浅绿色。花通常单生叶腋，单性同株，无花瓣；雄花具短柄，花萼黄绿色，萼片6，矩圆形，先端圆，雄蕊3；雌花具柄，花后伸长，花萼黄绿色，6裂，裂片卵形，先端急尖，子房3室。蒴果球形，成熟紫红色，3瓣开裂。花期春季，果期夏、秋季。

【生长分布】生于山坡、路旁、草丛。分布于我国华南、华东等地区。

【采收加工】夏、秋季采集，洗净，切段，晒干。

【性味归经】甘、苦，平。入脾经。

【功能主治】消食疗疳，退翳。用于疳积，疳疾上目。

【配伍应用】

黄珠子草-鸡内金　黄珠子草甘可益脾，苦能降泄，有消食，和胃，下气作用；鸡内金甘能益气健中，具消食，健胃，运脾之功。两药配伍，则能消食化积，和脾健胃。用于小儿疳证初期，即积滞伤脾，如腹胀食少、面色无华、形体偏瘦、精神疲惫、头发稀疏、身热多汗等症。配与谷芽、胡萝卜、白马骨根、鸡肝，以增疗效。

黄珠子草-珍珠草 黄珠子草甘、苦、平，能明目退翳；珍珠草甘、苦、凉，平肝清热，而明目。两药配伍，甘能益脾，苦能清降，凉可泄热，共收运脾和胃，泄热平肝，明目退翳之功。用于脾胃亏虚，肝阴不足，目失濡养，所致云翳、雀目等证。若配与夜关门、胡萝卜、鸡肝，疗效更佳。

【用法用量】内服：煎汤，9～15克。外用：煎洗，或捣敷。

鹿藿根

（鹿豆根）

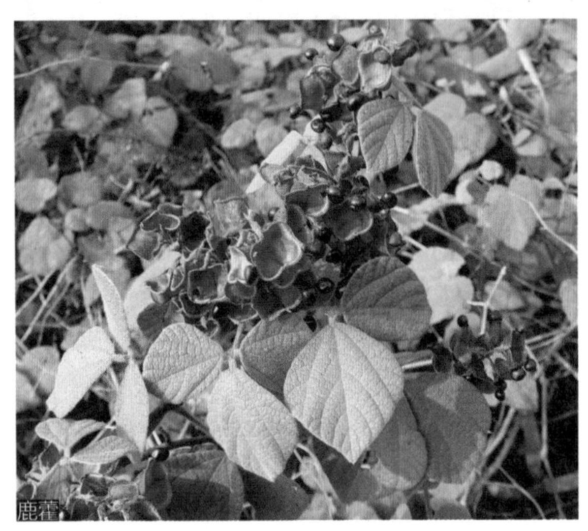
鹿藿

【药物来源】豆科植物鹿藿〔*Rhynchosia volubilis* Lour.〕的根。

【植物特征】多年生缠绕藤质草本，高1～2m，全体密被浅黄色柔毛。茎圆柱状，浅紫红色。三出复叶，互生，叶柄长2.5～5cm；小叶具柄，侧生小叶卵形偏斜，顶端小叶卵状菱形或菱形，长2.5～6cm，宽2～5.5cm，先端短尖或钝，基部近圆形，全缘，两面绿色。总状花序生叶腋，花多数；花萼钟状，萼齿5，外面有腺点；花冠蝶形，黄色；雄蕊二体，子房有多数腺点。荚果椭圆状长方形，长约1.5cm，成熟红紫色，腹部开裂，种子暴露。种子1～2粒，黑色，光泽。花期春、夏季，果期秋、冬季。

【生长分布】生于山坡、路旁、草丛、林缘而附攀小树上。分布于我国华南、华中、华东、西南等地区。

【采收加工】冬季采挖，洗净，切片，晒干。

【性味归经】苦，平，无毒。入大肠、脾、肺三经。

【功能主治】消食和胃，解毒消肿。用于小儿疳积，瘰疬，妇女痛经，疖肿，蛇咬伤。

【配伍应用】

鹿藿根-麦芽 鹿藿根苦、平，苦能通泄，消食祛滞以和胃气；麦芽甘、平，甘能益脾，消食和中，并能健脾。两药配伍，不温不凉，共收消食化积，和胃实脾之功。用于脾胃不和，饮食不化，脘腹痞胀、无食欲、大便不畅等症。配与土砂仁、鸡内金、枳壳，以增疗效。

鹿藿根-夏枯草 鹿藿根能解毒消肿；夏枯草清肝泻火，开郁散结。前者消肿毒，后者泻郁火，消痰结。两药配伍，则能泻火解毒，开郁消滞，化痰散结。用于热毒痰浊凝结所致痰核、瘰疬、瘿瘤等。

【单方验方】

①用于小儿疳积：鹿藿根9克，水煎服（《湖南药物志》）。

②治瘰疬：鹿藿根15克。用瘦肉煮汤，以汤煎药服（《草药手册》）。

③治月经痛：鹿藿根9克，川芎9克，木防己12克，算盘子根9克。水煎服（《湖南药物志》）。

④治疖毒：鹿藿根煨热，加盐捣烂涂敷（《浙江天目山药植志》）。

⑤治蛇咬伤：鹿藿根捣烂敷伤处（《浙江天目山药植志》）。

【用法用量】内服：煎汤，9～15克。外用：捣敷。

鹅脚板根

（苦爹菜、八月白、铁铲头、犁头草、金锁匙、六月寒）

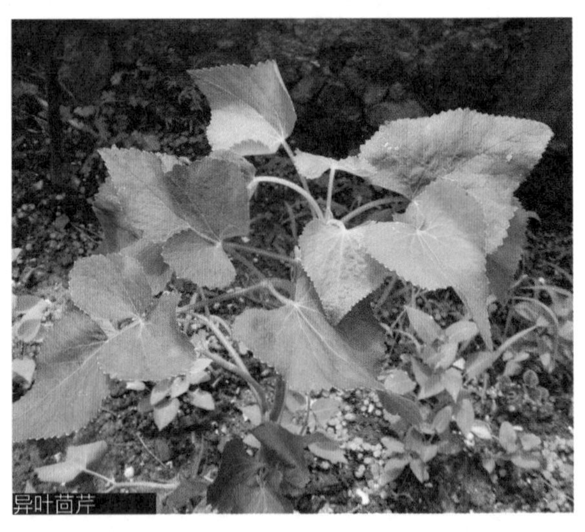
异叶茴芹

【药物来源】伞形科植物异叶茴芹〔*Pimpinella diversifolia* DC.〕的根。

【植物特征】详见“辛温解表”章，“鹅脚板”章。

【生长分布】详见“辛温解表”章，“鹅脚板”章。

【采收加工】秋、冬季采集，洗净，切段，晒干。

【性味归经】辛、甘，微温。入胃、脾二经。

【功能主治】健胃，消积，止泻，解毒，消肿。用于食积，积滞腹泻，无名中毒，毒蛇咬伤。

【配伍应用】

鹅脚板根-神曲 两药性温，入胃脾经，都有健胃消食作用。鹅脚板根长于健胃；神曲重在消食。两药配伍，相辅相成，共呈消食化积，健胃和中之功。用于饮食不化，脘腹胀满、口淡乏味，或肠鸣腹泻等症。

鹅脚板根-无莉根 两药都有解毒，消肿作用。但前者偏于散结消肿；后者则重在清热解毒。两药配伍，相辅相成，功效益彰。用于痈疖、无名中毒等证。

【用法用量】内服：煎汤，9～15克。外用：捣敷。

【注意事项】全草“鹅脚板”详见“辛温解表”章。

番木瓜

（石瓜、万寿果、蓬生果、乳瓜、番瓜、木瓜、木冬瓜）

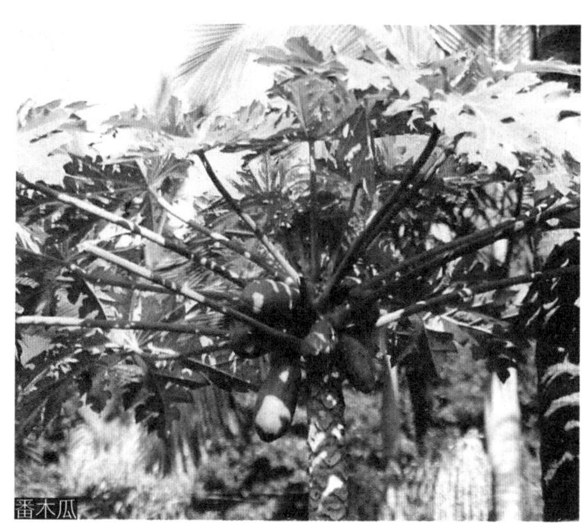
番木瓜

【药物来源】番木瓜科植物番木瓜〔*Carica papaya* L.〕的果实。

【植物特征】小乔木，高3～8m，全株有乳汁。树干软木质，直立，圆柱形，不分枝，上部有螺旋状排列的大叶痕。叶大型，聚生茎顶，柄长40～60cm；叶片近圆形，直径达60cm，掌状分裂，裂片7～9，每1裂片又作羽状分裂，两面绿色，下面叶脉显见。雄花无柄，排列于圆锥花序上，长达1m，下垂，花冠乳黄色，柔弱，雄蕊10；雌花近无柄，单生或数朵排列成伞房花序，花瓣5，白色，子房上位，1室。浆果矩圆形，肉质，长可达30cm，熟时橙黄色，切面黄色。种子多数，黑色。花期、果期全年。

【生长分布】栽培。分布于我国华南、华东、台湾、西南等地区。

【采收加工】夏季采摘，洗净，鲜用或切片晒干。

【药理作用】

①对中枢神经系统的作用：主要呈现麻痹作用。临床用盐酸番木瓜碱为强心药，用以代替洋地黄制剂。

②番木瓜未成熟的乳汁中含多量的番木瓜蛋白酶可溶解肠寄生虫之外皮，而奏驱虫之效。番木瓜蛋白酶并能分解蛋白质，用为蛋白质消化药。

③抗肿瘤作用：番木瓜碱具有抗淋巴性白血病细胞（L_{1210}）的强烈抗癌活性和抗淋巴性白血病P_{388}、EA肿瘤细胞的适度活性。

【性味归经】甘，平。入脾、胃二经。

【功能主治】消食健胃，滋补催乳，舒筋活络。用于脾胃虚弱，食欲不振，乳汁缺少，风湿关节疼痛，肢体麻木，胃、十二指肠溃疡疼痛。

【配伍应用】

番木瓜-牛肚 两药均味甘、性平；番木瓜消食健胃，且补虚；牛肚补虚，并健脾胃。两者相配，相须相使，共奏益气补脾，健胃消食之功。用于脾胃虚弱，运化不健，食少便溏、脘腹痞胀、倦怠乏力等症。

番木瓜-猪蹄 番木瓜有滋补与催乳作用；猪蹄具补血与增乳之功。两药配伍，则具滋补气血，益精增乳之效。用于妇人气血亏虚，致乳汁稀少等症。

番木瓜-牛筋 番木瓜能舒筋活络，且健脾胃；牛筋可补肝强筋，益气力。两者相伍，具有滋补气血，强健筋骨，舒筋止痛之效。用于气血不足，肝肾亏虚，腰膝酸软、头昏乏力等症。

【单方验方】

①用于胃、十二指肠溃疡疼痛：番木瓜90～150克，鲜食（《全国中草药汇编》）。

②乳汁缺少：鲜番木瓜250克，猪蹄1个（或鲜鱼250克），熬汤服。鲜番木瓜、韭菜各适量，煮服（《全国中草药汇编》）。

【用法用量】内服：煎汤，鲜品30～60克；或研末1.5～2克；或炖肉或绞汁。

【注意事项】番木瓜叶捣敷，治痈疖肿毒。番木瓜碱对小鼠、兔有毒，可致死亡，死因是致呼吸麻痹、心搏障碍所致。

路边草

（星星蒿，花叶鱼鳅串、鸡儿肠）

【药物来源】菊科植物窄叶鸡儿肠〔*Kalimeris indica*（L.）Sch.-Bip.var.*stenolepis* Kitam.〕的全草。

【植物特征】多年生草本，高30～60cm。茎直立，上部多分枝，枝条细长，绿色。叶互生，无柄，叶片披针形，长1.5～5cm，宽0.3～0.5cm，两端渐尖，全缘，上面暗绿色，下面绿色。头状花序单生枝顶；总苞片近倒卵形，浅赤紫色；边为舌状花，白色，中央管状花，黄色，5齿裂。瘦果扁平，黑色，无冠毛。花期夏、秋季，果期秋、冬季。

【生长分布】生于山坡、路旁、荒地。分布我国大部分地区。

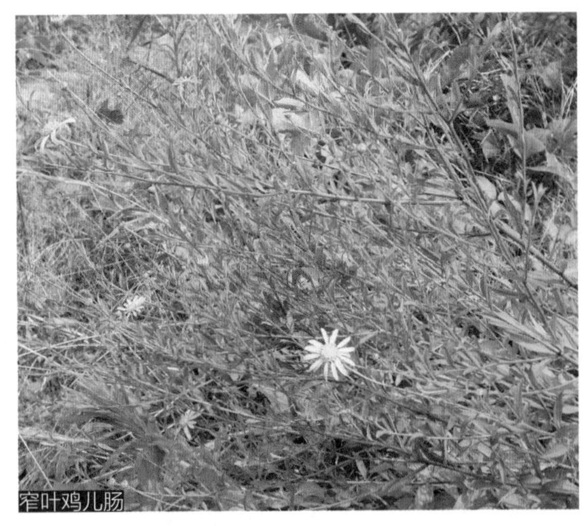
窄叶鸡儿肠

【采收加工】夏、秋季采集，洗净，切段，晒干或阴干。

【性味归经】苦、微辛，平。入肺、脾、大肠三经。

【功能主治】消食健胃，解毒。用于小儿疳积，腹泻，痢疾，蛇咬伤，外伤出血。

【配伍应用】

路边草-神曲 两药都有消食健胃作用。路边草苦降辛行，长于消食祛滞；神曲味甘健中，辛行滞，偏于运脾健胃，且止泻。两药配伍，相辅相成，共收消食化积，和脾健胃之功。用于脾胃不健，饮食不化，所致腹胀、食少、便稀溏或腹泻等症。

路边草-地锦草 两药均味苦、辛，性平；路边草走脾大肠经，能泄热毒，祛积滞；地锦草走脾胃小肠经，清热毒，利湿热。两药配伍，辛开苦降，共收解毒利湿，化积祛滞之功。可治热毒或湿热夹食积，肠道气机被阻，所致泻痢等证。配铁苋、凤尾草、枳壳、青木香，以增疗效。

【用法用量】内服：煎汤，6～12克。外用：捣敷。

螃蟹脚

（扁杆灯芯草、星华灯芯草）

【药物来源】灯芯草科植物扁杆灯芯草〔*Juncus diastrophanthus* Buchen.〕的全草。

【植物特征】多年生草本，高15～35cm，全体无毛。根茎短，多须根，白色。茎丛生，直立或斜展，浅绿色，秋后紫红色。叶互生，叶片线形，长7～15cm，宽2～3mm，先端渐尖，基部压扁，全缘，绿色。聚伞花序顶生；总苞片2，叶状；花瓣6，披针形，绿色或带赤褐色；雄蕊3，花丝短；子房1室，胚珠多数。蒴果长三棱形，成熟3瓣开裂。花期夏季，果期夏、秋季。

【生长分布】生于田边、沟旁。分布于我国华南、华东、西南等地区。

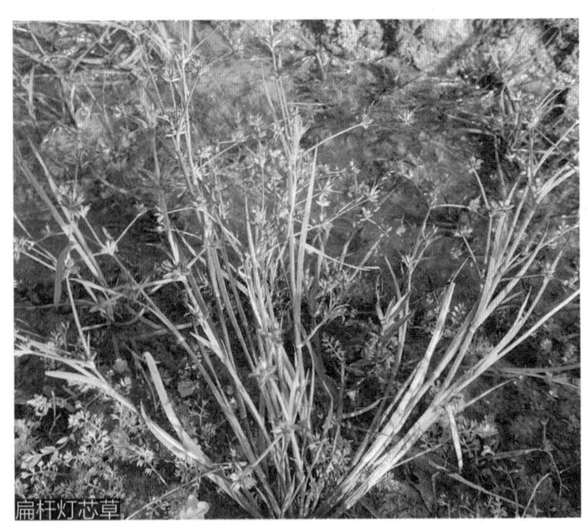
扁杆灯芯草

【采收加工】夏、秋季采集，洗净，切段，晒干。

【性味归经】苦，凉。入脾、肾二经。

【功能主治】消食下气，清热利尿。用于宿食内停，小便赤涩，热淋。

【配伍应用】

螃蟹脚-枳实 螃蟹脚味苦、性凉，消食下气；枳实味苦、辛，性微寒，破气消积。两药配伍，苦能降泄，辛可行散，寒凉清热，共呈消食祛积，破气消胀，清腑泄热之功。用于食积不化，积滞化热，积热内阻，腹胀食少、面红唇赤、口干口臭、大便滞少、小便黄等症。

螃蟹脚-笔仔草 两药都有清热利尿作用。螃蟹脚则偏于泄热；笔仔草长于渗湿利尿，并通淋。两药配伍，相辅相成，功效较好。用于湿热之热淋、小便不利等证。

【用法用量】内服：煎汤，30～60克。

翻白叶

（小管仲）

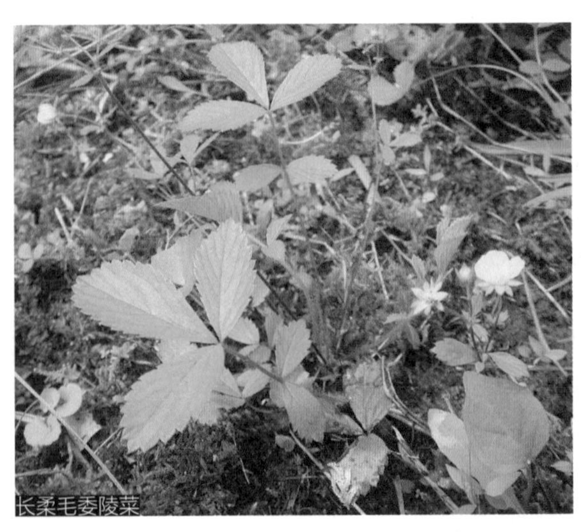
长柔毛委陵菜

【药物来源】蔷薇科植物长柔毛委陵菜〔*Potentilla griffithii* Hook. f.var.*velutina* Card.〕的根。

【植物特征】多年生草本，高15～35cm。根粗壮，暗棕色，有分枝。茎直立，有分枝，枝条细长，纤细，紫色，被白色长柔毛。基生叶，单数羽状复叶，总柄长5～9cm，被白色长柔毛；小叶5～7枚，无柄，叶片长倒卵形，长1.5～2.5cm，宽0.6～1cm，先端叶片长、大，侧叶偏小，向下更小，远离，先端钝或短尖，基部楔形，边缘有粗锯齿，两面绿色，均被白色短柔毛；茎生叶细小，具短柄。聚伞花序顶生或腋生，花稀疏；总苞片叶状，2枚，近卵形；花萼片5，绿色，被白色长柔毛；花瓣5，黄色，阔倒卵形。瘦果卵形，棕黄色。花期夏季，果期秋、冬季。

【生长分布】生于山坡、路旁、草地。分布于我国华南、华中、西南等地区。

【采收加工】秋、冬季采挖，除去茎、叶，洗净，晒干。

【性味归经】涩、微苦，平。入胃经。

【功能主治】消食，行气。用于食积胃痛，痢疾。

【配伍应用】

翻白叶-土砂仁　翻白叶味涩、微苦，性平，消食，理气，祛滞；土砂仁味辛、性温，行气，调中，健胃。翻白叶偏于化食，而土砂仁长于下气，促蠕动。两药配伍，相互为用，共收健胃消食，行气祛滞之功。用于饮食不化，胃肠积滞，脘腹痞胀、嗳气反酸、大便滞少等症。

【用法用量】内服：煎汤，9～15克。

第十七章　驱虫

土荆芥

（红泽兰、天仙草、钩虫草、火油根、香藜草、杀虫芥、虱子草）

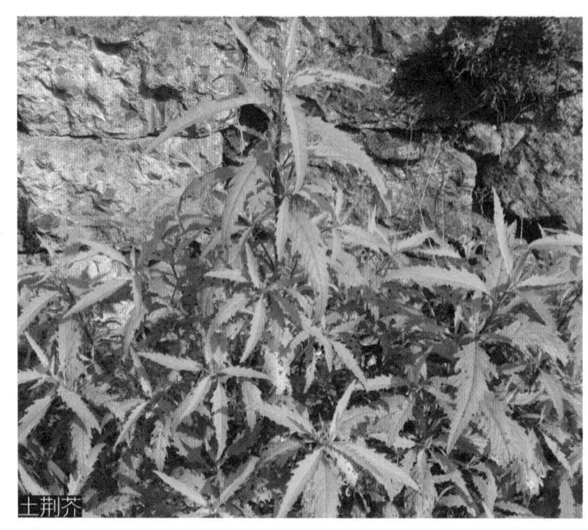

【药物来源】 藜科植物土荆芥〔*Chenopodium ambrosioides* L.〕带有果穗的全草。

【植物特征】 一年或多年生草本，高50～100cm。茎直立，有棱，多分枝，无毛或被有腺毛。单叶互生，具短柄；叶片幼时长圆形，成熟后长圆状披针形，长4～15cm，宽1.5～3cm，叶向上渐小，先端渐尖，基部渐狭，边缘有不规则钝齿或微波状，上面绿色，无毛，下面有多数黄色腺点。穗状花序腋生，或有分枝；通常3～5朵簇生苞腋；苞片叶状，极小；萼片3～5；花被5裂，裂片三角状卵形；雄蕊5。胞果极细小，径在1mm内，包藏于花萼内。花期夏季。果期秋季。

【生长分布】 生于路旁、旷野、村边。分布于我国华南、西南及台湾等地区。

【采收加工】 8～9月果实成熟时，割取地上部分，切段，晒干。

【药理作用】

①杀虫驱虫作用：体外试验，土荆芥油对蛔虫的作用先兴奋后麻痹，最后产生不可逆性强直；对滴虫则有抑制和杀灭作用；对钩虫也有效，但稍逊。土荆芥油是植物成分中的过氧化物，常压加热到130～150℃时，可爆炸分解，有强的驱蛔虫作用。土荆油虽可用于蛔虫病、钩虫病，但毒性较大。成人常用量为0.8～1.2毫升，不超过1.5毫升；儿童每岁0.05毫升，服药不宜空腹，不需服泻药。

②抗菌作用：试验表明，柠檬烯对肺炎双球菌，草绿色链球菌，卡他球菌，金黄色葡萄球菌有很强的抑菌作用，但做体内保护试验时，不能保护小白鼠免受肺炎球菌感染。土荆芥油可抑制致病皮肤真菌生长（此不受血清及连续培养之影响，对皮肤无刺激性）；一定浓度时，对结核分枝杆菌亦有抑制作用。

③毒性：枸橼酸及其钾、钠、钙盐在正常用量下对人无害。

【性味归经】 辛、苦、微温、有小毒。入肺经。

【功能主治】 杀虫，祛风止痒。用于钩虫，蛔虫，蛲虫，湿疹，皮肤瘙痒，脚癣。

【配伍应用】

土荆芥-雀麦米　土荆芥辛、苦、微温，杀虫驱蛔；雀麦米味甘、性平，和中，滑肠。两药配伍，共奏杀虫通便之功，且不伤脾胃。用于肠道蛔虫证及小儿虫疳证。研末糖水糊丸为佳。

土荆芥-金银花　土荆芥辛、苦、微温，能祛风疏表，驱邪止痒；金银花味甘、性寒，清热解毒，疏散风热之邪。两药配伍，寒温调和，外可祛风疏表，内而清热解毒，共收驱邪止痒之功。用于湿疹、皮肤瘙痒等证。

【单方验方】

①蛔虫病：土荆芥、辣蓼各6克，苦楝根二重皮15克，葫芦茶、老鼠耳果实各9克。水煎，早晚空腹分服（《福建中草药处方》）。

②用于钩虫、蛔虫、蛲虫：土荆芥阴干研末，酌加糖和米糊为丸，如绿豆大，每次用开水送下3克，早、晚各一次（《福建民间药草》）。

③接触性皮炎：土荆芥9～15克，火炭母30克。水煎服（《福建中草药处方》）。

④神经性皮炎：土荆芥、马樱丹叶、三丫苦叶、两面针叶、硫黄各等量。研细末，茶油调抹（《福建中草药处方》）。

⑤治关节风湿痛：土荆芥15克。水煎服（《福建中草药》）。

【用法用量】 内服：煎汤；3～6克（鲜品15～24克）；或研末入丸、散。外用：捣敷、煎洗或研末调敷。

【注意事项】 体质虚弱忌服，肝、肾、心功能不良及孕妇禁服。

石榴根

（石榴根皮、酸榴根）

【药物来源】 石榴科植物石榴〔*Punica granatum* L.〕的根皮或根。

【植物特征】 灌木至小乔木，高3～6m。茎直立，圆柱形，

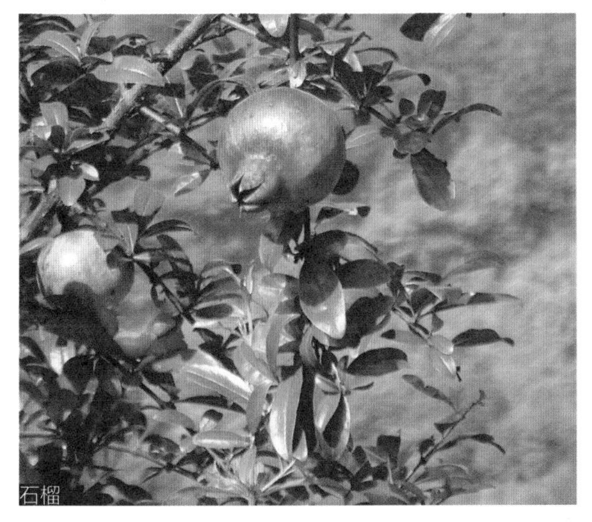
石榴

多分枝，皮灰褐色，幼枝4棱形。叶对生或数叶簇生，具短柄；叶片窄椭圆形或近倒卵形，长3～7cm，宽1～2cm，先端钝或尖，基部楔形，全缘，上面绿色，光泽，下面浅绿色，主脉显见。花单生或数朵簇生，顶生或腋生，有短梗；花萼肉质、肥厚、红色，萼片6，三角状卵形；花瓣6，红色，倒卵形；雄蕊多数；雌蕊1。浆果近球形，熟时黄色或略带红色，皮厚革质，内有薄隔膜，顶端具直立宿存花萼。种子多数，有肉质外种皮。花期夏季，果期秋季。

【生长分布】大多栽培。分布于我国绝大部分地区。

【采收加工】秋季采挖，洗净，剥下根皮，晒干。

【药理作用】

①驱虫作用：异石榴皮碱对绦虫的杀灭作用极强。新鲜石榴皮中含有大量鞣质，临床观察证明，生物碱与鞣质结合比不结合者驱虫效果好，这是因为鞣质能使生物碱变成难溶且难吸收的化合物，从而可以充分地发挥对肠寄生虫的灭杀作用。由于石榴皮毒性较大，现已被更好的药物所代替。

②抗菌作用：体外试验对金黄色葡萄球菌、溶血性链球菌、霍乱弧菌、志贺菌属、伤寒及副伤寒杆菌、变形杆菌、大肠埃希菌、铜绿假单胞菌及结核分枝杆菌有明显的抑制作用。对多种致病真菌也有抑制作用。其抗菌作用可能与其中含有大量鞣质有关。

③毒性：石榴皮总碱毒性约为石榴皮的25倍，人服用一般剂量常引起轻度中毒症状，如眩晕、视觉模糊、虚弱、小腿痉挛、蚁走感及震颤。中毒剂量则迅速产生瞳孔散大，部分盲目，剧烈头痛，眩晕，呕吐，腹泻，衰竭，有时惊厥。

【性味归经】苦、涩、温。入脾、胃、大肠三经。

【功能主治】杀虫，涩肠，止带。用于蛔虫，绦虫，久泻，久痢，赤白带下。

【配伍应用】

石榴根-茵陈蒿　两药都有杀虫驱蛔作用。石榴根苦、涩，性温，温中，杀虫；茵陈蒿苦、辛，性微寒，清热，杀虫。两药配伍，寒温调和，杀虫驱蛔作用增强。用于肠道蛔虫证。

石榴根-扁豆　石榴根苦、涩、温，涩肠止泻；扁豆甘、微温，健脾渗湿。前者重在收敛固涩，后者偏于实脾化湿，两药配伍，共收和脾化湿，厚肠止泻之功。用于脾虚湿困之久泻等证。

石榴根-土茯苓　石榴根能收涩止带；土茯苓能解毒利湿，并有实脾之效。两药配伍，共收解毒利湿，实脾和中，收敛止带之功。用于妇女久患带下病，如带多色白、时好时瘥、腰酸、小腹痛等症。

【单方验方】

①用于蛔虫病：石榴根18克。煎汤分3次服，每半小时一次，服完后4小时再服盐类泻剂（《中草药手册》）。

②治寸白虫：醋石榴根，切，一升。水二升三合，煮取八合，去滓，煮少米作稀粥。空腹食之（《海上集验方》）。

③治女子血脉不通，赤白带下：石榴根一握。炙干，浓煎一大盏，服之（《斗门方》）。

【用法用量】内服：煎汤；6～12克。

【注意事项】便秘、泻痢、积食、阴虚者忌服。果皮“石榴皮”详见“收涩”章。

白鱼尾果

（驳骨丹果）

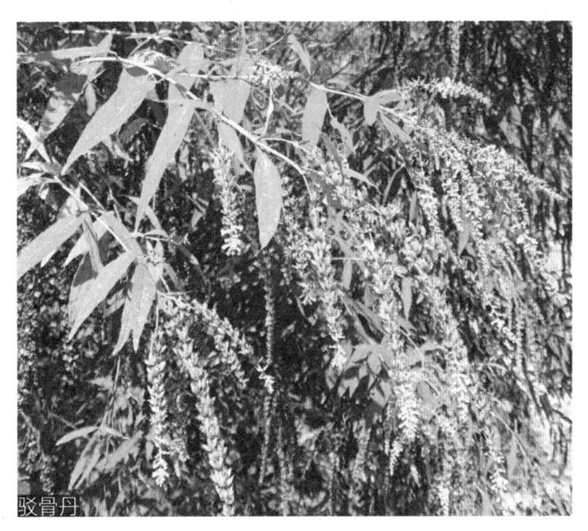
驳骨丹

【药物来源】马钱科植物驳骨丹〔*Buddleja asiatica* Lour.〕的果实。

【植物特征】详见“辛温解表”章“白鱼尾”。

【生长分布】详见“白鱼尾”。

【采收加工】入秋后果实成熟时采集，除去杂质，阴干。

【性味归经】苦、平。入脾、小肠二经。

【功能主治】杀虫，消积。用于蛔虫腹痛，蛔疳。

【配伍应用】

白鱼尾果-使君子根　两药都有杀虫作用。白鱼尾果并消积；使君子根兼健脾。两药配伍，相得益彰，既能杀虫驱蛔，又可消积和中。用于肠道蛔虫挟胃肠积滞证。

【单方验方】治小儿蛔疳：白鱼尾果30克，加水煎后去渣，加米煮稀饭，连服3～4次（《中药大辞典》）。

【用法用量】内服：煎汤，9~15克（小儿酌减）。

【注意事项】全草“白鱼尾”详见“辛温解表”章。“蛔疳”属蛔虫证范畴，为肠道寄生虫所致脾胃损伤，气血不足的临床表现。

仙鹤草根芽

（狼牙草根芽、龙芽草根芽）

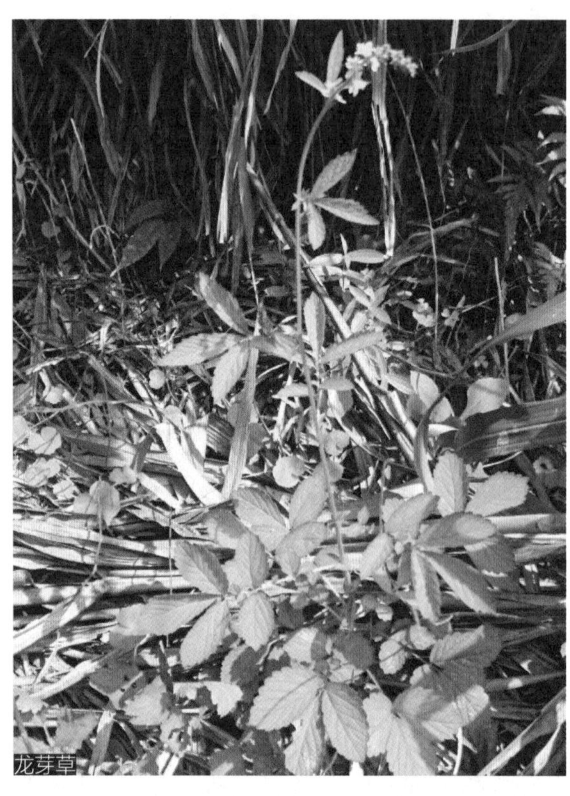

龙芽草

【药物来源】蔷薇科植物龙芽草〔*Agrimonia pilosa* Ldb.〕的地下冬芽。

【植物特征】多年生草本，高50～100cm，全体被白长柔毛。根状茎横走，褐色，有分歧，须根多，细长，秋季须根枯萎，根状茎当年发圆锥形白色冬牙。茎直立，圆柱形，绿色，成熟略带紫色。单数羽状复叶，互生；小叶7～17枚，具短柄，小叶片长椭圆状卵形或倒卵形，长1.5～6.5cm，宽0.8～3cm，先端尖，基部楔形，边缘有锯齿，上面绿色，下面浅绿色。总状花序顶生或腋生，序轴细长；苞片2；花萼筒状，5裂，裂片卵形，被钩刺；花瓣5，黄色，倒卵形；雄蕊多数。瘦果细小，宿存萼筒内。花期夏、秋季，果期秋、冬季。

【生长分布】生于荒地、山坡、路旁。分布于我国大部分地区。

【采收加工】冬至初春采挖，挖出根部，掰下冬芽，留下冬芽上须根，洗净，晒干。

【药理作用】

①冬芽及根有较强的驱绦虫作用；冬芽的主要作用于绦虫头节，对颈节、体节亦有作用。

②冬芽有导泻作用。

【性味归经】苦、微寒。入大肠经。

【功能主治】杀虫，通便。用于绦虫，滴虫性肠炎，阴道滴虫。

【用法用量】粉剂：成人30～50克，小儿0.7～0.8g/kg，晨起空腹一次顿服，无需另服泻药。浸膏：成人1.5克，小儿25mg/kg。鹤草酚结晶：成人0.7克。鹤草酚粗晶片：成人0.8克，小儿25mg/kg。后三种均在晨起空腹一次顿服，服药1.5小时用硫酸镁导泻。

【注意事项】全草“仙鹤草”详见“止血”章；根“龙芽草根”详见“其他”章。石灰乳提取法：取冬芽粗粉加1/5量的生石灰，用少量水湿润混匀后，按常规渗滤法，保持渗滤液pH 11～12，直到渗滤液加10%盐酸至pH 2～4不呈明显沉淀时为止，合并红棕色渗滤液加浓盐酸酸化至pH 2～4，生成黄白色絮状沉淀，滤取沉淀，水洗至近中性，于55℃以下干燥，得棕色粉末，收率约2%。

苦楝皮

（楝皮、楝根木皮、双白皮）

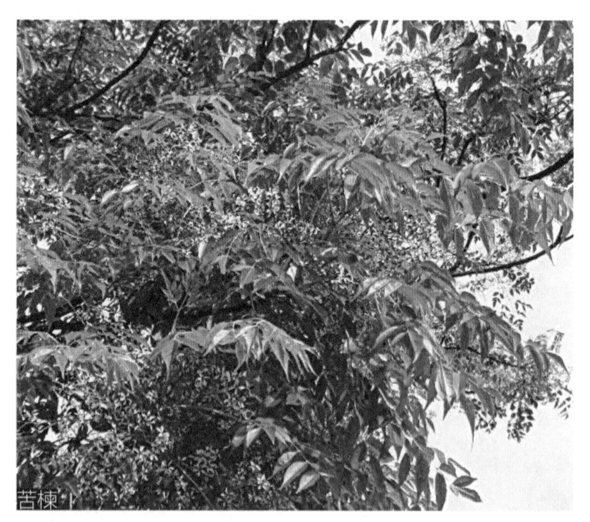

苦楝

【药物来源】楝科植物苦楝〔*Melia azedarach* L.〕的根皮或树干基部皮。

【植物特征】落叶乔木，高可达20m。茎直立，圆柱形，树皮深褐色，有纵裂纹，老枝紫色，有皮孔，幼枝被星状毛。叶互生，长30～80cm，二至三回羽状复叶，叶柄大，基部膨大；二回叶对生，阔卵形，小羽叶5～7枚，具短柄，卵形或椭圆形，长3～6.5cm，宽1.8～2.8cm，先端长尖，基部宽楔形或近圆形，边缘有钝齿，上面深绿色，下面绿色。圆锥花序腋生；花萼5裂，裂片披针形；花瓣5，淡紫色，披针形，反卷。核果近圆形，长径2～3cm，成熟时浅黄色，有5室。每室种子1粒。花期春季，果期秋、冬季。

【生长分布】 生于路旁、山野；或栽培。分布于我国大部分地区。

【采收加工】 春末夏初，挖出树根或砍下树干，剥下根皮或树干基部皮，刮去栓皮，洗净，切块，晒干。

【药理作用】

①杀虫作用：川楝、苦楝的根皮或干皮（剥去外层棕色粗皮的内白皮）所含的川楝素，有驱蛔作用。临床上服苦楝素排虫时间较迟（24～48小时），排出的虫体多数尚能活动。高浓度的苦楝药液（25～50%）在体外对鼠蛲虫也有麻痹作用。

②抗病原微生物作用：川楝子的乙醇浸液，对若干常见的真菌在体外有较明显的抑制作用；热水提取物也有抗真菌作用；但水浸剂特别是煎剂，功效较醇浸剂弱。因此，川楝子治疗头癣等真菌感染时，用乙醇制剂可望提高疗效。

③毒性：川楝素对不同动物的毒性差异颇大，其敏感程度之次序为：猫、猴与犬、兔、大鼠、小鼠。川楝素对胃有刺激性，大量使胃黏膜发生水肿、炎症、脓肿与溃疡，故胃溃疡患者宜慎重使用，临床上也有发生头晕、呕吐者。大剂量川楝素能伤害肝脏，临床上有肝病者，不宜应用。剂量一般应严格控制在5mg/kg（儿童）以下。口服大剂量川楝素后，引起急性中毒的主要致死原因似为急性循环衰竭，这是由于血管通透性增加，引起内脏出血，血压显著降低所致。川楝素的毒性较山道年低，但目前所用之非纯品制剂如川楝片等，由于来源、生产情况之不同，毒性有较大差异。因川楝素作用慢而持久，在鼠体内，1周以上才全部排出，有一定的蓄积性，故不要连续使用。

【性味归经】 苦、寒、有毒。入脾、胃、肝三经。

【功能主治】 杀虫，清热，燥湿。用于蛔虫，蛲虫，风疹，疥癣。

【单方验方】

①治小儿蛔虫：苦楝皮，削上苍皮，以水煎取汁饮之，量大小多少，此为有小毒（《备急千金要方》）；或苦楝皮，去粗二斤，切，水一斗，煮取三升，砂锅（熬）成膏，五更初温酒服一匙，以虫下为度（《简便单方》）。

②治小儿虫痛不可忍者：苦楝皮二两，白芜荑半两。为末，每服一钱，水一小盏，煎取半盏，放冷，待发时服，量大小加减，无时（《小儿卫生总微论方》）。

③杀蛲虫：苦楝皮6克，苦参6克，蛇床子3克，皂角1.5克。共为末，以蜜炼成丸，如枣大，纳入肛门或阴道内（《药物图考》）。

④治顽固性湿癣：苦楝皮，洗净晒干烧灰，调茶油涂抹患处，隔日洗去再涂，如此3～4次（《福建中医药》）。

⑤治瘘疮：苦楝皮、鼠肉、当归各二两，薤白三两，生地黄五两，腊月猪脂三升。煎成膏，敷之孔上，令生肉（《刘涓子鬼遗方》）。

【用法用量】 内服：煎汤6～9克（鲜者30～60克）；或研末入丸、散。外用：煎洗，或研末调抹，或研末为丸塞肛、阴道。

【注意事项】 年老、体弱、孕妇、肝肾功能不全及脾胃虚寒者忌服。

使君子

（留求子、史君子、五棱子、索子果、冬均子、病柑子）

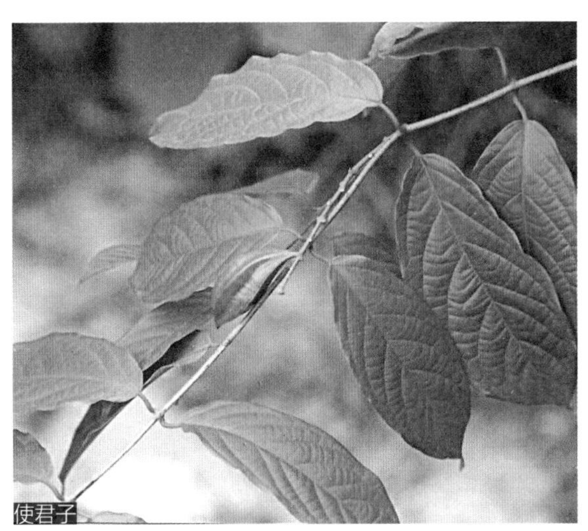

使君子

【药物来源】 使君子科植物使君子〔*Quisqualis indica* L.〕的成熟果实。

【植物特征】 藤状灌木，长2～7m。根茎肥厚，土黄色。茎蔓状，圆柱形，多分枝，深绿色，幼枝绿色，被黄色柔毛。单叶对生，叶柄长0.8～1.2cm；叶片长椭圆形或卵状椭圆形，长5～14cm，宽2～5cm，先端渐尖，基部宽楔形或近圆形，全缘，两面绿色，老叶叶脉及叶缘被柔毛。伞房式穗状花序顶生；每花于基部有小苞片1枚；花萼筒部细管状，长达6cm，先端5裂，裂片三角形；花瓣5，倒卵状长圆形，长约1cm，初放时白色，渐变红色；雄蕊10，2轮；雌蕊1，子房下位，花柱细长。果实橄榄形，长约3cm，外有5纵棱，初绿色，成熟时棕褐色，果壳木质化。种子1粒。花期夏季，果期秋季。

【生长分布】 生于山坡、林间、林缘。分布于我国华南、华中、西南等地区。

【采收加工】 初冬果壳变紫黑色时采摘，洗净，晒干。

【药理作用】

①杀虫作用：水浸剂和乙醇浸剂36%浓度，对体外保温培养的猪蛔虫5分钟可使其麻痹；使君子40%浓度，经30分钟，尚不能麻痹蛔虫；而去油水浸剂19%浓度，3分钟即可使蛔虫麻痹，在蛔虫麻痹前均先有短暂的兴奋现象；使君子仁、

壳及叶100%煎剂对蚯蚓有麻痹作用，叶强于仁、壳，而毒性最小；0.1%使君子酸甲使蚯蚓在8小时内死亡；使君子氨酸的钾盐有明显驱除人体肠内蛔虫的作用，排虫率在82%，对蛲虫排虫率较蛔虫低，对钩虫和绦虫等肠寄生虫无明显作用。

②抗菌作用：对奥杜盎小孢子菌、许兰藓毛菌、腹股沟表皮癣菌有抑制作用，对星形奴卡菌亦有抑制作用。

③毒性：种子有毒，炒熟可减轻其毒性。驱虫成分为使君子酸甲，此外尚含吡啶衍生物0.1%。饮量过大或与茶同服能引起呃逆、头晕及中枢抑制。中毒时1:5000高锰酸钾溶液洗胃，静脉输液、止痉、吸氧。轻症用使君子壳煎剂饮服。

【性味归经】甘、温、有小毒。入脾、胃二经。

【功能主治】杀虫，消积，健脾。用于蛔虫病，蛲虫病，小儿疳积。

【配伍应用】

使君子-苦楝皮　两药均有杀虫驱蛔作用。前者性温，兼消积，健脾，后者性寒，并清热燥湿，两药配伍，一温一寒，温寒调和，既增强杀虫驱蛔作用，并具消积祛滞，燥湿和中之功。用于肠道蛔虫挟积滞、湿热之证。

【单方验方】

①用于蛔虫病：使君子15克，炒香嚼服；或使君子、苦楝皮各10克，水煎服。

②蛲虫病、阴道滴虫：使君子、百部各10克，水煎服；或使君子10克，炒香研粉服。

③小儿疳积、面黄肌瘦：炒使君子每岁1粒，嚼服，槟榔5克，神曲8克，麦芽10克，水煎服（①～③方出自《袖珍中草药彩色图谱》）。

【用法用量】内服：煎汤；9～15克；或研末入丸、散。

【注意事项】服药时忌饮茶叶水；不宜超量服用。

南瓜子

（北瓜子、金瓜子、窝瓜子）

【药物来源】葫芦科植物南瓜〔*Cucurbita moschata* Duch.〕的种子。

【植物特征】详见“清虚热”章“南瓜藤”。

【生长分布】详见“清虚热”章“南瓜藤”。

【采收加工】夏、秋季收集成熟种子，洗净，晒干。

【药理作用】

①驱虫作用：对绦虫有驱杀作用。

②抗血吸虫作用：南瓜子氨酸对发育前期的血吸虫幼虫有抑制作用，对实验感染血吸虫，表现为炎性反应和虫体退行性变化。大剂量水煎剂对血吸虫成虫有一定的抑制和杀灭作用。南瓜子氨酸对血吸虫成虫体内核酸和磷酸酶的含量与分

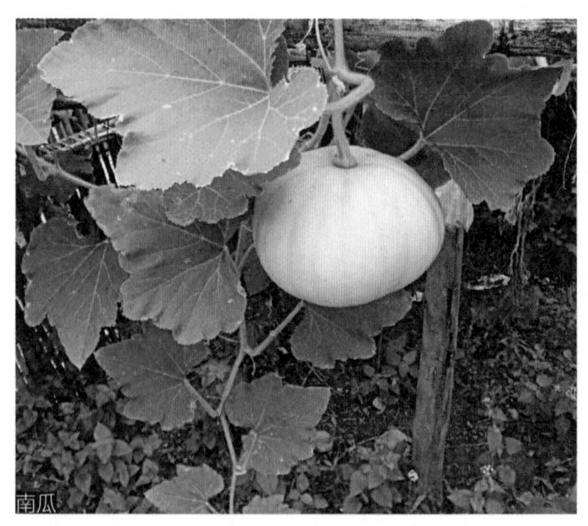
南瓜

布无明显影响。

③尿素分解酶能催化尿素水解成氨和二氧化碳，能刺激机体产生尿酶抗体，抑制胃肠道内尿酶活性，从而减少尿素水解，降低血氨，达到防治肝昏迷之目的。粗制品用于测定体液尿素浓度；精制尿酶结晶可作为抗原用于肝昏迷的免疫治疗。尿酶还可以用于制造人工肾，这种人工肾由尿酶微囊和离子交换树脂的微囊吸附剂组成，前者水解尿素、产生氨，后者吸附除去产生的氨，以降低血中的非蛋白氮。

④抗肿瘤作用：本品对人体子宫颈癌细胞培养株系JTC-26在体外筛选有抑制作用，抑率在90%以上。

⑤毒性：病理检查表明，南瓜子与南瓜子氨酸对正常小鼠的肝、肾、十二指肠等可出现暂时性病理损伤、肝糖原减少与脂肪增加，停药可迅速恢复正常。毒性小，儿童、老人、体弱者均可用。

【性味归经】甘、温。入脾、胃、大肠三经。

【功能主治】驱虫，抗肿瘤。用于绦虫，血吸虫，百日咳，肝炎。

【配伍应用】

南瓜子-仙鹤草根芽　两药均有驱杀绦虫作用。南瓜子味甘性温，兼扶脾，仙鹤草根芽味苦、性微寒，并通泄大便。两药配伍，寒温调和，既增杀虫作用，又能通便，且不伤胃气。用于绦虫病。

【单方验方】

①绦虫病：南瓜子24～48克，捣烂和白糖水同服，服药前一日勿食油腻食物，服后1～2小时，再服泻药（如蓖麻油等）；或生南瓜子200粒，晒干，生食或炒熟吃，如不排虫，可吃2～3日。南瓜子用量最多有用至150克者（《常见病验方研究参考资料》）。

②血吸虫病：南瓜子（炒黄研细末），每日服60克，分2次加白糖开水冲服，以15日为1个疗程（《常见病验方研究参考资料》）。

③治营养不良，面色萎黄：生南瓜子30克，去壳，嚼服。

每天一次，连服5～7天（《中国民间百草良方》）。

【用法用量】内服：煎汤；30～60克；或研末入散剂，或生吃。

窃衣

（华南鹤虱）

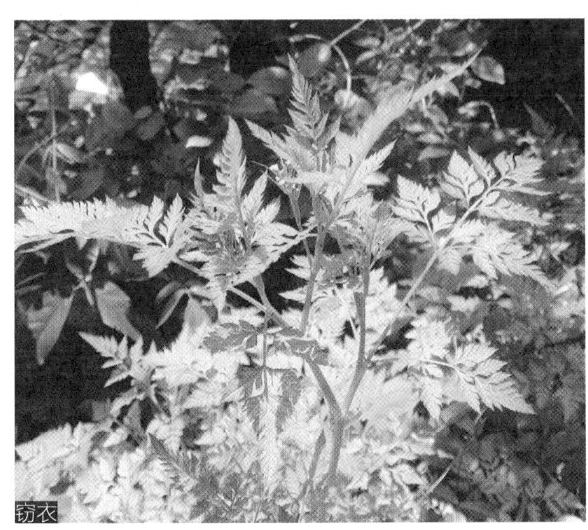

【药物来源】伞形科植物窃衣〔*Troilis Scabra* (Thunb.)DC.〕的果实。

【植物特征】一年生草本，高30～60cm。茎直立，圆柱形，有节，中空，有纵槽，绿色，无毛。一至二回羽状复叶互生，具长柄；小叶披针状卵形，先端渐尖，基部宽楔形，有深裂，裂片条形，两面绿色。复伞形花序，顶生，序梗较长；总苞片通常无；花高足蝶状；花萼浅绿色；花瓣5，白色。果实椭圆形，表面有钩刺。花期夏季，果期秋季。

【生长分布】生于路旁、山坡、荒地。分布于我国华南、华中、西南等地区。

【采收加工】入秋后果实成熟时采集，除去杂质，晒干。

【性味归经】苦、辛、平。入肝、脾、胃三经。

【功能主治】驱蛔虫。用于蛔虫病，蛔虫性腹痛。

【用法用量】内服：煎汤；9～15克；或研末入丸、散剂。

鹤虱

（鹄虱、鬼虱、北鹤虱）

【药物来源】菊科植物天名精〔*Carpesium abrotanoides* L.〕的果实。

【植物特征】多年生草本，高30～90cm，全株有臭气。茎直立，圆柱形，绿色，有分枝，被柔毛。叶互生，具柄；叶片长椭圆形，长8～14cm，宽3～7cm，先端尖或钝，基部

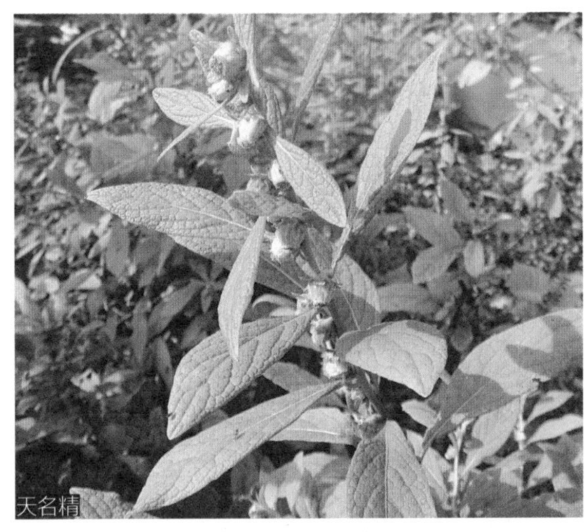

渐窄，全缘，上面深绿色，叶脉明显，下面绿色，被白柔毛及腺点。头状花序，腋生；总苞钟形，3层，绿色，被柔毛；无花萼；全为管状花，黄色；外围雌花，先端3～5齿裂；中央两性花，先端4～5齿裂；花蕊长于花冠。瘦果长条形，长3～5mm，纵沟数条。花期夏、秋季，果期秋、冬季。

【生长分布】生于山野、路旁、荒地。分布于我国大部分地区。

【采收加工】入秋后果实成熟时采集，除去皮屑，杂质，晒干。

【药理作用】

①杀虫作用：酊剂对狗绦虫有灭杀作用。流浸膏对猪寄生的蛔虫有驱虫效果。天名精煎剂在体外有杀死猪蛲虫的作用。

②对神经系统的作用：天名精内酯对动物延髓等脑干部位具有抑制作用，有抗士的宁惊厥，延长环己烯巴比妥的作用，对大鼠有抑制脑组织呼吸的作用，对家兔有降压作用。

③毒性：天名精内酯小鼠腹腔注射的半数致死量为1000mg/kg。

【性味归经】苦、辛、平。入肝、脾、胃三经。

【功能主治】杀虫，解毒。用于绦虫病，蛔虫病，蛲虫。

【配伍应用】

鹤虱-南瓜子 两药均有驱杀绦虫作用。鹤虱味苦、辛，性平，并下气消痞；南瓜子味甘、性温，尚扶脾和中。两药配伍，既能增强杀虫作用，又具下气宽中，健脾和胃之功。用于绦虫病、蛔虫病等证。

【单方验方】

①治大肠虫出不断，断之复生，行走不得：鹤虱末，水调半两服（《怪证奇方》）。

②蛔虫病：鹤虱三分，雷丸、槟榔各六分。共研细末，顿服，虫如不下，再服一次（《常见病验方研究参考资料》）。

③蛲虫病：鹤虱15克。浓煎成40毫升，于每晚灌注10毫升于肛门内（《常见病验方研究参考资料》）。

【用法用量】内服：煎汤；9～15克；或研末入丸、散。外用：煎汤灌肛内。

【注意事项】全草“天名精”详见“化痰”章。

第十八章　止血

大蓟

（刺蓟、野红花、老虎脷、刺萝卜、驴扎嘴、野刺菜、牛刺笋菜）

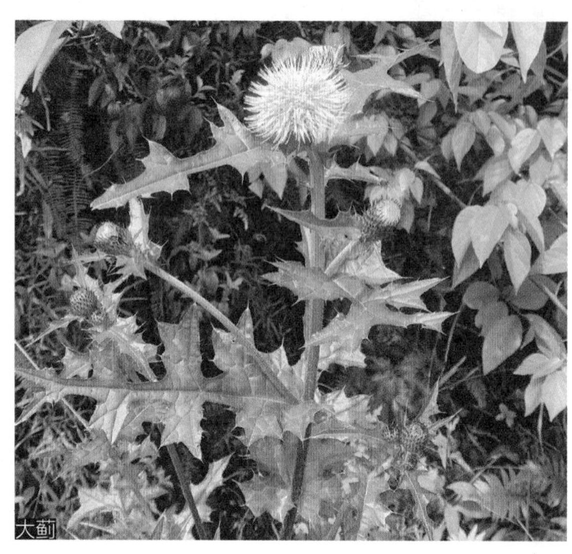

【药物来源】 菊科植物大蓟〔*Cirsium japonicum* Fisch. ex DC.〕的带根的全草。

【植物特征】 多年生草本，高30～100cm。根长圆锥形，簇生，灰白色，粗壮肥厚，少须根。茎直立，圆柱形，中空，少分枝，有纵纹，绿色，被白色丝状毛。基生叶莲座状，有柄，叶片倒卵状长圆形，长16～30cm，宽5～9cm，羽状深裂，边缘有不规则粗锯齿，齿端长1尖刺，先端尖，基部渐窄，两侧有翼，上面深绿色，被丝状毛，下面灰绿色，密被白绵毛；茎生叶互生，向上逐小，有短柄，叶片形状与基叶相近似。头状花序，单生或数杂生于枝端集成圆锥状；总苞钟形，苞片多例，自内向外逐短，先端刺状，绿色，外被丝状毛；无花萼；全为管状花，两性，紫色，先端5裂；雄蕊5；雌蕊1，子房下位。瘦果长椭圆形，长3mm，有冠毛。花期夏季，果期秋季。

【生长分布】 生于山野、路旁、荒地。分布于我国大部分地区。

【采收加工】 春季开花前，连根挖起，洗净，切段（根切片），晒干。

【药理作用】

①抗菌作用：根的水浸剂及提取物、100%鲜叶煎剂用平板纸片法，前者对草绿色链球菌、后者对福氏志贺菌有抑制作用；体外试验，大蓟根煎剂或全草蒸馏液在1:4000浓度时，能抑制结核分枝杆菌生长。除此之外，对脑膜炎球菌，白喉杆菌，金黄色葡萄球菌，肠炎沙门菌，伤寒、副伤寒杆菌，炭疽杆菌等均有抑制作用。

②血作用：本品炒炭后能缩短出血时间而起止血作用。

【性味归经】 甘、苦、酸、凉。入肝、脾、心、小肠、膀胱五经。

【功能主治】 凉血止血，清热解毒，祛瘀。用于吐血，衄血，尿血，血崩，血淋，肠痈，痈疖肿毒，高血压。

【配伍应用】

大蓟-苎麻根　两药都有凉血止血作用。大蓟止血并祛瘀；苎麻根兼利尿泄热。两药配伍，共收清热凉血，和血止血之功，且能祛瘀活血。用于血热妄行之吐血、衄血、尿血、血崩等。

大蓟-紫花地丁　两药都有清热解毒作用。大蓟且祛瘀消肿，紫花地丁并消肿散结。两药配伍，相辅相成，功效增强。用于痈疖肿毒等。

【单方验方】

①用于咯血：大蓟60克，白及15克，水煎服（《福建中草药处方》）。

②吐血、咳血血色鲜红：鲜大蓟30克，捣汁饮；或大蓟15克，玄参、生地黄各20克，水煎服（《袖珍中草药彩色图谱》）。

③月经先期，量多色暗：大蓟15克，鸡蛋2个。将大蓟晒干，研末，与鸡蛋（去壳）调匀，用植物油炒熟，再加甜酒糟适量，煮沸，月经干净时服，每日1次，连服3次（《中国民间百草良方》）。

④急性肺炎：取大蓟30克，虎杖30克，枝子根30克，水煎服（《福州市民间药草》）。

⑤急性阑尾炎：鲜大蓟30克，栀子9克，薏苡仁15克，水煎服。

⑥肾炎：大蓟45克，车前草、积雪草、兖州卷柏各15克，华荠薴6克，水煎服。

⑦肾炎水肿：大蓟60克，车前草、积雪草各30克。水煎服（⑤～⑦方出自《福建中草药处方》）。

⑧治跌扑损伤，瘀血作痛：大蓟汁，和热酒饮（《本草汇言》）。

【用法用量】 内服：煎汤；9～15克（鲜品30～45克）；或研末入丸、散。外用：捣敷。

【注意事项】 注意与本章“小蓟”鉴别。

大叶紫珠

（白骨风、大风叶、假大艾）

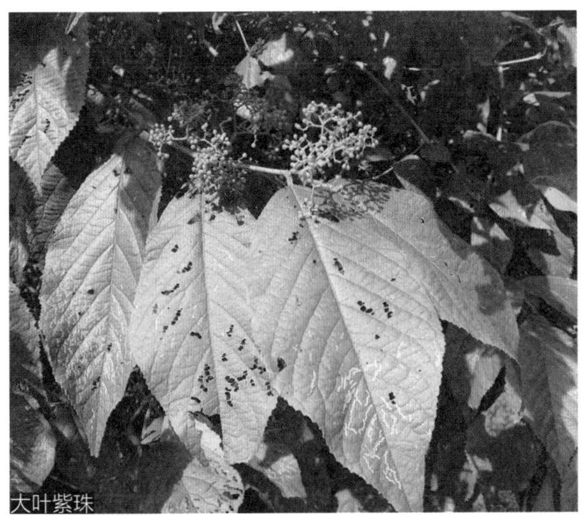

【药物来源】马鞭草科植物大叶紫珠〔*Callicarpa macrophylla* Vahl〕的根或叶。

【植物特征】灌木至小乔木，高2～5m。茎直立，圆柱形，灰色，有分枝，幼枝被茸毛。叶对生，叶柄长1～2cm；叶片长椭圆形，长15～25cm，宽7～9cm，先端渐尖，基部钝或楔形，边缘有细锯齿，上面深绿色，下面被灰白色茸毛。聚伞花序，腋生；花小，多数，稠密；花萼4齿裂，被星状柔毛；花冠紫色，裂片4，稍被毛；雄蕊长于花冠。果实细小，球形，成熟紫红色。花期夏季，果期秋、冬季。

【生长分布】生于山坡灌丛。分布于我国华南、西南等地区。

【采收加工】根全年可采，洗净，切片，晒干；叶夏季采集，晒干。

【性味归经】辛、苦、平。入心、肺二经。

【功能主治】止血，止痛，散瘀消肿。用于吐血，咯血，衄血，跌打肿痛，风湿关节痛。

【配伍应用】

大叶紫珠-灶心土　两药均有止血作用。大叶紫珠味辛、苦，性平，止血且活血；灶心土味辛、性微温，温脾止血并降逆。两药配伍，相须为用，共奏温中降逆，止血活血之功。用于脾气虚寒，不能统摄血液所致吐血、便血以及崩漏等证。

大叶紫珠-虎杖　大叶紫珠能散瘀消肿，且止痛；虎杖能活血止痛。前者散瘀消肿功强，后者消肿止痛效优。两药配伍，共收活血散瘀，消肿止痛之功。用于跌打损伤，瘀滞肿痛等。

【用法用量】内服：煎汤；15～30克；或研末入丸、散。外用：研末撒。

山稔子

（豆稔干、岗稔果）

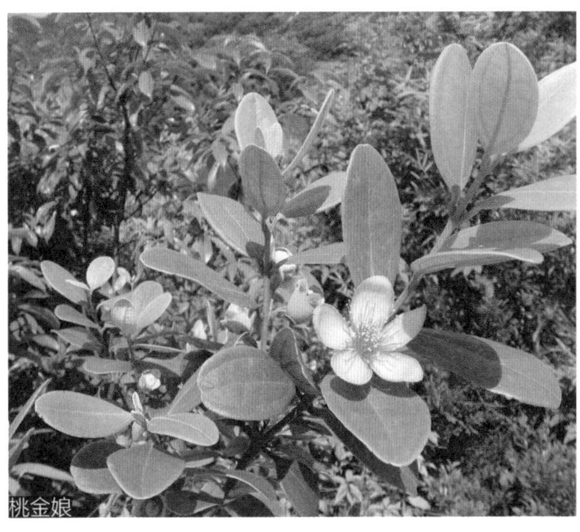

【药物来源】桃金娘科植物桃金娘〔*Rhodomyrtus tomentosa* (Ait.) Hassk.〕的果实。

【植物特征】详见“祛风湿”章“山稔根”。

【生长分布】详见“祛风湿”章“山稔根”。

【采收加工】秋后采取成熟果实，晒干。

【性味归经】甘、涩、平。入脾、肾、肝三经。

【功能主治】养血止血，涩肠固精。用于贫血，神经衰弱，耳鸣，吐血，衄血，便血，痢疾，脱肛，遗精，崩漏，带下。

【配伍应用】

山稔子-阿胶　两药都有养血止血之功。但山稔子偏于止血；阿胶则长于补血。两药相配，相互为用，既能养血，又可止血，且作用增强。用于咳血、衄血、崩漏而挟血虚者。

山稔子-金樱子　两药均有涩肠固精作用。山稔子偏于涩肠止泻；金樱子长于固精缩尿。两药配伍，相辅相成，功效益彰。用于因虚所致久泻、久痢、遗精滑精、遗尿、尿频、白带过多等。

【单方验方】

①治孕妇贫血，病后体虚，神经衰弱：山稔子9～15克，煎水服（《常用中草药手册》）。

②治劳伤咳血：山稔子浸人尿2周，晒干，新瓦上煅存性，研细末。每服9克，日2次，童便冲服（《福建中草药》）。

③用于鼻血：山稔子15克，塘虱鱼2条。以清水3碗，煎至大半碗，服之（《岭南草药志》）。

④治便血：山稔子15克。水2碗，煎至八分服，日一次，连服数次（《闽南民间草药》）。

⑤痢疾：山稔子30～60克。洗净，和水适量煎，临服时再加入蜂蜜和服（《闽南民间草药》）。

⑥治脱肛：山稔子60～90克。煮猪肚汤服（《岭南草药志》）。

⑦用于血崩、吐血、刀伤出血：山稔子晒干，炒黑如炭，研细末存贮候用。每服15～30克，以开水冲服。外伤可作外敷用（《岭南草药志》）。

【用法用量】内服：煎汤，6～15克（鲜品15～30克）；或研末入丸、散。外用：研末敷。

【注意事项】“山稔根”详见“祛风湿”章。

山矾叶

（土白芷叶、黄仔叶、棕硂叶）

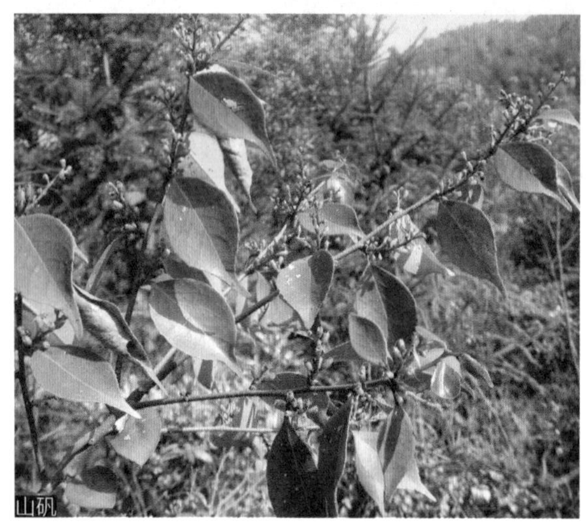

山矾

【药物来源】山矾科植物山矾〔*Symplocos caudata* Wall.〕的叶。

【植物特征】详见“利尿渗湿”章“山矾根”。

【生长分布】详见“利尿渗湿”章“山矾根”。

【采收加工】全年可采，洗净，晒干。

【性味归经】酸、涩、微甘、平。入肺、肝、大肠三经。

【功能主治】收敛，止血，解毒。用于肺结核咯血，便血，久痢，急性扁桃体炎，急性中耳炎，烂弦风眼。

【配伍应用】

山矾叶-苧麻根　两药都有止血作用。山矾叶为收敛止血；苧麻根乃凉血止血。两药相配，相互为用，共收清热凉血，收敛止血之功。用于血热妄行所致咯血、便血、崩漏等。

山矾叶-栀子　山矾叶可除上焦热毒；栀子能泻三焦之火，且解毒。两药配伍，清热，泻火，解毒功效强。用于火毒上攻所致喉蛾、脓耳等证。

【单方验方】

①治直肠出血与肺结核咯血：山矾叶30~60克，加入方中煎服，有收敛止血作用（《衡山民间草药》）。

②治烂弦风眼：山矾叶三十片，老姜三片，浸水煎热洗（《本草纲目》）。

③治急性扁桃体炎、鹅口疮：鲜山矾叶适量，捣汁含漱（《江西草药》）。

【用法用量】内服：煎汤，15~30克。外用：煎洗或捣汁含漱。

【注意事项】根“山矾根”详见“利尿渗湿”章；花“山矾花”详见“化痰”章。

小蓟

（千针草、刺蓟菜、荠荠毛、刺萝卜、小蓟姆、刺儿草）

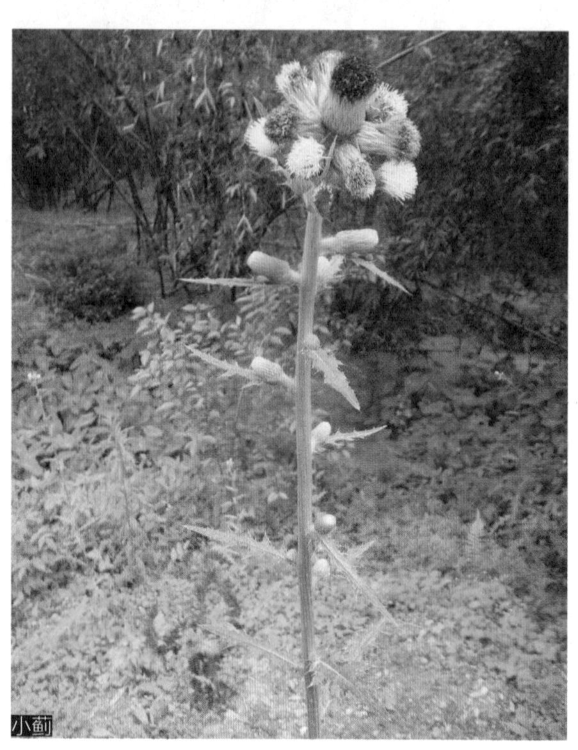

小蓟

【药物来源】菊科植物小蓟〔*Cirsium setosum* (Willd.)MB.〕的全草或根。

【植物特征】多年生草本，高40～120cm。茎直立，圆柱形，中空，少分枝，有纵纹，白色略带绿色，被白色丝状毛。基生叶莲座状，早萎；茎生叶互生，具短柄；下部叶长椭圆形，上部叶披针形，长10～20cm，宽3～6cm，先端尖，基部钝或渐窄，羽状浅裂，边缘有不规则粗锯齿，齿端长1尖刺，上面深绿色，被丝状毛，下面密被白绵毛。头状花序，通常数杂簇生于枝端，雄花序较小，雌花序较雄花序大；花单性，雌雄异株；总苞钟状，苞片数列，内层长，外层短，5裂，先端刺状，浅绿色，外被丝状毛；无花萼；花冠紫红色，成熟时白色，全为管状花，先端5裂；雌花序有不育雄蕊；雄花序有不育雌蕊，子房下位。瘦果长椭圆形，有冠毛。花期夏季，果期秋季。

【生长分布】生于路旁、荒地、田边、河岸。分布于我国大部分地区。

【采收加工】夏季，连根挖起，洗净，切段（根切片），晒干。

【药理作用】

①止血试验：剪去小鼠尾尖，使血连续流出，给予小蓟浸

剂后能较显著地缩短出血时间。自小蓟煎剂中提得一种黄白色粉末状物质，配成7%水溶液，用于创伤表面，有良好的止血效果。

②蓟含儿茶酚胺类物质，具有升高血压作用。小蓟煎剂有直接的拟交感神经药的作用，其作用可被可卡因和麻黄碱所增强，被苄胺唑啉和加氢麦角碱所对抗，且不易受利血平耗竭儿茶酚胺的影响。小蓟制剂的升压成分耐热性强，煮沸浓缩不影响它的升压作用（此点与肾上腺素不同）。

③小蓟煎剂对离体兔心和蟾蜍心脏均有兴奋作用。

④动物实验，对甲醛性关节炎有一定程度的消炎作用。

⑤有镇静作用。

⑥抑菌：水煎剂对白喉杆菌、肺炎球菌、溶血性链球菌、金黄色葡萄球菌、铜绿假单胞菌、变形杆菌、福氏志贺菌、大肠埃希菌、伤寒杆菌、副伤寒杆菌等均有抑制作用。

⑦毒性：大鼠每天给煎剂80g/kg灌胃，连续2周，并无明显毒性，肝、肾组织检查无特殊病理变化。

【性味归经】甘、凉。入肝、脾二经。

【功能主治】凉血止血，解毒消痈。用于咯血，吐血，衄血，尿血，崩漏，传染性肝炎，痈疖，疔疮。

【配伍应用】

小蓟-侧柏叶　两药均有清泄血分伏热，和血止血之功。但小蓟则偏清中、下焦之热；侧柏叶偏泄上焦之火，且有收敛作用。两药配伍，相辅相成，清三焦血热，和血止血作用显著。用于血热妄行之吐血、衄血、尿血、崩漏等。

小蓟-蒲公英　两药都有解毒消痈作用。小蓟尚能凉血，蒲公英并可消肿散结。两药相配，相须为用，功效较强。用于痈疖疔疮等。

【单方验方】

①治舌上出血，兼治大衄：小蓟一握，研，绞取汁，以酒半盏调服。如无生汁，只捣干者为末，冷水调下三钱匕（《圣济总录》清心饮）。

②治崩中下血：小蓟（洗，切）研汁一盏，入生地黄汁一盏，白术半两，煎减半，温服（《备急千金要方》）。

③治肾炎（血尿症状为主）：小蓟、藕节、蒲黄各15克，生地黄12克，山栀子各9克，竹叶、木通各4.5克，生甘草3克，水煎服。若肉眼见血尿者加琥珀屑1～1.5克吞服或同用大、小蓟，地锦草等，若有高血压及血尿同见，另加荠菜花干草15～30克(《全国中草药汇编》)。

④血淋：小蓟、滑石、淡竹叶各15克，海金沙、白茅根各12克，水煎服。

⑤传染性肝炎：小蓟、金钱草各30克，煎汤代茶。

⑥高血压：小蓟、夏枯草各15克，水煎服（④～⑥方出自《袖珍中草药彩色图谱》）。

【用法用量】内服：煎汤；6～12克（鲜品30～60克）；或捣取汁或研末。外用：捣敷。

【注意事项】中焦虚寒者忌用。

元宝草

（灯台、对叶草、穿心草、排草、对经草、宝塔草、对莲、蛇喳口）

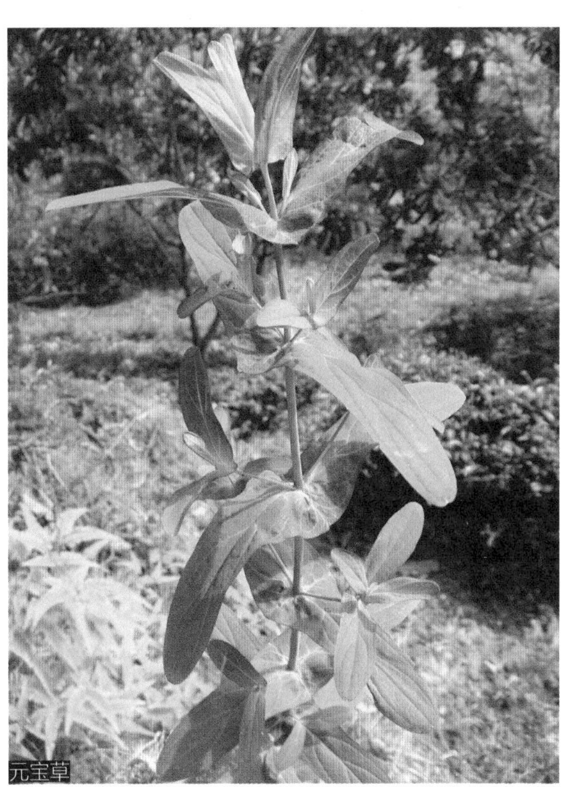
元宝草

【药物来源】藤黄科植物元宝草〔*Hypericum sampsonii* Hance〕的全草。

【植物特征】多年生草本，高0.3～0.8m或更高。根茎短，须根纤细。茎直立，圆柱形，绿色或略带紫红色，有分枝，光滑无毛。叶合生穿茎，叶片长椭圆形，长7~13cm，宽1.5～2.5cm，先端钝圆，全缘，有粗锯齿，两面灰绿色，有多数黑色及透明腺点。聚伞花序，顶生；萼片5，大小不等，有黑色腺点；花瓣5，黄色；雄蕊3束，子房3室，花柱3，反曲。蒴果卵形，有腺体。花期夏季，果期夏、秋季。

【生长分布】生于山坡、路旁、荒地。分布于我国华南、华中、西南等地区。

【采收加工】夏、秋季采集，洗净，切段，晒干。

【性味归经】辛、苦、寒。入肝、脾二经。

【功能主治】凉血止血，活血祛瘀，清热解毒。用于治咳血，吐血，衄血，尿血，痢疾，月经不调，白带，痈疮疔毒，毒蛇咬伤。

【配伍应用】

元宝草-苎麻根　两药都有凉血止血作用。元宝草尚能开郁泻火；苎麻根并利尿泄热。相配，凉血止血作用增强，并具开郁泄热之功。用于热郁血分，血溢脉外所致咳血、吐血、衄血、崩漏等。

元宝草-星宿菜 两药都有活血祛瘀作用。元宝草尚能调肝脾，星宿菜长于通经络。两药配伍，共收开郁泄热，祛瘀通经之功。用于肝气郁结，气滞血瘀，瘀滞化热之瘀热症候，如胸胁胀痛、易躁易怒、骨蒸潮热，妇女伴乳房胀痛、经前腹痛、经血紫暗或挟块等症。配与香附、枳壳、栀子、土牛膝，以增疗效。

元宝草-紫花地丁 两药均能清热解毒。元宝草尚可活血消肿，紫花地丁兼能消肿散结。相配，相辅相成，功效增增。用于痈疽疔毒等。

【单方验方】

①用于吐血、鼻出血：元宝草30克，金银花、旱莲草各15克，水煎服（《青草药彩色图谱》）。

②用于治咳嗽咯血：鲜元宝草60克，猪瘦肉100克。加水炖烂，分2~3次服，每日1剂，连服3~5天（《中国民间百草良方》）。

③闭经：元宝草30克，益母草15克，水煎服（《青草药彩色图谱》）。

④治跌打扭伤肿痛：鲜元宝草根15克，酒、水各半煎服，另用元宝草叶，加酒酿糟同捣匀敷伤处（《江西民间草药》）。

⑤风火牙痛：元宝草、龙芽草、金银花各15克，水煎服（《青草药彩色图谱》）。

⑥治赤白下痢，里急后重：元宝草煎汁，冲蜂蜜服（《浙江民间草药》）。

⑦治乳痈：元宝草15克，酒、水各半煎，分2次服（《江西民间草药》）。

【用法用量】 内服：煎汤，9~15克（鲜品30~60克）。外用：捣敷。

见血清

（立地好、毛慈姑、黑兰、肉螃蟹、倒岩提、走子草、肉龙箭）

【药物来源】 兰科植物脉羊耳兰〔*Liparis nervosa* (Thunb.) Lindl.〕的全草。

【植物特征】 多年生草本，高15~28cm。根状茎多数，横卧，褐色，须根数条；假鳞茎丛生，肉质，肥厚，高2.5~6.5cm，圆柱形，具节，绿色。单叶互生，2~3枚，叶片膜质，卵形或卵状椭圆形，长5~12cm，宽2.5~5cm，先端渐尖，基部呈鞘状，边缘波状，两面绿色，光泽。总状花序，顶生；花葶抽自叶丛；苞片细小；萼片3，浅紫色；花瓣浅紫色，唇瓣先端截形，基部有一对疣状附属体。蒴果倒卵状圆柱形。花期夏季，果期秋季。

【生长分布】 生于山野、林下阴湿处。分布于我国华南、华中、西南等地区。

【采收加工】 夏、秋季采集，洗净，切段，晒干。

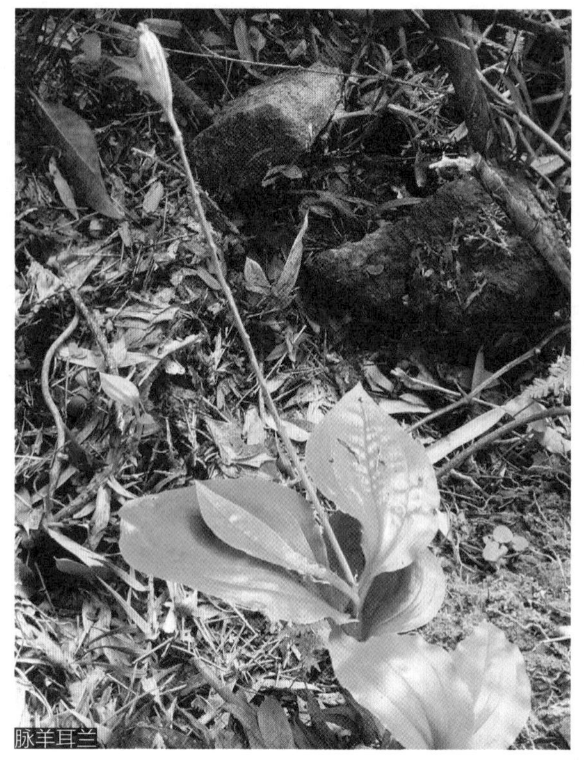

脉羊耳兰

【药理作用】

①止血试验：见血清对狗股动脉半切断、肝脏切口、脾脏切口的出血，均有止血作用。继续观察肝、脾切口，可见一层薄膜覆盖，药已被吸收，切口均无继发性出血。

②本品能加速动物抗凝血的红细胞凝集，使凝血时间缩短。

③抑菌试验：本品水煎剂对金黄色葡萄球菌、肺炎双球菌、宋内志贺菌、大肠埃希菌均有抑制作用。

④毒性：大鼠动物实验，未见明显毒性。

【性味归经】 苦、寒。入肺、肾二经。

【功能主治】 凉血止血，清热解毒。用于咯血，吐血，肠风便血，血崩，小儿惊风，热毒疮疡，创伤出血。

【配伍应用】

见血清-苎麻根 两药都有凉血止血作用。见血清苦寒且泻火；苎麻根甘寒并生津。两药配伍，凉血止血作用显著，并具清热，泻火，生津之功。用于热盛迫血妄行之咳血、吐血、衄血、崩漏、尿血等。

见血清-蒲公英 两药都有清热解毒作用。见血清尚能清泄血热，蒲公英又善散结消肿。两药配伍，共奏解毒凉血，散结消肿之功。用于痈疖肿毒等。

【单方验方】

①用于肺病吐血：见血清6~12克。作煎剂或泡酒饮（南川《常用中草药手册》。

②治小儿惊风：见血清21~24克，水煎服（《浙江民间常用草药》）。

③治蝮蛇咬伤：见血清4株，水煎；冲滴水珠（研末）3克，顿服。另选金银花、野菊花、苦爹菜、青木香、羊乳、三

叶青等3～4味各9～15克，水煎服，每天1～2剂。外用滴水珠、七叶一枝花、大黄等研末，醋调搽肿处（《浙江民间常用草药》）。

④治创伤出血：用纱布或棉球蘸见血清止血药液置于伤口处稍加压迫，约2～3分钟，即可止血（《全国中草药汇编》）。

【用法用量】内服：煎汤，6～12克（鲜品30～60克）。外用：捣敷或制药液蘸敷创口。

牛尾泡叶

（山泡刺藤叶、黄泡叶）

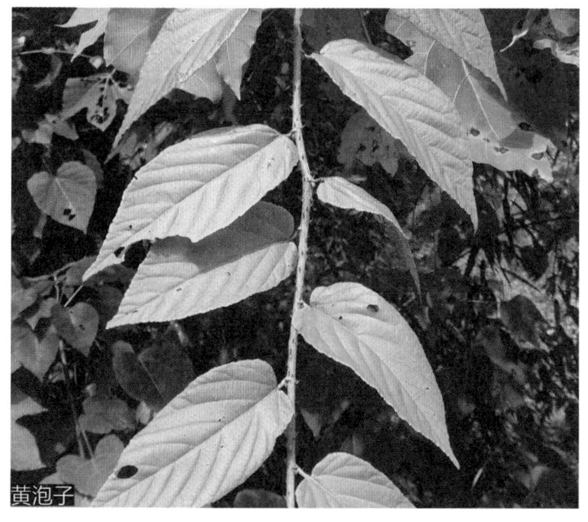
黄泡子

【药物来源】蔷薇科植物黄泡子〔*Rubus ichangensis* Hemsl. et Ktze.〕的叶。

【植物特征】攀援小灌木，高1～4m。茎圆柱形，灰白色，披散，具钩刺，小枝有毛。叶互生，叶柄长达3cm；叶片革质，椭圆状长卵形，长7～14cm，宽3.5～6.5cm，先端渐尖，基部心形，边缘有锯齿，上面绿色，光泽，无毛，下面浅绿色，亦无毛。圆锥花序，顶生，序长可达26cm；花径约0.6～0.8cm，花梗约3mm；萼5裂；花瓣5，白色，较萼短；雄蕊多数；心皮多数。聚合果近球形，直径6～8mm，熟时红色，花萼宿存。花期夏季，果期秋季。

【生长分布】生于山坡、路旁、林缘、灌丛。分布于我国华南、华中、西南等地区。

【采收加工】叶夏季采摘，晒干。

【性味归经】酸、涩、平。入肝经。

【功能主治】收敛，止血，解毒。用于咳血，衄血，黄水疮，湿疹。

【配伍应用】

牛尾泡叶-侧柏叶　两药都有止血作用。牛尾泡叶味酸、涩，性平，乃收敛止血；侧柏叶味苦、涩，性微寒，偏于凉血止血。两药配伍，相互为用，既能收敛塞流，又能清泄血热，而获和止血之功。用于血热妄行之咳血、衄血等证。

牛尾泡叶-土茯苓　两药均有解毒作用。牛尾泡叶且敛疮生肌，土茯苓并利湿泄浊。两药配伍，共奏解毒利湿，收敛生肌之功。用于风、湿、热、毒合邪羁留肌肤，致发疮疡，如黄水疮、湿疹等证。若配与薄荷、防风、白毛藤、金钱草、钩藤，疗效更佳。

【用法用量】内服：煎汤，9～15克。外用：研末撒。

【注意事项】根“牛尾泡根”详见“活血化瘀”章。

艾叶炭

（艾蒿叶、蕲艾叶、火艾、五月艾、臭艾）

【药物来源】菊科植物艾〔*Artemisia argyi* Levl.et Van.〕或野艾〔*Artemisia vulgaris* L.〕叶的炭。

【植物特征】详见“温里”章“艾叶”。

【生长分布】详见“艾叶”。

【采收加工】均在夏季采集（古时要求在旧历五月初五当午采集），晒干或阴干。炒至完全炭化为止。

【药理作用】详见“温里”章“艾叶”篇。

【性味归经】苦、温。入脾、肝、肾三经。

【功能主治】温脾止血，散寒止痛。用于功能性子宫出血，产后出血，冷痢，胃痛，湿疹。

【配伍应用】

艾叶炭-血余炭　两药均有止血作用。艾叶炭为温脾止血，血余炭止血兼散瘀。两药配伍，共呈温脾摄血，止血散瘀之功。用于脾气虚寒，不能统血，所致出血证，如吐血、便血，以及妇女月经过多、崩漏等证。吐血、便血，配与焦白术、阿胶、灶心土；月经过多或崩漏，配阿胶、黄芩炭、炒续断，以增疗效。

艾叶炭-干姜　艾叶炭能散寒，温经，止痛；干姜能温中，祛寒，助阳。两药配伍，共奏温中助阳，散寒止痛之功。用于寒邪犯胃，或伤冷食，致中阳被遏不得舒展，发胃脘疼痛暴作、畏寒喜暖、手足不温等症。

【单方验方】

①治功能性子宫出血，产后出血：艾叶炭30克，蒲黄、蒲公英各15克。每日一剂，煎服2次（《中草药新医疗法资料选编》）。

②治湿冷下痢脓血，腹痛，妇人下血：干艾叶四两（炒焦存性），川白姜一两（炮）。上为末，醋煮面为丸，如梧子大。每服三十丸，温米饮下（《世医得效方》）。

③月经过多、崩漏（色淡质稀）：艾叶炭、荆芥炭各10克，阿胶15克（烊化），当归、熟地黄各15克，水煎服（《袖珍中草药彩色图谱》）。

④治湿疹：艾叶炭、枯矾、黄柏等分。共研细末，用香油

调膏，外敷（《中草药新医疗法资料选编》）。

【用法用量】内服：煎汤，3～9克；或研末入丸、散。外用：研末调敷。

【注意事项】阴虚、血热者忌服。

龙船乌泡

（乌泡天、八月泡、狗屎泡、羊乌树、过江龙、乌泡、乌莓）

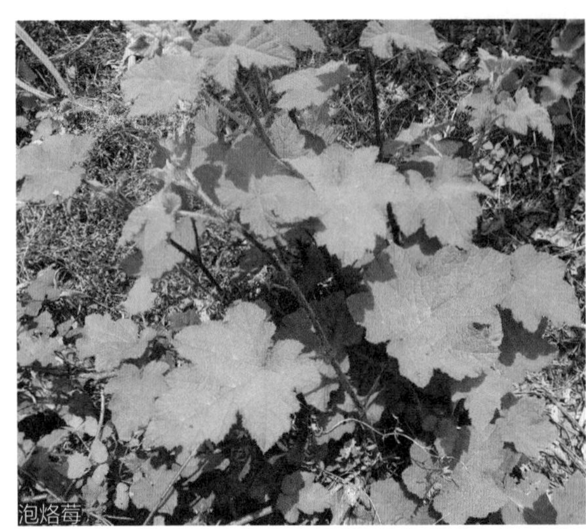

泡烙莓

【药物来源】蔷薇科植物泡烙莓〔*Rubus sieboldi* Blume.〕的全草或根。

【植物特征】常绿小灌木，长0.6～1.2m。茎匍匐，弯曲，圆柱形，末端着地生根发新株，茎以及叶柄被红褐色粗硬毛并生微弯皮刺。叶互生，叶柄长2~6cm；叶片近革质，宽卵形，长7~14cm，宽6~13cm，先端尖，基部心形，边缘有大小不一缺刻及粗锯齿，上面幼时有绵毛，后脱落，下面密被灰白色柔毛。花单生或数朵簇生叶腋，花大，直径2～3cm；苞片广卵形，被细毛；花萼5裂，两面被红褐色细毛；花瓣白色，5枚，近圆形。聚合果圆形，熟时红色。花期夏季，果期秋季。

【生长分布】生于山坡林缘、路旁、林下。分布于我国华南、华中等地区。

【采收加工】叶、茎夏季采集；根冬季采挖，洗净，切段，晒干。

【性味归经】涩、甘、凉。入脾经。

【功能主治】止血活血，消肿止痛，解毒，利湿。用于吐血，跌打损伤，流感，痢疾，淋病。

【配伍应用】

龙船乌泡-大蓟　两药都有止血作用。龙船乌泡乃收敛止血，且活血；大蓟为凉血止血，并散瘀。两药配伍，共收凉血和血，收敛止血，活血散瘀之功。用于热甚之吐血、咳血、便血等。

龙船乌泡-虎杖　两药均有活血，消肿，止痛作用。但龙船乌泡长于活血消肿；虎杖偏于活血止痛。两药配伍，相辅相成，功效增强。用于跌打闪挫，伤筋瘀滞疼痛等。

龙船乌泡-地锦草　龙船乌泡能解毒，利湿，治湿热痢、感冒；地锦草能清热解毒，治热毒泻痢、痈肿。两药配伍，相须为用，功效较强。用于热毒泻痢、湿热痢、淋证、肿毒等。

【单方验方】

①治劳伤吐血：龙船乌泡，水煎服。

②治跌打损伤，刀伤：龙船乌泡，研末，酒调敷。

③治流感：龙船乌泡60克，水煎当茶饮。

④治痢疾：龙船乌泡30克，算盘子根30克，地榆9克，水煎服。

⑤治淋病：龙船乌泡15克，海金沙30克，过山龙、杉树脂各15克，水煎，冲酒服。

⑥治小儿口糜：龙船乌泡、马桑果，捣汁，调清水涂口。

（①～⑥方出自《中药大辞典》）

【用法用量】内服：煎汤，15～30克。外用：捣敷或研末调敷。

仙鹤草

（瓜香草、黄龙牙、刀口药、地仙草、毛将军、泻痢草、狼牙草）

【药物来源】蔷薇科植物龙芽草〔*Agrimonia pilosa* Ldb.〕的全草。

【植物特征】详见“驱虫”章“仙鹤草根芽”。

【生长分布】详见“仙鹤草根芽”。

【采收加工】夏季未开花时采集，洗净，切段，晒干。

【药理作用】

①对血液系统的影响：临床上用仙鹤草素作为止血剂已有数十年历史，但对其止血作用的动物实验研究未能取得一致看法。

②对心血管系统的影响：本品乙醇浸膏给麻醉兔、犬静脉注射可使血压上升，而其水提部分的醇提物却使家兔的血压降低；兔耳及蛙，血管灌流时，低浓度使血管收缩，高浓度使之扩张。浸剂对蛙心、蟾蜍心均有强心作用，能增强蛙心、蟾蜍的心率及收缩强度；而水提部分的乙醇提取物对离体蛙心则有抑制作用。

③抗菌消炎作用：仙鹤草液对金黄色葡萄球菌、白喉杆菌、大肠埃希菌、副伤寒杆菌、铜绿假单胞菌、炭疽杆菌等有抑制作用；本品煎剂及醇提物经处理所得棕色粉末，对革兰阴性菌有一定的抑制作用。本品水提物及酸水提取物，对芥子油或感染葡萄球菌所致的兔结膜炎均有消炎作用。所含鞣质具有抗菌收敛作用。所含木犀草素对金黄色葡萄球菌、草绿色链球菌、卡他球菌、铜绿假单胞菌有较稳定的抑制作用。本品嫩枝茎、叶煎剂对滴虫性肠炎、阴道滴虫病有较好疗效。

④抗癌症的作用：本品对人体子宫颈癌细胞培养株系JTC-

26体外试验有抑制作用，抑制率在90%以上。

⑤驱虫作用：所含仙鹤草酚有杀绦虫的作用，其作用机制是对虫体直接毒性作用，并认为仙鹤草酚灭杀绦虫也可能是对虫体有氧和无氧代谢均有显著抑制所致。

⑥其他：本品略有降低大鼠基础代谢及对疲劳的横纹肌有轻度的兴奋作用。

⑦毒性：应用胶囊、片剂毒性较小，如两剂型配伍碳酸钠等碱性溶液使用，毒性显著增加。以豚鼠作亚急性毒性实验证明毒性甚小，提示临床长期使用是安全的。

【性味归经】苦、涩、凉。入心、肺、肝、脾、大肠五经。

【功能主治】收敛止血，解毒止痢。用于咯血，吐血，衄血，尿血，便血，功能性子宫出血，痔疮出血，牙龈出血，痢疾，绦虫病，肿瘤。

【配伍应用】

仙鹤草-苎麻根　两药都有止血作用。仙鹤草乃收敛固涩止血；苎麻根为凉血和血止血。两药相配，共收凉血和血，收敛止血之功。用于血热妄行所致咳血、吐血、衄血、便血、崩漏等。

仙鹤草-地锦草　两药都有止痢之功。仙鹤草解毒止痢，地锦草解毒利湿止痢。两药配伍，相辅相成，作用较强。用于热毒泻痢。

【单方验方】

①用于肺结核咯血：鲜仙鹤草30克，鲜旱莲草12克，侧柏叶15克，水煎服（《全国中草药汇编》）。

②治便血：仙鹤草30克，椿皮15克，槐花9克，饭前服（《福建中草药处方》）。

③上消化道出血：侧柏叶炭、白及、大黄各10克，研末，仙鹤草15克，水煎调服（《袖珍中草药彩色图谱》）。

④胃肠炎，痢疾：仙鹤草30克，水煎服（《全国中草药汇编》）。

⑤眩晕：仙鹤草120克，红糖15克，水煎服（《福州市民间药草》）。

⑥脱力劳倦：仙鹤草30克和红枣7枚炖服（《福州市民间药草》）。

⑦脱力劳伤、神疲乏力或全血细胞减少：仙鹤草60克，水煎2次，取煎液炖猪瘦肉适量、阿胶15克，红枣10枚，10天为1个疗程（《袖珍中草药彩色图谱》）。

【用法用量】内服：煎汤，9～15克（鲜品15～30克）。外用：捣敷。

白茅根

（茅根、地菅、地节根、茅草根、甜草根、丝毛草根）

【药物来源】禾本科植物白茅〔*Imperata cylindrical* Beauv. var. *major* (Nees) C.E.Hubb.〕的根茎。

【植物特征】多年生草本，高可达120cm。根茎横走，多

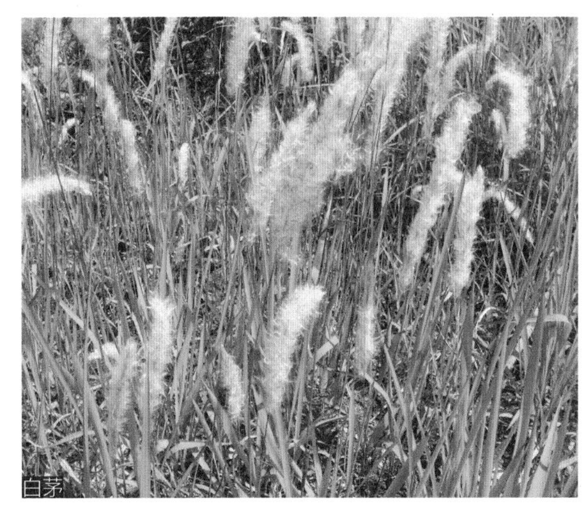
白茅

数，圆柱形，白色，有节，节上生须根。秆丛生，纤细，直立，有节，节上有长柔毛。叶多数簇生基部，叶片线状披针形，长10～70cm，宽2～8mm，先端渐尖，基部渐窄，边缘及叶背粗糙，下面主脉凸起；茎叶短小。叶鞘抱茎；叶舌短，膜质。圆锥花序，顶生，圆柱状，长可达20cm；分枝密集，小穗具柄，长约4mm，基部密生丝状长柔毛，长约小穗的3～5倍；2颖片，第一颖较第二颖窄；第一外稃卵状长圆形，第一内稃缺如；第二外稃披针形，与第二内稃等长。雄蕊2，长约3mm；柱头2。颖果。花期夏、秋季。果期秋、冬季。

【生长分布】生于山坡、荒地。分布于我国绝大部分地区。

【采收加工】春、秋季采挖，除去须根、叶鞘，洗净，切段，晒干或鲜用。

【药理作用】

①对血液系统的影响：白茅草根粉撒于狗及兔股动脉出血处，压迫1～2分钟有止血作用；白茅花浸液可降低血管通透性，缩短凝血时间。所含枸橼酸为一抗凝剂。

②利尿作用：白茅根水煎剂和水浸剂灌胃，对正常家兔有利尿作用。给药后5～10天时，利尿作用最明显。

③对中枢神经系统的影响：所含薏苡素对小鼠有镇静作用，能减少动物自发性运动；使家兔脑电波幅增大，频率变慢；对猫的突触反射有短暂的抑制作用；对小鼠（电刺激法）与大鼠（热刺激法）实验证明有镇痛作用；能降低正常大白鼠体温，对致热物质引致的发热有解热作用。

④其他：薏苡素有抑制肌肉收缩，降低离体大鼠膈肌的氧摄取量和糖的无氧酵解作用。白茅根大剂量有降低血糖的作用，功效较小。

【性味归经】甘、寒。入肺、胃、膀胱三经。

【功能主治】凉血止血，清热利尿，解酒毒。用于热病烦渴，吐血，衄血，尿血，肺热咳嗽，泌尿系感染，急性肾炎水肿，高血压，黄疸，热痢，胃热呃逆。

【配伍应用】

白茅根-苎麻根　两药均味甘、性寒，都有凉血止血之功。

两药配伍，相须相使，作用显著。用于血热妄行之咳血、衄血、崩漏、尿血等。

白茅根-水丁香 两药都有清热利尿作用。白茅根尚能凉血泄热而止血，水丁香并能清热解毒。两药配伍，共奏利尿消肿，凉血解毒之功。用于热毒所致水肿、热淋、血淋等。

【单方验方】

①用于鼻出血：白茅根30克，水煎，冷后服。亦可加藕节15克，同煎服（《全国中草药汇编》）。

②用于胃出血：白茅根、生荷叶各30克，侧柏叶、藕节各15克，同煎服（《全国中草药汇编》）。

③治尿血或血淋：鲜白茅根、石韦、小蓟各30克，水煎服（《袖珍中草药彩色图谱》）。

④热病烦渴：鲜白茅根、鲜芦根各60克，煎汤代茶（《袖珍中草药彩色图谱》）。

⑤急性肾炎：白茅根250克，水三碗煮成一碗，一日分两次服完，至少连服五剂（《常见病验方研究参考资料》）。

⑥治阳虚不能化阴，小便不利，或有湿热壅滞，以致小便不利，积成水肿：白茅根一斤。掘取鲜者，去净皮与节间小须，细切，将茅根用水四大碗，煮一沸，移其锅置炉旁，候十数分钟，视其茅根若不沉水底，再煮一沸，移其锅置炉旁，须臾视其根皆沉水底，其汤即成，去渣温服，多半杯，日服五六次，夜服二三次，使药力相继，周十二时，小便自利（《医学衷中参西录》）。

⑦口腔炎：白茅根、叶下珠各30克，淡竹叶、栀子各9克，水煎服（《福建中草药处方》）。

⑧用于血热经枯而闭：白茅根、牛膝、生地黄、童便，煎服（《本草经疏》）。

【用法用量】 内服：煎汤，9～15克（鲜品30～60克）；或捣汁。

【注意事项】 白茅根炭偏于止血；生白茅根偏于凉血；鲜白茅根善于利尿、凉血。脾胃虚寒、多尿口不渴者忌用。

半边旗

（甘草蕨、半边蕨、半凤尾草、半边风药、半边梳）

【药物来源】 凤尾蕨科植物半边旗〔*Pteris semipinnata* L.〕的全草。

【植物特征】 多年生草本，高30～90cm。根茎短，密被黑褐色鳞片。叶疏生，直立，叶柄长18～40cm，深褐色或黑褐色；叶片革质，长卵形，长22～50cm，宽10～20cm，先端渐尖，一回羽状分裂，上部裂深达叶轴，羽片披针形，全缘；中、下部裂片近于对生，半羽状，先端披针形，顶尖，上缘不分裂，下缘裂片深达纵脉，披针形，全缘，2面绿色，光泽。孢子囊群线形，连续排列于裂片下面叶缘，囊群盖膜质。

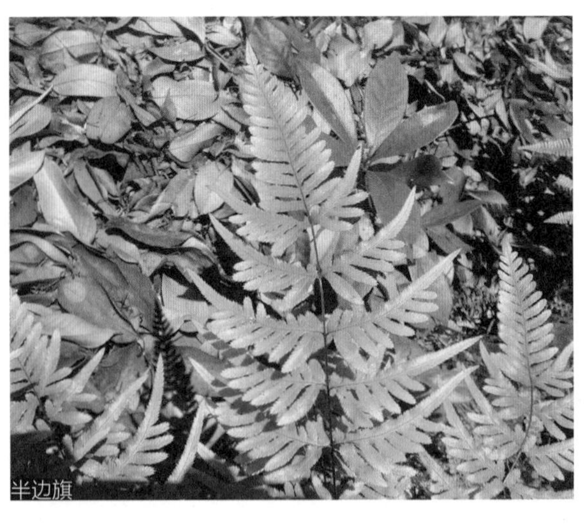
半边旗

【生长分布】 生于山坡、路旁、林下、山沟边。分布于我国华南、西南、华中、华东等地区。

【采收加工】 全年可采，洗净，切段，晒干。

【药理作用】 煎剂在体外对金黄色葡萄球菌有抑制作用。

【性味归经】 苦、辛、凉。入心、脾二经。

【功能主治】 清热止血，解毒，利湿。用于吐血，外伤出血，痢疾，肠炎，黄疸型肝炎，急性结膜炎，跌打肿痛，痈肿疮疖，湿疹，蛇咬伤。

【配伍应用】

半边旗-苎麻根 两药都有止血作用。半边旗泄热止血，兼利湿；苎麻根凉血止血，并能利尿。两药配伍，止血作用增强，并具利尿除湿之功。用于热盛所致吐血、尿血、崩漏，以及血淋、热淋等证。

半边旗-紫花地丁 两药均有清热解毒作用。半边旗并能清利湿热；紫花地丁又善于散结消肿。两药配伍，则能解毒利湿，散结消肿。用于痈疖肿毒、湿疹等。

【单方验方】

①用于吐血：生半边旗一握，捣烂，米泔水冲取汁饮。

②止血埋口：生半边旗捣烂敷或干粉撒刀斧伤处。

③治马口疔：半边旗嫩叶二份，黄酒一份。捣烂敷（①～③方出自《广西药植图志》）。

④治中风：半边旗、石菖蒲、马蹄决明各9克，煎水服（《贵州民间药物》）。

【用法用量】 内服：煎汤，9~15克。外用：捣敷或研末撒。

羊蹄

（东方宿、鬼目、败毒菜根、羊蹄大黄、土大黄、牛舌根）

【药物来源】 蓼科植物羊蹄〔*Rumex japonicus* Houtt.〕的根。

【植物特征】 多年生草本，高50～120cm。根粗壮肥厚，黄

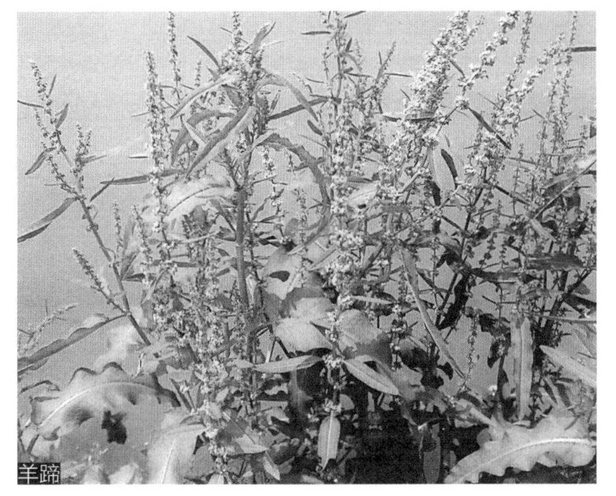
羊蹄

棕色。茎直立，圆柱形，中空，有节，有纵棱，有分枝。基生叶丛生，具长柄；叶片长椭圆状披针形，长15～35cm，宽5～12cm，先端钝，基部近圆形，边缘波状，两面绿色，中脉向下凸起；茎生叶较小，有短柄。圆锥状花序，顶生，花序上杂生有叶；花被6，浅绿色，2轮，外轮3片开展，内轮3片，广卵形，为果背，其上有网纹；雄蕊6；子房具棱，1室，花柱3。瘦果三角形，褐色，光亮。花期春季。果期夏季。

【生长分布】生于路旁、田边、河边湿地。分布于我国华南、华中、华北、东北等地区。

【采收加工】夏季拔取带根全草，除去茎、叶，洗净，切段，晒干。

【药理作用】羊蹄根酊剂在试管内对多种致病真菌有一定的抑制作用。本品所含的大黄素对葡萄球菌、溶血性链球菌、肺炎球菌、白喉杆菌、大肠埃希菌、变形杆菌、伤寒杆菌、副伤寒杆菌、鼠疫杆菌以及铜绿假单胞菌、霍乱弧菌、麻风杆菌均有不同程度的抑制作用。

【性味归经】苦、酸、寒、有小毒。入胃、大肠二经。

【功能主治】凉血止血，通便，解毒，杀虫。用于鼻血，吐血，便血，功能性子宫出血，血小板减少性紫癜，淋浊，黄疸，肛门周围炎，大便秘结。

【配伍应用】

羊蹄-大蓟　两药都有凉血止血之功。羊蹄尚能通便，大蓟并能散瘀消痈。两药配伍，凉血和血止血作用增强，并有泻下，祛瘀，消肿之功。用于便血、痔疮出血、痔疮肿痛等证。

羊蹄-牛舌草　两药都有泻下通便作用。羊蹄并能清泄血热；牛舌草兼清解热毒。两药配伍，共收泻下通便，凉血解毒之功。用于热结便秘、热毒痢，以及痔疮肿痛等证。

羊蹄-鬼针草　两药均善行肠道，都有清热解毒功能。羊蹄并通泄大便，鬼针草兼散瘀消肿。两药配伍，则能清热解毒，泻下祛积，祛瘀消肿。用于肠道热毒壅滞，气血痹阻，所致肠痈、痔疮等。

【单方验方】

①用于热郁吐血：羊蹄和麦冬煎汤饮，或熬膏，炼蜜收，白汤调服数匙（《本草汇言》）。

②用于肠风下血：羊蹄（洗切）、连皮老姜各半盏。同炒赤，以无灰酒淬之，盖碗少顷，去渣，任意饮（《永类钤方》）。

③用于内痔便血：羊蹄24～30克，较肥猪肉120克。放瓦罐内，加入清水，煮至肉极烂时，去药饮汤（《江西民间草药》）。

④用于大便卒涩结不通：羊蹄一两（锉）。以水一大碗，煎取六分，去渣，温温顿服（《太平圣惠方》）。

⑤用于肛门周围炎：羊蹄（鲜品）30～45克。水煎冲冰糖，早、晚空腹服（《中草药新医疗法资料选编》）。

⑥用于跌打损伤：鲜羊蹄适量，捣烂，用酒炒热，敷患处（《福建中草药》）。

【用法用量】内服：煎汤，9～15克；或捣绞汁，或熬膏。外用：捣敷。

【注意事项】用于泻下，不宜久煎，须后下；孕妇、年老体弱、胃肠无实积者忌用。

地柏枝

（地柏、油面风、岩柏草、孔雀尾、土黄连、石金花、石柏）

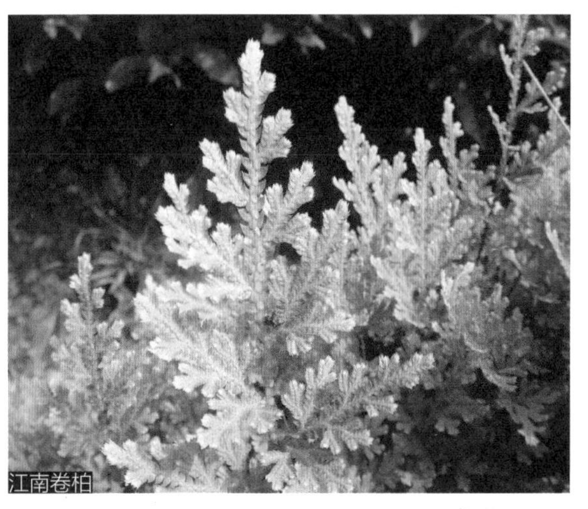
江南卷柏

【药物来源】卷柏科植物江南卷柏〔*Selaginella moellendorfii* Hieron.〕的全草。

【植物特征】多年生草本，高10～30cm。根茎横走，须根细长。茎直立或斜展，上部有分枝。茎下部叶稀疏，螺旋状贴伏茎上，叶片近卵圆形，先端有短芒；茎上部三至四回羽状分裂；叶细小，侧叶2列，呈覆瓦状，叶片卵状三角形，面光滑，全缘，边缘白色；腹背叶2列，疏生，叶片斜卵形，先端尖，有短芒，边缘细齿白色，中脉显见。孢子囊穗短，单生枝顶，4棱形；孢子叶卵状三角形，有锐头；孢子囊近圆形。

【生长分布】生于山坡岩石下、沟谷丛林、林下阴处。分布于我国华南、西南、华中以及西北一些地区。

【采收加工】四季可采，洗净，切段，晒干。

【药理作用】注射液能缩短兔出血和凝血时间；在试管内能延迟纤维蛋白溶解，并能增加血小板总数和升高白细胞数。

【性味归经】微甘、凉。入肝、胆、肺三经。

【功能主治】凉血止血，清热利湿。用于鼻衄，吐血，痔血，脏毒下血，血崩，湿热黄疸，全身浮肿，外伤出血，烧伤。

【配伍应用】

地柏枝-苎麻根 地柏枝味微甘、性凉，凉血止血，且清利湿热；苎麻根味甘、性寒，凉血止血，并清热利尿。两药配伍，相须为用，凉血止血，利尿除湿作用较强。用于咯血、鼻衄、尿血、崩漏以及血淋等。

地柏枝-茵陈 两药均有清热利湿之功。地柏枝又善于泄肝经血热，茵陈并能利胆退黄。两药配伍，则能清热利湿，凉血泄肝，利胆退黄。治湿热热重之“阳黄”证。

【单方验方】

①用于吐血：地柏枝、侧柏叶、棕树根、茜草、苦蒿头、白茅根，水煎服（《四川中药志》）。

②治小儿惊风：地柏枝15克，水煎服（《江西草药》）。

③治急性黄疸型肝炎：地柏枝、凤尾草各30克，水煎服（《全国中草药汇编》）。

④治黄疸：地柏枝、马兰、鸡眼草，水煎服（《浙江天目山药植志》）。

⑤治刀斧伤出血：地柏枝研末敷（《四川中药志》）。

【用法用量】内服：煎汤，15～30克。外用：研末敷。

地菍

（地茄、铺地锦、地葡萄、古柑、地石榴、野落苏、红地茄）

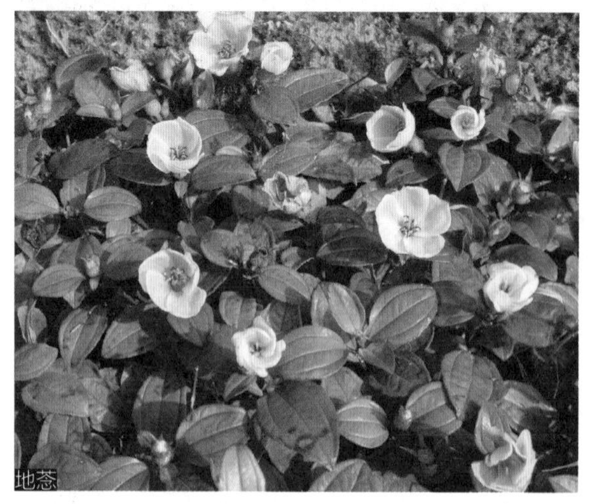

地菍

【药物来源】野牡丹科植物地菍〔*Melastoma dodecandrum* Lour.〕的全草。

【植物特征】多年生亚灌木状草本，长10~30cm。茎匍匐，深紫红色，基部分枝。单叶对生，具短柄；叶片卵形，长1.2～2.5cm，宽0.7～1.7cm，先端钝圆或短尖，基部近圆形，边缘微波状，上面深绿色，下面绿色，两面叶脉疏生粗毛。花单生或2、3朵簇生枝顶，直径1.7～2.5cm，花梗短，被粗毛；花萼钟状，5裂，被粗毛；花瓣5，紫红色，倒卵圆形；雄蕊多数。浆果近圆形，径约7mm，成熟时紫色，存宿萼。种子多数。花期夏季，果期秋季。

【生长分布】生于山坡、路旁、荒地、墓穴、林缘、草丛。分布于我国华南、西南、华中等地区。

【采收加工】夏季采集，割取地上部分，洗净，切段，晒干。

【药理作用】本品煎剂在体外对伤寒杆菌、志贺菌属及金黄色葡萄球菌有抑制作用。

【性味归经】甘、微涩、凉。入肝、肾、脾、肺四经。

【功能主治】活血止血，清热解毒。用于痛经，产后腹痛，血崩，吐血，便血，肠炎，痢疾，痈肿，腹痛带下。

【配伍应用】

地菍-地柏枝 两药均有止血之功。地菍为活血止血，地柏枝乃凉血止血。两药相配，则能凉血和血，活血止血，止血而不致留瘀。用于肝胃热盛所致衄血、咳血、吐血、便血以及尿血、崩漏等。

地菍-紫花地丁 两药均有清热解毒之功。地菍且能活血凉血，紫花地丁并散结消肿。两药配伍，相辅相成，作用较好。用于痈疖肿毒。

【单方验方】

①用于胃出血、大便下血：地菍30克，煎汤分4次服，隔4小时服一次。大便下血加雉鸡尾、粗糠材各等分，炖白酒服（《闽东本草》）。

②用于鼻衄：地菍30克，水煎服（《中国民间百草良方》）。

③治痢疾：地菍、黄毛耳草鲜全草各30克，算盘子、檵木鲜叶各30克。水煎，分3次服（《福建中草药处方》）。

④治急性肠炎：地菍1千克，算盘子根、叶1千克，黄荆子0.5千克，紫珠0.75千克，加水适量，煎成1000毫升。每服20～30毫升，每日3～4次（《全国中草药汇编》）。

⑤治痈（患处皮肉红肿硬结，疼痛）：地菍、大青根、野菊、千里光各30克，酒水煎服（《福建中草药处方》）。

⑥急性盆腔炎：地菍24克，王瓜根9克，三叶鬼针草15克，积雪草、一枝黄花、地耳草各12克，旱田草9克，水煎服（《福建中草药处方》）。

⑦治风火齿痛：地菍30克，洗净，水适量煎服（《闽南民间草药》）。

【用法用量】内服：煎汤，9～15克（鲜品30～60克）。外用：煎洗或捣敷。

【注意事项】根“地菍根”详见本章。

地菍根

（地菍根、地茄根）

【药物来源】野牡丹科植物地菍〔*Melastoma dodecandrum* Lour.〕的根。

【植物特征】详见本章“地菍”。

【生长分布】详见“地菍”。

【采收加工】秋、冬季采挖，洗净，切段，晒干。

【性味归经】甘、微酸、平。入肝、肾、脾、肺四经。

【功能主治】活血止血，利湿通络。用于痛经，产后腹痛，崩漏，白带，肠炎，痢疾，黄疸，尿路感染，风湿痹痛，瘰疬，虚火牙痛。

【配伍应用】

地菍根-苎麻根 两药都有止血之功。地菍根为活血止血，苎麻根乃凉血止血。两药配伍，既能凉血泄热，和血活血，又具止血不留瘀之特点。用于血热妄行所致崩漏、鼻血、便血等。

地菍根-三丫苦 地菍根能利湿，通络，且清血热；三丫苦清热解毒，并祛风湿。两药配伍，共收祛风除湿，凉血解毒，通络止痛之功。用于湿热痹证。

【单方验方】

①治妇人白带，经漏不止：地菍根15~18克，用猪瘦肉60克炖汤，以汤煎药服（《江西民间草药》）。

②治白带多：地菍根、金樱子各15克，水煎服（《全国中草药汇编》）。

③治痢疾：地菍根60克，水煎服，冰糖为引，每日1剂。若久痢不愈，加凤尾草30克，鹅不食草6克，同煎（《全国中草药汇编》）。

④治肾盂肾炎：地菍根60克，淡竹叶块根15克，车前草9克，水煎服（《全国中草药汇编》）。

⑤治黄疸：鲜地菍根90克，白茅根30克，白糖30克，甜酒30克。先将地菍根、白茅根煎水加白糖、甜酒冲服（《湖南药物志》）。

⑥风湿性关节炎：地菍根30~60克，牛藤9克。水酒煎服（《全国中草药汇编》）。

⑦子宫脱垂：鲜地菍根90~120克，红糖少许。水煎冲酒服（《福建中草药》）。

⑧治虚火牙痛：地菍根30~60克，水煎服(《湖南药物志》)。

【用法用量】内服：煎汤，9~15克（鲜品30~60克）。

地涌金莲

（地金莲、地涌莲、地莲花、毛果矮蕉）

【药物来源】芭蕉科植物地涌金莲〔*Musella lasiocarpa* (Franch.) C.Y.Wu.〕的花。

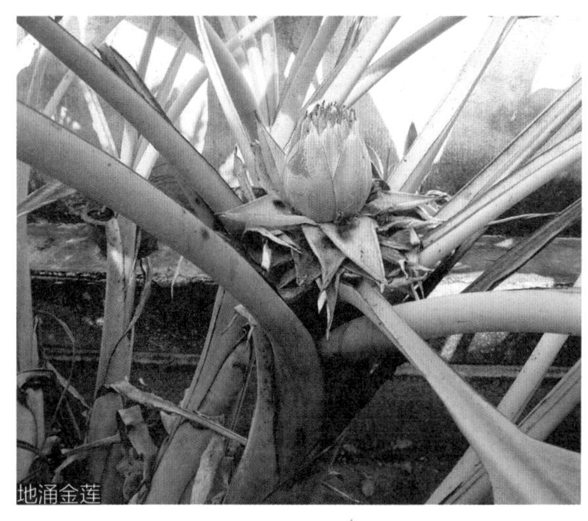

地涌金莲

【植物特征】多年生草本，高80~120cm。根茎粗壮肥厚，白色，多汁液。茎直立，粗壮，由多层叶鞘复叠而成。叶大型，基生，具长柄；叶片长椭圆形，长30~60cm，宽15~25cm，先端钝尖，基部宽楔形，边缘微波状，中脉粗大，下面凸起，两面灰绿色，有白蜡粉。花数朵簇生茎顶黄色佛焰苞叶内，萼、冠管均较长，先端外卷，花瓣短；雄蕊6，花丝聚集成束，花柱较雄蕊长。蒴果倒卵形，被短毛。花期夏季，果期秋季。

【生长分布】生于山坡地；或栽培。分布西南、华南、华中等地区。

【采收加工】夏季采集，晒干。

【性味归经】苦、涩、寒。入大肠经。

【功能主治】收敛止血。用于红崩，白带，便血。

【配伍应用】

地涌金莲-羊蹄 两药秉性寒凉，偏走下焦，均有止血之功。但地涌金莲为清热，收敛，止血，羊蹄乃凉血，和血，止血，并能通便。两者相互为用，共收凉血和血，收敛止血，通便泄热之功。用于热结肠道所致便血、痔疮出血以及崩漏等证。

【用法用量】内服：煎汤，9~15克。

苎麻根

（苎根、苎麻头）

【药物来源】荨麻科植物苎麻〔*Boehmeria nivea* (L.) Gaud.〕的根。

【植物特征】详见“清热泻火”章“苎麻皮”。

【生长分布】详见“清热泻火”章“苎麻皮”。

【采收加工】冬、春季采挖，洗净，切片，晒干或鲜用。

【药理作用】浸膏酸化后的乙醇提取物的水溶性注射液及绿原酸衍生物，对小鼠可缩短血凝时间，并有局部止血作用。

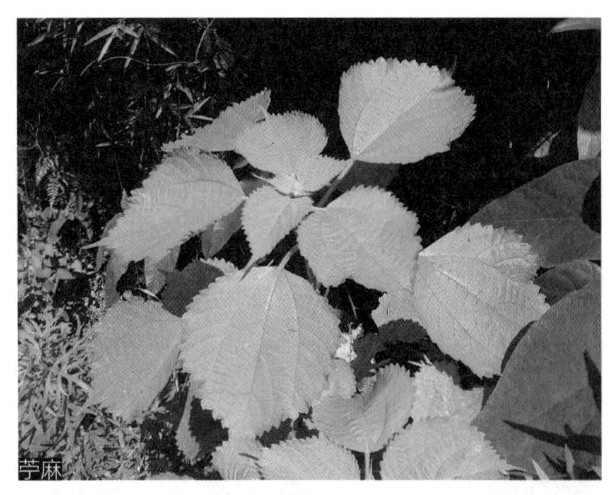
苎麻

【性味归经】甘、寒。入肝、脾二经。
【功能主治】凉血止血，清热安胎，利尿，解毒。用于咯血，吐血，衄血，尿血，崩漏，紫癜，胎动不安，胎漏下血，小便淋沥不畅，热毒疮痈，跌打损伤。
【配伍应用】
苎麻根-白茅根 两药均味甘、性寒，都有凉血止血作用。两药配伍，则大增凉血泄热止血之功。用于血热妄行导致咯血、吐血、衄血、尿血等血证。
苎麻根-黄芩 两药都有清热安胎作用。苎麻根长于凉血泄热安胎，且止血；黄芩偏于清气泄热安胎。两药配伍，共收清气凉血，泄热安胎之功。用于怀胎蕴热所致胎动不安，胎漏下血等。
苎麻根-笔仔草 两药都有清热利尿作用。苎麻根尚能解毒；笔仔草并可通淋。两药相配，共奏利尿通淋，清热解毒之功。用于热淋、血淋等。
【单方验方】
①肺结核咯血：苎麻根、白及各等量，制成浸膏后，压成0.5克片，每服4～6片，每日3次，连服7～10天（《全国中草药汇编》）。
②尿血、血淋或妇人赤白黄带下：苎麻根30～60克，水煎去渣，一日分2～3次服（《全国中草药汇编》）。
③先兆流产：苎麻根24克，莲子30克，白葡萄果15克，冰糖15克，或加砂仁、艾叶各6克，水煎服；或苎麻根、薤白、莲肉各9克，桑寄生、白芍各15克，水煎服（《福建中草药处方》）。
④孕妇腹痛，胎动不安或怀孕期漏红：野苎麻根30克，（鲜根60～90克），水煎浓汁，去渣，一日2～3次分服（《全国中草药汇编》）。
⑤脱肛不收，妇女子宫脱垂：鲜苎麻根一握，切碎捣烂，煎水熏洗，一日2～3次（《全国中草药汇编》）。
⑥跌打损伤：苎麻根30克，鹅不食草15克加酒少许，煎汤服（《福州市民间药草》）。
⑦痈疽发背，或发乳房初起微赤：捣苎麻根敷之，数易（《梅师集验方》）。
【用法用量】内服：煎汤，10～30克（鲜品60～90克）。外用：捣敷。
【注意事项】茎皮“苎麻皮”详见“清热泻火”章；叶“苎麻叶”详见本章。

苎麻叶

（苎叶）

【药物来源】荨麻科植物苎麻〔*Boehmeria nivea* (L.) Gaud.〕的叶。
【植物特征】详见“苎麻皮”。
【生长分布】详见“苎麻皮”。
【采收加工】夏季采集，洗净，晒干或鲜用。
【药理作用】其中所黄酮苷具有收敛性质，溶血试验阴性。
【性味归经】甘、寒、无毒。入肺、脾、肾三经。
【功能主治】凉血，止血，散瘀。用于咯血，吐血，血淋，尿血，创伤出血，肛门肿痛，赤白带下，乳痈，丹毒。
【配伍应用】
苎麻叶-大蓟 两药秉性寒凉，均有凉血，止血，散瘀之功。苎麻叶偏于凉血泄热；大蓟长于和血止血。两药配伍，相辅相成，功效倍增。用于血热妄行之咯血、吐血、血淋、尿血等血证。
苎麻叶-虎杖 两药都有散瘀活血作用。苎麻叶偏于散瘀消肿；虎杖长于活血定痛。两药相配，相互为用，共收散瘀活血，消肿止痛之功。用于跌打损伤，瘀滞肿痛等。水酒各半煎服为佳。
【单方验方】
①治外伤出血：苎麻叶、地衣毛，晒干研粉外用（《单方验方调查资料选编》）。
②治诸伤瘀血不散：苎麻叶（五至六月收）、紫苏叶，擂烂敷金疮上。如瘀血在腹内，水绞汁服。秋冬用干叶亦可（《永类钤方》）。
③乳痈初起：鲜苎麻叶、韭菜根、橘叶同酒糟捣烂，敷患处（《福建中草药》）。
【用法用量】内服：煎汤，15～30克；或捣绞汁，或研末。外用：捣敷。

侧柏叶

（柏叶、丛柏叶、扁柏叶）

【药物来源】柏科植物侧柏〔*Platycladus orientalis* (L.) Franco.〕的嫩枝及叶。
【植物特征】详见“祛风湿”章“柏枝节”。

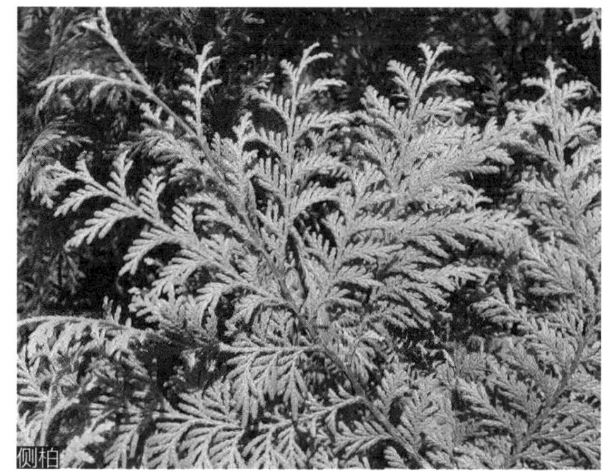
侧柏

【生长分布】详见“祛风湿”章“柏枝节”。

【采收加工】夏季采集，切段，晒干或鲜用。

【药理作用】

①止血作用：具有一定的止血作用，但侧柏炭的凝血时间比生品略差。

②抗病原微生物作用：对金黄色葡萄球菌、卡他球菌、宋内志贺菌、大肠埃希菌有抑制作用，在试管内对伤寒杆菌、白喉杆菌、乙型溶血性链球菌、炭疽杆菌、肺炎双球菌有抑制作用。侧柏叶煎剂对流感病毒（京科68-1）、疱疹病毒、柯萨奇病毒均有抑制作用。

③对呼吸系统的影响：侧柏及其所含黄酮类对小鼠具有镇咳祛痰作用，有舒张支气管平滑肌，缓解支气管痉挛而平喘（部分阻断乙酰胆碱对平滑肌的作用）作用。所含的槲皮素有良好的祛痰作用，能促进痰液的分泌和气管纤毛运动，能延长肾上腺素对支气管的扩张作用。对肠管、支气管平滑肌产生缓慢持久的收缩作用。

④对神经系统的影响：本品煎剂能显著减少小鼠自发性活动和延长戊巴妥钠的睡眠时间，但对咖啡因所致的惊厥无拮抗作用。侧柏酮具有兴奋作用，大剂量可致癫痫样惊厥。

⑤毒性：动物实验未见明显毒性。

【性味归经】苦、涩、微寒。入心、肝、大肠三经。

【功能主治】凉血止血，止咳祛痰。用于咯血，吐血，鼻衄，尿血，崩漏，慢性气管炎，脂溢性皮炎，脱发。

【配伍应用】

侧柏叶-大蓟　两药都有凉血止血作用。侧柏叶且能收敛固涩，大蓟并消瘀活血。两药配伍，既能凉血和血，收敛止血，又有活血祛瘀功能。用于血热妄行所致咯血、吐血、鼻衄、尿血等。

侧柏叶-夜关门　两药都有止咳祛痰作用。侧柏叶苦、涩、微寒，为清泄肺热，收敛肺气以止咳祛痰，夜关门苦、辛、凉，乃开宣肺气，清泄肺热，止咳祛痰。两药配伍，相互为用，功效益彰。用于痰热壅肺所致咳嗽痰多等症。配与瓜蒌、桑白皮、佛手、鱼腥草，以增疗效。

【单方验方】

①胃或十二指肠出血：侧柏叶15克，白及10克，研末冲服（《袖珍中草药彩色图谱》）。

②吐血：鲜侧柏叶，炒黑研细，一日3～4次，每服3克，米汤送下（《常见病验方研究参考资料》）。

③崩漏：侧柏叶、鸡冠花各等分，共烧灰存性研匀，一日3次，每次6克，开水冲服（《常见病验方研究参考资料》）。

④便血：侧柏叶炭12克，荷叶、生地黄、百草霜各9克，水煎服（《全国中草药汇编》）。

⑤慢性气管炎：鲜侧柏叶45克，穿山龙15克，黄芩、桔梗各9克，苍术、黄芪各6克，甘草0.6克。以上为一日量，制成浸膏片，每日分3次服，10天为一个疗程(《全国中草药汇编》)。

⑥治历节风痛，痛如虎咬，走注周身，不能转动，动即痛，昼夜不宁：侧柏叶五钱，木通、红花、羌活、防风各二钱，水煎服（《本草切要》）。

⑦治风痹历节作痛：侧柏叶煮汁，同曲米酿酒饮（《本草纲目》）。

【用法用量】内服：煎汤，6～12克；或研末入丸、散。外用：煎洗，或捣敷，或研末调敷。

【注意事项】树枝“柏枝节”详见“祛风湿”章；种仁“柏子仁”详见“安神”章。

兖州卷柏

（金不换、金扁柏、茯苓蕨、千年柏、凤凰尾、虎毛草）

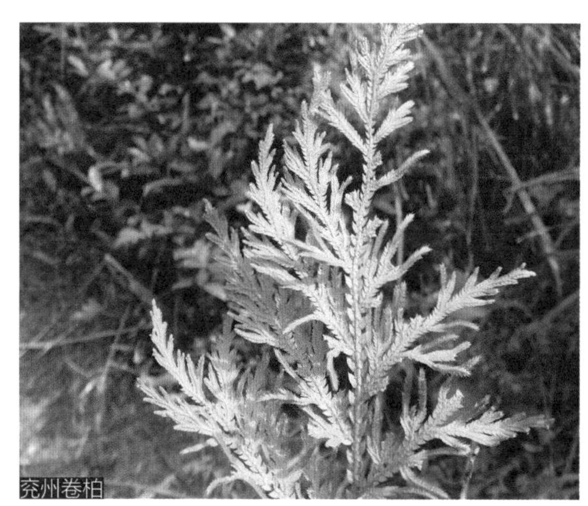
兖州卷柏

【药物来源】卷柏科植物兖州卷柏〔*Selaginella involvens* (Sw) Spring.〕的全草。

【植物特征】多年生草本，高15～40cm。茎直立或斜展，圆柱形，上部有分枝。茎叶稀疏，细小，覆瓦状，叶片卵状矩圆形，先端渐尖；茎上部二至三回羽状分枝；枝上叶稠密，4列交互对生，侧叶较腹背叶大，其上部叶半卵形，先端钝，基部心形，下部叶半长卵形，基部截形，全缘；腹背叶细小，覆瓦状紧贴枝上。孢子囊穗短，单生枝顶，4棱形；孢子叶卵状三角形，先端渐尖。

【生长分布】生于山坡、路旁、沟边、林下阴处。分布于我国华南、西南、华中等地区。

【采收加工】秋季采集，洗净，切段，晒干。

【性味归经】微甘、平。入肺、肝、心、脾四经。

【功能主治】凉血止血，止咳化痰，清热利湿。用于吐血，鼻衄，咳血，痔血，崩漏，咳嗽，哮喘，黄疸，水肿，淋病，带下，瘰疬，乳痈。

【配伍应用】

兖州卷柏-苧麻根　两药均有凉血止血之功。但兖州卷柏偏于止血，苧麻根长于凉血泄热。两药配伍，相辅相成，功效显著。用于血热妄行所致咯血、鼻衄、尿血、崩漏以及血淋等。

兖州卷柏-桑白皮　兖州卷柏味微甘、性平，止咳化痰；桑白皮味甘、性寒，泻肺平喘。两药配伍，共收清肺止咳，化痰平喘之功。用于肺热咳喘等证。

兖州卷柏-车前草　兖州卷柏能清热利湿，且凉血泄热；车前草利尿通淋，并能清热解毒。两药配伍，则能清热利湿，凉血解毒，利尿通淋。用于火迫膀胱所致血淋、热淋等证。

【单方验方】

①用于咯血：用兖州卷柏60克同赤肉60克，炖服（《福州市民间药草》）。

②用于治咳血、崩漏：兖州卷柏21～30克，水煎服（《泉州本草》）。

③治哮喘：兖州卷柏30～60克，冲开水炖冰糖服，日2次（《福建民间草药》）。

④治黄疸：鲜兖州卷柏60～120克，或干的30克，黄酒2茶匙。酌加开水炖1小时，温服，日2次（《福建民间草药》）。

⑤治慢性盆腔炎：兖州卷柏、海金沙全草、山药、金丝草各15克，龙芽草30克。水煎服（《福建中草药处方》）。

⑥治肋间神经痛：兖州卷柏30克，甜菜子、马鞭草各15克，罗勒9克，水煎服（《福建中草药处方》）。

【用法用量】内服：煎汤，9～15克（鲜品30～60克）。外用：捣敷或研末调敷。

【注意事项】注意与“地柏枝”鉴别。

罗汉松叶

（江南柏叶、江南侧柏叶）

【药物来源】罗汉松科植物短叶土杉〔*Podocarpus macrophyllus* (Thunb.) D.Don var. *maki* (Sieb.) Endl.〕的嫩枝及叶。

【植物特征】小乔木或灌木，高10～20m。树干直立，圆

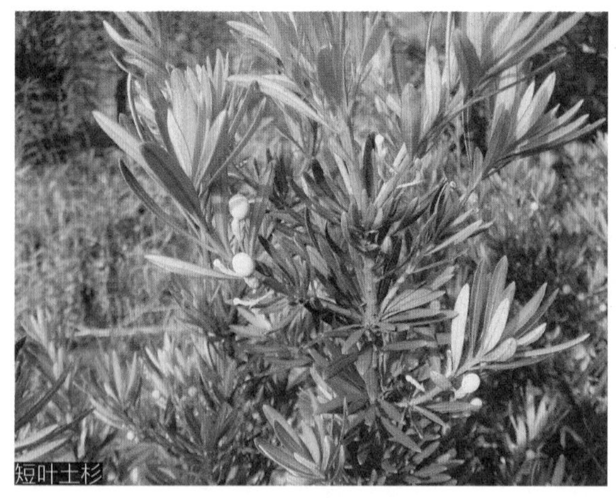
短叶土杉

柱形，树皮褐色，呈鳞片状脱落，枝叶稠密。叶螺旋状排列，具短柄；叶片条状披针形，长6～8cm，宽5～7mm，先端短尖，基部楔形，全缘，上面绿色，光泽，下面青白色；有叶鞘，外面被白粉。花雌雄异株，腋生；雄花序穗状，3～4朵簇生，长3～5cm；雌花序球状，单生，具梗。种子卵圆形，长7～10mm，绿色，被白蜡粉，成熟肉质套被紫色，种套红色，肉质肥厚。花期春季，果期夏、秋季。

【生长分布】多栽培。分布于我国大部分地区。

【采收加工】全年可采，洗净，晒干。

【性味归经】淡、平。入肺、胃二经。

【功能主治】凉血止血。用于吐血，咳血。

【配伍应用】

罗汉松叶-侧柏叶　两药都有凉血止血作用。罗汉松叶并能清肃肺气；侧柏叶兼止咳化痰。两药配伍，凉血止血作用增强，并具清肺泄热，止咳化痰之功。用于肺经热盛，咳血、衄血，以及咳嗽、气逆、黄痰等。

【单方验方】止吐血、咳血：罗汉松叶每用30克，加蜜枣2个煎服（《广东中药》）。

【用法用量】内服：煎汤，9～15克。

【注意事项】“土杉叶”性味、功能主治与本品相同，同等入药；根皮“罗汉松根皮”详见“活血化瘀”章。种子及花托“罗汉松实”详见“益气”章。

细草

（藻、金鱼藻、聚藻、松藻、软草、鱼草）

【药物来源】金鱼藻科植物金鱼藻〔*Ceratophyllum demersum* L.〕的全草。

【植物特征】多年生水生草本，全株悬于水中，暗绿色，长可达60cm。茎圆柱形，柔弱，有分枝。叶轮生，4～8枚；叶片2歧于基部分出，条状披针形，长1.5～2.5cm，宽

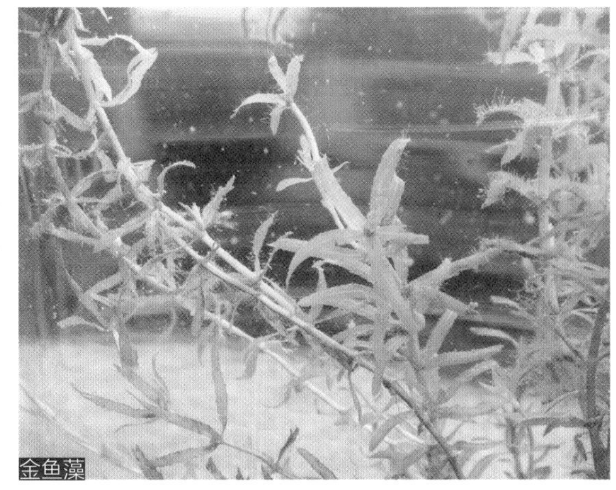
金鱼藻

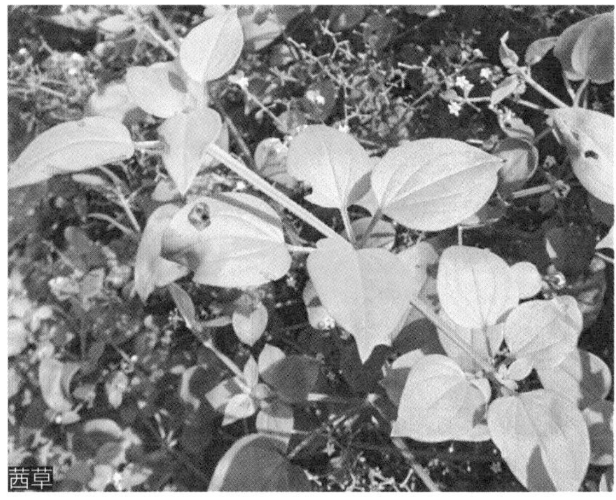
茜草

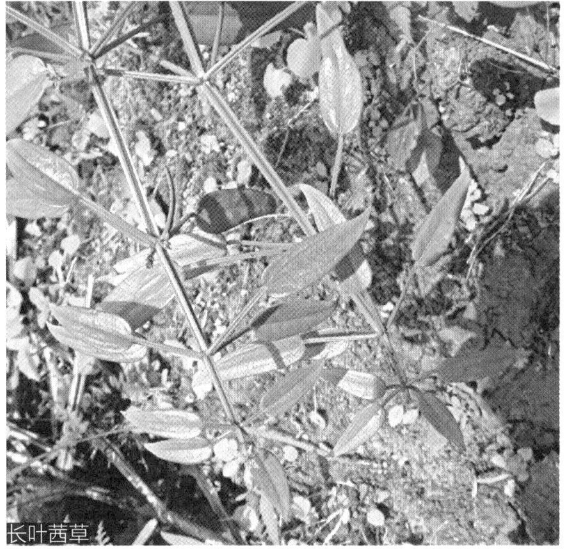
长叶茜草

3～4mm，先端渐尖，基部下延成柄，全缘。花单生叶腋；单性，雌雄同株或异株；花细小，无花被；总苞片多数；雄花雄蕊多数；雌花雌蕊1。子房上位，1室，胚珠1个。小坚果卵圆形，细小，花柱宿存。花期夏季，果期秋、冬季。

【生长分布】生于池沼，河流、水渠。分布于全国各地。

【采收加工】全年可采，洗净，晒干。

【药理作用】对小鼠有降低血清胆甾醇之作用，其作用强于海带，其醚提取物之作用不及醚处理后之残渣。

【性味归经】淡、凉、无毒。入肝经。

【功能主治】止血，降逆。用于吐血，慢性气管炎。

【配伍应用】

鱼草-灶心土　两药都有止血作用。鱼草淡、凉，入肝经，止血并降逆下气；灶心土辛、微温，入脾胃经，乃温中止血，和胃降逆。两药配伍，止血作用增强，并具降逆，下气，止呕之功。用于吐血、衄血、便血等。

鱼草-球兰　鱼草能降肝肺之逆气；球兰能清化肺经热痰。两药配伍，相互为用，可收清肺降逆，化痰止咳之功。用于肺热咳喘气逆、咯痰黄稠等症。

【单方验方】

①吐血：鱼草、仙鹤草、见血清。等量为末，用童便下，每服9克（《四川中药志》）。

②慢性气管炎：鱼草从水中捞出以后，立即洗净，阴干或烘干，可制成散剂，水丸，或蜜丸，每次服1.5～2.1克，每日2～3次。用量过大，有口干，腹泻等副作用。减量后，可自行缓解，不必治疗（《全国中草药汇编》）。

【用法用量】内服：入散、丸剂，3～6克。

茜草根

（过山龙、地苏木、活血丹、红棵子根、土丹参、染蛋藤）

【药物来源】茜草科植物茜草〔*Rubia cordifolia* L.〕和长叶茜草〔*Rubia dolichophylla* Schrenk〕的根及根茎。

【植物特征】

①茜草：多年生草本，长0.6～2m。根细长，多数，圆柱形，外红褐色，断面浅红色。叶轮生，通常4枚，叶柄长1～5cm，有细小倒生刺；叶片卵状心形或阔卵形，长2～6cm，宽1～4cm，先端渐尖，基部微心形，全缘，两面绿色，纵脉4～5条，下面纵脉有细小倒生刺。花小，多数集成聚伞圆锥状，生叶腋或枝顶；花萼极细，先端平截；花冠淡黄色，5裂；雄蕊5，着生冠喉；子房下位，柱头头状，2裂。浆果圆形，肉质，光滑，绿色，被白蜡粉，成熟红色后转黑色。

②长叶茜草：基本形态与茜草同，主要区别，茎呈显著四棱形，叶片长椭圆形或披针形，基部圆形，叶纵脉3条。

二者花期夏、秋季，果期秋、冬季。

【生长分布】生于山坡、林边、小灌丛。分布于我国绝大部分地区。

【采收加工】全年可采，除须根，洗净，晒干。

【药理作用】

①对血液系统的作用：人服茜草液，凝血时间可被缩短。体外试验表明，茜草煎剂因含茜草素，能同血液中的钙离子

结合，有轻度的抗凝效应。所含的柠檬酸（枸橼酸）为一抗凝剂，早已用于输血。

②抗菌作用：根煎剂用小板小杯法，对金黄色葡萄球菌有抑制作用。体外试验对溶血性链球菌、肺炎双球菌、炭疽杆菌、流感杆菌、致病性皮肤癣菌等有抑制作用。

③对呼吸系统的作用：茜草煎剂有一定的镇咳祛痰作用，但加乙醇沉淀过滤后的液体无效。

④抗肿瘤作用：所含的环己肽类化合物对小鼠的白血病、腹水癌、直肠癌、肺癌等有抗癌作用，并可用于预防癌转移，其效果与长春新碱、丝裂霉素、阿霉素等相同或更强。本品对人体子宫颈癌细胞培养体系JTC-26株，体外试验有抑制作用，抑制率在90%以上。

⑤毒性：人体试验观察到服用本品根煎剂后有较持久的恶心、血压轻度升高等不良反应。

【性味归经】苦、寒。入肝经。

【功能主治】凉血止血，行血祛瘀，止咳化痰。用于咯血，吐血，鼻衄，尿血，便血，崩漏，经闭，风湿痹痛，血栓闭塞性脉管炎，慢性气管炎。

【配伍应用】

茜草根-苎麻　两药都有凉血止血作用。茜草根并行血祛瘀；苎麻兼利尿泄热。两药配伍，共收凉血泄热，止血祛瘀之功。用于血热妄行所致吐血、衄血、便血、尿血等出血证。

茜草根-星宿菜　两药都有行血祛瘀之功。茜草根则偏于祛瘀，星宿菜长于通经。两药配伍，相辅相成，功效增强。用于血瘀经闭、跌打损伤等。

茜草根-桑白皮　茜根草苦、寒，能清肺止咳化痰；桑白皮甘、寒，泻肺消痰平喘。两药合用，共收清热泄肺，化痰止咳，下气平喘之功。用于肺热之咳喘气逆、痰多黄稠等症。

【单方验方】

①吐血，咳血：茜草根0.5千克，研细末，入生蜜1千克和为膏，每日蒸晒一次，九蒸九晒，每日清晨服二三汤匙，水冲服。另服他药调理（《常见病验方研究参考资料》）。

②用于吐血不定：茜草根一两。生捣罗为散。每服二钱，水一中盏，煎至七分，放冷，食后服（《简要济众方》）。

③经闭：茜草根30克，酒、水各半煎服；或茜草根30～60克，当归30克，酒、水各半煎服，忌食生冷（《常见病验方研究参考资料》）。

④跌打损伤：茜草根120克，白酒750毫升，浸泡7天，每次服30毫升，一日两次；或茜草根、白马骨根各30克，水煎服（《中草药彩色图谱与验方》）。

⑤咳嗽：茜草根、石韦各15克，水煎服（《袖珍中草药彩色图谱》）。

⑥跌打损伤：茜草根、黄柏各9克，共捣烂（和酒），外敷伤处，一日一次（《常见病验方研究参考资料》）。

【用法用量】内服：煎汤，6～9克；或研末入丸、散。外用：捣敷或研末调敷。

【注意事项】茎、叶“茜草茎”详见本章。脾寒及无瘀滞者忌服。

茜草茎

（茜草藤）

【药物来源】茜草科植物茜草〔*Rubia cordifolia* L.〕和长叶茜草〔*Rubia dolichophylla* Schrenk〕的茎及叶。

【植物特征】详见“茜草”。

【生长分布】详见“茜草”。

【采收加工】夏、秋季采集，洗净，切段，晒干。

【性味归经】苦、寒。入肝经。

【功能主治】止血，行血。用于吐血，血崩，经闭，风湿痹痛，腰痛，跌打损伤。

【配伍应用】

茜草茎-大蓟　茜草茎苦、寒，清热止血，并行血；大蓟甘、苦、凉，凉血止血，兼消瘀。两药配伍，相须为用，共奏清热凉血，止血散瘀之功，血止而不留瘀。用于血热妄行所致吐血、血崩、便血等；并用于血热所致血瘀之出血。

茜草茎-虎杖　两药均味苦、性寒；茜草茎行血祛瘀；虎杖活血定痛。两药配伍，相互为用，共呈活血祛瘀，消肿止痛之功。用于跌打损伤，瘀滞肿痛等。

【单方验方】

①治热症吐血，妇人血崩，经出色黑：茜草茎60克，水煎服（《四川中药志》）。

②治跌打愈后，筋骨酸痛：干茜草茎，每次24克，合猪脚节炖服（《泉州本草》）。

③治疔疽：茜草茎略加食盐，捣烂，敷疔疽疮头（《现代实用中药》）。

【用法用量】内服：煎汤，9～15克（鲜品30～60克）。外用：捣敷。

茶子木花

（油茶花）

【药物来源】山茶科植物油茶〔*Camellia oleifera* Abel.〕的花朵。

【植物特征】常绿灌木或乔木，高3～4m。树干直立，圆柱形，树皮棕褐色，小枝暗灰色，上部多分枝。单叶互生，

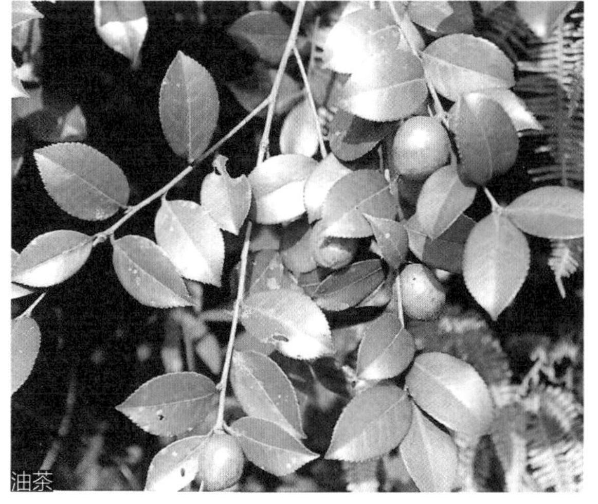
油茶

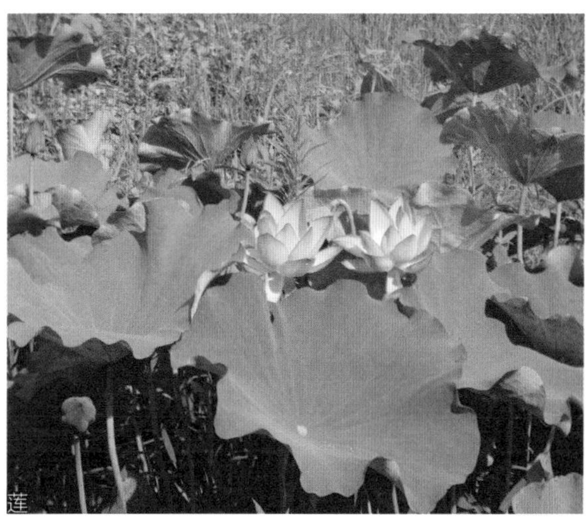
莲

叶柄长3～6mm；叶片革质，卵状椭圆形，长3～7cm，宽2～4cm，先端短尖或急尖，基部近圆形，边缘有锯齿，上面绿色，光泽，下面浅绿色。花单生，或数朵簇生叶腋或枝顶，花径可达5cm，无梗；花萼圆形，外面被丝毛；花瓣5～7，倒卵形，先端2深裂；雄花多数；子房密被丝状绒毛，柱头3浅裂。蒴果近圆形，直径1.5～3cm，果瓣木质，皮黄绿色，有棕色腺点或斑纹。种子1～3枚，外皮褐色。花期冬季，果期冬至翌年秋季。

【生长分布】 生于山坡、路旁、灌丛；或栽培。分布于我国华南、华中、西南等地区。

【采收加工】 冬季采集，晒干。

【性味归经】 苦、寒、小毒。入肝、胃二经。

【功能主治】 凉血止血。用于胃肠出血，咳血，鼻衄，肠风下血，子宫出血，烫伤。

【配伍应用】

茶子木花-地涌金莲 两药都有止血作用。茶子木花苦寒，为凉血泄热止血；地涌金莲苦涩而寒，凉血泄热而收敛以止血。两药配伍，共奏清热凉血，收敛止血之功。用于热盛咳血、衄血、便血、吐血、崩漏等。

【用法用量】 内服：煎汤，3～6克。外用：研末调抹。

莲花

（菡萏、荷花、水花）

【药物来源】 睡莲科植物莲〔*Nelumbo nucifera* Gaertn.〕的花蕾。

【植物特征】 详见“清热泻火”章“莲须”。

【生长分布】 详见“清热泻火”章“莲须”。

【采收加工】 夏季采取未开放花蕾，阴干。

【性味归经】 苦、甘、凉。入心、肝二经。

【功能主治】 散瘀止血，清热。用于跌损呕血，天疱湿疮。

【配伍应用】

莲花-炒栀子 两药均有散瘀止血之功。莲花味苦、甘，性凉，兼清泄心肝之热；炒栀子味苦、性寒，并泻三焦之火。两药配伍，则能散瘀止血，清热泻火。用于跌打损伤所致咳血、呕血，以及热盛络损之咳血、吐血、鼻衄。

【单方验方】

①治坠损呕血，坠跌积血，心胃呕血不止：干莲花，为末。每酒服方寸匕（《医方摘要》）。

②治天疱湿疮：莲花贴之（《简便单方》）。

【用法用量】 内服：研末，1.5～3克；或煎汤。外用：贴敷。

【注意事项】 雄蕊“莲须”、叶“荷叶”分别详见“清热泻火”章与“清暑热”章；花托“莲房”、根茎节“藕节”详见本章；果仁“莲子”详见“安神”章。

莲房

（莲房壳、莲壳）

【药物来源】 睡莲科植物莲〔*Nelumbo nucifera* Gaertn.〕的成熟花托。

【植物特征】 详见“莲须”。

【生长分布】 详见“莲须”。

【采收加工】 秋季果实成熟时，摘取花托，取出莲子，除去花梗，晒干。

【性味归经】 苦、涩、温。入肝经。

【功能主治】 消瘀止血。用于崩漏下血，月经过多，尿血，胎漏下血，子宫脱垂，脱肛，黄水疮。

【配伍应用】

莲房-艾叶炭 两药都有止血作用。莲房味苦、涩，性温，行肝经血分，消瘀通经，收敛止血；艾叶炭味苦、性温，行脾经气分，温脾散寒，消滞止血。两药配伍，共奏散寒消滞，化瘀活血，收敛止血之功。用于寒凝血瘀，血不归经之出血证，如妇人月经淋沥不止，或时下时止，伴血色黯黑质稠有块，小腹疼痛等。

【单方验方】

①用于室女血崩，不以冷热皆可服：荆芥、莲房壳（烧灰存性），上等分，为细末。每服三钱，食前，米饮汤调下（《太平圣惠方》）。

②用于血崩：棕皮（烧灰）、莲房壳（烧存性）各半两，香附子三两（炒）。上为末。米饮调下三四钱，食前（《儒门事亲》）。

③用于经血不止：陈莲房壳，烧存性，研末。每服二钱，热酒下（《妇人经验方》）。

④用于胎漏下血：莲房，烧，面糊丸，梧子大。每服百丸，汤、酒任下，日二（《朱氏经验医方》）。

⑤子宫脱垂：莲房壳（烧灰）、荆芥（炒）各30克。共为末，每服12克，早、晚开水送服（《常见病验方研究参考资料》）。

⑥用于黄水疮：莲房烤焦（烧成白灰无效），研为细末，过筛，贮瓶备用。先用浓茶将疮面洗净，取末均匀撒在疮面上，渗湿再撒，直至疮面干燥后，用食油将痂洗净，取药末同食油调糊状，外敷疮面，每日2～3次（《湖南医学杂志》）。

【用法用量】内服：研末，4.5～9克；或为丸，或煎汤。外用：研末撒或调敷。

【注意事项】用于止血，大多制炭。炮制：将莲房置锅内，上覆一个口径相等的锅，全锅贴上白纸，盖缝处再封上黄色泥土，小火烧（煅）至白纸变黄即可使用。

铁树叶

（朱蕉叶）

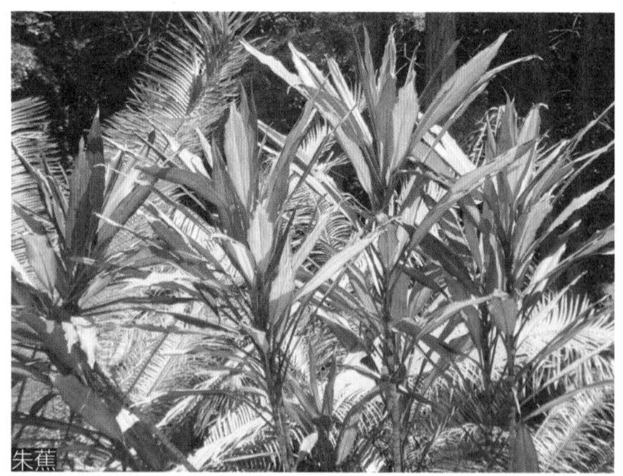

朱蕉

【药物来源】龙舌兰科植物朱蕉〔*Cordyline fruticosa* (L.) A. Cheval.〕的叶。

【植物特征】灌木，高0.8～2.5m。茎直立，圆柱状，有多数叶柄痕迹，通常不分枝。叶互生，常聚生茎上部，有长柄；叶片椭圆状披针形，长30～45cm，宽6～10cm，先端渐尖，基部渐窄，全缘，两面绿夹紫色或紫夹紫红色。圆锥花序顶生，长18～30cm，浅红至青紫色；总状苞片3枚；花被管状，上部6裂，裂片直立；雄蕊6；子房3室，每室胚珠数粒。浆果。花期夏季，果期秋季。

【生长分布】多数栽培。分布于我国华南、西南等地区。

【采收加工】四季可采，切段，晒干。

【性味归经】甘、淡、凉。入脾、胃二经。

【功能主治】清热止血，散瘀止痛。用于吐血，便血，尿血，月经过多，跌打肿痛，胃痛，痢疾。

【配伍应用】

铁树叶-苎麻根 两药都有止血作用。铁树叶乃清气泻火以止血；苎麻根为凉血泄热而止血。两药配伍，则能清火泄热，凉血止血。用于热盛所致便血、尿血、鼻血、咳血等。

铁树叶-虎杖 铁树叶能散瘀止痛，虎杖可活血止痛。两药配伍，相得益彰，共收散瘀活血，消肿止痛之功。用于跌打肿痛等。

【单方验方】

①治大便出血：铁树叶30克，猪精肉120克，水煎，早、晚饭前各服一次（《岭南采药录》）。

②治赤痢：铁树叶30克，石榴皮9克，马齿苋30克，金银花15克，水煎服（《陆川本草》）。

【用法用量】内服：煎汤，15～30克；或炖肉。

【注意事项】花"铁树花"有清痰火，止血作用。用于咳血，月经过多，尿血，痔血，跌打肿痛。在此点之，不再另述。

铁海棠花

（麒麟花）

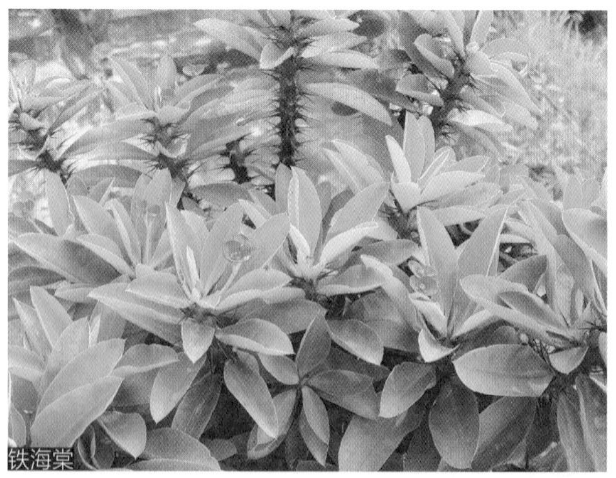

铁海棠

【药物来源】大戟科植物铁海棠〔*Euphorbia milii* Ch.des Moulins〕的花朵。

【植物特征】多年生亚灌木，高30～100cm，全株近肉质，有白色乳汁。茎丛生，直立或斜展，通常5纵棱，多分枝，有尖锐皮刺，生于棱脊。叶互生，常生于上部嫩枝，无柄，下部光秃；叶片倒卵形至矩圆状匙形，长2.5～5cm，宽1～1.5cm，先端圆而具突尖，基部渐窄成楔形，全缘，两面绿色，光泽。杯状花序，2～4个排列成二歧聚伞状，生于茎之上部，总梗极长，具花梗；无花被；总苞钟形，先端5裂，基部有2苞片，鲜红色；花单性，雌雄花同生总苞内；雄花多数，雄蕊1；雌花单生于雄花中央，子房上位，3室，花柱3。蒴果扁圆形。花、果期全年。

【生长分布】栽培。分布于我国华南、西南等地区。

【采收加工】夏季采集，鲜用或阴干。

【性味归经】苦、凉。入心经。

【功能主治】止血。用于功能性子宫出血。

【用法用量】内服：煎汤10～15朵；或炖肉。

高粱泡叶

（寒泡刺叶）

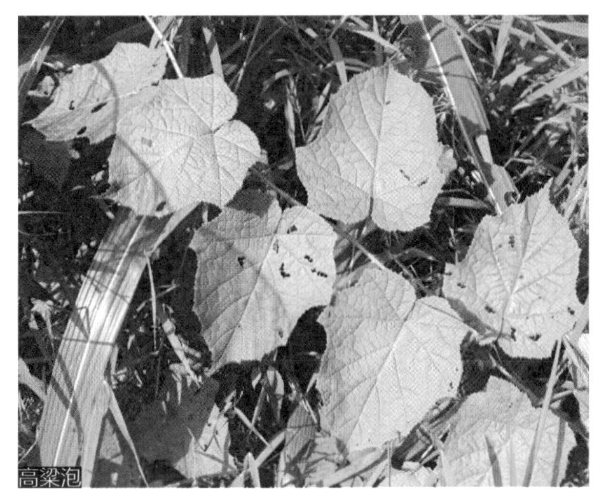

【药物来源】蔷薇科植物高粱泡〔*Rubus lambertianus* Ser.〕的叶。

【植物特征】详见“辛凉解表”章“高粱泡根”。

【生长分布】详见“辛凉解表”章“高粱泡根”。

【采收加工】夏季采集，洗净，晒干。

【性味归经】甘、微苦、凉。入肺、肝二经。

【功能主治】凉血止血。用于咳血，咯血，鼻血，外伤出血。

【配伍应用】

高粱泡叶-桑叶　两药质轻气寒（凉），偏行上焦。高粱泡叶凉血泄热止血；桑叶宣透郁热，清头目，而凉血。两药配伍，则能轻清宣透，宣泄郁热，凉血止血，共呈宣卫凉营之功。用于上焦热盛所致咳血、鼻血以及目赤肿痛等。

高粱泡叶-苎麻根　两药均有凉血止血作用。高粱泡叶偏于和血止血，苎麻根长于凉血泄热。两药相配，相辅相成，功效显著。用于血热妄行所致咳血、咯血、鼻血等。

【单方验方】

①用于肺病咳血：高粱泡叶15克，冰糖30克。水煎，早、晚饭前各服一次（《浙江天目山药植志》）。

②治外伤出血：鲜高粱泡叶适量，捣烂外敷（《江西草药》）。

【用法用量】内服：煎汤，9～15克。外用：捣敷。

【注意事项】根“高粱泡根”详见“辛凉解表”章。注意与“黄水蔗叶”鉴别，详见“清热燥湿”章。

悬钩根

（山莓根、木莓根、三月蔗根）

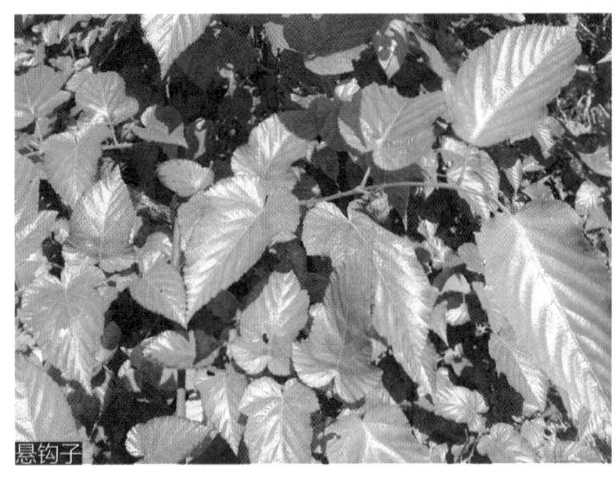

【药物来源】蔷薇科植物悬钩子〔*Rubus corchorifolius* L.f.〕的根。

【植物特征】一年或二年生亚灌木，高0.8～1.8m。根茎短，少分枝，圆柱状，弯曲，须根少。茎直立，圆柱形，中空有髓，棕褐色，多分枝，小枝被毛，散生倒钩刺。单叶互生，具长柄，有倒钩刺；叶片卵形，长3～9cm，宽2～5cm，先端渐尖，基部近心形，边缘有粗锯齿，或有浅裂，上面绿色，下面绿色，纵脉有倒钩刺。花单生，或数朵簇生小枝上，直径可达3cm；萼片5，外面被毛；花瓣5，白色，长椭圆形；雄蕊多数；心皮多数。聚合果圆形，或倒心形，肉质，成熟时橘红色，多汁，甜而微酸。花期春季，果期夏季。

【生长分布】生于山坡、荒地、路旁、草丛。分布于我国大部分地区。

【采收加工】夏季采挖，或剥取根皮，洗净，切段，晒干。

【性味归经】苦、涩、平。入肺、肝、脾、肾、大肠五经。

【功能主治】活血止血，祛风利湿。用于吐血，便血，肠炎，痢疾，风湿关节痛，跌打损伤，月经不调，白带。

【配伍应用】

悬钩根-莲花　两药都有止血作用。悬钩根活血止血；莲花散瘀止血。两药配伍，相须为用，既有活血散瘀之功，又能收敛止血。用于跌打闪挫所致咳血、吐血、便血等。

悬钩根-钩藤根　悬钩根能祛风，利湿，活络；钩藤根能活血，祛风，止痛。前者偏于祛风湿之邪，后者长于舒筋止痛。两药配伍，相互为用，共收祛风除湿，活络止痛之功。用于风湿痹证，关节痛、腰痛等。

【单方验方】

①用于血崩不止：悬钩根四两，酒一碗。煎七分，空心温服（《乾坤生意》）。

②治感冒：鲜悬钩根21～30克，水煎服。

③治泄泻、久痢：鲜悬钩根21～30克，水煎服。

④腰痛：干悬钩根30克，肖梵天花根30克，水煎服。

⑤白带：干悬钩根15～24克，菅（山苡米）干根60克，水煎服（②～⑤方出自《福建中草药》）。

⑥治疟疾：悬钩根3～9克，煮鸡蛋3个，发病前1小时，吃蛋喝汤（《陕西中草药》）。

【用法用量】内服：煎汤，15～30克。

【注意事项】果实“悬钩子”详见“壮阳”章。

棕榈皮

（棕毛、棕皮）

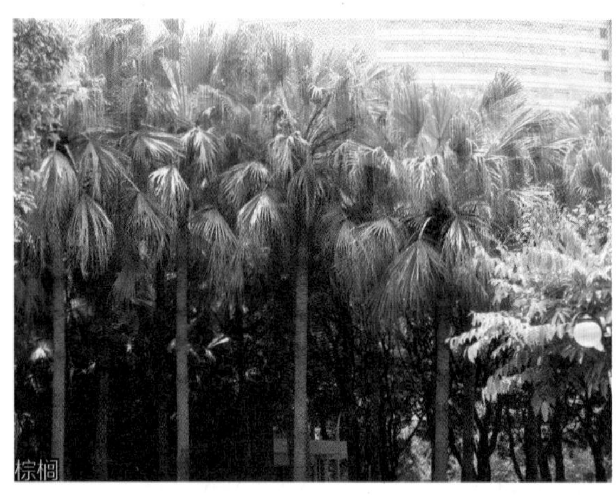

棕榈

【药物来源】棕榈科植物棕榈〔*Trachycarpus fortunei* (Hook.) H. Wendl.〕的叶鞘纤维。

【植物特征】常绿乔木，高6～15m。根茎短，侧根发达，多数。树干直立，圆柱形，不分枝，褐色，中、下部有环纹，上部多数叶柄残留。叶簇生茎顶，叶柄长60～100cm，坚硬；叶片革质，呈扇形，长可达70cm，掌状分裂，裂片有中脉，先端2尖裂，深裂达叶片中部，两面深绿色。穗状圆锥花序，抽于叶丛，幼时近肉质，基部有多数鞘状苞片；雌雄异株；花小，多数，无花萼；花被6，黄色，卵圆形；雄蕊6。核果圆形或近肾形，直径达1cm，具果柄，花被宿存。花期春季，果期冬季。

【生长分布】生于向阳山坡、林间；大多栽培。分布于我国大部分地区。

【采收加工】全年可采，剥下纤维状鞘片，晒干。

【性味归经】苦、涩、平。入肝、脾二经。

【功能主治】收涩止血。用于吐血，衄血，便血，尿血，血崩，久痢，带下。

【配伍应用】

棕榈皮-灶心土　两药都有止血作用。棕榈皮收敛固涩以止血；灶心土温脾统血止血，兼降逆和胃。两药配伍，共收温脾统血，降逆止呕，收涩止血之功。用于脾气虚寒，不能统摄血液所致吐血、便血等。

【单方验方】

①治久鼻衄不止：棕榈皮、刺蓟、桦皮、龙骨等分。研细末，每服二钱，米饮汤下（《鸡峰普济方》）。

②用于血崩不止：棕榈皮烧存性，为末，空心淡酒服三钱（《妇人良方》）。

③用于血崩：棕榈皮（烧存性，研细如粉）一钱，牡蛎（火煅，研如粉）五分。入麝香少许，拌令匀，空心米饮调下（《百一选方》）。

④治高血压：鲜棕榈皮18克，鲜向日葵花盘60克。水煎服，每日一剂（《江西草药》）。

【用法用量】内服：煎汤，9～15克；或研末。

【注意事项】棕榈止血须炒炭。根“棕树根”、花序“棕榈花”、果实“棕榈果”详见本章；心材“棕树心”可益气养血，用于心悸、乏力、头昏、崩漏。在此点之，不再另述。

棕榈根

（棕毛、棕皮）

【药物来源】棕榈科植物棕榈〔*Trachycarpus fortunei* (Hook.) H. Wendl.〕的根。

【植物特征】详见“棕榈皮”。

【生长分布】详见“棕榈皮”。

【采收加工】全年可挖，洗净，切片或切段，晒干。

【性味归经】苦、涩、平。入心、肝、脾三经。

【功能主治】止血，收敛。用于治咳血，吐血，便血，血淋，血崩，痢疾，遗精，子宫脱垂。

【配伍应用】

棕榈根-侧柏叶　两药都有止血作用。棕榈根为收敛止血；侧柏叶乃凉血止血。两药相配，共收凉血和血，收敛止血之功。用于热盛所致咳血、吐血、便血等出血证。

棕榈根-猪肚　棕榈根能收敛固涩；猪肚补中益气。两者合用，则能健中补虚，收敛固下。用于中气下陷所致阴挺、脱肛等。若配黄鳝藤根、大枣、桂圆，功效更强。

【单方验方】

①治月经过多：鲜棕榈根、芭蕉根等量，水煎服；或加白玉簪、韭菜根入煎（《中草药彩色图谱与验方》）。

②用于吐血：棕榈根烧灰，兑童便、白糖，空心服（《四川中药志》）。
③用于血淋：棕榈根30克。炖猪精肉食（《湖南中药志》）。
③治久痢：棕榈根炖肉食（《四川中药志》）。
④治子宫脱垂：棕树榈根、金樱子各120克，配合豆类炖服，一日一次（《常见病验方研究参考资料》）。
【**用法用量**】内服：煎汤，9～15克。外用：煎洗。

棕榈花

（棕笋、棕鱼）

【**药物来源**】棕榈科植物棕榈〔*Trachycarpus fortunei* (Hook.) H. Wendl.〕的未开放花序。
【**植物特征**】详见“棕榈皮”。
【**生长分布**】详见“棕榈皮”。
【**采收加工**】春季采摘含苞未放花序，切段，晒干。
【**性味归经**】涩、凉、有小毒。入肝、脾二经。
【**功能主治**】止血，降血压。用于血崩，便血，血痢，高血压，瘰疬。
【**配伍应用**】
棕榈花-苧麻根　两药均有止血之功。棕榈花味涩、性凉，清热，收敛，止血；苧麻根味甘、性寒，乃凉血，泄热，止血。相伍，则能清热凉血，收敛止血。用于血热妄行所致血崩、便血、咳血、鼻血等。
【**单方验方**】治大肠下血：棕榈花煮熟切片，晒干为末，蜜汤或酒服一二钱（《濒湖集简方》）。
【**用法用量**】内服：煎汤，3～9克；或研末。

棕榈果

（棕榈子）

【**药物来源**】棕榈科植物棕榈〔*Trachycarpus fortunei* (Hook.) H.Wendl.〕的果实。
【**植物特征**】详见“棕榈皮”。
【**生长分布**】详见“棕榈皮”。
【**采收加工**】霜降前后，果实呈青黑色时采摘，晒干。
【**性味归经**】苦、涩、平。入肝、脾二经。
【**功能主治**】收敛，止血。用于泻痢，遗精，白带，血崩，便血。
【**配伍应用**】
棕榈果-莲子　棕榈果苦、涩、平，收敛固涩；莲子甘、涩、平，补脾止泻，并益肾固精。前者长于固涩，后者重在补脾肾。两药配伍，共收补脾益肾，厚肠止泻，固肾涩精之功。用于脾虚久泻久痢；肾虚梦遗、滑精。
棕榈果-地涌金莲　两药均能止血。棕榈果乃收敛止血，地涌金莲为凉血止血。两药配伍，既能泄热凉血和血，又具收敛止血之功。用于血热所致咳血、血崩、便血等。
【**单方验方**】治高血压，多梦遗精：棕榈果6～30克。水煎服（《云南中草药》）。
【**用法用量**】内服：煎汤，3～9克。

落地生根

（土三七、叶爆芽、厚面皮、打不死、古仔灯、枪刀草）

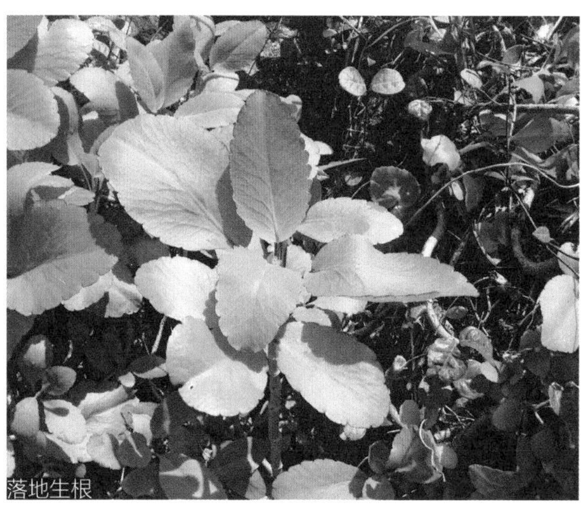
落地生根

【**药物来源**】景天科植物落地生根〔*Bryophyllum pinnatum* (L.f.) Oken.〕的全草或根。
【**植物特征**】多年生草本，全体肉质，高30～90cm。茎直立，圆柱形，有节，中空，少分枝，幼时绿色，老时上部紫色，下部浅褐色。单叶或羽状复叶对生；复叶小叶3～5枚，叶柄长2～9cm，紫色；叶片厚肉质，椭圆形，长5～12cm，宽2～3.5cm，两端圆钝，边缘有钝齿，上面绿色，下面浅绿色，光泽。圆锥花序顶生，两性，花多数，下垂；苞片叶状，2枚；花萼筒状，先端4裂，外面有紫色斑纹；花冠管状，长达5cm，先端4裂，淡红色或紫红色；雄蕊8；心皮4个，分离，花柱细长。蓇葖果，萼、冠宿存。种子多数花期春季，果期夏季。
【**生长分布**】生于山坡、沟边阴湿处；或栽培。分布于我国华南、西南等地区。
【**采收加工**】全草夏季采集，切段，晒干；根秋季采挖，洗净，切片，晒干。
【**性味归经**】淡、微酸、涩、凉。入肺、肾二经。
【**功能主治**】凉血，止血，消肿解毒。用于吐血，刀伤出血，胃痛，痈疖肿毒，乳腺炎，丹毒，关节痛，溃疡。
【**配伍应用**】
落地生根-大黄　两药都有止血作用。落地生根凉血泄热，而收涩止血；大黄清热止血，并泻下祛积，活血祛瘀。两药配伍，共收清热凉血，收涩止血，泻下祛瘀之功。用于跌打损伤所致吐血、咳血等。

落地生根-紫花地丁　两药均有清热解毒之功。落地生根尚能凉血泄热，紫花地丁又善于消肿散结。两药配伍，则能凉血解毒，消肿散结。用于痈疖肿毒、乳痈等。

【单方验方】

①治跌打损伤吐血：落地生根7片。捣烂绞汁，调酒、赤砂糖，炖温服。

②治热性胃痛：落地生根5片。捣烂绞汁，调食盐少许服。

③治关节肿痛：落地生根30克。水煎服。

④治创伤出血：落地生根，捣烂敷患处（①～④方出自《福建中草药》）。

⑤治疔疮，痈疽，无名肿毒：落地生根30～60克。捣烂绞汁，调蜜饮服，渣敷患处。

⑥治喉风肿痛：落地生根5～10片。绞汁含漱。

⑦治乳腺炎：落地生根30～60克。捣烂敷患处（⑤～⑦方出自《泉州本草》）。

【用法用量】内服：煎汤，鲜叶30～60克；或捣绞汁；根3～6克。外用：捣敷，或晒干研末掺，或捣汁含漱。

紫珠

（紫荆、粗糠仔、止血草、螃蟹目、白毛柴、白叶柴）

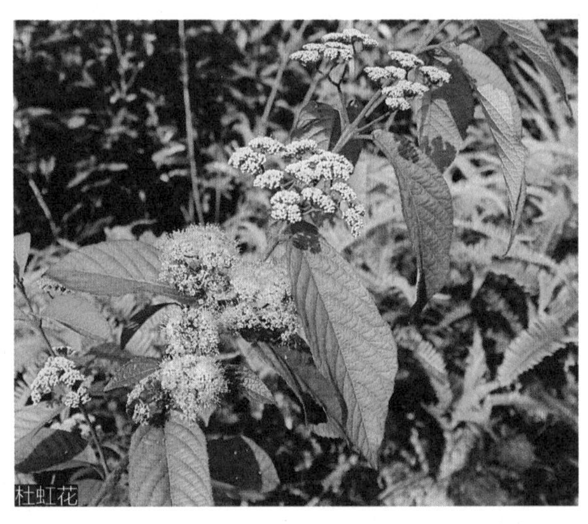

【药物来源】马鞭草科植物杜虹花〔*Callicarpa formosana* Rolfe〕的叶。

【植物特征】落叶灌木，高1.2～2.5m。茎直立，圆柱形，灰色，多分枝，小枝黄色，被锈色星状毛。叶对生，叶柄长1～1.5cm；叶片长椭圆形，长7～16cm，宽3.5～7.5cm，先端渐尖，基部钝或宽楔形，边缘有锯齿，初生叶面绿色，无毛，成熟后上面黄绿色，被粗毛，下面密被黄白色星状毛。复聚伞花序，腋生，序梗、花梗被锈色星状毛；花萼筒状，4齿裂，被星状柔毛；花冠紫色，短筒状，4裂，无毛；雄蕊4，长于冠筒。果实细小，球形，成熟紫红色。花期夏季，果期秋、冬季。

【生长分布】生于山坡、路旁、灌丛。分布于我国华南、华中、西南等地区。

【采收加工】夏季采集，晒干。

【药理作用】紫珠叶能使动物伤口的血流速度减慢，在切口处的血管管腔内形成类似白色血栓结构，而达止血作用。在体外对金黄色葡萄球菌、链球菌、大肠埃希菌及志贺菌属等有抑制作用。

【性味归经】苦、涩、平。入心、肺二经。

【功能主治】止血，散瘀，解毒消肿。用于吐血，咳血，衄血，尿血，便血，崩漏，血小板减少性紫癜，外伤出血，疮痈肿毒，蛇咬伤。

【配伍应用】

紫珠-柿叶　两药均有止血作用。紫珠味苦而涩、性平，止血且散瘀；柿叶味苦、性寒，泄热和血止血。两药配伍，则能凉血泄热，止血活血。用于吐血、咳血、衄血、尿血、便血等。

紫珠-千里光　两药均有解毒消肿作用。但紫珠偏于消肿散结；千里光则重在清热解毒。两药配伍，相须相使，功效更强。用于痈疮肿毒等。

【单方验方】

①呕血：紫珠、龙芽草各5份，茜草2份，烤干研细末，每服2克，日3次；或紫珠60克，白及、石榴叶各30克，研粉，每服3克，冷开水送服，日3～4次（《福建中草药处方》）。

②用于咯血：紫珠30克，侧柏叶、旱莲草各15克，炒艾叶9克，水煎服；或紫珠、山芝麻根各15克，旱莲草30克，或加蕺菜15克，水煎服（《福建中草药处方》）。

③治跌打内伤出血：鲜紫珠60克，冰糖30克。开水炖，分2次服（《闽东本草》）。

④用于血小板减少性紫癜（紫癜、咯血、衄血、牙龈出血、胃肠出血）：紫珠、侧柏各60克，水煎服，每日一剂（《全国中草药汇编》）。

⑤治上呼吸道感染，扁桃体炎，肺炎，支气管炎：紫珠、紫金牛各15克，秦皮3克，水煎服，每日1剂（《全国中草药汇编》）。

⑥治化脓性皮肤溃疡：紫珠、黄柏、紫花地丁各15克，研末开水调涂（《袖珍中草药彩色图谱》）。

⑦治伤风感冒：紫珠15克，水煎热服（《袖珍中草药彩色图谱》）。

【注意事项】根“紫珠根”详见“活血化瘀”章。

【用法用量】内服：煎汤；15～30克（鲜品30～60克）；研末3～6克；或研末入丸。外用：捣敷或研末撒。

蒲黄

（蒲厘花粉、蒲花、蒲棒花粉、蒲草黄）

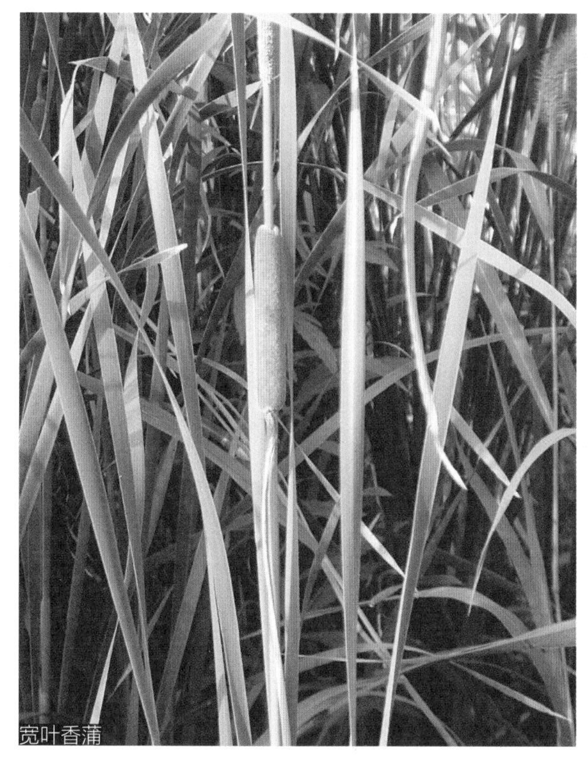
宽叶香蒲

【药物来源】香蒲科植物宽叶香蒲〔*Typha latifolia* L.〕的花粉。

【植物特征】详见“清热凉血”章“蒲蒻”。

【生长分布】详见“清热凉血”章“蒲蒻”。

【采收加工】夏季花将开放时采收蒲棒上部的黄色雄性花粉，晒干研细，筛取筛下细粉。

【药理作用】

①扩张血管：动物实验表明，有一定扩张外周血管，增强冠脉流量作用。

②抗动脉粥样硬化：能降低高脂饲料兔的血脂并有使主动脉、冠状动脉病变减轻的作用。

③收缩平滑肌：对豚鼠、小鼠、兔、犬等离体和在体子宫或肠有兴奋作用。

④促进血凝：对人、兔、犬体外试验和体内试验表明有止血作用。

【性味归经】甘、辛、凉。入肝、心二经。

【功能主治】凉血止血，活血消瘀。用于疮疖肿毒，吐血，衄血，崩漏，泻血，尿血，血痢，带下；外治重舌，口疮，聤耳流脓，耳中出血，阴下湿痒。

【配伍应用】

蒲黄（炒）-灶心土 两药均有止血之功。但功能有别；炒蒲黄为收涩止血，灶心土乃温脾降逆止血。两药配伍，相辅相成，止血功效增强。用于吐血、衄血、崩漏、泻血等证。可配紫珠、见血散，以加强功效。

蒲黄（生）-星宿菜 两药均有活血消瘀作用。但生蒲黄偏于消散；星宿菜长于行滞。两药配伍，功效尤强。用于跌打损伤等。

【单方验方】

①治妇人月候过多，血伤漏下不止：蒲黄三两微炒，龙骨二两半，艾一两。上三味捣罗为末，炼蜜为丸，梧桐子大。每服二十丸，煎米饮下，艾汤下亦得，日再(《圣济总录》)。

②治功能性子宫出血：蒲黄、炒阿胶、巴戟天各10克，大黄炭、当归各5克，熟地黄、生地黄、黄芪、仙鹤草、白术各20克，茯苓15克，地榆炭30克。水煎服，日服一剂。

③治眼底出血：生蒲黄、生地黄、枸杞子、白茅根、墨旱莲各15克，当归、赤芍、菊花各10克。水煎服，日服一剂。

④心绞痛：蒲黄、五灵脂（布包）各6克，葛根10克，降香3克（冲服），丹参5克，水煎服，日服一剂（②~④方出自《常用中药药理与临床应用》）。

⑤治产后心腹痛欲死：蒲黄（炒香）、五灵脂（酒研，淘去砂土）各等分。为末，先用酽醋，调二钱，熬成膏，入水一盏，煎七分，食煎热服（《局方》失笑散）。

⑥治坠伤扑损，瘀血在内，烦闷者：蒲黄末，空心温酒服三钱（《塞上方》）。

⑦治舌胀满口，不能出声：蒲黄频掺（《本事方》）。

【用法用量】内服：煎汤，3~9克；或捣绞汁。

【注意事项】同科同属植物“长苞香蒲”、“狭叶香蒲”、“线叶香蒲”之花粉同等入药。蒲黄止血必炒，生用活血。根茎“蒲蒻”详见“清热凉血”章；全草“香蒲”详见“利尿渗湿”章；果穗“蒲棒”可以消炎止血，抑菌退肿。在此点之，不再另述。

薯良

（赭魁、朱砂莲、鸡血莲、朱砂七、红药子、金花果、血娃）

【药物来源】薯蓣科植物薯莨〔*Dioscorea cirrhosa* Lour.〕的块茎。

【植物特征】多年生缠绕草本，长1~3m。茎圆柱形，暗绿色，有分枝，无毛。块茎肉质，不规则形，粗壮肥厚，外皮深褐色，有多数瘤状突起，切面血红色，多须根，有网纹。基部叶互生，上部叶对生，有叶柄；叶片革质，长椭圆形或披针形，长 10~18cm，宽3~7cm，先端渐尖，基部近圆形，全缘，上面绿色，下面白绿色，基出脉3~5条，侧脉网状。穗状花序，腋生；雄花序长达10cm，花多数，花被6，2轮排列，宽卵形，雄蕊6；雌花与雄花相似，子房下位，3室，每室胚珠2粒。蒴果顶端钝，3棱呈翅状。种子有翅。花期夏季，果期秋季。

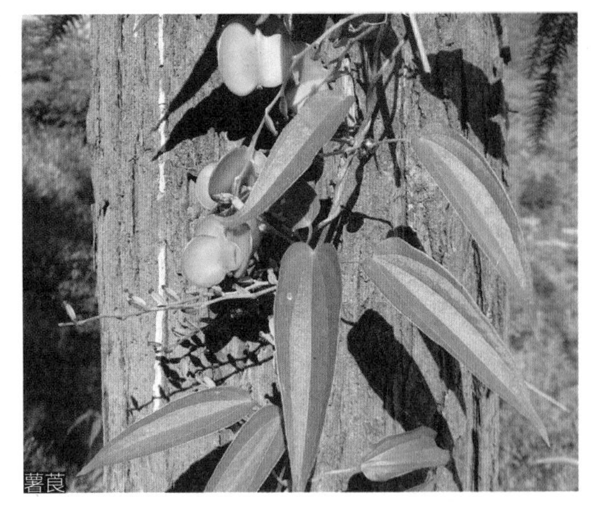

【生长分布】生于山谷林下、林缘、灌丛。分布于我国华南、华中、西南、华东等地区。
【采收加工】秋、冬季采挖，除去须根，洗净，切片，晒干。
【药理作用】
①薯莨在试管内对血液凝固有促凝作用；本品煎剂能明显缩短家兔出血时间、凝血时间。
②本品煎剂、酊剂有兴奋小鼠离体子宫平滑肌的作用。使收缩的张力、频率及振幅均有明显增加。
③毒性：本品口服给药安全，静脉注射对心脏有一定毒性，给家兔静脉注射，可引起迅速死亡，值得注意。
④抑菌试验：体外对金黄色葡萄球菌、痢疾志贺菌均有抑制作用。
【性味归经】苦、微酸、涩、平。入肝、心、肾三经。
【功能主治】活血止血，清热解毒。用于产后腹痛，月经不调，崩漏，咯血，吐血，便血，尿血，腹泻，痢疾，外伤出血，毒蛇咬伤。
【配伍应用】
薯莨-见血清　两药均有止血作用。薯莨味苦、微酸且涩，性平，活血而收敛止血；见血清味苦、性寒，凉血泄热而止血。两药配伍，既能凉血泄热，又具活血，收敛，止血之功。用于热盛所致吐血、咳血、衄血、尿血、便血等。
薯莨-半边莲　两药均有清热解毒，消肿止痛作用。但薯莨消肿止痛效果较好，半边莲清热解毒功效较强。两药配伍，相辅相成，功效益彰。用于疔疮、痈肿、毒蛇咬伤等。
【单方验方】
①咳血：薯莨、藕节各9克，白茅根6克，水煎服（《贵州民间方药集》）。
②血崩：鲜薯莨30克，茶根15克，水煎冲白糖服（《青草药彩色图谱》）。
③功能性子宫出血，产后出血，上消化道出血，咯血：薯莨0.5千克，加水5000毫升，煎成2500毫升，每次服20毫升，每日3次（《全国中草药汇编》）。
④产后腹痛：薯莨9克。煮甜酒服（《贵州民间方药集》）。
⑤跌打损伤：薯莨、朱砂根各9克，茜草15克，紫金牛6克，水煎服（《青草药彩色图谱》）。
⑥用于痛经：薯莨以鲜人尿浸泡晒干，如此反复炮制七次后，用时以开水磨此块根汁10毫升，服下15分钟痛经即止（《福州市民间药草》）。
⑤外伤出血：薯莨晒干研末，外敷（《草药手册》）。
【用法用量】内服：煎汤；3～9克；或研末入丸、散或磨汁。外用：研调撒。
【注意事项】孕妇、心脏病患者忌用。

藕节
（光藕节、藕节疤）

【药物来源】睡莲科植物莲〔*Nelumbo nucifera* Gaertn.〕的根茎的节部。
【植物特征】详见“莲须”。
【生长分布】详见“莲须”。
【采收加工】秋、冬或初春，挖取根茎，除须根，洗净，切取节部，晒干。
【性味归经】甘、涩、平。入肝、肺、胃三经。
【功能主治】止血，化瘀。用于吐血，衄血，咳血，尿血，便血，血痢，崩漏。
【配伍应用】
藕节-灶心土　两药都有止血作用。藕节味甘、涩，性平，为收敛止血，又能消瘀；灶心土味辛、性微温，乃温脾统血而止血，并和胃降逆。两药配伍，共奏温脾摄血，降逆止呕，收敛止血之功。用于脾气虚寒，脾失统血所致吐血、便血等。
【单方验方】
①用于吐血：鲜藕节60克，捣汁饮；或藕节炭、棕榈炭各10克，三七末5克，温开水送服。
②用于鼻血：鲜藕节60克，捣汁饮，并外用滴鼻。
③治便血、痔疮经久不愈：藕节30克，白果10克，水煎服。
④尿血：藕节、小蓟各15克，滑石20克，通草5克，水煎代茶（①～④方出自《袖珍中草药彩色图谱》）。
⑥治坠马血瘀，积在胸腹，唾血无数者：用生藕节捣烂，和酒绞汁饮，随量用（《本草汇言》）。
【用法用量】内服：研末9～15克；或捣绞汁。
【注意事项】“莲须”“荷叶”分别详见“清热泻火”章与“清暑热”章；“莲房”“莲花”详见本章；“莲子”详见“安神”章。

第十九章　活血化瘀

一味药根

（马棘根）

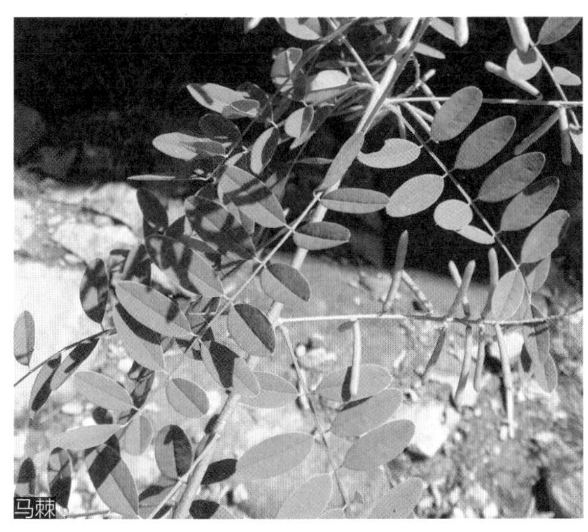

【药物来源】豆科植物马棘〔*Indigofera pseudotinctoria* Matsum.〕的根。

【植物特征】详见“清热解毒”章“一味药”。

【生长分布】详见“清热解毒”章“一味药”。

【采收加工】全年可挖，洗净，切片，晒干。

【性味归经】苦、涩、温。入心、肝二经。

【功能主治】活血祛瘀，解毒。用于咳喘，喉蛾，疔疮，瘰疬，痔疮，跌打损伤。

【配伍应用】

一味药根-虎杖　一味药根性温，活血祛瘀；虎杖性寒，活血止痛。一温一寒，两药合用，性趋平和，并获活血祛瘀，消肿止痛之功。用于跌打损伤，瘀血疼痛。

一味药根-紫花地丁　两药都有解毒，消肿作用。但一味药根偏于消肿散结；紫花地丁重在清热解毒。两药相配，相互为用，功效较好。用于痈疖肿毒初起。

【单方验方】

①治喉蛾：一味药根（去外表薄黑皮）90～120克，加米汤、冰糖或白糖，蒸汁服（5岁以内9克，5～10岁15克）。

②治疔疮：一味药根（去外表薄黑皮）60～90克，水煎服；并用洗净的鲜根，加白糖捣烂敷患处。

③治老人吼咳喘病：一味药根60克，炖五花肉食。

④治风气痛、跌打损伤：一味药根60克，浸酒服（①～④方出自《浙江民间常用草药》）。

【用法用量】内服：煎汤，9～15克（鲜品60～90克），或炖猪肉。外用：捣敷。

【注意事项】全草“一味药”详见“清热解毒”章。

七里香

（满山香）

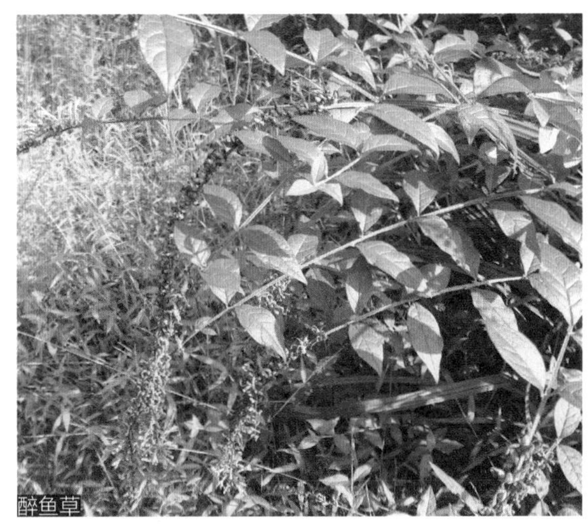

【药物来源】马钱科植物醉鱼草〔*Buddleja lindleyana* Fort.〕的根。

【植物特征】详见“辛温解表”章“醉鱼草”。

【生长分布】详见“辛温解表”章“醉鱼草”。

【采收加工】秋季采挖，洗净，切片，晒干。

【性味归经】辛、苦、温、有小毒。入肝经。

【功能主治】活血化瘀，消积，解毒。用于闭经，癥瘕，血崩，小儿疳积，腮腺炎。

【配伍应用】

七里香-星宿菜　两药都有活血化瘀之功。七里香偏于行血；星宿菜长于散瘀。两药相配，相辅相成，功效显著。用于妇人瘀滞经闭、跌打损伤等证。

七里香-神曲　七里香能消积祛滞；神曲消食健胃。两药配伍，共收消食化积，祛滞和中之功。用于食积不化，脘腹胀满、大便滞少、不思饮食，或肠鸣泄泻等。

七里香-千里光　两药都有解毒消肿作用。七里香辛苦开泄，辛温行散，偏长消肿散结；千里光苦寒清泄，重在清热解毒。两药配伍，相辅相成，功效益彰。用于痈疖、疬核等。

【单方验方】

①治血瘀癥瘕：七里香、蜀羊泉、莪术、三棱，水煎服（《四川中药志》。

②治小儿疳积：七里香、爵床各6克，黄麻叶3克，炖瘦猪肉吃。

③治流行性腮腺炎：七里香6克，犁头草9克，忍冬藤30克，木芙蓉杆9克，狮子草6克。水煎，一日2次分服。

④治淋巴结结核：七里香、夏枯草、猫爪草各15克，鲜土栾儿90克。水煎，一日2次分服。

⑤治风湿性关节炎及腰痛：七里香15克，土藿香9克，白芷18克，佩兰9克，木防己30克。水煎，一日2次分服（②~⑤方出自《常用中草药配方》）。

【用法用量】内服：煎汤，9~15克（鲜品30~60克）。

【注意事项】孕妇及体质虚弱者忌服。全草“醉鱼草”详见“辛温解表”章；花“醉鱼草花”详见“化痰”章。

三七草

（土三七、见肿消、泽兰、散血草、天青地红、血牡丹）

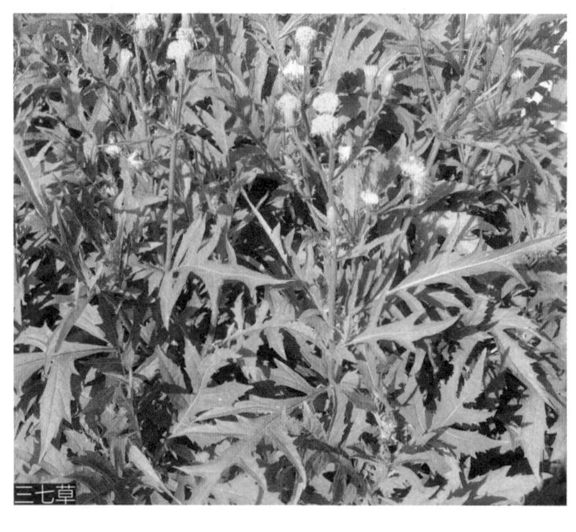

三七草

【药物来源】菊科植物三七草〔*Gynura japonica* (Thunb.) Juel.〕的全草。

【植物特征】多年生草本，高40~90cm或更高。茎直立，圆柱形，幼时肉质，紫红色，上部有分枝。基生叶丛生，具柄；叶片长卵形，有深羽裂；茎生叶互生，有柄，较基叶大，长卵形，长10~25cm，宽5~10cm，先端尖，有深羽裂，裂片披针形，边缘有大小不等粗锯齿。头状花序，顶生，排列成疏伞房状，两性花；总苞筒状，绿色，苞片条形，多数；全为管状花，黄色，先端5裂；雄蕊5；雌蕊1，子房下位。瘦果细小，条形，褐色，有白色冠毛。花期秋季，果期秋、冬季。

【生长分布】生于山野、荒地；或栽培。分布于我国大部分地区。

【采收加工】夏、秋季生长茂盛时割取地上部分，洗净，切段，晒干。

【性味归经】甘、平。入肝、脾二经。

【功能主治】活血，止血，解毒。用于跌打损伤，衄血，咳血，吐血，乳痈，无名肿毒。

【配伍作用】

三七草-炒茜草　两药都有止血作用。三七草活血止血，炒茜草凉血止血。两药配伍，止血作用增强，并具活血散瘀之功。用于跌打闪挫所致咯血、吐血等。

三七草-蒲公英　两药均有解毒消肿之功。但三七草偏于消肿散结；蒲公英则重在清热解毒。两药配伍，相辅相成，功效提高。用于痈疖肿毒、乳痈等。

【单方验方】

①治跌打损伤，经闭，咳血，吐血：三七草15~30克。水煎或捣汁，冲烧酒服。

②治衄血：三七草15克，水煎服。

③治乳痈：三七草15克，水煎服（①~③方出自《湖南药物志》）。

④治无名肿毒：三七草、红赤葛根皮。捣绒包敷（《四川中药志》）。

⑤治毒虫螫伤：三七草汁液，涂患处（《岭南采药录》）。

【用法用量】内服：煎汤；15~30克；或捣绞汁。外用：捣敷或捣绞汁抹。

【注意事项】根“菊三七”详见本章。

土牛膝

（杜牛膝、柳叶牛膝、粗毛牛膝、红牛膝、苏木红）

【药物来源】苋科植物柳叶牛膝〔*Achyranthes longifolia* Mak.〕及粗毛牛膝〔*Achyranthes aspera* L.〕的根及根茎。

【植物特征】

①柳叶牛膝：多年生草本，高80~140cm。根近肉质，簇生，长圆形，粗壮肥厚。茎直立，方形，有节，紫红色或绿带紫红色。叶对生，叶柄长0.6~1.5cm；叶片披针形，长5~15cm，宽1~3.5cm，先端渐尖，基部楔形，全缘，上面绿色，下面紫色。穗状花序，顶生或腋生；苞片1；小苞片2，细尖，紫红色；花被5，绿色，线形；雄蕊5，退化雄蕊方形。胞果长卵形。花期夏、秋季，果期秋、冬季至翌年春季。

②粗毛牛膝：一年或二年生草本，高40~100cm。茎直立，四棱形，节明显，近节处紫红色，幼茎被白短毛。叶对生，有短柄，叶片纸质，倒卵形或长椭圆形，长3.5~11cm，宽2~4cm，先端急尖或钝，基部渐窄，两面均被短伏毛。穗状花序，顶生，长5~15cm，小花多数，开放后反折，花冠

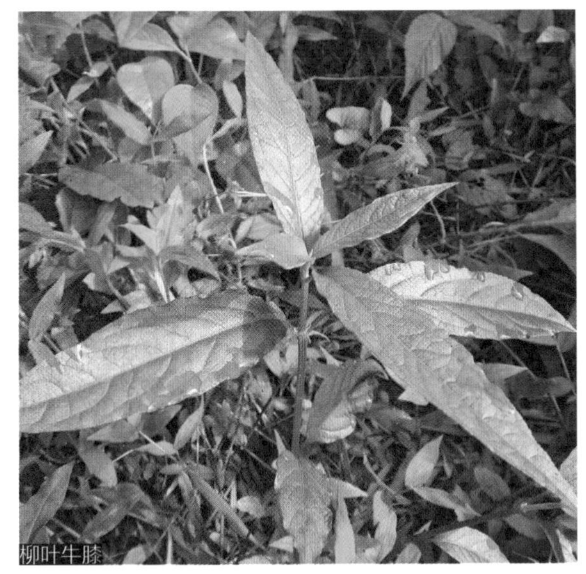
柳叶牛膝

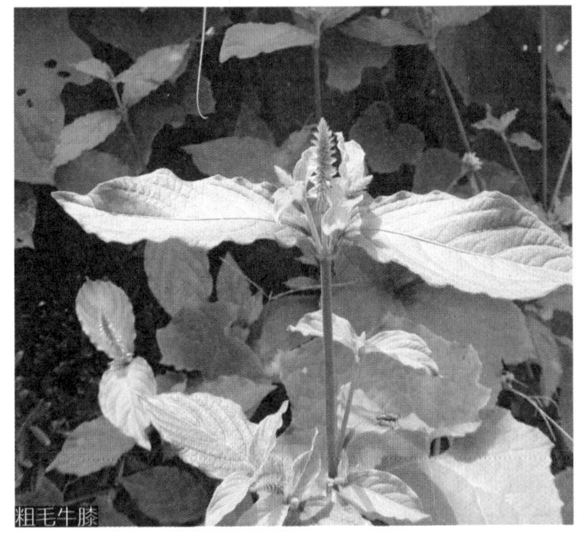
粗毛牛膝

向下，紧贴花轴；苞片2枚，淡红色，锥尖；花被5，绿色；雄蕊5，花柱1。蒴果长圆形，倒生轴上，宿萼包围。花期夏、秋季，果期秋、冬季至翌年春季。

【生长分布】柳叶牛膝生于疏林、毛竹林下、山坡、路旁，分布于我国华南、华东、西南、华中等地区。粗毛牛膝生于山坡、路旁、河岸、房前屋后或栽培，分布于我国华南、华中、西南、华东等地区。

【采收加工】柳叶牛膝冬、春季采挖，除去茎、须根，洗净，切段，晒干。粗毛牛膝秋、冬季采挖，洗净，切段，晒干。

【性味归经】苦、酸、平。入心、肝、大肠三经。

【功能主治】活血散瘀，祛湿利水，清热解毒。用于血滞经闭，跌打损伤，肝硬化腹水，风湿性关节炎，脚气，扁桃体炎，支气管肺炎，白喉，痈肿。

【配伍应用】

土牛膝-星宿菜 土牛膝活血散瘀；星宿菜活血化瘀。两药相配，相辅相成，作用显著。常用于妇人血滞经闭，跌打损伤等。

土牛膝-白茅根 土牛膝能祛湿利水，并清热毒；白茅根能清热利尿，尚泄血热。两药相配，则能清热利湿，凉血解毒，利尿消肿。用于湿热或热毒侵肾所致小便不利、水肿等。

土牛膝-金果榄 两药都有清热解毒作用。土牛膝并能消肿，金果榄尚能止痛。两药配伍，清热解毒作用增强，并具消肿止痛之功。用于热毒喉蛾、痈疖等证。

【单方验方】

①小腹癥瘕：土牛膝、山红花、香附子、一枝花、瓜子金、土当归（伞形科）、两头粘各等量，水酒各半炖服（《畲族医药学》）。

②闭经：土牛膝15克，积雪草10克，同红糖炖服（《畲族医药学》）。

③血滞经闭：鲜土牛膝30～60克，或加马鞭草30克。水煎调酒服（《福建中草药》）。

④跌打损伤：鲜土牛膝30克，黄酒、白糖适量，水煎服（《青草药彩色图谱》）。

⑤下肢关节痛：鲜土牛膝20～90克，水煎服（《青草药彩色图谱》）。

⑥扁桃体周围脓肿（喉痈）：鲜土牛膝30～60克，捣汁徐徐咽下，或入煎剂中服。又可煎汤熏患处或漱口，或研末加冰片吹喉，如是捣汁单服，服后往往能吐出痰涎。孕妇忌服（《常见病验方研究参考资料》）。

⑦治白喉并发心肌炎：鲜土牛膝15克，鲜万年青根9克，捣烂取汁，加白糖适量，温开水冲服（《江西草药》）。

⑧颈淋巴结结核：土牛膝30克，栀子根15克，鸭蛋1枚。轻打鸭蛋至裂痕，水炖服（《福建中草药》）。

【用法用量】内服：煎汤，9～15克（鲜品30～60克）；或捣烂绞汁。外用：捣敷。

【注意事项】粗毛牛膝全草“倒扣草”，详见“辛凉解表”章。

小罗伞

（血党、活血胎、腺点紫金牛、小凉伞、珍珠盖凉伞）

【药物来源】紫金牛科植物小罗伞〔*Ardisia punctata* Lindl.〕的根或全株。

【植物特征】常绿小灌木，高30～60cm。根肥嫩，圆柱形，皮厚，外面红棕色，内白色。茎直立，圆柱形，无毛，除花枝外不分枝。叶互生，具叶柄；叶片椭圆状披针形，长7～13cm，宽1.5～3cm，先端渐尖或短尖，基部楔形，边缘微波状，或有钝齿，上面深绿色，光泽，下面绿色，全叶有黑色腺点。伞房状花序，顶生；花梗长达2cm；花萼5裂，外面被微毛；花冠钟状，5深裂，内白色，外被紫色斑点。浆果圆形，成熟鲜红色，光泽，直径5～7mm。花期夏、秋

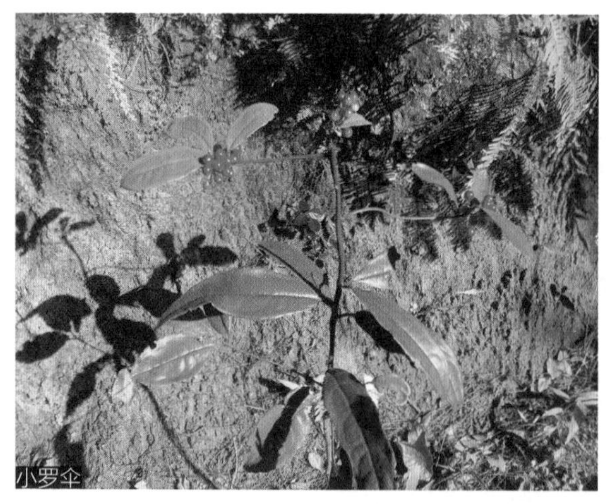
小罗伞

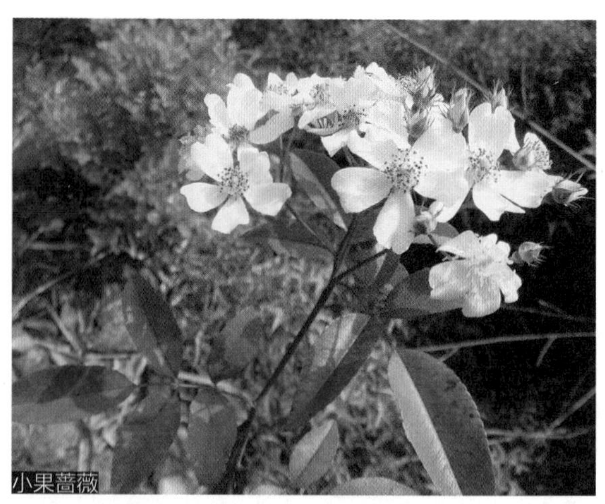
小果蔷薇

季，果期秋、冬季。

【生长分布】生于高山上小灌丛、疏林下。分布于我国华南、西南等地区。

【采收加工】根全年可采，去头茎除须根，洗净，切片，晒干；全株夏季采收，洗净，切段，晒干。

【性味归经】苦、甘、微辛、平。入肝、膀胱、肾三经。

【功能主治】活血调经，祛风除湿。用于闭经，痛经，风湿痹痛，跌打损伤。

【配伍应用】

小罗伞-星宿菜 小罗伞活血调经；星宿菜活血化瘀。两药配伍，相须为用，共奏活血，祛瘀，通经之功。用于血滞经闭等证。

小罗伞-钩藤根 小罗伞能祛风除湿；钩藤根可祛风止痛。两药配伍，则能祛风除湿，活络止痛。用于风湿痹之关节、筋骨痛等证。

【单方验方】治痛经、萎黄病：小罗伞、姜黄、茜草、槟榔钻、黄花倒水莲。煎服（《广西实用中草药新选》）。

【用法用量】内服：煎汤，15~30克。

【注意事项】注意与本章“百两金”鉴别。

小金樱

（红茨藤、山木香、结茧、小刺花、七姐妹、青刺）

【药物来源】蔷薇科植物小果蔷薇〔*Rosa cymosa* Tratt.〕的根。

【植物特征】详见“清暑热”章“小金樱花”。

【生长分布】详见“清暑热”章“小金樱花”。

【采收加工】冬季采挖，洗净，切片，晒干。

【药理作用】

①根皮的粉剂外用有止血效果，其水提取物和二甲基甲酰胺提取物在试管内对兔血有促进凝血作用。水、醇提取物在试管内对金黄色葡萄球菌、溶血性链球菌等有抑制作用。

②毒性：口服未见明显毒性反应。

【性味归经】苦、平。入心、肝、肺三经。

【功能主治】散瘀，止血。用于月经不调，跌打损伤，久泻，劳倦乏力，子宫脱垂，脱肛，外伤出血。

【配伍应用】

小金樱-土三七 小金樱味苦、性平，散瘀，止血；土三七味甘、性平，活血，止血。两药配伍，相须为用，共收散瘀活血，通经止血之功。用于瘀滞经脉，血液不循常道而外溢，所致吐血、便血等。

【单方验方】

①治小便出血：鲜小金樱30克，牛膝、仙鹤草各3~6克，水煎早晚饭前各服一次（《浙江天目山药植志》）。

②劳倦乏力：鲜小金樱30~60克，水煎冲鸡蛋或调酒服。

③慢性腹泻：鲜小金樱30~60克，水煎服。

④子宫脱垂：鲜小金樱90~150克，水煎调黄酒服。

⑤跌打损伤：鲜小金樱45克，水煎调黄酒服（②~⑤方出自《福建中草药》）。

⑥腰痛酸软，腿膝无力，劳动后加重，手足冰冷：盐肤木、天仙果根各30克，南蛇藤15克，青壳鸭蛋2个，水酒各半炖服（《福建中草药处方》）。

【用法用量】内服：煎汤15~60克，或炖肉。

【注意事项】小金樱叶消肿解毒。花“小金樱花”详见“清暑热”章；果实“小金樱子”，详见“化痰”章。

小接骨丹

（活血丹、葎叶白蔹、七叶白蔹）

【药物来源】葡萄科植物葎草叶蛇葡萄〔*Ampelopsis humulifolia* Bge.〕的根皮。

【植物特征】落叶藤本灌木，长2~4m。茎圆柱形，灰绿色或略带紫色，有节，多分枝。叶互生，叶柄长5~12cm，无毛，卷须与柄对生；叶片阔卵形，长、宽约6~12cm，3~5掌状深裂，先端急尖，基部心形，边缘有粗锯齿，上面鲜绿色，无毛，下面灰白色。聚伞花序，与叶对生；花萼杯状；

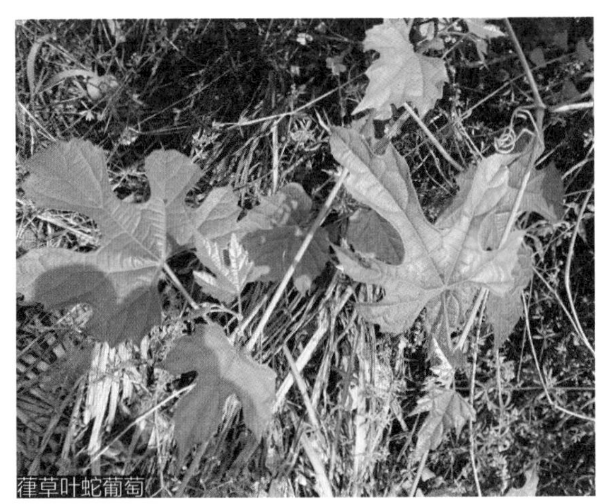
葎草叶蛇葡萄

花瓣5，淡黄色；雄蕊5。浆果圆形，直径6～8mm，熟时浅黄色或浅蓝色。花期夏季，果期秋季。

【生长分布】生于山坡、路旁、灌木丛、沟谷。分布我国大部分地区。

【采收加工】秋季采挖，洗净，取皮，切段，晒干。

【性味归经】辛、热。入肺、肾二经。

【功能主治】活血散瘀，续筋接骨，消炎解毒，祛风除湿。用于跌打损伤，骨折，疮疖肿痛，风湿性关节炎。

【配伍应用】

小接骨丹-虎杖　小接骨丹味辛、性热，活血散瘀；虎杖味苦、性寒，活血定痛。两药配伍，寒温调和，相须为用，共收活血散瘀，消肿定痛之功。用于跌打损伤，瘀滞肿痛等。

小接骨丹-蒲公英　两药都有消肿，解毒作用。小接骨丹辛、热，偏于消肿散结，蒲公英苦、甘、寒，重在清热解毒。两药配伍，性归平和，相辅相成，功效增强。用于疮疖肿毒初起。

小接骨丹-七叶莲　两药均有祛风除湿功效。小接骨丹并能温通经络，七叶莲尚能通络止痛。两药配伍，则能祛风除湿，舒筋活络，温经止痛。用于风寒湿痹之关节、筋骨痛等。

【单方验方】

①治跌打损伤瘀血：小接骨丹研末，1.5～3克，温酒冲服（《中药大辞典》）。

②治疮疖：鲜小接骨丹适量，捣敷患处（《中药大辞典》）。

【用法用量】内服：煎汤，9～15克；或研末。外用：捣撒。

山椒草

（塌地草）

【药物来源】荨麻科植物山椒草〔*Pellionia minima* Mak.〕的全草。

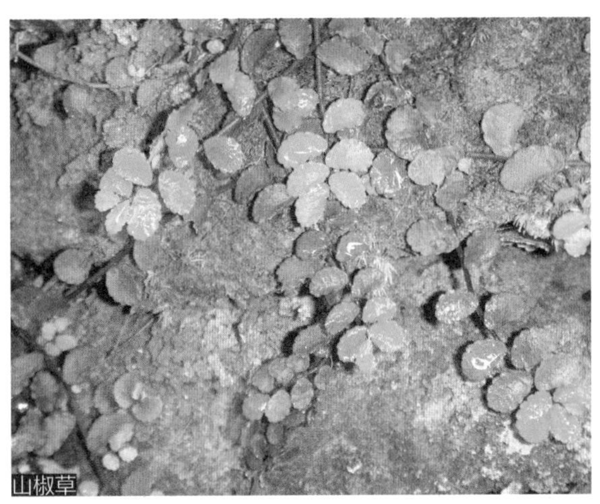
山椒草

【植物特征】多年生草本，长10～30cm。茎匍匐，圆柱形，近肉质，紫褐色或绿褐色，少分枝。单叶互生，具短柄；叶片斜倒卵形，长5～12mm，宽5～8mm，先端钝，基部偏斜，边缘有钝齿，上面深绿色，有贴毛，下面绿色，脉上有毛。花单性，雌雄异株；雄花序有长约1cm的序梗，雌花序无梗，近球状，外面有披针形总苞；花细小，萼片5，线形；雄蕊5；雌蕊1，柱头渐尖。瘦果细小，椭圆形，长约1mm，表面有瘤状突起。花期春季，果期夏季。

【生长分布】生于山坡、沟边、路旁、林边阴湿处。分布于我国华南、华中等地区。

【采收加工】夏、秋季采集，洗净，晒干或鲜用。

【性味归经】辛、微温。入肝经。

【功能主治】活血消肿。用于关节扭伤，鸡眼脚。

【配伍应用】

山椒草-星宿菜　山椒草能活血消肿；星宿菜能活血散瘀。两药配伍，相须为用，共收活血散瘀，消肿止痛之功。用于跌打损伤，瘀滞肿痛等。

【单方验方】

①治关节扭伤：山椒草、蛇葡萄根等量，用酒糟或酒拌和捣烂，烘热包敷患处（《浙江天目山药植志》）。

②鸡眼脚：山椒草加童便捣敷（《草药手册》）。

【用法用量】内服：煎汤，6～9克。外用：捣敷。

女贞根

（冬青根）

【药物来源】木犀科植物女贞〔*Ligustrum lucidum* Ait.〕的根。

【植物特征】详见“辛凉解表”章“女贞叶”。

【生长分布】详见“辛凉解表”章“女贞叶”。

【采收加工】全年可采，洗净，切片，晒干。

【性味归经】苦、平、无毒。入肺、肝二经。

【功能主治】行气活血，止痛。用于盐齁，乳齁，经闭。

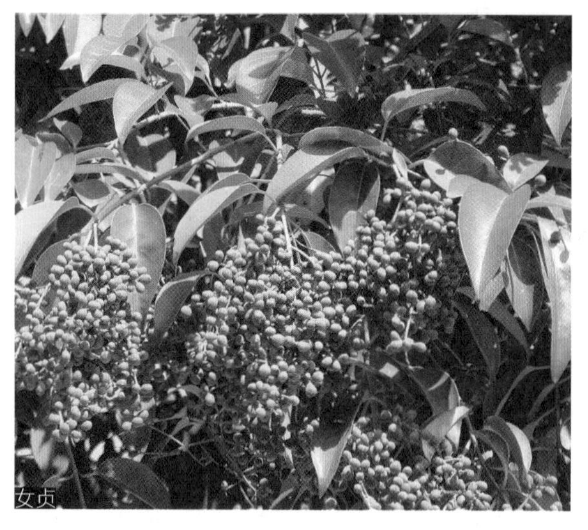

【配伍应用】

女贞根-星宿菜 女贞根行气活血，且止痛；星宿菜活血散瘀，并通经。两药配伍，相辅相成，共呈行气祛滞，活血散瘀，通经止痛之功。常用于妇女血滞经闭、痛经等证。

【单方验方】

①治盐齁、乳齁：女贞根45克。炖五花肉，早晚空心服，隔一周，再如法炖服（《贵州省中医验方秘方》）。

②治干病经闭、咳嗽：女贞根250克，女儿茶根120克，大血藤120克。泡酒，早晚各服一杯（《重庆草药》）。

【用法用量】内服：煎汤，9~15克；或泡酒。

【注意事项】叶“女贞叶”详见“辛凉解表”章；果实“女贞子”详见“滋阴”章。

马兰根

（鸡儿肠根）

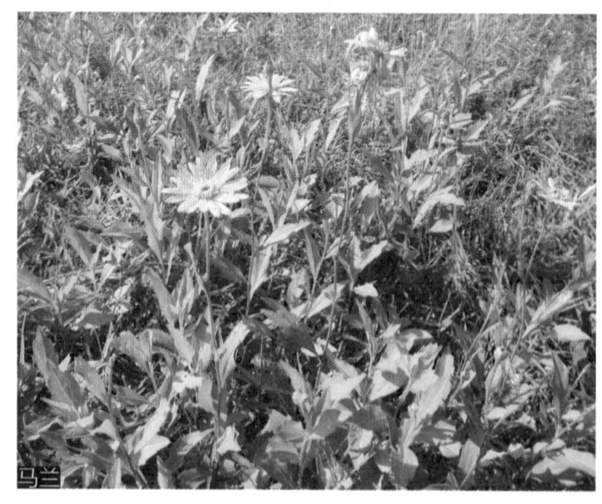

【药物来源】菊科植物马兰〔*Kalimeris indica* (L.) Sch.Bip.〕的根。

【植物特征】多年生草本，高30~60cm。根状茎细长，白色，有节。茎直立，无毛。基生叶莲座状，早萎，茎中部叶互生，具短柄；叶片椭圆状披针形，长5~8cm，宽1.5~2.5cm，先端渐尖，基部渐窄，边缘具不规则粗锯齿，两面绿色；茎上部叶细小，长椭圆形或条形，全缘。头状花序，顶生，直径约2~3cm；总苞半圆形，淡紫色，苞片2~3列，边缘具纤毛；边缘舌状花，1列，雌性，浅紫色或白色，长1~1.5cm，宽1.7~2.5mm，先端钝，中央全为管状花，两性，黄色，先端5裂，外被白柔毛。瘦果倒卵形，扁平。花、果期秋、冬季。

【生长分布】生于路边、田边、溪旁。分布于我国长江中下游及华南、华东等地区。

【采收加工】秋后采挖，洗净，切段，晒干。

【性味归经】辛、凉。入肺、肝、胃三经。

【功能主治】散瘀通经，解毒消肿。治经闭，闭经，跌打损伤，产后腹痛，肝硬化，肝炎，胃炎，睾丸炎，咽喉肿痛。

【配伍应用】

马兰根-星宿菜 马兰根散瘀通经；星宿菜活血散瘀。两药配伍，相辅相成，作用增强。用于经闭、闭经以及跌打损伤等。

马兰根-板蓝根 马兰根辛凉，解毒消肿，且疏散风热；板蓝根苦寒，清热解毒，并利咽消肿。两药配伍，清热解毒作用增强，又具消肿利咽，宣透卫表之功。用于热毒所致咽喉肿痛、赤眼等证。

【单方验方】

①闭经实证：马兰根30克，红枣20克，黑豆60克，红糖60克，将药物煎服，一日一次（《中国民间草药方》）。

②产后腹痛：马兰根30~60克，水煎，黄酒兑服（《中草药彩色图谱与验方》）。

③肝硬化腹水：马兰根、兖州卷柏各60克，天胡荽30克，水煎服（《福建中草药处方》）。

④急性睾丸炎：马兰根60~90克，荔枝核10枚，水煎服（《福建中草药》）。

⑤痔疮肿痛：马兰根90克，马尾松幼苗2株，柳叶白前120克，蕺菜30克，水煎熏洗（《福建中草药处方》）。

⑥治喉痹口紧：马兰根捣汁，入米醋少许，滴鼻孔中，或灌喉中，取痰自开（《孙一松试效方》）。

【用法用量】内服：煎汤，9~18克（鲜品30~60克）；或捣烂取汁。外用：捣敷。

牛膝

（百倍、怀牛膝、鸡胶骨）

【药物来源】苋科植物牛膝〔*Achyranthes bidentata* Bl.〕的根。

【植物特征】多年生草本，高60~140cm。茎直立，四棱形，具纵纹，节明显，基部老时木质化。叶对生，具柄，叶

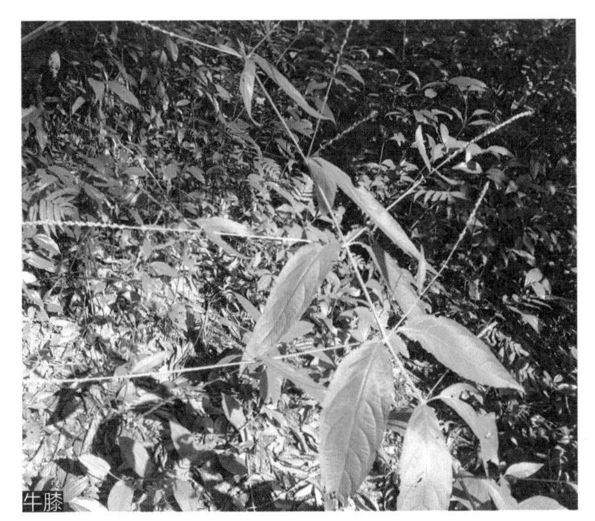

片椭圆形或长椭圆形，长6～11cm，宽2.5～7cm，先端渐尖，基部广楔形，全缘，两面绿色，疏被柔毛。穗状花序，顶生和腋生，长3～5cm，序梗被柔毛；苞片1，先端刺状；小苞片2，针状；花瓣5，绿色，每瓣具1纵脉；雄蕊5。胞果近圆形。种子1粒。花期夏、秋季，果期秋、冬季。

【生长分布】生于山坡、路旁、草丛；或栽培。分布我国大部分地区。

【采收加工】冬季茎叶枯萎时采挖，除须根，洗净，切段，晒干。

【药理作用】

①对子宫作用：牛膝对子宫的作用因动物种类不同及是否怀孕而异。流浸膏或煎剂对离体家兔子宫不论已孕、未孕都能发生收缩。对于收缩无力的小鼠离体子宫则使收缩加强。对猫的未孕子宫呈弛缓作用，而对已孕子宫发生强有力收缩。对已孕或未孕豚鼠子宫多呈弛缓作用。

②对肠管的作用：煎剂对小鼠离体肠管呈抑制作用。牛膝对豚鼠肠管有加强收缩作用。静脉注射对麻醉犬及正常或麻醉兔的胃运动，于短暂兴奋后转为抑制。

③对心血管系统的作用：麻醉犬、猫、兔静脉注射煎剂或醇提取液均有短暂降压作用，血压下降时伴有呼吸兴奋，无急速耐受现象，降压作用主要与组胺释放有关，此外对心脏抑制、外周血管扩张也起一定作用。

④止痛作用：对小鼠腹腔注射酒石酸锑钾或乙酸产生“扭转”的方法，证明煎剂腹腔注射时有一定止痛作用，但远不及吗啡。

⑤抗菌消炎作用：齐墩果酸为广谱抗菌药物，对金黄色葡萄球菌、溶血性链球菌、大肠埃希菌、福氏志贺菌、伤寒杆菌、猪霍乱沙门菌有不同程度的抑制作用，特别是对伤寒杆菌、志贺菌属及金黄色葡萄球菌作用比氯霉素强。对不同致炎剂引致的大鼠足垫肿胀有抑制作用，能使大鼠炎性组织中释放的前列腺素E量减少，抑制大鼠棉球肉芽组织增生。怀牛膝皂苷对大鼠蛋清性关节炎有促进炎症消退的作用。

【性味归经】苦、酸、平。入肝、肾二经。

【功能主治】活血化瘀，解毒消肿。用于经闭，痛经，癥瘕，产后瘀积腹痛，淋病，高血压，痈肿，痿痹，腰脊酸痛，足膝无力。

【配伍应用】

牛膝-星宿菜　两药都有活血化瘀作用。牛膝又善于行腰膝，利关节；星宿菜长于通经活络。两药配伍，共收活血化瘀，活络消肿之功。用于腰、膝、踝跌打闪挫，瘀滞肿痛，以及妇女经闭、痛经等证。

牛膝-蒲公英　两药都有解毒消肿作用。但牛膝消肿作用较好；蒲公英清热解毒功效强。两药配伍，相辅相成，功效更强。用于疮疡肿毒等。内服与外用均可，同时施用疗效更佳。

【单方验方】

①治闭经：牛膝30克，红花、芦荟各15克，水煎，空腹顿服，老酒送下（《常见病验方研究参考资料》）。

②治经闭及经期前后腹痛：牛膝根30克，干漆12克，共研末，每服6克，一日三次，开水送下，酒送服更好（《常见病验方研究参考资料》）。

③治痢下先赤后白：牛膝三两。捣碎，以酒一升，渍经一宿，每服饮两杯，日三服（《肘后方》）。

④治口中及舌上生疮，烂：牛膝渍含漱之，无酒者空含亦佳（《肘后方》）。

⑤下肢关节痛：牛膝15克，水煎服（《常见病验方研究参考资料》）。

⑥痿证：牛膝、黄柏各12克，苍术10克，薏苡仁15克，水煎服（《袖珍中草药彩色图谱》）。

⑦治风湿痹，腰膝少力：牛膝一两（去苗），桂心三分，山茱萸一两。上件药，捣细罗为散。每于食前，以温酒调下二钱（《太平圣惠方》）。

【用法用量】内服：煎汤，6～12克；或研末入丸、散。外用：捣敷。

【注意事项】牛膝若用于痿痹、腰脊酸痛、足膝无力，须酒炒用。孕妇，肾虚遗精、滑精者忌用。

牛尾泡根

（黄泡子根）

【药物来源】蔷薇科植物黄泡子〔*Rubus ichangensis* Hemsl. et Ktze.〕的根。

【植物特征】详见“止血”章“牛尾泡叶”。

【生长分布】详见“牛尾泡叶”。

【采收加工】根全年可采，洗净，切段，晒干。

【性味归经】微辛、平。入肝经。

【功能主治】活血散瘀，止痛。用于跌打损伤，吐血，痔疮出血。

【配伍应用】

牛尾泡根-金橘根 牛尾泡根行肝经，活血散瘀，且止痛；金橘根走肝胃经，利气散结，并消胀。两药配伍，相互为用，共收理气活血，散瘀止痛之功。用于胸胁屏伤或挫伤，以及脘腹损伤等证。

牛尾泡根-见血清 两药均有止血之功。牛尾泡根微辛、平，入肝经，乃活血通经以止血；见血清苦、寒，入肺肾经，清热凉血以和血止血。两药配伍，既能凉血和血，祛滞通经，又能和络止血。用于血热所致咳血、衄血、吐血、痔疮出血，以及跌打损伤，血络破损导致咯血、吐血等。

【用法用量】内服：煎汤，9～15克；或研末。

水红花子

（水荭子、荭草实、水红子）

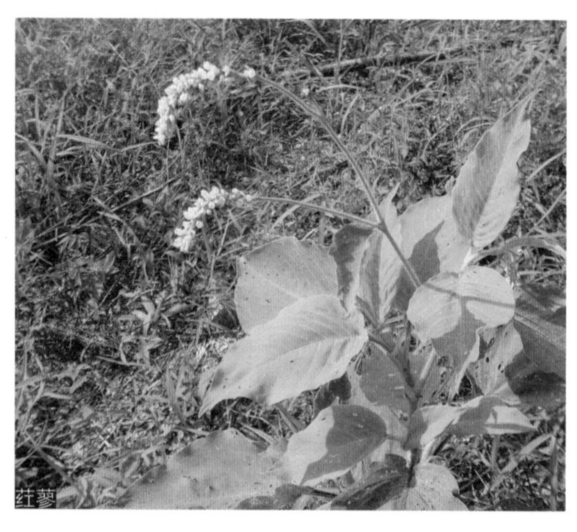

荭蓼

【药物来源】蓼科植物荭蓼〔*Polygonum orientale* L.〕的干燥成熟果实。

【植物特征】一年生草本，高1～2.8m，全体密被白色粗长毛。茎直立，圆柱形，浅绿色，有节，节间中空，上部有分枝。叶互生，具长柄；叶片卵形或广卵形，长12～22cm，宽7～12cm，先端渐尖，基部圆形，全缘或略显浅波状，两面绿色，被粗毛。圆锥花序，顶生，长可达10cm，弯曲或下垂；总梗被粗毛；苞片鞘状，被粗毛；花被5深裂，白色或粉红色；雄蕊7，高于花被，子房上位。瘦果扁圆形，黑褐色，光泽，外存花被。花期春、夏季，果期秋季。

【生长分布】生于河岸、路边湿地；或栽培。分布于我国大部分地区。

【采收加工】秋季采集，割取果穗，晒干，搓揉，除去杂质，簸去果壳。

【性味归经】 咸，微寒。入肝、脾二经。

【功能主治】活血散瘀，消积，利水。用于腹中痞块，肝硬化腹水，胃腹胀痛，消化不良，瘰疬。

【配伍应用】

水红花子-金橘根 水红花子咸、微寒，活血散瘀，消积，利水；金橘根酸、甘、温，行气散结，和胃消胀。两药虽都可散结，但前者偏于消瘀结，后者长于散气结，两药配伍，共收行气活血，化瘀散结，化积消胀之功。用于湿热蕴滞，气血被阻，肝脏肿大、胁下痞块、腹水等症；亦可用于气血郁滞之胃脘痛等。

【单方验方】

①治腹中痞块：水红花子一碗，以水三碗，用文武火煎成膏，量痞大小摊贴，仍以酒调膏服。忌荤腥油腻（《保寿堂经验方》）。

②治慢性肝炎、肝硬化腹水：水红花子15克，大腹皮12克，牵牛子9克。水煎服（《新疆中草药手册》）。

③治脾肿大，肚子胀：水红花子500克，水煎熬膏。每次一汤匙，一日二次，黄酒或开水送服。并用水红花子膏摊布上，外贴患部，每天换药一次（《新疆中草药手册》）。

④治瘰疬，破者亦治：水红花子不以多少，微炒一半，余一半生用，同为末，好酒调二钱，日三服，食后夜卧各一服（《本草衍义》）。

【用法用量】内服：煎汤，6～9克（大量15～30克）；研末或熬膏。外用：熬膏贴或捣敷。

【注意事项】无瘀滞者、孕妇、脾胃虚寒者忌服。水红花子还包括辣蓼草、假辣蓼、柳叶蓼等的种子。

石蝉草

（胡椒草、散血胆、豆瓣七、散血丹、石马菜、豆瓣绿、红豆瓣）

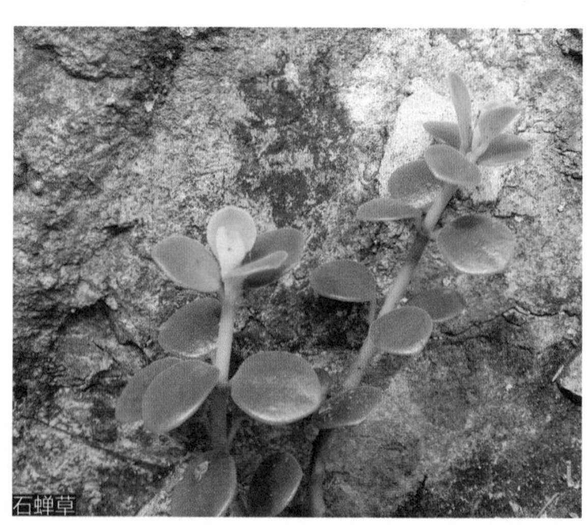

石蝉草

【药物来源】 胡椒科植物石蝉草〔*Peperomia dindygulensis* Miq.〕的全草。

【植物特征】肉质草本，高10～28cm，全体肉质。茎直立，圆柱形，绿色，少分枝，幼枝被短柔毛。叶对生或3叶轮生，有短柄，被柔毛；叶片广卵形，或阔倒卵形，或近圆形，长2～3.5cm，宽1～1.8cm，先端钝，基部圆形，全缘，上面深绿色，光泽，下面绿色，有小腺点。穗状花序腋生或顶生，花序单条或2～3条，直立，长3～9cm，被柔毛；花小，两性，生于序轴，稀疏；苞片盾状；无花萼、花被；雄蕊2；子房倒卵形。浆果圆形，细小，直径4～6mm。花期夏季，果期秋、冬季。

【生长分布】生于山谷沟边、林下石缝。分布于我国华南、西南等地区。

【采收加工】夏季采集，洗净，切段，晒干。

【性味归经】辛、淡、凉。入肺、肝、胃三经。

【功能主治】祛瘀散结，清热化痰，利水消肿。用于胃癌，肝癌，食道癌，乳腺癌，肺癌，支气管炎，肺结核，肾炎水肿。

【配伍应用】

石蝉草-喜树 石蝉草辛、淡、凉，祛瘀散结；喜树苦、寒，攻毒抗癌。前者偏于消结，后者重在攻毒，两药配伍，共收攻毒抗癌，祛瘀消坚，消肿止痛之功。可用于胃癌、肝癌、食道癌、乳腺癌属毒热结聚者。

石蝉草-鱼腥草 两药均味辛、性凉，入肺经，都有清肺热之功。石蝉草乃清肺化痰；鱼腥草为清肺解毒。两药配伍，则能开郁宣肺，泄热解毒，化痰止嗽。用于痰热所致咳嗽、痰多、气逆等症。

石蝉草-水丁香 两药都有利水消肿作用。石蝉草尚能宣通水道，以助行水，水丁香并泄下焦热毒。两药配伍，共奏通调水道，泄热解毒，利尿消肿之功。用于湿热或热毒侵肾所致水肿等证。

【单方验方】治气管支气管炎，肺热咳嗽：石蝉草、石仙桃、白及，水煎服（《云南思茅中草药选》）。

【用法用量】内服：煎汤，30～60克。外用：捣敷。

龙船花茎叶

（卖子木）

【药物来源】茜草科植物龙船花〔*Ixora chinensis* Lam.〕的茎、叶。

【植物特征】详见“平肝息风”章“龙船花”。

【生长分布】详见“龙船花”。

【采收加工】夏季采集，切段，晒干。

【性味归经】甘、微咸、平。入脾、肾二经。

【功能主治】活血化瘀，消肿止痛。用于跌打损伤，疮疖痈肿。

【配伍应用】

龙船花茎叶-积雪草 两药都有活血化瘀之功。龙船花茎叶并能消肿止痛；积雪草又善于消肿散结。两药配伍，相辅相成，作用尤强。用于跌打损伤，瘀滞肿痛等证。

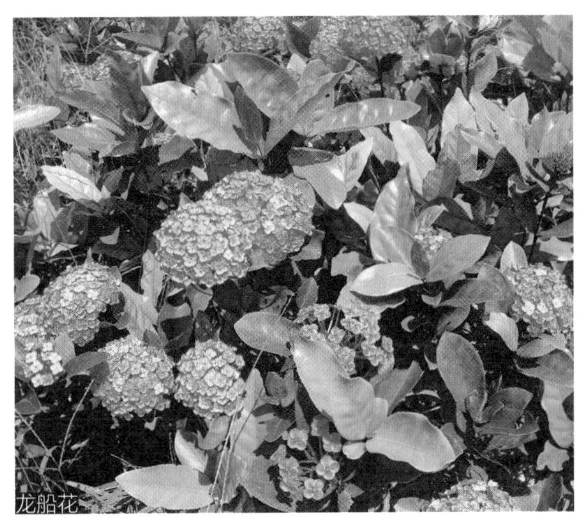

龙船花

龙船花茎叶-蒲公英 两药都有消肿，散结，解毒作用。龙船花茎叶则偏于散结消肿，且止痛；而蒲公英重在清热解毒。两药相须为用，功效增强。用于痈疖肿毒等证。

【单方验方】治跌打损伤，瘀血疼痛，疮疖痈肿：龙船花茎叶捣烂外敷，或全株晒干研粉，用水调敷患处（《常用中草药手册》）。

【用法用量】内服：煎汤，9～15克。外用：研末调敷或叶醋浸敷。

【注意事项】《雷公炮炙论》：“凡采得龙船花茎叶后，粗捣，用酥炒，令酥尽为度，入用。每一两用酥二分为度。”《唐本草》：“主折伤血内溜，绝伤，补骨髓，止痛，安胎。”上供参考。

四时青

（云实叶、南蛇骨叶）

【药物来源】豆科植物云实〔*Caesalpinia decapetala* (Roth) Alston〕的叶。

【植物特征】详见“辛温解表”章“云实根、茎”。

【生长分布】详见“辛温解表”章“云实根、茎”。

【采收加工】夏季采集，晒干或鲜用。

【性味归经】辛、温。入肝经。

【功能主治】活血散瘀。用于跌打损伤，产后恶露不尽，小儿口疮。

【配伍应用】

四时青-当归 四时青辛温行散，活血散瘀；当归甘温滋润，辛散温通，补血活血。两药配伍，则能温经散瘀，活血养血，用于寒凝血瘀证，如妇人产后寒邪内侵，恶露不下、小腹疼痛，或淋沥不断、时多时少、色紫黯有块等。恶露不

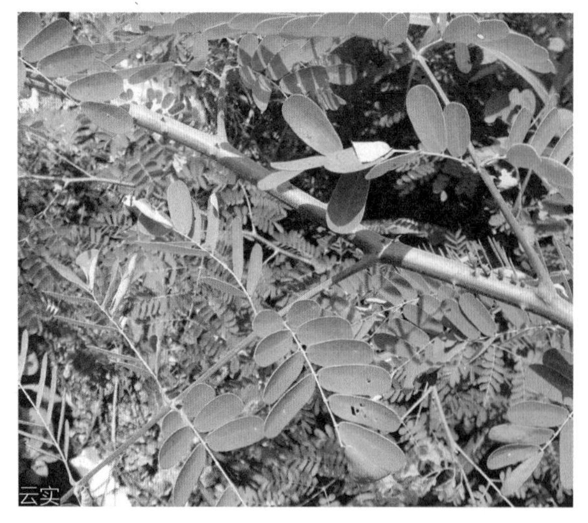

下，配牛膝、川芎、红酒；腹痛，配肉桂、五灵脂、红糖，以增疗效。

【单方验方】

①产后恶露不尽：鲜四时青120克，水煎兑酒服（《中草药手册》）。

②治小儿白口疮：四时青，研末搽上(《贵州省中医验方秘方》)。

【用法用量】内服：煎汤，15～30克。外用：研末搽。

【注意事项】"云实根、茎"，详见"辛温解表"章。

白胶香

（枫香脂、枫脂、白胶、芸香、胶香）

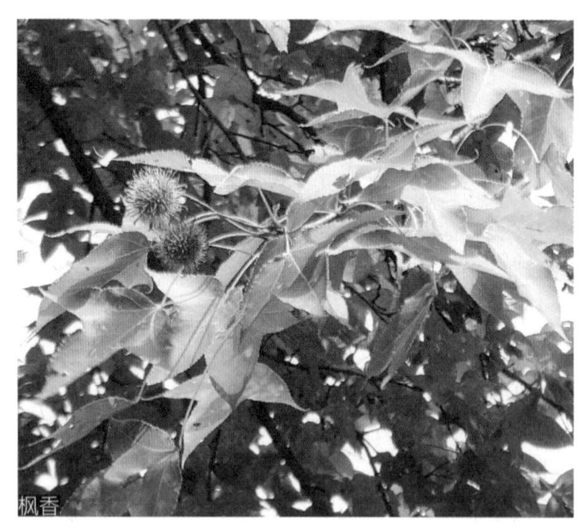

【药物来源】金缕梅科植物枫香〔*Liquidambar taiwaniana* Hance〕的树脂。

【植物特征】半落叶乔木，高可达40m。树干直立，圆柱形，老树干皮灰褐色，成不规则裂，上部多分枝，幼枝有浅棕色短茸毛。单叶互生，具长柄；叶片阔卵形，长5～13cm，宽7～15cm，老树叶细小，先端渐尖，基部心形，掌状3裂，边缘有细锯齿，上面绿色，或中间有褐色斑纹，下面浅绿色。花腋生，单性同株；雄花成总状花序，无花被，雄蕊多数；雌花头状花序，单生，雌蕊多，有少数退化雄蕊。蒴果集生成头状圆形果序，具长梗，下垂，径约2.5～3.5cm，表面有宿存变生刺状花柱。种子多数。花期春季，果期秋、冬季。

【生长分布】生于山坡路旁、灌丛、林间、林缘；或栽培。分布我国大部分地区。

【采收加工】选择生长20年以上粗壮大树，于秋季，从树干基部起每隔约20cm，自不同方向、不同高度凿开一洞，到冬季至翌年春季采集流出的树脂，晒干或自然干燥。

【性味归经】辛、苦、平、无毒。入脾、肝二经。

【功能主治】活血，止血，止痛，生肌，解毒。用于跌打损伤，衄血，吐血，胃痛，牙痛，骨折，痈疽，瘰疬，创伤出血。

【配伍应用】

白胶香-凤仙根 白胶香活血，止痛；凤仙根活血，通络。两药配伍，共呈活血通络，消肿止痛之功。用于跌打闪挫，瘀滞疼痛。

白胶香-灶心土 两药均有止血之功。白胶香乃活血以止血；灶心土为温脾摄血以止血，兼降逆止呕。两药配伍，既能温脾统血，降逆下气，又能活血止血。用于脾气虚寒，不能统血，脉络不和，血液离经，所致吐血、便血等。

白胶香-黄花母根 白胶香能止痛，生肌，解毒；黄花母根能益气排脓。两药配伍，则能解毒止痛，益气托脓，生肌敛疮。用于疮痈溃后脓毒不清、新肌不生、疮口不敛等症。

【单方验方】

①治吐血不止：白胶香不以多少，细研为散，每服二钱，新汲水调下（《简要济众方》）。

②治胃痛：白胶香6～9克。研末，温开水冲服(《江西草药》)。

③治诸疮不合：白胶香、轻粉各二钱，猪油和涂(《仁斋直指方》)。

【用法用量】内服：入丸、散，3～6克。外用：研末撒或调敷，或制膏贴敷。

奴柘刺

（小柘树刺）

【药物来源】桑科植物小柘树〔*Cudrania cochinchinensis* (Lour.) Kudo. et Masam.〕的棘刺。

【植物特征】常绿灌木，高1.5～3.5m。根圆柱形，粗壮，金黄色或橙黄色，外皮柔软，多层，不粘连，易剥落。茎直立或斜展，圆柱形，褐色，散生直立长棘刺。叶互生，或2～4叶簇生，叶柄长0.3～1cm；叶片椭圆形或长椭圆形，长4～8cm，宽1.5～3cm，先端钝或渐尖，基部楔形，全缘，上面暗绿色，下面绿色，无毛。花腋生，

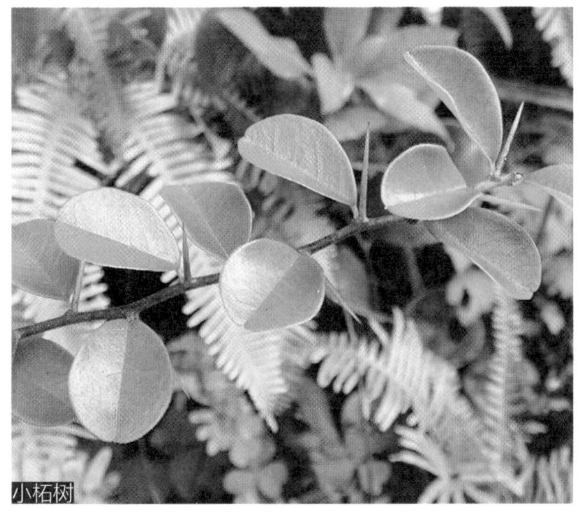
小柘树

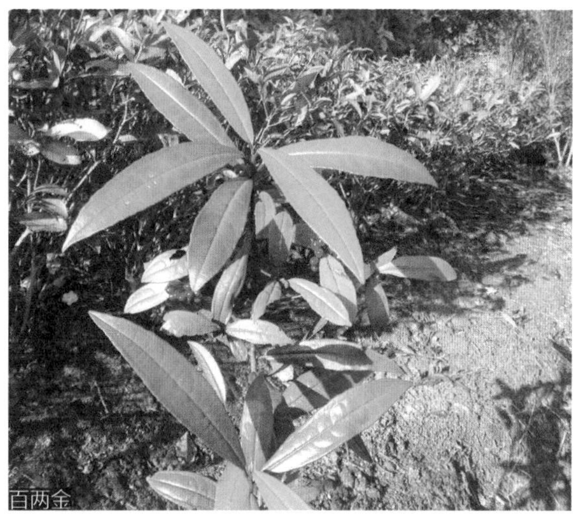
百两金

单生或2朵对生，雌雄异株；雄花序头状，径约0.6cm，花被3～5片，大小不一，淡黄色，外面被毛；雌花序球状，结果时增大，径达1.5cm，花被4片，淡黄色，外被茸毛。聚花果圆形，肉质，直径3～5cm。花期春季，果期秋、冬季。

【生长分布】生于山坡、灌丛、林缘、路旁。分布于我国华南、华东、华中等地区。

【采收加工】全年可采，砍下树枝，用剪刀剪下，晒干。

【性味归经】苦、微温、无毒。入脾、肾二经。

【功能主治】活血散结，行气止痛。用于妇人癥瘕，经闭，胃气痛，胸胁痛，肠道积气。

【配伍应用】

奴柘刺-金橘根　两药都有散结作用。但奴柘刺乃活血散结，而金橘根利气散结。两药相配，共奏理气活血，化瘀散结之功。用于痰瘀胶结之癥瘕，如妇人因脏腑功能失调，致气滞、血瘀、痰浊，单独或合并作用酿成癥瘕者，如女性外阴纤维瘤、子宫肌瘤、卵巢畸胎瘤、浆液瘤等。

奴柘刺-香附　奴柘刺能行气止痛；香附疏肝理气止痛。两药配伍，相须为用，功效益彰。用于肝气犯胃所致胃脘胀满、攻撑作痛、脘痛连胁、嗳气频频等症。

【用法用量】内服：煎汤，6～12克；或研末入丸、散。

【注意事项】《本草拾遗》："主老血瘕，男子痃癖、闪痞，取刺和山棱草、马鞭草作煎如稠糖，病在心，食后；在脐，空心服。当下恶物。"

百两金

（八爪金龙、开喉剑、状元红、铁雨伞、珍珠伞、野猴枣）

【药物来源】紫金牛科植物百两金〔*Ardisia crispa* (Thunb.) A.DC.〕的根。

【植物特征】详见"清热解毒"章"百两金叶"。

【生长分布】详见"清热解毒"章"百两金叶"。

【采收加工】秋、冬季采挖，去头茎除须根，洗净，切片晒干或鲜用。

【性味归经】苦、辛、凉。入肺、胃、肝、胆、大肠、肾六经。

【功能主治】活血消肿，解毒止痛。用于跌打损伤，腰痛，睾丸肿痛，咽喉肿痛，风湿筋骨痛。

【配伍应用】

百两金-星宿菜　百两金活血消肿；星宿菜活血散瘀。两药配伍，相须为用，共呈活血散瘀，消肿止痛之功。用于跌打损伤，瘀滞肿痛。

百两金-紫花地丁　两药都有解毒消肿之功。但百两金偏于消肿散结，且止痛，紫花地丁则重在清热解毒。两药配伍，相须相使，清热解毒，消肿止痛作用较强。用于痈疖肿毒、咽喉肿痛等。

【单方验方】

①跌打损伤：百两金适量，晒干研末，每服6克，早晚各一次，黄酒送服（《中草药彩色图谱与验方》）；或百两金15克，骨碎补12克，土牛膝10克，香附6克，水煎去渣，加白酒适量，分2次服，每日一剂，连服3～5天（《中国民间百草良方》）。

②治跌打肿痛：鲜百两金30～60克。黄酒适量，加水煎服（《福州市民间药草》）。

③挫、扭伤：毛大丁草21克，百两金9克。酒水各半煎服（《福建中草药处方》）。

④治胃气痛：百两金9克，研末，开水冲服，每日2～3次。

⑤治陈旧性腰痛：百两金9克，雪见草15克，水煎，甜酒调服。

⑥治睾丸肿大坠痛：百两金30～60克，荔枝核14枚，酒水煎服（④～⑥方出自《福建中草药》）。

⑦急性扁桃体炎：百两金、射干各12克，水煎含服（《全国中草药汇编》）。

⑧风火喉痛：百两金6克，水煎服，或频频含嚥（《全国中

草药汇编》)。

【用法用量】内服：煎汤，9～15克（鲜品15～30克）；或研末入丸、散。外用：煎水含漱或研末调敷。

【注意事项】注意与“朱砂根”鉴别，详见本章“朱砂根叶”。叶“百两金叶”详见“清热解毒”章。

地锦

（常春藤、爬山虎、红葛、大风藤、枫藤、三叶茄）

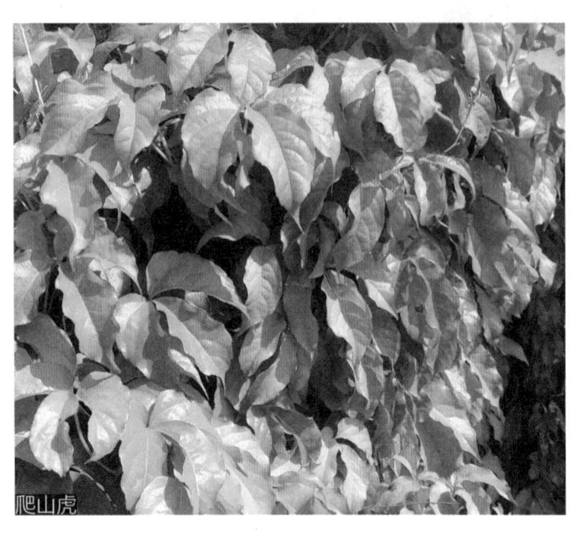

爬山虎

【药物来源】葡萄科植物爬山虎〔*Parthenocissus tricuspidata* (Sieb. et Zucc) Planch.〕的根及茎。

【植物特征】落叶藤本灌木，长可达10余米。茎匍匐，分枝多、细长，有短卷须，须端扩大成具吸附性吸盘，吸附在岩石上或树上。叶互生，叶柄长可达20cm；叶片宽卵形，长10～18cm，宽8～16cm，3浅裂，边缘有粗锯齿，上面深绿色，光泽，下面绿色，叶脉被柔毛；幼苗或下部枝上叶较小，常为指状3小叶或为3全裂。伞房状聚伞花序，通常生短枝顶端的两侧叶之间；花萼小，全缘；花瓣5，黄绿色，先端反折；雄蕊5，子房上位，2室，每室胚珠2粒。浆果熟时蓝黑色，径约6mm，被白粉。花期夏季。果期秋季。

【生长分布】生于山坡岩石上或树干上；或栽培。分布我国大部分地区。

【采收加工】茎冬季落叶后采割，切段，晒干；根全年可挖，洗净，切片，晒干。

【性味归经】甘、温。入肝经。

【功能主治】活血止痛，祛风除湿。用于跌打损伤，产后瘀血，血瘕，血癥，风湿筋骨痛，偏头痛，腰痛。

【配伍应用】

地锦-当归　地锦甘、温，活血止痛；当归甘、辛、温，补血活血，并止痛。两药配伍，活血补血，通络止痛作用较强。用于跌打闪挫，伤筋肿痛，以及产后瘀血痛等。

地锦-梧桐根　两药都有祛风湿作用。地锦并能止痛；梧桐根尚能活络。两药配伍，共收祛风除湿，活络止痛之功。用于风湿关节痛、筋骨痛、头痛等。

【单方验方】

①半身不遂：地锦15克，锦鸡儿根60克，大血藤根15，千斤拔根30克，冰糖少许，水煎服。

②治关节炎：地锦60克，山豆根60克，锦鸡儿根60克，茜草30克，水煎服。

③治偏头痛、筋骨痛：地锦30克，当归9克，川芎6克。水煎服，连服3～4剂（①～③方出自《江西草药》）。

④治胃气冷痛：地锦30～60克，羊肉30克炖服（《福州市民间药草》）。

⑤治疖子、损伤：鲜地锦捣烂，和酒酿拌匀敷患处；另取根15～30克，水煎服（《浙江民间常用草药》）。

【用法用量】内服：煎汤，6～15克；炖肉或泡酒。

【注意事项】注意与“三角风”鉴别，详见“祛风湿”章。

朱砂根叶

（珍珠凉伞叶）

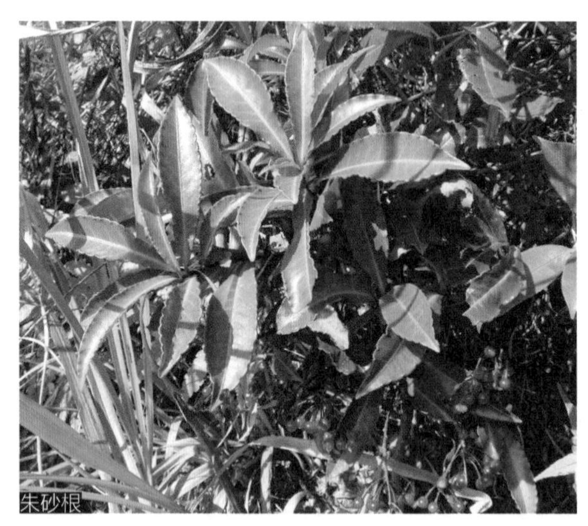

朱砂根

【药物来源】紫金牛科植物朱砂根〔*Ardisia crenata* Sims〕的叶。

【植物特征】详见“清热解毒”章“朱砂根”。

【生长分布】详见“清热解毒”章“朱砂根”。

【采收加工】夏季采摘，晒干。

【性味归经】辛、苦、平。入肺经。

【功能主治】活血祛瘀，止咳。用于咳嗽咳血，跌打损伤，无名肿毒。

【配伍应用】

朱砂根叶-紫金牛　朱砂根叶活血祛瘀，并止咳；紫金牛止咳化痰，而止血。两药配伍，共收祛瘀止血，降逆止咳之功。用于胸胁损伤所致咳血或咯血等。

【单方验方】

①治咳嗽咳血：鲜朱砂根叶15克，甘草3克。水煎服。

②治跌打损伤：鲜朱砂根叶和酒捣烂，加热敷伤处。

③治无名肿毒：鲜朱砂根叶捣烂，调酒或蜜敷患处（①～③方出自《福建中草药》）。

【用法用量】内服：煎汤，9～15克。外用：捣敷或研末调敷。

【注意事项】根“朱砂根”详见“清热解毒”章。

刘寄奴

（金寄奴、乌藤菜、白花尾、千粒米、细白花草、苦连婆）

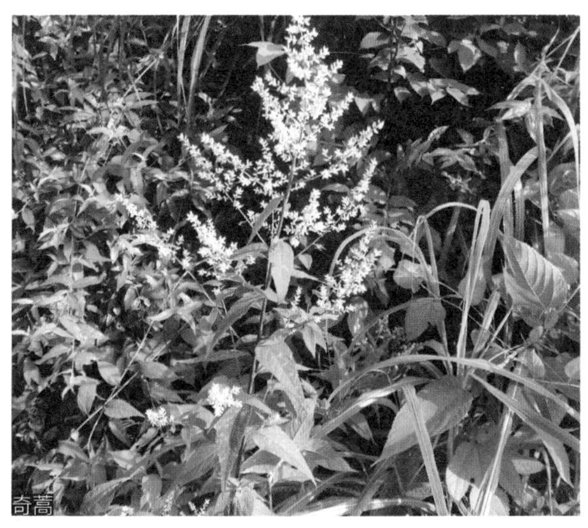

奇蒿

【药物来源】菊科植物奇蒿〔*Artemisia anomala* S.Moore〕的带根全草。

【植物特征】多年生草本，高60～120cm。茎直立，圆柱形，有纵棱，外面褐色，被短细毛。叶互生，具短柄或无柄；叶片长卵形或披针形，长5～9cm，宽1.8～3cm，先端渐尖，基部近圆形，边缘有细小锯齿，上面绿色，下面灰绿色，有丝状毛。头状花序钟状，长约3mm，无花梗，多数，密集成穗状圆锥花丛；总苞棕黄色，苞片多数，3～4层；全为管状花，白色，外层雌性，中央两性；雄蕊5；雌蕊1，柱头2裂。瘦果长圆形，有棱。花期夏、秋季，果期秋、冬。

【生长分布】生于山坡、路旁、草丛。分布于我国华南、华中、西南等地区。

【采收加工】秋季于花期采集，连根拔取，洗净，切段，晒干。

【性味归经】苦、辛、温。入心、肝、脾三经。

【功能主治】活血通经，消食除胀，止痛。用于经闭腹痛，产后瘀阻，跌打损伤，食积腹胀，肠炎，痢疾。

【配伍应用】

刘寄奴-星宿菜　两药都有活血作用。但刘寄奴偏于通经，星宿菜善于散瘀。两药配伍，相辅相成，功效益彰。用于血瘀经闭，跌打损伤致瘀滞肿痛。

刘寄奴-莱菔子　刘寄奴消食除胀；莱菔子祛积导滞。前者偏于下气，后者长于行滞。两药配伍，相须为用，共收消食化积，下气行滞之功。用于食积气滞，所致脘腹痞胀、饮食减少、矢气臭秽、便秘或便溏不畅等症。

【单方验方】

①治产后腹痛、经闭痛经：刘寄奴、当归、川芎各10克，益母草15克，水煎服。

②治跌打损伤：刘寄奴10克，研末酒调服。

③治痹证关节变形：刘寄奴、威灵仙各10克，蕲蛇5克，水煎服（①～③方出自《袖珍中草药彩色图谱》）。

【用法用量】内服：煎汤，9～15克。外用：研末调抹。

红毛走马胎

（红胆、毛叶紫金牛、毛罗伞、老虎舌、红毡草、红八枣）

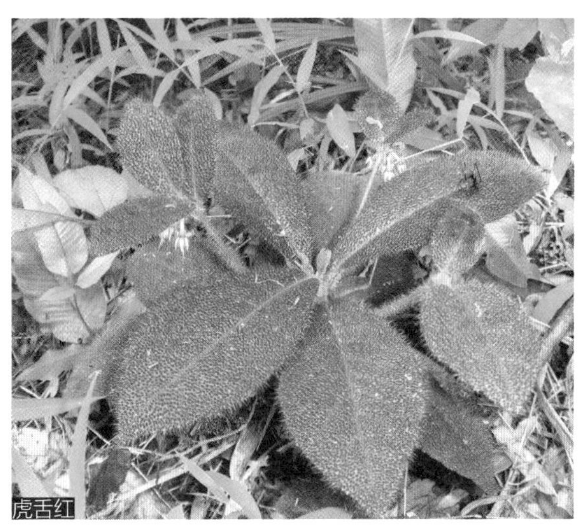

虎舌红

【药物来源】紫金牛科植物虎舌红〔*Ardisia mamillata* Hance〕的全株。

【植物特征】矮小灌木，高10～28cm。根状茎粗长，横走，外面红褐色。茎直立或斜展，圆柱形，少分枝，密生长粗毛。下部叶互生，上部叶集生茎顶，叶柄长0.5～1cm，密被长毛；叶片椭圆形或长倒卵形，长6～12cm，宽2.5～4.5cm，先端钝或钝尖，基部渐窄或楔形，全缘，上面暗绿色，下面绿色，粗糙，两面密被粗长毛及粗伏毛及多数乳头状黑色腺体。伞形花序，近顶生或生上部叶腋，花轴长达8cm，密生粗长毛；花梗基部有叶2～3枚；花萼5裂，裂片卵状三角形；花冠红色，5裂，裂片宽卵形；雄蕊5，着生冠喉。核果圆形，下垂，成熟鲜红色，光泽，直径约5mm，花萼、花柱宿存。花期夏季，果期秋、冬季。

【生长分布】生于山谷、林下阴处。分布于我国华南、西南等地区。

【采收加工】夏、秋季采集，洗净，切段，晒干。

【性味归经】苦、微辛、凉。入肺、肝、肾、胆四经。

【功能主治】散瘀止血，清热利湿。用于风湿性关节炎，跌打损伤，肺结核咯血，月经过多，痛经，肝炎，痢疾，小儿疳积。

【配伍应用】

红毛走马胎-星宿菜　红毛走马胎散瘀止血；星宿菜活血散瘀。两药配伍，则能散瘀消肿，活血止血。用于跌打损伤，瘀滞肿痛，以及胸胁损伤所致咳血或咯血。

红毛走马胎-地耳草　两药都有清利肝胆湿热之功。红毛走马胎并能散瘀活血，地耳草兼能消肿解毒。两药配伍，则能清肝泄胆，利湿解毒，祛瘀消肿。用于湿热久蕴肝胆，络脉阻滞，所致癥积、胁痛、黄疸等证。

【单方验方】

①跌打胸痛，呕血：鲜红毛走马胎15～30克，水煎服，或水煎调酒服。

②劳郁咳嗽，咳血：干红毛走马胎15～30克，水煎服。

③产后恶露不止：干红毛走马胎15～21克，水煎调食盐少许服。

④风湿关节痛：干红毛走马胎15～30克，酒水煎服（①～④方出自《福建中草药》）。

【用法用量】内服：煎汤，9～15克（鲜品15～30克）；研末入丸、散或泡酒。外用：研末调敷。

【注意事项】孕妇忌服。

赤车

（岩下青、冷坑青、拔血红、小铁木、吊血丹、凤阳草、坑兰）

【药物来源】荨麻科植物赤车〔*Pellionia radicans* (Sieb.et Zucc.) Wedd.〕的全草或根。

【植物特征】多年生草本，高16～25cm。茎匍匐或斜展，肉质，圆柱形，灰色稍带绿，少分枝，被短毛。叶互生，无柄或有短柄，叶片斜倒卵状长椭圆形，长2.5～5.5cm，宽1～1.8cm，先端渐尖，基部偏斜，或楔形偏斜，边缘中部以上有粗锯齿，上面深绿色，下面绿色，叶脉明显。花序腋生，花小，雌雄异株；雄花序聚伞状，有长梗，花稀疏；雌花序呈球形，有短梗，花多数；花被5片，倒卵形，雄蕊5。瘦果细小，卵形。花期夏季，果期秋季。

【生长分布】生于山谷沟边、路旁阴湿处。分布于我国华南、华中、西南等地区。

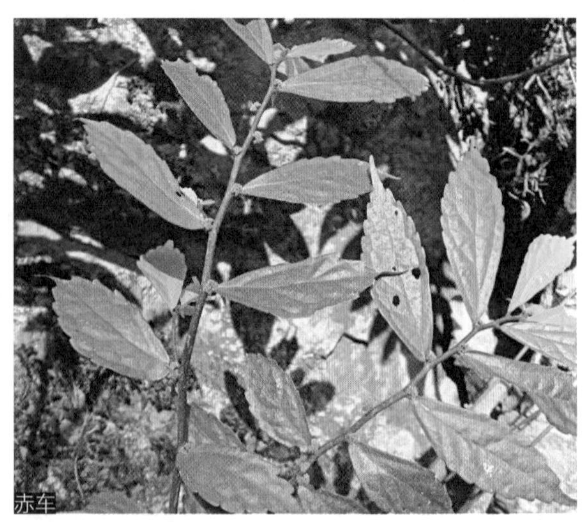
赤车

【采收加工】春、夏季采集，洗净，晒干。

【性味归经】辛、苦、温。入心、肝、胃三经。

【功能主治】祛瘀消肿，解毒止痛。用于损伤瘀滞肿痛，风湿痛，疖肿，毒蛇咬伤，牙痛。

【配伍应用】

赤车-虎杖　赤车辛、苦，性温，祛瘀消肿；虎杖味苦性寒，活血定痛。两药配伍，性趋平和，共收活血化瘀，消肿止痛之功。用于损伤瘀滞肿痛。

赤车-紫花地丁　两药均有消肿，解毒功效。赤车性温，偏于散结消肿，且能止痛；紫花地丁性寒，重在清热解毒。两药配伍，寒温调和，共呈解毒散结，消肿止痛之功。用于疖肿、毒蛇咬伤等证。

【单方验方】

①治挫伤血肿：赤车加食盐少许，捣烂外敷（《中药大辞典》）。

②跌打损伤、骨折：鲜赤车适量，生栀子12～15克，糯米饭、米酒各少许，同捣烂，加热敷（《青草药彩色图谱》）。

③风湿痛：赤车60～90克，酒水各半煎服；或赤车一握捣烂兑烧酒揉擦痛处，每日早晚揉擦一次。

④月里风湿痛：赤车60～90克，酒水各半煎服。

⑤红、白痢疾：赤车15克，捣烂泡酒，兑淘米水服，每日2次，每次一杯（③～⑤方出自《福州市民间药草》）。

⑥治牙痛：赤车15克，鸡蛋一只，水煎，吃蛋和汤。

⑦治疖子（未破者）：赤车30克，水煎服；另取鲜全草捣烂外敷，或全草研粉加水调敷。

⑧治毒蛇咬伤：赤车捣烂外敷（⑥～⑧方出自《中药大辞典》）。

【用法用量】内服：煎汤，9～15克；或泡酒。外用：捣敷或研末调敷。

【注意事项】注意与“赤车使者”鉴别，详见“利尿渗湿”章。

青竹标

（密腺崖角藤、水蜈蚣、九龙上调、小南苏、爬岩龙）

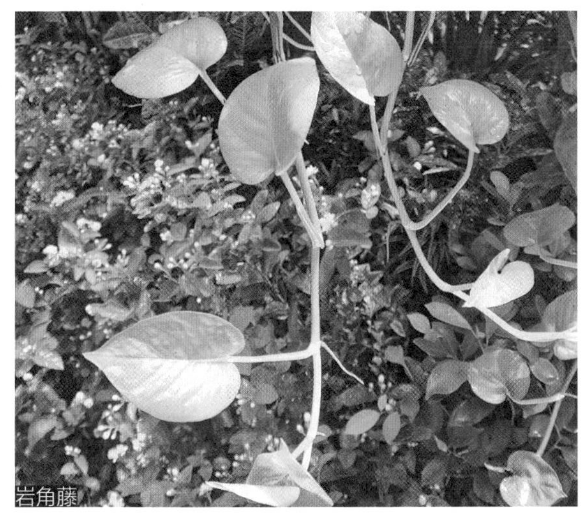
岩角藤

【药物来源】天南星科植物岩角藤〔*Rhaphidophora hongkongensis* Schott .〕的全株。

【植物特征】常绿草质藤本，长4～10m，全株肉质，以气根攀援他物上。茎圆柱形，粗壮，绿色，有节，节上生气根。叶互生，具长柄；叶片卵圆形，长10～20cm，宽7～15cm，先端渐尖或尾尖，基部心形或近圆形，全缘，两面绿色，光泽。肉穗花序，圆柱形，顶生；火焰苞黄白色，早落；花多数，密生花轴上；无花被；雄蕊4；柱头较长。浆果，散生。花期夏季，果期秋、冬季。

【生长分布】生于阴湿山沟，攀援于树上或岩石上；或栽培。分布于我国西南、华南等地区。

【采收加工】四季可采，洗净，切段，晒干。

【性味归经】苦、寒。入肺、肝、脾、肾四经。

【功能主治】祛瘀定痛，清肺止咳。用于跌打损伤，骨折，心绞痛，风湿麻木，支气管炎，百日咳。

【配伍应用】

青竹标-虎杖　两药苦、寒；青竹标祛瘀定痛；虎杖活血定痛。两药配伍，相辅相成，活血祛瘀，消肿定痛功效显著。用于跌打损伤，瘀阻化热，瘀热郁滞，患处热肿痛等症。

青竹标-鱼腥草　青竹标苦寒降泄，能清肺止咳；鱼腥草辛寒宣泄，可清肺解毒。两药配伍，共收清热解毒，清肃肺气，止咳化痰之功。用于肺热，咳嗽、痰稠、气逆、心烦、口干，或伴发热等症。

【单方验方】

①治跌打损伤，风湿麻木：青竹标30克。泡酒500毫升，3～5日后内服。每次10毫升，一日3次（《云南中草药选》）。

②心绞痛：青竹标3克研粉，米泔水送服（《全国中草药汇编》）。

③支气管炎，哮喘：青竹标30～60克，化橘红15克，水煎服（《全国中草药汇编》）。

④骨折：鲜青竹标适量。捣敷（《云南中草药选》）。

【用法用量】内服：煎汤，6～9克；或研末。外用：捣敷。

鸢尾

（乌园、扁竹、蓝蝴蝶、赤利麻、扇把草、土知母、冷水丹）

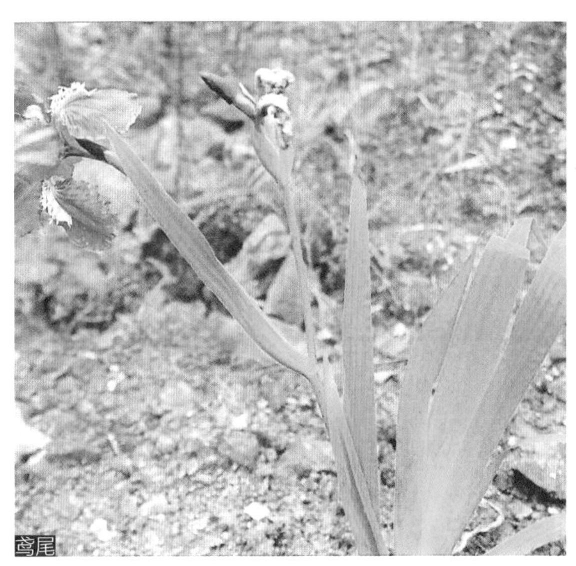
鸢尾

【药物来源】鸢尾科植物鸢尾〔*Iris tectorum* Maxim.〕的根茎。

【植物特征】多年生草本，高40～60cm。根状茎横走，浅黄色，有节，多须根。茎直立，圆柱状，稍扁，绿色，有节。叶互生，无柄，2列，压扁，相互嵌叠状，叶片剑状披针形，长25～35cm，宽1.6～2.5cm，先端渐尖，基部抱茎，全缘，绿色。花1～3朵，顶生，排列成疏散圆锥花序；花径4～5cm，花梗基部有一长约4cm的佛焰苞；花被青紫色，6枚，2轮排列，外轮3片，较长，内轮3片，较短；花筒长约3cm；雄蕊3，着生外轮花被基部；雌蕊1，子房下位，3室，花柱3分枝，花瓣状。蒴果椭圆形，6棱。种子多数，圆形，黑色。花期春季，果期夏季。

【生长分布】生于山坡、林下、林缘、溪边湿地；或栽培。分布于我国绝大部分地区。

【采收加工】夏、秋季采挖，除须根，洗净，切片，晒干。

【性味归经】辛、苦、寒、有小毒。

【功能主治】活血行瘀，祛风利湿，消积，解毒。用于跌打损伤，癥瘕积聚，风湿痹痛，水肿，臌胀，食积腹胀，二便不通，咽喉肿痛，痈疖肿毒。

【配伍应用】

鸢尾-入地金牛　鸢尾性寒，活血行瘀；入地金牛性温，通络，消肿，止痛。两药配伍，寒温调和，并获活血化瘀，通经活络，消肿止痛之功。用于跌打闪挫，瘀阻疼痛等证。

鸢尾-穿破石　两药均有祛风利湿之功。鸢尾并能清热毒；

穿破石尚能通经络。两药配伍，则能祛风除湿，清热解毒，通痹止痛。用于湿热痹之关节肿热痛等症。

【单方验方】

①治跌打损伤：鲜鸢尾3～9克，研末或磨汁，冷水送服（《中草药手册》）。

②治水道不通：鸢尾（水边生，紫花者为佳）研自然汁一盏服，通即止药。不可便服补药（《普济方》）。

③治食积饱胀：鸢尾3克。研细，用白开水或兑酒吞服（《贵州民间草药》）。

【用法用量】内服：煎汤，1～3克；或研末或磨汁。外用：研末调敷或捣敷。

罗汉松根皮

【药物来源】罗汉松科植物短叶土杉〔*Podocarpus macrophyllus* (Thunb.) D.Don var. *maki* (Sieb.)Endl.〕的根皮。

【植物特征】详见“止血”章“罗汉松叶”。

【生长分布】详见“罗汉松叶”。

【采收加工】全年可采，洗净，晒干或鲜用。

【性味归经】辛、凉。入肝、心二经。

【功能主治】散瘀止痛，消肿解毒。用于跌打损伤，骨折，牙龈脓肿，癣。

【配伍应用】

罗汉松根皮-虎杖 两药都有疗伤止痛之功。罗汉松根皮乃散瘀止痛；虎杖为活血止痛。两药配伍，相辅相成，活血散瘀，消肿止痛作用较好。用于跌打损伤，伤筋骨折，瘀滞肿痛等。

罗汉松根皮-紫花地丁 两药都有消肿解毒作用。罗汉松根皮偏于散结消肿，且止痛，紫花地丁重在清热解毒。两药配伍，相须相使，功效更强。用于痈疖肿毒。

【单方验方】

①治跌打损伤：罗汉松根皮、苦参根等量，加黄酒捣烂敷（《青草药彩色图谱》）。

②骨折：罗汉松根二层皮适量研末，水调成膏状，于复位后敷患处，夹板固定（《青草药彩色图谱》）。

③牙槽脓肿：罗汉松根皮（鲜）60克，香附（鲜）30克，共捣烂，水煎含漱（《实用皮肤病性病中草药彩色图谱》）。

④癣：罗汉松根皮、毛麝香各适量，共捣烂涂患处或煎水洗（《实用皮肤病性病中草药彩色图谱》）。

【用法用量】内服：煎汤，6～9克。外用：捣敷，或研末调敷，或煎洗。

【注意事项】“土杉”根皮同等入药。孕妇忌服。

卷柏

（交时、石莲花、回阳草、长生草、佛手草、万年青、铁拳头）

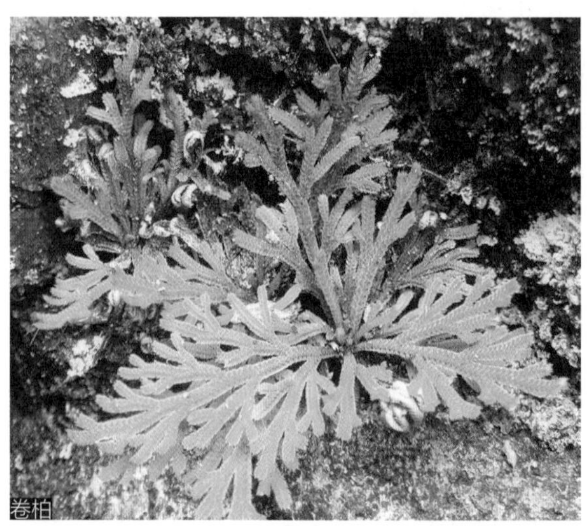

卷柏

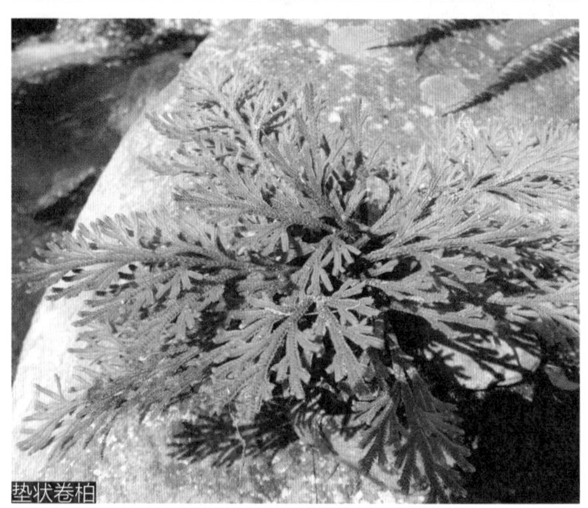

垫状卷柏

【药物来源】卷柏科植物卷柏〔*Selaginella tamariscina* (P.Be. auv.) Spring〕或垫状卷柏（*S.puvianta* (Hook.et Grev.) Maxim.）的全草。

【植物特征】

①卷柏：多年生草本，高5～12cm，全株呈垫状，干时卷缩如拳。根聚生，须状，多数。主茎较长，直立，上部分枝多而丛生，各枝二叉式或二至三回羽状分枝。叶二型，细小，覆瓦状交互排列；侧叶披针状钻形，长2～3mm，先端有长芒，边缘有微锯齿；中叶卵圆状披针形，长约2mm，先端有长芒，左右不对称，全缘，叶面中脉下陷。孢子囊穗生于枝顶，四棱形；孢子叶卵状三角形，孢子囊圆肾形。

②垫状卷柏：形态与卷柏相似。主要区别：根散生，不聚生成干，主茎短，分枝多而密，中叶先端直上，形成两条平行线，全缘。

【生长分布】生于高山上岩石较阴处。分布我国大部分地区。

【采收加工】春、夏季枝叶绿嫩时采集，除去须根，洗净，切段，晒干。

【药理作用】煎剂在试管中对金黄色葡萄球菌有抑制作用。
【性味归经】辛、平。入肝、肾二经。
【功能主治】活血祛瘀。用于经闭，癥瘕，跌打损伤。
【配伍应用】
卷柏-星宿菜 两药均有活血祛瘀之功。但同中存异，卷柏偏于消散，星宿菜则长于通经。两药配伍，相辅相成，作用显著。用于妇人血滞经闭、跌打瘀痛等。
【单方验方】
①治经闭：卷柏、瓦松（炒）、当归（酒炒）各6克。共研细末，每空腹服9克，热酒送下(《常见病验方研究参考资料》)。
②治宫缩无力、产后流血：卷柏15克开水浸泡后去渣1次服(《全国中草药汇编》)。
③治妇人血闭成瘕，寒热往来，子嗣不育者：卷柏四两，当归二两（俱浸酒炒），白术、牡丹皮各二两，白芍一两，川芎五钱。分作七剂，水煎服；或炼蜜为丸，每早服四钱，白汤送（《本草汇言》）。
④吐血、鼻衄：鲜卷柏、白茅根各30克，水煎调蜜服（《青草药彩色图谱》）。
【用法用量】内服：煎汤，3～9克（鲜品15～30克）；或研末入丸、散。外用：捣敷或研末撒。
【注意事项】卷柏炒炭止血。

虎杖

（苦杖、斑庄根、酸杆、血藤、黄地榆、阴阳莲、活血龙）

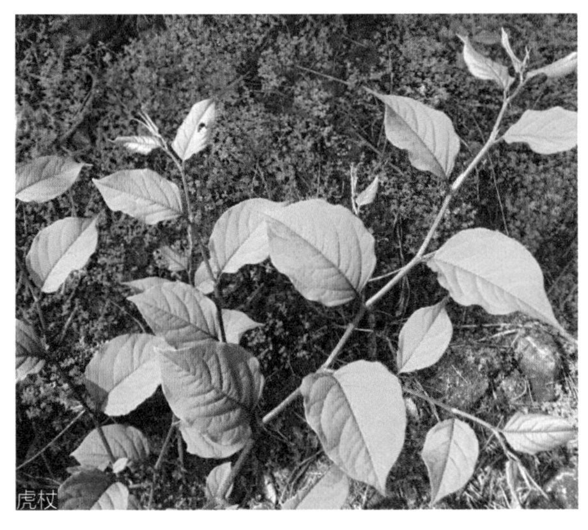
虎杖

【药物来源】蓼科植物虎杖〔*Polygonum cuspidatum* Sieb.et Zucc.〕的根茎。
【植物特征】多年生大草本，高1.5～2m。根茎横走，近木质，有节，节上生须根，外表深棕色，断面黄红色。茎直立，圆柱形，有节，节间中空，有纵棱，表面紫红色，散生紫色斑点。叶互生，叶柄长3～8mm；叶片阔卵形，长6～10cm，宽3.5～6.5cm，先端短尖或尖，基部近圆形，全缘，两面绿色，中脉紫红色。圆锥花序腋生或顶生，序梗较长，中部有节，上部有翅；无花萼；花被白色，5片，2轮，外轮3枚在结果时扩大，背部有翅；雄蕊8。瘦果卵形，红棕色，有3棱，包存在翅状花被内。花期夏季，果期秋季。
【生长分布】生于山沟、溪边、林下较阴处。分布我国大部分地区。
【采收加工】春、秋季采挖，除去须根，洗净，切片，晒干。
【药理作用】
①抗菌作用：50%煎剂用平板挖沟法，对金黄色葡萄球菌、伤寒杆菌、福氏志贺菌有抑制作用；虎杖煎剂（25%～200%）体外试验，对金黄色葡萄球菌，白色念珠菌，卡他球菌，草绿色链球菌，乙型溶血性链球菌，肺炎双球菌，白喉杆菌，炭疽杆菌，大肠埃希菌、变形杆菌，铜绿假单胞菌都有不同程度的抑制作用；在试管内对钩端螺旋体有杀灭作用。
②抗病毒作用：10%煎剂对流感病毒、埃可病毒、单纯疱疹病毒有抑制作用；20%虎杖液对乙型肝炎抗原有明显的抑制作用，尚能杀虫媒病毒。
③对消化系统的作用：本品有促进消化液分泌的作用，故可健脾，助消化。可用于急性黄疸型肝炎的治疗，虎茵汤治疗时对消化系统症状和肝功能恢复有良好效果，对儿童急性肝炎疗效显著。本品小剂量似有致便秘作用，大剂量有泻下作用。
④毒性：虎杖煎剂大剂量长期应用，可使实验大白鼠白细胞总数明显减少，部分发生骨髓脂肪增生和肝细胞坏死。局部过敏者多发生在治疗急性扭伤捣烂外敷者，局部出现多量水疱，痛痒难忍，形似烫伤。水煎服可出现全身芝麻大小红疹，伴奇痒，尚有口干、口苦、恶心、呕吐、腹痛、腹泻等症状。不建议长期、大剂量使用。
【性味归经】苦、寒。入肝、胆、肺三经。
【功能主治】活血定痛，清热利湿，解毒，化痰止咳。用于经闭，风湿痹痛，跌打损伤，湿热黄疸，淋浊，带下，疮痈肿毒，毒蛇咬伤，肺热咳嗽，热结便秘，胆石症，尿路结石。
【配伍应用】
虎杖-金橘根 虎杖性寒，活血定痛；金橘根性温，利气散结。两药相配，寒温调和，共奏利气活血，消肿止痛之功。用于跌打瘀痛、血滞经闭等。
虎杖-茵陈 两药都有清利肝胆湿热之功。虎杖并能活血，茵陈尚能退黄。两药配伍，则能清热利湿，活血通络，利胆退黄。用于湿热黄疸等证。
【单方验方】
①治跌打损伤：虎杖15克，三七10克，水煎冲酒服《袖珍中草药彩色图谱》。

②胸痛实证：虎杖20克，瓜蒌仁14克，枳实10克，蒲黄10克，将药物煎后，加蜂蜜冲服（《中国民间草药方》）。

③治妇人月水不利，腹胁妨闷，背膊烦疼：虎杖三两，凌霄花一两，没药一两。上药，捣细罗为散。不计时候，以热酒调下一钱（《太平圣惠方》）。

④急性黄疸型肝炎：虎杖、茵陈各15克，水煎服《袖珍中草药彩色图谱》。

⑤痈初期（患处皮肉红肿硬结，疼痛）：虎杖、火炭母、土牛膝、爵床各30克，南岭荛花根、天胡荽各9克。水煎，调少许酒服《福建中草药处方》。

【用法用量】内服：煎汤，9～30克；或研末入丸、散。外用：捣敷或研末撒。

【注意事项】孕妇，虚寒型慢性胃、十二指肠溃疡或炎症，肝功不全者忌服。

金线草根

（海根、铁箍散、蓼子七、铁拳头）

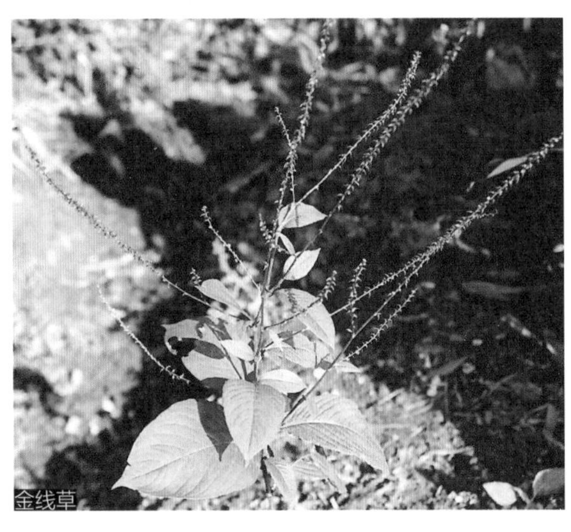

金线草

【药物来源】蓼科植物金线草〔*Antenoron filiforme* (Thunb.) Roberty et Vaut.〕的块根。

【植物特征】详见“祛风湿”章“金钱草”。

【生长分布】详见“祛风湿”章“金钱草”。

【采收加工】秋、冬季采挖，切片，晒干。

【性味归经】辛、温。入肝、肾、脾、心四经。

【功能主治】散瘀消肿。用于跌打损伤，经期腹痛，痈疽肿毒，蛇、咬伤。

【配伍应用】

金线草根-土牛膝　两药喜行下焦，均有散瘀消肿之功。但金线草根偏于散瘀活血；土牛膝长于消肿除胀。两药配伍，则能活血散瘀，消肿止痛。用于跌打损伤，瘀滞肿痛等证。

【单方验方】

①治跌打筋骨伤：金线草根、五花血藤、红酸浆草。泡酒服及外擦（《四川中药志》）。

②治跌打损伤：鲜金线草根30～45克，水酒各半煎服。另用根用烧酒磨浓汁擦患处。

③治骨折：鲜金线草根适量，切碎，捣极烂，酌加甜酒或红砂糖捣和，敷于患处，夹板固定。

④治痢疾：金线草根30克。水煎，糖调服（①～④方出自、《草药手册》）。

⑤治月经不调，经来腹痛，腹中有块：金线草根30克，加益母草90克。水煎冲黄酒服（《浙江天目山药植志》）。

⑥风湿痹痛：金线草根30克，山枇杷根15克，猪蹄一个，炖服（《畲族医药学》）。

【用法用量】内服：煎汤，9～15克。外用：捣敷。

【注意事项】全草“金线草”，详见“祛风湿”章。

金纳香

（牛虱子）

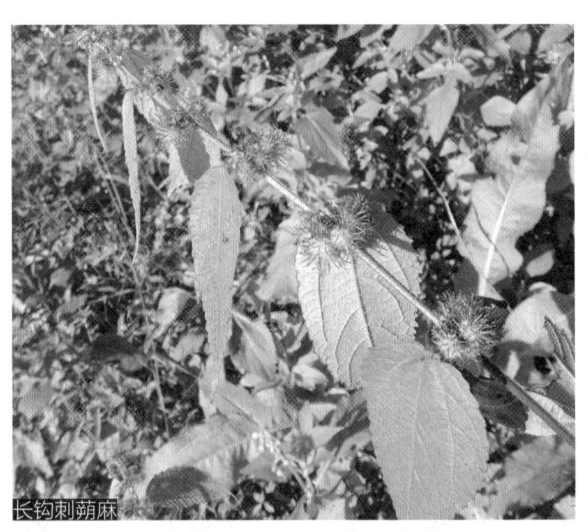

长钩刺蒴麻

【药物来源】椴树科植物长钩刺蒴麻〔*Triumfetta pilosa* Roth〕的根和叶。

【植物特征】落叶亚灌木，高40～100cm。茎斜展或直立，圆柱形，紫红色，被星状毛。单叶互生，叶柄长1～3cm，紫红色，被星状毛；叶片窄卵形，长5～14cm，宽2.5～5cm，先端渐尖或尾尖，基部圆形或微心形，边缘有粗锯齿，上面深绿色，下面绿色，被星状毛。聚伞花序腋生，序梗、花梗极短；萼片5，条形，顶端有星状毛；花瓣5，黄色，圆匙形；雄蕊10。蒴果球形，直径4～5mm，密生刺，顶端钩状弯曲，生粗毛。花期夏季，果期秋、冬季。

【生长分布】生于山坡、路旁、草丛、林缘。分布于我国华南、西南等地区。

【采收加工】叶春季采集，晒干；根秋后采挖，除须根，洗净，切段，晒干。

【性味归经】甘、微辛、温。入肝经。

【功能主治】活血，行气，调经。用于月经不调，跌打损伤，腹中包块。

【配伍应用】

金纳香-香附 金纳香性温，行肝经，活血，行气，调经；香附性平，行肝三焦经，疏肝理气，调经止痛。前者偏于活血，后者重在理气。两药配伍，一气一血，相互为用，共收疏肝开郁，活血行气，调经止痛之功。用于情志抑郁，导致气血失和，如妇人月经后期、先后无定期、痛经、经前乳房胀痛，以及肝胃不和致脘胁痛等。

金纳香-青皮 金纳香行气，又能活血；青皮破气消滞。前者血中气药，后者气中血药，相互为用，则能破气活血，行滞止痛。可用于胸胁屏伤，窜痛、痛无定处、呼吸牵掣、咳嗽气急，以及腰部闪伤，转侧不利，咳嗽、吸气牵引作痛等。

【用法用量】内服：煎汤，3～9克；或研末入丸、散。外用：研末调敷或捣敷。

泽兰

（虎兰、地瓜儿苗、红梗草、风药、蛇王草、甘露秧）

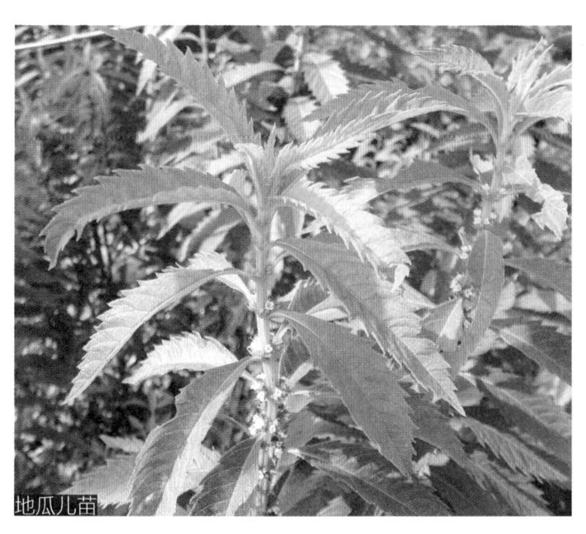

地瓜儿苗

【药物来源】唇形科植物地瓜儿苗〔*Lycopus lucidus* Turcz. var. *hirtus* Regel〕的全草。

【植物特征】多年生草本，高40～110cm。根茎横走，白色，稍肥厚，近肉质。茎直立，方形，中空，浅绿色或绿略带紫色，通常单生，不分枝。叶交互对生，具柄；叶片广披针形，长4～12cm，宽0.8～2.5cm，先端渐尖，基部楔形，边缘有粗锯齿，上面绿色，无毛，下面浅绿色，密被腺毛。轮伞花序，腋生，花小；花萼钟形，5深裂；花冠钟形，白色，稍长于花萼，长约4mm，上唇近直立，下唇3浅裂；退化雄蕊无花药。坚果4，扁平，细小，长约1mm，深褐色，外存宿萼。花期夏季，果期秋、冬季。

【生长分布】生于山野荒地、溪流沿岸；或栽培。分布于我国大部分地区。

【采收加工】夏、秋枝、叶茂盛时采割，割取地上部分，洗净，切段，晒干。

【性味归经】苦、辛、微温。入肝、脾二经。

【功能主治】活血祛瘀，行水。用于经闭，痛经，腹中包块，产后瘀血腹痛，肝硬化，腹水，身面浮肿，跌打损伤，痈毒肿痛，蛇咬伤。

【配伍应用】

泽兰-土牛膝 两药都有活血祛瘀作用。但泽兰偏于消散凝滞，土牛膝则长于行瘀消肿。两药配伍，相须相使，相辅相成，功效较佳。用于妇人瘀滞经闭、痛经，以及伤筋瘀痛等。

泽兰-黑大豆 两药都有行水作用。但泽兰利肝，祛瘀，行水；黑大豆和脾，活血，利水。两药配伍，共收利肝和脾，活血祛瘀，利水消肿之功。用于臌胀、浮肿、癥积等。

【单方验方】

①产后子宫复旧不良：泽兰15～30克，水煎服，砂糖为引《全国中草药汇遍》。

②产后瘀血腹痛：泽兰、赤芍、延胡索、蒲黄各9克，丹参12克，水煎服《全国中草药汇遍》。

③治痛经：泽兰9克，艾叶6克，加红糖30克，水煎服（《常见病验方研究参考资料》）。

④闭经：泽兰、卷柏各15克，绿豆30克，水煎二次，将头煎、二煎药液混合，每日早、晚分服（《常见病验方研究参考资料》）。

⑤治跌打损伤：泽兰、红花、桃仁各9克，水煎服《袖珍中草药彩色图谱》。

⑥治痈疽发背：泽兰60～120克，煎服；另取鲜叶一握，调冬蜜捣烂，敷贴伤口《福建民间草药》。

【用法用量】内服：煎汤，6～9克；或研末入丸、散。外用：捣敷。

南烛根

（乌饭树根）

【药物来源】杜鹃花科植物乌饭树〔*Vaccinium bracteatum* Thunb.〕的根。

【植物特征】常绿灌木或小乔木，高0.8～2.5m。茎直立，圆柱形，褐色或浅褐色，多分枝，细枝灰色。单叶互生，有短柄；叶片近革质，卵状椭圆形，长3～5cm，宽1～2.5cm，先端急尖或锐头，基部楔形，边缘有疏浅锯齿，上面深绿色，光泽，下面绿色。总状花序腋生，花轴被柔毛，花有短梗；苞片2，披针形；花萼钟状，先端5浅裂，外

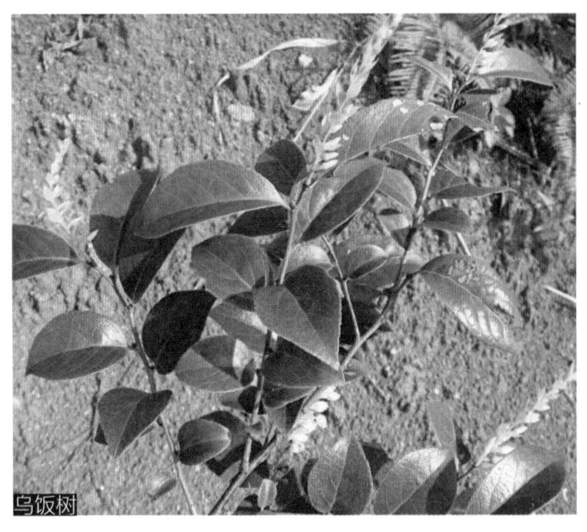

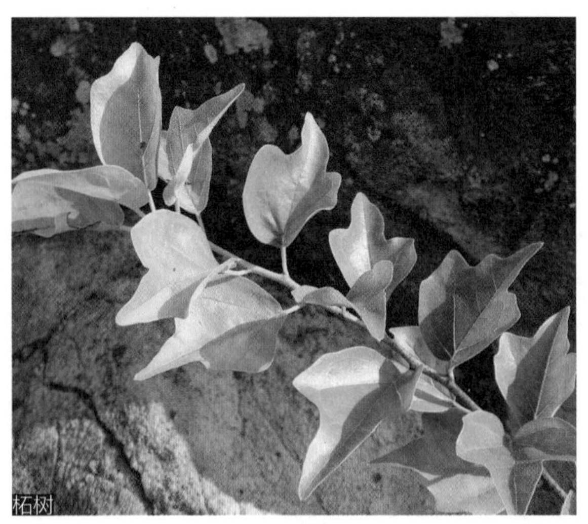

被绒毛；花冠白色，壶状，先端5裂，裂片反卷，外被绒毛；雄蕊10。浆果圆形，直径可达6mm，初绿色至红色，成熟紫黑色。种子多数。花期夏季，果期秋、冬季。

【生长分布】 生于山坡疏灌丛、林缘、草丛。分布于我国华南、华中、西南等地区。

【采收加工】 四季可挖，除须根，洗净，切片，晒干。

【性味归经】 辛、微苦、平。入肝、胃二经。

【功能主治】 散瘀，消肿，止痛。用于跌打损伤，牙痛。

【配伍应用】

南烛根-榕树叶 南烛根散瘀消肿，且止痛；榕树叶活血散瘀，消肿止痛。两药配伍，相须为用，功效倍增。用于跌打损伤，瘀滞肿痛等证。

【单方验方】

①治牙齿痛：南烛根，捣烂炖蛋吃（《草药手册》）。

②治手足跌伤红肿：南烛根，捣烂煎水洗（《草药手册》）。

③治小儿误吞铜铁物在喉内不下：南烛根烧灰细研，以熟水调服一钱，瘥（《太平圣惠方》）。

【用法用量】 内服：煎汤，9～15克；或烧灰研末存性。外用：煎洗。

【注意事项】 果实“南烛子”、叶“南烛叶”，详见“滋阴”章。

柘木

（九重皮木、柘桑木）

【药物来源】 桑科植物柘树〔*Cudrania tricuspidata* (Carr.) Bur.〕的木材。

【植物特征】 落叶灌木，高2～5m。根与小柘树相似。茎直立，圆柱形，褐色，有腺点，有硬棘刺。叶互生，叶柄长0.8～1.2cm；叶片近革质，卵圆形或倒卵形；长5～12cm，宽2.5～6cm，先端钝或渐尖，基部楔形或近圆形，全缘或有3浅裂，上面绿色，下面浅绿色。花腋生，单生或成对，雌雄异株，花序头状；雄花苞片2或4；花被先端4裂，雄蕊4；雌花花被4 。聚花果近圆形，肉质，直径2～2.5cm，成熟时红色，花被、花苞宿存。花期春末夏初，果期夏季。

【生长分布】 生于向阳山坡、岩石边或岩缝。分布于我国大部分地区。

【采收加工】 秋后采集，砍取树干，切片，晒干。

【性味归经】 甘、温。入肝、脾二经。

【功能主治】 化瘀止血。用于妇人崩漏，月经过多，跌打损伤，疟疾。

【配伍应用】

柘木-炒茜草 两药都有化瘀止血作用，均可治瘀阻经脉，血不得归经而致出血者。柘木而偏于化瘀活血；炒茜草则重在止血且凉血。两药配伍，相须相使，相辅相成，共收祛瘀，活血，止血之功。可用于妇人冲任瘀阻致崩漏，以及产后瘀阻之恶露不尽等证。依其证候之不同，配与凉血止血，或温经止血，或养血止血，或固气止血，或收涩止血之相应药物，以增疗效。

【单方验方】

①治月经过多：柘木、马鞭草、榆树。水煎兑红糖服（《湖南药物志》）。

②洗目令明：柘木煎汤，按日温洗（《海上方》）。

【用法用量】 内服：煎汤，30～60克。外用：煎洗。

【注意事项】 根“穿破石”详见“祛风湿”章。

剑叶铁树叶

（小叶铁树叶）

【药物来源】 龙舌兰科植物剑叶朱蕉〔*Cordyline stricta* Endl.〕的叶。

【植物特征】 不落叶灌木，高可达2m。茎直立，圆柱状，有多数叶柄痕迹，少分枝。叶交互对生，聚生茎上部，无

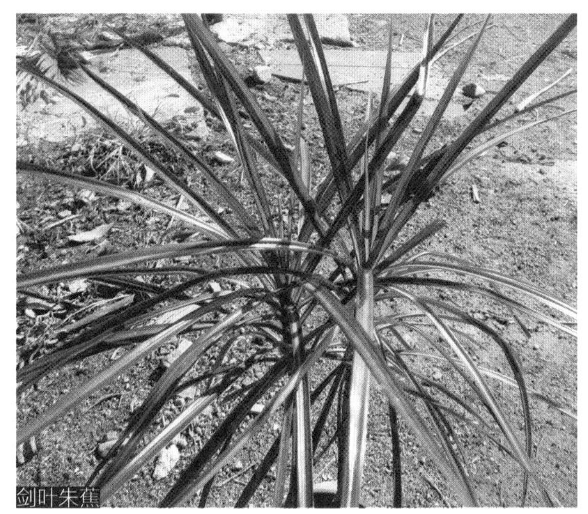

剑叶朱蕉

柄；叶片披针形，长30～55cm，宽1.8～3.5cm，先端渐尖，基部抱茎，全缘，两面紫色为主，有绿色纵斑纹相间。圆锥花序顶生或侧生；总苞3枚；花被管状，青紫色，上部6裂，裂片细条形；雄蕊6；子房3室，每室胚珠数粒。浆果紫色。花期夏季，果期秋季。

【生长分布】 多数栽培。分布于我国华南、西南等地区。

【采收加工】 四季可采，切段，晒干。

【性味归经】 甘、淡、平、无毒。入肺经。

【功能主治】 活血止血，降逆利气。用于跌打损伤，咳血，吐血，鼻血，便血，尿血，咳嗽，哮喘，痢疾。

【配伍应用】

剑叶铁树叶-苧麻根 两药都有止血之功。剑叶铁树叶为活血以止血；苧麻根乃凉血，和血，止血。两药配伍，则能凉血泄热，止血活血。用于血热妄行所致鼻血、咳血、便血、尿血等。

剑叶铁树叶-球兰 两药入肺；剑叶铁树叶降逆利气，球兰化痰止咳；前者专清降肺之逆气，后者专清化肺之痰浊。两药相配，相互为用，共收利气止咳，化痰平喘之功。用于痰浊壅肺，宣降失司，所致咳嗽、痰多、气逆，甚则哮喘。

【用法用量】 内服：煎汤，60～120克。

剑叶金鸡菊

（大叶金鸡菊、痢疾草）

【药物来源】 菊科植物剑叶金鸡菊〔*Coreopsis lanceolata* L.〕的叶。

【植物特征】 多年生草本，高30～60cm。根茎纺锤状，多须根。茎直立，圆柱形，绿色，多分枝，被稀疏短柔毛。基部叶簇生，叶柄长4～7cm；叶片披针形，长3.5～9cm，宽0.4～1.2cm，先端渐尖，基部楔形，全缘，两面绿色，下面纵脉凸起；茎中、上部叶对生，基本形态与基叶相似，但偏短小。头状花序单生枝顶或叶腋，直径约1.6～3cm，花梗

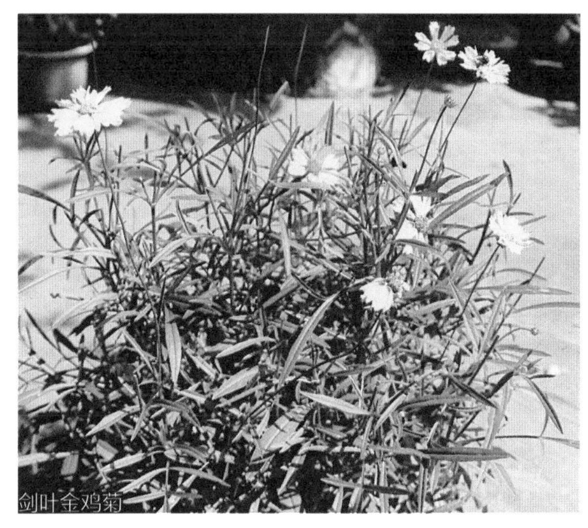

剑叶金鸡菊

长可达20cm；总苞半圆形，2列，每列8枚，先端尖；边为舌状花，黄色，花瓣8，先端齿状或缺刻，中央管状花，深黄色，先端5齿裂。瘦果近圆形，长约3mm，边有翅。花期夏、秋季，果期秋、冬季。

【生长分布】 原产北美洲，国内栽培。分布于我国大部分地区。

【采收加工】 夏、秋季采集，晒干或鲜用。

【性味归经】 辛、平。

【功能主治】 化瘀，消肿，解毒。用于跌打损伤，痢疾，刀伤，无名肿毒。

【配伍应用】

剑叶金鸡菊-积雪草 剑叶金鸡菊化瘀消肿；积雪草活血化瘀。两药配伍，相须相使，功效尤强。用于跌打损伤，瘀滞肿痛。内服煎汤，外用捣敷，内外并施，疗效更佳。

剑叶金鸡菊-千里光 两药都有消肿，解毒作用；但剑叶金鸡菊偏于散结消肿；而千里光重在清热解毒。两药配伍，相辅相成，功效较强。用于痈疖、无名肿毒等证。若配无莿根、紫花地丁，效果更好。

【用法用量】 内服：煎汤，9～15克。外用：捣敷。

香花岩豆藤

（山鸡血藤、苦藤、猪婆藤、大活血、过山龙、野奶豆）

【药物来源】 豆科植物香花岩豆藤〔*Millettia dielsiana* Harms.〕的藤茎。

【植物特征】 详见“理气”章“岩豆根”。

【生长分布】 详见“理气”章“岩豆根”。

【采收加工】 秋后采收，割取粗壮藤茎，切片，晒干。

【性味归经】 苦、甘、温。入心、脾二经。

【功能主治】 行血养血，通经活络。用于风湿关节痛，腰腿痛，筋骨痛，经闭，跌打损伤，贫血。

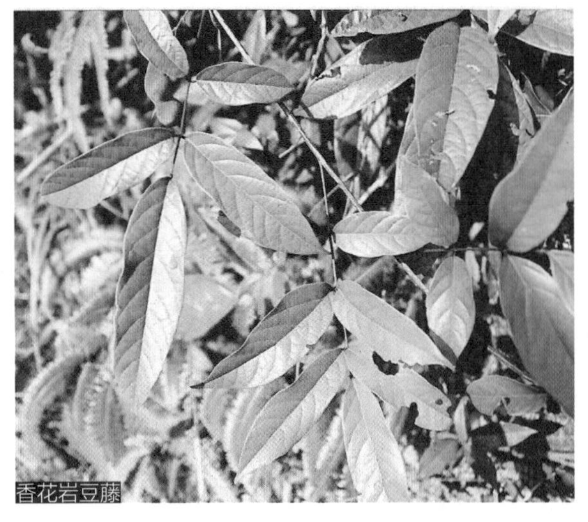
香花岩豆藤

【配伍应用】

香花岩豆藤-地锦 香花岩豆藤味苦、甘、性温，行血养血，通经活络；地锦味甘、性温，祛风活血，并能止痛。两药配伍，共收祛风活络，行血养血，除痹止痛之功。用于风湿痹之关节、筋骨痛等症。

香花岩豆藤-南烛根 香花岩豆藤行血，通经，活络；南烛根散瘀，消肿，止痛。两药配伍，相须为用，共收活血散瘀，通经活络，消肿止痛之功。用于跌打闪挫，伤筋肿痛、掣痛、功能障碍等症。

【单方验方】

①闭经：香花岩豆藤30克，水煎服，疗程1～4周（《青草药彩色图谱》）。

②贫血：香花岩豆藤、土党参、黄花稔各30克，水煎服（《青草药彩色图谱》）。

【用法用量】内服：煎汤，9～30克；或研末入丸、散。

【注意事项】根“岩豆根”详见“理气”章。

急性子

（金凤花子、凤仙子、凤仙花子、指甲花子）

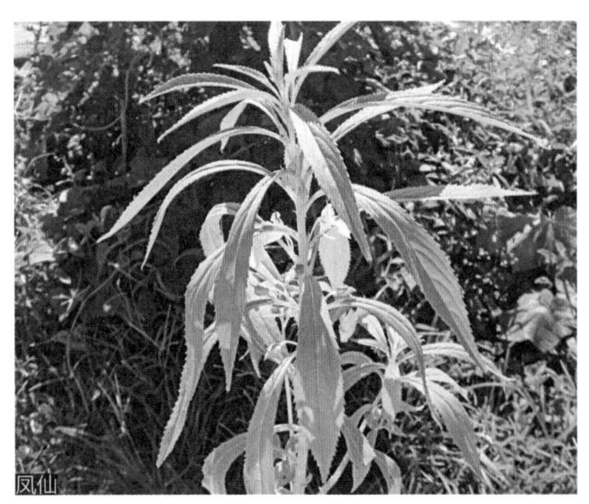
凤仙

【药物来源】凤仙花科植物凤仙〔*Impatiens balsamina* L.〕的种子。

【植物特征】一年生草本，高35～70cm。茎肉质，直立，圆柱形，皮浅绿色或白绿色，有腺点。叶互生，叶柄长0.5～2cm，有腺点；叶片披针形，长4～10cm，宽0.8～2cm，先端长尖或渐尖，基部楔形，边缘有锯齿，两面绿色。花腋生，两性；萼片3，绿色；花冠有红色、白色、粉红色、紫色，花瓣5，上面1枚偏大，圆形，两侧各2枚，先端凹入；雄蕊5；子房上位，5室，柱头5裂。蒴果卵形，先端尖，有纵槽，绿色，熟时黄色，5瓣开裂，将种子弹出，瓣片旋卷。种子褐色。花期夏、秋季，果期秋季。

【生长分布】多栽培。分布于我国绝大部分地区。

【采收加工】秋季果实成熟绿稍带黄色时采收，除去果皮、杂质，晒干。

【药理作用】

①对子宫的作用：凤仙子的酊剂、煎剂和水浸剂对未孕家兔离体子宫及未孕、已孕各期豚鼠离体子宫都有明显的兴奋作用，表现为节律收缩增快，紧张度增高甚至强直收缩。

②避孕作用：雌性小鼠口服凤仙子煎剂10天，有显著避孕作用，并能抑制发情期，降低卵巢及子宫的重量。

③抑菌作用：本品水煎剂对金黄色葡萄球菌、溶血性链球菌、铜绿假单胞菌、福氏志贺菌、宋内志贺菌、伤寒杆菌均有不同程度的抑制作用。

④毒性：动物实验，未见明显毒性。

【性味归经】苦、辛、温、有毒。入肝、肺二经。

【功能主治】活血通经，软坚消积。用于闭经，难产，积块，噎膈，骨刺鲠喉，外疡坚块，酸肿麻木。

【配伍应用】

急性子-当归 急性子能活血通经；当归能补血活血；前者性猛，走而不守，后者性慈，补中寓通。两药配伍，相互促进，相互牵制，并收活血，祛瘀，通经之功。可用于瘀滞证，如妇女经闭、闭经等证。

急性子-全蝎 急性子能软坚消积，消散硬结；全蝎能解毒散结，消肿止痛。两药配伍，共奏散结消积，软坚消肿，祛毒止痛之功。用于痰凝，或瘀滞，或毒结所致外疡坚块等证。若配与川贝母、青皮、夏枯草，共研末服，疗效更好。

【单方验方】

①治月经困难：急性子90克。研细蜜丸。一日3次，每次3克，当归9克，煎汤送服（《现代实用中药》）。

②治胎衣不下：急性子炒黄为末，黄酒温服一钱（《经验广集》）。

③治噎食不下：急性子，酒浸三宿，晒干为末，酒丸绿豆粒大。每服八粒，温酒下，不可多用（《摘元方》）。

④牙齿欲取：急性子研末，入砒少许，点疼牙根取之（《摘元方》）。

⑤治单、双喉蛾：急性子研末，用纸管取末吹入喉内，闭口含之，日作2～3次（《闽南民间草药》）。

⑥治跌打损伤，阴囊入腹疼痛：急性子、沉香各1.5克。研末冲开水送下（《闽东本草》）。

【用法用量】内服：煎汤，2～4.5克；或研末入丸、散。外用：研末点牙、吹喉、调敷。

【注意事项】孕妇忌服。

姜黄

（黄姜、山黄姜、毛姜黄、宝鼎香）

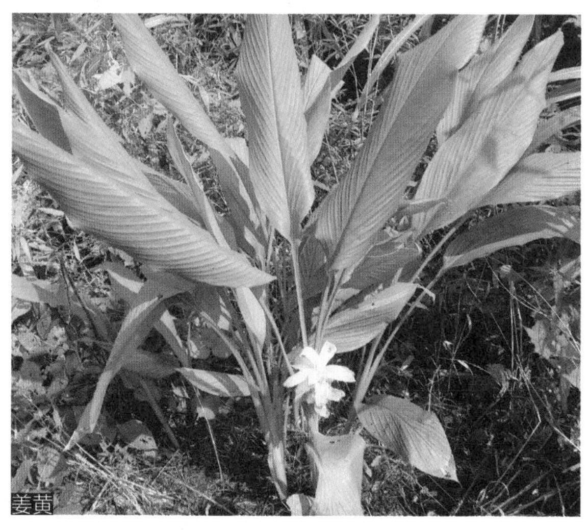
姜黄

【药物来源】姜科植物姜黄〔*Curcuma longa* L.〕的根茎。

【植物特征】多年生草本，高80～120cm。根状茎粗短，圆柱状，末端膨大成纺锤形块根，灰褐色；根肥厚，断面黄色。叶基生，2列，叶柄与叶片近等长，下部鞘状；叶片长椭圆形，长25～45cm，宽10～20cm，先端渐尖，基部渐窄，两面绿色，无毛。穗状花序，直立，长可达15cm，总梗长20～28cm；苞片阔卵形，绿色，每苞片内小花数朵，靠顶苞片淡红色，无花；萼3齿裂；花冠漏斗状，先端3裂，淡黄色或白色；雄蕊药矩圆形，侧生退化雄蕊长卵形；雌蕊1，子房下位，花柱基部有2棒状附属物。花期夏季，果期秋季。

【生长分布】生于旷野、山坡、草地；或栽培。分布于我国华南、华中、西南等地区。

【采收加工】秋、冬季采挖，洗净，煮熟透，擦去外皮，晒干。南方有些地区将郁金根茎在鲜时，清洗，切片，晒干，使用，谓“片姜黄”。

【药理作用】

①抗病原微生物作用：所含姜黄素和挥发油可对八叠球菌、棒状杆菌、葡萄球菌、链球菌、芽孢杆菌等有抑制作用；挥发油尚有较强的抗霉菌作用。姜黄水提物试管试验，对常见的致病性皮肤真菌有抑制作用。姜黄对引起病毒性肝炎的病原体有抑制作用，有改善肝实质病损的作用。体外试验，姜黄素对细球菌有抑制作用。

②利胆作用：有明显的利胆作用，故可用于黄疸型肝炎、胆囊炎、胆石症的治疗。

③降血脂作用：姜黄降血浆甘油三酯的作用更为明显，并能降低实验性高脂血症大鼠主动脉甘油三酯和胆固醇的含量，提示本品有抗动脉硬化作用。

④对血液系统的影响：血小板聚集的纤溶活性与动脉粥样硬化、心绞痛、心肌梗死有密切关系。实验证明，姜黄素提取物和姜黄素能增加纤溶活性，抑制血小板聚集。

⑤对生殖系统的影响：50%姜黄煎剂或2%的盐酸浸出液对小鼠和豚鼠离体子宫呈兴奋作用，可使子宫发生阵发性收缩，浓度较大时，则出现痉挛性收缩；对兔在体子宫瘘，灌肠给药和静脉注射均有收缩作用。姜黄煎液腹腔或皮下注射，对小鼠和兔早期、中期、晚期妊娠均有明显终止妊娠的作用，终止妊娠率可达90%～100%，但口服无效。姜黄终止小鼠早期妊娠的作用可为黄体酮所对抗，还可明显抑制假孕小鼠创伤性子宫蜕膜瘤生长。

⑥毒性：动物实验，未见明显毒性。

【性味归经】辛、苦、温。入心、肝二经。

【功能主治】破瘀行气，通经止痛。用于瘀血气滞，胸腹胀痛，胁肋刺痛，痛经，闭经，癥瘕，跌打损伤，痈肿。

【配伍应用】

姜黄-青皮　姜黄破瘀行气，为血中气药；青皮破气，消瘀，乃气中之血药。两药配伍，相辅相成，共呈破瘀散结，消滞止痛之功。可用于胸胁“屏伤”，所致疼痛、呼吸、咳嗽、转侧、翻身牵引掣痛，功能受限等症。

姜黄-香附　姜黄能活血，通经，止痛；香附理气，调经，止痛。两药配伍，共奏行气活血，祛瘀通经，消滞止痛之功。用于肝郁气滞，久滞成瘀，所致气滞血瘀证，如妇人闭经、痛经，以及胸腹胀痛、胁肋刺痛等症。

【单方验方】

①痛经：鲜姜黄21克，鸡蛋2个。鸡蛋水煮后，剥去壳，与姜黄共煮，取蛋加甜酒一杯同食，如无甜酒用酒酿亦可，在行经时吃2～3次。姜黄性温，血热而经早到者禁用（《常见病验方研究参考资料》）。

②胸腹疼痛：姜黄、当归各10克，木香、乌药各6克，水煎服。

③胁肋刺痛：姜黄、川楝子、延胡索各10克，水煎服。

④跌打损伤：姜黄、乳香、没药各10克，水煎加酒服（②～④方出自《袖珍中草药彩色图谱》）。

⑤周身皮肤肌肉痛：海桐皮、姜黄各9克，水煎服（《常见病验方研究参考资料》）。

⑥肩臂痛：姜黄6～9克。研为粗末，水煎去粗渣服，可连服2煎（《常见病验方研究参考资料》）。

⑦痈：姜黄、黄土、米饭各适量，捣烂敷患处（《畲族医

药学》)。

【用法用量】内服：煎汤，3～9克；或研末入丸、散。外用：捣敷。

【注意事项】孕妇忌服。块根“郁金”详见“理气”章。“片姜黄”为同科植物“郁金”根茎切片晒干之物。

亮叶岩豆藤

（血节藤、血藤、血筋藤）

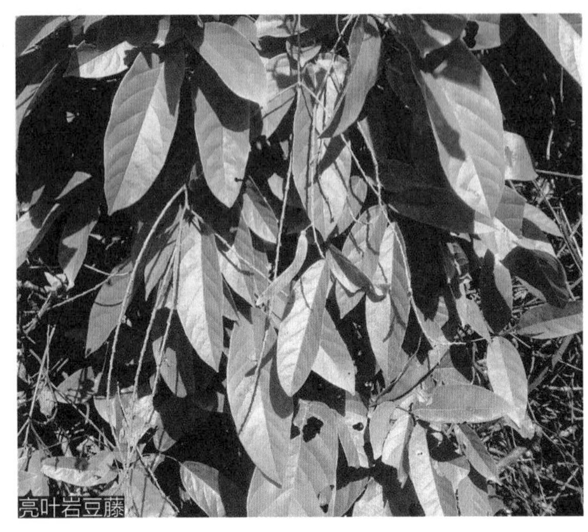

亮叶岩豆藤

【药物来源】豆科植物亮叶岩豆藤〔*Millettia nitida* Benth.〕的藤茎。

【植物特征】攀援藤本灌木，长可达数米。茎圆柱形，老茎浅褐色，幼枝有丝状细毛。羽状复叶互生，具柄；小叶3～5枚，有短柄，先端小叶单生，侧叶对生；叶片长椭圆形，长5～15cm，宽2.4～5cm，先端渐尖或急尖，基部近圆形，先端小叶偏长、大，全缘，两面绿色。圆锥花序顶生，长6～10cm，下垂，花多数；花萼钟状，先端5齿裂，外面密生绢毛；蝶形花冠，紫色，被绢毛。荚果长条形，外密被绒毛，长9～13cm。种子4～5粒。花期夏季，果期秋、冬季。

【生长分布】生于山坡、路旁、溪边。分布于我国华南、西南等地区。

【采收加工】秋后采收，割取粗壮藤茎，切片，晒干。

【性味归经】苦、甘、温。入心、脾二经。

【功能主治】活血舒筋。用于风湿关节痛，腰腿痛，筋骨痛，月经不调，跌打损伤。

【配伍应用】

亮叶岩豆藤-地锦　亮叶岩豆藤味苦、甘，性温，活血舒筋；地锦味甘、性温，祛风活血，止痛。两药配伍，共收祛风除湿，舒筋止痛之功。用于风寒湿邪所致腰痛、关节痛、筋骨痛等症。

【用法用量】内服：煎汤，9～30克；或研末入丸、散。

茺蔚子

（益母草子、苦草子、小胡麻、野黄麻、茺玉子）

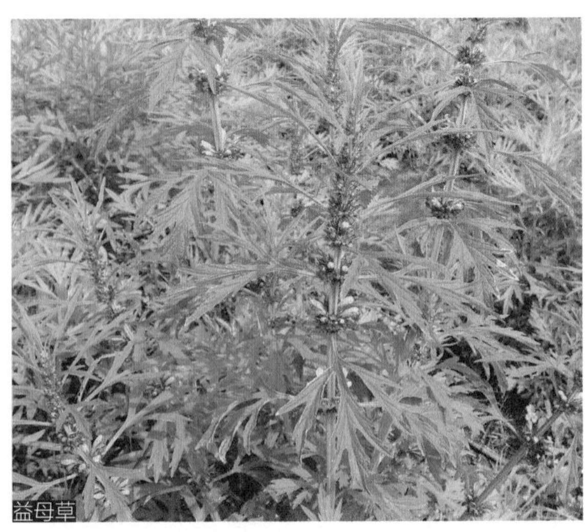

益母草

【药物来源】唇形科植物益母草〔*Leonurus japonicus* Houtt.〕的果实。

【植物特征】一年或二年生草本，高55～110cm。茎直立，方形，不分枝或少有分枝，浅绿色。叶对生，具柄；基部叶近圆形，直径4～8cm，有多个浅裂，早枯萎；茎中、上部叶3全裂，裂片披针形，中央裂片有3～4个较深裂，侧裂裂片1～3，小裂片条形，先端渐尖，全缘，上面深绿色，下面绿色，两面被短柔毛。花于叶腋轮生；花萼钟形，先端有5裂，裂片长尖；花冠唇形，浅红色，或紫红色，长约1cm，上唇1，下唇3裂，外面被绒毛；雄蕊4，2强。小坚果三棱形，成熟时黑褐色。花期夏季，果期秋季。

【生长分布】生于荒野、草地、溪边。分布于我国绝大部分地区。

【采收加工】于秋季果实成熟时，割下果枝，晒干，打下果实，拣去杂质，筛下种子。

【药理作用】茺蔚子的水浸出液，乙醇-水浸出液和30%乙醇浸出液都有降低麻醉动物的血压的作用。

【性味归经】辛、甘、微寒、有小毒。入肝、脾二经。

【功能主治】活血调经，清肝明目。用于月经不调，崩中，带下，产后瘀血腹痛，高血压病，目赤肿痛。

【配伍应用】

茺蔚子-当归　茺蔚子活血祛瘀，并能调经；当归补血活血，尚能止痛。两药配伍，共收活血，养血，调经，止痛之功。常用于妇人血滞所致月经后期、经闭、痛经等证。

茺蔚子-菊花　两药都有清肝明目作用。但茺蔚子为清肝泄热明目；菊花乃凉散肝经风火以明目。两药配伍，共奏宣散开郁，泄热明目之功。用于肝火上犯所致目赤肿痛等症。若配与珍珠草、车前草、栀子，疗效更好。

【单方验方】

①经闭、干血痨：当归60克，牛膝15克，炒没药30克，炒茺蔚子6克，水煎服。

②视网膜母细胞瘤：茯苓9克，车前子（包煎）、茺蔚子、玄参、牛膝、川贝母各6克，酒大黄、川郁金、桔梗各4.5克，玄明粉、黄芩各3克，木通2克，水煎服。

③高血压：大青叶、炒栀子各3克，海藻、茺蔚子各9克。水煎，每日一剂（①~③方出自《常见病验方研究参考资料》）。

④治子宫下垂：茺蔚子15克，枳壳12克，水煎服（《湖南药物志》）。

【用法用量】内服：煎汤，6~9克；或研末入丸、散。

【注意事项】据报道茺蔚子炒熟研粉，一次服30克可引起中毒，服后4~6小时出现胸闷无力，全身酸痛，下肢不能活动等症状。故不可大量服用。全草“益母草”详见本章。

莪术

（蓬莪术、蓬莪茂、广茂、莪莲、羌七、广术、黑心姜、文术）

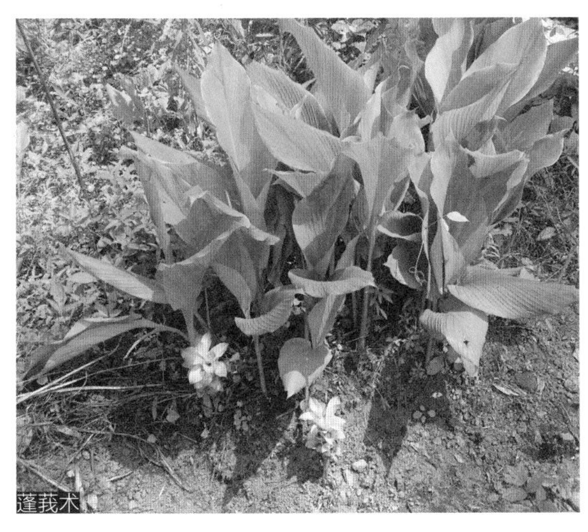

蓬莪术

【药物来源】姜科植物蓬莪术〔*Curcuma phaeocaulis* Val.〕的根茎。

【植物特征】多年生草本，高70~100cm。根状茎广卵形，侧有圆柱形分枝，须根细长，末端有膨大成卵形块根。叶基生，直立，2列，叶柄长约叶的1/3，基部下延成鞘状；叶片长椭圆形，长16~25cm，宽8~12cm，先端渐尖，两面无毛。穗状花序基生，圆柱状，直立，长12~15cm；苞片多数，粉红色，阔卵形，上部有赤纹，中、下部苞片白色，下部苞片腋内生有细小的小花，上部苞片无花；萼3齿裂，白色；花冠淡黄色，先端3裂，上面1片较大；能育雄蕊1；雌蕊1，花柱单生，子房下位，3室。花期春季，果期夏、秋季。

【生长分布】生于山谷、溪旁、林边；或栽培。分布于我国华南、华中、西南等地区。

【采收加工】秋、冬季采挖，除须根，洗净，煮熟透，擦去外皮，晒干。

【药理作用】

①抗癌作用：挥发油制剂及莪术醇、莪术酮，对瘤细胞有直接破坏作用，可使癌细胞变性、坏死，并有吞噬细胞包围肿瘤细胞等免疫反应出现。临床应用可使瘤体局部赘生坏死逐渐脱落形成溃疡面，然后出现红斑样反应，上皮逐渐修复，如宫颈癌最后恢复到正常外观，而对正常组织无明显影响。

②对胃肠平滑肌的作用：本品对消化系统的作用与生姜相似。能直接兴奋平滑肌，故可用于气胀性绞痛。离体兔肠试验发现，低浓度可使肠管紧张度升高，浓度高时能使肠管舒张。姜黄素有利胆作用。

③抗着床、抗早孕作用：对8种有止孕的中药以大、小鼠和家兔进行止孕作用的筛选，结果以莪术止孕效果较显著。动物实验表明，莪术具有抗着床、抗早孕作用。临床研究发现，莪术配伍红花、牛膝其抗早孕优于单味。

④毒性：小鼠灌胃莪术的实验中镜检见肝肾有明显损害，可致肝坏死，以停药后3周左右坏死较明显，肾脏一般为充血，肾小管上皮细胞明显肿胀。

【性味归经】苦、辛、温。入肝、脾二经。

【功能主治】行气破瘀，消积止痛。用于癥瘕积聚，血瘀经闭，跌打损伤，饮食积滞，脘腹胀痛。

【配伍应用】

莪术-土鳖虫　两药均为破瘀之峻药；莪术为行气破瘀，且散结；土鳖虫乃破血逐瘀，并消坚。两药配伍，相辅相成，行气破瘀，散结消坚作用显著。用于跌打损伤之瘀结疼痛，及妇女血瘀经闭等证。

莪术-枳壳　莪术能消积止痛，治积滞不化；枳壳能行气宽中，治食积停滞。两药配伍，共奏下气宽中，破气消积之功。用于食积停滞、脘腹胀满、腹痛便秘等症。

【单方验方】

①急性腰扭伤：莪术20克，三棱、重楼、虎杖各15克，牛膝、白芍各20克，土鳖虫、桃仁、枳壳各10克，忍冬藤30克，生甘草5克。水煎服，日服一剂（《常用中药药理与临床应用》）。

②萎缩性胃炎：丹参、徐长卿、白花蛇舌草、黄芪各30克，莪术、炙木瓜、延胡索各10克，砂仁3克，水煎服，日服一剂（《常用中药药理与临床应用》）。

③胸腹刺痛：莪术、木香各10克，研末服。

④食积腹胀痛：莪术、莱菔子、山楂各15克，水煎加酒服。

⑤痢疾腹痛、里急后重：莪术、槟榔各10克，大黄、黄连各8克，水煎服（③~⑤方出自《袖珍中草药彩色图谱》）。

【用法用量】内服：煎汤，4.5～9克；或研末入丸、散。

【注意事项】注意与“郁金”鉴别，详见“理气”章。孕妇禁服，慢性肝病、慢性肾病患者忌服。

桃仁

（桃核仁）

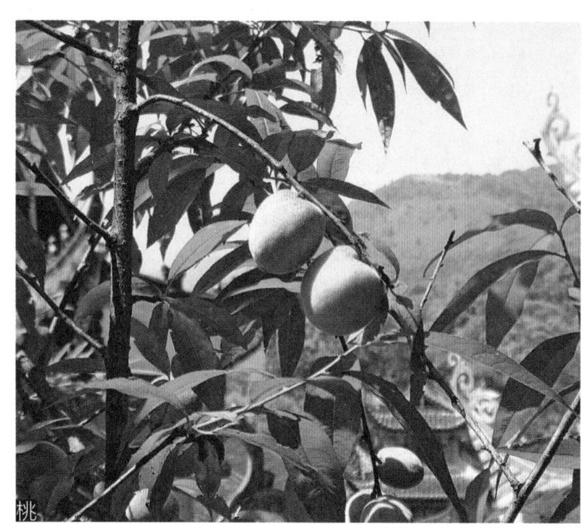

【药物来源】蔷薇科植物桃〔*Prunus persica*（L.）Batsch〕的种仁。

【植物特征】详见“利尿渗湿”章“桃花”。

【生长分布】详见“利尿渗湿”章“桃花”。

【采收加工】于果实成熟季采摘或收取丢弃桃核，除去桃肉及核壳，取出种仁，晒干，置干燥通风处，以防走油变质。

【药理作用】

①增加脑血流量及外周血流量：50%桃仁提取液给兔静脉注射2毫升后可明显增加脑血流量、降低脑血管阻力。能增加犬股动脉血流量、增加离体兔耳灌流量和消除去甲肾上腺素的收缩血管作用。

②改善微循环：经大鼠脾动脉注入桃仁提取液100mg/kg，对肝脏表面微循环有改善作用，并能促进胆汁分泌。

③抗凝及抑制血栓形成：动物实验可明显抑制鸡试验性体外血栓形成，抑制其血小板聚集，可使小鼠出血时间和凝血时间延长。

④润肠通便：脂肪油有润滑肠道作用。

⑤抗过敏：桃仁水提物具有抑制小鼠血清中的皮肤过敏抗体和鼷鼠脾溶血性细胞的产生，醇提物灌服可抑制小鼠被动皮肤过敏反应的色素渗出量。

⑥对呼吸系统影响：苦杏仁苷小剂量口服时，在体内缓慢分解，产生微量氢氰酸，对呼吸中枢呈镇静作用，使呼吸运动趋于安静而达到镇咳平喘作用。

【性味归经】苦、甘、平。入心、肝、大肠三经。

【功能主治】活血行瘀，润肠通便。用于痛经，闭经，产后瘀阻腹痛，癥瘕积聚，跌打损伤，肺痈，肠痈，肠燥便秘，皮肤血热燥痒，血滞风痹。

【配伍应用】

桃仁-星宿菜　两药性平，都有活血行瘀作用。但各具所长，桃仁长于散瘀，星宿菜偏于通经。两药配伍，相辅相成，功效益彰。用于瘀血阻滞证，如妇女经闭、痛经、产后儿枕痛等证。配与牛膝、红糖，疗效更好。

桃仁-牛舌草　两药都有通便之功。但桃仁为润肠通便，牛舌草乃泻下通便；前者治肠燥便秘，后者治热结便秘。两药配伍，相须为用，通便作用增强。用于肠道积滞，大便秘结、腹痛等症。

【单方验方】

①血滞经闭、痛经：桃仁、红花各9克，丹参15克，牛膝12克，水煎服《袖珍中草药彩色图谱》。

②治慢性肝炎：桃红当归汤：桃仁9克，当归10克，牡丹皮6克，郁金10克，泽兰6克，红花6克，栀子9克，赤芍10克，神曲9克，水煎服。

③月经失调：桃红四物汤：桃仁、地黄、赤芍、当归、红花各9克，川芎6克，水煎服，日服一剂。

④失眠：血府逐瘀汤：当归、桃仁、川芎、赤芍、枳壳、葛根各12克，生地黄15克，柴胡、黄芩各9克，大枣、甘草各6克，水煎服，日服一剂。

⑤体虚便秘：桃仁、松子仁、火麻仁、柏子仁各等份，捣烂如泥，炼蜜为丸。一次1丸，一日2次。

⑥风湿性关节炎　桃红饮：桃仁9克，红花6克，川芎9克，当归12克，威灵仙9克，水煎服，日服一剂（②～⑦方出自《常用中药药理与临床应用》）。

⑦治从高处坠下，胸腹中有血，不得气息：桃仁十四枚，大黄、硝石、甘草各一两，蒲黄一两半，大枣二十枚。上六味，细切，以水三升，煮取一升，绞去滓，适寒温尽服之，当下，下不止渍麻汁一杯，饮之即止（《备急千金要方》）。

⑧治女人阴户内生疮，作痛如虫咬，或作痒难忍者：桃仁、桃叶相等捣烂，丝绵纳裹其中，日易三四次（《孟诜方》）。

【用法用量】内服：煎汤，4.5～9克；或研末入丸、散。外用：捣敷。

【注意事项】山桃的仁，同等入药。“桃叶”详见“祛风湿”章；“桃茎白皮”“桃胶”“桃根”详见“利尿渗湿”章。

鸭嘴癀

（调经草、定经草、田蛭草、地下茶、小号虎舌癀）

【药物来源】玄参科植物旱田草〔*Lindernia ruellioides*（Colsm.）Pennell.〕的全草。

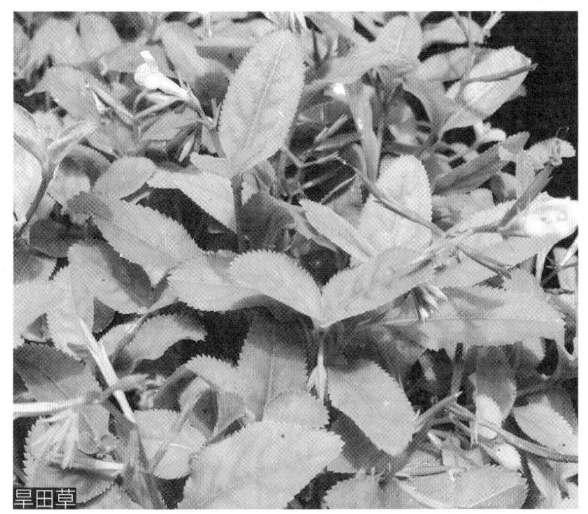
旱田草

【植物特征】一年生草本，高15～30cm，全体无毛。茎部分枝，圆柱形，绿色或略带紫红色。叶对生，具短柄；叶片倒卵状矩圆形，长1.6～3.8cm，宽0.6～1.6mm，先端钝，基部渐窄下延成柄，边缘有均匀的尖锯齿，两面绿色。总状花序顶生，有较长序梗；花萼5深裂，裂片披针形，先端长尖；花冠下部圆柱形，上部二唇形，淡紫色，上唇阔，2裂，下唇3裂；雄蕊4，能育2，退化2；子房上位，柱头扁，2裂。蒴果圆柱状，长可达2cm。花期夏季，果期秋季。

【生长分布】生于旷野、园地、疏林下阴湿地；或栽培。分布于我国华南、华中、西南等地区。

【采收加工】夏、秋季采集，洗净，晒干。

【性味归经】甘、淡、平。入肝、脾二经。

【功能主治】活血通经，消肿解毒。用于闭经，痛经，胃痛，乳腺炎，颈淋巴结结核，跌打损伤，痈肿。

【配伍应用】

鸭嘴癀-星宿菜　两药都有活血作用。但鸭嘴癀活血通经；星宿菜活血化瘀。两药配伍，共收活血，化瘀，通经之功。用于瘀血证，如妇人经闭、闭经、痛经等证。

鸭嘴癀-紫花地丁　两药均有消肿解毒之功。鸭嘴癀则偏于散结消肿；紫花地丁重在清热解毒。两药配伍，相得益彰，功效显著。用于痈肿、疬核等证。

【单方验方】

①治闭经：鸭嘴癀30～60克，酒、水炖服；或加四物汤同煎服《福建中草药》。

②治心绞痛：鸭嘴癀30克，紫丹参、薤白各10克，白豆蔻仁6克，水煎服《青草药彩色图谱》。

③跌打肿痛：鲜鸭嘴癀30～60克。酒炖服《福建中草药》。

④治痢疾：鸭嘴癀、地锦草各30克，凤尾草15克，水煎服《青草药彩色图谱》。

⑤治瘰疬：鲜鸭嘴癀30～60克，水煎服《福建中草药》。

⑥治乳痈，背痈：鲜鸭嘴癀30～60克，酒、水煎服；渣调冷饭或红糖捣烂外敷《福建中草药》。

【用法用量】内服：煎汤，9～15克（鲜品30～60克）。外用：捣敷。

铁蕨鸡

（散血连）

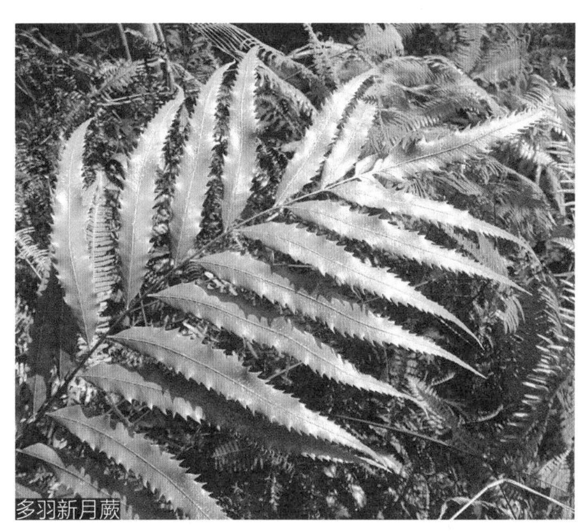
多羽新月蕨

【药物来源】金星蕨科植物多羽新月蕨〔*Pronephrium nudatum* (Roxb.) Holtt.〕的根茎。

【植物特征】多年生常绿草本。根茎横走，被棕褐色鳞片，多须根。叶远生，单数羽状复叶，叶片长20～40cm，叶轴棕色，光滑；羽叶10～13对，下部大多互生，上部对生。条状披针形，长10～15cm，宽1～1.5cm，先端尾尖，基部宽楔形，边绿有尖锯齿，两面绿色，光泽，下面叶脉显见，有小疣状凸起，具短柄；叶柄长20～30cm，棕褐色，光泽，基部疏被鳞片。孢子囊群圆形，无盖，孢子肾状。

【生长分布】生于山坡、路旁、疏林下阴处。分布于我国华南、西南等地区。

【采收加工】秋季采挖，除须根，洗净，切段，晒干。

【性味归经】苦、涩、寒。入心、胃二经。

【功能主治】通经活络，理气，利湿。用于劳伤，胃气痛，月经失调，痢疾。

【配伍应用】

铁蕨鸡-星宿菜　铁蕨鸡通经活络；星宿菜活血散瘀。两药配伍，共收活血通经，散瘀消肿之功。用于跌打闪挫，伤筋瘀阻肿痛等。

铁蕨鸡-金橘根　铁蕨鸡性寒，理气且活血；金橘根性温，利气而散结。两药合用，寒温化平，共呈行气活血，散结止痛之功。用于肝胃气滞，所致脘胁胀痛等症。

【单方验方】

①治劳伤：铁蕨鸡、岩防风、赶血王各15克，雷公槁、见

血飞、岩马桑各9克。泡酒，日服二次，每次15～30毫升。

②治胃气痛：铁蕨鸡、川芎、爬岩香各等量，切细吞服，每次3克；或煨水服。

③治痢疾：铁蕨鸡、翻白草各9克，煨水服。

④治月经不调：铁蕨鸡、赶血王各15克，煨水服（①～④方出自《中药大辞典》）。

【用法用量】内服：煎汤，9～15克；或泡酒。

铁包金

（乌龙根、乌口仔、勾儿茶、小叶铁包金、假榄仔、细纹勾儿茶）

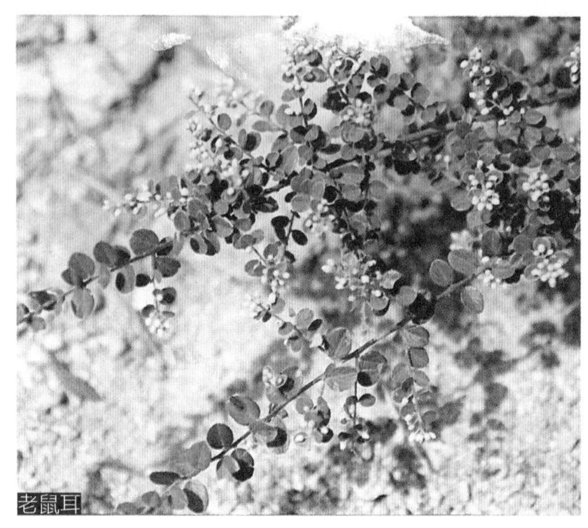

老鼠耳

【药物来源】鼠李科植物老鼠耳〔*Berchemia lineata* (L.) DC.〕的根。

【植物特征】详见"清热解毒"章"老鼠耳"。

【生长分布】详见"老鼠耳"。

【采收加工】全年可采，洗净，切片，晒干。

【性味归经】苦、平。入心、肺二经。

【功能主治】化瘀止血，镇静安神。用于咯血，吐血，胃、十二指肠溃疡，精神分裂症，脑震荡，荨麻疹。

【配伍应用】

铁包金-苧麻根　铁包金化瘀止血；苧麻根凉血止血。两药配伍，则能凉血和血，止血祛瘀，止血而无留瘀之弊。用于血热妄行，所致咯血、吐血等证。

铁包金-大黄　铁包金能祛瘀，镇静，安神；大黄能攻下，通腑，泻火。两药配伍，共奏通腑泻火，祛积行瘀，镇静安神。用于痰火或实热或瘀阻，所致癫狂实证。

【单方验方】

①肺结核咯血：铁包金60克，穿破石30克，白及12克，阿胶9克，捣碎冲服；或水煎服（《全国中草药汇编》）。

②鼻出血，肺结核咯血，胃出血：铁包金30克，白及、百合各15克，桃仁6克，白茅根9克，水煎服（《全国中草药汇编》）。

③治胃脘痛：铁包金30克，苏铁干花15克，水煎服（《福建中草药》）。

④治抑郁症：铁包金（鼠李科细纹勾儿茶）120克，木槿75克，石菖蒲60克，淡竹叶15克，生姜适量。水煎，每日一剂，2～3次分服（《新编中医学概要》）。

⑤脑震荡：铁包金45克，钩藤、川芎、白芷各15克（一般先服）；或铁包金45克，地胆草、两面针、鸡血藤、千斤拔、三丫苦、七叶莲各15克。水煎2次分服，每日1剂。如果在20天左右病情仍无变化时，再服此方（《全国中草药汇编》）。

⑥治荨麻疹：铁包金30克，水煎服（《福建中草药》）。

【用法用量】内服：煎汤，15～30克。外用：捣敷。

【注意事项】全草"老鼠耳"，详见"清热解毒"章。

倒生莲

（花老鼠、尾生根、金鸡尾、盘龙莲、青丝还阳）

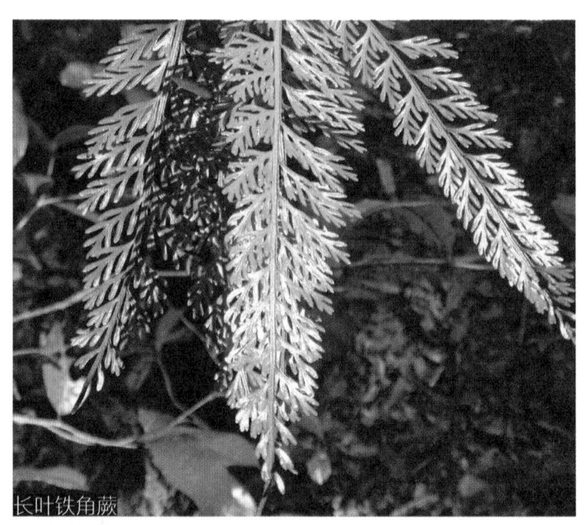

长叶铁角蕨

【药物来源】铁角蕨科植物长叶铁角蕨〔*Asplenium prolongatum* Hook.〕的带根全草。

【植物特征】多年生蕨类常绿草本，高15～35cm。根茎短，须根多，被卵状披针形鳞片。叶基部簇生，叶柄长6～15cm，绿色，无毛；叶片披针形，长10～25cm，宽4.5～5.6cm，先端一突出长尾；二回深羽裂，羽片近长方形，长1.3～2.3cm，宽0.8～1.4cm，小羽片窄条形，先端钝，两面绿色，全缘，基部羽片2～3分叉，每裂片有1纵向小脉，顶端1水囊。孢子囊群着生小脉中部，囊群盖条形，膜质。

【生长分布】生于林下阴处岩石上、树干上。分布于我国华南、华东、华中、西南等地区。

【采收加工】春至秋季采集，连根挖起，洗净，切段，晒干。

【性味归经】辛、苦、平。入肺、肝、肾三经。

【功能主治】活血化瘀，祛风利湿，止咳祛痰。用于跌打损伤，吐血，衄血，筋骨痛，关节痛，肠炎，痢疾，尿路感染，咳嗽痰多。

【配伍应用】

倒生莲-青皮 倒生莲专行血分，活血化瘀；青皮专走气分，破气散结。两药配伍，共收破气行滞，活血祛瘀，消肿止痛之功。用于胸胁损伤，气血阻滞，胸胁痛，咳嗽、吸气、转侧牵引掣痛等症。

倒生莲-大青根 倒生莲辛、苦、平，能祛风利湿，且舒筋活络；大青根苦、寒，祛风除湿，并消肿止痛。两药配伍，相须为用，功效益彰。用于风湿痹证，关节痛等。

倒生莲-夜关门 两药都有止咳祛痰作用。倒生莲辛、苦、平，宣利肺气，以止咳祛痰；夜关门苦、辛、凉，乃清肃肺气，以止咳化痰。两药配伍，共收宣肺降气，止咳化痰之功。用于肺气失宣，肃降无能，水津不布，所致咳嗽痰多、气逆胸闷等症。

【单方验方】

①治吐血：倒生莲60克，水煎服（《贵州草药》）。

②治风湿疼痛：倒生莲30克，泡酒服（《贵州草药》）。

③治黄肿病：倒生莲，水煎服（《湖南药物志》）。

④治咳嗽痰多：倒生莲30克，泡酒服（《贵州草药》）。

⑤治骨折：倒生莲捣绒，包伤处（《贵州草药》）。

【用法用量】内服：煎汤，15～30克；或泡酒。外用：捣敷。

臭牡丹根

（臭枫根、臭梧桐根、红梧桐根）

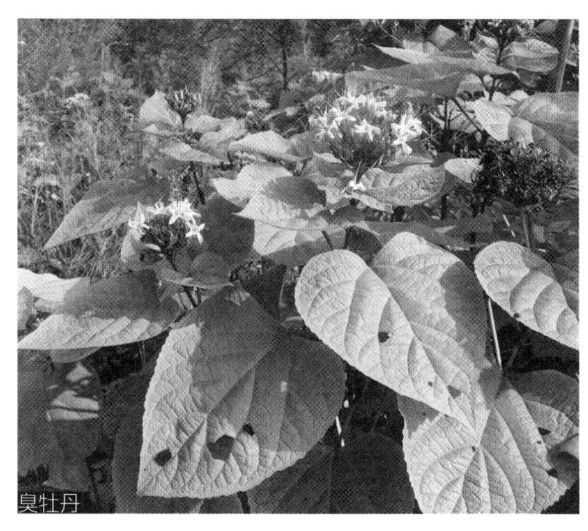

臭牡丹

【药物来源】马鞭草科植物臭牡丹〔*Clerodendron bungei* Steud.〕的根茎。

【植物特征】详见“清热解毒”章“臭牡丹”。

【生长分布】详见“清热解毒”章“臭牡丹”。

【采收加工】冬季采挖，除须根，洗净，切片，晒干。

【性味归经】辛、苦、温。入肝、脾、肾、肺四经。

【功能主治】活血化瘀，祛风止痛。用于跌打损伤，月经不调，头痛，风湿关节痛，荨麻疹。

【配伍应用】

臭牡丹根-金橘根 臭牡丹根活血化瘀，且止痛；金橘根利气散结，并消胀。两药配伍，共奏行气活血，散瘀止痛之功。用于胸胁、脘腹损伤，所致疼痛或胀痛等症。

臭牡丹根-地锦 两药均有祛风，止痛之功。臭牡丹根并能散瘀消肿；地锦尚能活血通经。两药配伍，共收祛风活络，消肿止痛之功。用于风湿痹之关节、筋骨痛等证。

【单方验方】

①治月经不调：臭牡丹根、星宿菜各9克，红花4.5克，同煎去渣，冲入红酒服（《闽东本草》）。

②治跌打损伤：取鲜臭牡丹根60克，水一大碗，酒90克，煎服，连续2～3次（《闽东本草》）。

③治头风、偏头风：鲜臭牡丹根30～60克，水煎服。另取鲜叶4份，川椒1份，同炒，米酒淬制布包，乘温熨痛处（《福建中草药》）。

④头痛：臭牡丹根30克，算盘子根30克，鸡蛋2个。水炖服（《福建中草药处方》）。

⑤治风湿关节痛：鲜臭牡丹根60～120克，水煎服（《福建中草药》）；或取鲜臭牡丹根60克（干的15克），和猪脚或鸡加红酒炖服（《闽东本草》）。

⑥治风湿头痛（头痛如裹，四肢重着无力，胸闷食少，小便不利，大便稀薄）：大青根（马鞭草科）30克，臭牡丹根、野牡丹根各15克，水煎服（《福建中草药处方》）。

⑦治荨麻疹：鲜臭牡丹根60克。煎汁加鸡蛋3只，煮食，连服数剂（《浙江民间常用草药》）。

【用法用量】内服：煎汤，9～18克（鲜品30～60克）。外用：捣敷或煎洗。

【注意事项】全草“臭牡丹”详见“清热解毒”章。

益母草

（茺蔚、小胡麻、苦低草、郁臭草、红花艾、坤草、月母草）

【药物来源】唇形科植物益母草〔*Leonurus japonicus* Houtt.〕的全草。

【植物特征】详见本章“茺蔚子”。

【生长分布】详见“茺蔚子”。

【采收加工】夏季生长茂盛花含苞未放时，割取地上部分，切段，晒干。若进入花朵开放期或果期，效用则降低。

【药理作用】

①对生殖系统的作用：动物实验表明，对离体或在体子宫一般表现为兴奋作用，其兴奋子宫的有效成分在叶部，根部

作用用很弱，茎部无效。

②强心：可增加冠脉血流量和显著减慢心率。

③抗心肌缺血：注射液对犬实验性心肌梗死具有减轻病变程度，减少梗死范围，保护心肌超微结构的作用。

④降压和增加微循环：能增加股动脉血流量和降低血管阻力，对血管壁有直接扩张作用。

⑤抗凝：对血小板聚集、血小板血栓形成、纤维蛋白血栓形成以及红细胞的聚集性均有抑制作用。

⑥兴奋呼吸中枢：麻醉猫静脉注射益母草碱后，呼吸频率及振幅均显著增加。

⑦抗菌：水浸液在试管内对许兰毛癣菌、羊毛状小芽孢癣菌、红色毛癣菌、星形奴卡菌等皮肤真菌有不同程度的抑制作用。

⑧利尿：动物实验表明有一定利尿作用。

⑨毒性：本品毒性较低。动物实验，未见明显毒性反应。

【性味归经】辛、苦、凉。入心、肝、肾三经。

【功能主治】活血调经，利尿消肿。用于月经不调，痛经，闭经，崩漏，产后瘀血腹痛，血晕，肾炎水肿，小便不利，尿血，皮肤瘙痒，疮疡肿毒，跌打瘀滞。

【配伍应用】

益母草-鸭嘴癀　两药均有活血调经之功。益母草辛行苦降，重在活血通经；鸭嘴癀甘平滋养，偏于和血调经。两药配伍，相辅相成，功效益彰。用于冲任血滞，妇人月经后期、经闭、痛经等证。

益母草-玉米须　两药都有利尿消肿作用。益母草尚能活血通经；玉米须兼能泄热平肝。两药配伍，利尿消肿作用增强，并具活血祛瘀，清热平肝之功。用于湿热水肿、小便不利等证。

【单方验方】

①痛经：益母草30克，盘柱南五味子根15克，台乌9克，水煎服。

②闭经：益母草15克，马鞭草、长蒴母草、香附各9克，乌豆、红糖各30克，酒、水各半炖服，连服一周。

③产后腹痛：益母草30克，生姜5片，或加丹参9克，水煎，调红糖服（①～③方出自《福建中草药处方》）。

④真性红细胞增多症：益母草12克，郁金、川芎、当归、红花9克，水煎服，日服一剂，一个月为1个疗程。

⑤急性血栓闭塞性脉管炎：益母草60～100克，紫草、赤芍、牡丹皮各15克，紫花地丁、生甘草各30克，水煎服，日服一剂。同时配用大黄糊剂（生大黄500克，紫金锭10克，合面粉）涂敷患肢。

⑥慢性肾炎：桃仁、当归、赤芍、川芎、红花各9克，益母草、板蓝根、金银花、白茅根、紫花地丁各30克，水煎服，日服一剂；或肾元胶囊（益母草、瓜子金、水蛭），口服，一次4～5粒，一日3次（④～⑥方出自《常用中药药理与临床应用》）。

⑦头痛：益母草30克，夏枯草20克，钩藤20克，桑叶20克，将药物煎服，一日3次《中国民间草药方》。

⑧急性肾炎水肿：益母草鲜品180～240克（干品90～120克）均用全草，加水700毫升，文火煎至300毫升，分2次服，每日1剂（《实用药物学》）。

⑨中心性视网膜脉络炎：益母草100克。加水煎2次，混合药液，分2次早晚空腹服，每日1剂，连服15天《中国民间百草良方》。

【用法用量】内服：煎汤，9～18克；研末入丸、散或熬膏。外用：煎洗或捣敷。

【注意事项】中毒表现为全身乏力，四肢麻木，大汗，小动脉扩张引至血压下降而至休克，腰痛，血尿，呼吸增快，增强。中毒处理：催吐、洗胃、补液、抗休克等对症治疗，或送医院。

凌霄花

（芰花、红花倒水莲、倒挂金钟、吊墙花）

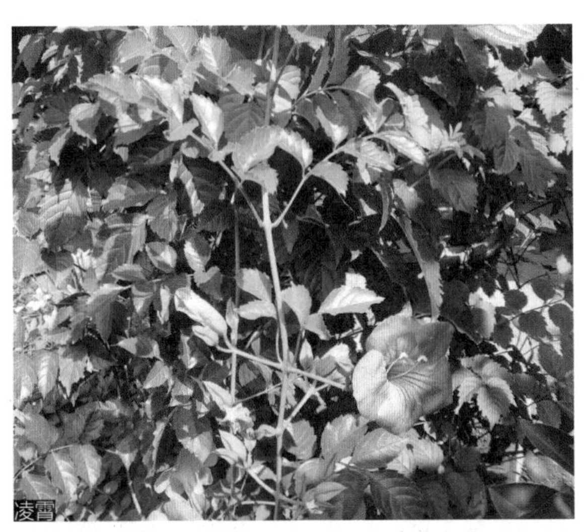

凌霄

【药物来源】紫葳科植物凌霄〔*Campsis grandiflora* (Schum.) Schum.〕的花。

【植物特征】详见“清热凉血”章“紫葳根”。

【生长分布】详见“清热凉血”章“紫葳根”。

【采收加工】7～8月间采集，于晴天早晨，摘下，晒干。

【性味归经】辛、酸、寒。入肝、心包二经。

【功能主治】活血，祛瘀，凉血。用于瘀滞经闭，痛经，癥瘕，血热皮肤瘙痒。

【配伍应用】

凌霄花-牛膝　两药都有活血祛瘀作用。凌霄花并能清热凉血；牛膝尚能引热下行。两药配伍，相辅相成，祛瘀通经，凉血泄热功效显著。用于血瘀血热证，如妇女瘀滞化热，所致经闭、月经后期，伴身热、失眠等症。

凌霄花-金银花 凌霄花能清泄血分伏热；金银花可清热解毒，且能宣透风热。两药配伍，既能清热凉血解毒，又能宣透卫表风热。用于素体血热，复感风邪，内外相合，交蒸肌腠，不得发越，所致肤疾，如皮肤瘙痒、瘾疹、湿疹等证。

【单方验方】

①闭经，食少面黄：凌霄花、阿胶各12克。以水一碗先煎凌霄花成半碗，去渣，纳阿胶微火烊化，适量酒服（《常见病验方研究参考资料》）。

②治女经不行：凌霄花为末，每服二钱，食前温酒下（《徐氏胎产方》）。

③风湿痛：凌霄花12克。水煎服（《河北中草药》）。

④治通身痒：凌霄花为末，酒调服一钱（《医学正传》）。

⑤治痫疾：凌霄花，为细末。每服三钱，温酒调下，空心服（《传信适用方》）。

【用法用量】内服：煎汤，3～6；或研末入丸、散。外用：研末调抹。

【注意事项】孕妇忌服。根“紫葳根”，详见“清热凉血”章。

檵花根

（清明花根、雪丁花根）

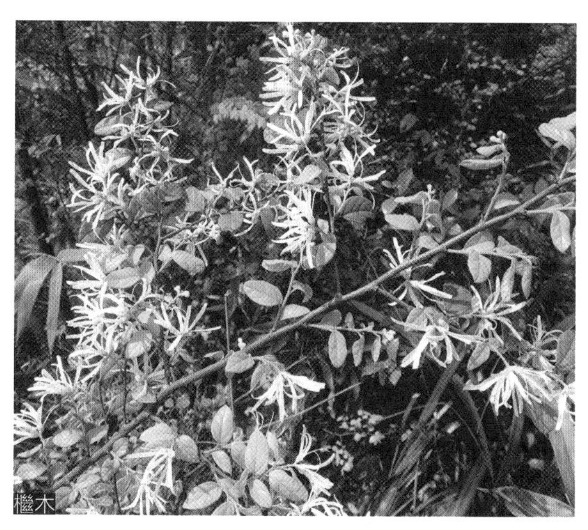

【药物来源】金缕梅科植物檵木〔*Loropetalum chinense* (R.Br.) Oliv.〕的根。

【植物特征】详见“清暑热”章“檵花”。

【生长分布】详见“清暑热”章“檵花”。

【采收加工】全年可挖，洗净，切片，晒干。

【药理作用】

①对子宫作用：根的煎剂对大鼠、小鼠、豚鼠及家兔的离体子宫均有兴奋作用，使子宫的摆动、张力增加。

②对心血管的作用：在离体灌流试验中，根的煎剂能扩张大鼠后肢血管，并对抗组胺引起的水肿；此作用可能系由其中所含鞣质所致。

③毒性：煎剂毒性很小。

【性味归经】苦、涩、温。入肝、胃、大肠、肾四经。

【功能主治】活血止血，燥湿止泻。用于血滞经闭，产后恶露不畅，跌打损伤，吐血，咯血，鼻衄，崩漏，白带，泄泻，关节痛。

【配伍应用】

檵花根-大蓟 两药都有止血作用。檵花根性温，乃活血止血；大蓟性凉，为凉血止血，并能祛瘀。两药相配，温凉调和，共收活血祛瘀，和血止血之功。用于跌打损伤，所致吐血、咯血等症。

檵花根-椿白皮 两药都有燥湿作用。檵花根苦、涩、温，乃温脾燥湿以止泻；椿白皮苦、涩、寒，为清热燥湿，并涩肠。两药配伍，寒温化平，则能燥湿和脾，涩肠止泻，收敛止带。用于湿困 脾胃，所致泄泻、妇女带下病等证。

【单方验方】

①治产后恶露不畅：檵花根120～150克。加水煎汁冲黄酒500克，红糖180克，产后第2日起早晚饭前分服（《浙江天目山药植志》）。

②治跌打吐血：檵花根，煮猪精肉服（《湖南药物志》）。

③治咳血：檵花根120克，水煎服（《江西草药》）。

④治妇女白带：檵花根60～90克。切片，露7个晚上后，入锅内焙干，再用酒炒3次，同未生过蛋的雌鸡一只（去肠杂），酌加红糖炖熟，分2～3次服（喝汤食肉）（《福建民间草药》）。

⑤治脱肛：檵花根30克，猪直肠五寸。炖汤，第一次喝汤；第二次连汤及肠内服（《草药手册》）。

【用法用量】内服：煎汤，9～15克；或炖肉。

【注意事项】叶“檵花叶”、花“檵花”分别详见“清热燥湿”章与“清暑热”章。

菊三七

（土三七、金不换、血当归、铁罗汉、乌七、菊叶三七）

【药物来源】菊科植物三七草〔*Gynura japonica*（Thunb.）Juel.〕的根。

【植物特征】详见本章“三七草”。

【生长分布】详见“三七草”。

【采收加工】秋后茎叶枯萎后采挖，除去残留茎叶，洗净，切片，晒干。

【性味归经】甘、苦、温。入脾、肝二经。

【功能主治】散瘀，止血，消肿。用于跌打损伤，产血瘀血腹痛，吐血，咯血，衄血，尿血，便血，崩漏，大骨节病。

【配伍作用】

菊三七-虎杖　菊三七散瘀消肿；虎杖活血定痛。前者性温，后者寒凉，两药配伍，寒温调和，相辅相成，共呈活血散瘀，消肿止痛之功。用于跌打损伤，瘀滞肿痛等。

菊三七-檵花根　菊三七散瘀，止血；檵花根活血，止血。两药配伍，相须为用，相辅相成，共收散瘀通络，活血止血之功。用于损伤所致吐血、咯血、衄血等。

【单方验方】

①治跌打损伤：菊三七15克，杜衡根3克，水煎服；另用菊三七叶适量，捣烂外敷（《中草药彩色图谱与验方》）。

②治产后血气痛：菊三七捣细，泡开水加酒兑服（《四川中药志》）。

③治劳伤后腰痛：菊三七煎蛋吃（《四川中药志》）。

④无名肿毒：菊三七两块，用砂盆陈醋磨浓汁，外搽患处，未溃者即消（《中草药彩色图谱与验方》）。

【用法用量】内服：煎汤；6～9克；研末1.5～3克。外用：磨汁抹。

【注意事项】孕妇忌服。

野牡丹

（山石榴、地茄、毛足杆、活血丹、野石榴）

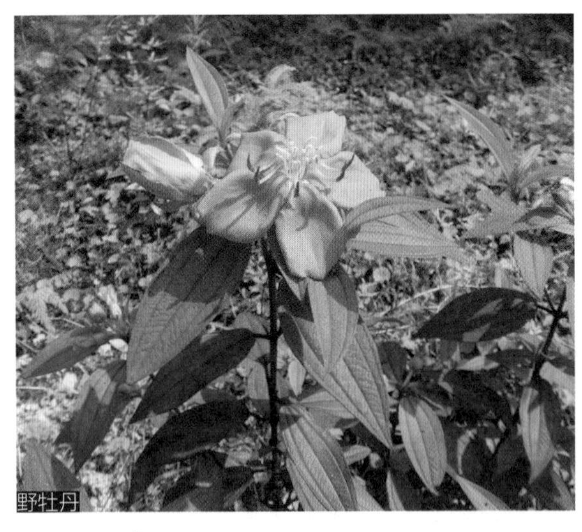

【药物来源】野牡丹科植物野牡丹〔*Melastoma candidum* D.Don〕的全草或叶。

【植物特征】半落叶灌木，高0.6～1.2m。茎直立，纵生，近圆柱形，棕色，密被紧贴鳞片状粗毛。单叶对生，叶柄长约1～1.5cm，棕色；叶片卵状椭圆形或长卵形，长5～12cm，宽3～7cm，先端渐尖或短尖，基部近圆形或微心形，全缘，上面深绿色，下面绿色，两面均被黄色粗毛，主脉5条。伞房花序簇生枝顶，亦有单生；苞片卵形；花萼5裂，裂片披针形，外面紧贴鳞片状粗毛；花瓣5，紫红色，宽倒卵形或宽卵形，先端微尖或钝；雄蕊10，5长5短；雌蕊1，子房下位，5室，胚珠多数，花柱紫色，柱头头状。蒴果稍肉质，近长圆形，被棕色鳞片状毛。种子多数。花期夏季，果期秋、冬季。

【生长分布】生于山坡疏林下、路旁草丛、荒地。分布于我国华南、华中、西南以及台湾等地区。

【采收加工】夏、秋季采收，割取地上部分，洗净，切段，晒干。

【性味归经】酸、涩、凉。入心、肝二经。

【功能主治】活血消肿，清热解毒。用于跌打损伤，乳腺炎，痢疾，痈疖疔疮。

【配伍应用】

野牡丹-虎杖　野牡丹性凉，活血消肿；虎杖性寒，活血止痛。两药配伍，则能活血，消肿，止痛。用于跌打损伤，瘀阻化热，瘀热郁滞，所致伤处热肿痛等症。

野牡丹-蒲公英　两药都有清热，解毒，消肿作用。但野牡丹散结消肿作用较好；蒲公英清热解毒功效强。两药配伍，相辅相成，功效增强。用于痈疖疔疮、乳痈等证。

【单方验方】

①治跌打损伤：野牡丹30克，金樱子根15克，和猪瘦肉酌加红酒炖服（《福建民间草药》）。

②细菌性痢疾：野牡丹、火炭母各60克。水煎3次分服，每日1剂。亦可用同样剂量保持灌肠（《全国中药汇编》）。

③急性乳腺炎：野牡丹60克，水煎服(《福建中草药处方》)。

④治痈肿：鲜野牡丹30～60克，水煎服，渣捣烂外敷（《福建中草药》）。

【用法用量】内服：煎汤；9～15克；或炖肉。外用：捣敷。

【注意事项】根“野牡丹根”详见本章。

野牡丹根

（野石榴根）

【药物来源】野牡丹科植物野牡丹〔*Melastoma candidum* D.Don.〕的根。

【植物特征】详见“野牡丹”。

【生长分布】详见“野牡丹”。

【采收加工】秋、冬季采挖，洗净，切片，晒干。

【性味归经】涩、平。入肝、脾、胃三经。

【功能主治】活血止痛，祛风活络。用于跌打损伤，痛经，产后瘀血痛，血栓闭塞性脉管炎，头痛，风湿关节痛，乳汁不通，乳腺炎。

【配伍应用】

野牡丹根-星宿菜 野牡丹活血，止痛，通络；星宿菜活血，化瘀，消肿。两药合用，相辅相成，共收活血化瘀，消肿止痛之功。用于瘀滞证，如跌打损伤、妇人痛经、月经后期、闭经等。

野牡丹根-全蝎末 野牡丹根能祛风活络；全蝎能祛风镇痉，通络止痛。两药配伍，祛风通络，舒筋止痛功效显著。用于头风痛、颈肩痛、风湿关节痛等。

【单方验方】

①治跌打损伤：野牡丹根、盐肤木、黄花稔各30克，水煎冲黄酒适量服（《青草药彩色图谱》）。

②头痛、偏头痛：鲜野牡丹根60克，猪精肉适量，开水炖服（《福州市民间药草》）。

③经滞与产后腹痛：野牡丹根150克，水酒各半炖服（《畲族医药学》）。

④血栓闭塞性脉管炎：野牡丹根、爵床、土牛膝各15克，水煎服；另用野牡丹叶适量，密陀僧少许，同研末，调茶油，抹患处（《福建中草药处方》）。

⑤乳汁不通：野牡丹根30克，白通草10克，猪蹄1只，同炖服（《青草药彩色图谱》）。

⑥痈疽初起（寒结）：野牡丹根45克炖番茄（《福州市民间药草》）。

⑦驱蛲虫：野牡丹根15克，煎红糖空腹服，连服4～5次（《福州市民间药草》）。

【用法用量】内服：煎汤；15～30克；或炖酒或炖肉。外用：捣敷。

野漆树根

（漆柴根、漆哥根、山漆根）

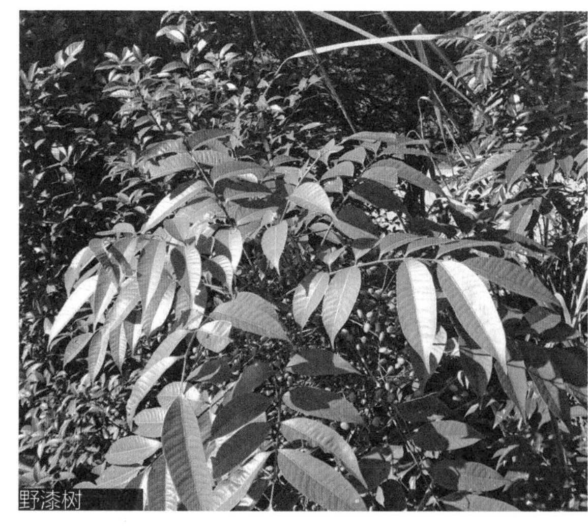

野漆树

【药物来源】漆树科植物野漆树〔*Toxicodendron succedaneum* (L.) O. Kuntz〕的根。

【植物特征】落叶灌木至乔木，高2～9m，全体具白色乳汁。茎直立，圆柱形，皮灰色或褐色，上部有分枝，冬芽及幼枝上部被锈色毛。单数羽状复叶互生，叶轴绿色稍带紫红或紫红色；小叶7～13枚，具短柄或无柄，叶片长椭圆形，长5～9cm，宽1.7～3cm，先端渐尖，基部偏斜，全缘，上面暗绿色，光泽，下面绿色，被黄柔毛。圆锥花序，侧生，序梗、花梗被棕黄色毛，花多数；萼5裂；花瓣5，黄色；雄蕊5。核果扁而偏斜，未成熟时绿色。花期夏季，果期秋、冬季。

【生长分布】生于山野灌丛、林中、山坡、路旁。分布于我国大部分地区。

【采收加工】四季可挖，洗净，切片，晒干。

【性味归经】酸、温。入肝、肾、心三经。

【功能主治】破气逐瘀，活血止血。用于胸胁屏伤，胸肺挫伤，损伤咯血，腰痛，梅毒。

【配伍应用】

野漆树根-枳壳 野漆树根酸、温，破气逐瘀，为气中血药，其性峻猛；枳壳苦、微寒，利气宽胸。两药配伍，共收破气祛瘀，消滞止痛之功。用于胸胁屏伤、胸肺挫伤等证。

野漆树根-大蓟 两药都有止血作用。野漆树根性温，乃逐瘀活血止血，瘀血得去，新血归经，循常道以止血；大蓟性寒，为凉血止血，以清泄血分伏热，热清则血和，不致沸溢而血自止，并能祛瘀。两药配伍，寒温调和，相须相使，共收祛瘀活血，和血止血，且无凝血之忧。用于胸肺损伤所致胸痛、咯血等症。

【单方验方】

①治胸部打伤：鲜野漆树根15～30克，洗净切片，合鸡一只（去内脏尾足），水酒各半炖服（《闽东本草》）。

②治气郁胸闷，呼吸不舒：野漆树根15～28克，和瘦猪肉60～90克炖服（《福建民间草药》）。

③治胸肺内伤破裂大量吐血：野漆树根30克许，煮猪夹心肉服（《闽东本草》）。

④治梅毒：野漆树根120克（去粗皮），鸡蛋一个。水酒各半炖服，日一次（《闽东本草》）。

【用法用量】内服：煎汤，15～30克；或炖肉、鸡。

【注意事项】孕妇、年老体弱、内热、阴虚者忌服。叶“野漆树叶”详见“其他”章。

麻皮

（大麻皮）

【药物来源】桑科植物大麻〔*Cannabis sativa* L.〕的茎皮。

【植物特征】详见“润下”章“火麻仁”。

【生长分布】详见“润下”章“火麻仁”。

【采收加工】夏、秋茂盛时割取茎部，剥下茎皮，除去杂

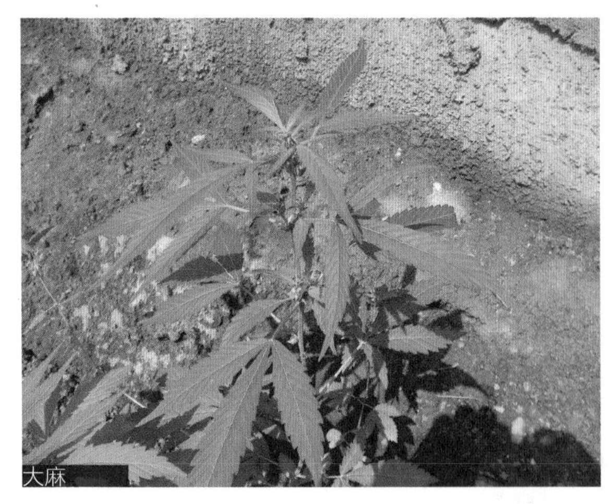
大麻

质，晒干。

【性味归经】辛、甘、平。入大肠、脾二经。

【功能主治】祛瘀，利水。用于跌打损伤，热淋胀痛。

【配伍应用】

麻皮-土牛膝 麻皮祛瘀消肿；土牛膝活血化瘀。两药配伍，相须为用，则能祛瘀活血，消肿止痛。用于跌打损伤，瘀滞肿痛等证。

麻皮-梗通草 两药都有利尿通淋之功。麻皮尚能祛瘀利气；梗通草并能滑利水道。两药配伍，则能祛瘀行滞，利尿通淋。用于石淋、热淋等证。

【单方验方】

①治跌扑折伤疼痛：麻皮烧灰，头发灰各一两，乳香五钱，为末，每服三钱，温酒下（《王仲勉经验方》）。

②治热淋，小腹胀满急痛：麻皮一两，甘草三分（炙微赤）。上方细锉，以水二大盏，煎取一盏三分，去渣。食前分为三服（《太平圣惠方》）。

【用法用量】内服：煎汤，9～15克；或烧灰研末。

【注意事项】种仁“火麻仁”详见“润下”章；幼嫩果穗“麻蕡”详见“祛风湿”章；根“麻根”详见本章；叶“麻叶”详见“止咳平喘”章。

麻根

（大麻根、麻青根）

【药物来源】桑科植物大麻〔*Cannabis sativa* L.〕的根。

【植物特征】详见“火麻仁”。

【生长分布】详见“火麻仁”。

【采收加工】秋季茎、叶枯萎时采挖，除去残留茎、叶，洗净，切片，晒干。

【性味归经】微辛、苦、凉。入心、肝、脾、大肠四经。

【功能主治】祛瘀，止血。用于跌打损伤，难产，胞衣不下，淋病，血崩，带下。

【配伍应用】

麻根-星宿菜 麻根祛瘀通经；星宿菜活血化瘀。两药配伍，相须为用，共收祛瘀活血，通经活络之功。用于跌打闪挫，伤筋瘀阻疼痛等证。

麻根-苎麻根 两药秉性寒凉，都有止血之功。麻根乃祛瘀止血；苎麻根为凉血止血。两药相配，相互为用，共收祛瘀活血，凉血止血之功效。用于血崩、血淋等证。

【单方验方】

①治淋下血：麻根十枚，水五升，煮取二升，一服，血止（《肘后方》）。

②令易产：麻根三茎，水一升，煎取半升，顿服。衣不下，服之亦下（《新续十全方》）。

③治豌折骨痛不可忍：麻根及叶捣取汁一升饮之。非时即煮干麻汁服亦同。亦主挝打瘀血，心腹满、气短（《独行方》）。

【用法用量】内服：煎汤，9～15克；或捣绞汁。

紫珠根

（杜虹花根）

【药物来源】马鞭草科植物杜虹花〔*Callicarpa formosana* Rolfe〕的根。

【植物特征】详见“止血”章“紫珠”。

【生长分布】详见“紫珠”。

【采收加工】秋、冬季采挖，洗净，切片，晒干。

【性味归经】微苦、平。入肺、肝二经。

【功能主治】活血，消肿，止血。用于跌打损伤，瘰疬，甲状腺肿，咳血。

【配伍作用】

紫珠根-星宿菜 紫珠根能活血消肿；星宿菜可活血散瘀。两药配伍，相须为用，共收活血散瘀，消肿止痛之功。用于跌打损伤，瘀滞肿痛等证。

紫珠根-夏枯草 紫珠根能散结消肿；夏枯草可清肝泻火，开郁散结。合用，则能清热泻火，泄肝开郁，散结消肿。用于痰火郁结所致瘰疬、瘿瘤等证。配与浙贝母、全蝎，以增疗效。

紫珠根-苎麻根 两药均有止血之功。紫珠根止血并能活血；苎麻根凉血和血以止血。两药配伍，则能凉血和血，止血活血。用于热盛鼻血、咳血，以及损伤咳血、吐血等。

【单方验方】

①跌打损伤：紫珠根、盐肤木、鸡矢藤各20克，水煎服。

②治瘰疬：紫珠根60克，蒲公英15克，水煎服。

③甲状腺肿大：紫珠根60克，三丫苦15克，水煎服。

④咳血：紫珠根、藕片、百合、白及各10克，水煎服（①～④方出自《青草药彩色图谱》）。

【注意事项】注意与“长叶紫珠”、“大叶紫珠”鉴别，详见“祛风湿”章、“止血”章。叶“紫珠”详见“止血”章。

【用法用量】内服：煎汤；15～30克。

紫玉簪根

（红玉簪花头、石玉簪根）

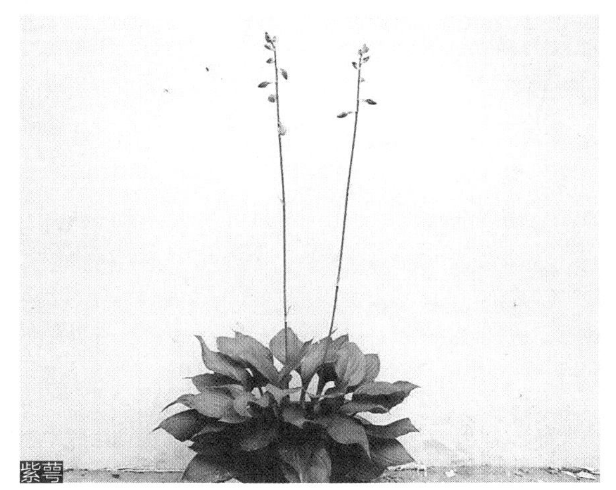
紫萼

【药物来源】百合科植物紫萼〔*Hosta ventricosa* (Salisb.) Stearn〕的根茎。

【植物特征】多年生草本，高35~65cm。根茎粗壮，下面多须根。叶基生，叶柄长15～25cm；叶片草质，卵形至心状卵形，长15~25cm，宽8～13cm，先端急尖或尾尖，基部楔形，全缘，两面绿色，叶脉显见。花葶抽自叶丛，高可达65cm，花葶中、下部有叶状苞片2～3枚，膜质；总状花序，花稀疏，花梗基部有卵形苞片，绿色；花冠钟状，紫色，长1.4～1.7cm，上部6裂；雄蕊6。蒴果细长，长2～3cm，两头尖。种子黑色，光泽。花期夏季，果期秋季。

【生长分布】生于山坡林下、林缘湿地；或栽培。分布于我国大部分地区。

【采收加工】秋后采挖，除须根、茎叶，洗净，晒干或鲜用。

【性味归经】甘、苦、平。入胃、肝二经。

【功能主治】散瘀止痛，解毒。用于胃痛，跌打损伤，鱼骨鲠喉，蛇虫咬伤，痈疖疔疮。

【配伍应用】

紫玉簪根-红木香　紫玉簪根味甘、苦，性平，入胃肝经，能散瘀止痛；红木香味辛、性温，入肝脾胃经，可行气活血止痛。两药配伍，其行气活血，祛瘀止痛之力较强。用于脘腹损伤所致胀痛，以及胃脘痛等症。

紫玉簪根-七叶一枝花　两药都有解毒，消肿，止痛作用。但紫玉簪根消肿止痛功效偏强，七叶一枝花祛毒消肿功效较好。两药配伍，相得益彰，作用显著。用于毒蛇咬伤、痈疖疔疮等。

【单方验方】

①治跌打损伤：紫玉簪根60克，猪瘦肉60克。水炖，服汤食肉（《贵州民间药草》）。

②治胃痛：紫玉簪根、红牛膝、牛毛细辛各6克。煎酒服，每日早晚空腹时各服一次（《贵州民间药草》）。

③治各种骨卡喉：紫玉簪根6～9克。捣烂，温开水送服（《江西草药》）。

④治红崩白带：紫玉簪根、二百根各一把。炖肉吃（《陕西草药》）。

【用法用量】内服：煎汤，15～24克；或研末。外用：捣敷。

【注意事项】《中药大辞典》：“紫玉簪叶治崩漏带下，溃疡。”《分类本草》：“紫玉簪花治遗精，吐血，气肿，白带，咽喉红肿。”供参考。

蜈蚣旗根

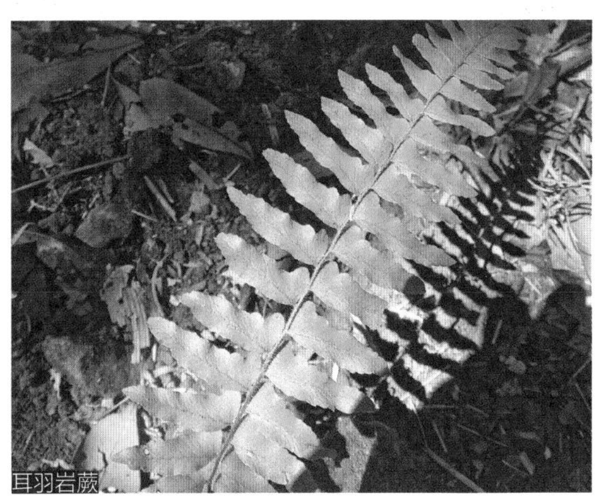
耳羽岩蕨

【药物来源】岩蕨科植物耳羽岩蕨〔*Woodsia polystichoides* Eaton.〕的根茎。

【植物特征】多年生蕨类草本，高20～35cm。根茎短，须根多，密被棕褐色条形鳞片。叶丛生，叶柄长6～9cm，被白色细毛；叶片披针形，长20～30cm，宽3～5cm，羽状深裂，叶轴被浅棕色细毛；羽片长矩圆状披针形，略呈镰状，无柄，长1.5～2.5cm，宽4～7mm，先端钝，基部偏斜，上方阔耳状，边缘微波状或有粗细不等锯齿，两面绿色，多少被毛。孢子囊群圆形，近羽片边缘连续着生，囊盖圆形，孢子囊球形。

【生长分布】生于山坡阔叶林下、岩石上。分布于我国大部分地区。

【采收加工】全年可挖，除须根，洗净，晒干。

【性味归经】微苦、平。入肝、脾二经。

【功能主治】活血消肿，舒筋活络。用于跌打闪挫，伤筋肿痛。

【配伍应用】

蜈蚣旗根-星宿菜　蜈蚣旗根能活血消肿，且舒筋活络；星宿菜可活血化瘀。两药配伍，相须为用，共收活血散瘀，舒筋活络，消肿止痛之功。用于跌打闪挫，伤筋肿痛等证。

蜈蚣旗根-桑枝　蜈蚣旗根能舒筋活络；桑枝能祛风活络而利关节。两药配伍，则能祛风活络，舒筋止痛。用于风湿关节、筋骨痛等。

【单方验方】治伤筋：鲜蜈蚣旗根加蛇葡萄根共捣烂，加酒糟或黄酒做成饼，烘热，包敷伤处。每日换1～2次（《浙江天目山药植志》）

【用法用量】内服：煎汤，9～15克。外用：捣敷。

蜘蛛抱蛋

（一叶、一帆青、九龙盘、赶山鞭、地蜈蚣、斩龙剑）

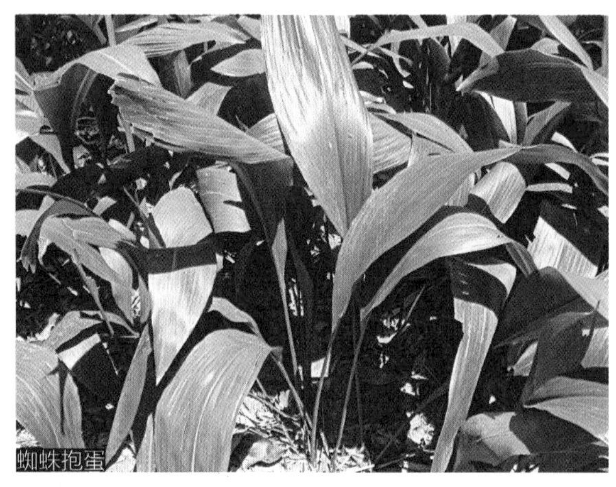

【药物来源】百合科植物蜘蛛抱蛋〔*Aspidistra elatior* Bl.〕的根茎。

【植物特征】多年生常绿草本，高40～80cm。根茎横走，粗壮，有节，须根多。叶单生，直立，叶柄长20～40cm；叶片革质，椭圆状披针形，长20～45cm，宽7～11cm，先端尖，基部楔形，全缘，上面深绿色，光泽，下面绿色，叶脉平行。花单生，花葶抽自根茎，极短，近贴地面；花直径约3.5cm，苞片3；无花萼；花被合生，杯状，先端8齿裂，深紫色，内面紫褐色，有斑点；雄蕊多数；雌蕊1。浆果球形，直径0.7～1.1cm。种子1粒。花期春、夏季，果期秋、冬季。

【生长分布】生于山野林下、岩缝阴处；或栽培。分布我国大部分地区。

【采收加工】全年可挖，除须根，洗净，晒干。

【性味归经】微苦、平。入肾、肺二经。

【功能主治】活血通络，泄热利尿。用于跌打闪挫，腰痛，经闭，头痛，牙痛，热咳，伤暑。

【配伍应用】

蜘蛛抱蛋-青皮　蜘蛛抱蛋可行上下焦血分，活血通络；青皮走中下焦气分，破气散结。两药配伍，一气一血，相互为用，共收破气活血，消滞散结之功。常用于屏伤气血阻滞证，如胸胁、腰背屏伤，所致瘀肿、疼痛、功能受限等症。

蜘蛛抱蛋-桑白皮　两药均有清热，泄肺，利尿之功。但蜘蛛抱蛋偏于利尿，桑白皮重在泄肺。两药配伍，泄肺以促利尿，利尿能助泄热，相须相使，功效益彰。用于肺热咳嗽、火牙痛、小便不利、热淋等证。

【单方验方】

①治跌打损伤：蜘蛛抱蛋煎水服，可止痛；捣烂后包伤处，能接骨（《贵州民间药物》）。

②治多年腰痛：蜘蛛抱蛋45克，杜仲30克，白浪稿泡15克。煎水兑酒服（《贵州民间药物》）。

③治筋骨痛：蜘蛛抱蛋9～15克，水煎服（《湖南药物志》）。

④经闭腹痛：蜘蛛抱蛋9～15克，水煎服（《湖南药物志》）。

⑤肺热咳嗽：鲜蜘蛛抱蛋30克水煎，调冰糖服（《福建中草药》）。

⑥治砂淋：蜘蛛抱蛋、大通草、木通，水煎服(《湖南药物志》)。

【用法用量】内服：煎汤，9～15克。外用：捣敷。

薅田藨

（蛇泡竻、三月泡、红梅消、播田花、乳痈泡、两头粘）

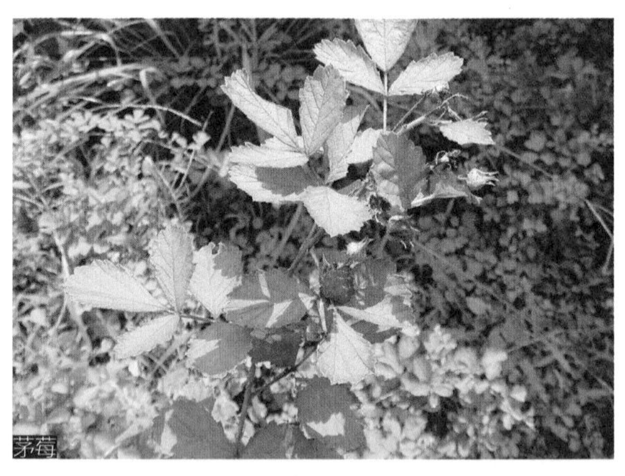

【药物来源】蔷薇科植物茅莓〔*Rubus parvifolius* L.〕的全草。

【植物特征】详见“清热解毒”章“薅田藨根”。

【生长分布】详见“清热解毒”章“薅田藨根”。

【采收加工】夏季采集，割取全草，洗净，切段，晒干。

【药理作用】煎剂在体外对金黄色葡萄球菌有抑制作用。

【性味归经】甘、酸、平。入肝、肺二经。

【功能主治】活血止痛，清热解毒。用于跌打损伤，急性扁桃体炎，黄疸型肝炎，痈疮肿毒。

【配伍应用】

薅田藨-积雪草　两药均有活血作用。薅田藨活血并止痛；积雪草活血且消肿。两药合用，相辅相成，共收活血散瘀，消肿止痛之功。用于跌打损伤，瘀滞肿痛等证。

蔊田藨-大青叶 两药都有清热解毒之功。蔊田藨偏清气分热毒，且能止痛；大青叶偏泄血分热毒。两药配伍，凉血解毒，消肿止痛功效显著。用于热毒证，如喉蛾、痈疮肿毒等证。

【单方验方】

①急性黄疸型传染性肝炎：蔊田藨60克，黄毛耳草30克，金扁柏30克，白茅根30克，水煎服（《福州市民间药草》）。

②急性扁桃体炎：鲜蔊田藨60克，射干9克，水煎服；另用鲜幼嫩叶适量，捣烂，浸泡米泔，含口（笔者方）。

③急性胃肠炎：蔊田藨、算盘子根、车前草各9克，水煎服（《青草药彩色图谱》）。

④治创伤出血：蔊田藨叶晒燥，研细末，敷伤口，洁布条扎护（《江西民间草药》）。

【用法用量】内服：煎汤，9～15克（鲜品30～60克）。外用：捣敷或研末撒。

【注意事项】根“蔊田藨根”，详见“清热解毒”章。

繁缕

（蘩蒌、滋草、小被单草、五爪龙、狗蚤菜、鹅馄饨）

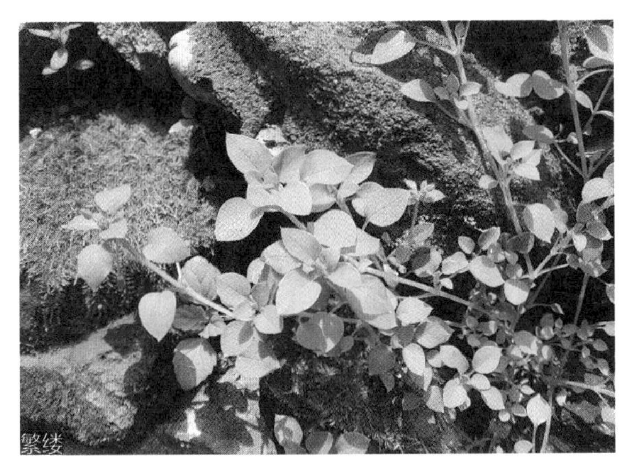
繁缕

【药物来源】石竹科植物繁缕〔*Stellaria media* (L.) Cyr.〕的全草。

【植物特征】一年或二年生草本，高15～30cm。茎匍匐，圆柱形，纤弱，肉质而脆，绿色或略带紫红色，被白毛，多分枝。叶对生，具柄；叶片膜质，卵形或宽卵形，长0.5～2.2cm，宽0.4～1.5cm，先端急尖或短尖，基部平截，或近圆形，或微心形，全缘，两面绿色，疏生柔毛。花顶生或腋生，花梗长，纤细，被毛；萼5片，萼片卵状长椭圆形，外面被腺毛；花瓣白色，长椭圆形；雄蕊3～5；花柱3，子房上位。蒴果近卵形，先端6～8瓣开裂。种子多数。花期夏季初，果期夏季末。

【生长分布】生于菜地、麦田、路旁。分布于我国绝大部分地区。

【采收加工】夏、秋季采集，洗净，切段，晒干或鲜用。

【性味归经】甘、微或、平。入脾、胃二经。

【功能主治】活血，催奶，清热解毒。用于产后瘀滞腹痛，子宫内膜炎，宫颈炎，附件炎，急、慢性阑尾炎，急性尿道炎，膀胱炎，急、慢性前列腺炎，痔疮。

【配伍应用】

繁缕-红糖 两药均有活血功效。繁缕尚能通经，红糖兼养血，温中，止痛。合用，相辅相成，则能活血养血，祛瘀止痛。用于瘀阻疼痛证，如产后瘀滞腹痛、瘀滞痛经等证。产后瘀滞腹痛，配与当归、红酒、炒黑豆；瘀滞痛经，配与牛膝、肉桂，以助疗效。

繁缕-鲫鱼 两药都有增乳作用。但繁缕在于活血，通络，催奶，治乳络不畅，乳汁不下；鲫鱼为健脾，补虚，增乳，用于化源不足，乳汁匮乏。相配，相互为用，共收补虚，通乳之功。用于产后奶水缺乏。临证据虚实寒热，有无兼证，加与调配。

繁缕-金盏银盘根 繁缕能清热解毒，并活血散瘀；金盏银盘根能祛瘀消肿，且能清热解毒。两药相须相使，功效益彰。用于热毒夹瘀滞证，如子宫内膜炎，宫颈炎，附件炎，急、慢性阑尾炎，急、慢性前列腺炎等证。

【单方验方】

①产后瘀滞腹痛：繁缕60克，红糖30克。水煎去渣，分2次服（《中国民间百草良方》）。

②急、慢性阑尾炎：繁缕（干品），120～180克。水煎去渣，加甜酒少许，分2～3次服，每日1剂，连服3～5天。或将鲜药捣烂绞汁，每次50毫升，温酒冲服，1日2～3，连服3～5天（《中国民间百草良方》）。

③子宫内膜炎、宫颈炎、附件炎：繁缕60～90克，桃仁12克，牡丹皮9克，水煎去渣，一日2次分服。

④治小便卒淋（包括急性尿道感染）：鲜繁缕90克（干草30克），水煎服。

⑤治肾虚阳浮，牙齿浮动：鲜繁缕煮熟，拌入食盐少许，常常嚼食，能防治齿病。或用繁缕烧存性，研细作牙粉刷牙，亦有效果。

⑥头发早白：鲜繁缕嫩苗炒作菜蔬食，久久食之，能乌须发（③～⑥方出自《全国中草药汇编》）。

【用法用量】内服：煎汤，30～60克（鲜品90～150克）；或捣烂绞汁。外用：捣敷或煎洗。

【注意事项】注意与“鹅肠草”鉴别，详见“清热解毒”章。

鹩哥舌

（鹩哥利、鸟舌草）

【药物来源】茜草科植物松叶耳草〔*Hedyotis pinifolia* Wall.

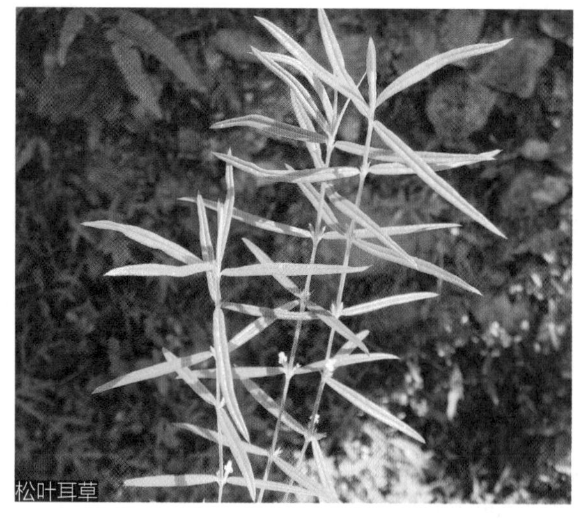
松叶耳草

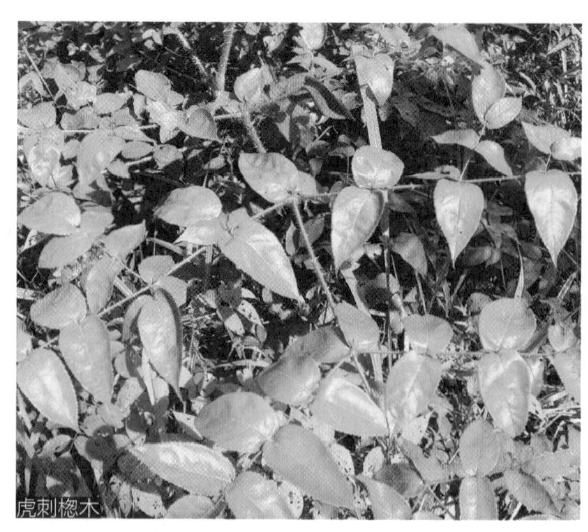
虎刺楤木

ex G. Don.〕的全草。

【植物特征】一年生草本，高15～30cm。茎直立，方形，绿色，下部始分枝，被稀疏短毛。叶对生，无柄；叶片草质，细条形，长1.2～3.8cm，宽1.5～3mm，先端渐尖，基部近圆形或宽楔形，全缘，上面绿色或略带紫色，不光滑，下面绿色，中脉凸起。花2～4朵聚生叶腋及枝顶，有短梗；萼齿4，有缘毛；花冠白色或略带紫色，先端4裂；雄蕊4；雌蕊柱头2裂。蒴果卵形，被粗毛。花期春、夏季。

【生长分布】生于山坡、路旁、土岩壁、草地。分布于我国华南、华中等地区。

【采收加工】夏、秋季采集，洗净，晒干。

【性味归经】辛、温。入肝、脾二经。

【功能主治】活血散瘀，消肿止痛。用于跌打损伤，痈肿，蛇伤。

【配伍应用】

鹩哥舌-土牛膝　两药均有活血散瘀之功。鹩哥舌尚能消肿止痛；土牛膝下行，舒筋而利关节。两药配伍，则能活血散瘀，舒筋活络，消肿止痛。用于伤筋疼痛，如膝、踝关节损伤肿痛。

鹩哥舌-紫花地丁　两药都有消肿作用。鹩哥舌辛散温通，专事消散，重在消肿，且有止痛之效；紫花地丁辛苦开降，苦寒清泄，偏于清热解毒。两药相配，寒温调和，泻火解毒，消肿止痛作用显著。用于痈疖肿毒等证。

【用法用量】内服：煎汤，6～9克（鲜品30～45克）。外用：捣敷。

鹰不扑

（小郎伞、鸟不宿、楤木、打散根、百鸟不落、雷公木）

【药物来源】五加科植物虎刺楤木〔*Aralia armata* (Wall.) Seem.〕的根。

【植物特征】半落叶灌木，高0.8～4m。茎直立，圆柱形，上部有分枝，皮深绿色或紫棕色，茎、枝、叶轴、叶柄、花梗密生浅棕色或紫棕色刺毛及多数锐刺。叶互生，三回羽状复叶，第三回小叶5～9枚，小叶具短柄或无柄，顶端小叶偏大，小叶片长卵形，长3～6.5cm，宽1.6～2.2cm，先端渐尖，基部近圆形或微心形，边缘有细锯齿，两面绿色，被稀疏毛。多数伞形花序集成总状大花序，顶生；小苞片披针形；花萼先端5裂，裂片三角形；花瓣长三角形，多列呈覆瓦状排列；雄蕊5；子房5室，花柱5。蒴果球形，成熟黑色。花期夏、秋季，果期秋季。

【生长分布】生于山坡、林缘、路旁、灌丛。分布于我国华南、华中、西南等地区。

【采收加工】四季可采，洗净，切片，晒干。

【性味归经】辛、温、无毒。入肝、胃二经。

【功能主治】散瘀消肿，祛风除湿。用于跌打损伤，风湿关节痛，胃痛，腹泻，痢疾，白带。

【配伍应用】

鹰不扑-地锦　鹰不扑味辛、性温，散瘀消肿；地锦甘、温，活血，舒筋，止痛。两药配伍，相须为用，共呈活血散瘀，舒筋活络，消肿止痛之功。用于跌打损伤，瘀滞肿痛等。

鹰不扑-七叶莲　两药均有祛风除湿之功。鹰不扑辛、温，祛肌表经络风湿之邪，并能舒筋活络；七叶莲苦、甘、温，除经络、肢节风湿，兼舒筋止痛。两药配伍，相得益彰，功效甚佳。用于风寒湿痹之关节、筋骨痛等。

【单方验方】治跌打肿痛：鹰不扑250克，好酒1500毫升，浸7天，外搽患处。每日服药酒3次，每次15～30毫升。或取鹰不扑鲜根适量，捣烂，酒炒，敷患处（《广西中草药》）。

【用法用量】内服：煎汤，9～15克；浸酒或炖肉。外用：捣敷。

第二十章　化痰

土白蔹

（老鼠瓜、山鸡仔、山熊胆、天瓜、银丝莲、野黄瓜）

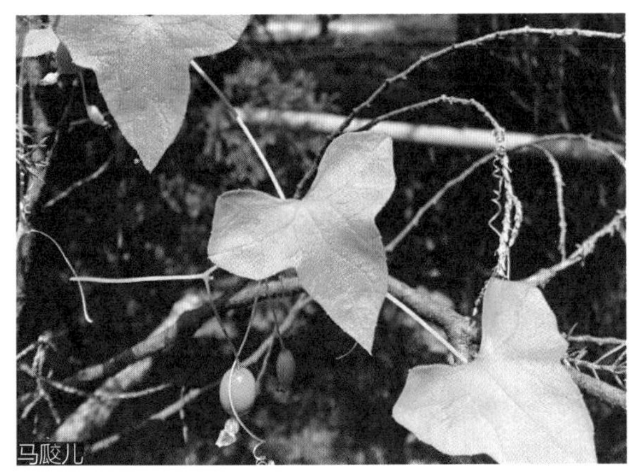

马瓝儿

【药物来源】葫芦科植物马瓝儿〔*Zehneria indica* (Lour.) Ker.〕的块根。

【植物特征】多年生草质藤本，长0.8～1.8m。根茎先端膨大成数节纺锤形块根，肥厚粗壮，灰白色。茎细，柔弱，圆柱形，多分枝，无毛；有不分叉卷须。单叶互生，具长柄；叶片膜质，卵状三角形，长3～7cm，宽2～4.5cm，先端尖或渐尖，基部戟状心形，边缘疏生不规则钝齿，通常有不规则3浅裂，两面绿色。花单生或数朵簇生叶腋；单性，雌雄同株；雌花多数单生，花梗较长；萼下部管状，短，先端5齿裂；花冠白色，先端5深裂；雄花雄蕊3；雌花子房下位，花柱3。浆果卵形或椭圆形，长0.8～1.3cm，浅绿色，成熟橙黄色。种子多数，扁平。花期夏季，果期秋季。

【生长分布】生于山坡、村边草丛、庭园。分布于我国华南、华东、华中、西南等地区。

【采收加工】全年可挖，洗净，切片，晒干。

【性味归经】甘、苦、寒。入肺、肝、脾三经。

【功能主治】清热化痰，解毒消肿。用于热咳，咽喉肿痛，睾丸炎，痈疖肿毒，红斑狼疮。

【配伍应用】

土白蔹-桑白皮　两药都有清肺祛痰作用。但土白蔹长于清热痰；桑白皮偏于泻肺热，且平喘。两药配伍，相辅相成，共收清肺化痰，止咳平喘之功。用于肺热及痰热咳喘等。

土白蔹-无莿根　两药都有解毒消肿作用。但土白蔹偏于散结消肿；无莿根长于清热解毒。两药配伍，相辅相成，功效显著。用于痈疖肿毒，以及子痈等证。

【单方验方】

①红斑狼疮：土白蔹15～18克，用水大半碗，煎沸片刻，每日服1次或2次（《全国中草药汇编》）。

②退暑热：鲜土白蔹清水煎代茶，每次60～90克。

③治关节痛风及风痹筋急：土白蔹晒干研末，每次3克，泡酒服。

④治痈疽疔疮、冻疮：土白蔹晒干研末，调茶油敷（②～④方出自《泉州本草》）。

【用法用量】内服：煎汤，15～24克。外用：研末调敷。

【注意事项】全草“马瓝儿”，可解毒消肿，清热利湿。在此点之，不再另述。

三十六荡

（老君须、鸡骨香、土细辛、哮喘草、关腰草、落地金瓜）

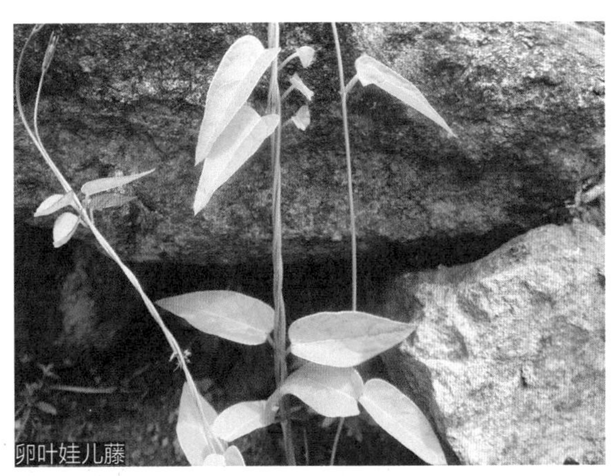

卵叶娃儿藤

【药物来源】萝藦科植物卵叶娃儿藤〔*Tylophora ovata* (Lindl) Hook. ex Steud.〕的根及根茎。

【植物特征】多年生藤质草本，长1～2m。根茎短，根发达，肥厚，大小较均，土黄色。茎圆柱形，少分枝，绿色，被倒生毛。单叶对生，叶柄长0.5～1.3cm；叶片草质，长卵形，长3～6cm，宽1.5～3.5cm，先端急尖，基部心形，全缘，两面绿色。聚伞花序腋生；花萼5裂，浅黄绿色，被长毛；花冠5深裂，白色，内浅紫色，密被白色短柔毛；有肉质细小副花冠5枚；雄蕊5，花丝连成筒状，包围雌蕊。蓇葖果2，梭形，长可达10cm，有宿萼。种子多数，扁平，先端有白冠毛。花期春、夏季，果期秋、冬季。

【生长分布】生于山坡、路旁、草丛、林边。分布于我国华南、西南等地区。

【采收加工】 冬季采挖，洗净，晒干。

【药理作用】

①水煎剂及水不溶性总生物碱对小白鼠腹腔注射均有镇咳作用。水不溶性总生物碱在体外对金黄色葡萄球菌、奈氏球菌、流感嗜血性杆菌及草绿色链球菌均有抑制作用。

②毒性：动物实验发现本品对动物肝、肾功能有一定影响。本品有小毒，过量服用易致中毒。

【性味归经】 辛、温、有小毒。入肺、肝二经。

【功能主治】 祛痰定喘，散瘀止痛，解蛇毒。用于咳嗽哮喘，跌打肿痛，风湿骨痛，胃痛，腹痛，毒蛇咬伤。

【配伍应用】

三十六荡-瓜蒌 三十六荡辛、温，散寒宣肺，祛痰定喘；瓜蒌甘、苦、寒，清肺化痰，宽胸散结。两药配伍，寒温调和，并收开宣肺气，宽胸利膈，祛痰平喘之功。用于痰多气滞，肺气郁闭，所致咳喘、痰多、胸膈满闷等。

三十六荡-积雪草 三十六荡辛、温，能散瘀止痛；积雪草苦、辛、凉，可散瘀消肿。两药配伍，一温一凉，凉温化平，相辅相成，散瘀活血，消肿止痛功效提高。用于跌打损伤，瘀滞肿痛等证。

【单方验方】

①治哮喘顽痰：三十六荡15克，煎水服。痰吐出后，以大蓟12克，金不换15～24克，小罗伞9克，煲猪肉食（《广西中药志》）。

②治毒蛇咬伤：三十六荡鲜品捣烂敷(《常用中草药手册》)。

【用法用量】 内服：煎汤，3～9克。外用：捣敷。

【注意事项】 注意与本章“娃儿藤”鉴别。

小肺筋草

（粉条儿菜、肺痨草、蛆芽草、四季花、金线吊白米）

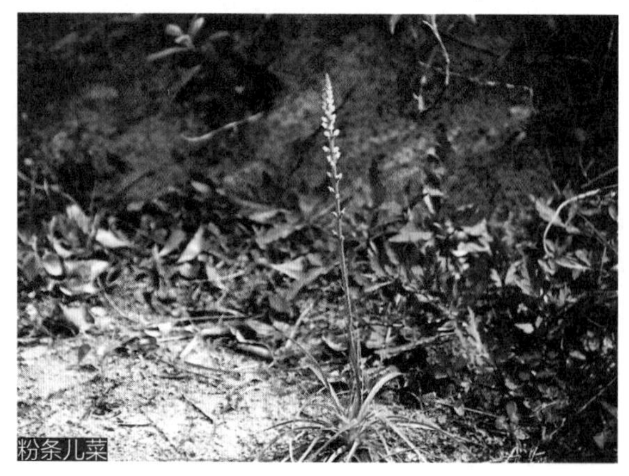

粉条儿菜

【药物来源】 百合科植物粉条儿菜〔*Aletris spicata* (Thunb.) Franch.〕的全草或根。

【植物特征】 多年生草本，高25～55cm。根茎短，须根多，白色。基生叶簇生，叶片线形，长10～20cm，宽3～4mm，先端渐尖，全缘，两面浅绿色。总状花序，花葶抽自叶丛，花稀疏；苞片细小；无花萼；花被白色或淡红色，先端6裂，下部连合成筒状，外面被细毛；雄蕊6，花丝短，分离；子房上位，花柱丝状。蒴果椭圆形，花被宿存。花期春季，果期夏季。

【生长分布】 生于山坡、路旁、草丛。分布于我国大部分地区。

【采收加工】 夏季采集，洗净，切段，晒干。

【性味归经】 苦、甘、平。入肺经。

【功能主治】 清肺化痰，养心安神，解毒消肿。用于支气管炎，百日咳，神经官能症，乳腺炎，腮腺炎。

【配伍应用】

小肺筋草-夜关门 两药均有化痰止咳作用；小肺筋草苦降甘润，利气润肺，化痰止咳；夜关门苦降辛开，宣利肺气，化痰止咳。两药配伍，共收宣肺降逆，化痰止咳之功。用于肺气不降，咳嗽、痰稠、气喘胸闷等症。

小肺筋草-百合 两药都有安神作用；小肺筋草为养心安神；百合乃清心安神。两药配伍，共收清心除烦，养心安神之功。用于热病后余热未清或心阴不足，虚火上炎，所致虚烦惊悸、失眠多梦等症。可配与麦冬、竹叶、灯芯草，以增疗效。

小肺筋草-蒲公英 两药都有解毒，消肿作用。小肺筋草则偏于散结消肿，蒲公英重在清热解毒。两药配伍，相辅相成，功效加强。用于乳痈、疖肿等。

【单方验方】

①治久年咳嗽：小肺筋草、鹿衔草、椿芽花、五匹风、排风藤。水煎，炖肉或炖猪心肺服（《四川中药志》）。

②慢性支气管炎：鲜小肺筋草60克（干品15克）洗净后，加水200毫升，先用武火煮开，后用文火煎熬，浓缩至100毫升。每日2次，每次50毫升，分早、晚温服。10天为1个疗程（《全国中草药汇编》）。

③支气管哮喘：小肺筋草、枇杷叶各30克，水煎服，早晚各1剂（《全国中草药汇编》）。

④治咳嗽吐血：小肺筋草30克，白茅根30克，水煎服（《农村常用草药手册》）。

⑤治百日咳：小肺筋草、五匹风、狗地芽各30克，煎水和蜂糖服（冰糖、白糖亦可）(《重庆草药》)。

⑥神经官能症：小肺筋草、何首乌各4.5千克，桑椹2.25千克。用水60 000毫升，熬至15 000毫升，过滤，加防腐剂适量，瓶装备用。每次80毫升，每日2次（《全国中草药汇编》）。

⑦流行性腮腺炎：小肺筋草15～30克，水煎，分2次服（《全国中草药汇编》）。

⑧催乳：鲜小肺筋草9克，水煎服（《陕西中草药》）。

⑨治乳闭：小肺筋草9克，鹿角、沙参、通草、铁秤铊各6克。甜酒一小盅为引，水煎服（《陕西草药》）。

【用法用量】内服：煎汤，9～30克。

小凤尾草

（地柏枝、小叶鸡尾草、大肥草、一柱香）

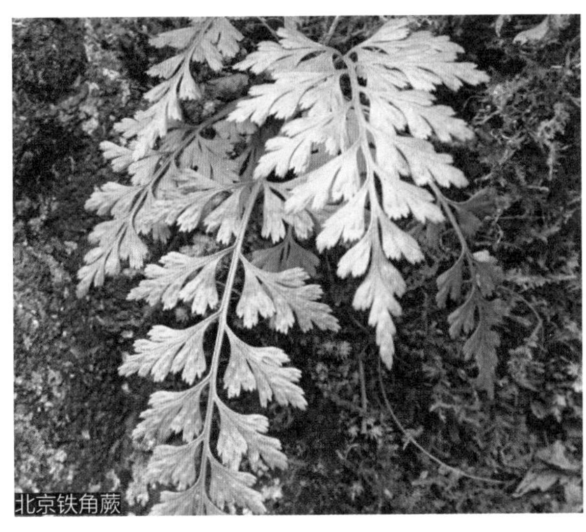

北京铁角蕨

【药物来源】铁角蕨科植物北京铁角蕨〔*Asplenium pekinense* Hance〕的全株。

【植物特征】多年生草本，高10～22cm。根茎短，须根多，密被褐色披针形鳞片。叶簇生，叶柄扁，有槽，绿色，疏生纤维状细小鳞片；叶片披针形，长6～18cm，中部宽2～4cm，二至三回羽裂，基部羽片短，中部羽片较长，角状矩圆形，末回羽片先端有2～3小尖齿。孢子囊群矩圆形，生小羽片下面，囊群盖矩圆形。

【生长分布】生于溪边或沟边岩石上。分布于我国大部分地区。

【采收加工】夏季采集，拔取带根全草，洗净，切段，晒干。

【性味归经】甘、微辛、温。入脾、肺二经。

【功能主治】化痰止咳，利膈，止血。用于感冒咳嗽，肺结核，外伤出血。

【配伍应用】

小凤尾草-兰花参　小凤尾草甘、微辛，温，化痰止咳，且利膈下气；兰花参微辛、甘，微温，疏风宣肺，止咳化痰。两药配伍，共收疏表宣肺，下气降逆，化痰止咳之功。用于伤风感冒，鼻塞、咳嗽、痰白，或伴畏风、头昏痛等症。

【单方验方】治咳嗽：小凤尾草15～30克，金背枇杷果6～9克，水煎代茶饮（《中药大辞典》）。

【用法用量】内服：煎汤，6～9克（大剂量可用至30克）。

小金樱子

（小果蔷薇子、山木香果、七姐妹子）

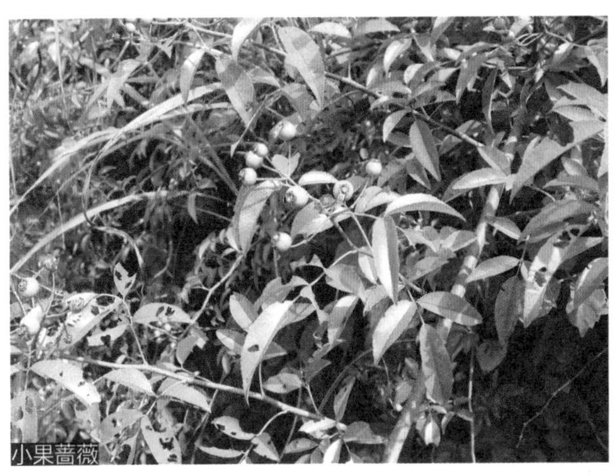

小果蔷薇

【药物来源】蔷薇科植物小果蔷薇〔*Rosa cymosa* Tratt.〕的果实。

【植物特征】详见“消暑热”章“小金樱花”。

【生长分布】详见“小金樱花”。

【采收加工】秋、冬季果实黄绿色时采摘，晒干。

【性味归经】酸、微甘、温。入肺经。

【功能主治】化痰止咳，固肾涩精。用于久咳，虚咳，遗精，脱肛。

【配伍应用】

小金樱子-夜关门　两药都有化痰止咳作用。小金樱子味酸、微甘，性温，温肺化痰，敛肺止咳；夜关门味苦、辛，性平，宣肺利气，化痰止咳。两药配伍，既能宣通肺气，消痰化饮，又能敛肺止咳。用于痰饮聚肺，咳嗽、痰多、胸膈满闷、气喘等症。

小金樱子-猪肚　小金樱子能固肾涩精；猪肚补中气，健脾胃。前者收敛固涩治其标，后者补中益气以固本。两药配伍，标本兼治，对中气亏损，清气不升反而下陷，所致脱肛、阴挺、久泻、白带或白崩者最宜。若配与黄鳝藤根、金橘根、龙眼肉、大枣，效果更佳。

【单方验方】

①治风痰咳嗽：小金樱子60～90克。水煎，冲红糖，早、晚饭前各服一次（《浙江天目山药植志》）。

②脱肛：小金樱子120克，无花果60克，炖肉食（《青草药彩色图谱》）。

③遗精：小金樱子30克，水煎服（《福建中草药》）。

④治小儿疳积：小金樱子9～15克，莲子肉24克，水煎服（《福建中草药》）。

【用法用量】内服：煎汤，9～30克。

【注意事项】花“小金樱花”，详见“清暑热”章；根“小金樱”，详见“活血化瘀”章。

山矾花

（黄仔叶花）

【药物来源】山矾科植物山矾〔*Symplocos caudata* Wall.〕的花。

【植物特征】详见“利尿清温”章“山矾根”。

【生长分布】详见“山矾根”。

【采收加工】夏季采集，洗净，晒干。

【性味归经】苦、辛、平。入肺经。

【功能主治】理气化痰。用于胸脘痞满，痰多气逆。

【配伍应用】

山矾花-佛手 山矾花苦降辛开，能利气宽胸，化痰降逆；佛手辛温行散，苦温燥湿，可开郁利气，燥湿化痰。两药配伍，共奏宽胸利肺，疏肝和脾，燥湿化痰之功。用于肝脾失和，气滞湿聚，痰湿壅肺，所致胸脘痞满、痰多、气逆等证。

山矾花-半夏 两药均有化痰之功。但山矾花为利膈宽胸化痰，治痰壅气滞；半夏乃燥湿以化痰，治脾不化湿，痰涎壅滞。两药配伍，共收宣肺利气，燥湿和中，化痰止咳之功。用于脾不化湿，痰涎壅滞，所致胸闷脘痞、痰多、咳嗽、气逆等。

【单方验方】治咳嗽、胸闷：山矾花9克，陈皮6克，菊花3克。水煎当茶饮（《中药大辞典》）。

【用法用量】内服：煎汤，6～9克。

【注意事项】根“山矾根”详见“利尿渗湿”章；叶“山矾叶”详见“止血”章。

天名精

（天门精、葵松、鹿活草、地菘、鹤虱草、母猪芥、蚵蚾草、山烟）

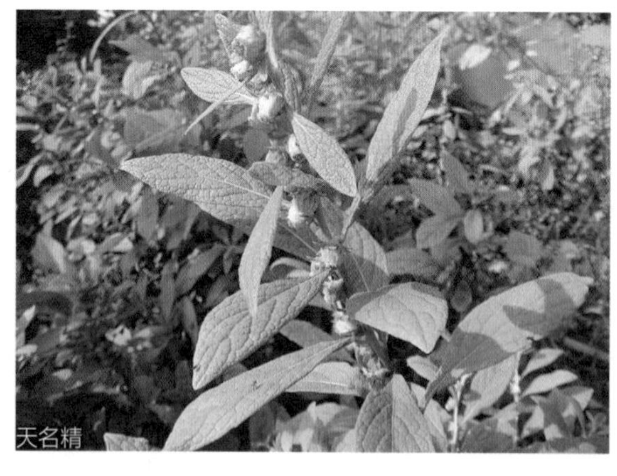

天名精

【药物来源】菊科植物天名精〔*Carpesium abrotanoides* L.〕的根、茎、叶。

【植物特征】详见“驱虫”章“鹤虱”。

【生长分布】详见“鹤虱”。

【采收加工】夏季采集，割取地上部分，洗净，切段，晒干。

【药理作用】天名精内酯对中枢神经系统有较显著的作用，给于小鼠，在短暂兴奋后即转入抑制，四肢肌肉松弛，并呈麻醉状态。大剂量则引起阵发性痉挛而致死。能对抗尼可刹米和士的宁的致痉作用，与巴比妥类有显著的协同作用，对神经末梢无箭毒样作用。此外，尚有降温、退热作用（正常及菌液引起发热之兔）。对犬、鼠脑组织的呼吸有抑制作用。

【性味归经】辛、寒。入肝、肺二经。

【功能主治】降火化痰，清热解毒，利尿。用于喉蛾，喉痹，急性肝炎，肾炎水肿，衄血，血淋，疔肿疮毒。

【配伍应用】

天名精-射干 天名精辛、寒，降火化痰，清热解毒；射干苦、寒，清热解毒，祛痰利咽。两药配伍，相须相使，功效显著。用于痰热壅滞，热毒内炽，气血痹阻之证，如咳喘、痰多黄稠、气逆；以及喉蛾，喉痹等。

天名精-紫花地丁 两药都有清热解毒之功。天名精清火解热作用较强，紫花地丁清热解毒功效较好，且能散结消肿。两药配伍，相辅相成，功效益彰。用于疔肿疮毒等。

天名精-苦地胆 两药都有利尿消肿作用。天名精偏利下焦之水；苦地胆偏渗中焦之湿。两药配伍，则相互为用，共收清热利湿，利尿消肿之功。用于湿热水肿等证。

【单方验方】

①治咽喉肿塞，痰涎壅滞，喉肿水不可下者：天名精捣汁。鹅翎扫入，去痰最妙（《伤寒蕴要》）。

②治缠喉风：天名精，细研，用生蜜和丸弹子大，噙化一二丸。如无新者，只用干者为末，以生蜜为丸，不必成弹子，但如弹子大一块。(《经效济世良方》)

③治风毒瘰疬：天名精一斤。捣如泥，敷瘰疬上，干即易之，以差为度（《太平圣惠方》）。

④疔疮肿毒：天名精、浮酒糟。同捣敷（《孙天仁集效方》）。

【用法用量】内服：煎汤；9～15克；或研末入丸、散。外用：捣敷。

天南星

（白南星、半夏精、山苞米、南星、山棒子、野芋头、蛇木芋）

【药物来源】天南星科植物东北天南星〔*Arisaema amurense* Maxim.〕、异叶天南星〔*Arisaema heterophyllum* Bl.〕的块茎。

【植物特征】

①东北天南星：多年生草本，高30～60cm。块茎圆形或扁圆形，直径1.8～2.5cm，须根放射状。叶1片，生根茎顶端，具长柄；叶片鸟趾状，小叶5枚（1年生3小叶），有

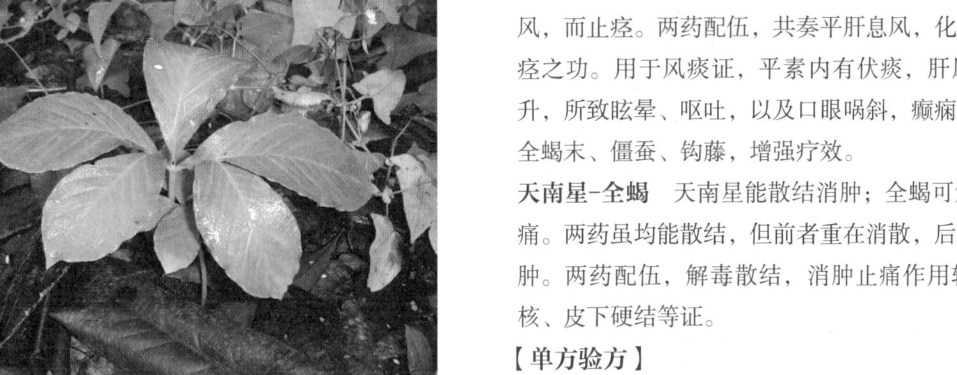
东北天南星

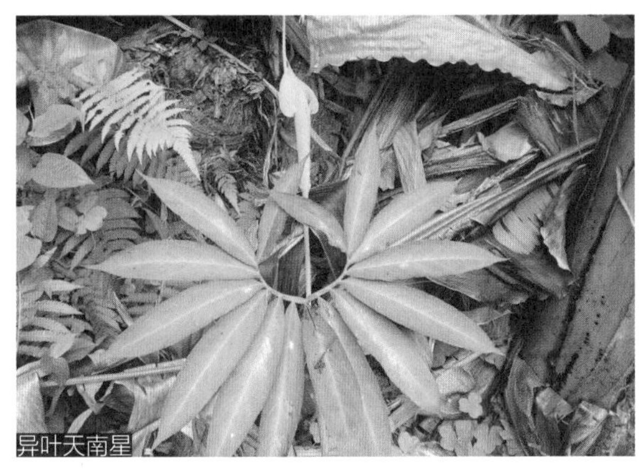
异叶天南星

短柄，叶片倒卵形或广卵形，长10～15cm，宽5～8cm，先端尖，基部楔形，全缘，两面绿色。花序柄较叶矮，长20～40cm；佛焰苞长10～14cm，下部筒状，口缘平截，绿色或略带紫色。浆果红色。花期夏季，果期秋、冬季。

②异叶天南星：多年生草本，高50～75cm。块茎近球形，直径1.5～2.5cm，近顶部生须根。单叶，生根茎顶端，具长柄，外面绿色或粉绿色；叶片鸟趾状全裂，小叶9～17枚，无柄或有短柄，叶片披针形，长5～13cm，宽1.5～4cm，先端渐尖，基部楔形，全缘，两面绿色。肉穗花序长于叶，序梗长40～65cm，花雌雄异株；佛焰苞绿色，下部筒状，花序轴顶端鼠尾状向上延伸，超出佛焰苞约15cm。浆果红色。花期夏季，果期秋、冬季。

【生长分布】生于山坡、路旁、林缘、荒地阴湿处。分布于我国大部分地区。

【采收加工】秋季茎叶枯黄时采挖，除须根，刮去外皮，洗净，晒干。

【性味归经】苦、辛、温、有毒。入肺、肝、脾三经。

【功能主治】燥湿化痰，祛风定惊，消肿散结。用于中风痰壅，口眼歪斜，半身不遂，风痰眩晕，癫痫，惊风，破伤风，痰湿咳嗽，肿瘤，痈肿，痰核，跌打损伤，毒蛇咬伤。

【配伍应用】

天南星-柚皮　天南星能燥湿化痰；柚皮可化痰止咳，且能理气。两药配伍，共收燥湿利气，化痰止咳之功。用于痰湿壅肺，咳嗽、痰多、痰液稀薄、脘痞胸闷、苔白腻等症。

天南星-天麻　天南星能祛风定惊，并祛痰；天麻平肝息风，而止痉。两药配伍，共奏平肝息风，化痰通络，定惊止痉之功。用于风痰证，平素内有伏痰，肝风内动，风动痰升，所致眩晕、呕吐，以及口眼㖞斜，癫痫抽搐等证。可配全蝎末、僵蚕、钩藤，增强疗效。

天南星-全蝎　天南星能散结消肿；全蝎可解毒散结，且止痛。两药虽均能散结，但前者重在消散，后者则偏于祛毒消肿。两药配伍，解毒散结，消肿止痛作用较强。常用于痰核、皮下硬结等证。

【单方验方】

①痰湿咳嗽：制天南星6克，陈皮、半夏各9克，黄芩3克，水煎服（《河北中草药》）。

②卒中痰迷、癫痫：制天南星4.5克，白附子3克，木香6克，水煎服（《河北中草药》）。

③脑梗死：天南星3克，白芷15克，麻黄9克，防风15克，羌活、独活、川芎、天麻、白芍、桔梗、细辛、僵蚕各5克，生甘草、干姜各6克，冰片2克，麝香1克，共研细粉，水泛为丸，一次5克，一日3次（《常用中药药理与临床应用》）。

【用法用量】内服：煎汤，2～4.5克；或研末入丸、散。外用：研末调敷。

【注意事项】

①天南星、拟天南星、朝鲜天南星、虎掌、鬼蒟蒻、多疣天南星、偏叶天南星，它们性味、功能主治相近，同等入药。阴虚、阴虚燥痰、孕妇忌服。“胆南星”详见本章。

②天南星生品有毒，炮制后方可使用：取生天南星，用凉水浸泡，但避免日晒，1日换水2～3次，如此数日，至口尝稍有麻辣感，取出稍晾。浸泡时间1个月，捞出，配生姜片及白矾粉，一层南星一层生姜片及白矾粉，层层均匀铺入容器内，加水淹没，约3周后，置锅内，共煮至无白心为度，添水止沸，捞出，凉至7～8成干，切片，晒干，即成（处方：生天南星50千克，白矾12.5～25千克，生姜25千克）。

木槿子

（朝天子、川槿子）

【药物来源】锦葵科植物木槿〔*Hibiscus syriacus* L.〕的果实。

【植物特征】详见“清热解毒”章“木槿根”。

【生长分布】详见“清热解毒”章“木槿根”。

【采收加工】秋后果实成熟时采摘，晒干，置干燥通风处。

【性味归经】苦、平。入肺、心、肝三经。

【功能主治】清肺化痰，止痛，解毒。用于肺热咳嗽，痰喘，偏正头痛，黄水疮。

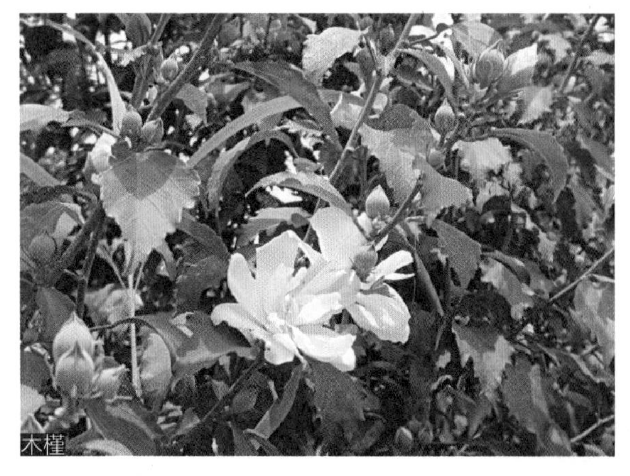

【配伍应用】

木槿子-螺厣草 两药都有清肺之功。木槿子在于清肺化痰；螺厣草功在清肺泻热。两药配伍，则能清热泻肺，化痰止咳。用于肺热咳嗽等证。

木槿子-钩藤根 两药均有清热，止痛功效。木槿子乃清痰热止痛；钩藤根清风火，镇痉止痛。两药配伍，则能清热祛风，豁痰活络，镇痉止痛。用于痰滞化热，痰热上犯，所致头痛或偏头痛，或伴头晕、胸闷、呕恶等症。配与竹茹、半夏、天麻，以增疗效。

【单方验方】 治痰喘：木槿子10克，千日红10克，水煎服，每日一剂（《实用花卉疗法》）。

【用法用量】 内服：煎汤，9～15克。

【注意事项】 根“木槿根”详见“清热解毒”章；花“木槿花”、茎或根皮“木槿皮”详见“利尿渗湿”章。

五瓣寄生

（桂花寄生、柳寄生、油桐寄生、杉木寄生）

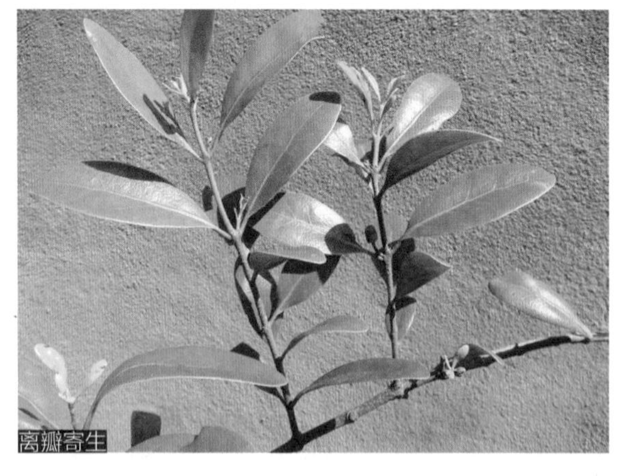

【药物来源】 桑寄生科植物离瓣寄生〔*Helixanthera parasitica* Lour.〕的枝叶。

【植物特征】 半寄生常绿灌木，高可达1m。茎直立或斜展，圆柱形，粗壮，但脆易折，皮灰褐色，多分枝，有腺点。叶对生，具柄；叶片长椭圆形，长6～10cm，宽1.8～2.2cm，先端渐尖或钝尖，基部楔形，全缘，两面绿色，无毛；干时幼枝、叶变黑色。花单生，或数朵簇生叶腋集成总状花序，序长可达13cm；有花梗；苞片卵形；萼圆柱状；花冠裂片反卷，外被褐色粉状物；雄蕊伸冠外；花柱中部有节，下部2/5有5角。浆果圆柱形，长约6mm。花期春季，果期夏季。

【生长分布】 寄生于柳树、油桐、杉木、枫树等树上。分布于我国华南等地区。

【采收加工】 全年可采，切段，晒干，置干燥通风处。

【性味归经】 微辛、平。入肺、肝二经。

【功能主治】 宣肺化痰。用于痢疾，肺结核，眼角炎。

【配伍应用】

五瓣寄生-百合 取五瓣寄生轻宣肺气，化痰止咳；取百合甘寒滋润，清热润肺。两药配伍，既能清肺润肺，又具宣肺利气，化痰止咳之功。用于虚热咳嗽等证。

【用法用量】 内服：煎汤，9～15克。

【注意事项】《广西药植名录》：“祛痰、止痢、祛风、消肿、补气血。治痢疾，肺结核，眼角炎。”以供参考。

化橘红

（化皮、化州橘红、化州陈皮、柚皮橘红、毛化）

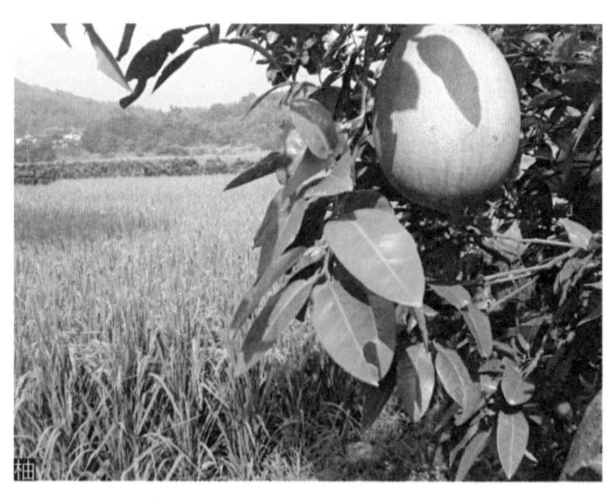

【药物来源】 芸香科植物化州柚〔*Citrus grandis'Tomentosa'*〕或柚〔*Citrus grandis* (L.) Osbeck〕的未成熟果实的外层果皮。

【植物特征】

①化州柚：基本形态与柚相近似。

②柚：乔木，高2.5～8m。树干直立，圆柱形，皮灰色，断面黄色，细枝有稀疏长刺。叶互生，通常数叶簇生枝端，具叶柄，有阔翼；叶片长圆形或椭圆形，长12～18cm，宽4～8cm，先端圆或凹陷，基部近圆形，边缘波状，上面暗绿色，光泽，下面绿色。花簇生或单生叶腋；花萼4浅裂；花瓣4，白色；雄蕊多数，子房上位，胚珠多数，柱头头状。柑果

球形或葫芦形，长15～25cm，果皮熟时黄色，油腺密布；瓤囊多瓣，心皮半透明，果肉淡黄色或浅红色，沙瓤粒大，酸、甜相间。种子多数。花期春季，果期夏、秋季。

【生长分布】栽培。分布于我国南方大部分地区。

【采收加工】7～8月间摘取未成熟果实，投入沸水中，随即捞出，将果皮浅割5～7瓣，除去中果皮及果瓤，晒干；而后再用水润透，对折，木板压平，焙干。

【药理作用】柚皮苷注射对小鼠、大鼠实验性炎症均有明显的抗炎作用，并降低毛细血管通透性，增加毛细血管抵抗力。此外。对小鼠的病毒感染、X射线照射有一定的保护作用。

【性味归经】苦、辛、温。入脾、肺二经。

【功能主治】燥湿化痰，下气健胃。用于咳嗽气喘，痰多，呕吐噫气，食积。

【配伍应用】

化橘红-半夏　两药都有燥湿化痰作用。化橘红并能祛滞；半夏兼能降逆。两药配伍，相辅相成，共收燥湿化痰，下气降逆之功。用于脾不化湿，湿伏酿痰，肺胃气滞，痰涎壅盛，致胸脘痞闷、咳嗽、气喘、痰多等症。

化橘红-神曲　化橘红能下气健胃；神曲可消食健胃。前者理脾之气滞，后者化胃之积食。两药配伍，相互为用，共奏行气祛滞，消食化积，协调脾胃之功。用于食积不化，中焦气滞，如胃脘胀满、嗳腐吞酸，或腹痛泄泻、泻而不畅等症。

【单方验方】

①治支气管炎咳喘痰多：化橘红、半夏各8克，茯苓15克，紫苏子10克，甘草3克，水煎服。

②治食积伤酒：化橘红、葛花各10克，开水泡服。

③妊娠呕吐：化橘红、紫苏梗各9克，水煎少量频服（①～③方出自《袖珍中草药彩色图谱》）。

【用法用量】内服：煎汤，3～6克；或泡开水。

龙葵子

（苦葵子、天茄子）

【药物来源】茄科植物龙葵〔*Solanum nigrum* L.〕的种子。

【植物特征】详见“清热解毒”章“龙葵”。

【生长分布】详见“清热解毒”章“龙葵”。

【采收加工】秋后果实成熟黑色时采摘，袪掉果皮、肉，收取种子洗净，晒干。

【药理作用】醇提取物在动物实验中有镇咳、祛痰作用。

【性味归经】甘、温、无毒。入心、脾二经。

【功能主治】止咳化痰，消肿解毒。用于咳嗽痰喘，疔疮。

【配伍应用】

龙葵子-夜关门　两药都有止咳化痰作用。龙葵子甘温扶脾

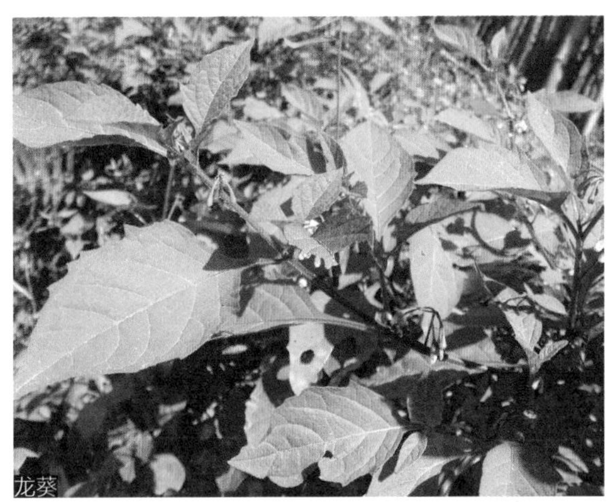
龙葵

化湿，以消涎化痰；夜关门苦降辛开，宣利肺气，以降逆止咳。两药配伍，相辅相成，功效增强。用于咳嗽、痰多等症。

龙葵子-七叶一枝花　两药都有消肿解毒之功。而龙葵子偏于消肿散结；七叶一枝花则重在清热解毒，且止痛。两药配伍，相辅相成，共收解毒散结，消肿止痛之功。用于疔疮痈肿等证。

【单方验方】治急性扁桃体炎：龙葵子9克，煎水含漱，吐出（《河北中药手册》）。

【用法用量】内服：煎汤，4.5～9克。外用：煎含漱或捣敷。

【注意事项】注意与“古钮菜”鉴别，详见“清热解毒”章。全草“龙葵”详见“清热解毒”章；根“龙葵根”详见“利尿渗湿”章。

白药子

（白药、白药根、盘花地不容、山乌龟、金线吊鳖）

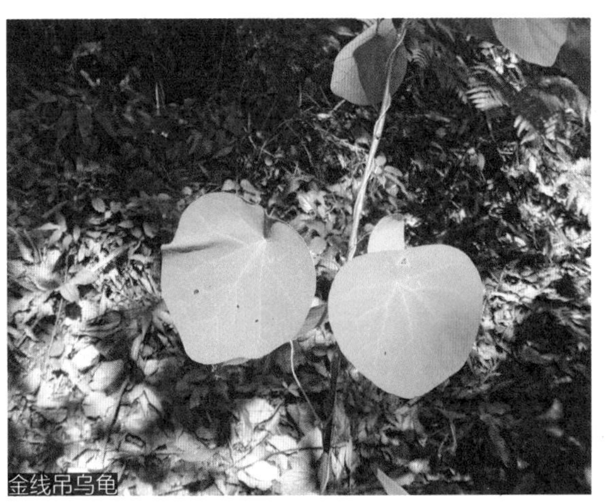
金线吊乌龟

【药物来源】防己科植物金线吊乌龟〔*Stephania cepharantha* Hayata〕的块根。

【植物特征】多年生缠绕性落叶藤质草本，长1～2.5m，全株无毛。块根肥厚，近椭圆形，外皮深褐色，内面黄白色，

粉质。茎圆柱状线形，多分枝，绿白色，或老茎略带紫色，基部成熟木质化。叶互生，叶柄盾状着生，长5～10cm；叶片纸质，近圆形，宽长约5～8cm，先端钝，或有小突尖，基部圆形或平截，近全缘，上面绿色，下面白绿色，有掌状脉5～9条。花序腋生，单性，雌雄异株；雄花序为总状花序，具长梗，花多数，浅绿色，苞片1枚，花萼4～6，花瓣3～5，近圆形，雄蕊6；雌花总梗短，花萼、花瓣均3～5枚，子房上位，柱头3～5裂。核果圆形，成熟时紫红色。花期春季，果期夏季。

【生长分布】生于山坡、路旁、林缘。分布于我国大部分地区。

【采收加工】秋后采挖，洗净，切片，晒干。

【药理作用】

①金线吊乌龟碱有升高白细胞作用。异汉防已碱有抗炎、镇痛、退热作用，抗炎效果与保泰松相似，并降低血中的尿酸含量。

②临床用白药子对于圆形脱发症有长发作用（局部外用，内服或静脉注射）。

③本品对结核分枝杆菌有抑制作用。

【性味归经】苦、辛、凉。入脾、肺、肾三经。

【功能主治】清热化痰，解毒消肿，祛风止痛，凉血止血。用于咽痛，喉痹，咳嗽，急性胃肠炎，细菌性痢疾，阑尾炎，风湿关节痛，衄血，肺结核咯血，功能性子宫出血，腮腺炎，无名肿毒，毒蛇咬伤。

【配伍应用】

白药子-土白蔹 两药均有清热化痰之功。白药子苦、辛、凉，化痰作用强于土白蔹；土白蔹甘、苦、寒，清热功能优于白药子。相得益彰，功效显著。用于痰热壅肺，咳嗽、痰多黄稠、心烦胸闷等症。

白药子-蒲公英 两药都有解毒消肿作用。白药子则长于散结消肿；而蒲公英重在清热解毒。两药配伍，相辅相成，功专效宏。常用于痈疖肿毒等证。

白药子-穿破石 两药均有祛风活络之功。白药子并能止痛；穿破石兼能利湿。合用，则能祛风利湿，消肿止痛。用于风湿痹之关节、筋骨痛等症。

白药子-苧麻根 两药均有凉血止血作用。但白药子偏于泄热凉血，苧麻根则长于和血止血。两药配伍，相辅相成，功效倍增。用于血热妄行所致衄血、咯血、崩漏等。

【单方验方】

①治咽喉肿痛：白药子一两（捣罗为末），龙脑一分。同研令匀，炼蜜为丸，芡子大，常含一丸咽津（《太平圣惠方》）。

②治喉中热涩肿痛，散痰散血：白药子、朴硝。为末，以小管吹入喉（《仁斋直指方》）。

③治风痰上壅，咽喉不利：白药子三两，黑丑五钱，同炒香，去黑丑一半为末，防风末三两，和匀，每茶服一钱（《太平圣惠方》）。

④治瘰疬疮：白药子不拘多少，为末，临卧冷米饮调下一钱（《卫生家宝方》）。

⑤治诸疮痈肿不散：生白药子，捣烂敷贴，干则易之。无鲜生者，用末水调涂之亦可（《本草图经》）。

⑥治风湿性关节炎：白药子30克，蜈蚣兰、活血丹各15克。黄酒500毫升，浸3天。每天服2次，每次一调羹，饭后服（《浙江民间常用草药》）。

⑦治胃及十二指肠溃疡：白药子1千克，甘草0.5千克，研末，每日3次，每次3克，开水送服（《湖南药物志》）。

⑧治衄血不止：红枣、白药子（各烧存性）等分。为末，糯米饮服。或煎汤洗鼻，频频缩药令用（《经验良方》）。

⑨治各种内出血：白药子研粉，每服0.6克，每日3～4次（用量过大可引起恶心呕吐）（《全国中草药汇编》）。

⑩流行性腮腺炎，淋巴结炎：白药子适量，用醋磨汁外涂患处（《全国中草药汇编》）。

【用法用量】内服：煎汤，9～15克；或研末入丸、散。外用：研调敷。

白鹤藤

（白面水鸡、白背丝绸、白底丝绸、绸缎藤、银背藤、一匹绸）

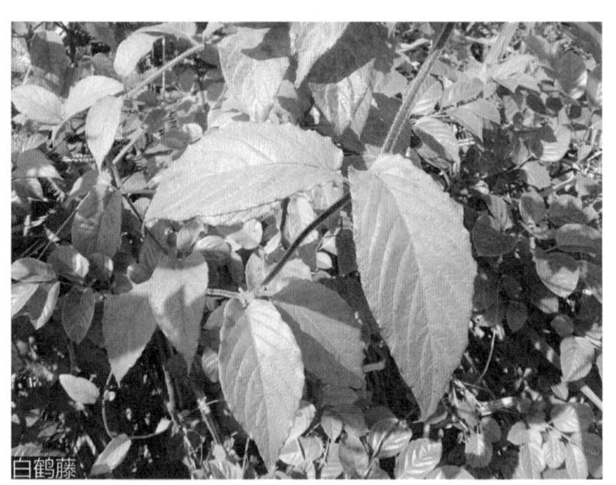
白鹤藤

【药物来源】旋花科植物白鹤藤〔*Argyreia acuta* Lour.〕的茎、叶。

【植物特征】多年生缠绕状落叶藤本，长2～4m。茎圆柱形，多分枝，浅绿色，老茎深紫色，密被白色细长毛。单叶互生，叶柄长4～6cm，浅绿色，密被白色细长毛；叶片卵形或椭圆形，长5～12cm，宽3～8cm，先端渐尖或短尖，基部圆形或微心形，边缘微波状，有缘毛，上面深绿色，被白毛，下面密被紧贴白柔毛。聚伞花序腋生或顶生，序长可达7cm，序梗密被白柔毛，花梗长3～5mm；萼片5，近卵形，外面被白色柔毛；花冠漏斗状，5裂，裂片长椭圆形，长1～1.5cm，外面被白色伏毛；雄蕊5，内藏。浆果近圆形，成熟时红色，外存宿萼。花期秋季，果期冬季。

【生长分布】生于山坡、路旁、小灌丛。分布于我国华南、西南等地区。

【采收加工】秋后采集，割取茎及叶，洗净，切段，晒干。

【性味归经】苦、辛、凉。入肺、肝二经。

【功能主治】化痰止咳，止血活血。用于热咳，痰喘，吐血，崩漏，跌打损伤。

【配伍应用】

白鹤藤-球兰　两药入肺，均有化痰之功。白鹤藤化痰止咳，宽胸利气；球兰清肺泄热化痰。两药配伍，则能清热泄肺，宽胸利气，化痰止咳。用于肺热咳嗽、痰多、气逆喘促等症。

白鹤藤-大蓟　两药都有止血作用。白鹤藤乃泄热止血，并活血；大蓟凉血止血，兼祛瘀。两药配伍，相得益彰，既可清泄血热，和血止血，又能祛瘀活血，止血而无留瘀之弊。用于血热妄行所致吐血、衄血、咳血、便血、崩漏等证。

【单方验方】

①治急、慢性支气管炎：白鹤藤（干品）15~30克，水煎服（《常用中草药手册》）。

②治内伤吐血：白鹤藤、虎杖、旱莲草、龙芽草各30克，水煎服。

③治崩漏：白鹤藤、走马胎叶、龙芽草各30克，捣烂，水煎服。

④治跌打积瘀，经络不和：白鹤藤30克，水煎冲酒服。

⑤治白带：白鹤藤30克，小榕树须15克，鸡冠花30克，水煎服（②~⑤方出自《广西中草药》）。

⑥治疮毒、烂脚：白鹤藤、蒲公英、忍冬藤煎水洗之，有消炎、化腐、去毒之效（《岭南草药志》）。

【用法用量】内服：煎汤，9~15克；或研末入丸、散。外用：煎洗。

瓜蒌

（地楼、栝楼、泽姑、天圆子、柿瓜、野苦瓜、药瓜）

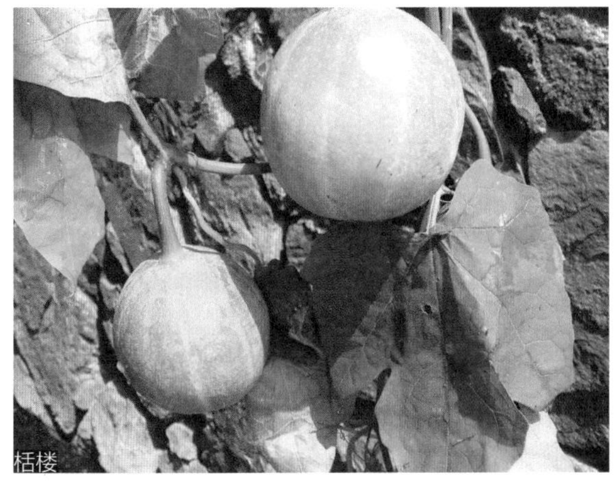

栝楼

【药物来源】葫芦科植物栝楼〔*Trichosanthes kirilowii* Maxim.〕的果实。

【植物特征】多年生缠绕藤本，长3~9m。块根肥厚，肉质，外皮灰黄色，断面白色。茎较粗，有浅纵沟，多分枝。卷须腋生，先端2歧分叉。叶互生，叶柄粗长，叶片通常近心形，长、宽均约7~18cm，边有3~7浅裂，裂片近倒卵形，先端急尖或短尖，基部心形，边缘有不规则粗齿，上面绿色，下面浅绿色，两面疏生柔毛。花单性，雌雄异株，雄花数朵排列成总状花序，亦有单生；花萼筒状，5裂；花冠白色，细长，上部5裂，裂片三角形；雄蕊3；雌蕊1，子房下位，花柱长，柱头3裂。瓠果近圆形，长7~10cm，成熟橙黄色。种子多数，扁平，浅棕色。花期夏季，果期秋、冬季。

【生长分布】生于林缘、山坡、路旁、草丛；或栽培。分布于我国大部分地区。

【采收加工】秋后果实成熟，表面淡黄色并出现白粉时采摘。连果柄剪下，屋内堆2~3天，然后挂阴凉通风处约2个月，而后剪去果柄，用净纸逐个包裹，以防撞破生虫霉变。

【药理作用】

①抗缺氧及抗心肌缺血：水煎剂、注射剂对豚鼠及兔离体心脏有扩张冠脉、增加冠脉血流量作用。对神经垂体后叶素引起的大鼠突击性心肌缺血有明显的保护作用，且显著提高小鼠常压、低压及异丙肾上腺素引起缺血、缺氧状态下的生存时间。

②抗心律失常：瓜蒌皮水煎剂腹腔注射给大鼠、豚鼠，对氯化钙诱发的心室纤颤、死亡有预防作用。

③抗血小板聚集：瓜蒌酸对胶原、ADP和肾上腺素等诱导的血小板聚集，及本品注射剂对冠脉结扎再灌注所致血小板聚集均有显著抑制作用。

④祛痰：瓜蒌皮醚提取物有促进痰液分泌作用。

⑤泻下：煎剂或醚提取物给禁食小鼠灌胃，可见泻下作用。

⑥抗菌：水煎剂对大肠埃希菌、宋内志贺菌、伤寒杆菌等有一定的抑制作用。

⑦毒性：瓜蒌注射剂小鼠腹腔注射半数致死量为363±33g/kg，瓜蒌果皮煎剂小鼠灌胃半数致死量为73.52~87.45g/kg。

【性味归经】甘、苦、寒。入肺、胃、大肠三经。

【功能主治】清肺化痰，宽胸散结，润肠。用于痰热咳喘，肺痈，胸痹，结胸，冠心病，乳痈肿痛，消渴，黄疸，便秘。

【配伍应用】

瓜蒌-桑白皮　两药性寒，入肺经，都有清肺化痰作用。但瓜蒌偏于化痰；桑白皮则长于泄热。两药相配，共收清热泻肺，化痰平喘之功。用于痰热或肺热所致咳喘、痰黄稠不易咯出等症。

瓜蒌-薤白　两药善行上焦胸膈；瓜蒌性寒，能宽胸散结以利气；薤白性温，通阳散结以行滞。两药配伍，寒温调和，共收化浊宣痹，利气通阳，行滞散结之功。用于痰浊凝滞胸中，阳气不得宣通，所致胸闷作痛、喘息、咳唾等症。

瓜蒌-枳壳　瓜蒌能润肠通便，治肠燥便秘；枳壳可宽中下气，治气滞腹胀。两药配伍，相互为用，通便作用更强。用于肠燥便秘，如便燥、排泄艰难等症。

【单方验方】

①咳嗽痰喘：瓜蒌15克，半夏、陈皮、杏仁各9克，水煎服（《全国中草药汇编》）。

②痰热咳喘、咯痰黄稠：瓜蒌、浙贝母、桑白皮各10克，胆南星6克，鱼腥草15克，水煎服（《袖珍中草药彩色图谱》）。

③胸膈满闷作痛：瓜蒌15克，薤白、半夏各9克，白酒适量，水煎服（《全国中草药汇编》）。

④冠心病胸闷心痛：瓜蒌、薤白、丹参各12克，川芎、赤芍各10克，水煎服（《袖珍中草药彩色图谱》）。

⑤心绞痛：瓜蒌、薤白、香附、五灵脂各9克，丹参30克，槐花15克，桃仁12克，远志5克，水煎服，日服一剂（《常用中药药理与临床应用》）。

⑥治乳腺炎：瓜蒌、贝母各15克，蒲公英30克，水煎服，药渣敷患处（《常见病验方研究参考资料》）。

【用法用量】内服：煎汤，9～15克，或研末入丸、散。外用：捣敷。

【注意事项】种子“瓜蒌子”、果皮“瓜蒌皮”详见本章。湿痰、寒痰、脾胃虚寒、大便不实者不宜用。本品反川乌、草乌。

瓜蒌皮

（栝楼壳、瓜壳、栝楼皮）

【药物来源】葫芦科植物栝楼〔*Trichosanthes kirilouii* Maxim.〕的果皮。

【植物特征】详见“瓜蒌”。

【生长分布】详见“瓜蒌”。

【采收加工】秋后采摘成熟果实。对半切开，取出果肉、种子，将果皮翻出，洗净，晒干，若阴雨天烘干。

【药理作用】能增加离体豚鼠心脏冠脉流量，皮的作用比种子显著。能增加小鼠耐氧的能力。在体外对腹水癌细胞有灭杀作用。

【性味归经】甘、寒。入肺、胃二经。

【功能主治】清肺化痰，宽胸散结。用于肺热咳嗽，咽痛，胸痹，消渴，便秘。

【配伍应用】

瓜蒌皮-鱼腥草　两药性寒，入肺经，都有清泄肺热作用。但瓜蒌皮清肺化痰，并宽胸利膈；鱼腥草清肺解毒。两药配伍，共收清热解毒，利气宽胸，化痰止咳之功。用于肺热证，咳嗽、痰黄黏稠、胸痛、口干喜饮等症。

瓜蒌皮-盐麸子根　瓜蒌皮上行胸膈，宽胸散结以利气；盐麸子根走血脉，祛瘀以行血。两药配伍，一气一血，共奏宽胸利气，祛瘀行血之功。用于痰浊凝滞胸中，痰凝血瘀，气血不畅，所致胸闷作痛，或胸痛引背、心悸、喘息等症。配与薤白、丹参、檀香、川芎、当归，以增疗效；若气短、乏力，再加用太子参、麦冬、酸枣仁，以益气阴，安神。

【单方验方】

①肺热咳嗽、咳吐黄痰或浓痰，肺痈：瓜蒌皮6～12克，大青叶9克，冬瓜子12克，生薏苡仁15克，前胡4.5克，煎汤服。

②胸痛、胁痛：瓜蒌皮12克（胸痛配薤白头15克；胁痛配丝瓜络9克，枳壳4.5克），煎汤服。

③乳痈肿痛：瓜蒌皮12克，蒲公英15克，煎汤服（①～③方出自《上海常用中草药》）。

【用法用量】内服：煎汤，9～12克，或研末入丸、散。

【注意事项】反川乌、草乌。

瓜蒌子

（栝楼仁、栝楼仁）

【药物来源】葫芦科植物栝楼〔*Trichosanthes kirilowii* Maxim.〕的种子。

【植物特征】详见“瓜蒌”。

【生长分布】详见“瓜蒌”。

【采收加工】取成熟果实，切开，取出种子，洗净，晒干，若阴雨天烘干。

【性味归经】甘、寒。入肺、胃、大肠三经。

【功能主治】润肺化痰，滑肠。用于肺热咳嗽，痰黏不易咳出，燥结便秘。

【配伍应用】

瓜蒌子-芒根　瓜蒌子甘、寒，润肺化痰；芒根甘、平，止咳化痰。两药配伍，甘合于寒，能和，能降，能润，共收生津润肺，化痰止咳之功。用于肺热咳嗽，如咽喉干燥、痰稠而难于咯出、燥结便秘、舌红苔黄等症。

【单方验方】

①治痰咳不止：瓜蒌子一两，文蛤七分。为末，以姜汁澄浓脚，丸弹子。噙之（《摘元方》）。

②治妇人形瘦，有时夜热痰嗽，月经不调：青黛、瓜蒌子、香附（童便浸，晒干）。上为末，姜（汁）、蜜调。噙之（《丹溪心法》）。

③治热游丹肿：瓜蒌子末二大两，酽醋调涂（《产乳集验方》）。

【用法用量】内服：煎汤，9～12克，或研末入丸、散。外用：研末调敷

【注意事项】反川乌、草乌。

半夏

（守田、麻芋果、三步跳、地茨菇、野芋头、地巴豆、麻草子）

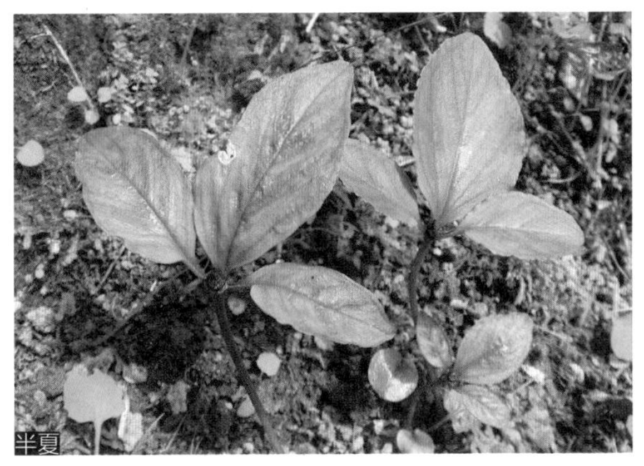
半夏

【药物来源】天南星科植物半夏〔*Pinellia ternata* (Thunb.) Breit.〕的块茎。

【植物特征】多年生草本，高10～25cm。根茎圆形或扁圆形，直径1～2cm，白色，多须根。叶生根茎顶端，具长柄，中部生1白色珠芽；幼苗时1小叶，叶片卵状心形；老株三出复叶，小叶3枚，叶片椭圆形或披针形，中间小叶较长、大，长5～7.5cm，宽2～3.5cm，先端渐尖或钝，基部楔形，全缘，两面绿色。花葶抽于叶间，高20～30cm；佛焰苞长5～7cm，绿色，下部管状，内面黑紫色，花序中轴先端长一鼠尾状附属物，直立，伸出佛焰苞外，长可达10cm；雌雄同株；雄花着生花序上部，白色，雄蕊多数；雌花着生雄花下部，绿色，先端5深裂。浆果卵状椭圆形，绿色，成熟时红色。种子多数，扁平。花期夏季，果期秋季。

【生长分布】生于山坡、荒地及种植地。分布于我国大部分地区。

【采收加工】通常第二年秋季叶将枯时采挖，除须根，洗净，放入筐内，浸流水中，用木棒杵去外皮，晒干，即为生半夏。制半夏（姜夏、法夏、清半夏）详见注意事项。

【药理作用】

①对呼吸系统的作用：半夏有舒张支气管，缓解支气管痉挛的作用。生半夏、姜半夏和明矾半夏的煎剂对猫碘液注入胸腔或电刺激喉上神经所致咳嗽有明显镇咳作用。

②镇吐作用：半夏加热炮制或加明矾、姜汁炮制的各种制剂，对阿扑吗啡、洋地黄、硫酸铜引起的呕吐，都有一定的镇吐作用。生半夏和低温处理的半夏硫浸膏口服则有催吐作用。生半夏镇吐成分耐热，催吐成分不耐热。

③可降低眼压，治疗青光眼。

④对硅肺的治疗：姜半夏制剂腹腔及肌内注射，对大鼠实验性硅肺的发展有抑制作用，全肺胶原蛋白量减少，病理改变较轻。预防性给药效果最好，发病后给药也有一定的疗效，防治硅肺的主要成分是炮制过程加入的明矾（十二水合硫酸铝钾），半夏本身对硅肺无防治作用。

⑤毒性：全草有毒。以死亡为指标，则以生半夏毒性最大，漂半夏次之，再次为姜半夏、蒸半夏，白矾半夏毒性最小。中毒表现：误服对口腔、喉头、消化道黏膜均可引起强烈刺激和黏膜肿胀，引起流涎，失音，痉挛，呼吸困难，最后麻痹死亡。中毒的处理：口服生姜汁、绿豆、防风、甘草煎汤服；洗胃后服浓茶及蛋清，皮肤用稀醋或鞣酸洗涤；呼吸困难，对症处理，必要时行气管切开。

【性味归经】辛、温、有毒。入脾、胃二经。

【功能主治】燥湿化痰，降逆止呕，消痞散结。用于痰饮，咳喘，痰厥头痛，眩晕不眠，恶心呕吐，反胃，胸脘痞闷，腹胀。

【配伍应用】

半夏-陈皮　两药都有燥湿化痰作用。半夏尚能降逆下气；陈皮并理气和胃。两药配伍，共收燥湿化痰，下气和胃，降逆止呕之功。用于湿阻中焦，聚湿生痰，上犯于肺，咳嗽痰多、胸脘痞闷、食少呕恶等症。

半夏-生姜　两药都有降逆止呕作用。半夏并能消痞散结；生姜且能温胃和中。两药相配，共收温中散寒，降逆止呕，下气消痞之功。用于寒邪犯胃，胃失和降，呕吐、胃脘冷痛、畏寒等症。

半夏-茵陈蒿　半夏辛温，能消痞散结，且降逆下气；茵陈蒿苦微寒，清热利湿。两药配伍，辛开苦降，则能化湿泄热，消痞散结。用于寒热错杂，中焦升降失调，所致痞证，如胃脘痞满，自感痞塞不通，但“按之自濡”“满而不痛”等症。寒偏甚配干姜，偏热配黄连，脾虚配土党参，气滞甚配土砂仁、佛手。本证大多因寒邪或湿邪侵于中焦，邪气未净，滞而生热，致寒热错杂，脾胃不和，升降失调，中焦气滞而生。

【单方验方】

①湿痰咳嗽：制半夏9克，黄荆子15克，生姜3克，陈皮6克，水煎服，每日一剂（《中国民间百草良方》）。

②哮喘：半夏、陈皮、白芥子3克。共研末，细纱布包与猪肺同炖烂，食猪肺及汤（《常见病验方研究参考资料》）。

③治呃逆：姜半夏9克，荔枝核24克，荷叶蒂7个，水煎服（《常见病验方研究参考资料》）。

④治胃气虚寒，下后反呕：半夏一钱五分，藿香一钱，干姜一钱，茯苓一钱，陈皮一钱，白术一钱，甘草五分(《温疫论》)。

⑤心下痞满，按之柔软不痛，呕而肠鸣下利，苔多滑腻，或白或黄：半夏半升（洗），黄芩三两，干姜三两，人参三两，甘草三两，黄连一两，大枣十二枚（劈）。上七味，以水一斗，煮取六升，去滓，再煎取三升。温服一升，日三服（《伤寒论》）。

⑥风痰上逆，眩晕头痛，胸膈痞闷，呕恶，舌苔白腻，脉弦滑：半夏一钱五分，天麻一钱，茯苓一钱，白术三钱，甘

草五分，橘红一钱。加生姜一片，红枣二枚，水煎（《医学心悟》）。

⑦疖：鲜半夏1粒，鲜天胡荽1把。捣烂敷患处（《福建中草药处方》）。

⑧外伤出血：生半夏、海螵蛸各等份。研细末，撒布创面包扎（《福建中草药处方》）。

【用法用量】 内服：煎汤，4.5～9克。外用：研末调敷或撒。

【注意事项】

①法半夏偏于燥湿化痰；姜半夏偏于下气消痞，降逆止呕；清半夏性较和平，不太温燥，多用于未化热之痰湿证。阴虚、内燥、津伤口渴、热毒者忌服。半夏反川乌、草乌。

②法半夏：取净半夏，用凉水浸漂，避免日晒，泡至10日（夏季浸泡时间宜短，以免腐烂），上面起白沫后，每50千克半夏，加白矾1千克，再浸泡1日后再换水，至口尝稍有麻辣感，取出稍晾。另取甘草碾成粗块，加水煎汤，用甘草汤泡石灰，再加水混合，然后滤出液体，倒入半夏缸中浸泡，每日搅拌，至半夏颜色略变黄色，内无白心为度，捞出阴干（处方：半夏50千克，白矾1千克，甘草8千克，石灰块10千克）。姜半夏：拣净半夏，按上浸泡方法浸泡，至口尝稍有麻辣感，取生姜切片煎汤，加白矾与半夏煮透，取出，晾至6、7成干，再闷润后切片，晾干（处方：半夏50千克，生姜12.5千克，白矾6.4千克，夏季7.4千克）。清半夏：拣净半夏，按上浸泡方法浸泡，至口尝稍有麻辣感，加白矾、水与半夏煮透，取出，晾至6、7成干，闷润后切片，晾干。（处方：半夏50千克，白矾6.4千克，夏季7.4千克）。

芒根

（芭茅根）

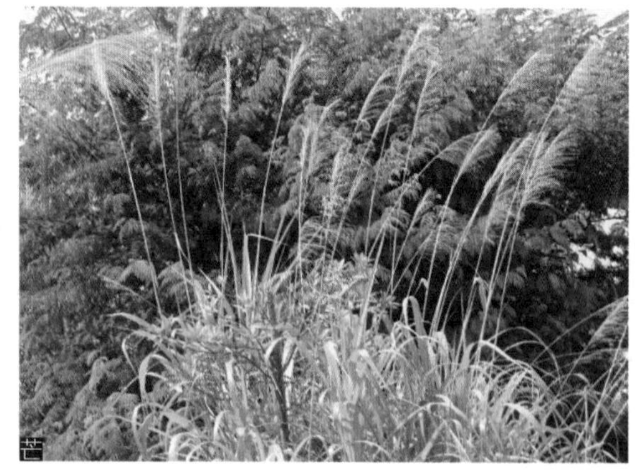

【药物来源】 禾本科植物芒〔*Miscanthus sinensis* Anderss.〕的根茎。

【植物特征】 多年生亚灌木，高1.3～2m。根状茎粗壮坚韧。茎丛生，圆柱形，有节，无毛。叶互生；叶片长披针形，长25～55cm，宽0.8～1.5cm，边缘有前倾尖锐小锯齿，两面浅绿色，粗糙，疏生白毛，下面叶脉凸出；叶鞘圆筒状，抱茎，鞘口密生长白毛；叶舌近三角形，先端有纤毛。顶生圆锥花序，伞房状，直立，长10～28cm，序轴有节，每节有2小穗，小穗披针形，其基部有一圈白色或黄褐色丝状毛；第一颖有3纵脉，第二颖腹面有白纤毛；外稃2，第一外稃先端有纤毛，第二外稃先端有1芒；内稃微小。花期夏、秋季，果期秋、冬季。

【生长分布】 生于山坡、草丛、林缘、墓穴。分布于我国绝大部分地区。

【采收加工】 秋、冬季采挖，除去残茎及须根，洗净，切片（或切段），晒干。

【性味归经】 甘、平。入肺、膀胱二经。

【功能主治】 止咳化痰，利尿除湿。用于咳嗽，小便不利，白带。

【配伍应用】

芒根-夜关门 两药都有止咳化痰作用。芒根甘、平，乃宣通肺气，止咳化痰；夜关门苦、辛、凉，宣肺泄热，止咳化痰。两药配伍，共收清热泻肺，宣通肺气，止咳化痰之功。用于热郁于肺，所致咳嗽、痰稠、咳痰不爽、胸闷胸痛等症。若配瓜蒌、枳壳、郁金，疗效增强。

芒根-笔仔草 芒根能利尿除湿；笔仔草清热利尿，且能通淋。两药配伍，则能清热利湿，利尿通淋。用于湿热热淋、小便不利，以及砂淋、石淋等证。石淋者，配与梗通草、薅田藨根，以增疗效。

【用法用量】 内服：煎汤，9～18克（鲜品30～60克）。

【注意事项】《分类草药性》："治咳嗽，淋症，女子带症。"《国药提要》："为利尿、止渴剂。"《民间常用草药汇编》："通气血，治妇女干病。"供参考。

光叶水苏

（望江青、天芝麻、白马兰、野地蚕、白根草）

【药物来源】 唇形科植物光叶水苏〔*Stachys palustris* L.〕的根或全草。

【植物特征】 多年生草本，高25～75cm。根茎细长，白色，匍匐，有节，节上生须根。茎直立，方形，有节，节上有毛，绿色或略带紫色，有白色腺点，不分枝。叶对生，无柄；叶片长圆状披针形，长4～10cm，宽0.7～3cm，先端渐尖或急尖，基部近圆形或微心形，边缘有细锯齿，上面深绿色，下面绿色，无毛。花数朵于叶腋处轮生，多数花轮集成间断的总状花序，或顶生枝梢；苞片细小，披针形；花萼钟状，先端5齿裂，上唇3浅齿裂，下唇2齿裂；花冠浅紫色，二唇形，上唇倒卵圆形，下唇3裂；雄蕊4，2强，花柱短于雄蕊，柱头2裂。小

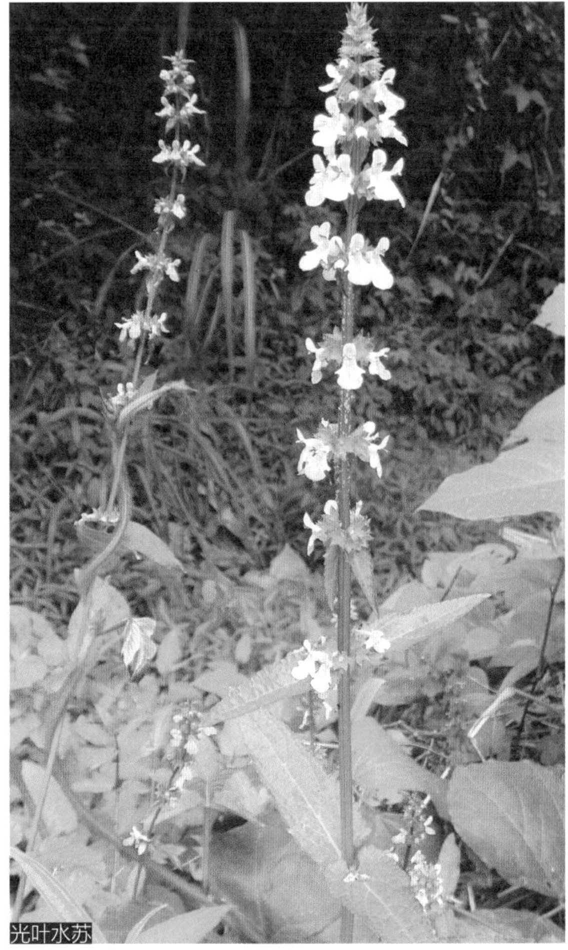
光叶水苏

坚果倒卵圆形，黑色。花期夏季，果期夏、秋季。

【生长分布】生于田边、沟旁等潮湿地。分布于我国大部分地区。

【采收加工】春至秋季采集，洗净，切段，晒干或鲜用。

【性味归经】微甘、平、肺、大肠二经。

【功能主治】清热化痰，抗菌消炎。用于风热咳嗽，咽喉肿痛，百日咳，痢疾，带状疱疹。

【配伍应用】

光叶水苏-桑叶 光叶水苏上行入肺，清热化痰；桑叶轻扬之体，善行肺卫，疏风清热，清利头目。两药配伍，则能轻清凉散，清疏肺热，化痰止咳。用于风热侵肺，咳嗽痰稠、口干咽痛，或伴头痛、身热等症。配与天青地白、金银花、金盏银盘，以增疗效。

光叶水苏-地锦草 两药均可走下焦，清大肠经热毒。但同中有别；光叶水苏偏于泄热邪，地锦草长于清热毒。两药配伍，相辅相成，功专效宏。用于热毒泻痢，便下脓血等症。若配与金银花、马齿苋，疗效更强。

【单方验方】

①治百日咳：光叶水苏15～30克，加冰糖或白糖适量，水煎服。

②治扁桃体炎、咽喉炎及其他喉症：光叶水苏连根全草30克，或加牛膝30克，一枝黄花15克，水煎，含服。

③治痢疾：光叶水苏30～60克，水煎服。

④治带状疱疹：光叶水苏根，捣汁涂敷患处（①～④出自《浙江民间常用草药》）。

【用法用量】内服：煎汤，15～30克。外用：捣汁涂敷。

竹茹

（竹皮、青竹茹、淡竹皮如、淡竹茹、麻巴、竹二青）

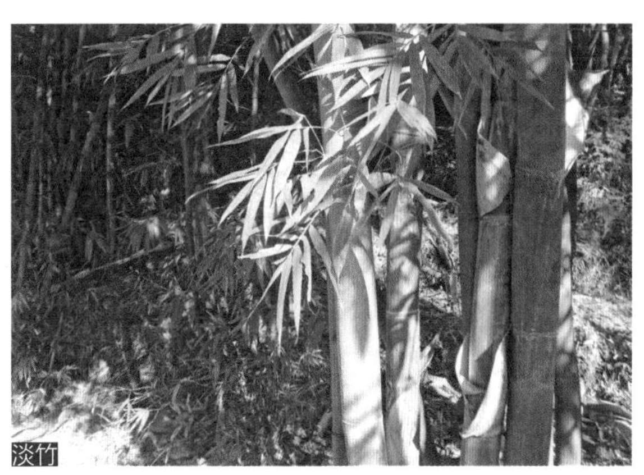
淡竹

【药物来源】禾本科植物淡竹〔*Phyllostachys nigra* (Lodd.) Munro var. *henonis* (Mitf.) Stapf ex Rendle〕的茎秆除去外皮后刮下的中间层。

【植物特征】乔木状竹类，高4～15m或更高。根茎短，根发达，多数，坚韧。秆直立，圆柱形，直径4～10cm，皮绿色，有明显的节，节间中空，有分枝，分枝侧有1纵槽，秆环及箨环均突起；秆箨革质，稻草色，长于节间，外面有微毛，有灰黑色的斑点和条纹；箨耳大；箨舌发达；箨叶长披针形，绿色；分枝近四方形，小枝互生，枝顶叶1～3枚；叶片狭披针形，长7～16cm，宽1.5～3cm，先端渐尖，基部楔形，柄长约0.5cm。穗状花序组成带叶的圆锥花序；每小穗有花2～3；颖1～2片；外稃、内稃较颖长，内稃先端2齿裂；雄蕊3；子房具柄，柱头3枚。花期冬季至翌年春季，笋期春季。

【生长分布】栽培。分布于我国大部分地区。

【采收加工】全年可采，砍取茎秆，除去外皮，将中间层刮成丝状或薄条状，晒干。

【药理作用】竹茹粉对白色葡萄球菌、枯草杆菌、大肠埃希菌、伤寒杆菌有较强的抑制作用。

【性味归经】甘、凉。入肺、胃、胆三经。

【功能主治】清热，化痰，除烦，止呕。用于胃热呕吐、呃逆，虚烦不寐，妊娠呕吐，肺热咳嗽，咯痰黄稠，小儿热痫，吐血，衄血，崩漏。

【配伍应用】

竹茹-球兰 两药入肺，都有清热化痰之功。竹茹兼降逆止

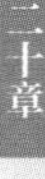

咳；球兰并清热解毒。两药配伍，则能化痰止咳，清肺解毒。用于肺热咳嗽，如咳嗽痰稠、口干咽痛等症。

竹茹-麦冬　两药均有清热除烦之功。但竹茹为清胃除烦止呕；麦冬清心除烦安神。两药配伍，则能清热除烦，养心安神。用于虚热之心烦不眠。

竹茹-灶心土　两药均有降逆止呕作用。竹茹甘凉，为清胃止呕，灶心土辛微温，乃温脾降逆。两药配伍，凉温调和，而降逆止呕作用增强。用于胃失和降之恶心呕吐等症。肝胃失和，加紫苏梗、郁金；痰热，配黄连、半夏；胃阴虚，加玉竹；气虚，配太子参。

【单方验方】

①肺热咳嗽，咳痰黄稠：竹茹15克，黄芩、浙贝母各8克，瓜蒌12克，水煎服（《袖珍中草药彩色图谱》）。

②治妊娠呕吐：竹茹、陈皮各15克，生姜、茯苓各12克，制半夏9克，水煎服（《全国中草药汇编》）。

③治痰热内扰，虚烦不眠：竹茹、茯苓各15克，枳实12克，半夏、胆南星各6克，水煎服（《袖珍中草药彩色图谱》）。

④治小儿痫：竹茹三两，醋三升，煎一升，去滓，服一合。兼治小儿口噤体热病（《子母秘录》）。

⑤胃热呕吐：姜竹茹12克，姜半夏、黄连各8克，水煎服（《袖珍中草药彩色图谱》）。

【用法用量】内服：煎汤，4.5～9克。

【注意事项】姜竹茹：取生姜捣烂，压榨取汁，将姜汁淋竹茹上，拌匀，小火微炒，取出晾干即得（竹茹50千克，生姜5千克），主要用于胃肠及神经性呕吐症。胃寒呕吐者忌服。茎用火烤而流出的汁液“竹沥”详见本章。

竹沥

（竹汁、淡竹汁、竹油）

【药物来源】禾本科植物淡竹〔*Phyllostachys nigra* (Lodd.) Munro var. *henonis* (Mitf.) Stapf ex Rendle.〕的茎用火烤灼而流出的汁液。

【植物特征】详见“竹茹”。

【生长分布】详见“竹茹”。

【采收加工】取成熟的竹秆，截约50cm长，两头去节，从断面劈开，架起，背面朝下，中部置火上烤灼，两端有汁液流出，用器皿盛之。

【性味归经】甘、微苦、寒。入心、肝、肺三经。

【功能主治】清热，豁痰，镇惊。用于中风昏迷，痰热壅塞，肺热多痰，咳喘胸闷，热病神昏惊厥，妊娠子烦，小儿惊痫。

【配伍应用】

竹沥-安宫牛黄丸　两药都有豁痰之功。竹沥为清热豁痰，镇静祛惊；安宫牛黄丸乃豁痰开窍，开闭醒神；前者偏重祛痰除阴霾，后者重在开窍醒神明。两药配伍，则能豁痰，开窍，清热，开闭，镇静，醒神。用于痰热内闭证，如中风中脏或中腑之阳闭，神志模糊或不清、颜面潮红、呼吸气粗、身热口臭、躁动不安、大便干燥、血压高等症。同时合用通腑泻下以祛实热之大黄、芒硝、枳壳，并与引血下行，活血凉血之牡丹皮、牛膝，以祛瘀助开窍。

竹沥-桑白皮　两药入肺经，都有清肺祛痰作用。但竹沥偏于消热痰；桑白皮而长于泄肺热。两药配伍，相辅相成，功效尤强。用于痰热壅肺，咳喘痰多、面赤气促、胸膈烦闷等症。

竹沥-珍珠　两药都有定惊之功。但竹沥清心镇惊；珍珠为镇心定惊。两药配伍，则能清心，镇静，定惊。用于心热心神不宁，致心烦易躁、心悸易惊、失眠多梦等症。可加麦冬（朱砂伴）、小麦、竹叶，以增疗效。

【单方验方】

①治中风口噤不知人：竹沥一升服（《备急千金要方》）。

②治乙脑、流脑高热，呕吐：竹沥代茶饮（《中草药学》）。

③治小儿惊风天吊，四肢抽搐：竹沥一盏，加姜汁三匙，胆星末五分，牛黄二厘调服（《全幼心鉴》）。

④咳喘痰黄稠黏：鲜竹沥汁30毫升，温开水冲服；或桑白皮、瓜蒌15克，杏仁6克，水煎，药液冲竹沥汁服（《袖珍中草药彩色图谱》）。

⑤治小儿口噤，体热：用竹沥二合，暖之分三四服（《兵部手集方》）。

⑥治小儿重舌：竹沥汁、黄檗（黄柏），时时点之（《简便单方》）。

【用法用量】内服：冲服，30～60毫升；或入丸或熬膏。

【注意事项】表邪未尽之外感咳嗽、寒嗽、脾虚便溏者忌用。

扶桑花

（花上花、大红花、吊钟花、月月红、公鸡花、木花）

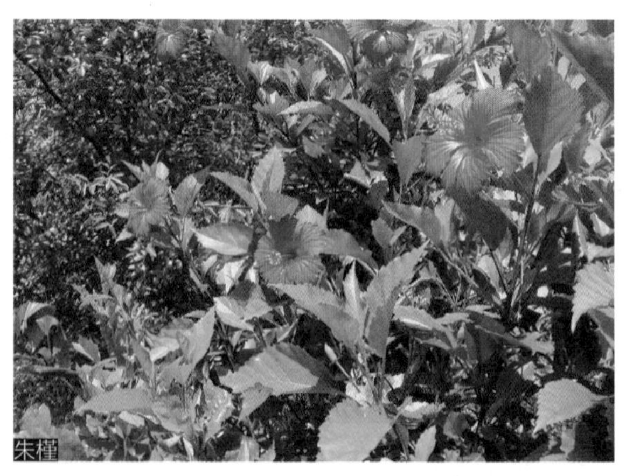
朱槿

【药物来源】锦葵科植物朱槿〔*Hibiscus rosa-sinensis* L.〕的花朵。

【植物特征】常绿灌木，高1～3m。叶互生，具柄；叶片卵形，长6～11cm，宽3～5cm，先端渐尖或突尖，基部楔形，边缘有粗齿，两面无毛，绿色。花单生叶腋，花梗长，花大，直径6～10cm，下垂；小苞片6～7枚，条形，基部合生，被稀疏星状毛；花萼钟形，绿色，5裂，裂片披针形，先端尖；花冠漏斗状，花瓣5，有时重瓣，倒卵形，红色，亦有淡红、淡黄等颜色；雄蕊多数，子房5室，柱头5裂，超出花冠外。蒴果卵形，有喙。花期全年，果期秋、冬季。

【生长分布】多栽培。分布于我国绝大部分地区。

【采收加工】夏、秋季采摘，晒干。

【药理作用】所含苷类物质，对麻醉犬有降低血压作用，此降压作用不受阿托品影响。对平滑肌（大鼠、兔、豚鼠小肠，大鼠、犬及兔支气管，兔子宫等）有致痉作用，可被阿托品阻断。能收缩蛙腹直肌，并能被筒箭毒所部分拮抗。在小肠平滑肌标本上，0.1～0.3mg/ml的苷类物质在引起收缩以后，可转向松弛，并拮抗5-羟色胺、乙酰胆碱、组胺、氯化钡引起的痉挛。

【性味归经】甘、寒。入心、肺、肝、脾四经。

【功能主治】清肺化痰，凉血解毒。用于肺热咳嗽，咳血，衄血，痢疾，赤白浊，月经不调，疔疮痈肿，乳腺炎，淋巴结炎。

【配伍应用】

扶桑花-芒根　两药均有化痰止咳之功。扶桑花甘、寒，尚能清肺润肺；芒根甘平，并可宣通肺气。两药配伍，共奏清热润肺，宣利肺气，化痰止咳之功。用于肺热咳嗽，如咳嗽痰稠，胸痛，面颊红赤，甚则喘促、咯血。

扶桑花-马齿苋　两药都有凉血解毒之功。但扶桑花偏于清热凉血，马齿苋则重在清热解毒，并止血，利尿通淋。两药配伍，凉血解毒作用显著，并具止血，通淋之功效。用于热毒泻痢，便下脓血，以及疔疮痈肿、血淋、便血等证。

【单方验方】

①痰火咳嗽：扶桑花10克，麦冬10克，栀子10克，水煎服。

②治痢疾：扶桑花10克，黄芩10克，铁苋30克，水煎服。

③赤白带下：扶桑花、根各10克，鸡冠花20克，水煎服（①～③方出自《实用花卉疗法》）。

④治痈疽，腮肿：扶桑花，同白芙蓉叶、牛蒡叶、白蜜研膏敷之（《本草纲目》）。

【用法用量】内服：煎汤，3～9克（鲜品15～30克）。外用：捣敷。

【注意事项】根“扶桑根”、叶“扶桑叶”详见“清热解毒”章。

枣树皮

（大枣树皮）

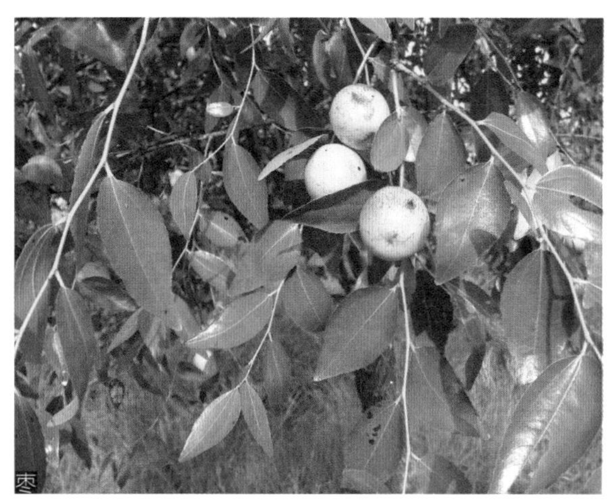

枣

【药物来源】鼠李科植物枣〔*Ziziphus jujuba* Mill.var. *inermis* (Bge.) Rehd.〕的树干皮。

【植物特征】详见“祛风湿”章“枣树根”。

【生长分布】详见“祛风湿”章“枣树根”。

【采收加工】四季可采，从树主干上刮取内皮，晒干。

【药理作用】醇提取物给小鼠灌胃有祛痰作用，腹腔注射有止咳作用。

【性味归经】苦、酸、温。入肺、大肠二经。

【功能主治】祛痰止咳，收敛止泻，活血止血。用于慢性气管炎，肠炎，痢疾，崩漏。

【配伍应用】

枣树皮-芒根　两药均有祛痰止咳之功。枣树皮尚可收敛肺气；芒根并能宣泄肺气。两药配伍，敛泄相配，相反相成，祛痰止咳作用更好。用于久患咳嗽，痰多，色白等症。

枣树皮-土党参　枣树皮苦、酸，性温，收敛止泻；土党参甘、微苦、性温，补脾健胃。两药配伍，既能补脾健胃，又可收敛固涩，厚肠止泻。用于脾胃虚损，久泻、久痢等证。

枣树皮-艾叶炭　两药都有止血作用。枣树皮为活血止血，艾叶炭乃温经止血。两药配伍，既能温经止血，又能活血祛瘀。常用于虚寒性出血证，对妇人崩漏下血尤宜。

【单方验方】

①治腹泻：枣树皮一束，炒焦为末。车前子9克煎汤送下，早晚各服1.5克，饭前服（《中药通报》）。

②治细菌性痢疾、肠炎：老枣树皮，除去泥垢，研成细粉。每次冲服1克，每天3次（《全展选编·传染病》）。

③治刀伤：枣树皮9克，当归3克。各炒为极细末，瓶装备用。如遇刀伤，流血不止，以此药粉干撒患处，结痂牢固，不易感染（《中药通报》）。

④治目昏不明：枣树皮、老桑树皮等分。烧研，每用一

合，井水煎，澄，取清洗目。一月三洗，昏者复明。忌荤、酒、房事（《本草纲目》）。

【用法用量】内服：为末，1.5～3克。外用：煎水洗或烧存性研末撒。

【注意事项】叶"枣叶"、根"枣树根"分别详见"芳香化湿"章与"祛风湿"章；果"大枣"详见"益气"章。

松球

（松塔、松实、松元、松果）

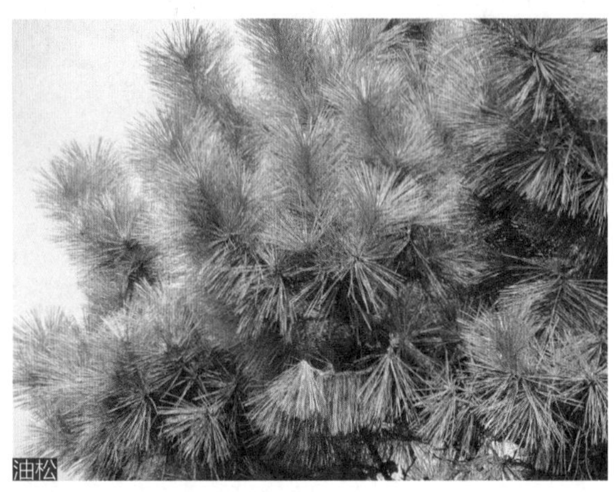

油松

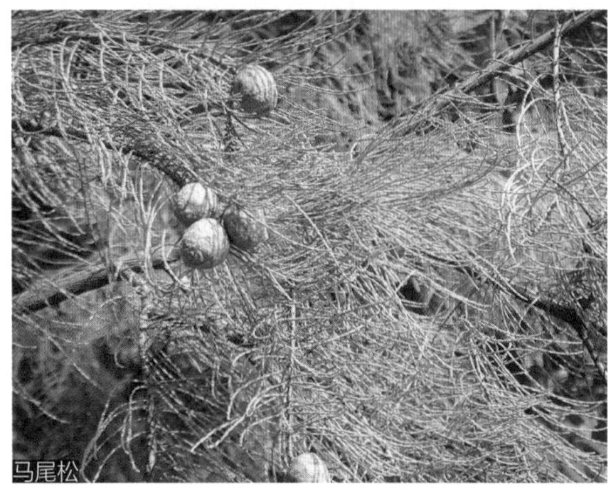

马尾松

【药物来源】松科植物油松〔*Pinus tabulaeformis* Carr.〕、马尾松〔*Pinus massoniana* Lamb.〕的球果。

【植物特征】详见"祛风湿"章"松节"。

【生长分布】详见"祛风湿"章"松节"。

【采收加工】秋季果实青嫩时采摘，晒干。

【药理作用】总挥发油能提高大鼠的肾上腺皮质功能。

【性味归经】苦、温。入肺、大肠二经。

【功能主治】祛痰，止咳平喘，祛风，润肠。用于慢性气管炎，哮喘，风痹，大便燥结，痔疮。

【配伍应用】

松球-枣树皮　松球苦、温，燥湿化痰，止咳平喘；枣树皮苦、酸、温，祛痰止咳，且敛肺气。两药配伍，则能化痰止咳，敛肺平喘。用于湿痰所致痰嗽、痰喘等证。

松球-地锦　松球能祛风化湿；地锦能祛风止痛。两药配伍，相须为用，共奏祛风除湿，活络止痛之功。用于风湿痹，关节、筋骨痛，以及筋肉挛急、肢体麻木等证。

【单方验方】

①治白点风：先以葱、花椒、甘草三味煎汤洗，再以青嫩松球蘸鸡子白、硫黄，同磨如粉，搽上八九次（《周益生家宝方》）。

②治痔疮：松球十二个，皮硝五钱，芙蓉花、枳壳、蛤蟆叶各适量，煎水洗（《重庆草药》）。

【用法用量】内服：煎汤，6～9克。外用：煎水洗。

【注意事项】"松叶""松节""松根"详见"祛风湿"章；花粉"松花粉"详见"益气"章。《本草拾遗》："松球，山松所结卵球，初青，久则裂作鳞甲形，片片四开而坠。入药取青嫩者。"供参考。

果上叶

（小果上叶、石串莲）

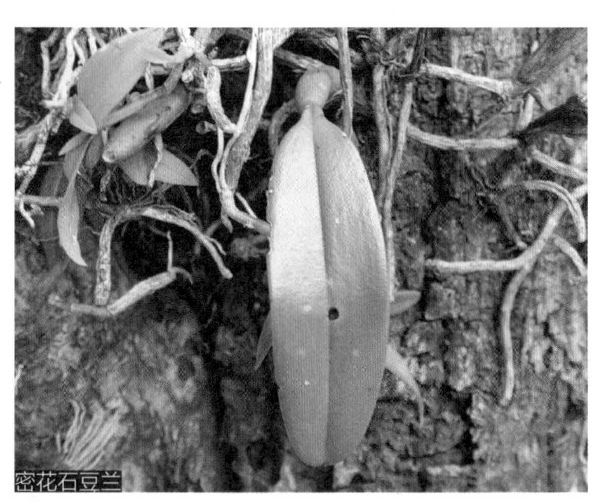

密花石豆兰

【药物来源】兰科植物密花石豆兰〔*Bulbophyllum odoratissimum* (J.E.Smith) Lindl.〕的全草。

【植物特征】多年生常绿草本，高6～10cm。根茎横走，幼时绿色，老时灰白色，有节，节下生多数纤维状须根，节上生肉质假鳞茎；假鳞茎长椭圆形，绿色，长可达3cm，每一假鳞茎顶端生1叶。老叶革质，厚而脆，叶片长椭圆形，长4～8cm，宽0.8～1.6cm，先端凹入，基部楔形，全缘，两面无毛，上面深绿色，下面绿色，中脉凸起。总状花序顶生，自假鳞茎侧抽出，花小，多数，密集，黄色，芳香；侧萼片较长，长6～11cm，中萼片较短；花瓣极短，舌状，先端截形，具1脉。蒴果卵形，长0.7～1cm。种子多数。花期夏季，果期秋季。

【生长分布】生于高山岩石上或树干上。分布于我国华南、西南等地区。

【采收加工】全年可采，洗净，晒干或蒸后，晒干。

【性味归经】甘、淡、凉。入肺、肝、肾三经。

【功能主治】润肺化痰，舒筋活络，消炎。用于肺结核咯血，慢性气管炎，慢性咽炎，风湿筋骨疼痛，骨折，跌打挫伤，刀伤。

【配伍应用】

果上叶-马齿苋 两药性质寒凉，入肺经；果上叶润肺化痰；马齿苋清热解毒，兼抗结核，凉血止血。两药配伍，共奏清肺泻热，解毒抗结核，化痰止咳，凉血止血之功。用于肺痨，阴虚内热证型，如骨蒸潮热、盗汗、五心烦热、失眠多梦、急躁易怒、咳呛痰少，或黄黏稠、反复咯血、量多色鲜、胸胁掣痛等。可加入银杏、白及、夏枯草、大蓟根，以增疗效。

果上叶-桑寄生 果上叶甘、淡、凉，能和脾利湿，滋润舒筋，活络止痛；桑寄生苦、平，祛风除湿，补益肝肾，强健筋骨。两药配伍，共收祛风理湿，滋养肝肾，强健筋骨，舒筋止痛之功。用于肝肾不足，腰膝酸痛，或筋肉挛急等症。

【单方验方】

①治肺结核：果上叶30克，小白及30克，七星草15克。水煎兑红糖服（《昆明民间常用草药》）。

②治疝气疼痛：果上叶9克，姜味草3克，小楠木香6克。红糖水煎服（《昆明民间常用草药》）。

③治骨折：果上叶干粉加酒调成糊状涂敷（《云南中草药选》）。

【用法用量】内服：煎汤，9～30克。外用：研末调敷。

金边龙舌兰

（金边莲、金边兰、金边菠萝麻、金边百年兰、银边菠萝麻）

【药物来源】龙舌兰科植物金边龙舌兰〔*Agave americana* L. var. *marginata* Hort.〕及白缘龙舌兰（*Agave angustifolia* 'Margin-ata'）的叶。

【植物特征】

①金边龙舌兰：多年生常绿草本。茎短，老时基部木质化。叶多数，簇生，无柄；叶片厚草质，长椭圆形，长20～30cm，宽5～7cm，大株叶长可达1m以上，宽达20cm，先端渐尖，顶部有利刺，基部阔大，有黄色条带镶边，边缘有紫色刺状齿，两面深绿色，平滑，无毛，断面纤维性特强。10年以上株才抽花葶，花多数，密集，肉质，直立，漏斗状；无花葶；花被下部管状，裂片6，条形，雄蕊6，着生冠喉上部，花丝伸出，花药丁字形；雌蕊1，子房3室，柱头头状，3裂。蒴果长椭圆形，成熟室间开裂。种子多数，扁平，黑色。花期夏季，果期秋、冬季。

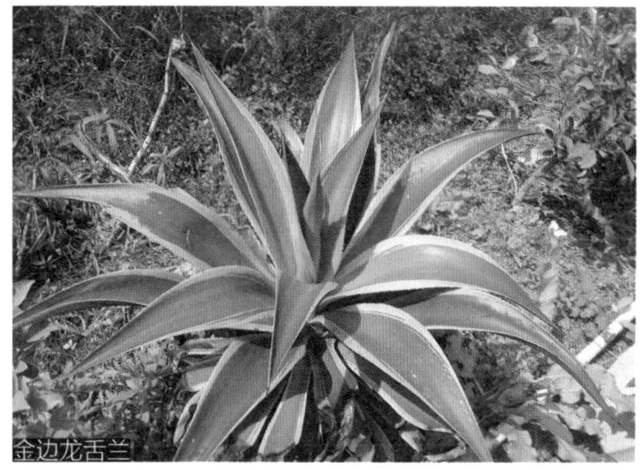
金边龙舌兰

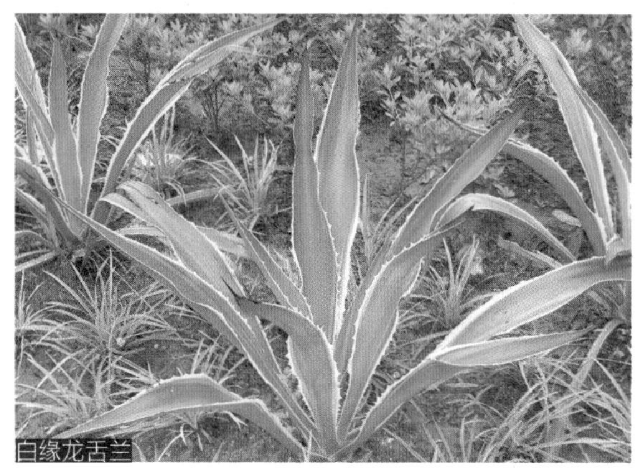
白缘龙舌兰

②白缘龙舌兰：基本形态与金边龙舌兰相近似。叶簇生，但较疏，叶片较窄、薄，基部渐窄，边缘刺状齿偏大偏长，银白色条纹相镶，叶面绿色。花期夏季，果期秋、冬季。

【生长分布】多栽培。分布于我国华南、西南等地区。

【采收加工】全年可采，洗净，鲜用或切段晒干。

【药理作用】原种龙舌兰新鲜汁液（开花时砍去芽苞即自然流出）有轻度泻下、利尿作用；对犬的实验性肾炎，有某些治疗作用。叶含辛辣挥发油，可作局部刺激剂。

【性味归经】甘、微辛、平。入肺、胃二经。

【功能主治】润肺，化痰，止咳。用于虚劳咳嗽，肺热咳嗽，哮喘，咯血。

【配伍应用】

金边龙舌兰-百合 金边龙舌兰润肺，化痰，止咳；百合润肺止咳。但前者偏于增液润肺，稀释痰液；后者重在滋润濡养肺阴，并清虚热，肃肺气。两药配伍，共奏清热润肺，化痰止咳之功。用于虚热及燥热咳嗽等证。

【单方验方】

①治肺结核咳嗽吐血：金边龙舌兰、岩白菜、白藕节、百部、白及，水煎服（《成都中草药》）。

②治哮喘，肺热咳嗽：金边龙舌兰、朱砂草、竹林消、白斑鸠窝，水煎服（《成都中草药》）。

【用法用量】内服：煎汤，鲜品30～60克。外用：捣敷。

鱼草

（车轴藻）

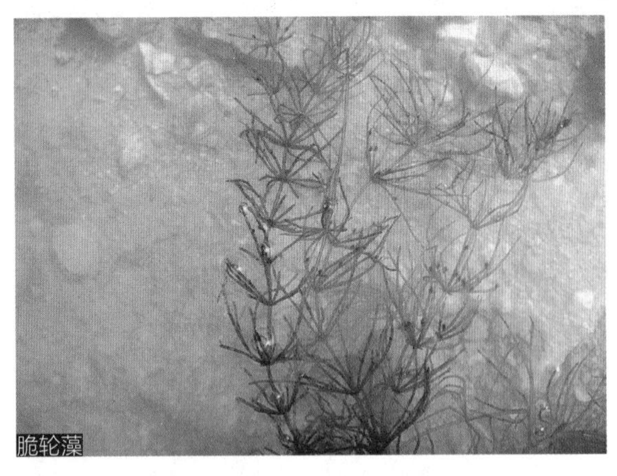

脆轮藻

【药物来源】轮藻科植物脆轮藻〔*Chara fragilis* Desv.〕的全草。

【植物特征】水生绿色藻类草本，高15～50cm。生淡水中，在较深水域则直立，浅水处伏卧；茎细长，有节，节处分枝，节间中央是一个大细胞，外面有一层细胞围绕的是皮层细胞，节处由多数细胞组成。主茎及侧枝上的叶，由单细胞构成；在繁殖阶段，叶腋中生成卵形卵囊，其下面有球形精子囊，进行着有性繁殖；也能进行营养繁殖。

【生长分布】生于淡水中，特别是含钙质和硅质的水中。分布于我国大部地区。

【采收加工】全年可采，洗净，鲜用或晒干。

【性味归经】苦、辛、平。入肺、胃二经。

【功能主治】祛痰，止咳，平喘。用于慢性气管炎，咳嗽，气喘，胸闷。

【配伍应用】

鱼草-芒根　鱼草苦降辛开，宣降肺气，祛痰止咳；芒根甘能缓急，舒通气道，止咳化痰。两药配伍，相辅相成，作用更佳。用于肺气失宣，痰浊内生而壅肺，所致痰多、咳嗽、胸闷等症。

鱼草-紫苏子　鱼草能宣降肺气，祛痰平喘；紫苏子降气消痰，止咳平喘。前者偏于祛痰，后者则重在降逆，两药配伍，共收化痰止咳，降气平喘之功。用于痰壅气逆、胸膈满闷、咳嗽气喘等症。

【用法用量】内服：研末，1.5～2克；或为丸。

胆南星

（胆星）

【药物来源】本品为南星的炮制加工品。

【性味归经】苦、凉。入肝、胆二经。

【功能主治】清化热痰，息风定惊。用于中风，惊风抽搐，癫痫，痰火喘咳，头风，眩晕。

【配伍应用】

胆南星-淡竹根　两药性凉，都有清化热痰作用。胆南星并能息风定惊，淡竹根兼清心除烦。两药配伍，共收清热泻火，除痰开闭，息风镇惊之功。用于中风痰火盛之阳闭及痰火喘咳，以及热盛生风之抽搐等。

胆南星-钩藤　胆南星能息风定惊，尚可清痰热；钩藤能息风止痉，并能平肝阳。两药配伍，相须为用，共奏清热平肝，化痰开闭，抑阳息风，镇惊止痉之功。用于痰热化风或热盛生风，所致高热、嗜睡，或咽喉有痰鸣声、惊厥或抽搐等。配与紫雪丹或安宫牛黄丸、全蝎末，疗效尤强；痰甚，配鲜竹沥。

【单方验方】

①小儿发热惊风、痰涎壅盛：胆南星30克，茯苓15克，全蝎4.5克，僵蚕9克，天竺黄10.5克。共研细粉兑入牛黄1.2克，琥珀、雄黄各7.5克，朱砂4.5克，麝香0.6克。上药和匀炼蜜为丸，每丸重1.5克，朱砂为衣，蜡皮封固。每服1丸，每日2次，温开水送下。小儿3岁以下者酌情递减（《全国中草药汇编》）。

②治痰涎喘急：胆南星、天竺黄各3钱，雄黄五分，朱砂五分，牛黄、麝香各四分。共为末，甘草水为丸，如梧桐子大。每服二丸，淡姜汤稍冷服（《痧证汇要》）。

【用法用量】内服：煎汤，3～6克；或研末入丸、散。

【注意事项】胆南星：生南星研末，与等量经锅内熬过较浓牛胆汁（或用猪或羊胆汁代之）拌匀，待胆汁完全吸收，置阳光下，晒至半干，入臼内打和，切成小块，然后日晒夜露，至腥味消除为度即成。

娃儿藤

（老君须、七层楼、一见香、白龙须、黄茅细辛、三十六根）

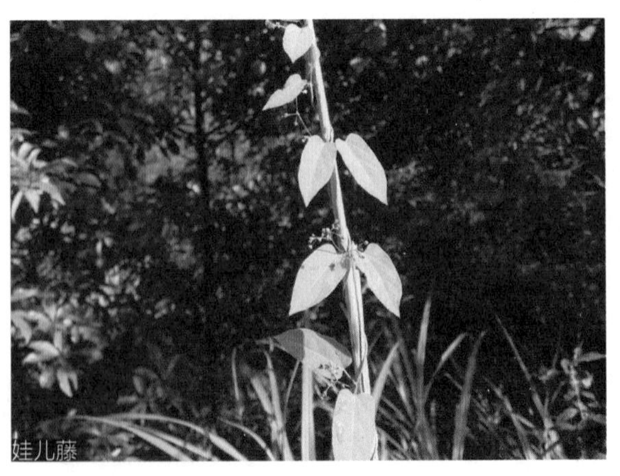

娃儿藤

【药物来源】萝藦科植物娃儿藤〔*Tylophora ovata* (Lindl.) Hook. ex Steud.〕的根。

【植物特征】多年生缠绕藤本，长0.7～2m，全株有白色乳汁。根茎极短，根须状，肥厚，淡黄色，大小较均匀。茎圆柱形，少分枝，绿色。叶对生，叶柄长0.5～1cm；叶片草质，卵状心形，长4～6cm，宽1.3～2.5cm，先端急尖，基部心形，全缘，两面绿色。聚伞花序，腋生；花萼5裂，裂片披针形，被细毛；花冠深紫色，5深裂，裂片卵形。蓇葖果2，梭形，呈水平相对展开。种子先端有白冠毛。花期春、夏季，果期秋、冬季。

【生长分布】生于山坡、路旁、草丛、林边。分布于我国华南、华中、西南等地区。

【采收加工】冬季采挖，洗净，晒干。

【药理作用】

①抗癌作用：娃儿藤碱对腺癌755、淋巴肉瘤、淋巴细胞性白血病P_{388}、小鼠淋巴细胞白血病L_{1210}均有显著的抗肿瘤作用，已进入临床试用，但由于试验中发现对中枢神经系统有不可逆的毒性，因而停止使用。

②抑制中枢神经作用：以小鼠和大鼠中枢神经为实验动物，对娃儿藤碱进行药理研究。结果表明，可以引起以上睑下垂、镇静、运动减少、步态蹒跚为特征的中枢神经抑制作用，且可延长戊巴比妥睡眠时间。

③抗炎作用：在大鼠爪肿、肉芽肿、棉球植入等实验中，娃儿藤碱有抗炎作用。

【性味归经】辛、温、有小毒。入肝经。

【功能主治】化痰止咳，祛风止痛，活血散瘀，攻毒散结。用于痰多咳嗽，哮喘，风湿痹痛，中暑腹痛，胃痛，跌打肿痛，瘰疬，肿瘤。

【配伍应用】

娃儿藤-夜关门 两药都有化痰止咳作用。娃儿藤味辛、性温，能散能通，为开表宣肺，化痰止咳；夜关门味苦、辛，性凉，苦降辛开，为宣降肺气，化痰止咳。两药配伍，温凉调和，共奏宣肺降气，化痰止咳之功。用于痰多气滞，肺气郁闭，所致咳嗽、痰喘、胸闷等症。

娃儿藤-徐长卿 两药辛温，都有祛风止痛作用。娃儿藤尚能通经活络，徐长卿并能消肿。两药配伍，共收祛风散寒，消肿止痛之功。用于风湿痹之关节、筋骨痛等。配与臭牡丹根、鸡屎藤、鸡血藤，疗效更好。

娃儿藤-土牛膝 两药都有活血散瘀作用。娃儿藤并能活络止痛；土牛膝兼消肿止痛。两药配伍，相辅相成，功效益彰。用于跌打闪挫，瘀滞疼痛。

娃儿藤-夏枯草 娃儿藤辛、温，辛散温通，能攻毒散结；夏枯草苦、辛、寒，辛苦开降，清肝泻火，且散结滞。两药配伍，共呈解毒消肿，消滞散结之功。可用于瘰核等证。

【单方验方】

①治哮喘：娃儿藤、胡颓叶、赤地利各15克，水煎服（《青草药彩色图谱》）。

②风湿关节痛：娃儿藤15克，天竹根10克，鸡矢藤20克，水煎服（《青草药彩色图谱》）。

③筋骨痛：娃儿藤10～15克，小活血根30克，金刚钻根60克，鲜猪瘦肉120克，冬酒150毫升，水炖，去渣，服汤食肉（《中草药彩色图谱与验方》）。

④治跌打损伤：娃儿藤适量，晒干研末，每次6克，水酒冲服（《江西草药》）。

⑤久年痞块：娃儿藤15克，好酒120毫升，加开水炖服（《闽东本草》）。

⑥瘰疬：娃儿藤、白英各10克，水煎服（《中草药彩色图谱与验方》）。

⑦水肿：娃儿藤、赤小豆、薏苡根各15克，水煎服（《青草药彩色图谱》）。

【用法用量】内服：煎汤，3～9克；或研末入丸、散。外用：捣敷。

【注意事项】注意与“三十六荡”鉴别，详见本章。

粉背蕨

（铁脚鸡尾草、鸡脚草、水郎鸡、卷叶凤尾、岩飞蛾）

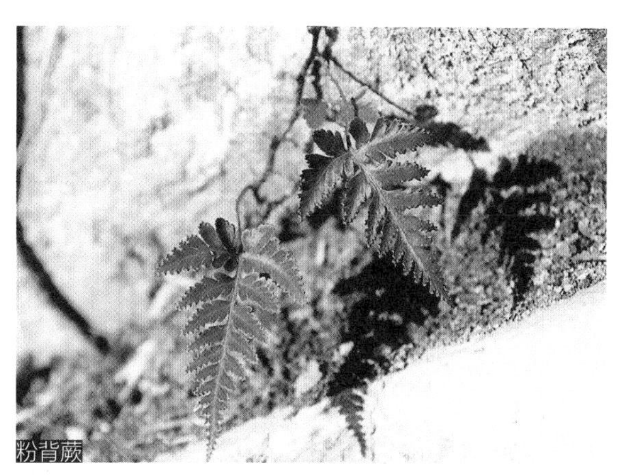
粉背蕨

【药物来源】中国蕨科植物粉背蕨〔*Aleuritopteris pseudofarinosa* Ching et S. K. Wu〕的全株。

【植物特征】多年生草本，高15～25cm。根茎短，须根多，密被褐色披针形鳞片。基生叶丛生，具长柄，光泽，幼时绿色，老株呈褐棕色，下部有披针形鳞片；叶三角状长圆形，长7～27cm，宽4～14cm，三回羽状分裂，羽片无柄；基部第一回羽片对生；二回披针形，对生；小羽片齿状裂，齿裂近卵形，先端钝，上面绿色，下面粉绿色。孢子囊群圆形，囊群盖圆形，膜质，棕色。孢子近球形，黑色，有疣状突起。

【生长分布】生于高山岩石缝隙。分布于我国华南、西南等地区。

【采收加工】夏、秋季采集，拔取带根全草，洗净，切段，晒干。

【性味归经】淡、微涩、温、无毒。入肺、肝、膀胱、大肠四经。

【功能主治】祛痰止咳，利尿除湿，活血调经。用于咳嗽，百日咳，痢疾，泄泻，淋病，白带，月经不调，跌打损伤。

【配伍应用】

粉背蕨-兰花参　粉背蕨祛痰止咳；兰花参疏风宣肺，并止咳化痰。两药配伍，则能疏表宣肺，化痰止咳。用于伤风咳嗽，如鼻塞、咳嗽、痰白，或伴畏风、头痛等症。

粉背蕨-白萆薢　粉背蕨淡、微涩，性温，能利尿除湿；白萆薢涩、微苦，性平，能除湿利尿。两药配伍，淡渗利湿，苦温燥湿，涩能收敛，共奏利尿渗湿，和脾燥湿，泄浊敛精之功。用于下焦湿盛证，如妇人白带、男子白浊等证。

粉背蕨-香附　两药均有调经之功。粉背蕨乃活血调经；香附理气调经，且止痛。两药合用，则能疏肝解郁，理气活血，调经止痛。用于妇人肝气郁结，气郁血滞，致月经先后无定期，以及痛经等。

【单方验方】

①治赤痢：粉背蕨30克，水煎，加白糖搅和服（《江西民间草药》）。

②治肠痔出血：粉背蕨30克，同猪大肠炖服（《江西民间草药》）。

③治百日咳：粉背蕨15～30克，煎服（《湖南药物志》）。

④治瘰疬：粉背蕨30克，水煎服（《江西民间草药》）。

【用法用量】内服：煎汤，15～30克。

黄荆子

（布荆子、黄金子）

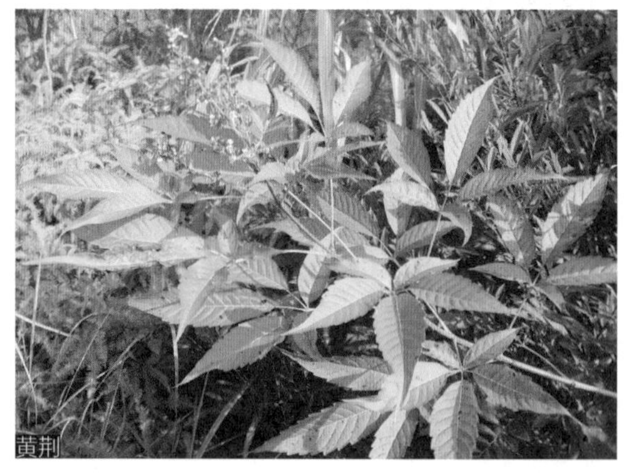

黄荆

【药物来源】马鞭草科植物黄荆〔*Vitex negundo* L.〕的果实。

【植物特征】详见“辛凉解表”章“黄荆叶”。

【生长分布】详见“辛凉解表”章“黄荆叶”。

【采收加工】秋季果实成熟时采收，折取果枝，搓下果实，除去杂质，晒干。

【药理作用】用小白鼠离体肺灌流黄荆子、黄荆根煎剂均能扩张支气管，前者较后者为优，不同提取部分中以含黄酮及强心苷部分疗效较好。黄荆根、黄荆子水煎液，试管内对金黄色葡萄球菌、卡他球菌有抑制作用，前者较后者强，煎煮时间长的效果更好。

【性味归经】辛、苦、温。入肺、胃、肝三经。

【功能主治】祛风除痰，理气止痛。用于感冒，咳嗽，支气管炎，哮喘，胃肠绞痛，手术后疼痛，消化不良，肠炎，痢疾，疝气，痔瘘。

【配伍应用】

黄荆子-紫苏叶　黄荆子能祛风散寒，化痰止咳；紫苏叶发散表寒，开宣肺气。两药配伍，发汗解表，祛风散寒，化痰止咳作用较强。用于风寒感冒或风寒犯肺等证。

黄荆子-吴茱萸　两药均为止痛良药。黄荆子乃理气止痛，治胃肠气滞疼痛；吴茱萸为散寒止痛，又解肝郁，治胃脘冷痛、寒疝痛。两药相配，共奏温中散寒，行气止痛之功。用于寒凝气滞所致胃脘冷痛、肠道绞痛，以及头痛等。

【单方验方】

①治伤寒发热咳逆者：黄荆子，炒，水煎服(《古今医鉴》)。

②治哮喘：黄荆子6～15克。研粉加白糖适量，一日二次，水冲服（《常用中草药》）。

③治慢性气管炎：黄荆子15克，胡颓子叶10克，蒲公英15克，陈皮6克。水煎，分2次服，每日1剂，连服5～7天（《中国民间百草良方》）。

④治肝胃痛：黄荆子研末，和粉做团食(《本草纲目拾遗》)。

⑤治胃溃疡，慢性胃炎：黄荆子30克。煎服或研末吞服（《常用中草药》）。

⑥治膈食吞酸或便秘：黄荆子15克。水煎或开水泡服，早晚各服一次（《农村常用草药手册》）。

⑦治痔漏之管：黄荆子（炙炒为末），五钱一服，黑糖拌，空心陈酒送下（《本草纲目拾遗》）。

【用法用量】内服：煎汤，3～9克；研末入丸、散。

【注意事项】根“黄荆根”、枝条“黄荆枝”详见“辛温解表”章；“黄荆叶”详见“辛凉解表”章。

球兰

（玉绣球、铁加杯、金雪球、牛舌黄、金丝叶、爬岩板、草鞋板）

【药物来源】萝藦科植物球兰〔*Hoya carnosa* (L.F.) R.Br.〕的茎、叶。

【植物特征】多年生草质藤本，高0.8～1.5m，全株富含乳汁。茎匍匐，附生岩石或老树干上，圆柱形，灰色，节处生不定根。叶对生，具柄；叶片厚肉质，卵状椭圆形，长

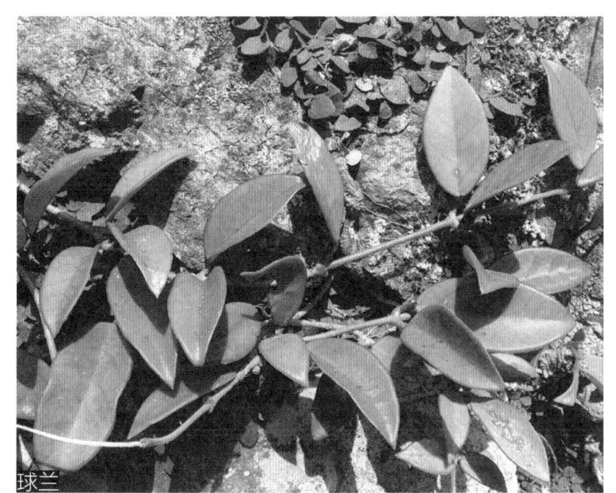
球兰

3～7cm，宽1.2～2.5cm，先端短尖或钝，基部楔形或圆形，上面深绿色或绿色，有腺点，下面绿色。伞形花序腋生，花梗长2～4cm，被柔毛；花萼小，5裂；花冠白色，直径约1cm，裂片5，宽卵形；副花冠淡红色，肉质，鳞片状，与雄蕊合生，呈反射状五角体。蓇葖果条形。花期春季，果期夏季。

【生长分布】生于深山岩石阴湿处。分布于我国大部分地区。

【采收加工】全年可采，拔取全草，洗净，切段，晒干。

【性味归经】苦、平。入肺、心、肝三经。

【功能主治】清热化痰，解毒消肿。用于肺热咳嗽，痈肿，瘰疬，关节痛，睾丸炎，缺乳。

【配伍应用】

球兰-鱼腥草　两药为肺经要药。球兰清热化痰，并解毒；鱼腥草清热解毒，兼消痈排脓。两药配伍，则能清热泻肺，解毒消痈，化痰止咳。用于肺热咳嗽，肺痈初起等证。

球兰-蒲公英　两药均有解毒消肿之功。但球兰散结消肿作用较好，蒲公英清热解毒功效强。两药配伍，相须相使，功效提高。用于痈疖肿毒等证。

【单方验方】

①治肺炎或麻疹并发肺炎：鲜球兰叶7～8片，冷开水洗净，捣烂绞汁服（《泉州青草药》）。

②治急性扁桃体炎：球兰90克，水煎加冬蜜30克，分2次冲服，另用鲜叶洗净，捣烂绞汁，含漱喉部（《福州市民间药草》）。

③治睾丸炎：鲜球兰60～90克，捣烂，水炖服（《福建中草药》）。

④治风湿关节痛：球兰120克，猪脚（七寸）一只，黄酒120毫升，酌加水煎，分2～3次服（《福建民间草药》）。

⑤治疔：鲜球兰叶。捣烂调蜜外敷（《福建民间草药》）。

⑥乳妇奶少：球兰、地洋参各9克，生姜3片。炖肉或煮烯饭吃（《贵州民间草药》）。

【用法用量】内服：煎汤（不宜久煎），9～12克（鲜品30～90克）；或捣烂绞汁。外用：捣敷。

鼠曲草

（米曲、水菊、清明香、追骨风、棉花菜、白头草、田艾）

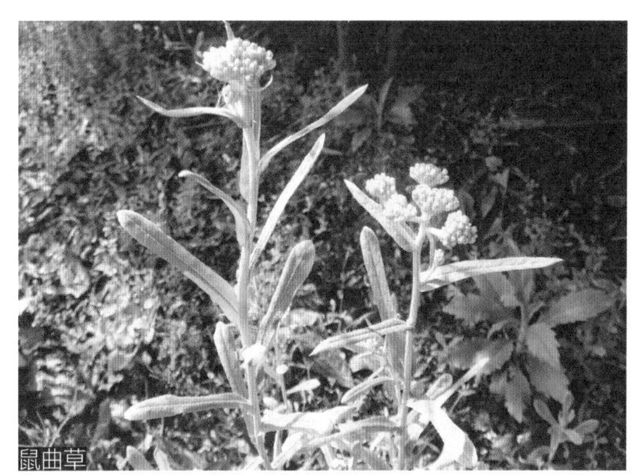
鼠曲草

【药物来源】菊科植物鼠曲草〔*Gnaphalium affine* D.Don〕的全草。

【植物特征】一年生草本，高10～45cm，全体密被白色绵毛。茎直立，基部分枝，密贴白绵毛。叶互生，无柄；下部叶片匙形，长2～6cm，宽2.5～9mm，先端钝圆有尖头，基部半抱茎，全缘，两面浅绿色，下面密被白色绵毛，早萎。头状花序顶生，多数排列成伞房状；总苞钟形，膜质，苞片多列，金黄色；全为管状花，黄色，周边数层为雌花，中央两性花，细长，先端5裂；雄蕊5，柱头2裂。瘦果椭圆形。花期春、夏季，果期秋季。

【生长分布】生于山坡、草地、路旁、田野。分布我国大部分地区。

【采收加工】开花时采集，洗净，晒干，贮藏干燥处。

【药理作用】小鼠反复吸入浓氨水后形成的慢性咳嗽，灌服鼠曲草煎剂，有一定的止咳作用。

【性味归经】甘、平。入肺经。

【功能主治】化痰止咳，祛风疏表，和脾利湿。用于咳嗽痰多，气喘，伤风感冒，风湿痹痛，白带，脾虚浮肿，蚕豆病。

【配伍应用】

鼠曲草-兰花参　鼠曲草能化痰止咳，祛风疏表；兰花参疏风宣肺，止咳化痰。两药合用，相辅相成，共收疏风解表，化痰止咳之功。用于伤风咳嗽或风邪入肺咳嗽等证。

鼠曲草-紫苏　鼠曲草能祛风疏表；紫苏解表散寒。前者偏于祛风邪，并能化痰止咳；后者重在散寒，且利胸膈。两药配伍，共奏解表发汗，发散风寒，化痰止咳之功。用于外感风寒，如风寒感冒、咳嗽等证。

鼠曲草-黄鳝藤根　鼠曲草甘能扶脾利湿，并祛风疏表；黄鳝藤根甘能健脾益气，苦降行水祛湿，并通经活络。两药配伍，共奏健脾益气，祛风活络，利湿消肿之功。用于湿痹关节酸楚肿痛，以及脾虚湿胜肢肿等证。

【单方验方】

①治哮喘咳嗽：鼠曲草、蔊菜各30克，水煎服。

②慢性气管炎：鼠曲草、款冬花、杏仁、前胡各9克，浙贝母3克，麻黄3克，水煎服；或鼠曲草、盐肤木、胡颓子各15克，枇杷叶、白前各9克，水煎服。

③感冒咳嗽：鼠曲草30克，青蒿15克，薄荷9克，水煎服（①～③方出自《全国中草药汇编》）。

④治筋骨痛，脚膝肿痛，跌打损伤：鼠曲草30～60克，水煎服（《湖南药物志》）。

⑤脾虚浮肿：鼠曲草60克，水煎服（《福建中草药》）。

⑥治白带：鼠曲草、凤尾草、灯芯草各15克，土牛藤9克，水煎服（《浙江民间常用草药》）。

⑦蚕豆病：鼠曲草60克、车前草、凤尾草各30克，茵陈15克。加水1200毫升，煎成800毫升，加白糖当茶饮（《广东医药卫生科技资料选编》）。

【用法用量】内服：煎汤，9～15克。外用：捣敷。

【注意事项】注意与“天水蚁草”鉴别，详见“辛凉解表”章。

醉鱼草花

（鱼尾草花、红鱼皂花、鱼背子花）

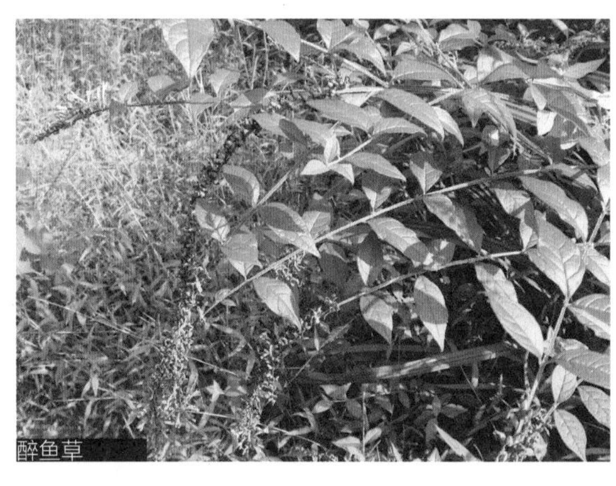

醉鱼草

【药物来源】马钱科植物醉鱼草〔*Buddleja lindleyana* Fort.〕的花。

【植物特征】详见“辛温解表”章“醉鱼草”。

【生长分布】详见“辛温解表”章“醉鱼草”。

【采收加工】夏季采摘，晒干。

【性味归经】辛、苦、温、有小毒。入肺、脾、胃三经。

【功能主治】化痰平喘，止疟消积。用于痰饮哮喘，久疟成癖，疳积，痈疽。

【配伍应用】

醉鱼草花-夜关门 醉鱼草花辛、苦、温，化痰平喘，下气消痞；夜关门辛、苦、凉，宣利肺气，化痰止咳。两药配伍，共收宣通肺气，化痰止咳，降逆平喘之功。用于痰湿壅肺，所致咳嗽、痰喘等症。

醉鱼草花-何首乌 醉鱼草花能杀虫止疟，活血消积；何首乌能补肝养血，祛毒消肿。两药相配，一攻一补，共奏补肝养血，杀虫祛毒，活血消肿之功。用于久疟不愈，气血亏耗，血瘀痰凝，胁下痞块（疟母）。

【单方验方】

①治痰饮成齁，遇寒便发：醉鱼草花研末，和米粉作粿。炙熟食之（《本草纲目》）。

②治久疟成癖：醉鱼草花填鲫鱼腹中，湿纸裹煨熟，空心食之。仍以花与海粉捣贴（《本草纲目》）。

③治疳积：醉鱼草花9～15克，煎服（《湖南药物志》）。

④治痈疽疔疮：醉鱼草花、蛇葡萄、马鞭草各等分碾成细末，蜂蜜调敷（《常用中草药配方》）。

【注意事项】孕妇忌服。全草“醉鱼草”详见“辛温解表”章；根“七里香”详见“活血化瘀”章。

橘红

（芸皮、芸红）

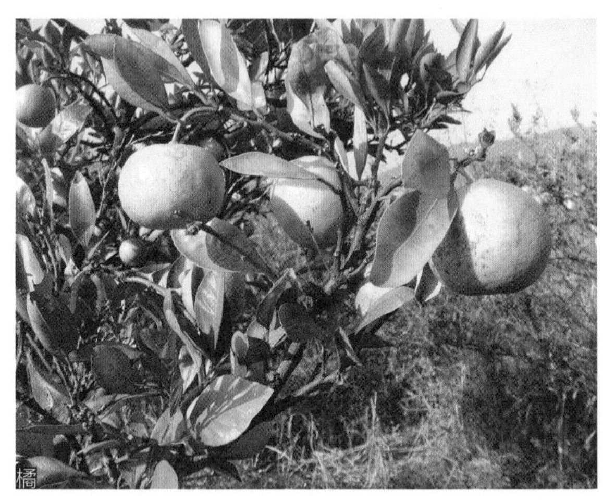

橘

【药物来源】芸香科植物橘〔*Citrus reticulata* Blanco〕及其栽培变种的干燥外层果皮。

【植物特征】详见“理气”章“青皮”。

【生长分布】详见“理气”章“青皮”。

【采收加工】入冬，橘子成熟时，剥取外果皮，晒干或阴干。

【性味归经】辛、苦、温。入小肠、膀胱、肺、脾、大肠、胃六经。

【功能主治】温肺化痰，燥湿，理气。用于肺寒咳嗽多痰，胸膈胀闷，呕吐嗳气，胃痛，疝气痛。

【配伍应用】

橘红-干姜 橘红辛、苦、温，温肺化痰；干姜辛、热，温肺化饮。两药配伍，相须为用，共收温肺散寒，化痰消饮之功。用于肺寒痰饮内伏，如咳嗽、哮喘、痰稀薄色白、形寒背冷等症。

橘红-藿香 橘红辛、苦、温，燥湿理气；藿香辛、微温，芳香化湿。前者能宣利三焦，并燥化脾湿；后者理气化湿，又可疏散表邪。两药配伍，则能芳香疏散，燥湿和中，下气消痞。用于湿阻中焦，脾胃气滞，如脘腹胀满、食欲不振、恶心呕吐、肢节酸困等症。

【单方验方】

①治痰饮为患，或呕吐恶心，或头眩心悸，或中脘不快，或发为寒热，或因食生冷，脾胃不和：半夏（汤洗七次）、橘红各五两，白茯苓三两，甘草（炙）一两半。上细锉，每服四钱，用水一盏，生姜七片，乌梅一个，同煎六分，去渣热服，不拘时候（《局方》）。

②治风痰麻木：橘红一斤，逆流水五碗，煮烂去滓，再煮一碗，顿服取吐。不吐加瓜蒂末（《摘元方》）。

③治产后脾气不利，小便不通：橘红为末，每服二钱，空心温酒下（《妇人良方》）。

【用法用量】内服：煎汤，3～6克；或研末。

【注意事项】“青皮”“陈皮”“橘核”详见“理气”章。

第二十一章　止咳平喘

九牛薯

（九龙根、九牛子）

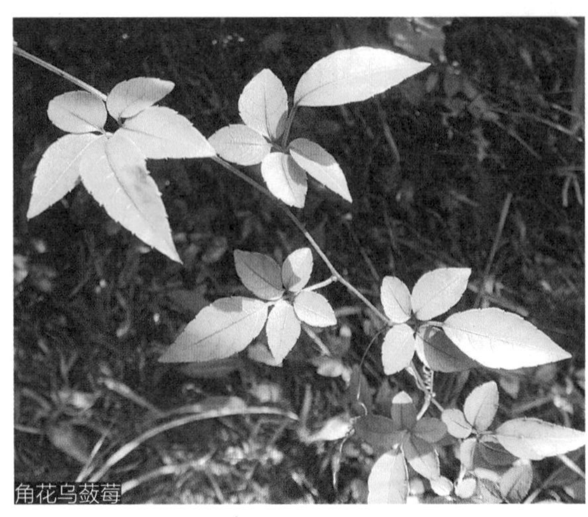

【药物来源】葡萄科植物角花乌蔹莓〔*Cayratia corniculata* (Benth.) Gagn.〕的块根。

【植物特征】多年生草质藤本，长1～2.6m。根茎圆柱形，外面黑色，切面白色。茎细，纤弱，有棱，绿带紫红色，有分枝，无毛。单叶互生，鸟足状复叶，小叶5枚，叶柄长1.5～2.5cm，有槽，绿略带紫红色；叶片草质，具短柄，长椭圆形，长2～6cm，宽1.5～2.5cm，先端渐尖，基部近圆形，边缘中部以上疏生小锯齿，上面深绿色，下面绿色，叶脉紫红色或绿色；有卷须，与叶对生，先端2分叉。三角状托叶2枚。复伞形花序，腋生，梗长达3cm；苞片2；无花萼；花被4片，卵状三角形，浅绿带白色，长约2mm；雄蕊4；雌蕊1，花柱短，柱头4裂。浆果圆形，径约0.5cm，成熟时蓝色。种子2～4粒。花期春季，果期夏、秋季。

【生长分布】生于山坡、路旁、林缘。分布于我国华南、华中、西南以及华北等地区。

【采收加工】全年可挖，洗净，切片，晒干。

【性味归经】甘、平、无毒。入肺经。

【功能主治】润肺止咳，化痰。用于咳嗽，肺痨，血崩。

【配伍应用】

九牛薯-剑花　九牛薯甘、平，润肺止咳化痰；剑花甘、微寒，清热润肺止咳。两药配伍，共收生津润肺，清肃肺气，止咳化痰之功。用于肺经燥热证，如咳嗽、无痰或痰少黏稠难出、鼻燥咽干、咳时胸痛等。

【用法用量】内服：煎汤，6～15克。

【注意事项】注意与“红五加”鉴别，详见“理气”章。

大金牛草

（金不换、大兰青、午时合、疳积草、厚皮柑、金牛远志）

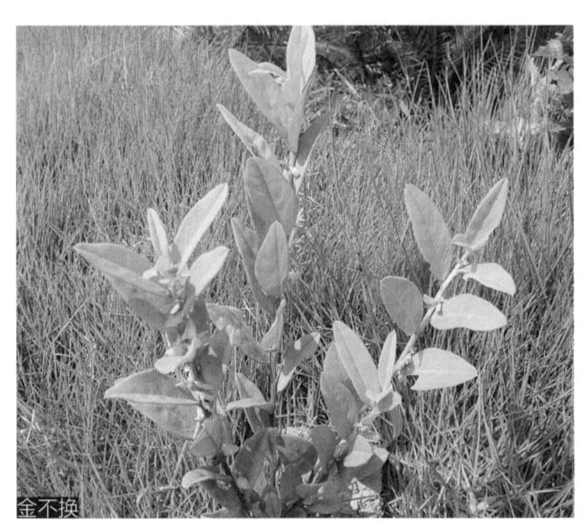

【药物来源】远志科植物金不换〔*Polygata glomerata* L.〕的带根全草或根。

【植物特征】一年生草本，高15～35cm。茎单生，直立，圆柱形，有分枝，绿色略带紫色，秋后紫红色，被短白柔毛。叶互生，具短柄；叶片长矩圆形，长1.5～6cm，宽0.8～1.8cm，先端短尖或钝，基部圆形或楔形，全缘，两面绿色。总状花序腋生，有花数朵，细小；花萼5，花瓣状，2轮，外轮3片，内轮的2片；花瓣3，淡黄色，中央裂片具一附属物；雄蕊8；雌蕊10。蒴果倒心形，直径3～4mm，有睫毛。花期夏季，果期秋季。

【生长分布】生于山坡、路旁、疏灌丛。分布于我国华南、华中、西南等地区。

【采收加工】夏、秋季采集，拔取带根全草，洗净，切段，晒干或鲜用。

【性味归经】甘、微辛、平。入肺、脾二经。

【功能主治】止咳祛痰，消积，活血化瘀。用于咳嗽胸痛，肺结核，百日咳，疳积，肝脾肿大，小儿麻痹后遗症，角膜溃疡，急性结膜炎。

【配伍应用】

大金牛草-夜关门　两药都有止咳祛痰作用。但各有所长；

大金牛草偏于宣通；夜关门则重在肃降。两药配伍，相辅相成，功效增强。用于肺气失司所致咳嗽、痰多等症。

大金牛草-麦芽　大金牛草能消积祛滞；麦芽可消食和中。两药配伍，共收消食和胃，祛积导滞之功。用于食积不化，如不思饮食、脘闷腹胀、大便滞少等症。

大金牛草-老鸦柿　大金牛草能活血化瘀，并利肺和脾；老鸦柿能利肝活血，且泄胆祛湿。两药配伍，共奏理气和中，利肝泄胆，活血化瘀之功。用于湿热久蕴肝胆，肝络瘀滞，胁下结块、胁隐痛、口苦、尿黄、舌质边紫或见瘀点或瘀斑、舌苔黄腻等。加白毛藤、地耳草、郁金，以增功效。

【单方验方】

①肺结核咳嗽：大金牛草15克，石吊兰、麦冬各9克，水煎服。

②咯血：大金牛草30克，吊竹梅15克，水煎服。

③癫痫：大金牛草60克，阴石蕨15克，水煎服（①~③出自《青草药彩色图谱》）。

④治风热咳嗽：大金牛草、牛大力、红苓根、白竻根。煎服（《广东中医》）。

【用法用量】内服：煎汤，15~30克。外用：捣敷。

千日红

（千金红、百日白、吕宋菊、滚水花、长生花）

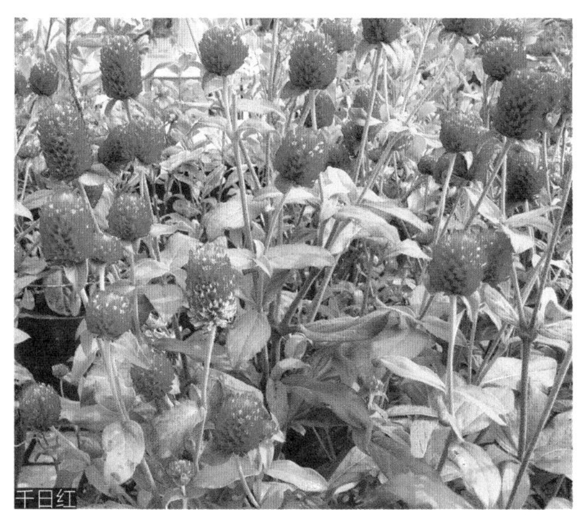

千日红

【药物来源】苋科植物千日红〔*Gomphrena globosa* L.〕的花序。

【植物特征】一年生草本，高20~45cm，茎、叶、柄、梗密被白色长毛。茎直立，近四棱形，有浅槽，有分枝，白略带紫红色，被短柔毛。单叶对生，叶柄长0.3~0.6cm；叶片椭圆形，长4~9cm，宽1.5~4.5cm，先端短尖或钝，基部楔形，全缘，两面浅绿色。头状花序顶生或腋生，通常单生枝顶，具长梗，基部叶状苞片2枚；每花膜状苞片2枚，三角状披针形，有紫色、粉红色、亦有白色；花被5，线状披针形，先端5齿裂；雄蕊5，花丝连合成管状；柱头2裂。胞果近球形。种子扁椭圆形。花期夏、秋季，果期秋、冬季。

【生长分布】栽培。分布于全国各地。

【采收加工】秋季采集，晒干。

【药理作用】其皂苷及黄酮部分能祛痰。

【性味归经】甘、平。入肺、肝二经。

【功能主治】止咳平喘，清肝明目。用于支气管炎，支气管哮喘，百日咳，肺结核咯血，头风目痛，视物昏糊，瘰疬初起，痢疾，疮疡肿痛。

【配伍应用】

千日红-球兰　千日红甘、平，止咳平喘；球兰苦、平，清热化痰；前者重在降肺气，后者偏于泄肺热。两药配伍，相互为用，功效益彰。用于肺热咳喘等。热盛痰多，配与栀子、瓜蒌、芦根，以增功效。

千日红-枸杞子　两药都有明目作用。千日红乃清肝泄热明目，枸杞子为滋补肝肾明目。两药配伍，则能滋养肝肾，清热明目。用于肝肾精血亏损所致视物昏暗，以及头风目痛等证。

【单方验方】

①百日咳：千日红10朵，匍伏堇9克，冰糖15克，水煎服（《福建中草药处方》）。

②急慢性支气管炎：千日红9克，花6克，水煎服（《河北中草药》）。

③治头风痛：千日红15克，马鞭草21克。水煎服（《草药手册》）。

④治小儿风痫：千日红10朵，蚱蜢干七个。酌加开水炖服《福建民间草药》。

⑤惊厥：千日红7~10朵，灯芯草9克，水煎服（《福建中草药处方》）。

⑥小儿夜啼：千日红5朵，蝉蜕3个，菊花1.5克，冰糖少许。水煎服（《福建中草药处方》）。

【用法用量】内服：煎汤，花3~9克；根；9~15克。外用：捣敷或煎洗。

马兜铃

（马兜零、马兜苓、兜铃、水马香果、葫芦罐、臭铃铛、蛇参果）

【药物来源】马兜铃科植物马兜铃〔*Aristolochia debilis* Sieb. et Zucc.〕的成熟果实。

【植物特征】详见“理气”章“青木香”。

【生长分布】详见“理气”章“青木香”。

【采收加工】秋后果实由绿变黄时采摘，晒干。

【药理作用】

①祛痰作用：马兜铃有微弱的祛痰作用。

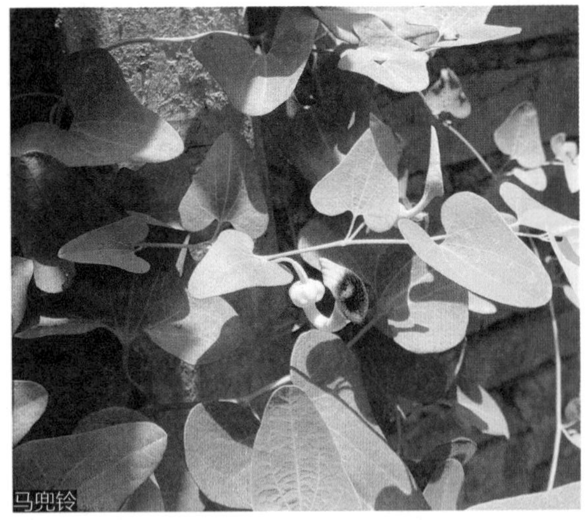
马兜铃

②扩张支气管作用：用马兜铃浸剂给豚鼠作灌流，有明显的扩张支气管作用。

③抑菌试验：马兜铃煎剂对金黄色葡萄球菌、肺炎球菌等有抑制作用。马兜铃水浸剂对常见致病性皮肤真菌有不同程度的抑制作用。

【性味归经】苦、微辛、寒。入肺、大肠二经。

【功能主治】清肺降气，化痰止咳。用于肺热咳喘，失音，痔疮肿痛。

【配伍应用】

马兜铃-桑白皮　马兜铃苦、微辛，寒，清肺降气，化痰止咳；桑白皮甘、寒，清肺消痰，降气平喘。两药配伍，相须相使，共奏清热泻肺，下气降逆，消痰平喘之功。用于肺热证，如咳嗽、痰稠、气粗、面赤、有汗、咽干、口渴等症。若痰热壅肺，见痰多黄稠、气逆咳喘等症，配与鱼腥草、山栀、球兰、瓜蒌，以增清肺泻火化痰之功。

马兜铃-地菍　马兜铃偏行上焦，能清肺泄热，并泄大肠；地菍偏走下焦，可清肠解毒消肿。两药配伍，则能泄肺清肠，解毒消肿。用于大肠热毒蕴结所致痔疮肿痛、便血等。

【单方验方】

①治肺热痰黄咳喘：马兜铃、黄芩各10克，瓜蒌、鱼腥草各15克，水煎服。

②百日咳：蜜马兜铃、蜜百部各6克，大蒜3个，水蒸取汁服。

③痔疮肿痛、肛周脓肿：马兜铃60克，水煎熏患处。

④高血压早期肝阳上亢、头晕目眩：马兜铃10克，水煎2遍，分3次服（①~④方出自《袖珍中草药彩色图谱》）。

⑤治小儿气虚，气粗喘促：阿胶一两五钱（麸炒），鼠粘子（炒香）、甘草（炙）各二钱五分，马兜铃五钱（焙），糯米一两（炒）。上为末，每服一二钱，水一盏，煎至六分，食后温服（《小儿药证直诀》）。

【用法用量】内服：煎汤，3~9克。

【注意事项】虚寒咳嗽、慢性虚寒性胃病、脾虚便溏者忌用。根茎“青木香”详见“理气”章。

贝母兰

（止血果、对叶果、果上叶、小绿芨）

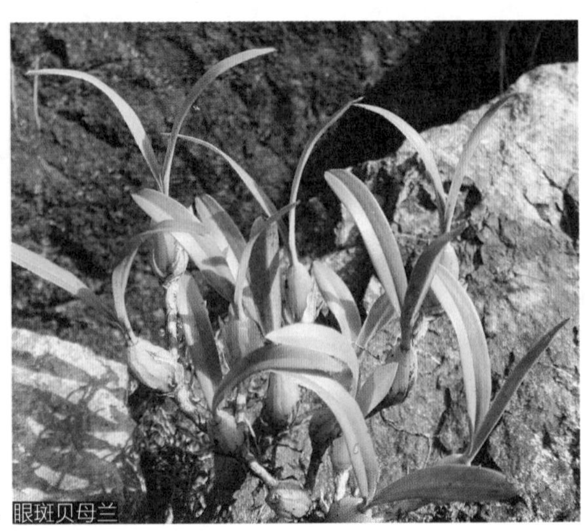
眼斑贝母兰

【药物来源】兰科植物眼斑贝母兰〔*Coelogyne corymbosa* Lindl.〕的假鳞茎或全草。

【植物特征】多年生常绿附生草本，高15~30cm。茎横走，竹节状，生多数不定根，每节上生1近于球形假鳞茎，肉质，绿色，有纵槽，直径1~2.5cm。假鳞茎顶部生小叶2枚，叶片革质，披针形，长6~15cm，宽1~2.5cm，先端尖，基部渐窄，下延成柄，全缘，上面绿色，光泽，下面浅绿色，中脉凸起。总状花序顶生，花葶抽于假鳞茎顶部，鞘状苞片数枚，小花数朵，白色，近对生，唇瓣上有黄斑。果实长椭圆形，长达2cm，有3纵棱。种子细小，黄色。花期春季，果期翌年夏、秋季。

【生长分布】生于深山悬崖、岩石或树干。分布于我国华南、华东、西南等地区。

【采收加工】四季可采，洗净，沸水烫过，晒干或鲜用。

【性味归经】辛、甘、凉。入肺、肾二经。

【功能主治】清热止咳，止血定痛，接骨。用于支气管炎，感冒，骨折，软组织挫伤。

【配伍应用】

贝母兰-天青地白　两药都有清肺止咳作用。贝母兰乃清热泻肺止咳；天青地白则为疏表泄肺止咳。两药配伍，相互为用，则能疏表泄热，清肺止咳。用于风热犯肺，咽痛、咳嗽、口干，或伴发热、畏风、头痛等症。

贝母兰-虎杖　贝母兰能止血定痛；虎杖可活血定痛。两药配伍，共奏止血活血，消肿止痛之功。用于跌打闪挫，伤筋肿痛等证。

【单方验方】

①治支气管炎，感冒：每用全株15~30克，煎服（《云南中草药选》）。

②治软组织挫伤：贝母兰假鳞茎的干粉调敷或鲜品适量捣烂外敷（《云南中草药选》）。

③治骨折：贝母兰100克，凤尾草1克。两药全草捣烂，先行骨折复位，小夹板固定，然后将上药敷于骨折处。如系开放性骨折，加满山香根粉撒于伤口，再敷药。每日或隔日换药一次（《全展选编·外科》）。

④治外伤出血：鲜贝母兰适量捣烂，敷于创面或用干粉撒于创面包扎（《文山中草药》）。

【用法用量】内服：煎汤，15～30克。外用：捣敷或研末调敷。

毛大丁草

（一枝香、毛耳风、贴地风、兔耳风、巴地香、满地香、锁地虎）

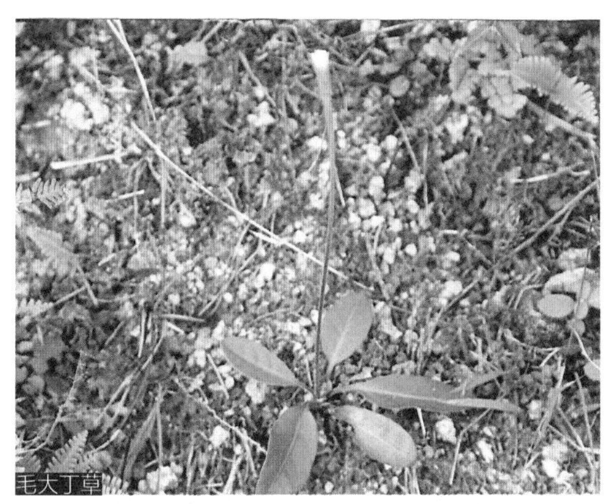
毛大丁草

【药物来源】菊科植物毛大丁草〔*Gerbera piloselloides* (Linn.) Cass.〕的全草。

【植物特征】详见“清热解毒”章“毛大丁草根”。

【生长分布】详见“清热解毒”章“毛大丁草根”。

【采收加工】夏季采集，洗净，晒干。

【性味归经】苦、辛、平。入肺、肾二经。

【功能主治】宣肺止咳，利水，散瘀，解毒。用于感冒发热，咳嗽痰多，水肿，淋浊，小便不通，泄泻，痢疾，跌打损伤，痈疽疔疮，蛇咬伤。

【配伍应用】

毛大丁草-倒扣草 毛大丁草苦、辛、平，宣肺止咳；倒扣草苦、辛、寒，解表清热。两药配伍，辛散苦降，苦寒清热，共收解表泄热，宣肺止咳之功。用于风热感冒、咳嗽等证。

毛大丁草-水丁香 两药均有利水作用。毛大丁草为宣通水道以行水；水丁香泄下焦热邪以行水利尿。两药配伍，共奏宣通肺气，泄热行水，利尿消肿之功。用于风水、湿热之水肿等。

毛大丁草-积雪草 毛大丁草能活血散瘀；积雪草能活血消肿。两药配伍，相须为用，共收活血散瘀，消肿止痛之功。用于跌打闪挫，伤筋肿痛。

【单方验方】

①感冒：毛大丁草30克，鸡眼草15克，薄荷10克，水煎服（《青草药彩色图谱》）。

②伤风咳嗽：毛大丁草6克，虎耳草6克，煎水一次服。

③治咳嗽哮喘：毛大丁草30克，蒸蜂蜜吃。

④治水肿：毛大丁草、披地挂、红糖各30克，酒120毫升。上药二味，用清水二碗煎成一碗，然后加糖、酒炖，每日一剂，连服三天（①～④方出自《闽东本草》）。

⑤治风湿水肿：鲜毛大丁草30～60克，水煎服（《福建中草药》）。

⑥挫、扭伤：毛大丁草21克，百两金根9克，酒、水各半煎服（《福建中草药处方》）。

【用法用量】内服：煎汤，6～15克（鲜品30～60克）；或研末入丸、散。外用：捣敷。

【注意事项】根“毛大丁草根”详见“清热解毒”章。

长叶紫珠叶

（山枇杷叶、牛舌癀叶、野枇杷叶）

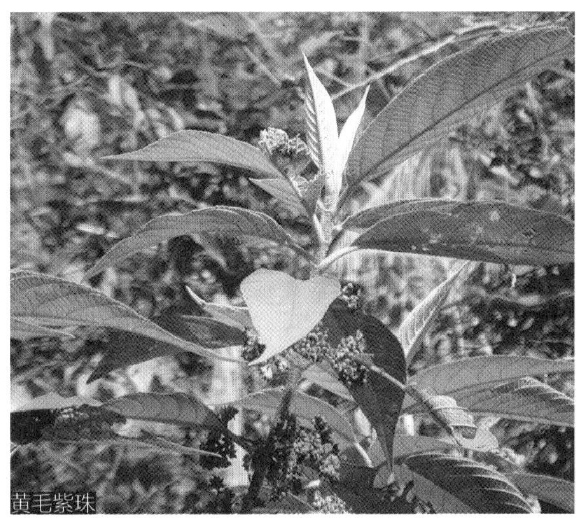
黄毛紫珠

【药物来源】马鞭草科植物黄毛紫珠〔*Callicarpa longifolia* Lamk.〕的叶。

【植物特征】详见“祛风湿”章“长叶紫珠”。

【生长分布】详见“祛风湿”章“长叶紫珠”。

【采收加工】夏季采摘，洗净，晒干。

【性味归经】苦、辛、温。入肺、肝二经。

【功能主治】宣肺止咳，活血止血。用于风寒感冒，风寒咳嗽，吐血。

【配伍应用】

长叶紫珠叶-紫苏 长叶紫珠叶苦、辛、温，能宣肺止咳；

紫苏辛、温，发表散寒。两药配伍，苦降辛开以宣通肺气，辛散温通以解表散寒，共收解表散寒，开宣肺气，止咳化痰之功。用于风寒感冒、咳嗽等证。

长叶紫珠叶-血余炭　两药均有止血作用。长叶紫珠叶乃活血止血；血余炭止血而散瘀。两药配伍，相须相使，既能增强敛血止血作用，又能散瘀活血，使瘀血得去新血归经，血循常道则不溢。用于跌打损伤之吐血、咯血等证。

【单方验方】

①治风寒头痛：长叶紫珠叶30克，水、酒煎服。

②治风寒咳嗽：长叶紫珠叶30克，糖适量，水煎服。

③治吐血：长叶紫珠叶捣烂取汁半杯调蜜服（①～③方出自《福建中草药》）。

④创伤出血：长叶紫珠叶研末敷患处(《青草药彩色图谱》)。

【用法用量】内服：煎汤，9～15克（鲜品30～60克）；或捣绞汁。外用：捣敷。

【注意事项】注意与"大叶紫珠"鉴别，详见"止血"章。根"长叶紫珠"详见"祛风湿"章。

布荆

（五指疳、五指枫、山紫荆、梅哈忍）

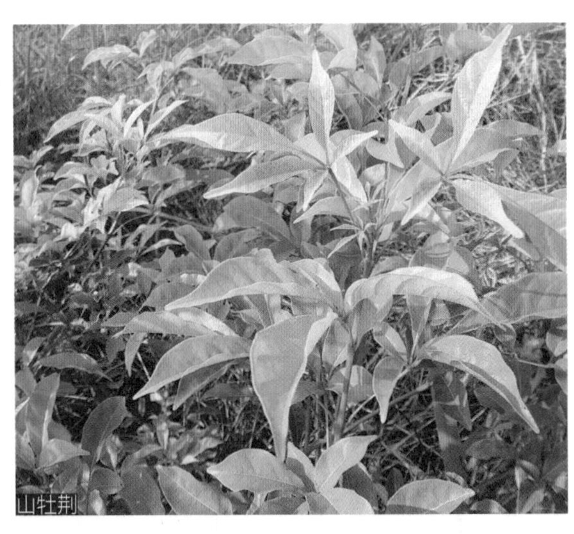

山牡荆

【药物来源】马鞭草科植物山牡荆〔*Vitex quinata* (Lour.)Wall.〕的根或树干心材。

【植物特征】乔木，高5～20m。茎直立，圆柱形，多分枝，小枝四棱形，无毛。掌状复叶，对生，小叶5片，亦有3片，总柄长5～9cm；小叶披针形，具短柄，长4～12cm，宽2～3cm，先端长渐尖，基部楔形，全缘，或微波状，上面深绿色，下面绿色，幼叶有紫红色。圆锥花序腋生，长达20cm，被灰色细毛；苞片细小；萼钟状，5裂；花冠黄白色。核果卵圆形，成熟紫色。花期春、夏季，果期夏、秋季。

【生长分布】生于山坡、路旁、沟边、林中。分布于我国华南、西南等地区。

【采收加工】全年可挖，洗净，切片，晒干；心材全年可采，切片，晒干。

【性味归经】淡、平。入肺、心二经。

【功能主治】止咳定喘，镇静退热。用于急、慢性气管炎，支气管炎，喘咳，气促，小儿发热烦躁不安。

【配伍应用】

布荆-球兰　布荆止咳定喘；球兰清肺化痰。前者在于宣降肺气，后者功于泻肺消痰。两药配伍，相互为用，共收泻肺消痰，止咳平喘之功。用于痰热咳喘等症。

布荆-芦根　布荆能镇静退热；芦根清泄肺热，并生津除烦解渴。两药配伍，共奏清热除烦，生津止渴，解热退烧之功。用于温热病气分证，如高热、大汗、烦渴等症。配与鲜茅根、竹叶、雪梨、竹茹等，以增功效。

【用法用量】内服：煎汤，6～9克。

瓜子金

（小远志、辰砂草、惊风草、产后草、小金盆、散血丹、通性草）

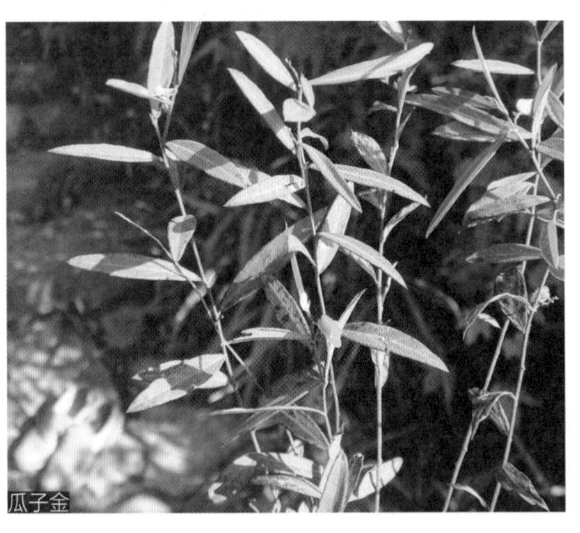

瓜子金

【药物来源】远志科植物瓜子金〔*Polygala japonica* Houtt.〕的全草或根。

【植物特征】多年生小草本，高12～18cm。主根圆锥形，垂直，肥厚，土黄色。茎短，直立，通常基部分枝，紫色，被细柔毛。叶互生，具短柄或无柄，有细柔毛；叶片卵状披针形，长1～2cm，宽0.5～0.7cm，先端短尖，基部楔形，全缘，上面深绿色，下面紫色或紫绿色，叶脉、叶缘有细柔毛。总状花序腋生；萼片5，前面1萼片呈囊状，侧片大，花瓣状，后面2萼片线形；花瓣3，蓝带白色，背上有一流苏状附属物；雄蕊8；雌蕊1。蒴果扁平，广卵形，基部存宿萼。花期春、夏季，果期夏、秋季。

【生长分布】生于向阳山坡、草丛。分布于我国大部分地区。

【采收加工】夏、秋季采集，挖带根全草，洗净，晒干。

【药理作用】浸液有溶血作用。煎液在体外有抑制金黄色葡萄球菌的作用。

【性味归经】辛、苦、平。入肺、胃、心三经。

【功能主治】镇咳化痰，活血祛瘀，解毒，安神。用于支气管炎，肺炎，百日咳，口腔炎，咽炎，扁桃体炎，跌打损伤，骨折，骨髓炎，骨关节结核，多发性脓肿，痔瘘，毒蛇咬伤，小儿惊风，失眠。

【配伍应用】

瓜子金-球兰　两药均有化痰之功。瓜子金为镇咳化痰；球兰乃清肺化痰。两药配伍，则能清热泻肺，镇咳化痰。用于肺热证，咳喘、痰黏稠、胸闷、咽干口渴、面红气粗等症。配与瓜蒌、鱼腥草，疗效更佳。

瓜子金-地鳖虫　瓜子金能活血祛瘀，通络消肿；地鳖虫破血逐瘀，续筋接骨。两药配伍，相辅相成，活血逐瘀，消肿止痛，续筋接骨功效显著。用于跌打损伤、骨折、脱臼肿痛。

瓜子金-无莿根　两药均能深入阴分，解毒，杀菌，消炎，托脓。但瓜子金偏于祛毒消炎，无莿根长于托脓排浊。两药配伍，相辅相成，功效甚著。用于瘘管、肛漏、流注、流痰等证。

瓜子金-合欢花　两药均有安神作用。但瓜子金乃祛痰，开郁，安神；合欢花为解郁，利气，安神。两药合用，则能开郁理气，祛痰畅膈，宁心安神。用于忧思恼怒，气滞痰郁，致咽如物梗、咯之不出、吞之不下、胸中窒闷、心神不宁等症。配与柴胡、枳壳、瓜蒌、小麦、红枣、甘草、龙骨，作用更妙。

【单方验方】

①治痰咳：瓜子金60克，酌加水煎，顿服（《福建民间草药》）。

②治百日咳：瓜子金15克，煎水兑蜂糖吃（《贵阳民间药草》）。

③治跌打损伤，疔疮痈疽：瓜子金晒干，研粉，每天3次，每次6克，用黄酒送服。另取药粉适量，用黄酒调匀，敷患处（《浙江民间草药》）。

④治毒蛇咬伤：鲜瓜子金30～60克。切碎捣烂，加泉水擂汁服，并以渣外敷于肿处（《江西民间草药验方》）。

⑤急性乳腺炎：瓜子金30克，鸡儿肠45克，三白草根18克，水煎服；另用三白草根、鸡儿肠叶捣烂，调烧酒外敷患处（《福建中草药处方》）。

⑥治急性扁桃体炎：瓜子金15克，白花蛇舌草15克，车前6克。水煎服，每日一剂（《江西草药手册》）。

⑦小儿惊风：瓜子金6克，佛顶珠3克，煎水服（《贵阳民间药草》）。

⑧失眠：瓜子金（全草），以文火煎煮，加适量调味剂与防腐剂，制成每50毫升含鲜瓜子金90克或干品45克的水剂。晚上临睡前服50毫升（《全国中草药汇编》）。

【用法用量】内服：煎汤，9～15克（鲜品30～60克）；或研末入丸、散。外用：捣敷，或研调敷，或煎洗。

【注意事项】注意与“小丁香”鉴别，详见“清热解毒”章。

白果叶

（银杏叶）

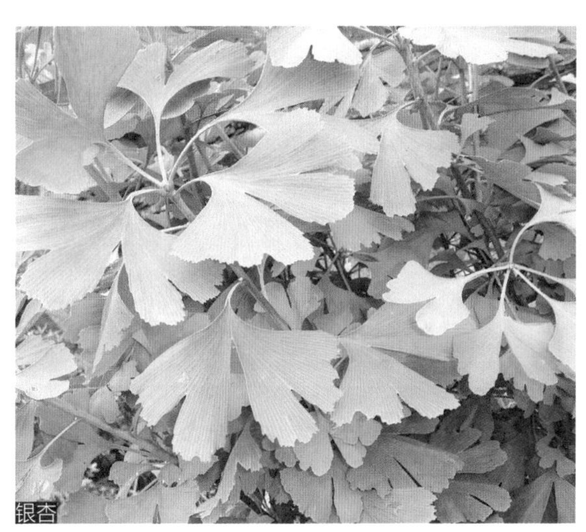

【药物来源】银杏科植物银杏〔*Ginkgo biloba* L.〕的叶。

【植物特征】落叶乔木，高15～40m。树干直立，圆柱形，多分枝，树皮浅灰色，老时黄褐色，纵裂；雌株大枝开展，雄株大枝上伸。叶簇生或螺旋状散生于长枝，具长柄；叶片扇形，先端中部2浅裂，并有大小不等、深浅不一缺刻，基部楔形，全缘，叶脉平行，两面粉绿色。花单性，雌雄异株，少同株，雌序球花生短枝叶腋或苞腋，2～3花聚生，每花具1长梗，柄端两分叉，各生1心皮，胚珠附生于上；雄球花柔荑花序状，4～6花生短枝或叶腋，雄蕊多数，花药2室。种子核果状，椭圆形，长2.5～3cm，外种皮肉质，被白粉，成熟黄色或橙黄色，中种皮骨质，白色，有纵棱，内种皮膜质，胚乳多，子叶2枚。花期春季，果期秋、冬季。

【生长分布】栽培。分布于我国大部分地区。

【采收加工】夏季采摘，晒干。

【药理作用】

①对于震颤麻痹患者给予银杏叶提取物静脉注射或口服，可增加脑血流量，此作用伴随着有利的营养作用。

②银杏叶中所含的黄酮苷元具有轻度扩张家兔下肢血管的作用，可增加其血流量。

③经临床观察，其叶中所含黄酮有一定降低血清胆固醇作用。

④对平滑肌的解痉作用：银杏叶有对抗磷酸组胺引起的豚鼠的在体的、离体的支气管痉挛作用，亦能对抗乙酰胆碱引起的离体支气管的致痉作用。银杏叶能对抗磷酸组胺、乙酰胆碱及氯化钡引起的豚鼠离体回肠的致痉作用。

⑤抗菌作用：银杏叶水煎剂对金黄色葡萄球菌、志贺菌属及铜绿假单胞菌均有抑制作用。

⑥毒性：用比人用量大10～40倍的药物，给狗连续静脉注射1周，出现流涎、恶心、呕吐、腹泻、食欲减退等现象；组织切片检查，小肠黏膜分泌亢进，麻醉狗、兔肠蠕动增加，注射局部血管变硬。黄酮醇对血常规、凝血系统无影响，但更高剂量可妨碍血液凝固。

【性味归经】苦、涩、平。入肺、脾、胃三经。

【功能主治】敛肺平喘，止泻，活血止痛。用于慢性支气管炎，泻痢，白浊，白带，遗精，小便频数，冠状动脉硬化性心脏病，心绞痛，血清胆固醇过高症。

【配伍应用】

白果叶-紫河车 两药都有平喘作用。白果叶为收敛肺气以平喘；紫河车乃益肾纳气平喘，并能补精血。两药配伍，共收滋补精血，益肾敛肺，纳气平喘之功。用于肺肾两虚，所致气短、动之气喘，伴自汗、腰膝酸软等症。

白果叶-枣树皮 两药都有燥湿，厚肠，止泻作用。但白果叶长于燥湿；枣树皮偏于收涩。两药配伍，相得益彰，功效较强。用于久泻、久痢。

白果叶-薤白 两药能走胸膈，行滞止痛。但白果叶走血分，活血止痛；薤白行气分，理气宽胸，通阳散结止痛。合用，则能理气活血，宽胸通阳，消滞止痛。可用于痰浊凝滞，气血不畅之胸痹证。

【单方验方】

①治冠状动脉硬化性心脏病、心绞痛：白果叶、何首乌、钩藤各4.5克，制成片剂，为一日量（《全国中草药汇编》）。

②小儿肠炎：白果叶3～9克，加水2碗，煎成1碗，擦洗小儿脚心，手心、心口（巨阙穴周围），严重者擦洗头顶。每日2次（《全国中草药汇编》）。

【用法用量】内服：煎汤，4.5～9克。

【注意事项】外感忌服。果实“白果”、根“白果根”分别详见“收敛固涩”章与“益气”章。

白兰花

（白兰、白玉兰）

【药物来源】木兰科植物白兰花〔*Michelia alba* DC.〕的花朵。

【植物特征】常绿乔木，高10～18m（亦有灌木白玉兰）。树干直立，圆柱形，褐色，平滑。叶互生，叶柄长1～2cm；叶片薄革质，卵状椭圆形，长10～26cm，宽5～10cm，先端急尖或渐尖，基部渐窄，全缘，两面绿色。花单生或数朵簇生叶腋，芳香，花长可达4cm；萼片长圆形；花瓣白色，多数，2列；雄蕊多数；雌蕊群下面有柄，心皮多数。果近球形，由心皮组成，不结实。花期夏季，果期秋季。

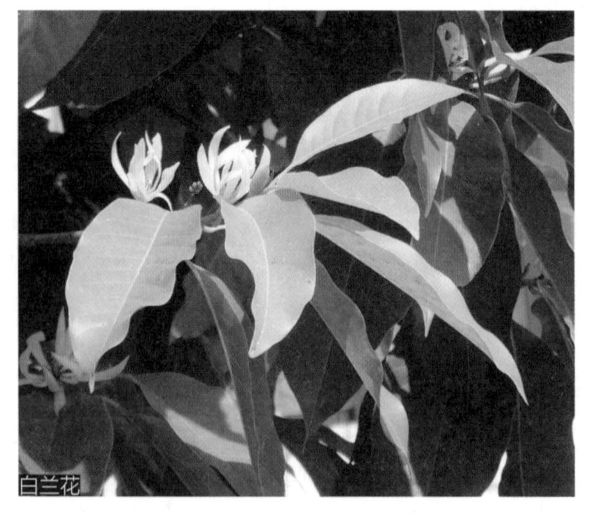

白兰花

【生长分布】多栽培。分布于我国华南、华中、西南地区。

【采收加工】夏季采摘，鲜用或晒干。

【性味归经】苦、辛、温。入肺、脾二经。

【功能主治】宣肺止咳，理气化浊。用于慢性支气管炎，前列腺炎，妇女白带。

【配伍应用】

白兰花-兰花参 白兰花能宣肺止咳；兰花参能疏风解表，化痰止咳。两药配伍，则能疏表宣肺，止咳化痰。用于风寒咳嗽等证。

白兰花-藿香 两药气味芳香，善行中焦；白兰花味苦、辛，性温，理气，化浊，和胃；藿香味辛、性微温，疏表，理气，化湿。合用，则能疏表和里，理气运脾，化湿泄浊。用于湿阻中焦，中气不运，脘腹胀满、食欲不振、恶心呕吐等。

【用法用量】内服；煎汤，9～15克；或泡开水。

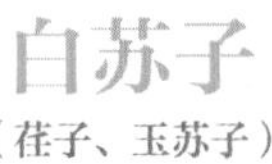

白苏子

（荏子、玉苏子）

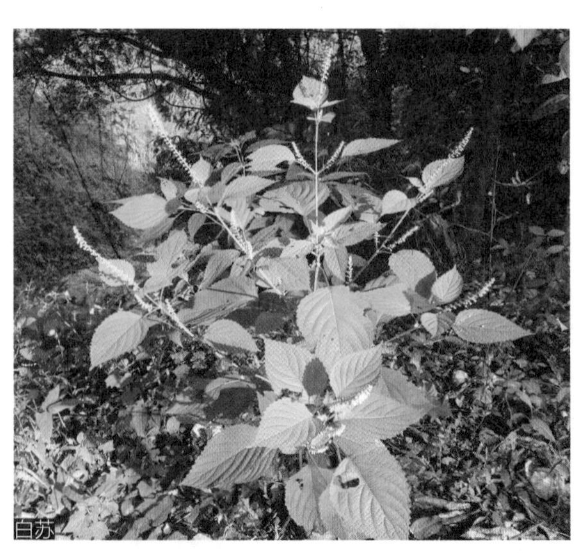

白苏

【药物来源】唇形科植物白苏〔*Perilla frutescens* (L.) Britt.〕的种子。

【植物特征】详见“辛温解表”章，“白苏叶”篇。

【生长分布】生于山坡路旁、村边，亦有栽培。分布南方各地区。

【采收加工】秋季果实成熟时采集，割下果枝，打下果实，晒干，簸去杂质。

【性味归经】辛、温、无毒。入肺、脾、大肠三经。

【功能主治】下气，消痰，润肺，宽肠。用于咳逆，痰喘，气滞便秘。

【配伍应用】

白苏子-陈皮　白苏子为下气，消痰；陈皮乃理气，燥湿，化痰。两药配伍，则能降逆下气，理脾燥湿，化痰止咳。用于脾不化湿，痰涎壅滞，胸脘痞闷、痰多、咳喘等症。

白苏子-决明子　白苏子能下气宽肠；决明子能润肠通便。两药相互为用，共收利肺下气，润肠通便之功。用于肠燥气滞，致大便干结、排泄艰难等症。

【用法用量】内服：煎汤，4.5～9克。

【注意事项】叶“白苏叶”详见“辛温解表”章；茎“白苏梗”详见“理气”章。

百尾笋

（石竹根、竹林梢、万花梢、黄牛尾巴、竹凌霄、倒竹散）

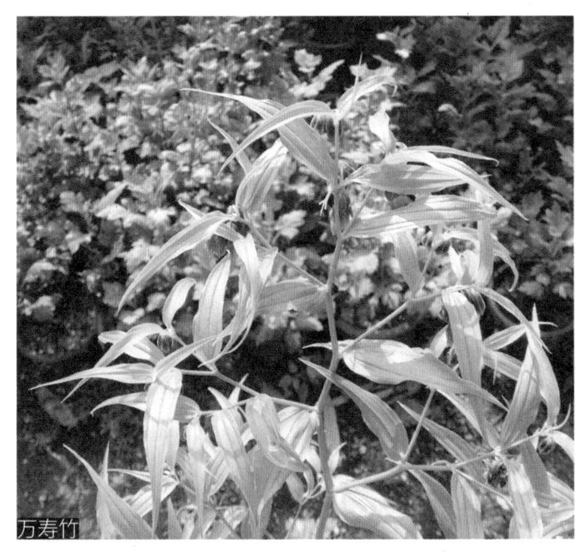

万寿竹

【药物来源】百合科植物万寿竹〔*Disporum cantoniense* (Lour.) Merr.〕的根及根茎。

【植物特征】多年生常绿草本，高60～100cm。根茎短，根发达，多数，色白，长而肥厚。茎丛生，直立，圆柱形，绿色，有节，节间中空。叶互生，有短柄；叶片纸质，披针形，长4～8cm，宽1～3.5cm，先端渐尖，基部近圆形，全缘，上面绿色，下面浅绿色。伞形花序顶生或腋生，花3～10朵，下垂，白色或紫色；花被6，先端急尖，基部渐窄；雄蕊6；雌蕊1。浆果球形，黑色，直径4～6mm。花期春季，果期夏、秋季。

【生长分布】生于山野、林下；或栽培。分布于我国华南、华中、华东、西南、华北等地区。

【采收加工】冬、春季采挖，洗净，晒干或鲜用。

【性味归经】甘、平。入肺、脾二经。

【功能主治】润肺止咳，舒筋活血。用于虚损咳喘，痰中带血，手足麻木，腰痛，风湿痛。

【配伍应用】

百尾笋-百合　两药都有润肺清肺止咳之功。但百尾笋偏于清肺止咳；百合则长于润肺止咳。两药配伍，相辅相成，作用更强。用于虚损咳喘，如肺痨久咳，或痰中带血等。

百尾笋-枸骨根　百尾笋甘平，能舒筋活血；枸骨根苦微寒，能祛风止痛。两药配伍，相互为用，共收祛风活络，舒筋止痛之功。用于风湿关节、筋骨痛，以及手足麻木等。

【单方验方】

①治咳嗽痰中带血：百尾笋15克，煎冰糖服（《贵阳民间药草》）。

②治肺气肿：百尾笋、白鲜皮、鹿衔草，炖鸡服（《四川中药志》）。

③手足麻木：百尾笋60克，鸡蛋一个，水炖，服汤食蛋。

④腰痛：百尾笋适量，研末，每次6克，水酒冲服，早晚各一次。

⑤风湿痛：百尾笋18克，红孩儿根15克，茜草、大血藤根、虎刺根各10克，用白酒500毫升浸泡7天，每次服药酒15～60毫升，早晚各一次。

⑥小儿高烧：百尾笋适量，研末，每次3克，每日2次，冷开水送服（③～⑥方出自《中草药彩色图谱与验方》）。

⑦治病后体虚遗尿：百尾笋30克，岩白菜30克，大苋菜30克。炖肉食（《贵阳民间药草》）。

【用法用量】内服：煎汤，15～30克；散剂，2～3克。外用：捣敷或研末调敷。

芦荟花

（奴荟花、卢会花、龙舌花）

【药物来源】百合科植物斑纹芦荟〔*Aloe vera* L.var. *chinensis* (Haw.) Berger.〕的花朵。

【植物特征】详见“清热泻火”章“芦荟叶”。

【生长分布】详见“清热泻火”章“芦荟叶”。

【采收加工】春季采集，晒干。

【性味归经】苦，寒。入肺、脾、胃、膀胱四经。

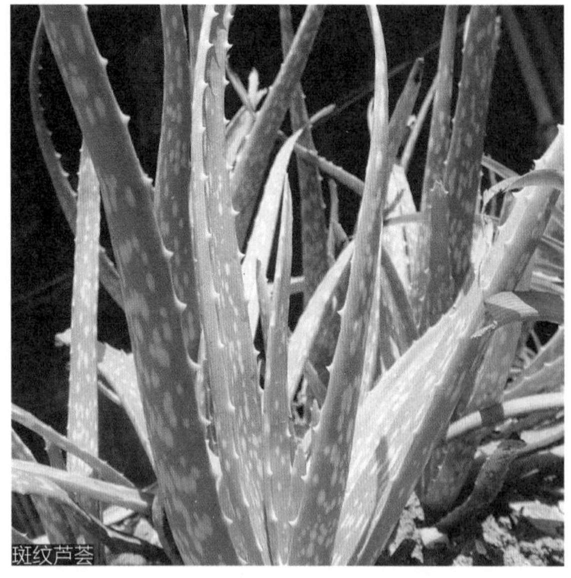
斑纹芦荟

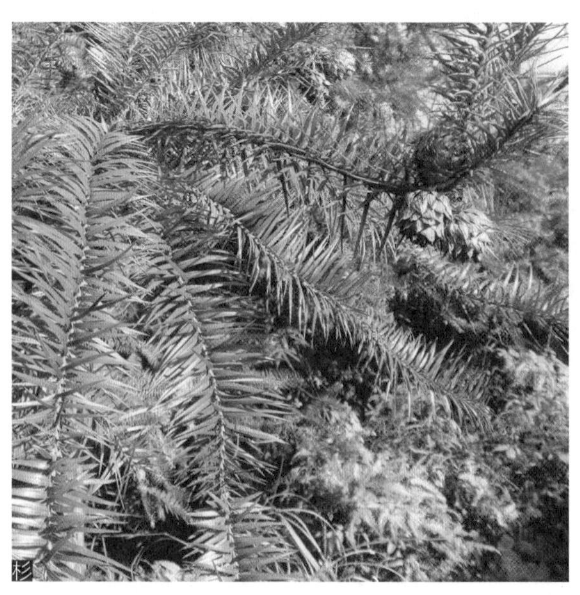
杉

【功能主治】清肺止咳，凉血止血。用于肺热咳嗽，吐血，白浊。

【配伍应用】

芦荟花-丝瓜花　两药均有清肺止咳作用。芦荟花苦、寒，并能凉血泻热；丝瓜花甘、微苦、寒，尚能生津润肺。两药配伍，相须为用，共收清热生津，润肺止咳，凉血和血之功。用于肺热咳嗽，咯血等。

芦荟花-苧麻根　两药都有凉血止血作用。但芦荟花偏于清热凉血；苧麻根而长于凉血止血。两药配伍，相辅相成，功效显著。用于血热妄行所致咳血、衄血、便血、尿血等。

【单方验方】

①治咳嗽、咳血：芦荟花（干品）9～15克，水煎服（《南方主要有毒植物》）。

②治内伤吐血：芦荟花以酒煎服。

③治白浊：芦荟花和猪肉煎汤服。

④治月内婴儿眼不开：芦荟花煎汤洗（②～④方出自《岭南采药录》）。

【用法用量】内服：煎汤，3～6克。外用：煎洗。

【注意事项】叶“芦荟叶”详见“清热泻火”章；浓缩干燥的汁液“芦荟”详见“泻下”章。

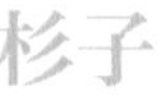

杉子

（杉果）

【药物来源】杉科植物杉〔*Cunninghamia lanceolata* (Lamb.) Hook.〕的种子。

【植物特征】不落叶乔木，高可达30m。树干直立，笔挺，圆柱形，树皮纵裂，外皮浅褐色或深棕色，内皮红色，轮状分枝。叶条状披针形，无柄，长3～6cm，宽3～4mm，先端锐渐尖，基部下延至枝上，扭转，边缘有细锯齿，两面深绿色，上面光滑，下面有一条中脉，两侧各一条粉白色气孔带。花单性，雌雄同株；雄花序，黄绿色，多个簇生枝端，圆锥状，每花由多数雄蕊组成；雌花浅红色或紫红色，单生或3～4个簇生枝梢，球状。球果卵圆形，鳞片扁平，革质，三角状卵形，先端尖。花期春、夏季，果期秋、冬季。

【生长分布】生于山坡、山谷、河岸；或栽培。分布于我国大部分地区。

【采收加工】冬季果实成熟时采摘，晒干，取出种子。

【性味归经】辛、微温。入肝、肾二经。

【功能主治】止咳化痰，理气止痛。用于慢性气管炎，疝气，乳痈。

【配伍应用】

杉子-夜关门　两药均能止咳化痰。杉子辛散温通，乃疏表宣肺，止咳化痰；夜关门苦降辛开，为宣降肺气，止咳化痰。两药配伍，温凉调和，相须相使，功效更好。用于肺气失宣，致咳嗽、痰多、气逆等症。

杉子-金橘根　杉子辛、微温，入肝肾经，理气止痛；金橘根酸、苦、温，入肝胃经，疏肝利气，并和胃，散结。两药配伍，相须为用，其疏肝开郁，行气消胀，散结止痛功效较强。用于肝气犯胃的脘胁痛；肝肾气滞之“气疝”睾丸胀痛等。

【单方验方】

①治遗精：杉子60克，猪瘦肉60克。水炖，服汤食肉（《江西草药》）。

②治乳痈：杉子5～7枚，水煎，冲甜酒服（《湖南药物志》）。

【用法用量】内服：煎汤，15～60克。外用：煎洗。

【注意事项】树皮“杉皮”详见“利尿渗湿”章；“杉叶”“杉木根”详见本章；“杉木节”详见“祛风湿”章。

杉叶

（杉柴叶、杉柴刺）

【药物来源】杉科植物杉〔*Cunninghamia lanceolata* (Lamb.) Hook.〕的叶。

【植物特征】详见“杉子”。

【生长分布】详见“杉子”。

【采收加工】夏季采集，鲜用或晒干。

【性味归经】辛、温。入肺经。

【功能主治】宣肺，止咳，化痰。用于慢性气管炎，牙痛，天疱疮。

【配伍应用】

杉叶-紫苏叶 两药辛、温，入肺经；杉叶入肺之里，散寒宣肺，止咳化痰。紫苏叶走肺之表，解表散寒，而利胸膈。两药配伍，既能发散表寒，又能宣利肺气，止咳化痰。用于外感风寒之感冒，风寒侵肺之咳嗽等证。

杉叶-土党参 两药都有止咳化痰作用。杉叶为宣利肺气，止咳化痰，治肺气失宣之咳嗽；土党参乃健脾补肺，以祛痰止咳，治肺脾两虚之痰嗽。两药配伍，共收健脾补肺，止咳化痰之功。用于肺脾两虚之咳嗽，如咳嗽痰多、白而清稀、胸脘作闷、食欲不振、神疲乏力、大便溏等。

【单方验方】

①治风齿肿：杉叶三两，芎䓖、细辛各二两。上三味，切，以酒四升，煮取二升半，稍稍含之，取差，勿咽之。（《备急千金要方》）

②治天疱疮：杉叶（鲜）适量。捣汁外搽（《江西草药》）。

【用法用量】 内服：煎汤，15～30克。外用：煎水含漱、捣汁涂。

杉木根

（杉树根）

【药物来源】杉科植物杉〔*Cunninghamia lanceolata* (Lamb.) Hook.〕的根皮或根。

【植物特征】详见“杉子”。

【生长分布】详见“杉子”。

【采收加工】全年可挖，或剥取根皮，洗净，切片（段），晒干或鲜用。

【性味归经】辛、温。入肺经。

【功能主治】宣肺平喘，利尿通淋，理气止痛。用于淋病，疝气，痧秽腹痛转筋，关节炎，跌打损伤，气喘。

【配伍应用】

杉木根-兰花参 杉木根辛温，宣肺平喘；兰花参苦微温，疏风解表，化痰止咳。两药合用，共收解表散寒，宣肺止咳，化痰平喘之功。用于风寒咳嗽、哮喘等证。

杉木根-梗通草 两药都有利尿通淋作用。但杉木根为宣通水道，利尿通淋；梗通草乃通利水道，利尿通淋。两药配伍，相互为用，则具行气通闭，利尿通淋功效。用于砂淋、热淋等。

杉木根-藿香 杉木根辟秽，理气，止痛；藿香芳香，化湿，理气。两药配伍，则能疏表和胃，辟秽化湿，行气止痛。用于湿阻中焦致脘腹胀满、恶心呕吐等；以及痧秽腹痛等症。

【单方验方】

①治关节炎，跌打损伤：杉木根（鲜）适量，白酒少许。捣烂外敷（《江西草药》）。

②治外痔、混合痔肿痛：鲜杉木根600克。水煎，去渣，先熏，后坐浴，每日2次（《中国民间百草良方》）。

③遍身风湿毒疮痒痛：杉木根1000克，煎水泡洗患处（《中国民间百草良方》）。

【用法用量】内服：煎汤，30～60克。外用：煎洗。

含羞草根

（怕羞草根）

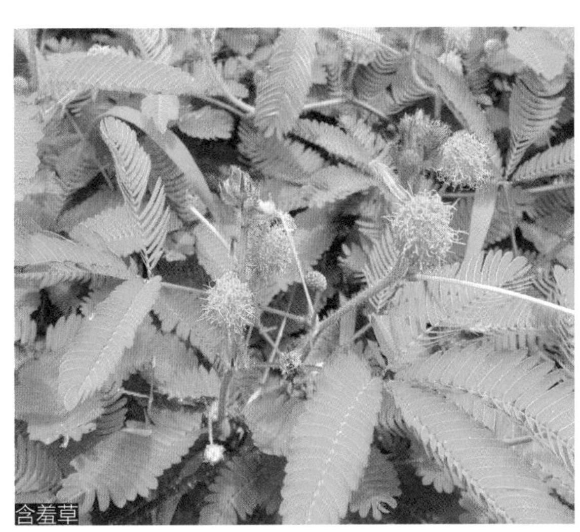

含羞草

【药物来源】豆科植物含羞草〔*Mimosa pudica* L.〕的根及根茎。

【植物特征】多年生亚灌木，高30～90cm。茎直立，圆柱形，绿带紫色或紫色，分枝披散，生长白毛，散生倒钩刺。二回双数羽状复叶，通常4枚羽叶掌状排列于枝端，具柄，下垂；小羽叶7～24对，无柄，稍碰即合，叶片长圆形，长6～11mm，宽1.5～2mm，先端短尖，边缘及叶脉有刺毛，上面深绿色，下面绿色。头状花序，2～3个簇生叶腋；萼钟形，先端8微齿裂；花瓣4，浅紫红色，下部合生，先端4裂；雄蕊4。荚果扁平，有3～4荚节，每节种子1粒，成熟荚节开裂。花期春季至秋季，果期夏、秋季。

【生长分布】生于山坡、路旁；或栽培。分布于我国华南、华东、西南等地区。

【采收加工】夏、秋季采挖，洗净，晒干或鲜用。

【药理作用】

①止咳、祛痰作用：小鼠灌服根煎剂有明显止咳作用（氨气喷雾法），但祛痰作用不显著（酚红法）。

②对平滑肌的作用：根煎剂对离体兔回肠则有明显的抗乙酰胆碱作用。

③抗菌作用：根在试管内对金黄色葡萄球菌、白色葡萄球菌、卡他球菌有较强的抑菌作用，对大肠埃希菌亦有作用。总生物碱和根煎剂对亚洲甲型流感病毒有明显的抑制作用，对鼻病毒17型亦有抑制作用。

④毒性：小鼠口服根煎剂200g/kg，活动减少，5只中1只腹泻，24小时内无死亡。口服250g/kg，活动明显减少，腹泻，5只中2只死亡。

【性味归经】微苦、温。

【功能主治】止咳化痰，祛湿通络，健胃消食。用于慢性气管炎，风湿疼痛，慢性胃炎，小儿消化不良。

【配伍应用】

含羞草根-土党参 两药都有止咳化痰之功。含羞草根微苦、温，止咳化痰；土党参甘、微苦，性温，健脾补肺，祛痰止咳。苦可降逆，苦温燥湿，甘温补脾，两药配伍，则能健脾补肺，燥化脾湿，化痰止咳。用于肺脾两虚，湿痰犯肺，咳嗽、痰多白黏、倦怠乏力、食少便溏等症。

含羞草根-地锦 含羞草根能祛湿通络；地锦能祛风止痛。两药配伍，相互为用，共收祛风除湿，活络止痛之功。用于风湿关节痛，手足麻木等。

含羞草根-神曲 两药都有健胃消食之功。含羞草根偏于消食祛积；神曲长于健胃和中。两药配伍，相辅相成，功效增强。用于食积不化，脘腹胀满、不思饮食或肠鸣泄泻等。

【单方验方】

①治慢性气管炎：含羞草根（鲜）60克，红丝线根（鲜）18克。水煎，每日1剂，分2次服。10天为1个疗程，连续2个疗程（《全国中药草汇编》）。

②治风湿痛：含羞草根15克，泡酒服（《云南中草药》）。

③治经闭，慢性胃炎，小儿消化不良，头痛失眠，眼花：含羞草根9～15克，水煎服（《云南中草药》）。

【用法用量】内服：煎汤，9～15克；或泡酒。

牡荆子

（小荆实、牡荆实、梦子、荆条果）

【药物来源】马鞭草科植物牡荆〔*Vitex negundo* L.var. *cannabifolia* (Sieb.et Zucc.) Hand.-Mazz.〕的果实。

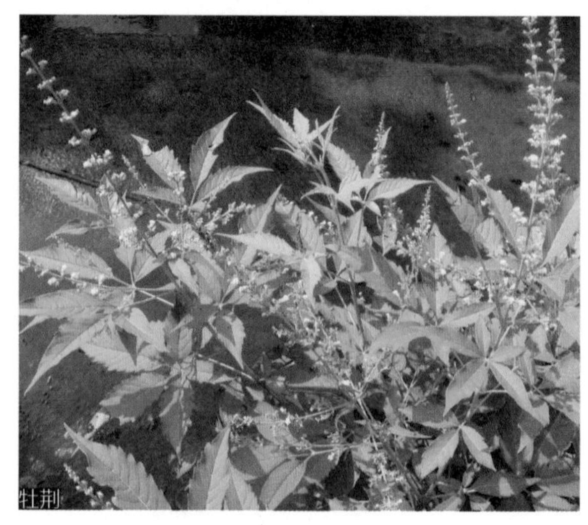

牡荆

【植物特征】详见“辛温解表”章“牡荆叶”。

【生长分布】详见“辛温解表”章“牡荆叶”。

【采收加工】秋季果实成熟时采集，割取果序，晒干，打下种子，除去杂质。

【药理作用】

①挥发油对小鼠有祛痰作用。挥发油、醇及石油醚提取物对猫及小鼠有镇咳作用。非挥发性成分有平喘作用。

②煎剂在体外对金黄色葡萄球菌等有抑制作用。

【性味归经】苦、辛、温。入肝、胃二经。

【功能主治】止咳化痰，化湿消滞，理气止痛。用于咳嗽，哮喘，消化不良，痢疾，肠炎，胃痛，疝气，白带。

【配伍应用】

牡荆子-杉叶 两药均有止咳化痰作用。牡荆子苦、辛、温，乃利气畅膈，止咳化痰；杉叶辛、温，为宣通肺气，止咳化痰。两药配伍，相须为用，共奏宣肺降逆，止咳化痰之功。用于肺气失宣，所致咳嗽、哮喘等。

牡荆子-藿香 牡荆子能化湿，消滞，理气；藿香能解表，化湿，和中。两药配伍，则能化湿利气，疏表和里，祛滞消痞。用于湿阻中焦，脘腹胀满、恶心呕吐、周身酸困等症。

牡荆子-红木香 两药都有理气止痛之功。但牡荆子理气作用较强，红木香止痛功效较好。两药配伍，相辅相成，功效提高。用于脾胃气滞所致脘腹胀痛、嗳气、恶心呕吐等症。

【单方验方】

①治寒咳、哮咳：牡荆子120克。炒黄研末，每次6～9克，每日3次，开水送服（《江西草药》）。

②治中暑发痧：干牡荆子15克。水浓煎，或研末为丸，每次3克，开水送服（《福建中草药》）。

③治小肠疝气：牡荆子半斤（炒熟）。入酒一盏，煎一沸，热服（《本草纲目》）。

④治湿痰白浊：牡荆子炒为末，每酒服三钱（《濒湖集简方》）。

⑤治停乳奶胀：牡荆子12克。研末，温开水加酒少许调服（《湖南药物志》）。

⑥治耳聋：牡荆子浸酒饮（《本草纲目》）。

【用法用量】内服：煎汤，6～9克；或研末或泡酒。

【注意事项】叶“牡荆叶”、根“牡荆根”详见“辛温解表”章。

枇杷叶

（杷叶、巴叶）

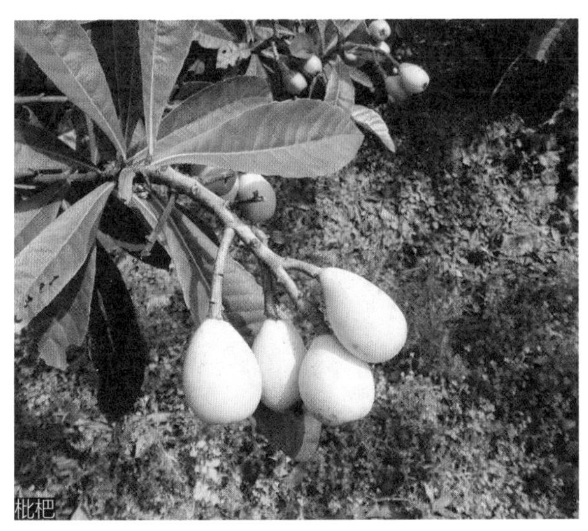
枇杷

【药物来源】蔷薇科植物枇杷〔*Eriobotrya japonica* (Thunb.) Lindl.〕的叶。

【植物特征】常绿小乔木，高3～8m。茎直立，圆柱形，褐色，多分枝，幼枝被锈色绒毛。单叶互生，具短柄；叶片革质，长椭圆形，长12～28cm，宽5～7cm，先端短尖，基部楔形，边缘有粗锯齿，上面深绿色，下面绿色，密生锈色绒毛。圆锥花序顶生，有分枝，密被锈色绒毛；苞片有褐色绒毛；花萼5浅裂，下部管状，密被锈色绒毛；花瓣5，白色，倒卵形；雄蕊多数；子房下位，5室，花柱5，柱头头状。梨果球形或椭圆形，直径3～5cm，成熟黄色或橙黄色。种子1～3粒。花期秋、冬季，果期翌年春季。

【生长分布】栽培。分布于我国大部分地区。

【采收加工】夏、秋季采集，刷去绒毛，晒干。

【药理作用】

①对呼吸系统的影响：苦杏仁苷，经胃酸或苦杏仁酶的作用分解为氢氰酸和苯甲醛，吸收后抑制细胞色素氧化酶，低浓度能减少组织耗氧量，并由于抑制颈总动脉体的氧化代谢而反射性地使呼吸加深，对呼吸中枢呈镇静作用，使呼吸运动趋于安静而达到镇咳平喘的作用。大剂量氢氰酸使延髓生命中枢先兴奋后麻痹，呼吸衰竭而死亡，动物实验证明枇杷叶煎剂及其乙酸酯提取部分有抑菌、平喘、祛痰作用。樟脑皮下注射用于呼吸、循环衰竭。芳樟醇治疗支气管哮喘及喘息性支气管炎、有平喘镇咳作用。皂苷具有引起支气管黏膜分泌作用，内服有祛痰效果。咖啡酸具有镇咳祛痰作用。

②抗菌作用：5%煎剂用平板稀释法，对金黄色葡萄球菌有抑制作用。熊果酸体外试验具有一定的抗菌作用。齐墩果酸为广谱抗菌药物，对金黄色葡萄球菌、溶血性链球菌、大肠埃希菌、福氏志贺菌、伤寒杆菌、猪霍乱沙门菌等有不同程度的抑菌作用。氧化芳樟醇、芳樟醇有较强的杀菌作用，金合欢烯也有抗菌作用。鞣质有收敛、抗菌作用。

③毒性：本品毒性低，动物实验未见明显毒性反应。

【性味归经】苦、平。入肺、胃二经。

【功能主治】镇咳化痰，降气和胃。用于咳嗽，气喘，胃热呕吐，咳血，衄血。

【配伍应用】

枇杷叶-夜关门　两药都有止咳化痰作用。枇杷叶肃肺降逆，镇咳化痰；夜关门宣降肺气，止咳化痰。两药配伍，相须为用，功效显著。用于肺热咳嗽，痰喘等证。

枇杷叶-竹茹　两药都有清胃、降气、止呕作用。但枇杷叶偏于降气和胃，竹茹则长于清胃止呕，并清痰热。两药配伍，则能清胃泄热，降逆和中，祛痰止呕。用于痰热互结，所致胸脘烦闷、呃逆呕吐等症。

【单方验方】

①支气管炎：枇杷叶、野菊花各15克，白茅根、旱莲草、柏子仁各9克，水煎服，每天1剂（《全国中草药汇编》）。

②慢性支气管炎：枇杷叶7.1克，黄芪、陈皮各4.3克，炮附子、白芍、炙甘草各2.9克，肉桂、干姜各2.8克。以上为一日量，共为细粉，水泛为丸，每日分2次服，连服2个月（《全国中草药汇编》）。

③治咳嗽，喉中有痰声：枇杷叶15克，川贝母4.5克，杏仁6克，广陈皮6克。共为末，每服3～6克。开水送下（《滇南本草》）。

④肺热咳嗽痰黄稠：枇杷叶、桑白皮各12克，黄芩、瓜蒌、竹茹各15克，水煎服。

⑤燥热咳嗽少痰：蜜枇杷叶、沙参各15克，麦冬10克，杏仁6克，水煎服。

⑥胃热呕吐、呃逆：枇杷叶、竹茹各15克，半夏、陈皮各6克，柿蒂12克，水煎服（④～⑥方出自《袖珍中草药彩色图谱》）。

⑦慢性声哑：枇杷叶12克，石菖蒲6克，郁金6克，鲜槐花子6克。将药物煎服，一日3次（《中国民间草药方》）。

⑧治衄血不止：枇杷叶，去毛，焙，研末，茶服一二钱，日二（《太平圣惠方》）。

【用法用量】内服：煎汤，4.5～9克（鲜品15～30克）；或研末入丸、散。

枇杷根

（枇杷树根）

【药物来源】蔷薇科植物枇杷〔*Eriobotrya japonica* (Thunb.) Lindl.〕的根。

【植物特征】详见“枇杷叶”。

【生长分布】详见“枇杷叶”。

【采收加工】全年可挖，洗净，切片，晒干。

【性味归经】苦、平。入肺经。

【功能主治】止咳，镇痛，下乳。用于虚劳咳、吐血，风湿骨痛，乳汁不通。

【配伍应用】

枇杷根-枸杞子　两药都有止咳作用。枇杷根味苦、性平，为肃肺止咳；枸杞子味甘、性平，乃润肺止咳。两药配伍，共收清肃肺气，润肺止咳之功。用于虚劳之咳嗽等证。阴虚者，配与天冬、麦冬、罗汉果；若气阴虚，配与太子参、麦冬。

枇杷根-地锦　枇杷根苦、平，能活络镇痛，治关节痛；地锦甘、温，可祛风止痛，治风痹关节痛。两药配伍，则能祛风，活络，镇痛。用于风湿痹之关节、筋骨痛等。

【单方验方】

①消渴：枇杷根60克，水煎服（《常见病验方研究参考资料》）。

②治关节疼痛：鲜枇杷根120克，猪脚一个，黄酒250毫升，炖服（《闽东本草》）。

③治黄疸：枇杷根120克，水煎加入红糖适量，温服，每日一次，连续4日（《食物与治病》）。

【用法用量】内服：煎汤，30～60克。

昙花

（琼花、风花、金钩莲）

【药物来源】仙人掌科植物昙花〔*Epiphyllum oxypetalum* DC. Haw.〕的花朵。

【植物特征】灌木，高0.7～1m。茎直立，圆柱形，分枝扁平，叶状，绿色，披散，花期下垂，边缘波状，中肋圆形，无叶片。花单生分枝上部，下垂，长达30cm，花筒细长，柔弱，长达15cm，直径0.8～1cm；花被白色，下部鳞片状，卵状炬圆形，长约3mm，中部线状披针形，长约5cm，上部披针形，长约8cm，宽约3cm；雄蕊多数。果实长圆形。种子多数，黑色。花期夏、秋季，果期秋、冬季。

【生长分布】多栽培。分布于我国大部分地区。

【采收加工】夏、秋季采集，晒干或鲜用。

【性味归经】淡，平。入肺、脾二经。

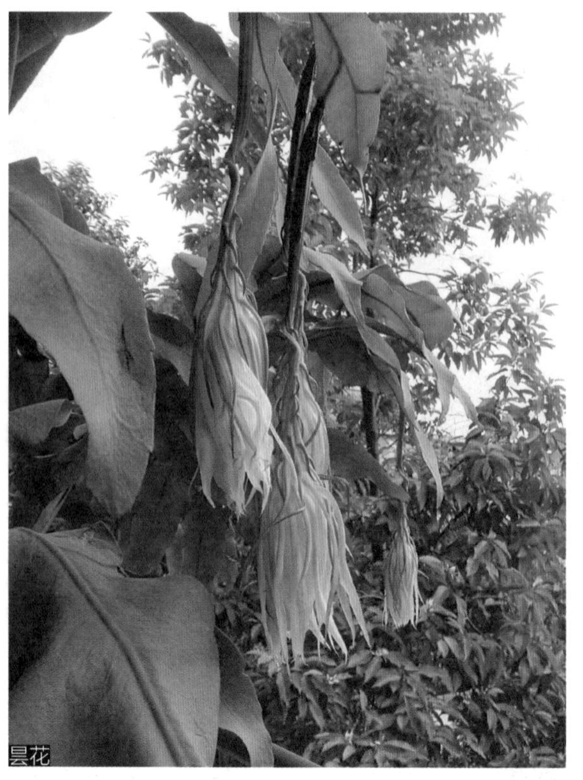

昙花

【功能主治】清肺止咳，顺气止痛。用于肺热咳嗽，肺痨，咳血，心胃气痛。

【配伍应用】

昙花-无花果　两药均有止咳作用。昙花为清肺止咳；无花果乃润肺止咳。两药相配，相互为用，共收清热，润肺，止咳之功。用于肺经燥热所致咳嗽、痰少而黏、鼻咽干燥，或痰夹血丝，以及咳血等症。

昙花-仙人掌　两药均能理气。昙花性平，理气而止痛；仙人掌性寒，理气并活血。两药配伍，则能理气活血，清胃止痛。用于肝胃郁热所致胃脘灼痛、烦躁易怒、泛酸嘈杂、口干口苦等症。

【单方验方】

①治肺热咳嗽痰多：昙花9克，百合15克，加水500毫升，煎至150毫升，分两次服（《药用花卉》）。

②治心胃气痛：昙花9克，佛手9克，加水350毫升，煎至150毫升，分两次服（《药用花卉》）。

【用法用量】内服：煎汤，9～18克。

【注意事项】《陆川本草》：“清肺，止咳，化痰。治心胃气痛，吐血，最适于肺结核。”供参考。

狗尾花

（细叶假花生、大叶青、通乳草、野花生、假地豆、木假地豆）

【药物来源】豆科植物假地豆〔*Desmodium heterocarpon* (L.)

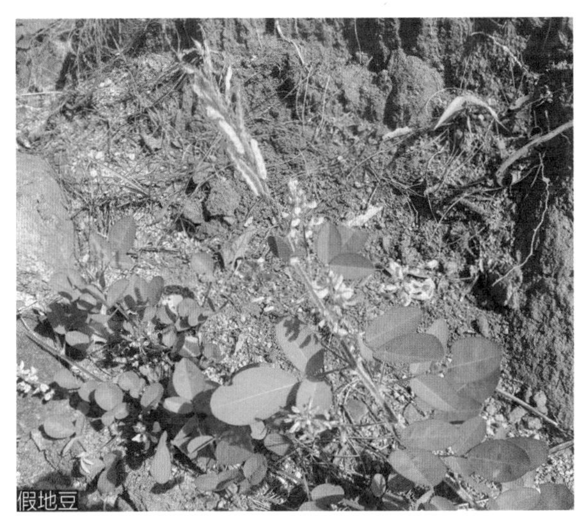

DC.〕的全草。

【植物特征】详见“祛风湿”章“狗尾花根”。

【生长分布】详见“祛风湿”章“狗尾花根”。

【采收加工】夏季采集，割取地上部分，洗净，切段，晒干。

【性味归经】甘、微苦、平。入心、肺、肝、膀胱四经。

【功能主治】止咳化痰，清热利湿，解毒消肿。用于咳嗽，气喘，淋证，白带，水肿，前列腺炎，腮腺炎，咽喉炎，毒蛇咬伤。

【配伍应用】

狗尾花-枇杷叶　狗尾花甘、微苦，性平，甘缓苦降，能宣肺降气，止咳化痰；枇杷叶味苦、性平，能降能泄，可泄肺降逆，镇咳化痰。两药配伍，相须为用，共收宣肺降逆，镇咳化痰之功。用于肺失宣降，咳嗽气逆，咯痰不爽、呼吸不利等症。

狗尾花-金钱草　两药均有清泄之功。狗尾花清热利湿；金钱草利水通淋。两药配伍，相辅相成，功效益彰。用于热淋、砂淋等证。

狗尾花-蒲公英　两药都有清热，解毒，消肿作用。狗尾花偏于消肿散结；蒲公英重在清热解毒。两药配伍，相须相使，则功效增强。用于痈疖，以及痄腮等。

【单方验方】

①伤风咳嗽：狗尾花、一枝黄花、连钱草各15克，桔梗10克，水煎服。

②淋证：狗尾花30克，车前子15克，猫须草15克，水煎，冲冰糖服。

③前列腺炎：狗尾花30克，车前草、蒲公英、大蓟根、紫花地丁各15克，紫丹参10克，水煎服。

④水肿：狗尾花150克，水煎，去渣，浓缩至150毫升，加红糖30克，待冷后加老酒60毫升，早晚分服，3天为1个疗程。

⑤白带：狗尾花、白鸡冠花各10克，地茎15克，海螵蛸6克，水煎服。

⑥胆囊炎：狗尾花30克，青皮9克，柴胡8克，川楝子10克，大青叶、蒲公英各15克，水煎服。

⑦腮腺炎：狗尾花、积雪草、板蓝根各15克，防风6克，水煎服。

⑧咽喉炎：狗尾花、卤地菊各30克，马兰15克，甘草3克，水煎服（①~⑧方自出《青草药彩色图谱》）。

【用法用量】内服：煎汤，15~30克。

【注意事项】根“狗尾花根”，详见“祛风湿”章。

泡桐果

（白桐果、花桐果）

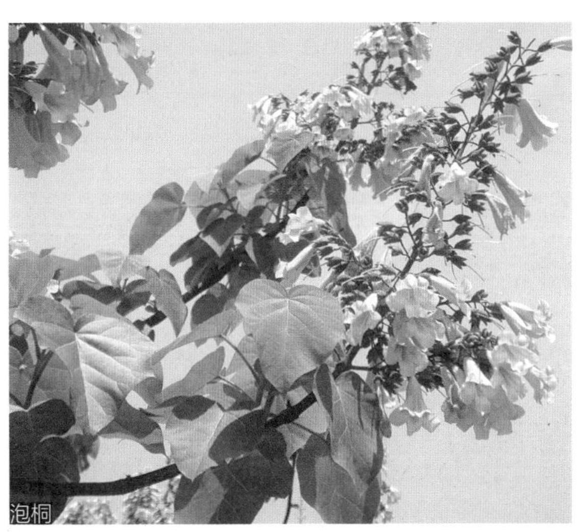

【药物来源】玄参科植物泡桐〔*Paulownia fortunei* (Seem.) Hemsl.〕的果实。

【植物特征】详见“祛风湿”章“泡桐根”。

【生长分布】详见“祛风湿”章“泡桐根”。

【采收加工】秋季果实成熟时采摘，晒干。

【药理作用】

①泡桐果及泡桐木屑提取物均能显著延长二氧化硫引咳法所致小鼠的咳嗽出现的时间。

②泡桐果及泡桐木屑提取物均能显著延长豚鼠因组胺喷雾引起的翻倒时间，对整体动物有平喘作用。

③泡桐果有降压作用，对高血压患者的降压作用更明显。

【性味归经】苦、寒。入肺经。

【功能主治】止咳，化痰，平喘。用于慢性气管炎、支气管炎，哮喘。

【配伍应用】

泡桐果-球兰　两药入肺，均能清肺，止咳，化痰。但泡桐果重在清肺肃肺止咳；球兰偏于清热化痰。两药配伍，相辅相成，功效必增。用于肺热咳嗽、咯痰黄稠等症。

泡桐果-桑白皮　两药都有平喘之功。但泡桐果在于化痰平喘；桑白皮在于泻肺平喘。两药配伍，相互为用，共奏清热泻肺，化痰平喘之功。用于热邪壅肺，咳喘、痰稠难咯、呼吸气粗、口渴面赤等症。

【单方验方】慢性气管炎：鲜泡桐果240克，百部18克、桔梗、青果各15克，猪胆汁1.8克。先将泡桐果加水煎煮去渣。再将百部、桔梗、青果加水煎煮去渣，与泡桐果煎液、猪胆汁混合，加热浓缩成膏，加适量防腐剂，共成45毫升。每次服15毫升，每日3次，10天为1个疗程（《全国中草药汇编》）。

【用法用量】内服：煎汤，15～30克。

【注意事项】根“泡桐根”详见“祛风湿”章；“桐皮”详见“利尿渗湿”章。

夜关门

（三叶草、蛇退草、千里光、闭门草、退烧草，铁扫把、穿鱼串）

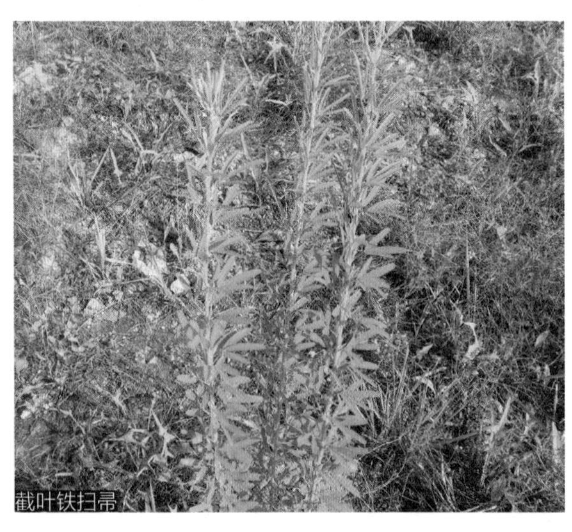
截叶铁扫帚

【药物来源】豆科植物截叶铁扫帚〔*Lespedeza cuneata* G.Don.〕的带根全草。

【植物特征】小灌木，高40～90cm。根粗壮，坚韧，多分枝。茎直立，圆柱形，幼枝被毛。叶互生，具柄，三出复叶；先端小叶较侧叶长，无柄，小叶片楔形，长1～2cm，先端钝，基部渐窄，全缘，上面深绿色，下面绿色，被灰毛。花单生或数朵簇生叶腋，柄短；花萼细小，先端5裂；花冠蝶形，黄白色；雄蕊10,二体；雌蕊1。荚果细小，长2～3mm。花期夏季，果期秋冬。

【生长分布】生于山坡、路旁、草丛。分布于我国大部分地区。

【采收加工】夏、秋季采集，挖取带根全草，洗净，切段，晒干或鲜用。

【药理作用】

①止咳作用：小鼠口服煎剂及从夜关门中分离出的咳宁醇0.5克生药、“707”（主要为黄酮类化合物）5毫克或“607”（主要是酚性物质，也有少量黄酮类和酸性物质）10毫克，均有显著的止咳作用（氨气喷雾引咳法）。但用电刺激麻醉猫喉上神经引咳法并不能证明咳宁醇及“707”有止咳作用，因其止咳作用并非直接作用于中枢神经系统所致。

②祛痰作用：小鼠口服咳宁醇“707”或“607”75毫克时均无明显祛痰作用（酚红法），但临床应用确有一定消痰或祛痰作用。

③平喘作用：豚鼠离体气管试验表明“707”有抗组胺作用，有明显的氨茶碱样扩张气管平滑肌的作用，作用时间与氨茶碱相比则较缓慢而持久。

④对子宫的作用：根的乙醇提取物对各种有孕动物和经己烯雌酚敏化的离体子宫有选择性兴奋作用，对各种未孕动物的离体子宫无明显作用。

⑤抗菌作用：体外试验证明全草煎剂一定浓度对金黄色葡萄球菌、肺炎双球菌、草绿色链球菌及卡他球菌均有抑菌作用。“707”每毫升含5毫克以上，对白色葡萄球菌有抑制作用；含10毫克以上对草绿色链球菌有抑制作用。

⑥毒性：动物实验表明本品无明显毒性反应。

【性味归经】苦、辛、凉。入肺、肝、肾三经。

【功能主治】止咳化痰，补肝益肾，散瘀消肿。用于咳嗽痰喘，遗精，遗尿，视力减退，胃痛，小儿疳积，泻痢，跌打损伤。

【配伍应用】

夜关门-狗尾花　夜关门苦降辛开，能宣肺降逆，止咳化痰；狗尾花甘缓苦降，乃缓急下气，止咳化痰。两药配伍，相辅相成，功效尤强。用于肺失宣降，咳嗽痰多，气逆胸闷等症。

夜关门-枸杞子　两药均有补肝益肾明目之功。夜关门尚能泄热；枸杞子并能润燥。两药配伍，相辅相成，功效益彰。用于肝肾精血不足，目睛失养，视物昏暗、夜盲等证。

夜关门-星宿菜　夜关门能散瘀消肿；星宿菜能活血化瘀。两药配伍，相须为用，功效增强。用于跌打损伤等证。

【单方验方】

①慢性支气管炎：夜关门、鱼腥草各30克，一枝黄花、兖州卷柏各6克，桑白皮9克，炖猪服（《青草药彩色图谱》）。

②遗精、滑精（下焦湿热：遗精频繁发作，口苦或干燥，小便赤）：夜关门、地骨皮、白马骨30～60克，水煎服（《福建中草药处方》）。

③急性结膜炎：夜关门、叶下珠各30克，野菊花15克。水煎服（《福建中草药处方》）。

④小儿干疳：夜关门30克，莲子草12克，焦谷芽20克，大枣20克。将药物煎服，一日3次（《中国民间草药方》）。

⑤治视力减退：夜关门240克，车前草45克，青葙子、天竺子、当归各15克，枸杞根、菟丝子、女贞子各30克。煎服（《中草药手册》）。

⑥治打伤致小便不通，小腹胀痛：夜关门30克，积雪草15

克。酌加水煎，日服2次（《福建民间草药》）。

【用法用量】内服：煎汤，15～30克（鲜品30～60克）。

荠薴

（臭苏、青白苏）

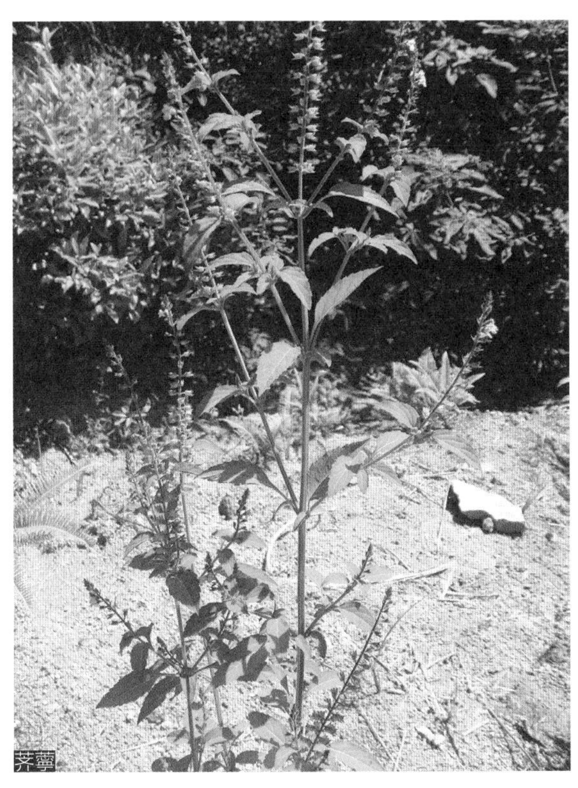
荠薴

【药物来源】唇形科植物荠薴〔*Mosla grosseserrata* Maxim.〕的根。

【植物特征】一年生草本，高20～50cm。茎直立，四方形，绿色，上部多分枝，疏生白长毛。叶对生，叶柄长3～6mm；叶片菱状卵形，长1～3cm，宽0.8～1.8cm，先端尖，基部楔形，边缘有粗锯齿，两面绿色。假总状花序，长3～7cm，花排列两侧，花序中轴节上有白短毛，小花梗长2～3mm；萼钟形，长2～3mm，先端5齿裂，裂片二唇形；花冠二唇形，白色，长3～4mm，上唇短，先端一浅凹，下唇先端3裂；雄蕊4，退化2，花柱较萼长。小坚果卵圆形。花期夏季，果期秋季。

【生长分布】生于山坡、路旁、田边、草地。分布于我国大部分地区。

【采收加工】夏、秋季采收，割取地上部分，洗净，切段，阴干或晒干。

【性味归经】辛、温。入大肠、胃二经。

【功能主治】宣肺平喘。用于哮喘。

【配伍应用】

荠薴-紫苏子 两药均味辛、性温，都有平喘之功。但荠薴为宣肺降气，散寒平喘；紫苏子降气消痰，止咳平喘。两药配伍，则能散寒宣肺，止咳化痰，降气平喘。用于风寒外束，肺气壅遏所致喘咳等症。若兼肺内寒饮，痰多而清稀，加杜衡、干姜、半夏以温化寒饮。

【用法用量】内服：煎汤，6～9克。外用：煎洗。

【注意事项】注意与“石荠薴”鉴别，详见“辛温解表”章。荠薴茎、叶（全草）用于“冷气泻痢。”

南天竹子

（红杷子、天烛子、红枸子、南竹子、钻石黄）

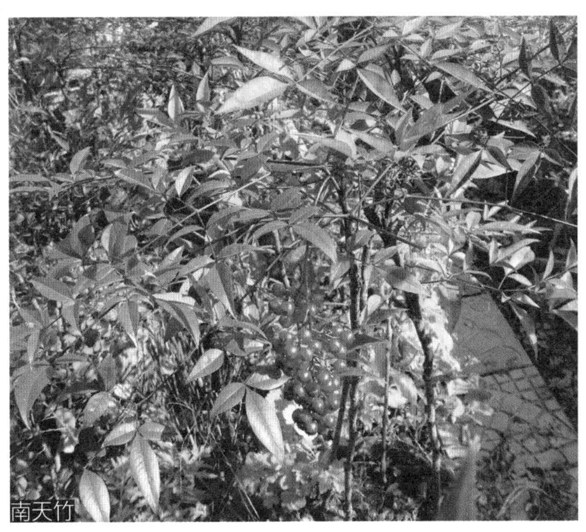
南天竹

【药物来源】小檗科植物南天竹〔*Nandina domestica* Thunb.〕的果实。

【植物特征】详见“清热解毒”章“南天竹叶”。

【生长分布】详见“清热解毒”章“南天竹叶”。

【采收加工】秋季果实成熟发红时采摘，晒干，置干燥通风处。

【药理作用】

①对心血管系统的作用：南天竹碱对心脏有抑制作用，对离体蛙、兔的心脏均有直接麻痹作用，而毒毛旋花子素，对其有一定的拮抗作用。

②对中枢神经系统的作用：*O*-甲基南天竹碱能兴奋中枢神经系统，使反射活动亢进及肌肉痉挛。原阿片碱试验证明，本品具有解痉、镇痛作用。

③对呼吸系统的影响：氢氰酸吸收后抑制细胞色素氧化酶，低浓度时能减少组织耗氧量并由于抑制颈动脉体和主动脉体的氧化代谢而反射性地使呼吸加深，对呼吸中枢呈镇静作用，使呼吸运动趋于安静而达到镇咳、平喘作用。

④其他：原阿片碱小鼠腹肌内注射射70mg/kg，终止早期妊娠的有效率为100%。

⑤毒性：*O*-甲基南天竹碱，小鼠的半数致死量为100～150 mg/kg。

【性味归经】苦、涩、微甘、平、有小毒。入肺经。

【功能主治】止咳平喘。用于咳嗽，哮喘，百日咳。

【配伍应用】

南天竹子-夜关门 南天竹子止咳平喘；夜关门化痰止咳。前者偏于降逆，后者重在宣肺。两药配伍，相互为用，共收化痰止咳，降逆平喘之功。用于肺失宣降，哮嗽、气喘等。

【单方验方】

①治小儿天哮：经霜南天竹子、蜡梅花各三钱，水蜒蚰一条。俱预收，临用水煎服（《三奇方》）。

②治百日咳：南天竹子9～15克。水煎调冰糖服（《福建中草药》）。

③治下疳久而溃烂，名蜡烛疳：南天竹子烧存性一钱，梅花冰片五厘。麻油调搽（《不药良方》）。

④解砒毒，食砒垂死者：南天竹子四两，擂水服之。如无鲜者，即用干子一二两煎汤服亦可（《本草纲目拾遗》）。

【用法用量】内服：煎汤，6～15克；或烧存性研末。外用：捣敷或烧存性研末调涂。

【注意事项】

①叶“南天竹叶”详见“清热解毒”章；根“南天竹根”详见“祛风湿”章。

②氢氰酸过量产生组织窒息，首先使中枢神经系统受到损伤，出现眩晕，头痛，呕吐，心悸，瞳孔散大，以致呼吸衰竭而死亡。氢氰酸中毒的解救：早期用高锰酸钾或过氧化氢或10%硫代硫酸钠洗胃。急需立即静脉注射亚硝酸钠10毫升，然后大量饮用糖水或静脉注射葡萄糖注射液。严重者吸氧，接着静脉注射25%硫代硫酸钠50毫升。病情危急时，吸入亚硝酸异戊酯，每隔2分钟吸入30秒。

挂兰

（折鹤兰、吊兰、匍匐兰、树蕉瓜、金边吊兰）

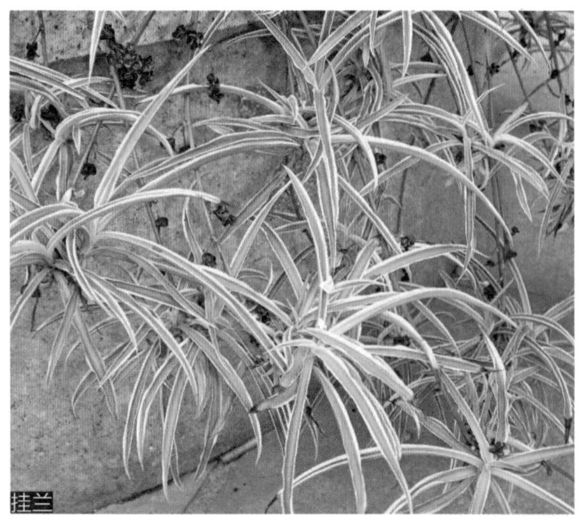

挂兰

【药物来源】百合科植物挂兰〔*Chlorophytum comosum* (Thunb.) Bak.〕的带根全草。

【植物特征】多年生草本，全体肉质。根肥厚，纺锤状，白色。基生叶簇生，多数，无柄，条状披针形，长10～20cm，宽1～1.5cm，先端长尖，中间绿色，两边白色。叶丛抽出匍枝，近顶部有叶束，叶束着地生根并发新株。花轴细长，花稀少，排成疏散总状花序；苞片膜质；花被轮状，白色，裂片6；雄蕊6；子房下位，3室。蒴果三角形。花期春季，果期夏季。

【生长分布】多栽培。分布于我国大部分地区。

【采收加工】夏季采集，割取地上部分，洗净，切段，晒干。

【性味归经】甘、苦，平。入心、肺二经。

【功能主治】止咳化痰，消肿解毒。用于气管炎咳嗽痰多，痈肿疔疮，痔疮肿痛，骨折。

【配伍应用】

挂兰-芦荟花 挂兰甘、苦、平，止咳化痰；芦荟花苦、寒，清肺止咳。两药配伍，共收清泄肺热，止咳化痰之功。用于肺热咳嗽、痰黄稠、口渴咽干等症。

挂兰-蒲公英 两药都有消肿解毒作用。但挂兰偏于消散；蒲公英长于清热毒。两药配伍，相辅相成，功效增强。用于痈肿疔疮等证。

【单方验方】

①治气管炎，咳嗽痰多：挂兰6～9克。水煎服，日服二次。

②治骨折：复位固定后，鲜挂兰捣烂敷患处。

③治烧伤：鲜挂兰捣烂敷（①～③方出自《文山中草药》）。

【用法用量】内服：煎汤，6～9克。外用：捣敷。

胡颓子叶

（蒲颓叶）

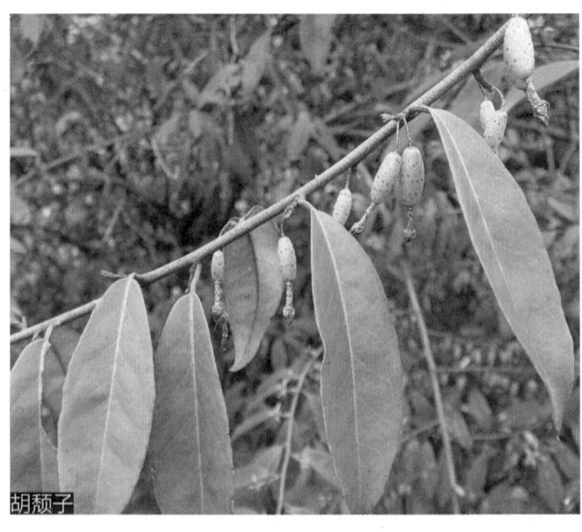

胡颓子

【药物来源】胡颓子科植物胡颓子〔*Elaeagnus pungens* Thunb.〕的叶。

【植物特征】常绿灌木，高2～4m。茎直立，圆柱形，多分枝，枝条披散，小枝褐色，有皮孔。单叶互生，叶柄长0.6～1.2cm；叶片革质，椭圆形至长椭圆形，长4～10cm，宽2.5～4.5cm，先端尖或钝尖，基部近圆形或楔形，全缘或微波状，上面深绿色，下面初有银白色鳞片，后鳞片渐变棕褐色。花1～3朵簇生叶腋，长约1cm，下垂；花被白色，漏斗状，先端4裂；雄蕊4；花丝短，不外露，子房上位，1室，每室胚珠1个。果实浆果状，椭圆形，长0.8～1.3cm，成熟时棕红色，被锈色鳞片。种子1粒，长椭圆形。花期秋、冬季，果期至翌年春、夏季。

【生长分布】生于山坡、路旁、疏灌丛、林缘。分布于我国华南、华中、西南等地区。

【采收加工】夏季采摘，晒干。

【药理作用】煎剂在体外对金黄色葡萄球菌、卡他球菌、肺炎球菌、志贺菌属和大肠埃希菌均有抑制作用。

【性味归经】酸、平。入肺经。

【功能主治】止咳平喘，止血。用于肺虚短气，咳嗽，哮喘，肺结核咳血。

【配伍应用】

胡颓子叶-胡桃肉　胡颓子叶能收敛肺气，止咳平喘；胡桃肉可补肾扶阳，温肺定喘。两药配伍，相互为用，则能补肾温肺，敛肺止咳，纳气定喘。用于虚寒喘咳或肺虚久咳不止。

【单方验方】

①治一切肺喘剧甚者：胡颓子焙研为细末。米饮调服二钱匕，并服取瘥（《中藏经》）。

②热哮：胡颓子叶3份，千日红3份，枇杷叶2份，七叶一枝花根2份。共研细末。每日3次，每次服6克（《福建中草药处方》）。

③治咳嗽：鲜胡颓子叶30克。煎汤，加冰糖少许内服（《泉州本草》）。

④治痈疽发背，金疮出血：鲜胡颓子叶捣烂敷患处（《泉州本草》）。

【用法用量】内服：煎汤，9～15克（鲜品24～30克）；或研末入丸、散。外用：捣敷或研末调涂。

【注意事项】注意与“白叶刺”鉴别，详见“祛风湿”章。根“胡颓子根”详见本章；果实“胡颓子”详见“收敛固涩”章。

胡颓子根

（牛乳根、贯榨根、叶刺头、咸瓠根）

【药物来源】胡颓子科植物胡颓子〔*Elaeagnus pungens* Thunb.〕的根。

【植物特征】详见“胡颓子叶”。

【生长分布】详见“胡颓子叶”。

【采收加工】冬季采挖，洗净，切片，晒干。

【性味归经】酸、平。入肺、脾二经。

【功能主治】止咳定喘，行气活血，祛风除湿。用于肺寒咳嗽、哮喘，胃痛，泻痢，跌打损伤，风湿关节痛。

【配伍应用】

胡颓子根-狗肉　胡颓子根酸、平，敛肺止咳定喘；狗肉咸、温，补脾温肾，益精血。两药配伍，具补脾益气，温肾助阳之作用，又具敛肺止咳定喘之功。用于肺肾阳虚之喘咳，以及虚寒久咳等证。

胡颓子根-金橘根　胡颓子根入脾胃，行气活血；金橘根走肝胃，利气消胀。两药配伍，相须为用，则能理气活血，消胀止痛。用于肝胃不和所致胃痛、胃胀、嗳气、反酸等症。若兼中气虚弱，配猪肚、大枣；兼脾胃虚寒者，配羊肚、生姜、红糖，以增疗效。

胡颓子根-地锦　胡颓子根能祛风除湿活血；地锦能活血祛风止痛。前者长于祛风湿之邪，后者偏于活络通痹。两药配伍，相辅相成，共呈祛风除湿，除痹止痛之功。用于风湿痹之关节、筋骨痛。

【单方验方】

①治风寒肺喘：胡颓子根30克，红糖15克。水煎，饭后服（《闽东本草》）。

②胃痛：胡颓子根30克。水煎去渣，加鸡蛋（去壳）2个，煮服（《江西草药》）。

③慢性肝炎：胡颓子根、海金沙草、茵陈各15克。水煎调冰糖服（《福建中草药处方》）。

④治跌打损伤：胡颓子根30克，娃儿藤根15克，寥刁竹根9克。酒水各半煎服（《江西草药》）。

⑤风湿痛：胡颓子根90克，黄酒60毫升，猪脚250克。加水煮一时许，取汤一碗，连同猪脚服（《福建民间草药》）。

⑥治产后浮肿：胡颓子根9～15克，益母草等量。水煎至半碗，加些红糖温服（《福建民间草药》）。

【用法用量】内服：煎汤，9～30克；或炖肉。外用：煎洗。

剑花

（量天尺花、霸王花、昙花、七星剑花、龙骨花、霸王鞭）

【药物来源】仙人掌科植物量天尺〔*Hylocereus undatus* (Haw.) Britt.et Rose〕的花。

【植物特征】多年生攀援草本，茎可延伸很长，约3～7m。绿色，肉质，粗壮，横径达12cm，借气根攀援灌木或乔木或旧墙上，具3棱，棱扁，边缘波状，老时略呈硬角质。叶退化，但留下小窝孔，距孔3～4cm处，生褐色小刺1～3枚。花侧生，长20～30cm，花径约10cm；花萼多数，裂片

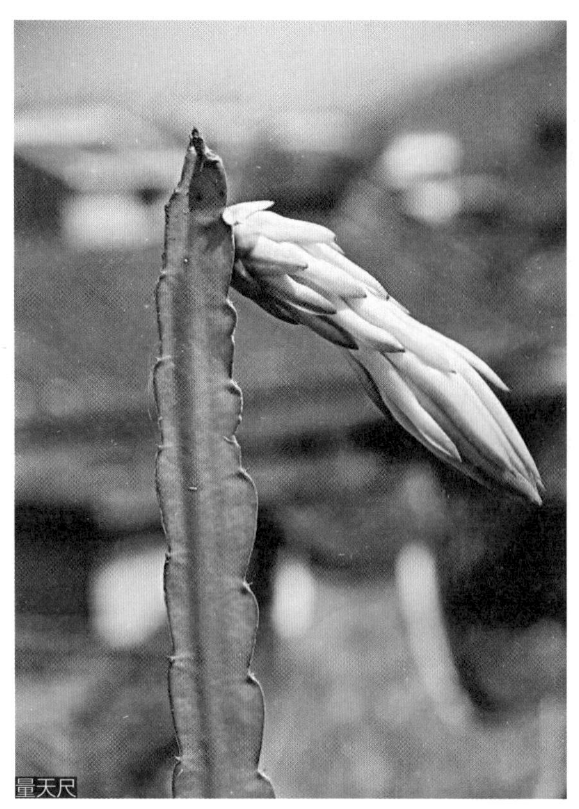

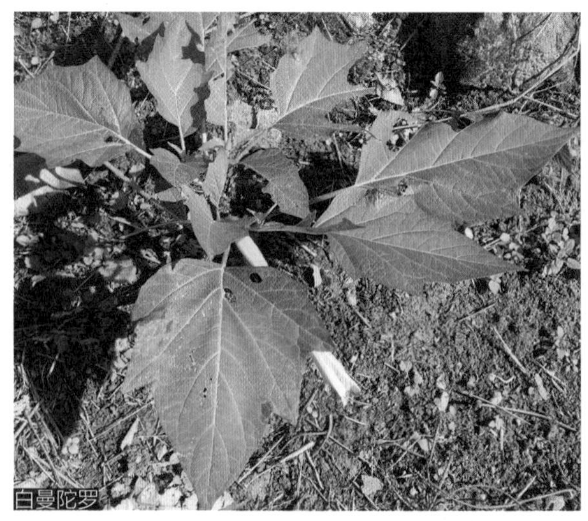

瓣状，披针形，外翻，黄绿色；无花瓣；雄蕊多数，乳白色；子房下位，花柱1，柱头多裂。浆果肉质，椭圆形，长7～10cm，成熟红色，内质白色。花期夏、秋季，果期秋、冬季。

【生长分布】多栽培。分布于我国华南、西南等地区。

【采收加工】夏、秋季采集，晒干。

【性味归经】甘、微寒。入肺经。

【功能主治】清热，润肺，止咳。用于肺结核，支气管炎，颈淋巴结结核。

【配伍应用】

剑花-罗汉果　两药都有清热，润肺，止咳之功。但剑花偏于清热润肺；罗汉果长于清热泻肺。两药配伍，相辅相成，清肺润肺，肃肺止咳作用较好。用于肺经燥热，所致咳嗽、痰少而黏，或痰中爽血丝、鼻咽干燥等症。

【用法用量】内服：煎汤，9～15克。

洋金花

（山茄花、曼陀罗花、马兰花、风茄花、风麻花、颠茄）

【药物来源】茄科植物白曼陀罗〔*Datura metel* L.〕的花。

【植物特征】一年生草本，高30～60cm。茎直立，圆柱形，成熟后基部木质化，上部多分枝。叶互生，叶柄长2～6cm，被疏短毛；叶片近心脏形，长7～14cm，宽6～10cm，先端渐尖，基部偏斜，或圆形，或阔楔形，全缘或有不规则短齿，背面叶脉凸起。花单生叶腋或上部分枝处，具短梗，梗上被白短柔毛；花萼筒状，长4～6cm，先端5裂，浅黄绿色，花后萼管自基处脱落，宿存萼管基部果时增大呈盘状；花冠白色，漏斗状，长达15cm，直径达7cm，具5棱，先端5裂，三角状；雄蕊5，短于花冠；雌蕊1，子房球形，2室，胚珠多数。蒴果圆形，表面疏生短刺，绿色，成熟时浅绿色。花期、果期春季至冬季。

【生长分布】生于荒地、路旁、房屋周围。分布于我国华南、华中、西南等地区。

【采收加工】秋至冬初，采集将开放时花朵，晒干或微火烘干。

【药理作用】

①中枢作用：白曼陀罗的主要有效成分为东莨菪碱，有显著的镇静作用（阿托品则兴奋大脑）。一般剂量可使人感觉疲倦、进入无梦之睡眠；还能解除情绪激动，产生“健忘。”个别患者可产生不安、激动、幻觉乃至谵妄等阿托品样兴奋症状。过去仅知其可作麻醉前给药，现与冬眠药物合用（在某些情况下，可不用或少用冬眠药物），产生强大的协同作用，广泛应用于“中药麻醉”。电生理方法证明，东莨菪碱对大脑皮层及中脑网状结构上行激活系统有抑制作用；临床实践证明，毒扁豆碱（静脉注射可用至4毫克）有良好的催醒作用，说明其麻醉作用可能与中枢性递质有关。东莨菪碱对呼吸中枢的兴奋作用、抗晕作用与治帕金森病的作用，都比阿托品强。

②周围作用：东莨菪碱能阻断毒蕈碱型乙酰胆碱受体，因此作用性质上与阿托品相同，仅在作用强度上略有差异。其散瞳、麻痹眼调节及抑制腺体分泌的作用，较阿托品约强1倍，对心脏迷走神经的作用则较弱，中药麻醉过程中，心率显著加快，可事先给普萘洛尔以克服之；由于其抗胆碱作用，洋金花总碱注射液在解救有机磷农药中毒有良好效果；与阿托品同样有解除血管痉挛的作用，因此能改善微循环及组织器官的血液灌注，而有抗休克的功效。

③体内过程与毒性：洋金花总碱口服，较易吸收，分布于

全身，可通过胎盘至胎儿循环。用犬和小鼠实验表明，洋金花对生殖功能及胎儿均无影响；大部分在肝中被酶水解，东莨菪碱仅1%以原型从肾排出。犬静脉注射洋金花总碱后，可发生强烈惊厥或角弓反张，终使呼吸衰竭而死亡。大静脉注射的安全范围较大。

④中毒与处理：如出现口干，皮肤干燥，瞳孔散大，脉快，颜面潮红，眩晕呕吐，即为中毒，甚则血压下降而死亡。可内服催吐剂，洗胃，再服鞣酸制剂，后给盐类泻剂，强心剂，镇静剂。或用绿豆皮120克，金银花60克，连翘30克，甘草15克，用水1000毫升，煎至200毫升，1次服，每2小时服1次。

【性味归经】辛、温、有大毒。入肺经。

【功能主治】平喘，止咳，镇痛，麻醉。用于支气管哮喘，慢性气管炎，胃炎，跌打损伤疼痛，风湿痹痛，寒湿脚气，外科手术麻醉。

【单方验方】

①治慢性气管炎：洋金花0.3分，金银花、远志、甘草各1.6分（每丸含量）。共研细末，加适量蜂蜜制成蜜丸。每次服1丸，每日2次，连服30天（《全国中草药汇编》）。

②哮喘：洋金花、烟叶，各等分搓碎，作烟吸，喘止即停。此法限于成年人、老年人哮喘，作为临时平喘用，用量最多2～8厘，不可过量，以防中毒。儿童忌用（《全国中草药汇编》）。

③治小儿慢惊：洋金花七朵（重一字），天麻二钱半，全蝎（炒）十枚，天南星（炮）、丹砂、乳香各二钱半。为末。每服半钱，薄荷汤调下（《御药验方》）。

④风湿痛关节炎：洋金花5朵，白酒500毫升，泡半个月，一次饮半小盅，每日2次；或曼陀罗花9克，水煎，烫洗患处（《全国中草药汇编》）。

【用法用量】内服：煎汤，9～15克，或配烟叶点燃吸入。外用：煎熏洗。

【注意事项】曼陀罗属植物还有毛曼陀罗、紫花曼陀罗、无刺曼陀罗、重瓣曼陀罗等，它们性味、功能主治相同，同等入药。青光眼禁用；外感初起喘咳、脱水、心律失常、心肺功能不全、肝肾功能不全、高血压以及孕妇忌用。

桦树汁

【药物来源】桦木科植物华北白桦〔*Betula platyphylla* Suk.〕的树干中流出的液汁。

【植物特征】落叶乔木，高8～15m或更高。树干直立，圆柱形，树皮白色，皮易剥，上部多分枝，幼枝棕褐色，有皮孔。叶互生或2叶簇生，具长柄；叶片三角状卵形或卵形，

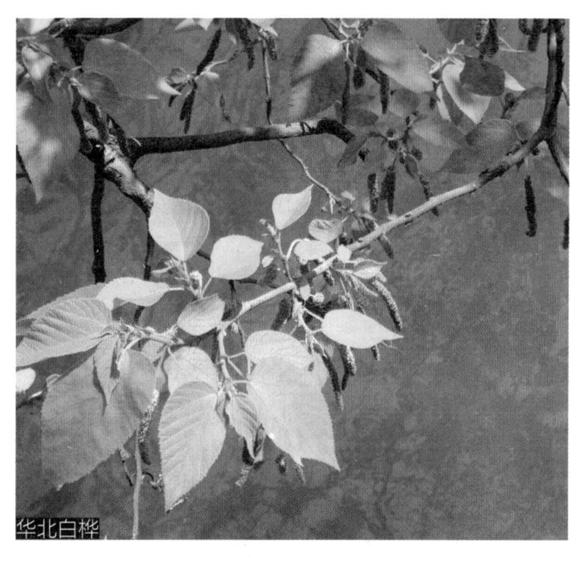
华北白桦

长5～9cm，宽3～5cm，先端渐尖，基部微心形，或宽楔形，或近圆形，边缘有粗齿，上面绿色，下面浅绿色，两面有浅皱褶。花单性，雌雄同株，葇荑花序，长达4cm，腋生或顶生，有序梗；雄序通常生于下部叶腋，3朵生1鳞片内；雌序通常生枝顶。果穗长圆柱形，果苞中裂呈三角形，黄褐色，内部有细毛。花期春、夏季，果期夏、秋季。

【生长分布】生于山坡、林地；或栽培。分布于我国大部分地区。

【采收加工】5月间将树皮划一个纵向长形小口，用器皿盛取液汁，鲜用。

【性味归经】苦、寒。入肺、胃二经。

【功能主治】止咳平喘，清热利湿。用于咳嗽气喘，坏血病，肾脏病，痛风。

【配伍应用】

桦树液-竹沥　桦树液苦、寒，清肺，止咳，平喘；竹沥甘、寒，清热滑痰。前者重在清肺火，后者偏重清火痰。两药配伍，相辅相成，共收清肺泻火，肃肺消痰，止咳平喘之功。用于肺热痰壅，咳逆痰嗽、胸闷气喘、痰黄稠难咯等症。配与瓜蒌、枇杷叶、栀子，功效更强。亦可用于痰热蒙闭清窍，如中风痰迷，惊痫癫狂，若调配得当，功效必佳。

桦树液-大青根　桦树液能清热利湿；大青根能祛风利湿并解毒。合用，共收祛风利湿，清热解毒之功。用于湿热痹、痛风之关节热肿痛等。若用湿热痹，配三丫苦、穿破石、薏苡根；用于痛风（湿热型），配与土茯苓、穿山龙、土牛膝、金钱草、防己，以增疗效。

【单方验方】治咳嗽气喘：5月间将桦木皮划开，取流出液内服。每次二酒杯，日服一次（《吉林中草药》）。

【用法用量】内服：生饮，30～60毫升。

【注意事项】脾胃虚弱、便稀溏者忌用。《吉林中草药》："止咳。治痰喘咳嗽。"《黑龙江常用中草药手册》："治坏血病，肾脏病，痛风。有清热解毒作用。"以供参考。

倒触伞

（空心藨、黄牛泡、空心泡、三月泡、白花三月泡、划船泡）

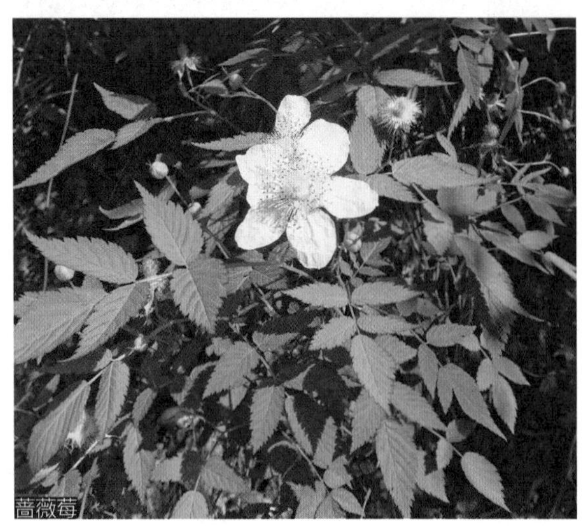

【药物来源】 蔷薇科植物蔷薇莓〔*Rubus rosaefolius* Smith〕的全草或根。

【植物特征】 多年生亚灌木，高0.6～2.5m，通常丛生。茎直立，圆柱形，绿色，散生皮刺，幼枝密被白茸毛。小叶3～9枚，具短柄；小叶片矩圆状披针形，长3～6cm，宽1～1.8cm，先端渐尖，基部近圆形，边缘有粗锯齿，上面绿色，下面灰绿色，两面疏生柔毛，下面有黄色腺点。花1～2朵，生叶腋，花径约3cm，花梗长1～2.5cm；花萼5裂，长0.6～1cm，结果时增大，宿存；花瓣5，偶有6枚，白色，椭圆形或卵形；雄蕊多数；雌蕊心皮多数。聚合果矩圆形或椭圆形，成熟时红色，味甜微酸。花期春季，果期春、夏季。

【生长分布】 生于山坡、路旁、沟边、林缘、园地草丛阴湿处。分布于我国华南、西南等地区。

【采收加工】 夏季采集，洗净，切段，晒干。

【性味归经】 苦、甘、涩、凉。入肺、肝二经。

【功能主治】 清热，止咳，止血，祛风湿。用于肺热咳嗽，百日咳，咯血，盗汗，牙痛，筋骨痹痛，跌打损伤，烧烫伤。

【配伍应用】

倒触伞-球兰　两药入肺经，都有清肺泻热之功。倒触伞清肺肃肺止咳；球兰清肺而化痰。两药配伍，则能清肺泻热，止咳化痰。用于肺热咳嗽等。配与鱼腥草、芦根，功效更强。

倒触伞-苧麻根　两药都有清热，止血作用。倒触伞偏清火止血，苧麻根为凉血止血。两药配伍，则能清气，凉血，止血。用于气分热甚或血分伏热所致鼻衄、咯血、尿血、崩漏等证。

倒触伞-大青根　两药秉性寒凉，都有祛风湿作用。倒触伞并清热泻火，大青根兼清热解毒。两药配伍，祛风除湿功效更好，并具泻火解毒之功。用于风湿热痹或风热痹证。

【单方验方】

①治小儿百日咳：倒触伞12克，破铜钱12克，钩藤根3克，蓝布正12克。煎水服。

②治盗汗：倒触伞15克。炖猪肉服。

③治脱肛并治红白痢：倒触伞、翻背红、枣儿红（地榆）各15克。煎水服（①～③方出自《贵阳民间药草》）。

【用法用量】 内服：煎汤，9～15克；或炖肉。

【注意事项】 治肺热咳嗽、咯血，用全草；祛风湿、跌打损伤，用根。

狼尾草根

（狼茅根、狗仔尾根）

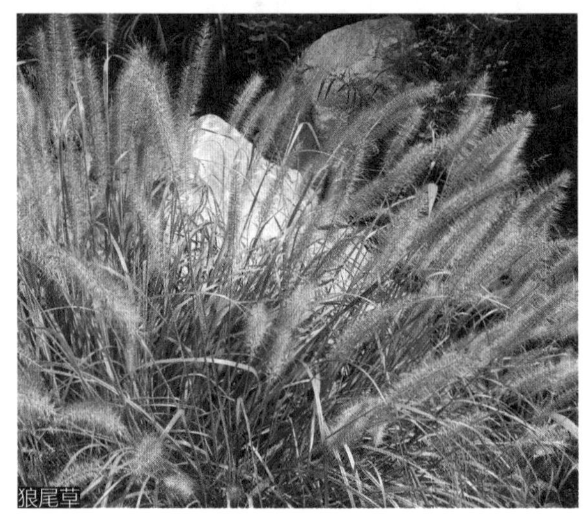

【药物来源】 禾本科植物狼尾草〔*Pennisetum alopecuroides* (L.) Spr.〕的根。

【植物特征】 详见“清热泻火”章“狼尾草”。

【生长分布】 详见“清热泻火”章“狼尾草”。

【采收加工】 全年采挖，除去地上部分，洗净，切段，晒干。

【性味归经】 甘、凉、无毒。入肺、心二经。

【功能主治】 清肺止咳，解毒。用于肺热咳嗽，疮毒，咯血。

【配伍应用】

狼尾草根-倒触伞　两药都有清肺止咳作用。狼尾草根甘、凉，缓急舒展，宣肺泄热以止咳；倒触伞苦、凉，清降泄热，肃肺止咳。两药配伍，一宣一降，共收宣降肺气，清肺止咳之功。用于肺热咳嗽，如咳嗽痰稠、口干胸闷、面颊红赤、甚则咳喘等症。配与鲜芦根、麦冬、桑叶，以增功效。若痰多黄稠，配瓜蒌、球兰、鱼腥草、鲜芦根，增强清肺化痰之效。

狼尾草根-紫花地丁　狼尾草根能清热解毒；紫花地丁清热解毒，并散结消肿。两药配伍，功效更强。用于火疖阳痈等证。

【单方验方】

①治热咳：狼尾草根炖猪心、肺服（《四川中药志》）。

②治咳嗽咯血：狼尾草根、白茅根、水猪毛七，煎服（《四川中药志》）。

【用法用量】内服：煎汤，30～60克；或炖肉。

【注意事项】全草“狼尾草”，详见“清热泻火”章。

高粱根

（蜀黍根、瓜龙、高粱七）

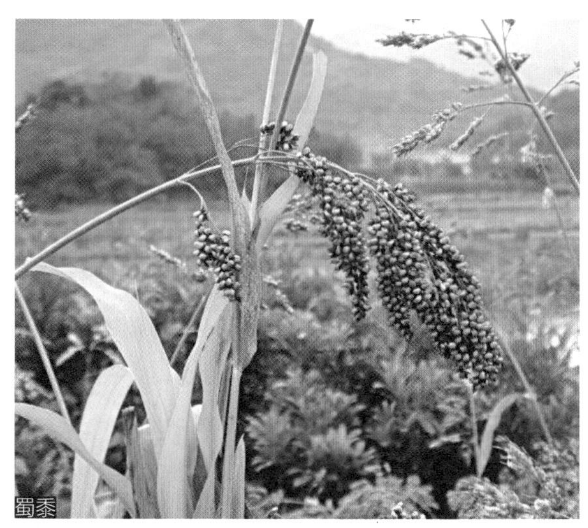

蜀黍

【药物来源】禾本科植物蜀黍〔*Sorghum bicolor* (L.) Moench〕的根。

【植物特征】一年生高大草本，高3～4m。茎直立，圆柱形，有节，节间内部有白髓，近基处节上生气根。叶互生，无柄，叶片长条形，长35～50cm，宽3～4cm，先端长尖，全缘，中脉粗大，背面隆起；叶鞘包茎。圆锥花序，顶生，长20～30cm，分枝轮生；无柄小穗雌性，卵状椭圆形，长5～6mm；有柄小穗雄性。颖果倒卵形，成熟时露于颖外，赤棕色。花期夏季，果期秋季。

【生长分布】栽培。分布于全国各地。

【采收加工】秋季果实成熟时采集，洗净，切片，晒干。

【性味归经】甘、平。入肺、胃、膀胱三经。

【功能主治】宣肺平喘，理气止痛，利尿消肿。用于咳喘，胃气痛，浮肿，膝痛，脚跟痛。

【配伍应用】

高粱根-莱菔子 高粱根能宣肺平喘；莱菔子能降气消痰。两药配伍，共奏宣降肺气，化痰平喘之功。用于痰壅气闭，哮喘咳嗽等症。

高粱根-金橘根 高粱根理气止痛；金橘根利气散结。前者偏利中焦之气，后者长于疏调肝胃之气。两药配伍，则能利气消胀，散结止痛。用于肝胃气滞，脘腹胀痛、嗳气、反酸等症。

高粱根-玉米轴 两药味甘、性平，同行脾经；高粱根能健脾利尿；玉米轴能健脾利湿。两药配伍，相辅相成，共收健中扶脾，渗湿利尿之功。用于食少腹胀、小便短少、下肢浮肿等症。

【单方验方】

①治小便不通，浮肿气喘：高粱根60克，萹蓄30克，灯芯草6克，水煎服（《食物与治病》）。

②治心胃气痛：高粱根煎汤温服（《本草纲目》）。

③治功能性子宫出血，产后出血：陈高粱根七个，红糖15克。水煎服（《中草药新医疗法资料选编》）。

④治膝痛，脚跟痛：高粱根7个，水煎去渣，用汤煮鸡蛋2个，加糖少许服（《食物与治病》）。

【用法用量】内服：煎汤，30～60克。

桑白皮

（桑根白皮、桑白、桑根皮、桑皮、白桑皮）

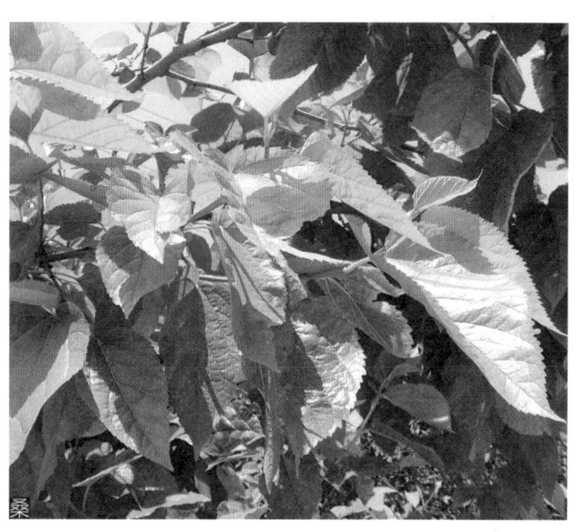

桑

【药物来源】桑科植物桑〔*Morus alba* L.〕的根皮。

【植物特征】详见“辛凉解表”章“桑叶”。

【生长分布】详见“辛凉解表”章“桑叶”。

【采收加工】冬季集挖，趁鲜刮去外面栓皮，纵向剖开，用木槌轻打，让皮木分离，然后剥下，洗净，切段，晒干。

【药理作用】

①对心血管系统的作用：实验表明，桑白皮口服给药具有缓和、比较持久的降压作用，且与迷走神经的完整性无关。桑白皮降压过程中，抑制了颈动脉压反射，桑白皮降压作用可能是抑制了血管运动中枢而产生的。同时在降压过程中，肾血流量似有增加。

②对平滑肌的作用：实验表明，正丁醇提取物静脉注射能明显增加胃肠道蠕动，水提物则无此作用，能松弛离体豚鼠回肠，且能抑制其自动节律活动，对大鼠胃贲门窦条片有轻度兴奋作用。

③对中枢系统的作用：小鼠乙酸扭体及压尾实验表明，水提取物有明显的镇痛作用，可提高痛阈。

④抗菌消炎作用：对金黄色葡萄球菌、伤寒杆菌、福氏志贺菌有抑制作用。对发癣也有抑制作用。正丁醇提取物小鼠腹腔注射有降温作用，但大鼠口服则无效。本品对大鼠卡拉胶及葡聚糖所致的脚肿有抑制作用。

⑤利尿、导泻作用：桑白皮煎剂、桑白皮水提物或正丁醇提取物有利尿作用，尿量及钠、钾离子排出量均增加。水提物灌喂小鼠，可排出液状粪便，表明本品有导泻作用。

⑥抗肿瘤作用：桑白皮热水提取物体外筛选对人体子宫颈癌培养株系JTC-26有抑制作用，抑率在70%以上，据报道，用醋桑白皮单味煎剂试用于食道癌、胃癌，有缓解症状、延长寿命的作用。

⑦毒性：醇提取物无论一次大剂量或多次小剂量给药，对实验动物均未发现不良影响，故认为本药毒性较小。

【性味归经】甘、寒。入肺、脾二经。

【功能主治】泻肺平喘，利水，降压。用于肺热咳喘，水肿，脚气，小便不利，高血压病，糖尿病，鹅口疮，肿瘤。

【配伍应用】

桑白皮-瓜蒌 两药甘寒，同入肺经；桑白皮清泄肺热，肃肺平喘；瓜蒌清肺化痰，利气宽胸。前者主泄热，后者功化痰。两药配伍，则能清热泻肺，化痰宽胸，降气平喘。用于肺热咳喘等证。

桑白皮-笔仔草 两药都有清热利尿作用。桑白皮泻肺而利水道；笔仔草渗湿行水以利尿。两药配伍，共收清热泻肺，利尿消肿之功。用于浮肿、小便不利之水肿实证。

桑白皮-钩藤 两药都有平肝之功。桑白皮尚能利尿泄热；钩藤并能息风止痉。两药配伍，则能平肝泄热，潜阳息风。用于肝阳偏亢所致头晕目眩、血压升高等，以及肝经有热之头胀头痛等。

【单方验方】

①肺热咳喘：桑白皮、地骨皮各12克，甘草6克，水煎服。

②痰热咳痰、咯吐脓血：桑白皮、鱼腥草各15克，黄芩、浙贝母各10克，桔梗6克，甘草3克，水煎服。

③肺虚有热（咳嗽少痰、气短、潮热盗汗）：桑白皮、熟地黄各15克，西洋参5克（另炖），五味子3克，水煎服（①～③方出自《袖珍中草药彩色图谱》）。

④治小便不利，面目浮肿：桑白皮12克，冬瓜仁15克，葶苈子9克，煎汤服（《上海常用中草药》）。

⑤水肿、小便不利：桑白皮、茯苓皮、大腹皮、冬瓜皮各10克，泽泻12克，水煎服（《袖珍中草药彩色图谱》）。

⑥糖尿病口渴多饮：桑白皮、枸杞子各15克，煎汤代茶（《袖珍中草药彩色图谱》）。

⑦治卒小便多，消渴：桑白皮，炙令黄黑，锉，以水煮之令浓，随意饮之；亦可纳小米，勿用盐（《肘后方》）。

⑧治石痈坚如石，不作脓者：桑白皮，阴干捣末，烊胶，以酒和敷肿（《备急千金要方》）。

【用法用量】内服：煎汤，6～15克，或研末。外用：煎洗或捣敷。

【注意事项】叶“桑叶”详见“辛凉解表”章；枝“桑枝”、根“桑根”详见“祛风湿”章；果“桑椹”详见“滋阴”章。

绣线菊根

（火烧尖、土黄连）

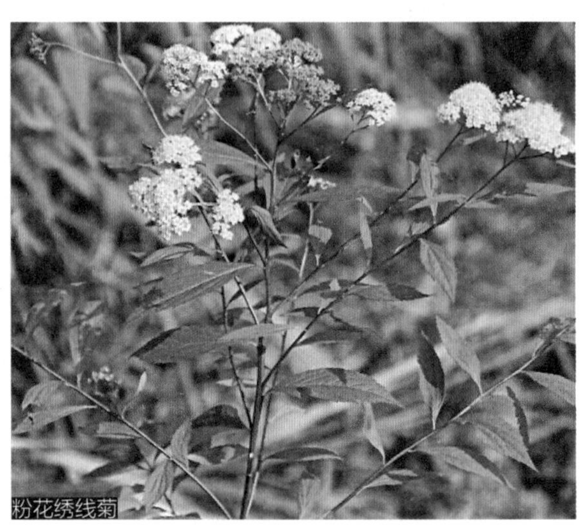
粉花绣线菊

【药物来源】蔷薇科植物粉花绣线菊〔*Spiraea japonica* L.f.〕的根。

【植物特征】落叶亚灌木，高0.8～1.4m。茎直立或斜展，圆柱状，上部有分枝，幼枝上部被短柔毛。叶互生，具短柄；叶片长卵形，长3.5～7.5cm，宽1.7～3cm，先端渐尖，基部楔形，边缘有粗锯齿，上面绿色，下面灰白色，通常脉上有短柔毛。复伞形花序，顶生，小花多数，淡红色或粉红色；花萼5片；花瓣5。蓇葖果。花期夏季，果期秋季。

【生长分布】生于山坡、路旁、林缘。分布于我国华南、华中、华东等地区。

【采收加工】秋季采挖，洗净，晒干。

【性味归经】苦、凉、无毒。入肺、肝二经。

【功能主治】清肺止咳，清肝明目，祛风镇痛。用于肺热咳嗽，目赤痛，目翳，头痛。

【配伍应用】

绣线菊根-球兰 绣线菊根苦、凉，清肺止咳；球兰甘、平，清肺化痰。两药配伍，相辅相成，共呈清肺泄热，止咳化痰之功。用于肺热咳嗽，咳嗽痰稠黄、咽痛、有汗、口渴，或伴头痛、身热等症。

绣线菊根-菊花 两药都有清肝明目作用。但绣线菊根乃清泄肝经火热以明目；菊花为疏散肝经风热而明目。两药配伍，相须相使，共奏疏风泄热，清肝明目之功。用于肝经风热或肝火上攻所致目赤肿痛、目翳等证。

绣线菊根-钩藤根 绣线菊根能升能降，祛风镇痛；钩藤根专行经络，清热镇痉，祛风湿，舒筋。两药配伍，则能祛风清热，镇痉舒筋，活络定痛。用于颈肩痛、头风头痛，以及筋骨痛等症。

【单方验方】

①治咳嗽，吐痰成泡，周身酸痛：绣线菊根60克，熬水服（《贵州民间药草》）。

②治眼红痛及头痛：绣线菊根15克，紫苏叶6克，白菊花3克，熬水服及熏洗（《贵州民间药草》）。

③治头痛：绣线菊根、何首乌9～15克，水煎服（《浙江民间常用草药》）。

【用法用量】内服：煎汤，9～15克。外用：煎汤熏洗。

黄独零余子

（狗嗽子）

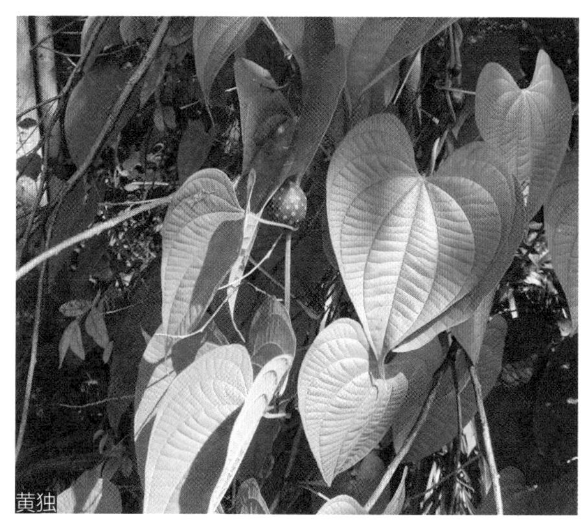

【药物来源】薯蓣科植物黄独〔*Dioscorea bulbifera* L.〕的珠芽。

【植物特征】详见“清热凉血”章“黄药子”。

【生长分布】详见“清热凉血”章“黄药子”。

【采收加工】秋、冬季采摘，切片，晒干。

【性味归经】辛、寒、有小毒。入肺、大肠二经。

【功能主治】清热止咳，解毒消肿。用于百日咳，肺热咳嗽，痰核。

【配伍应用】

黄独零余子-狼尾草根 两药都有清肺止咳作用。黄独零余子辛寒，并能宣肺泻火；狼尾草根苦凉，兼能降泄肺气。两药相配，相辅相成，功效益彰。用于肺热咳嗽，如咳嗽、痰稠而黄、口干咽痛、面赤气粗等症。若配与鲜芦根、瓜蒌、鱼腥草，作用更强。

黄独零余子-全蝎 黄独零余子有清热，解毒，消肿作用；全蝎具解毒，散结，止痛功能。两药配伍，相须相使，共呈清热解毒，消肿止痛之功。用于痰核、痈肿等证。

【单方验方】

①治咳嗽：黄独零余子4.5～9克，水煎服（《常用中草药手册》）。

②治百日咳：鲜黄独零余子9～15克，切片，酌加冰糖，开水炖1小时，饭后服，日服2次（《福建民间草药》。）

③解诸药毒：鲜黄独零余子和开水磨汁一盏，用开水送服，可催吐，以污物吐尽为止（《福建民间草药》）。

④治食道癌、子宫癌、直肠癌：黄独零余子300克，切片，62度白酒1.5千克，装入小口陶罐内，石膏封口，糠火慢烧2小时，提出陶罐，稍冷后放入冷水中浸7天7夜，过滤即得。成人每日50毫升，少量频饮，以不醉为度（《福建中草药》）。

⑤治头痛：鲜黄独零余子切成薄片，贴在太阳穴（《福建民间草药》）。

【用法用量】内服：煎汤，6～12克；或磨汁或泡酒。外用：切片贴。

【注意事项】根部块茎“黄药子”详见“清热凉血”章。本品块茎和零余子，含有毒成分，服用过量可引起口、舌、喉等处烧灼痛，流涎，恶心，呕吐，腹痛，腹泻，瞳孔缩小，严重的出现昏迷，呼吸困难和心脏停搏而死亡。解救方法：洗胃，导泻，内服蛋清，或葛粉糊，或活性炭；饮糖水或静脉滴注葡萄糖氧化钠注射液，亦有用绿豆汤内服，或用岗梅250克，用清水5碗煎至2碗饮服。

望江南

（金豆子、羊角豆、黎茶、喉百草、头晕菜、狗骨棉、夜关门）

【药物来源】豆科植物望江南〔*Cassia occidentalis* L.〕的茎叶。

【植物特征】亚灌木，高1～1.8m。茎直立，圆柱形，成熟后基部木质化，上部多分枝。叶互生，双数羽状复叶，总柄长达6cm，柄近基部腺体1对；小叶3～5对，近基部1对最小；小叶片卵形或长卵形，长2.5～6cm，宽1～2cm，先端尖或渐尖，基部近圆形，全缘，边缘有细毛。伞房状总状花序顶生或腋生，花梗长1～2.5cm；苞片早落；花萼5；花瓣5，黄色，倒卵形，长约1.2cm；雄蕊10，3个不育。荚果圆柱形略扁，长7～12cm，浅棕色。种子多数，卵形略扁。花期春、夏季，果期夏、秋季。

【生长分布】生于山坡、路旁、草丛、疏灌丛；或栽培。分布于我国大部分地区。

【采收加工】秋季采收，割取地上部分，洗净，切段，晒干。

【药理作用】水提取物在体外对某些皮肤真菌有抑制作用。水煎剂对豚鼠回肠、大鼠子宫有兴奋作用。

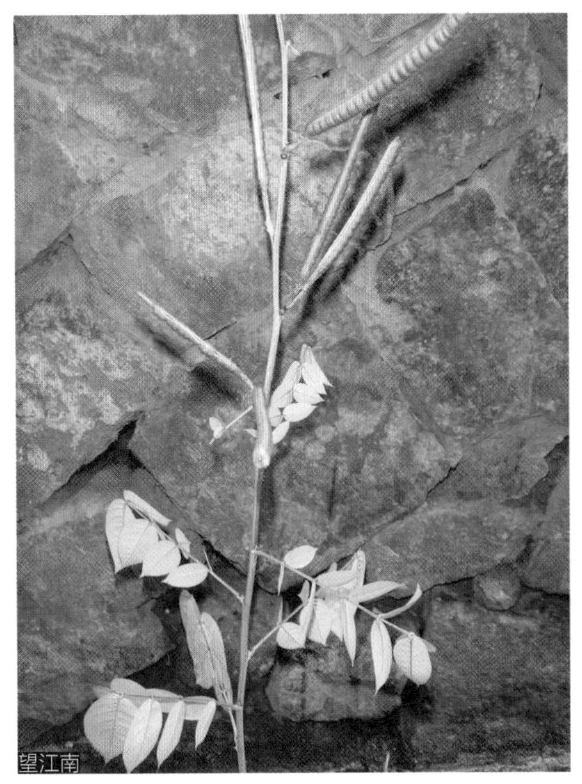

【性味归经】苦、寒、有小毒。入肝、胃、大肠三经。

【功能主治】肃肺止咳，清肝和胃，消肿解毒。用于咳嗽，哮喘，脘腹痞胀，高血压头痛，目赤，习惯性便秘，疔疮肿毒，虫蛇咬伤。

【配伍应用】

望江南-桑白皮　望江南苦、寒，肃降肺气，清肺止咳；桑白皮甘、寒，清热泻肺，消痰平喘。两药配伍，相须为用，共奏清肺泻火，化痰止咳，降逆平喘之功。用于火热迫肺，肺气失其肃降而上逆，咳嗽气逆、咯痰黄稠、口干渴、面目红赤、身热不恶寒等症。

望江南-竹茹　望江南能清肝泻火，和胃降逆；竹茹能清胃泄热，降逆止呕。望江南在于清肝和胃，竹茹在于清胃降逆。两药配伍，共收清肝泻火，和胃降逆之功。用于肝火上炎，所致头疼脑胀、耳鸣耳聋、面目红赤、胁部疼痛、急躁易怒，横逆犯胃，致口干口苦、呕吐黄苦水、甚则吐血、舌红苔黄、脉弦数等症。

望江南-紫花地丁　两药都有消肿解毒作用。但望江南偏于散结消肿，紫花地丁则重在清热解毒。两药配伍，相辅相成，功效更著。用于疔疮肿毒等证。

【单方验方】

①内伤咳嗽：望江南30克，水煎服（《青草药彩色图谱》）。

②风湿关节痛：望江南15克，臭牡丹根9克，茜草6克，酒水煎服（《青草药彩色图谱》）。

③治血淋：望江南30克。水煎服（《福建民间草药》）。

④治蛇伤：鲜望江南一握，捣烂，绞自然汁服，渣敷患处（《福建民间草药》）。

⑤治肿毒：望江南，晒研，醋和敷，留头即消；或酒下二、三钱（《本草拾遗》）。

【用法用量】内服：煎汤，6~9克；或捣绞汁或研末。外用：捣敷或研末调敷。

【注意事项】望江南子：味甘、苦，性凉，有毒。能清肝明目，健胃，通便，解毒。治疗目赤肿痛，头晕头痛，消化不良，胃痛，腹痛，痢疾，便秘。在此简述，以便了解。

粘人花根

（波叶山蚂蝗根、大山蚂蝗根、牛巴嘴根）

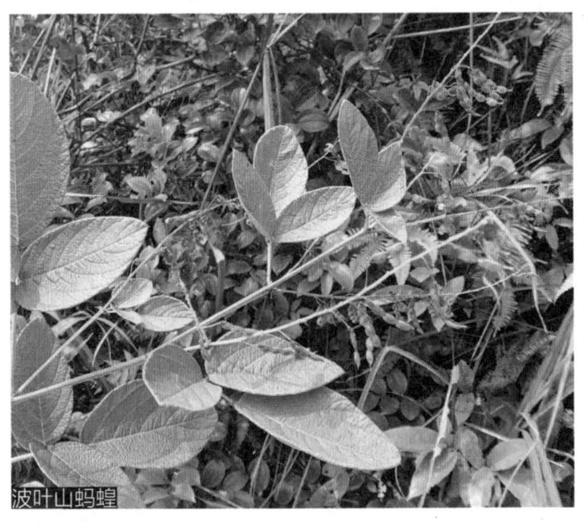

【药物来源】豆科植物波叶山蚂蝗〔*Desmodium equax* Wall.〕的根。

【植物特征】落叶灌木，高1~1.8m。茎直立，圆柱形，上部多分枝，幼枝密被淡黄色短柔毛。三出复叶互生，叶柄长达3.5cm，密被淡黄色短柔毛；小叶3枚，先端小叶最大，具短柄；小叶片卵状菱形，长4~10cm，宽3~6cm，先端急尖，基部宽楔形，边缘波状，上面绿色，幼时有毛，后渐脱落，下面灰白色，紧贴白柔毛。总状花序顶生或腋生；花萼基部筒状，萼齿三角形；花冠蝶形，紫色，长约8mm，旗瓣近椭圆形，翼瓣、龙骨瓣与旗瓣近等长；雄蕊10，二体；子房线形，被短柔毛。荚果条形，长约4cm，宽约3mm，稍弯，密被褐色钩状毛，荚节5~10。花期秋季，果期秋、冬季。

【生长分布】生于山坡草地、林边、路边草丛。分布于我国华南、华中、西南等地区。

【采收加工】秋季采挖，除须根，洗净，切片，晒干。

【性味归经】微苦、涩、温、入肺、大肠二经。

【功能主治】润肺止咳，驱虫。用于肺结核咳嗽，盗汗，喘咳，产后胎盘滞留，蛔虫病。

【配伍应用】

粘人花根-罗汉果 两药均能止咳。粘人花根乃润肺止咳；罗汉果为清肺止咳。两药配伍，则能清热润肺，止咳化痰。用于肺热咳嗽、肺燥咳嗽等证。

【单方验方】

①治虚劳咳嗽：粘人花根、青粘粑草、白粘粑草各6克，煎水兑酒服。

②治喘咳：粘人花根、石豇豆各15克，生姜一片，炖鸡吃。

③治盗汗：粘人花根60克，煎水服。

④治小儿蛲虫：粘人花根12～15克，水煎服，每次一杯，每日三次（①～④方出自《贵州民间草药》）。

【用法用量】内服：煎汤，6～12克；或炖肉。

【注意事项】全草适量外用熬水洗治急性结合膜炎，研细末撒患处治烧伤；果止血消炎。

麻叶

（火麻头、大麻叶）

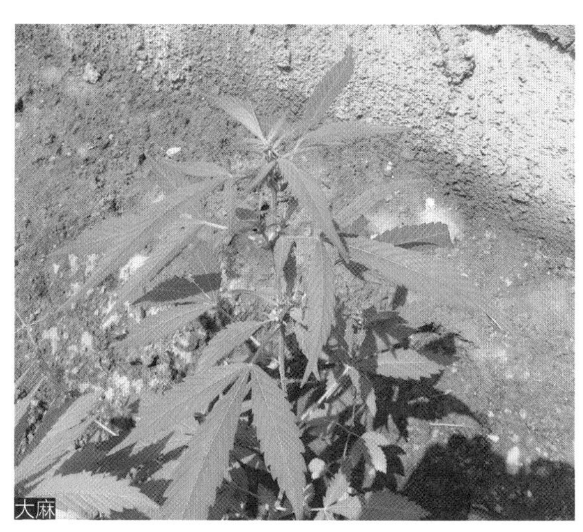

大麻

【药物来源】桑科植物大麻〔*Cannabis sativa* L.〕的叶。

【植物特征】详见“润下”章“火麻仁”。

【生长分布】详见“润下”章“火麻仁”。

【采收加工】夏季采集，晒干。

【性味归经】辛、微苦、平、有毒。入肺、膀胱、大肠三经。

【功能主治】平喘，截疟，解毒，解痛，麻醉。用于咳喘，疟疾，蝎虫咬伤。

【单方验方】治疟疾：麻叶，不问荣枯，入锅内，文武火慢慢炒香，连锅取下，以纸盖其上，令汗出尽，然后碾为细末，临发时以前4个小时，用茶汤或温酒浓调下；移患者原睡处，其状如醉，醒即愈矣。或依前法为末，加入缩砂、丁香、木香、陈皮为末，比麻叶分两减半，酒糊为丸，蜜丸亦可，梧子大。常以茶、酒送下五七丸（《普济方》）。

【用法用量】内服：捣汁，或研末入丸、散。外用：捣敷。

【注意事项】种仁“火麻仁”详见“润下”章；幼嫩果穗“麻蕡”详见“祛风湿”章；茎皮“麻皮”、根“麻根”“活血化瘀”章。《本草纲目》：“按郭文《疮科心要》乌金散治痈疽疔肿、时毒恶疮，方中用火麻头同麻黄诸药发汗，则叶之有毒攻毒可知矣。《普济方》用之截疟尤可推焉。”

麻秸

（脂麻秸、芝麻荄、油麻稿）

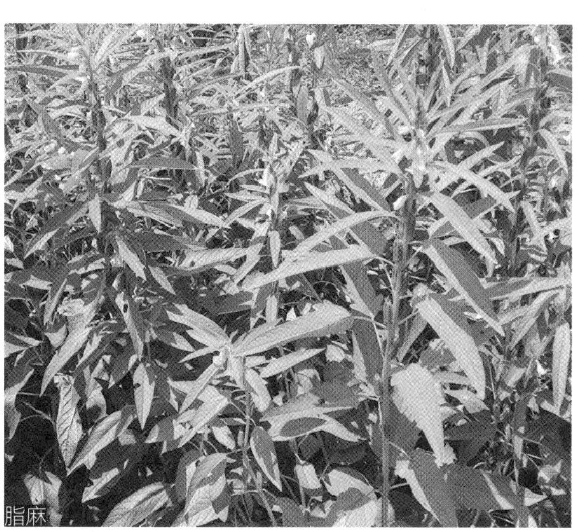

脂麻

【药物来源】胡麻科植物脂麻〔*Sesamum indicum* L.〕的茎。

【植物特征】一年生草本，高0.8～1.2m，全株被粗毛。茎直立，四棱形，外被短柔毛，少分枝。叶对生或互生，叶柄长1.5～4.5cm；叶片草质，下部叶3全裂，中部叶卵形，边有大小不等的粗锯齿；上部叶披针形，长3.5～10cm，宽1～2cm，先端长尖，基部楔形，全缘；上面深绿色，下面绿色。花单生叶腋，近无柄；萼5裂；花冠管状，长达3cm，上唇2裂，较短，下唇3裂；雄蕊4，2强；子房卵形，花柱细长。蒴果长圆状筒形，长1.2～2.5cm，通常4棱，亦有5～6棱。种子多数，卵形略扁，黑色或白色，还有淡黄色。花期夏季，果期秋季。

【生长分布】栽培。分布于全国各地。

【采收加工】夏、秋季采集，除去残叶，切段，晒干。

【药理作用】全草的水提取物对离体豚鼠子宫有兴奋作用。

【性味归经】辛、苦、温。入肺、肾二经。

【功能主治】止咳平喘，利尿消肿。用于哮喘，浮肿，便秘。

【配伍应用】

麻秸-杜衡 两药均有平喘之功。麻秸味辛、苦，性温，乃宣通肺气，止咳平喘；杜衡味辛、性温，散寒温肺，消痰平喘。两药配伍，则能温肺散寒，宣肺止咳，化痰平喘。用于寒痰冷饮伏肺所致哮喘，如呼吸急促、喉中有哮鸣音、痰白而黏或稀薄多沫、胸膈满闷如窒、畏冷背凉等症。

麻秸-鹿耳翎 两药都有祛水消肿作用。麻秸辛、苦、性温，利尿消肿，而宣通肺气；鹿耳翎味辛、性温，除湿消肿，理气和脾。两药配伍，辛苦开降，辛温行散，苦温燥化，共收宣肺利气，燥化脾湿，行水利尿之功。用于水湿困脾，脾失运化，发为水肿、小便不利等证。

【单方验方】

①治小儿盐哮：麻秸，瓦内烧存性，出火毒，研末，以淡豆腐蘸食之（《摘元方》）。

②治周身浮肿，胀满气喘：干麻秸60克，红糖30克。开水一碗，冲炖服（《民间实用草药》）。

③治老年人大便秘结：麻秸120克，水煎，调冬蜜适量服下，连续3次（《食物与治病》）。

【用法用量】内服：煎汤，15～30克；或烧存性研末。

【注意事项】麻秸包括“白脂麻茎”。种仁“黑芝麻”详见“滋阴”章。

麻柳叶

（枫扬叶）

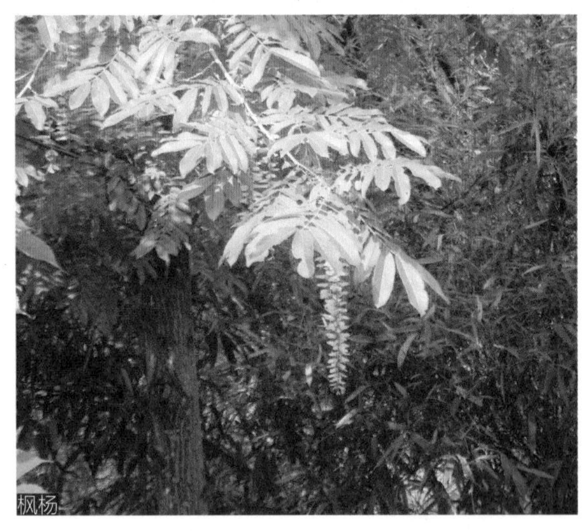
枫杨

【药物来源】胡桃科植物枫杨〔*Pterocarya stenoptera* C. DC.〕的叶。

【植物特征】落叶乔木，高7～30m。树干直立，圆柱形，树皮赤褐色，有纵裂，多分枝，小枝灰色，被毛，有皮孔。多为双数羽状复叶，互生，叶轴有翅，小叶10～24枚，对生，无叶柄，叶片长椭圆形，长3～9cm，宽1～3cm，先端尖或钝，基部圆形或偏斜，边缘有细齿，上面绿色，下面脉腋有星状毛。花单性，雌雄同株；雄花序为葇荑花序，生头年枝上，花被苞片状，1～4裂，黄绿色，雄蕊数枚；雌花生当年枝的顶端，黄绿色，花柱1，柱头2裂。小坚果，成熟时两侧有窄翅，果序下垂，长25～35cm。花期夏季，果期夏、秋季。

【生长分布】生于河岸、溪旁、荒野。分布于我国大部分地区。

【采收加工】夏季采集，洗净，晒干或鲜用。

【药理作用】100%煎剂在体外对金黄色葡萄球菌、铜绿假单胞菌及伤寒杆菌有抑制作用。

【性味归经】苦、温、有毒。入肺、肝二经。

【功能主治】止咳化痰，消炎解毒，杀虫止痒。用于慢性气管炎，关节痛，痈疽疖肿，稻田皮炎，天疱疮，皮肤痒疹，麻风溃疡，疥疮，黄癣。

【单方验方】

①治皮肤癣：鲜麻柳叶60克。切碎，乙醇500毫升，将麻柳叶投入乙醇中浸1周后取用。用时，取一些棉花蘸该酒擦患处，日擦1～2次。或取叶煎水洗（《闽南民间草药》）。

②治痒疹：麻柳叶、毛秀才、千里光、柳枝。煎水洗（《四川中药志》）。

③治膝关节痛：麻柳叶、虎耳草。捣烂敷患处（《湖南药物志》）。

【用法用量】外用：煎水洗，或浸酒擦或捣敷。

【注意事项】果实“麻柳果”详见本章；本品有毒，内服宜慎重；老人、儿童忌用；体弱、孕妇、肝肾功能不全者禁服。

麻柳果

（一群鸭、雁鹅群）

【药物来源】胡桃科植物枫杨〔*Pterocarya stenoptera* C. DC.〕的果实。

【植物特征】详见“麻柳叶”。

【生长分布】详见“麻柳叶”。

【采收加工】夏季采集，晒干，除去杂质。

【性味归经】苦、温。入肺经。

【功能主治】温肺止咳，解毒疗疮。用于风寒感冒，天疱疮。

【配伍应用】

麻柳果-兰花参 麻柳果苦、温，温肺止咳；兰花参微苦、微温，疏风解表，并化痰止咳。两药配伍，则能解表散寒，宣肺降逆，化痰止咳。用于风寒感冒或风寒犯肺等证。

【单方验方】治疗天疱疮：枫杨嫩叶及果实各500克，煎水洗澡。忌入口（《中草药通讯》）。

【用法用量】内服：煎汤，9～15克。

【注意事项】麻柳果须微火炒黄用。

葶苈子

（丁历）

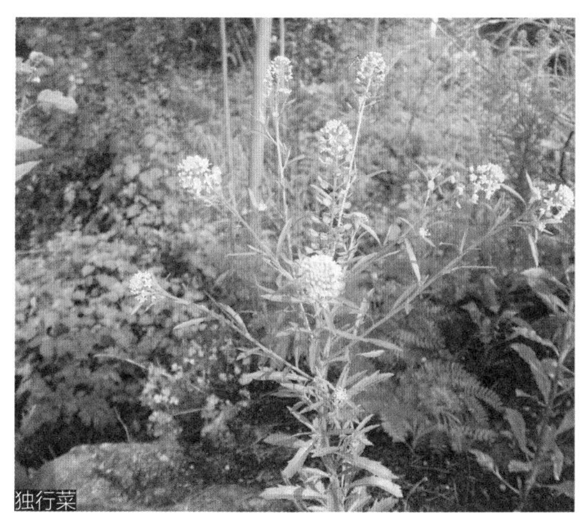
独行菜

【药物来源】十字花科植物独行菜〔*Lepidium apetalum* Willd.〕的种子。

【植物特征】一年或二年生草本，高15～35cm。主根较粗壮，垂直向下，白色。茎直立，圆柱形，绿色，上部多分枝，被有细微头状毛。基生叶互生，叶柄长1～2cm；叶片窄匙形，长3～5cm，宽1～1.5cm，先端短尖，基部楔形，边缘有小羽裂或缺刻，两面绿色；茎生叶互生，叶片线形，边缘疏生锯齿或小缺刻，先端渐尖或尖，基部渐窄下延成柄。长总状花序顶生，具长梗；萼4裂，裂片椭圆形；花细小，白色，退化；雄蕊2或4，蜜腺4；子房扁圆形，2室，柱头头状。短角果椭圆形。花期夏季，果期夏、秋季。

【生长分布】生于路旁、荒野。分布于全国大部分地区。

【采收加工】夏、秋季果实成熟时采集，割取果穗，晒干，打下种子，除去杂质。

【药理作用】葶苈子醇提取物对动物的在体心脏及心肺制备标本均呈强心作用，能增强心肌收缩，减慢心率，降低传导速度，大量则引起心动过速、心室颤动等。本品还有平喘及利尿作用。

【性味归经】辛、苦、寒。入肺、膀胱二经。

【功能主治】泻肺平喘，利尿消肿。用于痰涎壅肺，咳嗽气喘，面目浮肿，胸腹积水，小便不利。

【配伍应用】

葶苈子-桑白皮 葶苈子辛、苦、寒，泻肺，消痰，平喘；桑白皮甘、寒，清肺消痰，降气平喘。两药配伍，相辅相成，清热泻肺，消痰平喘功效显著。用于痰热壅肺证，如咳痰喘促、胸膈满闷、面赤身热等症。

葶苈子-香附 葶苈子能泻肺开闭，宣通水道，利尿消肿；香附能疏肝解郁，理气和脾，畅利中焦。两药配伍，则能泻肺开郁，理气行滞，利水祛湿。可用于饮停胸胁之“悬饮”证，如胸胁胀满疼痛、呼吸、咳唾、转侧疼痛加重、气短息促、脉沉弦等症。

【单方验方】

①肺源性心脏病心力衰竭、喘急肿满：葶苈子10克，紫苏子12克，杏仁6克，半夏、陈皮各8克，红枣10枚，水煎服；或葶苈子6克研末，红参10克，麦冬15克，五味子3克，或红参、附子各10克，煎汤送服。

②胸水：葶苈子、大黄各10克，杏仁6克，水煎冲芒硝10克服。

③黄疸、便秘：葶苈子、大黄各10克，水煎服（①～③方出自《袖珍中草药彩色图谱》）。

④结核性渗出性胸膜炎：葶苈子15克，大枣15枚，为基本方；对寒湿胸痛加茯苓、白术各12克，桂枝、瓜蒌皮、薤白头、姜半夏各9克，甘草、陈皮各4.5克。若为结核性者加百部15克，丹参、黄芩各9克；热结胸痛采用柴胡、黄芩、赤白芍、半夏、枳实、郁金各9克，生姜3片，大枣4枚；若热盛加野荞麦根、鱼腥草、葎草各30克。对恢复期患者用黄芪、白芍各9克，桂枝、甘草各6克，生姜3片，大枣6枚（《全国中草药汇编》）。

【用法用量】内服：煎汤，4.5～9克；或研末。

【注意事项】葶苈子可生用可炒用；炒法：用文火微炒至颗粒微鼓起，香气至为度，取出放凉。

紫金牛

（平地木、叶下红、矮地茶、老不大、铺地凉伞、阴山红）

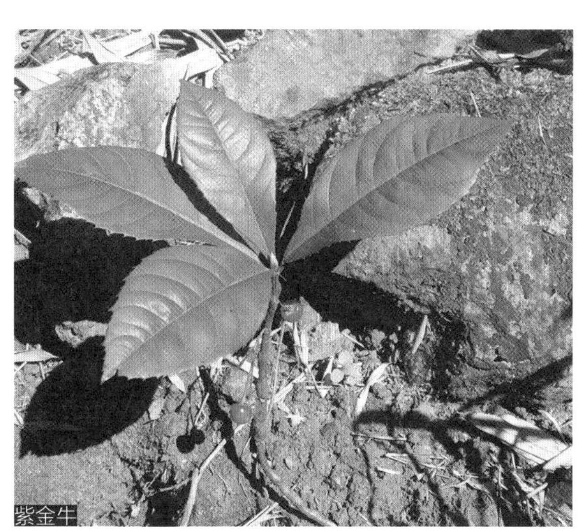
紫金牛

【药物来源】紫金牛科植物紫金牛〔*Ardisia japonica* (Thunb.) Bl.〕的全草。

【植物特征】详见“理气”章“紫金牛根”。

【生长分布】详见“理气”章“紫金牛根”。

【采收加工】夏、秋季采集，割取地上部分，洗净，切段，晒干。

【药理作用】

①抗微生物作用：100%煎剂用平板纸片法，对草绿色链球菌、大肠埃希菌、伤寒杆菌、福氏志贺菌均有抑制作用。对金黄色葡萄球菌、肺炎球菌也有抑制作用。对接种流感病毒的鸡胚有一定的抑制作用。岩白菜宁配合其他药有抗结核作用。黄酮苷对流感嗜血杆菌、肺炎双球菌、金黄色葡萄球菌有抑制作用。

②对呼吸系统的影响：药理研究表明，矮地茶有明显的止咳、祛痰作用。它的主要止咳成分是矮地茶素。黄酮苷（杨梅皮苷、槲皮素）肌内注射或腹腔注射均有抗组胺引起豚鼠的致喘作用。岩白菜素有止咳而无平喘作用。槲皮素有良好的祛痰作用，且能促进痰液分泌和气管纤毛运动，故可考虑将槲皮素作为预防过敏性哮喘的药物。

③毒性：临床应用，个别患者有轻度腹部不适，口渴，头晕，恶心等，继续用药大多数可缓解。

【性味归经】苦、平。入肺、肝二经。

【功能主治】止咳化痰，活血止血，利尿，解毒。用于慢性气管炎，大叶性肺炎，跌打损伤，筋骨痛，月经不调，肺结核咯血，黄疸型肝炎，痢疾，肾炎，尿路感染，高血压，无名肿毒，皮肤瘙痒，漆疮。

【配伍应用】

紫金牛-夜关门　两药都有止咳化痰作用。紫金牛苦降，清肃肺气，偏于止咳；夜关门辛开苦降，开宣肺气，而长于化痰。两药配伍，相辅相成，功效增强。用于肺热咳嗽，喘促痰多等症。

紫金牛-苎麻根　两药都有止血作用。但紫金牛乃活血以通经止血；苎麻根为凉血以和血止血。两药相配，相互为用，则能清热凉血，止血活血，血止而不留瘀。用于血热妄行所致咯血、鼻衄、尿血、便血等。

紫金牛-玉米须　两药均有利尿之功。紫金牛乃宣通水道以利尿；玉米须为渗湿以利尿，并能通淋。两药配伍，则能宣肺利气，渗湿行水，利尿通淋。用于水肿、淋证。

紫金牛-蒲公英　两药都有解毒，消肿作用。但各有所长，紫金牛偏于散结消肿；而蒲公英重在清热毒。两药配伍，相辅相成，功效提高。用于痈疖肿毒等证。

【单方验方】

①慢性气管炎：紫金牛60克，胡颓子根60克，大青叶15克，水煎服，每日1剂，也可制成浸膏片内服；或矮地茶（干）9～12克，陈皮6～9克，枇杷叶6～9克（或加忍冬藤9～12克，岗梅9～12克），水煎服，每日1剂，也可制成浸膏片内服（《新编中医学概要》）。

②肺结核：紫金牛30克，鱼腥草15克，旱莲草15克，十大功劳、枸骨各15克，女贞子15克，水煎，每日1剂，2次分服（《新编中医学概要》）。

③黄疸型肝炎：紫金牛、阴行草、车前草各30克，白茅根15克，水煎服（《中草药彩色图谱与验方》）。

④睾丸肿痛：紫金牛15克，黄独10克，黄栀子根15克，板栗树根10克，鸭蛋2个，水煎，服汤食蛋（《中草药彩色图谱与验方》）。

⑤溃疡病出血：50%紫金牛煎剂100～200毫升，分3～4次服（《全国中草药汇编》）。

⑥小儿疳积：紫金牛6克，铁线莲3克，山荷叶3克，莱菔子2克。将药物研细末，调拌鸡蛋蒸服（《中国民间草药方》）。

⑦治跌打损伤：紫金牛全草30克，酒、水各半煎，2次分服（《江西民间草药》）。

【用法用量】内服：煎汤，9～12克（大剂量可用30～60克）。外用：捣敷。

【注意事项】本药治疗慢性气管炎，偏热型效果较好。根“紫金牛根”详见“理气”章

紫苏子

（苏子、黑苏子、铁苏子、野麻子）

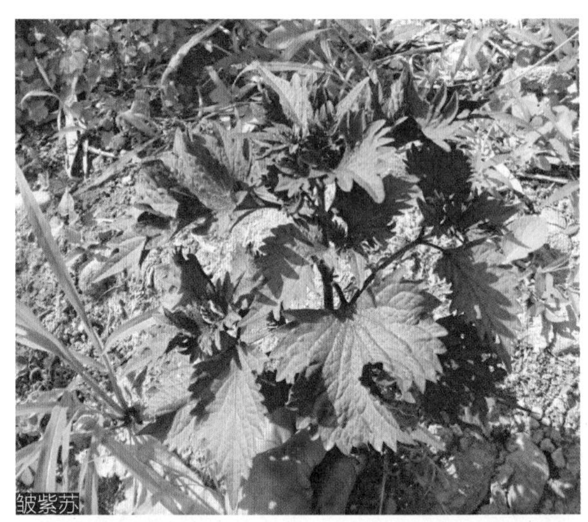

皱紫苏

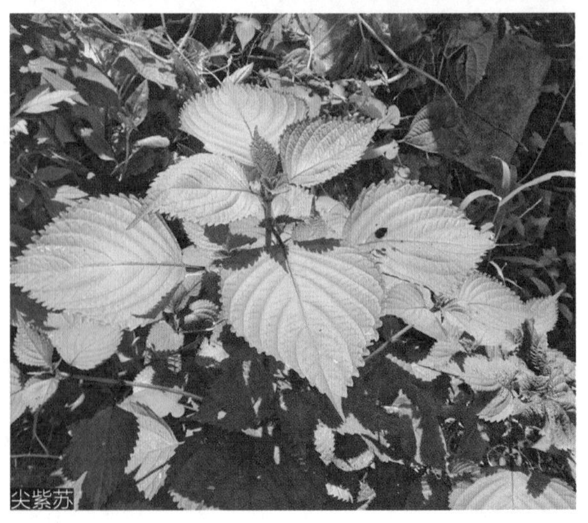

尖紫苏

【药物来源】唇形科植物皱紫苏〔*Perilla frutescens* (L.) Britt. var. *crispa* (Thunb.) Hand.–Mazz.〕和尖紫苏〔*Perilla. frutescens* (L.)Britt. var. *acuta* (Thunb.) Kudo.〕的种子。

【植物特征】详见“辛温解表”章“紫苏叶”。

【生长分布】详见“辛温解表”章“紫苏叶”。

【采收加工】秋季果实成熟时，割取果穗，晒干，搓下果实，簸去果壳、杂质。

【采收加工】夏、秋季采集，割取地上部分，洗净，切段，晒干。

【药理作用】

①降血脂：能明显降低高脂血症大鼠血清总胆固醇和低密度脂蛋白含量，提高高密度脂蛋白与胆固醇、高密度脂蛋白与低密度脂蛋白的比值。

②增强记忆能力：不同剂量的紫苏子油分别给幼龄小鼠灌胃，连续15天，可减少小鼠跳台错误次数，能明显提高小鼠水迷路测验的正确百分率，缩短到达终点时间。

③抑菌作用：0.1%紫苏子油对变形杆菌、酵母菌、青霉菌及自然界中的霉菌均有抑制作用。

④抗血栓：将α–亚麻酸的食入量调节在每天363克，可以抑制人体血小板聚集，减少血栓形成。

【性味归经】辛、温。入肺、大肠二经。

【功能主治】下气消痰，止咳平喘，润肺宽肠。用于气滞满闷，咳逆，痰喘，便秘。

【配伍应用】

紫苏子–佛手　两药都有理气，化痰作用。但紫苏子乃宽胸利膈，降气以消痰，而止咳平喘；佛手为疏肝开郁，理脾行气，燥化脾湿以化痰。两药配伍，共奏降逆下气，燥湿化痰，止咳平喘之功。用于痰壅气逆，胸膈满闷、痰喘、咳逆，或伴胃脘痞胀等症。

紫苏子–火麻仁　两药都有润肠通便作用。紫苏子乃降肺气，润肠道以利传导；火麻仁专润燥滑肠以通利大便。两药配伍，则能下气利肠，润燥通便。用于津液枯少，肠燥便秘等症。

【单方验方】

①治气喘咳嗽，食痞兼痰：紫苏子、白芥子、莱菔子。上三味，各洗净，微炒，击碎，看何证多，则以所主者为君，余次之，每剂不过三钱，用生绢小袋盛之，煮作汤饮，随甘旨，代茶水啜用，不宜煎熬太过。若大便素实者，临服加熟蜜少许，若冬寒，加生姜三片（《韩氏医通》）。

②慢性气管炎：紫苏子、半夏、当归各9克，前胡、厚朴、陈皮各6克，肉桂2克，甘草3克，生姜3片，水煎服，日服一剂（《常用中药药理与临床应用》）。

③哮喘：紫苏子9克，淫羊藿15克，水煎服（《常见病验方研究参考资料》）。

④顺气，滑大便：紫苏子、麻子仁。上二味不拘多少，研烂，水滤取汁，煮粥食之（《济生方》）。

【用法用量】内服：煎汤，4.5～9克；或加水捣取汁或研末入丸、散。

【注意事项】生紫苏子长于降气祛痰，润肠通便；炒紫苏子偏于温肺散寒，消痰平喘，用于肺寒痰壅，咳嗽气喘。“鸡冠紫苏子”同等入药，详见“辛温解表”章。叶“紫苏叶”详见“辛温解表”章；“紫苏梗”详见“理气”章。

第二十二章 安神

乌饭子

（乌饭果、米饭果、纯阳子、冷饭果、沙汤果）

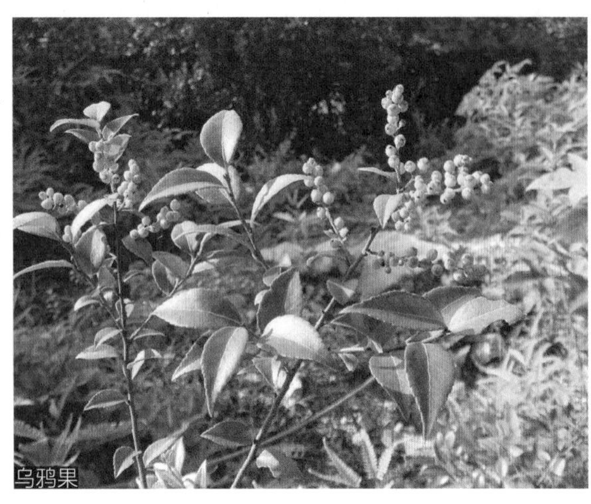
乌鸦果

【药物来源】杜鹃花科植物乌鸦果〔*Vaccinium fragile* Franch.〕的果实。

【植物特征】详见“祛风湿”章“土千年健”。

【生长分布】详见“祛风湿”章“土千年健”。

【采收加工】秋、冬季果实成熟、紫红色时采摘，晒干或鲜用。

【性味归经】甘、酸、平。入肺、心二经。

【功能主治】养心安神，止咳。用于心悸，怔忡，失眠，咳嗽。

【配伍应用】

乌饭子-龙眼肉 乌饭子甘、酸、平，能养心血，安心神；龙眼肉甘、温，能补心脾，益气血。两药配伍，相辅相成，共呈补益心脾，益气养血，宁心安神之功。用于思虑太过，劳伤心脾，耗伤气血，所致心悸怔忡、健忘失眠、多梦易惊、体倦食少等症。

乌饭子-土人参 乌饭子入肺，益气，敛肺，止咳；土人参入脾肺，益气，润肺，止咳。两药配伍，甘能益气，酸能收敛，温而不燥，共收益气润肺，收敛止咳之功。用于久咳气阴亏耗，所致咳嗽、气短、语音低弱、乏力、自汗等症。若配百合、枸杞子、炙枇杷叶，疗效更佳。

【单方验方】治久咳，失眠：乌饭子9～15克，水煎服（《昆明民间常用草药》）。

【用法用量】内服：煎汤，9～15克。

【注意事项】根茎“土千年健”，详见“祛风湿”章。《滇南本草图说》：“怔忡睡卧不宁者，煎服。”供参考。

白首乌

（泰山何首乌、泰山白首乌、和尚乌）

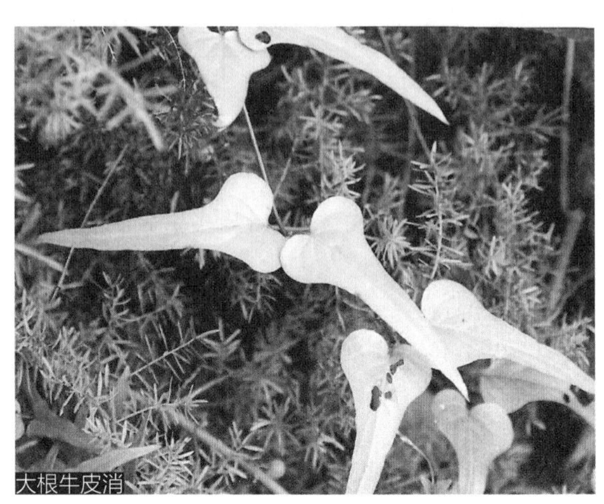
大根牛皮消

【药物来源】萝藦科植物大根牛皮消〔*Cynanchum bungei* Decne.〕的块根。

【植物特征】多年生缠绕草本，长达2m。块根粗壮，纺锤状。茎纤细，圆柱形，灰紫色，有分枝，无毛。单叶对生，具短柄；叶片草质，近戟形，长3～6cm，宽1～2cm，先端渐尖，基部心形，全缘，上面深绿色，稀被短粗毛，下面绿色。伞形花序生叶腋；花萼5深裂，裂片卵形，反折；花冠5深裂，黄绿色，裂片披针形，反折；副花冠5；雄蕊10；雌蕊1，花柱2。蓇葖果2，长角状相对生，长达10cm，成熟时背部开裂。种子倒卵形，先端有长约3cm银白色细绒毛。花期夏季，果期秋季。

【生长分布】生于山坡、路旁、林间。分布于我国华南、华中、华北、西南等地区。

【采收加工】冬季采挖，洗净，切片，晒干。

【性味归经】甘、涩、微温。入肝、肾二经。

【功能主治】安神，养血。用于久病虚弱，失眠，健忘多梦，痔疮，便血，阴虚久疟，性神经衰弱，皮肤瘙痒。

【配伍应用】

白首乌-小麦 白首乌能宁心安神，且养肝血；小麦能养心除烦，除热安神。两药配伍，可收养血滋阴，清心安神之功。用于思虑太过，阴血暗耗，或失血过多，心肝失养，所致心悸、失眠、多梦、头昏等症。

白首乌-枸杞子 两药均有滋补肝肾，益精养血之功。但白首乌偏于益肝养血；枸杞子长于滋肾益精。两药配伍，相辅相成，功效增强。用于肝肾阴虚，头晕目眩、视力减退、腰膝酸软等症。

【用法用量】 内服：煎汤，6～12克。

【注意事项】《山东中药》："为滋养、强壮、补血药，并能收敛精气，乌须黑发。治久病虚弱，贫血，须发早白，慢性风痹，腰膝酸软，性神经衰弱，痔疮，肠出血，阴虚久疟，溃疡久不收口。鲜的并有润肠通便的作用，适用于老人便秘。"供参考。

白千层

（玉树）

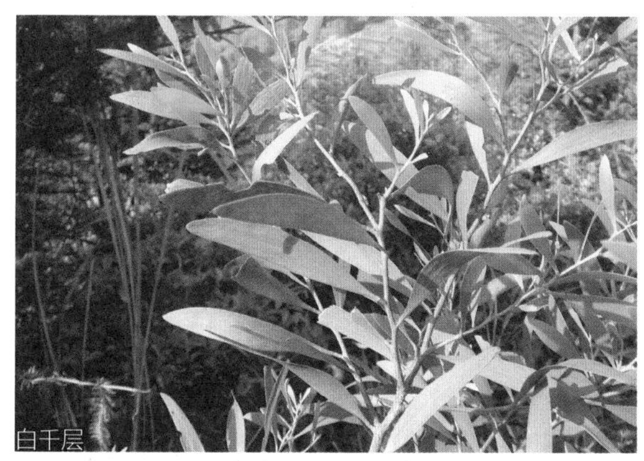
白千层

【药物来源】 桃金娘科植物白千层〔*Melaleuca leucadendron* L.〕的树皮。

【植物特征】 详见"祛风湿"章"白千层叶"。

【生长分布】 详见"祛风湿"章"白千层叶"。

【采收加工】 全年可采，剥取树干皮，切段，晒干。

【药理作用】

①抗菌作用：煎剂用平板纸片法，对金黄色葡萄球菌、大肠埃希菌有抑制作用。所含柠檬烯对肺炎双球菌、草绿色链球菌、卡他球菌、金黄色葡萄球菌有强抑制作用，但做体内保护试验时，不能保护小白鼠免受肺炎球菌感染。所含桉油精除常作香料和防腐剂外，具有解热，抗菌消炎作用。

②对呼吸系统的作用：柠檬烯对小白鼠采用恒压喷雾氨水试验，有明显的止咳作用；采用酚红比色法试验，有良好的祛痰作用；所含的松油醇具有镇咳祛痰作用；*α*-蒎烯有祛痰作用。

③苯甲醛（安息香醛）：本品系一种香料，在医疗食品上常作为香料及有机溶剂，分析上作生物碱及酚检验试剂。

④毒性：柠檬烯对犬作亚急性毒性试验，未见明显毒性反应。

【性味归经】 淡、平。入心经。

【功能主治】 安神镇静，解毒止痒。用于神经衰弱，失眠，脓疱疮，溃疡，肛周湿疹。

【配伍应用】

白千层-女贞子　白千层味淡、性平，入心经，安神镇静；女贞子味甘、苦，性凉，入肝肾经，补益肝肾，滋阴清热。两药配伍，淡苦泄热，甘凉滋阴生津，共奏滋阴清热，养心安神之功。用于水亏火亢，心肾不交所致心烦、失眠、多梦、怔忡、心悸、遗精等症。

白千层-土茯苓　白千层淡、平，能解毒止痒；土茯苓甘、淡、平，能解毒利湿。两药配伍，则能解毒，利湿，止痒。用于湿毒所致皮肤疮疡，如脓疱疮、皮肤溃疡、肛门痒疮等证。

【单方验方】

①治神经衰弱，失眠：白千层6～9克。水煎服（《常用中草药手册》）。

②脓疱疮、脓口已破溃：白千层2份，金银花、蒲公英各1份，水煎熏洗，可边热敷边挤脓液排出。如脓液已排尽，脓口已收，另取白千层皮烤干，研成粉末，调蜜糖涂创面，易收口。

③肛周瘙痒：白千层500克（鲜者1000克），癣草200克（鲜者400克），蛇床子100克，水煎浓缩至滴水成珠，每用时加硫黄粉少许，调涂肛周，15天为1个疗程，用药期间，忌食鸡、羊肉及蛋类。

④面部疔、疮（青春痘）：白千层适量，水煎熏洗面部（②～④方出自《实用皮肤病性病中草药彩色图集》）。

【用法用量】 内服：煎汤，6～9克。外用：水煎熏洗，或熬膏抹，或研末调敷。

【注意事项】 白千层皮有渗利之功，久服能化燥，故阴虚火旺、火毒疮疡者慎用。叶"白千层叶"详见"祛风湿"章。

首乌藤

（棋藤、夜交藤）

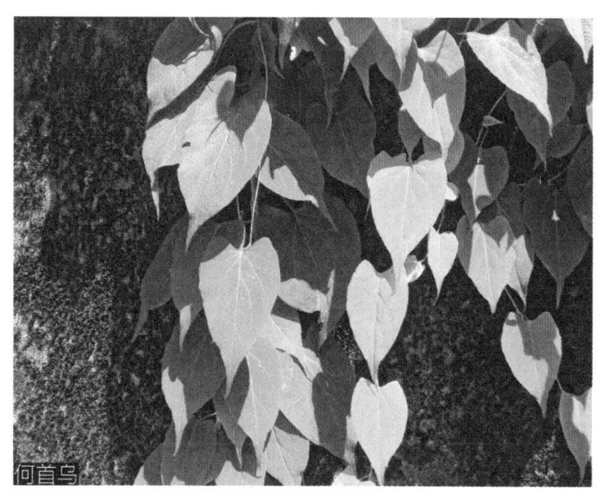
何首乌

【药物来源】 蓼科植物何首乌〔*Polygonum multiflorum* Thunb.〕的藤茎。

【植物特征】多年生缠绕草本，长1.5～3.5m。根茎细长，深棕色，末端膨大呈块状之块根，质硬，外面暗棕色，切面浅棕红色，有斑纹。茎蔓状，圆柱形，无毛，老茎浅棕色，细茎紫红色，幼茎绿色，基部木质化。单叶互生，具柄；叶片窄卵形，长4～7.5cm，宽2.5～4.5cm，先端渐尖或呈尾尖，基部心状箭形，全缘或微波状，上面绿色，下面浅绿色，无毛。圆锥花序顶生或叶腋生，多分枝；花细小，多数，直径约2mm，绿白色，小花梗有节；苞片卵状披针形；花瓣5深裂，裂片倒卵形；雄蕊8；雌蕊1。瘦果卵形至椭圆形，长2.5～3.5mm，黑色光泽，外包宿存花瓣。花期夏季，果期秋季。

【生长分布】生于山坡、林缘、屋前后，攀附墙上、岩壁或树上。分布于我国大部分地区。

【采收加工】夏、秋季时采集，割取茎藤，除去幼枝、残叶，洗净，切段，晒干。

【药理作用】

①调血脂：动物实验表明，能显著降低实验动物血清胆固醇和甘油三酯含量，明显升高高密度脂蛋白/胆固醇比值，对高血脂引起的脂肪肝有保护作用。

②调节胃肠运动：大黄素对离体、在体肠管小剂量使用能使肌张力增加，大剂量则表现为抑制作用。

③镇静催眠：首乌藤煎剂对戊巴比妥钠阈下睡眠时间有协同作用，能加强小鼠睡眠。给大鼠灌服煎剂，可使总睡眠时延长，连续给大鼠灌服煎剂3天，可明显缩短慢波睡眠潜伏期，催眠作用更明显。

④抗病原微生物作用：对金黄色葡萄球菌、大肠埃希菌、肺炎链球菌、铜绿假单胞菌、志贺菌属、草绿色链球菌、卡他球菌、流感嗜血杆菌、白喉杆菌、枯草杆菌、副伤寒杆菌、普通变形杆菌均有明显抑制作用，对钩端螺旋体有杀灭作用。

⑤抗肿瘤：大黄素对黑色素瘤、乳腺癌、艾氏癌性腹水有明显抑制作用。大黄素甲醚对Hela宫颈癌细胞有抑制作用。

【性味归经】甘、微苦、平。入心、肝二经。

【功能主治】养心安神，祛风活络。用于神经衰弱，失眠多汗，血虚周身疼痛，风湿痹痛，皮肤瘙痒。

【配伍应用】

首乌藤-合欢皮 首乌藤甘、微苦、平，养心安神，并能催眠；合欢皮甘、平，宁心安神，且解郁疏肝。两药配伍，则能解郁除烦，宁心安神，镇静催眠。配与栀子、郁金、枳壳、牡蛎、白芍，可用于暴怒伤肝，所致躁烦不寐、胸胁胀满、目赤、头痛、脉弦等症。

首乌藤-穿山龙 二者性质平和，都有祛风之功。但首乌藤并可活络，穿山龙兼止痛。两药配伍，则能祛风，活络，止痛。用于风湿痹之关节、筋骨痛等。

【单方验方】

①神经衰弱（肾阴虚）：首乌藤、酸枣仁、酢浆草各15克，茯苓12克，知母9克，川芎、甘草各6克，红枣6枚，水煎服。配用安神补心丸或养血安神片（《全国中草药汇编》）。

②不寐、健忘：首乌藤、酸枣仁、生龙骨、生牡蛎各30克，石菖蒲15克，远志10克。水煎服，日服一剂。

③精神分裂症：首乌藤、何首乌各30克，大枣10克，水煎服，日服一剂。

④风湿性关节炎：首乌藤、鸡血藤、海风藤、络石藤、天仙藤各15克，水煎服，日服一剂（②～④方出自《常用中药药理与临床应用》）。

⑤肾虚遗尿：首乌藤30克，沙参12克，大九龙盘12克，白玉簪花根12克，将药物煎服，一日3次（《中国民间草药方》）。

⑥腰扭挫伤：首乌藤30克，桑寄生12克，菟丝子12克，胡桃肉20克，将药物研细末，调拌蜂蜜冲服，一日3次（《中国民间草药方》）。

【用法用量】内服：煎汤：6～15克；或研末入丸、散。外用：煎水洗。

【注意事项】块根“何首乌”详见“补血”章。

柏子仁

（侧柏子、柏实、柏子、柏仁）

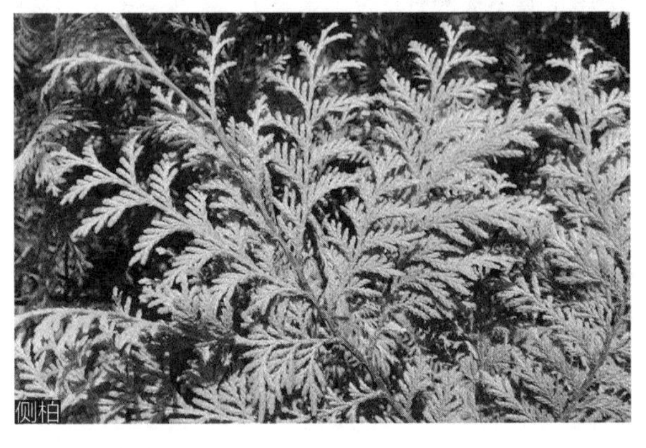
侧柏

【药物来源】柏科植物侧柏〔*Platycladus orientalis* (L.) Franco.〕的种仁。

【植物特征】详见“祛风湿”章“柏枝节”。

【生长分布】详见“祛风湿”章“柏枝节”。

【采收加工】初冬采集，种子成熟时采摘，晒干，压碎种皮，簸净种皮及杂质。

【性味归经】甘、平。入心、肝、脾三经。

【功能主治】养心安神，润肠通便。用于心悸怔忡，虚烦失眠，大便虚秘。

【配伍应用】

柏子仁-小麦 两药都有安神作用，但同中有异；柏子仁甘、平，乃滋肝血，养心安神；小麦甘、凉，为养心液，清虚热以除烦安神。两药配伍，则能养心阴，清虚热，益肝血，宁心安神。用于心阴不足，肝血亏虚，内有虚热引起的心烦失眠、心悸怔忡等症。

柏子仁-火麻仁 两药味甘、性平，都有润肠通便之功。两药配伍，相辅相成，作用增强。用于老人、体弱及产后者由于津枯血少所致肠燥便秘。若伴燥热，便干便难，加草决明；血虚者加当归身、枸杞子；阴虚加桑椹、女贞子。

【单方验方】

①心悸怔忡、失眠多梦：柏子仁、酸枣仁各10克，枸杞子、麦冬各15克，首乌藤12克，水煎服。

②盗汗虚烦、梦遗健忘：柏子仁、酸枣仁各10克，石菖蒲、麦冬各12克，山药、山茱萸各15克，水煎，睡前服。

③老人或体虚肠燥便秘：柏子仁、火麻仁、当归、肉苁蓉各12克，水煎服。

④阴虚经闭：柏子仁、熟地黄各15克，泽兰、牛膝、当归各10克，水煎服。

⑤血虚血燥肌肤瘙痒：柏子仁、生地黄各20克，大枣10枚，水煎服。

⑥小儿囟门不合：柏子仁、防风、白及各适量，研细末，乳汁调涂囟门处（①~⑥方出自《袖珍中草药彩色图谱》）。

【用法用量】内服：煎汤，6~9克。外用：研调涂。

【注意事项】枝条“柏枝节”详见“祛风湿”章；叶“侧柏叶”详见“止血”章。

莲子

（藕实、水芝丹、莲实、泽芝、莲蓬子）

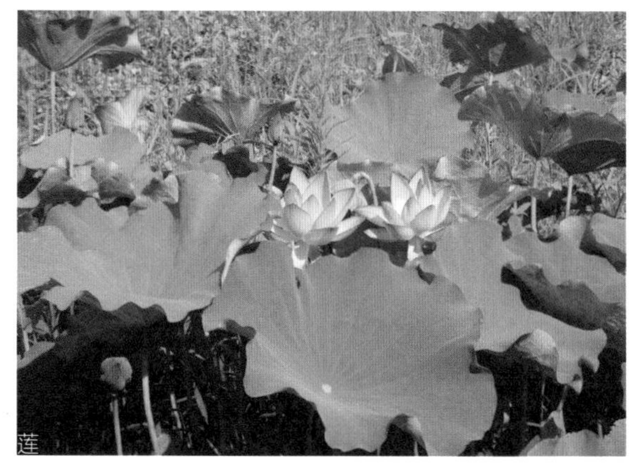

莲

【药物来源】睡莲科植物莲〔*Nelumbo nucifera* Gaertn.〕的种子。

【植物特征】详见“清热泻火”章“莲须”。

【生长分布】详见“清热泻火”章“莲须”。

【采收加工】秋末冬初采集，割取莲蓬取出果实，晒干，除去果壳，再稍晒。

【性味归经】甘、涩、平。入心、脾、肾三经。

【功能主治】养心安神，补脾益肾，涩肠止泻。用于心悸，失眠，夜寐多梦，遗精，淋浊，久泻，虚痢，崩漏，白带。

【配伍应用】

莲子-茯苓 两药都有安神之功。但莲子为养心安神，兼补脾；茯苓乃宁心安神，并利水。两药相配，则能健脾化湿，利水宁心，养心安神。用于脾虚伏湿，水湿为犯，所致心悸、失眠、腹胀、倦怠、食少、便溏、尿短等症。可配与土砂仁、仙掌子、酸枣仁，以增理气健脾，养心安神之功效。

莲子-芡实 莲子能补脾益肾；芡实能补脾祛湿。两药配伍，共收补脾益肾，祛湿和中之功。用于脾肾两虚，气不化湿，注于下焦，男子白浊、遗精，女子带下等证。

莲子-金樱子 两药均有涩肠止泻之功。但莲子偏于补脾助运，金樱子长于固精涩肠。两药配伍，相辅相成，共奏补脾益肾，止泻固精之功。用于脾肾两亏所致久泻、虚痢、滑精、带下以及白淫等证。

【单方验方】

①心悸、虚烦失眠：莲子肉15克，或莲子心3克，麦冬12克，酸枣仁、首乌藤各15克，水煎服。

②遗精、遗尿、白浊、带下：莲子肉15克或莲须5克，沙苑子、金樱子、鹿角霜各15克，水煎服。

③久泻、食少：莲子50克，胡椒10克，炖猪肚服；如小儿食少、芡实、山药、茯苓各适量，炒黄研末，每次一小匙炖米粉食用（①~③方出自《袖珍中草药彩色图谱》）。

④脾虚腹泻：莲子、茯苓、补骨脂、六曲各9克，山药15克。水煎服（《全国中草药汇编》）。

【用法用量】内服：煎汤，6~12克；或研末入丸、散剂。

【注意事项】胃脘胀、大便燥结者忌服。石莲子：含莲实的莲房，坠入淤泥，经久变黑，质硬如石故得名。取出的种仁谓石莲肉。石莲肉味甘微涩，性平。补脾阴，清心经虚热，止呕。用于噤口痢，心经虚热，小便赤浊。

第二十三章　平肝息风

书带蕨

（晒不死、木莲金）

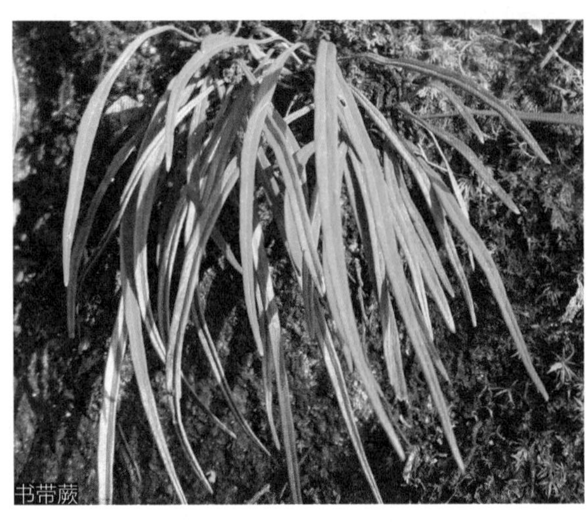

书带蕨

【药物来源】书带蕨科植物书带蕨〔*Vittaria flexuosa* Fee〕的全草。

【植物特征】多年生附生常绿草本。根茎横走，密被披针形黑褐色鳞片。叶丛生，几无柄；叶片长条形，近革质，长15～35cm，宽0.3～0.7cm，先端渐尖，基部渐窄，全缘，边稍反卷，上面深绿色，下面绿色，中脉凹下。孢子囊群线形。

【生长分布】生于高山阴处岩石上或岩石下，或附生大树上。分布于我国华南、华东、西南等地区。

【采收加工】夏季采集，洗净，晒干。

【性味归经】苦、寒。入心、肝二经。

【功能主治】清热平肝。用于小儿急惊风，目翳，妇女干血痨。

【配伍应用】

书带蕨-阴地蕨　两药都有清热平肝作用。书带蕨苦、寒，则重在清肝泄热；阴地蕨甘、苦、凉，偏重平肝镇静。两药配伍，相辅相成，功效增强。用于热盛动风所致高热、惊搐等症。配与金银花、鲜芦根、地龙、钩藤、羚羊角，以增疗效。若配与生牡蛎、钩藤、菊花、夏枯草、白芍，可治肝阳上亢之头痛、眩晕。

【用法用量】内服：煎汤，9～15克（鲜品30～45克）。

【注意事项】《浙江天目山药植志》："治小儿急惊风，全草30～60克，加红糖，水煎，空腹服。治妇女干血痨，并退目翳，全草煎服。"供参考。

长春花

（雁来红、日日新、四时春、三万花）

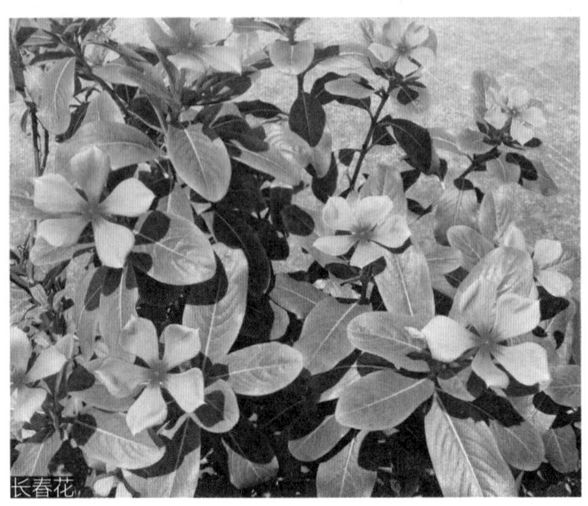

长春花

【药物来源】夹竹桃科植物长春花〔*Catharanthus roseus* (L.) G.Don〕的全草。

【植物特征】常绿亚灌木，高30～60cm。茎直立，近圆形，有槽，有节，节处膨大，上部有分枝，幼枝绿带紫色或褐紫色，稍被毛。叶交互对生，叶柄长0.3～1cm；叶片长椭圆形，长3～7cm，宽1.5～3cm，先端圆，基部楔形或圆形，全缘，两面绿色，主脉基部浅紫色。花单生或对生于叶腋，具梗；花萼绿色，5深裂；花冠高脚蝶状，裂片5，紫红色或粉红色，倒卵形，先端圆，有突尖，基部窄长；雄蕊5；心皮2，子房离生，花柱合生。蓇葖果成对，圆柱形，长达3cm。花期全年，果期全年。

【生长分布】生于林边、路边、园地；或栽培。分布于我国长江以南各地区。

【采收加工】夏、秋季采集，晒干。

【药理作用】

①抗癌作用：长春碱对多种动物实验肿瘤有抑制作用，长春碱和长春新碱对7种小鼠肿瘤和6种大鼠肿瘤都有抑制作用。长春新碱的作用较长春碱更广泛。

②对血压的影响：长春新碱静脉注射，对麻醉大鼠、豚鼠、猫、狗都有升高血压的作用，升压作用可能是兴奋血管运动中枢导致交感神经末梢释放去甲肾上腺素所致。长春胺可致大鼠血压突然下降，随后重新回升，最后则为长时间的血压下降。

③对血细胞的作用：临床上使用长春碱、长春新碱的过程中，

则有患者突然产生血小板增多症，而后又突然下降的现象。④毒性：长春碱的主要毒性为抑制骨髓功能；长春新碱对神经系统、肠道毒性较为突出，如感觉异常、膝反射消失、肌无力、神经痛、脱发、腹绞痛、肠梗阻（谷氨酶、色氨酶、天门冬氨酸可拮抗长春碱的抗肿瘤作用和毒性作用，其机制与氨基酸抑制抗癌药物进入癌细胞有关）。

【性味归经】微苦、凉。入肝、肾二经。

【功能主治】镇静安神，平肝降压，抗肿瘤。用于高血压，淋巴网状细胞肉瘤，绒毛膜上皮癌，急性淋巴细胞性白血病。

【单方验方】高血压：长春花12克，豨莶草9克，决明子6克，每日1次，水煎服；或长春花、夏枯草、沙参各15克，水煎服（《全国中草药汇编》）。

【用法用量】内服：煎汤，9～15克。

龙船花

（红绣球、山丹、牛兰、珠桐、大将军、红樱花）

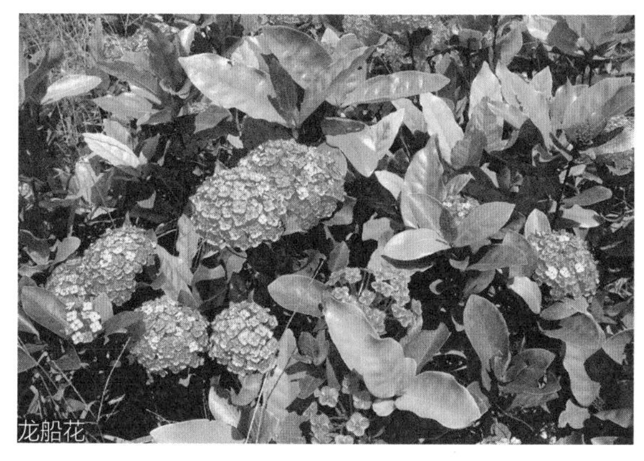

龙船花

【药物来源】茜草科植物龙船花〔*Ixora chinensis* Lam.〕的花。

【植物特征】详见“理气”章“龙船花根”。

【生长分布】详见“理气”章“龙船花根”。

【采收加工】夏、秋季采集，晒干。

【性味归经】甘、辛、凉。入肝经。

【功能主治】清肝息风，活血，止痛。用于高血压，月经不调，筋骨挫伤，疮疡。

【配伍应用】

龙船花-牡蛎　二者均为肝经潜降之药；龙船花清肝息风；牡蛎平肝潜阳。两药相配，相互为用，共收清热平肝，潜阳息风之功。用于肝阳上亢，亢阳化风，如头部掣痛、头晕目眩，或口眼歪斜、肢体发麻或震颤，甚则舌头发硬、舌体偏斜抖动、言语不清，严重者突然昏倒、不醒人事等症。

龙船花-星宿菜　两药均有活血作用。龙船花并能止痛；星宿菜且祛瘀通经。两药配伍，共收活血祛瘀，通经活络，消肿止痛之功。用于跌打闪挫，筋伤瘀滞肿痛，以及妇人瘀滞经闭等证。

【单方验方】

①治高血压：龙船花9～15克，水煎服(《常用中草药手册》)。

②治月经不调，闭经：龙船花9～15克，水煎服（《常用中草药手册》）。

【用法用量】内服：煎汤，9～15克。

【注意事项】根“龙船花根”详见“理气”章；茎叶“龙船花茎叶”详见“活血化瘀”章。

冬青子

（冬青实、冻青树子）

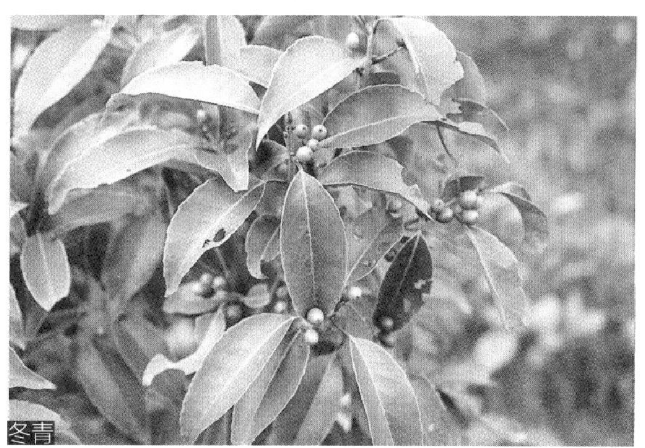

冬青

【药物来源】冬青科植物冬青〔*Ilex chinensis* Sims〕的果实。

【植物特征】详见“清热解毒”章“冬青叶”。

【生长分布】详见“清热解毒”章“冬青叶”。

【采收加工】冬季果实成熟时采摘，晒干。

【性味归经】甘、苦、凉。入肝、肾二经。

【功能主治】祛风止痛，益肾滋阴。用于头痛眩晕，风湿痹痛，痔疮。

【配伍应用】

冬青子-桑叶　两药均有祛风，清热作用。冬青子偏于息内风，清虚热，而止痛；桑叶轻扬之体，长于疏散肝经风热之邪，清利头目。两药配伍，则能祛风清热，解痉止痛。用于风火所致头痛眩晕等证。

冬青子-女贞子　两药均能益肝肾滋阴。有别者，冬青子善补肝肾之体，强筋骨；女贞子偏于滋补肝肾之阴精。合用，相辅相成，共收补肝肾，滋阴精，强筋骨之功。用于肝肾阴虚，致头昏目眩、腰膝酸软、须发早白等证。

【单方验方】治痔疮：冬至日取冻冬青子，盐、酒浸一夜，九蒸九晒，瓶收。每日空心酒吞七十粒，卧时再服（《濒湖集简方》）。

【用法用量】内服：煎汤，4.5～9克；或酒、氧化钠注射液浸泡吞服。

【注意事项】注意与“救必应”鉴别，详见“清热解毒”章。叶“冬青叶”详见“清热解毒”章。

阴地蕨

（一朵云、花蕨、独脚蒿、冬草、蛇不见、竹良枝、良枝）

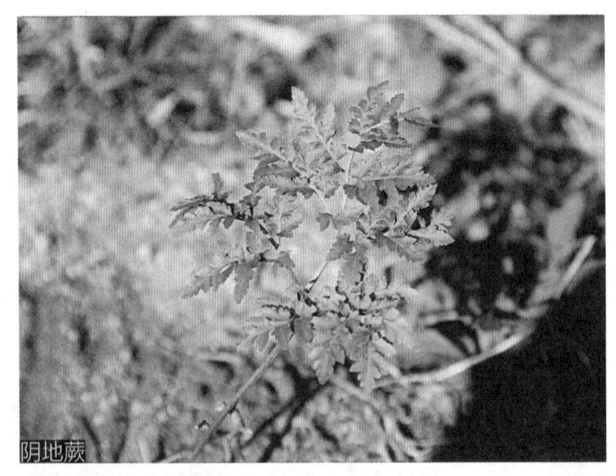
阴地蕨

【药物来源】阴地蕨科植物阴地蕨〔*Botrychium ternatum* (Thunb.) Sw.〕的带根全草。

【植物特征】多年生草本，高10～25cm。根茎短，肉质，肥厚。叶二型，均具长柄；营养叶叶柄较孢子叶柄短，长约3～8cm；叶片广三角形，轮廓长7～10cm，宽8～13cm；三回羽状分裂，基部叶柄最长，向上渐短至无柄；裂片长卵形或卵形，边缘有细锯齿，上面深绿色，下面绿色。孢子叶柄特长，达22cm，多数孢子囊穗集成圆锥状，长6～10cm，三至四回羽状分枝；孢子囊沿小穗内侧两行排列。

【生长分布】生于山坡、草丛阴湿处。分布于我国华南、华中、西南等地区。

【采收加工】冬、春季采集，挖取带根全草，洗净，晒干。

【药理作用】鲜草煎剂在体外对大肠埃希菌有抑制作用。

【性味归经】甘、苦、凉。入肺、肝二经。

【功能主治】平肝，清热，镇咳，解毒。用于头晕头痛，惊厥，瘰疬，火眼，目翳，百日咳，支气管炎，哮喘，痈疮肿毒，蛇咬伤。

【配伍应用】

阴地蕨-天麻 两药均有平肝之功。但阴地蕨在于清热平肝；天麻乃平肝潜阳，并息风止痉。两药配伍，则能清热平肝，潜阳息风。用于肝阳上亢所致头痛、眩晕，甚或高血压等症。

阴地蕨-球兰 两药走肺均能清肺热。阴地蕨为清肺镇咳；球兰则清肺化痰。两药配伍，相辅相成，共呈清肺泄热，止咳化痰之功。用于肺热咳嗽、痰喘等症。

阴地蕨-金银花 两药均有清热解毒之功。阴地蕨并能平肝息风；金银花尚能轻扬宣散。两药配伍，共收清热解毒，宣透肺卫，平肝息风之功。用于温热病之热毒炽盛，所致高热、嗜睡、惊厥等症。配鲜芦根、鲜茅根、鲜竹叶，以增功效。

【单方验方】

①治小儿惊风：阴地蕨9克，水煎，早晚分服（《浙江民间常用草药》）。

②治肺热咳血：鲜阴地蕨、鲜凤尾草各30克。水煎，调冰糖服（《福建中草药》）。

③治热咳：阴地蕨6～15克，加白萝卜、冰糖。水煎服（如无白萝卜，可单用冰糖。煎水服）(《贵阳民间药草》)。

④治虚咳：阴地蕨6～15克，蒸瘦肉吃(《贵阳民间药草》)。

⑤治扁桃体炎：阴地蕨、筋骨草各9克，水煎服(《青草药彩色图谱》)。

⑥角膜炎：阴地蕨、蕺菜各12克，鹿蹄草根、筋骨草各9克，水煎服(《福建中草药处方》)。

【用法用量】内服：煎汤，6～15克（鲜品15～30克）。

芭蕉花

（大叶芭蕉花）

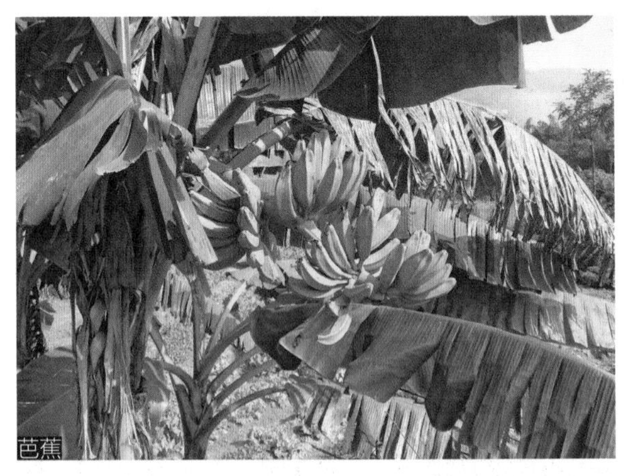
芭蕉

【药物来源】芭蕉科植物芭蕉〔*Musa basjoo* Sieb.et Zucc.〕的花蕾或花。

【植物特征】详见“清热泻火”章“芭蕉根”。

【生长分布】详见“清热泻火”章“芭蕉根”。

【采收加工】夏季采集，晒干或鲜用。

【性味归经】甘、微辛、凉。入心、肝、胃、大肠四经。

【功能主治】平肝，化痰，活血。用于胃痛，吐酸，胸膈饱胀，痢疾，怔忡不安，心绞痛，经行不畅。

【配伍应用】

芭蕉花-牡蛎 芭蕉花味甘、微辛，性凉，能平肝降逆；牡蛎味咸、性微寒，可平肝潜阳。两药配伍，相须为用，共呈清热平肝，潜阳息风之功。用于肝阳上亢所致头痛、眩晕、耳鸣、胸闷等症。

芭蕉花-瓜蒌 两药均能清热化痰。芭蕉花兼降逆下气；瓜蒌并利气宽胸。两药配伍，相辅相成，共收清肺化痰，利膈宽胸，降逆下气之功。用于痰热壅肺所致咳、痰、喘，以及胸痹、胸膈痞闷等证。

芭蕉花-盐麸子根 两药均能活血通心络。芭蕉花尚能利气；盐麸子根并能止痛。两药配伍，则能活血利气，通络止痛。用于瘀滞胸痹。配与土人参、麦冬、火炭母草根、瓜蒌、薤白，用于心之气阴虚衰、夹瘀夹痰之胸痹证。

【单方验方】

①治心痹痛：芭蕉花烧存性，研，盐汤点服二钱（《日华子本草》）。

②治反胃吐呃饮食酸痰，胃、腹疼痛，胸膈饱胀：芭蕉花6克。水煎，点水、酒服（《滇南本草》）。

③治怔忡不安：芭蕉花一朵，煮猪心食（《湖南药物志》）。

④治心绞痛：芭蕉花250克，猪心一个。水炖服（《江西草药》）。

⑤治胃痛：芭蕉花、花椒树上寄生茶各15克。煨水服，一日2次（《贵州草药》）。

⑥治肺痨：芭蕉花60克，猪肺250克。水炖，服汤食肺，每日一剂（《江西草药》）。

【用法用量】内服：煎汤，6～9克（鲜品30～60克）；或烧存性。

【注意事项】根“芭蕉根”详见“清热泻火”章。

肝风草

（玉帘）

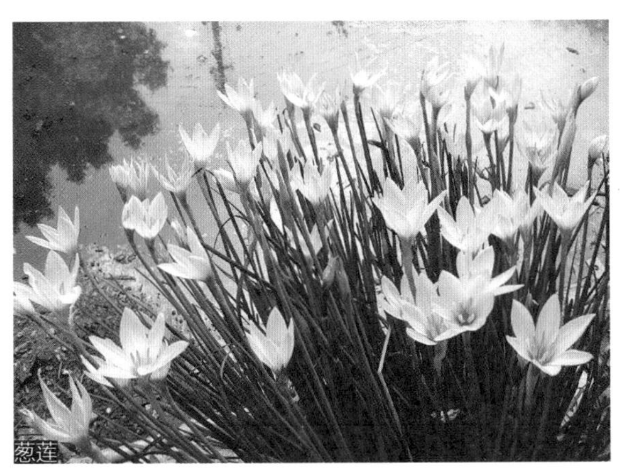

葱莲

【药物来源】石蒜科植物葱莲〔*Zephyranthes candida* Lindl. Herb.〕的全草。

【植物特征】多年生草本，高25～30cm。鳞茎近球形，黄色，切面白色，富含黏液。叶基生，叶片线形，长20～25cm，宽2～3mm，叶面有槽，深绿色，无毛。花单生茎顶，直立，有梗，存佛焰苞内；花被6，白色，近椭圆形，先端急尖；雄蕊6，3长3短，花药黄色，子房下位，花柱细长，柱头有微裂。蒴果近圆形，成熟时3瓣开裂。种子扁平，黑色。花期秋季。

【生长分布】多数栽培。分布于我国华南、华中等地区。

【采收加工】夏、秋季采集，割取地上部分，鲜用或晒干。

【性味归经】甘、凉。入肝经。

【功能主治】平肝息风。用于小儿急惊风，癫痫。

【配伍应用】

肝风草-地龙 肝风草甘、凉，平肝息风；地龙咸、寒，清热息风，且能止痉。前者长于制肝阳，后者偏于清肝热，止痉。两药配伍，相辅相成，共收清热平肝，息风止痉之功。用于热盛动风，惊痫抽搐；或肝经有热，头胀头痛等症。

【单方验方】

①治小儿急惊风：鲜肝风草9～12克，水煎调冰糖服；另用鲜肝风草9～12克，食盐3～6克，同捣烂，分为二丸，贴于左右太阳穴，外用纱布覆盖固定（《福建中草药》）。

②治小儿癫痫：鲜肝风草9克，水煎调冰糖服（《福建中草药》）。

【用法用量】内服：煎汤，6～9克。外用：捣敷。

珍珠草

（阴阳草、真珠草、鲫鱼草、夜合草、叶后珠、油柑草）

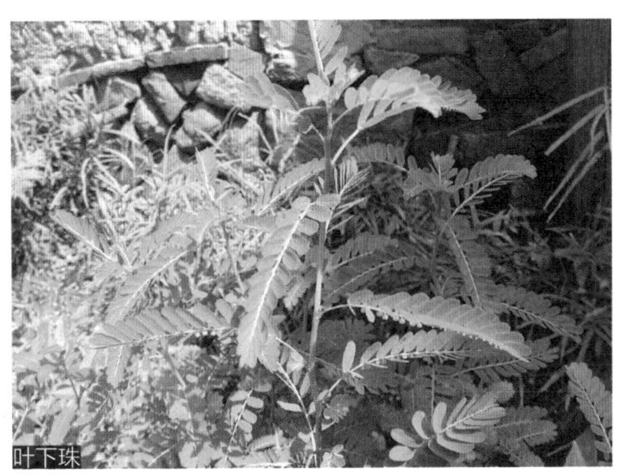

叶下珠

【药物来源】大戟科植物叶下珠〔*Phyllanthus urinaria* L.〕的全草。

【植物特征】一年生草本，高15～40cm。茎直立，圆柱形，绿色或绿略带紫色，成熟时紫色，无毛。单叶互生，2列；小叶近无柄，叶片椭圆形，长0.5～1.8cm，宽2～6mm，先端钝或尖，全缘，两面绿色。花单性，雌雄同株；雄花2～3朵，簇生叶腋，萼片6，雄蕊3，分离；雌花单生叶腋。蒴果圆形略扁，成熟时红棕色，表面有瘤状小凸起。花期春、夏季，果期夏、秋季。

【生长分布】生于田边、路旁、园地、山坡。分布于我国长江流域及长江以南各地区。

【采收加工】夏、秋季采集，割取地上部分，洗净，切段，晒干或鲜用。

【药理作用】煎剂体外试验对葡萄球菌、大肠埃希菌和铜绿假单胞菌有抑制作用。

【性味归经】微苦、甘、凉。入肝、肺二经。

【功能主治】平肝清热，利水，解毒。用于传染性肝炎，眼结膜炎，中心性视网膜脉络膜炎，肾炎水肿，泌尿系感染，小儿疳积，痢疾，肠炎，毒蛇咬伤。

【配伍应用】

珍珠草-阴地蕨 两药性味近同，行肝经，均有平肝清热之功。两药配伍，相辅相成，功效倍增。用于肝经有热，头胀头痛、目赤肿痛、视物昏蒙等证。

珍珠草-笔仔草 两药都有利水作用。珍珠草并能清热毒；笔仔草又善于通淋。两药配伍，则能利水通淋，清热解毒。用于湿热或热毒所致水肿，以及热淋等证。

【单方验方】

①治传染性肝炎：鲜珍珠草30～60克，水煎服，一日一剂，连服一周（《单方验方新医疗法选编》）。

②中心性视网膜脉络膜炎：珍珠草15克，猪肝30克，同煮，服汤食肝，每日1剂（《新编中医学概要》）。

③急性肾炎：珍珠草、白花蛇舌草各9克，紫珠草、石韦各15克。水煎服，每日一剂（《全国中草药汇编》）。

④肾盂肾炎：珍珠草、白花蛇舌草各60克，广金钱草30克，水煎服，每日一剂。10～15天为1个疗程（《全国中草药汇编》）。

⑤毒蛇咬伤：珍珠草、白花蛇舌草、石胡荽、半边莲、地耳草、三叶鬼针草各鲜品30克。捣烂取汁，加冰糖炖服，渣敷伤口周围（《福建中草药处方》）。

⑥小儿夏季热：珍珠草、金丝草、葫芦茶、旱莲草、独脚金、孩儿草各9克，水煎服。适用于病较轻者（《新编中医学概要》）。

【用法用量】内服：煎汤，15～30克（鲜品30～60克）；或捣绞汁。外用：捣敷。

钩藤根

（钓藤根）

【药物来源】茜草科植物钩藤〔*Uncaria rhynchophylla* (Miq.) Miq. ex Havil.〕或华钩藤〔*Uncaria sinensis*（Oliv.）Havil.〕的根。

【植物特征】

①钩藤：常绿藤本灌木，长5～9m。根粗壮，皮淡黄色。茎圆柱形，浅褐色，多分枝，枝条披散，小枝近四棱形，无毛。单叶对生，有柄，叶片椭圆形，长6～9cm，宽3～6cm，先端渐尖，基部楔形，全缘，上面深绿色，光泽，下面绿色；小枝叶腋有对生的两钩。头状花序，单生枝顶或叶腋，直径1.7～2.2cm，总梗长达5cm；花萼小，先端5裂；花冠黄色，上部5裂；雄蕊5；子房下位。蒴果倒卵形，有宿存花萼。花期夏季，果期秋、冬季。

②华钩藤：常绿木质藤本，长2～4m。茎圆柱形，褐色，小枝近圆形，披散，被毛。单叶对生，有柄，叶片椭圆形，长9～16cm，宽4～7cm，先端渐尖，基部近圆形，全缘，上面深绿色，疏生粗毛，下面绿色；叶腋有对生的两钩。头状花序，直径3～4cm，具长梗；花萼管状，先端5裂；花冠管状，长达1.5cm，先端5裂；雄蕊5；子房下位，柱头头状。蒴果棒状。花期夏季，果期秋、冬季。

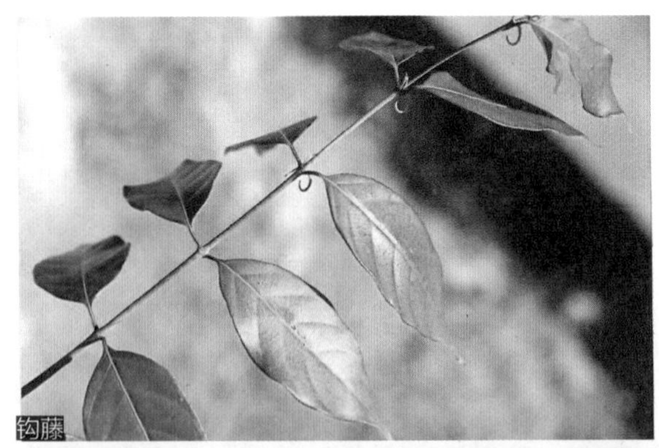
钩藤

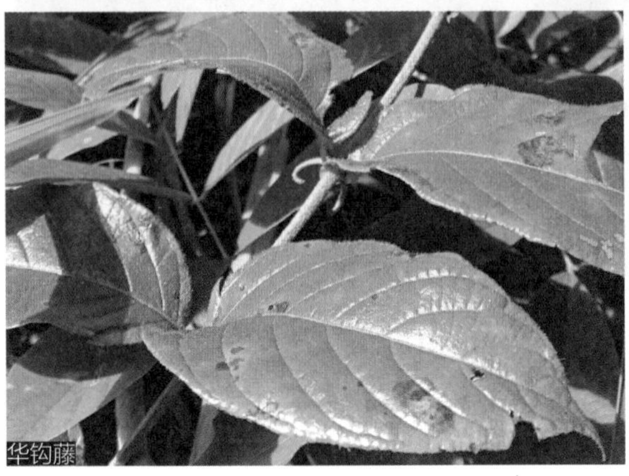
华钩藤

【生长分布】生于山谷疏林、溪边、林缘、路旁。分布于我国华南、华中、西南等地区。

【采收加工】冬、春季采挖，除去地上部分及须根，洗净，切片，晒干。

【性味归经】甘、苦、平。入肝经。

【功能主治】清热镇痉，祛风湿，舒筋络。用于小儿高热，癫痫，风湿关节痛，坐骨神经痛，半身不遂，跌打损伤。

【配伍应用】

钩藤根-阴地蕨 钩藤根清热镇痉，治热病肢体挛急等；阴地蕨平肝清热，治热盛惊搐等。前者重在镇痉，后者长于定搐。两药配伍，相须为用，共奏清热息风，平肝镇痉之功。用于热盛动风，如高热、烦躁、惊厥、痉挛等症。

钩藤根-三丫苦 两药都有祛风除湿作用。钩藤根兼舒筋活络；三丫苦并能清热解毒。两药配伍，相辅相成，功效益彰。用于风湿热痹之关节、筋骨痛、头痛等症。

钩藤根-星宿菜 钩藤根能舒筋活络，解痉缓急；星宿菜活血化瘀，通经活络。两药配伍，相互为用，共奏祛瘀通络，舒筋止痛之功。用于跌打闪挫伤筋，致筋肉肿痛、牵引痛、屈伸或俯仰受限等症。

【单方验方】

①治小儿高热：钩藤根9～15克，水煎服。

②治半身不遂：钩藤根12克，五加根皮、枫荷梨根各60克。水煎去渣，同老鸭一只炖服。
③治精神分裂症（癫痫）：钩藤根30克，石菖蒲根9克。水煎服，每日一剂。
④治妊娠水肿：钩藤根45克。水煎去渣，同鸡一只炖服（①～④方出自《江西草药》）。
⑤治风湿性关节炎，坐骨神经痛：钩藤根15～24克。水煎服（《常用中草药手册》）。
⑥治关节痛风：钩藤根250克，加烧酒适量，浸一天后，分三次服（《浙江民间常用草药》）。
⑦治跌打损伤：钩藤根90克，水煎服，白酒为引；药渣捣烂外敷（《江西草药》）。
【用法用量】内服：煎汤，15～24克（大量30～60克）。
【注意事项】带钩的小枝"钩藤"详见本章。

钩藤

（钩藤、吊藤、钩藤钩子、钓钩藤、金钩藤、钩丁、双钩、倒挂金钩）

【药物来源】茜草科植物钩藤〔*Uncaria rhynchophylla* (Miq.) Miq. ex Havil.〕或华钩藤〔*Uncaria sinensis*（Oliv.）Havil.〕的带钩小枝。
【植物特征】详见"钩藤根"。
【生长分布】详见"钩藤根"。
【采收加工】春、秋季采收，割取带钩细枝条，去叶，切段，晒干。
【药理作用】
①动物实验：钩藤水煎剂对小鼠有明显镇静作用，但无明显的催眠作用。
②钩藤乙醇浸出物可预防豚鼠实验性癫痫的发作。
③钩藤水煎剂和乙醇提取物做动物实验均有降低血压的作用。其降压作用可能是抑制血管运动中枢，从而引起周围血管舒张，外周阻力降低而产生降压作用。但也有人认为钩藤的降压作用具有明显的胆碱能性质，其充分降压有赖于迷走神经功能的完整性，并与乙酰胆碱有协同作用。
【性味归经】甘、凉。入肝、心二经。
【功能主治】清热平肝，息风定惊。用于高血压病，头痛，眩晕，高热痉厥，惊痫，手足走注疼痛，筋脉挛急，口眼歪斜，子痫。
【配伍应用】
钩藤-夏枯草　钩藤清肝热，平肝阳；夏枯草泻肝火，清头目。两药配伍，可收清肝泻火，潜阳镇逆之效。用于肝火上炎，头痛、眩晕、目珠疼痛，以及目赤痛，或肝阳上亢所致头晕目眩等。
钩藤-天麻　两药均有平肝息风之功，治肝风内动之要药。但钩藤偏于息风定惊；天麻长于息风止痉。两药配伍，则能平肝息风，定惊止痉。用于肝风内动所致惊风抽搐等症。
【单方验方】
①高血压病：钩藤12克，桑叶、菊花、夏枯草各9克，水煎服；或钩藤、美人蕉根、紫苏各24克，豨莶草12克，共研细粉，炼蜜为丸6克重，每服1丸，每日3次（《全国中草药汇编》）。
②肝火头痛（头痛而眩，易于激动，睡眠不安，胸胁作痛，口苦面赤）：钩藤9克，大青根、栀子根各30克，或加叶下珠30克，水煎服（《福建中草药处方》）。
③风热头痛：钩藤12克，赤芍、桑叶、菊花、决明子各10克。水煎服，日服一剂（《常用中药药理与临床应用》）。
④三叉神经痛（天麻钩藤饮加减）：钩藤、栀子各10克，黄芩12克，益母草20克，桑寄生、天麻、茯苓各15克，石决明20克（先煎），川牛膝10克，甘草6克，水煎服，日服一剂（《常用中药药理与临床应用》）。
⑤月经后期：钩藤20克，枇杷壳6克，大血藤20克，韭菜12克。将药物煎服，一日3次（《中国民间草药方》）。
⑥治面神经麻痹：钩藤60克，鲜何首乌藤120克。水煎服（《浙江民间常用草药》）。
【用法用量】内服：煎汤（后下），6～9克。

铺地黍根

（马鞭草根）

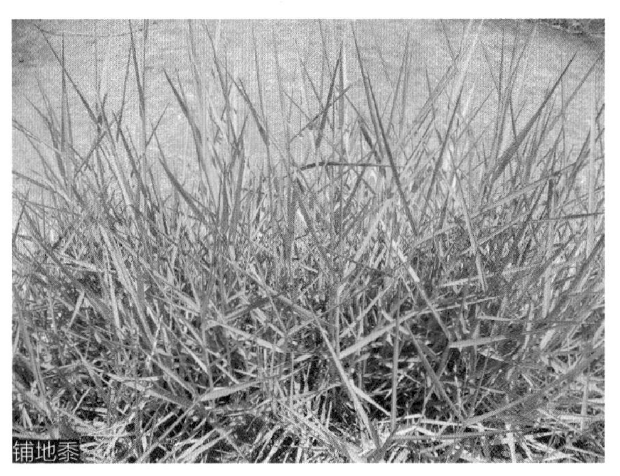
铺地黍

【药物来源】禾本科植物铺地黍〔*Panicum repens* L.〕的根茎。
【植物特征】多年生草本，高40～90cm。根茎横走，圆柱形，白色，有节，节上生须根。秆丛生，直立，圆柱形，上部绿色，下部白色，有节。叶互生，叶片线条形，长5～20cm，宽2～5mm，先端渐尖；叶鞘抱茎，有毛。圆锥花序，顶生，分枝斜展；小穗长圆形，具柄；第一颖截形，脉不明显；第二颖卵形，有脉7条；外稃矩圆形，有脉9条；内稃膜质。雄蕊3。颖果。花期、果期夏、秋季。

【生长分布】生于山坡、荒地、路旁、溪边。分布于我国华南、华中、西南等地区。

【采收加工】冬、春采挖，洗净，切段，晒干或鲜用。

【性味归经】微甘、苦、平。入肝、脾、膀胱三经。

【功能主治】清热平肝，利湿解毒。用于高血压，鼻窦炎，淋浊，白带。

【配伍应用】

铺地黍根-玉米须 铺地黍根清热平肝，并利湿泄热；玉米须利尿泄热，尚能平肝阳。两药配伍，相须相使，共收平肝潜阳，利湿泄热之功。用于肝阳上亢，疏泄太过，木乘土脏，湿热伏脾，所致头晕目眩、血压升高、胸胁不舒、脘腹痞胀、小便短少、甚或不利等。

铺地黍根-栀子花根 两药都有清热利湿作用。铺地黍根并能清热毒；栀子花根兼清血分伏热。两药配伍，共奏清热利湿，凉血解毒之功。用于湿热或挟毒所致热淋、血淋、女子赤白带下等。

【单方验方】

①治高血压病：鲜铺地黍根30～60克，冰糖适量，水炖服，每日一剂。可连服数周。

②治鼻窦炎：鲜铺地黍根30～60克，冰糖少许，水炖服。

③治鼻出血：鲜铺地黍根30～60克。水煎服。（①～③方出自《中药大辞典》）。

【用法用量】内服：煎汤，9～15克（鲜品30～60克）。

【注意事项】全草“铺地黍”功能主治与根近同；笔者认为：二者同中有异，铺地黍根偏于清热平肝，全草长于利湿解毒。仅供参考。

蓖麻根

（蓖麻根）

【药物来源】大戟科植物蓖麻〔*Ricinus communis* L.〕的根。

【植物特征】一年生亚灌木，高2～3m。茎直立，圆柱形，绿色或紫色，上部多分枝，小枝有白蜡粉。叶对生，具长柄；叶片盾状圆形，长、宽约20～35cm，掌状分裂，裂片6～9，长卵形，先端长尖，边缘有不规则粗锯齿，两面绿色，被白蜡粉。总状或圆锥花序，顶生，长15～35cm；雌花生序之上部，雄花生下部；雄花萼3～5裂，花被3～5，雄蕊多数；雌花萼3～5裂，花被3～5，较雄花狭，雌蕊卵形。蒴果球形，有3纵槽，成熟开裂，外密被长刺状物。种子矩圆形稍扁，光滑，表面数色交错显现。花期夏、秋季，果期秋、冬季。

【生长分布】生于林缘、旷野；或栽培。分布于全国各地。

【采收加工】冬季采挖，除去地上部分及须根，洗净，切片，晒干。

【性味归经】淡、微温。入心、肝二经。

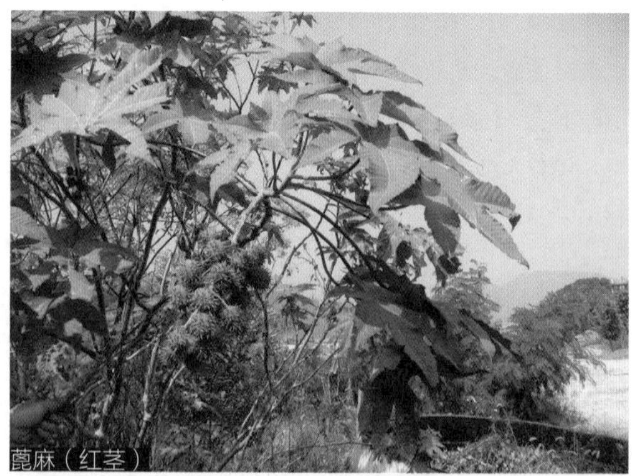

蓖麻（红茎）

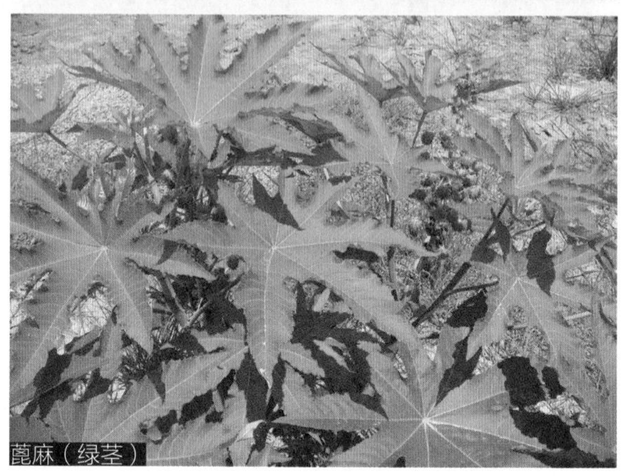

蓖麻（绿茎）

【功能主治】镇静解痉，祛风，散瘀。用于破伤风，癫痫，风湿关节痛，跌打损伤。

【配伍应用】

蓖麻根-蜈蚣 两药都有解痉之功。蓖麻根淡、微温，乃镇静解痉，并祛风邪；蜈蚣辛、温，息风解痉，兼祛毒。两药配伍，则能镇静解痉，祛风解毒。可用于破口伤风毒之破伤风证，如面色青紫、苦笑面容、阵发肌痉挛、牙关不开、甚时角弓反张、呼吸困难等。配与全蝎、雄黄，以增解痉祛毒之功效。

蓖麻根-地锦 两药性温，都有祛风止痛作用。蓖麻根并能活血通络；地锦兼活血通经。两药配伍，相辅相成，功效较强。用于风寒湿痹之关节痛、筋骨痛等。

蓖麻根-星宿菜 两药均能活血散瘀。蓖麻根且能止痛；星宿菜尚可通络。两药配伍，相得益彰。用于跌打损伤，瘀滞疼痛。

【单方验方】

①治风湿性关节炎，风瘫，四肢酸痛，癫痫：蓖麻根15～30克。水煎服（《常用中草药手册》）。

②治风湿骨痛，跌打瘀痛：干蓖麻根9～12克。与他药配伍，水煎服（《常用中草药手册》）。

③治瘰疬：白茎蓖麻根30克，冰糖30克，豆腐一块。开水炖服；渣捣烂敷患处（《福建中草药》）。

【用法用量】内服：煎汤，15～30克。外用：捣敷。

【注意事项】种子“蓖麻子”详见“外用”章。

第二十四章　开窍

石菖蒲

（菖蒲、木蜡、阳春雪、九节菖蒲、剑草、水蜈蚣）

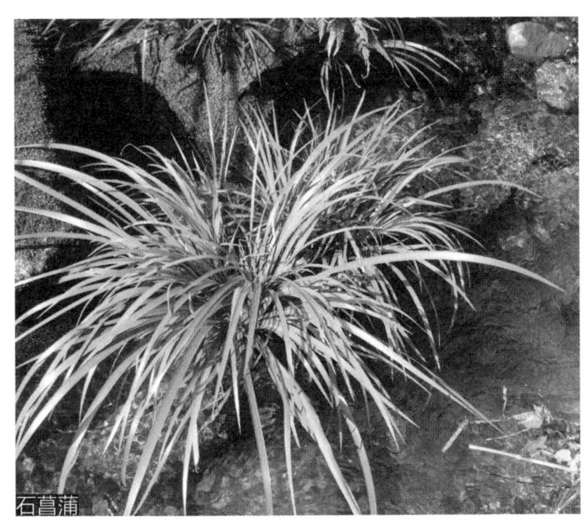
石菖蒲

【药物来源】天南星科植物石菖蒲〔*Acorus gramineus* Soland.〕的根茎。

【植物特征】详见“芳香化湿”章“菖蒲叶”。

【生长分布】详见“芳香化湿”章“菖蒲叶”。

【采收加工】秋、冬季采挖，除须根，洗净，切片，晒干或鲜用。

【药理作用】

①对中枢神经系统的作用：可延长巴比妥和乙醇的催眠时间，对电惊厥和戊四氮惊厥有抑制作用，但易产生印防己毒素惊厥，小剂量对大鼠条件性回避反应有特殊的抑制作用，大剂量则无此作用。细辛脑为石菖蒲的有效成分之一，常用于治疗癫狂、痰厥昏迷等精神病，在石菖蒲中含量很少，同时又含致癌物黄樟醚。人工合成细辛脑，性能与天然品一样，具有平喘、祛痰、止咳、利胆及活血化瘀等作用。

②抗菌消炎：煎剂对金黄色葡萄球菌、肺炎球菌有抑制作用；体外试验有麻痹和杀死猪蛔虫的作用，有效率为70%；对常见致病真菌有不同程度的抑菌作用；所含丁香油酚有消炎、防腐作用。

③对消化系统的作用：本品内服能促进消化液的分泌，制止胃肠发酵，并有弛缓胃肠平滑肌痉挛的作用。挥发油能缓解乙酰胆碱、组胺或5-羟色胺所致离体豚鼠气管和回肠痉挛。细辛脑挥发油作用更强，而β-细辛脑的解痉作用强度为细辛脑的一半。

④其他：α-细辛脑有较强的平喘作用。细辛醚有轻度的降压、降温作用。丁香油酚可作为香料工业的增香剂。细辛醚对蛙心、狗心有抑制作用，使其收缩力减弱，频率减慢。

⑤毒性：石菖蒲油小鼠皮下注射的半数致死量为0.157ml/kg，主要中毒症状为抽搐，死于强直性惊厥。接近中毒剂量时，可引起运动失调，张力过低，对光反射消失。大鼠口服半数致死量为1.93mg/kg，可观察到后下肢、下腭出现瘫痪，但前肢不受影响，死于循环衰竭。

【性味归经】辛、温。入心、肝、脾三经。

【功能主治】开窍，豁痰，理气，活血，散风，理湿。用于癫痫，痰厥，热病神昏，健忘，气闭耳聋，心胸烦闷，胃痛，腹痛，风湿痹痛，痈疽肿毒，跌打损伤。

【配伍应用】

石菖蒲-姜汁　两药为辛温之品，均具通行开闭之性。石菖蒲开窍且豁痰，谓“开心孔，利九窍”；姜汁消痰并下气，“去臭气，通神明”。两药配伍，共收利气豁痰，开窍醒神之功。用于痰迷气阻窍闭所致意识模糊、喉有痰声、胸闷、甚则昏迷不醒等症。

石菖蒲-金橘根　石菖蒲能理气活血；金橘根利气散结。两药配伍，则能利气活血，散结止痛。用于肝胃失和，中焦气血郁滞，致胃脘久痛不愈。

石菖蒲-地锦　石菖蒲能祛风湿，通经络；地锦能祛风止痛，利肢节。两药配伍，则能祛风除湿，通利关节，活络止痛。用于风湿痹之关节、筋骨痛。

【单方验方】

①湿痰蒙窍、神志不清：石菖蒲、远志、郁金、半夏、茯苓各10克，胆南星6克，水煎服(《中草药彩色图谱与验方》)。

②痧气腹痛：石菖蒲3克，研细末，水冲服（《中草药彩色图谱与验方》）。

③小儿急惊风：鲜石菖蒲12克，苦瓜根10克，远志6克，老姜3克。将药物煎后灌服（《中国民间草药方》）。

④夏、秋季伤湿热或暑湿所致腹痛吐泻：芦根9克，淡豆豉6克，石菖蒲9克，法半夏12克，厚朴9克，黄连6克，青蒿9克，笔仔草9克，滑石15克。水煎服（笔者方）。

⑤治跌打损伤：石菖蒲鲜根适量，甜酒糟少许，捣烂外敷（《江西草药》）。

⑥湿热阴痒：鲜石菖蒲12克，葎草60克，金钱草30克，夏枯草30克。将药物煎服或外用药水涂搽（《中国民间草药方》）。

【用法用量】内服：煎汤，6～9克（鲜品12～24克）。外用：捣敷或煎洗。

【注意事项】所含细辛醚在结构上类似黄樟醚，具有致癌性，故不能长期服用。叶“菖蒲叶”详见“芳香化湿”章。

白菖

（菖蒲、臭菖、铁蜈蚣、土菖蒲、家菖蒲、水菖蒲）

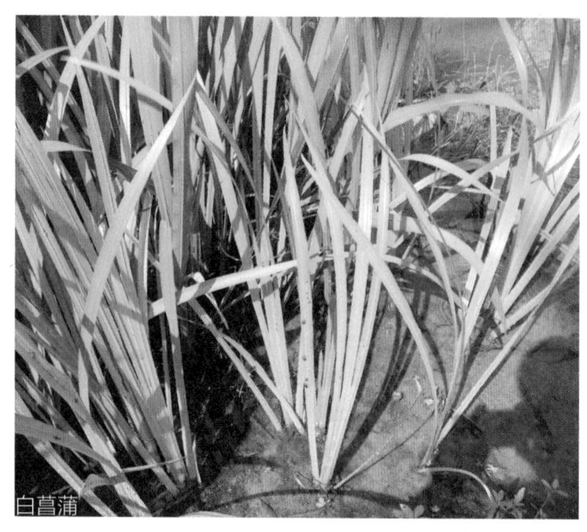

白菖蒲

【药物来源】天南星科植物白菖蒲〔*Acorus calamus* L.〕的根茎。

【植物特征】多年生丛生草本，全株具香气。根状茎横走，粗壮肥厚，白色稍带紫，有节，节处生须根。叶基生，2列，交互对生；叶片线形，长50～90cm，宽1～1.7cm，先端渐尖，下部对折，全缘，两面深绿色，光泽。花葶抽于叶丛，扁平，高10～28cm，肉穗花序圆柱形，长4～8cm；叶状苞叶（佛焰苞）1枚；花2性，细小；花被6，膜质，黄绿色；雄蕊6；雌蕊1，子房2～4室。浆果倒卵形，成熟红色。花期夏季，果期秋季。

【生长分布】生于水田边、浅池塘；或栽培。分布于我国绝大部分地区。

【采收加工】四季可采挖，除须根，洗净，切片，晒干或鲜用。

【药理作用】对中枢神经系统有镇静、镇痛、抗惊厥作用。对循环系统可降低血压、抑制心脏及奎尼丁样抗心律不齐作用；对平滑肌器官具有解痉作用；并能促进食欲和胃液分泌以及祛痰、止咳、平喘等。在体外对葡萄球菌、链球菌等有抑制作用，并有一定的抗真菌作用。

【性味归经】苦、辛、温。入心、肝、脾三经。

【功能主治】豁痰开窍，化湿，解毒。用于癫痫，中风，慢性气管炎，胸腹胀闷，肠炎，痢疾，风湿痹痛，痈肿，疥癣。

【配伍应用】

白菖-枳壳 白菖豁痰开窍；枳壳行气消痰。前者偏于除痰，后者重在利气。两药配伍，相互为用，共奏消痰开窍，下气宽中之功。用于痰浊上干于脑，致头晕头重、健忘、失眠等，配与制南星、天麻、僵蚕、茯苓，以增疗效；若痰浊阻于胸膈，则胸脘痞闷、恶心呕吐等，配香附、半夏、佛手、茯苓，效果更好。

白菖-藿香 两药均有化湿之功。但白菖专化中焦湿气；藿香能除表里之湿邪，并理脾胃之气。两药配伍，共收化湿理气，疏表和里之功。用于湿阻中焦，中气不运，脘腹胀满、食欲不振、恶心呕吐等症。

【单方验方】

①治健忘、惊悸、神志不清：白菖9克，远志9克，茯苓9克，龟甲15克，龙骨9克。共研细末。每服4.5克，每日3次（《山东中草药手册》）。

②治腹胀，消化不良：白菖、莱菔子、神曲各9克，香附12克，水煎服（《山东中草药手册》）。

③治痈肿初起：白菖30克，独活15克，白芷15克，赤芍15克，紫荆皮9克。研细末，取适量药末同葱心捣成糊状，敷患处（《吉林中草药》）。

④慢性气管炎：白菖蒲胶囊（每粒白菖粉0.3克）每次2粒，每日2～3次，连服10天为1个疗程（《全国中草药汇编》）。

【用法用量】内服：煎汤，3～6克；或研末。外用：研末调敷或煎洗。

扁豆藤

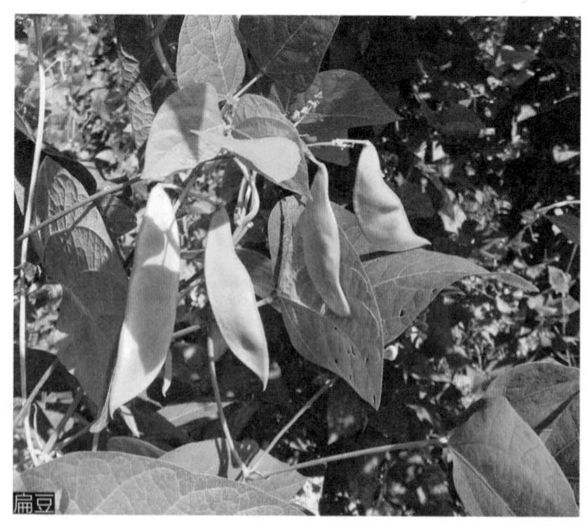

扁豆

【药物来源】豆科植物扁豆〔*Dolichos lablab* L.〕的细枝条。

【植物特征】详见“清暑热”章“扁豆花”。

【生长分布】详见“清暑热”章“扁豆花”。
【采收加工】夏季采收，割取细藤茎，切段，晒干。
【性味归经】辛、微温。入心、大肠二经。
【功能主治】祛痰利窍，镇静。用于中风舌謇、偏瘫，惊痫。
【配伍应用】
扁豆藤-全蝎 扁豆藤祛风痰，利窍，通络；全蝎息风，止痉，通络。两药配伍，相互为用，既有祛风化痰利窍作用，又有解痉通络之功。用于中风中腑，风痰闭窍，痰浊阻络，导致舌謇、偏瘫等症。
【用法用量】内服：煎汤，9~15克。
【注意事项】花“扁豆花”详见“清暑热”章；种子“白扁豆”详见“益气”章。

商陆花

【药物来源】商陆科植物商陆〔*Phytolacca acinosa* Roxb.〕的花。
【植物特征】详见“泻下”章“商陆”。
【生长分布】详见“泻下”章“商陆”。
【采收加工】夏、秋季采集，晒干，置通风干燥处。
【性味归经】微苦、甘、平。入心、肾二经。
【功能主治】利窍，健脑。用于健忘，痴呆。

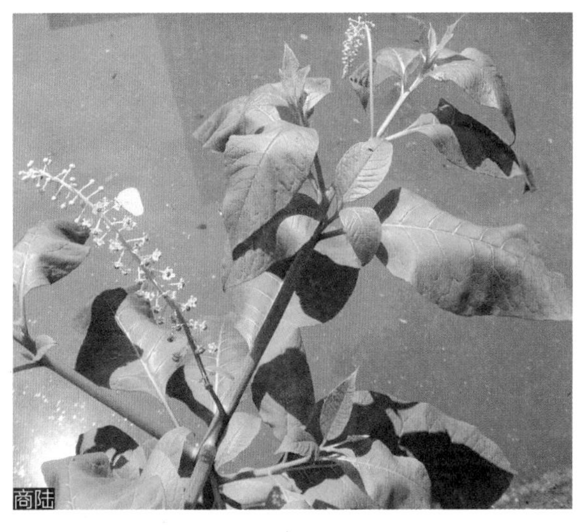
商陆

【配伍应用】
商陆花-远志 商陆花利心窍，健元神；远志安心神，并祛痰开窍。两药配伍，既能利心窍，祛痰浊，又可健脑安神。用于健忘、失眠，或神情恍惚、甚或痴呆等症。形盛体胖、苔腻、痰多，配石菖蒲、郁金、茵陈、山楂、茯苓；形瘦体弱，配枸杞子、当归、制何首乌；肾阳虚衰，配核桃肉、淫羊藿；瘀滞脑络，配川芎、当归、水蛭。
【用法用量】内服：煎汤，3~6克；或研末。
【注意事项】根“商陆”详见“泻下”章。《本草图经》：“主人心惛塞，多忘喜卧。取花阴干百日，捣末，日暮酒服方寸匕。”供参考。

第二十五章 益气

土党参

（奶参、白洋参、对月参、南人参、孩儿葛、柴党参）

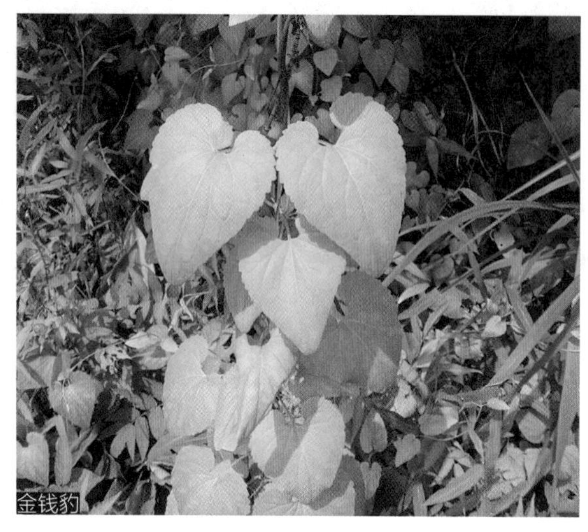

金钱豹

【药物来源】桔梗科植物金钱豹〔*Campanumoea javanica* Bl.〕的根茎。

【植物特征】多年生缠绕草本，长1～2m，全体无毛，有白色乳汁。根茎粗壮肥厚，肉质，长圆形，米黄色，须根稀少。茎圆柱形，绿色，光滑无毛，外被白蜡。叶互生或对生，叶柄长3～8cm；叶片卵状心形，长2～7cm，宽1～4cm，先端钝尖，基部心形，边缘有钝齿，上面绿色，下面浅绿色，无毛。花单生叶腋，钟状，两性；萼片5，披针形，长1～1.5cm；花冠直径达3cm，裂片5，绿白色，有紫色条纹；雄蕊5；雌蕊1。浆果半球形，成熟时紫红色。花期秋季，果期冬季。

【生长分布】生于山坡、路旁、灌丛、林缘阴处。分布于我国华南、西南等地区。

【采收加工】冬季采挖，除须根，洗净，切片，晒干。

【性味归经】甘、微苦、温。入肺、脾、肾三经。

【功能主治】健脾补肺，祛痰止咳。用于虚劳内伤，肺虚咳嗽，脾虚泄泻，小儿疳积，乳汁稀少，脾虚白带。

【配伍应用】

土党参-大枣 两药都有补中益气作用。土党参并补肺气；大枣兼养血。两药配伍，则能健脾补肺，益气养血。用于脾肺两虚，气血不足，如食少便溏，气短乏力，自汗畏风，遇冷鼻塞、流涕清稀、喷嚏频频，头昏心悸等。

土党参-胡颓子叶 土党参祛痰止咳，且健脾胃，补肺气；胡颓子叶止咳平喘，并收敛肺气。两药配伍，则能健脾补肺，化痰止咳，敛肺平喘。用于肺脾气虚痰嗽痰喘，如咳嗽、哮喘、痰白而多、食少便溏、自汗畏风、气短乏力等症。

【单方验方】

①气虚乏力，脾虚泄泻：土党参15～30克，山药、大枣各9～15克，水煎服（《全国中草药汇编》）。

②贫血：土党参、金樱子各2.5千克，何首乌1千克。加水熬膏，再入红糖0.5千克调匀，每次1汤匙，饭前服，日3次（《福建中草药处方》）。

③肺虚咳嗽：鲜土党参30克，百部9克，水煎服（《全国中草药汇编》）。

④治寒咳：土党参60～120克，白胡椒、艾叶9克，水煎服（《江西草药》）。

⑤治白带（气虚症）：土党参、白背叶根各15克，海螵蛸24克，刺苋菜根30克。水煎服，每日一剂（《草药手册》）。

⑥缺乳：土党参、旱莲草各15克，鲜番木瓜120克。水煎服（《福建中草药处方》）。

【用法用量】内服：煎汤，15～30克；或炖肉。

土人参

（水人参、土高丽参、土洋参、福参、飞来参、瓦参）

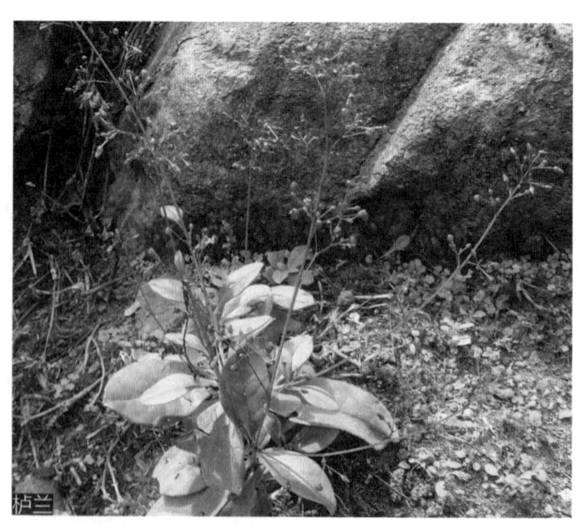

栌兰

【药物来源】马齿苋科植物栌兰〔*Talinum paniculatum* (jacq.) Gaertn.〕的根。

【植物特征】一年或多年生草本，高30～50cm，全体肉质，无毛。根茎粗壮肥厚，外表浅褐色，内面白色，须根稀。茎直立，圆柱形，绿色或略带紫色。叶互生，肉质；叶片长椭圆形，长4～7cm，宽1.5～3.5cm，先端钝尖或尖，基部渐狭成柄，全缘，两面绿色。圆锥状花丛，多分枝，总梗长，绿略带紫色；花细小，多数，花梗细长；萼片2，卵圆形，早落；花瓣5，紫红色，近椭圆形；雄蕊多数。蒴果球形，成熟灰褐色。种子细小，扁圆形，黑色。花期夏季，果期秋、冬季。

【生长分布】生于房前屋后、山坡路旁；或栽培。分布于我国华南、华中、华北、西南等地区。

【采收加工】秋、冬季采挖，除须根，刮去表皮，洗净，晒干。

【性味归经】甘、平。入肺、脾二经。

【功能主治】补中益气，润肺生津。用于气虚乏力，自汗，脾虚泄泻，肺燥咳嗽，虚喘，头昏，乳汁稀少。

【配伍应用】

土人参-山药 两药甘、平，均有益气之功。土人参补中益气；山药补脾气又益脾阴。两药配伍，相须为用，则能健脾益气，滋补脾阴。用于脾虚气弱，食少便溏，气短乏力等。

土人参-百合 两药都有滋润肺阴之功。土人参尚能生津增液；百合并能止咳。两药配伍，则能滋阴生津，润肺止咳。用于肺阴亏耗，干咳痰黏、口燥咽干等症。

【单方验方】

①治虚劳咳嗽：土人参、隔山撬、通花根、冰糖。炖鸡服（《四川中药志》）。

②治多尿症：土人参60～90克，金樱子根60克。共煎服，日2～3次（《福建民间草药》）。

③盗汗、自汗：土人参60克，猪肚一个。水炖服（《闽东本草》）。

④治劳倦乏力：土人参15～30克，或加墨鱼干一只。酒水炖服（《福建中草药》）。

⑤治脾虚泄泻：土人参15～30克，大枣15克。水煎服（《福建中草药》）。

【用法用量】内服：煎汤，30～60克。

大枣

（美枣、良枣、红枣）

【药物来源】鼠李科植物枣〔*Ziziphus jujuba* Mill.var. *inermis* (Bge.) Rehd.〕的成熟果实。

【植物特征】详见“祛风湿”章“枣树根”。

【生长分布】详见“祛风湿”章“枣树根”。

【采收加工】秋季采摘，晒干；或放开水一滚，杀青，皮未皱捞起，晒干。

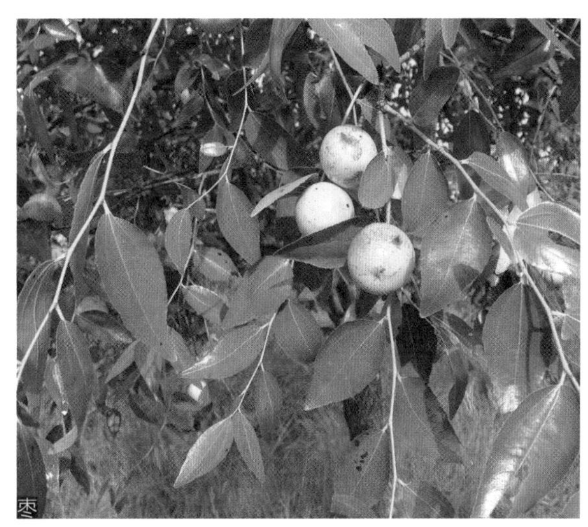

枣

【药理作用】

①对机体抵抗力的作用：小白鼠每日灌服枣煎剂，连续3周，体重、游泳耐力均较对照组高，证明有增强机体肌肉力量的作用。

②对变态反应的影响：以被动皮肤过敏反应和血凝集反应为依据，从大枣乙醇提取物中分离出抗变态活性成分，具有抗变态反应作用。

③钙拮抗作用：广枣总皂苷有钙拮抗的作用，可使豚鼠离体右心室乳头肌的收缩力和收缩速率均减弱。

④抗氧化作用：广枣总黄酮通过抗自由基、抗氧化对氧合血红蛋白及心、肝产生保护作用。

⑤调节免疫作用：大枣多糖给*D*-半乳糖衰老模型小鼠灌服，可明显拮抗胸腺、脾脏萎缩。

⑥抗自由基作用：大枣中性多糖有抗小鼠离体腹腔巨噬细胞内活性氧作用。

【性味归经】甘、温。入脾、胃二经。

【功能主治】补中益气，养血安神。用于脾胃虚弱，食少便溏，倦怠乏力，气血不足，心悸怔忡，过敏性紫癜，脏躁。

【配伍应用】

大枣-桂圆 大枣补中气，养血安神；桂圆补心脾，养血。两药配伍，相辅相成，共呈补脾益气，养血宁心之功。用于气血亏损，食少便溏、气短乏力、头昏、心悸怔忡等症。

大枣-小麦 大枣能养心血安神；小麦养心液，除烦安神。两药配伍，相互为用，则能养血宁心，除烦安神。用于脏躁，如悲伤欲哭、心烦不安等症。配甘草谓甘麦大枣汤，功效更好。

【单方验方】

①治脾虚食少，气血不足，形体消瘦：大枣50克，粳米50克，砂糖20克。水煎服（《八卦元素妙方》）。

②治腹泻：熟大枣150克，鸡内金、干姜各100克，白术200克，后3味共研细粉，用枣肉共捣如泥，做成小饼烘干，口服，一次10克，一日2次（《常用中药药理与临床应用》益

脾饼）。

③白细胞减少症：芪胶升白胶囊（大枣、阿胶、血人参、淫羊藿、苦参、黄芪、当归），口服，一次4粒，一日3次（《常用中药药理与临床应用》）。

④虚证不孕症：大枣20克，茯苓12克，莲子肉6克，陈皮12克，将药物煎服，一日3次（《中国民间草药方》）。

⑤治过敏性紫癜：成人每次食大枣10枚，一日3次（《食物与治病》）。

⑥治小儿过敏性紫癜：每日煮大枣500克，分5次食完（《食物与治病》）。

【用法用量】内服：煎汤，9～15克；或捣泥为丸。

【注意事项】根"枣树根"详见"祛风湿"章；树皮"枣树皮"详见"化痰"章。

山药

（薯蓣、山芋、野山豆、山板术、白苕、野白薯、白药子）

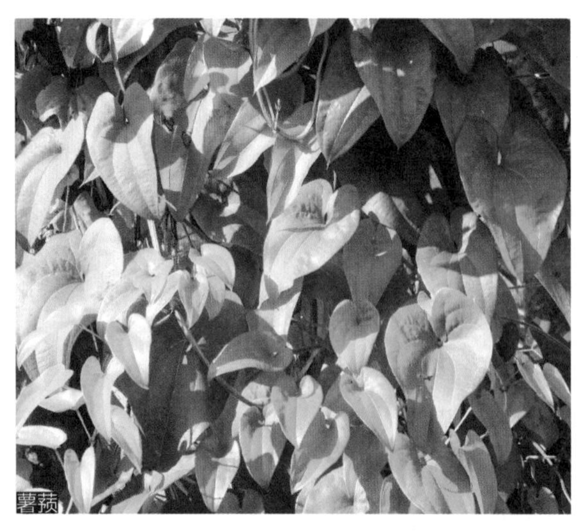
薯蓣

【药物来源】薯蓣科植物薯蓣〔*Dioscorea opposita* Thunb.〕的块根。

【植物特征】多年生缠绕草本，长1.5～2.8m。根状茎棒状，垂直生长，粗壮肥厚，外表土黄色，内面白色，长可达1m。茎蔓性，有棱，绿色或略带紫色，多分枝。叶对生，也有3叶轮生，具柄，叶腋生珠芽（零余子）；叶片三角状卵形或三角状广卵形，长4～7cm，宽2～4.5cm，先端渐尖，基部近心形，全缘，两面绿色。穗状花序腋生，花细小，多数；花单性，雌雄异株；雄花序直立，苞片2，花被6；雌花序下垂，苞片2，花被6，黄绿色；雄蕊多数。蒴果有3棱。种子扁圆形，有宽翅。花期夏季，果期秋、冬季。

【生长分布】生于向阳山坡；或栽培。分布于我国绝大部分地区。

【采收加工】秋、冬季采挖，除须根，刮去外皮，洗净，切片，晒干或烘干。

【药理作用】

①调血脂：给小鼠、大鼠灌服和腹腔注射薯蓣皂苷元对高脂血症有明显预防和治疗作用。体外有明显抑制胆固醇微颗粒形成的作用。

②抗肿瘤：山药多糖对小鼠移植性黑色素瘤B_{16}和Lewis肺癌有很强的抑制作用，具有很强的体内抗肿瘤活性。

③调节免疫：山药多糖具有明显的抗肿瘤、增强免疫和抗突变的作用。

④调节胃肠功能：水煎剂3～5g/kg给脾虚模型大鼠灌服10天，可促进和恢复其胃液分泌功能（包括胃液量、总酸排出量及胃蛋白酶活性等）。

⑤降血糖：对四氧嘧啶引起的小鼠实验性糖尿病有预防和治疗作用，能明显降低糖尿病小鼠组织内过氧化脂质含量，尤其对心组织作用最强，其次为胰、肾和肝组织。

⑥抗氧化、抗衰老：给小鼠灌服水煎剂1.5个月可增强血中SOD活力，减少LPO含量。给家蚕喂饲浸过20%山药煎剂的桑叶，可显著延长龄期。山药酚对兔实验性骨折愈合有促进作用。

⑦雄激素样作用：水煎剂给小鼠灌服可增加前列腺、精囊重量。

【性味归经】甘、平。入肺、脾、肾三经。

【功能主治】健脾胃，益肺肾，补虚羸。用于脾虚泄泻，肺虚咳嗽，消渴，小便频数，遗精，虚劳羸瘦，食少倦怠，慢性肾炎，小儿遗尿，妇女带下。

【配伍应用】

山药-神曲　山药能补脾健胃，治脾虚泄泻、食少羸瘦；神曲能健胃调中，治食积不化，脘腹胀满、不思饮食，或肠鸣腹泻。前者功在补脾强运，后者主于健胃化食。两药相互为用，既补又消，补而不滞，消而无损。用于脾胃虚弱，化运无能，导致食少形瘦，气短乏力，进食稍多、脘腹痞胀、肠鸣泄泻等症。

山药-百合　山药能养肺滋阴；百合能润肺止咳。两药配伍，则能滋阴润肺，止咳化痰。用于肺气阴两虚所致久咳、虚喘等证。

山药-金樱花　山药能滋精固肾；金樱花能固精涩肠。两药配伍，相须为用，共收滋精益肾，固精厚肠之功。用于肾虚遗精、尿频、妇女白带过多以及久泻、久痢。

【单方验方】

①脾胃虚弱腹泻：山药12克，车前子20克，大枣10克，苹果1个。将药物煎服，一日数次（《中国民间草药方》）。

②治腹泻、消化不良：（山药汤）山药15克，党参、白术、茯苓、白扁豆、陈皮各10克，焦三仙各10克。水煎服，日服一剂。

③肺气肿：山药90～150克，玄参25克，白术、炒牛蒡子各

15克，水煎服，日服一剂。

④糖尿病：糖尿乐（山药、黄芪、生地黄、山茱萸、枸杞子、五味子、人参、知母、葛根、鸡内金，共研细粉，装胶囊，一粒0.3克），口服，一次6粒，一日3次。

⑤慢性肾盂肾炎：熟地黄15克，山药30克，菟丝子15克，巴戟天、盐杜仲、泽泻、茯苓各10克，牡丹皮6克，水煎服，日服一剂。（②～⑤方出自《常用中药药理与临床应用》）

⑥再生障碍性贫血：山药30克，紫荆皮（苏木科）15克，大枣20枚，水煎服，每日1剂，长期服（《新编中医学概要》）。

⑦治湿热虚泄：山药、苍术等分，饭丸，米饮服（《濒湖经验方》）。

⑧治肿毒：山药，蓖麻子，糯米为一处，水浸研为泥，敷肿处（《普济方》）。

⑨治项后结核，或赤肿硬痛：生于山药一挺（去皮），蓖麻子 2 个。同研贴之（《救急易方》）。

【用法用量】内服：煎汤，9～18克（大量60～120克）；或研末入丸、散。外用：研调敷。

【注意事项】山药用于止泻宜炒用。方法：用山药伴1倍量的大米，微火，炒至米呈微黄色为度。

五指毛桃根

（南芪、土黄芪、土五加皮、五指榕根、五指牛乳）

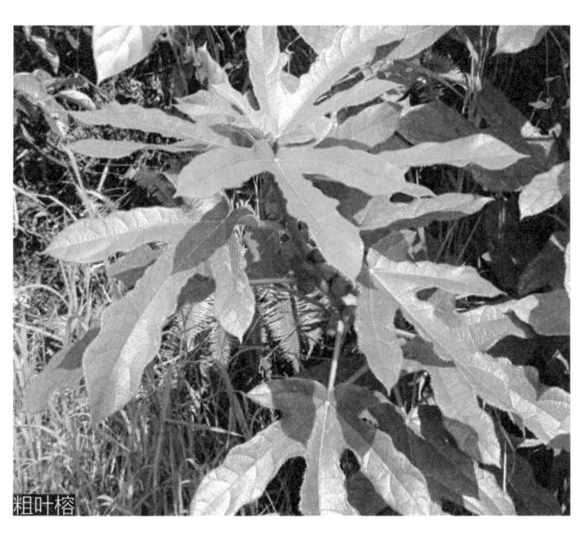
粗叶榕

【药物来源】桑科植物粗叶榕〔*Ficus simplicissima* Lour.〕的根。

【植物特征】落叶灌木，高1～2m，全株具乳汁，全体被粗硬毛。茎直立，圆柱形，上部有分枝，皮褐色。叶互生，有叶柄；叶片纸质，因变异而多形，通常广卵形，长10～26cm，宽6～14cm，先端渐尖，基部圆形或心形，边3～5深裂，有粗齿，上面深绿色，粗糙，下面绿色，基出脉3～7。花序托球形，对生于叶腋，直径达1cm，无梗；花小，单性；雄花、瘿花共生一托；雌花生一托；萼片4，紫色；花被4，紫红色；雄蕊2。瘦果椭圆形，有小瘤状突起，成熟时棕褐色。花期夏季，果期秋、冬季。

【生长分布】生于山坡灌木丛、路旁、林缘。分布于我国华南、华中、西南等地区。

【采收加工】秋、冬季采挖，洗净，切片，晒干。

【药理作用】本品煎剂镇咳作用较好。本品对金黄色葡萄球菌、草绿色链球菌均有较好的抑菌作用。

【性味归经】甘、平。入脾、肺二经。

【功能主治】益气健脾，祛痰止咳，舒筋活络。用于病后体弱，自汗，慢性支气管炎，脾虚浮肿，风湿性关节炎，带下，产后无乳。

【配伍应用】

五指毛桃根-大枣 五指毛桃根益气健脾；大枣补中益气。两药配伍，相须为用，功效增强。用于病后气虚体弱，或劳伤中气，所致食少便溏、气短乏力、动之汗自出、困倦思卧等症。若配与桂圆、猪肚，以炖食，效果更好。

五指毛桃根-土党参 两药都有祛痰止咳作用。五指毛桃根兼益气健脾；土党参并健脾补肺。合用，祛痰止咳功效更强，并具益气，健脾，补肺之功。用于脾肺两虚所致久咳不愈、痰多色白、咳声低弱、气短乏力、自汗畏风、食少便溏等症。

五指毛桃根-五加根 五指毛桃根能舒筋活络，并益气健脾；五加根能祛风湿，兼益肾，强筋骨。两药相互为用，共收祛风除湿，补脾益肾，强健筋骨之功。用于痹证迁延不愈，脾肾虚损，如腰膝酸软、筋骨肌肉疼痛、休息转轻、遇劳加重、气候变化发作等症。

【单方验方】

①产后无乳：五指毛桃根60克，炖猪脚服（《广西中草药》）。

②慢性气管炎：映山红24克，五指毛桃根75克，胡颓子叶30克，鱼腥草12克，羊耳菊（山白芷）9克，水煎每日一剂，分2次服，10天为1个疗程，连服2个疗程（《全国中草药汇编》）。

③风湿性关节炎：五指毛桃根、羊耳菊、枫寄生、三丫苦，千斤拔、桑枝、鸡血藤各30克，两面针15克，过江龙24克，山苍子根、黑老虎各12克。水煎服，每日一剂（《全国中草药汇编》）。

④白带：五指毛桃根30克，一匹绸60克，水煎服（《广西中草药》）。

⑤治急性黄疸型肝炎、较重的慢性肝炎：穿破石1千克，五指毛桃根0.5千克，葫芦茶90克，加水浸煮两次，浓缩至1500毫升，加白糖300克，入防腐剂，静置，过滤。较重者每天服90毫升，分2次服；轻者，每天服45毫升，一次服完。以一个月为1个疗程（《全国中草药汇编》）。

【用法用量】内服：煎汤，30～60克。

五指山参

（红花马宁）

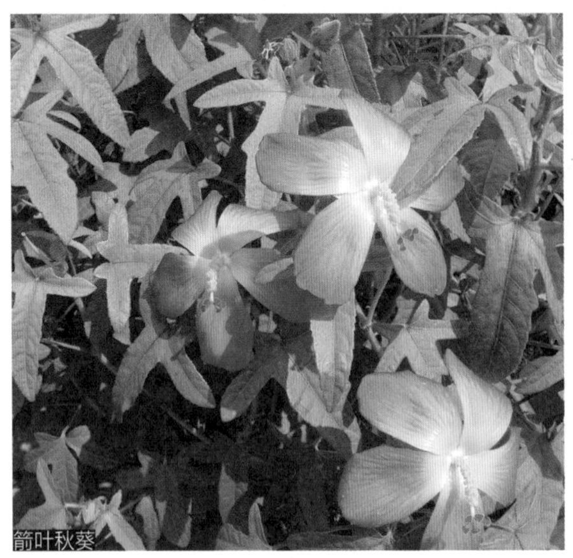
箭叶秋葵

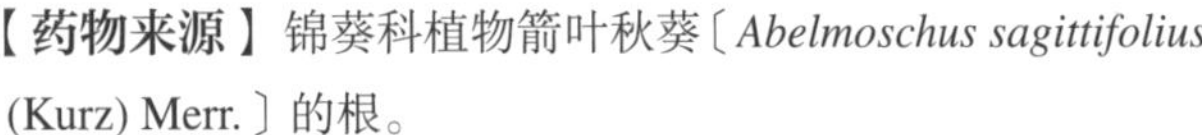

【药物来源】锦葵科植物箭叶秋葵〔*Abelmoschus sagittifolius* (Kurz) Merr.〕的根。

【植物特征】多年生亚灌木状草本，高30～90cm。根肉质，圆锥状，垂直生长。茎直立，圆柱形，上部有分枝，皮绿色，被毛。叶互生，叶柄长3～9cm，绿色，被毛；叶片多形，通常广卵形或圆形，长7～10cm，先端渐尖，基部心形或戟形，边有3～5深裂，边缘有稀疏浅钝齿，上面深绿色，有粗毛或少毛，叶脉紫色。花单生叶腋，花梗长达5cm，被毛；小苞片5～8，细条形；花萼佛焰苞状，被柔毛；花冠5瓣，倒卵形或椭圆形，红色，中、下部浅红色。蒴果近卵形，长2～4cm，有喙，果皮革质，疏被长粗毛。花期夏、秋季，果期秋、冬季。

【生长分布】生于山坡灌木丛、草丛；或栽培。分布于我国华南、西南等地区。

【性味归经】甘、淡、微温。入肾、胃二经。

【功能主治】补脾，益肾。用于神经衰弱，头晕，腰腿痛，胃痛，腹泻。

【配伍应用】

五指山参-大枣　五指山参健脾益气；大枣补中益气。两药配伍，相须为用，功效较强。用于病后气虚体弱，或平素脾胃虚弱，头晕倦怠、食少乏力等症。配桂圆、黑豆，疗效更佳。

五指山参-杜仲　两药都有益肾之功。五指山参兼益气；杜仲并能强筋骨。合用，则能益气补肾，强筋健骨。用于肾经虚寒证，如腰膝酸痛或腰膝软弱、阳痿、尿频等症。若炖狗肉，疗效显著。

【用法用量】内服：煎汤，9～15克；或炖肉。

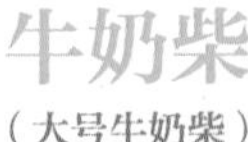

牛奶柴

（大号牛奶柴）

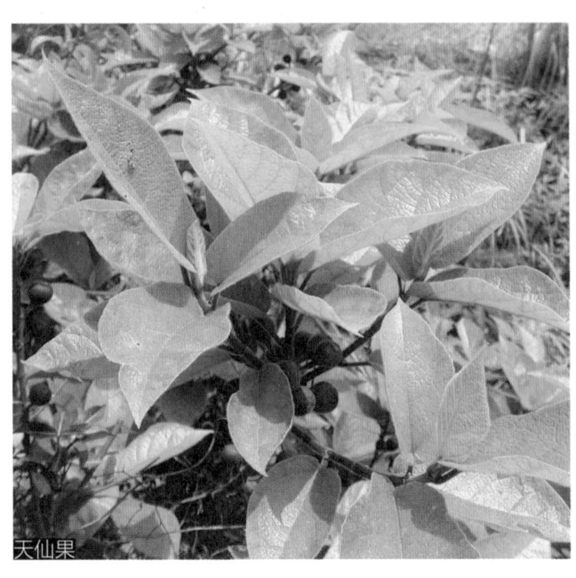
天仙果

【药物来源】桑科植物天仙果〔*Ficus erecta* Thunb. var. *beecheyana* (Hook.et Arn.) King〕的茎木。

【植物特征】落叶灌木至小乔木，高2～8m，全株具白色乳汁。茎直立，圆柱形，皮灰白色，上部多分枝，幼枝紫红色，被白毛。叶互生，叶柄长2～4cm，紫红色，被白毛；叶片长卵形或倒卵形，长8～20cm，宽5～9cm，先端渐尖，基部圆形，全缘，两面灰绿色（幼时绿色少毛），被白毛。花托序肉质，球形，紫红色，被白毛，直径达1.5cm，单生或成对生于叶腋，具短梗；花雌雄异株，生花托内；基生苞片3。瘦果椭圆形，成熟时紫红色，有白色腺点。花期春季，果期夏季。

【生长分布】生于山坡灌木丛、路旁、林缘。分布于我国华南、华中、西南等地区。

【采收加工】冬季采集，切片，晒干。

【性味归经】甘、淡、温、无毒。入肺、脾、肾三经。

【功能主治】补中益气，健脾化湿，强筋壮骨，活血通经。用于风湿性关节痛，中气虚弱，四肢酸软，筋骨不舒，跌打损伤，经闭，乳汁不通。

【配伍应用】

牛奶柴-糯米　两药都有补中益气之功。牛奶柴尚化脾湿；糯米并厚肠止泻。合用，功效增强。用于中气不足，脾气下陷，所致面色淡白、眩晕易汗、短气、倦怠、食少便溏、腹部重坠、便意频频、小便淋沥，以及久泻、久痢、妇女白带多等症。

牛奶柴-黄鳝藤根　两药既能益气健脾，又可化湿利水。两药配伍相得益彰，功效显著。用于脾虚运化不健，水湿内伏，如腹胀，食少，便溏，肢体酸困、沉重等症。

牛奶柴-杜仲　牛奶柴强筋壮骨；杜仲益肝肾，强筋骨。两药配伍，既可滋补肝肾，又能强健筋骨。用于肝肾虚损，导致腰膝酸痛或软弱无力、稍劳加重等症。

牛奶柴-星宿菜　牛奶柴能活血通经；星宿菜能活血祛瘀。两药功虽大同，但各有小异，前者偏于行滞，后者重在祛淤。合用，相辅相成，功效提高。用于妇女血瘀经闭，以及跌打损伤，瘀滞肿痛。

【单方验方】治脱肛：牛奶柴、清水藤各30克，狗脊21克，地菍根9克。煎服（《中药大辞典》）。

【用法用量】内服：煎汤，30～60克。

牛奶浆根

（毛天仙果根）

【药物来源】桑科植物天仙果〔*Ficus erecta* Thunb. var. *beecheyana* (Hook.et Arn.) King〕的根。

【植物特征】详见“牛奶柴”。

【生长分布】详见“牛奶柴”。

【采收加工】全年可采挖，除须根，洗净，切片，晒干。

【性味归经】甘、辛、温。入肺、脾、肾三经。

【功能主治】补中益气，祛风除湿。用于劳倦乏力，食少，脱肛，乳汁稀少，脾虚白带，风湿关节痛，月经不调。

【配伍应用】

牛奶浆根-荔枝干　牛奶浆根补中益气；荔枝干补脾养血。合用，则能补脾，益气，养血。用于脾胃虚弱，气血不足，所致面色淡白或萎黄、头晕目眩、四肢倦怠、气短懒言、心悸怔忡、食欲不振等症。

牛奶浆根-地锦　牛奶浆根祛风除湿；地锦祛风止痛，并活血。两药配伍，则能祛风除湿，活络止痛。用于风寒湿痹之关节、筋骨痛等症。

【单方验方】

①劳倦乏力：干牛奶浆根60克，或加墨鱼干1只，水炖调酒服。

②脱肛：干牛奶浆根30克，勾儿茶干根、金毛狗脊干根各21克，地菍干根9克，水煎服。

③脾虚月经不调、白带：干牛奶浆根60克，水煎服。

④风湿关节痛：干牛奶浆根60克，水煎调酒服。

⑤跌打损伤：牛奶浆根60～90克，或加盘柱南五味子根30克。水煎调酒服（①～⑤方出自《福建中草药》）。

【用法用量】内服：煎汤，30～60克；或炖肉。

火炭母草根

（赤地利根、老鸦饭根）

【药物来源】蓼科植物火炭母草〔*Polygonum chinense* L.〕的根茎。

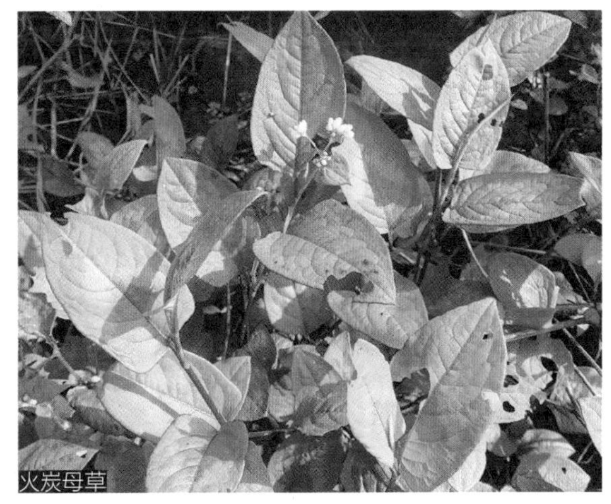
火炭母草

【植物特征】详见“利尿渗湿”章“火炭母草”。

【生长分布】详见“利尿渗湿”章“火炭母草”。

【采收加工】秋、冬季采挖，除须根、洗净，切段，晒干。

【性味归经】酸、甘、平。入心、胃二经。

【功能主治】益气，行血。用于气虚头昏，耳鸣，耳聋，白带，跌打损伤。

【配伍应用】

火炭母草根-大枣　两药都有益气之功。火炭母草根益气兼能行血；大枣益气并养血安神。两药配伍，则能补气行血，养血安神。用于气虚头昏、乏力；气血不足所致心悸怔忡、耳鸣、耳聋等证。

火炭母草根-盐麸子根　两药行心经，均能行血通脉。但火炭母草根乃益心气，行血脉；盐麸子根为行血，祛瘀，通脉。两药配伍，则能活血祛瘀，益气宁心，通脉止痛。用于心气亏虚，血行不畅，致心悸、短气、胸膈痞闷或作痛等症。

【单方验方】

①心血管病所致心律不齐：火炭母草根15克，盐麸子根10克，鸭心10个。水炖服（笔者方）。

②治风热昏昏，虚火上冲（高血压）或气血虚弱，头昏耳鸣：火炭母草根500克。炖黑皮鸡服（《重庆草药》）。

③治乳痈：鲜火炭母草根30克。水煎调酒服（《福建中药草》）。

④治跌打伤：鲜火炭母草根60克。合猪肉炖熟，加酒再炖十多分钟服（《泉州本草》）。

【用法用量】内服：煎汤，9～15克（鲜品30～60克）。外用：研末调敷。

【注意事项】全草“火炭母草”详见“利尿渗湿”章。

水稻清

（竹叶牛乳树、水边柳、百了草、假槟榔、细叶水榕树、狭叶榕）

【药物来源】桑科植物竹叶榕〔*Ficus stenophylla* Hemsl.〕的根茎。

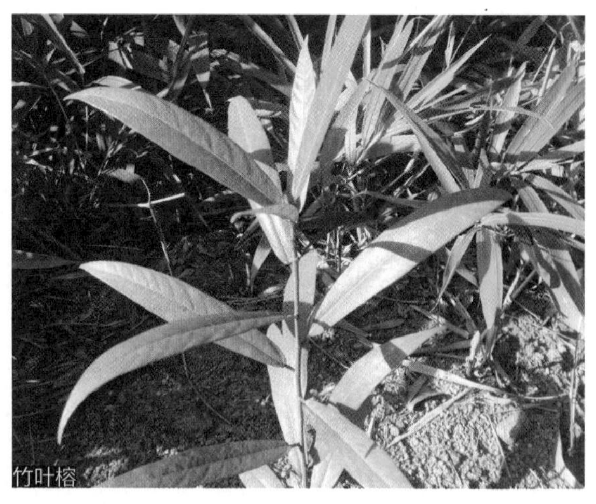
竹叶榕

【植物特征】常绿灌木，高0.8～1.8m，全株具白色乳汁。茎直立，圆柱形，皮灰白色或褐色，幼枝深绿色，上部有分枝，无毛。单叶互生，叶柄长0.4～0.8cm，紫红色；叶片条状披针形，长6～12cm，宽1～2cm，先端渐尖，基部宽楔形或钝，全缘，上面深绿色，有白色腺点，下面绿色，叶脉明显。花序托单生叶腋，具短梗，倒卵形，成熟时黑色，基部有苞片4；雄花、瘿花生一花托，雌花生一花托；雄花花被3～4；雌花花被4。瘦果近圆形，成熟时紫红色。花期春、夏季，果期秋、冬季。

【生长分布】生于山坡、灌丛、林缘、路旁。分布于我国华南、华中、西南等地区。

【采收加工】冬季采挖，除须根，洗净，切片，晒干。

【性味归经】甘、苦、温。入脾、肺二经。

【功能主治】补脾益气，祛痰止咳。用于劳伤，妇女乳汁稀少，咳嗽，风湿性关节痛。

【配伍应用】

水稻清-糯米　两药都有补脾益气之功。水稻清尚能化湿；糯米并可厚肠。两药配伍，功效增强。用于劳伤脾胃，中气下陷，所致面色淡白、眩晕、易汗、短气、倦怠、腹部重坠、便意频频、小便淋沥，亦可治久泻、久痢。

水稻清-土党参　两药均有健脾益气作用，又具祛痰止咳之功。两药配伍，相辅相成，既可补脾胃强中土，又能化湿消痰止咳。用于脾虚失运，生湿聚痰，如咳嗽、痰多、食少腹胀、倦怠乏力等症。

【单方验方】治妊娠斑久不退：水稻清6克，何首乌15克。煮米汤服（《云南中草药》）。

【用法用量】内服：煎汤，15～30克。

龙眼肉

（益智、桂圆、龙眼干）

【药物来源】无患子科植物龙眼〔*Dimocarpus longan* Lour.〕的假种皮。

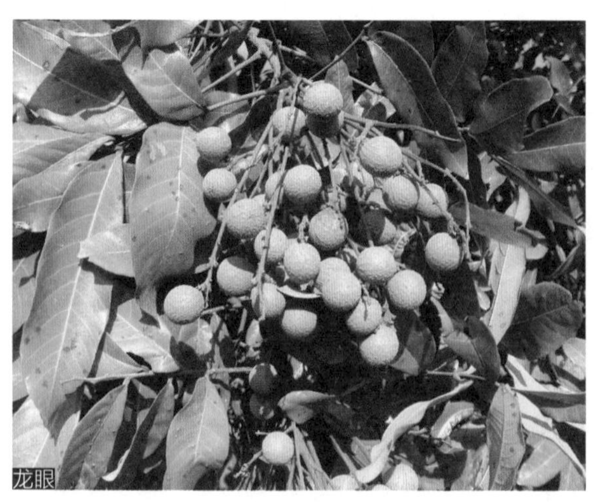
龙眼

【植物特征】常绿乔木，高5～10m。茎直立，圆柱形，多分枝，树皮棕褐色，幼枝被锈色柔毛。小叶2～6对，有短柄，小叶片长椭圆形，长6～10cm，宽2.5～5cm，先端短尖，基部偏斜，全缘或微波状，上面绿色，光泽，下面粉绿色。花序大型，顶生或腋生，序梗、花梗被锈色星状毛；花杂性；花萼5深裂，裂片卵形；花瓣5，黄白色，披针形。核果圆形，外面黄褐色毛。鲜假种皮白色，肉质，多汁，甘甜。种子1粒，圆形，黑色，光泽。花期春季，果期夏、秋季。

【生长分布】栽培。分布于我国华南、西南等地区。

【采收加工】夏季果实成熟时采摘，除去外壳及核，烘干或晒干。

【性味归经】甘、温。入心、脾二经。

【功能主治】补脾益气，养血安神。用于虚劳羸弱，脱肛，子宫下垂，偏坠，气虚便血、崩漏、月经过多，头昏，失眠，健忘，心悸怔忡。

【单方验方】

①治思虑过度，劳伤心脾，健忘怔忡：白术、茯苓（去木）、黄芪（去芦）、龙眼肉、酸枣仁（炒，去壳）各一两，人参、木香（不见火）各半两，甘草（炙）二钱半。上细切，每服四钱，水一盏半，生姜五片，枣一枚，煎至七分，去渣温服，不拘时候（《济生方》）。

②大补气血：以剥好龙眼肉，盛竹筒式瓷碗内，每肉一两，入白糖一钱，素体多火者，再加入西洋参片一钱，碗口罩以丝绵一层，日日于饭锅上蒸之，蒸至多次。凡衰羸老弱，别无痰火便滑之病者，每以开水瀹服一匙，大补气血，力胜参芪，产妇临盆，服之尤妙（《随息居饮食谱》）。

③治心悸怔忡，失眠，心脾血虚症者及大便下血数日不愈者：龙眼肉，蒸熟每日食之，食至500多克后，即可治愈。

④治贫血体弱：龙眼肉9克，莲子15克，糯米60克，煮粥每日早晚食；或龙眼肉9克，花生米（连红皮）12克，水煎服。

⑤治失眠，心悸：龙眼肉、炒枣仁各9克，芡实14克，煮汤睡前饮（③～⑤方出自《食物与治病》）。

【用法用量】内服：煎汤；者6～15克。

【注意事项】龙眼肉民间常用于气虚之脱肛，子宫下垂，偏坠以及孕妇先兆流产等，通常将其列入“补血”类，笔者认为有误，应主功补中益气，次为养血安神。根“龙眼根”具有杀虫，利湿功效，在此点之，不再另述。

白扁豆

（沿篱豆、蛾眉豆、羊眼豆、膨皮豆、茶豆、南豆、小刀豆）

【药物来源】豆科植物扁豆〔*Dolichos lablab* L.〕的种子。

【植物特征】详见“清暑热”章“扁豆花”。

【生长分布】详见“清暑热”章“扁豆花”。

【采收加工】立冬前后果实成熟时采收，摘取荚果，晒干，打出种子，再晒干。

【药理作用】

①抗微生物作用 100%煎剂用平板纸片法，对志贺菌属有抑制作用。本品渗析液及不可透析的水提液对大、小白鼠试验，证明对哥伦比亚SK（多瘤）病毒有对抗作用。

②解毒作用：本品对食物中毒引起的呕吐、急性胃炎等有解毒作用。尚有解酒毒、河豚中毒的作用。

【性味归经】甘、微温。入脾、胃二经。

【功能主治】健脾和中，化湿，消暑。用于脾虚泄泻，水肿，白带，暑湿吐泻，小儿疳积。

【配伍应用】

白扁豆-神曲 白扁豆健脾和中，兼化湿；神曲健胃调中，并止泻。两药配伍，既可实脾，又能健胃。用于脾虚胃弱，食少、脘痞、便溏或泄泻等症。

白扁豆-土茯苓 两药都有化湿之功。白扁豆乃健脾化湿；土茯苓和脾渗湿。两药配伍，则能实脾利湿。用于脾虚湿盛，因湿性重浊，注于下焦，导致男子白浊、女人白带多，或下肢浮肿。

白扁豆-石荠苧 两药都有消暑之功。但白扁豆化湿以消湿中之伏暑；石荠苧疏表宣透以解郁遏之暑邪。两药配伍，则能疏表，化湿，祛暑。用于夏令之时，暑湿内伏，寒邪外遏，所致畏寒发热、无汗、头昏痛、胸脘痞闷、恶心呕吐、甚或泄泻等症。加用藿香、佩兰、半夏、青蒿、笔仔草，疗效更好。

【单方验方】

①治霍乱：白扁豆一升，香薷一升。以水六升煮取二升，分服。单用亦得（《备急千金要方》）。

②治水肿：白扁豆三升，炒黄，磨成粉。每早午晚各食前，大人用三钱，小儿用一钱，灯心汤调下（《本草汇言》）。

③痰湿白带：白扁豆14克，白槿花12克，山楂10克，马齿苋20克。将药物煎服，一日3次（《中国民间草药方》）。

④贫血：扁豆、红枣各30克。水煎服（《福建中草药处方》）。

【用法用量】内服：煎汤，9～30克。

【注意事项】“扁豆藤”详见“开窍”章。

白果根

（银杏根）

【药物来源】银杏科植物银杏〔*Ginkgo biloba* L.〕的根茎。

【植物特征】详见“止咳平喘”章“白果叶”。

【生长分布】详见“白果叶”。

【采收加工】全年可采，洗净，切片，晒干。

【性味归经】甘、温、无毒。入肝、肾二经。

【功能主治】益气，固精。用于劳伤，妇女白带，遗精。

【配伍应用】

白果根-大枣 两药都有益气之功。但白果根长于益肾气；大枣则偏补脾气。两药配伍，相辅相成，功效提高。用于脾肾气虚，所致食少、乏力、倦怠、头晕、腰膝酸软、小便淋沥等症。配与山药、土人参、山茱萸、杜仲，以增疗效。

白果根-金樱子 两药均有益肾固精之功。但白果根偏于益肾气；而金樱子长于固肾精。两药相配，相互为用，功效更佳。用于肾气亏虚，所致妇女白带、男子遗精、小儿夜尿等证。

【单方验方】治遗精：白果根60克，何首乌（鲜）60克，左转藤60克，糯米250克。盛猪小肚子内，加冰糖炖服（《重庆草药》）。

【用法用量】内服：煎汤，15～30克；或炖肉。

光叶山黄麻

（硬壳朗、滑朗树）

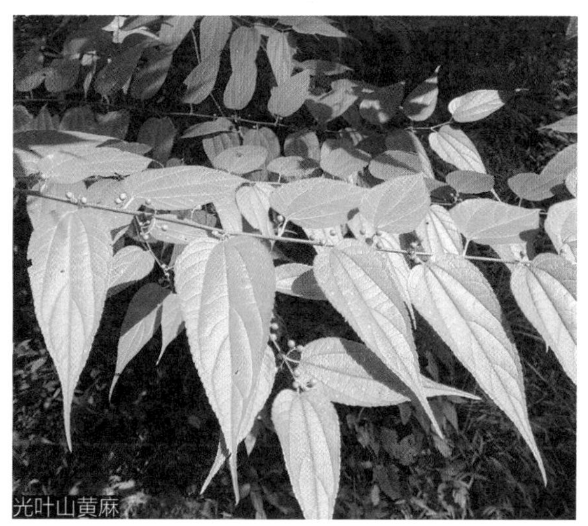

光叶山黄麻

【药物来源】榆科植物光叶山黄麻〔*Trema cannabina* Lour.〕

的根皮。

【植物特征】落叶灌木或小乔木，高1.2～2m。茎直立，圆柱形，外面浅棕色，多分枝，幼枝被短小粗毛。单叶互生，叶柄长0.6～1cm，被毛；叶片近膜质，卵形，长3～10cm，宽2～3.5cm，先端尾状长尖，基部圆形或微心形，边缘有钝锯齿，上面深绿色，稍粗，下面绿色，叶脉明显。聚伞花序腋生，花2～3朵，具短梗；花细小，单性；萼片5，直立；无花瓣。核果近圆形，径约3mm，成熟时橙红色。花期春季，果期秋季。

【生长分布】生于山坡灌丛、林缘、路旁。分布于我国华南、华中、西南等地区。

【采收加工】冬季采挖，除须根，木棒轻捶，剥下根皮，洗净，切段，晒干或鲜用。

【性味归经】甘、微酸、平。入脾、肾二经。

【功能主治】健脾利水，化瘀生新。用于水泻，骨折。

【配伍应用】

光叶山黄麻-白扁豆 光叶山黄麻健脾渗湿利水；白扁豆健脾和中化湿。两药配伍，相须为用，功效倍增。用于脾虚运化不健，湿伏中焦，所致体倦乏力、食少便溏或泄泻、妇人白带过多。

【单方验方】

①治水泻：光叶山黄麻30克，煨水服（《中药大辞典》）。

②接骨：光叶山黄麻、月季花根各等分，捣绒，炒热包敷患处（《中药大辞典》）。

【用法用量】内服：煎汤，15～30克。外用：捣敷。

赤楠

（牛金子、鱼鳞木、赤兰、山乌珠、假黄杨、万年青）

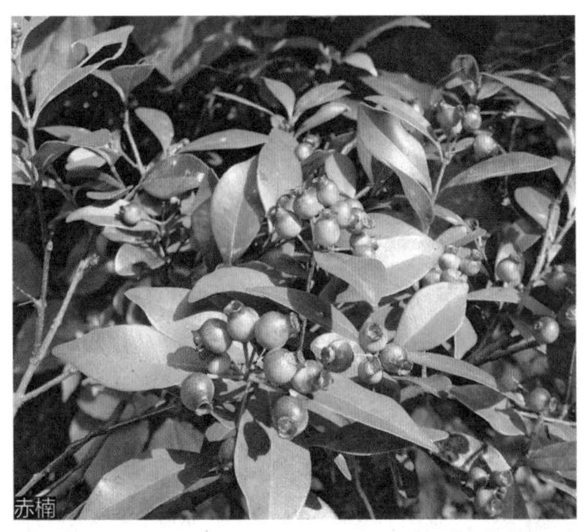
赤楠

【药物来源】桃金娘科植物赤楠〔*Syzygium buxifolium* Hook. et Arn.〕的根或根皮。

【植物特征】常绿灌木或小乔木，高1.2～5m。茎直立，圆柱形，皮浅棕色或棕色，多分枝，幼枝四棱形。单叶互生，革质，具短柄；叶片变异大，倒卵形至窄倒卵形，或阔卵形，长1～3cm，宽0.5～2cm，先端钝尖，基部渐窄，全缘，上面深绿色，光泽，下面绿色，叶脉明显，散生腺点。聚伞花序顶生或腋生，花萼倒圆锥形，先端4短齿；花瓣4，白色；雄蕊多数。浆果圆形或卵圆形，直径0.6～0.8cm，成熟时紫黑色，先端存宿萼。种子1粒。花期夏季，果期秋、冬季。

【生长分布】生于山坡灌丛、疏林、路旁、峡谷溪边。分布于我国华南、华中、西南等地区。

【采收加工】夏、秋季采挖，除须根，洗净，切片，晒干；或木棒轻捶，剥下根皮，晒干。

【性味归经】甘、平。入脾、肺、肝三经。

【功能主治】健脾利湿，化痰平喘。用于浮肿，哮喘，跌打损伤。

【配伍应用】

赤楠-光叶山黄麻 赤楠健脾利湿；光叶山黄麻健脾利水。两药相须为用，共收健脾渗湿，利水消肿之功。用于脾虚湿困，所致脘腹痞胀、小便短少、大便稀薄、下肢浮肿等症。若配陈皮、半夏、黄鳝藤根，作用更强。

赤楠-紫苏子 两药都有平喘之功。但赤楠为化痰平喘；紫苏子乃降气平喘。两药配伍，相互为用，则能化痰宽胸，降逆平喘。用于痰壅气逆，咳嗽、哮喘等症。

【单方验方】

①治浮肿：赤楠30克，煨水服（《贵州草药》）。

②治小儿盐哮：赤楠30克，煨水服（《贵州草药》）。

【用法用量】内服：煎汤，15～30克。

灵芝草

（三秀、灵芝、木灵芝、菌灵芝）

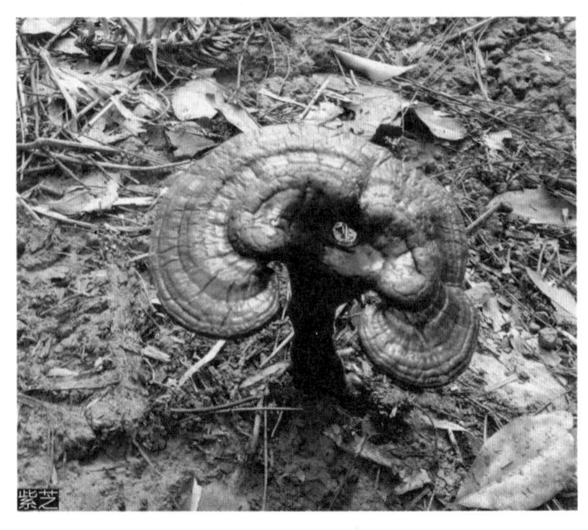
紫芝

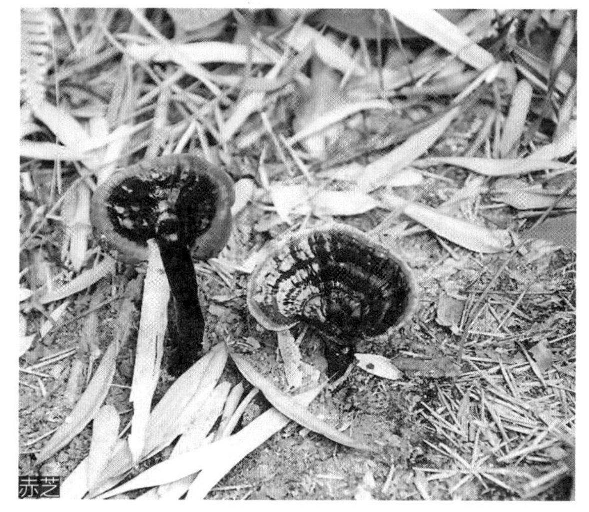
赤芝

【药物来源】多孔菌科真菌紫芝〔*Ganoderma sinense* Zhao' Xu et Zhang〕、赤芝〔*Ganoderma lucidum* (Leyss. et Fr.) Karst.〕的全体。

【植物特征】

①紫芝：腐生真菌，子实体伞形；具长柄，高10～20cm，黑色；菌盖硬木质，扇形或半圆形，宽达20cm，黑色，有环纹和辐射状皮皱纹，断面锈褐色，有圆形菌管，管口径约5mm，均呈锈褐色。孢子褐色。

②赤芝：形与紫芝相似，但菌盖红褐色，断面浅褐色，管口初白色，成熟后呈浅褐色。

【生长分布】生于腐木旁或腐树根上；或培植。分布于我国华南、华中、西南等地区。目前国内大部分地区均有培植。

【采收加工】秋季采集，洗净，晒干。

【药理作用】

①对神经系统的作用：镇静作用；能加强巴比妥类药物的中枢抑制作用；镇痛作用，延胡索酸有镇痛作用。

②对自主神经系统的影响：赤芝孢子粉与薄盖灵芝的粗提物或灵芝发酵总碱均能显著减少因皮下注射毛果芸香碱所致的小鼠流涎现象，表明它们有外周抗胆碱样作用。临床为探讨灵芝制剂扶正固本作用，以脾虚证为主的20例慢性支气管炎患者，用灵芝制剂治疗4个月后，此20例中除2例外，发现患者全血胆碱酯酶活性与给药前相比，均普遍下降明显，提示灵芝制剂似能降低副交感神经的兴奋性。

③对呼吸系统的影响：有的镇咳、祛痰作用。灵芝热醇提取液对小鼠的祛痰作用强度与桔梗相似。

④对心血管系统的作用：强心作用；赤芝酊水溶液对家兔实验性心肌缺血有预防作用；在动物粥样硬化的实验中，见到灵芝组动物胆固醇较对照组低20%～30%，冠脉壁的斑块也减少。

⑤对肝脏的保护作用：动物实验观察到赤芝酊连续给药对小鼠四氯化碳肝炎有保护作用，病理学检查也证实赤芝能减低四氯化碳的损害作用。

⑥对免疫功能的影响：赤芝的酚性成分显著抑制过敏介质释放，加速碘化血浆蛋白在血中的廓清率，增强网状内皮系统吞噬功能，尤其是灵芝与党参配制的灵芝合剂作用更为明显。灵芝合剂还能增强“脾脏杀菌”功能。灵芝多糖使T淋巴细胞增多，加强网状内皮系统吞噬功能，明显增加抗原结合细胞数，以及升高正常人和白细胞减少患者的白细胞数。北京医学院药理教研组研究表明，灵芝多糖尚能增加血红素、网状细胞及血小板数，这可能与灵芝制剂促进红细胞再生机能有关。

⑦抗癌作用：研究发现许多多糖，特别是多聚葡萄糖具有明显的抗癌活性。

【性味归经】甘、平。入心、肝、肾三经。

【功能主治】益气补心，镇静安神，扶肝益肾。用于冠心病，慢性心衰，神经衰弱，慢性肝炎，白细胞减少症，慢性气管炎，慢性支气管哮喘，肿瘤。

【配伍应用】

灵芝草-火炭母草根 两药都有益气补心作用。灵芝草尚能镇静安神；火炭母草根并能行血脉。两药配伍，更使益气补心功效增强，并具镇静安神，行血通脉之功。用于心气亏虚，气虚血滞，心血匮乏，所致心悸怔忡、气喘、多汗、胸闷不舒等症。

灵芝草-酸枣仁 两药都有安神之功。灵芝草乃益心气以安心神；酸枣仁益肝血以宁心安神。两药配伍，则能益气养血，宁心安神。用于气血不足，头昏乏力、胸闷心悸、失眠多梦等症。若加红枣、火炭母草根、麦冬、龙骨，疗效更佳。

灵芝草-地耳草 灵芝草能扶肝益肾；地耳草能清肝祛湿解毒；前者在于益肝肾以扶正气；后者在于清肝除湿解毒以祛邪。两药配伍，共呈扶肝祛邪之功。用于湿毒久羁肝内，邪未祛，正已衰，致虚实夹杂之慢性肝病，如慢性乙型肝炎等。

【单方验方】

①神经衰弱：灵芝酊，每日3次，每次10毫升。

②高血压病：灵芝酊，每日3次，每次10毫升。

③降低血胆固醇：灵芝酊，每日3次，每次10毫升。

④肝炎：灵芝菌丝煎剂，每次10毫升，1日3次。

⑤风湿性关节炎：用灵芝酊每次10毫升，每日3次；灵芝菌丝培养基液，每次50毫升，每日2次。或灵芝合剂每次服15～25毫升，每日早晚各1次。

⑥慢性气管炎：灵芝液，每次20毫升，每日3次；或灵芝合剂每次服15～25毫升，每日早晚各1次。

⑦过敏性哮喘：灵芝液每日3次，每次20毫升（①～⑦方出自《全国中草药汇编》）。

【用法用量】内服：煎汤，6～9克；或研末每次1.5～3克。

【注意事项】灵芝草可制成不同剂型，现举例如下。

①灵芝液：取人工培植的灵芝（赤芝）切碎，加乙醇浸泡24小时（乙醇液面高过药面约1cm），过滤，再用75%乙醇浸泡两次，每次24小时，合并三次所得滤液，回收乙醇。然

后把灵芝残渣加水煮两次，每次煮沸1小时，两次煮液合并过滤。用水煮过滤液稀释乙醇溶液，使其含生药为10%。最后加万分之一糖精矫味，加防腐剂泥泊金0.05%或苯甲酸钠0.2%即可。

②灵芝菌丝培养基液：人工培植的灵芝子实体采收后，将剩下的长满菌丝的培养基（锯末屑混合物）晾干。取干锯末混合物加凉水浸泡半小时后，煮沸1小时，过滤，滤渣再加水煮沸1小时，过滤，两次滤液合并，浓缩到50%，加矫味剂与防腐剂（用量同上）即可（锯末屑混合物部分，含生药量按5份含有1份灵芝生药量来计算）。

③灵芝合剂：先将灵芝子实体10克切碎，加水过药面浸泡，每次煮沸后文火维持30分钟，共煮3次。合并3次药液，过滤，待用。另取紫菀10克，甘草6.3克，分别加水过药面，煮沸10分钟后，过滤，合并上述3种药液，然后用小火浓缩，使每付药最终浓缩成100毫升。再加入麦芽糖20克，煮沸后用干净布包紫苏子4.7克放进药液中煮10分钟，过滤，最后加入沉香细粉0.94克，分装前加入防腐剂苯甲酸钠0.2%。

④灵芝酊：取灵芝子实体粗粉，置有盖容器内，加入65%乙醇适量，拌匀，密闭放置4小时，使充分湿润。按渗滤法装入渗漉筒内，加65%乙醇至高出药面，密闭放置24小时，进行渗漉，至漉液加三氯化铁试液不呈混浊为止（滤液总量约为生药量的7～8倍），漉液在64℃以下减压回收乙醇，浓缩（乙醇含量为21%～22%，生药含量为20%），置冰箱内冷藏3天以上，粗滤，再用纸浆抽滤至澄清即得。

苞蔷薇根

（狗局根、金柿根）

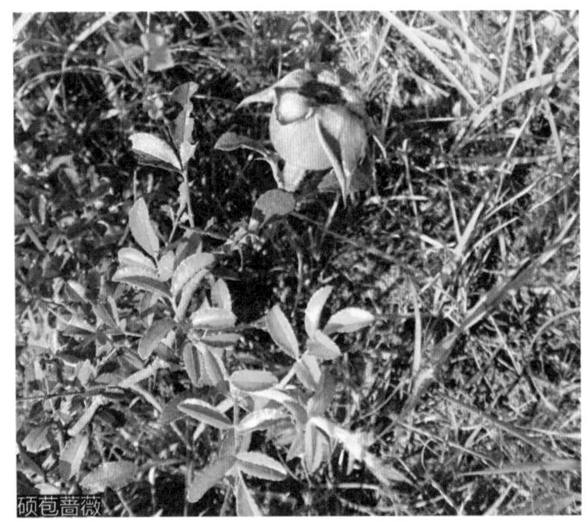

硕苞蔷薇

【药物来源】蔷薇科植物硕苞蔷薇〔*Rosa bracteata* Wendl.〕的根。

【植物特征】常绿灌木，高0.6～1m。茎匍匐，圆柱形，外面褐色，有分枝，茎、枝散生粗壮锐利倒钩刺，枝上部被锈色柔毛。单数羽状复叶互生，叶柄、叶轴被柔毛；小叶5～9枚，具短柄，叶片革质，倒卵形或椭圆形，长1.5～4.5cm，宽0.6～1.4cm，先端钝，基部宽楔形，边缘有细锯齿，上面深绿色，光滑，下面绿色。托叶披针形，边缘有细裂。花单生茎顶或枝顶，直径5～7cm，花梗被柔毛；花萼先端5裂，裂片先端渐尖，外面被柔毛；花瓣5，白色，心形；雄蕊多数。蔷薇果圆形，成熟略扁，外面密被锈色柔毛，直径2.5～3.5cm，存宿萼。种子骨质，多数。花期春、夏季，果期秋、冬季。

【生长分布】生于山坡、路旁、草地、林缘。分布于我国华南、华中等地区。

【采收加工】冬季采挖，除须根，切片，晒干。

【性味归经】甘、温。入脾、肾二经。

【功能主治】健脾，益肾，固涩。用于久泻，脱肛，水肿，脚气，疝气，风湿痛，腰脊无力，盗汗，遗精，白带，子宫脱垂。

【配伍应用】

苞蔷薇根-白扁豆 两药味甘、性温，入脾经，均有健脾之功。苞蔷薇根尚可固涩止泻；白扁豆并能化湿止泻。合用，则能补脾化湿，涩肠止泻。用于脾气虚衰，运化不健，致久泻、脱肛、白带过多等。

苞蔷薇根-仙茅 两药秉性温热，入肾经，均能益肾。苞蔷薇根兼能固精；仙茅又善于温肾壮阳。两药配伍，则能补肾，壮阳，固精。用于肾阳虚衰，阳痿、遗精、腰脊无力、白带清稀、水肿等证。

【单方验方】

①治久泻：鲜苞蔷薇根30克，红糖30克。水煎服（《福建中草药》）。

②治子宫脱垂：苞蔷薇根30克。水煎服(《浙江民间常用草药》)。

③治脱肛：鲜苞蔷薇根60克，猪大肠一段。水炖服（《福建中草药》）。

④治下肢水肿：干苞蔷薇根30～60克。水煎或调酒服（《福建中草药》）。

⑤治咳嗽气喘：苞蔷薇根30克，切片，水煎，饭前服（《浙江民间常用草药》）。

⑥遗精：鲜苞蔷薇根60克，酸枣仁15克，猪膀胱1个，水酒各半炖服（《青草药彩色图谱》）。

【用法用量】内服：煎汤，9～18克（鲜品60～120克）。

松花粉

（松花、松黄）

【药物来源】松科植物油松〔*Pinus tabulaeformis* Carr.〕、马

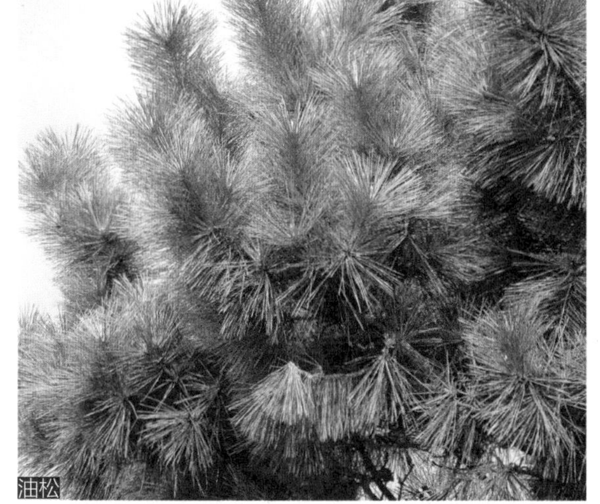

油松

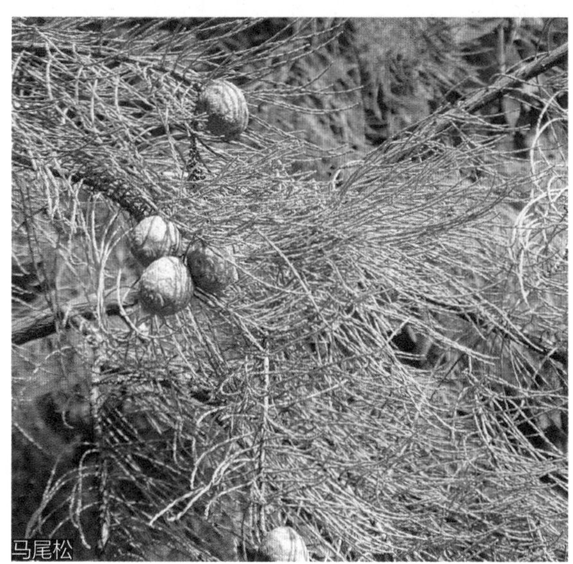

马尾松

尾松〔*Pinus massoniana* Lamb.〕的花粉。

【植物特征】详见“祛风湿”章“松根”。

【生长分布】详见“祛风湿”章“松根”。

【采收加工】初夏（4～5月间），摘取雄球花，晒干，搓下花粉，除去杂质。

【性味归经】甘、温。入肝、脾二经。

【功能主治】益气健脾，祛风燥湿，止血。用于眩晕，胃及十二指溃疡，呕血，久痢，黄水疮，湿疹，婴儿尿布皮炎。

【配伍应用】

松花粉-仙掌子　松花粉甘、温，益气健脾，并能燥湿；仙掌子甘、平，补脾健胃，兼可止泻。合用，相辅相成，益气健脾作用增强，并有燥湿止泻之功。用于脾胃气虚，运化不健，导致头昏、倦怠、乏力、食少、便溏或泄泻等症。研末服用更佳。

松花粉-防风草　松花粉能祛风燥湿；防风草能祛风化湿，并解毒止痒。两药配伍，既可祛风疏表，又能燥化水湿，解毒止痒。用于湿疮，如黄水疮、湿疹等之湿盛者。

【单方验方】

①治胃及十二指肠溃疡，慢性便秘：松花粉3克，冲服（《常用中草药手册》）。

②治久痢不止，延及数月，缠绵不净：松花粉每服9克，食前米汤调下（《本草汇言》）。

③治婴儿湿疹：松花粉3克，炉甘石粉3克，鸡卵黄3个。先将鸡卵煮熟，去白取黄，再放金属小锅煎熬，即有卵黄油析出，取油去渣，用此油调松花粉、炉甘石粉涂患部，一至三次（已化脓者无效）（《健康报》）。

④治尿布皮炎：松花粉外敷伤口（《浙江民间常用草药》）。

【用法用量】内服：煎汤，3～6克；或研末入丸、散。

【注意事项】“松叶”“松根”“松节”详见“祛风湿”章；“松球”详见“化痰”章。

罗汉松实

（罗汉松子、罗汉松果）

【药物来源】罗汉松科植物短叶土杉〔*Podocarpus macrophyllus* (Thunb.) D.Don var. *maki* (Sieb.) Endl.〕的种子及花托。

【植物特征】详见“止血”章“罗汉松叶”。

【生长分布】详见“罗汉松叶”。

【采收加工】秋、冬季果实成熟时采摘，晒干。

【性味归经】甘、平。入肺、肾、脾三经。

【功能主治】补气健脾，顺气和胃。用于倦怠乏力，食欲不振，胃痛。

【配伍应用】

罗汉松实-红枣　两药都有补气健脾作用。罗汉松实并可和胃；红枣尚能养血。两药配伍，则能补气养血，健脾和胃。用于头昏心悸、倦怠乏力、食少便溏等症。

罗汉松实-金橘根　罗汉松实能顺气和胃而止痛；金橘根能疏肝理气且消胀。两药配伍，相互为用，可获疏肝和胃，消胀止痛之功。用于肝气犯胃，如脘痛连胁、胃脘痞胀、胸闷不舒、嗳气反酸等症。

【单方验方】胃痛：罗汉松实、南五味子根各9克，香橼6克，水煎服（《青草药彩色图谱》）。

【用法用量】内服：煎汤，6～9克。

【注意事项】“土杉果”同等入药。

金雀根

（白心皮、阳雀花根、板参、土黄芪、野黄芪）

【药物来源】豆科植物锦鸡儿〔*Caragana sinica* (Buc'hoz) Rehd.〕的根或根皮。

【植物特征】落叶小灌木，高1～2.5m。根圆柱形，肥厚，外皮棕红色。茎直立，圆柱形，灰色，有分枝，枝条细长，

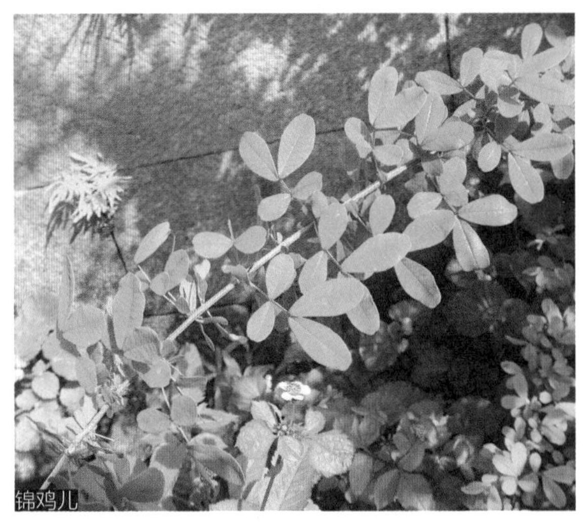
锦鸡儿

幼枝有棱。双数羽状复叶，互生，有柄；小叶2对4枚，无柄，或数枚簇生，小叶片革质，倒卵形，长1～3cm，宽0.5～1.3cm，先端圆或微凹，基部宽楔形，全缘，上面深绿色，下面绿色，无毛；托叶2枚，常硬化成长针刺。花单生，花梗长约1cm；花萼钟状；花冠蝶形，黄色，带红晕，长1.5～2.2cm；雄蕊10，二体；雌蕊1。荚果条形，长2.5～3.5cm。种子数粒。花期春季，果期夏季。

【生长分布】生于山坡、灌丛、疏林、路旁；或栽培。分布我国大部分地区。

【采收加工】秋季采挖，除须根，洗净，切片，晒干；或木棒轻捶，剥下根皮，晒干。

【药理作用】醇提取物对猫有中枢性降低血压作用。

【性味归经】甘、微温。入肺、脾二经。

【功能主治】健脾补气，活血，调经，降压。用于体虚乏力，浮肿，盗汗，跌打损伤，风湿关节痛，月经不调，白带，产后乳汁不下，高血压，头晕，目花。

【配伍应用】

金雀根-龙眼肉　两药都有健脾补气之功。金雀根治气虚脾弱、食少乏力；龙眼肉并养血安神，治虚劳羸弱、心悸头晕。相须为用，则能益气健脾，养血安神。用于劳伤心脾，气血不足，所致食少、倦怠乏力、头昏、失眠、心悸怔忡等症。

金雀根-当归　两药都有活血，调经之功。但金雀根为益气，活血，调经；当归为补血，活血，调经。两药相伍，相互为用，则能益气补血，活血调经。用于妇人气血亏虚所致月经失调，如月经后期，以及经水过少等，或伴头昏心悸、倦怠乏力等症。

【单方验方】

①治脾肾虚弱白带，痨伤血虚生风，湿热瘙痒：金雀根炖鸡服（《重庆本草》）。

②治妇女经血不调：金雀根、党参，煎水服（《南京民间药草》）。

③治妇女白带：金雀根、红糖。煎水服（《南京民间药草》）。

④治高血压：金雀根，洗净，去外皮，切片，鲜用或干用，每日24～30克，煎水取汁，加白糖适量，分3次服（《全展选编·内科》）。

⑤治关节风痛：金雀根30～60克，猪蹄一只。酒水各半炖服（《福建民间草药》）。

【用法用量】内服：煎汤，15～30克。外用：捣敷。

【注意事项】花“金雀花”详见“滋阴”章。

盾叶薯蓣

（枕头根、黄姜、黄连参、地黄姜、野洋姜、火藤根、野山药、山薯）

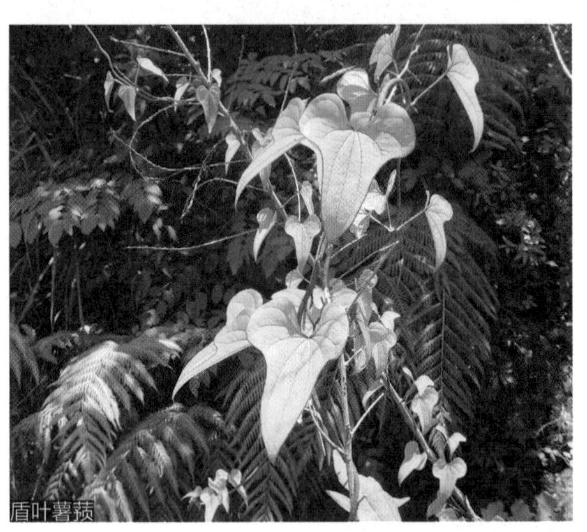
盾叶薯蓣

【药物来源】薯蓣科植物盾叶薯蓣〔*Dioscorea zingiberensis* C.H.Wright〕的块根。

【植物特征】多年生藤质草本，长1～2m。根状茎长圆形，粗壮肥厚，形状不规则，直径1～1.8cm，断面鲜时黄色，干则白色。茎缠绕状，圆柱形，有棱槽，绿色或紫色，多分枝。单叶互生，具柄，绿色或紫色；叶片三角状卵形，长4～7cm，宽3～5cm，3浅裂，先端渐尖，基部近心形，全缘，上面绿色或深绿色，下面灰绿色，或带白粉，叶脉有时紫色。穗状花序腋生，花细小，单性，雌雄异株；雄花序穗状，花2～3朵簇生，花无柄，花被6，卵形，紫红色，雄蕊6；雌花序总状穗形，花6～8朵，有短柄，花被6裂，雄蕊退化。蒴果扁圆形，干后蓝黑色。种子扁圆形，四周有翅。花期夏季，果期秋季。

【生长分布】生于山坡、路旁、林缘、疏灌丛。分布于我国大部分地区。

【采收加工】秋、冬季采挖，除须根，刮去外皮，洗净，切片，晒干或烘干。

【性味归经】甘、平、无毒。入脾、胃、肺、肾四经。

【功能主治】益脾胃，补虚羸，长肌肉，滋肺阴。用于泄泻，消渴，虚劳咳嗽，遗精带下，病后虚羸。

【配伍应用】

盾叶薯蓣-神曲　盾叶薯蓣能补脾健胃，治脾虚泄泻、食少羸瘦；神曲能健胃调中，可治食积不化，肠鸣腹泻。前者功在补脾强运，后者主于健胃消食。两药相互为用，既补又消，补消并用。用于脾胃虚弱，所致食少形瘦，气短乏力，进食稍多、脘腹痞胀、肠鸣泄泻等症。

盾叶薯蓣-枸杞子　盾叶薯蓣能养肺滋阴，治虚劳咳嗽；枸杞子能滋阴润肺，可治阴虚劳嗽。两药配伍，相须为用，相辅相成，共收滋阴润肺，止咳化痰之功。用于肺阴亏虚所致咳嗽、虚喘等症。

【单方验方】

①阴虚盗汗，滑精，带下：乳汁薯9克，盾叶薯蓣12克，金英子15克（去核）煎服（《闽东本草》）。

②治各种皮肤急性化脓性感染，软组织损伤，蜂螫，阑尾炎：鲜盾叶薯蓣60～90克，研末与凡士林适量混合调匀，每日一次外敷患处；亦可与菊叶、茨黄连或苦参适量，共捣外敷（《全国选展·外科》）。

【用法用量】内服：煎汤，9～12克。外用：捣敷。

【注意事项】注意与“山药”鉴别。

浮小麦

（浮麦、浮水麦）

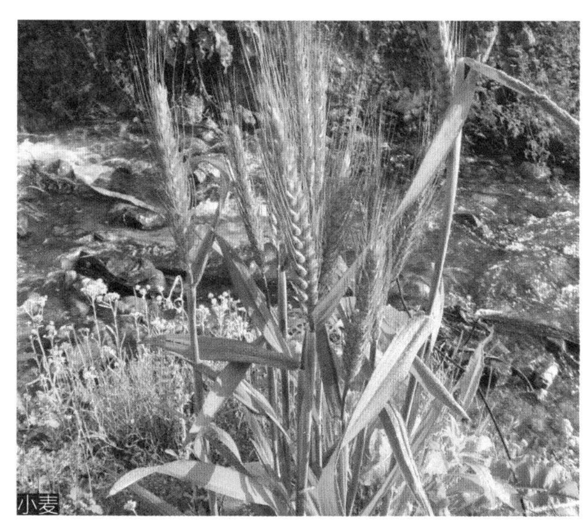

小麦

【药物来源】禾本科植物小麦〔*Triticum aestivum* L.〕的水淘浮起颗粒。

【植物特征】一年生或二年生草本，高60～100cm。秆直立，圆柱形，中空，有节，绿色，成熟土黄色，光滑无毛。单叶互生；叶鞘抱茎，疏生柔毛；叶舌短，膜质；叶片线形，长16～38cm，宽0.8～1.5cm，先端长渐尖，边缘有微齿，上面绿色，粗糙，下面浅绿色，纵脉凸起。穗状花序顶生，直立，长4～10cm，花序多节，每节有全育小穗3，每小穗有花3～9朵；颖革质，第一颖较第二颖宽，背有锐脊，有时先端延伸成短芒，外稃与内稃近等长；雄蕊3，子房卵形。颖果矩圆形，背有1纵槽。花期春季，果期夏季。

【性味归经】甘、凉。入心经。

【功能主治】益气，除热，止汗。用于自汗，盗汗，骨蒸劳热。

【配伍应用】

浮小麦-土人参　两药都有益气之功。浮小麦为益心气，除热，止汗；土人参补肺脾之气，而润肺止咳。两药配伍，则能益气生津，润肺止咳，除热止汗。用于气阴不足所致发热有汗、口渴、干咳、气促、神疲、食少、舌嫩色淡、脉虚大等症。

浮小麦-牡蛎　浮小麦能除虚热，止虚汗；牡蛎敛浮阳，止虚汗，固精气。两药配伍，则能抑阳除热，固表敛汗。用于骨蒸劳热，热自里发、自汗或盗汗等症。

【单方验方】

①治盗汗及虚汗不止：浮小麦，文武火炒令焦，为末。每服二钱，米饮汤调下，频服为佳。或取陈小麦用干枣煎服（《卫生宝鉴》）。

②治盗汗、自汗：浮小麦、牡蛎各9克，水煎服。或用浮小麦30克，麻黄根6克，水煎代茶饮（《常见病验方研究参考资料》）。

③治男子血淋不止：浮小麦加童便炒为末，砂糖煎水调服（《奇方类编》）。

【用法用量】内服：煎汤，9～15克；或研末。

莎木面

（莎面、沙孤米、西国米）

【药物来源】棕榈科植物西谷椰子〔*Metroxylon sagu* Rottb.〕的木髓部提出的淀粉。

【植物特征】常绿乔木，高8～18m。根茎短，侧根发达，多数。树干直立，圆柱形，不分枝，浅褐色，有环纹。叶簇生树干上部，长可达2m，羽状全裂，叶柄粗大，基部渐大，下连叶鞘；叶片革质，两侧羽裂相对，两面深绿色，纵脉粗壮，木质；叶鞘宽大，全抱茎。圆锥花丛，腋生，花红色，多数，外裹黄褐色鳞被。果实椭圆形，果皮革质，成熟时暗红色。花期夏季，果期秋、冬季。

【生长分布】生于海滩、岛屿；或栽培。分布于我国华南、台湾等地区。

【采收加工】花期前砍伐，取树干截段，纵向剖开，投入净水浸软，取其髓部，晒干粉碎，然后浸水、搅匀、过滤、沉淀、干燥，即得淀粉。淀粉在未十分干燥时，给破碎，装入木制或篾制器皿中，盖紧，不断摇动摇成细粒，再行晒干，即为“西国米”，质净色白谓“真珠西谷”。

【性味归经】甘、温。入脾、胃二经。

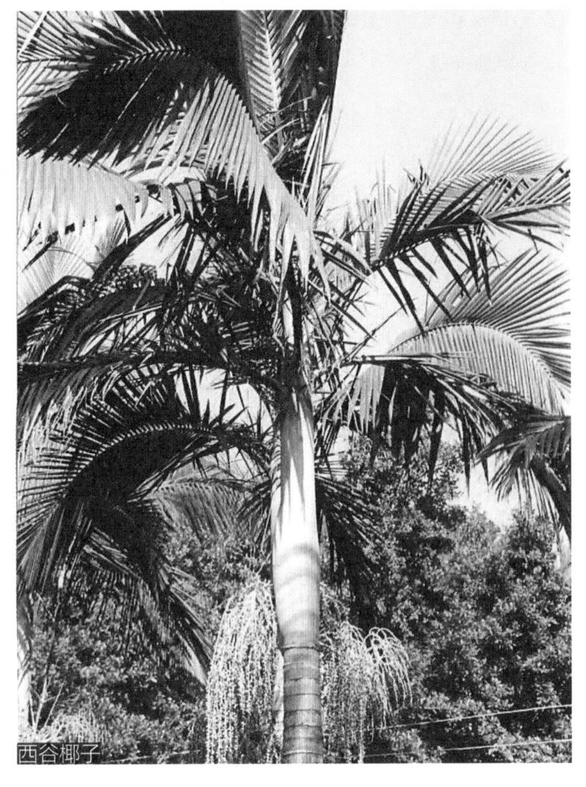
西谷椰子

【功能主治】温中健脾。用于脾胃虚弱，消化不良。

【配伍应用】

莎木面-山药　莎木面甘、温，温中健脾；山药甘、平，健脾益气。两药虽同但同中有异，前者偏于温脾胃，后者长于补中气。两药配伍，则能健脾益气，温脾暖胃。用于脾胃虚弱，如饮食减少、食后腹胀、面色无华、肢倦乏力、大便时溏时泻等。

【用法用量】内服：做饼或蒸糕；或研末为丸、散。

【注意事项】本品饥荒时可代粮。

黄精

（龙衔、太阳草、兔竹、萎蕤、野仙姜、鸡头参、黄鸡菜）

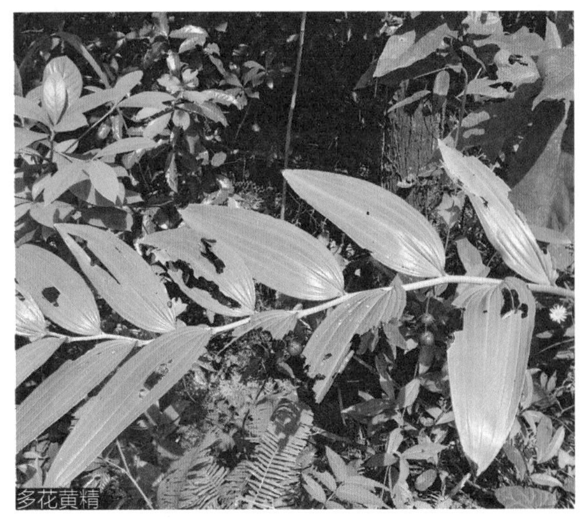
多花黄精

【药物来源】百合科植物多花黄精〔*Polygonatum cyrtonema* Hua〕等的根茎。

【植物特征】多年生草本，高40～90cm。根茎横走，肉质，粗壮肥厚，近圆形，有分枝，有节，直径1～1.5cm。茎直立或弯曲，圆柱形，浅绿色或灰白色，少分枝。单叶互生，无柄；叶片薄革质，椭圆形，或卵状椭圆形，或卵状披针形，长7～18cm，宽3～5cm，先端急尖，基部近圆形，全缘，上面绿色，光泽，下面浅绿色，无毛。花腋生，2～5朵集成伞形花序，总花梗长1.5～2cm，花梗长约1cm；无花萼；花被筒状，浅绿色，长2～3cm，先端6浅裂；雄蕊6；雌蕊1。浆果圆形，成熟后蓝绿色。种子圆形。花期夏季，果期秋季。

【生长分布】生于山坡、路旁、林下、草丛阴处。分布于我国大部分地区。

【采收加工】秋季采挖，除须根，洗净，置蒸笼内（或加酒、黑豆、）蒸至发软油润，取出晒干或烘干。

【药理作用】

①对心血管系统的作用：黄精的水浸出液、乙醇-水浸液和30%乙醇浸出液有降低麻醉动物血压的作用。0.15%黄精醇制剂使离体蟾蜍心脏收缩力增强，对心率无影响，0.4%黄精醇及水液使离体兔心率加快。黄精醇制剂0.2g/kg，可增加整体犬冠脉血流量。0.2g/kg黄精醇制剂与0.75mg/kg的氨茶碱增加冠脉流量的效果相当。

②抗菌作用：广州黄精煎剂对伤寒杆菌、金黄色葡萄球菌、石膏样毛藓菌、抗酸杆菌有抑制作用。对实验性结核病豚鼠有显著的抗结核病作用。2%黄精在沙氏养基内对常见致病菌有不同程度的抑制作用。

③对血脂及动脉硬化的影响：可使实验性高脂血症兔血液中的甘油三酯、β-脂蛋白、血脂胆固醇含量均有明显下降。

④对血糖的影响：黄精浸膏对肾上腺素引起的血糖过高有显著的抑制作用。

⑤黄精多糖对“耳毒性抗生素”引起的中毒性耳聋有一定疗效。

【性味归经】甘、平。入脾、肺、肾三经。

【功能主治】补脾润肺，养阴生津。用于脾胃气虚，倦怠乏力，口干，消渴，燥咳，咯血，病后、产后体弱，高血压，冠心病心绞痛，白细胞减少症，再生障碍性贫血。

【配伍应用】

黄精-土人参　两药味甘、性平，均有益气作用。但黄精偏补脾气；土人参偏益肺气。两药配伍，共收益气，健脾，补肺之功。用于脾肺气虚，所致食少形瘦、倦怠乏力、自汗、气短、畏风易感等症。

黄精-百合　黄精能养阴润肺；百合可润肺止咳。两药合用，能滋阴润肺，止咳化痰。用于肺阴亏虚所致咳嗽、虚喘等证。配麦冬、螺厣草，以增疗效。

黄精-天冬　黄精能养阴生津，并补脾益气；天冬滋阴润燥，且清降肺火。两药配伍，能滋阴降火，益气生津，增液止渴。可用于气阴两亏之消渴症。

【单方验方】

①补精气：枸杞子（冬采者佳）、黄精等分。为细末，二味相和，捣成块，捏作饼子，干复捣为末，炼蜜为丸，如梧桐子大。每服五十丸，空心温水送下（《闽东本草》）。

②治脾胃虚弱，体倦无力：黄精、党参、山药各30克，蒸鸡食（《湖南农村中草药手册》）。

③肺结核咯血：黄精500克，白及、百部各250克，玉竹120克。共研细粉，炼蜜为丸，每服9克，每日3次（《全国中草药汇编》）。

④冠心病心绞痛：黄精、昆布各15克，柏子仁、菖蒲、郁金各9克，延胡索6克，山楂8克，煎成膏剂，每天1剂，分3次服，4周为一个疗程（《全国中草药汇编》）。

⑤治胃热口渴：黄精18克，熟地黄、山药各15克，天花粉、麦冬各12克。水煎服（《山东中草药手册》）。

⑥治蛲虫：黄精24克，冰糖30克，炖服（《福建中医药》）。

【用法用量】内服：煎汤，9～15克（鲜品30～60克）。外用：捣敷。

【注意事项】黄精包括“黄精”“热河黄精”“滇黄精”等，种类多，但均可同等入药。黄精性质平和，最宜虚人调养服用，古人谓“黄精可代参芪，玉竹代参地”，且可久服，但湿伏、积滞者忌。

黄鳝藤根

（熊柳根、铁包金、土黄耆）

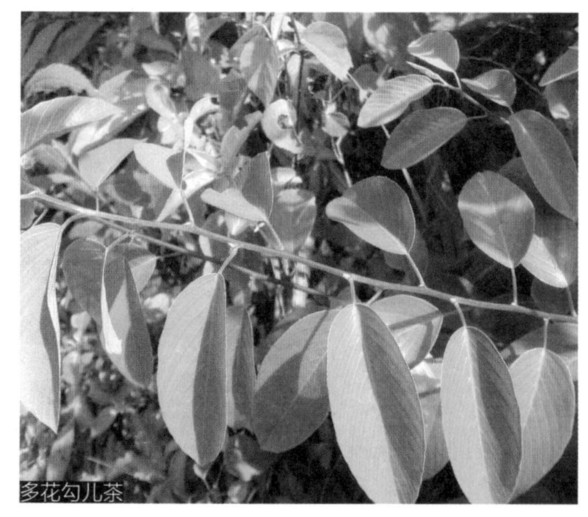

多花勾儿茶

【药物来源】鼠李科植物多花勾儿茶〔*Berchemia floribunda* (Wall.) Brongn.〕的根。

【植物特征】详见“清热凉血”章“黄鳝藤”。

【生长分布】详见“清热凉血”章“黄鳝藤”。

【采收加工】秋、冬季采挖，除须根，洗净，切片，晒干。

【性味归经】甘、苦、平。入肝、肺、三焦、膀胱四经。

【功能主治】健脾利湿，通经活络。用于脾胃衰弱，乏力倦怠，食少，胃痛，黄疸，水肿，白浊，带下，风毒流注，风湿关节痛。

【配伍应用】

黄鳝藤根-荔枝　黄鳝藤根健脾利湿，治脾胃衰弱，乏力倦怠，食少；荔枝补气养血，治病后羸弱，气血不足，脾虚腹泻。前者重在补脾实脾，后者专补气血。两药配伍，则能补脾健中，滋补气血。用于脾虚运化不健，气血亏虚，如乏力倦怠、食少、腹胀、便溏或泻、心悸、头昏等。

黄鳝藤根-地锦　黄鳝藤根能通经活络，并能利湿；地锦祛风止痛，兼活络。合用，则能祛风利湿，舒筋活络，疗痹止痛。用于风湿痹之关节、筋骨痛等症。

【单方验方】

①治脾胃衰弱，食欲减退：黄鳝藤根90～120克。水煎服（《福建民间草药》）。

②治小儿疳积：干黄鳝藤根15～30克。水煎服（《福建中草药》）。

③治风毒流注：黄鳝藤根90～120克，羊肉120克。酒、水各半或用开水炖服。服后有时更见脓水增加，数日后逐渐减少，渐生新敛口（《福建民间草药》）。

④治凝痰壅结，咳嗽喘急：黄鳝藤根，酌加冰糖炼膏，每早晚一羹匙，开水送服（《泉州本草》）。

⑤治关节风湿痛，劳倦乏力：干黄鳝藤根60～90克。水煎调酒服（《福建中草药》）。

【用法用量】内服：煎汤，15～30克（鲜品30～60克）；或炖肉。

【注意事项】注意与“勾儿茶”鉴别，详见“祛风湿”章。藤茎“黄鳝藤”详见“清热凉血”章。

梵天花根

（狗脚迹根、野棉花根）

【药物来源】锦葵科植物梵天花〔*Urena procumbens* L.〕的根。

【植物特征】详见“祛风湿”章“梵天花”。

【生长分布】详见“祛风湿”章“梵天花”。

【采收加工】冬季采挖，除须根，洗净，切片，晒干。

【性味归经】甘、苦、温。入心、肝、肺、胃四经。

【功能主治】健脾祛湿，化瘀活血。用于风湿性关节炎，劳伤脚弱，水肿，白带，痛经，跌打损伤。

【配伍应用】

梵天花根-黄鳝藤根　梵天花根健脾化湿；黄鳝藤根健脾利湿。两药配伍，相须为用，健脾除湿功效显著。用于脾虚湿

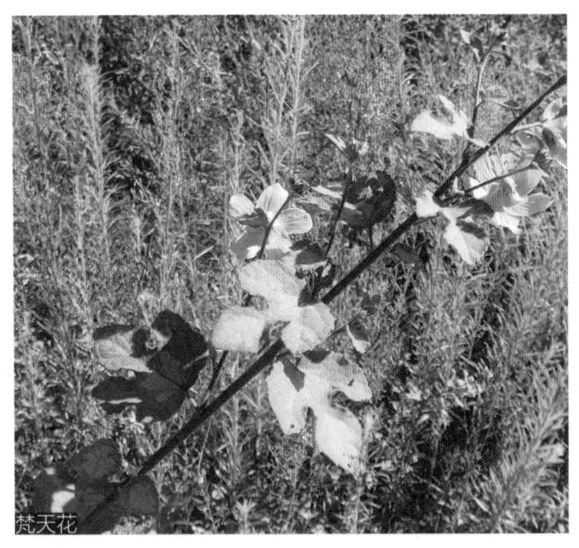
梵天花

困，所致倦怠乏力、食少便溏、脘腹痞胀、肢体酸困、关节肿痛、甚则下肢浮肿等证。

梵天花根-星宿菜　两药均有化瘀活血之功。但梵天花根偏于消散；星宿菜长于通经。两药配伍，则能化瘀活血，消肿止痛。用于跌打损伤，瘀滞肿痛等证。

【单方验方】

①治风湿性关节炎，劳力过伤：梵天花根90克，猪脚250克，黄酒一碗，冲炖服（《闽东本草》）。

②治产后足膝无力，不能行走：鲜梵天花根。每次60克，合鸡炖服（《泉州本草》）。

③治妇人白带：梵天花根30～60克。水煎去渣，用瘦猪肉汤兑服（《江西民间草药验方》）。

④治心性水肿：梵天花根30克，水煎服；或同猪瘦肉炖服，每日一剂（《江西草药》）。

⑤治跌打损伤（胃部因跌打损伤，呕吐不能食，或食入即吐）：鲜梵天花根60～90克。加红糖15克，冲开水炖服；渣同红糖捣敷伤处（《闽东本草》）。

⑥治跌打损伤，腰肌劳损：梵天花根30克，南岭荛花根白皮3克，水煎服（《浙江民间常用草药》）。

⑦痛经：干梵天花根15～30克，益母草干全草15克，水煎服（《福建中草药》）。

【用法用量】内服：煎汤，15～30克（鲜品30～90克）；或炖肉。外用：捣敷。

【注意事项】孕妇忌服。全草“梵天花”详见“祛风湿”章。

野油麻

（地参、针筒菜）

【药物来源】唇形科植物长圆叶水苏〔*Stachys oblongifolia* Benth.〕的全草或根。

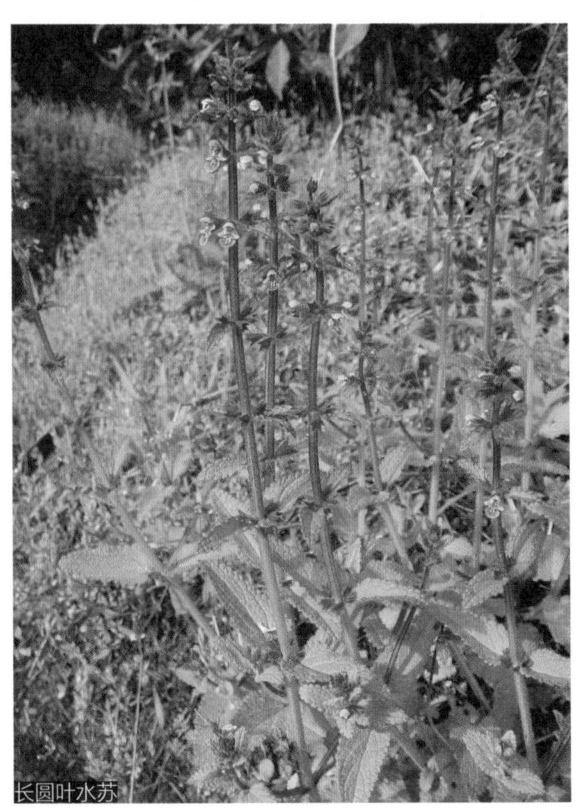
长圆叶水苏

【植物特征】多年生草本，高30～50cm。根状茎横走，白色，有节。茎直立，四棱形，不分枝，有倒生长毛。单叶对生；具短柄，被毛；叶片长圆状披针形，长2.5～8cm，宽0.7～2.5cm，先端钝或急尖，基部近心形，边缘有浅钝齿，两面绿色，被白毛。轮伞花序，排列成长假穗状花序；苞片细长，刚毛状，对生于小花基部；萼钟状，外面被长毛，二唇形，5齿裂；花冠唇形，淡红色或紫红色，上唇长圆形，下唇3裂，中间裂片大，近圆形；雄蕊4，2强。小坚果倒卵形，黑褐色，无毛。花期春、夏季，果期夏、秋季。

【生长分布】生于田边、河岸、溪旁湿地。分布于我国华南、华中、华东、西南等地区。

【采收加工】夏、秋季采集，洗净，切段，晒干。

【性味归经】甘、微辛、温。入脾、胃、大肠三经。

【功能主治】补中益气，止血生肌。用于病后虚弱，久痢，外伤出血。

【配伍应用】

野油麻-高粱　野油麻补中益气，并理气消痞；高粱健脾温胃，兼涩肠止泻。两药配伍，共收温补脾胃，下气和中，厚肠止泻之功。用于脾胃虚寒，中焦升降失调，腐熟运化失司，所致食少、便溏，以及久泻、久痢等证。

野油麻-地菍　两药都有止血之功。野油麻性温，乃益气温脾以止血，且能生肌；地菍性凉，活血凉血以止血，兼清热毒。两药配伍，寒温调和，则能益气建中，解毒生肌，止血活血。可治痔疮出血、便血等。

【单方验方】

①治久痢：野油麻30克，煨水服。

②治病后虚：野油麻30克。炖肉吃。

③治外伤出血：野油麻适量，捣绒敷患处（①～③方出《中药大辞典》）。

【用法用量】内服：煎汤，15～30克。外用：捣敷。

福参

（建人参、建参、福建参、土人参、土当归）

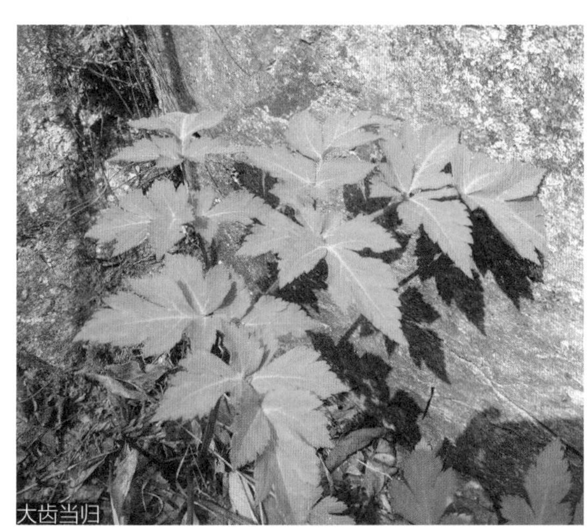

大齿当归

【药物来源】伞形科植物大齿当归〔*Ostericum grosseserratum* (Maxim.) Yuan et Shan〕的根。

【植物特征】多年生草本，高30～90cm。根纺锤形，粗壮肥厚，白色。茎直立，圆柱形，上部多分枝。叶基生与茎生，二型；基生叶与茎下部叶宽三角形，叶柄长15～20cm，紫褐色；叶片二至三回三出式分裂，最终裂片宽卵形，长3～6cm，宽2～3.5cm，有2～4深裂，边缘有大小不一的粗锯齿或带缺刻，上面灰绿色，下面绿色，脉上有毛；茎中、上部叶形状与下部叶相似，但仅3深裂或浅裂。复伞形花序顶生，总梗长达12cm；总苞片4～5；萼5齿裂；花瓣5，白色；雄蕊5；子房下位。双悬果近圆形，扁平。花期夏、秋季，果期秋季。

【生长分布】生于山谷沟旁、林下、林缘。分布于我国华南、华中、华北、西南等地区。

【采收加工】冬、春季采挖，除须根，洗净，切片，晒干。

【药理作用】

①小白鼠口服或腹腔注射均可使自发活动减少，能拮抗注射士的宁引起的惊厥。

②猫、犬作静脉注射有显著降压和兴奋呼吸作用。

③大白鼠灌胃，能使“甲醛性关节炎”的足肿消退。

④水煎剂对结核分枝杆菌有抑制作用。

【性味归经】辛、苦、微甘，温。入脾、胃、肺三经。

【功能主治】补中益气，温中散寒。用于脾胃虚寒泄泻，虚寒咳嗽，风湿性关节炎，蛇伤肿胀剧烈。

【配伍应用】

福参-高粱　福参补中益气，温中散寒；高粱温脾健中，厚肠止泻。合用，能益气健中，温脾止泻。用于脾胃虚寒，所致腹胀、食少、腹痛、泄泻、畏寒、倦怠乏力等症。寒甚配干姜；虚甚配土党参。

福参-干姜　两药均有温中散寒之功。福参并能补气；干姜尚能扶阳。两药配伍，则能温中散寒，益气助阳。用于中阳素虚，寒湿侵脾，呕吐、泄泻、泻下如水、腹痛、腹胀、面白肢冷等症。

【单方验方】

①治脾胃虚寒泄泻：福参9～15克，金樱子干根15克，山药9克，薏苡仁9克，水煎服；或福参15克，大枣15克，水煎服（《福建中草药》）。

②治虚寒咳嗽：福参15克，桂圆干15克，水煎服；或福参15克，早米一盏同炒焦黄，水煎，酌调冰糖服（《福建中草药》）。

③治风湿关节痛：福参15克，接骨金粟兰9克，水煎服（《青草药彩色图谱》）。

④治蛇伤肿胀剧烈：福参30克，水煎服，渣捣烂敷肿处（《青草药彩色图谱》）。

【用法用量】内服：煎汤，9～15克。外用：捣敷。

黎豆

（虎豆、狸豆、巴山虎豆、鼠豆）

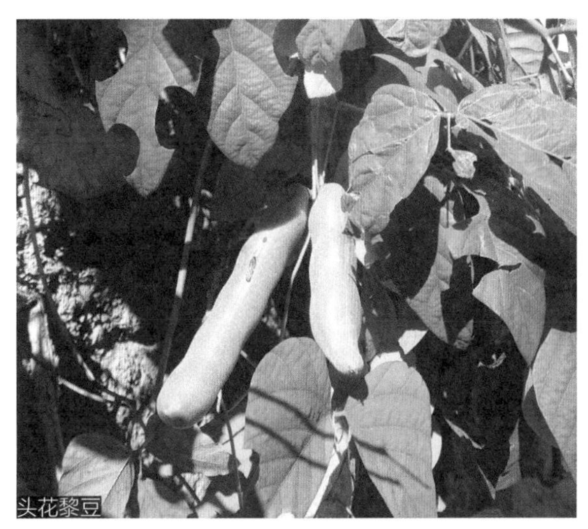

头花黎豆

【药物来源】豆科植物头花黎豆〔*Stizolobium capitatum* (Sweet) O.Ktze.〕的种子。

【植物特征】一年生攀援草质藤本，高2～3.5m，全体被柔毛。三出复叶，互生，具长柄；先端小叶片阔卵形，两侧小叶斜卵形，具短柄；长6.5～10cm，宽4～7.5cm，先端钝，有尖头，基部圆，侧叶偏斜，全缘，两面绿色；托叶刚毛状。头状花序，2～5朵簇生叶腋，总梗短；花萼钟状，二唇形；花冠深紫色；雄蕊多数。荚果圆柱形，长达10cm，未成熟时绿色，外被银灰色柔毛，成熟时，变革质，深棕色。种子椭圆形，略扁，灰白色，或间有黑色斑纹。花期春、夏季，果期夏、秋季。

【生长分布】栽培。分布于我国华南、华中、西南等地区。

【采收加工】果实成熟时采收，去壳，晒干。

【性味归经】甘、微苦、温、有小毒。入肺、脾二经。

【功能主治】温胃益脾。用于脾胃虚弱，胃脘痞胀，胃痛。

【用法用量】内服：煮食或炒食。

【注意事项】黎豆是良好的健脾豆类，但有小毒，煮食或炒食，一定要熟透，且不可一次性大量食；青豆荚有毒，不能食。

第二十六章　补血

石花

（石苔花、乳花、地衣）

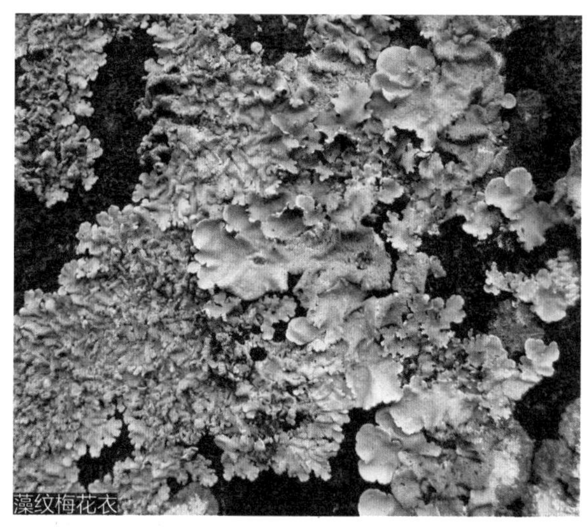

【药物来源】梅衣科植物藻纹梅花衣〔*Parmelia saxatilis* (L.) Ach.〕的全体。

【植物特征】叶状体伏生，近圆形或不规则形，直径10～30cm，上面灰绿色，下面黑褐色；上面多皱，顶端边缘有不规则裂，有假根；子器多数，散生，杯状，径约3～5mm；子囊椭圆状棍棒形，孢子椭圆形。

【生长分布】生于山谷岩石和树干上。分布于我国南、北各地。

【采收加工】四季可采，洗净，晒干或烘干。

【药理作用】黑茶渍素对鱼有毒。

【性味归经】甘、寒。入肝、肾二经。

【功能主治】养血明目，清热利湿。用于视物模糊，吐血，血崩，腰膝酸痛，热淋，白浊，白带。

【配伍应用】

石花-枸杞子　两药都有明目之功；但石花为养血明目；枸杞子乃补肝肾明目。两药配伍，能补血，益精，明目。用于精血不足，肝肾亏虚，导致视物昏黯、模糊，眼内干涩等症。

石花-茯苓　石花能清利下焦湿热，并能养肝血；茯苓能渗利脾肾水湿，尚可健脾胃。合用，具健脾养肝，清热利湿，与利水泄浊之双向功能。用于肝脾不足挟湿热之证，如男子白浊，女子白带以及热淋等证。

【单方验方】

①治男子小便痛，转成白浊：石花干粉9克。煎水煮醪糟服（《重庆草药》）。

②治妇女小便痛，转成白带：石花干粉9克，兑米饮汤冲蛋花服（《重庆草药》）。

③治风湿腰痛：石花120克，白酒1千克。浸七日后饮酒，每晚二盅（《吉林中草药》）。

④治肾虚牙痛：石花15克，猪肉120克。共煮食（《山东中草药手册》）。

⑤治肾虚腰膝冷痛：石花9克，补骨脂12克，杜仲15克，牛膝12克，枸杞子12克。水煎服（《山东中草药手册》）。

【用法用量】内服：煎汤，6～9克，或研末或浸酒。

何首乌

（地精、赤敛、首乌、陈知白、红内消、马肝石、小独根）

【药物来源】蓼科植物何首乌〔*Polygonum multiflorum* Thunb.〕的块根。

【植物特征】详见“安神”章“首乌藤”。

【生长分布】详见“首乌藤”。

【采收加工】野生者秋后采挖；培植的栽3～4年后，春、秋采挖；除去须根，洗净，切厚片，晒干或烘干。

【药理作用】

①抗菌作用：对结核分枝杆菌、福氏志贺菌有抑制作用，且抗炭疽杆菌。所含大黄素对8种常见致病菌有不同程度的抑制作用，且对大部分细菌有杀灭作用，其中以金黄色葡萄球菌最敏感；本品与等量链霉素共同使用有协同作用；对白色念珠菌，热带念珠菌有抑制作用。所含大黄酸对细菌亦有一定抑制作用。

②减轻动脉粥样硬化、补血和抗脂肪活性作用：所含卵磷脂能维持体内胶体溶液稳定，阻止胆固醇在肝内沉积，阻止类脂质在血清滞留或渗透到血管内，减轻动脉粥样硬化。卵磷脂是构成神经组织，特别是脑脊髓的主要成分，也是红细胞及其他细胞膜的重要原料，并能促进红细胞生长发育。卵磷脂进入人体后能集结亦能释放乙酰胆碱。

③对消化系统的影响：制首乌能使切除肾上腺的饥饿小鼠肝糖原积累升高6倍，生首乌则无此作用。浸膏及所含的蒽醌类化合物能促进肠管蠕动，故能产生腹泻。临床观察证明，何首乌对谷丙转氨酶的代谢无明显影响，对肝脏无毒性反应，故对患者有肝病同时又患失眠症者可以服用，小鼠离

体肠实验表明，本品能解除乙酰胆碱所致的肠痉挛，其解痉作用较罂粟碱强4倍多，解痉的主要成分为大黄酸、大黄素。

④对心血管系统的影响：20%何首乌注射液对离体蛙心有减慢心率的作用，作用随剂量增大而加强；亦能减慢在位蛙心率，并能轻度增加离体兔心的冠脉流量。

⑤对凝血功能的影响：何首乌具有纤溶性，能促进纤维蛋白原裂解。目前在冠心病发病机制的研究中，血液凝固性的增加和纤维蛋白溶解的减弱导致动脉硬化已被重视。

【性味归经】苦、甘、涩，微温。入肝、肾二经。

【功能主治】补肝，益肾，养血，祛风。用于神经衰弱，心悸失眠，腰膝酸软，须发早白，头晕，高血压，冠心病、心绞痛。

【配伍应用】

何首乌-枸杞子　两药均有益精血，养肝肾之功。何首乌补而不寒、不燥、不滞；枸杞子尚可明目、润肺。合用，功效增强。用于精血不足，肝肾亏损导致腰膝酸软、须发早白、头晕、心悸、失眠、便干等症。

何首乌-桑叶　二者都有祛风之功。但何首乌为养血祛风；桑叶为疏散肺卫、肝经、头面风热且明目、凉血。两药配伍，内可养血凉血，外而祛风，清热，明目。用于血亏挟风热之邪所致头晕、头痛、目花以及皮肤瘙痒等症。

【单方验方】

①头发早白：制何首乌10克，桑椹、夏枯草各9克，水煎服，每日一剂（《常用中药药理与临床应用》）。

②神经官能症：安神补脑口服液（制何首乌、制远志、柏子仁、枸杞子、麦冬、醋五味子、桑椹、红参、大枣、甘草）口服，一次10毫升，一日3次；或临睡前服20~30毫升（《常用中药药理与临床应用》）。

③习惯性流产：制何首乌300克，核桃300克，续断60克，菟丝子60克。共研末，每次9克，每晚开水送服（《福建中草药处方》）。

④小儿盗汗：何首乌12克，糯稻根须10克，桑椹10克，五味子3克。将药煎服，一日数次（《中国民间草药方》）。

⑤遗精、腰痛：七宝美髯丹（制何首乌30克，枸杞子、菟丝子、茯苓、牛膝、当归各10克，补骨脂6克），水煎服，日服一剂（《常用中药药理与临床应用》）。

⑥高血压：首乌降压丸（制何首乌、牛膝、决明子、葛根各等份），炼蜜为丸，每丸重9克，口服，一次1丸，一日2次（《常用中药药理与临床应用》）。

⑦冠心病心绞痛（降脂活血）：何首乌12克，黄精12克，柏子仁20克，菖蒲6克，郁金6克，延胡索6克。上药加水适量，煎服，每日一剂。本方含铁、铜、锌等多种元素，对心阴血不足，舌红少苔，大便干燥之冠心病心绞痛有良效（《八卦元素妙方》）。

⑧冠心病心肌梗死：何首乌、沙参、麦冬、玉竹、五味子。上药水煎服，一日一剂，频频少服（《八卦元素妙方》）。

⑨治瘰疬延蔓，寒热羸瘦，乃肝（经）郁火，久不治成劳：何首乌如拳头大者一斤，去皮如制法，配夏枯草四两，土贝母、当归、香附各三两，川芎一两。共为末，炼蜜丸。每早、晚各服三钱（《本草汇言》）。

【用法用量】内服：煎汤：9~15克；或研末入丸、散。外用：煎水洗或研末调涂。

【注意事项】未炮制"何首乌"即生何首乌，润燥通便，解毒疗疮为其主要功能。炮制：何首乌洗净，切厚片，水泡至八成透，内外湿润度均匀，晒干。用黑豆汁、黄酒拌匀，置适用容器内，密闭，坐水锅上，蒸至汁液吸尽，取出，晒干（处方：何首乌50千克，黑豆5千克，黄酒12.5千克。黑豆汁制法：黑豆5千克，加水煮约4小时，熬汁约7.5千克，豆渣再加水煮约3小时，熬汁约5千克，两次熬汁约12.5千克）。

枸杞子

（甜菜子、红青椒、拘蹄子、地骨子、红耳坠、枸杞豆）

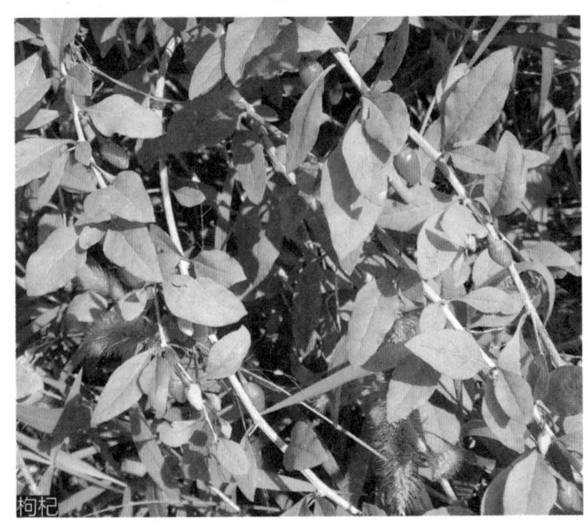
枸杞

【药物来源】茄科植物枸杞〔*Lycium chinense* Mill.〕的果实。

【植物特征】详见"清热凉血""枸杞根"。

【生长分布】详见"清热凉血""枸杞根"。

【采收加工】夏、秋季果实成熟红色时采摘，置阴凉通风处晾至果皮起皱后，再置阳光暴晒至外皮干硬果肉柔软即可。阴雨天用微火烘干。

【药理作用】

①对消化系统的影响：对四氯化碳引起的肝损害小鼠，有轻微抑制脂肪在肝细胞内沉积的作用，并有促进肝细胞再生作用。天门冬氨酸、甜菜碱对四氯化碳中毒性肝炎有保护作用。

②对血液系统的影响：每日灌服10%枸杞煎剂0.5毫升，连续10日，对正常小鼠的造血功能有促进作用，可使白细胞、

淋巴细胞数增多，对环磷酰胺引起的抑制白细胞（主要是淋巴细胞）生成作用也具有保护性影响。能促进红细胞、血红蛋白的生成。尚有生血小板作用。

③调节免疫：水提取物和枸杞多糖均能促进小鼠腹腔巨噬细胞的吞噬功能和血清溶菌酶活力。枸杞多糖可明显加快小鼠淋巴细胞的增殖。

④调节血脂：煎剂可降低血胆固醇，有抗兔动脉粥样硬化的作用。

⑤降血糖：提取物能显著持久地降低大鼠血糖，提高糖耐量。

⑥抗应激、抗衰老：总皂苷可增强小鼠抗缺氧能力，延长游泳时间。给60～85岁老年人日服50克枸杞子10天，能明显提高血中溶菌酶、lgG、lgA及淋巴细胞转化率，可使cAMP、cAMP/cGMP及睾酮显著升高。甜菜碱可使雏鸡体重和产蛋量增加，毛肉丰满，使小鼠子宫增重。

⑦抗氧化：枸杞子糖缀合物有明显抗LDL氧化作用，对活性氧自由基有明显的抑制作用。

【性味归经】甘、平。入肝、肾二经。

【功能主治】滋肾补血，养肝明目，润肺。用于腰膝酸软，头晕，目眩，目昏多泪，咳嗽，消渴。

【配伍应用】

枸杞子-葡萄　枸杞子甘、平，益肾精，补肝血；葡萄甘、酸、平，养肝补血。肾藏精，肝藏血，精血同源，两药合用，滋补精血，养肝益肾作用较强。用于腰膝酸软、头晕、目眩、心悸等症。

枸杞子-梦花　枸杞子能养肝明目；梦花能养阴明目。合用，相得益彰，既能滋肝肾，补阴血，又可养睛明目。可治因精血亏虚，肝肾不足，不能涵养目睛，所致视力减退、视物不明以及青盲、夜盲，或伴头昏目眩等证。

枸杞子-夜关门　枸杞子能润肺止咳，并滋肝肾；夜关门能化痰止咳，兼益肝肾。两药配伍，相辅相成，既能滋补肝肾，养阴润肺，又可止咳化痰。用于阴虚肺燥，久咳不愈、痰白而黏、咯之不出等症。若加麦冬、百合、枇杷叶，功效更著。

【单方验方】

①发育不良，营养不良，个子矮小：枸杞子15克，牡蛎20克，山药20克，胡桃肉30克，虾皮15克，海藻15克，大枣30克。上药共为细末。一可做散剂，每次取药面10克，煮粥，每天早餐吃1次；二可作蜜丸，每次6克，1日3次；三可与麦麸、面粉做成饼干，每次适量，坚持常服。这3种剂型，可交替食用（《八卦元素妙方》）。

②青少年近视眼：枸杞子20克，山茱萸20克，桂圆肉20克，动物眼睛1对。将动物眼睛（猪、牛、羊均可）洗净，与上三药共置碗中，隔水煨炖，每日服食（《八卦元素妙方》）。

③肝肾不足，头晕盗汗，迎风流泪：枸杞子、菊花、熟地黄、怀山药各12克，山茱萸、牡丹皮、泽泻各9克。水煎服（《全国中草药汇编》）。

④肾虚腰痛：枸杞子、狗脊各12克，水煎服（《全国中草药汇编》）。

⑤阳痿：复方虫草口服液（枸杞子、冬虫草、淫羊藿、山楂、甘松、蜂王浆），口服，一次10毫升，一日2次（《常用中药药理与临床应用》）。

【用法用量】内服：煎汤，9～15克；或研末为丸或炼膏。

【注意事项】根“枸杞根”详见“清热凉血”章；“枸杞叶”详见“滋阴”章。

第二十七章　壮阳

木馒头

（木莲、凉粉果、文头果、牛奶子、鬼球、爬壁果、薜荔果）

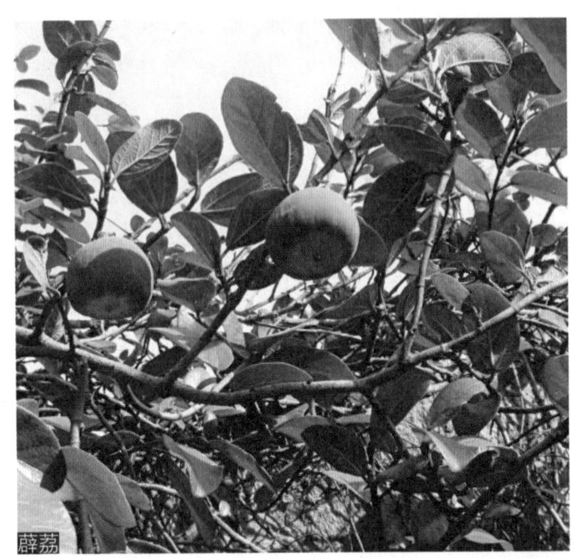
薜荔

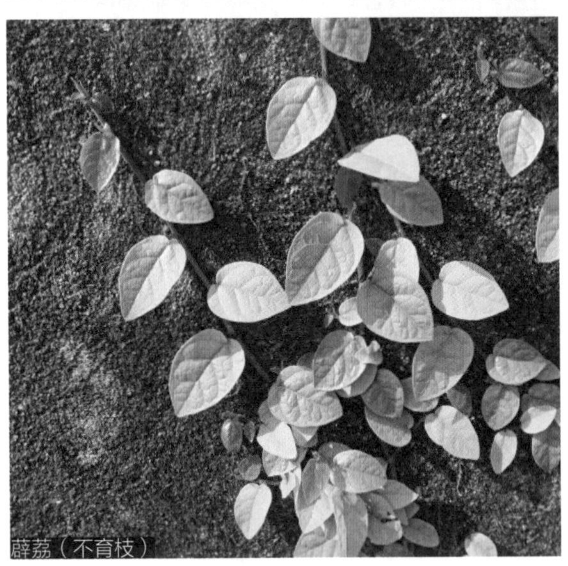
薜荔（不育枝）

【药物来源】桑科植物薜荔〔*Ficus pumila* L.〕的果实。

【植物特征】常绿攀援藤本灌木，长3～6m，全株有乳汁。茎圆柱形，灰褐色，外面有不规则瘤状凸起，多分枝，通过气根依附岩石、树干、残垣上；枝条二型，不育枝条生下部，茎细，叶互生，细小，圆形或卵圆形，长0.8～2.5cm；能育枝生上部，茎粗壮，叶大、厚，互生，叶片卵形或卵状椭圆形，长4～12cm，宽2～3cm，先端圆钝，基部近圆形或偏斜，全缘，上面暗绿色，光泽，下面绿白色，粗糙，叶脉显见；2～3年后，成有育株。育株茎粗大，叶大厚，叶柄长0.5～1.3cm；叶片革质，椭圆形，长3～10cm，宽3～5cm，先端钝，基部近圆形，全缘，上面暗绿色，光泽，下面绿白色，被细柔毛，叶脉网状凸起。隐头花序，腋生，单性，着生于花序托内，花序托肉质，单生；雄花托长椭圆形，雌花托倒卵形，通常雄花托较雌花托大，外皮灰绿色或间暗紫色。瘦果细小，棕褐色。花期春季，果期夏季。

【生长分布】生于山坡石岩、树干上，或残垣上。分布于我国华南、华东、华中、西南等地区。

【采集加工】秋后果实成熟时，割取果实，晒干。

【药理作用】内消旋肌醇有降血脂作用。

【性味归经】甘、平。入肾、肝二经。

【功能主治】补肾，固精，通乳。用于肾虚腰痛，阳痿，遗精，乳糜尿，久痢脱肛，痔血，经闭，乳汁不下。

【配伍应用】

木馒头-杜仲　两药行下焦肾经，均能补肾强腰。木馒头补肾而固精；杜仲补肾而益肝，安胎。两药配伍，共收补益肝肾，强腰健膝，固元安胎之功。用于肾虚腰痛，滑精，妊娠肾虚腰痛、尿频等证。

木馒头-覆盆子　两药均能补肾固精。但木馒头补肾作用较好；而覆盆子固涩功效偏强。两药配伍，相辅相成，功效尤著。用于肾虚不固，遗精、滑精、遗尿、尿频等证。

木馒头-猪蹄　两药均有补虚通乳之功。但木馒头补中存通，故既能增乳又可通乳；猪蹄血肉有情之品，重在补血增乳。两药配伍，功效益彰。用于妇女产后乳汁稀少。

【单方验方】

①治惊悸遗精：木馒头（炒）、白牵牛等分。为末，每服二钱，用米饮调下（《乾坤生意秘韫》）。

②治阳痿遗精：木馒头12克，葎草12克，煎服，连服半个月（《上海常用中草药》）。

③治乳糜尿：鲜木馒头5个，切片，水煎服（《福建中草药》）。

④治久年痔漏下血：干姜、百草霜各一两，木馒头二两，乌梅、败棕、柏叶、油发各半两。以上七味各烧灰存性，即入桂心三钱，白芷五钱（俱不见火）。同为末，醋糊丸，如梧子大，空心米饮下（《世医得效方》）。

⑤治乳汁不通：木馒头2个，猪蹄1只，煮食并饮汁（《上海常用中草药》）。

⑥治妇人胆虚不足，乳不至：通草二钱，穿山甲一钱，木

馒头一枚。三味共末，入猪蹄汤内煮烂吃，再不至，加急性子五钱（《慎斋遗书》）。

⑦治淋症：木馒头，加冷开水绞汁成冻状，白糖水冲服（《湖南药物志》）。

【用法用量】内服：煎汤，6~15克。

仙茅

（独茅根、地棕根、黄茅参、天棕、山棕、盘棕）

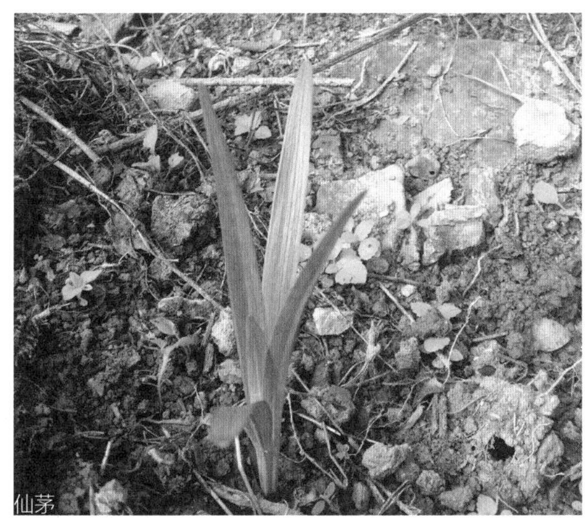
仙茅

【药物来源】石蒜科植物仙茅〔*Curculigo orchioides* Gaertn.〕的根茎。

【植物特征】多年生草本。根茎肉质，粗壮，圆柱形，长8~18cm，外面黄棕色或黄褐色，切面白色。叶基生，3~6枚簇生，具柄；叶片条状披针形，长10~30cm，宽1~2cm，先端渐尖，叶柄基部扩大成鞘，全缘，两面绿色。花腋生，杂性，下部两性花，花葶抽于叶鞘，长1~2.5cm，不出土；苞片膜质，披针形，绿色，被长毛；花白色，直径0.8~1cm，花被下部管状，长1.8~2.2cm，上部6裂，内面黄色，被长毛；雄蕊6，花丝短；子房下位。蒴果椭圆形，长约1.2cm。种子黑色，光泽。花期春、夏季，果期秋季。

【生长分布】生于山坡疏草地或芒萁丛、平原荒地。分布于我国华南、华中、西南等地区。

【采收加工】春季发芽前或冬季枯萎后采挖，除须根，洗净，晒干。

【药理作用】

①抗菌作用：100%煎剂用平板挖沟法，对福氏志贺菌，宋内志贺菌有抑制作用。

②解毒作用：本品与多数有机物如水合氯醛、苯胺、苯、吗啡、合霉素、阿司匹林、安替比林、酚等结合成无毒的葡萄糖醛酸结合物排出体外而解毒；此外，本品还能降低肝淀粉酶活性，阻止糖原分解，使肝糖原增加，脂肪贮量减少，故有保护肝脏及解毒作用。临床上用于急、慢性肝炎，肝硬化，中毒性肝损害及食物、药物中毒，也用于治疗关节炎和结缔组织疾病。

③抗癌作用：黏液质是多糖体的一类，研究认为，多糖具有抗癌、抗放射作用。

④其他：本品可扩张冠状动脉，增加冠脉血流量。所含鞣质有抗菌消炎、收敛、止泻、止血作用，可作为生物碱中毒的解毒剂。

【性味归经】辛、热、有毒。入肾、肝二经。

【功能主治】温肾壮阳，散寒除湿。用于阳痿，小便失禁，遗尿，腰膝酸痛，风湿关节痛，脘腹冷痛。

【配伍应用】

仙茅-狗肉　二者都有温肾壮阳功效。但仙茅热燥，偏于温阳散寒；狗肉温润，长于壮阳而镇精。合用，功效显著。用于肾阳虚衰，阳痿、精冷不育、小便失禁、遗尿、腰膝酸痛等证。

仙茅-五加根　仙茅能散寒除湿，且温阳；五加根祛风除湿，并强筋骨。合用，能祛风除湿，温阳散寒，强健筋骨。用于风寒湿痹日久，肾阳不振，致腰膝冷痛、肢节屈伸不利、酸软无力，或麻木不仁、畏寒喜温等症。

【单方验方】

①阳痿：仙茅6克，淫羊藿15克，枸杞子、菟丝子各9克，水煎服（《全国中草药汇编》）。

②心理性勃起功能障碍：生精赞育汤（仙茅、淫羊藿、黄芪、茯苓、牡丹皮、女贞子、丹参各12克，人参10克，阿胶9克，山药15克，生地黄20克，龟甲6克，覆盆子10克），水煎服，日服一剂（《常用中药药理与临床应用》）。

③男性不育症：仙茅、熟地黄各60克，山药、石菖蒲、巴戟天、枸杞子各45克，山茱萸、茯苓、牛膝、肉苁蓉、楮实子、小茴香、远志、五味子各30克，上药用大枣100枚加生姜30克煮，去皮核，炼蜜为丸，淡盐汤送服。一次10克，一日2次（《常用中药药理与临床应用》）。

④治妇女经绝期综合征：仙茅、淫羊藿、当归、巴戟肉、知母、黄柏；阳偏虚者仙茅、淫羊藿可各用9克；偏阴虚者可加龟甲、生地黄，而巴戟肉可不用；头昏耳鸣可加女贞子、枸杞子；头痛可加蔓荆子、沙苑子；失眠加首乌藤、合欢皮；气短无力汗多加党参、茯苓、白术；泛恶，加陈皮、姜半夏、姜竹茹；浮肿加茯苓、薏苡仁、车前子等。加减药的剂量一般为9克（《全国中草药汇编》）。

⑤治硬皮病：仙茅、淫羊藿、桂枝、红花、芍药各9克，鸡血藤、丹参各30克，全当归、郁金各15克，川芎12克，生地黄、熟地黄各3克，炙甘草3克煎服，每日1剂，常用丸药有右归丸、附桂八味丸或全鹿丸均6克，日服3次，温开水送服（《全国中草药汇编》）。

【用法用量】内服：煎汤，4.5～9克；或研末入丸、散。外用：捣敷。

【注意事项】阴虚、火旺者忌服。

杜仲

（思仙、木绵、丝连皮、丝楝树皮、扯丝皮、丝棉皮）

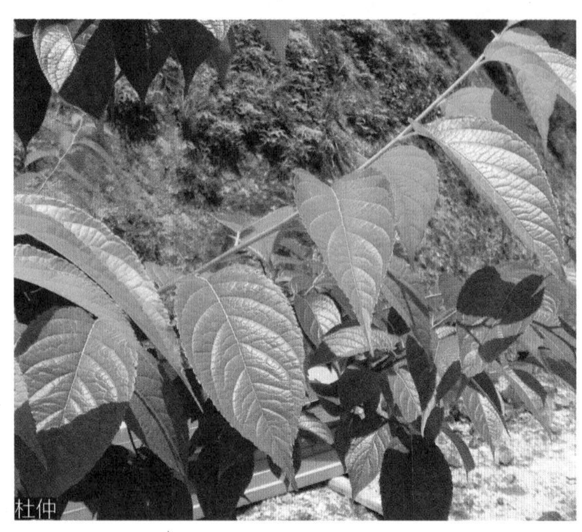

杜仲

【药物来源】杜仲科植物杜仲〔*Eucommia ulmoides* Oliv.〕的树干皮。

【植物特征】落叶乔木，长8～18m，叶、枝皮、树干皮、果皮内含橡胶，折断后有很多银白色丝。树干直立，圆柱形，皮褐色，多分枝，幼枝绿色。叶互生，具短柄；叶片长卵圆形或椭圆形，长6～13cm，宽3.5～6.5cm，先端长渐尖，基部近圆形，边缘有细锯齿，上面绿色，不光滑，下面浅绿色，叶脉凸起。花单性，雌雄异株，先叶开放或与叶同时开放，有花梗；无花被；雄花雄蕊多数；雌花具短梗，1室。翅果扁薄，长圆形。种子1粒。花期春、夏季，果期秋、冬季。

【生长分布】生于山坡、林中；多数栽培。分布于我国大部分地区。

【采集加工】野生或栽培树龄达10年以上方可采用，于春季4～5月剥皮，将剥下的皮内面相对平叠放置，外用稻草包围，压紧使其发汗，6～7天后，内面呈黑褐色，取出晒干。

【药理作用】

①降血压：肾型高血压犬、麻醉犬实验，皆表明本品有一定降压作用。

②抗炎：给大鼠灌服煎剂或醇提物，对蛋清性足肿胀有显著的抑制作用，8天后，可见外周血嗜酸性粒细胞减少。给小鼠灌服水煎醇沉液能抑制二硝基氯苯所致的迟发性超敏反应。

③调节免疫：给幼鼠灌服或腹腔注射水煎剂，可致胸腺萎缩。肌内注射水煎醇沉液，可抑制小鼠血清溶血素形成；灌服水煎醇沉液，可对抗氢化可的松所致T淋巴细胞比增多及吞噬细胞吞噬功能增强的作用。

④抗应激、抗氧化：给小鼠灌胃水煎醇沉液，能延长小鼠游泳时间及常压缺氧存活时间和抗低温（－3℃）的能力。煎剂灌胃，可提高小鼠血浆cAMP和cGMP含量，抑制磷酸二酯酶。水煎剂灌胃，可使（可的松）阳虚小鼠红细胞SOD活力增强，对大鼠肝脏及肌肉脂质过氧化有保护作用和抑制丙二醛生成。

⑤利尿：煎剂对麻醉犬及急性降压耐受犬有利尿作用，作用持久。对狗、小鼠、大鼠均有利尿作用。

⑥抑制子宫收缩：煎剂、醇提物能拮抗神经垂体后叶素、乙酰胆碱、肾上腺素引起的大鼠和兔离体、在体子宫收缩，使之恢复正常，对孕中期小鼠有收缩作用。

⑦抗肿瘤：桃叶珊瑚苷、京尼平苷均有抗癌活性，丁香脂素双糖苷有抑制淋巴细胞白血病作用。

⑧抗病原体：煎剂对金黄色葡萄球菌、福氏志贺菌、大肠埃希菌、铜绿假单胞菌、炭疽杆菌、白喉杆菌、肺炎链球菌、乙型溶血性链球菌等均有显著的抑制作用。桃叶珊瑚苷和葡萄糖苷酶共同培养时，能明显抑制乙肝病毒的复制。

⑨镇静、镇痛：灌服煎剂，3小时内小鼠自主活动减少；腹腔注射，能延长巴比妥睡眠时间。给犬灌服，5天出现安静、嗜睡及反应迟钝现象。小鼠经皮下或腹腔注射煎剂，能对抗乙酸扭体及高热板法的疼痛反应。

⑩扩张血管：灌服煎剂能扩张蛙后肢、兔耳血管，低浓度可扩张兔冠脉及肾血管。

⑪毒性：煎剂给小鼠腹腔注射的半数致死量为（17.30±0.52）g/kg。煎剂给豚鼠腹腔注射10～25g/kg，3～5天内半数动物死亡。亚急性试验时杜仲对豚鼠、大鼠、兔、犬的肾组织有轻度水肿变性；杜仲煎剂1/100浓度时可引起溶血，1/300浓度时溶血显著减弱。

【性味归经】甘、微辛、温。入肾、肝二经。

【功能主治】补肝肾，壮筋骨，安胎，降血压。用于腰膝酸痛，筋骨萎弱，阳痿，尿频，先兆流产。

【配伍应用】

杜仲-续断　杜仲补肝肾，强筋骨，并行经络利关节；续断补肝肾，强筋骨，而通利血脉。两药配伍，相辅相成，功效提高。适用于肝肾不足，腰膝酸软、酸痛，下肢萎弱等证。配与山药，用于习惯性流产。

杜仲-五加根　两药均有壮筋骨之功；杜仲尚能补益肝肾；五加根又善于祛风湿，除痹。两药配伍，共收祛风除湿，补益肝肾，强腰健膝之功。用于久患风寒湿痹，肝肾亏虚，腰膝酸痛、阴雨天发作、稍劳加重等症。

【单方验方】

①腰痛：右归饮〔杜仲、山药、山茱萸、枸杞子各10克，制

附子（先煎）6克，熟地黄12克，炙甘草5克，肉桂3克〕，水煎服，日服一剂（《常用中药药理与临床应用》）。

②骨质疏松：骨松合剂（鸡子壳、大叶骨碎补、杜仲、广山药、蜂王浆、蜂蜜），口服，一次30毫升，一日3次；或饭后服用（《常用中药药理与临床应用》）。

③阳痿遗精、神疲体倦：杜仲、山茱萸、淫羊藿各12克，枸杞子、菟丝子、山药各15克，水煎服（《袖珍中草药彩色图谱》）。

④疗卒腰痛方：杜仲半斤，丹参半斤，川芎五两。以上三味切，以酒一斗渍五宿，随性少少饮之，即差（《外台秘要》）。

⑤高血压：杜仲12克，夏枯草15克，土牛膝10克，野菊花9克。水煎服，每日1剂，连服10～15天（《中国民间百草良方》）。

【用法用量】内服：煎汤，9～15克；或研末为丸或浸酒。

【注意事项】炮制：杜仲刮去外面粗皮，水湿润，切成块或条，晒干。食盐加适量开水溶化，与加工后杜仲充分搅拌，使盐水吸尽，后置锅内，用文火炒至有焦斑，折断拉之丝断，晾干即可。（杜仲50千克，食盐1.5千克）杜仲炒制后，所含的胶质被破坏，其有效成分才易于煎出。

狗脊

（百枝、狗青、强膂、扶盖、扶筋、苟脊、金毛脊、金毛狗脊）

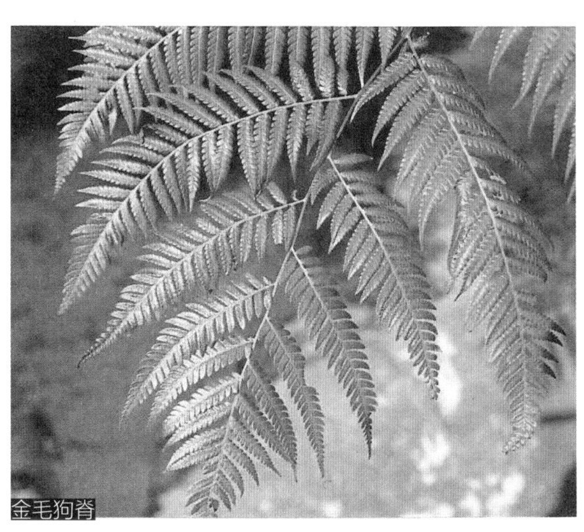
金毛狗脊

【药物来源】蚌壳蕨科植物金毛狗脊〔*Cibotium barometz* (L.) J. Sm.〕的根茎。

【植物特征】多年生蕨类亚灌木，高1.5～2.5m。根状茎横走，木质，粗大，根状茎以及叶柄基部密被金黄色而光泽的长茸毛。叶柄粗壮，棕色，光泽；叶片革质，大形，广卵状三角形，长可达1.5m，三回羽状分裂，羽片均互生，各羽片自下而上渐短小；二回羽片披针形，至顶呈尾状，边有裂；末回羽状深裂，条状披针形，呈矩圆状或稍呈镰刀状。孢子囊着生末回羽裂背面边缘。

【生长分布】生于山坡、沟旁、林下阴处。分布于我国华南、华中、西南等地区。

【采收加工】秋、冬季采挖，除须根及茸毛，洗净，切片，晒干。

【药理作用】

①止血：对外伤性出血有明显的止血效果。实验证明，对犬、兔疤痕组织、肝脏、脾脏的损伤性出血，较常用的热氧化钠注射液纱布、吸收性明胶海绵的止血时间快，较肌肉浆填塞、大网膜包围的方法简便、效果快而可靠。

②抗心肌缺血：小鼠动物实验表明有增加心肌营养血流量的作用，单次给药无效，蓄积后显效。

③抗肿瘤：醇提取物给小鼠腹腔注射，可延长接种艾氏癌性腹水及肉瘤S_{180}腹水型小鼠的存活天数。

【性味归经】苦、甘、温。入肝、肾二经。

【功能主治】补肝肾，强腰膝，祛风湿。用于肝肾不足，腰背酸痛，脚软无力，尿频，遗尿，妇女白带，风湿痹痛。

【配伍应用】

狗脊-杜仲　两药入肝肾经，均有补肝肾，强腰膝之功。狗脊并能燥化湿邪；杜仲尚能通利关节。合用，则能补肝肾，强腰膝，化湿邪，利关节。用于肝肾不足，腰背酸痛、脚软无力等。

狗脊-地锦　狗脊能祛风除湿，强筋骨；地锦能祛风止痛，并活络。两药配伍，共奏祛风除湿，强筋健骨，活络止痛之功。用于久患风寒湿痹之关节、筋骨痛、腰痛。

【单方验方】

①治腰痛酸软，腿膝无力，劳动后加重，手足冰冷：狗脊21克，金橘根、土牛膝根、淫羊藿、金樱子各15克。水煎服（《福建中草药处方》）。

②治腰酸痛：狗脊、杜仲各9克，水煎服，亦可酌加黄酒服（《常见病验方研究参考资料》）。

③肥大性腰椎炎：炒狗脊、牛膝、续断、巴戟天各10克，鹿角霜、鹿蹄草、肉苁蓉、熟地黄、楮实子各15克，制附子8克，薏苡仁30克，土鳖虫5克。水煎服，日服一剂（《常用中药药理与临床应用》）。

④老年人遗尿、尿频：狗脊15克，鸡内金10克，金樱子、桑螵蛸各12克，水煎服（《袖珍中草药彩色图谱》）。

⑤白带量多清稀、腰酸头晕：狗脊、鹿角霜各15克，银杏树根20克，水煎服（《袖珍中草药彩色图谱》）。

⑥风湿骨痛：用狗脊15～30克，水煎服或浸酒服（《福州市民间药草》）。

【用法用量】内服：煎汤，9～15克；或浸酒。

【注意事项】《雷公炮炙论》："凡修事狗脊，细锉了，酒拌，蒸，从巳至申出，晒干用。"

骨碎补

（崖姜、肉碎补、石碎补、飞天鼠、牛飞龙、飞蛾草）

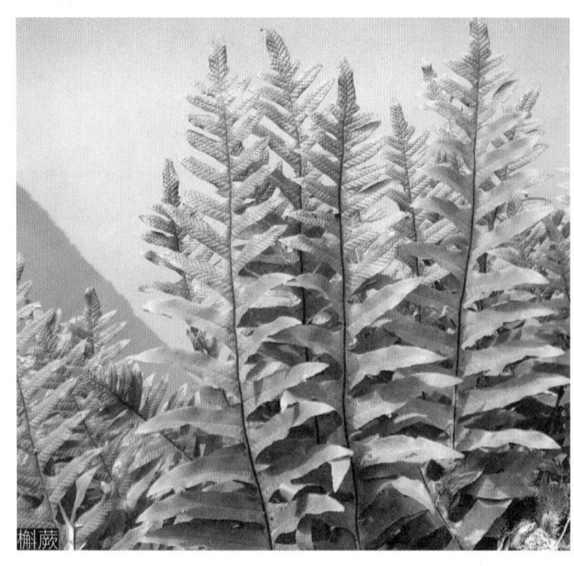

【药物来源】水龙骨科植物槲蕨〔*Drynaria fortunei* (Kunze) J.Sm.〕根茎。

【植物特征】多年生附生草本，高20～45m。根状茎横走，粗壮，肉质，密被棕黄色线状鳞片。叶二型；营养叶多数，履瓦状，着生根茎表面，短小，无柄，革质，广卵形，黄棕色，无绿色素，长5～7cm，宽3～6cm，先端急尖，基部心形，上部羽状浅裂；孢子叶绿色，长矩圆形，具短柄，柄有窄翅；叶片长15～35cm，宽8～7cm，先端钝尖，羽状深裂，羽片6～14对，裂片披针形，先端急尖，叶脉明显，交错成长方形网眼。孢子囊群圆形，黄褐色，排列在中脉两侧，各2～4行，囊群着生网眼内。

【生长分布】生于树干上、墙上、山坡岩石上。分布于我国华南、华中、西南等地区。

【采收加工】冬、春季采挖，除去叶片、须根、鳞片，洗净，稍浸泡，润透，切片，晒干。

【药理作用】

①抗菌：骨碎补在试管内有抑制葡萄球菌生长作用。

②促进骨骼生长发育：能促进骨骼对钙的吸收，提高血钙和血磷水平，有利于骨钙化及骨折愈合。

③防止链霉素等中毒：煎剂与链霉素或卡那霉素合用时，可减轻两种霉素对豚鼠耳蜗毒性损害。注射液、煎剂治疗链霉素中毒性耳鸣、耳聋等急性症状有较好疗效。

④镇痛、镇静：骨碎补双氢黄酮苷有中枢镇痛和镇静作用。与异戊巴比妥钠合用使动物睡眠时间延长。

⑤调节血脂：水提液可预防高脂饲料兔血清胆固醇、甘油三酯升高及主动脉硬化斑块形成。使肝、肾上腺内胆固醇含量明显降低。多糖酸盐对高脂血症兔肝及肾上腺细胞线粒体、粗面内质网的损害有修复作用，促进两脏器胆固醇转化排出。双氢黄酮有降糖、耐缺氧和加强心肌收缩作用。

⑥毒性：煎剂大剂量（＞100克）可出现谵妄和精神失常。

【性味归经】苦、温。入肝、肾二经。

【功能主治】补肾壮骨，祛风除湿，活血止痛。用于肾虚久泻，耳鸣，耳聋，腰痛，牙痛，风湿痹痛，足跟痛。

【配伍应用】

骨碎补-杜仲　两药行肝肾经，均有补肝肾，强筋骨之功。骨碎补尚能通经活络止痛；杜仲并能通利关节。两药配伍，则能补肝健肾，强筋壮骨，通络止痛。用于肝肾不足，腰背酸痛、脚软无力等。

骨碎补-穿山龙　骨碎补能祛风除湿，活络止痛；穿山龙能祛风止痛，舒筋活络。两药配伍，能祛风除湿，舒筋活络，除痹止痛。用于风寒湿痹之关节、筋骨痛等。

骨碎补-五角叶葡萄　骨碎补能活血止痛；五角叶葡萄能舒筋活血。合用，则能活血散瘀，舒筋活络，消肿止痛。用于跌打筋伤、骨折，瘀滞肿痛。

【单方验方】

①治腰肌劳损：骨碎补15克，用盐水炒干，水煎服；或骨碎补10克，肉桂3克，当归6克，杜衡根1.5克，共研末，水酒送服（《中草药彩色图谱与验方》）。

②治肾虚耳鸣耳聋，并齿牙浮动，疼痛难忍：骨碎补四两，怀熟地黄、山茱萸、茯苓各二两，牡丹皮一两五钱（具酒炒），泽泻八钱（盐水炒）。共为末，炼蜜丸。每服五钱，食前白汤送下（《本草汇言》）。

③肾虚牙痛：骨碎补10～15克，生地黄10克，水煎服（《中草药彩色图谱与验方》）。

④类风湿关节炎：桂枝芍药知母汤加减〔骨碎补12克，桂枝、制附子（先煎）、赤芍、白芍、知母、防风、威灵仙、白术、生姜各10克，麻黄、炙甘草各6克〕，水煎服，日服一剂（《常用中药药理与临床应用》）。

⑤骨折：接骨散（骨碎补、血竭、硼砂、当归、乳香、没药、续断、自然铜、大黄、土鳖虫各等份，共研细粉，用凡士林为基质调敷患处）。或骨康胶囊（补骨脂、续断、三七、芭蕉根、酢浆草），口服，一次3～4粒，一日3次（《常用中药药理与临床应用》）。

⑥挫伤、扭伤：骨碎补、酢浆草、石胡荽（均鲜）各适量，米酒、白糖各少许，捣烂外敷（《中草药彩色图谱与验方》）。

【用法用量】内服：煎汤，9～15克；或浸酒或研末入丸、散。外用：研末调敷或捣敷。

菟丝子

（吐丝子、黄藤子、龙须子、萝丝子、黄网子、豆须子）

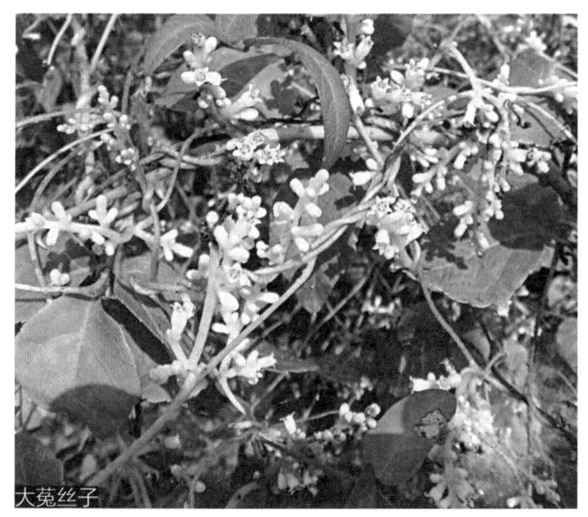

大菟丝子

【药物来源】旋花科植物大菟丝子〔*Cuscuta japonica* Choisy〕的种子。

【植物特征】详见“清热凉血”章“菟丝”。

【生长分布】详见“清热凉血”章“菟丝”。

【采收加工】秋季种子成熟时采集，连同寄主割下，晒干，搓下种子，簸去杂质。

【药理作用】

①调控性腺轴：水提物可促进小鼠阴道上皮细胞角化，使子宫重量增加。增强卵巢人绒毛膜促性腺激素（HCG）黄体生成素（LH）受体功能及垂体对促性腺激素释放激素（LRH）的反应性；促进离体培养人早孕绒毛组织HCG分泌，明显改善卵巢内分泌功能。增加未成年雄性小鼠睾丸、附睾重量；促进离体培养大鼠睾丸间质细胞睾酮的分泌，对下丘脑-垂体-性腺轴有显著的调控作用。水煎剂能显著增加阳虚模型雄性小鼠体重、肾重、胸腺重、白细胞数、红细胞数、血红蛋白数和SOD的活力。

②防治白内障：水提液能纠正或抑制白内障鼠晶状体中酶的异常改变，可延缓大鼠白内障的形成。

③强心：浸剂、酊剂能增强离体蟾蜍心脏的收缩力，促进粒系祖细胞造血功能。

④抗菌：100%煎剂体外对金黄色葡萄球菌、福氏志贺菌、伤寒杆菌均有明显抑制作用。

⑤调节免疫：酸性纯多糖体外能明显升高T细胞、B细胞的增殖率，灌服可显著增加小鼠的脾重、淋巴细胞的增殖率以及促进抗体生成。有显著增强免疫活性作用。

⑥调节内分泌。

⑦毒性：醇提物小鼠皮下注射半数致死量为2.46g/kg。

【性味归经】辛、甘、平。入肝、肾二经。

【功能主治】补肾益精，养肝明目，安胎。用于腰膝酸痛，阳痿，早泄，遗精，遗尿，尿频余沥，耳鸣，头晕眼花，视力减退，白内障，先兆流产，胎动不安。

【配伍应用】

菟丝子-杜仲 两药专行肝肾；菟丝子补肾益精，且养肝；杜仲补益肝肾，强腰膝。合用，功效更好。用于精血不足，肝肾亏虚，所致腰膝酸痛、阳痿、早泄、遗精、遗尿等证。

菟丝子-枸杞子 两药都有养肝明目作用。但菟丝子偏于补肾益精明目；枸杞子重在益肝养血明目。精血同源，两药配伍，则能补肝肾，益精血，养睛明目。用于精血亏损，目暗不明、视物昏花等。

菟丝子-阿胶 菟丝子能补肝肾，固胎；阿胶能补血止血。两药配伍，既能益肝肾，补精血，又可固胎止血。用于肝肾不足，胎元不固，所致胎漏下血、胎动欲堕等症。若伴气虚，配土人参、白术；热盛，配黄芩、栀子炭；出血多，配血余炭、地榆炭、续断炭；腰酸痛，配续断、桑寄生，以增疗效。

【单方验方】

①阳痿：葆真丸加减（鹿角胶10克，肉苁蓉、茯苓、菟丝子、杜仲各15克，山药30克，山茱萸10克，远志、牛膝、益智仁、巴戟天各10克，全蝎、沉香、五味子各6克，韭菜子30克），水煎服，日服一剂（《常用中药药理与临床应用》）。

②习惯性流产：菟丝子、桑寄生、续断各15克，苧麻根12克，水煎，阿胶15克，烊化冲服（《袖珍中草药彩色图谱》）。

③腰腿痛：菟丝子30克，牛膝60克，黄酒90毫升。酒浸五六天，晒干为末，水泛为丸，如梧子大，每次空腹服三十丸（《常见病验方研究参考资料》）。

④痿症：补益丸加减（龟甲12克，黄柏、当归、知母、牛膝、白芍、锁阳、白术、茯苓各10克，熟地黄30克，陈皮、炙甘草、五味子各6克，菟丝子30克，紫河车15克），水煎服，日服一剂（《常用中药药理与临床应用》）。

⑤治脾元不足，饮食减少，大便不实：菟丝子四两，黄耆、于白术（土拌炒）、人参、木香各一两，补骨脂、小茴香各八钱。饧糖作丸。早晚各服三钱，汤酒使下（《方脉正宗》）。

【用法用量】内服：煎汤，9～15克；或研末入丸、散。外用：炒后研末调敷。

【注意事项】全草“菟丝”，详见“清热凉血”章。

梦花根

（新蒙花根）

【药物来源】瑞香科植物结香〔*Edgeworthia chrysantha* Lindl.〕的根。

【植物特征】落叶灌木，高1～2m。根茎粗壮，棕褐色。茎

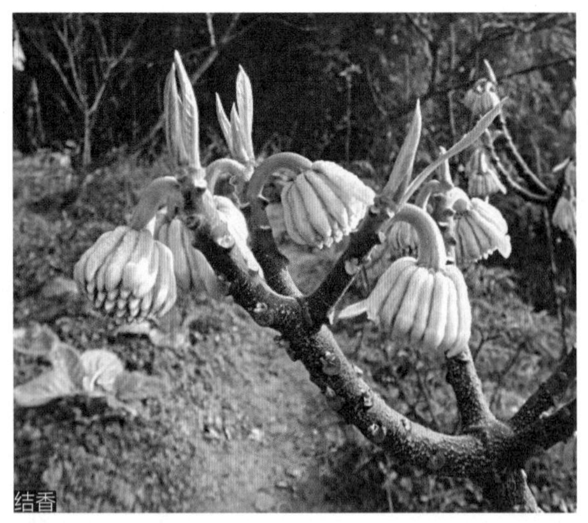
结香

直立，圆柱形，深棕色，上部呈三叉状分枝，小枝上部被灰色长绢毛，有皮孔。叶互生，多簇生枝之上部，具柄；叶片椭圆状披针形，长8～18cm，宽2～5cm，先端尖，基部楔形，下延成柄，全缘，上面深绿色，被疏柔毛，下面绿色，被白色长硬毛。头状花序顶生，总梗粗短，棕色；花先叶开放；总苞片披针形，被柔毛，早落；花萼圆筒形，先端4裂，被长柔毛；花被管形，先端4裂，外面白色，内面黄色，被白色长绢毛；雄蕊8。核果卵形，果皮革质，花被基部宿存。花期春季，果期春、夏季。

【**生长分布**】生于山坡、林下、灌丛；或栽培。分布于我国华南、华中、西南等地区。

【**采收加工**】冬季采挖，除须根，洗净，切片，晒干。

【**性味归经**】甘、温。入肾经。

【**功能主治**】补肾固精。用于梦遗，早泄，白浊，白带，血崩，虚淋。

【**配伍应用**】

梦花根-菟丝子　两药性温，均有温肾补肾之功。梦花根补肾而固精；菟丝子补肾且益精。合用，既能补肾益精，又可固敛精气。用于梦遗、早泄、白浊、白带过多。

【**单方验方**】

①腰痛：梦花根30克，杜仲30克，独活9克，桑寄生30克，当归10克，延胡10克，水煎服（《实用花卉疗法》）。

②跌打损伤：梦花根、黄栀子等分，研末，酒炒，敷于损伤部位（《实用花卉疗法》）。

【**用法用量**】内服：煎汤，9～15克。外用：捣敷。

【**注意事项**】花“梦花”详见“滋阴”章。

悬钩子

（沿钩子、藨子、山莓）

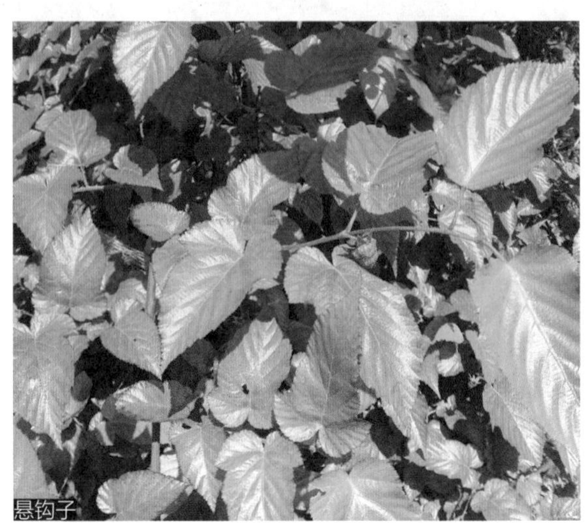
悬钩子

【**药物来源**】蔷薇科植物悬钩子〔*Rubus corchorifolius* L.f.〕的成熟果实。

【**植物特征**】详见“止血”章“悬钩根”。

【**生长分布**】详见“悬钩根”。

【**采收加工**】夏季果实橙黄色（不能过熟）时采摘，沸水烫过，烈日下晒干。

【**性味归经**】甘、酸、温。入肝、肾二经。

【**功能主治**】益肾涩精。用于遗精，阳痿。

【**配伍应用**】

悬钩子-海马　悬钩子益肾扶阳，且能固精；海马温肾壮阳。两药配伍，共收温肾，壮阳，固精之功。用于肾阳虚衰所致阳痿、遗精、滑精等证。

【**单方验方**】

①肾虚阳痿：悬钩子15克，枸杞子克，五味子、车前子、菟丝子各6克，水煎服（《青草药彩色图谱》）。

②遗精：悬钩子15～21克，水煎服（《福建中草药》）。

【**用法用量**】内服：煎汤，9～15克。

第二十八章　滋阴

山海螺

（白河车、牛奶子、四叶参、奶薯、通乳草、奶奶头）

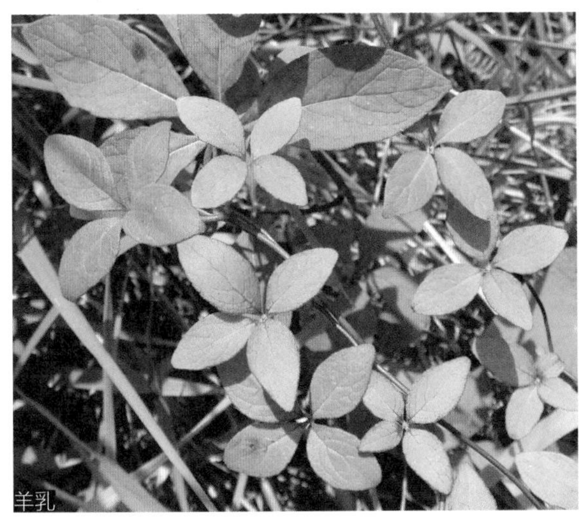
羊乳

【药物来源】桔梗科植物羊乳〔*Codonopsis lanceolata* (Sieb. et Zucc.) Trautv.〕的根。

【植物特征】多年生缠绕草本，长1.2～1.8m，全株具白色乳汁。根粗壮肥厚，圆锥形，灰白色。茎圆柱形，细长，多分枝，灰白色或紫色。主茎叶互生，细小；在枝上的叶4叶簇生顶端，柄短，被短毛，叶片菱状卵形或椭圆形，长3～8cm，宽1.5～3.5cm，先端钝，基部楔形，全缘，上面深绿色，下面绿色。花单生或对生枝顶；花萼筒状，5裂，裂片卵状披针形，绿色；花冠宽钟形，直径1.5～2.2cm，先端5裂，外面白色，内面深紫色；雄蕊5。蒴果圆锥形，略扁，存宿萼。种子有膜质翅。花期夏季，果期夏季。

【生长分布】生于山坡、路旁、林缘、疏灌丛阴处。分布于我国大部分地区。

【采收加工】冬、春季采挖，除须根，洗净，切片，晒干，置干燥通风处。

【药理作用】

①对造血系统的影响：作用与党参相似。家兔皮下注射或灌服煎剂对红细胞及血红蛋白有明显的增加作用，对白细胞则有明显降低作用，但剂量增大反而没有作用。

②抗疲劳作用：作用比党参强。

③对血压、呼吸的影响：亦与党参相似。麻醉兔静脉注射或灌服煎剂可使血压下降，呼吸兴奋，并能消除肾上腺素的升压作用。

④对血糖的影响：家兔灌服煎剂与党参相似有明显升高血糖的作用。

⑤其他作用：小鼠腹腔注射煎剂有止咳作用（氨气喷雾引咳法），但无祛痰（小鼠酚红法）及平喘（豚鼠组胺喷雾法）作用，在试管内对肺炎球菌、草绿色链球菌及流感杆菌有一定的抑制作用。

⑥毒性：小鼠腹腔注射煎剂，增加至3g/kg，则2小时后全部死亡。豚鼠腹腔注射煎剂0.5g/kg，2天后死亡。

【性味归经】甘、辛、平。入肺、大肠、肝三经。

【功能主治】养阴润肺，补虚通乳，排脓解毒。用于阴虚咳嗽，病后体弱，乳汁不足，脾虚带下，肺痈，肠痈，乳痈，痈疮肿毒。

【配伍应用】

山海螺-百合　两药均有润肺，止咳之功。山海螺偏于止咳；百合长于润肺。两药配伍，养阴，润肺，止咳功效增强。用于阴虚劳咳，如干咳、咯血等。

山海螺-猪蹄　两药都有通乳作用。山海螺乃增液通乳；猪蹄为补血增乳。两药配伍，共奏滋阴，补血，增乳之功。用于妇人精血不足，乳汁稀少等。

山海螺-鱼腥草　两药均有排脓解毒之功。但山海螺偏重排脓托毒；鱼腥草重在清热解毒。两药配伍，相辅相成，功效提高。用于肺痈、肠痈、乳痈、痈疮肿毒等。

【单方验方】

①病后体弱：山海螺60克，猪瘦肉250克，水炖，喝汤食肉。

②乳汁不足：山海螺120克，猪蹄2个，共炖熟，汤肉同食，连服1～2剂。

③痈疖疮疡及乳腺炎：山海螺120克，水煎服，连服3～7天。

④急性乳腺炎初起：山海螺、蒲公英各15克，水煎服。

⑤肺脓肿：山海螺60克，冬瓜子、芦根各30克，薏苡仁15克，野菊花9克，金银花9克，桔梗、甘草各6克，水煎服（①～⑤方出自《全国中草药汇编》）。

【用法用量】内服：煎汤，15～45克（鲜品45～120克）。

女贞子

（女贞实、冬青子、爆格蚤、白蜡树子、鼠梓子）

【药物来源】木犀科植物女贞〔*Ligustrum lucidum* Ait.〕的果实。

【植物特征】详见“辛凉解表”章“女贞叶”。

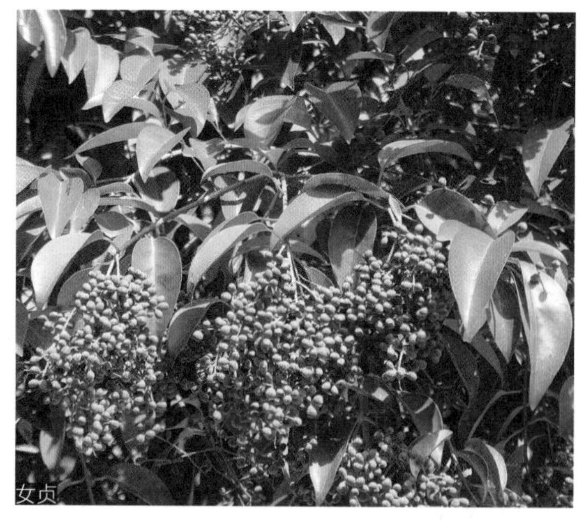
女贞

【生长分布】详见“辛凉解表”章“女贞根”。

【采收加工】冬季果实成熟呈黑色时采集，剪取果枝，晒干，搓下。

【药理作用】

①调节免疫：增强体液免疫；增强非特异性免疫；增强细胞免疫；免疫调节。

②保护染色体：水煎剂给小鼠灌服或齐墩果酸皮内注射对环磷酰胺及乌拉坦腹腔给药引起染色体损伤均有明显保护作用，可明显抑制微核细胞率的升高。

③抗肿瘤：主要成分为熊果酸及齐墩果酸。

④保肝：齐墩果酸对四氧化碳诱发大鼠肝损伤有明显保护作用，明显降低血清转氨酶，促进肝细胞再生，减少甘油三酯蓄积，减轻超微结构病变，防止肝硬化，临床显效及治愈率达80%。

⑤适应原样作用：水提液可延长小鼠负重游泳时间，增强常压耐氧能力及抗高温能力，有显著适应原样的抗应激作用。

⑥抗血小板聚集、抗血栓、调节血脂：给老龄（30个月）小鼠灌服齐墩果酸能明显抑制胶原、ADP诱导的血小板聚集。可加快血小板流动，减少沉积和粘连，降低脂质在血管内膜堆积，防止老年血栓性疾病及动脉粥样硬化的形成。

⑦抗衰老：醇提物能升高老龄小鼠肝脏SOD活性，升高率为59%。

⑧降眼压：煎剂可使兔眼压明显降低。

⑨降血糖：煎剂灌服，可明显降低糖尿病模型小鼠高血糖及肾上腺素、外源性葡萄糖引起的血糖升高。

⑩抗炎：水煎剂给小鼠、大鼠灌胃，可显著抑制乙酸所致小鼠腹腔毛细血管通透性增高、二甲苯所致小鼠耳廓肿胀、卡拉胶及蛋清所致大鼠足肿胀及大鼠棉球肉芽肿等急性炎症。

⑪抗心肌缺血：醇提物可增加离体兔冠脉流量及抗心肌缺血。

【性味归经】甘、苦、凉。入肝、肾二经。

【功能主治】补肾滋阴，养肝明目。用于阴虚内热，腰膝酸软，眩晕，目昏，耳鸣，消渴，遗精，须发早白，尿血，老人大便虚秘，慢性肝炎，慢性肾炎。

【配伍应用】

女贞子-桑椹 女贞子补肾滋阴；桑椹滋阴养血；前者偏重滋补肝肾阴精，后者重在滋养心肝阴血。合用，相得益彰，共收滋精补血，养肝益肾之功。用于阴亏血虚所致眩晕、目暗、耳鸣、失眠、须发早白等证。

女贞子-菊花 两药都有明目之功。但女贞子为养肝明目；菊花乃清肝明目。两药配伍，则能滋养肝肾，清热明目。用于肝肾阴虚导致视力减退、目暗不明等症。

【单方验方】

①治身体虚弱，腰膝酸软：女贞子9克，旱莲草、桑椹、枸杞子各12克，水煎服（《全国中草药汇编》）。

②阴虚发热：女贞子、旱莲草各15克，地骨皮、银柴胡各10克，水煎服（《袖珍中草药彩色图谱》）。

③老年性白内障：女贞子、泽泻、山茱萸各9克，枸杞子、熟地黄、茯苓各15克，牡丹皮6克，山药12克，水煎服，日服一剂（《常用中药药理与临床应用》）。

④复发性口疮：黄芪、女贞子、党参、薏苡仁各30克，白术15克，当归、陈皮各12克，枸杞子、炙甘草各10克，水煎服，日服一剂（《常用中药药理与临床应用》）。

⑤慢性苯中毒：女贞子、旱莲草、桃金娘各等量，共研细粉，炼蜜为丸，每丸6～9克。每服1～2丸，每日3次。10天为1个疗程（《全国中草药汇编》）。

【用法用量】内服：煎汤，6～12克；或熬膏或研末入丸、散。

【注意事项】叶“女贞叶”详见“辛凉解表”章；根“女贞根”，详见“活血化瘀”章。

天冬

（天门冬、大当门根、明天冬、倪铃、丝冬、赶条蛇、多仔婆）

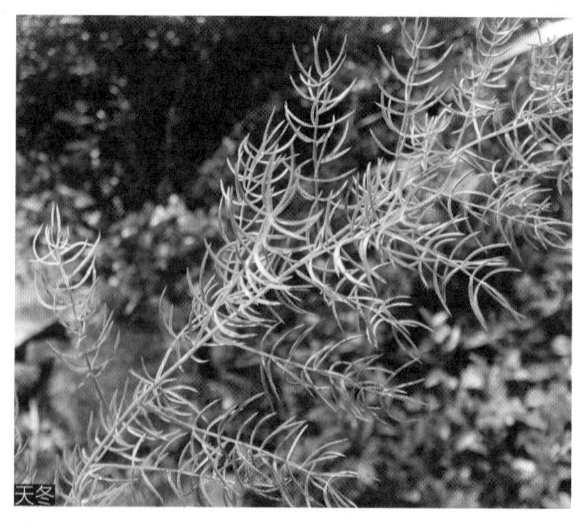
天冬

【药物来源】百合科植物天冬〔*Asparagus cochin-chinensis*

(Lour.) Merr.〕的块根。

【植物特征】多年生攀援草木，长1.2～2m，全体无毛。块根肉质，粗壮，多数，纺锤形，形状、大、小基本近似，长4～9cm，外面灰黄色。茎细长，多分枝，灰色，幼枝绿色；叶状枝通常3枚簇生，三棱形，长1～2.8cm，宽约1mm，略弯，绿色，先端尖；叶退化成鳞片状，主茎上的鳞片变为下弯的短刺。花1～3朵簇生，下垂；花被6，2轮，黄白色或白色，长卵形，长约2mm；雄蕊6；雌蕊1。浆果球形，直径4～6mm，成熟红色。种子1粒。花期夏季，果期秋、冬季。

【生长分布】生于山坡、路旁、林缘、疏灌丛。分布于我国大部分地区。

【采收加工】秋、冬季采挖，除须根，洗净，入沸水中煮或蒸至外皮易剥为度，置清水中，剥去外皮，洗净，微火烘干或鲜用。

【药理作用】

①本品所含天冬酰胺，经动物实验有镇咳和祛痰作用。

②抑菌试验：本品水煎剂对金黄色葡萄球菌、铜绿假单胞菌、肺炎双球菌有抑制作用。

【性味归经】甘、微苦、寒。入肺、肾二经。

【功能主治】养阴润肺，清肺止咳。用于阴虚发热，干咳，咯血，肺痿，肺痈，消渴，便秘，热病伤阴，津少口渴，疮疡肿毒。

【配伍应用】

天冬-地蚕 天冬味甘微苦、性寒，养肺阴，清肺热，并止咳；地蚕味甘、性平，滋肾水，润肺，除虚热。两药配伍，金水相生，共奏滋阴清热，润肺止咳之功。用于肺肾阴虚所致干咳、痨咳、咯血、五心烦热、盗汗、遗精等证。

天冬-球兰 两药都有清肺作用。但天冬清肺止咳，球兰清肺化痰。两药配伍，相互为用，共呈清泄肺热，止咳化痰之功。用于肺热咳嗽等证。

【单方验方】

①肺结核咳嗽：天冬15克，生地黄、沙参各12克。水煎服（《全国中草药汇编》）。

②百日咳：天冬、麦冬、百部、瓜蒌各6克，陈皮、贝母各3克（《全国中草药汇编》）。

③热病伤阴、内热消渴、烦渴引饮：天冬、麦冬各15克，天花粉、知母各12克，黄芩、甘草各6克，水煎服（《袖珍中草药彩色图谱》）。

④燥热、肺阴虚咳嗽：天冬、百部、麦冬各12克，橘红6克，冬瓜糖30克。水煎服（《袖珍中草药彩色图谱》）。

⑤治扁桃体炎、咽喉肿痛：天冬、麦冬、板蓝根、桔梗、山豆根各9克，甘草6克，水煎服（《山东中草药手册》）。

⑥乳腺癌：鲜天冬30克，剥皮，加适量黄酒，隔水蒸煮约半小时，药与酒共服，每日3次。或鲜天冬30克，剥皮后，生吃，适量黄酒送服，每日3次。或鲜天冬90克，压榨取汁，适量黄酒冲服，每日1次。用以上三法治疗乳腺癌15例（其中少数为纤维瘤），均收到一定效果（《新编中医学概要》）。

【用法用量】内服：煎汤，6～12克（鲜品30～60克）；熬膏或研末入丸、散。

【注意事项】外感风寒、胃寒、脾虚便溏及中焦湿伏者忌用。

石耳

（灵芝、石木耳、石壁花、地耳）

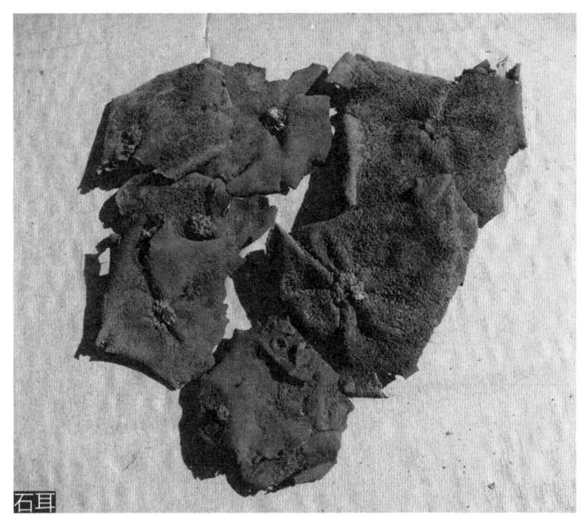

石耳

【药物来源】石耳科真菌石耳〔*Umbilicaria esculenta* (Miyoshi) Minks.〕的子实体。

【植物特征】叶状体扁平，厚膜质，菌盖呈不规则圆形，直径达10cm，干时脆而易碎。上面褐色，下面黑色，密被黑毛，中央有脐，突出一短柄附着岩石上；表面有不规则皱缩，边有大小不规则浅裂；子囊盘稀少，黑色。

【生长分布】生于高山悬崖峭壁向阳处。分布于我国华南、西南等地区。

【采收加工】夏、秋季采集，洗净，阴干。

【药理作用】

①止咳、祛痰、平喘作用均较好；对单纯型的祛痰效用较喘息型为好。

②从大部分患者的黄痰逐渐转为白痰来看，石耳是具有一定的消炎作用的。

【性味归经】甘、平。入肺、胃二经。

【功能主治】滋阴养肺，止咳化痰，降逆和胃。用于劳咳，支气管炎，咯血，衄血，吐血，胃炎，膀胱炎，肠炎，便血。

【配伍应用】

石耳-石仙桃 石耳滋阴养肺，止咳化痰；石仙桃养阴清肺，降火平肝。二者功能主治相近，但前者偏于滋润，后者则重在清泄。两药配伍，则能滋阴降火，清肺泄肝，止咳化痰。用于肺阴亏虚，肝火犯肺，致咳嗽、鼻咽发干、面赤、胸胁痛、咳血、头痛、眩晕等症。

石耳-球兰 两药都有止咳化痰作用。石耳为润肺止咳化痰，球兰乃清肺化痰止咳。两药配伍，相须相使，共收清热润肺，止咳化痰之功。用于肺热、肺燥，肺失清肃，所致咳嗽、气逆、痰黄黏稠等症。

石耳-香附 两药性质平和，均能调畅气机。石耳乃降逆下气和胃；香附为疏肝理气兼止痛。两药配伍，则能疏肝和胃，降逆下气，行滞止痛。用于肝气犯胃，肝胃不和，所致脘胁胀痛、嗳气呕逆、吐酸水、急躁易怒等症。

【单方验方】

①肺热咳嗽：石耳10克，浙贝母9克，水煎服（《全国中草药汇编》）。

②衄血、崩漏：石耳9～15克，水煎服（《全国中草药汇编》）。

③脱肛泻血不止：石耳五两（微炒），白矾一两（烧灰），密陀僧一两（细研）。上药罗为末，以水浸蒸饼和丸，如梧桐子大。每于食前，以粥饮下二十丸（《太平圣惠方》）。

④避孕：石耳15克，水煎去渣加冰糖，月经后三天服3剂，连服三个经期（《百蔬治百病》）。

【用法用量】内服：煎汤，9～15克。

石仙桃

（石上莲、石莨肉、果上叶、大吊兰、川甲草、马榴根）

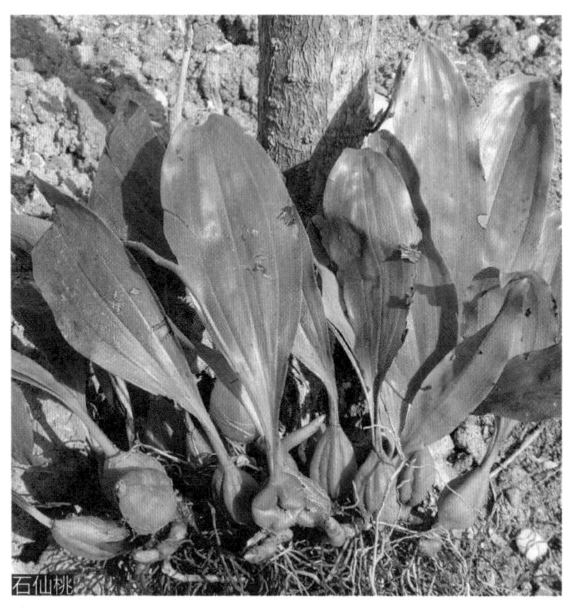

石仙桃

【药物来源】兰科植物石仙桃〔*Pholidota chinensis* Lindl.〕的假鳞茎。

【植物特征】常绿附生草本，高12～20cm。根状茎横走，粗壮，有节，节下生须根，上生肉质、绿色、卵形假鳞茎。叶2枚，自假鳞茎顶部生出，具短柄；叶片纸质，长椭圆形，长5～14cm，宽1.8～3.5cm，先端渐尖，基部楔形，全缘，上面深绿色，光泽，下面绿色，有纵脉多条。花葶于假鳞茎顶端两叶间抽出，总状花序，小花数朵；苞片卵状披针形；萼卵形；花瓣绿白色，近唇形，上唇3裂，下唇中间凹陷。蒴果近卵形。花期春季，果期秋、冬季。

【生长分布】附生于高山岩石、树干上。分布于我国华南、华中、西南等地区。

【采收加工】秋季采集，除叶、须根，洗净，沸水烫过，晒干。

【性味归经】甘、凉。入肝、肺、脾三经。

【功能主治】养阴清肺，化痰止咳，平肝镇静。用于肺热咳嗽，肺结核咯血，遗精，眩晕，高血压，热淋。

【配伍应用】

石仙桃-麦冬 两药均有滋阴养肺之功。但石仙桃长于清肺热；麦冬偏于养肺阴。两药相配，相辅相成，功效益彰。用于阴虚肺热所致咳嗽、咯血等症。

石仙桃-球兰 两药均有清肺，化痰，止咳作用。石仙桃则重在清肺润肺，而球兰偏于化痰止咳。两药配伍，功效增强。用于肺热或痰热所致咳嗽、痰稠黏、口干等症。

石仙桃-生牡蛎 石仙桃能清热平肝镇静；生牡蛎能平肝潜阳息风。前者主于清肝热，且涵养肝阴，后者在于平肝阳。两药配伍，共奏清热平肝，养阴抑阳，息风镇静之功。用于肝热或肝阳上亢所致头胀头痛、头晕目眩等症。

【单方验方】

①治肺热咳嗽：石仙桃30克（小儿减半），红糖60克，水煎分3次服（《福州市民间药草》）。

②肺结核：石仙桃125～250克，炖猪心肺加白糖服（《福州市民间药草》）。

③咯血：石仙桃30克，旱莲草、大蓟根各15克，白木槿花10克，水煎服（《青草药彩色图谱》）。

④肝火头痛，头痛而眩，易于激动，睡眠不安，胸胁作痛，口苦面赤：石仙桃60克，毬兰叶30克，水煎服。

⑤眩晕：白背叶、珍珠母各30克，石仙桃60克，钩藤9克，水煎服。

⑥下焦湿热，遗精频繁发作，口苦或干燥，小便赤：鲜石仙桃、金丝草各30克，水煎服。

⑦关节酸痛，烦热：石仙桃60克，丝瓜根30克或丝瓜络15克，白背叶根30克，木槿花15克或根30克，乌豆、生地黄各15克，水煎服（④～⑦方出自《福建中草药处方》）。

【用法用量】内服：煎汤，9～15克（鲜品30～60克）；或炖肉。

石龙芮子

（鲁果能、地椹、天豆、石能、丙子）

【药物来源】毛茛科植物石龙芮〔*Ranunculus sceleratus* L.〕

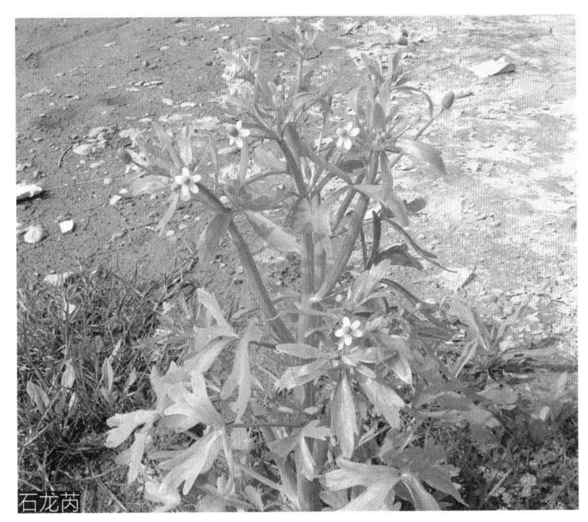

的果实。

【**植物特征**】一年生草本，高20～55cm，全体无毛。根茎短，须根多，白色。茎粗壮，直立，圆柱形，有纵槽，绿色，有节，节间中空，上部多分枝。基生叶丛生，具长柄；叶片圆形或肾形，3深裂，长3～4.5cm，宽2～4cm，先端钝，基部心形，两面绿色，上面光泽；茎生叶互生，中部叶柄长，大多3全裂，裂片先端有浅裂或缺刻，基部楔形；上部叶几无柄，矩圆状条形，或先端有缺刻，上面光泽。花单生，与叶对生；萼片5，浅绿色，近船形；花瓣5，黄色，窄倒卵形；雄蕊多数；雌蕊亦多。聚合果矩圆形，长0.6～1cm，瘦果宽卵形，较扁，长约1.2mm。花期春季，果期夏季。

【**生长分布**】生于稻田、沟边。分布于我国大部分地区。

【**采收加工**】夏季果实成熟时采集，割取果枝，晒干，搓下果实，除去果壳、杂质。

【**性味归经**】苦、平。入心经。

【**功能主治**】补肾滋阴，明目。用于头晕目眩，腰膝酸软，遗精，烦热，消渴，视力减退。

【**配伍应用**】

石龙芮子-女贞子　两药均有补肾滋阴之功。石龙芮子并能降心火；女贞子兼能清虚热。两药配伍，则能补肾滋阴，除烦清热。用于肾阴亏虚，内生虚热，所致头晕目眩、烦热、失眠、遗精等症。

石龙芮子-枸杞子　两药都有明目作用。石龙芮子为滋水明目；枸杞子乃补血明目。两药配伍，相须为用，功效益彰。用于精血亏损，肝肾不足，所致视力减退、目暗、头晕目眩等症。

【**用法用量**】内服：煎汤，6～9克。

【**注意事项**】全草“石龙芮”详见“外用”章。《本草汇言》：“石龙芮，补阴精，祛风燥之药也。凡相火炽盛，阴燥精虚者，以此充入诸滋补药，服食甚良，故《本草》主风寒湿热成痹，有润养筋脉之功，主补肾益精明目，有育嗣延龄之妙。古方多用之。”供参考。

百合

（重迈、中庭、中逄花、百合蒜、夜合花、白花百合）

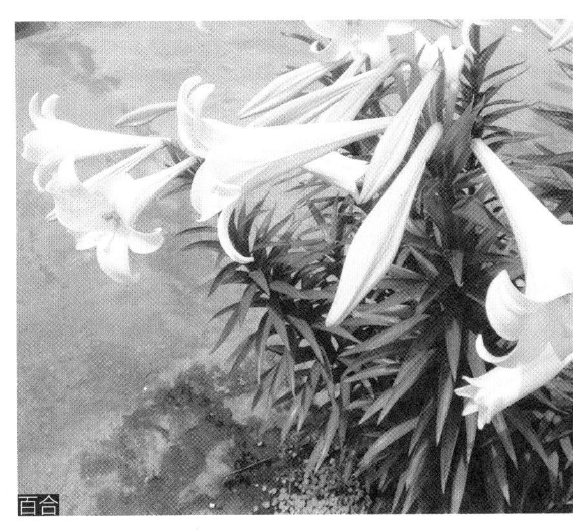

【**药物来源**】百合科植物百合〔*Lilium brownii* F.E.Brown var.*viridulum* Baker〕的鳞茎。

【**植物特征**】多年生草本，高60～120cm。主根垂直向下，白色，末端生一球形鳞茎，莲座状，鳞片多数，肉质。茎直立，圆柱形，不分枝，粉绿色或绿色，有褐色斑点，无毛。叶3～4列互生，下部叶具短柄，上部叶无柄；叶片纸质，披针形或椭圆状披针形，长5～15cm，宽1.5～2cm，先端渐尖，基部楔形或渐窄，全缘，粉绿色，纵脉5条。花单生或双生枝顶，花大，花梗长达10cm，弯曲；花被漏斗状，白色，裂片6，长10～18cm，宽2.5～3.5cm；雄蕊6，花丝细长；子房上位，柱头3裂。蒴果长卵形，成熟开裂。种子多数。花期夏季，果期秋季。

【**生长分布**】生于山坡、林边、草丛土壤肥厚处。分布于我国大部分地区。

【**采收加工**】秋、冬季采挖，除根茎，洗净，剥取鳞片，沸水烫过或微蒸，烘干或晒干。

【**药理作用**】

①抗氧化：主要有效成分为百合多糖。

②止咳、祛痰、平喘：水提液或煎剂对二氧化硫及氨雾引起咳嗽的小鼠均有镇咳作用。给小鼠灌服同样剂量水提液，酚红法能增加气管酚红排出量而有祛痰作用。煎剂能对抗组胺引起的蟾蜍哮喘。

③抗疲劳、抗缺氧：水提液给小鼠灌服，可明显延长肾上腺所致“阴虚”小鼠和烟熏“肺气虚”模型小鼠的游泳时间，延长正常小鼠负重游泳时间。水提液给小鼠灌服，可延长小鼠常压缺氧，异丙肾上腺素所致心肌耗氧增加的缺氧和甲状腺素所致阴虚模型小鼠常压缺氧的存活时间。

④镇静：水提液给小鼠灌服，可延长戊巴比妥睡眠时间及

其阈下睡眠时间。

⑤抗过敏：水提液可明显抑制二硝基氯苯所致小鼠迟发型过敏反应。

⑥抗胃溃疡：对吲哚美辛诱发大鼠胃溃疡胃黏膜病变有明显的保护作用。

⑦调节免疫：百合多糖可显著提高环磷酰胺免疫低下模型小鼠腹腔巨噬细胞吞噬百分率及吞噬指数，促进溶血素及溶血空斑形成，促进淋巴细胞转化。

【性味归经】甘、微苦、平。入心、肺二经。

【功能主治】润肺止咳，宁心安神。用于肺结核咳嗽，潮热，阴虚咳血，神思恍惚，神经衰弱，心烦失眠，胃痛。

【配伍应用】

百合-石仙桃 百合清肺润肺止咳；石仙桃养阴清肺，化痰止咳。两药配伍，则能养阴润肺，清肺泄热，化痰止咳。用于阴虚肺热咳嗽，如咳嗽、痰少而黏、咽干口渴，或咯血等症。

百合-小麦 两药均有安神之功。百合为镇静宁心安神；小麦乃养心除烦安神。两药配伍，相得益彰，则能养阴清热，镇静宁心，除烦安神。用于心阴亏虚，心失所养，所致心烦失眠、心悸、心神不宁等症。若心火偏亢，配与竹叶、麦冬、甘草。

【单方验方】

①肺结核：百合固金汤加减（百合20克，白芍、鳖甲、北沙参、麦冬各15克，地骨皮12克，川贝母6克，知母、天冬各10克），水煎服（《常用中药药理与临床应用》）。

②支气管扩张、咯血：百合60克，白及120克，蛤粉60克，百部30克。共为细末，炼蜜为丸，每重6克，每次一丸，日3次（《新疆中草药手册》）。

③不寐：百合、生地黄各30克，首乌藤30～60克，丹参30～90克，五味子15克，水煎，午睡及晚睡前1小时分2次服，一日一剂。

④更年期综合征：百合知母汤合甘麦大枣汤（百合、小麦各30克，知母15克，炙甘草10克，大枣10枚）。水煎服，一日一剂。

⑤慢性胃炎：百合、丹参、香附、白芍、蒲公英各10～30克，乌药、陈皮、香橼、佛手、延胡索各10克，砂仁6克，麦芽15克，甘草3克，水煎服，日服一剂（③～⑤方出自《常用中药药理与临床应用》）。

⑥治耳聋、耳痛：干百合为末，温水服二钱，日二服（《备急千金要方》）。

【用法用量】内服：煎汤，9～30克；蒸食或煮粥食。

【注意事项】花“百合花”详见本章。

百合花

（夜合花）

【药物来源】百合科植物百合〔*Lilium brownii* F.E.Brown var. *viridulum* Baker〕的花朵。

【植物特征】详见“百合”。

【生长分布】详见“百合”。

【采收加工】夏季采摘，烘干或晒干或鲜用。

【性味归经】甘、微苦、微寒。入肺、肝二经。

【功能主治】润肺止咳，清热镇静。用于咳嗽，眩晕，夜寐不安。

【配伍应用】

百合花-麦冬 两药味甘、微苦，性微寒，入肺经，均有润肺之功；百合花润肺并止咳；麦冬润肺养阴。甘寒生津，苦寒泄热，共收养阴润肺，清肺止咳之功。用于阴虚肺热咳嗽，如咳嗽、痰少而黏、咽干口渴、甚或咯血等症。

百合花-芭蕉花 百合花能清热镇静；芭蕉花能清热平肝。两药配伍，相须之配，则能清肝泄热，平肝抑阳，镇静安神。用于肝经有热，头胀头痛，或肝阳上亢，头晕目眩、心烦失眠等症。

【单方验方】治老弱虚晕，有痰有火，头目昏晕：百合花3朵，皂角子7个（微焙）。或蜜或砂糖同煎服（《滇南本草》）。

【用法用量】内服：煎汤，6～12克。外用：研末调敷。

【注意事项】《本草正义》：“百合之花，夜合朝开，以治肝火上浮，夜不成寐，甚有捷效，不仅取其夜合之义，盖甘凉泄降，固有以靖浮阳而清虚火也。”仅供参考。

地蚕

（甘露子、土蛹、土虫草、畲姆耳堕、白冬虫草、白虫草、土冬虫夏草）

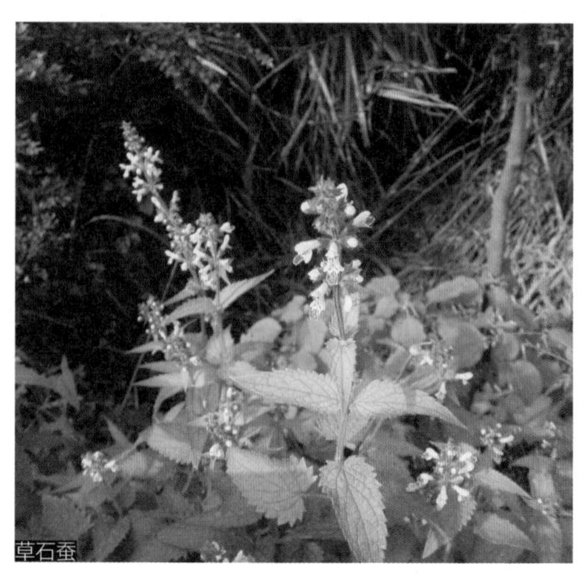

草石蚕

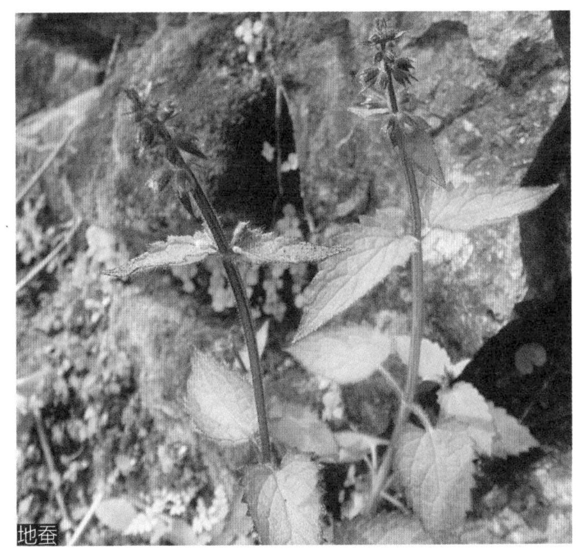
地蚕

【药物来源】唇形科植物草石蚕〔*Stachys sieboldii* Miq.〕和地蚕〔*Stachys geobombycis* C.Y.Wu.〕的块根。

【植物特征】详见“辛凉解表”章“草石蚕”。

【生长分布】详见“辛凉解表”章“草石蚕”。

【采收加工】秋季采挖，除须根，洗净，鲜用或微蒸晒干。

【性味归经】甘、平。入肺、肾、肝三经。

【功能主治】益肾润肺，滋阴补血，清热除烦。用于肺结核咳嗽，肺虚气喘，吐血，盗汗，贫血，小儿疳积。

【配伍应用】

地蚕-天冬 地蚕甘平，滋阴益肾，清肺润肺；天冬甘微苦性寒，养阴润肺，清肺止咳。两药相配，甘苦泄降，甘寒生津，苦寒泻火，共奏清肺降火，滋阴益肾，润肺止咳之功。用于肺肾阴虚，肺失滋润，内生燥热，导致咳嗽、痰少难咯，或痰中夹血或咯血、口燥咽干、午后潮热、两颧红赤、五心发热、盗汗、形瘦等症。

地蚕-桑椹 两药均有滋阴补血之功。但地蚕偏于养肾精，而桑椹重在补肝血。两药相配，相互为用，功效益彰。用于阴亏血虚，眩晕、目暗、耳鸣、失眠、须发早白等症。

地蚕-麦冬 地蚕能清热除烦，并滋水益肾；麦冬能清心除烦安神，且生津养肺胃。两药配伍，相须为用，共呈清热除烦，滋阴生津，宁心安神之功。用于心肾不交，心烦、失眠、心悸、遗精等症。

【单方验方】

①虚劳久咳：地蚕、冰糖各30克，水煎服，每日一剂。

②肺结核：地蚕、小蓟各30克，水煎服，3天服1剂。

③哮喘：地蚕30克，辣椒根15克，水煎服，每日一剂（①~③方出自《全国中草药汇编》）。

【用法用量】内服：煎汤，9~15克。

【注意事项】全草“草石蚕”详见“辛凉解表”章。

麦冬

（麦门冬）

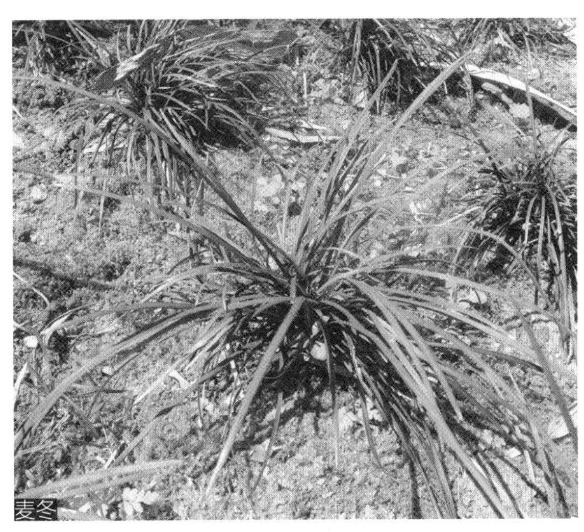
麦冬

【药物来源】百合科植物麦冬〔*Ophiopogon japonicus*（L.f.）Ker-Gawl.〕的块根。

【植物特征】详见“清热泻火”章“沿阶草”。

【生长分布】详见“清热泻火”章“沿阶草”。

【采收加工】清明后采挖，除须根，洗净，暴晒3、4天，置通风处，反潮蒸发水气，过3、4天后，再晒，如此反复2~3次。

【药理作用】

①抗心律失常、抗心肌缺血：注射液对蟾蜍、大鼠和兔离体或在体及体外培养的乳鼠心肌细胞均有显著抗心律失常、改善心肌缺血、增强心肌收缩力和减慢心率的作用。注射液对失血性休克大鼠有改善左心室功能与抗休克作用。能明显缓解冠心病心绞痛，改善心电图异常改变。

②调节免疫：能增加小鼠脾脏重量、增强巨噬细胞吞噬功能及对抗环磷酰胺所致白细胞减少。对小鼠肥大细胞脱颗粒及组胺释放有显著抑制作用。对干燥综合征有明显疗效。

③抗缺氧：水煎剂有扩张实验小鼠外周血管的作用。注射液能明显增强小白鼠在低压缺氧条件下的耐缺氧能力。

④抗过敏：麦冬多糖能拮抗乙酰胆碱和组胺混合液刺激引起的正常豚鼠和卵白蛋白引起的致敏豚鼠的支气管平滑肌收缩，抑制致敏豚鼠哮喘的发生并有显著的抗小鼠耳异种被动皮肤过敏的作用。

⑤降血糖：麦冬多糖能明显降低正常、实验糖尿病小鼠的血糖及2型糖尿病患者空腹血糖、餐后2小时血糖、空腹血浆胰岛素，明显改善胰岛素抵抗，使周围组织对胰岛素抵抗降低。

⑥抗菌：麦冬粉在平皿上对白色葡萄球菌、枯草杆菌、大肠埃希菌及伤寒杆菌等有显著抗菌作用。

【性味归经】甘、微苦、寒。入肺、胃、心三经。

【功能主治】养阴润肺，清心除烦，益胃生津。用于热病心

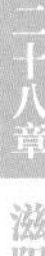

烦，津伤口渴，肺燥干咳，咽痛，咽白喉，咯血，衄血，肺痈，消渴，肠燥便秘，萎缩性胃炎，冠心病。

【配伍应用】

麦冬-石仙桃 麦冬养阴润肺，清热生津；石仙桃养阴清肺，化痰止咳；前者治阴虚肺燥，后者治阴虚肺热。合用，能养阴生津，清肺润肺，化痰止咳。用于肺阴亏耗，虚热内生，致虚热咳，或劳咳、咯血等证。

麦冬-竹叶 两药均有清心除烦之功。麦冬并能养阴生津；竹叶兼利尿泄热。两药配伍，则能清心泄热，生津解渴，除烦安神。用于心火上炎，心烦、失眠、口渴、口舌生疮等症。若配与鲜芦根、鲜茅根、黄连、生地黄，可用于温热病邪热入营之证候。

麦冬-石耳 麦冬能养胃生津，兼除烦渴；石耳能降逆和胃，且滋胃阴。两药配伍，共收滋阴养胃，降逆和中之功。用于胃阴虚，胃液乏少，导致饮食减少、嘈杂、干呕呃逆、唇燥口干、大便干结、舌少苔、舌中心红而少津等症。如阴虚型慢性胃炎。

【单方验方】

①肺痿、消渴：麦冬汤（麦冬12克，法夏10克，地骨皮、党参各9克、粳米15克，炙甘草6克，大枣7枚），水煎服，日服一剂。

②慢性咽炎：麦冬、炙甘草各3克，大枣3枚，泡茶饮，日服一剂。

③肺结核咯血：麦冬、天冬、南沙参、地黄、山药、川贝母、百合、阿胶（烊化）各10克，百部、白及各6克，三七3克（研末吞服），生牡蛎（先煎）15克，水煎服，日服一剂。

④糖尿病：麦冬10克，生山药30克，黄芪、党参、知母各15克，天花粉、鸡内金各10克，葛根、五味子各5克，水煎服，日服一剂。

⑤膈肌痉挛：麦冬15～30克，姜半夏、党参、乌梅、枇杷叶各10克，炙甘草6克，大枣7枚。随症加减：胃热灼甚者，加石膏15克，知母10克；胃阴虚者加石斛、北沙参各12克，气火逆甚，呃不止者加八月札10克，枳实6克，水煎服，日服一剂。

⑥病毒性心肌炎：炙甘草汤加减（生地黄30克，桂枝12克，炙甘草10克，丹参、黄芪、大青叶、麦冬各15克，苦参12克，茯苓10克，大枣5枚），水煎服，日服一剂（①～⑥方出自《常用中药药理与临床应用》）。

【用法用量】内服：煎汤，6～12克（大量用至15～30克）；或研末入丸、散。

【注意事项】“大叶麦冬”“阔叶麦冬”“小麦冬”同等入药。全草“沿阶草”，详见“清热泻火”章。

金雀花

（坝齿花、阳雀花、猪蹄花、斧头花、阳鹊花）

【药物来源】豆科植物锦鸡儿〔*Caragana sinica* (Buc'hoz) Rehd.〕的花。

【植物特征】详见“益气”章“金雀根”。

【生长分布】详见“金雀根”。

【采收加工】夏季采摘，洗净，晒干。

【性味归经】甘、平。入肺、肝、脾三经。

【功能主治】滋阴，和血，祛风。用于肺虚咳嗽，头晕头痛，耳鸣眼花，腰膝酸痛，白带，疳积，风湿痹痛，跌打损伤。

【配伍应用】

金雀花-女贞子 两药均有滋阴之功。金雀花并能和血祛风；女贞子兼补肝肾，清虚热。两药配伍，则能滋阴清热，补益肝肾，和血祛风。用于阴虚内热，虚风上扰，眩晕头胀、视物不明、耳鸣、失眠、遗精、腰膝酸痛、五心烦热等症。

金雀花-钩藤根 金雀花滋阴，和血，祛风；钩藤根清热，镇痉，舒筋。两药配伍，共奏滋阴清热，祛风活络，镇痉舒筋之功。用于肝经有热的头痛头胀，或头筋抽掣痛、头晕等症。

【单方验方】

①健脾补肾，明目聪耳：金雀花，同猪肉做汤或蒸鸡蛋服（《重庆本草》）。

②治头晕头痛：金雀花30克，天麻2.4克，水煎服。

③治虚劳咳嗽：金雀花（蜜炙）30克，枇杷叶、羌活各6克，煎水服。

④治干血劳：金雀花120～250克或鲜品1～1.5千克，蒸后分多次服（②～④方出自《陕西草药》）。

⑤治跌扑伤损：金雀花干研一钱，酒下（《百草镜》）。

【用法用量】内服：煎汤，3～15克；或研末。

枸骨叶

（猫儿刺、枸骨刺、八角茶、老虎刺、狗青力、散血丹）

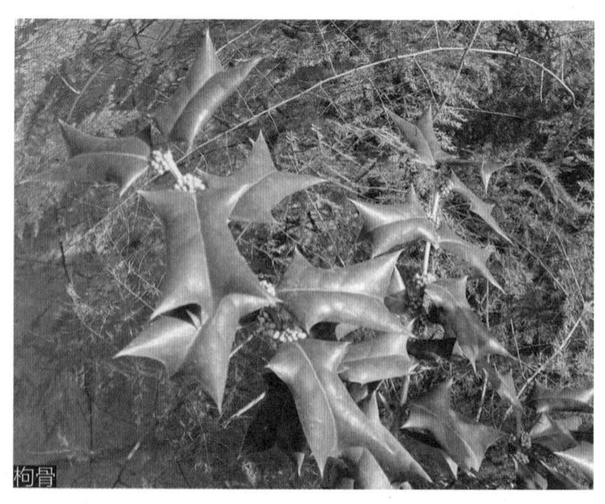

枸骨

【药物来源】冬青科植物枸骨〔*Ilex cornuta* Lindl.〕的叶。

【植物特征】详见“祛风湿”章“枸骨根”。

【生长分布】详见“祛风湿”章“枸骨根”。

【采收加工】秋季采集，洗净，晒干。

【药理作用】

①对心脏的影响：用离体豚鼠心脏灌流后，枸骨注射液（以乙醇、$NaHSO_3$处理后之水溶液）有增加其冠脉流量、加强心收缩力的作用。

②避孕作用：枸骨的水及醇浸液或其他有关制剂给小鼠灌胃，皆可使之减少怀孕，抑孕率为80%～100%；阴道涂片法证明，枸骨能使小鼠正常性周期发生改变，主要是使休息期延长，其次是超越或缩短动情期。枸骨叶的醇提物有避孕作用。组织切片未发现子宫及卵巢的病理变化，故认为是生理性避孕。

③毒性：动物实验未见毒性。

【性味归经】苦、凉、无毒。入肝、肾二经。

【功能主治】养阴清热，补益肝肾。用于肺痨咳嗽，骨蒸潮热，骨结核，头晕耳鸣，腰膝酸软。

【配伍应用】

枸骨叶-枸杞叶　两药均有补阴清热作用。功能主治虽相近，但枸骨叶善于清痨热，枸杞叶则长于滋阴精。两药配伍，相辅相成，共收滋阴养肺，清解痨热之功。用于肺痨咳嗽、骨蒸潮热等证。

枸骨叶-枸杞子　两药都有补益肝肾作用。枸骨叶并能清虚热；枸杞子兼能明目。两药配伍，共收补益肝肾，滋阴清热，养睛明目之功。用于精血亏损，肝肾不足，所致头晕耳鸣、目暗畏光、腰膝酸软、手足心发热等症。

【单方验方】

①治肺痨：枸骨嫩叶30克。烘干，开水泡，当茶饮（《湖南药物志》）。

②治腰及关节痛：枸骨叶，浸酒饮（《湖南药物志》）。

【用法用量】内服：煎汤，9～15克（鲜品15～30克）；或泡代茶或浸酒。

【注意事项】根“枸骨根”详见“祛风湿”章；种子“枸骨子”详见本章。

枸骨子

【药物来源】冬青科植物枸骨〔*Ilex cornuta* Lindl.〕的果实。

【植物特征】详见“枸骨根”。

【生长分布】详见“枸骨根”。

【采收加工】秋、冬季采集，晒干。

【性味归经】甘、凉。入肝、肾二经。

【功能主治】养阴清热，强壮筋骨。用于五心烦热，心烦口渴，腰膝酸软。

【配伍应用】

枸骨子-地骨皮　两药均有清虚热作用。枸骨子乃滋水制火以清热，地骨皮凉血泄热以除蒸。两药配伍，相互为用，则能滋阴清热，凉血除蒸。用于阴虚血热，所致骨蒸潮热、盗汗、遗精等症。

枸骨子-杜仲　两药均具补肝肾，强筋骨之功。枸骨子性凉，偏于滋阴；杜仲性温，偏于扶阳。两药配伍，凉温调和，功效增强。用于肝肾不足，所致腰膝酸软，或痿软无力等。

【用法用量】内服：煎汤，6～9克；或浸酒。

【注意事项】《本经逢原》：“活血化瘀，坚强筋骨，填补髓脏，固敛精血。”《江苏植药志》：“用于阴虚内热，作滋养解热剂，与女贞子同功。”供参考。

枸杞叶

（地仙苗、甜菜、枸杞尖、天精草、枸杞苗、枸杞菜）

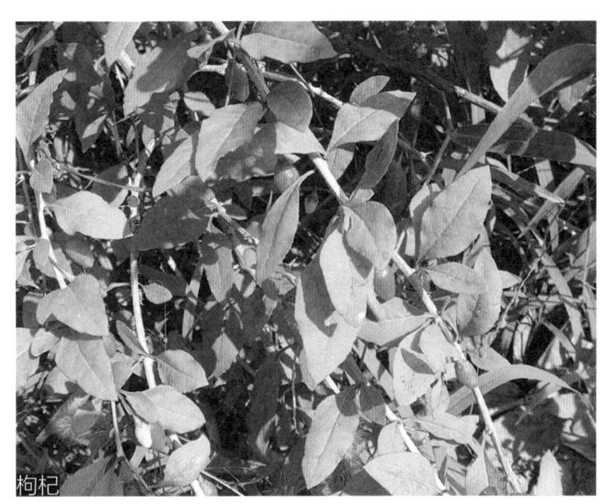

枸杞

【药物来源】茄科植物枸杞〔*Lycium chinense* Mill.〕的嫩茎幼叶。

【植物特征】详见“清热凉血”章“枸杞根”。

【生长分布】详见“枸杞根”。

【采收加工】春、夏季采集，鲜用或晒干。

【性味归经】苦、甘、凉。入肝、肾二经。

【功能主治】补益肝肾，清热，明目。用于虚劳烦热，目赤，障翳，夜盲，崩漏，带下。

【配伍应用】

枸杞叶-女贞子　两药均能补肝肾，清虚热。但枸杞叶清虚热作用较好；女贞子补肝肾功效偏强。合用，相辅相成，功效增强。用于腰膝酸软、头晕、目眩、五心烦热等症。

枸杞叶-梦花　两药均有明目作用。但枸杞叶乃补肝肾，清虚热而明目；梦花为滋阴养睛以明目。两药配伍，相互为用，共收滋阴清热，养睛明目之功。用于阴虚内热，目睛失养、失润，所致视力减退、视物不明、目睛干涩，或伴头昏目眩，以及青盲、夜盲等证。

【单方验方】

①治五劳七伤，房事衰弱：枸杞叶半斤（切），粳米二合。上件以豉汁相和，煮作粥，以五味末葱白等，调和食之（《太平圣惠方》）。

②治阳气衰，腰脚疼痛，五劳七伤：枸杞叶一斤，羊肾一对（细切），米三合，葱白十四茎。上四味细切，加五味煮粥，如常法，空腹食（《圣济总录》）。

③治眼涩痛，兼有翳者：枸杞叶二两，车前叶二两。上件药熟挼之，使汁欲出，又别取大桑叶三两，重裹之，悬于阴地，经宿，乃轻压取汁，点目中，不过三五度瘥（《太平圣惠方》）。

④治视力减退及夜盲：枸杞叶二两，柄猫草一两，夜明沙三钱，猪肝四两，水煎服（《陆川本草》）。

⑤治年少妇人白带：枸杞叶作菜，同鸡蛋炒食（《滇南本草》）。

⑥治痔疮炎肿：鲜枸杞叶一握。煎汤熏洗（《福建民间草药》）。

【用法用量】内服：煎汤，6~9克（鲜品60~240克）；或炖肉。外用：煎洗。

南烛子

（乌饭果）

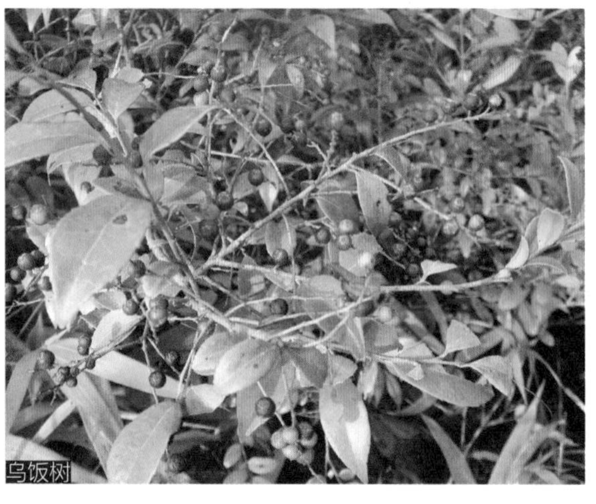
乌饭树

【药物来源】杜鹃花科植物乌饭树〔*Vaccinium bracteatum* Thunb.〕的果实。

【植物特征】详见“活血化瘀”章“南烛根”。

【生长分布】详见“南烛根”。

【采收加工】秋、冬季果实成熟变黑时采集，洗净，晒干，置干燥处通风。

【药理作用】提取物体外能使艾氏癌性腹水细胞变性。

【性味归经】酸、甘、平、无毒。入肾、肝二经。

【功能主治】益肾固精，强筋，明目。用于久泄梦遗，久痢久泻，赤白带下。

【配伍应用】

南烛子-金樱子 两药均有益肾固精之功。但南烛子偏于益肾添精；金樱子长于收敛固涩。两药配伍，相须为用，功效更佳。用于肾虚不固，遗精、滑精、尿频，或小便失禁以及久泻等证。

南烛子-枸杞子 南烛子能补肾，益精，强筋；枸杞子补肝，养血，养筋。合用，则能补肾肝，益精血，强筋膜。用于精血亏损，筋膜失养，导致筋急痉挛、宗筋弛缓不收。

南烛子-女贞子 两药都有补虚明目之功。南烛子乃补肾益精明目；女贞子为滋阴清热明目。两药配伍，相辅相成，功效益彰。用于肝肾阴虚，头晕目眩、视力减退、目暗不明等症。

【单方验方】添精益髓，舒筋明目：南烛子（生者）两斤，白果（去壳）四两，山药末一斤，茯苓四两，芡实半斤，同捣为饼，火焙干为末；入枸杞子一斤，熟地黄一斤，山茱萸一斤，桑叶末一斤（嫩桑为炒），巨胜子半斤。共为末，蜜为丸。每日早晨老温酒送下五钱（《本草新编》）。

【用法用量】内服：煎汤，6~12克；或研末为丸。

南烛叶

（南烛枝叶）

【药物来源】杜鹃花科植物乌饭树〔*Vaccinium bracteatum* Thunb.〕的嫩叶。

【植物特征】详见“活血化瘀”章“南烛根”。

【生长分布】详见“南烛根”。

【采收加工】夏季采集，洗净，晒干，置通风干燥处。

【性味归经】酸、涩、平。入心、脾、肾三经。

【功能主治】益肾涩精，明目。用于腰膝酸软，遗精滑精，须发早白，视物昏暗，久泻。

【配伍应用】

南烛叶-覆盆子 两药味均酸、涩，都有益肾涩精之功。南烛叶性平，乃补脾肾，收敛固涩；覆盆子性温，补肝肾，收敛固精。两药配伍，相须相使，功效尤强。用于肾气亏虚，腰膝酸软、乏力、遗精、滑精、尿频或失禁等证。

南烛叶-枸杞子 两药都有补虚明目之功。南烛叶偏于益精明目；枸杞子长于补血养睛。两药配伍，相辅相成，共奏滋补精血，养睛明目之功。用于精血亏耗，肝肾不足，头晕目眩、视物昏暗等症。

【单方验方】

①治一切风疾，久服明目：南烛树（春、夏取枝叶，秋、冬取根及皮，拣择细锉）五斤。以水五斗，慢火煎取二斗，去滓，别于净锅中，慢火煎如稀饧，即以瓷瓶盛。每服以温酒调下一茶匙，日三服（《太平圣惠方》）。

②助阳补阴，发白变黑：春间采南烛嫩叶，灼二十斤。用蒸笼在饭锅蒸之，蒸熟晒干为末（阴干者无用），大约一斤

南烛叶末，加入桑叶一斤，熟地黄二斤，山茱萸一斤，白果一斤，花椒三两，白术二斤；为末，蜜丸。白滚水送下一两，每日早晨服之（《本草新编》）。

【用法用量】内服：煎汤，6～9克；或熬膏或研末为丸。

柘木白皮

（九重皮）

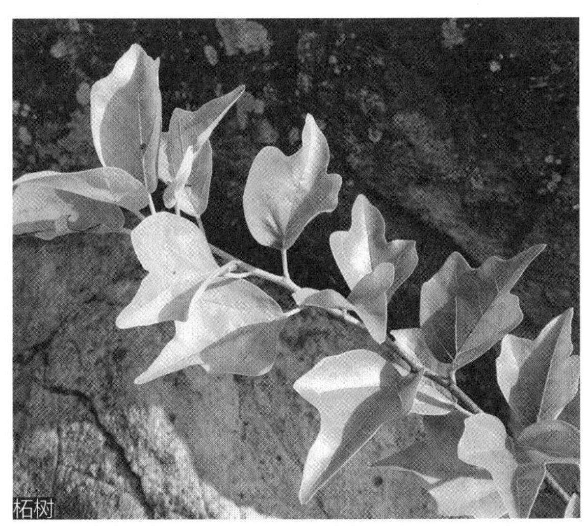

柘树

【药物来源】桑科植物柘树〔*Cudrania tricuspidata* (Carr.) Bur.〕去掉栓皮的树皮或根皮。

【植物特征】详见“治血化瘀”章“柘木”。

【生长分布】详见“治血化瘀”章“柘木”。

【采收加工】四季可采，砍下树干或挖取根，用木棒轻敲，剥下树皮或根皮，除去栓皮，洗净，切段，晒干。

【性味归经】苦、平。入肝、肾二经。

【功能主治】补肾固精，止血。用于腰痛，遗精，咯血，呕血，跌打损伤。

【配伍应用】

柘木白皮-南烛子　两药均有补肾固精之功。但柘木白皮偏于益肾；而南烛子长于固精。两药配伍，相互促进，互补不足，作用提高。用于肾虚不固，遗精、滑精、腰痛乏力等症。

柘木白皮-苎麻根　两药均有止血作用。柘木白皮乃收敛止血；苎麻根为凉血和血以止血。两药配伍，止血功专效强。用于咯血、呕血等症。

【单方验方】

①治腰痛：柘木白皮（鲜）120克。酒炒后，水煎服。

②治咯血，呕血：柘木白皮（去粗皮）30～60克。炒焦，水煎，冲白糖，一日3次分服。

③治跌打损伤：柘木白皮9～15克。黄酒适量，煎服，连服2～3剂，重伤者连服5～7剂。或用根皮捣烂加酒外敷伤处（①～③方出自《浙江民间草药》）。

【用法用量】内服：煎汤，30～60克。外用：捣敷。

【注意事项】根“穿破石”详见“祛风湿”章；柘树的木材“柘木”详见“活血化瘀”章。《本草拾遗》：“煮汁酿酒，主风虚耳聋，劳损虚羸，瘦，腰肾冷，梦交泄精。”《本草汇言》：“养肾固精。”供参考。

盐麸子

（铺地盐子）

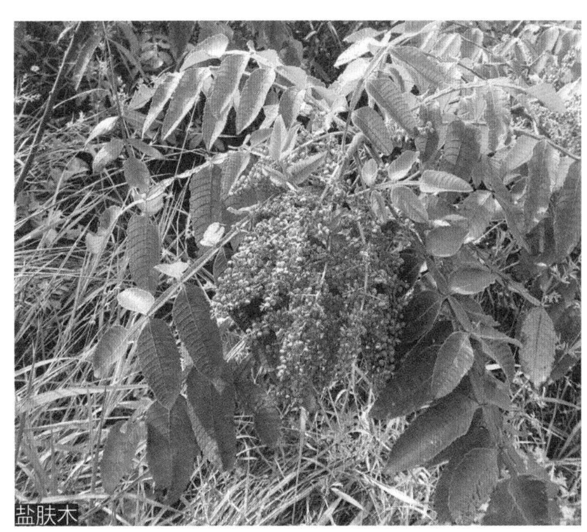

盐肤木

【药物来源】漆树科植物盐肤木〔*Rhus chinensis* Mill.〕的果实。

【植物特征】详见“祛风湿”章“盐麸子根”。

【生长分布】详见“盐麸子根”。

【采收加工】秋、冬采集，折取果枝，晒干，除去杂质。

【性味归经】酸、凉。入肺、大肠二经。

【功能主治】生津润肺，降火化痰。用于喉痹，痰火咳嗽，痢疾，体虚多汗，头风白屑，顽癣，痈毒溃烂。

【配伍应用】

盐麸子-石仙桃　两药入肺，均有滋润之功。盐麸子生津润肺；石仙桃养阴清热。两药配伍，相得益彰。用于肺阴亏虚，失其清肃，化燥生热，所致咽燥音哑、干咳少痰、潮热盗汗等症。配与天冬、螺厣草、麦冬，以增疗效。

盐麸子-桑白皮　盐麸子能降火化痰；桑白皮可泻肺平喘。两药配伍，共收清肺泻火，化痰平喘之功。用于肺热咳喘、痰多胸闷等证。配与栀子、瓜蒌、球兰，以加强功效。

【单方验方】

①治久年顽癣：盐麸子、王不留行。焙干研末，麻油调搽（《湖南药物志》）。

②治痈毒溃烂：盐麸子和花捣烂，香油调敷（《湖南药物志》）。

③治肺虚久嗽胸痛：盐麸子研末。每晨服3～9克，开水送服《福建中草药》）。

【用法用量】内服：煎汤，9～15克。外用：煎洗或研末调敷。
【注意事项】根“盐麸子根”、根皮“盐麸根白皮”详见“祛风湿”章。

桑椹

（桑实、乌椹、文武实、桑葚子、桑果、桑藨）

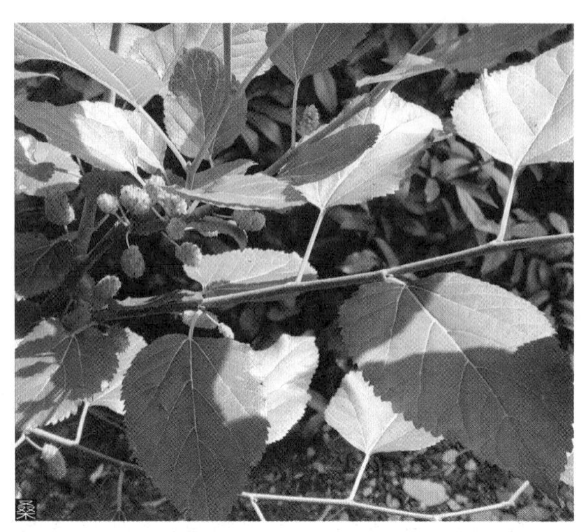

【药物来源】桑科植物桑〔*Morus alba* L.〕的果穗。
【植物特征】详见“辛凉解表”章“桑叶”。
【生长分布】详见“辛凉解表”章“桑叶”。
【采收加工】4、5月间果实成熟呈紫红色时采摘，略蒸后，晒干。
【药理作用】
①调节细胞免疫：混悬液能明显提高刀豆素A诱导的“阴虚”小鼠脾淋巴细胞增殖能力，增强免疫功能。
②促进淋巴细胞成熟：促进小鼠T淋巴细胞成熟及使衰老的T细胞功能恢复。
③调节体液免疫：煎剂能增强青年小鼠体液免疫功能。
④升高白细胞数：给小鼠灌服醇提液能升高腹腔注射环磷酰胺造成的白细胞减少。
⑤促进骨髓造血功能：给小鼠皮内注射醇提液的实验中，对粒系祖细胞的生长有促进作用，能对骨髓造血功能有良好的促进作用。
⑥调节细胞膜功能：给小鼠灌服水煎剂，可使红细胞膜Na^{+}，K^{+}-ATP酶活性（与机体产热有关）显著下降。
⑦毒性：可致出血性肠炎，症状有发热、呕吐、腹痛、腹泻，排出暗红色果浆样大便。
【性味归经】甘、寒。入肝、肾二经。
【功能主治】滋阴补血，生津，润肠。用于眩晕，失眠，耳聋，目昏，消渴，便秘，瘰疬。
【配伍应用】
桑椹-地蚕　两药均有滋阴补血之功。但桑椹偏补肝肾阴血，地蚕偏滋肾肺阴精。两药配伍，功效增强，对肝肾不足，所致眩晕、失眠、耳聋、目昏，以及肺阴虚，干咳、口燥咽干，均有良效。
桑椹-麦冬　桑椹能补益肝肾，滋阴生津；麦冬补肺胃之阴，生津解渴。两药配伍，则能滋阴润燥，生津止渴。可用于消渴症。
桑椹-草决明　两药均有润肠通便之功。但桑椹为增液，润肠，通便；草决明乃润燥，缓泻，通便。相伍，具滋阴润燥，缓泻通便作用。对阴虚血少，肠燥便难者有效。
【单方验方】
①慢性肾炎：六五地黄汤（地黄25克，牡丹皮10～20克，炒山药20克，桑椹25克，山茱萸15克，茯苓、枸杞子、地肤子各15～25克），水煎服，日服一剂（《常用中药药理与临床应用》）。
②头痛：杞菊地黄丸加减（熟地黄、生龙骨、生牡蛎、沙苑子、芡实、桑椹15克，山药30克，楮实子、枸杞子、菟丝子各12克，菊花10克）。水煎服，日服一剂（《常用中药药理与临床应用》）。
③治瘰疬：桑椹，黑熟者二斗许，以布袋取汁，熬成薄膏，白汤点一匙，日三服（《素问病机保命集》）。
④身体虚弱，失眠，健忘：桑椹30克，何首乌12克，枸杞子9克，黄精、酸枣仁各15克。水煎服（《全国中草药汇编》）。
【用法用量】内服：煎汤，9～15克；或炼膏或研末入丸、散。
【注意事项】脾胃虚寒腹胀、泄泻者忌用。“桑叶”详见“辛凉解表”章；“桑根”“桑枝”详见“祛风湿”章；“桑白皮”详见“止咳平喘”章。

球花马蓝

（野板蓝根、温大青）

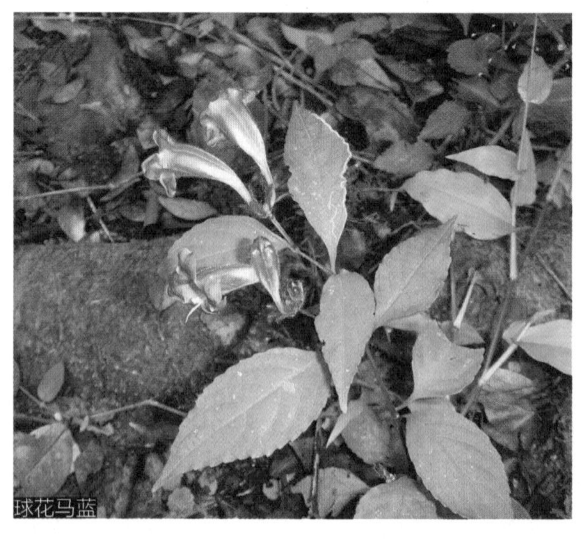

【药物来源】爵床科植物球花马蓝〔*Goldfussia pentstemonoides* Nees〕的全草。

【植物特征】草本，高40～100cm。茎斜展，瘦长，有棱，有节，节间长，褐色，稍被毛。叶对生，叶柄长0.8～1.5cm；叶片长椭圆形，长4～12cm，先端渐尖，基部楔形，边缘有粗钝齿，上面深绿色，下面绿色。头状花序，腋生，2～5朵簇生；总梗较长，花梗短，稍被毛；总苞苞片2，披针形；花萼5深裂，披针形，被毛；花冠筒状，紫色，长达3cm，略弯，先端5齿裂，矩圆形，外面被毛；雄蕊4，2强。蒴果长约1.3cm，有腺毛。种子4粒。花期秋季，果期秋、冬季。

【生长分布】生于林下、沟边阴湿处。分布于我国华南、西南等地区。

【采收加工】夏、秋季采集，洗净，切段，晒干。

【性味归经】甘、凉。入肾、肝二经。

【功能主治】滋肾养阴，清热泻火。用于肾虚腰痛，温病伤津，糖尿病，咽喉炎，急性传染性肝炎，伤口感染。

【配伍应用】

球花马蓝-女贞子　两药均能滋阴补肾。球花马蓝并清热泻火，女贞子兼清虚热。两药配伍，既有补肾肝，滋阴液作用，又有清火泄热之功。用于阴虚火旺所致强中、心烦易躁、口燥咽干、手足心发热等症。

球花马蓝-沿阶草　两药均有清热泻火作用。球花马蓝并能滋肾养阴，沿阶草兼能生津解渴。两药配伍，相辅相成，共奏清热泻火，养阴生津，除烦解渴之功。用于温病伤津，发热、有汗、心烦、口渴；消渴症为肺热津伤上消证，如烦渴多饮、口干舌燥、尿频量多等症。若治温病伤津，配鲜芦根、芭蕉根；用于消渴症肺热津伤，配与天冬、麦冬、天花粉，以增疗效。

【用法用量】内服：煎汤，15～30克。外用：研末调敷。

梦花

（金腰袋、打结花、梦冬花、喜花、迎春花、蒙花珠）

【药物来源】瑞香科植物结香〔*Edgeworthia chrysantha* Lindl.〕的花蕾。

【植物特征】详见“壮阳”章“梦花根”。

【生长分布】详见“梦花根”。

【采收加工】冬末春初采摘，晒干。

【性味归经】淡、平、无毒。入肝、肾二经。

【功能主治】养阴，明目，祛翳。用于青盲，夜盲，障翳，多泪，畏光，梦遗，失音。

【配伍应用】

梦花-枸杞子　两药均有补肝肾，明目之功。但梦花为补肝肾之阴而明目，枸杞子乃补肝肾之血以养精。合用，相辅相成，功效更佳。用于肝肾精血亏损所致视力减退、目暗畏光，以及夜盲等证。

【单方验方】

①夜盲：梦花10克，苍术30克，水煎服。

②目赤疼痛：梦花3克，菊花10克，蒲公英30克，水煎服。

③失音：梦花适量。开水冲泡，代茶饮（①～③方出自《实用花卉疗法》）。

【用法用量】内服：煎汤，3～6克。

盘龙参

（绶草、一线香、猪鞭草、龙抱柱、扭兰、双瑚草、反皮索）

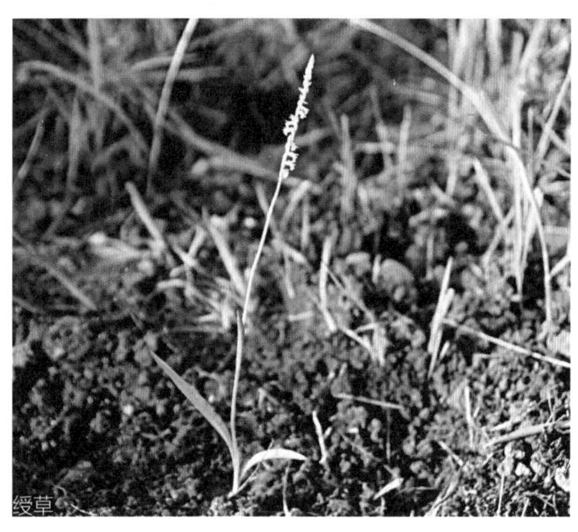
绶草

【药物来源】兰科植物绶草〔*Spiranthes sinensis* (Pers.) Ames.〕的根或全草。

【植物特征】多年生草本，高15～40cm，全体无毛。根茎短，根肉质，肥厚。茎直立，圆柱形，绿白色。叶数片，近基生，线形，长8～15cm，宽0.6～0.8cm，先端渐尖，基部膨大抱茎，全缘，绿色。总状花序顶生，螺旋状，长达10cm，花小，浅粉红色，多数；上部叶退化成苞片；花瓣二唇形，上唇先端尖，下唇3裂，中间裂片大，钝尖，两侧细小；花柱短，子房下位，1室。蒴果椭圆形。花期夏季，果期秋季。

【生长分布】生于山坡、草地、田畔。分布于我国绝大部分地区。

【采收加工】夏、秋季采集，洗净，晒干或鲜用。

【性味归经】甘、苦、平。入心、肺、肾三经。

【功能主治】滋阴清热，润肺止咳。用于病后虚弱，阴虚内热，神经衰弱，肺结核咯血，咽喉肿痛，糖尿病，小儿夏季热，遗精，淋浊，带下。

【配伍应用】

盘龙参-桑椹　两药均有滋阴补肾之功。盘龙参并能清虚热，桑椹兼养肝血。两药配伍，既可益肾肝，补精血，又能清解虚热。用于肝肾阴虚，所致头昏目眩、腰膝酸软、口燥咽干、潮热，或手足心发热等症。

盘龙参-麦冬　盘龙参润肺止咳，并清虚热；麦冬润肺养阴，且能生津。两药配伍，则能养阴生津，润肺止咳，清解虚热。用于肺阴不足，燥咳痰黏、劳嗽咯血、潮热盗汗等症。

【单方验方】

①肺结核：盘龙参、大蓟根、铁苋菜，火炭母各30克，天冬、百合各15克，水煎服（《福建中草药处方》）。

②咯血：盘龙参、百合、大蓟根、旱莲草各15克，水煎服（《青草药彩色图谱》）。

③糖尿病：盘龙参30克，猪胰一个，银杏30克。酌加水煎服（《福建民间草药》）。

④慢性肝炎：盘龙参、细叶石仙桃、灵芝各10克，水煎服（《青草药彩色图谱》）。

⑤肾炎：鲜盘龙参30～60克，星宿菜、菜豆根各30克，水煎服（《青草药彩色图谱》）。

⑥治淋浊带下：盘龙参30克，猪胰1～2个。水煎，加少许食盐，分早、晚2次服（《福建民间草药》）。

【用法用量】内服：煎汤6～15克（鲜品15～30克）。外用：捣敷。

楮实

（榖实、榖子、楮实子、楮桃、角树子、榖木子）

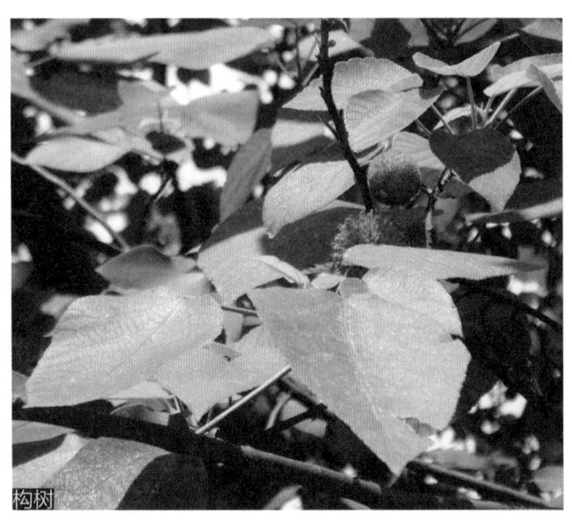

构树

【药物来源】桑科植物构树〔*Broussonetia papyrifera* (Linn.) L'Hér. ex Vent.〕的果实。

【植物特征】详见“清热凉血”章“楮叶”。

【生长分布】详见“清热凉血”章“楮叶”。

【采收加工】秋季果实成熟呈红色时采摘，除杂质，晒干。

【性味归经】甘、寒。入肝、脾、肾三经。

【功能主治】补肾滋阴，清肝明目，利水。用于头晕眼花，遗精，腰膝酸痛，障翳，阴虚型慢性肝炎、肝硬化、肝硬化腹水。

【配伍应用】

楮实-枸杞子　两药都有补肝肾滋阴作用。但楮实偏于补肾滋阴，枸杞子偏于补肝养血。两药配伍，则能补肝肾，益精血。用于精血不足，肝肾亏虚，所致头晕眼花、遗精、腰膝酸痛等。

楮实-菊花　两药都有清肝明目之功。楮实乃养肝清肝明目；菊花为散热清肝明目。两药相配，相互为用，则能滋阴养血，宣散风热，明目退翳。用于阴虚肝热，所致目赤、目涩畏光、障翳等。

楮实-苦地胆　两药都有清热利尿之功。楮实尚能养肝肾；苦地胆并可泻热毒。两药配伍，共收利尿消肿，清泄热毒，益肾护肝之功。用于肝肾阴虚型之臌胀、水肿等证。

【单方验方】

①腰膝酸软、头目眩晕：楮实、杜仲、牛膝各12克，枸杞子、菊花各9克。水煎服（《全国中草药汇编》）。

②治脾、肾、肝三脏阴虚，吐血咳血，骨蒸夜汗，口苦烦渴，梦中遗精；或大便虚燥，小便淋涩；或眼目昏花，风泪不止：楮实（赤者）一斗。取黑豆一斗，煮汁，去豆取汁，浸楮实一日，晒干，再浸再晒，以豆汁渗尽为度，再晒燥。配枸杞子三升，俱炒微焦，研为细末，每早用白汤调服五钱（《本草汇言》）。

③治肝热生翳，气翳细点，亦治小儿翳眼：楮实细研，蜜汤调下，食后服（《仁斋直指方》）。

④治水气臌胀，洁净府：楮实一斗（水二斗熬成膏子），另白丁香一两半，茯苓三两（去皮），为细末，用楮实膏为丸，如桐子大。不计丸数，从少至多，服至小便清利及腹胀减为度（《素问病机保命集》）。

【用法用量】内服：煎汤，9～12克；或研末入丸、散；或熬膏。外用：捣敷。

【注意事项】叶“楮叶”详见“清热凉血”章。

黑芝麻

（胡麻、乌麻、油麻、交麻、黑脂麻、巨胜子、小胡麻）

【药物来源】胡麻科植物脂麻〔*Sesamum indicum* L.〕的种子。

【植物特征】详见“止咳平喘”章“麻秸”。

【生长分布】详见“麻秸”。

【采收加工】秋后果实成熟种子呈黑色时采收，割取全草，捆成小把，顶端朝上，打下种子，除去杂质，再晒干。

【药理作用】亚油酸可使血中的胆固醇含量降低；所含的卵磷脂同脂肪代谢关系密切，有抗动脉硬化、降低血胆固醇和护肝等作用，卵磷脂是维持胆汁中胆固醇溶解度的乳化剂。

【性味归经】甘、平。入肝、肾二经。

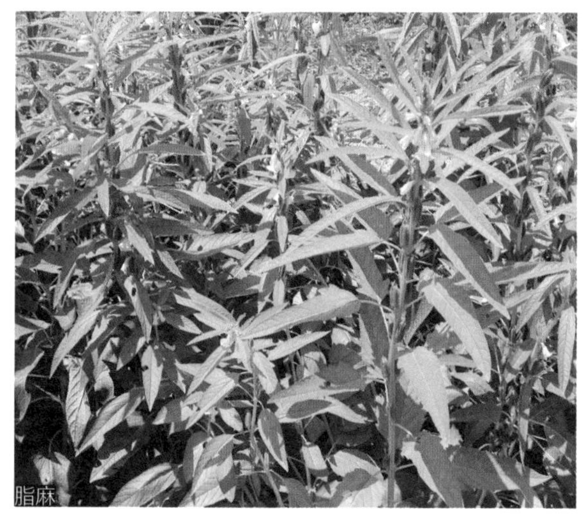
脂麻

【功能主治】补肝肾，润五脏。用于肝肾不足，虚风眩晕，耳鸣，头痛，血虚风痹麻木，肠燥便秘。

【单方验方】

①治蛋白尿：黑芝麻500克，核桃500克，共研细末，服时取此散剂20克，以温水送下，服后嚼服大枣7枚，日三剂，药尽后为1个疗程，一般1个疗程后蛋白尿可消失。此方用于泌尿系统其他疾病所致蛋白尿，效果亦较好（《中西医结合治疗慢性肾炎》）。

②治智力低下，记忆力减退：黑芝麻50克，核桃仁100克，粗大米50克。将核桃仁捣碎加入黑芝麻，大米量可随食量增加，一起在铁锅中煮成粥。每早当早餐食用，加餐时亦可用之（《八卦元素妙方》）。

③治乳少：黑芝麻150克，炒熟研细末，每次用黄酒冲服9克，如加猪蹄汤冲服更佳（《食物与治病》）。

④治肝肾不足，时发目疾，皮肤燥涩，大便闭坚：桑叶（经霜者，去梗筋，晒枯）、黑芝麻（炒）等分。为末，以糯米饮捣丸（或炼蜜为丸）。日服四五钱，勿间断，自效（《医级》）。

⑤贫血：黑芝麻、枸杞子各15克，大枣10枚，炖瘦肉食用（《袖珍中草药彩色图谱》）。

【用法用量】内服：煎汤，9～15克；或研末入丸或做糕点或煮粥。

第二十九章　收敛固涩

石榴皮

（石榴壳、酸石榴皮、酸榴皮、西榴皮）

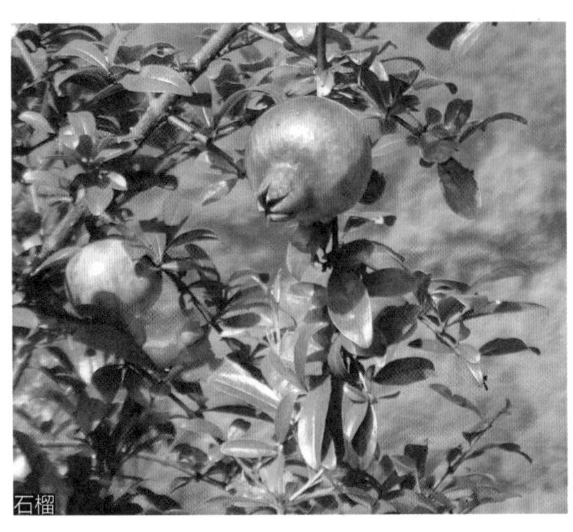
石榴

【药物来源】石榴科植物石榴〔*Punica granatum* L.〕的果皮。

【植物特征】详见“驱虫”章“石榴根”篇。

【生长分布】详见“石榴根”篇。

【采收加工】秋季果实成熟，顶端开裂时采摘，剥下果皮，晒干。

【药理作用】

①抗病原体：煎剂对金黄色葡萄球菌、变形杆菌、白喉杆菌均有杀灭作用，对伤寒及副伤寒杆菌、霍乱弧菌、铜绿假单胞菌、志贺菌属、结核分枝杆菌均有明显的抑制作用，对痢疾志贺菌作用最强。试管内对多种皮肤真菌有不同程度的抑制作用。煎剂有抑制流感病毒的作用。盐酸石榴碱1:10000浓度于5～10分钟即能杀死绦虫，生物碱与鞣酸结合的鞣酸石榴碱驱虫效果更好，对阴道滴虫有较强的杀灭作用。

②促进凝血：给兔灌服水浸液可促进血液凝固。

③抗孕：对雌性大鼠或豚鼠灌服石榴皮粉可降低受孕率。

④毒性：石榴皮总碱对恒温动物的脊髓有兴奋作用，可引起痉挛，大剂量能使运动神经末梢麻痹，终因呼吸中枢麻痹而死。大剂量石榴皮碱对自主神经节有烟碱样、骨骼肌有箭毒样作用。

【性味归经】酸、涩、温、有毒。入大肠、肾二经。

【功能主治】涩肠，止血，驱虫。用于细菌性痢疾，阿米巴痢疾，久泻，便血，脱肛，崩漏，带下，蛔虫病，绦虫病。

【配伍应用】

石榴皮-莲子　两药都有止泻作用。石榴皮乃涩肠止泻，莲子为健脾止泻。两药配伍，既可提高止泻效果，又能增强脾胃功能。用于脾虚久泻以及带下证。

石榴皮-土人参　石榴皮入大肠经，能收敛止血；土人参入脾经，能补脾益气。前者功在固涩，后者主于建中。两药配伍，则补中益气，收敛止血。用于脾不统血，所致便血、崩漏等证。

石榴皮-仙鹤草根芽　两药都有驱虫作用。石榴皮酸涩温，并能涩肠；仙鹤草根芽苦微寒，兼泻下。两药配伍，寒温趋平，敛泄相济，然驱虫功效增强。用于绦虫病，以及肠道、阴道滴虫病等。

【单方验方】

①治阿米巴痢疾：60%石榴皮煎液，口服，一次20毫升，一日3次，6日为一个疗程（《常用中药药理与临床应用》）。

②肛管直肠脱垂：石榴皮90克，五倍子30克，明矾15克，煎汤熏洗，一日3次（《常用中药药理与临床应用》）。

③治妊身暴下不止，腹痛：石榴皮二两，当归三两，阿胶二两（炙），熟艾如鸡子大二枚。上四物以水九升，煮取二升，分三服（《产经方》）。

④驱绦虫、蛔虫：石榴皮、槟榔各等分，研细末，每次服6克（小儿酌减），每日2次，连服2天（《山东中草药手册》）。

⑤治粪前有血，令人面黄：酢石榴皮，炙研末，每服二钱，用茄子枝煎汤服（《备急千金要方》）。

【用法用量】内服：煎汤，3～6克；研末1.5～3克。外用：研末调涂或煎洗。

【注意事项】泄泻、痢疾属实证者，阴虚阳亢、内热、内风者忌用。长期大量服用可损害肝功能，甚则导致肝硬化；心脏功能不好者慎用。与肾上腺皮质激素、异烟肼、抗菌药物、氯贝丁酯、巯嘌呤合用，可加重对肝脏损害。与氨基糖苷类药物、多黏菌素类药物及海洛因等合用，可加重呼吸衰竭。与硫酸亚铁、磺胺类、氨茶碱、制酸药、洋地黄类及左旋多巴合用，可致恶心呕吐和腹泻。

白果

（灵眼、佛指甲、佛指柑）

【药物来源】银杏科植物银杏〔*Ginkgo biloba* L.〕的果实。

【植物特征】详见“止咳平喘”章“白果叶”。

【生长分布】详见“白果叶”。

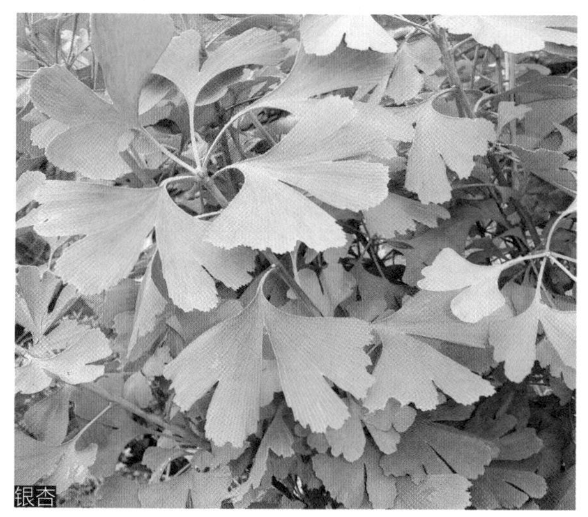
银杏

【采收加工】初冬果实成熟时采摘，浸入水中，待肉质外种皮腐烂，洗净，晒干。

【药理作用】

①祛痰、解痉：醇提取物可使大鼠的气管黏膜分泌功能改善，对气管平滑肌有直接松弛作用，且能解除组胺和乙酰胆碱的致痉作用，制止豚鼠组胺性哮喘发作，对离体肠管有同样解痉作用。

②改善血液循环：水提物使人红细胞聚集降低15.6%，血流速度增加57%，使大鼠冠脉流量增加和脑流量增加。

③抗衰老：白果外种皮水提物能清除黄嘌呤氧化酶系统产生的超氧负离子，有抗衰老作用。

④抗菌：白果酚、白果酸体外能抑制结核分枝杆菌。

⑦毒性：外种皮小鼠腹腔注射半数致死量为5.03 ± 3.01g/kg。

【性味归经】甘、苦、涩、平、有小毒。入肺、肾二经。

【功能主治】敛肺气，定喘咳，止带浊，缩小便。用于支气管哮喘，慢性支气管炎，白带，白浊，遗精，小便频数，肺结核。

【配伍应用】

白果-紫河车　两药都有平喘作用。白果为敛肺平喘；紫河车乃补肾纳气平喘。两药配伍，相互为用，共收补肾敛肺，纳气平喘之功。用于肺肾两虚之喘息、动之喘重等症。可配核桃仁、五味子、补骨脂、党参，以增疗效。

白果-芡实　白果能收敛止带；芡实可益肾固精。两药配伍，相得益彰。用于脾肾亏虚导致带多、白浊、久泻等证。

白果-悬钩子　白果能收敛肾气缩小便；悬钩子益肾涩精缩尿。合用，则能补肾益精，收敛固涩。用于肾虚不固，遗尿、尿频以及遗精、滑精等证。

【单方验方】

①支气管炎：定喘汤（白果10克，麻黄3克，紫苏子6克，款冬花、炒苦杏仁、蜜桑白皮各9克，炒黄芩6克，法半夏、甘草各3克），水煎服。

②支气管哮喘：马兜铃、白果、炙麻黄、苍耳子、蝉蜕、防风、辛夷、百部、黄芩、地龙各10克，紫苏子6克，细辛3克，水煎服，日服一剂。

③遗尿：白果、益智仁、茯神、女贞子、覆盆子、金樱子、桑螵蛸各6克，菟丝子、生龙骨、生牡蛎各9克，莲须、五味子各3克，水煎服，日服一剂（①～③方出自《常用中药药理与临床应用》）。

【用法用量】内服：煎汤，4.5～9克。

【注意事项】外感忌服。叶“白果叶”详见“止咳平喘”章；根“白果根”详见“益气”章。

地茄子

（地钮子）

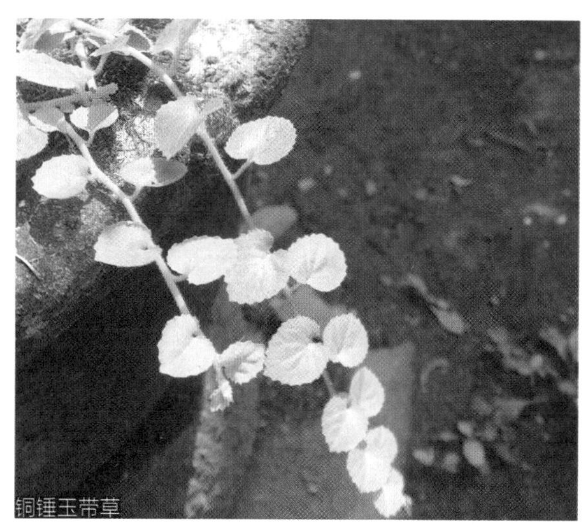
铜锤玉带草

【药物来源】桔梗科植物铜锤玉带草〔*Pratia nummularia* (Lam.) A. Br. et Aschers〕的果实。

【植物特征】详见“祛风湿”章“铜锤玉带草”。

【生长分布】详见“祛风湿”章“铜锤玉带草”。

【采收加工】秋季果成熟红色时采摘，洗净，晒干。

【性味归经】涩、微温。入肝、肾二经。

【功能主治】固精，顺气，散瘀。用于遗精，白带，疝气，小儿疳积。

【配伍应用】

地茄子-悬钩子　两药均能益肾固精。但地茄子敛涩作用较好，悬钩子补肾功效较强。两药配伍，相辅相成，功效增倍。用于肾虚遗精、滑精、尿频，白带过多等证。

地茄子-金橘根　两药行肝经；地茄子能顺气散瘀；金橘根能利气散结。两药配伍，则能疏肝利气，行瘀散结。用于肝气不调，气血郁滞所致疝气、偏坠等证。

【单方验方】

①治男子遗精，女子白带：地茄子、金樱子、白果根、刺梨根、粉子头。共炖肉服。

②治子宫脱垂：地茄子、三匹风、刘寄奴，炖猪肚服。

③治小儿疳积：地茄子、柑子刺。蒸猪肝服（①～③方出自《四川中药志》）。

【用法用量】内服：煎汤，15～30克。

【注意事项】全草“铜锤玉带草”详见“祛风湿”章。

老白花树皮

（羊蹄甲树皮）

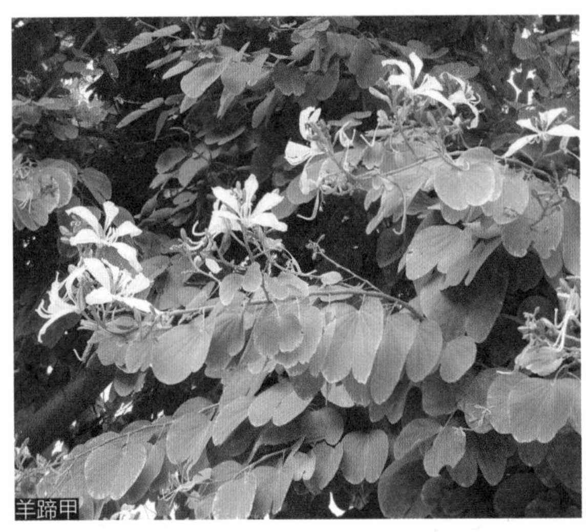

羊蹄甲

【药物来源】豆科植物羊蹄甲〔*Bauhinia variegata* L.〕的树干皮。

【植物特征】详见“清热解毒”章“老白花”。

【生长分布】详见“清热解毒”章“老白花”。

【采收加工】四季可采，剥取树皮，水泡后刮去栓皮，晒干。

【性味归经】苦、涩、平。入胃、肠二经。

【功能主治】涩肠止泻，燥湿。用于消化不良，急性胃肠炎，白带。

【配伍应用】

老白花树皮-神曲　两药都有止泻作用。老白花树皮在于收涩止泻，神曲乃消食化积止泻。两药配伍，既可涩肠止泻，又能消积化食。用于脾胃虚弱，饮食不化，所致泄泻等症。

老白花树皮-椿皮　两药均有燥湿之功。但老白花树皮燥湿且厚肠；椿皮清热燥湿。两药配伍，相辅相成，功效益彰。可用于妇女带多、男子白浊以及久泻、久痢等证。

【单方验方】消化不良性腹泻：老白花树皮15～30克，水煎服，胡椒为引（《全国中草药汇编》）。

【用法用量】内服：煎汤，15～30克。

【注意事项】久服或大剂量服用，能伤肝、肾。花“老白花”详见“清热解毒”章。

金樱子

（刺榆子、山石榴、棠球、糖果、黄刺果、金壶瓶、糖刺果）

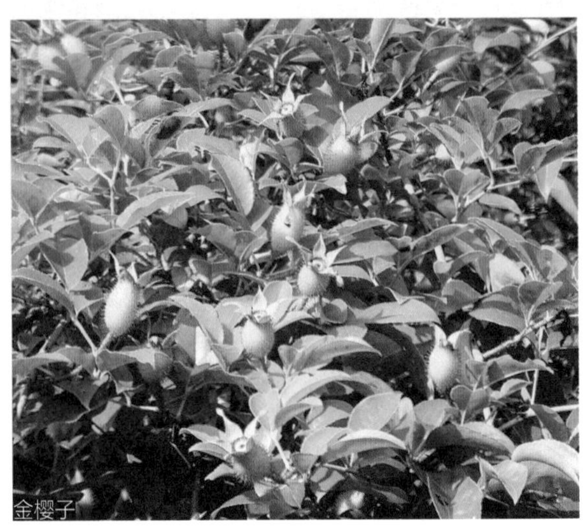

金樱子

【药物来源】蔷薇科植物金樱子〔*Rosa laevigata* Michx.〕的果实。

【植物特征】落叶灌木，高2～4m。茎圆柱形，暗绿色，分枝披散，茎、枝散生锐利倒钩刺。单数羽状复叶互生，小叶通常3枚，有短柄，生小刺及刺毛；叶片椭圆状卵形，长3～7cm，宽1.5～3cm，先端渐尖，基部宽楔形，边缘有尖锯齿，上面暗绿色，下面绿色，光滑，叶轴有小刺及刺毛。花单生，生侧枝顶端；花径达9cm，花梗粗壮，生小刺及刺毛；花托膨大，外有小刺；萼片5，有些扩大呈叶状，外面有腺毛；花冠白色，芳香，花瓣5，平展，三角状倒卵形；雄蕊多数。蔷薇果长倒卵形，长2～3cm，直径0.8～1.3cm，熟时黄红色，外有多数小刺。种子多数。花期春、夏季，果期秋、冬季。

【生长分布】生于山坡、灌丛、林缘、路旁。分布于我国华南、西南、华北、华东等地区。

【采收加工】冬季果实成熟时采摘，除去小刺，晒干。

【药理作用】煎剂在体外对金黄色葡萄球菌，大肠埃希菌，铜绿假单胞菌，志贺菌属等以及流感病毒均有抑制作用。口服有促进胃液分泌助消化和收敛止泻作用。

【性味归经】酸、涩、平。入肾、膀胱、大肠三经。

【功能主治】益肾，固精。用于滑精，遗精，遗尿，咳喘，自汗，盗汗，慢性腹泻，崩漏，带下，慢性肾炎，高血压病，子宫脱垂，脱肛。

【配伍应用】

金樱子-悬钩子　两药均有益肾固精之功。但金樱子收敛固涩作用偏强；悬钩子补肾功效较好。两药配伍，相辅相成，功效倍增。用于肾虚滑精、遗精、遗尿、带下等证。

金樱子-莲子　两药均有止泻作用。但其功有别，金樱子乃涩肠止泻，莲子为补脾止泻。两药配伍，相互为用，共呈补脾建中，厚肠止泻之功。用于脾虚之久泻、食欲不振等症。配与大枣、山药、黄鳝藤根，以增疗效。

【单方验方】

①治阳痿：金樱子、沙氏鹿茸草各30~60克，冰糖15克。水煎服（《福建中草药处方》）。

②遗精：金樱子、旱莲草、桑椹各15克，水煎服（《袖珍中草药彩色图谱》）。

③遗尿、多尿：金樱子30克，益智仁9克，水煎服（《袖珍中草药彩色图谱》）。

④脾虚泄泻：金樱子、党参、茯苓、莲子、芡实、白术各9克，水煎服（《全国中草药汇编》）。

⑤肝肾亏损痛经：金樱子20克，菟丝子20克，夏枯草12克，钩藤10克，首乌藤14克。将药物煎服，一日3次（《中国民间草药方》）。

【用法用量】内服：煎汤，6~9克，或研末入丸、散或熬膏。

【注意事项】花“金樱花”能固涩、杀虫，在此点之，不再另述。根“金樱根”详见本章。

金樱根

（金樱蔃、脱骨丹）

【药物来源】蔷薇科植物金樱子〔*Rosa laevigata* Michx.〕的根或根皮。

【植物特征】详见“金樱子”。

【生长分布】详见“金樱子”。

【采收加工】冬至春初采挖，除须根，切片，晒干。

【性味归经】酸、涩、平。入肾、大肠二经。

【功能主治】固精涩肠，利尿消肿。用于滑精，遗尿，泄泻，乳糜尿，子宫脱垂，水肿，挫、扭伤。

【配伍应用】

金樱根-莲子 金樱根收敛固涩；莲子补脾止泻，益肾固精。两药配伍，相辅相成，标本兼顾。用于肾脾两虚，所致滑精、遗精、久泻、带下、白浊等。

金樱根-赤小豆 金樱根能利尿消肿；赤小豆能利水除湿。两药配伍，相须为用，共收渗湿，利水，消肿之功。用于湿盛小便短少、水肿等症。

【单方验方】

①乳糜尿：金樱根15克，黄毛耳草30克，贯众、车前草各9克。水煎服，每日1剂（《全国中草药汇编》）。

②子宫脱垂：金樱根30~60克，水煎服（《全国中草药汇编》）。

③水肿：金樱根30克，野猴柿根30克，野花生草60克，六棱菊30克，肖梵天花根30克，煎服（《福州市民间药草》）。

④水肿虚证：金樱根60克，旱稻根30克，赤小豆30克，鸡血藤12克，将药物煎服，一日3次（《中国民间草药方》）。

⑤慢性脓耳：金樱根30克，野菊花30克，山芝麻20克，鸡血藤20克。将药物煎服，一日数次（《中国民间草药方》）。

⑥挫、扭伤：金樱鲜根、益母草各30克，白糖适量，水炖服（《福建中草药处方》）。

【用法用量】内服：煎汤，9~30克，或研末入丸、散。外用：生研调敷。

胡颓子

（半春子、牛奶子、咸匏头、柿蒲、土萸肉、田蒲、斑楂、蒲栗子）

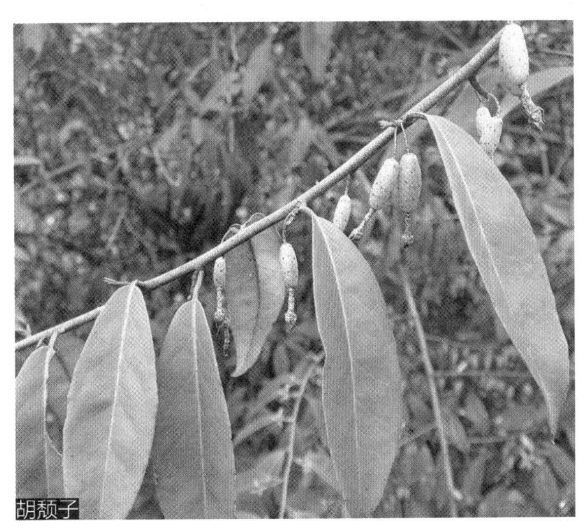

胡颓子

【药物来源】胡颓子科植物胡颓子〔*Elaeagnus pungens* Thunb.〕的果实。

【植物特征】详见“止咳平喘”章“胡颓子叶”。

【生长分布】详见“胡颓子叶”。

【采收加工】春季采摘，晒干。

【性味归经】酸、涩、平。入肺、胃、大肠三经。

【功能主治】止泻，开胃，止血。用于肠炎，痢疾，食欲不振，咯血，血崩，喘咳。

【配伍应用】

胡颓子-金樱子 两药均味酸、涩，性平，都有涩肠止泻之功。胡颓子尚能健胃；金樱子并能益肾。两药配伍，则能健中补肾，涩肠止泻。用于脾肾两虚所致久泻、久痢、带多、尿频等。

胡颓子-紫珠 两药均有止血作用。胡颓子酸涩，收敛止血；紫珠苦涩，收涩止血。两药配伍，相须为用，止血作用显著。用于咯血、血崩、便血等血证。

【单方验方】腹泻、不思饮食：胡颓子15~24克，水煎服（《中草药彩色图谱与验方》）。

【用法用量】内服：煎汤，9~15克；或研末入丸、散。

棕榈子

（败棕子、棕树果）

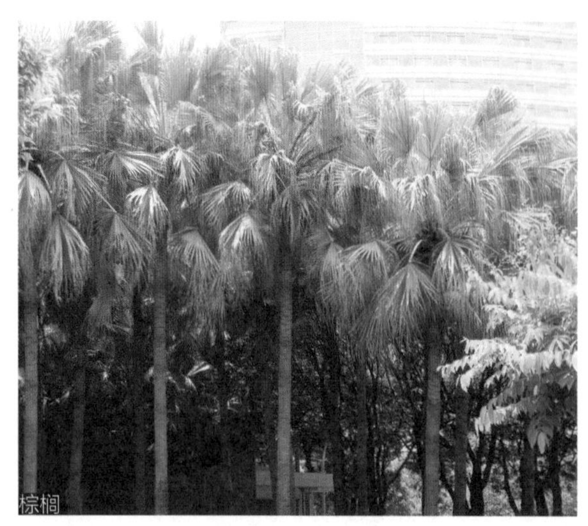
棕榈

【药物来源】棕榈科植物棕榈〔*Trachycarpus fortunei* (Hook.) H. Wendl.〕的成熟果实。

【植物特征】详见“止血”章“棕榈皮”。

【生长分布】详见“棕榈皮”。

【采收加工】霜降前后采收，待果皮呈青黑色时割下果穗，摘下果实，晒干。

【性味归经】苦、平。入脾、大肠二经。

【功能主治】涩肠，止血。用于久泻，遗精，肠风下血，崩漏，高血压。

【配伍应用】

棕榈子-炒山药　棕榈子收敛涩肠；炒山药补中益气并止泻。前者在于收涩，后者主于补中。两药配伍，则能补脾益气，收涩止泻。用于脾虚所致久泻不止或大便稀溏，伴食少、乏力等症。

棕榈子-苎麻根　两药均有止血作用。但棕榈子为收敛止血，苎麻根乃凉血止血。两药配伍，共收凉血和血，收敛止血之功。用于热盛所致便血、崩漏等证。

【单方验方】治高血压，多梦遗精：棕榈子6～30克。水煎服（《云南中草药》）。

【用法用量】内服：煎汤，9～15克。

覆盆子

（覆盆、乌藨子、小托盘、竻藨子）

【药物来源】蔷薇科植物掌叶覆盆子〔*Rubus chingii* Hu.〕的果实。

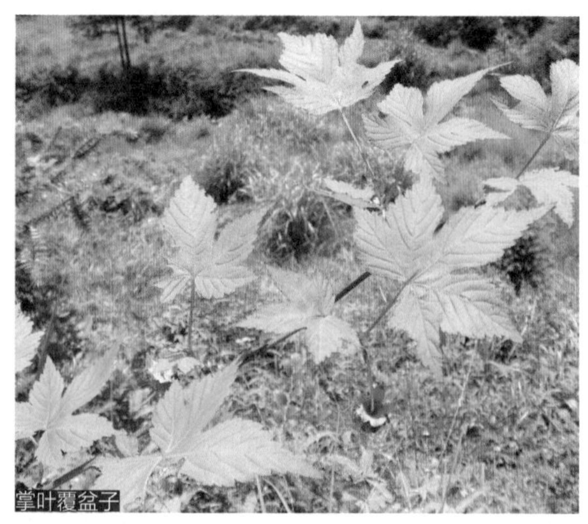
掌叶覆盆子

【植物特征】详见“理气”章“覆盆子根”。

【生长分布】详见“理气”章“覆盆子根”。

【采收加工】冬夏、秋季果实成熟时采摘，沸水烫约2分钟后，捞出，于烈日下晒干。

【药理作用】

①抑菌作用：覆盆子煎剂对金黄色葡萄球菌有较强的抑制作用，在试管内能抑制霍乱弧菌的生长。

②激素样作用：从大鼠、兔的阴道涂片及内膜切片可以观察到覆盆子给药后似有雌激素样作用。

【性味归经】甘、酸、平。入肝、肾二经。

【功能主治】补肾，固精，缩尿。用于阳痿，虚劳，遗精，滑精，早泄，尿频，遗尿，目暗。

【配伍应用】

覆盆子-菟丝子　两药均有补肾之功。覆盆子尚能固精气；菟丝子并能益肾精。两药配伍，相互为用，则可补肾益精，收涩精气。用于肾虚所致阳痿、早泄、遗精、滑精等证。

【单方验方】

①子宫发育不良：五子衍宗丸加减（枸杞子、菟丝子、盐覆盆子各15克，五味子、车前子、酒当归、郁金、阿胶珠各10克），水煎服，日服一剂。

②更年期综合征：五子衍宗丸（枸杞子、菟丝子、五味子、覆盆子、车前子等），口服，一次1～2丸，一日3次。

③尿崩症：覆盆子15克，山药、益智仁、乌梅各10克，炙甘草6克，水煎服，日服一剂（①～③方出自《常用中药药理与临床应用》）。

④治肺虚寒：覆盆子，取汁作煎为果，仍少加蜜，或熬为稀饧，点服（《本草衍义》）。

【用法用量】内服：煎汤，6～9克；或研末为丸或熬膏。

【注意事项】根“覆盆子根”详见“理气”章。

第三十章　其他

八仙花

（粉团花、紫阳花）

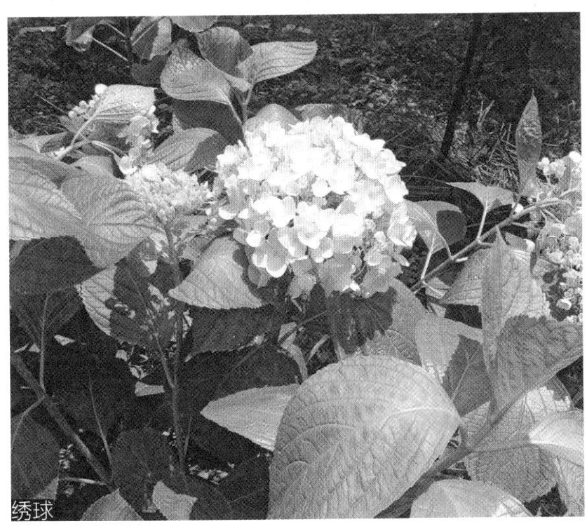

绣球

【药物来源】虎耳草科植物绣球〔*Hydrangea macrophylla* (Thunb.) Ser.〕的根、叶、花。

【植物特征】灌木，高1～4m。茎直立，圆柱形，有分枝，灰色，幼枝深绿色，有黑色斑点，常有瘤状小凸起。单叶对生，叶柄粗大；叶片纸质，宽卵形，长8～20cm，宽5～12cm，先端尾尖或尖，基部宽楔形，边缘有粗锯齿，上面深绿色，有皱，下面绿色。伞形花序球形，顶生，花梗有毛；花初生白色，后变粉红色或蓝色；萼片4～5，花瓣状，宽卵形；雄蕊10；雌蕊退化。花期夏季。果期秋季。

【生长分布】多数栽培。分布于我国大部分地区。

【采收加工】春、夏季采集，晒干；根秋、冬季采挖，洗净，晒干。

【药理作用】叶的醇提取物对鸡疟有显著疗效，总生物碱也有疗效，但易引起呕吐，毒性大。对麻醉猫静脉注射可引起短暂血压下降，心缩振幅加大；对兔在位子宫有兴奋作用。

【性味归经】苦、微辛、寒、有小毒。

【功能主治】抗疟，清心热。用于疟疾，心热惊悸，烦躁。

【单方验方】

①治疟疾：八仙花叶9克，黄常山6克，水煎服。

②治肾囊风：八仙花七朵，水煎洗患处。

③治烂喉：八仙花根，醋磨汁，以鸡毛涂患处，涎出愈（①～③方出自《现代实用中药》）。

【用法用量】内服：煎汤，9～12克。外用：煎洗或磨汁涂抹。

山乌桕叶

（大叶柏柴叶）

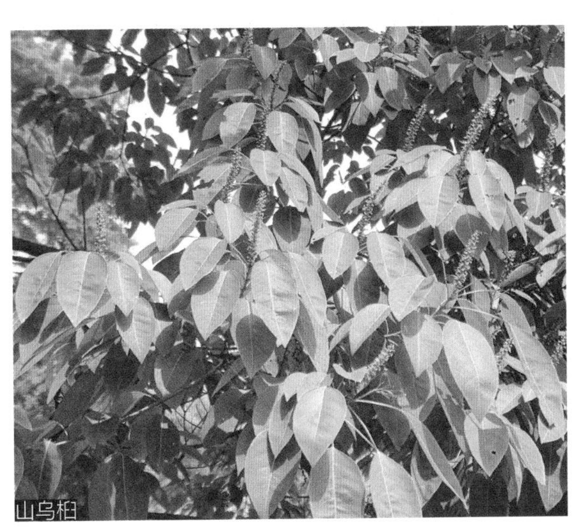

山乌桕

【药物来源】大戟科植物山乌桕〔*Sapium discolor* (Champ.) ex Benth. Muell. Arg〕的叶。

【植物特征】落叶灌木至小乔木，高3～7m。茎直立，圆柱形，灰褐色，多分枝，小枝有皮孔，幼枝略带红色。单叶互生，叶柄长2～7cm；叶片纸质，长椭圆形或椭圆状卵形，长3～9cm，宽2～4.5cm，先端短尖，基部钝或圆形，全缘，上面灰绿色，下面粉绿色。总状花序，顶生，单性，雌雄同株，小花黄色，稠密，无花瓣、花盘；花序中上部为雄花，下部雌花；雄花萼杯状，雄蕊2～3；雌花萼3裂，裂片三角形，子房3室，柱头3裂。蒴果近圆形，有3棱，熟时背部开裂。种子近圆形，被蜡粉。花期春、夏季，果期秋、冬季。

【生长分布】生于山坡、路旁、林中、灌丛。分布于我国华南、华东、西南等地区。

【采集加工】夏、秋季采集，晒干。

【性味归经】辛、凉。

【功能主治】解毒消肿。用于毒蛇咬伤，痈肿。

【单方验方】

①治毒蛇咬伤：山乌桕叶、紫背金牛等。共捣烂，敷患处四周。

②治青竹蛇咬伤：山乌桕叶120克，一半生嚼服，一半捣烂，敷患处四周。

③治妇女乳痈：山乌桕叶适量，砂糖少许。共捣烂，敷患处（①～③方出自《广西民间常用草药》）。

【用法用量】外用：捣敷。

【注意事项】根“山乌桕根”详见“利尿渗湿”章。

云南苏铁

（象尾菜、节节萝卜）

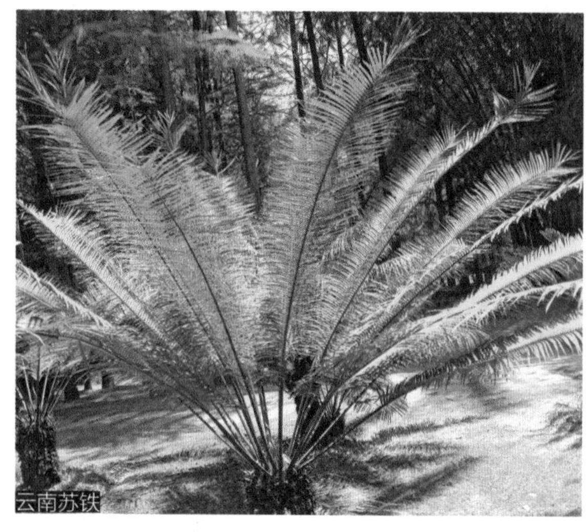
云南苏铁

【药物来源】苏铁科植物云南苏铁〔*Cycas siamensis* Miq.〕的干燥种子。

【植物特征】常绿小乔木，高3～8m。树干直立，粗壮，基部膨大，圆柱形，不分枝，褐色，有叶痕。叶聚生茎顶，柄长，坚硬；羽叶革质，长1.2～2.5m，叶轴坚硬，下面突出；羽片多数，对生，条状披针形，先端渐尖，两面深绿色，光泽；花单性，雌雄异株；花序顶生，雄花序圆柱形，长30～50cm，直径8～10cm，由多数紧贴覆瓦状鳞片构成，每1鳞片下面有多数花药，被黄色长绒毛；雌花序半球状，心皮叶阔卵形，被黄色长绒毛。种子卵圆形或宽倒卵形，长达3cm，成熟浅褐色，种皮硬革质，平滑，光泽。花期春季，果期秋季。

【生长分布】生于热带山地雨林；或栽培。分布于我国西南、华南等地区。

【采收加工】秋季果实成熟时采摘，洗净，晒干。

【性味归经】苦、酸、涩、平。

【功能主治】解毒，收敛，通经络，健脾胃，止咳祛痰。用于肠炎，痢疾，消化不良，呃逆，急性黄疸型肝炎，气管炎。

【用法用量】内服：煎汤，9～15克。

毛药

（红丝线、血见愁、野苦菜、野花毛辣角）

【药物来源】茄科植物十萼茄〔*Lycianthes biflora* (Lour.) Bitter〕的全株。

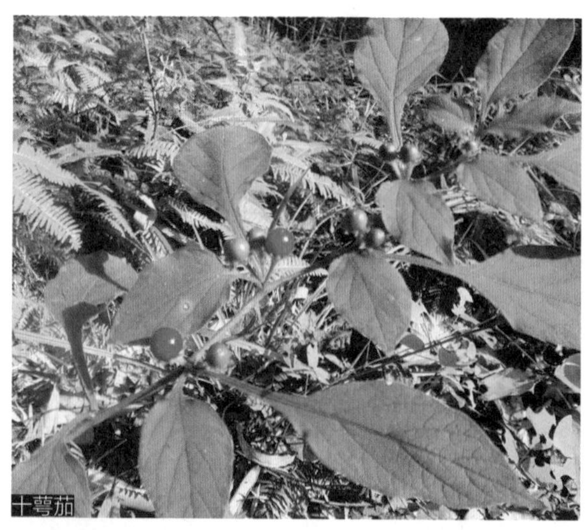
十萼茄

【植物特征】一年生草本，高40～90cm。茎直立，分枝披散，深绿色，被毛。单叶互生，叶柄长1～4cm；小叶片纸质，卵形，长4.5～9cm，宽3～6cm，先端渐尖，基部下延成柄，全缘，上面深绿色，下面绿色，两面被毛。花单生或数朵簇生叶腋，花梗长0.5～0.8cm，被毛；花萼杯状，长约0.3cm，10齿裂，被毛；花冠白色，5深裂；雄蕊5，子房2室。浆果球形，直径约5～7mm，成熟时鲜红色，光泽。种子多数。花期夏季，果期秋、冬季。

【生长分布】生于山坡、路旁、林缘、房屋旁阴处。分布于我国华南、西南、华中等地区。

【采收加工】秋季采集，连根拔取，洗净，切段，晒干。

【性味归经】涩、凉。

【功能主治】祛痰止咳，清热解毒。用于咳嗽气喘，狂犬病，疔疮红肿，外伤出血。

【单方验方】

①狂犬病：取毛药鲜品（全株）250克，切碎，炒至黄色，然后再放入750毫升酒煮沸，成年人尽酒量服完为止，其药渣外擦伤口周围（勿擦伤口处），外擦1～2次即愈（《全国中草药汇编》）。

②皮肤擦伤感染期：毛药鲜叶2份，鹅不食草鲜全草1份，水煎浓缩，取三黄粉（黄连、黄芩、黄柏研末）适量调糊涂患处。

③传染性湿疹样皮炎：毛药适量水煎浓缩，另取青黛粉末调成糊涂，涂患处，每日涂2、3次。

④小儿尿布皮炎：毛药鲜品适量，捣烂，水煎外洗，每日洗3次（②～④方出《实用皮肤病性病中草药彩色图集》）。

【用法用量】内服：煎汤，9～15克。外用：熬膏，或研末调敷，或煎洗。

乌桕叶

（卷子叶、油子叶、虹叶）

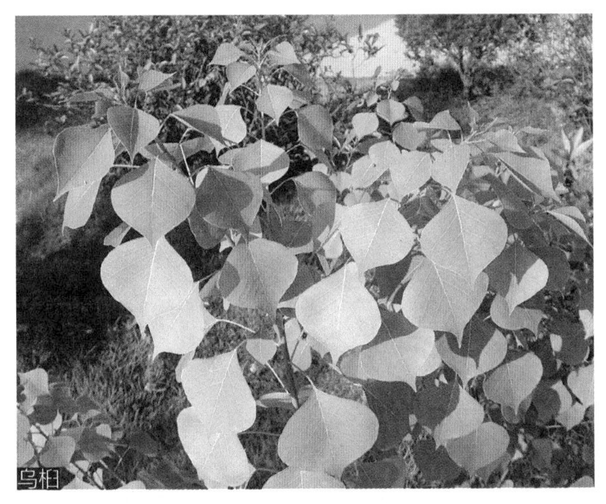
乌桕

【药物来源】大戟科植物乌桕〔*Sapium sebiferum* (L.) Roxb.〕的叶。

【植物特征】详见“利尿渗湿”章“乌桕木根皮”。

【生长分布】详见“利尿渗湿”章“乌桕木根皮”。

【采收加工】夏、秋季采集，鲜用或晒干。

【性味归经】苦、微温、有毒。

【功能主治】解毒，消肿，止痒。用于痈肿疔疮，疮疥，脚癣，湿疹，蛇伤，阴道炎。

【单方验方】

①治疮疡背痈：乌桕叶、红蓪鸟不企、细叶石斑叶。共研末，用酒加蜜糖和匀，调成糊状，敷患处。

②治皮肤湿疹溃疡：乌桕叶约250克。煎水候暖，慢慢洗之。

③治头部湿疹：乌桕叶、密陀僧末各适量。生油调匀，煮沸候冷，搽患处。

④治脚癣：乌桕叶煎汁洗之，止痒极效（①~④方出自《岭南草药志》）。

⑤治阴道炎：乌桕枝、乌桕叶适量，煎水熏洗(《广西中草药》)。

⑥治蛇咬伤：乌桕鲜嫩叶连幼芽心若干个，捣烂绞汁，取一小杯冲酒服（《泉州本草》）。

【用法用量】内服：4.5~12克；或捣烂绞汁。外用：捣敷或煎洗。

【注意事项】体弱、年老者，孕妇，心、肝、肾、胃有病者忌用，不可久服。根皮“乌桕木根皮”详见“利尿渗湿”章。

石蒜

（老鸦蒜、银锁匙、独蒜、鬼蒜、蟑螂花根、一枝箭）

【药物来源】石蒜科植物石蒜〔*Lycoris radiata* (L'Her.) Herb.〕

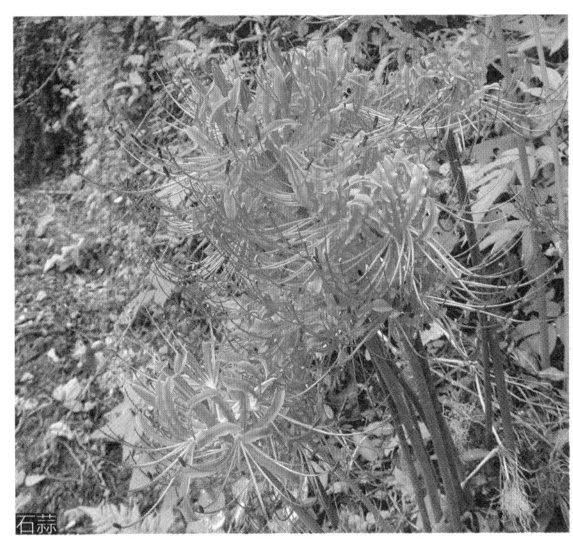
石蒜

的鳞茎。

【植物特征】多年生草本，高30~50cm，全体无毛。鳞茎肥厚，近卵形，外被紫褐色薄膜，内质白色。叶丛生，叶片肉质，条状披针形，长15~30cm，宽1~1.6cm，先端钝，全缘，两面青绿色带白粉。花葶抽自叶丛，高达50cm；伞形花序顶生，花5~6朵；苞片干膜质，披针形；花鲜红色，花被管极短，6裂，裂片长条形，反卷；雄蕊6，着生花被管喉部；雌蕊1，花柱长而暴露，子房下位，3室，柱头头状。蒴果，成熟时背部开裂。种子多数。花期秋季，果期秋、冬季。

【生长分布】生于山野荒地、林缘、山沟旁阴湿地。分布于我国大部分地区。

【采收加工】秋、冬季采挖，洗净，鲜用或晒干。

【药理作用】加兰他敏具有抑制胆碱酯酶作用，与新斯的明相似；但本品易透过血–脑屏障，对脊髓灰质炎引起的瘫痪、重症肌无力等疗效比新斯的明好；对小鼠有镇痛作用。石蒜碱与双氢石蒜碱有中枢镇静作用，也有较弱的抑制胆碱酯酶作用，对麻醉动物具有降压作用；石蒜伦碱的降压作用更强。石蒜碱对动物子宫有明显的兴奋作用。此外，石蒜碱有刺激肾上腺皮质功能的作用，合用加兰他敏对动物有一定的抗癌作用。

【性味归经】辛、甘、温、有毒。

【功能主治】消肿解毒，催吐祛痰。用于痈疽疔疮，淋巴结结核，风湿关节痛，蛇咬伤。

【单方验方】

①治疔疮肿毒：石蒜适量，捣烂敷患处(《上海常用中草药》)。

②治便毒诸疮：石蒜捣烂涂之。若毒太盛者，以生白酒煎服，得微汗愈（《太平圣惠方》）。

③治对口初起：石蒜捣烂，隔纸贴之，干则频换（《周益生家宝方》）。

④治产肠脱下：石蒜一把，以水三碗，煎一碗半，去滓熏洗（《世医得效方》）。

⑤治痰火气急：石蒜，洗，焙干为末，糖调，酒下一钱（《本草纲目拾遗》）。

⑥水肿：鲜石蒜八个，蓖麻子（去皮）七十至八十粒。共捣烂罨涌泉穴一昼夜，如未愈，再罨一次（《浙江民间草药》）。

【用法用量】内服：研末，1.5～3克。外用：捣敷、炒热罨或煎洗。

【注意事项】体虚、胃病、肝肾病者禁服。

龙芽草根

（仙鹤草根、地冻风）

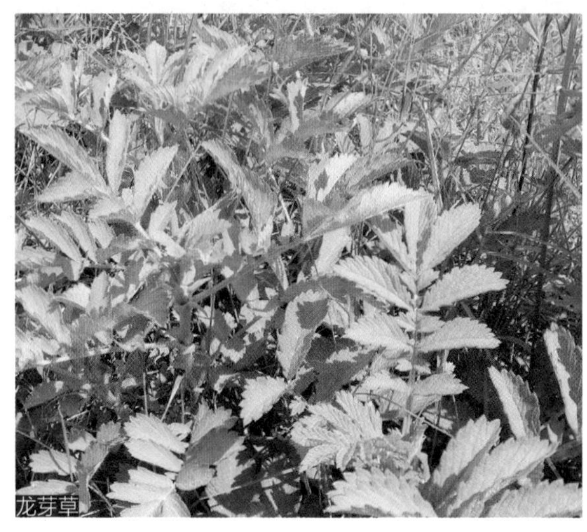
龙芽草

【药物来源】蔷薇科植物龙芽草〔*Agrimonia pilosa* Ldb.〕的根。

【植物特征】详见“驱虫”章“仙鹤草根芽”。

【生长分布】详见“仙鹤草根芽”。

【采收加工】秋后采挖，除去芦头，洗净，晒干。

【性味归经】辛、涩、温。

【功能主治】解毒止痢，行气活血。用于赤白痢，肿毒，妇女经闭，绦虫。

【单方验方】

①治赤白痢：龙芽草根焙干，不计分两，捣罗为末，用米饮调服一钱匕（《本草图经》）。

②治赤白菌痢：龙芽草根30克，水煎服（《草药手册》）。

③治偏头痛：龙芽草根30克，鸡、鸡蛋各一个，煮服（《草药手册》）。

④治暑热腹痛，妇女经闭：龙芽草根9～15克，水煎服，或捣烂外敷（《湖南药物志》）。

⑤治小儿疳积及眼目障翳：龙芽草根及茎（去粗皮）15克，猪肝60克，煮熟，食肝及汤（《草药手册》）。

【用法用量】内服：煎汤，9～15克；或研末入丸、散。外用：捣敷。

白竻蓪

（白茨叶、白簕花叶）

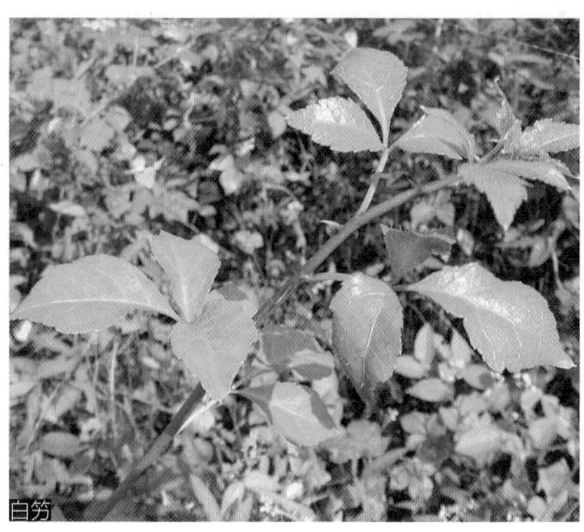
白竻

【药物来源】五加科植物白竻〔*Acanthopanax trifoliatus* (L.) Merr.〕的幼枝、嫩叶。

【植物特征】攀援状灌木，高1～6m。根状茎横走，圆柱状，土黄色，根皮肉质，肥厚。茎圆柱形，幼枝绿色，有皮孔，散生倒钩刺。叶柄长2.5～6cm，有刺；小叶3枚，具短柄，叶片纸质，长卵形，长3.5～7cm，宽2～4.5cm，先端急尖，基部楔形，边缘有粗锯齿，上面绿色，光泽，下面浅绿色。复伞形花序，顶生，具长梗；花萼细小，5齿裂；花瓣5，白带微黄色，近三角形；雄蕊5；雌蕊1，子房下位，2室。核果卵圆形，先端有短喙。花期秋季，果期秋、冬季。

【生长分布】生于山坡、路旁、灌丛、草丛、林缘。分布于我国华南、华东、华中、西南等地区。

【采收加工】夏季采集，割取带叶的幼枝，切段，晒干。

【性味归经】苦、辛、寒。

【功能主治】止痛，消肿，解毒。用于胃痛，痈疖疔疮，创伤，湿疹，疥癞，皮肤热毒。

【单方验方】

①治胃痛：白竻蓪15克，水煎服（江西《草药手册》）。

②治腿溃疡：鲜白竻蓪适量，和冷饭捣烂敷患处（《闽南民间草药》）。

③治蛇头疔：鲜白竻蓪适量，冷饭少许，共捣烂敷患处（《闽南民间草药》）。

④治项痈：鲜白竻蓪嫩叶加红糖、食盐、冷米饭，捣烂外敷（《福建中草药》）。

【用法用量】内服：煎汤，9～15。外用：捣敷或煎洗。

母猪藤

（过路边、蜈蚣藤）

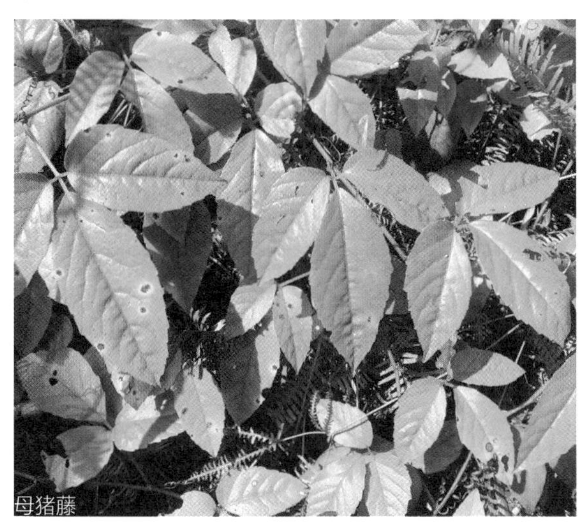
母猪藤

【药物来源】葡萄科植物母猪藤〔*Cayratia carnosa* Gagn.〕的茎、叶。

【植物特征】多年生常绿草本，长达2m。根细长，先端有卵状块根。茎伏地，有分枝，有节，节处着地生根，先端生块根，无毛或稍被短柔毛，有卷须。叶互生，草质，具长柄；掌状复叶，小叶3枚，有短柄，小叶片椭圆形或卵圆形，长3～8厘，宽1.3～2.8cm，先端渐尖，基部楔形，边缘有疏锯齿，两面绿色。聚伞花序腋生，具长梗；花小，两性，有短梗；萼4片，绿色；花瓣4，粉红色，花盘与子房合生；子房2室。浆果圆形，成熟紫红色，后变黑色。花期夏季，果期秋、冬季。

【生长分布】生于山坡、路旁、疏林下。分布于我国华南、华东、华中、西南等区。

【采收加工】夏季采集，割取地上部分，洗净，切段，晒干。

【性味归经】辛、平。

【功能主治】续筋接骨。用于骨折。

【用法用量】外用：研末调敷或捣敷。

【注意事项】根“母猪藤根”详见“清热解毒”章。

吕宋楸毛

（吕宋楸荚粉）

【药物来源】大戟科植物粗糠柴〔*Mallotus philippensis* (Lam.) Muell.-Arg.〕的果实的腺毛及毛茸。

【植物特征】常绿灌木至小乔木，高4～10m。小枝、幼叶、花序轴均被褐色柔毛。茎直立，圆柱形，褐色，多分枝。单叶互生，叶柄长1～4cm；叶片矩圆状卵形，长

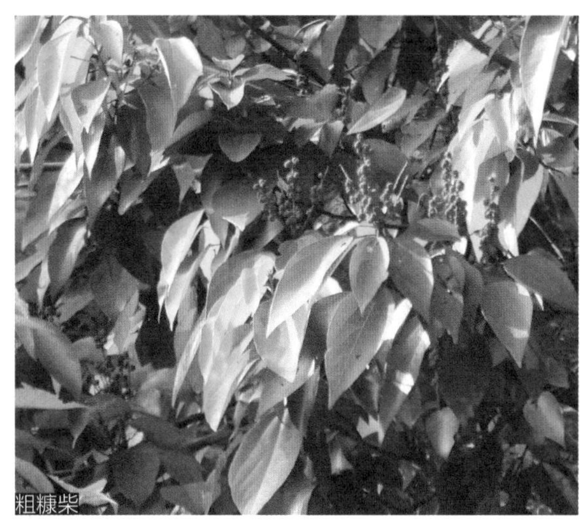
粗糠柴

7～15cm，宽3～6cm，先端渐尖，基部圆形，全缘或微波状，上面绿色，平滑，近基部有2个腺体，下面密被短星状毛及红色腺点，基出3脉。总状花序，顶生或生枝上部叶腋，花单性，雌雄异株，无花瓣；雄花序单生或成束，长5～8cm，多花，萼片3～4，雄蕊18～32；雌花序单生，长3～7cm，萼管状，先端4～5齿裂，子房2～3室，被鲜红色颗粒状腺点。蒴果圆形，直径0.6～0.8cm，密被鲜红色粉状茸毛。花期春季，果期夏季。

【生长分布】生于山坡、林中、村边。分布于我国华南、华中、西南等地区。

【采集加工】秋季采集，晒干。

【性味归经】淡、平、有毒。

【功能主治】驱虫。用于绦虫，线虫。

【单方验方】驱绦虫：本品腺体粉末4.5克，咖啡因2.1克，石榴粉碱0.9克，蓖麻油4.5毫升（《全国中草药汇编》）。

【用法用量】内服：3～6克。外用：煎洗或涂敷。

【注意事项】本品果实上腺毛有毒，过量则可引起中毒，症状为恶心、呕吐、剧烈下泻。解救方法：洗胃；内服蛋清、面糊、活性炭或鞣酸蛋白；大量饮淡氧化钠注射液或静脉滴注5%葡萄糖氧化钠注射液，对症治疗。

剑麻

（菠萝麻）

【药物来源】龙舌兰科植物剑麻〔*Agave sisalana* Perr. ex Engelm.〕的叶。

【植物特征】多年生亚灌木植物。根茎肉质，横走，侧根发达。茎直立，粗短。叶多数，簇生，无柄；叶片肉质，长达130cm，宽达13cm，两面粉绿色，边缘有短刺或无刺，先端具一红褐色硬尖刺。圆锥花序顶生，花茎抽于叶丛，高达8m；花萼在花后膨大，形成丛牙珠；花被白色，筒状，先

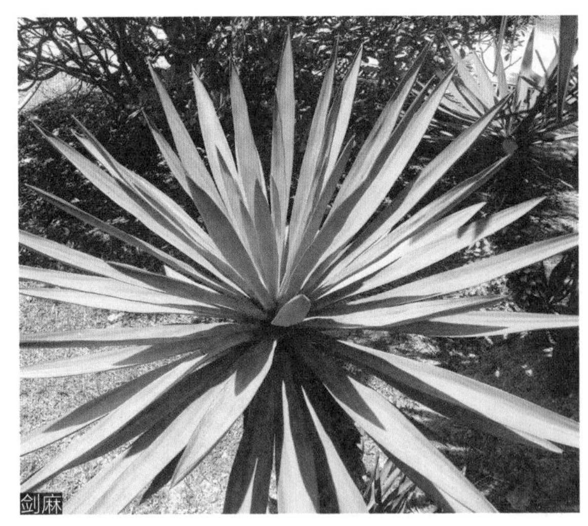
剑麻

端分裂；雄蕊6，子房下位。蒴果长圆形。花期秋季，果期冬季。

【生长分布】生于向阳山坡、草地；或栽培。分布于我国华南、西南等地区。

【采收加工】全年可采，鲜用或晒干。

【性味归经】甘、凉。

【功能主治】清凉解毒，排脓。用于痈肿疮疡。

【用法用量】内服：煎汤，12~15克。

荷苞花叶

（红蜻蜓叶、真珠梧桐叶）

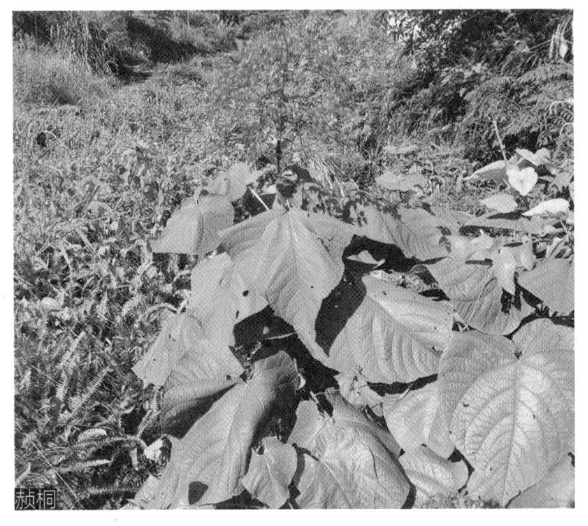
赪桐

【药物来源】马鞭草科植物赪桐〔*Clerodendrum japonicum* (Thumb.) Sweet〕的叶。

【植物特征】详见“清热泻火”章“荷苞花”。

【生长分布】详见“清热泻火”章“荷苞花”。

【采收加工】夏季采集，晒干或鲜用。

【性味归经】甘、微涩、平。

【功能主治】消肿散瘀。用于痈疽疔疮，跌打损伤。

【单方验方】

①治痈：用荷苞花叶适量，研末，调蜜敷患处（《青草药彩色图谱》）。

②治疔疮：鲜荷苞花叶一握。和冬蜜捣烂，敷患处（《福建民间草药》）。

③治跌打瘀积：荷苞花叶300克，苦地胆250克，泽兰120克，鹅不食草120克。捣烂，用酒炒热后，敷患处（《广西民间常用草药》）。

【用法用量】外用：捣敷。

【注意事项】花“荷苞花”详见“清热泻火”章；根“荷苞花根”详见“祛风湿”章。

海芋

（天荷、观音莲、尖尾野芋头、野芋、野芋头、朴薯头）

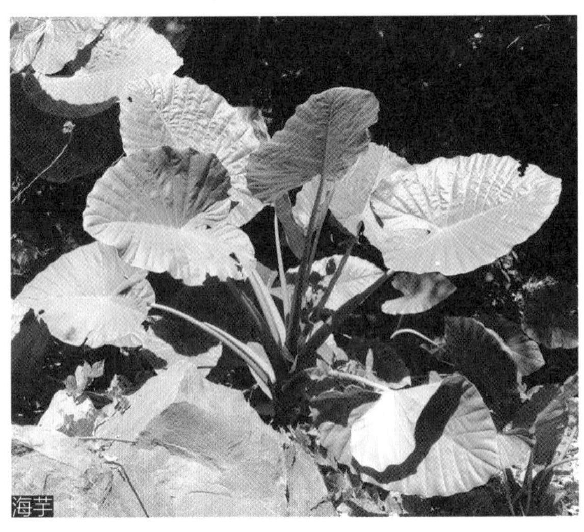
海芋

【药物来源】天南星科植物海芋〔*Alocasia macrorrhiza* (L.) Schott〕的根茎。

【植物特征】多年生高大草本，高1.5~4.5m。根茎粗壮，径大可达25cm，棕褐色，有长纤毛。叶簇生茎上部，叶柄肉质，长达80cm，深绿色；叶片大型，阔卵形，长30~80cm，宽25~45cm，先端钝尖，基部耳状，边缘浅波状，上面深绿色，下面绿色，叶脉突出。肉穗花序生顶部叶腋，包于粉绿色舟状佛焰苞内；花单性，雌雄同株，雄花在花序上部，中性花在中部，下部为雌花；苞片多数，无花被。浆果红色。花期春、夏季，果期秋季。

【生长分布】生于山沟旁、林缘、林下。分布于我国华南、华中、西南等地区。

【采收加工】全年可采。为避免接触后中毒，加工时需戴橡胶手套。洗净，切片，置清水内浸泡，多次换水，约一周后，取出晒干或鲜用。

【性味归经】辛、寒、有毒。

【功能主治】清热解毒，消肿散结。用于流行性感冒，肺结核，肠伤寒，瘴疟，疔疮，痈疖肿毒，蛇、虫咬伤。

【单方验方】

①治流行性感冒：鲜海芋5千克，去皮洗净，切成薄片，大米120克，食盐15克，混合入锅，急火炒至大米成棕黑色，加水10千克，煮沸2小时，过滤。预防：每日1次，每次服150毫升，连服3天。治疗：每日2次，每次服150毫升（《全国中草药汇编》）。

②肺结核：海芋0.5千克，加水5千克，久煎至1.5千克时过滤，再浓缩至0.5千克，加入适量糖及防腐剂。每次服10～15毫升，每日3次，小儿酌减。10～30天为1个疗程（《全国中草药汇编》）。

③治肠伤寒：海芋（切片）120克，加米30克及生锈铁钉二枚炒黄，加水适量煎服（《湖南药物志》）。

④治绞肠痧腹痛：海芋120克（炒黄），扫管叶（岗松）60克（炒黄）。先将海芋煎好，再将扫管叶趁沸放下煎片刻，去渣温服。忌饮米汤（《岭南草药志》）。

⑤治妇人赤白带下：海芋切细和米炒，加糖煮食（《岭南采药录》）。

⑥用于感冒暑气，头痛身倦：海芋用湿纸封，煨热之，擦额头及腰脊、前后心、手弯脚弯，可令人遍身顺适（《岭南采药录》）。

⑦治痈疽肿毒、大疮：海芋切片，火焙热贴，冷又换热者（《生草药性备要》）。

【用法用量】内服：煎汤（久煎），3～9克（鲜品15～30克，切片与大米同炒至米焦后加水煮至米烂，去渣）。外用：煨热擦，或焙贴，或捣敷。

【注意事项】需与大米同炒至米焦后用。慢性喘息性支气管炎、支气管哮喘、肺心病、呼吸功能不全，体弱者忌服。海芋茎久煎后产生氰氢酸，内服应进一步探讨。

常山

（互草、恒山、七叶、鸡骨常山、翻胃木）

【药物来源】虎耳草科植物黄常山〔*Dichroa febrifuga* Lour.〕的根。

【植物特征】落叶亚灌木，高60～150cm。根木质，切面黄色。茎直立，有节，深绿色，幼时被黄色疏短毛。单叶对生，叶柄长1～2cm；叶片长椭圆形，长7～14cm，宽3～6cm，先端长渐尖，基部楔形，边缘有疏锯齿，上面深绿色，下面绿色。伞房状圆锥花序生枝顶或上部叶腋；花萼5～6齿裂；花瓣蓝色，5～6枚；雄蕊多数，花药蓝色；雌蕊1，蓝色。浆果球形，直径5～6mm，成熟时蓝色，光泽。花期春季，果期夏季。

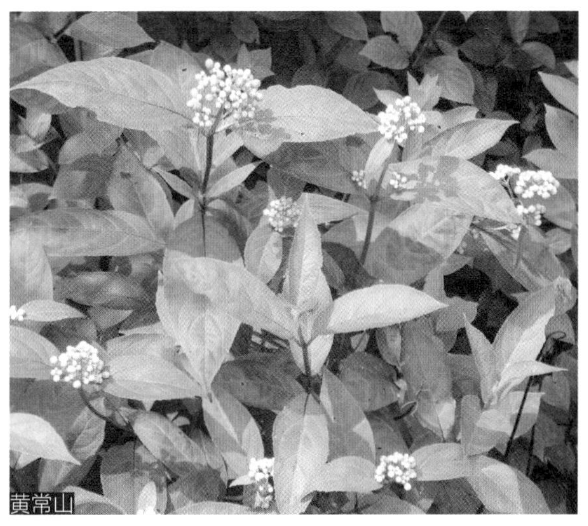

黄常山

【生长分布】生于山坡、路旁、林下。分布于我国华南、西南、华中等地区。

【采收加工】秋季采挖，除须根，洗净，切片，晒干。

【药理作用】

①抗疟作用：常山根水浸膏对鸡疟有显著疗效，常山叶（蜀漆）抗疟效价为根的5倍。但不能防止复发。常山全碱的抗疟效价约为奎宁的26倍。对鸭疟、金丝雀疟、猴疟也都有效。在过去传统抗疟方面将常山与槟榔合用，但经鸡疟试验，槟榔碱本身并无抗疟效果，既不能增强常山碱乙的抗疟功效，也不能对抗常山碱乙所致的呕吐，反能增加常山毒性。

②抗阿米巴作用：常山碱乙体外抗阿米巴原虫的作用较依米丁强；对幼年大鼠感染阿米巴原虫后的疗效较依米丁高。

③解热作用：常山粗制浸膏对人工发热的家兔有退热作用。大鼠口服常山碱丙，其退热作用比阿司匹林还强。

④催吐作用：常山碱甲、常山碱乙、常山碱丙给鸽静脉注射，可引起呕吐。犬和猫一定剂量也可出现呕吐反应。

⑤对心血管系统作用：常山碱甲、常山碱乙、常山碱丙给麻醉犬静脉注射能降低血压，使脾肾容积增加，心脏收缩振幅减小。在灌流离体兔心时，先引起轻微兴奋继而出现显著抑制。常山碱的降压作用与抑制心脏和扩张脾肾血管有关。

⑥抗肿瘤：常山总碱对小鼠艾氏癌性腹水、肉瘤S_{180}及腹水型肝癌有抑制作用。

⑦对子宫及肠平滑肌作用：对离体兔小肠，三种常山碱均引起抑制作用，常山碱甲、常山碱乙对离体豚鼠小肠低浓度抑制，高浓度兴奋；常山碱甲和常山碱乙对大鼠离体子宫未孕者多为抑制，已孕者则呈兴奋作用。三种常山碱对离体孕兔子宫均有兴奋作用。

⑧毒性：小鼠实验表明本品有毒，不可过量久服。

⑨体内过程：大鼠内服常山碱乙吸收良好，静脉注射后很快离开血液，分布在肾最多，心、肝、肌肉、脂肪及脾次之，血中很少。只有16%左右以原形由尿排出，粪中极少，胆汁中几乎没有。

【性味归经】苦、辛、寒、有毒。入肝、脾二经。

【功能主治】截疟。用于间疟，三日疟，恶性疟疾。

【单方验方】

①治山岚瘴气，寒热往来，或二日、三日一发：常山（锉）、厚朴（去粗皮，生姜汁炙熟）各一两，草豆蔻（去皮）、肉豆蔻（去壳）各两枚，乌梅（和核）七枚，槟榔（锉）、甘草（炙）各半两。上七味，粗捣筛，每服二钱匕，水一盏，煎至六分，去滓，候冷，未发前服，如热吃即吐（《圣济总录》）。

②治阳明实疟：常山（酒炒）、草果（煨）、槟榔、厚朴、青皮、陈皮、甘草等分。水酒各半煎，露之，发日早晨温服（《易简方》）。

③梅核气：酒常山15克，橘核60克，乌梅、党参、青礞石（先煎）各30，黄芩20克，甘草10克，沉香5克，大黄3克（后下），水煎服，日服一剂（《常用中药药理与临床应用》）。

【用法用量】内服：煎汤，3～9克；或研末入丸、散。

【注意事项】本品有致吐作用，施用时需配合降逆止吐药。孕妇，肝病，慢性胃、十二指肠病患者忌用。本品枝、叶"蜀漆"详见本章。

野漆树叶

（漆柴叶、漆哥叶）

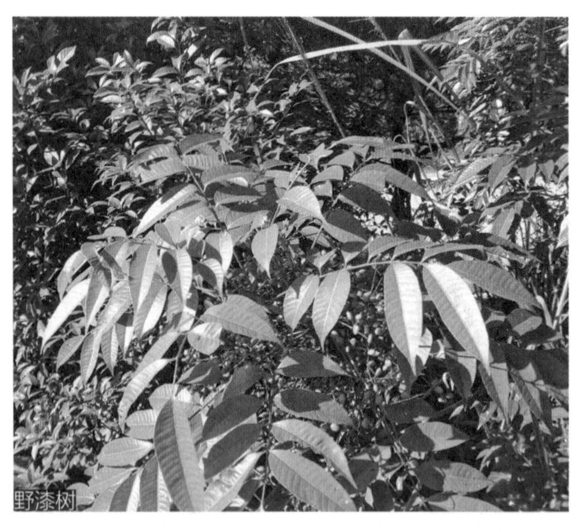

【药物来源】漆树科植物野漆树〔*Toxicodendron succedaneum* (L.) O. Kuntze〕的叶。

【植物特征】详见"活血化瘀"章"野漆树根"。

【生长分布】详见"野漆树根"。

【采收加工】夏季采集，晒干。

【药理作用】非瑟素有解痉作用，在小鼠小肠标本上，对抗乙酰胆碱的致痉作用为罂粟碱的166%。

【性味归经】辛、温、无毒。

【功能主治】破血通经，消积杀虫。用于蛔虫病，创伤出血，胼胝。

【单方验方】

①治蛔虫：野漆树叶9～15克。酌加水煎，取半小碗，早晚饭前温服（《闽东本草》）。

②治创伤出血：野漆树叶晒干研末敷掺（《福建民间草药》）。

③治胼胝：鲜野漆树叶30～60克。和桐油捣烂敷患处《闽东本草》）。

【用法用量】内服：煎汤，9～15克。外用：捣敷。

【注意事项】孕妇、年老体弱、内热、阴虚者忌服。

雀榕叶

（漆娘舅、漆舅、白来叶）

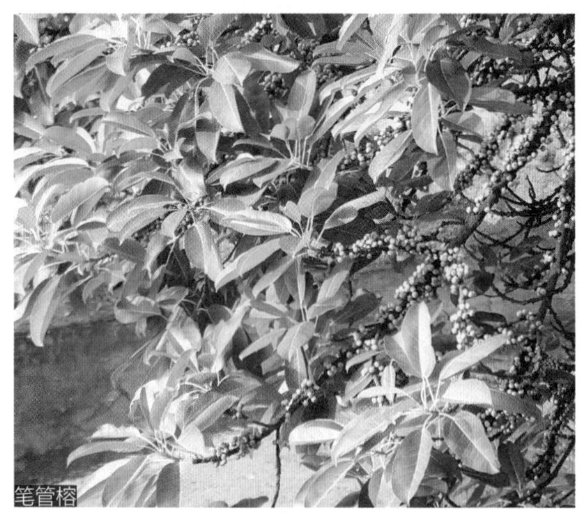

【药物来源】桑科植物笔管榕〔*Ficus superba* Miq. var. *japonica* Miq.〕的叶。

【植物特征】乔木，高5～10m。主根粗大，分枝多，横走，棕褐色。树干直立，圆柱形，树皮暗褐色，老树皮呈深褐色，表面有瘤状凸起。叶互生，叶柄长1.5～3cm；先端渐尖或钝，基部钝，全缘，上面暗绿色，下面绿色，基生3出脉。榕果腋生或簇生枝干；花序托近圆形，雄花、瘿花、雌花同生一托上；雄花无花梗，花被3～4片；瘿花与雌花花被相同，3片。果实圆形，绿色，熟时粉红色，有白色腺点。花期夏季，果期夏、秋季。

【生长分布】生于村边路旁、堤岸；多栽培。分布于我国华南、西南以及台湾等地区。

【采收加工】全年可采，洗净，晒干或鲜用。

【性味归经】甘、微苦、平。

【功能主治】祛风清热，除湿解毒。用于漆疮，湿疹，鹅口疮。

【单方验方】

①治漆疮：鲜雀榕叶一握。煎汤待温，洗涤。

②治湿疹：鲜雀榕叶一握。煎汤浴洗，日洗1~2次。

③治小儿鹅口疮：鲜雀榕叶煎汤，加人乳适量，洗口，日洗1~2次（①~③方出自《福建民间草药》）。

【用法用量】内服：煎汤，9~12克。外用：煎洗。

假连翘

（番仔刺、篱笆树、洋刺、花墙刺）

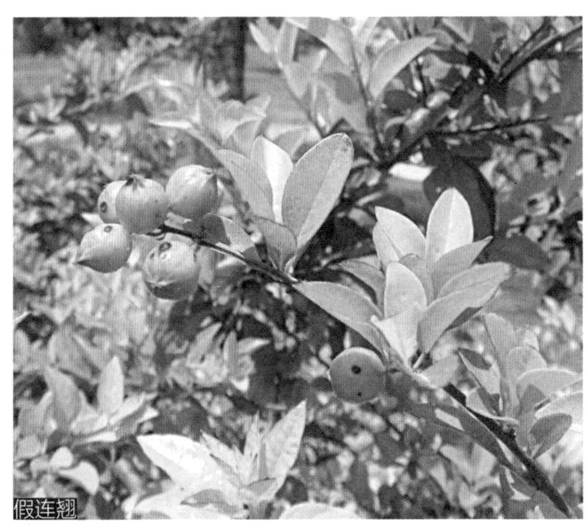
假连翘

【药物来源】马鞭草科植物假连翘〔*Duranta repens* L.〕的果实。

【植物特征】常绿灌木，高2~3m。茎直立，圆柱形，多分枝，灰色，枝条披散，下垂，有刺或无刺。叶对生或数叶簇生，有短柄；叶片椭圆形，长3~6cm，宽0.5~1cm，先端短尖或钝，基部楔形，全缘，上面绿色，下面浅绿色。总状花序腋生，集成顶生圆锥状花序；花萼管状，5裂；花冠浅紫蓝色或白色，直径0.7~1cm，先端5裂；雄蕊4，内藏。核果近圆形，黄色，先端有喙。花期夏、秋季，果期秋季。

【生长分布】多数栽培。分布于我国华南等地区。

【采收加工】秋季采集，晒干。

【性味归经】甘、微辛、温、有小毒。

【功能主治】截疟，下胎。用于疟疾，跌打损伤。

【单方验方】

①治疟疾：假连翘15~20粒，于发作前2小时开水送服（《福建中草药》）。

②治跌打胸痛：鲜假连翘15克捣烂，热酒冲服（《福建中草药》）。

【用法用量】内服：煎汤，6~9克。

假连翘叶

【药物来源】马鞭草科植物假连翘〔*Duranta repens* L.〕的叶。

【植物特征】详见“假连翘”。

【生长分布】详见“假连翘”。

【采收加工】夏、秋季采集，鲜用或晒干。

【性味归经】甘、微辛、温、有小毒。

【功能主治】活血消肿。用于跌打损伤，痈肿初起。

【单方验方】

①治重底（脚底挫伤瘀血或脓肿）：鲜假连翘叶适量，红糖15克，捣烂加热湿敷（《福建中草药》）。

②治痈肿初起：鲜假连翘叶和红糖捣烂外敷（《福建中草药》）。

【用法用量】内服：煎汤，3~6克。外用：捣敷。

蜀漆

（鸡屎草、鸭屎草）

【药物来源】虎耳草科植物黄常山〔*Dichroa febrifuga* Lour.〕的嫩枝幼叶。

【植物特征】详见“常山”。

【生长分布】详见“常山”。

【采收加工】夏季采集，晒干。

【性味归经】苦、辛、温、有毒。入心包、肝二经。

【功能主治】除痰，截疟，催吐。用于疟疾，积聚癥瘕。

【单方验方】

①治疟多寒者，名曰牝疟：蜀漆（洗去腥）、云母（烧二日夜）、龙骨等分。杵为散，未发前，以浆水服半钱匕。温疟加蜀漆半分，临睡前服一钱匕（《金匮要略》）。

②治小儿暴惊，卒死中恶：蜀漆（炒）二钱，左顾牡蛎一钱二分。浆水煎服，当吐痰而愈（《本草纲目》）。

【用法用量】内服：煎汤，3~9克；或研末入丸、散。

【注意事项】孕妇，肝病，胃、十二指肠病患者忌用。

第三十一章　外用

卜芥

（尖尾芋、独脚莲、观音莲、山芋、老虎芋、狼毒、尖尾芋）

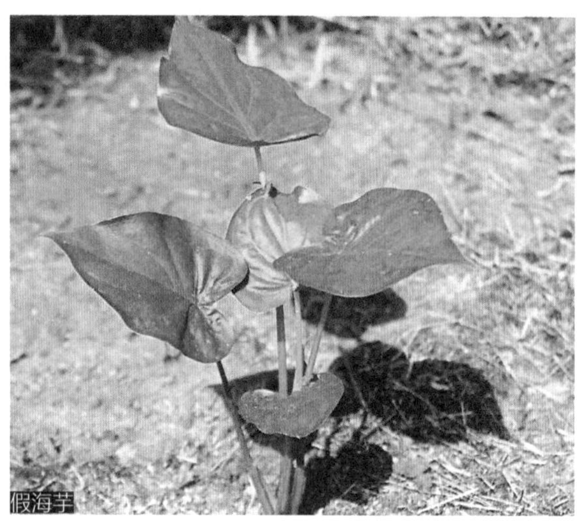
假海芋

【药物来源】天南星科植物假海芋〔*Alocasia cucullata* (Lour.) Schott〕的根茎。

【植物特征】多年生草本，高40～80cm。根茎粗壮，肉质。叶基生，通常4～5枚簇生，具长柄，肉质，绿色；叶片阔卵状心形，长15～30cm，宽10～18cm，先端渐尖，基部心形，全缘或浅波状，上面深绿色，下面绿色，叶脉突出。花茎抽于叶丛，肉穗花序生佛焰苞内，短于佛焰苞，黄白色；佛焰苞肉质，长达30cm，管长5～9cm；雄花在上部，雄蕊连成单体；中性花在中部；雌花在下部，子房1室。浆果淡红色。花期夏季，果期秋季。

【生长分布】生于山坡、林下、沟边、屋旁；或栽培。分布于我国大部分地区。

【采收加工】全年可挖，洗净，切片，晒干。

【性味归经】辛、温、有毒。

【功能主治】解毒，消肿散结。用于流感，钩端螺旋体病，毒蛇咬伤，瘰疬，痈疽肿毒。

【用法用量】内服：煎汤，3～9克（鲜品30～60克）。外用：捣敷。

【注意事项】炮制：刮净表面毛、皮，切成细丝条。每500克加食盐36～45克拌炒，炒至水气干，呈黄色，断面无白心为度，去净盐屑即可。

毛茛

（水茛、猴蒜、天灸、鹤膝草、犬脚迹、辣子草、起泡草）

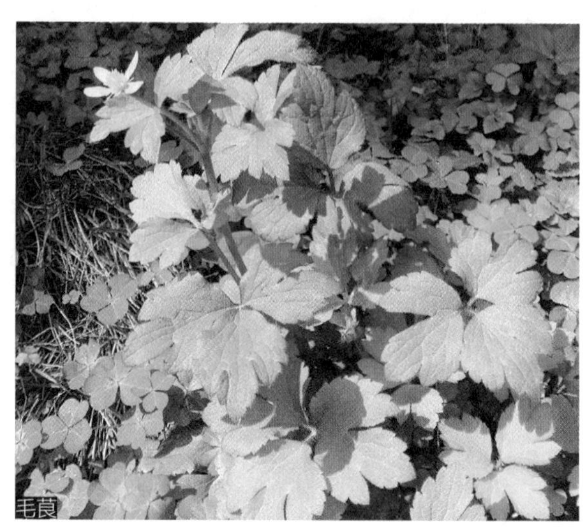
毛茛

【药物来源】毛茛科植物毛茛〔*Ranunculus japonicus* Thunb.〕的全草及根。

【植物特征】多年生草本，高40～80cm，全体被细长毛。根茎短，须根多，肉质，白色。茎直立，圆柱形，绿色，中空，有分枝。基生叶丛生，柄长8～16cm；叶片掌状，长3～6cm，宽4～7cm，3全裂，裂片倒卵形，中间裂片又3裂，两侧裂片又有不等浅裂，先端钝，基部楔形，两面绿色；茎生叶细小，形态与基叶近似。花与叶对生，具长梗，直径约2cm；萼片5，浅绿色，长圆形；花瓣5，黄色，阔倒卵形；雄蕊多数。聚合果近圆形，瘦果卵圆形。花期夏、秋季，果期秋季。

【采收加工】夏、秋季采集，大多鲜用。

【药理作用】毛茛含有强烈挥发性刺激成分，与皮肤接触可引起皮炎及水疱，内服可引起剧烈胃肠炎和中毒症状，但很少引起死亡，因其辛辣味十分强烈，一般不致吃得很多。发生刺激作用的成分是原白头翁素，聚合后可变成无刺激作用的白头翁素。原白头翁素在豚鼠离体器官（支气管、回肠）及整体试验中，均有抗组胺作用。

【性味归经】辛、温、有毒。

【功能主治】退黄，截疟，平喘，止痛，消肿。用于黄疸，疟疾，哮喘，风湿关节痛，鹤膝风。

【单方验方】

①治黄疸：鲜毛茛捣烂，团成丸（如黄豆大），缚臂上，夜即起泡，用针刺破，放出黄水（《药材资料汇编》）。

②治偏头痛：毛茛鲜根，和食盐少许杵烂，敷于患侧太阳穴。敷法：将铜钱1个（或厚纸剪成钱形即可），隔住好肉，然后将药放在钱孔上，外以布条扎护，约敷1小时左右，俟起泡，即须取去，不可久敷，以免发生大水疱。

③治鹤膝风：鲜毛茛捣烂，如黄豆大1团，敷于膝眼（膝盖下两边有窝陷处），待发生水疱，以消毒针刺破，放出黄水，再以清洁纱布敷之。

④治眼生翳膜：毛茛鲜根揉碎，纱布包裹，塞鼻孔内，左眼塞右鼻，右眼塞左鼻（②～④方出自《江西民间草药》）。

⑤治火眼：毛茛1～2棵。取根加食盐10余粒，捣烂敷于手上内关穴。敷时先垫1枚铜钱，病右眼敷左手，病左眼敷右手，敷后用布包妥，待感灼痛起泡则去掉。水疱勿弄破，以消毒纱布覆盖（《草医草药简便验方汇编》）。

【用法用量】外用：捣烂外敷或敷穴位。

【注意事项】内服宜慎，一般不主张内服。

巴豆

（刚子、江子、老阳子、巴果、豆贡、毒鱼子、八百力、芒子）

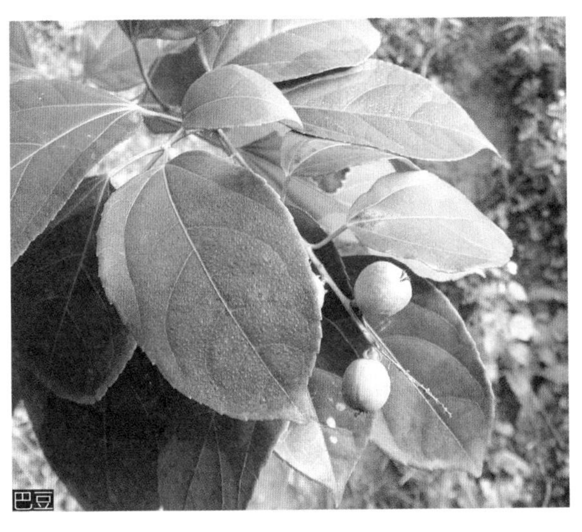

【药物来源】大戟科植物巴豆〔*Croton tiglium* L.〕的种子。

【植物特征】常绿灌木或乔木，高4～8m。树干直立，上部多分枝，茎皮深灰色，有纵裂纹，新枝绿色，光滑。单叶互生，叶柄长2～6cm；叶片宽卵形，长6～13cm，宽3～7cm，先端尖或渐尖，基部近圆形，上面深绿色，无毛，下面绿色，疏被星状毛，叶脉明显。总状花序，顶生，单性，雌雄同株，小花多数；雄花在序之上部，雌花在下部；雄花萼5裂，花瓣5，反卷，绿色，雄蕊多数；雌花萼5裂，无花瓣，子房3室，花柱3，柱头2裂。蒴果长圆形，直径约8～10mm。种子卵形，3粒，多油。花期春、夏季，果期秋、冬季。

【生长分布】生于山谷、溪边、林中。分布于我国华南、华东、西南等地区。

【采收加工】秋季果实成熟呈黄绿色时采摘，晒干，除去果壳，收取种子，晒干。

【药理作用】巴豆油对皮肤及黏膜均有极强的刺激作用，服半滴至一滴，口腔及胃黏膜即有烧灼感，可有呕吐，多次大量水泻，伴有剧烈腹痛等症状，甚至产生严重的胃肠炎。服巴豆油1克，可中毒致死。外用可引起皮肤发红、发泡甚至坏死。巴豆油乳剂对感染乙型脑炎病毒的小鼠有保护作用。巴豆油对小鼠有致癌或促进致癌物质产生肿瘤的作用。煎剂或水浸剂对钉螺有杀灭作用。巴豆毒素系原浆毒，能引起局部细胞坏死，溶解红细胞。

【性味归经】辛、温、有大毒。入胃、大肠二经。

【功能主治】泻下寒积，逐痰，行水，杀虫。用于寒积停滞，胸腹胀满急痛，大便不通，痰饮，水肿，腹水，癫痫，痴狂。

【单方验方】

①治寒积便秘急症：巴豆霜0.1克，冷开水送服。

②治血吸虫病肝硬化腹水：巴豆霜0.2克，神曲10克，为丸，冷开水送服。

③治白喉及急性喉炎引起的喉头梗阻：巴豆霜0.3克，朱砂1克，研末吹喉排痰（①～③方出自《袖珍中草药彩色图谱》）。

④小儿口疗：巴豆四个，黄丹3克。二味共炒，巴豆炒黑为度，去巴豆研末，用药末搽疗上，数次即愈（《常见病验方研究参考资料》）。

【用法用量】内服：入丸、散，0.1克～0.3克（巴豆霜）。外用：研末吹喉或搽。

【注意事项】去净油脂的巴豆滓，即巴豆霜。孕妇、年老体弱、胃病、肝肾功能不良者忌用。

水仙根

【药物来源】石蒜科植物水仙〔*Narcissus tazetta* L.var. *chinensis* Roem.〕的鳞茎。

【植物特征】多年生草本，高30～40cm。鳞茎近球形，皮初白色，成熟变黑色，切面白色。叶基生，叶片扁平而厚，长条形，长25～35cm，宽1～2cm，先端钝，全缘，两面深绿色，光泽，幼时直立，老时弯曲。花葶抽于叶丛，扁平；伞形花序顶生，小花数朵；花梗长1～3cm，基部有管状苞片；花被高脚碟状，黄白色，直径2.5～3cm，下部管状，先端6裂，裂片宽卵形，平展，管口有淡黄色浅杯状短于花被的副冠；雄蕊

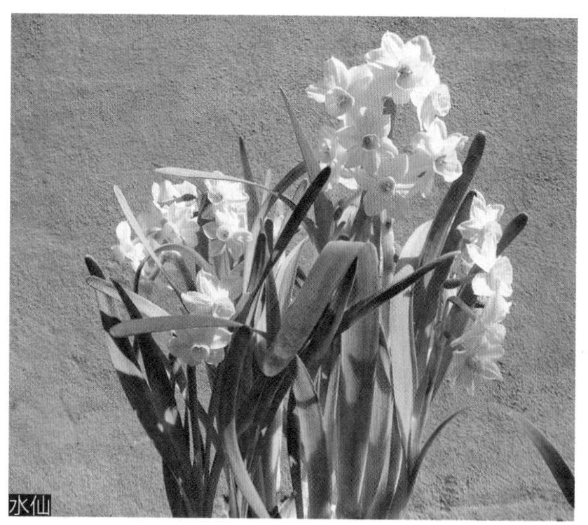
水仙

6，着生于副冠内；子房下位，花柱细长，柱头3裂。蒴果，成熟背开裂。种子多数，扁平，椭圆形。花期春季。

【生长分布】 栽培。分布于我国华南、华东等地区。

【采收加工】 春、秋季采挖，除去残叶、须根，洗净，沸水烫后，晒干，或切片，晒干。

【药理作用】

①石蒜碱等生物碱药理作用详见“石蒜”。

②对子宫的作用：粗浸剂对豚鼠、兔与猫的离体及在体子宫都有强大的兴奋作用，小剂量引起紧张度增加，大剂量可出现强直性收缩，对离体豚鼠子宫作用更显著，对怀孕豚鼠有明显的堕胎作用。

③抗肿瘤作用：水仙总生物碱对大鼠Jensen肉瘤、小鼠Crocker肉瘤及艾氏癌性腹水均有明显疗效。

④抗病毒作用：水仙煎剂对小鼠淋巴细胞性脉络丛脑膜炎病毒感染有一定疗效，体外试验亦有效。

⑤毒性：粗浸剂灌胃能使鸽呕吐。用药后狗末梢血液中白细胞总数均有明显增加，且能维持较长时间，而一般抗肿瘤药多使白细胞数降低。小鼠腹腔注射总生物碱半数致死量为182mg/kg，亚急性试验（每天腹腔注射一次，共10天），大鼠为23mg/kg，小鼠为59mg/kg。

【性味归经】 甘、苦、寒、有毒。入心、肺二经。

【功能主治】 排脓消肿，解毒。用于痈肿疮毒，腮腺炎，虫咬伤。

【单方验方】

①痈疽肿毒：鲜水仙根和蜜捣烂外敷，日换2～3次（《福州市民间药草》）。

②乳痈初起：鲜水仙根（剥去外层膜质鳞片）适量，茶子饼、红糖、米饭各少许，同捣外敷，日换1～2次（《福州市民间药草》）。

【用法用量】 外用：捣敷。

【注意事项】 本品有毒，内服宜慎，需在医生指导下施用。《本草会编》：“五月初收根，以童尿浸一宿，晒干，悬火暖处。”

水胡满

（蟚蜞盖、虎狼草、臭苦蓢、臭矢茉莉）

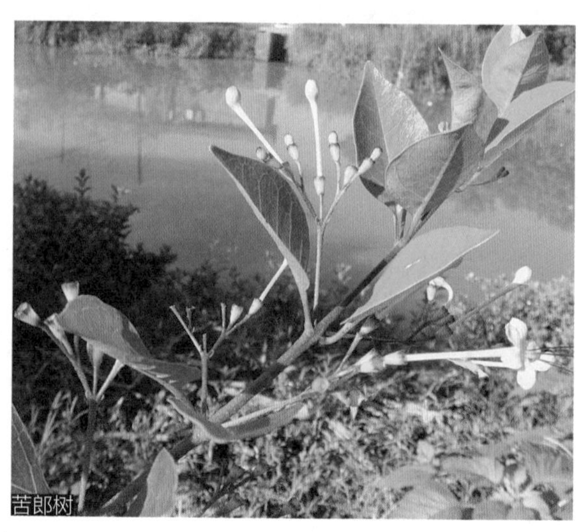
苦郎树

【药物来源】 马鞭草科植物苦郎树〔*Clerodendrum inerme* (L.) Gaertn.〕的嫩枝叶。

【植物特征】 常绿灌木，高可达2m。茎直立或攀援状，圆柱形，自基部分枝，褐色，幼枝褐棕色。叶对生，具短柄，紫色；叶片卵形或倒卵形，长2.5～7.5cm，宽1.3～2cm，先端钝，基部楔形，全缘，上面深绿色，光泽，下面绿色，有小腺点，揉后有臭气。聚伞花序腋生，具长梗，花数朵；小花梗短细；苞片线形；花萼平截；花冠白色，先端5裂，顶端钝，冠管细长，长达3cm；雄蕊4，紫色，伸出冠管；雌蕊1，子房上位，花柱伸出，柱头2裂。核果倒卵形，基部存宿萼。种子扁长卵形。花期夏季，果期秋季。

【生长分布】 生于海滩、海堤、海边路旁。分布于我国华南等地区。

【采收加工】 夏、秋季采集，洗净，切段，晒干。

【药理作用】 叶的乙醇和水提取物以及苦味成分对妊娠大鼠子宫呈兴奋作用，能升高麻醉狗的血压，并增加肠管蠕动。

【性味归经】 苦、寒、有毒。

【功能主治】 散瘀消肿，祛湿杀虫。用于跌打瘀肿，皮肤湿疹，疮疥，霉菌性阴道炎。

【单方验方】

①跌打瘀肿，腰扭伤：水胡满适量捣烂，加酒适量，煮后温敷患处（《广东中草药》）。

②治外伤出血：水胡满晒干为末，撒伤口（《广东中草药》）。

③治疮疥癣癞，湿毒：水胡满浓煎，浸洗患处（《广东中药》）。

【用法用量】 外用：捣敷，或研末撒，或调敷。

【注意事项】 有毒，不宜内服。

石龙芮

（生堇、彭根、胡椒菜、鬼见愁、野堇菜、清香草）

【药物来源】毛茛科植物石龙芮〔*Ranunculus sceleratus* L.〕的全草。

【植物特征】详见“滋阴”章“石龙芮子”。

【生长分布】详见“石龙芮子”。

【采收加工】夏季采集，割取地上部分，洗净，鲜用或晒干。

【药理作用】原白头翁素，能引起皮炎、发疱。色胺衍生物对大鼠子宫有收缩作用。

【性味归经】苦、辛、寒、有毒。

【功能主治】拔毒，散结，截疟。用于痈疖肿毒，毒蛇咬伤，瘰疬，下肢溃疡，风湿性关节炎，疟疾。

【单方验方】

①慢性下肢溃疡：鲜石龙芮（全草），洗净，切碎，煮烂去渣，浓缩成膏（鲜品25千克可制膏1000克）涂患处，每日一次，见愈后可隔日涂一次（《全国中草药汇编》）。

②治蛇咬伤疮：石龙芮汁涂之（《淮南万毕术》）。

③治疟疾：石龙芮鲜全草捣烂，于疟发前6小时敷大椎穴（《上海常用中草药》）。

【用法用量】内服：煎汤，6～9克。

【注意事项】本品不能内服。如误食可致口腔灼热，随后肿胀，咀嚼困难，剧烈腹泻，脉搏缓慢，呼吸困难，瞳孔散大，严重者可致死亡。中毒早期可用0.2%高锰酸钾溶液洗胃，服蛋清及活性炭，静脉滴注葡萄糖氧化钠注射液，腹剧痛时可用阿托品等对症治疗。

茅膏菜根

（铁秤锤、土地子、陈伤子、山砒霜、地下明珠）

【药物来源】茅膏菜科植物茅膏菜〔*Drosera peltata* Smith var. *multisepala* Y. Z. Ruan〕的块根。

【植物特征】多年生草本，高10～30cm。块根近圆形，须根少。茎直立，纤细，绿色，有分枝。基生叶小，早枯；茎生叶互生，叶柄长0.5～0.8cm；叶片半圆形，先端圆，基部稍凹，长4～5mm，宽5～6mm，边缘及叶面有多数细长毛，能分泌黏液，触碰长毛收拢，成捕捉昆虫器官。螺状聚伞花序，顶生，花稀疏；花萼5片，基部联合，绿色，有腺毛；花瓣5，白色，倒卵形；雄蕊5；雌蕊1，子房1室，花柱3，柱头3～5裂。蒴果熟时背开裂。种子细小。花期夏季，果期秋季。

【生长分布】生于山坡、路旁、矮小草丛。分布于我国大部分地区。

【采收加工】秋季采挖，洗净，晒干。

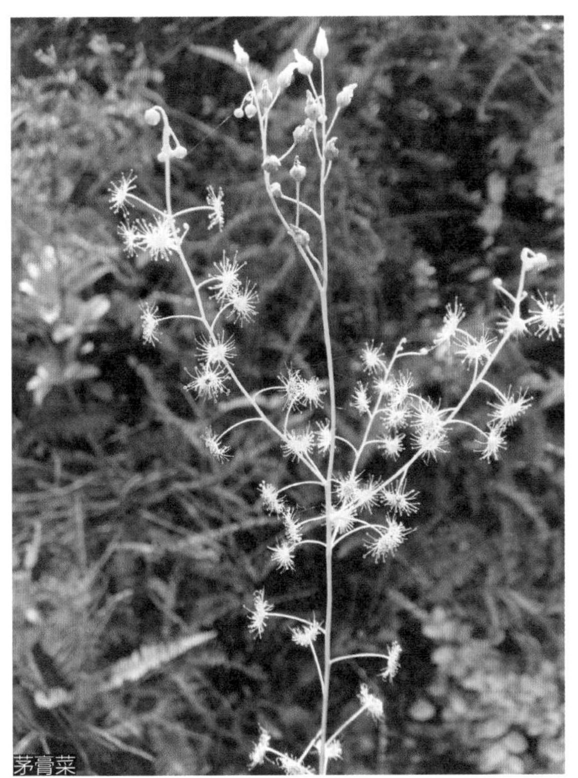

茅膏菜

【性味归经】甘、涩、平、有毒。

【功能主治】祛风止痛，活血消肿。用于风湿关节痛，筋骨痛，腰痛，偏头痛，疟疾，翳障，跌打损伤。

【单方验方】

①治筋骨痛，腰痛，偏头痛，跌打伤痛：茅膏菜根1～4粒，压碎捻成丸，放在1张膏药或胶布中心，贴痛处，1昼夜后，贴药处有灼热感时，即揭去，皮肤所出现水疱，用针挑破，放出黄水，外敷纱布保护，或敷消炎软膏，至结口为止（《湖南农村常用中草药手册》）。

②治疟疾：茅膏菜根压碎，加膏药上，贴脊椎骨第2节（《浙江民间草药》）。

③治眼上星：茅膏菜根，压碎，加膏药上，贴太阳穴（《浙江民间草药》）。

④治瘰疬：先用小针当疬顶刺入疬之中心部为止，出针后，用茅膏菜鲜根1粒，压扁，放针孔处，外用膏药盖贴，1～2日换1次，贴后稍有脓血，疬块渐消散（《江西民间草药》）。

⑤治跌打损伤：茅膏菜根研末，每次0.9克。用酒吞服（《贵州草药》）。

【用法用量】外用：研敷，发泡。内服：研末，0.6～0.9克。

苦檀子

（土大风子、冲天子、苦蚕子、猪腰子、日头鸡）

【药物来源】豆科植物厚果崖豆藤〔*Millettia pachycarpa* Benth.〕

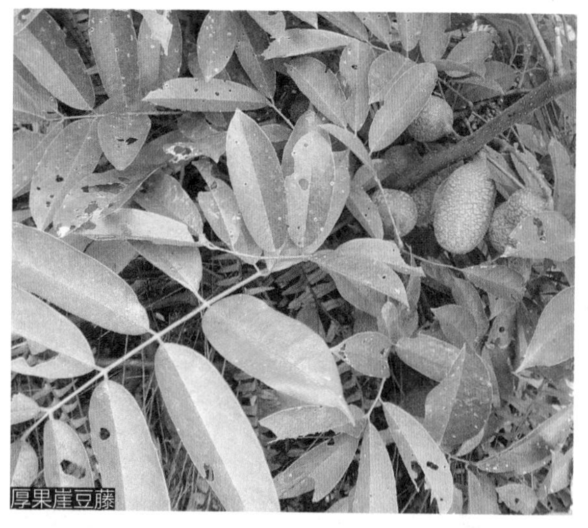
厚果崖豆藤

的种子或果实。

【植物特征】攀援藤本，长2～15m。茎圆柱形，褐色，粗糙，幼茎暗绿色。单数羽状复叶互生，长达45cm，具长柄；小叶13～15枚，有短柄，小叶片长椭圆形，长7～13cm，宽3～4cm，先端尖，基部近圆形，全缘，上面暗绿色，下面绿色，稍被毛。圆锥花序腋生，长达30cm；苞片卵圆形；萼钟形，5齿裂；花瓣5，紫红色；雄蕊单体。荚果椭圆形，果瓣木质，青黑色。种子棕色。花期春季，果期秋、冬季。

【生长分布】生于山坡、路旁、沟边、灌丛。分布于我国华南、华中、西南等地区。

【采收加工】秋、冬季采摘，晒干。

【性味归经】苦、辛、热。

【功能主治】杀虫，攻毒，止痛。用于疥疮，癣，癞，痧气腹痛。

【单方验方】

①治虫疮疥癣：苦檀子、花椒、苦参、藜芦、黄连、独脚莲。共研末，调香油搽（《四川中药志》）。

②痧气腹痛：苦檀子研末，每次0.9～1.5克，开水冲服（《贵州民间药物》）。

【用法用量】外用：研末调敷。内服：研末，0.9～1.5克。

枫柳皮

（枫杨皮）

【药物来源】胡桃科植物枫杨〔*Pterocarya stenoptera* C. DC.〕的树皮。

【植物特征】详见“止咳平喘”章“麻柳叶”。

【生长分布】详见“麻柳叶”。

【采收加工】全年可采。

【性味归经】辛、大热、有毒。

【功能主治】杀虫止痒，祛风止痛。用于疥癣，癞痢头，

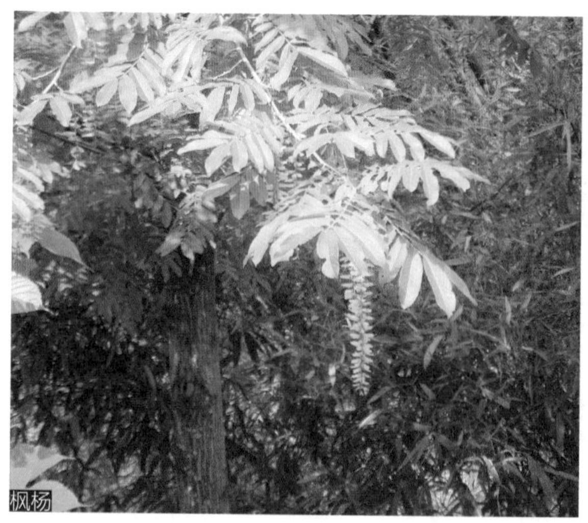
枫杨

风、龋齿痛。

【单方验方】

①治牙痛：枫柳皮捣绒，塞患处或噙用（《湖南药物志》）。

②治疥癣：枫柳皮、黎辣根、羊蹄根。用酒精浸擦（《湖南药物志》）。

③治癞痢头：枫柳皮120克，皂荚子60克（捣碎）。水煎，洗患处（《福建中草药》）。

【用法用量】外用：捣绒塞牙缝，煎水熏洗或浸酒外擦。

【注意事项】禁内服。

罗裙带

（万年青、秦琼剑、扁担叶、郁蕉、郁金叶、海带七）

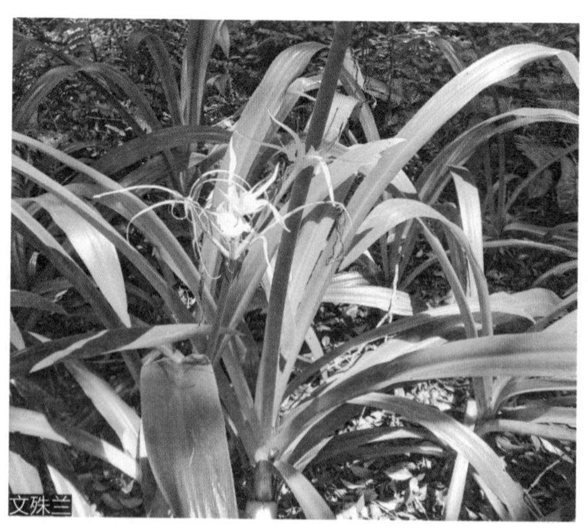
文殊兰

【药物来源】石蒜科植物文殊兰〔*Crinum asiaticum* L. var. *sinicum* Bak.〕的叶。

【植物特征】多年生粗壮草本，高60～100cm，全体无毛。鳞茎粗壮肥厚，圆柱形，白色。树干粗短，直径可达15cm。叶多数，叶片肉质，带状披针形，长达1m，宽7～12cm，先端

渐尖，边缘波状，两面绿色，光泽。花葶抽自叶丛，伞形花序顶生，花多数；佛焰苞片膜质，白色，披针形，长达10cm；小苞片窄条形，长达7cm；花白色，芳香，花被管纤细，6裂，裂片条形，长6～9cm，宽7～9mm；雄蕊6；雌蕊1。果实近球形，略扁。花期夏季，果期冬季。

【生长分布】生于河边、村边、山涧、林下阴地。分布于我国华南等地区。

【采收加工】全年可采，洗净，晒干或鲜用。

【性味归经】辛、凉、有毒。

【功能主治】清热解毒，散瘀消肿。用于痈肿疮毒，跌打损伤，头痛，关节痛。

【单方验方】

①治痈疽：鲜罗裙带，加蜂糖少许，捣烂，包患处（《贵州草药》）。

②治跌扭伤筋，瘀血凝肿作痛：鲜罗裙带放在铁锅内先炒软，然后用红酒淬入，乘微热包扎在伤肿处，日换一次（《福建民间草药》）。

【用法用量】外用：捣敷、炒热罨或煎洗。

罗裙带根

【药物来源】石蒜科植物文殊兰〔*Crinum asiaticum* L var. *sinicum* Bak.〕的鳞茎及根。

【植物特征】详见“罗裙带”。

【生长分布】详见“罗裙带”。

【采收加工】全年可挖，洗净，切片，晒干或鲜用。

【药理作用】多花水仙碱对蛙心、猫血压、豚鼠小肠等标本，有拟胆碱样作用；在神经-肌肉标本上，可使刺激神经引起的肌肉收缩幅度有所增加；但上述作用均较加兰他明弱。多花水仙碱5mg/kg皮下注射能加快小鼠的运动-防御性条件反射的形成；大剂量能增强水合氯醛之麻醉作用。

【性味归经】辛、凉、有毒。

【功能主治】清肺化痰，清热解毒，散瘀消肿。用于痈肿疮毒，跌打损伤，牙痛，咳嗽，喉痛。

【单方验方】

①清肺化痰止咳：罗裙带根去皮切片，同猪肺煲食（《广西药植图志》）。

②治喉痛：罗裙带根3～9克，煎服（《湖南药物志》）。

③治跌打损伤：罗裙带根适量，晒干研末，每次9～15克，水酒送服；另用鲜罗裙带根适量，甜酒少许，捣烂外敷（《江西草药》）。

④治横痃：鲜罗裙带根一株，红糖30克，共捣烂，烤温外敷，日换1～2次（《福建民间草药》）。

⑤治牙痛：鲜罗裙带根一小片。置牙痛处，咬含15分钟左右（《江西草药》）。

【用法用量】内服：煎汤，9～15克。外用：捣敷。

【注意事项】罗裙带根毒性较叶大，内服宜慎。服后一旦出现剧烈腹痛，便秘，继而剧烈腹泻，心动过速，呼吸不整，体温上升，则为中毒。急送医院救治。

油桐叶

（桐子树叶、桐柴叶）

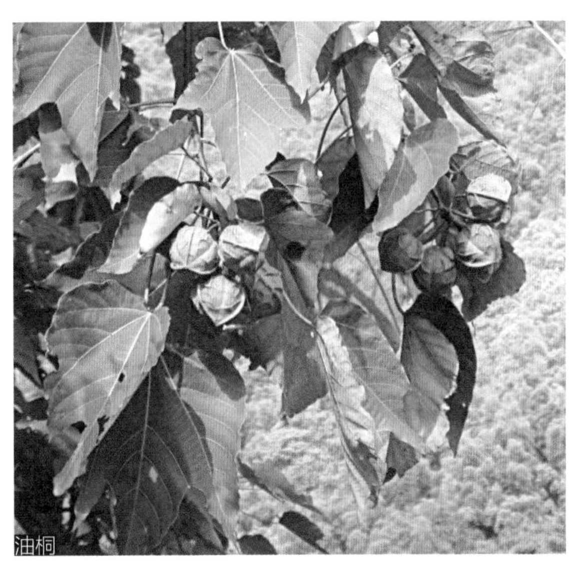

油桐

【药物来源】大戟科植物油桐〔*Vernicia fordii* (Hemsl.) Airy Shaw〕的叶。

【植物特征】详见“消食”章“油桐根”。

【生长分布】详见“消食”章“油桐根”。

【采收加工】夏季采摘，晒干。

【性味归经】甘、微苦、微寒。

【功能主治】消肿，解毒，杀虫。用于痈肿，丹毒，疔疮，疥癣，漆疮。

【单方验方】

①治痈肿：油桐叶捣烂外敷（《陕西中草药》）。

②治丹毒：鲜油桐叶捣烂，敷患处；或拧取自然汁涂患处（《河南中草药手册》）。

③治锈铁钉刺伤脚底：鲜油桐叶和红糖捣烂敷贴（《福建民间草药》）。

④治疔疮：油桐叶（新鲜树叶）适量捣烂和茶油调涂于疮面上（《北京中医》）。

⑤治漆疮：油桐叶煎水洗（《陕西中草药》）。

【用法用量】外用：捣敷或煎洗。内服：煎汤，15～30克。

【注意事项】胃肠病患者忌服。根“油桐根”详见“消食”章。

钩吻

（毒根、黄野葛、断肠草、虎狼草、梭葛草、大茶药）

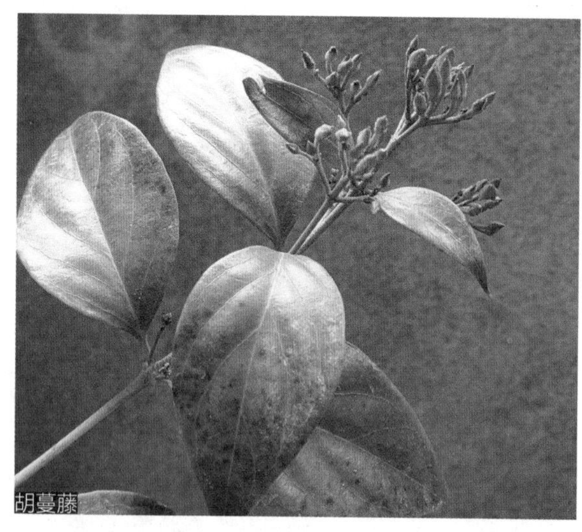
胡蔓藤

【药物来源】马钱科植物胡蔓藤〔*Gelsemium elegans* Benth.〕的全株。

【植物特征】常绿藤本灌木，全体无毛。茎圆柱形，黄绿色，分枝披散。单叶对生，具柄；叶片卵状椭圆形，长6～12cm，宽2.5～6cm，先端渐尖，基部楔形，全缘，上面暗绿色，光泽，下面绿色。聚伞花序顶生或腋生，有分枝，分枝呈聚伞圆锥状；苞片2枚，短三角形；萼片5；花冠漏斗状，红色，5裂；雄蕊5，外露。蒴果长圆形，下垂，有长梗，基部存宿萼。种子长圆形，边缘有翅。花期夏、秋季，果期夏季至翌年春季。

【生长分布】生于向阳山坡、路旁、灌丛。分布于我国华南、华中、西南等地区。

【采收加工】秋、冬季采摘，晒干。

【药理作用】

①对平滑肌的作用：本品对于犬与兔的离体、在体子宫，小量使其张力上升，大量则抑制，与阿托品、肾上腺素协同；本品亦能对抗乙酰胆碱及氯化钡引起的大白鼠离体肠管的痉挛性收缩。

②本品水浸剂给家兔点眼引起扩瞳，作用强度类似后马托品。

③本品的提出物钩吻碱与阿司匹林合用，15分钟，产生镇痛作用。

④钩吻碱能抑制动物的脑和脊髓的运动神经。

⑤毒性：本品含多种极毒的钩吻碱，误食能致命。中毒后引起眩晕，咽、腹剧痛，口吐白沫，瞳孔散大，下腭脱落，肌肉无力，心脏及呼吸衰竭而死亡。

【性味归经】辛、苦、温、大毒。

【功能主治】祛风，攻毒，消肿，止痛。用于疥癣，湿疹，瘰疬，痈肿，疔疮，跌打损伤，风湿痹痛。

【单方验方】

①治瘰疬：钩吻，红老木薯，两味酌量。共捣烂，用酸醋煎1小时取起，候冷敷患处，连敷3天（《岭南草药志》）。

②治痈疮肿毒：生钩吻120克，黄糖15克，共捣，敷患处（《广西药植图志》）。

③治痈疽：钩吻晒干研末后，混合凡士林，制成软膏，敷患处（《岭南草药志》）。

④治远年臁疮：鲜钩吻500克，煎水洗患处，日洗数次，洗后将药叶一张贴疮口（《岭南草药志》）。

⑤治风湿关节痛：干钩吻30克，防风6克，独活3克。共研粗末，用纸卷烧烟熏患处（《广西药植图志》）。

【用法用量】外用：捣敷或研末调敷；煎水洗或烟熏。

【注意事项】本品仅限外用，不可内服。就是外用，倘若敷贴面积过大，也能通过皮肤吸收导致中毒，所以，外用也应少量、小面积敷贴，以免中毒。中毒抢救方法：洗胃、催吐、导泻，输液及对症治疗。中药用三黄汤（黄芩、黄连、黄柏、甘草）煎服；亦可用空心菜捣绞汁灌服；或积雪草绞汁拌茶油灌服；或用新鲜羊血趁热灌服。

鸭脚板草

（辣子草、野芹菜）

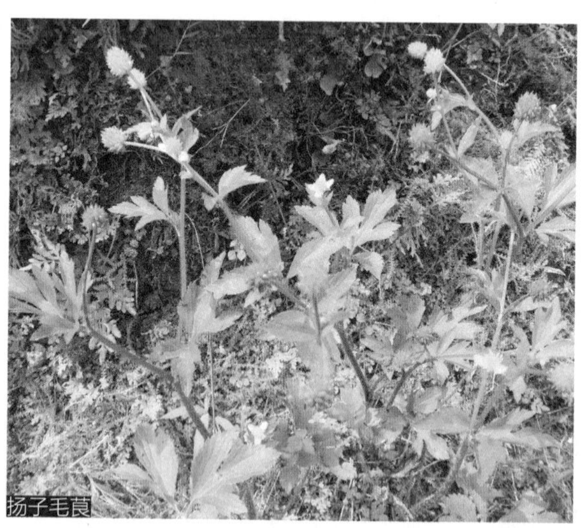
扬子毛茛

【药物来源】毛茛科植物扬子毛茛〔*Ranunculus sieboldii* Miq.〕的全草。

【植物特征】多年生草本，高10～20cm，全体被白色或微黄柔毛。根茎短，须根多，肉质，白色。茎直立，基部分枝，被白色柔毛。基生叶数枝，具长柄；三出复叶，叶片宽卵形，长2～4.5cm，宽3～5.5cm，中央小叶宽卵形，两侧小叶斜卵形，先端3浅裂至深裂，基部楔形，两面绿色；茎生叶细小，形态与基叶近似。花与叶对生，具长梗，直径约1～1.5cm；萼片5，浅绿色，狭卵形；花瓣5，黄色，椭圆形；雄蕊多数；雌蕊亦多。聚合果近圆形，瘦果扁平，先端有短喙。花期春、夏季，果期夏、秋季。

【采收加工】夏、秋季采集，大多鲜用。

【性味归经】苦、热、有毒。

【功能主治】截疟，消肿，解毒。用于疟疾，瘿肿，毒疮，跌打损伤。

【单方验方】

①截疟：发疟前以鸭脚板草嫩枝叶捣包脉筋（前臂内侧接腕处，也可包命门），但应以布垫之，包的时间不可太久。

②治毒疮或跌伤出血：鸭脚板草嫩枝叶捣烂，包伤口上，可以拔脓除毒，止血生肌。但不能敷在未伤皮肤上，否则刺激起泡。

③治跌伤未破皮者：鸭脚板草少量，合酒涂揉之（①~③方出自《重庆草药》）。

【用法用量】外用：捣烂外敷。

【注意事项】禁内服。注意与本章“毛茛”鉴别。

烟草

（野烟、返魂烟、八角草、金丝醺、贪报草、穿墙草）

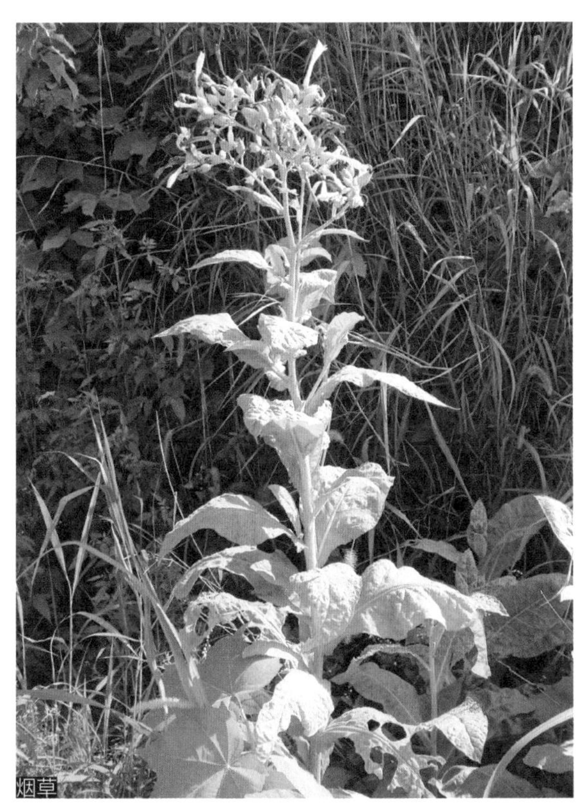

烟草

【药物来源】茄科植物烟草〔*Nicotiana tabacum* L.〕的叶。

【植物特征】草本，高可达1.8m。茎直立，粗壮，中空，上部有分枝，表面被黏质毛。叶互生，叶柄长达5cm，有翅；叶片长椭圆形，长12~32cm，宽10~17cm，先端渐尖，基部楔形，边缘微波状，两面绿色，被黏质毛。圆锥状花序顶生，梗长达6cm；花萼长约2cm，绿色，裂片5，先端尖锐，被毛；花冠漏斗状，花筒粉红色，亦有白色，先端5裂，被软白毛；雄蕊5；雌蕊1，柱头圆，子房上位，胚珠多数。蒴果卵圆形，长1~1.5cm。种子多数。花期夏、秋季，果期秋、冬季。

【生长分布】栽培。分布于我国南方各地区。

【采收加工】秋季采收，由深绿转淡黄时采摘，晒干或烘干。

【药理作用】烟草主要成分为烟碱，占总碱约93%，因所含其他成分很少，故在医学上无特殊意义。中毒与氰化物相似，50毫克即可中毒，急性中毒主要表现为剧烈呕吐；吸烟又是肺癌发病的重要原因之一，故提倡戒烟。

【性味归经】辛、温、有毒。

【功能主治】行气止痛，解毒杀虫。用于食滞饱胀，气结疼痛，痈疽，疔疮，蛇、犬咬伤。

【单方验方】

①治无名肿毒，对口疮：烟草鲜叶和红糖，捣烂敷之（《福建中草药》）。

②治背痈：鲜烟草9~15克，酒水煎服；另取鲜叶和鲜海蛏肉捣烂外敷（《福建中草药》）。

③治横痃：烟草鲜叶和米饭杵，热敷患处（《闽东本草》）。

④毒蛇咬伤：先避风挤去恶血，用生烟草，捣烂敷之；无鲜叶，用干者研末敷，即烟油、烟灰皆可（《慈航活人书》）。

【用法用量】外用：捣敷或研末调敷。内服：煎汤。

【注意事项】肺病，喉疾，各种心脏病、脑病患者忌用。

犁头尖

（犁头草、老鼠尾、犁头七、土半夏、三角青、土巴豆、芋头七）

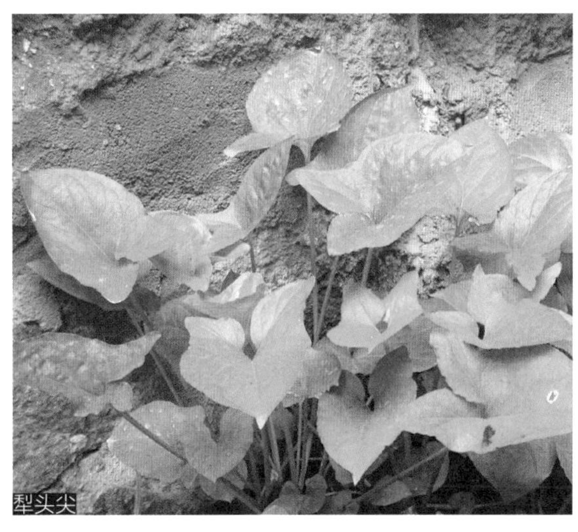

犁头尖

【药物来源】天南星科植物犁头尖〔*Typhonium divaricatum* (L.) Decne.〕的块茎。

【植物特征】多年生草本，高10～20cm。块茎粉质，指头大小，锥形，表面暗褐色，切面白色，舐之有麻舌感。叶基生，2～8枚，具长柄；叶片近戟形，长4～10cm，先端渐尖，基部裂片矩圆形，边缘微波形或有浅裂，两面绿色。佛焰苞抽于叶丛，下部管状，管长1.5～5cm，上部扩大成一紫色苞片，长约16cm，肉穗花序生佛焰苞内，深紫色；子房多列，花序基部有花数列，直立，中性；花序先端延伸成一长约10～13cm形似鼠尾的附属体。浆果倒卵形，长4～6mm。花期夏季，果期秋季。

【生长分布】生于房前屋后、路旁、低洼湿处。分布于我国南方各地区。

【采收加工】夏季采挖，除须根，洗净，晒干。

【性味归经】辛、苦、温、有毒。

【功能主治】解毒消肿，散瘀，止血。用于痈疖肿毒，乳痈，瘰疬，癣疮，毒蛇咬伤，跌打损伤，外伤出血。

【单方验方】

①痈疖肿毒：犁头尖适量研末，加少许雄黄，研末，加醋捣成糊状外敷。

②血管瘤：犁头尖，用米酒（或烧酒）磨汁，外涂，每天3～4次。

③毒蛇咬伤：犁头尖3～9克，捣敷伤口周围（①～③方出自《全国中草药汇编》）。

④治瘰疬：犁头尖适量，生盐少许，共捣烂敷患处（《广西民间常用草药》）。

⑤治跌打损伤：鲜犁头尖，去外皮，切一片包盐菜叶或桂圆肉服下《闽南民间草药》）；或鲜犁头尖全草适量，加黄酒少许，捣烂敷患处（《福建中草药》）。

⑥治外伤出血：犁头尖适量，捣烂敷伤处（《广西民间常用草药》）；或犁头尖，研末，撒布患处（《云南中草药》）。

【用法用量】外用：捣敷，或研末调敷，或磨涂。

【注意事项】禁内服。

野芋

（老芋、野芋艿、野芋头、红芋荷、野芋荷）

【药物来源】天南星科植物野芋〔*Colocasia antiquorum* Schott〕的根茎。

【植物特征】多年生草本，高40～100cm。块茎粗壮，椭圆形或圆形，棕褐色，生褐色纤毛。叶基生，2～4片，叶柄肉质，盾状着生，长20～50cm，褐紫色；叶片卵状心形，长20～40cm，宽15～30cm，先端钝或短尖，基部箭形，具2耳，全缘或浅波状，两面灰绿色，叶脉下面突出。肉穗花序存佛焰苞内，佛焰苞披针形；花单性，雌雄同株，雄花生上部，下部生雌花；无花被。浆果橙红色。花期夏季，果期秋季。

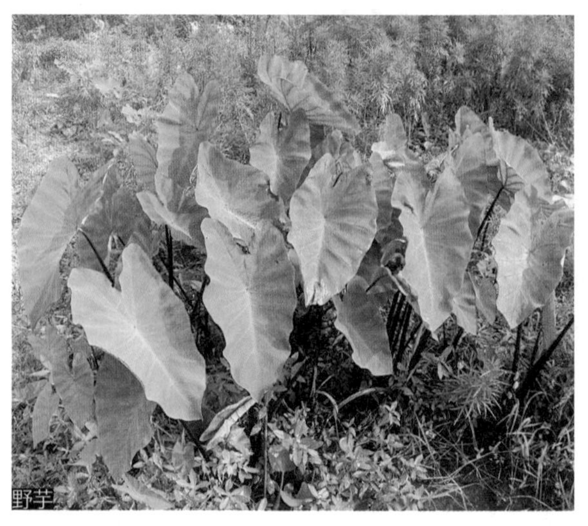

野芋

【生长分布】生于山沟旁、林缘、溪滩、稻田。分布于我国大部分地区。

【采收加工】夏、秋季采挖，洗净，切片，晒干或鲜用。

【药理作用】块根可食，但因含草酸钙，故刺激性强，煮熟即无。茎能使甲状腺肿大。

【性味归经】辛、寒、有毒。

【功能主治】解毒，消肿，止痛。用于痈疖肿毒，乳痈，跌打损伤，毒蛇咬伤，黄蜂、蜈蚣咬伤。

【单方验方】

①治乳痈：野芋和香糟捣敷（《本草纲目拾遗》）。

②治风热痰毒（急性颈淋巴结炎）：野芋一个，对称切开，用一块（切面向内），贴于患处，布条扎紧，初起者，可以消散。如局部发生红疹、灼热、发痒等反应，用甲紫药水涂搽，便可消散（《江西民间草药经验》）。

③治毒蛇咬伤：鲜野芋捣烂如泥，或同井水磨糊状药汁，敷或涂搽于伤口周围及肿处（《草药手册》）。

④治黄蜂、蜈蚣咬伤：野芋适量，磨水外搽；或以鲜野芋根适量捣烂涂搽（《江西草药》）。

【用法用量】外用：捣敷或磨汁搽。

【注意事项】忌内服。

博落回

（号筒杆、滚地龙、猢狲竹、空洞草、三钱三、通大海、号桐树）

【药物来源】罂粟科植物博落回〔*Macleaya cordata* (Willd.) R.Br.〕的带根全草。

【植物特征】多年生草本，高1～1.8m，全株有黄色汁液。茎直立，圆柱形，中空，白绿色，被白蜡粉。叶互生，叶柄长4～10cm；叶片阔卵形，长15～25cm，宽12～20cm，先端钝，基部近心形，边缘有大、小不等浅裂，两面粉绿色。圆

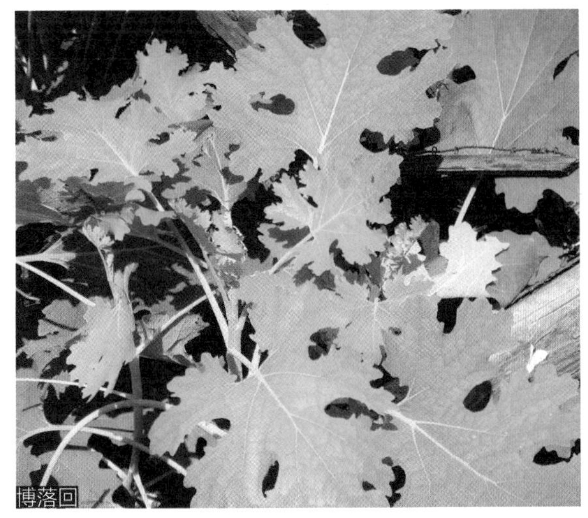

锥花序顶生或生叶腋；萼2片，白色，披针形；无花瓣；雄蕊多数；雌蕊1，子房倒卵形，花柱短，柱头2裂。蒴果倒卵状长椭圆形，下垂，成熟红色，外被白蜡粉。花期夏季，果期秋、冬季。

【生长分布】生于林缘、沟边；或栽培。分布于我国华南、西南、华中、华东等地区。

【采收加工】夏、秋季采收，洗净，切段，晒干。

【药理作用】生物碱在体外对金黄色葡萄球菌、肺炎球菌、大肠埃希菌及福氏志贺菌有抑制作用，并能抗线虫。全草煎剂有抗钩端螺旋体作用。全碱有局部麻醉作用。大剂量口服或注射能引起阿–斯综合征、中毒乃至死亡。

【性味归经】辛、苦、温、剧毒。

【功能主治】发表散寒，舒筋活络，止痛。用于风寒感冒，跌打损伤。

【单方验方】

①治恶疮，瘿根，赘瘤，息肉，白癜风，蛊毒，溪毒，已生疮瘘者：博落回、百丈青、鸡桑灰等分，为末敷（《本草纲目拾遗》）。

②治指疔：博落回根皮、倒地拱根等分。加食盐少许，同浓茶汁捣烂，敷患处（《江西民间草药经验》）。或博落回（连梗带叶）一把，水煎熏洗约15分钟，再将煎过的叶子贴患指，日2～3次。早期发炎者，如此反复熏洗，外贴3～6次愈。如已化脓，须切开排脓，不适宜本药（《江西医药》）。

③治下肢溃疡：博落回煎水洗，另用叶二张，中夹白糖，放锅内蒸几分钟，取出贴患部，每日换一次。或博落回（鲜根）1千克，浓煎汁，调蜡烛油涂疮口周围，外用纱布包扎（《草药手册》）。

④治中耳炎：博落回同白酒研末，澄清后用灯芯洒滴耳内（《草药手册》）。

⑤治蜈蚣、黄蜂咬伤：取新鲜博落回茎，折断，有黄色汁液流出，以汁搽患处（《江西民间草药经验》）。

【用法用量】外用：捣敷，或研末调敷，或煎水洗。

【注意事项】有毒，不宜内服。

蓖麻子

（草麻子、蓖麻仁、大麻子、红大麻子）

【药物来源】大戟科植物蓖麻〔*Ricinus communis* L.〕的种子。

【植物特征】详见“平肝息风”章“蓖麻根”。

【生长分布】详见“蓖麻根”。

【采收加工】秋季果壳变棕色时采摘，晒干，除去果皮。

【药理作用】蓖麻油在肠内水解释出蓖麻油酸，刺激小肠蠕动而通便。蓖麻毒蛋白7毫克或蓖麻碱0.16克可使成人中毒死亡，儿童口服生蓖麻5～6粒，成人20粒即可致死。加热后毒性物质即被破坏。蓖麻毒蛋白对接种艾氏癌性腹水小鼠有一定的抗肿瘤作用。

【性味归经】甘、辛、平、有毒。入大肠、肺二经。

【功能主治】消肿，排脓，拔毒，通便。用于痈疖肿毒未溃，瘰疬，疥癞，竹、木、金属入肉，神经麻痹，子宫脱垂，脱肛，胃下垂，难产，胎盘不下，肠内积滞，水肿腹满便秘。

【单方验方】

①治疗疮脓肿：蓖麻子20多粒，去壳，和少量食盐、稀饭捣匀，敷患处，日换两次（《福建民间草药》）。

②治痈疽初起：去皮蓖麻子1份，松香4份。将蓖麻子捣碎加入松香粉充分搅拌，用开水搅成糊状，置于冷水中冷却成膏状备用。用时将白膏药按疮面大小摊于纸或布上贴患处（《中草药新医疗法资料选编》）。

③治瘰疬：蓖麻子炒熟，去皮，烂嚼，临睡服二三枚，渐加至十数枚（《本草衍义》）。

④治咽中疮肿：蓖麻子一枚（去皮），朴硝一钱。同研，新汲水作一服，连进二三服效（《医准》）。

⑤治风气头痛不可忍：乳香、蓖麻子等分。捣饼，随左右贴太阳穴（《本草纲目》）。

⑥治产后胎衣不下：蓖麻子七枚。研如膏，涂脚底心，子及衣才下，便速洗去（《海上集验方》）。

⑦治子宫脱下：蓖麻子、枯矾等分。为末，安纸上托入，仍以蓖麻子十四枚，研膏涂顶心（《摘元方》）。

⑧治暴脱肛：蓖麻子一两。烂杵为膏，捻作饼子，两指宽大，贴囟上；如阴证脱肛，生附子末、葱、蒜同研作膏，依前法贴之（《活幼心书》）。

⑨治口眼喎斜：蓖麻子七七粒。研作饼，右喎安在左手心，左喎安在右手心，却以铜盂盛热水，坐药上，冷即换，五六次即正也（《妇人良方》）。

【用法用量】外用：捣敷或调敷。

【注意事项】若需内服，一要炒熟，二要严格用量。

霸王鞭

（金刚杵、冷水金丹、金刚纂、刺金刚）

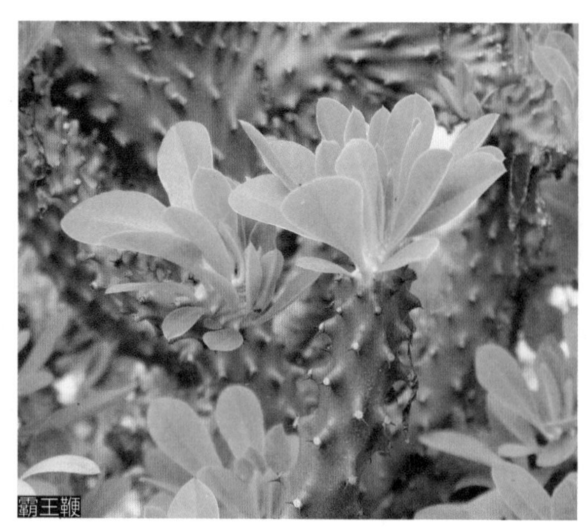
霸王鞭

【药物来源】大戟科植物霸王鞭〔*Euphorbia royleana* Boiss.〕的茎叶或茎叶中白色汁液。

【植物特征】多年生肉质灌木，高0.8～2.5m，全株含白色乳汁。茎直立，茎基部圆柱形，上部4～5纵棱，边缘波状，外面深绿色。叶互生，上部叶密集，近于簇生，具短柄，其基部有利刺1对；叶片披针形，长9～12cm，宽2～4cm，先端圆，基部渐窄下延成柄，全缘，上面暗绿色，下面绿色，两面无毛。花顶生或侧生，集成聚伞状花序；单性，雌、雄花同生总苞内，黄色；无花被。蒴果近圆形，直径约1cm。花期春、夏季，果期夏、秋季。

【生长分布】生于低山坡石隙；或栽培。分布于我国华南、西南、台湾等地区。

【采收加工】四季可采，鲜用。

【性味归经】苦、涩、有毒。

【功能主治】解毒，消肿。用于疮毒，皮癣，水肿。

【单方验方】治大疮大毒，皮癣：霸王鞭浆汁，外搽患处（《昆明民间常用草药》）。

【用法用量】外用：取浆汁涂搽。

【注意事项】注意与“火秧竻”鉴别，详见“泻下”章。本品有毒，禁内服。《昆明民间常用草药》：“如误服霸王鞭而出现腹痛腹泻，呕吐，烦躁，血压下降，甚至头晕，举步不稳，痉挛等中毒症状者，用如下急救法：①洗胃、镇静和输液；②杏仁9克煎水服；③白蔹煎水服；④甘草9克，绿豆15克，干姜9克，煎水服。”供参考。

索引（按汉语拼音顺序排列）

E

F

G

H

J

K

L

T

W

X

索引

Y

Z